WEIBLICHE GESCHLECHTSORGANE

BEARBEITET VON

O. FRANKL · K. KAUFMANN · R. MEYER
J. MILLER · H. O. NEUMANN · A. SCHULTZ
O. SCHULTZ=BRAUNS

ERSTER TEIL

UTERUS UND TUBEN

MIT 447 ZUM GROSSEN TEIL
FARBIGEN ABBILDUNGEN

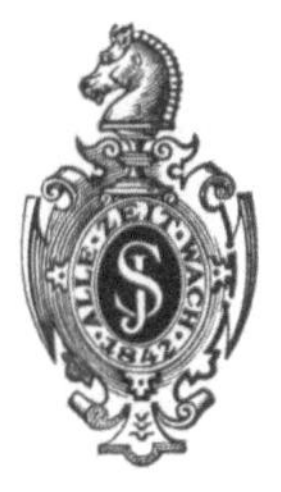

BERLIN
VERLAG VON JULIUS SPRINGER
1930

ISBN 978-3-642-47994-6   ISBN 978-3-642-47993-9 (eBook)
DOI 10.1007/978-3-642-47993-9

HANDBUCH DER SPEZIELLEN PATHOLOGISCHEN ANATOMIE UND HISTOLOGIE

BEARBEITET VON

G. ABELSDORFF-BERLIN · A. v. ALBERTINI-ZÜRICH · M. ASKANAZY-GENF · G. AXHAUSEN-BERLIN · TH. BAUER-WIEN · C. BENDA-BERLIN · W. BERBLINGER-JENA · H. BORCHARDT-BERLIN
R. BORRMANN-BREMEN · W. CEELEN - BONN · H. CHIARI-WIEN · E. CHRISTELLER † - BERLIN
F. DANISCH-JENA · A. DIETRICH-TÜBINGEN · A. ECKERT-MOBIUS-HALLE · A. ELSCHNIG-PRAG
TH. FAHR-HAMBURG · WALTHER FISCHER-ROSTOCK · E. FRAENKEL†-HAMBURG · O. FRANKL-WIEN · W. GERLACH-BASEL · E. v. GIERKE-KARLSRUHE · S. GINSBERG-BERLIN · R. GREEFF-BERLIN · GEORG B. GRUBER-GÖTTINGEN · R. HANSER-LUDWIGSHAFEN · C. HART†-BERLIN
G. HAUSER-ERLANGEN · K. HELLY-ST. GALLEN · F. HENKE-BRESLAU · E. HERTEL-LEIPZIG
G. HERXHEIMER-WIESBADEN · G. HERZOG-GIESSEN · E. v. HIPPEL-GÖTTINGEN · P. HUEBSCH-MANN-DÜSSELDORF · L. JORES-KIEL · C. KAISERLING-KÖNIGSBERG · K. KAUFMANN-BERLIN
MAX KOCH†-BERLIN · WALTER KOCH-BERLIN · G. E. KONJETZNY-DORTMUND · E. J. KRAUS-PRAG · E. KROMPECHER † - BUDAPEST · R. KÜMMELL - HAMBURG · F. J. LANG - INNSBRUCK
W. LANGE-LEIPZIG · A. LAUCHE-BONN · W. LÖHLEIN-JENA · H. LOESCHCKE-MANNHEIM
O. LUBARSCH-BERLIN · R. MARESCH-WIEN · H. MARX-MÜNSTER · E. MAYER-BERLIN · H. MERKEL-MÜNCHEN · H. v. MEYENBURG-ZÜRICH · ROBERT MEYER-BERLIN · J. MILLER-BARMEN
J. G. MÖNCKEBERG†-BONN · H. MÜLLER-MAINZ · H. O. NEUMANN-MARBURG · S. OBERN-DORFER-MÜNCHEN · W. PAGEL-SOMMERFELD · A. PETERS-ROSTOCK · ELSE PETRI-BERLIN
L. PICK-BERLIN · K. PLENGE-BERLIN · A. PRIESEL-WIEN · W. PUTSCHAR-GÖTTINGEN
H. RIBBERT†-BONN · O. RÖMER-LEIPZIG · R. RÖSSLE-BERLIN · E. ROESNER-BRESLAU · W. ROTH-WIESBADEN · H. G. RUNGE-HAMBURG · F. SCHIECK-WÜRZBURG · M. B. SCHMIDT-WÜRZBURG
MARTHA SCHMIDTMANN·LEIPZIG · A. SCHMINCKE-TÜBINGEN · A. SCHULTZ-KIEL
O. SCHULTZ-BRAUNS-BONN · E. SEIDEL-HEIDELBERG · C. SEYFARTH-LEIPZIG · H. SIEGMUND-KÖLN · W. SPIELMEYER-MÜNCHEN · C. STERNBERG-WIEN · O. STEURER-TÜBINGEN
O. STOERK†-WIEN · A. v. SZILY-MÜNSTER · M. THÖLLDTE-WIESBADEN · M. VERSÉ-MARBURG
K. WALCHER-MÜNCHEN · C. WEGELIN-BERN · A. WEICHSELBAUM†-WIEN · K. WESSELY-MÜNCHEN · K. WINKLER-BRESLAU · K. WITTMAACK-JENA · E. WOLFF-BERLIN

HERAUSGEGEBEN VON

F. HENKE
BRESLAU

UND

O. LUBARSCH
BERLIN

SIEBENTER BAND

WEIBLICHE GESCHLECHTSORGANE

ERSTER TEIL

UTERUS UND TUBEN

BERLIN

VERLAG VON JULIUS SPRINGER

1930

Inhaltsverzeichnis.

Seite

1. Die pathologische Anatomie der Gebärmutter. Von Professor Dr. ROBERT MEYER-Berlin. (Mit 353 Abbildungen) 1

A. Einleitung 1
    Kurzer Überblick über die normale Anatomie und Histologie 1
    Die Gefäße des Uterus 6
    Rückbildung im Alter 7

B. Pathologische Anatomie 8
  I. Gröbere Mißbildungen und Entwicklungsfehler 8
    Geschichtliche Einleitung 8
    Einteilung der Fehler 8
    Genese der Fehler 12
    Die Mißbildungen im einzelnen 22
    Tumoren des mißbildeten Uterus 43
  II. Gewebliche Entwicklungsanomalien 43
    Persistenz des WOLFFschen (GARTNERschen) Ganges 43
    Anomalien des fötalen Uterusepithels 46
    Kongenitale Epithelheterotopie im Myometrium 47
    Heterologe Gewebe 49
    Quersepten im Zervikalkanal 50
    Kongenitale Exzeßbildung der Cervix uteri 50
  III. Anomalie der Haltung und der Lage des Uterus 51
    Veranderung der Haltung 51
    Anomalien der Position oder Lage des Uterus 55
    Elevatio, Deszensus, Prolapsus 56
    Der angeborene Prolaps 56
    Im späteren Leben erworbener Prolaps 57
    Anomalien der Uterusversion 60
    Rotation und Torsion des Uterus. Achsendrehung 62
    Hysterozele. Hernia uteri 62
    I. Mißbildeter Uterus im Bruchsack 62
    II. Normalgebildeter Uterus im Bruchsack 63
      Depressio fundi, Inversio uteri. Invaginatio uteri 64
  IV. Anomalien der Uteruslichtungen 67
    Stenose, Atresie und Dilatation des Uterus 67
    Angeborene Stenose und Atresie des Uterus 67
    Spater erworbene Stenose und Atresie 67
    Uterusdivertikel 70
  V. Verletzungen und Zerreißungen des Uterus 71
    Angeborene Zervixrisse 74
  VI. Fremdkörper im Uterus und Echinokokkus 74
  VII. Der mensuelle Zyklus und die Menstruation 75
    Einleitung 75
    Amenorrhöe und Menorrhagie 77
    Menstruation und Corpus luteum 78
    Menstruation und Allgemeinzustand 80
    Beteiligung der übrigen Genitalorgane an den zyklischen Veränderungen 83
    Das Wesen der Menstruation 85
    Die Menstruationsvorgange in der Uterusschleimhaut und Muskulatur und
      das Menstrualblut 87
    Chemische Befunde in der Schleimhaut 97
    Das Menstrualblut 98
    Ultramensuelle Schleimhauthypertrophie mit Amenorrhöe 99
    Dysmenorrhoea membranacea 100

                                                                                Seite
VIII. Kreislaufstörungen 105
      Hyperämie und Blutung des Uterus aus mehr allgemeinen Ursachen . 106
      Örtlich bedingte Blutungen 109
      Menorrhagien 112
  IX. Hypertrophie, glandulare Hyperplasie des Endometrium 114
      A. Hyperplasie der Mucosa corporis 114
         Abgrenzung und Benennung 114
         Pathogenese 116
         Makroskopische Betrachtung der Hyperplasie 120
      B. Hyperplasie der Mucosa cervicis 128
         Hypertrophia endometrii in graviditate. Hyperplasie deciduae tuberosa 130
   X. Hypertrophia uteri. Myohyperplasie corporis, Myosis. (Metropathia
      chronica) 130
      Hypertrophie der Zervix und Portio vaginalis 134
  XI. Regressive Prozesse. Atrophie 135
      Atrophie eines Uterusteiles 138
 XII. Entzündung der Gebärmutter 140
      Metritis. Endometritis, Myometritis 140
         Einleitung 140
      Endometritis 140
         Ätiologie 141
         Makroskopischer Befund 143
         Histologie der Endometritis 143
         Heilung der Endometritis corporis 147
      Endometritis cervicis 148
      Endometritis decidua und Endometritis post abortum 149
      Myometritis 151
      Puerperale Metritis. (Endo-Myometritis) 154
         Ätiologie 155
         Anatomischer Befund 156
      Metritis dissecans 157
      Deziduabildung bei Metritis 161
XIII. Erosion und Ulzeration der Portio vaginalis uteri 162
      (Herpes, Aphthen, Pemphigus, spitze Kondylome) 162
      Histologische Beschreibung 165
      Metaplasie. Erosio congenita 173
         Allgemeine Bemerkung 174
      Ulzeration der Portio 175
 XIV. „Psoriasis", „Ichthyosis" (ZELLER), „Leukoplakia uteri", „Epidermisie-
      rung", „Cholesteatom" der Schleimhaut, „Epithelmetaplasien",
      „Plattenepithelknötchen" in der hyperplastischen Korpusschleimhaut 176
      Mehrschichtiges Epithel, „Plattenepithel" im Corpus uteri 176
      Sog. Plattenepithelknötchen in der hyperplastischen Korpusschleimhaut
      und in Korpuspolypen. Karzinoide 178
      Plattenepithel in der Cervix uteri 181
      Prosoplastisches Epithel auf der Portio und „Leukoplakie" 181
  XV. Tuberkulöse Metritis (Endometritis und Myometritis) 185
      Haufigkeit und Ausbreitung 185
      Anatomie und Histologie 188
      Tuberkulose der Dezidua 191
 XVI. Syphilis uteri 192
      Syphilitischer Primaraffekt 192
      Sekundäre Syphilis 194
      Tertiäre Syphilis 194
XVII. Aktinomykose des Uterus 199
      Aktinomycosis uteri. — Bilharzia 199
      Bilharzia 200
XVIII. Schleimhautpolypen 200
 XIX. Myom. Leiomyoma uteri 213
      Einleitung 213
      Äußere Erscheinung 214
      Histologie 225
      Pathogenese der Myome 229

Seite

Regressive Veränderungen 236
Gefäßveränderungen 245
Metastasierung maligner Tumoren in Myome und Tuberkulose 247
Die Ovarien bei Uterusmyom 248
XX. Adenomyosis, Adenofibrosis 249
Einleitung, Benennung und Einteilung 249
Einteilung der Fälle von Adenomyosis 252
Adenomyosis tubarum 256
Anatomie und Histologie der Adenomyosis uteri. 257
Adenomyometritis 272
Adenomyosis, Adenofibrosis cervicis interna 273
Verwicklung von Adenomyosis uteri mit Karzinom, Sarkom, Tuberkulose 276
Adenomyosis uteri und Karzinombildung 276
1. Adenomyosis uteri sarcomatosa 278
2. Tuberkulöse „Adenomyome". Adenomyosis oder Adenomyometritis
tuberculosa 278
Adenomyosis und Adenofibrosis intraperitonealis 279
Adenomyosis uteri externa s. perimetrica 279
Histologische Befunde 284
Fremdes Epithel als Veranlassung zur Adenomyosis uteri 285
Fibroadenomatose des rektouterinen Septum 287
Adenomyosis (Fibroadenomatosis) des Septum cervicovesicale und der
Blasenwand 291
Die Herde im Ovarium 295
Die Herde in der Darmwand 295
Extraperitoneale Herde 296
Adenomyosis und Adenofibrosis der Leistengegend mit der Pars extra-
pelvina des Ligamentum rotundum und der Vulva 297
Die übrigen extraperitonealen Herde in den Weichteilen des Beckens 297
Adenofibrosis in Bauchwandnarben 298
Adenofibrosis, Adenomyosis am Nabel 300
Sekundäre Veränderungen bei Adenomyosis uteri 301
Adenomyosis cystica. Cystadenomyosis 302
Pathogenese der Adenomyosis uteri 302
Pathogenese der Adenomyosis uteri externa 307
XXI. Uteruszysten, epithelhaltige Myome, Adenomyome und Zystomyome . 314
Einleitung 314
Uteruszysten 315
Lage der Zysten 317
Zystomyome und Adenomyome 319
Adenomyome vom GARTNERschen Gange 322
Adenomyome aus Urnierenresten 324
Regressive Veränderungen 325
Besondere Fälle von Adenomyom und maligne Tumoren 326
XXII. Fibrome der Uteruswand 328
Die Neubildungen an Blut und Lymphgefäßen des Uterus und das
„Angiom" 329
I. Blutgefäße 330
Granuloma angiomatosum 330
Teleangiektatische Neubildung und teleangiektatische Degeneration der
Uteruswand 332
Aneurysma cirsoides 335
Hamangiome und Hamangiomyomefibrome des Uterus 336
Myoma partim angiomatosum und Angiomyom 340
Angiomohyperplasia uteri 342
Harmatoma haemangiotodes corporis uteri 342
II. Lymphgefäßwucherungen und -zysten 342
Lymphangiom 342
Fibroma lymphangiocysticum 342
XXIV. Sarkome 349
Einleitung 349
Das Sarkom der Uteruswand. Haufigkeit, Sitz, Zahl und Aussehen
der Wandsarkome 351

		Seite
	Histologie der Wandsarkome	357
	Muskelgewebssarkome. Myogene Sarkome und Sarkomyome	358
	Bindegewebs- und fibrogene Wandsarkome und ebensolche in Myomen	361
	Sarcoma fibrofusicellulare	361
	Das rundzellige Bindegewebssarkom. Sarcoma fibroglobicellulare	365
	Großzellige Rundzellsarkome	366
	Gemischtzellige Sarkome und Mischtumoren	366
	Riesenzellen	366
	Metastasen	367
	Sekundäre, regressive Veranderungen	368
	Besondere Formen von Wandsarkom	369
	Rhythmische Struktur in Sarkomen	371
	Histogenese der Wandsarkome	372
	Ätiologie	374
	Das Schleimhautsarkom	374
	Makroskopische Erscheinungen	374
	Histologie der Schleimhautsarkome	375
	Besondere Formen des Schleimhautsarkoms	385
	Lymphatische Sarkome	385
	„Traubige Sarkome"	385
	„Melanosarkome"	387
	„Adenosarkome"	388
	Histogenese der Schleimhautsarkome	388
	Die Metastasen der Uterussarkome	389
	Sekundare Sarkome im Uterus	393
XXV.	Malignes Endotheliom und Angiosarkom	394
XXVI.	Mischgeschwülste des Uterus	400
	Heterologe Gewebe im Uterus und seinen Geschwulsten	400
	Einteilung, Bezeichnungen der Mischgeschwülste	400
	Karzinosarkom	403
	Heterologe Gewebe ohne Geschwulstbildung im Uterus und in einfachen Geschwülsten des Uterus	406
	Heterologe Geschwülste der Bindegewebsreihe	407
	Einfache Tumoren mit heterologen Teilen	407
	Lipome	407
	Chondrome und Osteome	410
	Myxom, Rhabdomyom	411
	Neurome	411
	Die komplizierteren Tumoren	412
	Endothel, Adventitiazellen	415
	Histogenese	416
XXVII.	Epitheliale Tumoren	421
	Gutartige Epitheliome	421
	Adenom, Papillom	421
XXVIII.	Carcinoma uteri	427
	Einleitung	427
	Häufigkeit und Alter	432
	Einteilung der Uteruskarzinome	433
	Grobe Morphologie der Uteruskarzinome	436
	Histologie der Karzinome	440
	A. Kollumkarzinom	441
	Carcinoma solidum colli	442
	Papillom. Hornkrebs, Plattenepithelkrebs. Carcinoma alveolare, plexiforme. Reife, mittelreife, unreife solide Karzinome	442
	Carcinoma adenomatosum colli	451
	(Carcinoma cylindrocellulare, Carcinoma glandulare s. tubulare. Adenoma malignum s. destruens. Carcinoma mucocellulare, Schleimkrebs)	451
	B. Histologie des Carcinoma corporis uteri	458
	Carcinoma adenomatosum corporis	459
	Das primär solide Korpuskarzinom	470
	Stroma der Korpuskarzinome	472
	Karzinomatöse Korpuspolypen	473

Seite

C. Doppelkarzinome des Uterus 474
Regressive Veränderungen in den Uteruskarzinomen, spontan und
künstlich erzeugt 477
Zusammenhangende und sprunghafte (kontinuierliche und metastatische)
Ausbreitung des Karzinoms. 485
Die metastatische sprunghafte Krebsverbreitung 495
Lokale Nachbarschaftsveränderungen beim Uteruskarzinom 500
Pathogenese des Uteruskarzinoms 502
Ätiologie, Histogenese, Metaplasielehre 502
Tuberkulose in der Ätiologie des Karzinoms 504
Drüsige Hyperplasie der Schleimhaut und Carcinoma adenomotosum 504
Histogenese 506
Diagnose des Uteruskrebses 511
Diagnose des Portiokarzinoms 520
Schluß 529
Karzinome des Uterus aus embryonalen Gewebsresten 530
GARTNERscher Gang. Dystopien des MÜLLERschen Ganges 530
Sekundäre Karzinome des Uterus 533
Primäres Uteruskarzinom von Nebennierenrinde? 535
Zur Bezeichnung „Adenoma malignum" s. destruens und „Myoma
malignum" s. destruens 535

XXIX. Teratome des Uterus 537
Schrifttum 538

2. Mola hystatiformis (Blasenmole) und Chorionepithelioma malignum uteri. Von
Professor Dr. ROBERT MEYER, Berlin. (Mit 71 Abbildungen) 625
Einleitung und normale Plazentation 625
Schwangerschaftsveränderungen der Gebarmutter 627
Schleimhautveranderungen 627
Funktion der Dezidua 631
Die Veränderungen in der Muskelwand 631
Ektopische Deziduaherde 633
Gefäßveranderungen 634
Die mütterlichen Gefäße an der Plazentarstelle 635
Verschiebung der Muskelschichten und Muskelbundel gegeneinander in der
Schwangerschaft 636
Plazentation, Plazenta 637
Bindegewebe und Gefaße der Zotten 644
Das Chorionepithel 645
Altersbestimmung 649
Sitz der Plazenta, Form, Kotyledonen 649
Amnion und Nabelschnur 651
Auswanderung fetaler und mutterlicher Leukozyten 651
Nabelschnur und große Gefäße der Plazenta 652
Dottersack, Allantois 653
Das Chorionepithel in der Uteruswand 653
Embolie von Chorionepithel und von Zotten in den mutterlichen Kreislauf . 659
Veranderungen der Gebarmutter im Puerperium 659
Funktion der Plazenta 662
Chemismus 662
Die Hormone der Plazenta 664
„Ovarialhormon" in der Plazenta 665
„Prolan", das Hormon des Hypophysenvorderlappens in der Plazenta. — Das
Primat der Geschlechtsfunktion 666
Vitamine 670
Schluß 670
Die Bedeutung ahnlicher hormonaler Erscheinungen ohne Schwangerschaft . . 670

Blasenmole, Mola hydatiformis 672
Namengebung, Vorkommen und Ablauf der Blasenmole 672
Die außere Form der Blasenmole 673
Struktur der Blasenmole 678
Das Epithel der Blasenmole 679

                                                                                 Seite

Das Stroma der Blasenmole 682

Die Zottengefäße 691

Blasenmole mit Hyperplasie des Stroma. Fibroma villorum chorii hydatiformis 692

Intravenöse „Ausbreitung der Blasenzotten, „destruierende Blasenmole" . . 700

Embolie und Metastase bei Blasenmole 707

Die Pathogenese der Blasenmole 707

Chorionepithelioma malignum uteri 713

    Einleitung 713

    Geschichtliches 715

    Chorionepitheliom im Anschluß an Blasenmole, Aborte, Geburten 717

    Anatomie des Chorionepithelioms 718

    Histologie des Chorionepithelioma malignum 722

        Die Einzelzellen 725

        Das Synzytium 729

        Die Infiltration der Uteruswand durch Einzelzellen 731

    Typische und atypische Formen des Chorionepithelioma malignum 734

    Die örtliche Ausbreitung des Chorionepithelioma destruens in der Gebärmutterwand und die Reaktion des mütterlichen Gewebes. Gewebslösung, Gewebsgerinnung 738

    Rückbildung und Heilung 745

    Völlige Ausheilung 747

    Metastasen 748

    Ektopisches Chorionepitheliom 750

    Histologische Diagnose 754

    Funktioneller Einfluß der chorionepithelialen Wucherung auf den mütterlichen
        Körper 761

    Bildung von Dezidua 761

    Funktion der Mamma 762

    Serumreaktion 762

    Vermehrte Luteinzellbildung im Ovarium 763

    Histogenese des Chorionepithelioms 764

    Kausale Genese des Chorionepithelioma malignum 780

    Veränderungen im Ei und im Chorionepithel in kausalgenetischer Betrachtung 780

    Die Ursachen seitens der Mutter 784

    Schrifttum 788

3. Tube. Von Professor Dr. OSKAR FRANKL-Wien. (Mit 23 Abbildungen) 802

      I. Entwicklungsanomalien 802

     II. Zirkulationsstörungen, Form- und Lageanomalien 806

    III. Entzündung 808

    IV. Tuberkulose 826

     V. Syphilis 831

    VI. Aktinomykose 831

   VII. Tubargravidität 831

  VIII. Zysten und gutartige Tumoren 844

    IX. Maligne Tumoren 846

     X. Parasiten 851

Schrifttum 852

Namenverzeichnis 876

Sachverzeichnis 906

Die pathologische Anatomie der Gebärmutter.

Von

Robert Meyer-Berlin.

Mit 353 Abbildungen.

A. Einleitung.

Kurzer Überblick über die normale Anatomie und Histologie.

Einleitungsweise sei in kurzen Zügen an den normalen Ruhezustand der Gebärmutter erinnert.

Die Gebärmutter dient als ein mit Schleimhaut ausgekleidetes muskulöses Hohlorgan der Einbettung des Eies, der Beherbergung und Austreibung der Frucht. Damit wäre ihre Funktion erledigt, wenn nicht die Domestikation des Menschen zur Behinderung regelmäßiger Befruchtungen geführt hätte, so daß außerhalb der Zeit des Säugegeschäftes und der Schwangerschaft die reifen unbefruchteten Eizellen in ziemlich regelmäßigen Zeiten zugrunde gingen und dann neue zur Eireifung gelangten. Der mit der Eireifung einhergehende funktionelle Aufbau der Korpusschleimhaut wird mit dem Eitode hinfällig und sie wird wegen Mangels des Funktionsreizes wieder abgebaut. So wechselt anstatt zwischen Gravidität und Säugezeit Ruhe und Funktion des Uterus in etwa vierwöchigem Ablauf, dem „menstruellen", besser mensuellen Zyklus. Dieses durchaus natürliche Verhalten steht auf dem Grenzgebiete zur Pathologie und verläuft mit häufigeren Störungen als alle anderen Organfunktionen, so daß ein besonderes Kapitel einzuschalten ist (s. den Abschnitt über Menstruation S. 75).

Die Funktion der Schwangerschaft in der Gebärmutter hat zur Voraussetzung eine Lichtung, die von den Tuben aus für die Einwanderung des Eies zugänglich sein muß, sodann einen für die Einnistung besonders geeigneten Boden, die zur Gravidität funktionstüchtige „prägravide" Schleimhaut, die zur Not bei der Einnistung entbehrlich und fast wichtiger zur glatten Ablösung des Eies ist, ferner den erweiterungsfähigen und austreibenden Hohlmuskel des Gebärmutterkörpers und eine Verbindung der Lichtung mit der Vagina zur Befruchtung und Fruchtaustreibung. An der Gebärmutter unterscheidet man den Gebärmutterkörper (Corpus uteri), den Gebärmutterhals (Collum uteri) und zwischen beiden einen Isthmus. Das Kollum oder die Cervix uteri zerfällt in einen supravaginalen Teil (Portio cervicis supravaginalis) und die Portio vaginalis cervicis, den intravaginalen Teil des Gebärmutterhalses. „Kollum" ist nur für den ganzen Zervikalteil gebräuchlich; man spricht daher nicht von Collum supravaginale, wohl aber abgekürzt von „Cervix supravaginalis" und „Portio uteri". Genau genommen ist etwa die Mitte der Halslänge vorne supravaginal, hinten noch intravaginal.

Der Uterus liegt median im kleinen Becken in vorwärts geneigter Stellung = Versio und schwach gebeugter Haltung = Flexio (Anteversioflexio) mit der Vorderfläche des Korpus (Facies vesicalis) durch einen normalerweise nur spaltförmigen Peritonealraum getrennt auf der Blase. Sowohl die Vorwärtsneigung wie -beugung wechseln mit der Blasenfüllung. Der Hinterflache gehört das Korpus und der supravaginale Zervikalteil an, Facies intestinalis uteri genannt, weil ihr die Därme anliegen. Je nach der Füllung der Organe wechselt Lage und Haltung des Uterus. Die Zervix liegt mit der Längsachse in der Führungslinie des kleinen Beckens; durch lockeres Bindegewebe ist der Supravaginalteil mit der Blase verbunden und rings von dem Ansatz des Scheidengewölbes gestützt; er ruht auf dem Muskelbindegewebe des Beckenbodens (Diaphragma pelvis). Der Uteruskörper hängt in den Bändern. Der Uterus ist bei Frauen, die geboren haben, birnförmig mit flacherer Vorderfläche, der Fundus stärker gewölbt als bleibende Folge des Schwangerschaftszustandes. Früher ist er durch eine Einschnürung zwischen Kollum und Korpus mehr sanduhrförmig. Später wird die Furche seichter. Die Seitenkanten des Uteruskörpers sind mäßig abgerundet, Margo lateralis dexter et sinister.

Bei Frauen, die geboren haben, wird die äußere Form des Uterus in allen Richtungen mehr gewölbt. Die Uteruslichtung, Cavum uteri, ist im ruhenden Korpus ein dreieckiger Querspaltraum zwischen Vorder- und Hinterwand mit der Basis des Dreieckes am Fundus mit zwei seitlichen trichterförmig sich verengernden Ausläufern zu den intramuralen Tubenteilen; sie führt nach unten durch einen ebenfalls allmählich verjüngten Teil zum kurzen Isthmus und in den spindelförmigen Halskanal, Canalis cervicis. Es ist also ein dreizipfliger Raum, der nur bei Schwangerschaft und bei pathologischem Inhalt sich zu einer Höhle aufweitet. Die Länge des Kanals mißt rund im Kollum 2,5 cm und im Korpus 4 cm. Die Frage der geburtshilflichen Bedeutung ist neuerdings besonders von ASCHOFF und zuletzt wieder von STIEVE aufgerollt worden, weil die neueste Stelle des Cavum uteri höher oben als die Epithelgrenze zwischen Korpus- und Zervixschleimhaut, dem „Orificium internum histologicum" liegt, und daher als „Orificium internum anatomicum" bezeichnet wird; von OERTEL schlechthin Orificium uteri internum genannt, während ASCHOFF noch ein Orificium internum histologicum gelten läßt. Doch ist die engste Stelle gar nicht selten an der Epithelgrenze und zuweilen sogar im Bereich des Zervixepithels gelegen. Ganz ohne Willkür geht es bei der Schematisierung dieser wechselvollen Verhältnisse nicht ab. So kann man auch die Namensbezeichnung der anatomischen Kommission nur als dem durchschnittlichen Verhalten dieser Gegend entsprechend ansehen und keineswegs als unabänderlich. Diese Einteilung soll nach STIEVE lauten:

Korpus — Cavum corporis — Orificium isthmi internum.

Isthmus — Canalis isthmi — Orificium isthmi externum oder Orificium canalis cervicis internum.

Zervix — Canalis cervicis — Orificium canalis cervicis externum oder Orificium uteri externum.

Der Engpaß spielt in der Literatur namentlich in der geburtshilflichen eine große Rolle, jedenfalls eine bedeutendere als beim Geburtsakte selber. Der durch Schwangerschaft und durch Geburt gedehnte „Isthmus" wird mit der Zeit länger. Die Schwangerschaftsveränderungen s. Kap. Plazentation.

Für gewöhnlich ist an der oberen Grenze des Isthmus der Uterus außen leicht eingeschnürt und vorne reicht ungefähr bis zu dieser Höhe der Peritonealüberzug hinab. Nach wiederholten Geburten ist eine engste Stelle kaum mehr nachweisbar; die Lichtung bleibt im ganzen weiter und verliert im Korpus die ausgesprochene dreieckige Form.

Die Größe des nulliparen Uterus wird durchschnittlich mit 7—8 cm Länge angegeben, davon die etwas größere Hälfte auf das Korpus kommt; letzteres ist etwa 4 cm breit und von vorn nach hinten 2,5 cm dick. Bei Mehrgebärenden wachsen diese Maße um etwa 1 cm unter Bevorzugung des Korpus und besonders seiner Breite. Die Wand des Korpus ist bei Nulliparen nach mehreren Geburten etwa 14 mm dick, hinten etwas stärker, das Dach ist 10 mm und die Zervixwand 9 mm stark. Die ganze Masse wächst von etwa 35 auf 60 g.

Die Portio vaginalis uteri, kurz Portio genannt, ragt wie ein invaginierter Teil in die Scheide als ein von glatter Scheidenschleimhaut bekleideter blaßroter zunächst konischer, nach Geburten mehr zylindrischer, etwa 2 cm langer plumper Zapfen mit glatter blaßroter Scheidenschleimhautoberfläche.

Die Mitte der Unterfläche fällt leicht grübchenförmig zum äußeren Muttermunde (Orificium externum uteri) ab, der ursprünglich rund oder etwas queroval (3 × 4 mm) mit glattem Rande später durch Einrisse bei Geburten namentlich seitlich gekerbt ist. Die Öffnung wird größer, vor allem breiter. Die vor dem äußeren Muttermund gelegene Partie heißt Vorderlippe (Labium anterius portionis). Die hinter ihm gelegene Hinterlippe (Labium posterius portionis) steht trotz größerer Länge wegen der nach hinten gerichteten Stellung der Portio etwas höher.

Der Gebärmutterkörper hat eine Schleimhaut (Endometrium, Mucosa corporis), Muskulatur (Myometrium) und einen Serosa-Bauchfellüberzug (Tunica serosa), Perimetrium. Dieses haftet untrennbar an der Muskulatur, geht hinten auf die Cervix supravaginalis und die Excavatio recto-uterina, vorne schon oberhalb der Zervix auf die Excavatio vesico-uterina über, seitlich als vorderes und hinteres Blatt des Lig. latum auf die Parametrien, so daß ohne serösen Überzug der vordere Teil des Kollum und die beiden seitlichen Teile des Uterus verbleiben, die sich ohne ganz scharfe Abgrenzung mit Muskelbündeln in das parametrane Gewebe verlieren.

Parametrium ist das im Uterusgekröse (Mesometrium), dem parauterinen Teile des Ligamentum latum gelegene und das die Cervix supravaginalis umgebende Bindegewebe, das im Kapitel Ligamente und Beckenbindegewebe weiter besprochen wird.

Die Muskulatur des Uterus hat wirr durchflochtene kleine Bündel, zwischen denen das mit elastischen Fasern (letztere hauptsächlich in der Subserosa und Tunica vascularis) durchsetzte lockere faserige Bindegewebe die Gefäße und Nerven birgt. Die innere Muskelschicht hat nur bei älteren Frauen ein Elastinnetz. Das die Muskelbündel trennende (interfaszikuläre) kollagene und elastische Fasernetz sendet auch feinste Ausläufer in die Muskelbündel.

Die Tunica muscularis (Myometrium) von schwach rötlich grauer Farbe hat keine scharfe Abgrenzung in Schichten von besonderem regelmäßigem Verlaufe; die innerste Schicht ist nicht immer unterscheidbar mehr langsgerichtet, die dicke mittlere, die großen Gefäße bergende Schicht hat überwiegend quer ringsverlaufende Züge. Es folgt die äußere, quer und längs durchkreuzte Schicht und eine schmächtige längsverlaufende subseröse Schicht.

Man nennt sie 1. Stratum musculare submucosum, 2. vasculare, 3. supravasculare, 4. subserosum. Die Uterusmuskulatur hangt mit der der Tuben, Ligamente, Vagina und durch Ausläufer auch mit der Blase und dem Rektum zusammen. Die beiden letztgenannten äußeren Schichten kommen nur dem Corpus uteri zu. Eine bindegewebige Submukosa fehlt.

Die Muskelzellen sind meist länglich spindlig, auf dem Querschnitt polygonal, annähernd rundlich. Der Zelleib enthält feine Fibrillen, die in sehr feinen kurzen Windungen oder mehr gestreckt in der Langsrichtung der Zelle liegen und zum Teil die Zellgrenze überragen, ja sogar interzellulär liegen (Mallory, Myoglia); sie sind feiner als die Fibrillen des Bindegewebes (Fibroglia) und lassen bei der

Darstellung nach Bielschowsky einen dunkleren Farbton erkennen, als die etwas ins Rötliche gehenden Bindegewebsfibrillen.

Die Zellgröße ist sehr wechselnd; im ausgewachsenen Zustande etwa 60 bis 70 μ; ebenso schwankt die Größe der Kerne, die oft stäbchenförmig abgestumpft oder auch etwas mehr zugespitzt, keglig enden, mitten in der Zelle liegen, von einer feinen Plasmazone umgeben sind, so daß die Fibrillen sie nicht berühren. Spiralige Drehung läßt den Kern mehr bandförmig und auf dem Querschnitt halbmond- oder sichelförmig erscheinen; dieses deutet auf Kontraktion.

Die Tunica mucosa „Endometrium" corporis ist schwach rosa, feucht weich je nach Funktionszustand von wechselnder Dicke 1—5 mm, mit der Muskulatur fest verfilzt, in Ruhe glatt, in Funktion wulstig gefeldert, am dicksten im oberen Teile des Korpus, am dünnsten im Isthmus. Die Oberfläche hat ein in der geschlechtsreifen Zeit in der Richtung zum inneren Muttermund flimmerndes Zylinderepithel, das im Ruhezustande gleichmäßig schlauchförmige gestreckte Drüsen in das retikuläre Schleimhautbindegewebe annähernd senkrecht schickt, so daß die ursprünglich einfachen, manchmal unten geteilten, blinden Drüsenfundi bis fast unmittelbar an die Muskulatur reichen ohne Submukosa. Dicht unter der trichterförmig leicht erweiterten Ausmündung haben die Drüsen einen kurzen verengten Hals und eine Lichtung von 30—50 μ. Da sie etwa 100—200 μ weit auseinander stehen, so überwiegt im Ruhezustand das Stroma an Ausdehnung um ein mehrfaches.

Auch die dünne Lage der Isthmusschleimhaut hat spärliche Korpusdrüsen mit oft enger Lichtung und kubischem Epithel. Die Isthmusdrüsen sind im ganzen von oben innen nach unten außen gerichtet, so daß sie trichterartig oder schirmartig die Zervixdrüsen überdachen. In den Tubenecken flacht die Schleimhaut ebenfalls ab, die Drüsen werden spärlicher und fehlen im intramuralen Tubenteil.

Im Ruhezustande hat das Epithel an der Oberfläche und in den Drüsen zylindrische, prismatische Zellen von etwa 0,03 mm Höhe mit gut färbbaren Kernen, die etwas länglich geformt einen ziemlich großen Teil der Zelle, besonders den mittleren Teil einnehmen, freilich recht unregelmäßig gestellt. Das Epithel fällt in der Ruhe durch die gute Färbung auch des Zytoplasmas und durch scharfe Begrenzung in die Augen, besonders im Vergleich zum sezernierenden Epithel mit hellen Zellen und rauhem Saume. Über die wechselnden Zustände der Funktion und Ruhe, Gehalt an Glykogen und Fett usw. lese man in dem Abschnitte über die Menstruation.

Das Stroma hat kurze spindlige fast rundliche Zellen und ein feines Retikulum mit verhältnismäßig sehr wenigen sternformigen Retikulumzellen, die jedoch nach Terruhn nicht Hämosiderin noch Zelltrümmer aufnehmen, also nicht zu den Retikuloendothelien gehören. Die kurzspindligen Zellen liegen in der ruhenden Schleimhaut ziemlich nahe einander; weiteres Auseinanderstehen ist durch das häufige Ödem bedingt.

Längs der Gefäße kann man die spindlige Form der Zellen besser erkennen und außerdem sind sie zunächst der Gefäßwand etwas länger. Da die Zellen im übrigen keine ausgesprochene Lagerichtung haben, so erscheinen sie auf Querschnitten mehr rundlich. Sie sind im vollen Ruhezustande der Schleimhaut nicht viel größer als Lymphozyten, aber schon durch die hellere Kernfärbung und den etwas größeren Zelleib von den oft Rundzellen genannten Lymphozyten leicht zu unterscheiden. Dieses sei hervorgehoben, weil in einer neuesten Darstellung Oertel (in Halban und Seitz „Biologie und Pathologie des Weibes") als Zellen des Stroma nur Rundzellen nennt, daher es als „retikulär" bezeichnet werde. Tatsächlich liegt dem Stroma ein Retikulum zugrunde, aber die Zellen rechtfertigen morphologisch nicht den häufigen Vergleich mit adenoidem Gewebe. Funktionelle Ähnlichkeit könnte trotzdem bestehen. Die Lymphozyten spielen in der ruhenden normalen Schleimhaut überhaupt keine Rolle, sie erscheinen erst einige Zeit vor der Regel im prägraviden Stadium und in der Zeit der Gravidität, und in größeren Mengen und in Form abgegrenzter Follikel nur pathologisch.

Mit besonderen Färbungen (MALLORY, BIELSCHOWSKY) läßt sich ein Fasernetz gut darstellen. Die Fasern verdichten sich netzartig um die Drüsen und unter dem Oberflächenepithel zur Membrana propria von sehr wechselnder Stärke (vgl. den Abschnitt Menstruation). Entlang der Gefäße in der basalen Schleimhautlage sind die Fasern ebenfalls dichter gestellt, besonders die längsverlaufenden, und hier gesellen sich einige mit dem Alter zunehmende kollagene Fasern hinzu, deren massenhaftes Auftreten im geschlechtsreifen Alter pathologisch ist. Elastische Fasern finden sich nur an den in die Schleimhautbasis eintretenden Gefäßen in geringer Menge auch nur mit zunehmendem Alter. Die bei Funktion der Schleimhaut wechselnden Zustände der Fibrillen s. Kapitel „Menstruation"; ebendort über besondere Zellen in der Uteruswand, die neuerdings als besondere interstitielle Drüse aufgefaßt werden.

Die Tunica mucosa (Endometrium) cervicis hat quere, seitlich aufsteigende, dicht gestellte Falten, Plicae palmatae, die in ihrer Gesamtheit baumartig (Arbor vitae) mit dem Stroma des Baumes die Vorder- und Hinterwand zieren. Auf dem Faltenberge bilden sich auch papilläre Vorsprünge, die jedoch in zuweilen größerer Menge auf pathologische hyperplastische Zustände schließen lassen. Das Epithel hoch zylindrisch, oft, aber nicht immer besonders auf den Faltenbergen etwas niedriger als in den Wellen, Buchten und Drüsen, ist im allgemeinen ein nur stellenweise flimmerndes Zylinderepithel mit prismatischen schlanken, an der Basis schmaleren Zellen von $4 \times 40 \mu$ Quer- und Längsdurchmesser. Das Zytoplasma färbt sich gewöhnlich gar nicht (oder wenn eingedickt ganz diffus) mit Kernfarbstoffen, während die meist basal gestellten kurzen Kerne eine Reihe bilden. Nur bei stärkerer Füllung des Zelleibes werden die Kerne mehr quergestellt mondsichelförmig dicht an die Basalmembran gedrängt, becherzellenähnlich. Bei geringer Funktion namentlich in Regeneration sind die Zellen niedriger, die Kernstellung höher. Dieses gilt auch für die flimmernden Zellen, die offenbar geringere Sekretion haben. Die Kernstellung richtet sich stets nach der Menge der Sekretion.

Die Drüsen der Zervixschleimhaut nehmen vom äußeren Muttermunde nach oben an Menge zu. Sie sind meist zusammengesetzt tubulöse Drüsen, die jedoch an vielen Stellen durch rundliche Ausbuchtungen zwischen scharf vorspringende Leisten mehr den azinösen Drüsen gleichen. Gegen den inneren Muttermund sind die Drüsen mehr tubulär und ihr Epithel hat wenig ausgesprochenen Charakter des Schleimepithels. Auch die zunächst den äußeren Muttermund umgebenden Drüsen sind kleiner und weniger azinös.

Die Zervixdrüsen haben das gleiche Epithel wie die Oberfläche, ihr Sekret sammelt sich zunächst in der Drüsenlichtung, darin abgestoßene Epithelien und zuweilen mehrkernige Riesenzellen liegen. Auf den vorspringenden Leisten drängen sich mechanisch bedingt die Zellen nach Art von Bündeln zusammen; hier ist die Kernstellung unregelmäßig.

Das Epithel liefert glasigen Schleim, der den Zervikalkanal in der Mitte auftreibt. In der Schwangerschaft wird der Schleimpfropf umfangreicher und ragt aus dem anfänglich nur wenig später mehr erweiterten Muttermund heraus, dessen Umrandung etwas evertiert ist, so daß die rötliche Zervixschleimhaut außen zu sehen ist, während im gewöhnlichen Zustande die Grenze gegen das Vaginalepithel am äußeren Muttermunde liegt. Das Bindegewebe der Zervixschleimhaut ist spindelzellig, fibrillenreich und von feinen elastischen Fasern

durchsetzt, die die Drüsen umspinnen, und bis an die Oberfläche der Falten-
vorsprünge gelangen. In der Zervixwand schließen sich elastische Fasern den
Muskel- und Bindegewebsbündeln an und umspinnen die Gefäße.

Die Muskulatur des Kollum besteht aus einer inneren und äußeren längsgestellten und mittleren ringförmigen Schicht, die am inneren Muttermund
besonders kräftig einen nicht gerade eindrucksvollen Sphinkter bildet. Die
äußere Längsschicht ist sehr unvollkommen. Im ganzen ist das Kollum durch
seinen größeren Bindegewebsreichtum viel derber als das Korpus.

Die Portio vaginalis uteri hat außen Vaginalepithel, geschichtetes
Plattenepithel mit niedrigen schmalen Papillen; normalerweise hat es keine
Verhornung, sondern in der oberflächlichen dünnen Lage leicht abschilfernde
platte Zellen; darunter eine dicke Schichtung polygonaler großer Zellen, normalerweise meist ohne Stacheln und das annähernd zylindrische Stratum germinativum (basale). Unter dem Epithel ist ein elastisches Fasernetz gelegen,
dessen Ausläufer mit einem perivaskulären Netz an den größeren Gefäßen in
der Tiefe zusammenhängen. Im übrigen ist das subepitheliale Gewebe der
Portio lockeres fibrilläres gefäßreiches Bindegewebe. Die ganz unbedeutende
Muskulatur der Portio liegt mehr in den äußeren Schichten mit zerstreuten
Bündeln, von denen hinten die längsgestellten, vorne die ringförmig angeordneten
überwiegen, doch finden sich einzelne Bündel auch in den inneren Schichten.

Die Gefäße des Uterus.

Die Arteria uterina tritt beiderseits aus den Parametrien, etwa 1 cm
über dem Scheidengewölbe an die Cervix supravaginalis, sie gibt den Ramus
cervico-vaginalis für Gebärmutterhals und Scheide ab und verläuft am Seiten-
rande des Uterus, in den sie quere Äste schickt, zum Fundus; an diesen gibt sie
einen ihrer drei Endäste ab, den die Korpushinterwand besonders gut versorgenden Ramus fundi uteri. Die beiden anderen Endäste, Ramus ovarii und Ramus
tubae hängen mit der Arteria ovarica aortae zusammen. Außerdem ist die
Arteria uterina mit der Arteria spermatica externa durch Äste entlang dem
Ligamentum rotundum verbunden und schließlich fließen beide Arteriae uterinae
median ineinander.

Die Venen treten aus dem Stratum vasculare des Uterus als größere dünnwandige Äste zu einem Geflecht an den Seitenkanten des Organs zusammen,
wo sie als Plexus uterovaginalis sich zur Vena uterina sammeln, die nicht selten
doppelt auftritt. Aus dem oberen Teile des Korpus fließen die Venen mit denen
der Ovarien, Tuben und der Ligamente zusammen. Kommunikationen bestehen
außerdem mit den Venen der Blase, Scheide, Rektum, äußeren Genitalien,
Bauchhaut.

Im Uterus verteilen sich die Gefäße subserös, intramuskulär zwischen den
Muskelbündeln und mit kleineren gewundenen Ästen in die basale Schleimhautlage, von wo aus sie in Form von Pfeilern mit dem Schleimhautstroma umgeben,
kegelförmig verjüngt, im Ruhezustande mehr gestreckt, zur Zeit der Funktion
geschlängelt zur Oberfläche ziehen und ein üppiges Netz von Kapillaren bis unmittelbar unter die Basalmembran der Oberfläche bilden. Die Gefäße der
Zervix haben durchweg bis in die kleinen engen Ästchen dickere Wandung als
im Korpus; die Wand der größeren Gefäße ist dort sogar auffallend dick. Die
Intima der größeren Korpusgefäße ist ziemlich dick, manchmal ringsum, zuweilen
auch stellenweise, polsterartig vorspringend. Mit dem Alter stellen sich Veränderungen ein (s. u.).

Die Lymphkapillare bilden im engsten Zusammenhange aus allen Teilen
der Wand ein geschlossenes Netz, dessen Sammelgefäße entlang der Blutgefäße

bis zu den Seitenkanten des Uterus gelangen, wo von der Cervix uteri 2 bis 3 Äste an die hypogastrischen Lymphknoten gelangen. Vom Corpus uteri her sind einige Äste mit den oberen hypogastrischen Lymphknoten verbunden und zwei andere Stämme gehen längs der Vasa ovarica zu den lumbalen Lymphknoten. Außerdem bestehen noch Verbindungen mit den Lymphbahnen der Tuben. In den Maschen des Schleimhautstromas ist ein äußerst feines Lymphbahnnetz reich verzweigt.

Die Nerven stammen aus dem Plexus hypogastricus und den Sakralnerven und verlaufen den Gefäßen entlang in sehr reicher Menge in dem Uterus überwiegend als marklose Faserbündel und gelangen mit knopfförmigen Endigungen bis zwischen die Epithelzellen jedoch scheinbar nur bis in die basalen Teile der Schleimhaut. Ganglienzellen sind niemals ernstlich nachgewiesen worden. Über die parauterinen Ganglien s. Kapitel Ligamente. Auf Umwegen besteht Nervenverbindung mit allen größeren inneren Organen.

Rückbildung im Alter.

Veränderungen des Uterus, gewisse Abweichungen von dem Zustande der ersten Zeit der Geschlechtsreife treten schon ziemlich frühzeitig auf. Nicht nur Geburten und Aborte, sondern auch die häufigen, durchaus unphysiologischen Menstruationen tragen dazu bei. Abgesehen von der Grenzüberschreitung der basalen Schleimhautlagen auf ursprüngliches Muskelgebiet und allmählicher, geringer Zunahme des perivaskulären Bindegewebes in der Muskulatur sind es namentlich Gefäßveränderungen, die das Augenmerk auf sich gelenkt haben. Da solche hauptsächlich als Folge von Schwangerschaft auftreten, werden wir bei deren Besprechung darauf zurückkommen. Aber auch ohne Schwangerschaften tritt eine allmahliche Verdickung der Gefäßwände wenigstens in den größeren Stämmen ein; die Intima wird dicker, oft gequollen, das Elastin wird sowohl in den inneren Wandschichten wie auch spater in der Adventitia und in der näheren Umgebung der Gefäße vermehrt. Beim Aufhören der Ovarialfunktion setzt eine Rückbildung der Gebärmutter ein; besonders klein wird schließlich das Kollum, die Portio sehr unansehnlich und kann im hohen Alter fast verstreichen, die Zervikalschleimhaut wird glatt, ihr Epithel allmählich etwas niedriger unter Verlust der Flimmerung, im höheren Alter oft sehr niedrig unter stärkster Einbuße der Schleimgebung. Die Drüsen werden allmählich enger oder auch abgeschnürt zystisch. Im Stroma der Schleimhaut stehen die spindligen Zellen dicht aneinander. Das fibrilläre Gewebe, besonders das perivaskuläre wird sklerotisch. Die Muskulatur wird hochgradig atrophisch. Atresie des Zervikalkanals ist im Alter nicht selten, jedoch pathologisch. Hyaline Sklerose der Gefäßwande und Veröldung der Lichtung ist an vielen Gefäßen eine ständige Alterserscheinung.

Die elastischen Fasern halten sich verhältnismäßig gut und treten deshalb und infolge von mäßiger Aufquellung mehr in den Vordergrund. Die persönlichen Unterschiede sind hierbei groß, in nicht geringem Grade abhängig von der Zahl der Schwangerschaften (s. d.).

Die Schleimhaut des Korpus wird dünn, sie schrumpft, die Drüsen werden eng, zum Teil abgeschnürt; sie verlaufen unregelmäßig, das Epithel wird kubisch, schließlich flach, ohne Flimmerung. Das Stroma verliert an rundlichen Zellen, die Spindelzellen erscheinen deshalb zahlreicher, oft dicht gedrangt. Die Fibrillen werden grober. Lipoide werden nur zuweilen nachgewiesen.

Die Muskulatur wird zunehmend atrophisch, die einzelnen Bündel nehmen an Umfang ab und werden durch breitere Lagen faserreichen Bindegewebes auseinander gelagert. Ebenso wird das perivaskuläre Bindegewebe breiter faserreich.

Auch die Muskulatur der Gefäßwände in der Korpusmuskulatur atrophiert und macht einem fibrillären, hyalin quellenden Gewebe Platz. Mediaverkalkung ist nicht selten. Völlige Gefäßobliteration tritt nur stellenweise und spät auf. Das elastische Gewebe in den Gefäßwänden und in ihrer Umgebung nimmt verhältnismäßig bedeutend zu und erscheint auch in den Muskelinterstitien verhältnismäßig reichlich infolge von Quellung, später unter krümligem Zerfall. Die Schwangerschaftsveränderungen des Uterus werden im Kapitel Plazentation in Verbindung mit der Pathologie derselben kurz besprochen.

B. Pathologische Anatomie.

I. Gröbere Mißbildungen und Entwicklungsfehler.

Geschichtliche Einleitung.

An die Namen ROKITANSKY (1838) und FOERSTER (1854) knüpfen sich die ersten größeren Untersuchungsreihen, nachdem schon eine Reihe bedeutender Forscher sich mit der Kasuistik der Uterusmißbildungen abgegeben hatte (BUFFON, TREVIRANUS, MECKEL, BRECHET, v. AMMON, BISCHOFF, SAINTE HILAIRE). Auch die Kliniker (MEISSNER 1842, BUSCH 1841) hatten die Mißbildungen bereits eingehend erörtert.

Verschiedene Einteilungsversuche (CRUVEILHIER, BARTH, FORRE, ROKITANSKY) waren schon gemacht worden unter Zugrundelegen der fertigen Formen, als es auf Grund der genaueren Erforschung der Entwicklungsgeschichte (I. MÜLLER, RATHKE, KOBELT, BISCHOFF, LEUKART, THIERSCH) gewagt werden konnte, die Mißbildungen der Gebärmutter nach ihrer Entstehungszeit zu gruppieren (FOERSTER 1854, KUSSMAUL 1859, LIVIUS FÜRST 1866, KLEBS 1873).

Einteilung der Fehler[1].

In dem grundlegenden Werke von KUSSMAUL 1859 wird eine Gruppe I von Bildungsfehlern auf mangelnde und in den ersten Fruchtmonaten verkümmerte Entwicklung der Gebärmutter zurückgeführt.

1. Mangel der Gebärmutter oder nur spurweise Andeutung in Gestalt von Y-förmigen Zügen von Bindegewebe und Muskelfasern.

2. Die gleiche allgemeine Verkümmerung mit einzeln zu soliden oder hohlen fleischigen Massen anschwellenden Stellen.

3. Teilweise Verkümmerung in der Längsrichtung, während die übrigen Stellen der Gebärmutter sich in Masse und Umfang nach dem Typus des einfachen oder paarigen fortentwickeln.

4. Hälftiger Mangel oder Verkümmerung: Uterus unicornis mit oder ohne Nebenhorn.

In der Gruppe II bleibt nur die Verschmelzung der MÜLLERschen Gänge aus, die Entwicklung an Masse und Umfang ist nicht gehemmt; er vergleicht die einzelnen Arten dieser Hemmungsbildung mit den Genitalien der Säugetiere

---

[1] Die verschiedenen Abarten der Uterusverschmelzung bei Doppelmißbildungen vom einfachen bis zum vierhörnigen Uterus bleiben hier unerörtert.

und unterscheidet eine vollkommene Verdoppelung von der unvollkommenen. Bei der vollkommenen trennt er:

1. Uterus duplex separatus oder Uterus bilateralis s. didelphys.
2. Uterus duplex infra conjunctus, s. Uterus duplex bicornis.
3. Uterus omnino conjunctus s. uterus septus (Uterus bilocularis ROKITANSKY)

und bei der unvollkommenen Verdoppelung:

1. Uterus bicornis semiduplex und
2. Uterus subseptus s. velatus mit allen Übergangsstufen.

In einer Gruppe III vereinigt er den Uterus fetalis und Uterus infantilis, IV Atresia uteri, V Obliquitas uteri, VI fehlerhafte Lage der Gebärmutter, VII Verschmelzung der Gebärmutter mit Nachbarorganen, VIII vorzeitige Entwicklung der Gebärmutter. KUSSMAUL erörtert auch die zeitliche Genese.

Abänderungen von wenig bedeutender Art erfuhr KUSSMAULs Einteilung durch LE FORT (1863) und v. HOLST und eine wesentliche Erweiterung durch L. FÜRST (1867), in dessen bekannter Arbeit 5 einzelne Entwicklungsabschnitte in ihrer Beziehung zu den Mißbildungen genauer festzulegen versucht wurde.

Später haben KLEBS (1873), NAGEL (1897) und v. WINCKEL (1899) diese Einteilung besser auszubauen versucht, um jeder Mißbildung ihren richtigen Platz in der Entwicklung zu geben. Dieses Bemühen einer genauesten „genetischen" Einteilung scheitert, wie schon KLEBS sagt, daran, daß die Ähnlichkeit einer früheren Entwicklungsstufe höchstens zur Bestimmung desjenigen Zeitpunktes ausreicht, vor welchem die Hemmung eingesetzt hat, aber nicht den Zeitpunkt selbst festzustellen gestattet; SCHWALBEs teratogenetische Terminationsperiode.

Die Einteilung VON WINCKELs, welche unter anderem auch von CHROBAK und v. ROSTHORN (1908) und MENGE (1908) angenommen wird, leidet ebenso wie frühere Versuche an Ungenauigkeiten in den entwicklungsgeschichtlichen Voraussetzungen; z. B. die Bildung der MÜLLERschen Gänge als solide Stränge bis zur 4. Woche wird unterschieden von dem Hohlwerden der MÜLLERschen Fäden und Zusammentreten derselben zum Geschlechtsstrange in der 4.—8. Woche. In Wirklichkeit folgt die Aushöhlung der MÜLLERschen Gänge auf Schritt und Tritt seiner jüngsten Weiterbildung, so daß nur immer das unterste Ende ganz vorübergehend ein solider Teil ist, ein Epithelstrang. Die Zeitabschnitte sind besser zu ersetzen durch die Entwicklungsabschnitte und auch das stößt wieder auf Schwierigkeiten, weil gleiche Mißbildungen zu verschiedener Zeit erfolgen können; ganz besonders schwer ist zu entscheiden ob ein Anlagefehler oder Rückbildung vorliegt.

Der gewöhnliche Uterus bicornis wird von WINCKEL, KEHRER, MENGE u. a. ganz abgetrennt vom Uterus bicornis mit symmetrischen und dieser wieder von solchen mit asymmetrischen Defekten verschiedener Abstufung; hier greift Verkümmerung plötzlich als Einteilungsgrundsatz nur ein, weil man bei ihnen unbewiesenerweise auf verschiedene Zeiten der „Störung" rechnet. KERMAUNER seinerseits hält Uterus bicornis ohne Verkümmerung für kaum vorkommend.

Es sei hier daran erinnert, daß die Verkümmerungen des Uterus bicornis auch noch in späteren Monaten einsetzen kann (Uterus bicornis fetalis).

Die engen Beziehungen zwischen Verkümmerung aller Grade von der einfachen Hypoplasie bis zur Aplasie und den Gestaltsfehlern des Uterus machen eine derartige Zweiteilung unbefriedigend.

Der Begriff Verkümmerung wird nirgends scharf und abgegrenzt gefaßt, jede Form der Unterentwicklung wird einbegriffen. Nur KEHRER und MENGE wollen den Uterus bicornis asymmetricus vom Uterus bicornis mit einem rudimentären Horn abtrennen, weil sie nur bei ausgesprochen rudimentärer Bildung von Verkümmerung sprechen, geringe Unterentwicklung dagegen unter den Begriff der Hypoplasie unterbringen wollen. Menge geht dabei von der Voraussetzung aus, daß diese beiden Störungen zu verschiedenen Zeiten entstehen, was sich für die einseitige Hypoplasie jedoch nicht feststellen laßt. Richtig ist, daß die schweren ausgedehnten Störungen frühzeitig einsetzen. Man kann natürlich die Hypoplasie als geringen Grad der Verkümmerung bezeichnen, die unmerklich zu schwereren Graden übergeht.

Die vorgenannten Autoren setzen stillschweigend die Zeit der Störung auf die Zeit an, in welcher die ausbleibende Entwicklungsform normalerweise zustande kommt. So werden durch diese terminogenetische Einteilung kausale Momente ausgeschaltet, die genetisch wichtiger sind. Das Ausbleiben einer normalen Entwicklungsform aus allgemeinen Gründen (Veranderungen in der Keimanlage) ist ein terminogenetisches Negativ im Gegensatze zum Eintritt einer besonderen lokalen Schädigung.

Aus dem Ausbleiben einer Entwicklungsstufe erkennen wir nicht die Zeit des Einsetzens eines störenden Momentes.

Nebenbei bemerkt ist der Begriff „Störung" ursächlich zu verstehen, nicht als Folgezustand.

Felix hat v. Winckels Einteilung weiter ausgebaut; wir werden bald darauf zurückkommen. Bei ihm finden sich scharf unterschieden 1. Entwicklungsstörungen, in der Ausbildung der mesenchymatischen Wand, 2. Entwicklungsstörungen in der Anlage und Weiterentwicklung des Epithelrohrs. Grundsätzlich ist die Einteilung sehr alt und eignet sich auch nur zur Einteilung der Störungsarten aber nicht der Zeiten und nicht der einzelnen fertigen Anomalien. Kermauner nennt die primaren Epitheldefekte unzweckmaßig „Systemdefekte", im Gegensatz zu den Mesenchymdefekten, die nicht minder zum System gehören.

Andere Autoren wieder (Chrobak und v. Rosthorn, Kermauner u. a.) stellen die Form der Mißbildungen in den Vordergrund der Einteilung, so z. B. Aschoff in Anlehnung an Orth:

I. Rudimentäre Entwicklungen: a) symmetrische, b) asymmetrische Aplasien und Hypoplasien.

II. Unvollständige Verschmelzung der Müllerschen Gänge: a) mit sichtbaren Trennungen, b) mit nur äußerlicher Verschmelzung, innerer Trennung.

In den einzelnen Unterabteilungen sind hier wie in den Einteilungen anderer neuerer Autoren (Kaufmann, Kermauner, Frankl u. a.) die alten Kussmaulschen Grundsätze beibehalten.

Eine einwandfreie Verständigung kann nur erzielt werden, wenn man den epithelialen Gang und den mesenchymalen Mantel nicht mit dem gleichen Namen „Müllerschen Gang" benennt, wie es leider auch in den besten bisherigen Darstellungen der normalen und pathologischen Entwicklung geschieht.

Joh. Muller hat die Urogenitalfalten gesehen und erkannt, daß in ihnen unabhängig vom Wolffschen Kanal noch je ein Kanal verlauft, die sich unten vereinigen, in den Sinus urogenitalis munden und den Uterus bilden. Unter „Faden" versteht er die Urogenitalfalten, nicht den epithelialen Gang.

Da er jedoch die Kanäle auch mikroskopisch richtig erkannt hat, so ist die Bezeichnung „Müllersche Gange" oder „Kanale" durchaus angebracht für die Epithelrohren vor ihrer Vereinigung zum Uterovaginalkanal.

Mit Müllerschen Faden dürfte man aber mit Joh. Müller nur den Anteil der Urogenitalfalten benennen, soweit er das bindegewebige Material fur die Tuben und den Uterovaginalkanal liefert; einfacher noch sagt man Urogenitalfalten und Müllersche Kanale.

Alle Einteilungen seit der von Nagel (1897) haben die Bildung des „Geschlechtsstranges" als eine Entwicklungsstufe aufgestellt; vor der Bildung des „Geschlechtsstranges" bleiben

Uterus und Scheiden ganz getrennt (Didelphie), nach seiner Bildung kann noch der Uterus bicornis verbleiben. Von allen früheren Autoren und noch von NAGEL selbst wird die Entwicklung des ganzen Uterus aus dem Geschlechtsstrange durch Verschmelzung der Urogenitalfalten erklärt, nur unterscheidet NAGEL einen unteren spindelförmigen Teil als „ursprünglichen" Teil von dem breiteren oberen. Ursprünglich gibt es überhaupt keinen Geschlechtsstrang. Man kann trotzdem wohl den später entstehenden oberen breiteren Teil des Geschlechtsstranges, soweit er die Excavatio vesico-uterina überragt, von dem unteren zervikovaginalen Teile unterscheiden; es besteht aber in der Entwicklung beider kein Einschnitt, sondern sie geht fließend von unten nach oben über, nur daß der obere Teil der Falten sich langsamer vereint.

Daraus versteht sich, daß zwischen der echten Didelphie und der Zweihörnigkeit des Uteruskörpers vermittelnde Übergange beobachtet werden.

Es kommt auch die Vereinigung der Kanale also der Septumschwund im unteren Teile schon zu einer Zeit vor, in welcher die Hörner des Korpus noch nicht vereinigt sind und schließlich erfolgt der Septumschwund zuerst im zweiten Viertel des spateren Uterovaginalkanals und setzt sich gleichzeitig nach oben und unten fort; im untersten Teile der MÜLLERschen Gange, der am allerletzten gebildet wird, können sogar Defekte zu einer Zeit erwartet werden, wo die übrigen Abschnitte der Kanale sich schon vereinigen, und die Ausmündung der Kanale erfolgt normalerweise sogar erst nach völliger Fertigstellung des Uterovaginalkanals.

Es werden also durch die chronologische Einteilung der Mißbildungen nach dem Alter der Frucht ganz gleichartige Entwicklungsvorgange in verschiedenen Abschnitten der Kanale auseinandergerissen.

Ebenso unrichtig ist es, wenn die Autoren bei Fehlern wie z. B. bei Hypoplasien des sonst normal gebildeten Uterus, die Entwicklungsstorungen in die Zeit nach der Verschmelzung der Kanale ansetzen. Die gleichzeitige Hypoplasie der Keimdrusen, der äußeren Genitalien und andere Fehler lassen auf eine sehr viel fruhere Storung schließen, die die Vereinigung der MÜLLERschen Kanale trotzdem nicht stört.

Eine sachgemaße Einteilung kann daher nur in veranderter Form bestehen bleiben unter Aussonderung des zeitlichen Momentes und unter Voransetzung der Entwicklungsfehler, im übrigen schließt sie sich den früheren in vielen Punkten an. Das kausalgenetische Moment ist unbekannt. Die Verkümmerungen werden in symmetrische und asymmetrische eingeteilt. Es wird darunter nicht eine Gleichheit im Grade oder Ausdehnung der Verkümmerung (Symmetrie) noch eine Maßungleichheit (Asymmetrie) der beiden Seiten verstanden, sondern gemeint ist eine Verkummerung nur einer Seite (rudimentarius unilateralis), und beider Seiten (rudimentarius bilateralis). Letztere kann gelegentlich außerdem symmetrisch sein.

A. Agenesie und Rückbildung der Urogenitalkanalanlage auf frühester Stufe.

Diese kann 1. doppelseitig, 2. einseitig sein, sie kann die Gesamtanlage von oben bis unten oder nur den Uterus und Vagina betreffen.

1. Doppelseitig: nur bei schwersten Mißbildungen lebensunfähiger Individuen bekannt.

a) Defekt der Urniere, Niere, Ureter, Tube, Uterus, Vagina, Ovarium; dieses Vorkommnis (Agenesie) wird bestritten.

b) Uterus und Vagina fehlen völlig. Tuben ganz oder teilweise und Ovarien sind vorhanden, auch die Ligamente; Voraussetzung ist, daß einseitig die Urnieren bestanden haben. Häufig mit Nierenanomalien verbunden.

2. Einseitig:

a) Uterus unilateralis, Vagina unilateralis, halbseitiger Defekt wie unter 1a.

b) Uterus unilateralis, Vagina unilateralis. Tube und Ovarium, Ligamentum rotundum auf beiden Seiten vorhanden.

Bei 2a und b. Niere und Ureter pflegen zu fehlen oder stark verkümmert zu sein.

Von diesen volligen Defekten einer oder beider Seiten zu den rudimentaren Uterovaginalanlagen gibt es naturlich fließende Übergange. Die Bezeichnung Uterus unicornis ist von Uterus unilateralis oder Semiuterus zu trennen; der Uterus unicornis hat nur ein Horn, uber die Zervix ist aber nichts ausgesagt. Der Uterus unilateralis hat gar keinen rudimentaren Partner der anderen Seite, weder im Korpus noch in der Zervix.

B. Die Verwachsung der Genitalfalten zum Genitalstrang bleibt aus:

1. Gänzlich: Uterus didelphys = Uterus duplex separatus et Vagina duplex separata

a) mit doppelseitigen,

b) mit einseitigen teilweisen Verkümmerungen.

2. Nur im Bereiche des ganzen Uterus, Uterus pseudodidelphys = Uterus duplex separatus

a) mit doppelseitigen,

b) mit einseitigen teilweisen Verkümmerungen. (Vagina septa.)

3. Nur in einem Teile des Uterus = Uterus bicornis.

Ich beschränke diesen Namen nicht auf die Zweihörnigkeit des Körpers allein, sondern trenne

a) Uterus bicorporeus, partim bicollis (separatus) (Collum infra septum bifore, simplex usw.).

b) Uterus bicorporeus unicollis (Collum septum, subseptum usw.).

c) Uterus supra bicorporeus = Corpus uteri supra bicorne, infra simplex aut septum, subseptum usw.

Alle diese Formen können verkümmert sein

a) symmetrisch, Uterus bicornis rudimentarius (bilateralis),

b) asymmetrisch, Uterus bicornis rudimentarius lateralis.

C. Septumpersistenz nach Vereinigung der Genitalfalten.

Das Septum persistiert 1. gänzlich: Uterus

a) mit normaler Höhlung,

b) mit teilweiser Verkümmerung, Atresien.

2. Teilweise: Uterus septus, Vagina simplex; Corpus uteri septum, Cervix simplex; Corpus simplex, Cervix septa, oder Orificium septum; Corpus uteri subseptum (s. weiter unten im Text)

a) mit normaler Gestaltung und Bildung,

b) mit Verkümmerung.

D. Dem Uterusfundus fehlt die normale Wölbung.

1. Uterus arcuatus.

2. Uterus planifundus s. incudiformis

a) mit und

b) ohne teilweises Bestehenbleiben des Septum.

E. Entwicklungsfehler des Uterus simplex-unilocularis.

1. Asymmetrisch: Uterus obliquus

a) rudimentarius,

b) infantilis.

2. Symmetrisch:

a) Uterus simplex rudimentarius,

b) Uterus simplex fetalis, infantilis, virgineus pubescens, hypoplasticus, atrophicus.

Darstellungen der Uterusmißbildungen in schematischen Figuren findet man bei CHROBAK und v. ROSTHORN, KEHRER, ASCHOFF, FRANKL, KAUFMANN.

Genese der Fehler.

Bei der Entstehungsweise der Mißbildungen sind ebenso wie allgemein, so auch bei den Uterusanomalien die mechanischen Einflüsse und die inneren Keimvariationen geltend gemacht worden.

Eine Grenze zwischen der formalen und kausalen Genese gibt es dabei nicht.

Bei einem Teile der angenommenen mechanischen Störungen kommt diese nur sehr selten von außen (Amnionverwachsungen), sondern meist vom fötalen Körper selber z. B. bei der Zwischenlagerung anderer Organe zwischen die Uterushörner.

Die Keimvariation tritt entweder unter dem Einflusse anderer Organe insbesondere der Keimdrüsen oder ausschließlich in den Geschlechtssträngen selber in Erscheinung.

Soviel im allgemeinen über die genetischen Theorien, von denen im einzelnen folgende in den Lehrbüchern für erwähnenswert gehalten werden (s. Felix, Kermauner, Chroback und v. Rosthorn u. a.).

Kermauner beruft sich auf die Erscheinungen der Poikiloploidie bei künstlich erzeugten Mißbildungen (Fr. Levy); es wäre immerhin sehr wertvoll zu wissen ob ähnliche Fehler der Chromosomenverteilung auch bei spontanen Mißbildungen vorkommen. Es würde aus positiven Befunden jedoch nicht hervorgehen, welche spontane Störung die Kernanomalie hervorruft.

Die äußeren Störungen, Anomalien durch Raumbeengung und äußere Verwachsungen insbesondere bei extrauteriner Schwangerschaft kommen meist nur für grobe mit anderen Mißbildungen komplizierte Fälle bei lebensunfähigen Föten zur Beobachtung.

Unter den allgemeinen Störungen zählt v. Winckel erstens: Konstitutionelle Ursachen auf wie Lues, Chlorose, Anämie, Hypoplasie, des Gefäßsystems, Rachitis congenita, zweitens: zentralnervöse: Hydrozephalus, Enzephalozele, Anenzephalus, Gehirnanomalien.

Unter den lokalen Ursachen führt er an: 1. Störungen der Bauchwandbildung, 2. entzündliche Prozesse, 3. Verlagerung durch Geschwülste, 4. Zug, Druck, Torsion von Nachbarorganen.

Diese Einteilung leidet daran, daß die unter 4 genannten zum großen Teil schon in den übrigen Rubriken einzeln enthalten sind und vor allen Dingen daran, daß die Ursachen nicht alle erwiesen, sondern nur hypothetisch angenommen sind. So hat besonders Felix die einzelnen Hypothesen eingehender Kritik unterzogen, der man sich im allgemeinen anschließen kann; nur ist seine Einteilung nicht gut durchgeführt.

Unter den Störungen im Gebiete der Zervix und Vagina führt er z. B. die der Ligamenta rotunda (R. Meyer) an, die von mir nur für Bikornität beansprucht werden und ferner andere Ursachen, die auch die Nichtvereinigung der Hörner betreffen. Noch weniger ist seine Einteilung in Störungen der mesenchymatischen Wand und der epithelialen Röhren in Einklang gebracht mit den hierunter aufgezählten Ursachen.

Seit alters her unterscheidet man in der Genese als zwei Hauptgruppen erstens die Nichtvereinigung beider Seiten, und zweitens das Ausbleiben des Septumschwundes; beide gehen jedoch ineinander über.

Im übrigen ist es grundsätzlich richtig die Ursachen in verschiedenen Richtungen zu suchen, je nach dem Epitheldefekte (primäre, sekundäre) oder reine Mesenchymdefekte (primäre, sekundäre) in Betracht kommen.

Die normale Vereinigung der Geschlechtsfalten durch Verschmelzung wird von Felix nur bis zur Zervix zugestanden, während seine ,,tubaren Uterusabschnitte'' nicht in gleicher Weise verschmelzen; vielmehr sollen ihre Lumina durch Aufweitung zur gemeinsamen Korpushöhle umgebildet werden. Deshalb soll eine spitzwinklige Stellung dieser beiden Abschnitte die Hebung ihrer medialen Wände zum Fundus verhindern.

Die Voraussetzung ist nicht richtig; die rein mesenchymale Verschmelzung der beiden ,,tubaren Uterinabschnitte'' zum Korpus ist eine normale Erscheinung, die bei Embryonen von über 25 mm bis zu ca. 40 mm Länge vor sich geht, während die Vereinigung der Lumina individuell sehr verschieden erst allmählich nachfolgt. Der Uterus bilocularis s. septus ist außerdem das deutlichste pathologische Zeichen für diese Entwicklungsart.

Eine Hebung des Fundus besteht überhaupt nicht (s. w. u.). Wenngleich ein grundlegender Unterschied nicht aufgestellt werden darf zwischen der Bildung von Korpus und Zervix, so kommen doch für die Nichtvereinigung der Zervikovaginalabschnitte besondere Störungen in Frage, und andere für die Nichtvereinigung der Hörner allein. Für erstere ist eine Störung in der Kloakenteilung die wesentlichste Ursache, hierzu gehört auch das bekannteste Hindernis,

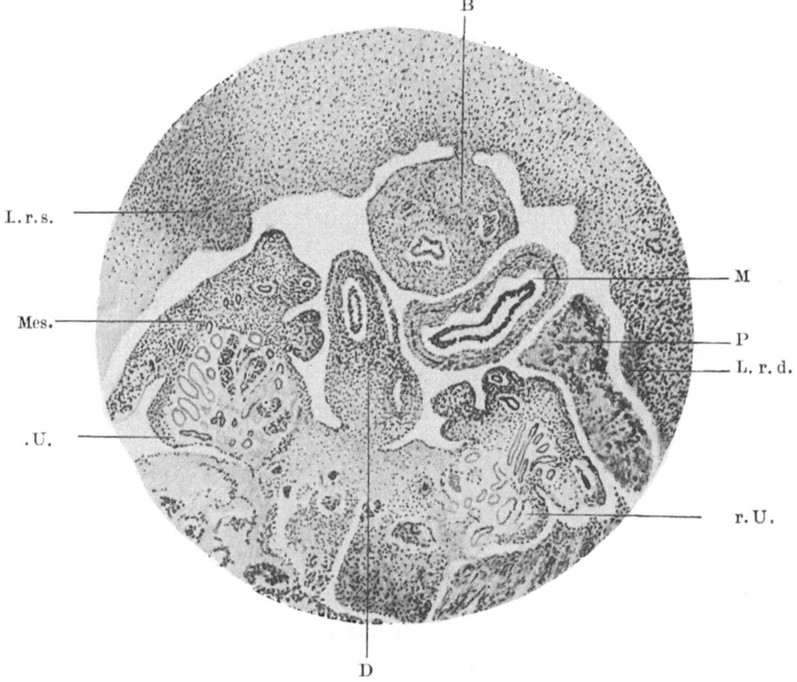

Abb. 1. Embryo von 22,5 mm Lange. Etwas schrager Querschnitt durch den Unterleib (rechts und hinten hoher kranial als links und vorne). r. U rechte Urniere; l. U linke Urniere; D Darm; B Blase: L. r. d. und L. r. s. Lig. rotunda. Mes. spatere Mesosalpinx. P Pankreas und M Magen liegen ungewohnlich tief bis zwischen die Organe des kleinen Beckens. Mikrophotogramme bei schwacher Vergroßerung.

ein Lig. vesicorectale mediale oder Lig. suspensorium uteri, welches oft Ahlfeld zugeschrieben wird; es ist jedoch schon von Krieger (1858) als Rest des Allantoisschlauches durch verzögerte Rückbildung gedeutet worden. Auch Kussmaul gibt für gewisse Fälle diese Ursache zu.

Das Band war schon öfters beschrieben worden: Carus 1824, Cassan 1826, Rokitansky 1838, Thilo 1844 u. a. Kehrer (1899), Pfannenstiel (1894) machten geltend, daß das Band öfters fehlte, auch Felix u. a. sehen es lieber als Folge der Bikornität an. Dieses könnte man mit dem gleichen Einwand, nämlich dem öfteren Fehlen des Bandes bei Uterus bicornis widerlegen, doch darf man nicht die stärkeren Grade der Bandausbildung mit den gewöhnlichen niedrigen rektovesikalen Falten vergleichen. In stärkeren Graden teilt es das kleine Becken völlig in zwei Abteilungen (Abb. 6) und kann dann nicht als Folgeerscheinung gelten. Das Band kann in solcher Ausdehnung nur aus der Zeit der Aufteilung der Kloake bestehen bleiben und würde dann unter allen Umständen die Vereinigung der Uterushälften verhindern; es ist aber möglich, daß diese auch durch gleichzeitige andere Bedingungen ausbleibt. NAGELs Einwand, daß in so früher Zeit die Bindegewebsfasern noch nicht entwickelt seien, ist gegenstandslos, weil es nicht auf die Faserbildung ankommt; die Mesenchymzellen genügen.

KERMAUNER faßt das Ligament als Überrest einer verspäteten Kloakenteilung ebenso wie KRIEGER und KUSSMAUL auf und stellt es damit zu den Störungen in der Entwicklung des Kloakenseptum. Diese Entwicklung braucht nicht verspätet zu sein; die Kloake kann epithelial vollkommen geteilt sein, nur bindegewebig unvollkommen. Eine genauere Vorstellung, warum sich das Bindegewebe der gewöhnlichen Bildung einer Excavatio rectovesicalis widersetzt, ist bisher nicht angängig. Es wäre jedoch wünschenswert dem Wachstumsverhältnis zwischen frontaler Breite und sagittaler Tiefe der Beckenhöhle und ihrem Längenwachstum Aufmerksamkeit zu schenken, da normalerweise nur durch die Vertiefung des Sagittaldurchmessers das Rektum seinen Platz zwischen den Urogenitalfalten aufgibt.

Hydronephrose, abnorme Füllung der Blase und des Rektum sind abnorme Zustände, welche erst nach Vereinigung der Geschlechtsfalten auftreten könnten wie FELIX mit Recht sagt.

Auch FELIXs Theorie über den Einfluß der Därme auf die normale und abnorme Stellung und Gestalt der Urnierenfalten halte ich nicht für einwandfrei. Die Bauchorgane, Därme, Leber, ausnahmsweise sogar Magen und Pankreas (Abb. 1) zeigen bei sonst normaler Entwicklung stets eine so außerordentliche Verschiedenheit der nachbarlichen Beziehungen zu den Keimdrüsen, Urnieren und Genitalfalten, daß man ihren Einfluß nicht anerkennen kann. Der Wachstumsdruck der in sich normalen Genitalanlage kann es mit jedem anderen Organdruck in der Bauchhöhle aufnehmen, für den es ja einen Ausgleich im Exozölom und später in dem physiologischen Nabelschnurbruch gibt.

Da es keinen leeren Bauchraum gibt, so müssen sich benachbarte Organe zwischen die getrennten Hörner legen; man hüte sich vor Schlußfolgerungen aus Druckmarken gehärteter Objekte. Die Uterusform wird beim Embryo durch Blase und Mastdarm nur so lange auffallend beeinflußt, bis sein eigenes mesenchymatisches Wachstum einsetzt.

Ebenso ist PICKs Theorie der Zwischenlagerung von Geschwulstkeimen gänzlich auszuschalten; bisher sind Myome und ihre Keime nur bei Erwachsenen bekannt geworden, nie beim Fötus oder Kinde. Auch fügen sich Tumorkeime ein, sie sind als Zellmißbildungen zu denken, sie hindern keine Gewebsvereinigung, dagegen sind Tumoren bekanntlich die Folge von Fissuren. Fötale Peritonitis dürfte in so frühem Alter, wenn überhaupt möglich keine annähernd typische Entwicklung aufkommen lassen; sie kann sich nicht auf Strecken von $1/_{20}$ mm beschränken. Die Theorie von der fötalen Peritonitis wird nicht von KUSSMAUL, wie man oft liest, als Ursache der Bikornität, sondern der Atresien und Obliquität angeführt.

GRAETZER 1837 hat als erster die fötale Peritonitis allgemein als Ursache von Mißbildungen des Uterus angenommen. ORTHMANN hat sie ebenfalls für besondere Fälle anerkannt.

Die Theorie THIERSCH (1852) enthält zweierlei bedingende Momente, nämlich erstens starkere Entwicklung und langeres Bestehen der Urnieren als zwischenliegendes Hindernis, und zweitens weiteres Auseinanderliegen der WOLFFschen Körper; letzteres kommt überein mit den bald zu besprechenden abnormen Breitenverhältnissen. Der erste Teil seiner Theorie wird durch FRANKL auf ontogenetischer und HOLZBACH auf phylogenetischer Grundlage als berechtigt erklärt, während Felix dagegen geltend macht, daß die Urniere niemals in den Bereich des kleinen Beckens und des Uterovaginalkanals kommt und daß normalerweise der untere Urnierenteil noch wächst, während die Genitalfalten sich schon vereinigen; letzterer Grund scheint mir ausschlaggebend.

Die abnorme Stärke und Kürze der Ligg. rotunda als Ursache der Bikornität (R. Meyer) ist von v. Winckel, Frankl u. a. anerkannt, von Felix dagegen als Folge der Bikornität bezeichnet.

Die breite Anheftung des Bandes (R. Meyer) und abnorme Anheftung (Frankl) kann jedoch nicht als Folge anerkannt werden; auch ist die von R. Meyer u. a. beschriebene straffe Ausspannung des Bandes als sekundäre Folge nicht verständlich, wie Frankl mit Recht hervorhebt.

Die Kürze der Bänder fällt mit der kurzen Anheftung der Uterushörner überhaupt zusammen. Ein Mißverhältnis zwischen Breite des Lig. latum und des Querdurchmessers des kleinen Beckens (R. Meyer) wird auch von Felix als Ursache zugegeben. Schon früher wurde von anderen Autoren (Engel) ähnliches angenommen; Thierschs Theorie von dem weiten Auseinanderliegen der Urnieren, Rockitanskys, Carus', Pfannenstiels Angaben über breitere Anlage des Körpers und besonders der unteren Rumpfhälfte (v. Winckel u. a.) laufen darauf hinaus. Einige Theorien, die sich auf Nabelschnurbruch, Bauchspalten, Symphysenspalten u. a. berufen, fallen in denselben Bereich mit den abnormen Breitenverhältnissen des Beckens. Auch Felix hebt Störung in der vorderen Bauchwandbildung als Ursache besonders hervor. Die Anomalien am Lig. rotundum (R. Meyer), die Frankl als Ursache der Bikornität anerkennt, hält er bedingt in Bildungs- und Involutionsanomalien des Wolffschen Körpers (Tiersch), was Felix und Kermauner bestreiten.

Kermauners Hypothesen über die Entstehung des Lig. inguinale und seines Bildungseinflusses auf die Genitalfalten haben keine Beziehung zu den entwicklungsgeschichtlichen Tatsachen. Felix setzt die Entwicklung des Bandes an ihrer richtigen Stelle, aber zu spät an, und hält die Verbindung für sekundär, eine Auffassung, die von großer Bedeutung für die Mißbildungen wäre; sie ist jedoch nicht richtig.

Die Entwicklung des Lig. inguinale (rotundum) s. genauer bei R. Meyer. Die Kürze und Dicke der Bänder kann tatsächlich die Folge der Bikornität sein, doch ist sie nicht in allen Fallen nachweisbar; man braucht daher diese Theorien nicht ganz fallen zu lassen, besonders bei abnorm breiter Anheftung; nur glaube ich nicht, daß diese Ursache eine rein lokale ist.

Kermauner will die häufigen mindestens partiellen Mesenchymdefekte ebenso wie die „Systemdefekte" (Epitheldefekte) als Ursache für die Nichtvereinigung der Hörner angesehen wissen. Der Mesenchymdefekt muß dabei immer an der Stelle liegen, wo die Verschmelzung sonst beginnt. Die Verallgemeinerung dieser Annahme läßt sich mit den Tatsachen nicht vereinen, denn wie es doppelhörnige Uteri ohne Mesenchymdefekte gibt, so auch Verschmelzung der Hörner mit partiellen und sogar hochgradigen Mesenchymdefekten, und Epitheldefekten.

Die Ursachen der Mesenchymdefekte ebenso wie der Epitheldefekte glaubt Kermauner als toxisch bezeichnen zu dürfen; welchen Ursprung das derartig umschriebene wirkende Gift haben soll, bleibt unerörtert.

Aus den partiellen Atresien und aus leidlich gut entwickelten Hörnern ohne Lumen erkennen wir zuversichtlich, daß die Epithelschädigung nicht immer primär ist, sondern nach der Entstehung der Müllerschen Kanäle lokal eintreten kann. Eine selbständige Mesenchymschwäche kommt auch vor; ihr symmetrisches Auftreten im Bereiche der Zervix läßt ebenfalls auf lokale Einflüsse schließen, die jedoch schwer zu beweisen sind. Es weist die Homologie beim männlichen Geschlecht auch auf die Beziehung zur Keimdrüse.

Man kann sich auch eine blinde Endigung der Müllerschen Kanäle an Hand der Entwicklung vorstellen, ohne daß man eine besondere Epithelschwäche anzunehmen braucht. Die Neubildung des Müllerschen Kanales verläuft unter Leitung des Wolffschen Ganges, indem jener diesen aus seiner unmittelbaren Berührung mit dem Zölomepithel der Urnierenleiste verdrängt. Die neuesten Zellen des Müller schieben sich kaudalwärts zwischen Wolffschem Gang und Zölomepithel vor. Das Müllersche Epithel kann nicht anders an seine richtige Stelle gelangen. Eine Durchbohrung des Mesenchyms kann es nicht bewerkstelligen. Sollte der Wolffsche Gang einmal durch Mesenchymzwischenlagerung vorzeitig vom Zölomepithel abrücken, so würde das Müllersche Epithel seine Laufbahn vorzeitig beenden.

Neben diesen enger lokalisierten Einflüssen, ist für die rudimentäre Anlage einer Seite meist eine allgemeinere Störung im Urogenitalsystem aus den gleichzeitigen Anomalien der Niere erschlossen worden. Am verständlichsten ist der Defekt einer Urniere und des Urnierenganges in ihren Folgen: es kann Ureter und kein Müller scher Gang gebildet werden. Wird nur der untere Abschnitt des Urnierenganges nicht ausgebildet, so fehlt der Ureter und der Müllersche Gang leidet im unteren Teile, weil er auf die Leitbahn des Urnierenganges angewiesen ist. Nach Nagel wird primärer Nierendefekt öfter vorgetauscht durch Rückbildung, die sich zuweilen nachweisen läßt (Sternberg); das vorhandene Nierenblastem entwickelt sich nicht, wenn der Ureter nicht angelegt wird. Das erstere steht in unabhängiger Differenzierung von letzterem. Die Störungen im Gesamtgebiet einer Urogenitalhälfte sind mit Gefäßanomalien verbunden, die sich auch weiterhin bis auf den Defekt der Arteria umbilicalis erstreckt; doch kommt letzterer auch ohne jede Mißbildung vor, ist also nicht Ursache; auch findet sich Defekt der Art. umbilicalis auf der besser entwickelten Seite eines doppelten Uterus (s. w. u.).

Wichtiger noch als die groben totalen Defekte und Rückbildungen einer ganzen Seite des Urogenitalapparates sind die allerdings nicht so sehr häufigen Anomalien der Niere (Defekt oder Verlagerung) bei gewöhnlichen Uterus bicornis (ältere Literatur bei Kussmaul, neuere bei Rosenthal, Reusch, Eismayer). Die Fälle leiten zu den allgemeineren Ursachen der Nichtvereinigung über, ebenso wie das Zusammentreffen mit allgemeinen Körpermißbildungen, zu welchem die Störungen im Zentralnervensystem gehören (Anenzephalie, Exenzephalie, Hydrozephalie).

Neuerdings wird den allgemeinen Störungen mit Recht erhöhte Aufmerksamkeit geschenkt, nachdem den lokalen Einflüssen lange Zeit zu große Bedeutung beigemessen worden ist, besonders von v. Winckel, Holzbach u. a. Zum großen Teil gehen die Beobachtungen auf heterosexuelle oder bisexuelle Anlagen aus. Felix empfiehlt sogar bei den Fallen mit Mesenchymdefekten an Hermaphroditismus oder Irrtum bei der Geschlechtsbestimmung zu denken.

R. Meyer fand den Wolffschen Gang beim geteilten Uterus doppelt so haufig als beim einfachen, jedoch ohne heterosexuelle Merkmale in den Ovarien.

Die von Haus aus bisexuelle Anlage der Kanäle gestattet alle Variationen ohne ausgesprochene Zwittrigkeit der Keimdrüsen (A. Kohn u. a.).

R. Freund sah in zwei Fällen allgemeine Zeichen von Fötalismus, Herrmann beschuldigt insbesondere den Status lymphaticus für Genitalhypoplasie.

Harter gibt an, daß bei Doppelmißbildungen des Genitaltraktus in 17 % schlecht entwickelte Mammae gefunden wurden und Bab fand in 12 Fällen bei Doppelmißbildungen am Genitale mehr oder minder ausgeprägte Hypertrichosis mit deutlicher Neigung zum heterosexuellen Behaarungstyp und führt dies auf

Störungen des Interrenalsystems zurück, welche gleichzeitig mit den Störungen im Bereiche der Urniere erfolge. So erklärt er auch die bei Hemizephalie und Anenzephalie häufige Bikornität im Zusammenhang mit den bekannten Störungen der Nebennierenrinde. Allgemeiner faßt ASCHNER seine Auffassung im folgenden zusammen:

Eine scharfe Trennung zwischen Mißbildungen und Konstitutionsanomalien innersekretorischer Herkunft gibt es nicht. Der Pseudohermaphroditismus secundarius (HALBAN) zeigt genau dieselben Kennzeichen wie die bei Hypoplasia ovarii und weiblichem Eunuchoidismus. Die Unterfunktion des Eierstockes kann heterosexuelle Merkmale hervorrufen; dieselbe Wirkung haben Anomalien der Nebenniere, deren Hypoplasie; soweit ASCHNER.

An der Tübinger Frauenklinik kamen von 1908—1925 75 einwandfreie Hemmungsmißbildungen des Uterovaginalkanals zur Beobachtung, darunter alle Formen vom Uterus rudimentarius bis zum Uterus arcuatus.

Bei diesen Patienten fand sich nie ein universell hypoplastischer Habitus, jedoch waren fast stets einzelne hypoplastische Erscheinungsformen vorhanden, so namentlich am äußeren Genitale, am innersekretorischen Apparat und am Skelettsystem. Bei über $^1/_3$ der Pat. fallen Behaarungsanomalien auf, und zwar in allen Übergängen von der kindlichen bis zur männlichen Form (PFLEIDERER).

In einer Zusammenstellung von 36 Fällen ausgesprochener Genitalmißbildungen gibt BRANDESS 42% ausgesprochene Hypoplasie und Infantilismus der übrigen Genitalabschnitte und der Gesamterscheinung an.

Von besonderem Interesse sind die Angaben über familiäre Disposition (VAN BOCKSTAELE, STADLER) bei je drei Schwestern mit hochgradigen Genitaldefekten. Einige andere Literaturangaben versieht KERMAUNER (1924) mit berechtigten Fragezeichen.

Zweifellos verdienen die allgemeinen Anlagen größere Beachtung und selbst umschriebene Defekte des Epithels und Mesenchyms der Geschlechtsfalten bzw. des Geschlechtsstranges lassen sich dem Hermaphroditismus im Sinne einer unausgesprochenen Eingeschlechtlichkeit zuschreiben, so gut wie die Überentwicklung der MÜLLERschen Gänge beim Manne. Es ist jedoch noch gänzlich unaufgeklärt, wie weit daran die Keimdrüsen in letzter Linie beteiligt sind.

Neuerdings gewinnt die Anschauung vom Einflusse der bisexuellen Anlage auf die Variationen im einzelnen festeren Boden durch die Heterochromosomstudien. Es fehlt nicht an Andeutungen, diese Kenntnis auf die Mißbildungen der Genitalien grundsätzlich anzuwenden. Eine solche Verallgemeinerung verträgt sich nicht mit dem Umstande, daß die genitalen Mißbildungen viel zu sehr mit Defekten und Anomalien im Bereiche der Nieren, Urnieren usw. verknüpft sind. Die kausale Genese der Genitalmißbildungen mag in engen Grenzen durch die Zwittrigkeit beeinflußt sein, im übrigen darf man sie nicht von der kausalen Genese anderer Organmißbildungen abtrennen. Aus gleichen Gründen hat es keine große Bedeutung die Mißbildungen des Genitale mit phylogenetischen Rückschlägen zu „erklären".

In der Frage der Uterusmißbildungen im Zusammenhange mit der Art der Keimdrüsen verdient es auch besondere Beachtung, daß ein einwandfrei geformter Uterus, wenn auch in kindlichem oder hypoplastischem Zustande ausgebildet, gefunden wird bei Erwachsenen mit völlig fehlenden Keimdrüsen (OLIVET, R. MEYER, RANDERATH, W. BAER). Es fehlen nur Befunde bei Embryonen, die uns lehren, in welchem Stadium der Entwicklung die Keimdrüsen fehlen dürfen, ohne daß die Bildung eines ganzen Uterus gestört wird (s. w. u.).

Der Zusammenhang von Uterusmißbildungen mit anderen Entwicklungs-störungen, besonders denen des Zentralnervensystems, steht außer Zweifel; doch ist es reichlich gewagt die letzteren mit BAB und ASCHNER als Ursache der ersteren zu betrachten. Es ist ein Anachronismus, die Hormonwirkung der Hypophyse und Nebenniere in die Zeit ihrer primitiven Anlage zu verlegen und außerdem findet man die gleichen Gehirnstörungen oft mit normalen Geschlechtsorganen. Der Zusammenhang kann also nur untergeordneter Natur sein. Die Ursachen der getrennt bleibenden Höhlen (Uterus septus, Vagina septa) bei äußerlich einfachen Genitalien werden oft durch unzulängliche Umschreibungen „erklärt".

Zur normalen Vereinigung der beiden epithelialen Kanäle im Genitalstrange ist erforderlich erstens, daß die Urogenitalfalten sich genügend aneinander legen, zweitens daß die beiden Kanäle miteinander in Berührung treten.

Was den ersten Punkt be-trifft, so können die Falten zu weit auseinander liegen, sie be-rühren sich nur ungenügend, sie verschmelzen nicht breit genug, eine Genese, die mit der des Uterus bicornis gleiche Bedin-gung hat. Deshalb findet man auch beide Fehler oft vereint. Ferner wäre vorstellbar eine ver-spätete Vereinigung der Uro-genitalfalten zu einer Zeit, wo die MÜLLERschen Gänge schon einen zu dicken Mesenchym-mantel haben; es liegt jedoch kein anatomischer Anhaltspunkt zu solchen Annahmen vor, viel-mehr kann die weiter unten zu erwähnende Ausbildung einer doppelten Gefäßschicht zwischen den Hörnern ebenso gut die Folge zu schmaler Vereinigung der Uro-genitalfalten bei breitem Auseinanderliegen sein. Für diese Entstehung kann die zuweilen sehr erhebliche mediane Langsfurchung des Uterus angesehen werden, die durch eine schmale mediane Uteruszone hervorgerufen wird und die dem Uterus auf Querschnitten die Biskuitform gibt.

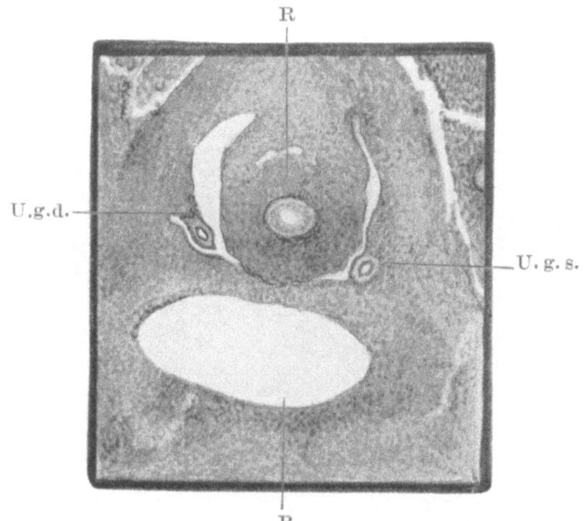

Abb. 2. Embryo von 18 mm Lauge, Querschnitt durch das kleine Becken. B Blase, R Rektum, U.g.d. und U.g.s. rechte und linke Urogenitalfalte mit den Urnieren-kanalen dicht oberhalb der Stelle, an der sie in den Urogenitalstrang hinter der Blase verstreichen. Mikrophotogramm. Lupenvergroßerung.

Der gegenteilige Fehler, das zu nahe Zusammenrücken der Urogenitalfalten mit Hintereinanderliegen zur Erklärung der frontalen Septierung (IVAR BRO-MAN), dürfte nur bei äußerster gewaltsamer Beckendeformierung denkbar sein. Andere Autoren nehmen als Ursache des frontalen Septums die physiologische Torsion der linken Uteruskante nach vorn an; diese durch den Mastdarm ver-anlaßte Drehung tritt viel zu spat auf, um solchen Einfluß geltend zu machen. Eine ungleiche Verschmelzung der Genitalfalten mag zwar ausnahmsweise vorkommen, aber sie ist nicht für diese Anomalie erforderlich, wie wir weiter unten sehen werden.

Dagegen würde eine Winkelstellung der Urogenitalfalten für den Uterus septus insofern von Bedeutung sein als sie ebenso wie das zu weite Auseinander-liegen wirken würde. Die Faltenvereinigung geschieht bei 180° in frontaler

Richtung; würde sie ausnahmsweise in einem kleineren Winkel nach vorn oder hinten gerichtet erfolgen, so käme gar keine oder eine zu schmale Vereinigung zustande. Die Winkelstellung nach vorne ist die ursprüngliche; das Rektum liegt zwischen den Falten (s. Abb. 2). Erst bei ihrer Vereinigung wird die Querstellung eingenommen; der Druck seitens des Rektums wird durch das Längenwachstum überwunden, die Falten werden von unten nach oben fortschreitend zusammengezogen; sie begegnen sich nicht zufällig. Der Druck des Rektums und der Blase äußern sich noch im Corpus uteri nach der ersten Vereinigung der Falten als mediane Längsfurchen wie beim Uterus septus.

Die Winkelstellung nach vorne siehe beim Uterus duplex separatus eines $1^1/_2$jährigen Kindes in meiner Arbeit über doppelten Uterus (1898).

Die Winkelstellung nach hinten würde eine Überdrehung der Urogenitalfalten über die Frontalebene hinaus bedeuten. Eine solche Überdrehung habe ich früher am Uterus septus beim $1^1/_2$jährigen Mädchen beschrieben [1].

Die Winkelstellung kann jedoch nur durch andere Momente bedingt sein, z. B. Druck der Blase bzw. des Rektum und ich trage große Bedenken, einen solchen abnormen Druck in so früher Zeit anzunehmen, dem ein normaler Wachstumstrieb der Genitalanlage nicht gewachsen ware. Daher würde ich irgend eine Wachstumschwache oder zu weites Auseinanderliegen der Urogenitalfalten auch hier für Vorbedingung halten. In dem genannten Falle von $1^1/_2$ jährigem Kinde ist übrigens eine ungleichseitige Ausbildung zu ungunsten der linken Hälfte unverkennbar.

Als zweite Notwendigkeit normaler Entwicklung nach der Vereinigung der Urogenitalfalten nannten wir die Annäherung der beiden zuerst auseinanderliegenden MÜLLERschen Kanäle; die Entfernung ist von Haus aus individuell sehr verschieden.

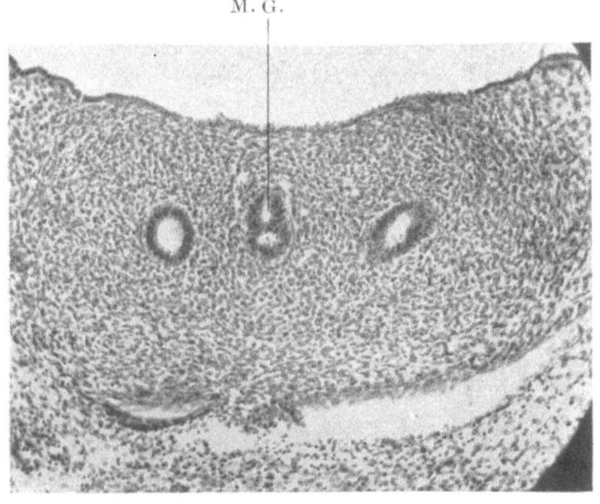

Abb. 3. Embryo 30 mm Querschnitt durch den Genitalstrang (Corpus uteri) dicht uber der Excavatio vesico uterina; die beiden MÜLLERschen Gange, M. G., sagittal hintereinander in beginnender Verschmelzung, rechts und links davon die Urnierengange. Mittlere Vergroßerung. Mikrophotogramm.

Es ist nicht richtig anzunehmen, daß das bindegewebige Septum in der Norm zwischen den Gängen schmelze und dadurch die Gänge sich einander näherten. Nirgends geht das Bindegewebe zugrunde; es wird nicht eine einzige Zelle eingeschmolzen, demnach kann das Septum in der Regel nur durch Dehnung verdünnt werden, und das scheint tatsächlich die einzige Lösung. Die individuell sehr verschiedenen Größenverhältnisse würden nur aus sehr großem Material hierfür beweisende Zahlen ergeben, doch kann ich feststellen daß nach Verdoppelung der Körperlänge von 15 auf 30 mm der Genitaltraktus vom Lig. inguinale bis zum kaudalen Ende auf das Fünffache seiner Länge anwächst. Die Verdünnung des Septum muß also durch abnorme Wachstumsverhältnisse ausbleiben (verhältnismäßige Breite, frühzeitige starke Mesenchymausbildung).

---

[1] KERMAUNER, der die obige Theorie an schematischen Bildern erklart, spricht hier irrtümlich von „RATHKEschen Falten" und „Septum urorectale" anstatt von Urogenitalfalten und Genitalstrang.

Die Vereinigung der Kanäle unterbleibt dann, weil sie nicht in epitheliale Berührung miteinander kommen.

Von einigen Autoren wird ohne entwicklungsgeschichtliche Grundlage angenommen, daß die MÜLLERschen Gänge normalerweise zusammengedrängt werden, z. B. durch die Ureteren (v. WINCKEL) oder durch die WOLFFschen Gänge und Ureteren (REUSCH). Auf den grundsätzlichen Irrtum in dieser Vorstellung können wir nicht näher eingehen.

Es ist nun leicht verständlich, daß bei der Streckung des Genitalstranges die MÜLLERschen Kanäle nicht unbedingt und überall so sehr genau in der Mitte des Stranges liegen müssen, daß sie in genau frontaler Richtung nebeneinander zur Berührung und Verschmelzung kommen.

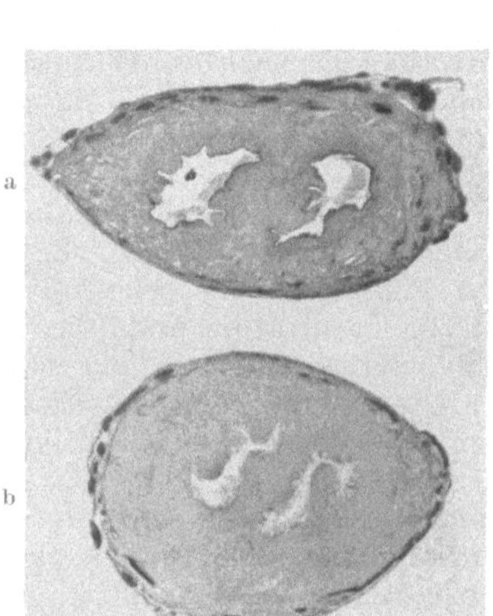
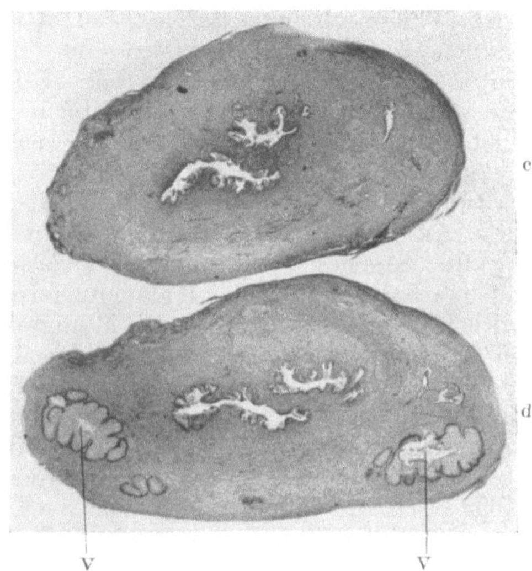

Abb. 4. a, b, c, d Querschnitte durch Corpus uteri eines neugeborenen Madchens. Uterus septus. Das Septum steht im oberen Teile a noch annähernd sagittal in b schräg in der Zervix c fast frontal und in der Portio vaginalis mehr schräg, aber umgekehrt als im Korpus. Mikrophotogramm Lupenvergrößerung etwa 4 : 1 naturl. Große.

Die Kanäle liegen vielmehr bei im übrigen formfehlerfreien Genitalstrange recht oft ungleich zur Frontalebene, so daß sie auf größeren oder kleineren Strecken schief oder auch hintereinander zur Verschmelzung kommen; s. Abb. 3 von einem 30 mm langen Embryo. Die ungenügende Streckung des Genitalstranges oder eine von vornherein breite Trennung der Kanäle würde in solchen Fällen schräge und frontale Septen ergeben.

Abb. 4a, b, c, d veranschaulicht den Uterus septus mit Vagina eines Neugeborenen mit ungewöhnlicher Septumstellung in verschiedenen Höhen.

Es darf vielleicht nochmals hervorgehoben werden, daß weder das Fehlen von Keimdrüsen überhaupt noch das Vorhandensein von Hoden die Ausbildung des Uterus durch Verschmelzung der Genitalfalten und der Höhlen zu hindern braucht und daß andererseits trotz Ausbildung funktionsfähiger Ovarien der Uterus völlig verkümmern kann.

Am Schlusse dieses Abschnittes erscheint es angebracht, auf neuere Mitteilungen in der Entwicklungsgeschichte hinzuweisen, danach normalerweise im Bindegewebe des Embryo Verflussigungshohlen auftreten (ESS:CK, ERNST, HOCHSTETTER, POLITZER und STERNBERG). Diese physiologischen Degenerationsvorgange wahrend der normalen Entwicklung konnen pathologisch gesteigert wohl moglicherweise zu ortlichen Mißbildungen der Gewebe fuhren. — Demnachst wird in der Frankf. Zeitschrift f. Pathol. 1929 eine Arbeit von POLITZER und STERNBERG ersheinen, die bei einem mißbildeten Embryo solche Degenerationserscheinungen berücksichtigt. Herrn Kollegen Politzer verdanke ich Einsichtnahme. — Es wird künftige Aufgabs sein, bei Embryonen mit geringeren Fehlbildungen auf solche Vorgange zu achten.

Die Mißbildungen im einzelnen.

Die außerordentlich angeschwollene Kasuistik ist in früherer Zeit von Kussmaul, Klob, L. Fürst, später von Chroback und von Rosthorn, Kermauner, Menge besprochen worden.

A. Agenesie und Aplasie oder Rückbildung der Urogenitalanlagen auf frühester Entwicklungsstufe.

A. 1. Doppelseitig: Totaldefekt des Uterus und der Vagina.

a) Völliger Defekt der ganzen Urogenitalanlage scheint nicht vorzukommen; b) Tuben und Ovarien sind vorhanden, erstere insbesondere oft rudimentär, Ovarien oft hypoplastisch. Runde Mutterbänder nach v. Winckel stets vorhanden, ein Beweis, daß die Urnieren auch im untersten Teile ausgebildet waren. Zu beachten ist Verwechslung mit Pseudohermaphroditismus (Kussmaul).

Rudimentäre Uteri werden sehr oft übersehen und für Agenesie gehalten (Chrobak und v. Rosthorn); Literatur bei Kussmaul, Gusserow, Kermauner. Agenesie soll nur bei lebensunfähigen Mißbildungen vorkommen; auch ich habe sie nur bei Kloakenpersistenz und bei Eventration und Blasenspalte, ferner bei Sirenenbildung, Monopus gesehen. — Klebs führt jedoch Fälle von Schwerin und von Ziehl an, bei denen der Uterus ganz fehlte; bei letzterem aber waren Tuben vorhanden; der als Vagina bezeichnete äußere Blindsack ist in beiden Fällen kaum als solche anzuerkennen.

Den höchsten Grad der Verkümmerung sieht Klebs beim Neugeborenen in einem Falle von Freund, bei welchem die Urnieren und die Müllerschen Gänge noch wie beim Embryo von 5—6 Wochen bestanden haben sollen; eine Bestätigung durch mikroskopische Untersuchung fehlt (L. Fürst).

Benthin fand an Stelle des Uterus zwei dünne Stränge von 6 cm Länge bei linker Beckenniere, vorhandenen Tuben und normal funktionierenden Ovarien und zweifingergliedlanger Scheide mit Hymenalsaum.

Ein ähnlicher Fall bei einer Frau wird von Gusserow beschrieben; s. a. Patton.

v. Franqué sah bei einem 17jährigen Mädchen die Ovarien und Tuben, davon die rechte rudimentär, rechts keine Spur von Uterus, links ein Rudiment von Horn; breite Ligg. rotunda, zweifingergliedlanger Scheidenblindsack mit Hymen; dieses sind Beispiele von sehr früher Rückbildung des Uterus.

Sobald ein Hymen mit Scheidenblindsack gefunden wird, ist der ursprüngliche Bestand eines oder beider Müllerscher Gänge klar bewiesen; also keine Agenesie sondern Rückbildung. Völliger Defekt der Vagina mit Hymen imperforatus ist ein Widerspruch. Die Bezeichnung mag hier falsch gewesen sein. Woran will man bei fehlender Vagina einen Hymen imperforatus erkennen? Lindquist fand bei einer 20jährigen, in jeder Beziehung weiblichen, nicht menstruierten Frau bei der Laparotomie die Ovarien, die Fimbrienteile der Tube gut und die Ligamenta rotunda stark ausgebildet, dagegen Fehlen der distalen Tubenteile, des Uterus und der Vagina. Dazu eine rechtsseitig ektopisch gelegene Doppelniere. Der Uterus fehlte hier also völlig trotz vorhandener Ovarien, aber auch wirkt die Angabe „Hymen imperforatus" für die Auffassung als primäre Agenesie mindestens störend.

Von lebensunfähigen Mißbildungen abgesehen, ist mir ein Fall von völliger Aplasie des Uterus und der Scheide bei einem 17jährigen Mädchen

(3845) vorgekommen, mit zwei hochliegenden Tuben und Ovarien, darin Primär-
follikel, reifende Follikel, Corp. atret., keine Corp. lutea noch Corp. albicantia.
Die rechte Tube endete distal mit einem kaum erbsengroßen kugligen, muskulären
Gebilde; sonst fehlte jede Andeutung von Uterus. Die runden Mutterbänder
vorhanden ohne Besonderheiten. — Todesursache war Pyelonephrose der beiden
Nieren, die mit dem Parenchym breit verwachsen auf der rechten Seite bis
vor die Lendenwirbel lagen, aber getrennte Nierenbecken und Ureteren hatten.
Linke Lendengegend frei von Niere.

Bezeichnung: Defekt der Scheide und des Uterus bis auf ein minimales
Rudiment des rechten Hornes, bei normaler Anlage der Tuben Ovarien, letztere
auch noch ohne Funktion. Pyelonephrose der rechts gelagerten Doppelniere.

Von einem ähnlichen Falle (Pr. 3168) verdanke ich Herrn Kollegen RISS-
MANN (Provinz-Hebammen-Lehranstalt Hannover) Tube und Ovarium von einer
22jährigen Person ohne Vagina und ohne Uterus, die wegen vierwöchentlicher
heftiger Beschwerden seit 5 Jahren ohne Menstruation zur Laparotomie kam.
Beide Tuben und Ovarien von normalem Aussehen. Die linke Tube endet in
einer knopfförmigen Anschwellung von etwa 1 cm Durchmesser an Stelle eines
Uterus, der im übrigen kaum durch eine niedrige Bauchfellfalte angedeutet ist.
Während die Tubenschleimhaut normal ist, enthält das rudimentäre Horn
kein Epithel, auffällig viele kleine Muskelbündel mit reichlichem Bindegewebe
dazwischen und unverhältnismäßig großen Gefäßen. Epoophoron mäßig ent-
wickelt mit einer Hydatide von 5 mm Durchmesser. Das Rete ovarii o. B.
Das Ovarium von normaler Größe enthält viele größere Follikel (5—6 mm
Durchmesser) in allen Stadien beginnender und vorgeschrittener Rückbildung,
Corpora fibrosa, ein Corpus albicans und ein normal großes Corpus luteum im
Stadium der Vaskularisation mit auffallend vielen kleinen und großen Lipoid-
tropfen in den dieser frühen Entwicklungsstufe entsprechend noch mäßig vergrößerten Luteinzellen. Das Alter des Corpus luteum entsprach nicht der Angabe
der letzten Molimina ad menstruationem. Bezeichnung: Cornu sinistrum
rudimentarium uteri deficientis. Defekt der Vagina. Tuben und Ovarien normal.

Bei Operationen gemachte Befunde haben sich wiederholt nicht bestätigt
erwiesen, wenn es zur Obduktion kam.

Bei den Fällen, in denen angeblich gar kein Uterusrudiment und keine Scheide
gefunden wurde, ist die Rückbildung möglicherweise ebenfalls sehr früh erfolgt,
z. B. Fall ENGEL (Fehlen der Scheide und der Gebärmutter) ebenso BURGGRÄWE
(s. bei KUSSMAUL und KLEBS).

Dagegen sind die in der Literatur oft auf gleiche Stufe gestellten rudimentären Uteri, die aus zwei Hälften entstanden sind, nicht hierher gehörig; ihre
Rückbildung ist offenbar nach Vereinigung der Urogenitalfalten einschließlich
der Hörner, also verhältnismäßig spät erfolgt.

Diese theoretische Unterscheidung wird sich voräufig nicht immer praktisch durchführen lassen; noch weniger ist es möglich, die ältere Literatur darauf
hin zu prüfen. Isolierte Defekte der Cervix uteri sind wohl meist narbige Atresien
des späteren Lebens.

A. 2. Einseitige Agenesie und einseitige Rückbildung der Genitalkanal-
anlage auf frühester Entwicklungsstufe.

Uterus et vagina unilateralis [nicht mit unicornis zu bezeichnen]
a) mit Defekt der Tube und des Ovariums gleicher Seite sowie der
Niere als Ausdruck völliger Agenesie oder frühester Rückbildung des gesamten
hälftigen Urogenitalsystems (Falle von CHIARI, KUSSMAUL, DANNREUTHER). Im
Falle CHAUSSIER waren nur Tubenfransen vorhanden.

Es ist auch mir ein Fall von einseitigem rudimentärem Uterushorn mit völliger Verkümmerung der anderen halben Geschlechtsanlage bekannt geworden, in dem auch die

Vagina ganzlich fehlte. Nach zuverlässiger Angabe aus dem Städtischen Krankenhause in Potsdam, wo die 69jährige Frau an Gehirnapoplexie starb, waren die sekundaren Geschlechtsmerkmale weiblich bis auf ein 3 cm langes hypospadisches Geschlechtsglied, sowie mannliche Neigung zum weiblichen Geschlecht und zum Alkohol. Vagina fchlt völlig. Links vor dem muldenformigen Damme ist ein Geschlechtswulst angedeutet zunächst unklaren Geschlechts, und ohne Inhalt.

Im kleinen Becken werden überhaupt keine Geschlechtsorgane gefunden, sondern auf der linken Seite fehlen sie ganzlich und rechts ist ein bohnengroßes blindes Uterushorn mit dickem kurzen Ligamentum rotundum in den Leistenkanal hineinbezogen mitsamt einem Drittel der langen Tube, die kanalisiert, aber am ampullären Ende blind fast ohne Fimbrien ist infolge von Verwachsungen. Die zwei außeren Drittel der Tube und das senile Ovarium liegen außerhalb des Bruchsackes.

Diesen Genitalbefund habe ich an dem im ganzen herausgeschnittenen Präparate festgestellt und histologisch bestätigt. Der Fall liegt in der Dissertation von MOTILOFF (Beitrag zur Uterusleistenhernie, Berlin 1929) mit einer Sammlung der Literatur bis 1928 vor. In dem Abschnitte „Lageveränderung‘‘ des Uterus wird dieses Vorkommnis ebenfalls erwähnt werden.

b) Uterus et vagina unilateralis; beiderseitige Tuben und Ovarien und Ligg. rotunda vorhanden. Die andere Uterovaginalhälfte fehlt völlig; die Tube kann auch rudimentär sein oder fehlen. Niere ist auch hierbei meist nicht gebildet oder rudimentär, (PUECH, ROKITANSKY, KUSSMAUL).

Der Uterus unilateralis kann entgegen NAGELs Meinung auch bei lebensfähigen Menschen vorkommen (v. WINCKEL, HOLZBACH, NATANSON, MENGE JEANNIN und WILHELM.

Auf der Seite des Defektes können bei totaler Agenesie sogar Organspuren fehlen, auch die Ligamente.

Das Einhorn ist im Korpus oft verkümmert, teilweise oder ganz solide, meist lateroponiert, lateroflektiert.

Selten ist das Horn ganz gut ausgebildet mit konischer Zuspitzung gegen die Tube.

Portio vaginalis und Vagina sind oft rudimentär, oder fehlen völlig wie in einem Falle (Pr. 4694, 282, 40) von einer 36jährigen nie menstruierten Frau, in dem Herr Kollege MORALLER bei Gelegenheit einer Blinddarmoperation die Exstirpation vorgenommen hat.

Die Tuben und Ovarien dieses Falles sind gut entwickelt, dagegen ist nur ein Horn des Uterus etwa 1 cm im Durchmesser rudimentar entwickelt, mikroskopisch ohne Spuren von Epithel. Die Muskulatur des Hornes ist ganz gut entwickelt, doch sind die Bundel auffallig klein und mit verhaltnismaßig viel Scheidewanden von Bindegewebe gegeneinander abgesondert. Die Gefaße und Nerven sind verhaltnismaßig gut gebildet, nur erscheinen die Gefaßstämme in den Parametrien elastinarm.

Die Bildung von Muskulatur ist bei so rudimentärer Uterusentwicklung recht auffällig, wenn das Epithel ganz fehlt. Eine besondere Gruppierung ist zwar nicht nachweisbar, die auf Umhüllung eines ursprünglichen Epithelstranges hindeuten würde, aber trotzdem müssen wir in allen Fällen, besonders in soliden Uteri mit stärkerer Muskelentwicklung die Möglichkeit einer Rückbildung der ursprünglichen Epithelanlage berücksichtigen. Je stärker der Muskel, desto länger wird auf seine Entwicklung das Epithel des MÜLLERschen Ganges eingewirkt haben. Der Beweis für sein früheres Dasein ist ohnehin durch jede Spur von Vagina oder Hymen erbracht.

B. Die Verwachsung der Urogenitalfalten zum Genitalstrang bleibt aus.

B. 1. Gänzlich: Uterus didelphys = Uterus duplex separatus, Vagina duplex separata. a) mit doppelseitiger, b) mit einseitiger Verkümmerung.

Als Beispiel hochgradiger doppelseitiger Verkümmerung liegt mir beim Neugeborenen ein Fall (K. S. 514) mit mehrfachen Mißbildungen, Pseudohermaphroditismus femininus externus (großes Geschlechtsglied mit geschlossener, hinten atretischer Harnröhre, kleine

Ovarien) vor. Kloakenpersistenz. Hypoplasie der Nieren, rechts mit Hydronephrose, links Zystenniere. Tuben verhältnismäßig gut. Ligamenta rotunda kurz, aber normal; von ihren tubaren Ansatzstellen medialwärts ziehen zwei dünne Falten als Fortsetzung der Tuben an Stelle von Uterushörnern und verlieren sich in der Serosa auf zwei Blasendivertikeln, in die die Ureteren münden. Diese Blasendivertikel sind der embryonalen Blasenform eigen im Stadium, wenn die Ureteren sich von den Urnierenkanälen beginnen auszustülpen und abzutrennen. Mit dieser Persistenz der embryonalen Blasenform stimmt überein die obere Partie der Blase, die birnförmig mit weitem Lumen bis fast zum Nabel reicht, ähnlich der ursprünglichen Allantoisblase. Die vollkommene Didelphie infolge der Kloakenpersistenz würde hier auch vorliegen, wenn die Geschlechtsfalten MÜLLERsche Gänge enthielten. Dieser Fall leitet über zu den oben besprochenen von vollkommener Agenesie der Geschlechtsfalten im Bereiche des Uterus.

Häufiger ist die einseitige Verkümmerung des ganzen Uterovaginalteiles.

Ich halte nach eigenen Befunden solche Fälle unter den Föten mit mehrfachen Mißbildungen für nicht so überaus selten; sie werden aber manchmal als Uterus unicornis mit rudimentärem Nebenhorn irreführenderweise bezeichnet. Dieser Ausdruck, schon von C. RUGE und SÄNGER u. a. getadelt, führt zu falscher Einteilung. Uterus unicornis mit rudimentärem Nebenhorn ist kein Uterus unilateralis (unicornis), sondern ein Uterus bicornis mit einem rudimentären Horn, also ein Uterus bicornis asymmetricus. — Es ist natürlich Sache der Übereinkunft, in welchem Falle man von rudimentärem Horn oder von fehlendem Horn sprechen will. Leise Andeutungen von Bauchfellduplikaturen ohne Kanal und ohne Muskelstrang kann man schwerlich als Uterushorn bezeichnen. In derartigen Fällen spreche man von Uterus et vagina unilateralis ohne Unterschied, ob morphologische Agenesie oder sekundärer Untergang des MÜLLERschen Ganges anzunehmen ist.

In einem Falle von amniotischer Verwachsung der Plazenta mit Gesicht und Gehirn eines 45 cm langen Fötus fand ich links einseitigen Uterus mit Tube und Ovarium. Eine dünne Bauchfellfalte ohne Inhalt entspricht der Lage nach dem rechten Uterushorn; daran haftet sich ein plattes, breites, ganz kurzes Lig. rotundum und darüber setzt sich die noch dünnere Bauchfellfalte ohne Inhalt der Tubenanlage entsprechend fort. Das rechte Ovarium fehlt.

Die rudimentäre Genitalfalte ist noch kein Uterushorn. Im obigen Falle ist zwar die Vereinigung der Genitalfalten weiter abwärts erfolgt, so daß wir mindestens mit der ursprünglichen Ausbildung eines Urnierenganges zu rechnen haben, wenn auch der MÜLLERsche Gang angesichts völligen Fehlens der Tube nicht ausgebildet sein mag. Wir haben zur Feststellung dieses Mangels zu untersuchen, ob vom MÜLLERschen Gang unterhalb der Vereinigung der Geschlechtsfalten Spuren vorhanden sind oder gar am Aufbau der Zervix oder Vagina sich beteiligt haben.

Bei Erwachsenen wird das Vorkommnis geleugnet; NAGELs Behauptung, daß Kinder dieser Art überhaupt nicht lebensfähig seien, ist dagegen widerlegt durch Beobachtungen von ORTHMANN, FRÄNKEL, HEPPNER. Die Kinder starben freilich in den ersten Lebensjahren. (Lit. bei KERMAUNER.)

Neuerdings ist bei Erwachsenen Didelphie von GEMMEL und PETERSON beschrieben worden zugleich mit Verdoppelung der Blase der Urethra und der äußeren Genitalien; ähnliche Fälle sahen ENGEL, ferner LUPPINGER (zit. nach GEMMEL und PETERSON); letzterer bei dreijährigem Kinde, bei welchem der ganze Dickdarm bis zum Anus ebenfalls gespalten war; die großen Labien waren einfach, sonst äußere Genitalien doppelt.

Streng genommen ist „Didelphie" nicht vorhanden, wenn ein Ligament die Zervixteile verbindet (THOMAE, CHROBAK und v. ROSTHORN).

CHROBAK und v. ROSTHORN lassen nur wenige Fälle bei Erwachsenen als echte Didelphie zu (FRAENKEL, ROKITANSKY, HEPPNER, KREWET).

Doch werden auch diese zum Teil bestritten, zum Beispiel Fall HEPPNER
von MENGE. — Die von NAGEL gerügte unrichtige Anwendung der Bezeichnung
Didelphie hat v. WINCKEL zu dem Vorschlage veranlaßt, sie ganz fallen zu
lassen; es steht dem nichts im Wege. Auch der von v. FRANQUÉ beschriebene
Fall hat eine interzervikale Verbindung.

Nur einzelne Falle können ausnahmsweise als einwandfrei didelphisch gelten, so Abb. 5
von einem Neugeborenen, dessen Vagina ein Septum hat, an dem das Rektum = R in die
linke Vaginalhälfte mündet, von der aus das Mekonium durch eine dünne Öffnung in die
rechte Vagina = V gedrungen ist, so daß beide, die rechte jedoch betrachtlich mehr erweitert ist. Die beiden weit seitlich gelegenen Uterushälften = U. U. mündenweit getrennt
voneinander in die beiden Vaginalhöhlen und sind stark antevertiert, so daß sie auf dem
Kopfe stehen. Die hochgradige Latero-Anteversion im großen Becken wird durch die
starke Erweiterung der Vagina hervorgerufen und hat zur Folge, daß die Ligg. rotunda
medialwärts zur Leistengegend ziehen, und daß die oberen (kranialen) Enden der Adnexe
(linkes Ovarium = O) am unteren Teile der Uteri liegen. Die Nieren sind hochgradig verkümmert, nur mikroskopisch kenntlich an einzelnen Glomeruli, Ureteren nicht auffindbar;
Blase = B rudimentär.

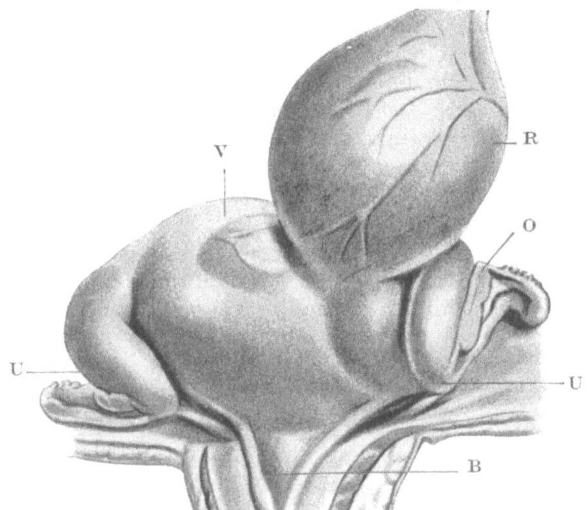

Abb. 5. Uterus didelphys. Erlauterung siehe im Text.

Bei den lebensunfahigen Mißbildungen wird oft Bauchspalte, Blasenspalte,
Spina bifida, Atresie des Rektum, Kloakenbildung, Persistenz des Canalis
urogenitalis, rudimentäre Entwicklung der Hörner und der Vaginen gefunden
(NAGEL).

Das gleiche gilt für die Vaginen, zwischen denen bei echter Didelphie der
Mastdarm liegt, meist in enger Verbindung mit der Blase oder durch ein Ligamentum rectovesicale.

Das Lig. recto vesicale ist altbekannt, wird aber nur selten in großer Ausdehnung gefunden, so daß es das ganze kleine Becken in zwei Teile zerlegt und
sichelförmig darüber hinaus hinten am Mastdarm und vorn an der Blase höher
hinaufgreift und Urachus einschließt. Die dicken Blätter des Bandes umfassen
breit die Blase und den Mastdarm und setzen sich in die breiten Mutterbänder
und in den Serosaüberzug der Uterushörner fort. Solche Fälle wurden von
CARUS, CASSAN, ROKITANSKY, THILO, KRIEGER, KOBLANCK-GEBHARD beschrieben.

In einem eigenen Falle liegen die beiden Hörner lateroflektiert, in einem
anderen (Abb. 6) anteflektiert.

Die Verkümmerung einer oder beider Seiten ist oft hochgradig, jedoch ist echte Didelphie mit rudimentärer Entwicklung des ganzen Uterus und der Scheide auf beiden Seiten nicht bekannt (MENGE). Der Grund hierfür liegt darin, daß bei doppelseitig völlig rudimentärer Uterusanlage die Vaginen meist gar nicht gebildet werden.

B. 2. Uterus bicornis bicollis s. pseudodidelphys. Uterus duplex, separatus.

Die Verwachsung der Urogenitalfalten bleibt nur im Bereiche des ganzen Uterus aus a) mit doppelseitiger, b) mit einseitiger teilweiser Verkümmerung.

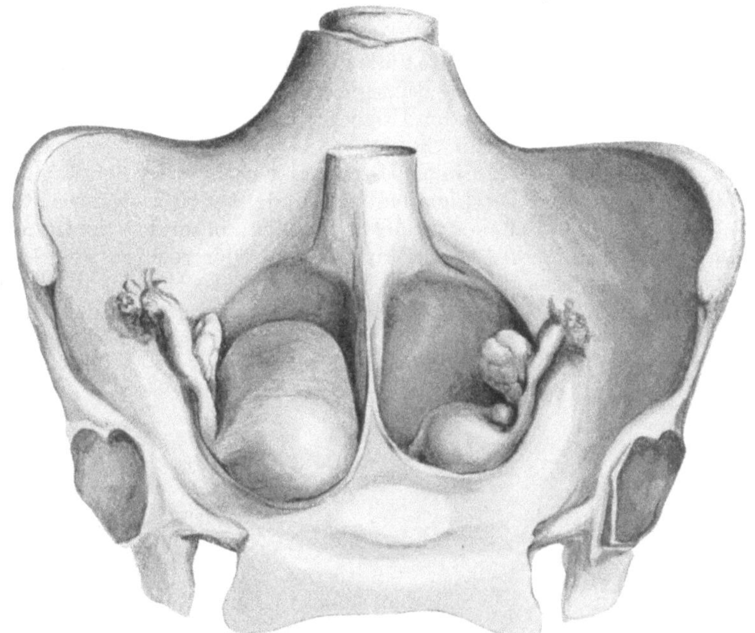

Abb. 6. Uterus bicornis duplex mit Lig. recto vesicale zwischen den anteflektierten Uterushornern einer Erwachsenen. Linkes Horn rudimentär. Etwa 1 : 2 natürlicher Größe.

KEHRER hat die vollstandig getrennten Uterushalften mit Pseudodidelphie bezeichnet, weil die beiden Vaginalhälften verschmolzen sind, während die Didelphiden zwei völlig getrennte Scheiden besitzen.

Die Ausdehnung der Bezeichnung Pseudodidelphie auf den Uterus mit vereinten Halsabschnitten ist unzweckmaßig, sie ist der Möglichkeit klinischer Täuschung entsprungen. Die Bezeichnung ,,Uterus bicornis septus'' (MENGE) ist deshalb nicht zutreffend für unsere Falle von völlig getrennten Uteri bei außerlich einfacher, innen bilokulärer Scheide.

Die Scheide ist meist innen geteilt, nach PFANNENSTIEL in $75^0/_0$, fast immer ist die Teilung angedeutet (GEBHARD). Die Angabe PFANNENSTIELs, daß ein Lig. rectovesicale nur in $10^0/_0$ gefunden werde, betrifft nicht die reine Didelphie. sondern schließt die Pseudodidelphie ein (Literatur bei THOMAE).

Die Verkümmerung einer oder beider Seiten ist oft hochgradig. Ein echter Uterus duplex separatus rudimentarius solidus bei einfacher Scheide = pseudidelphys solidus ist bisher nicht bekannt; der bekannte Fall HEPPNER, ein Uterus bicornis solidus rudimentarius mit Vagina solida (nach MENGE) verdient

daher nach unserer Namengebung nicht die ihm vom MENGE beigefügte Bezeichnung „Uterus solidus pseudodidelphys".

Abb. 7 stellt einen doppelten Uterus eines Neugeborenen mit rudimentären
äußeren Genitalien, Atresia ani et vaginae et urethrae dar. Die Blase mit rechter
Umbilikalarterie — die linke fehlt — ist nach vorne
gezogen um die geschlängelten unten anteflektierten,
oben lateroflektierten 15 mm langen Hörner des
völlig getrennten Uterus zu zeigen; darüber eine
Querschleife der Flexura sigmoidea. Zwischen den
Zervixteilen, welche die nach vorn gerichtete Lage
der embryonalen Urogenitalfalten beibehalten (Abbildg. 8), liegt ein Keil der hinteren Blasenwand = B,
deren Muskulatur mit einigen Ausläufern = M. bis
auf die Rückseite des rechten Zervikalteiles reicht.
In beiden Hörnern der ampulläre Teil des GARTNER-
schen Ganges = G. im Querschnitte sichtbar.

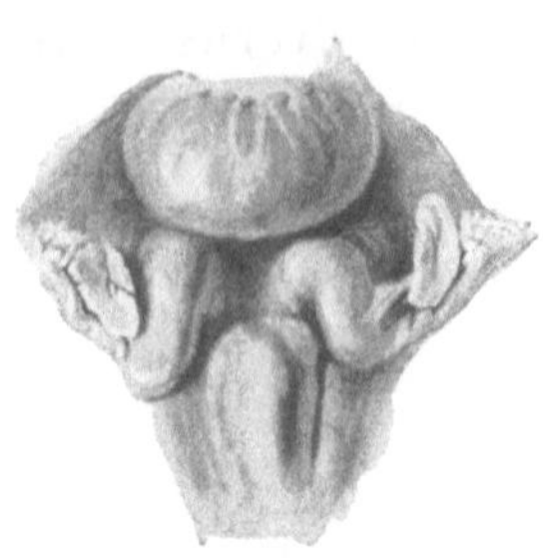

Abb. 7. Doppelter Uterus vom
Neugeborenen. Erlauterung im
Text. Zeichnung 3 : 2
naturl. Größe.

Linkes Horn endet dicht über der Vagina blind.
Die Ligamenta rotunda sind ganz dünne Falten —
Tuben und Ovarien klein, besonders der linken Seite.
Die einfache Scheide wird, wie es scheint nur von der rechten Seite gebildet.

In diesem Falle ist das Lig rectovesicale nur als Rudiment angedeutet
durch den Blasenkeil; sonst kommt es hierbei öfters in guter Ausbildung vor.

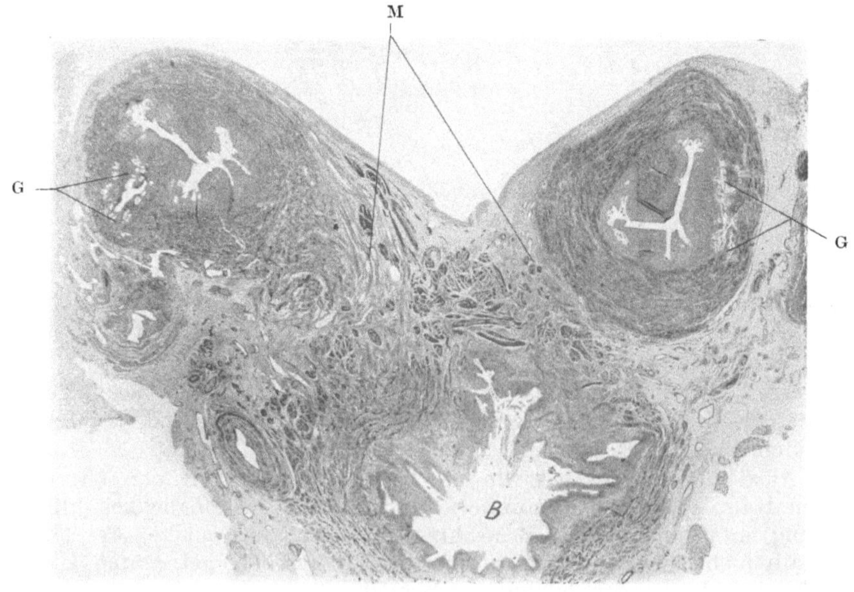

Abb. 8. Querschnitt durch die Uterushörner zu Abb. 7. Erläuterung im Text. Mikrophotogramm.

auch ohne sonstige Anomalien, z. B. Fall RÖSSLE. Über die gewöhnliche Form
der Hörner siehe unter Uterus bicornis.

B. 3. Uterus bicornis.

Die Beschränkung dieses Namens nur auf die Hörner des Korpus ist weder
aus der Entwicklungsgeschichte noch aus der vergleichenden Anatomie zu

rechtfertigen, aus der die Bezeichnung „Hörner" entlehnt ist; die Trennung kann sich auf eine beliebige obere Strecke des Korpus und bis in die Zervix erstrecken; die letztere Mißbildung schließt sich also direkt an den Uterus duplex separatus aut pseudodidelphys; wir verzichten aber auf die Bezeichnung der Pseudo-didelphie in allen Fällen, wo die Halsabschnitte nicht völlig getrennt sind

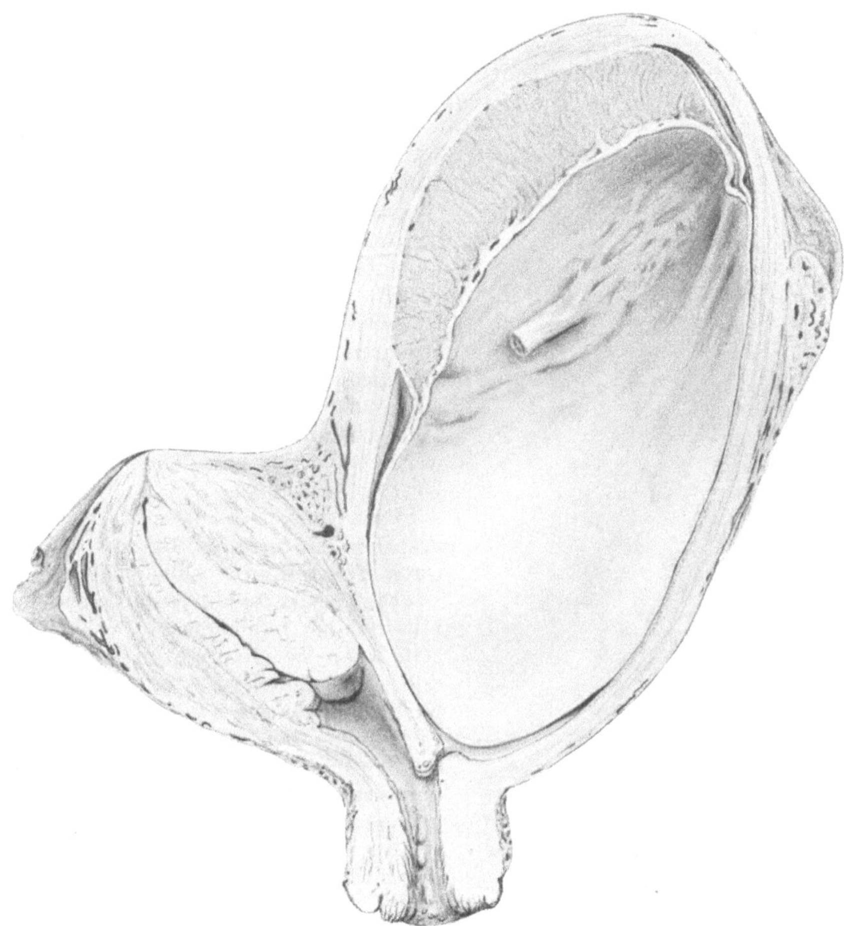

Abb. 9. Uterus bicorporeus unicollis gravidus V mens. Starke Dezidua im nicht schwangeren Horne. Zeichnung von CARL RUGE ³/₅ naturl. Größe.

Früher wurden geteilte Uteri mit bindegewebigen Zervixbrücken Uterus didelphys genannt (PFANNENSTIEL u. a.), dann Uterus pseudodidelphys (KEHRER, MENGE), weil bei Untersuchungen an der Lebenden leicht ein Uterus didelphys vorgetauscht wird; das darf natürlich die Einteilung nicht beeinflussen.

a) Uterus bicorporeus partim bicollis (separatus). (Collum infra simplex. infra septum, bifore usw.)

b) Uterus bicorporeus, unicollis (Collum simplex. septum, subseptum usw.).

c) Uterus supra bicorporeus = Corpus uteri supra bicorne. infra simplex (aut septum usw.).

Die Septen können sich auch in die Zervix und Vagina erstrecken. Unter bicervicalis (MENGE) oder bicollis würde ich genau so wie bei bicorporeus eine auch äußerlich wahrnehmbare Trennung verstehen, nicht aber eine Zweikammerigkeit des äußerlich vereinten Kollum.

Die Verkümmerung ist a) symmetrisch = Uterus bicornis rudimentarius (bilateralis); b) asymmetrisch = Uterus bicornis rudimentarius lateralis.

Uterus bicornis ohne Verkümmerungen.

Rein symmetrische Uteri bicornes ohne Verkümmerung gelten als selten (Fall ISRAEL); meist wird das rechte Horn kleiner gefunden.

Die Hörner weichen unten voneinander spitzwinklig ab, wenn die Vereinigung unter dem inneren Muttermund liegt, und stumpfwinklig, wenn sie bis höher hinauf reicht.

Die Hörner liegen in der Regel lateroflektiert; die in Abb. 10 dargestellte Lage beim Fötus von 8 Monaten entspricht dem regelrechten Zustande der Entwicklung bei Föten bis zu zwei Monaten. Die Hörner reichen hier noch bis über die Nabelarterien lateralwärts, während im 3. Fötalmonate die runden Mutterbänder über die Arterien hinwegziehen, zwischen denen bereits das Uteruscorpus liegt.

Die Adnexe sind des öfteren in der ursprünglichen Anheftung an der hinteren Bauchwand verblieben.

Die Zervixabschnitte sind meist breit miteinander bindegewebig verschmolzen, wenn sie ein Septum haben oder es besteht einfache Zervix (Abb. 9). Die Kommunikationen zwischen den beiden Lichtungen des Mutterhalses (Lücken im Septum) werden oft als erworben angesehen. Meist ist die Scheide zugleich verdoppelt.

Auch hier kommt das Lig. rectovesicale noch zur Geltung; unter 72 Fällen 14 mal (THOMAE); oder ein „Mesenterium sigmoideum" (HANGSETH).

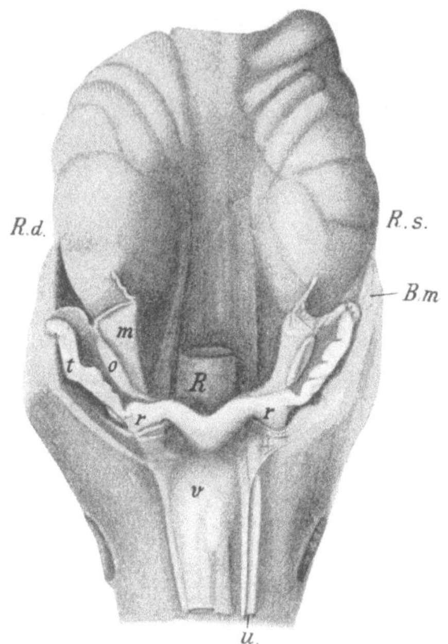

Abb. 10. Praparat von einem Fotus im 8. Monat mit Uterus suprabicornis. Naturliche Größe. Die Blase v mit der linken Art. umbilicalis u über die Symphyse vorgezogen. B.m. Durchschnittene Bauchmuskulatur; R. d. Ren. dextr., R. s. Ren. sinister; R. Rektum; r Lig. rot.: t Tube; o Ovarium,; m Mesosalpinx.

Außer Nierendefekt, Zystennieren, Kloakenbildung, Atresia ani, Dickdarmverdoppelung (THOMAE) werden auch allgemeinere Systemfehler namentlich seitens des Gehirns beobachtet, von denen KUSSMAUL schon die hauptsächlichsten zusammenstellt. (Nierendefekte u. a.: Literatur bei PALTAUF, ROSENTHAL).

Inguinale Ektopie (Hernie der Uterushörner mit Adnexen einseitig und doppelseitig) (Lit. MAKKAS) ist wiederholt bekannt geworden.

Einen von mir untersuchten Fall einseitiger inguinaler Ektopie eines rudimentären Uterushornes wird Herr MOTILOFF mit vergleichender Literaturdarstellung als Dissertation (1929, Berlin) bringen.

Symmetrische Verkümmerung des doppelhörnigen Uterus. Hiermit wird wohl gemerkt nicht eine völlige Gleichwertigkeit (Symmetrie) der

Verkümmerung beider Seiten verstanden. Beide Hörner sind verkümmert = Uterus bicornis rudimentarius bilaterialis. Je nach Grad und Ausdehnung der Verkümmerung in den Hörnern selber und zugleich auch in den Tuben, in den vereinigten Uterusteil und Vagina kommen zahlreiche Benennungen zustande.

Schon KUSSMAUL unterschied unter den „Gebärmutterformen, welche aus Verkümmerung und ungleicher Entwicklung in der Längsrichtung des Organes" hervorgehen: 1. das unausgehöhlte, bauchige derbfaserige Rudiment, 2. das unausgehöhlte bogenförmige Rudiment, 3. das unausgehöhlte platte Rudiment des Gebärmutterkörpers ohne Hals mit stielrunden, unausgehöhlten Hörnern, welche Fortsetzungen der runden Mutterbänder gleichen, 4. und den Uterus bipartitus" (MAYER), bei welchem ein fibröses Uterusrudiment in einen kurzen fibrösen Strang oder Scheidenblindsack und in ebenso rudimentäre Hörner übergehen, die nahe dem Lig. rotundum zu plattrundlichen muskulösen, bald soliden, bald hohlen Massen anschwellen, 5. den Uterus bipartitus mit gleichzeitig entwickeltem Halsteile mit rudimentären Hörnern, 6. den Uterus bicornis ohne Halsteil, 7. das häutige hohle blasenförmige Rudiment ohne oder mit Hals.

KUSSMAUL belegt die Einteilung mit Fällen aus der Literatur, siehe auch L. FÜRST und KLEBS, wozu in neuerer Zeit nichts wesentlich anderes hinzugetragen worden ist. Die neuere Namengebung solcher Variationen lehnt sich hauptsächlich an v. WINCKEL an.

Der Uterus solidus bicornis rudimentarius symmetricus = bilateralis. Einen Fall von VEIT siehe bei MENGE Abb. 7; dieser war mitsamt den Ligg. lata an der hinteren Blasenwand verwachsen. Die Tuben sind in solchen Fällen meist rudimentär. Ein Fall von MENGE ist klinisch gut beobachtet.

Ein doppeltes knotiges Uterusrudiment mit soliden Tuben, normalen Ovarien, rudimentarer Vagina (CUSSO, L. FÜRST); ähnlich SAMSON.

Zweihörniges Uterusrudiment, welches in zwei solide Stränge mit Fimbrien übergeht (MONDINI), ähnlich Fall CRUSE (nach KLEBS).

Ganz solide sind nur äußerst seltene Fälle; ein Fall von ROKITANSKY (KUSSMAUL, Abb. 18 und MENGE, Abb. 8) mit kleiner linsengroßer Höhlung im Horn der sonst soliden symmetrischen Doppelanlage leitet über zu dem Uterus bicornis rudimentarius partim excavatus, von dem einige Unterarten in KUSSMAULs Einteilung unter 5—7 aufgezählt sind.

In STERNBERGs Falle vom rudimentär symmetrischen Uterus bipartitus einer 72jährigen Frau fanden sich an Stelle des Uterus zwei dünne walzenförmige, je 23 cm lange Gebilde ohne Lichtung. An den Anheftungsstellen der Ligamenta rotunda sind die rudimentären Uterushörner spindelförmig leicht verdickt. Die Vagina ist ein dünnwandiger Kanal, der an der Vulva blind endet. Der Fall wird als dem von ROKITANSKY sehr ahnlich bezeichnet.

Das häutige oder „blasenförmige" doppelte Rudiment hat auch v. WINCKEL bei einer Mißbildung gesehen.

Bei allen genannten Abarten der beiderseitig rudimentaren Doppelanlagen pflegen die Tuben auch rudimentar, die Ovarien beide vorhanden und gut entwickelt zu sein, dementsprechend auch der übrige weibliche Charakter. Bei einer 23jahrigen Frau mit Uterus bicorporeus rudimentarius und rudimentaren Tuben fand ich die Ovarien in normaler Funktion (Nr. 4337). Ebenfalls bei einer 38jahrigen Frau (Nr. 4446) mit Uterus bicornis rudimentarius symmetricus atreticus mit teilweise atretischen Tuben und fingergliedlangem vaginalem Blindsack.

Von der Vagina ist meist nur ein Rudiment vorhanden, oft ein unterer Blindsack von zweifelhafter Herkunft oder ein Hymen.

Ein geringerer Grad von beiderseitiger Verkümmerung ist der Uterus bicornis fetalis, der im späteren Leben auf der Stufe fötaler Gestaltung stehen bleibt.

In Abb. 11 gelangt eine seltene Form des Uterus bicornis vom Neugeborenen zur Anschauung mit gut entwickelten etwas kurzen breiten septierten Zervixteilen und ebenso gut entwickelten Tuben und Ovarien, die jedoch noch nach oben verlagert sind.

Die beiden Hörner sind rudimentär kurz und plump und stehen fast senkrecht in die Höhe, ihre medialen Flächen ganz flach aneinander gepaßt wie die Innenflächen einer „Flachzange“.

Die Verkümmerung geringerer Grade, namentlich partielle Atresien, sind praktisch meist wichtiger. Die kreuzweise Atresie der Hörner (in einem Falle LANDERERs „Uterus bicornis sinistrocornis dextrocollis“ ungenau bezeichnet) kennzeichnet eine der vielen Formen von Asymmetrie bei bilateraler (sog. symmetrischer) Verkümmerung.

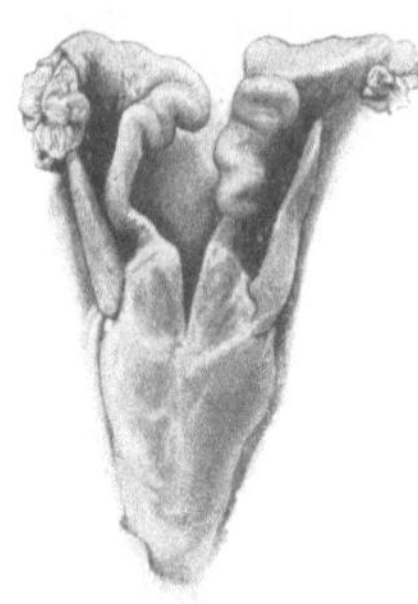

Abb. 11. Seltene Form eines Uterus bicornis vom Neugeborenen. Erlauterung im Text. Zeichn. $^1/_1$.

Asymmetrische = einseitige Verkümmerung des Uterus bicornis. Uterus bicornis rudimentarius lateralis; Uterus bicornis, cornu (dextr. aut sinistr.) rudimentarium.

Genau genommen müßte der Uterus halbseitig gut ausgebildet sein (MENGE verlangt das gleiche sogar von der Vagina).

Eine leichte Hypoplasie wird man nicht als Hindernis für die Einteilung nehmen.

Die alte Bezeichnung „Uterus unicornis“ (ROKITANSKY) ist als widersprechend auszumerzen in allen Fällen, wo ein rudimentares Nebenhorn gefunden wird (C. RUGE, SÄNGER, MENGE u. a.). — Ferner ist zu beachten, daß ROKITANSKY, KUSSMAUL u. a. den „Uterus unicornis“ nicht unterscheiden vom Uterus unilateralis. Wenn bei letzterem die ganze Uterusanlage einseitig ist (Semiuterus), so dürfte man mit Uterus unicornis nur Fälle bezeichnen, in denen zwar ein zweites Horn fehlt, aber der untere Uterusteil (Zervix) aus doppelter Anlage entstanden ist.

Vom „Uterus unicornis“ mit völlig fehlendem Nebenhorn zum Uterus bicornis asymmetricus, Uterus bicornis mit rudimentarem Horn gibt es Übergangsfälle, in denen ein dünne Bauchfellfalte vom uterinen Tubenostium bis zum Einhorn der anderen Seite zieht. Das Lig. rotundum kann bei fehlendem Horn als langes Band gradlinig zum Ovarium verlaufen.

Der Uterus bicornis asymmetricus und Uterus bicornis cum cornu rudimentario kann eine normale Zervix und Scheide haben (POLL, ROKITANSKY), nicht selten ist er verbunden mit Cervix septa, Vagina septa, subsepta).

Auch bei einseitiger Verkümmerung eines Hornes kann ebenso wie beim symmetrischen gut entwickelten Uterus bicornis die Trennung der beiden Uterushälften (HÖRNER) bis in die Zervix hinabgehen (Fall KÜSTNER). TURNERs Fall ist nur eine partielle Verkümmerung mit Hemiatresie eines Hornes mit Schwangerschaft.

Das gut entwickelte Horn der einen Seite ist verhältnismäßig zum normalen Uterus länger als breit; kegel-walzenförmig, zur äußeren Seite abgebogen und zur Seite verlagert. Die seitliche Beugung und Neigung wächst mit dem Grade der Nichtvereinigung beider Hörner. Ich fand beim Neugeborenen auch die Portio trotz weiter Vagina völlig lateroponiert, so daß hier das seitliche Scheidengewölbe fehlt.

Nach der Spitze zu wird das Horn dünnwandiger; der fötale Typus einer großen Zervix kann beibehalten werden (ROKITANSKY). In einem Fall fand ich das Horn im oberen Drittel durch scharfen Knick nach hinten abgebogen beim Neugeborenen.

Das epitheliale Lumen verläuft meist im Zentrum des Hornes; seine Wandschichten, auch die Gefäßschicht sind ringsum gleichmäßig ausgebildet; die Schleimhaut ohne Besonderheiten oder unterentwickelt. Einmal fand ich die Längsmuskulatur schwach entwickelt bei normaler Schleimhaut und starker Ringmuskelschicht.

Der Zervikalteil ist zuweilen auffallend kräftig entwickelt, s. Abb. 12. In anderen Fällen findet man die Portio etwas kümmerlich, zuweilen gar keine Scheidengewölbe.

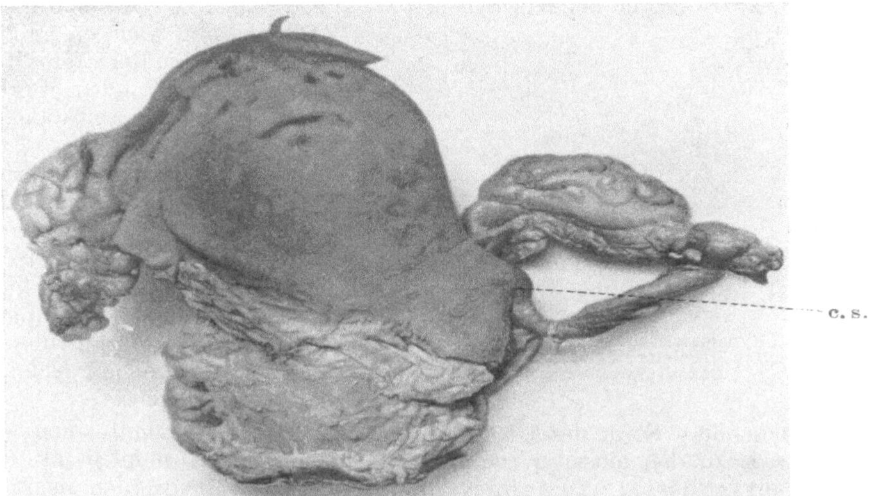

Abb. 12. Uterus bicornis, cornum sinistrum rudimentarium c. s. Lichtbild 2 : 3.

Das rudimentäre Horn der anderen Seite ist nach KUSSMAUL 1. nur spurweise als dünner Streifen vorhanden. Solche Falle (vgl. Abb. 12) stehen auf der Grenze zum Uterus unilateralis.

Was man rudimentäres Horn nennen will, ist, wie gesagt, Sache der Verabredung. Eine leere Bauchfellfalte ohne Kanal und ohne Muskelstrang sollte jedoch auszuschließen sein. Nennt man doch auch das Vas deferens weder Tube noch Uterushorn.

2. Als plattrundlicher muskulöser Strang mit eiförmiger Anschwellung am oberen Ende ohne Höhlung. 3. Als eben solcher Strang aber mit Höhlung des oberen Teiles in verschiedener Größe und zuweilen auch unten im Verbindungstrang. In drei Fällen fand ich bei Neugeborenen das rudimentäre Horn aus ganz schwachen langsverlaufenden Muskelbündeln mit Bindegewebe zusammengesetzt. Die ringförmige Muskelschicht ist an die Anwesenheit eines Epithellumens gebunden. Die Gefäße sind auf der rudimentären Seite am Horn und im Ligament äußerst schwach; unterhalb der Vereinigung findet man dagegen die parametranen Gefäße normal. Die Muskelausbildung im Lig. rotundum ist ganz unabhängig von der des Uterushorns, wechselt aber von Fall zu Fall;

nicht selten ist es auffällig breit. Auch die Ligg. sacro-uterina sind auf beiden Seiten gleich stark trotz ungleicher Hörner.

Die Muskulatur des Parametrium dagegen ist sehr schwach ausgebildet auf der Seite des rudimentären Hornes. Wenn ein Lumen im rudimentären Horn vorhanden ist, so kann die Schleimhaut leidlich gut entwickelt sein oder sie ist hypoplastisch, ebenso bei Erwachsenen (Abb. 13) und kann sich trotzdem an der Menstruation beteiligen. Beim Neugeborenen fand ich am blinden Ende des rudimentären Hornes Epithelverlagerung; bei der Erwachsenen entzündliche Epithelheterotopie (Infiltrate mit Plasmazellen) unter dem Bilde der Salpingitis isthmica.

Zweimal fand ich die rektovaginale Tasche (DOUGLAS) bis zum unteren Ende der Vagina erhalten.

Die Adnexe der verkümmerten Seite sind oft in stärkeren Graden verkümmert, oder nicht herabgestiegen; die Niere fehlt häufig oder ist verlagert, ROKITANSKY u. a. (Literatur bei KUSSMAUL, PALTAUF, ROSENTHAL, REUSCH u. a.)

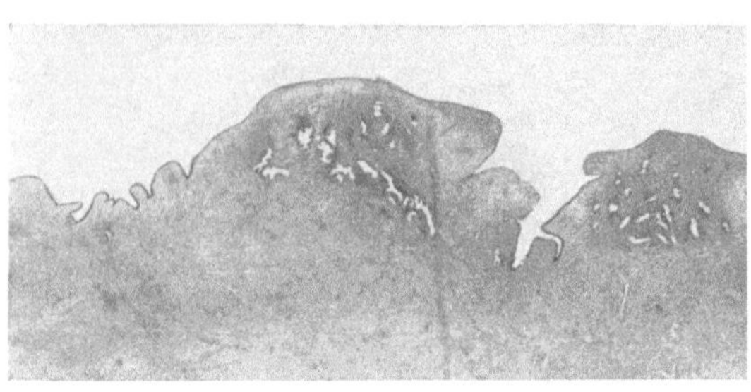

Abb. 13. Hypoplastische Schleimhaut im mäßig verkummerten Horn einer Erwachsenen. Lichtbild Lupenvergroßerung.

Zugleich mit anderen Mißbildungen ist ein rudimentäres Horn nicht selten gefunden worden, öfters aber als selbständiger Fehler.

Besonders erwähnenswert ist halbseitige Blasenanlage (s. z. B. v. WICNKEL).

Das Fehlen der Art. uterina auf der hyperplastischen oder aplastischen Seite ist häufig zu beobachten; ich sah dieselbe meist im Gefolge mit fehlender Arteria umbilicalis.

Eine besondere Form des Uterus bicornis asymmetricus könnte man wohl in Gegensatz zu den einseitig rudimentären Fällen setzen, nämlich als ein - seitig überschüssige, zu lange Hörner. Solche Fälle werden meist als Uterus obliquus beschrieben; der Uterus kann aber dabei eine ganz normale Form haben, nur dort, wo man die Tube erwartet, geht noch ein kleines Stück Horn ab, ehe Lig. rotundum und Tubenansatz folgen; neuerlich wird ein solcher Fall von BLAIR-BELL beschrieben (s. u. Uterus obliquus).

Es sei nochmals auf die Fälle von mißbildetem Uterus in Leistenhernien unter den Lageveränderungen S. 62 hingewiesen.

C. Septumpersistenz nach Vereinigung der Genitalfalten.

Eine chronologische Einteilung der Septumpersistenz ist, wie oben gesagt, unmöglich, daher die topographische vorzuziehen.

Uterus septus bilocularis (ROKITANSKY).

Bei unvollkommenem Septum: Uterus subseptus oder Uterus suprabilocularis, Corpus uteri supra biloculare, infra simplex. — Uterus infra septus. Corpus uteri supra simplex infra septum biloculare. — Corpus uteri simplex, Cervix bilocularis s. septa. — Cervix partim septa s. infra (supra) bilocularis. Uterus biforis, supra simplex (D'OUTREPONT).

Die Septierung kann sich auf die Scheide ganz oder teilweise fortsetzen. Das Septum kann unvollkommen sein, entweder Verbindungslöcher zwischen beiden Kammern haben oder nur als Kamm des Fundus, der vorderen oder hinteren Wand vorragen (KLEBS u. a.). Beim ausgedehnten Septum pflegt der

Uterus breiter zu erscheinen und zeigt auch äußerlich meist hinten eine mediane Längsfurche, oder extramedian bei Ungleichheit der Hälften. Die Hälften können schief zueinander stehen anstatt im Winkel zu 180°. Selten ist der Uterus unicorporeus infra septus mit doppelter Portio und doppelter Scheide (CIPINSKI) verbunden. So ist in einem gut beschriebenen Falle von KNERINGER und LOUROS bei einer Greisin mit äußerem Pseudohermaphroditismus (riesige Klitoris, Hypospadie) bei einheitlichem Corpus uteri eine doppelte Zervix vorhanden, deren linke kleinere Portion in einen engen Scheidenkanal übergeht, der in die rechte Vagina seitlich einmündet; also ein Uterus unicorporeus simplex, cervix et vagina septa asymmetrica.

Das Septum der Portio kann dünn sein, so daß die beiden Öffnungen dicht nebeneinander liegen, oder so dick, daß zwei gleich oder ungleich starke Scheidenteile des Uterus entstehen, die dann in getrennte Scheidenkammern einzumünden pflegen.

Bei einer 46jährigen Frau (4457) mit myomatosem Corpus uteri septum setzt sich die Scheidewand als mediane Leiste der Hinterwand in die Zervix fort.

In einem Uterus ohne auffallige Breite des Fundus ist trotzdem die Höhle oben 1,8 cm breit getrennt (49jahrige Frau Nr. 5174). Das Septum hat ein Fenster in der Zervix, wird darunter in der Portio sehr breit, so daß zwei außere Muttermünder breit getrennt seitlich divergieren. Die Doppelportio ist infolgedessen ebenso breit wie der Fundus.

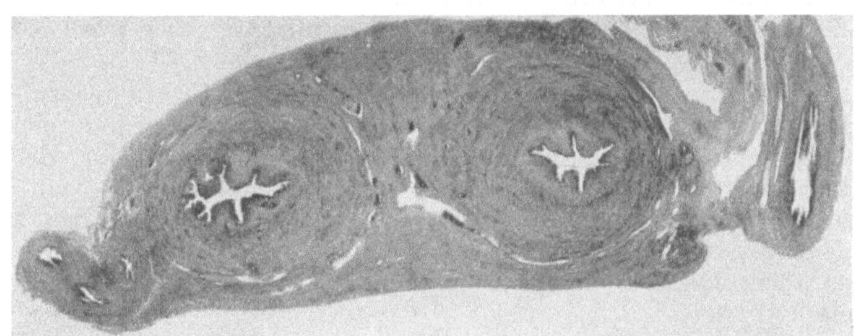

Abb. 14. Querschnitt durch das Corpus uteri septum einer Neugeborenen; im Septum beteiligt sich die Tunica vasculosa beider Seiten. Mikrophotogramm Lupe.

In zwei Fällen von teilweiser und einem von völliger Scheidung der Uterushöhlen fand ich bei Neugeborenen das Septum an den breiten Stellen nicht nur aus den inneren Muskelschichten gebildet, sondern jede Uterushälfte beteiligte sich daran mit eigener Gefäßschicht (Abb. 14). Epithelheterotopie im Septum beim Neugeborenen beschrieb R. MEYER.

Ebenso wie in der Vagina (v. GUÉRARD, HOLLÄNDER) kann das Septum auch im Uterus ausnahmsweise frontal oder schrag gestellt sein (s. Abb. 3 u. 4). METTENHEIMERs Fall betraf ein 5tägiges Kind mit stark verbildetem Urogenitalsystem, Blase und Uterus mit Kot gefüllt. Der Uterus war durch frontale Scheidenwand in zwei voreinander liegende Kammern geteilt; nur im oberen Fundusteile sollen die MÜLLERschen Gänge verschmolzen gewesen sein. Auch die Muttermünder wurden zuweilen hintereinander gestellt gefunden. So im Falle von SIEBOURG, in dem eine quergestellte Scheidewand die zwei unteren Drittel des Zervikalkanals einschließlich des äußeren Muttermundes in einen vorderen und hinteren Raum trennte; der Fall wäre zu bezeichnen als Uterus unicorporeus, cervix infra septa biforis transversa (oder in transversum septa).

Rudimentäre Entwicklung.

Beim Uterus bilocularis ist keine rudimentare Ausbildung der einen Korpushälfte bekannt (KLEBS), ein Satz, den MENGE erneut gegen KEHRER

u. a. verficht; dennoch spricht auch Menge von einem Uterus septus asymmetricus, was bei ihm nicht gleich bedeutend ist mit rudimentär. Wie ließe sich diese Ansicht mit den 10 Fällen von Schwangerschaft in der atretischen Kammer (Vischer) vereinen?

Doppelseitige, symmetrische Verkümmerung wird durch den berühmten Fall Eisenmann (1752 s. bei Kussmaul, Klebs und Rokitansky) belegt. Es ist nicht abzusehen, wann die Hemmung eingetreten ist; im allgemeinen pflegen die Urogenitalfalten sich nur bei unverkümmerter Anlage zu vereinigen, so daß die vereinigten Uteri mit und ohne Septum sich wenigstens bis zum Uterus fetalis weiter entwickeln, aber dennoch kann die Ursache der Verkümmerung beim Uterus septus wie beim Uterus simplex asymmetricus (obliquus) ausnahmsweise vor der Vereinigung der beiden Hälften möglicherweise zu suchen sein.

Zuweilen ist die gemeinsame Portio oder beide Portionen sehr hypoplastisch oder sie fehlt (R. Meyer). Auch im Korpus findet man Hypoplasie.

Uterus arcuatus planifundalis, incudiformis.

Diese Formen gehören terminogenetisch an letzte Stelle des Fötallebens, weil die normale Ausbildung des Uterusscheitels erst nach Vereinigung der Hörner und Septumschwund erfolgt. Gewöhnlich wird der Uterus arcuatus zum Uterus bicornis gezählt. Nun kann zwar wirklich die Abgrenzung im Einzelfalle schwierig sein, man spricht aber unrichtig hier noch von Uterus bicornis simplex oder Uterus bicornis unicorporeus.

Man tut gut daran, diese Begriffe zu scheiden; ein Uterus bicornis simplex scheint mir ein innerer Widerspruch, weil der Septumschwund nach meiner entwicklungsgeschichtlichen Auffassung die äußere Vereinigung der Hörner zur Voraussetzung hat. Zum Maßstabe der Bezeichnung „Bikornität" sollte man also nur die normale Verschmelzung der „Hörner" nehmen, ein Ausdruck, welcher aus der vergleichenden Anatomie übernommen ist. Die Bikornität setzt also theoretisch, wenn auch noch so geringe äußere Nichtvereinigung der Hörner voraus.

Felix schildert die Bildung des Uterusfundus an seinen schematischen Abbildungen (Abb. 623a—d) so, als ob das erst eingebogene Dach der Uterushöhle (Uterus introrsum arcuatus) durch Erweiterung der Tubenabschnitte nach oben gehoben werde (Uterus planifundus) und schließlich nach außen vorgewölbt werde (Uterus foras arcuatus). Das ist sachlich nicht richtig und verschiebt die Namengebung introrsum und foras arcuatus von dem äußeren Umriß des Uterusscheitels auf den inneren nämlich den der Höhlung, der jedoch überhaupt nicht ausgebogen wird, sondern in der Regel innen eingebogen bleibt.

Nur der äußere Umriß wird gehoben, und zwar durch ganz allmähliche mesenchymatische Verdickung des Scheitels ohne Beeinflussung der Form der Höhle; eine Hebung des Uterusdaches von innen im Sinne von Felix gibt es nicht, sondern nur eine Verdickung [1].

Der „Uterus arcuatus" der alten Autoren ist das Stehenbleiben auf dem Entwicklungsstande des Uterus introrsum arcuatus, also ein Ausbleiben der Dachverdickung, ein Mesenchymdefekt.

Die Bezeichnungen introrsum und foras arcuatus (sie stammen scheinbar von v. Winckel) sind auch sonst noch irreführend; so zählt Frankl den Uterus foras arcuatus auch zu den mißbildeten Formen („Fundus stark gewölbt"), während v. Winckel den normalen Uterus damit bezeichnen will.

---

[1] Die Verständigung wird erschwert, weil die Autoren unter „Fundus" uteri bald das ganze Dach, bald nur dessen innere oder äußere Oberfläche meinen. Besser wäre es mit Fundus nur den „Grund" der Höhle, dagegen mit Scheitel (vertex) das Äußere des Daches zu bezeichnen oder wenigstens vom äußeren und inneren Umriß des Daches zu sprechen.

Der Uterus planifundalis ist ein Mittelding zwischen Uterus arcuatus und normalem Dach. v. WINCKEL stellt ihn mit dem Uterus incudiformis gleich, der jedoch nach Beschreibung der Autoren etwas Besonderes sein muß. So würde ich den schon von GEBHARDT als „incudiformis" abgebildeten Uterus unserer Sammlung mit seinen deutlich abgebogenen Hörnern als Uterus supra bicornis bezeichnen. Die horizontale Lage der Hörner bewirkt hier die Amboßform.

MENGE schildert so starke Divergenz der beiden Hornenden, daß eine dreizipflige Uterusform entsteht mit flachem breiten Dach („Pseudofundus"). Theoretisch kann man sich aber vorstellen, daß die Hörner ungewöhnlich lang waren, so daß ihre Vereinigung zwar in gewöhnlicher Ausdehnung zustande kam, der Überschuß jedoch lateroflektiert in der Nahe der Leistengegend verblieb. Zur wirklichen Beurteilung gehört jedoch die Beschreibung der Lage und der Bänder und Beobachtung mindestens am virginellen Uterus.

Der Uterus arcuatus wird auch oft mit Septierungen vereint gefunden.

c) Uterus acollis mit normalem Korpus von einigen älteren Autoren als kongenitale Mißbildung betrachtet, wird von LE FORT nicht als einwandfrei erwiesen bezeichnet, sondern als erworben angesehen.

E. Entwicklungsfehler des Uterus simplex (foras arcuatus).

Auch am einfach gestalteten Uterus kommt Unterentwicklung vor, asymmetrisch und symmetrisch; die Störung kann, wie gesagt, schon vor der Vereinigung beider Seiten zurückliegen, in diesem Falle ist der Uterus rudimentär.

1. Asymmetrisch = Uterus obliquus.

a) Rudimentarius.

Der Uterus obliquus wird von MENGE mit Recht als Uterus asymmetricus in Analogie zum Uterus bicornis asymmetricus und zum Uterus septus asymmetricus gesetzt, wenn man davon absieht, daß er die Obliquität aus der Pubertätszeit stammen läßt. Es scheint jedoch nach den Mitteilungen älterer Autoren (genauere Darstellung bei CHROBACK und v. ROSTHORN) eine embryonale Entwicklungsstörung zur Schiefgestalt zu führen (MORGAGNI 1719, TIEDEMANN 1840, ROKITANSKY, KUSSMAUL, v. WINCKEL). — Es werden zwei Typen unterschieden, mit und ohne Beteiligung des Kollum.

Nach M. B. FREUND ist einseitige Kürze des Bandapparates die Ursache der Schieflage und Schiefgestalt; nach KUSSMAUL die fötale Peritonitis, weil er Narben im Lig. latum fand. ROKITANSKY erklärt die Schiefgestalt mit ungleicher Höhenstellung der beiden Hörner; auch rechnet er mit asymmetrischer Massenentwicklung, wofür v. WINCKEL ein gutes Beispiel beschrieben hat.

Die ungleiche Höhenstellung der Hörner, sollte man meinen, könnte zum Uterus bicornis führen und tatsächlich sind Fälle als „Uterus obliquus" beschrieben, bei denen sogar Abgang des Lig. rotundum von der „Tube" an der konvexen Seite des Uterus beschrieben wurde. Natürlich kann auch ein solcher Uterus mit kleinem rudimentärem Horn schief sein, wenn auch die untere Partie einseitig zurückbleibt trotz Septumschwundes.

Es sei hier an die beim Uterus bicornis erwähnte besondere Form vom Asymmetrie erinnert, bei welcher der sonst normal geformte Uterus ein kleines Horn gewissermaßen als Überschuß einer Seite hat. Die eine Urogenitalfalte war länger als die andere.

Keinesfalls spricht gegen die embryonale Genese die Form und Größe des Uterus; wachsen doch auch die zweihörnigen Uteri und selbst die rudimentären Hörner weiter, wie man MENGE entgegen halten muß. Daß die Schiefgestalt auch ohne verkümmerte Anlage und ohne ungleiche Zusammenpassung der beiden Hälften später entstehen kann, wird weiter unten erörtert.

KERMAUNER glaubt sogar, die Schiefgestalt sei nur bei Neugeborenen und Säuglingen beobachtet und könne sich später ausgleichen.

Eine genaue terminogenetische Einreihung dieser Mißbildungen ist natürlich nicht angängig. Die ungenaue Anpassung der beiden Hälften würde nicht hierher gehören, sondern zum Uterus bicornis als asymmetrische Unterart.

Die einseitige Minderentwicklung darf man zeitlich nicht ohne weiteres nach dem Septumschwunde ansetzen; sondern letzterer kann trotz der ungleichen Anlage erfolgen. So fasse ich auch den Uterus obliquus eines Neugeborenen in Abb. 15 mit rechtsseitig schwächerer unangepaßter Hälfte als Uterus supra bicornis asymmetricus auf.

b) Uterus obliquus, fetalis, infantilis usw.

Nach der Meinung der Autoren soll es auch eine nach Ausbildung des fötalen Uterus einsetzende einseitige Minderentwicklung des Uterus geben, eine Schiefgestalt, die mit der unter a) geschilderten Ähnlichkeit haben kann.

Nur der ungleichen Genese wegen ist sie hier gesondert besprochen. Eine völlige Klarstellung der anatomischen Sachlage wird jedoch ersteine richtige Einteilung erlauben.

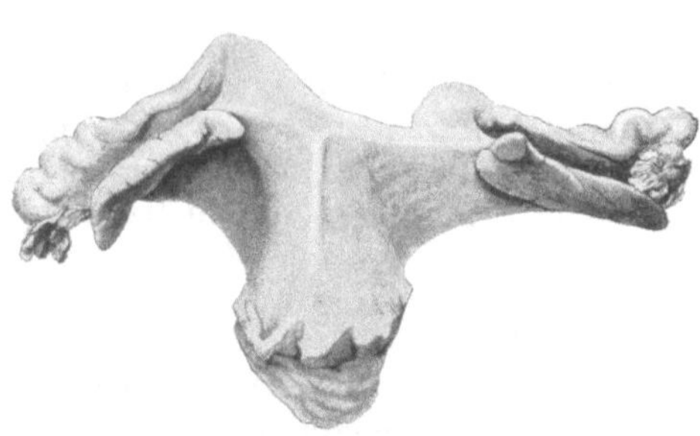

Abb. 15. Sogenannter Uterus obliquus von Neugeborenem; ein Uterus suprabicornis asymmetricus. Zeichnung 1 · 1.

Auch hier noch kommen nach den aufgestellten Theorien zwei Zeitabschnitte in Betracht, einmal das spätere Fötalleben, in welchem ungleiche Bänderanheftung (TIEDEMANN), Druck des Darmes (BERNUTZ und GOUPIL, M. B. FREUND), Asymmetrie der Beckenhälften (BREHMENTAL) als Ursachen gelten, und zweitens die Pubertätsentwicklung des Uterus, in welcher MENGE ungleiche Ernährung beider Hälften annimmt.

E. 2. Symmetrische Entwicklungsfehler des Uterus simplex foras arcuatus.

a) Uterus simplex rudimentarius ist ein in der fötalen Entwicklung zurückbleibender Uterus mit normaler Vereinigung der beiden Hälften.

Über diesen Fall ist scheinbar nichts bekannt, deshalb sei ein solcher vom 8monatigen Fötus erwahnt. Tuben (10 mm) und Ovarien (8 mm) und alle Ligamente sind rudimentär. Da von dem 15 mm langen Uterus nur ein 5 mm langer Teil die Excavatio vesico uterina überragt, so ist der ganze Uterus bis zum Scheitel mit den Adnexen und Ligamenten der unteren Blasenhalfte angeheftet. Der Uterusscheitel steht mehr links, die Portio rechts. Die Ureteren begrenzen den oberen Rand des kleinen Beckens; die linke Tube kreuzt den Ureter nur 5 mm über seiner Blasenmündung.

Die Excavatio recto uterina ist außerordentlich tief. Die Nymphen sind rudimentar; der Hymen überragt bürzelformig die hintere Kommissur der Labien. Kleine Kalkkonkremente subperitoneal im Becken schon makroskopisch fuhlbar.

Uterus in allen Teilen unterentwickelt; Schleimhaut embryonal im ganzen Uterus, im oberen Teil der Vagina und in der Urethra; ebenso die Uterusmuskulatur. — Tuben und Ovarien ebenfalls geweblich unterdifferenziert.

Einen anderen noch merkwurdigeren Fall fand ich bei einer Neugeborenen; der Uterus ist kurz gedrungen (etwas lateroflektiert), außerlich von starrer Form mit hinten ebener Korpusfläche, und einer winkligen Biegung der Vorderflache; dieser paradoxen Form entspricht eine unverhältnismaßig scharfe Knickung der Lichtung im Korpus mit nach hinten offenem Winkel und eine Beugung der Lichtung im Isthmus nach vorne (s. Abb. 16).

Hier müssen sehr frühzeitig abnorme Druckverhaltnisse den Geschlechtsstrang und die Uteruslichtung deformiert haben, bevor die Mesenchymentwicklung vollendet war, die dann die äußere Form noch einigermaßen ausgeglichen hat. Nur so kann ich das Mißverhältnis der geringen äußeren Formveränderung mit der starken Verunstaltung der Lichtung deuten.

b) **Uterus simplex fetalis, Uterus infantilis, Uterus virgineus, pubescens, Uterus hypoplasticus, Uterus atrophicus** sind endlich die in der extrauterinen Zeit zurückbleibenden Formen (Scanzoni 1857).

Theoretisch selbstverständlich ist die Forderung des Nachweises, daß der Uterus vor seiner vollen Entwicklung zurückgeblieben ist, praktisch ist sie nicht immer ausführbar, wenn nämlich nachträglich eine Rückbildung, eine Atrophia uteri eintritt, die zuweilen bei Frauen auftritt, nachdem der Uterus früher normal funktioniert und geboren hat. Es wird dann ebenfalls zuweilen unrichtigerweise von Hypoplasie gesprochen.

In seltenen Fällen findet man jedoch auch die Hypoplasie angeboren. Die genannten Fehler pflegen oft mit allgemeinen Störungen des Fötalismus, Infantilismus (D. A. Mayer) vergesellschaftet zu sein, der echte Uterus hypoplasticus mit Anomalien der inneren Sekretion (Hypophysis, Thyreoidea, Ovarium), allgemeiner Adipositas u. a. ,,Dystrophia adiposo-genitalis" (Fröhlich, Pick, B. Fischer, Rosenberger, Berblinger) (s. a. Atrophia uteri).

Bei einer 33jährigen, nie menstruierten Frau mit einem kalkdurchsetzten kleinem walzenförmigen Körper an Stelle des einen Ovariums und einem malignen Tumor unbestimmter Histogenese der anderen Seite fand ich den reichlich hypoplastischen Uterus muskelarm, mehr bindegewebig in den äußeren Wandschichten, die Gefäße dünnwandig, elastinarm, wenige arterielle Stämme. In der Mittelschicht der Uteruswand sind die Muskelbündel klein und nicht in der gewohnlichen straffen Abgrenzung zu Bündeln, sondern mehr zerstreut und starker durchsetzt von kollagenen Fasern. Die Schleimhaut ist ebenfalls unterentwickelt. Bei der pathologischen Atrophie im geschlechtsreifen Alter normal gebildeter Frauen findet man eine solche fibrilläre Durchsetzung der Muskulatur nicht.

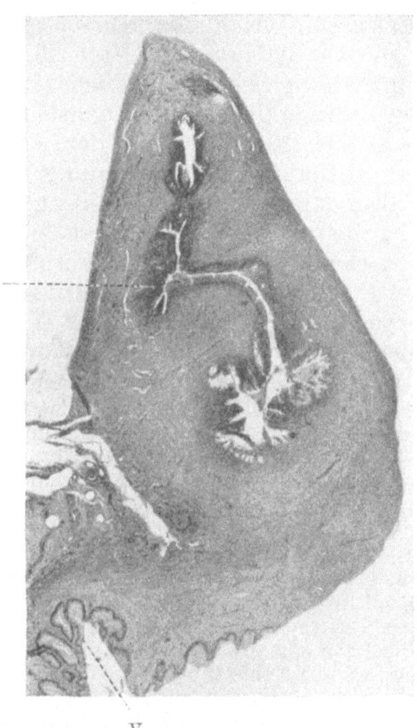

Abb. 16. Sagittalschnitt durch mißbildeten Uterus, ,,Uterus simplex rudimentarius" mit Vagina V. Der Zervikalkanal ist nur im oberen Teile im Schnitte getroffen, weil der Uterus etwas lateral verbogen ist. V Vagina. K Knickung der Lichtung. Vergleiche den Text. Lichtbild etwa 3 : 1.

Micholitsch fand bei einer 26jährigen allgemein schwachlichen Frau bei Laparotomie, wegen Unfahigkeit des hypoplastischen Uterus ein ausgetragenes Kind auszustoßen, am Uteruskörper eine leichte Einsenkung eines 5 cm breiten sagittalen Medianstreifens, neben dem die seitlichen Korpusabschnitte mit mattem schwammigem Aussehen vorquollen und die Längsstreifung vermissen ließen. Es schien hier die Langsmuskulatur zu fehlen.

Eine besondere Form von Unterentwicklung, **Uterus hypoplasticus membranaceus** soll durch lokale Druckatrophie (?) bei Blasenhypertrophie verschuldet sein (v. Winckel) und wird daher von Menge auch Uterus atrophicus genannt.

Der **Uterus fetalis** behalt die größere Zervix mit dem kleinen Korpus bei; wir erwahnten diese Bildungshemmung auch beim Uterus bicornis. Als einer der ältesten Fälle gilt der von Morgagni, der ebenso wie einige andere der älteren Literatur von Kussmaul referiert wird. In einigen Fällen, auch bei

dem von MORGAGNI, ist bereits senile Atrophie im Wettbewerb, aber es finden
sich auch einzelne im geschlechtsreifen Alter darunter.

Eine scharfe Abgrenzung vom Uterus infantilis ist nicht angängig. CLOQUET
zeigte von einer 22jährigen Frau einen Uterus von der Größe eines solchen
beim einjährigen Kinde; bemerkenswert ist hierbei die gute Entwicklung der
Ovarien und Tuben, scheinbar ein lokales Leiden.

Der Uterus infantilis, der auch bei funktionierenden Ovarien vorkommt,
nähert sich in der Form dem virginellen Uterus.

Die infantile Form beruht in erster Linie darauf, daß das Collum uteri verhältnismäßig groß, das Korpus verhältnismäßig klein bleibt. Man kann mit
K. HEGAR die infantile Uterusform mit und ohne Hypoplasie unterscheiden,
wenn man die Grenze nicht scharf ziehen will. Die zweite Form, bei der angeblich
keine Störung des Größenwachstums vorliegt, hält KERMAUNER für die häufigere.
Das Beibehalten der infantilen Form trotz des Wachstums nennt KERMAUNER
eine „Differenzierungshemmung". Ausschlaggebend für die Bezeichnung Infantilismus sollte meiner Meinung nach das Beibehalten des kindlichen Größen-
verhältnisses zwischen Korpus und Kollum sein. Wenn der Uterus trotzdem
die normale Größe hat, so könnte er das in infantilistischer Form nur durch
eine ungewöhnliche Vergrößerung des Kollum (Hypertrophie) erreichen. Das
Korpus muß auf alle Fälle im Wachstum zurückbleiben. Ein infantiler Uterus
ohne Wachstumsstörung im Korpus scheint mir ein Widerspruch.

Es folgen eigene Beobachtungen:

1. Bei einer 21jährigen nie menstruierten Frau (Nr. 4378) war das rechte Ovarium
sehr klein schrumpfig; das linke hühnereigroß ödematos, mit glatter Oberflache, enthält
ein 3 cm Durchmesser messendes Hamatom eines Corpus luteum. Die Uterushöhle $3^1/_2$ cm
lang, das Corpus uteri nur kirschgroß. Tuben ebenfalls infantil.

2. Bei einer 19jahrigen ebenfalls nie menstruierten Frau (Nr. 3176) mit im ganzen kirschgroßen Uterus (kleinerem Korpus), mit Erscheinungen des Pseudohermaphroditismus,
insbesondere große Klitoris, kurzer Vagina, atrophischen Schamlippen, fanden sich pflaumengroße Ovarien, aus denen exzidierte Teile glatte Oberflache ohne Narben, hanfkorngroße
Follikel in der Rinde zeigen. Außer wenigen Primarfollikeln, zahlreichen Resten zum Teil
zystisch atresierender Follikel, Corpora fibrosa mit hyaliner Krause fanden sich 3 reifende
Follikel mit gut erhaltener Granulosa von 4—5 Zellen übereinander, Thekazellen vergrößert
ohne Lipoid. Keine Corpora lutea noch albicantia. Im ganzen nirgends freies Lipoid nachweisbar.

Stroma ödematos gelockert, mit leichten Hamorrhagien.

3. 30jahriges Fraulein, mit 18 Jahren 2 Jahre lang regelmaßig aber schwach menstruiert
gewesen, dann 6 Jahre ohne Menses, spater 3 Jahre in monatelangen Abstanden Andeutung
von Menstruation ohne Beschwerden, seit 1 Jahr ohne solche. Uterus infantil, 5 cm lang,
sondierbar, hat ödematose atrophische Schleimhaut mit zellarmem Stroma, wenigen Drüsen
ohne Funktion. Epithel gequollen zur Abstoßung geneigt. — Die Ovarien kleinapfelgroß
mit Follikelzysten bis Kirschgröße stark durchsetzt, zeigt in dem resezierten Teile außer
wenigen Primarfollikeln und mehreren Corpora fibrosa einige scheinbar normale Follikel
und ein Stück Corpus luteum.

Dieser Fall stellt eine Art von Übergang zur normalen Bildung vor. Die Ursachen sind
scheinbar nicht im Ovarium selber zu suchen, aber ganz unbekannt. Außer allgemeiner
Schwachlichkeit keine Erkrankung nachweisbar; nur allgemein infantiler Habitus.

4. Uterus fetalis-infantilis simplex ohne Ovarien. Es darf ein Fall einer 26jahr.
Person nicht unerwahnt bleiben, bei deren Obduktion (1922, S. 438) Hepar lobatum (Syphilis
nicht nachgewiesen), Hufeisenniere mit Hydronephrose gefunden wurde. Todesursache:
doppelseitige Pneumonie, eitrig-fibrinöse Peritonitis nach Operation wegen Aszites. Klitoris
3 cm lang derb, 4 mm im Durchmesser. Vestibulum eng und tief. Vagina 80 mm lang,
normal aber glattwandig. Portio rudimentar, so daß Vaginalgewölbe kaum angedeutet
sind. Einfacher Uterus; Uterushals 17 mm lang, 13 mm dick, Korpus 18 mm lang von fötal-
infantiler Größe und Aussehen bis auf den etwas breiten aber sehr flachen Fundus, 13 mm
breit, 11 mm dick. In der Zervix faltige Schleimhaut mit Schleimepithel bis über den außeren
Muttermund. Korpusschleimhaut faserreich, zellarm mit wenigen rudimentären Drüsen.
Eingestreut kollagene Fasern. Tuben ohne Schlangelung, dünn, ca. 80 mm lang nach dem
großen Becken zugestreckt. Ligg. rotunda und Ligg. ovarii propria an normaler Stelle
atrophisch oder hypoplastisch; letztere setzen sich in eine schmale Peritonealfalte an Stelle

der Ovarien fort parallel der Tube etwa 3 cm lang. Keine Spur von Ovarien, auch nicht mikroskopisch. Letzterer Befund ist ganz außerordentlich selten, da man bei kongenitalem Defekt bisher nicht mit Uterus simplex glaubte rechnen zu dürfen. Um eine angeborene Defektbildung handelt es sich sicher, nur ist nicht festzustellen, ob dieselbe primär war. — Der Körper der Person war hager, keine Mammae. Behaarung schwach, mehr männlich, Charakter angeblich weiblich. In der Serosa und unter ihr an Stelle der Ovarien epitheloide Zellen von großer Unregelmäßigkeit ohne bestimmten Charakter.]

Es ist von Interesse, daß der infantile Uterus die charakteristische von mir mechanisch erklärte Faltung der unentwickelten Schleimhaut älterer Föten beibehalten kann, wie ich am Uterus einer 32jährigen Frau früher gezeigt habe.

Auch in einem Falle RANDERATHs von „angeborenem Mangel beider Eierstöcke" einer 61jährigen Person wird der Uterus in der Größe des Uterus eines 10jährigen Kindes angegeben, während OLIVET bei einer 38jährigen Frau ohne Ovarien einen hypoplastischen Uterus fand.

Der Fall von W. BAER mit Aplasie beider Ovarien zeigte ebenfalls einen infantilen Uterus mit verhältnismäßig großer Zervix. Die Schleimhaut des Korpus ist äußerst unterentwickelt, insofern keine Drüsen von dem einfachen Oberflächenepithel in das Stroma sich einsenken.

Vom Uterus virgineus [pubescens (PUECH)] wird zwar die Form aber nicht die Größe des ausgewachsenen Uterus mit überwiegendem Korpus erreicht.

Angeborene Hypertrophie der Portio, Exzeßbildung der Cervix uteri s. im Kapitel II.

Angeborene Kleinheit, Defekt der Portio ist beim Neugeborenen nicht bekannt, wird jedoch von W. HOECK bei einer gebärenden Frau angenommen und als Geburtshindernis beschrieben.

Menstruation und Gravidität bei Uterusmißbildungen.

Die Uterusmißbildungen sind für die Praxis von großer Bedeutung, insbesondere durch die Schwangerschaften in rudimentären und atretischen Hörnern, die nicht selten bersten und durch die Ansammlung von Menstrualblut. (Literatur bei R. MEYER, MENGE, STOLLBERG, ESSEN-MÖLLER.) Zu den bekannten von WERTH bis 1904 gesammelten Schwangerschaften im Nebenhorn fügte BAYER (1915) noch 81 Fälle (Lit. daselbst). Auch der infantile und hypoplastische einfache Uterus sind geburtshilflich von Interesse, da Neigung zur Ruptur besteht, sogar bei Aborten (s. Abschnitt „Verletzungen"). Zwillings- und Drillingsschwangerschaften bei Uterusverdoppelung s. bei J. BECKMANN.

Die Menstruation soll in einzelnen Fällen bei Uterusverdoppelung abwechselnd rechts und links auftreten (ENGEL, SIMON), was von BUCURA bezweifelt wird, jedoch in Parabiose-Fällen Stütze findet. —

Außer diesen Fällen gibt es einen von GODARD, in dem der eine Uterus häufig zeitlich im Rückstande blieb mit der Menstruation. Andere von LE FORT zitierte Fälle sind wenig brauchbar.

Nach P. MÜLLER menstruierte sogar während der Gravidität die andere Uterushälfte regelmäßig weiter; ebenso nach GONTERMANN, HENDERSON, RATCLIFF, FERENCZI (nach CHROBACK und VON ROSTHORN); auch das wird von BUCURA als nicht erwiesen bezeichnet, aber in jüngster Zeit hat wieder H. WINTZ 3 Fälle beobachtet, in denen die Menstruation regelmäßig weiter bestand aus dem einen Horn und in einem dieser Fälle wurde im 5. Monat der Schwangerschaft in einem Ovarium ein Corpus luteum graviditatis, im anderen Ovarium ein frisch geplatzter Follikel 14 Tage nach der letzten Menstruation gefunden.

Hierdurch scheint die Möglichkeit der Menstruation aus dem nichtgraviden Horn bewiesen und dieses ist bedeutsam für die Frage, welchen Weg der Reiz vom Ovarium zur Uterusschleimhaut nimmt. Der hormonale Weg scheint nicht der ausschließliche zu sein, vielmehr kommt hier auch die Nervenbahn in Frage.

In den übrigen Fällen wird gewöhnlich Dezidua im nicht graviden Horn gefunden (Abb. 9). Zuweilen sind beide Hälften fruchttragend. Die Wehen tätigkeit der beiden Seiten kann unabhängig voneinander auftreten (BUCURA).

Über Schwangerschaft bei Uterusanomalien s. KUSSMAUL, MENGE.

Lageveränderung des mißbildeten Uterus in der Gravidität ist selten. Torsion des graviden Uterushorns eines doppelten Uterus um seine Längsachse 180^0 im Bereiche der Zervix führte zu lebensbedrohlichen Erscheinungen (KIPARKY u. a.).

Über Verlagerung des mißbildeten meist einhörnigen Uterus in Leistenbruchsäcke siehe den Abschnitt Lageveränderung.

Die Unterfunktion des Uterus mit Amenorrhöe ist bei allen gröberen

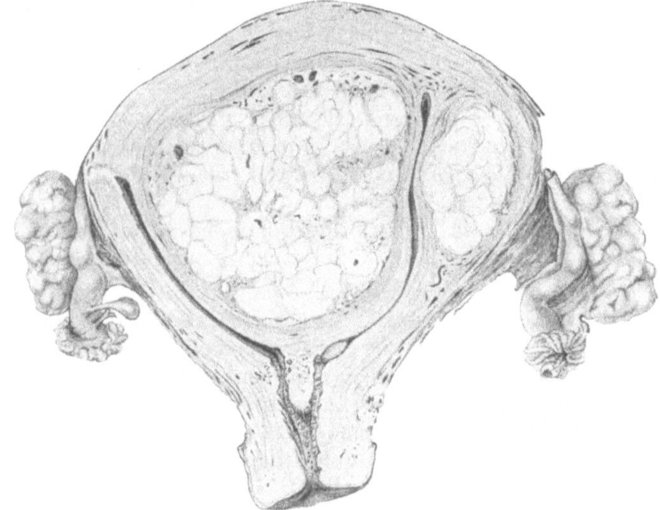

Abb. 17. Myom im Septum eines Uterus bilocularis im Frontalschnitte von vorne gesehen. (Zeichnung von CARL RUGE ¹/₂ naturlicher Große.)

Defekten selbstverständlich, erstreckt sich aber auch bis in das Gebiet der einfachen Hypoplasie des Uterus mit und ohne nachweisbare Störung der Ovarialfunktion (Hypophysis u. a.). — Die beim rudimentären Uterus bicorporeus gefundenen normal funktionierenden Ovarien scheinen bemerkenswerterweise gar keinen Einfluß auf den Uterus auszuüben. Es treten zwar allgemeine mensuelle Beschwerden auf, aber keine zyklischen Anwandlungen der atrophisch bleibenden Uterusschleimhaut. Ebensolches fanden wir einige Male beim einfachen hypoplastischen Uterus.

Wenn DEUTSCHMANN angibt, beim hypoplastischen Uterus annähernd normal menstruierende Schleimhaut ähnlich wie beim Infantilismus in Ausschabungen gefunden zu haben, so fehlen zur Beurteilung genauere Angaben über die Form und Größe der betreffenden Gebärmutter. Im Kapitel Menstruation kommen wir auf den Schleimhautzyklus infantilistischer Personen zurück. Der Uterus pflegt bei ihnen kleiner zu sein als in der Norm und das Endometrium im Schabsel, in vielen Fällen untersucht, zeigt regelmäßig einen beträchtlichen Grad von Atrophie und stellenweise auch Schrumpfung, jedoch ist eine von Fall zu Fall wechselnde, stets aber geringgradige Funktion nachweisbar (vgl. Kapitel Menstruation).

Die Klinik der Uterusmißbildung hat neuestens von KERMAUNER (1924) eine besondere Würdigung erfahren.

Tumoren des mißbildeten Uterus.

Die Tumoren des mißbildeten Uterus sollen, um Wiederholung zu vermeiden, unter den einzelnen Geschwulstarten betrachtet werden. Die Karzinome werden gewissermaßen als Folge der Mißbildung angesehen, die Myome teils ebenfalls, teils auch ihre Keimanlage als Ursache der Uterusteilung, wie im Kapitel „Genese der Mißbildungen" erwähnt wurde. Myome im Septum uteri sind immerhin so selten, daß die Wiedergabe eines Falles (Abb. 17) lohnt. Außer im Septum des Uterus bilocularis findet sich in diesem Falle auch ein Myom in der Seitenwand. Eine auffallende submuköse Lagerung haben zahlreiche Myomknoten

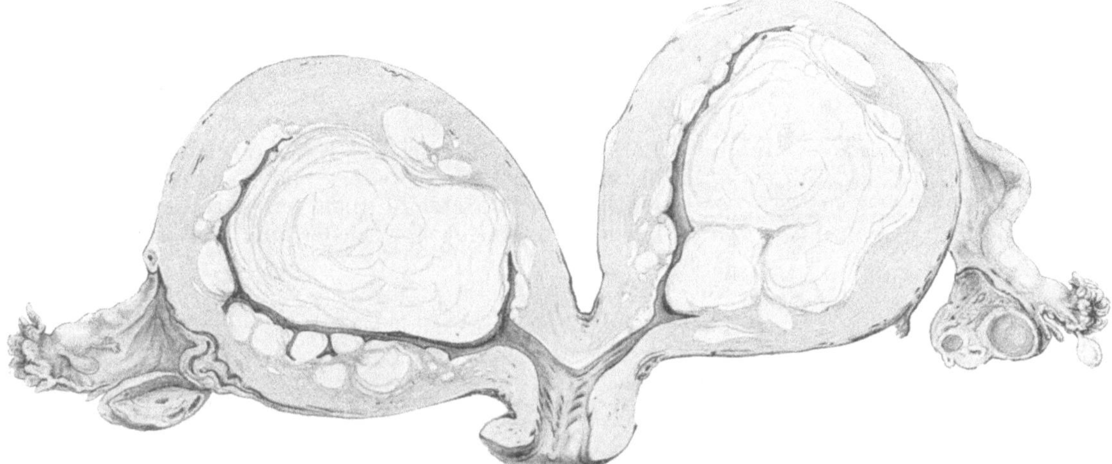

Abb. 18. Frontalschnitt durch einem Uterus bicornis, Bicorporeus unicollis myomatosus. Die Myome sitzen auffallend reichlich submukös. (Zeichnung von CARL RUGE $^{1}/_{2}$ naturlicher Größe.)

in einem anderen Falle (Abb. 18). Nach Durchsicht unseres Materials kann ich keine auffallige Belastung des mißbildeten Uterus mit Tumoren bezeugen. zumal natürlich zahlreiche Uterusmißbildungen nur zur Beobachtung kommen, wenn Tumoren oder Gebärhindernisse ärztliche Hilfe erheischen.

Eine Zusammenstellung von 36 Fallen ausgesprochener Genitalmißbildungen mit 42% ausgesprochener Hypoplasie und Infantilismus der übrigen Genitalabschnitte und der Gesamterscheinung verdient hier Erwähnung, weil 5 Fälle Myome hatten, einer zugleich „Plattenepithelkarzinom" des Corpus uteri, einer „Adenokarzinom" und zwei hatten Tuberkulose des Uterus (BRANDESS).

II. Gewebliche Entwicklungsanomalien.

Die im Anschluß an die gröberen Mißbildungen berechtigte Schilderung der geweblichen Mißbildungen ist in ausgedehnter Form a. a. O. vom Verfasser gegeben worden.

Persistenz des WOLFFschen (GARTNERschen) Ganges.

GARTNER (1824) hat Überreste des WOLFFschen Ganges im Uterus bei der Kuh entdeckt; beim menschlichen Weibe wurden die GARTNERschen Kanàle zuerst von Baudeloque und Dugés (1833) und beim menschlichen Zwitter von Meckel (1848) beschrieben; später von Dohrn, Rieder, Fischel, Klein,

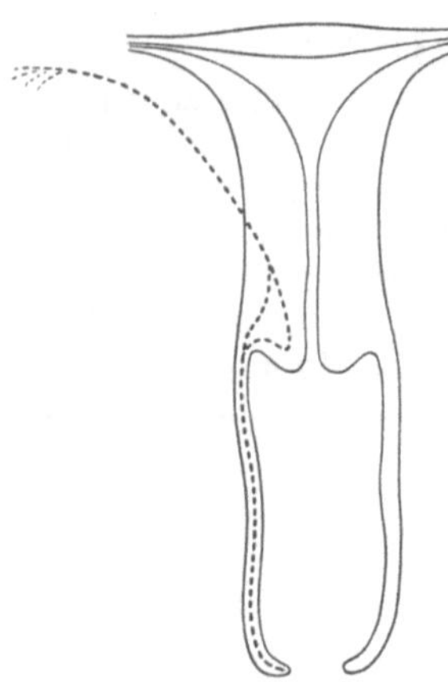

R. Meyer, v. Maudach, Vassmer, Thumin, Hengge, Schottländer. Die folgende Schilderung entnehme ich den eigenen Befunden. Der Gartnersche (Wolffsche) Gang ist der bei Erwachsenen im Uterus in etwa $20\,^0/_0$ teilweise persistierende Reste des Urnierenganges; nur bis zu etwa 3 Monaten des Fötallebens ist der Kanal stets im Uterus noch teilweise vorhanden.

Das häufige Bestehenbleiben des Ganges beim doppelten Uterus habe ich schon oben erwähnt. Auch Lythi beschreibt einen bemerkenswerten Fall derart.

Der Kanal tritt aus dem Parametrium in Höhe des inneren Muttermundes oder dicht darüber in den Uterus ein (Abb. 19); ausnahmweise schon nahe der Tubenmündung. Im unteren Teile der Zervix geht der Kanal medialwärts bis tief in die Portio hinein; hier ist der Kanal nach unten zunehmend ampullär erweitert und steigt 'mit einer Knickung oder Schleife noch erweitert zum seitlichen Scheidengewölbe wieder auf. Die Ampulle

Abb. 19. Schematische Darstellung des Verlaufes des Gartnerschen Ganges (punktierte Linie) im Lig. latum, Uterus und Vagina i. Frontalschnitt gesehen mit ampullärer Erweiterung des Ganges in der Cervix uteri (s. i. Text).

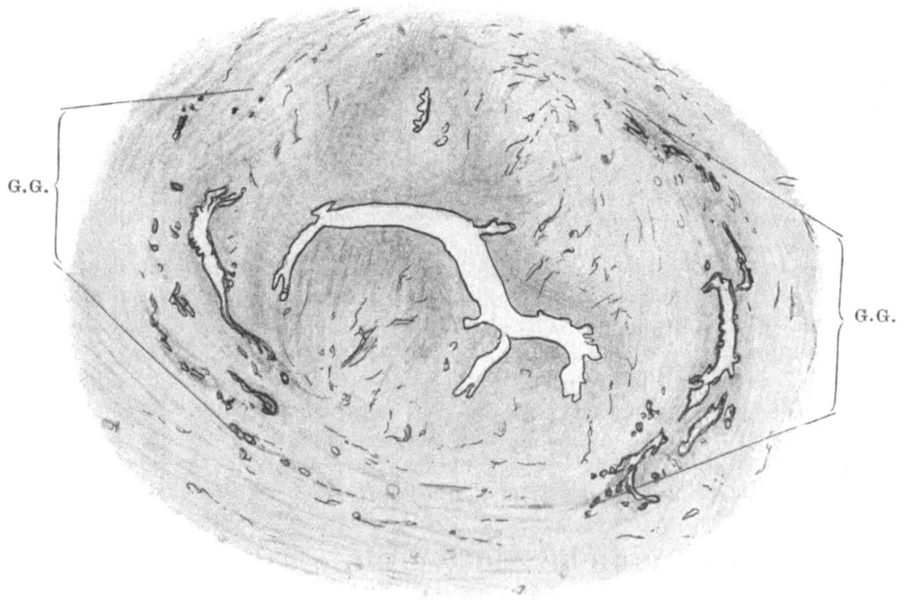

Abb. 20. Gartnersche Gange (G. G.) ampullar mit Verzweigungen in beiden Seiten der quergeschnittenen Cervix supravaginalis eines achtmonatigen Fötus. Vergr. 13fach.

besitzt vom 8. Fötalmonate an Ausstülpungen und Verzweigungen, die schon beim Neugeborenen (Abb. 20) gelegentlich bis in die Schleimhaut und von der Seitenwand aus bis in die vordere und hintere Wand der Zervixmuskulatur reichen. Die Ausläufer sind schlauchförmig und an den Enden meist enge geschlängelte Kanälchen, die bei hochgradiger Ausbildung sich büschelartig durcheinander winden.

Das Epithel ist meist einschichtig, selten geschichtetes Plattenepithel. Eine Tunica muscularis, die den Gang im Parametrium begleitet, hält sich nur eine kurze Strecke im Uterus und wird hier weiter abwärts allmählich abgelöst durch mäßig rund- und spindelzellreiches Bindegewebe. Als kongenitale Abnormitäten des GARTNERschen Ganges fand ich im Bereiche des Uterus: zystische Dilatation mit starkem Muskelmantel, starke Entwicklung des Gartner bei Fällen von rudimentärem Nebenhorn (Abb. 21) (s. a. SCHOTTLÄNDER),

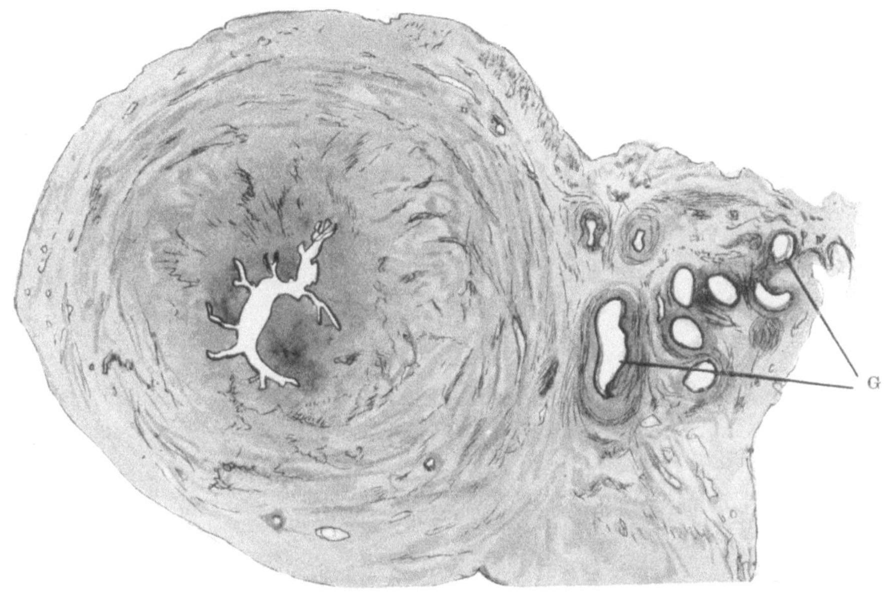

Abb. 21. Querschnitt durch Uterus unicornis im Korpus, an Stelle der fehlenden Uterushalfte ein bandförmiges Rudiment, darin ein stark geschlangelter WOLFFscher Gang (G). 11fach.

ferner Kommunikation der Verzweigungen mit dem Uteruslumen, Papillenbildung in der Ampulle, adenomartige Hyperplasie der Verzweigung und Bildung kleiner Endalveolen an den Schläuchen. Als besondere Mißbildung eine große Zyste in der Wand des Uterus und der Vagina infolge persistenter Einmündung des Ureters in den WOLFFschen Gang. Einen ähnlichen Fall siehe bei TANGL.

Bei Erwachsenen nehmen die Verzweigungen oft stark zu, Zystenbildung einzelner Teile stellt sich ebenfalls oft ein, nicht selten auch intrazystische Papillenbildung. Aus diesen Resten können sehr große Zysten (BREUS, COMBERT, STÖHR, SCHUBERT, WEIBEL), hyperplastische Drüsenwucherungen, Adenome (Abb. 22 u. 23), Adenomyome, zystische Myome (STÜBLER) und Karzinome (s. u. Karzinom) hervorgehen. Die pathologische Bedeutung ist zahlenmäßig recht gering.

Ein kindskopfgroßer einkammeriger zystischer, von der linken Zervixwand aus intraligamentär entwickelter Tumor (S. WOLFF) mit dunkelbrauner

Flüssigkeit gefüllt, erinnert an den Gartnerschen Gang, aber die Genese bleibt fraglich, weil noch einige hasel- bis walnußgroße Zysten mit Schleim gefüllt in der Nähe bestanden.

Intraligamentäre papillentragende Kystome setzten sich in 4 Fällen Tédenats in den Gebärmutterhals unterhalb des Isthmus fort, in einem Falle sogar bis in die Portio vaginalis. Die Papillen fand er auch in dem Gebärmutterabschnitt dieser offenbar dem Wolffschen Gange entstammenden Kystome.

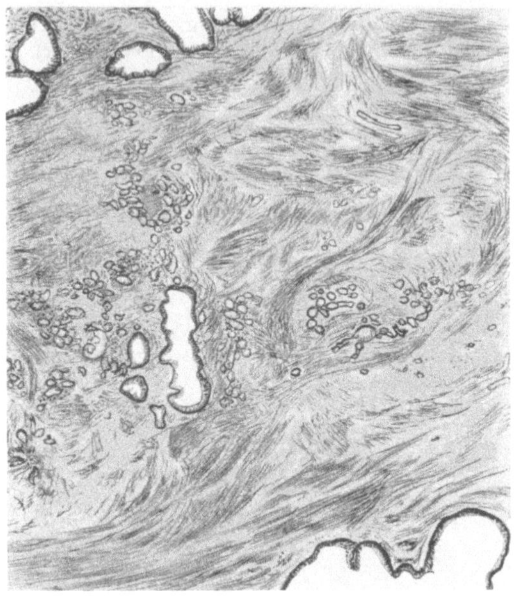

Abb. 22. Zysten und gewundene Schläuche aus einer adenomatösen Wucherung des Gartnerschen Ganges in der Zervix uteri einer Erwachsenen. Lupenvergrößerung.

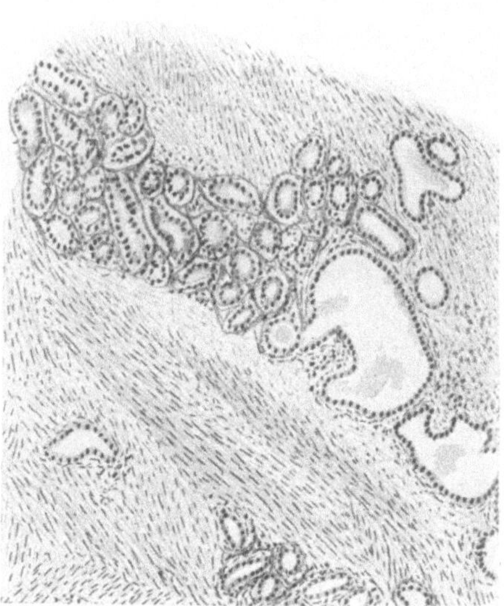

Abb. 23.   Dasselbe wie in Abb. 22 von einem zweiten Falle bei stärkerer Vergrößerung. Zeiß Obj. A, Okul. 1.

Anomalien des fötalen Uterusepithels.

Zu den kongenitalen Anomalien gehört auch die ungewöhnliche Epitheldifferenzierung der Schleimhaut. Unterdifferenzierung kommt ausnahmsweise als Begleiterscheinung der Gesamthypoplasie des Uterus vor; im Corpus uteri fällt sie weniger auf als in der Zervix, wo die Schleimepithelbildung und auf der Portio, wo die Plattenepithelbildung zurückbleibt. Einreihiges indifferentes Epithel bedeckt die Portio innen und teilweise außen.

Als seltene Differenzierung des Plattenepithels der Portio auf angeborener besonderer Grundlage ist die Ausbildung einer Talgdrüse (Hinselmann) bei einer Erwachsenen zu erwähnen.

Eine Überdifferenzierung (Prosoplasie) des Korpusepithels ist häufiger, man findet sie bei Neugeborenen in Form von Plattenepithelnestern, seltener auf größeren Strecken.

Das gewöhnlich einreihige Zylinderepithel des fötalen Corpus uteri ist manchmal stellenweise oder durchwegs zweischichtig; seltener ist es bei älteren Föten und Neugeborenen im Korpus durch Buchten und Ausstülpungen ein dem Zervixepithel sehr ähnliches mit starker schleimiger Sekretion; auch Fibrin und Leukozyten kommen zuweilen darin vor. Die Sekretion führt zur Erweiterung der Korpushöhle, die so bedeutend werden kann, daß die Schleimhautfalten verstreichen und die Wand gespannt wird; man findet dann ein Abflußhindernis in der Zervix, s. w. u. — Auf solche Zurückhaltung von Schleim und Epithelmassen möchte ich einen von Rössle beim 1jährigen Kinde beschriebenen Uterusstein beziehen.

Bei Kindern ist Plattenepithel inselweise im Korpus nicht selten (Hoehl, Natanson).

Eine andere Bedeutung hat das Plattenepithel in dem Zervikalkanal von neugeborenen Mädchen und Kindern, sowie die sog. Pseudoerosion der Portio bei Neugeborenen; wie an Epithelgrenzen anderer Körperstellen, so spielt sich auch am äußeren Muttermunde ein Grenzkampf ab, der weit in den Zervikalkanal und weit auf die äußere Oberfläche der Portio übergreift. Die Plattenepithelentwicklung der Portio hat den zeitlichen Vorrang und bildet sich bereits im 6. Fötalmonat auch im unteren Teile des Zervikalkanal aus, und wird von dort erst gegen Ende des intrauterinen Lebens buchstäblich ausgetrieben und aufgelöst von dem schleimbildenden Zervikalepithel, welches sich weiter oberhalb im Zervikalkanal bildet und nach dem äußeren Muttermunde zu vordringt. Es kann gelegentlich in den seitlichen Zervikalpartien Plattenepithel zurückbleiben. Die Verdrängung des Plattenepithels setzt sich in $1/_3$ aller Fälle noch über den äußeren Muttermund fort, so daß dann auch die Außenfläche der Portio von Zylinderepithel bekleidet wird. Diese „kongenitale Erosion“ (Fischel), welche nach Dieterlen in $10^0/_0$ vorkommt und die mit starker Entwicklung der gesamten Zervix einherzugehen pflegt, ist also nur eine Pseudoerosion und hat keine besondere pathologische Bedeutung, da postnatal eine Rückbildung des Schleimepithels zugunsten des Plattenepithels stattfindet, welches wiederum in den Zervikalkanal vordringt. Nur persistierende tieferreichende Schleimdrüsen und abgeschnürte Zysten können später bei der Erosion der Erwachsenen von gewissem Einfluß sein. Unter dem Schleimepithel des Zervikalkanals verbleiben Reste der basalen Reihe des Plattenepithels inselweise liegen, denen man eine Bedeutung für die spätere Pathologie beimessen muß, da das Schleimepithel selbst sich niemals in Plattenepithel umwandelt.

Kongenitale Epithelheterotopie im Myometrium.

Unter den abnormen Epithelfunden in der Uteruswand sind Wertunterschiede nicht nur nach dem Mutterboden, sondern auch nach der Zeit der Abschnürung zu machen; je früher diese erfolgt, desto bedeutsamer die Möglichkeit ihrer quantitativen und qualitativen Entwicklung.

Die Fähigkeit des Serosaepithels zu Einstülpungen habe ich schon am fötalen Uterus nachgewiesen; Abschnürung kann folgen.

Vom Müllerschen Gange können Teile bei seiner schwierigen Passage im Genitalstrange abgeschnürt werden [1]. Die bei jüngeren Föten und Neugeborenen von mir nachgewiesenen Befunde zeichnen sich meist durch die tiefe mediane Lagerung oft in der Rückwand des Korpus und bei älteren Föten durch ein dem Schleimhautbindegewebe ähnliches Stroma aus (s. Abb. 24). Dieser Lagerung entspricht ein Fall von intramuraler 4 cm Durchmesser haltenden Zyste mit gedehntem Epithel fibrillärem Bindegewebe in ringsum gleichmaßig verdickter hinterer Uteruskorpuswand, den Herr Sanitätsrat Dr. Vollmann mir überließ.

Ähnlich ist Stüblers faustgroße Zyste mit einschichtigem Zylinderepithel und mit diffuser Verdickung der Muskulatur in der Vorderwand des Uterus; vielleicht auch der Fall von Martha Herzog, den sie mehr geneigt ist als post-

---

[1] Vom Müllerschen Gang kann man nur in der Zeit vor und während der Vereinigung der beiden Kanale zur Uterushöhle reden.

fötale Abschnürung zu deuten. Ferner ist ein Fall von Ivens hierher gehörig, der bei 32jähriger Nichtgebärender eine Zyste mit schleimhäutiger Bekleidung und mit Blutfüllung im Durchmesser von $^1/_2$ Zoll mitten auf der Hinterwand die seröse Oberfläche vorbuckeln sah. Der Verfasser deutet den Fall ohne Grund als „Endometriomyom". Die Muskulatur erscheint um die Zyste herum nur leicht hypertrophiert.

Ähnliche Fälle, teils intramural, teils parametran, teils polypös entwickelt, sind im Kapitel Adenomyom erwähnt.

Auch in der Cervix uteri fanden sich solche Frühabschnürungen. Nach der Vereinigung der Müllerschen Kanäle bildet das Uteruslumen einen einfachen Schlitz, mechanische Hindernisse kommen jetzt nicht mehr in Betracht.

Für spontane „Ausschaltung" aus besonderer Differenzierung sprechen keine Befunde. Erst in den letzten Monaten des Fötallebens, wenn sich Faltungen

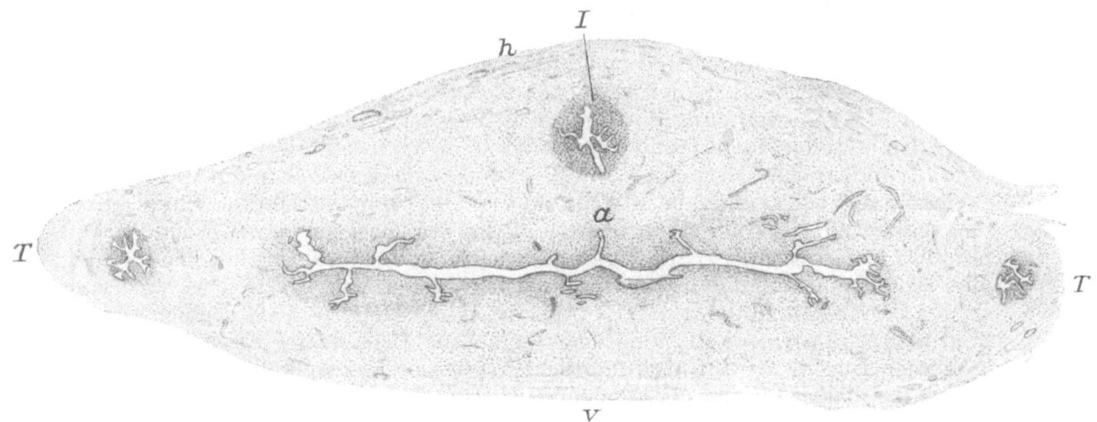

Abb. 24. Typische Schleimhautverlagerung im Fundus uteri (Querschnitt) eines neugeborenen Mädchens. Unter einer buckligen Vorragung der Hinterwand (h) in der Mittellinie die Schleimhautinsel (I). Rechts und links die interstitiellen Tubenteile (T). a faltige Ausstülpung der Schleimhaut in der Mittellinie. Leitz Lupe, 42 mm. Vergr. 18fach.

und im Anschluß daran Schläuche bilden, werden einzelne Teile abgeschnürt, meist einfache Zysten, selten größere Schleimhautteile.

Neben den verhältnismäßig zahlreichen Befunden R. Meyers s. a. v. Maudach, Ferroni. Schließlich sei noch erwähnt, daß ich auch beim geteilten Uterus Abtrennungen vom Schleimhautepithel beobachtet habe. Auch am Wolffschen Gang und seinen Verzweigungen innerhalb des Uterus sind Abschnürungen hin und wieder aufzufinden. Dagegen gibt es keinen einzigen Befund, welcher Verlagerung von Urnierenteilchen in den Uterus beweist.

Die Bedeutung dieser angeborenen Epithelverlagerungen von Müllerschen Gang und der Uterusschleimhaut in die Muskulatur besteht in der Möglichkeit großer Zystenbildungen, glandulärer und adenomatöser Einschlüsse in Myomen und allenfalls von Adenomyomen, Adenomyohyperplasie und von Karzinombildung in der Uteruswand oder von Karzinomyomen.

Der Gartnersche Gang steht mit der geringen Zahl von Fällen pathologisch bedeutsamer Entwicklung weit zurück gegenüber diesen Erkrankungen des Uterus.

Wenn schon im Corpus uteri bei Erwachsenen die Frage, ob eine Zyste auf pränataler oder späterer Abschnürung beruht, Schwierigkeiten machen kann, zumal wenn gleichzeitig eine heterotope Schleimhautwucherung besteht, so ist die Frage in dem Collum uteri noch sehr viel schwieriger. Der Epithelunterschied in Verbindung mit der bezeichnenden Lage läßt zwar die Diagnose auf Zysten des GARTNERschen Ganges oft möglich erscheinen, dagegen sind pränatal angelegte Zervixepithelzysten bei Erwachsenen nur unter besonders günstigen Bedingungen zu erkennen; sie scheinen jedoch gerade hier äußerst selten zu sein, während die entzündlich entstehende Heterotopie des Zervixepithels mit tiefreichender Zystenbildung ziemlich gewöhnlich ist.

Divertikel sind bei Neugeborenen oder Föten nicht gefunden worden. Zuweilen wird Gravidität im Uterusdivertikel beschrieben (Lit. s. b. STAUDE), ohne zwingende Beweise für die angeborene Natur dieser Anomalien; vgl. auch Divertikelmyome im Abschnitte Adenomyom.

Auch für die angeborene Natur einer Fistula cervico-laqueatica (OTTOW) gibt es keine entwicklungsgeschichtlichen Gründe. OTTOW glaubt nicht, daß es sich um einen doppelten äußeren Muttermund handele, wie auch schon OLSHAUSEN bei Gelegenheit der Besprechung eines ähnlichen Falles von STEFFECK gegenüber R. MEYER geltend gemacht hatte (1901), weil in diesen beiden Fällen die Zervikovaginalfistel hinten lag. Die beiden Muttermünder müßten nebeneinander liegen. Nach unseren obigen Mitteilungen über frontal gestellte Septen und hintereinanderliegenden doppelten äußeren Muttermund können die auf die normale Entwicklung gegründeten Einwände nichts bedeuten. OTTOW versucht eine andere hypothetische Erklärung zu geben, die von der Voraussetzung einer Aussparung bei der Verschmelzung der MÜLLERschen Gänge ausgehend übersieht, daß die Bildung der Portio ein sehr viel späterer Entwicklungsvorgang ist. Wenn also der doppelte Muttermund auch hintereinander vorkommen kann, so darf dieses nicht verleiten die Frage außer acht zu lassen, ob solche Zervixfisteln überhaupt auf angeborener Anlage beruhen, oder vielmehr auf Verletzungen, deshalb werden wir ihnen bei Besprechung dieser wieder begegnen.

Heterologe Gewebe.

Heterologe Gewebe sind selten im Uterus gefunden, wohl aber in Uterustumoren s. d.

Quergestreifte Muskulatur kann mit dem Musc. cremaster internus durch das Lig. rotundum auf den Uterus gelangen (R. MEYER); sie wurde von GIRODE, NEHRKORN im Uterus Erwachsener gefunden.

Ein ungewöhnlicher Befund angeborener Gewebsanomalie besteht in einer Reihe von rundlichen abgekapselten Knötchen in der Korpusschleimhaut beim Neugeborenen mit teils großen polygonalen Zellen teils Stromazellen (R. MEYER). Die Deutung als Grundlage von Tumoren ist natürlich willkürlich, aber nicht von der Hand zu weisen.

Ein erstaunlich großes Ganglion, in der Subserosa des Korpus hinten in Begleitung eines bindegewebsreichen Nervenstammes beim Neugeborenen, schließlich ein Knochenherd im fötalen Uterus sei als größte Seltenheit erwähnt, die pathologische Bedeutung fallt zusammen mit dem, was über heterologe Geschwülste zu sagen ist.

Neuerdings hat sich bei Erwachsenen in 2 Fällen hyaliner Knorpel inselweise im Uterus gefunden, davon mir mikroskopische Präparate vorgelegen haben. In einem Falle (H. O. NEUMANN) lag die kleine Insel in der Schleimhaut des Fundus uteri einer 27jährigen Frau wohlumgrenzt. Im anderen Falle (BRAKEMANN) fanden sich 5 ebensolche gut abgegrenzte hyaline Knorpelinseln (vergl. den Abschnitt Mischgeschwulste).

Polypen und andere Überschußbildungen. Zu den Überschußbildungen gehört Abschnürung in Polypenform, welche im Zervikalkanal Neugeborener zuweilen zu finden ist; es handelt sich um einfache fibröse Polypen, die bei übertrieben starker Faltung der Schleimhaut zutage treten. Die Faltung der Zervixschleimhaut kann auch ohne Polypenbildung nur durch übertriebene Wulstung der Querfaltenbildung von Bedeutung werden, nämlich durch ventilartigen Abschluß der Korpushöhle gegen die Zervix. Die damit nicht immer, aber ausnahmsweise einhergehende Sekretstauung kann pathologische Folgen haben.

Nur einmal fand ich beim Neugeborenen einen fibroepithelialen Polypen in der Tubenecke der Korpushöhle, einem Lieblingsplatze der Polypen bei Erwachsenen.

Quersepten im Zervikalkanal.

Während die starke Wulstung in Querfalten und in Polypenform in der Entwicklungszeit erst später entstehen, scheinen förmliche Septen im Zervikalkanal auf frühere Anlage zurückzugehen. Als solche Querwände mit einer mehr oder minder großen Öffnung werden Faltenbildungen ein bis zwei hintereinander in der Cervix uteri beschrieben (BREISKY, BUDIN, BLANC, VAN DE VELDE, D'ERCHIA), welche ontogenetisch in Vergleich mit der Portiobildung und phylogenetisch mit ähnlichen Querwänden beim Schaf, Wal u. a. gestellt werden.

Bei einem neugeborenen Kinde ohne anderweitige Anomalien sieht man (in Abb. 25) ein sehr hoch gelegenes Septum vom Aussehen einer in die erweiterte Korpushöhle vorragenden „Portio". Vorn und hinten ist die Scheidewand 5—6 mm breit, nach den Seitenteilen zu schmaler, so daß man von einer vorderen und hinteren Lippe sprechen konnte, zwischen denen eine ovale Öffnung quersteht. Die auffallende Stellung dieses ringformigen Querseptums erklart sich durch die starke Schleimproduktion in der Zervix, die keinen genügenden Abfluß durch den äußeren Muttermund fand und sich nach dem Korpus drangte, dessen Hohle sie aufgetrieben hat, wie ich das auch bei anderen Neugeborenen gesehen habe. Die Grenze des Schleimepithels zum Korpusepithel liegt genau am Ansatz der Falte auf ihrer Oberflache. Das Septum liegt also genau am inneren Muttermunde.

Es ist KERMAUNER sicher beizupflichten, wenn er die Faltenbildung auch als narbige Verengerung nach Operation in einem Falle bei einer Erwachsenen anspricht, doch wird das wohl seltener sein.

Im puerperalen Uterus fanden sich an unserem Material in zwei Fällen solche Querfalten im unteren Teile der Zervix ringsum in einer Breite von $^1/_2 - 1^1/_2$ cm. Diese Septen leiten über zu den gröberen Mißbildungen.

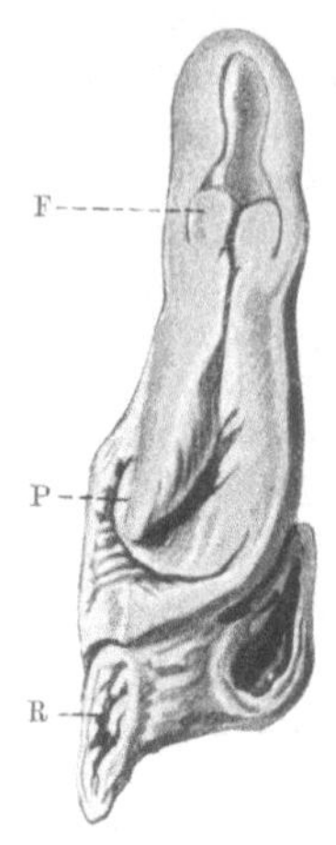

Abb. 25. Querseptum, eine ringformige Falte (F) aus innerem Muttermunde des Uterus eines neugeborenen Madchens. P Portio. R Rektum; naheres im Texte. Zeichnung etwa 1 : 1.

Kongenitale Exzeßbildung der Cervix uteri.

Diese ebenfalls zu den gröberen Veränderungen gehörigen Anomalien betreffen eine Hypertrophie der Zervix, die sich besonders in Verlängerung der Portio äußern soll. BROTHERs spricht auch von einer erst allmählich nach der Geburt auftretenden Portiohypertrophie ohne Vorfall

WINDSHEIMER berichtet mit genauen Maßangaben uber Zervixhypertrophie ohne Prolaps und ohne Spina bifida und bei normalem Beckenboden beim Neugeborenen. Corpus uteri normal, Portio kolbig verdickt, besonders die Vorderlippe, füllt das obere Scheidendrittel. Außer Struma bestand keine weitere Anomalie. Mikroskopisch fand sich das Bindegewebe odematos und „vermehrt", die Muskelzellen nicht vermehrt. Gefäßerweiterung, Ödem, Blutbildungsherde namentlich in der Nähe der Gefäße.

Weitere Literatur s. bei POTOSCHNIG, der isolierte Hyperplasie der Zervix und Vagina beim Neugeborenen beschreibt. Geringere Grade der Hypertrophie beim Neugeborenen sah ich in zwei Fällen mit Schleimanhaufung in der Zervix, dagegen verdient eine Mitteilung Herforths mehr Beachtung, wonach die Zervixwand 9—17 mm dick, die 2 cm lange Portio 2,2 cm dick war mit einem daumengroßen Schleimpfropf. Bei kongenitalem Prolaps (Spina bifida) (Schäffer, Heil) wird die Portio wohl sekundär hypertrophisch (s. Prolaps).

Auch im späteren Leben beobachtete Fälle von Hypertrophie der Portio oder des ganzen Uterus werden zuweilen mit Recht als angeboren angesehen. So fand Venneckel den Uterus eines 3jährigen Mädchens über 10 cm lang. Auch bei Erwachsenen wird starke Portiohypertrophie ohne Descensus corporis als angeboren betrachtet von Kaufmann, Perier, Bernard.

Es ist hier nicht der Platz über den Zusammenhang der Gewebsmißbildungen mit späteren Erkrankungen zu reden. Einzelheiten s. u. den Geschwülsten.

III. Anomalie der Haltung und der Lage des Uterus.

Man spricht mit Waldeyer von einer typischen Lage, die keine ständige ist, sondern mit den physiologischen Wechselzuständen schwankt. Nur dauernde Abweichungen gelten als pathologisch. Erst durch die Röntgentechnik ist es von Schubert (1928) gelungen, die normale und pathologische Lagerung und Haltung der Gebärmutter in ihren wechselnden Zuständen bei Veränderung der Körperlage und Füllung der Blase klarzustellen.

Die Anomalien der Haltung sind Gestaltsveränderungen, nämlich Abweichungen von der normalen Beugung, das sind die Flexionsanomalien. Die Lage oder Stellung des Uterus wird berührt durch ihre Neigung zur Scheide, die Version, und außerdem von ihrer Stellung im Becken, Position, oder richtiger ihre normale Entfernung in den drei Dimensionen des kleinen Beckens; die hauptsächlichste Veränderung ist der Prolaps. Die Inversion ist zugleich Lage und Gestaltsveränderung. Hysterozelen spielen nur eine geringere Rolle.

Veränderung der Haltung.

Die Anomalien der Flexion. Anteflexio, Retroflexio, Lateroflexio uteri.

Das Uteruskorpus ist in der Norm gegen die Zervix schwach nach vorn abgebogen. Nach Hueter soll der Ausdruck „Anteflexion" zuerst von Breschet 1822 angewendet worden und seitdem Flexio und Inflexio gleichsinnig in Gebrauch gekommen sein.

Saxtorph (1775) sprach vom Uterus recurvatus, seitdem hieß es Inkurvatio und Retrokurvatio (Gundelach-Möllen).

Meissners (1831) Bezeichnungen Pronation und Supination sind ebenfalls nicht zur Geltung gekommen Kiwisch (1848) soll als erster „Knickung" gleichbedeutend mit Flexion gebraucht haben. Die Übergangsfälle zwischen Versionen und Flexionen nennt Velpeau „Inklinaison" und Depaul (1855) gebraucht diesen Ausdruck schon im gleichen Sinne wie Flexion. Sommer (1850) unterscheidet die Knickung als Infraktion von den Inflexionen. Eine ausführliche Bearbeitung der Literatur bis 1870 gab Hueter; s. a. die historischen Angaben bei Winckel.

Die Ursachen der abnormen Flexionen, wenn wir von älteren abenteuerlichen Vorstellungen absehen, zerfallen in mehrere Einzelbedingungen. Als Ursachen der Flexionen außer dem Druck der Därme (Velpeau) auf den Fundus uteri wird ein verminderter Widerstand in der Uterussubstanz von Vidal, Cruveilhier, Scanzoni, Rokitansky angenommen; von letzterem mangelhafte Wiederherstellung im Wochenbette, Entzündung und Durchsetzung mit Nabothseiern. Virchow leugnete lebhaft die Erschlaffung der Uterussubstanz und legte mit VELPEAU den Hauptwert auf die Anheftungen des Uterus, welche ihm die nötige Beweglichkeit verwehren, meist durch partielle Bauchfellentzündungen und manchmal Verkürzungen der Ligamente. Die Verdünnung der Wand, Verfettung (SCANZONI), die Nabothseier erklärt VIRCHOW als Folgezustände, gibt aber Atonie des Uterus als begünstigenden Zeitpunkt zu.

KLOB suchte die Ansichten ROKITANSKYs und VIRCHOWs zu vereinen. Zu den Bedingungen. welche den Schwerpunkt des Uterus verlegen, rechnet KLOB auch die nach Geburten zurückbleibende Verdickung der hinteren Korpuswand.

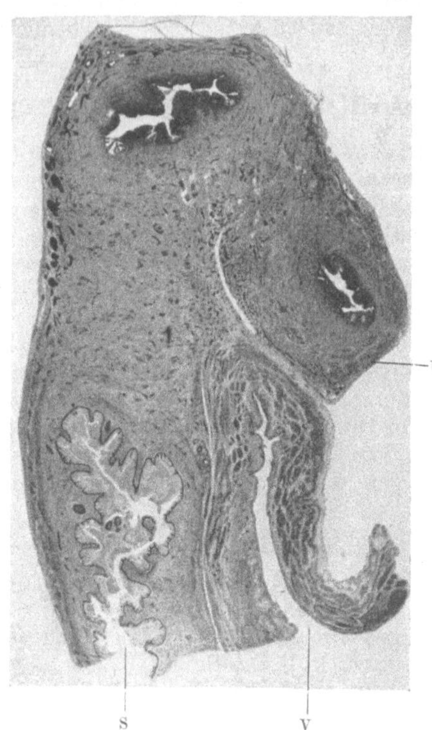

Abb. 26. Übermäßige Anteflexion des Corpus uteri bei Neugeborenem. Seitlicher Sagittalschnitt durch Scheide S, Blase V, auf welcher der Uteruskörper U zugleich seitlich und nach vorn gebeugt ruht. Photogr. Vergr. 4 : 1.

Die Flexionen des Körpers beeinflussen auch die Lage und Stellung der Zervix aber nicht so erheblich wie die Versionen s. d. Die Anteflexion (auch „Antroflexion" ROKITANSKY, KLOB) ist eine übertriebene Vorbeugung, die so weit gehen kann, daß der Gebärmutterkörper die Excavatio uterovesicalis erfüllt. ROKITANSKY, SCANZONI, VIRCHOW, KLOB u. a. hielten sie für häufiger als die Retroflexion; umgekehrt seit B. S. SCHULZE die moderne Gynäkologie, unter Berücksichtigung der Schwankungsbreite der normalen Anteflexion Schon BOULARD (1853) erkannte die normale Anteflexio und ebenso VERNEUIL und andere.

Im allgemeinen sind KÖLLIKERs Angaben über die Uteruslage (1882) maßgeblich; s. a. TSCHAUSSOW 1887, v. BARDELEBEN 1888, RIEFFEL 1901.

Die übertriebene Anteflexion bis zur spitzwinkligen kann nach allgemeiner Ansicht durch einseitige Fixation der Zervix nach hinten durch die Ligamenta sacrouterina und Perimetritis posterior verursacht werden, ferner wie alle übrigen Flexionsanomalien durch eine Muskelbindegewebsschwäche oder doch besondere Weichheit im Halsgelenke des Uterus, sowie durch Insuffizienz der Ligamentmuskulatur (KÜSTNER u. a.).

Ein Zusammenhang mit Infantilismus wird behauptet von TAUFFER, BLAIR BELL, SELLHEIM; schon in früherer Zeit war die Kürze der vorderen Scheidenwand bei der infantilen (puerilen) Form der Anteflexio als vorbereitende Bedingung (ORTH) bekannt. KRÖNIG und PANKOW betonen die Störung der Allgemeinkonstitution, die dann bald hypoplastisch (A. MAYER) oder asthenisch (MATTHES) genannt wird. Die Literatur auf diesem Gebiete ist schon umfangreich und enthält neben vielem Mangel an Kritik und an Übertreibungen den selbstverständlich durchaus berechtigten Kern, neben dem lokalen Leiden und lokalen Ursachen die allgemeinere Grundlage der Konstitution zu beachten. ASCHNER (1924) erwähnt die meist gynäkologische Literatur und bezeichnet die Retroflexio als Teilerscheinung einer enteroptotischen, hypoplastisch - asthenischinfantilen Konstitution, womit der Pathologe nicht viel anzufangen weiß. Anders der Kliniker, der bisher die lokalen Symptome zu ausschließlich beachtet hatte.

Es ist wohl denkbar, daß bei Zusammentreffen verschiedener genannter Vorbedingungen ein Trauma ausschlaggebende Ursache sein mag, aber im allgemeinen ist die forensische und unfallmedizinische Bedeutung des Traumas nicht hoch einzuschätzen (Literatur bei RAAFLAUB).

Der Winkel der Anteflexion findet selten unterhalb des inneren Muttermundes Platz (ROKITANSKY, KLOB u. a.).

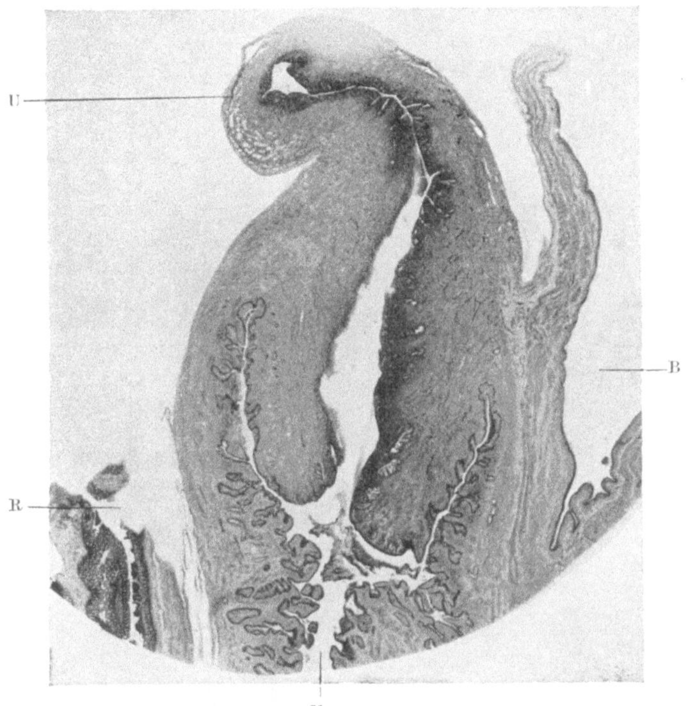

Abb. 27. Sagittalschnitt durch retroflektierten Uterus mit großer Zervix, Scheide und Blase von einer Neugeborenen. Vergr. 4 : 1.

Als Folge der Anteflexion gelten Atrophie und Verengerung der Uterushöhle an der Knickungsstelle, Stauung der Sekrete, venöse Hyperämie mit Ödem auch der Adnexe.

Anteversio uteri gravidi s. KÜSTNER.

Angeborene Anteflexion (BRESCHET 1822, GAIFAMI 1921) ist scheinbar selten, deshalb bilde ich in Abb. 26 einen Fall ab; es bestand zugleich Lateroposition, die Blase ist klein, das Corpus uteri lang, also mehrere Begünstigungen zugleich.

Die als „posthornförmiger Uterus" (H. FREUND, SIMONS) oder „schneckenförmiger Uterus" (BOSSI) beschriebene Anomalie ist nach K. HEGAR eine auf angeborener Schlaffheit und Länge des Isthmus beruhende spitzwinklige Anteflexio.

Die Retroflexio liegt auch mit der Knickstelle in Höhe des inneren Muttermundes (VELPEAU, ROKITANSKY, VIRCHOW) oder darunter (KLOB). Letzterer berichtet über einen sehr seltenen Fall von Beugungswinkel im Korpus. Eine spitzwinklige Abknickung wie bei Anteflexion ist hier seltener. Die Stelle der Einbeugung liegt meist in Höhe des inneren Muttermundes, selten weiter unten (Rokitansky).

Ungleiche Länge der Ligg. rotunda soll nach Klob und Rigby eine seitliche Verrückung des retroflektierten Korpus bedingen.

Der anatomische Befund am Uterus ist nicht einheitlich; während Orth im Knickungswinkel bei Retroflexion die Uteruswand in einem Falle dick fand,

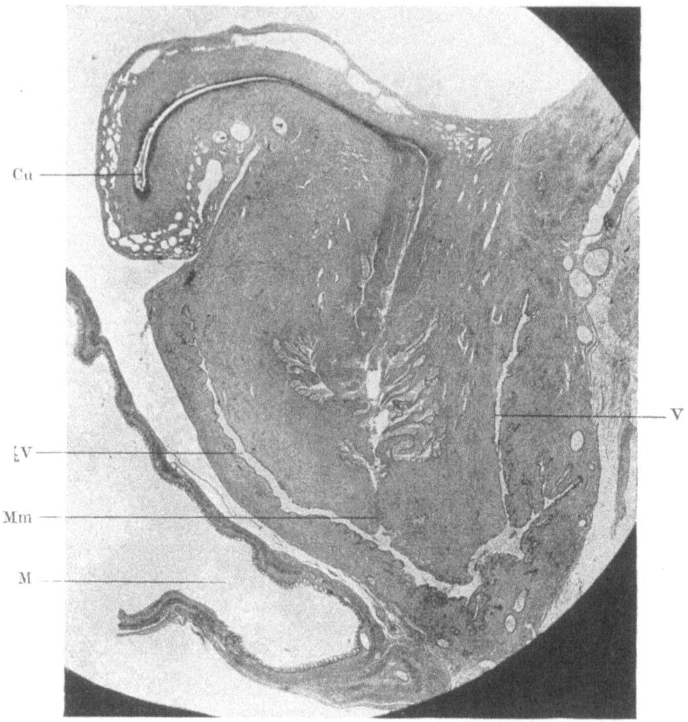

Abb. 28. Retroflexio uteri vom Neugeborenen im Sagittalschnitt mit Vaginalgewolbe bei stark erweitertem verdunntem Mastdarm M. Der Druck des Darmes hat die vordere Wand des Uterus ebenso wie die ubrigen Bauchorgane atrophisch gemacht. Cu Corpus uteri. V Vagina. Mm außerer Muttermund. Photograph. Vergr. 4 : 1.

wird sie hier oft verdünnt, atrophisch, bindegewebig genannt. Im frischen Zustande ist der Uteruskörper durch Ödem teigig geschwollen.

Der Uteruskörper wird in der Folge verdickt durch Bindegewebswucherung infolge der Stauungshyperämie, bei Abknickung der Zervix Stenose, Atresie mit ihren Folgen. Druck auf die Ureteren mit Harnstauung, Gangrän der Rekto-vaginalwand mit Prolaps des retroflektierten Korpus (Rokitansky) sind seltenere Folgezustände. Druck auf Darm und Blase sowie Blutungen sind die häufigsten Erscheinungen.

Die angeborene Retroflexion gilt als selten. Der erste Fall stammt von Saxtorph (1775), dann Lee (1849), Winckel (1873), C. Ruge (1878), Gai-fami (1921).

Leichte Grade von angeborener Retroflexio corporis uteri sah ich in vereinzelten Fällen. In einem Falle (Abb. 27) liegt die Beugestelle ziemlich hoch; das Korpus wie so häufig klein im Vergleiche zur Zervix. Im anderen Falle (Abb. 28) ist das Corpus uteri scharf nach hinten geknickt; die Knickstelle liegt hier tiefer; die außerordentliche Mastdarmfüllung war Ursache der Retroflexion und der Kompressionsatrophie der vorderen Uteruswand im unteren Teile. Ferner sah ich eine Retroflexio bei einem Kind von 3 Wochen; ähnliches s. bei SPENCER.

Eine besondere Retroflexion beim Neugeborenen erwähnte ich schon bei den angeborenen Formfehlern (s. S. 39), sonderbar dadurch, daß die äußere Uterusform nicht im Einklange steht mit der Biegung und Knickung der Uteruslichtung. THÜME (1919) sammelte 155 Fälle von Retroflexio uteri gravidi.

Lateroflexion ist selten (MECKEL, TIEDEMANN), die Ursachen fallen mit denen der Lateroversion zusammen; angeboren soll sie nach VIRCHOW infolge der Kürze eines Lig. latum vorkommen. Kombination mit den Retroflexionen s. o.; auch solche mit Schiefgestalt des Uterus wird erwähnt (ROKITANSKY).

Der Knickungswinkel liegt ebenfalls am inneren Muttermund. Die angeborene Lateroflexion wird zuerst von MECKEL erwähnt.

Anomalien der Position oder Lage des Uterus.

Die Abweichungen der Position des Uterus im ganzen parallel zu seiner Achsenlage nach vorne, hinten oder seitlich, die Ante-Retro-Lateropositio uteri wird durch abnorme Füllung der Nachbarorgane, Hämatozele, Tumoren, Parametritis oder Perimetritis mit Exsudaten und Adhäsionen hervorgerufen. Das Exsudat wirkt wie die erstgenannten Ursachen verdrängend, also nach der gesunden Seite, die spätere Schrumpfung wie die Adhäsionen durch Zug nach der kranken Seite.

Rechtsseitige Lateroposition, durch die normale Lage des Rektum bedingt, tritt sehr häufig schon in den letzten 3 Monaten des Fötallebens in Erscheinung, manchmal in sehr starkem Grade, so daß eine starke Ungleichheit der Mutterbänder als Folgezustand betrachtet werden muß.

Die alte Bezeichnung „Obliquitas uteri quoad situm" wurde von TIEDEMANN und KLOB aufgegeben zugunsten der „Extramedianlage", Situs uteri extramedianus. Die extreme Lateroposition nimmt der einhörnige Uterus ein und der Uterus bicornis mit rudimentärem Nebenhorn. Seltener liegt der Uterus nach links verlagert. Die mehr mediane Uteruskante ist bei jeder Lateroposition nach hinten gedreht. Die Portio liegt exzentrisch, so daß ungleiche seitliche Scheidengewölbe gefunden werden, was von MIKSCHIK als Ursache der Verlagerung angesehen wurde (KLOB).

Eine andere angeborene Ursache der seitlichen Verlagerung sieht BROMANN in der ungleichen Breite der Urogenitalfalten; hier wird Folge und Ursache verwechselt. Seitliche Uteruslage fand ich bei Föten von 17 cm Körperlänge an mit zunehmender Häufigkeit stets verursacht durch den Dickdarm; bemerkenswert ist hierbei die sehr ungleiche Entfernung der beiden Ureteren von dem Uterus.

Die Kenntnis solcher angeborener Befunde läßt sich nicht leicht auf Erwachsene beziehen. FORNERO deutet bei einer alten Frau eine Lateropositio uteri mit Schiefstellung der Blase und Vagina als angeboren und sieht die Kürze der Bänder auf einer Seite als die Ursache an. In solchem Falle müßte die narbige Verziehung genauestens berücksichtigt werden.

Die Anteposition fand ich bei starker Rektalfüllung öfter bei Atresie des Darmes, ausnahmsweise auch ohne diese bei zähem Kote in den letzten zwei

Monaten des Fötallebens, dagegen Retroposition durch abnorme Blasenfüllung in zwei Fällen schon bei Föten von 10 und $10^1/_2$ cm Kopffußlänge, davon einmal mit Anteflexio.

Elevatio, Deszensus, Prolapsus.

Die Position des Uterus kann auch nach oben und unten, also in der Höhenlage verändert sein; die Elevation über das kleine Becken hinaus wird durch abnormen Gehalt in letzterem bedingt, Hämatokolpos, Exsudate, Tumoren, auch Uterusmyome und anderes. Das Gegenteil davon, der Deszensus und Prolaps, hat die Gynäkologen viel beschäftigt. Die wesentlichsten Punkte waren nach VIRCHOWs ausführlichen Zitaten bereits BARTHOLIN, RUYSCH und besonders MORGAGNI bekannt.

Beim Deszensus verbleibt der Uterus im Absteigen noch innerhalb der Vagina, beim Prolaps ragt er zum Teil „incompletus" oder gänzlich „completus" aus der Vulva hervor. Ein Pseudoprolaps wird durch Elongatio colli et isthmi bei normaler Korpusstellung durch Scheidenprolaps hervorgebracht; diese Elongatio colli fand VIRCHOW als erster bei einer Frau, die vorher wiederholt echten Prolaps des Uterus gehabt hatte. — MORGAGNI sah Elongatio colli ebenfalls mit sehr geringer Senkung des Uterusfundus.

Der angeborene Prolaps.

Der sog. „angeborene" Prolaps ist bei der Geburt noch nicht vorhanden, deshalb beanstandet RADEWANSKA mit Recht die Bezeichnung. Der Prolaps tritt zuweilen einige Tage nach der Geburt auf, doch ist die bei Säuglingen beobachtete Anzahl verhältnismäßig gering. Beim „angeborenen" Prolaps besteht allerdings schon die hauptsächlichste Vorbedingung; die Auslösung erfolgt durch den Druck der Bauchpresse.

Der „angeborene" Prolaps wurde zuerst von BREISKY (1886) der zu schwachen Entwicklung der Beckenbodenmuskulatur zugeschrieben. Es hat sich aber später (NUSSBAUM, DOLÉRIS, KRAUSE, HEIL u. a.) herausgestellt, daß alle Fälle mit Ausnahme eines von RADWANSKY mit Spina bifida lumbalis einhergehen. Seltenere Begleiterscheinungen sind Spaltbecken, gleichzeitiger Vorfall der Blasen und Mastdarmschleimhaut (BREISKY, NEDELSKY), ferner bei Jungfrauen Lumballordose und Enteroptose (ROSENTHAL) allgemeine körperliche und geistige Minderwertigkeit (KEPLER, RECLUS).

Die kongenitale Anlage Spina bifida bei Prolaps macht sich oft erst in späteren Jahren geltend (VEIT, LATZKO, BÜRGER, HALBAN und TANDLER). EBELER und DUNCKER, welche 16 Fälle von „angeborenem" Prolaps zusammenstellen, behaupten, daß von den Frauen mit Uterusprolaps 82,14% eine Spina bifida occulta haben. HEYNEMANN läßt nur 5% gelten, da die Deutung der Röntgenbilder irrig sei.

Über Prolaps im Kindesalter, 15 Fälle bei Neugeborenem, 7 bei älteren Mädchen s. BENNECKE. NOYES (1927) ein Fall beim Neugeborenen.

Beim „angeborenen" Prolaps werden folgende anatomische Einzelheiten geschildert. Aus dem weiten Scheideneingang ragt die dicke Portio mit dem umgewendeten oberen Teil der Scheide heraus. Der Mutterhals wird als hypertrophisch geschildert, die Uterushöhle als erweitert. Die Ligamente sind schwach (HEIL), der Douglas (Excavatio recto-uterina) tief (HEIL), die Flexura sigmoidea (RUSSELL) und das Coecum (BÜRGER) stehen tief, ebenso die Nieren. Von der Muskulatur wird der M. psoas als schwach entwickelt bezeichnet (HEIL), ebenso der M. levator ani, den BÜRGER als degeneriert bezeichnet hat. Die „Atrophie" der Beckenbodenmuskulatur wird von GRAFF der Innervationsstörung bei

Spina bifida zur Last gelegt, sie ist zwar nach KERMAUNER noch nicht mikroskopisch erwiesen, GRAFF gibt jedoch an, die Querstreifung der Muskeln habe gefehlt.

Im späteren Leben erworbener Prolaps.

Ätiologisch werden in der früheren Literatur die lokalen Bedingungen behandelt, die moderne Strömung findet mehr Genüge darin, die lokale Schwäche als Folge einer allgemeinen Minderwertigkeit, der „Konstitutionsanomalie" zu betrachten. Bei der allgemeinen Asthenie ist eine Insuffizienz des Bindestützgewebes vorhanden; beim Infantilismus führt die geringe Weite der Geburtswege zu Rissen (JASCHKE, REIFFERSCHEID und KABOTH). GRAFF geht in der Betonung der „endokrinen" Konstitutionsanomalie, insbesondere „Asthenie" so weit, der Zahl der Geburten keine besondere Bedeutung beizumessen und die an sich gewiß richtige Anschauung mit der Behauptung zu übertreiben, daß eine wirklich gesunde Frau keinen Prolaps bekomme. Sollte nicht auch die vom Vater ererbte Anlage zu einer mit den Geburtswegen einer kleinen Frau im Mißverhältnis stehenden Kopfgröße des Kindes führen, und kann eine kleine Frau nicht von Haus aus „wirklich gesund" sein? Als eine unvorteilhafte Teilerscheinung der Asthenie und des Infantilismus wird von FLATAU die zu geringe Beckenneigung angegeben.

Der später erworbene Vorfall ohne Spina bifida meist nach Geburt und bei älteren Frauen wird von SIMS, B. S. SCHULTZE, KÜSTNER als Folge der Retroversioflexion, also ätiologisch mit ihr gleich erachtet.

Auch WALDEYER hebt neben der Bedeutung aller Befestigungsmittel des Uterus, von denen er die Scheide, den Beckenboden, die Blutgefäße mit den festeren Bindegewebszügen an erster Stelle nennt, auch die normale Unterstützung des antevertierten Uterus durch die Blase hervor. Die Uteruslängsachse stellt sich in der Richtung gegen den Hiatus vulvae ein. Diese Ansicht der ebengenannten Autoren tritt heutzutage wieder stark in Wettbewerb gegen die etwas einseitigen Theorien neuerer Autoren; FEYERABEND erklärt sie sogar für die zur Zeit wieder vorherrschende. Trotz hervorragender anatomischer Arbeiten ist die Lehre vom Prolaps gegen früher nicht wesentlich verandert.

Als prädisponierende Momente standen stets im Vordergrunde der Diskussion die Nachgiebigkeit des Beckenbodens und die Schlaffheit der Ligamente und Dehnbarkeit der Vagina (KIWISCH, KLOB, KOCKS, MACKENRODT u. a.), zu denen sich besondere Weite des kleinen Beckens und geringe Neigung desselben und als direkte Veranlassung „abnorm starke Wirkung der Bauchpresse" u. a. gesellen.

Schon bei ROKITANSKY wird der rasch auftretende Prolaps besonders nach Entbindungen bei Erschlaffung der Scheide, etwaige Dammrisse, Verlängerung der Uterusligamente unter Einwirkung der Bauchpresse u. a. unterschieden vom allmählich unter Vorgang der Scheide eintretenden „konsekutiven" Prolaps; ebenso bei KIWISCH. Die Bedeutung der Dammrisse wurde namentlich von SCANZONI hervorgehoben. Die Schwache des Levator ani sowie der Musc. perinei und besonders der Fascia pelvis hielt ASCHWELL für die Hauptursachen.

VIRCHOW legt die größte Bedeutung für die Befestigung des Uterus dem Bandapparat bei und beruft sich auf HOHL, daß der Uterus nicht seinen Halt verliere, wenn man die Scheide ausschneide, die Zervix sei daher der eigentliche Träger des Uterus. Mit Recht wird das Experiment HOHLs an der Leiche für unmaßgeblich erachtet von WALDEYER u. a. Neuerdings stehen sich die Ansichten unnotigerweise schroffer gegenuber mit zwei hauptsachlichen Vertretern. Der Mechanismus des Prolapses wird von HALBAN und TANDLER hauptsachlich durch den mangelnden Widerstand der Beckenbodenmuskulatur gegenüber dem inneren Drucke erklart, ganz besonders soll durch Zerreißung der medialen

Ränder des Levator ani der Widerstand des Hiatus genitalis preisgegeben werden; sie vergleichen wie schon früher HART den Prolaps mit den Hernien.

Dagegen legt ED. MARTIN wieder dem bindegewebigen Haftapparat an der Cervix uteri die größere Bedeutung bei; dieser werde beim Prolaps atrophisch gefunden. Andere Autoren heben die Wichtigkeit der Ligamenta sacrouterina (VIRCHOW) wieder besonders hervor (SELLHEIM, WAGNER, SIPPEL), H. FREUND die der Lig. lata. MEYER-RÜEGG schließt sich E. MARTIN an; die Parametrien sind die wichtigsten Haftapparate. — Die verschiedenen Ansichten sind nicht unvereinbar (SCHAUTA, WALDEYER, MENGE, V. FRANQUÉ, LIEPMANN); JASCHKE faßt sie sogar als untrennbare Einheit in der Ätiologie auf.

SELLHEIM hält den Bandapparat nur ausnahmsweise befähigt den Uterus allein zu stützen; in einer neueren Arbeit (1924) nennt er ihn den fakultativen Stützapparat im Gegensatz zum obligatorischen Muskelstützapparat.

Als seltenere Ursache gilt auch heute noch (KÜSTNER) primäre Portiohypertrophie, die bei den älteren Autoren (s. C. SCHRÖDER) eine größere Rolle spielte.

Nach TH. SCHULTZ ist der Musc. levator ani als Verschließmuskel des Beckenbodens gar nicht so wichtig wie der Musc. pubo rectalis. In der Ätiologie wird man dem geschwächten Beckenboden den größeren Einfluß bei den „konsekutiven" Prolapsen (ROKITANSKY) einräumen müssen; dagegen bei den primären Uterusprolapsen mit nachfolgender Scheide dem geschwächten Bandapparate. Es versteht sich, daß beide Bedingungen vereint auftreten können. — Als Ursachen der Erschlaffung der Muskulatur und des Bandapparates gelten außer den mechanischen Schädigungen auch allgemeine Ernährungsstörungen, senile Atrophie, neuerdings Unterernährung (JAWORSKI, SCHIFFMANN), konstitutionelle Anomalien (SELLHEIM, SCIPIADES).

Nach vergleichenden Untersuchungen von H. KÄSTNER (1927) ist die Haut und Unterhaut am Perineum der Schwangeren viel mehr aufgelockert als sonst, die Gefäße sind weicher, die Muskulatur ist stärker und reicht näher an die Oberfläche. Bei Zerreißungen heilen die Muskelbündel nicht mehr zusammen wie vorher, und gerade der Erhaltung der Muskulatur sei besonderer Wert beizumessen.

SCIPIADES stellt restlos alle einzelnen Organ- und Gewebeteile zusammen, deren Schädigung unter den aufgezählten weiteren Bedingungen, besonders Druck zum Prolaps führen. Es ist wohl einleuchtend, daß alle Gewebe und Organe des Beckens und Beckenbodens zur Tragfähigkeit zusammenhalten müssen. Besonderen Wert legt SCIPIADES auf die Feststellung, daß der kahnförmige Beckenboden doppeldeckig sei, durch lockeres Fettbindegewebe federe, daß die Muskelfaszienwände an den drei Ausführröhren jalousieartig schräg aufgestellt seien, ferner daß die 3 Öffnungen in verschiedenem Niveau und verschiedenen Gewichtslinien lägen und daß die Fettkeile der Fossae ischiorectales gut entwickelt. In allen Teilen kann einzeln oder zugleich ein Defekt zur Gleichgewichtsstörung führen.

Als Folgen stellen sich heraus: der Uteruskörper meist verdickt außer bei senilen Frauen liegt retroflektiert. Der Prolaps zieht auch die Blase und den Mastdarm in Mitleidenschaft (s. u. Krankheiten der Vagina), ferner die DOUGLAStasche, die Bänder und Adnexe; hierdurch und durch Stauung kann er große Ausdehnung einnehmen, z. B. bei einer Kranken KÖNIGSBERGERs 46 cm Umfang bei 37 cm Länge. — Seltener folgt Gangrän bei Umschnürung durch die enge Scheide; ältere Literatur s. bei MEISSNER, neuere bei F. HEYMANN. Tödlicher Ausgang infolge Gangrän, Peritonitis u. a. ist recht selten (Lit. bei BÖHM).

Der Zug der Scheide kann auch voraufgehen und allmählich den Uterus herabzerren. Dieser Zug wirkt auf die Zervix verlängernd ein, „Elongatio colli" (MORGAGNI, KIWISCH, VIRCHOW), die ASCHOFF insbesondere der Beteiligung des Isthmus zuschreibt; meist geht sie auf Kosten der Dicke der Zervix vor sich, zuweilen ist sie aber hypertrophisch (Abb. 29), wie die genannten älteren Autoren schon wußten. VIRCHOW hält die Zerrung des Uterus beim primären

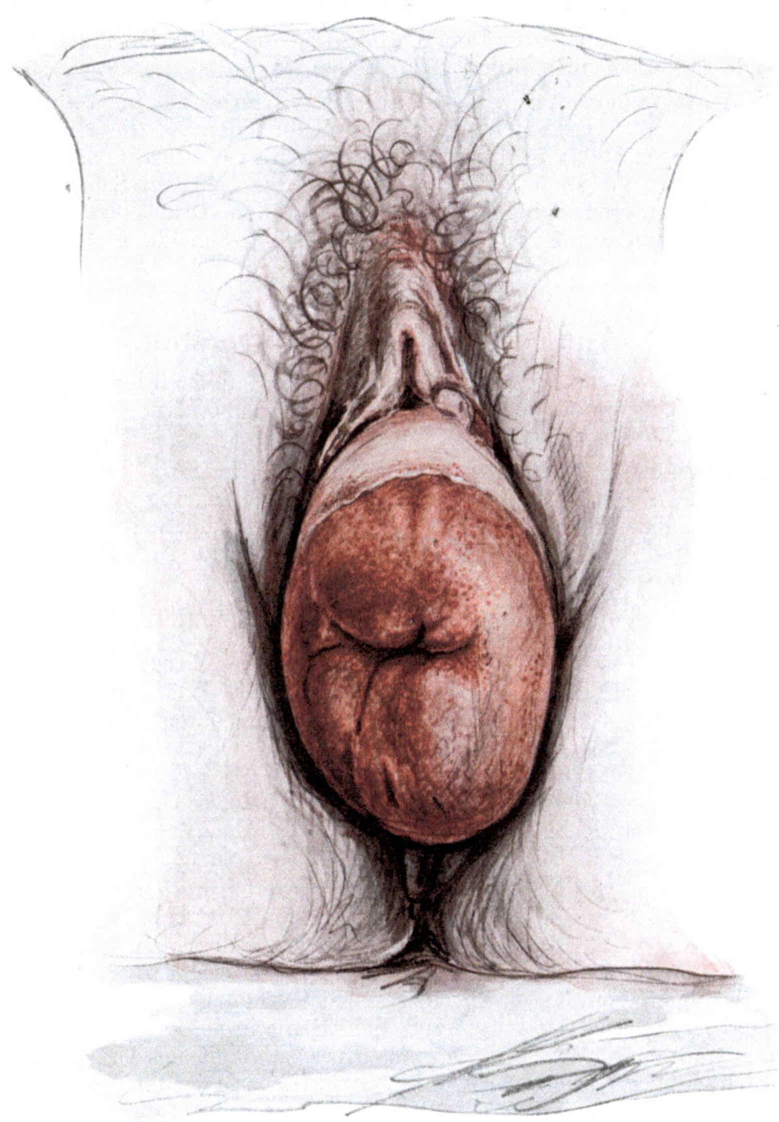

Abb. 29. Prolaps des Uterus einer 67jahrigen Frau mit Verlangerung, starker Verdickung und Erosion der Portio vaginalis. (Zeichnung von CARL RUGE.)

Scheidenvorfall für selten und unbedeutend. HALBAN und TANDLER sehen die Elongatio colli mit Prolaps der hinteren Scheidenwand als eine intraabdominelle Druckwirkung bei abnorm tiefem Douglas an, während KÜSTNER, MARTIN u. a. Metritis und Odem als Grundlage bezeichnen; jedenfalls kann dieser auch „Hypertrophie" genannte Zustand wieder verschwinden.

Die vorliegende Portio wird durch äußere Schädigungen erodiert, geschwürig, teils epidermisiert. Die Umstülpung „Eversion" kann dagegen nicht gut als Prolapsfolge gelten, wie oft behauptet wird. Die Kombination mit Inversion s. w. u. — Literatur über Prolaps des schwangeren Uterus s. b. SEITZ 91 Fälle, FINDLEY (1912) 140 Fälle.

Gangrän des Uterus, Infektion, Peritonitis, Sepsis führen in seltenen Fällen zum Tode (Literatur bei BÖHM 1925).

Eine ganz andere Art von Prolaps des Uterus ist in wenigen Fällen, neuestens von M. HENKEL beschrieben worden, der auf die ältere Literatur (s. b. Rosenberger 1909) hinweist. Bei Retroflexio uteri kommt es in der Schwangerschaft zu einer Senkung, Prolaps der hinteren Scheidenwand mit Nekrose des hinteren Scheidengewölbes durch den Druck des inkarzerierten Uterus, der dann durch Einriß der nekrotischen Scheide hindurch mitsamt den Eierstöcken bis vor die Vulva austritt. —

Anomalien der Uterusversion.

Früher wurden die Bezeichnungen „Version" und „Flexion" gleichsinnig angewandt; auch sprach man von „Reflexion" (s. b. KLOB). Die ältere Geschichte s. b. WINCKEL.

Bei BIRCH-HIRSCHFELD heißt die Versio „Beugung" und die Flexion „Knickung". Allgemeingültig ist dagegen die Neigung = Versio und die Beugung = Flexio geworden. Der Ausdruck Neigung sollte einerseits einen geringeren Grad von Beugung bedeuten, nämlich die Aufgabe der normalen Flexion zugunsten der Streckstellung, andererseits die abnorme Wendung des Uterusscheitels nach vorne, hinten oder rechts und links. Die Begriffserklärungen der Autoren gehen insofern weit auseinander als sie zum Teil die Streckung der Achse in den Vordergrund stellen (ED. MARTIN 1870). SCHRÖDER 1874, BRAUN v. FERNWALD 1881, FRITSCH 1881, WINCKEL 1886, FEHLING 1893, POZZI 1892), während sie von anderen gering bewertet wird (KLOB 1864, B. S. SCHULTZE 1881, BIRCH-HIRSCHFELD 1887, ORTH 1893, GEBHARD 1899, KÜSTNER 1907, FRANKL 1914, ASCHOFF 1917). Bei SCHULTZE, ORTH, GEBHARDT, KÜSTNER werden sogar Versionen mit gebeugter Uterusachse besprochen in gleicher oder entgegengesetzter Richtung mit der Version. BIRCH-HIRSCHFELD bezeichnet den Hals — Körper — Winkel als normal.

Die von allen Autoren anerkannte Ortsveränderung der Zervix und Portio gilt als wesentlich nur in den Erklärungen von ROKITANSKY (1861), HUETER 1871, HEITZMANN 1891 und KÜSTNER. Da sich die Versionen von den Flexionen nur durch Beteiligung der Zervix an der Ortsveränderung unterscheiden, so sind die Erklärungen von KLOB, ORTH, ASCHOFF vorzuziehen, welche die Winkelstellung der Uteruslängsachse zur Scheidenlängsachse betonen. Fast alle Autoren sind einig über eine gewisse Unbiegsamkeit des Uterus, eine Starre seiner Längsachse, welche meist durch Strukturveränderung im Uterus bedingt ist, aber auch zuweilen ohne diese mit gleicher Wirkung erreicht wird, wenn das Korpus und die Zervix durch zwei in entgegengesetzter Richtung so gleichmäßig wirkende Kräfte verlagert werden, daß die Uterushaltung unbeeinflußt bleibt. In anderen Fällen muß die Biegsamkeit verringert sein. Die in diesem Falle im Uterushalse oder Isthmus nicht ausführbare Flexion wird automatisch in das Scheidengewölbe verlegt; die anormale Version ist dann Flexionsersatz.

Die Starrheit wird von einzelnen Autoren als Voraussetzung der Versionen (SCHRÖDER, FEHLING), von POZZI sogar als „Hauptursache" der Anteversion bezeichnet, während andere Autoren nur sagen, daß die normale Starrheit nicht abgenommen haben dürfe (KLOB, BIRCH-HIRSCHFELD). Die Uterusstarre wird jedoch meist entweder gar nicht kausal bewertet oder als Folgezustand betrachtet, so daß sie für das Zustandekommen der Versionen nicht von so großem Einflusse ist, um sie zu den Hauptursachen rechnen zu dürfen.

Versionsanomalien sind demnach Stellungsabweichungen der Zervix, selten des ganzen Uterus. Die Versionsanomalien betreffen die Neigung der Zervixlängsachse zur Scheidenlängsachse, mit Neigungen und Beugungen des Korpus meist in entgegengesetzter Richtung, selten bei normalerhaltener Anteflexio corporis; bei dauerndem Bestande verbunden mit Verlust der Biegsamkeit.

Versionsanomalien betreffen die Neigung der Längsachse des Korpus und Zervix, also der Uteruslängsachse zur Scheide im Sinne des einarmigen Hebels nur in dem äußerst seltenen Falle der Portiofixation innerhalb der Vagina bei aufgehobener Uterusbiegsamkeit.

Statt Versio könnte man besser Declinatio sagen, weil dieses einen Zustand bedeutet, während ersteres ein Geschehen, eine Bewegung, das Hin- und Herwenden bedeutet.

Eine Retroversio flexio uteri ist eine Retroflexio corporis cum anteversione cervicis. Bei gestreckter Uterusachse spreche man von Retroversio corporis cum anteversione cervicis und von Anteversio corporis cum anteversione cervicis. Nach Übereinkunft ließe sich auch abkürzen „Anteversio" und „Retroversio corporis", worin die entgegengesetzte Zervixversion einbegriffen wäre. Dann bliebe für die alleinige Zervixdeviation des normal anteflektierten Uterus die Bezeichnung Anteversio und Retroversio cervicis cum Anteflexione corporis übrig, kurz die isolierten Zervixversionen.

Als Ursachen der Uterusstarrheit werden Adnexentzündung, Pelveoperitonitis, Ernährungsstörung, „Metritis" und „Endometritis" angegeben; Parametritis posterior (SCHULTZE), Parametritis atrophicans (W. A. FREUND) kann ebenfalls die Uterushaltung fixieren. — Als kongenitale Ursachen gelten Entwicklungshemmung wie mangelhafter Deszensus mit Bänderverkürzung (KÜSTNER) und allgemeine Entwicklungsanomalien (SELLHEIM).

Bei einem Neugeborenen fand ich den Uterus infolge einer ungeheueren Ausdehnung der Vagina völlig auf den Kopf gestellt.

Der gelenkstarre Uterus wird verdrängt durch Harn und Kotverhaltung; ebenso mechanisch wirken die Schwere des Organs in Rückenlage, schlaffe Bauchdecken; wie denn die Bedingungen der Versions- und Flexionsanomalien meist zusammenfallen. Die Lateroversion kommt kaum ohne Torsion vor, die Adnexe einer Seite sind dabei oft am Boden der DOUGLAStasche befestigt; auch Tumoren wirken auf die Seitenneigung ein.

Die „Anteversio uteri", unsere „Anteversio corporis cum retroversione cervicis" gilt als selten im Vergleich zur „Retroversio uteri".

Bei der häufigsten Versionsanomalie, der Retroflexio corporis cum anteversione cervicis (sonst Retroversio flexio uteri genannt) ist in höheren Graden die Uteruswand stark gedehnt, außerdem nach oben gezogen, so daß das vordere Scheidengewölbe kürzer wird, das Peritoneum außergewöhnlich weit vorne hinabreicht, dagegen das hintere Scheidengewölbe vertieft erscheint. Auch werden die als ätiologisch bezeichneten Erscheinungen verschlimmert.

Von besonderer Bedeutung ist das ganze Kapitel, namentlich die letztgenannte Anomalie für die Geburtshilfe; Druck auf die Blase, Urämie (BAMBERGER), Einklemmung, Gangrän des Uterus, Gangrän der Blase, Perforationen der Vagina, des Rektum. Der retrovertierte schwangere Uterus soll sogar unter

Durchbrechung des Peritoneums und der hinteren Scheidenwand mit dem Scheitel zwischen den großen Labien erschienen sein (FRORIEP, GRENSER, MAYER, s. b. ROKITANSKY und KOLB).

Rotation und Torsion des Uterus. Achsendrehung.

„Rotation" = Längsachsendrehung des Uterus im ganzen mit dem Drehpunkt in der Scheide im Gefolge von Entzündungen unterscheidet sich von der „Torsion" des Uterus mit der meist durch Tumoren bedingten Drehung im Bereiche der Zervix bzw. des Isthmus. Torsion mit Atrophie im gedrehten Teile, Hämatometra usw. s. u. Myomen.

Die erste anerkannte Beschreibung einer Uterustorsion wird VIRCHOW (1863) zugeschrieben (OLSSON). Die Namengebung ist nicht einheitlich. Der Name Achsendrehung oder Längsachsendrehung der Gebärmutter kann dahin verstanden werden, daß sie sich um ihre Längsachse als Ganzes dreht, dafür ist der Name „Rotation" gebräuchlich. Ist aber die Längsachse verdreht, so spricht man von Torsion, also besser Längsachsenverdrehung; „dem Uterus ist der Hals abgedreht" (s. KÜSTNER), während bei der Rotation nur ein Frontwechsel der Gebärmutter im ganzen stattgefunden hat. — Die Torsion (Achsenverdrehung) ist bei Uterustumoren meist Myomen wegen der unmittelbaren Angriffsweise im allgemeinen viel stärker als infolge von Eierstocksgeschwülsten.

Die gedrehte Zervixpartie kann zu einem dünnen Stiel werden (z. B. Fall RUPPERT) und vollständig abreißen (JENTTER 1928).

Während der Gravidität wird öfters Torsion des Uterus im Isthmus nach rechts mit spitzwinkliger Anteflexion beobachtet (OLSHAUSEN, A. MARTIN, KÜSTNER). SCHINDLER hält den Uterus gravidus mit rudimentärem Nebenhorn für prädisponiert.

Hysterozele. Hernia uteri.

Verlagerung des Uterus in Bruchsäcke, auch Hernia uteri genannt, wurde schon beim Uterus bicornis erwähnt; auch der einfache Uterus kann dem Zuge der Adnexe in den Leistenbruch folgen, meist als angeborenes Leiden; ferner wird Hernia cruralis dorsalis s. ischiadica, obturatoria, umbilicalis und ventralis bei KLOB erwähnt, von dem jedoch die Hernia ischiadica und obturatoria nicht vor der Kritik bestanden haben. Literatur bei KÜSTNER. Als schwere Komplikation der Hysterozele ist Gravidität wiederholt beobachtet worden. — Literatur bei LEGUEU et RUIS, CRANWELL, SPERLING, MAKAS 1910, KÜSTNER 1917, MOTILOFF 1929.

Unter den Mißbildungen habe ich oben schon einen in der Hernia inguinalis nur halbseitig ausgebildeten Uterus erwähnt, den MOTILOFF genauer beschreiben wird und gebe aus seiner Dissertation folgende Literatur wieder:

I. Mißbildeter Uterus im Bruchsack.

Im folgenden gebe ich die Literaturstudie meines Schülers MOTILOFF (Dissertation 1929) wieder, weil dieses Gebiet namentlich bei Erwachsenen mehr Beachtung verdient. —

Es zeigt sich, daß unter den Fallen von Hernie des mißbildeten Uterus sehr oft Atresie oder völliger Defekt der Scheide vorhanden ist.

In einem Fall (BIRNBAUM) ist die Vagina zwar vorhanden, es fehlen aber die Portio und der Muttermund In den anderen 7 Fallen fehlt die Vagina vollkommen (BLAIR-BELL, DEUTSCHMANN, NYSTRÖM 1, NYSTRÖM 2, ROUX, SGAMBATI, SCHWARTZ). In den anderen

10 Fällen ist sie atretisch (DE LA TORRE, FERGUSON, DIEDERICH, EUNICKE, LABADIE-LAGRAVE, LATTERI, LEOPOLD, PERONDI, ROBINSON, ROUFFART), wobei sie im Fall EUNICKE nur als Blindsack angedeutet ist, zweifingergliedlang, bei LABADIE-LAGRAVE = 6 cm, LEOPOLD = 3 cm lang.

(In dem letzteren Fall machte die Vertiefung den Eindruck, als ob sie durch die Versuche der Kohabitation während der 8 jährigen Ehe entstanden wäre — so, daß wir wohl von einer Aplasie des Organs sprechen dürfen.)

Der Uterus selbst zeigt ebenso verschiedene Veränderungen, welche als echte Mißbildung gedeutet werden dürfen.

In einem Fall (DE LA TORRE) ist der Uterus infantil (26 Jahre alte Frau).

Einfacher rudimentarer Uterus = 4 Fälle (DEUTSCHMANN, FERGUSON, LABADIE-LAGRAVE, PERONDI).

In 14 Fällen handelt es sich um eine Verdoppelung des Uterus.

In 5 Fallen (LEOPOLD, MORROW, MARET, OLSHAUSEN, MAGNANINI) befand sich im Bruch ebenso nur eine Hälfte eines Uterus bicornis.

In 4 Fällen (MAKKAS, ROUX, SGAMBATI, WERTH) handelt es sich um eine bilaterale Leistenhernie mit je einem Horn eines Uterus bicornis in jeder Seite, wobei im Falle MAKKAS das eine (rechte) Horn rudimentar und solid ist; im Falle ROUX ist die Mißbildung des Uterus mit Aplasie der Vagina und sehr kurzem Ligamentum rotundum kombiniert. Im Fall SGAMBATI ebenfalls Aplasie der Vagina und außerdem Atrophie des Uterus selbst. Bei WERTH kombiniert sich die Mißbildung mit allgemeinem infantilistischem Habitus.

In 3 Fallen (MASCHKA, NASI, NYSTRÒM 2) handelt es sich um eine unilaterale Hernie und Uterus bicornis mit einem rudimentaren Horn, wobei im Bruch nur das letztere sich befand. (Im Fall NYSTRÖM ist die Uterushohle zwar vorhanden, aber nur punktformig beim Schnitt durch den Fundus angedeutet.)

In einem Fall (BLAIR-BELL) betreffend Uterus bicornis liegen die beiden rudimentaren Uterushorner in einem Bruchsack.

In einem Fall (SCHWARTZ) handelt es sich um eine bilaterale Hernie mit je einem Uterushorn eines Uterus biconis rudimentarius solidus in jeder Seite, wobei in der rechten Leistenhernie ein solides Uterushorn mit entsprechenden Adnexen und Lig. rot. sich befand, und links — nur ,,ein dicker rötlicher Strang, welcher sich in das Abdomen fortsetzte und aus glatten Muskelfasern bestand — keine Adnexe". Diese Bildung bezeichnet der Autor, als ,,eine Aberration des MÜLLERschen Ganges".

In 6 Fallen (BIRNBAUM, DIEDERICH, LATTERI, NYSTRÒM 1, ROBINSON, ROUFFART) liegt eine seltenere Mißbildung vor: Uterus unicornis rudimentarius solidus.

Im Falle ROUFFART hat der Uterus an der Seite, wo die Tube fehlt (rechts), eine bogenformige Biegung und besitzt die typische Gestalt eines Uterus unicornis, und außerdem ist das Ovar an der Seite, wo die Tube fehlt, vorhanden.

In den anderen 5 Fallen fehlten die Adnexe vollkommen (rechts: BIRNBAUM, LATTERI, DIEDERICH, links: ROBINSON, NYSTROM 1), wobei im Falle NYSTROM die Adnexe der Seite des Bruches (links) fehlten und im Bruchsack sich die Adnexe der entgegengesetzten rechten Seite befanden.

(Außer diesen 5 Fallen mit vollstandigem Fehlen der Adnexe an einer Seite soll der Fall SCHWARTZ nochmals erwähnt werden, da dabei ebenso die Adnexe an der Seite des ,,aberranten MULLERschen Ganges" fehlten.)

Was die Tube betrifft, so ist sie im Falle EUNICKE (linker Leistenbruch) rechts nur ,,als Ansatz angedeutet" und fehlt im Falle ROUFFART rechts, wie oben erwahnt, vollkommen. (Rechtsseitiger Bruch mit linken Adnexen! (vgl. NYSTROM).

In zwei Fallen (BIRNBAUM, LATTERI) ist die Tube lumenlos und besitzt keine Fimbrien.

In einem Fall — atretisch (NYSTROM).

In einem anderen Falle (LABADIE-LAGRAVE) links obliteriert, rechts nur am Ende verschlossen.

Eine seltene Variation bildet der zweite NYSTROMsche Fall, wobei die wohl ausgebildete, geschlangelte, am Ende mit Fimbrien versehene (rechte) Tube, welche im Becken verblieben war (im Bruch lag nur das rechte Nebenhorn), nicht unmittelbar von dem entsprechenden Uterushorn abging, sondern im Ligamentum latum, etwa 3 cm!! Entfernung von der äußeren Spitze desselben (vorgefallenen Hornes) begann. Das Ovar fehlte an dieser Seite.

(Vgl. Fall LABADIE-LAGRAVE — Bruch links — das rechte Ovar fehlt.)

II. Normal gebildeter Uterus im Bruchsack.

Vorerst mochten wir die 5 Falle (CRANWELL, OGE. CHAUPART und DESAULT, PARKER und den schon oben ausfuhrlich erwahnten Fall MULLER) ausnehmen, welche zwar sekundäre (im Sinne der Atrophie), aber sehr mächtige Veränderungen der Größe und Gestalt des Uterus zeigen.

Im ersten Fall handelt es sich um eine 43jährige Frau, im zweiten um eine 63jährige Frau. Der dritte Fall betrifft eine 50jährige Frau, wobei der Uterus in die Länge aufgezogen war, ebenso ist er „sehr schmal und elongiert"; in dem vierten Fall eine 41jährige Frau.

In den übrigen zu dieser Gruppe gehörigen Fällen handelt es sich: im Fall HEWITT um eine 49jährige Frau, Mutter von 9 Kindern, mit linker Leistenhernie, welche vor 16 Jahren nach einer Entbindung entstanden war, enthaltend nur einen Teil des Uterus, wobei im Bruchsack vorne ein mäßig großes Ovarialkystom lag.

Im Fall KRUG um eine 18jährige Frau mit einer (seit Kindheit bestehenden) linken Leistenhernie. Im Bruch befindet sich ebenso nur ein Teil des Uterus (Fundus mit Adnexen). Der Inhalt ist mit dem Bruchsack verwachsen. Die Uterusligamente waren sehr verlängert.

Im Falle LALLEMENT um eine 71jährige Greisin.

In den Fällen KRYMOW, PFANNENSTIEL — um eine Riesenhernie, enthaltend fast den ganzen Dünndarm. Coecum, Dickdarm (außer Colon descendens). Der Bruch war links.

Im Fall FARRAR um eine linke Leistenhernie bei einer 39jährigen Frau, welche seit einer Zeit bestand, enthaltend einen Teil des Uterus (Fundus) mit beiden Adnexen und Lig. lata.

Die Fälle HUDSON, CORNER, LAURENT, betreffen 4 Monate bis 1 Jahr alte Kinder, wobei in dem ersten dieser Fälle außerdem Intestinum im Bruchsack lag und es sich um eine recht ausgedehnte Hernie handelte.

Der Fall LUDINGTON NELSON betrifft ein 19 Monate altes Kind mit einem irreponiblen linken Leistenbruch (der Bruchsack — eng verwachsen mit den Bündeln des Musculus cremaster und des Infundibulum).

In den Fällen BRUNNER, BYLICKI, JOPSON, ROSENBERG, SOREL stellt sich in den Vordergrund das Gemeinsame, nämlich die Inkarzeration, welche im Fall BYLICKI besonders deutliche subjektive Erscheinungen verursachte (Ohnmachtsgefühl, starke Schmerzen), im Wochenbett, so daß die Entstehung des Bruches ohne weiteres auf Trauma (korperliche Anstrengung) im Wochenbett zurückgeführt werden konnte. Im Fall JOPSON war der Uterus bereits nekrotisch. Im Fall BRUNNER befand sich nur Fundus uteri mit linken Adnexen, aber außerdem auch Intestinum im Bruchsack, so daß es sich um einen gemischten und einen Teilbruch des Uterus handelte.

In den Fällen GERNEZ und LAMADIER, HILGENREINER, KRIUKOW, RIBEIRO lassen sich ohne weiteres nicht die für die Entstehung des Uterusleistenbruches verantwortlichen Momente nachweisen. — Doch ist z. B. im Fall HILGENREINER die Bildung des Bruchsackes, wie wir später sehen werden, typisch so, daß der ganze Vorgang, als Folge der großen Beweglichkeit des Beckenperitoneums, welches den Peritonealüberzug des Uterus bildete, erklärt werden konnte.

Das klinische Interesse dieser Fälle ist bedeutend. Verwechslung des Geschlechts ist dabei vorgekommen; auch Pseudohermaphroditismus.

Soweit die Angaben MOTILOFFS. —

Depressio fundi, Inversio uteri. Invaginatio uteri.

Diese Veränderungen betreffen die Gestalt und Lage des Uterus zugleich. Zusammenstellungen der Literatur s. b. FORBES (1852) 36 Fälle, SODEN (1852) 35 Fälle, THORN (bis 1911) und JONES (1903—1913), ferner BECKMANN, GOTTSCHALK, HEINRICIUS, WAHLGREN, OUI, BLANC et WIES, DE LINT. Nach REUSCH bestehen in der Weltliteratur der letzten 25 Jahre bis 1916 etwas über 600 Fälle puerperaler Inversion. ALBANOS 7 Fälle stammen aus einem Material von 52 000 Geburten.

Aus der neueren Literatur stellt MC CULLUM 233 Fälle zusammen; auch PHANEUF erwähnt einige Fälle aus der neueren amerikanischen Literatur. Die Unterscheidung einer akuten und chronischen Inversion ist zuweilen im Brauche.

Einstülpung des Uterus, Depressio fundi (BUSCH) und völlige Umstülpung, Inversio uteri, inkomplett bis zum äußeren Muttermund, komplett darüber hinaus, kommt außer bei Tumoren (meist Myomen 13 %) fast nur im Wochenbett (81,2 % nach THORN) vor, teils spontan, teils durch Zug an der Nabelschnur besonders bei Placenta accreta (MERRIMAN). Auch Myome zugleich mit Zug der Plazenta wirken gemeinsam. Im Gegensatz zu den meisten Angaben fand SCHNAPKA die Hinterwand eingesunken, an der die Plazenta haftete.

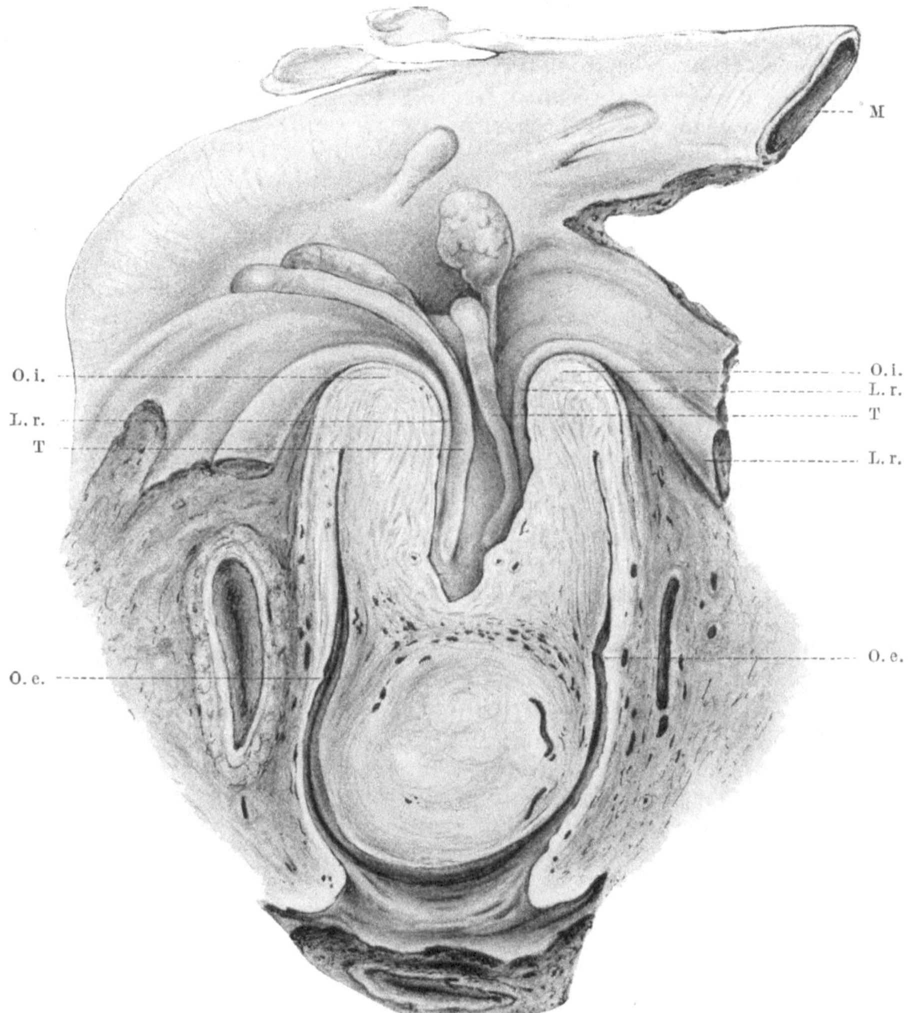

Abb. 30. Unvollkommene Inversio uteri im Frontalschnitte von vorn gesehen. Die Stelle der Umbiegung liegt am inneren Muttermunde (O. i.). Die Zervix ist von hier bis zum äußeren Muttermunde (O. e.) gedehnt. Ein Myom des Fundus uteri ragt jenseits des äußeren Muttermundes in die Vagina. Die uterine Halfte der Tuben (T. T.) und Ligg. rotunda (L. r.-L. r.) sind in den peritonealen Trichter des invertierten Uterus hineinbezogen. Oberhalb sieht man die Ovarien und lateralen Tubenabschnitte zum Teil. Dahinter der Mastdarm (M). (Zeichnung nach einem Obduktionspraparate unseres Institutes von CARL RUGE.)

In jedem Falle ist Erweiterung der Uterushöhle die notwendige Vorbedingung; zugleich ist die Uteruswand verdünnt, nachgiebiger als in der Regel. Um so auffallender ist die Angabe von ZANGEMEISTER, daß die Uterusinversion bei jungen Erstgebarenden 3mal häufiger sei als bei Mehrgebärenden und ALBANO fand unter 7 Fällen 5 Erstgebarende. Als „Prolapsinversion" oder

„idiopathische Inversion" bezeichnet Stephan eine Art, die nur bei Prolaps vorkommt und ihre Besonderheit darin äußert, daß die Inversion am äußeren Muttermunde bei Zervixrissen beginnt und nach oben fortschreitet, auch diese Art war älteren Autoren bekannt, namentlich die partielle Zervixinversion s. Tyler Smith nach Virchow und Aug. Mayer nach Klob, ferner Zusammenstellung von 13 Fällen bei Thorn und weitere 4 bei Stephan (1915), 1 Fall von H. Hirsch bei 61jähriger Frau.

Bedingung der Prolapsinversion ist vollständige Erschlaffung des ganzen Organs; begünstigend wirken Zervixrisse (Fullerton). Außer dem treibenden Faktor des Vaginalprolapses kommt der Bauchdruck in Betracht (Fellenberg, Silberstein, Fullerton, Verbeck, Wein nach Stephan). Auch das wird jedoch bei der Häufigkeit des Prolapses ohne Inversion nicht als genügend angesehen. Mansfeld fand eine hochgradige Hypoplasie des Adrenalinsystems mit auffällig herabgesetztem Adrenalingehalt des Blutes. Die toxische Wirkung des Sympathikus auf die Uterusmuskulatur soll dadurch vermindert sein. Auch mechanische Schädigungen des Plexus cervicalis bei schweren Geburten können den leeren Uterus bei kontrahiertem Korpus und paretischer Zervix zur Inversion treiben (Micholitsch). Angeborene Disposition erschließt Ferre aus der Beobachtung von Inversion bei zwei Schwesterkühen. — In den von oben her gebildeten Trichter des Uterus können sich die Adnexe einlagern; nach etwas zweifelhaften Angaben auch Därme und Netz. Bei akuten Störungen der Blutversorgung tritt Gangrän ein, auch mit spontaner Abstoßung und Heilung; in chronischen Fällen wird die Schleimhaut unter Drüsenschwund in Granulationsgewebe verwandelt, die Oberfläche später epidermoidalisiert (Kaufmann, Francese, Ricci u. a.). Die Wand anfangs hyperämisch wird allmählich derber; die Drüsen wuchern in die Tiefe (C. Ruge, P. Schäfer). Ricci hingegen fand die Drüsen auffallend vermindert und unter dem oberflächlichen Plattenepithel Hyperplasie des Bindegewebes mit Hämorrhagien, hyalinen Herden und starke kleinzellige Infiltration.

Die innere Uteruswand verwächst auch mit der Vaginalwand Karzinomentwicklung am invertierten Fundus (Kiwisch nach Klob). Die chronische Inversion kann ohne Gangrän lange bestehen. Im Falle Unterbergers 13 Jahre, bei Fracy 14 Jahre. Inversion im jugendlichen Alter s. Olshausen, Hörmann. Im Greisenalter bei Spina bifida sacralis s. bei Fleischmann. Bei Uterus unicollis wurde die Inversion eines Hornes als Polyp angesehen und abgetragen (Henkel).

Totale Uterusinversion und totale Vaginalinversion zusammen (Boyd) ist selten.

Inversio uteri (Abb. 30) bei Tumoren s. u. Myom, Karzinom, Sarkom. Schämig fand in der Literatur 25 Fälle bei bösartigen Tumoren, darunter auffallend häufig Sarkom (12 Fälle). Einen weiteren Fall berichtet Hellmann.

Während bei Depression und Inversion die Einstülpung oder Umstülpung vom Fundus her erfolgt, so entsteht die Invaginatio uteri (Baumm, Vogt) dadurch, daß nach einer Geburt der kontrahierte Uterus in den schlaffen Zervikalkanal vorgestülpt wird, so daß man von einem Prolaps des Corpus uteri sprechen kann. Bei der vollständigen Invagination soll der innere Muttermund bis zur Höhe des äußeren Muttermundes hinabsinken, sonst spricht man von einer unvollständigen Invagination. Baumm beschreibt auch einseitige Invagination im Bereiche des hinteren und seitlichen Teiles des inneren Muttermundes. Begünstigt wird die Invagination durch besonders starke Erschlaffung des Zervikalteiles infolge tiefsitzender Plazenta und bei hypoplastischem Uterus mit verhältnismäßig langem Isthmus (nach einer Theorie von Vogt).

IV. Anomalien der Uteruslichtungen.

Stenose, Atresie und Dilatation des Uterus.

Es gibt zwei Arten von angeborener Erweiterung der Uterushöhle; die eine ist weniger bedeutend und wird durch Schleimstauung hervorgerufen. Schleimstauung findet man auch bei offenem Muttermunde; der Gebärmutterkörper ist fast kugelig aufgetrieben, auch der Zervikalkanal stark erweitert, in seltener Ausnahme mit Zervixriß (s. Trennungen des Zusammenhanges und Kap. II).

Die zweite Art der Höhlenerweiterung kommt nur bei schweren Mißbildungen vor, einer teilweisen Kloakenpersistenz mit Einmündung der Ureteren. Wenn zugleich der Harnabfluß gehindert ist, so kommt es zur Harnstauung in Vagina und Uterus (OLSHAUSEN, ORTHMANN, IHL).

Angeborene Stenose und Atresie des Uterus.

Die angeborene Atresie des Uterus ist, wie oben erwähnt bei den rudimentären Bildungen, besonders des doppelten aber auch des einfachen Uterus bekannt. Bei normaler Form und Größe des Uterus gehört die angeborene Atresie jedoch noch zu den größten Seltenheiten; R. MEYER erwähnt einen Fall von Epithelabstoßung im Uterus der Neugeborenen mit fester Aneinanderlegung der Wände. Die übrigen Angaben (Literatur s. b. R. MEYER, MENGE) beziehen sich fast nur auf Erwachsene, bei denen die Atresie als erworben angesehen wird (R. MEYER), weil die Autoren von Narbenbildung berichten s. w. u. Angeborene Enge des äußeren Muttermundes fand ich nur bei hypoplastischer Portio.

Die durch klappen- und ringförmige Querscheidewände hervorgerufene Stenose erwähnten wir schon oben im Abschnitte II, S. 50.

Ohne Begründung wird die klappenförmige Stenose des inneren Muttermundes oder in anderen Teilen der Zervix als angeborener Faktor betrachtet. Die Starrheit der Stenosen spricht immer eher für narbigen Verschluß. Histologische Befunde wären erwünscht. FLORENZE D'ERCHIA beobachtete 228 Fälle von Stenose im inneren Muttermund, davon 43 Fälle als klappenförmig bezeichnet und als angeboren angesehen werden.

Später erworbene Stenose und Atresie.

Die Verengerungen und Verschlüsse der einfachen Gebärmutter sind meistens erworben (NAGEL, J. VEIT, R. MEYER).

Ausführliche Besprechung dieser Frage bei MENGE. Nach KLOB ist der innere Muttermund am häufigsten verschlossen, wobei er besonders die Lageveränderungen im Auge hat. Die membranösen Verklebungen und narbigen Verwachsungen der Zervix betreffen oft den senil-atrophischen Uterus und bei geschlechtsreifen Frauen oft den äußeren Muttermund; bereits 1866 sammelte HENNIG 300 Fälle. Als Ursachen der narbigen Verwachsungen (s. 100 Fälle bei BULLARD) gilt Bildung von Quersepten (in einem Falle von ESSER, doppelter Verschluß mit 2 Eiterhöhlen), gelten ferner verschiedene Arten der Entzündung, namentlich puerperale Sepsis, selten Gonorrhöe (s. LIEBMANN, COURVOISIER, BULLARD), Lues (LICHTENSTEIN, WHITEHOUSE) und Tuberkulose (Literatur bei SCHIFFMANN), im Greisenalter beliebige Entzündungen, ebenso bei Prolaps und bei destruierenden Tumoren (s. d.), ferner Ätzungen (Piron, Hellmut) und Verbrennung.

Auch Operationen, z. B. Kürettage (Halban, F. Wolff, Geinitz, van Tongeren) und Verletzungen besonders bei Geburt verursachen narbige Verwachsung. Verlegung der Lichtung durch Schleimansammlung (Scanzoni) durch Gestalt- und Lageabweichungen (Klob) und durch Tumoren im Uterus (Myome) oder durch Druck von außen (Tumor) kann sekundar zu Verwachsungen führen. Statische Angaben über die Ätiologie von 100 Fällen macht Bullard. Während der Gravidität eintretende Uterusatresien namentlich in der Zervix s. b. C. Ruge II.

Für einige Fälle bleibt die Annahme entzündlicher Prozesse bei Infektionskrankheiten im Kindesalter übrig, auf die zu wenig geachtet wird. Die isolierten Atresien des Uteruskörpers sind selten, sie schließen sich sonst meist den Zervixatresien an.

Die histologische Untersuchung der Atresien. insbesondere auch in Rücksicht auf ihren entzündlichen Ursprung, läßt noch viel vermissen. Klob beschreibt bei Atresien auf längeren Strecken ein lockeres mitunter gefaßreiches Bindegewebe in Form von Fäden und Lamellen, mit Serum in den Zwischenräumen.

Baldy fand bei ausgedehnter Zervixatresie einen Teil der Uterushöhle obliteriert, die Schleimhaut völlig atrophisch, C. Ruge II sah bei Verschluß des inneren Muttermundes infolge von „Entzündung" den größten Teil der Zervix epidermisiert.

Bei altersatrophischem Uterus fand ich in den atretischen Partien die Schleimhaut nur teilweise völlig fehlend, dazwischen Reste des atrophischen Oberflächenepithels; auffallend oft sah ich heterotope Epithelwucherung in Gestalt von Zysten in der Muskulatur und in einzelnen Fällen Reste der Adenomyohyperplasie in Gestalt wirrer, zelldichter Strange, von ganz unregelmäßigen Formen und Verlauf in den inneren Muskellagen.

Erweiterung der Uterushöhle.

Die wichtigeren Erweiterungen ergeben sich durch Stauung oberhalb atretischer Stellen im Uterus selber oder in Vagina oder Vulva; Hamatometra, Pyometra, Physometra, Hydrometra, Lochiometra, Myxometra, Cholesteatom.

Die bei lebensunfähigen Mißbildungen vorkommenden Flüssigkeitsansammlungen haben wir schon oben bei den Mißbildungen des Uterus erwähnt. In letzter Zeit hat Nordenfeld 2 Fälle beschrieben, die kurze Erwahnung finden mögen (1926):

1. Völlig entwickelt, lebend geborenes Kind, das kurz nach der Geburt eines gewaltsamen Todes starb, mit folgenden Mißbildungen: Atresia ani et recti cum fistula in sinum urogenitale persistentem, Uterus bicornis cum cornu rudimentario, Atresia vaginae, Hydrokolpos et Hydrometra; 2. ein im 8. Monat mit der Zange extrahierter Fötus, der 40 Minuten nach der Zangengeburt starb, mit Atresia ani et recti, Fistula recti in sinum urogenitalem persistentem, Uterus duplex separatus, Hydrometra levis et Hydrokolpos duplex.

Die Atresien der Vagina und des Hymen stellen einen großen Teil der Hämatometrafalle (Literatur bei Klob, Orth, Brothers, R. Meyer). Die Retention von Flüssigkeiten findet sich besonders bei den häufigeren Vaginal- und Hymenal-Atresien, aber auch bei Zervixatresien. Außer geschwürigen, narbigen Verschlüssen geben Druck von außen (Geschwülste) Lageveränderungen, Geschwülste im Innern der Uteruslichtung, Karzinom, Sarkom und Myom Veranlassung zur Stauung des Uterusinhalts. In einem Uterus mit engem äußeren Muttermund bestand eine zweite Stenose durch einen Polypen am inneren Muttermund; das Menstrualblut hatte sich hauptsächlich oberhalb des Polypen in der Korpushöhle gestaut, aber auch darunter im Zervikalkanal. — Auch MEYER-RÜEGG beschreibt klinisch beobachtete Fälle von Haematometra cervicalis, aber ohne Beteiligung der Korpushöhle bei fünf klimakterischen Frauen mit Stenose des äußeren Muttermundes.

Das gestaute Menstrualblut der Hämatometra ist fibrinarm, teerartig schwarz oder schmutzig braun, zuweilen etwas eingedickt, auf der stehenden Flüssigkeit sieht man des öfteren Cholesterinkrystalle schwimmen. Der Inhalt kann bis zwei Pfund betragen (KIWISCH) und den Uterus bis zu Kopfgröße ausdehnen. Die Flüssigkeit enthält außer schrumpfenden und ausgelaugten roten Blutkörperchen, Pigmentkörnchen und Schollen, verfettete Leukozyten, Fetttröpfchen, Cholestearin, Detritus.

Die Innenfläche des Uterus ist oft bräunlich gefärbt. Die Resorption des Menstrualblutes im atretischen meist rudimentären Uterushorn wurde bereits erwähnt. Oft werden die Tuben in Mitleidenschaft (Hämatosalpinx) gezogen und dadurch eine Infektion des flüssigen Inhalts vom adharenten Darm aus begünstigt.

Das Blut kann nach Sprengung der Narbe in die Scheide gelangen, oder nach Usur und Ruptur des Uterus in die Bauchhöhle (LATOUR) oder in deren Organe (MEINERT) durchbrechen, sogar in den Magen (PROECH), durch das Gesäß (GRAF), in das Parametrium und in das Parakolpion (LOWE).

Bei Stenose kann sich auch Blut ansammeln und dauernd langsam abfließen (Haematometra cervicalis, MEYER-RUEGG).

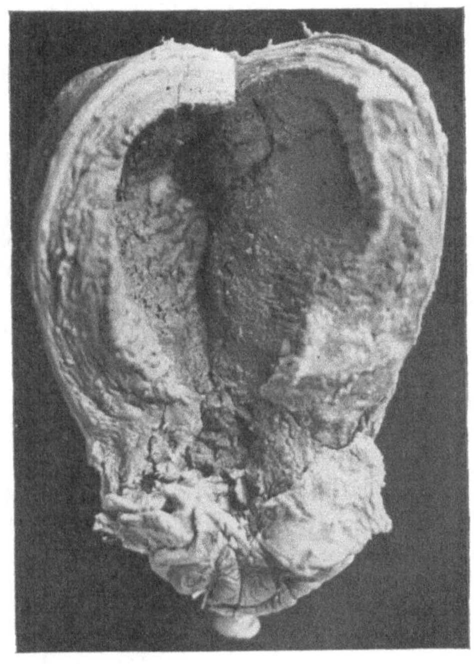

Abb. 31. Pyometra bei Carzinoma cervicis. Lichtbild etwa ³/₄ naturlicher Große.

Pyometra entsteht entweder bei Hamatometra oder primär besonders bei malignen Tumoren (s. b. Karzinom und Sarkom) (Abb. 31) und bei Tuberkulose. Histologisch fand ich in zwei Fällen neben Einschmelzung der Schleimhaut heterotope Epithelwucherung im Anschluß an entzündlich infiltrierte Muskelpartien, sogar in einem Falle trotz Einschmelzung der Uteruswand bis ein Drittel. Die Uteruswand ist zuweilen bis zur Serosa in maßigem Grade durchsetzt von Lymphozyten, Leukozyten, Plasmazellen und Kokken. Das Epithel dringt in feinen, weniger stark infiltrierten Gewebsspalten vom Durchbruch der Pyometra in die Bauchhöhle (s. bei MEINERT). In anderen Fällen wird es jedoch ganzlich zerstort.

In einigen Fallen von Pyometra waren Zervix und Corpus uteri mit verhornendem Plattenepithel bekleidet (ZELLER, v. ROSTHORN, BONDI, FRANKL).

Intermittierende Pyometra wurde infolge eines ventilartigen Verschlusses durch einen Polypen beobachtet (GERICH).

In einem nur klinisch beobachteten Falle spricht BUZZONI wegen des kotigen Geruches der nach Erweiterung der Zervix entleerten dunkelgrünen Flüssigkeit von einer Fistula stercoracea uteri-intestinalis als Folge der Sekretstauung.

Hydrometra entsteht meist nur bei nicht menstruierenden alten Frauen, und kann auch hier noch sehr großen Umfang annehmen wie in einem Falle FORSSNERs.

Der Inhalt ist meist trübe, zuweilen schleimig, meist aber mehr serös. Der altersatrophische Uterus zeichnet nicht mehr mit Hypertrophie; er wird gedehnt, zuweilen sehr dünn, die Schleimhaut wird hochgradig atrophisch.

Als seltene Ursache der Hydrometra ist rückläufige Stauung bei Hydrosalpinx erwähnenswert, die ich in einem Falle von karzinomatösem Tubenverschluß des ampullären Teiles fand ohne besondere Stenose im Uterus.

In einem Falle von lymphozystischem Fibrom (s. unter Angiom) des Corpus uteri, bestand eine ähnliche grünliche dünne Flüssigkeit im unteren Uterusteile wie in der Lymphzyste.

Von „Mukometra" spricht BIRNBAUM in einem Falle von Retention schleimiger Massen bei malignem Adenom der Zervix. Bei Neugeborenen fand ich einige Male Schleimretention im Corpus uteri und Zervix. Der Schleim ist so zäh, daß er dicke Pfröpfe bildet und den äußeren Muttermund nicht genügend passieren kann. (Sprachlich richtiger: Myxometra.)

„Cholesteatom" nennt E. KAUFMANN den eingedickten grützbreiartigen Inhalt der atretischen Gebärmutter.

Physometra, Tympania uteri befällt am häufigsten Wochenbettkranke (näheres bei BUMM). Auch im Verein mit Pyometra wird Gasbildung beobachtet z. B. Karzinom (STRASSMANN).

Lochiometra entsteht durch Verstopfung des Zervikalkanals und durch Verlegung desselben infolge Lageabweichungen des Uterus, seltener durch Atresie (s. PUECH, BUMM).

Die Uterusmuskulatur zeichnet auf den abnormen Inhalt oft mit Hypertrophie; der Uterus erreicht zuweilen bei starker Ansammlung des Inhalts Mannskopfgröße (KIWISCH, THOMSON).

Auch durch Fremdkörper kann die Hohle erweitert werden (s. Kap. VI).

Uterusdivertikel.

Uterusdivertikel sind selten; sie entstehen am leichtesten nach Ausstoßung oder künstlicher Entfernung tiefsitzender Plazentarteile, partieller Placenta accreta und nach Blasenmole, ferner in Narben bei Verletzungen besonders des schwangeren und puerperalen Uterus, nach Quetschwunden bei der Geburt, Kaiserschnitt und Perforationen (krimineller Abort); Uterusdivertikel als Entwicklungsfehler s. b. Zystomyomen.

Einen Inhalt erhalten die Divertikel während der Gravidität durch Kindsteile, die sie herniös vortreiben und vergrößern.

Ich habe bei ausgetragenem Kinde in situ den Steiß des Kindes in einem hinteren Divertikel des unteren Korpusabschnittes eingekeilt und so fest an dem engen Eingange des Divertikels eingeschnürt gefunden, daß eine starke Schnürfurche an dem Steißabschnitt des Kindes entstanden war. OLSHAUSEN hatte den Uterus exstirpiert und den abgeschnürten Steißteil für ein Teratom gehalten.

Ein seitliches Divertikel in der Zervixwand in einem Falle von Uterus bicorporeus partim bicollis mit einem GARTNERschen Gange in der äußeren Wand des Divertikels und mit anderen Eigentümlichkeiten hat LYTHI beschrieben.

Auch Einnistung des Eies in Wanddivertikel des Uterus wird angeführt meist bei Mehrgebärenden. Ruptur des Divertikels s. b. SCHICKELE, STAUDE, HELLENDALL. (Literatur bei W. A. FREUND, SCHICKELE, PISHACEK, M. MÜLLER, MEYER-RUEGG, STAUDE, SCHUGT).

Neuerdings (1926) hat HOLZBACH einen puerperalen Uterus vorgezeigt mit einem fast kindskopfgroßen Divertikel des Fundus, darin die Plazenta an der papierdünnen Wand festsaß. Es ist ihm beizustimmen, daß frühere Traumen, Geburt, Abort, Kürettagen den Zustand vorbereitet haben. In der Erörterung zu diesem Falle werden ähnliche Fälle erwähnt.

Die Natur solcher Divertikel, die sich auch nach der Geburt zurückbilden können, ist nicht immer leicht klarzustellen, ob traumatisch entstanden oder auf Mißbildung beruhend. Das erstere ist sicher häufiger. — Selten ist ein Fall STAUDEs mit einem Verbindungsgang zwischen der Divertikelschwangerschaft im Fundus uteri mit der übrigen Korpushöhle.

V. Verletzungen und Zerreißungen des Uterus.

Von den zufällig von außen kommenden Traumen und den operativen Eingriffen abgesehen erleidet der Uterus häufig Durchbohrung bei Abtreibungsversuchungen, seltener Zerreißungen. Kasuistik s. b. BRAUN, FERNWALD, WITT, LE JEMTEL. Durchbohrung mit Instrumenten ereignen sich besonders leicht nach Geburt und Abort; in einem Falle sah ich Durchbohrung eines sarkomatös durchsetzten Fundus uteri.

Die spontane Ruptur betrifft selten den graviden Uterus in den ersten Monaten außer bei intramuralem Eisitz, Blasenmole (WALDO) und bei verkümmertem Horn, C. RUGE, KEHRER u. a. und Kaiserschnittnarben (COCQ, BOGUSCH). Während der Geburt des ausgetragenen Kindes ist die Zerreißung häufiger, sie betrifft oft den Fundus oder seine Nähe, meist aber die Zervix und kann bis zur Serosa durch die ganze Wand gehen, komplette Ruptur. In seltenen Fällen reißt das ganze Korpus ringsum von der Zervix ab, oder der ganze Uterus vom Scheidengewölbe, z. B. bei Uterusinversion.

Die Zervixrisse sind sowohl Längsrisse wie Querrisse, letztere besonders im Bereiche des Scheidengewölbes. Abreißungen der ganzen Portio ist wiederholt beobachtet, KENNEDY, STRENG, POWER, LEWY, STAUDE, PRIESTER, PETTERSON mit 12 Fällen aus der Literatur; auch unsere Sammlung besitzt ein solches Präparat (s. a. KLEFF 1928).

Bei Uterusmißbildungen treten Rupturen hauptsächlich im Fundus und im Verbindungsstück des zweihörnigen Uterus auf (KÜSTNER).

Die Kasuistik der Rupturen bei Geburten ist noch immer sehr reichhaltig; kritische Referate und Zusammenstellungen meist klinischen Inhalts s. b. A. MAYER, MEYER-RUEGG, H. FREUND, LEDOMSKY, SEITZ, ZWEIFEL (1916) und neuerdings ausführlich bei R. FREUND (1927). Die zeitlich letzte Ursache der spontanen Ruptur ist selbstverständlich Überdehnung besonders schwacher Stellen; den Mechanismus der Dehnung hat BANDL bei Geburten ausführlich erklärt. Es ist nicht berechtigt einen Gegensatz zwischen Überdehnung und Brüchigkeit der Uteruswand in der Ursachenforschung zu errichten, jedoch kann man WERBOFF darin beistimmen, die Brüchigkeit der Wand in den Vordergrund zu stellen. Ganz normale Uteruswand wird unter der Geburt nur selten einreißen, außer bei Hydrozephalus. Querlagen und anderen die Austreibungen verhindernden Bedingungen. Der Einfluß der Kopfgröße geht aus den überwiegenden Zahlen der Rupturen bei Knabengeburten hervor, wie schon ältere

Statistiken (s. b. Klob) zeigen. Die Zerreißungen werden begünstigt durch Schwächung der Muskulatur, infolge vieler Geburten, ferner wird als Befund angegeben lokale Verringerung der Muskulatur (Beyer), Adhäsionen (Herzfeld, Lichtenstein), Hypoplasie des Uterus (Kerr), lokale Teleangiektasie (Bauereisen, Halban, Langes). Hyaline Degeneration bei einer luetischen Frau (v. Maudach), entzündliche Prozesse (Hellendall, Lederer), Veränderung der elastischen Fasern, hyaline und fettige Degeneration (Häfner), Uterusdivertikel (s. d.), Verdünnung der Wand bei Placenta accreta (Christophe) und Blasenmole (Waldo), Placenta praevia (Kerr, Häfner u. a.). Narben nach Auskratzungen u. a. (Langstadt, Thaler) und besonders in Kaiserschnittnarben (Schauta, Jolly, Engström, Wyss, Crawford)[1].

In einem durch Hängebauchverlagerung veranlaßten Falle von Abriß des hinteren Scheidengewölbes wird von Oelschlägel unter Vergleich der hinteren und vorderen Uteruswand an der ersteren eine Atrophie, Rarefizierung und beginnende hyaline Degeneration der Muskel- und Fasersubstanz, Verbreiterung der Interstitien mit Erythrozyteneinlagerung, venöse Gefaßstauung, also ein Gemisch angeblich degenerativ-atrophischer Zellschädigung mit frischer Stauung beschuldigt. Nicht für diesen besonderen Fall, sondern im allgemeinen sei vor der Verwertung nicht ganz eindeutig chronischer Veränderungen gewarnt. Schließlich kommt es aber doch darauf hinaus, daß stärksten Geburtsschädigungen durch Druck und Dehnung von langer Dauer auch die von Haus aus gesündeste Gebärmutterwand unterliegt, so daß es schwer wird die anatomischen Veränderungen als Folgezustand oder als Vorbestand zu unterscheiden, es seien denn Narben u. a. vorhanden. Literatur bei Weil, Becker, v. Maudach, Schugt. Unter zahlreichen Rupturen unserer Sammlung ist ein Fall von „Placenta accreta“ auffallend dadurch, daß die Plazenta mit einem großen Teile völlig normal gegen die Uteruswand scharf abgesetzt erscheint, während ein anderer Teil nicht zerstreut, sondern ebenfalls als kompakte Masse tief in der Uteruswand bis an die Serosa heransitzt, so daß man annehmen muß, daß hier bereits vorher ein Wanddefekt, etwa ein Divertikel oder ein alter Riß bestanden hat. An dieser Stelle ist auch der Uterus geplatzt und das Kind in die Bauchhöhle ausgetreten.

An den oben genannten vorbereitenden Schwächen nimmt neuerdings die Syphilis einen öfters hervorgehobenen als durch lokale Befunde erwiesenen Anteil (z. B. Zweifel). Dagegen scheint der Einfluß der Zottentiefenwucherung früher eher unterschätzt worden zu sein, da nach Angaben von Blind, Lebram, Zweifel etwa von $25\,^0/_0$ die Rupturen die Plazentarstelle betreffen.

Schließlich werden die Rupturen bei Geburten noch begünstigt durch geburtshilfliche Eingriffe oder direkt durch sie hervorgerufen, so besitzt unsere Sammlung ein Präparat, an welchem beide Zangenlöffel durch die Scheidengewölbe gestoßen waren — und eine Reihe von Präparaten mit Zervixverletzungen durch andere Kunsthilfe.

Die Wundränder sind meist zerfetzt, gequetscht, die Nachbarschaft blutdurchtränkt. In Kaiserschnittsnarben fand ich in 3 Fällen heterotope Epithelwucherung, ein Zeichen der Nachgiebigkeit solcher Stellen (s. a. Jolly, Hartmann und Loeschke). Eine seltene Merkwürdigkeit ist die unvollständige Ruptur, bei welcher die äußeren Muskelschichten und die Serosa oder letztere allein zerreißen. Die Harnblase kann zugleich zerreißen (Schlank).

„Fissura uteri peritonealis“ (Knauer), wobei Verblutungsgefahr besteht, soll namentlich bei vorzeitiger Plazentarlösung beobachtet werden (Clarke, Collins, Fraipont, Zweifel).

---

[1] Weitere Literatur uber die Uteruswandveranderungen bei Ruptur s. bei Lederer.

Ein anderer Teil von Wunden entsteht durch Druckbrand nach lange andauernden Geburten, ferner durch Tumoren (LARCHER, ZAHN), bei Verlagerungen (s. d.) und Nekrose der Portio durch Pessare (nach GEBHARD).

Eine ursächlich merkwürdige Verletzung ist die Ruptur bei Aborten, meist bei Gravidität über 3 Monate, in einem Falle auch von wenigen Wochen (GRAFF), bei der instrumentelle Verletzung ausgeschlossen scheint. Sie hat eine „Fistula cervico-vaginalis laqueatica" zur Folge und wird von WICZYNSKI, der 20 Fälle zusammenstellt, durch infantilistische Hypoplasie erklärt; ebenso GRAFF. Es besteht meist spitzwinklige Anteflexio, der Zervikalkanal wird nicht genügend erweitert und die Ausstoßung des Eies erfolgt durch Überdehnung und Ruptur der von vorneherein dünnen hinteren Kollumwand. Von den Mutterhalsscheidenfisteln und Rissen bei Fehlgeburten siehe 27 Fälle bei BRÜNNER (1921) und 7 Fälle bei Geburt. Nach STOECKEL ist die Ursache der Fisteln häufiger in Abtreibungsversuchen zu finden; ebenso nach VONNEGUT; s. a. SAHLER, SPITZEL (1926), KOFRANEK, H. SCHRÖDER (1927).

In einer Arbeit aus jüngster Zeit (B. OTTOW 1926) wird die forensische Bedeutung der Zervixfisteln ausführlich besprochen unter Bericht 4 eigener Fälle und 16 Fälle aus der Literatur. In einem seiner Fälle erörtert OTTOW auch die Möglichkeit angeborener Fisteln, die, wie oben im Kapitel II bereits gesagt wurde, entgegen OTTOWs Meinung sehr wohl einen durch frontale Scheidewand verdoppelten äußeren Muttermund darstellen kann, wenn die beiden Öffnungen hintereinander liegen. Eine andere Entwicklungsanomalie ist nicht glaubhaft, wie oben gesagt, aber das ist hier nicht wichtig, vielmehr ist es notwendig zu betonen, daß ohne ausgiebige histologische Untersuchung der Fisteln keine forensische Erörterung möglich ist. Ob sich das Fistelgebiet nicht narbig, sondern weich anfühlt oder nicht, ist keineswegs entscheidend. Noch weniger die Anamnese. Es sind bei Neugeborenen, Kindern und Jungfrauen keine ähnlichen Fälle von Zervixfisteln beobachtet und auch OTTOWs Patientin war gravide, ebenso wie ein Fall von STEFFECK.

Bei Geburten können Exostosen des Beckens und stark vorspringendes Promontorium rings die Nekrosen fördern. Wird die Blasenwand zugleich nekrotisch, so kommt es zur Fistelbildung und gelegentlich zu schweren und todlichen Folgen durch Urininfiltration der Gewebe.

Im übrigen sieht man bei den verschiedenen Rupturen Hämatome im Parametrium, Blutungen unter die Eihäute, in die Bauchhöhle, auch Austritt des Kindes durch die Wunde u. a.

Tödlicher Ausgang durch Verblutung und im Shock ist nicht selten, auch durch Gasembolie (BENEKE). Teile der Baucheingeweide können durch die Uteruswunde hindurch zum Vorschein kommen. Bei ausgedehnter Nekrose fand WINCKEL Emphysem der Uteruswand.

Auch bei instrumenteller Perforation ist zuweilen Fistelbildung zwischen Uterus und Blase, seltener mit dem Ureter beobachtet worden; ebenso ist der Darm zugleich perforiert worden mit nachfolgender Fistelbildung. 22 derartige Falle s. b. LE JEMTEL (1910). 154 Fälle intramenteller Perforation mit 42 Todesfällen s. b. HEINEK.

Kleine Perforationswunden können infolge Infektion zu größeren Lochern werden.

Heilung ist nicht selten, und zwar bei allen Arten der Verwundung durch Narbenbildung (ROKITANSKY, ORTH, BREUS, RITSCHL, FRANKL u. a.). Doch kann auch ohne Vernarbung der Wunde selber eine Heilung durch Verwachsung mit der Bauchwand eintreten (ROKITANSKY); ahnliches sah FRANKL. Heterotope Schleimhautwucherung in einer Perforationsnarbe habe ich demonstriert.

Die spontanen Rupturen können auch ohne sonderliche Anzeichen verlaufen und auch die Möglichkeit der Heilung ist vorhanden, dafür einzelne bekannte Fälle zeugen, die bei E. FREY genannt werden.

Die Kaiserschnittswunden können „per primam" muskulär heilen, doch sind Verdünnungen der Wand, narbige Bindegewebseinlagerung, Verlust an elastischen Fasern und zuweilen Einlagerung von Schleimhautinseln beobachtet worden, letzteres auch von mir; diese Heterotopien werden durch Einwachsen von der Uterusschleimhaut her oder von der Serosa oder durch Implantation durch Nahtstiche (GELLER) erklärt. So neigen Kaiserschnittsnarben bei neuer Schwangerschaft zu Zerreißung.

Die Portiorisse haben oft Ektropion und Erosion zur Folge; viele vernarben vollständig.

Angeborene Zervixrisse.

Über diesen Fehler scheint nichts bekannt zu sein; ich habe ihn bei einem neugeborenen Mädchen vom äußeren Muttermund aus seitlich durch $^2/_3$ der Portio hinauf breit klaffend gefunden, die Ränder mit Epithel bekleidet, die anliegende Wand war gedehnt verdünnt, der äußere Muttermund und die Zervixhöhle stark erweitert und mit einem zähen Schleimpfropf gefüllt. Möglicherweise war der Muttermund zuerst eng und wurde gesprengt.

VI. Fremdkörper im Uterus und Echinokokkus.

Die von außen eingebrachten Fremdkörper sind therapeutisch angewandte Mittel, Stifte, Preßschwamm, Katheter, antikonzeptionelle und zur Abtreibung sowie zur Masturbation verwandte Gegenstände wie Fäden, allerhand Nadeln und Stifte, Sonden, Katheter, Holzsplitter, Schuhknöpfer, Gänsefeder, neuerdings Stahlfeder. Seitdem NEUGEBAUER (1897) 550 Fälle zusammengetragen und POZZI diese Zahl noch vermehrt hatte, sind viele Einzelmitteilungen erschienen, von denen GERSCHUN (1912) nochmals 30 Falle gesammelt hat; s. a. NEUGEBAUER 1912 und KREUSEL.

Aufsteigende Infektion und Peritonitis wurde verschiedene Male beobachtet.

Zu den Fremdkörpern im Uterus wurden früher auch losgelöste Geschwulstteile, namentlich verkalkte Myome „Uterussteine", Blasenmole, Plazentarreste gerechnet. Dahin gehören auch Knochen und Knorpel nach Aborten und Steinkinder.

Zwei eigene Fälle von Zurückhaltung fötaler Knochen im Uterus habe ich mit 24 Fällen aus der Literatur in einer Dissertation von WIESEL (1921) zusammenstellen lassen. Ähnliches s. bei JOFFÉ, MALLEBREIN u. a.

„Uterussteine" sind entweder verkalkte Myome (s. d.) oder durchgebrochene Blasensteine oder bei Uterovesikalfisteln in der Uterushöhle selbst entstandene Harnsteine (Phosphat-Oxalat, HAHN). Selten ist ein Fall von RÖSSLE, den er als Uterusstein bezeichnet; den normalen Uterus eines 1jährigen Kindes fand er durch ein Konkrement ausgefüllt, das aus verkalktem Zelldetritus (kohlensaurem Kalk) bestand.

Echinokokkus (LAENNEC als erster 1804 nach MERCADÉ, ROKITANSKY, SCHATZ, FREUND, BIRCH-HIRSCHFELD) gelangt meist aus der Umgebung in den Uterus namentlich aus dem Beckenbindegewebe und kann in allen Schichten sitzen, das Lumen durchbrechen, durch die Vagina ausgestoßen werden (HISLOP, SCANZONI) oder in den Peritonealraum (WILTON). Sammlung älterer Literatur bei SCHATZ, SCANZONI, neuere bei MERCADÉ, SCHRÖDER. — Früher mag wohl

Verwechslung mit Blasenmole unterlaufen sein, so bei HISLOP, der drei Fälle von Echinokokkus im Uterus angibt.

Eine kindskopfgroße Hydatidenzyste der Cervix uteri wurde von H. L. MURRAY entfernt. 11 Jahre nach Operation einer retroperitonealen Zyste.

Retrozervikalen Echinokokkus als Geburtshindernis s. b. GUSSAKOW, SCHAUTA. Den früher von W. A. FREUND bestrittenen primären Sitz im Uterus selbst wies DE VRIES nach, und in 2 Fällen NIKOLIEFF. Einen verkalkten Blasenwurm an der hinteren Uteruswand erwähnt ORTH (s. a. KLOR, S. 195). Auch FLORIS fand einen kleinen Echinokokkus in Rückbildung an der Hinterwand des Uterus scheinbar als primär, in Rückbildung. Die nachträglich vorgenommene biologische Reaktion (CASONI) fiel negativ aus. TITTEL beschreibt Echinokokkus im Ovar und im stark vergrößerten Uterus.

Die Infektion durch den Mund soll durch die Darmwand in den Uterus gelangen (FORGUES nach NIKOLIEFF). Der bereits von SCHATZ angenommene Weg ist heute wieder als richtig erkannt worden. Der primäre, aus dem Embryo entstehende Echinokokkus wird ausschließlich auf dem Blutwege verbreitet; im weiblichen Genitale etwa in 0,8%. Sekundäre Ansiedlung aus geplatzten Leberzysten auf den Genitalien erfolgt in 8% (LEHMANN).

Die Folgen der Fremdkörper, Blutungen und Entzündung s. a. a. O.

VII. Der mensuelle Zyklus und die Menstruation.

Einleitung.

Über die ältere Literatur gibt die gründliche Darstellung von R. SCHÄFFER (Handb. d. Gynäkol. von J. VEIT, Aufl. II, 3, 1 (1908)] Auskunft. Der seitdem ungeheuer angewachsene Stoff findet in Auflage III desselben Handbuches (nunmehr VEIT-STOECKEL, Bd. 1, 2. 1928) eine großangelegte Bearbeitung durch R. SCHRÖDER.

Die Lehre von der Menstruation ist zur Zeit nur zum geringsten Teile eine histologische Angelegenheit; zum weitaus größeren Teile ist sie zu einer Frage der Funktion geworden, der man nicht nur auf histologischem und histochemischem Wege, sondern durch chemische Organanalysen, Experiment an Tier und Mensch, besonders auf biologischem Wege beizukommen sucht. Namentlich wird auch dem Zusammenhange des Menstruationsvorganges im Uterus mit den gleichzeitigen Veränderungen in dem übrigen Gebiete der Geschlechtsorgane und dieser mit den Funktionen des ganzen Körpers nachgespürt. Die in der Menstruation zum katastrophalen Abfall kommenden zyklischen Veränderungen in der Organfunktion sind das Wesentliche, dem gegenüber der früher im Vordergrunde des Interesses stehende Prozeß der Menstruation selber weit zurückgetreten ist. Er kann als der unphysiologische, ja, wenn man so will, pathologische Ausgang der funktionellen Vorbereitung auf die Schwangerschaft betrachtet werden.

Unter Menstruation versteht man die im allgemeinen ziemlich, aber niemals völlig regelmäßigen, meist mit Zwischenräumen von etwa 4 Wochen bei geschlechtsreifen Weibern wiederkehrenden Blutungen aus dem Uterus, die entsprechend dem Volksglauben auch von den Ärzten meist als physiologischer Zustand und natürliche Notwendigkeit betrachtet werden. Die Notwendigkeit ist jedoch dem unnatürlichen Zustande der Nichtbefruchtung zu danken. Der Menstruation geht die prägravide Vorbereitung der Schleimhaut zur Funktion vorauf. Tritt keine Gravidität ein, so geht die Schleimhaut nekrotisch in den oberen Lagen unter Blutung zugrunde. Andere Blutungen, auch Nekrosen ohne prägravide Vorbereitung sind anders zu bewerten und daher anders zu bezeichnen.

Von den Erscheinungen der Menstruation (Menses, Katamenien, Periode, Regeln) beschäftigen uns hier im wesentlichen nur die Veränderungen des Uterus. Diese äußern sich als regelmäßig wiederkehrende Blutabgänge des geschlechtsreifen Weibes.

Abgesehen von der meist pathologisch bedingten Anomalie sexueller Frühreife und Menstruatio praecox ist der Beginn der Menses, „Menarche" genannt, in der Hälfte der Fälle von 14—16 Jahren zu erwarten (R. SCHÄFFER).

Lebensweise einschließlich der Beschäftigung, rassen- und persönlich-bedingte Konstitution sprechen in noch nicht genügend geklärter Weise mit (R. SCHRÖDER). Das geschlechtsreife Alter dauert etwa 30 Jahre.

Die in die Pubertätszeit fallende Entwicklung des ganzen Körpers, sowie der einzelnen Organe, insbesondere die histologischen Veränderungen im Ovarium sind zusammenfassend neuestens dargestellt von R. SCHRÖDER (1928). Zu der Kasuistik der ungewöhnlichen meist mit allgemeiner Frühreife verbundenen „Menstruatio praecox", die von HALLER (zit. nach KUSSMAUL), KUSSMAUL (32 Fälle 1862), PLOSS (1895), GEBHARD (1898), dann von SCHÄFFER (1908), GEBHARD, STRASSMANN, NEURATH (1909) im ganzen schon 83 Fälle zusammengetragen wurde. Davon werden 18 Fälle vor Ende und 12 Fälle am Ende des 1. Lebensjahres angegeben, wahrend die größte Mehrzahl Kinder in den zwei ersten Lebensjahren angeht. Von neueren füge ich einige Falle hinzu, BARNOW, KANDLE, MÜNZER, HERZOG, GENGENBACH, LENZ, BECKMANN, THALER, LORD, WOLFF, HACKE, STOELTNER, GAUDIER, RAFAELLI, FONAREFF, SOKOLOFF, MAPES, JUDA, KRASEMANN, OLOW, THOMS und HERSHMAN, DELFOUR et LUCIEN, HARRIS.

Zu den 130 Fällen von LENZ bringt HÖRMANN neuerdings noch 23 Falle zusammen; s. a. das Referat von R. SCHRÖDER (1920). In 12 von 14 zur Obduktion gekommenen Fallen waren Ovarialtumoren als Ursache der Menstruatio praecox angegeben und ich selbst habe bei einem 11jährigen regelmäßig menstruierten frühreifen Madchen ein Carcinoma adenomatosum des Ovarium gesehen und bei einem ebenfalls von mir untersuchten 11jährigen Kinde mit Teratoblastom. Als seltener Fall gelte eine karzinomatöses Teratom beim Kind von 5 Jahr 10 Monaten mit körperlicher Frühreife und Menstruation (HARRIS).

Oft geht die Menstruation nach Operation des Tumors wieder abhanden, in einem Falle blieb sie weiter bestehen. (Neuerdings ein Fall von THALER 1922 und mehrere von SCHEFFEY 1925 gesammelte.) Unter den Ovarialtumoren sind Kystome als Ursache der Menstruatio praecox (BROHL bei einem 7jährigen Kinde) wohl sehr selten, weil Kystome bei Kindern besonders selten gefunden werden. In einer Mitteilung über Sarkom des Ovarium bei Kindern von SCHEFFEY finden sich unter 70 Fallen bis zu 14 Jahren 17 = 24,3 $^0/_0$ Erscheinungen von Frühreife, davon 14 mit Menses, während bei den Fällen zwischen 14 und 20 Jahren 16 = 36,6 $^0/_0$ genitale Hypofunktion aufwiesen. Ein Nebennierenrindentumor des Ovarium wird als Ursache der Frühreife beim 7jährigen Mädchen von DELFOURD und LUCIEN angegeben.

Von besonderem Interesse scheint, daß POLANO mit erweichtem Inhalt eines Myxosarkom des Ovariums eines 1$^1/_2$jährigen fruhreifen „menstruierten" Kindes bei jungen weißen Mausen starkes Wachstum der Genitalien erzielte. Ein Corpus luteum wurde bei dem Kinde nicht gefunden!

Die sexuelle Frühreife, gelegentlich auch mit Menstruatio praecox verbunden, wird auch der Hypoplasie der Zirbeldrüse und Tumoren derselben zugeschrieben (ASKANAZY und W. BRACK, ASKANAZY), sowie endokrine Störungen (Keimdrüsen, Zirbeldrüsen, Nebennierenrinde) bei den Eltern (LEINER). —

(Zirbeldrüsentumoren und Frühreife bei Knaben s. BOEHM.) Tumoren der Zirbeldrüse mit Frühreife sammelte NEWMAN in 22 Fällen. Nach BULLOCH und SEQUIRA sind die meisten Tumoren bei Frühreife Nebennierengeschwülste. Hydrozephalus wird in 3 Fällen als Ursache angegeben und Rachitis in 6 Fällen (HOFACKER). Zuweilen entgeht die Ursache der Frühreife sogar der Beobachtung durch Autopsie (PROCHOWNICK). TERMEER (1926) hat Literatur und eigene Fälle zusammengestellt und wendet sich besonders gegen die Meinung, daß die Art der Tumoren (Teratome) von Einfluß sei. Teratome als solche machen keine Frühreife, sondern nur durch ihren Sitz in inkretorischen Organen. Die Frühreife ist nicht onkogen, sondern endokrinogen. Den Ausschlag gibt die Störung der wechselseitigen Beziehungen zwischen den Inkretionsdrüsen, einerlei ob die Organe durch irgendwelche Tumoren oder durch andere Erkrankungen befallen werden. So finden sich neben der häufigsten Erkrankung der Ovarien an Tumoren auch Entzündung und Tuberkulose in den Tabellen TERMEERs angegeben.

Mit Recht verlangt HÖRMANN für echte Menstruatio praecox den Nachweis des Menstruationszyklus, denn es wird Menstruation bei Neugeborenen vorgetauscht und beruht zum Teil auf besonderen Zirkulationsstörungen (s. d.), kann aber auch auf Einwirkung mütterlicher Hormone hinweisen (BAYER, HALBAN, JUDA), besonders wenn sie zugleich mit Laktation einhergeht, ein merkwürdiger Gegensatz zu den Erwachsenen. Allerdings fand SCHWEITZER bei einem jungen Mädchen auch zyklischen Milchfluß mit Hypermenorrhöe verbunden.

Die Bedeutung der Pubertas praecox für die Auffassung von ,,Wachstum und Altern'' im allgemeinen ist von RÖSSLE besprochen worden.

Amenorrhöe und Menorrhagie.

Zu den Abweichungen von der Regel gehören die **Amenorrhöe** und die **Menorrhagie.** Die Amenorrhoe kann im Gegensatz zu letzterer (s. Kreislaufstörungen) physiologisch sein, nämlich während der Gravidität und der Laktation, sowie im nicht geschlechtsreifen Alter. Wenn man der allgemeinen Meinung folgend die Menstruation als physiologischen Vorgang betrachtet, so könnte man von der physiologischen Amenorrhöe eine pathologische unterscheiden. Das Pathologische liegt jedoch meist in abnormen Allgemeinzuständen bedingt, wie Anämie, Chlorose, vorübergehende Schwächen nach fieberhaften Krankheiten, als Frühsymptom der Tuberkulose (SCHWERMANN). Kachexien bei Phthise, Karzinom, Lues, ferner Intoxikationen durch Alkohol, Morphium, Morbus Brighti, Diabetes u. a. Literatur s. bei GEBHARD und bei SCHÄFFER.

In neuerer Zeit wird dem Zusammenhange der Thyreoidea mit der Ovarialfunktion viel Aufmerksamkeit geschenkt, jedoch besteht noch keine Klarheit über die Wirkung der Hyper- und Hypothyreose oder Athyreose. So fand CURSCHMANN im Gegensatze zu KNAUS (u. A.) bei Hypothyreosis, stets Verminderung oder Erloschen der Menstruation. Auch der Einfluß der Nebennieren auf die Entwicklung und Funktion der Keimdrüsen bedarf weiterer Klärung. Aufhören der Menses bei ADDISONscher Krankheit (BITTORF).

Zu den Zuständen allgemeiner Schwäche gehört auch die von zahlreichen Autoren bei Mädchen und Frauen jeden Alters festgestellte Kriegsamenorrhöe STICKEL, POCK, SCHILLING, HANNES, CZERWENKA, GIESECKE, HILFERDING-HÖNIGSBERG, QUISLING, HILFERDING, SCHWEITZER, v. JAWORSKI, SIEGEL, SPAETH, GRAEFE, L. FRAENKEL, HIRSCH, ECKSTEIN, CORDES, GRUNEBAUM, FISCHER, EBELER, DIETRICH, G. HOFFMANN u. a.).

Die Veränderung der Ernährung, insbesondere der Unterernährung, Störungen im Geschlechtsleben (Fraenkel, Eckstein u. a.) werden angeschuldigt. Als lokaler Befund wurde Uterusatrophie stärkeren Grades von Ebeler, Giesecke, v. Jaworski, Schweitzer nachgewiesen. — Novak und Graff fanden meist bei der Amenorrhöe die Schleimhaut im Ruhestadium, in anderen Fällen deutliche Atrophie, oftmals das Proliferationsstadium und nur in einem Falle das prägravide Stadium. Ihre Schlußfolgerung, daß sich in der Schleimhaut die zyklischen Veränderungen auch bei fehlender Menstruation abspielen, ist unbewiesen und mehr als unwahrscheinlich. Der einzige in Betracht kommende Fall mit prägravider Uterusschleimhaut würde einige Zeit spater zur Menstruation geführt haben. Solche Fälle sind auch mir bekannt. L. Fraenkel, welcher eine primäre Minderwertigkeit der Gebärmutter leugnet, will in zwei Fällen kleine zystische Degeneration der Ovarien als Folge geschlechtlicher Enthaltung beobachtet haben. Auch Hirsch, Giesecke, Stickel, G. Hoffmann, wie überhaupt die Mehrzahl der Autoren suchen die Ursachen in der Ovarialstörung. Köhler fand starken Mangel an Primordialfollikeln. Amenorrhöe trotz funktionierender Ovarien s. u. Hypoplasie. (Literatur bei G. Hoffmann.)

Hofstätter unterscheidet bei Menstruationsstörungen Asthenikerinnen 65%, Ptotikerinnen $7-8\%$, Hypoplasten 40%, Neurasthenikerinnen 5%, Spasmophile $2-3\%$, Intersexuelle 10%, Pyknikerinnen 20%, dysplastische Spezialtypen 15% nach rein klinischen Gesichtspunkten.

Amenorrhöe abwechselnd mit Menorrhagien beruht auf Anämie. — Psychischer Einfluß wirkt nur in einzelnen Fällen (Bernheim). Dementia praecox soll oft von starken Menstruationsstörungen begleitet sein (van der Scheer).

Die durch funktionelle und morphologische Dystrophie der Genitalien bedingten Fälle von Amenorrhöe werden bei jenen Zuständen besprochen (s. Atrophie, Mißbildungen, Hypoplasie). Es soll hier nur erwähnt werden, daß ich unter 12 Fällen von Amenorrhöe jugendlicher Personen 7 Fälle als ovarielle Unterfunktion, davon 3 als Afunktion nachwies an den exstirpierten Ovarien. Der Uterus ist meist hypoplastisch oder gar infantil, das Endometrium atrophisch, seltener hyperplastisch, letzteres bei unvollkommener Follikelreifung. In einem Falle war trotz normaler vierwöchiger Molimina ad menstruationem bei frischen und mehreren älteren Corpora lutea der Uterus hypoplastisch und die Schleimhaut atrophisch. Im Gegensatz zu der ovariellen ist dieser Fall eine uterogene Amenorrhöe.

Menstruation und Corpus luteum.

Die Menstruation hängt nur indirekt von den Ovarien ab, und zwar in oberster Linie von dem Absterben eines befruchtungsfähigen Eies. Experimentell ist der Einfluß von Ovarialextrakten bei Tieren (Schickele, Seitz, Aschner) erwiesen; es stellte sich nach intravenöser und subkutaner Injektion Hyperämie und Hämorrhagie an den Genitalien heraus. Dagegen soll Injektion des flüssigen Inhaltes aus Follikel und Corpus luteum die Blutungen hemmen (A. Mayer). Eine Folgerung aus solchen Experimenten auf den Menstruationsvorgang ist unstatthaft.

Zahlreiche klinische Experimente, Exstirpation des Corpus luteum, der Ovarien mit reifenden Follikeln und solcher mit Corpus luteum (L. Fraenkel und viele andere) haben die Beziehung zur Menstruation schon früher unzweifelhaft gemacht.

Diese Tatsachen, vor denen ältere Anschauungen z. B. Einfluß der Tuben (Lawson Tait) und anderes (s. w. u.) verblaßt sind, stehen nunmehr im allgemeinen fest, aber die Wirkungsweise und ihre Beziehung zu anderen Vorgängen im Körper sind so verwickelt, daß ihr Verständnis noch größte Schwierigkeiten bereiten wird. Ein Widerspruch scheint in dem Fortbestehen der menstrualen Wellenbewegung nach Entfernung der Ovarien zu liegen, woraus HALBAN nur den protektiven Einfluß, die „Auslösung" seitens der Ovarien erschließen will, während der „formative" Einfluß von anderen Stellen ausgehen solle. Man kann jedenfalls daraus erkennen, daß noch andere Momente im Spiele sind, deren eingeübtes Zusammenspiel unter Umständen die Ovarien zeitweise entbehrlich machen für die Fortdauer der monatlichen Blutung. Niemals besteht jedoch die Menstruation bei angeborenem Ovarialdefekt; auch ist der Charakter der postkastrativen Blutungen nicht identisch mit Menstruation.

Nach meinen und C. RUGEs Untersuchungen und ebenso nach denen von R. SCHRÖDER besteht ein zeitlicher Zusammenhang in der Entwicklung des Corpus luteum und den Veränderungen in der Schleimhaut von solcher Regelmäßigkeit, daß es in den meisten Fällen gelingt, das Alter eines Corpus luteum zu bestimmen, Regelmäßigkeit der Menses vorausgesetzt. MILLER, R. SCHRÖDER und viele andere haben an großem Materiale die Richtigkeit bestätigt. Entgegenstehende Angaben von SCHICKELÉ und von HENRY beruhen auf Nichtbeachtung der histologischen und histochemischen Einzelheiten. Blutungen werden von ihnen als Menstruation bezeichnet; daher finden sie auch Menstruation ohne Corpus luteum. Der von mir und C. RUGE II beschriebene zeitliche Zusammenhang ist im wesentlichen der, daß die Zeit der Proliferation der Granulosa des Follikels mit der Proliferation und Afunktion der Uterusschleimhaut zusammenfällt, daß mit dem Beginne der Vaskularisation, die zur Funktion des Corpus luteum führt, auch die Uterusschleimhaut eine gewisse Funktion (Glykogensekretion) beginnt, deren vorläufiger Höhepunkt in beiden Organen die vierte Woche betrifft. Der eigentliche Höhepunkt der Blüte beider Organe wird erst in der jungen Gravidität erreicht. Zur Zeit der Menstruation fällt unter Freiwerden des sonst funktionell gebundenen Lipoides das Corpus luteum der Rückbildung anheim, aber möglicherweise bedeutet der Beginn der Lipoidbefreiung in den Luteinzellen bereits in der vierten Woche die Einleitung einer Rückbildung, die ich auf das Absterben der Eizelle (Befruchtungstod) zurückführe.

Daraus ergibt sich kurz: Gleichzeitigkeit 1. der Neubildung, 2. der Funktion, 3. der Rückbildung sowohl des Endometrium wie auch des Corpus luteum.

Das Corpus luteum kann ohne funktionsfähiges Endometrium, ja ohne Uterus gebildet werden, aber das Endometrium kann nicht ohne die Entwicklung des Follikels zum Corpus luteum funktionieren. Von dieser Norm gibt es nur äußerst seltene Ausnahmen bei ungeplatzten Follikeln mit unvollkommener Ausbildung der Granulosa. Ein einziger derartiger Fall (STIEVE) erfordert weitere Belege durch ähnliche Fälle.

Es haben sich eine Reihe von Fragen über die Zusammenhänge ergeben, die zur Zeit noch nicht völlig geklärt sind und hier auch wenig in Betracht gezogen werden dürfen, so namentlich die Überordnung der Funktion des Hypophysenvorderlappens, die chemischen und histochemischen Untersuchungen des Corpus luteum, die Erforschung des Ovarialhormons. Einen zusammenfassenden kurzen Bericht über die verschiedenen Forschungsrichtungen auf diesem Gebiete habe ich (1928) verfaßt.

Die Menstruation hört während der Schwangerschaft auf, weil das Corpus luteum am Leben zu bleiben pflegt. Ausnahmen sollen in den ersten 2—3 Monaten vorkommen, selten später. Bei einer Frau soll in 3 Schwangerschaften die Menstruation sich 1—2 mal noch in den ersten Monaten eingestellt haben und im dritten Monat der dritten Schwangerschaft fand WINTZ bei dieser Frau außer dem Corpus luteum graviditatis auch ein Corpus luteum menstruationis (vgl. Gravidität bei doppeltem Uterus).

Menstruation und Allgemeinzustand.

Der ovarielle und anderweit innersekretorische Einfluß äußert sich auch nicht nur durch den menstruellen Ablauf allein, sondern ist von allgemeineren Erscheinungen gefolgt, von denen die psychischen fast am längsten bekannt sind; ebenso ist eine Rückwirkung der Psyche auf Beginn und Dauer der Menses in gewissen Grenzen nicht bestritten, aber nur bei einzelnen Frauen wirksam (BERNHEIM, A. MAYER u. a.). Auch Traumen wirken wohl zum Teil auf psychischem Wege; Verbrennungen auch toxisch (s. BECKEY). Die von psychoanalytischer Seite beschriebenen ,,hysterischen Erscheinungen am Uterus" (EISLER), die unter anderen in Amenorrhöe, vikariierender Menstruation und Dauerblutungen sich äußern sollen, entziehen sich vorläufig dem Verständnis ihres Wirkungsweges. Die geistige Höchstleistung schaffender Frauen soll in die prägravide Zeit fallen (VAERTING).

Umgekehrt kann die Menstruation auf die Seelentätigkeit sehr bedeutend sein, besonders bei Geisteskranken (s. SINGER, HAUPTMANN 1924 und das Referat v. SCHRÖDER 1916).

Die körperlichen Gesamterscheinungen können hier ebenfalls nur nebenbei gestreift werden. Das Serum hat im pramenstruellen Stadium gesteigertes Abbauvermögen auf Plazentargewebe, das geringste hingegen in der Gravidität (KJAERGAARDS).

Mit Temperaturmessungen haben sich viele Autoren beschäftigt: übereinstimmend hört man von besonders auffallender Steigerung vor den Menses bei Tuberkulösen (KERSCH, REINL, v. OTT, VAN DE VELDE, RIEBOLD, SABOURIN, KRAUS, FRANCK, HANSEN.

Nach v. OTTs Untersuchungen der Temperatur, des Blutdruckes der Wärmeabgabe, Muskelkraft, Respirationsvolumen und der Sehnenreflexe sind alle Funktionen vor Beginn der Menses energischer, zu Beginn derselben sogleich herabgesetzt. Diese mensuelle ,,Wellenbewegung" wird von SCHMOTKINS bestritten, ebenso von VIVILLES. Auch finden sich sonst noch reichlich Widersprüche in den Einzelheiten; so sollen nach B. GUMPRICH zwar Veranderungen des Hämoglobingehaltes und des morphologischen Blutbildes für eine bestimmte Frau immer die gleichen sein, aber nicht allgemein gültig für alle, sondern sehr wechselnd (s. a. CAMINER).

Die Gerinnbarkeit des Blutes ist verringert (BIRNBAUM und OSTEN). Die Gerinnungszeit des zirkulierenden Blutes wird während der Menstruation meist verlangert nach HOSAKA. Auch von anderen Autoren wird die Verzögerung der Gerinnung zugegeben.

Während der Menstruation steigt der Globulinspiegel des Serums bis zur doppelten Hohe und entsprechend sinkt der Albuminspiegel. Nachher etwa am 3. Tage nach der Menstruation ist er wieder normal (EUFINGER und GOLDNER).

Die gerinnungshemmende Kraft des Blutplasmas wird von HERMSTEIN den Lipoiden zugemessen; mit der Extraktion der Lipoide geht die Wirkung auf das Extrakt über.

Der Hämoglobingehalt soll kurz vor der Menstruation und in deren Beginn steigen, dann abfallen und bald zur Norm zurückkehren, wie R. SCHRÖDER aus den Angaben der Autoren entnimmt.

Verminderung des Hämoglobingehaltes (SFAMENI); des Eisengehaltes (SOLI). Nach einer Geburt soll die Menstruation durchschnittlich wieder beginnen, wenn der Hämoglobingehalt des Körperblutes 75% beträgt (RUCKER).

Nach PFEIFFER und HOPF sinkt die Zahl der Thrombozyten am ersten und zweiten Tage der Menstruation bedeutend, steigt wieder allmählich und ist einen Tag nachher wieder normal unter Verschiebung des Zahlenverhältnisses zugunsten der großen Thrombozyten. Bei entsprechender Blutentnahme an Männern wurde nichts Ähnliches gefunden, deshalb suchen die Verfasser die Ursache in einer Beeinflussung des retikulo-endothelialen Apparates durch das Corpus luteum und den übrigen innersekretorischen Stoffwechsel, insbesondere Beeinflussung der Milz.

Die Angaben über das Blutbild sind jedoch auch noch nicht übereinstimmend. So glauben z. B. G. HIRSCH und HARTMANN feststellen zu können, daß bei der Menstruation nicht anders als bei sonstigen Blutungen die Zahl der Thrombozyten steige. Immerhin verlangt ein solcher Vergleich zum mindesten die Beachtung der Größe des Blutverlustes, die im allgemeinen bei normaler Menstruation als geringfügig angesehen wird.

Bei den pathologischen Kreislaufstörungen wird auch von der Thrombopenie die Rede sein, doch interessiert hier zu erfahren, daß in einem Falle von essentieller Thrombopenie die Thrombozytenzahl im Anfange der Menstruation kritisch abfiel und im Intermenstruum anstieg (DESSINOWA-SSUSCEWSKAJA).

HOLLER, MELICHER und REITER haben bei 7 Frauen das Blutbild vor, während und nach der Menstruation nicht dauernd, sondern gelegentlich untersucht und geben an: Neutrozytose und Monozytose prämenstruell und am Ende der Menses oder postmenstruell, intramenstruelle Eosinophilie usw. und machen daraus allerhand Rückschlüsse, die hier nicht zu erörtern sind

Die Angaben über Leukozytose während der Menses bedürfen noch ausgedehnter Nachprüfung. Die Zunahme der eosinophilen Zellen (DIRKS, GERLING) liegen nach R. SCHRÖDER innerhalb der Fehlerquellen. Die Leukozytenzahl schwankt individuell sehr verschieden (CAMINER, GERLING).

Nach STICKEL und ZONDEK läßt sich im Gesamtblute keine Beeinflussung des Farbstoffes noch der morphologischen Bestandteile feststellen, doch geben sie eine Vermehrung der Lymphozyten auf Kosten der Neutrophilen während der Menstruation an.

Der Blutdruck ist meist vor der Menstruation erhöht (v. OTT, WIESSNER, MARLETTI, GÖTTE, STOLPER, SIREYDEY et TRAMILLON, BALARD et SIDAINE) und wird gelegentlich als Ursache der Menstruation bezeichnet. Die Veränderungen des Gasstoffwechsels sind unwesentlich (ZUNTZ). Nach WAKEHAM ist der Sauerstoffverbrauch prämenstruell erhöht.

Die Angaben über den Grundumsatz sind ebenfalls noch nicht einheitlich; das liegt an der beträchtlichen Breite der Fehlerquellen in der Methodik. Aus einer Reihe von Autoren, die sich mit der Untersuchung abgegeben haben, seien nur wenige genannt; im übrigen finden sich Einzelheiten von R. SCHRÖDER berichtet.

LANZ findet bei gesunden Frauen eine Zunahme des Grundumsatzes am Ende des Intervalls und im Prämenstruum.

Nach HORNUNGs eingehenden Stoffwechseluntersuchungen haben die Ovulation und Menstruation bei gesunden Frauen keinen gesetzmäßigen Einfluß auf den Grundumsatz. Die auf sog. ovarieller Insuffizienz beruhende Hypo- und Amenorrhöe ist meist durch Storung mehrerer Drüsen, namentlich der Hypophyse, zu erklären. Es besteht bei diesen Frauen eine beträchtliche Herabsetzung der „spezifisch-dynamischen Wirkung" (Ansteigen der Kalorienerzeugung nach Standardmahlzeiten). Ähnliches berichten HEYN und FREY.

Der Lipoidgehalt des Körperblutes soll bei Amenorrhöe vermindert, sonst aber erhöht sein während der Menses (Zippritz); ebenso haben Friedrich, Hermstein, Lindemann den Lipoidgehalt geprüft. Cholestearinverminderung (Schlimpert).

Nach Okey und Boyden sinkt die Cholesterinmenge am ersten Tage der Menstruation, oder in den nächsten 3 Tagen, während Lezithin und Fettsäuren keine Veränderung zeigen. Die Literatur über diesen Gegenstand findet man bei Carl Kaufmann und Otto Mühlbock, deren eigene Untersuchungen durch ihre Ausführung an Strafgefangenen besonders günstige Bedingungen fanden. Den Gesamtcholesteringehalt des Blutserum fanden sie zur Zeit der Menstruation gesenkt bis zu 41%. In der prägraviden Zeit steigt er bis zu 50%. Aus einer neueren Mitteilung von C. Kaufmann geht hervor, daß um die Zeit der Menstruation herum ein „menstrueller Cholesterinsturz" eintritt, während die übrigen Lipoide, insbesondere das Lezithin unbeeinflußt bleiben. Diese Ergebnisse sind durch längere Zeit an denselben Personen fortgesetzte Untersuchungen gewonnen worden, eine Notwendigkeit zur Sicherung gegen die ausgesprochenen Schwankungen im Lipoidgehalt des Blutes.

Den Untersuchungen über den Gehalt des Blutes an Kalium und Kalzium wird besondere Bedeutung beigemessen in Rücksicht auf deren Beziehungen zum Vagus und Sympathikus. Der Kalziumspiegel ist zuweilen unverändert, in den meisten Fällen teils erhöht, teils verringert (Rittmann, Heyn und Haase), oder nur vor dem Beginne der Regel wenig erhöht (Bock). Auch bei Malomud findet sich in mehr als der Hälfte der Fälle Hyperkalzämie am Ende der Menstruation angegeben, aber nur in geringerer Zahl keine Veränderung oder sogar Verminderung des Kalziumgehaltes. Die höchsten Kalziumwerte sah Sharlit kurz vor der Menstruation.

Das Kalium ist im Blutserum nach Günter Schultze kurz vor der Menstruation herabgesetzt an Menge, während der Menses wieder normal. Er nimmt an, daß das Corpus luteum einen Reiz nach Art des Sympathikus ausübe und daß bei der Rückbildung sich eine Gleichgewichtsstörung im Sinne der Vaguswirkung geltend mache; diese besteht in der Gravidität. Anders lauten die Angaben von Spiegler, der meist prämenstruell das Kalium im Blute vermehrt, während der Menses in schnellem Absinken und postmenstruell wieder langsam ansteigend fand.

Der Harnstoffwechsel soll vor der Menstruation erhöht sein, dann sinken (Rabuteau, Goodman, Jacoby). Eine regelmäßige Schwankung lassen Okey und Erikson nur für die Harnsäure gelten, die einige Tage vorher steigt, während der Menstruation bedeutend abfällt und nachher wieder auf die Norm zurückkehrt. Die Stickstoffabgabe ist während der Menses verringert (Schrader).

Noch viel unvollkommener als die Kenntnis der Blutveränderung ist die Einsicht in den normalen Zusammenhang mit dem übrigen Körperbetrieb, so daß wir sie unter Hinweis auf die Darstellung von R. Schröder (1928) übergehen können.

Pathologische Veränderungen der Organe, namentlich solche, die mit vasomotorischen Störungen zusammenhängen, werden durch den mensuellen Zyklus beeinflußt.

Rhythmische Verschlechterung und Rückfälle konjunktivaler und keratitischer Prozesse bei den Menses s. b. Peter Müller (Handbuch), Runge, Niedermeyer, Schäffer. An der Haut werden verschiedene Dermatosen zu den Menses in Beziehung gesetzt (Lit. bei Schäffer). Bemerkenswert ist stets rezidivierender Herpes im Gesicht bei jeder Menstruation einer Frau bis zur Menopause; bei ihrer Schwester und bei ihrer Tochter ähnlich so; also familiäre Neigung zur gleichen Störung. Herpes genitalis in 2% aller Fälle (Bergh). Ich kenne einen Fall von Herpes labiorum, der intermenstruell einige Male im Jahre erscheint. Über Organblutungen, Störungen der Nierenfunktion usw. s. bei SCHÄFFER und bei SCHRÖDER (Referat 1916).

HIRSCHBERG berichtet über eine Frau, die 8—10 Tage vor Eintritt der Menses Blutungen in der Haut der Oberschenkel hatte. Bei Macacus rhesus hat CORNER auch Hautveränderungen in der Leistengegend u. a. beschrieben. Ein Heer von Hauterkrankungen wird mit Menstruationsstörungen erklärt (s. POÓRS kurze Übersicht).

Beteiligung der übrigen Genitalorgane an den zyklischen Veränderungen.

Außer im Ovarium und Uterus selbst werden zyklische anatomische Veränderungen in den **Tuben** gefunden. In den Tuben sind nach SNYDER die Flimmerepithelzellen der Schleimhaut immer unverändert und in gleicher Menge vorhanden. Dagegen wechseln die flimmerlosen Zellen ihr Aussehen. Im prägraviden Stadium sind sie ebenso wie in der Gravidität dauernd niedrig, indem Zytoplasma ausgestoßen wird. Im Intervall hingegen sind sie ebenso hoch wie die Flimmerzellen, die Oberfläche ist also glatt. Die Kerne der flimmernden stehen hoch oben in den Zellen und sind rundlich, die der flimmerlosen Zellen sind länglich und stehen tiefer, so daß die Kerne zweireihig sind. Im späten Intervall und Übergang zur Funktion sind die flimmerlosen Zellen mittelhoch. Die Rauhigkeit der Oberfläche in der Tube im Prämenstruum ist funktionell unklar. Beim Schwein bedeutet derselbe Wechsel der inneren Tubenfläche nach SNYDER eine glatte Passage für das Ei und ein Haftenbleiben im Uterus, in dem gleiche Veränderungen vorgehen zur Zeit der Rauhigkeit im prägraviden Stadium. Der Analogieschluß lautet, daß die Eipassage durch die Tube beim Menschen in das Intervall falle.

Auch SCAGLIONE meldet starke Hyperämie, Ödem und vermehrte Sekretion der flimmerlosen Epithelzellen mit vielen Lipoidgranula in dem hellen Zellleib in der prämenstruellen Zeit und darauf interstitielle Blutung mit Abstoßung von Epithelien und zuweilen auch Blutung in die Tubenlichtung bei der Menstruation.

BUTOMO behauptet, bestimmte Verteilung des **Lipoids** im Epithel entspreche ganz bestimmten Terminen des mensuellen Zyklus. Zur Zeit der Menstruation sei das Fett in der unteren Hälfte der Zellen, im Intermenstruum in der Mitte der Zellen anzutreffen und 3 Wochen nach der Menstruation fand sich das Fett in den äußeren Zellteilen. Die größte Menge der Lipoide wurde auf der Höhe des Intermenstruum gefunden, doch hängt die Fettmenge nicht mit dem Lipoidgehalt des Blutes zusammen. In der Arbeit von BUTOMO finden sich Literaturangaben.

Unter Umständen kommt es zu echter Tubenmenstruation; nämlich wenn sich an Stelle von gewöhnlicher Tubenschleimhaut eine Art von Endometrium entwickelt, wie wir in unserem Abschnitte „Adenomyosis" und in O. FRANKLs Abschnitte über Tuben erfahren.

Die wenig regelmäßigen Befunde am Flimmerapparat des Tubenepithels s. b. R. SCHRÖDER.

Auch in der **Mamma** gehen zyklische Veränderungen vor sich. Die altbekannte Tatsache, daß die Brustdrüsen pramenstruell richtiger prägravide anschwellen, wird von ROSENBURG auf eine unter dem Einflusse des Corpus luteum stehende Zunahme des Drüsenparenchyms zurückgeführt. POLANO bestätigt dieses, macht jedoch, was ich nach eigenen Untersuchungen bestätige, starke individuelle Schwankungen geltend, die mit der sehr wechselnden Funktionsfähigkeit und nicht seltenen Unbrauchbarkeit zusammenhängen werden.

Von POLANO, BERBERICH und JAFFÉ, W. SEBENING wird ROSENBURGs Angabe bestätigt mit der Einschränkung, daß die Rückbildung nicht so bedeutend sei. Während diese Autoren eine Sprossenneubildung der Mammadrüsenschläuche im prämenstruellen Stadium zugeben, meint DIECKMANN, daß die Veränderungen nur auf Quellung des Bindegewebes in den Drüsenläppchen nach der Regel und im Intervall, und dann Entquellung und auf ausgesprochenem Ödem im Prämenstruum beruhen, während die Verschiedenheit der Drüsen vom jugendlichen Alter abhänge. Er unterscheidet Lobuli tubulares immaturi und maturi. Die Entwicklung dauert bis über das 20. Jahr.

Zu gleichem Ergebnis kommt MOSZKOWICZ; die drüsigen Teile werden nicht zurückgebildet, sondern verändern nach der voraufgegangenen prägraviden Auflockerung nur ihre Form durch Sklerosierung des Stroma im Postmenstruum. Übereinstimmend sind TOMOGAWAs Befunde, daß nur Auflockerung, aber keine Neubildung von Drüsen im prägraviden Stadium stattfinde.

Der Einfluß im Sinne einer Vorbereitung der Mammae auf die Schwangerschaft ist also nur ein geringer, aber jedenfalls ein deutlicher, wie allgemein anerkannt wird.

Auch die Drüsen der Achselhöhle sollen nach LOESCHKE im prägraviden Stadium viel stärker entwickelt sein.

Näheres suche man im Abschnitte Mamma und Hautdrüsen dieses Handbuches.

Über die Beteiligung der Scheide an dem mensuellen Zyklus lauten die Angaben noch recht widersprechend. R. SCHRÖDER beschränkt sich auf die Bemerkung, daß bei den sehr großen individuellen Schwankungen im Bau des Epithels die Veränderungen in Größe und Schichtung der Zellen (STIEVE) nur in großen Untersuchungsreihen zu beurteilen seien. DIERKS' Ergebnisse lauten zusammengefaßt:

1. Die systematische Untersuchung der Vaginalschleimhaut beim Menschen konnte einen gesetzmäßigen Auf- und Abbauvorgang des Scheidenepithels wahrend des normalen mensuellen Zyklus aufdecken.

2. In den ersten Tagen nach Beginn der letzten Regelblutung findet sich eine Dreiteilung des Vaginalepithels, die besonders auffallig zur Zeit des Pramenstruums in Erscheinung tritt.

3. Durch das frühzeitige Auftreten einer intraepithelialen Verhornungszone läßt sich an dem menschlichen Vaginalepithel eine Funktionalis, Regenerations- oder Wechselschicht von einer Basalis unterscheiden.

4. Proliferation und Sequestration spielen sich an der Funktionalis ab.

5. Zur Zeit der Menstruation wird die Funktionalis und zum Teil die intraepitheliale Verhornungszone abgestoßen, so daß die nackte Basalis oberflächlich liegt.

6. Eine Deutung dieses regelmäßigen biologischen Vorganges konnte nicht gegeben werden.

7. Die Blutversorgung der Vaginalschleimhaut schwankt während des normalen Menstruationszyklusses in dem Sinne, daß sie im Postmenstruum am geringsten ist, zur Zeit des Prämenstruum stark zunimmt und mit der Menstruation ihren Höhepunkt erreicht.

Während STEMSHORN über die Kreislaufveränderungen mit DIERKS einig ist, faßt er die Epithelveränderungen wesentlich anders auf:

1. Ein gesetzmaßiger periodischer, dem mensuellen Zyklus parallel gehender Auf- und Abbau der menschlichen Vaginalschleimhaut läßt sich nicht nachweisen.

2. Im Intermenstruum tritt eine Dreischichtung des Epithels auf, und zwar könnte man die 1. Zone als Quellzone, die 2. Zone als die Verdichtungszone und die 3. Zone als Basalis bezeichnen.

3. Durch welche Vorgänge es zu einer Verdichtung des Epithels in den oberflächlichen Schichten kommt, laßt sich nicht sagen; wohl aber kann man annehmen, daß durch das Scheidensekret die verdichteten Zellen aufquellen und so die 1. Zone bilden.

4. Ein Nachweis, daß in der 2. Zone Horn enthalten ist, läßt sich selbst mit der Malloryfärbung nicht mit Sicherheit erbringen, da das tinktorische Verhalten dieser 2. Zone sehr verschieden ist.

Einen regelrechten Wechsel in der Absonderung von Epithelzellen der Vagina wie bei manchen Tieren, besonders Nagern, konnte KING im allgemeinen ausschließen und in Einzelfällen als nicht genügend deutlich erkennen. Mit der einzelpersönlichen, sehr verschiedenen zelligen Beimengung zum Scheidensekret hängt wohl auch zusammen, daß die biologisch chemischen Veränderungen nicht typisch und rhythmisch wechseln. Der Säuregrad des Scheidensekretes ist während der Menstruation am höchsten (GRÄFENBERG). Derselbe Autor gibt ein Kohlenhydrate spaltendes, Stärke abbauendes Ferment in der Vagina an, das zur Zeit der Menses am stärksten, im Intermenstruum am schwächsten ist. Die Schwankungen des Gehaltes an Glykogen in der Vagina im Verlaufe des Zyklus werden von NIDEREHE geleugnet und der Mindergehalt auf allgemeine Asthenie bezogen.

Ein Vaginalzyklus wird auch von PANKOW u. a. zugestanden.

Das Wesen der Menstruation.

Der Weg, auf welchem die hormonalen Stoffe auf die Uterusschleimhaut wirken, ist unbekannt; selbst die in ihr nachweisbaren chemischen Veränderungen sagen darüber nichts aus.

Bemerkenswert ist daher das angebliche alternierende Menstruieren doppelter Uteri und die Menstruation eines Hornes bei Gravidität des anderen (s. Mißbildungen). Nach einer Mitteilung von GEOFFROY ST. HILAIRE waren zwei zusammengewachsene Mädchen trotz Anastomosen der Aorten und der Venae cavae infer. ganz unabhangig voneinander menstruiert.

Die Anschauungen über die blutreinigende Aufgabe der Menses (HIPPOKRATES) und andere Spekulationen, gegen die sich VIRCHOW (1848) noch lebhaft ereifern mußte, die aber noch bis in die neueste Zeit (ROSSI, POZZI [1905]) festgehalten wurden, sind der Kenntnis vom Zusammenhang mit der Ovulation noch nicht ganz gewichen; Geschichtliches s. bei SCHÄFFER. Längere Zeit stellte man sich den Zusammenhang mit PFLÜGER 1865 als einen durch das Corpus luteum ausgeübten Druck auf die Ovarialnerven vor, der auf reflektorischem Wege durch arterielle Kongestion weiterwirke. Auch andere Theorien (s. b. SCHÄFFER) gingen von der Reflexwirkung aus, trotzdem, wie Experimente lehrten, die Brunst auch bei durchschnittenen Nervenbahnen eintritt (GOLTZ, REIN), bis die Ovarientransplantation (KNAUER) den Weg der inneren Sekretion bewies. HALBANs Versuch an Affen bestätigte in glanzender Weise die Theorie der hormonalen Ovarialwirkung, welche BORN und L. FRAENKEL dann in das Corpus luteum verlegten, und HALBAN schließlich in die Follikelflüssigkeit. Nach den neueren Ergebnissen ist ein Unterschied zwischen der Wirkung des Follikels und des Corpus luteum anzunehmen, indem erstere das proliferative Stadium der Schleimhaut also die Regeneration, das Corpus luteum dagegen die funktionelle Schleimhautbereitschaft bedingen (R. SCHRÖDER, L. SEITZ, R. MEYER u. a.). Im übrigen sind alle Einzelheiten noch strittig.

Während früher die Menstruation als das mögliche und tatsächlich notwendige Vorspiel zum Beginne der Schwangerschaft galt, eine Anschauung, die durch Gravidität in der Pubertät, Menopause, Laktation und bei krankhafter Amenorrhöe wiederlegt wird — so ist man jetzt entgegengesetzter Ansicht. — Längere Zeit wurde die von SIGISMUND-LÖWENHARDT, REICHERT vertretene Anschauung, daß erst die nach den Menses neu einsetzende Ovulation zur Schwangerschaft führe, von BISCHOFF u. a. bestritten, jedoch gilt sie nach meinen Untersuchungen an dem Corpus luteum (R. MEYER, MILLER, SCHRÖDER u. a.) als unbestritten. Die früheren Autoren beurteilen das Corpus luteum makroskopisch, während es schon in einem Stadium platzt, wo es noch gar nicht gelb ist, sondern wie von einer dünnen hellrosa gefärbten Schleimhaut bekleidet aussieht (R. MEYER).

Die von der Eireifung abhängige Follikelreifung und Corpus luteumbildung bedingt ihrerseits durch innere Sekretion den als physiologisch zu bezeichnenden Zustand der Uterusschleimhaut des geschlechtsreifen Weibes, das sog. „prämenstruelle" besser prägravide Stadium. Die durchaus unphysiologische Nichtbefruchtung hat den Eitod zufolge, und dadurch die Rückbildung des Corpus luteum. Da letzteres für die prägravide Schleimhaut ein trophisches oder lebensnotwendiges Schutzorgan vorstellt, so wird nunmehr die Schleimhaut nekrotisch und blutet (DRIESSEN, LABHARDT, R. MEYER). Von anderer Seite ist das Corpus luteum als Hemmung der Blutung bezeichnet worden (HALBAN, SEITZ u. a.), eine Anschauung, die auf die alte Vorstellung von der periodischen Reinigung zurückgeht, anstatt die Eizelle als den obersten Antrieb aller weiblichen Geschlechtsfunktionen anzuerkennen. Ich habe diese Fragen kürzlich ausführlich behandelt. Die Meinung, es sei die Menstruation die Vorbereitung für die Ansiedlung des Eies (A. SEITZ) ist irrig. Die Vorbereitung ist vielmehr vorausgegangen; sie wird zu nichte gemacht durch die Menstruation.

Die Nichtbefruchtung wird von biologischer Seite mit Recht als unphysiologisch betrachtet als eine Fehlfolge der Domestikation, die übrigens mit Sicherheit nur bei Menschen und einigen Affen zur Menstruation, einem nahezu als pathologisch anzusehenden Prozesse führt, der der Entzündung nahe steht (VIRCHOW, ORTH, R. MEYER). Diesen Standpunkt habe ich ausführlich wiederholt vertreten und später (1924) in Hinsicht auf eine Arbeit CORNERs über Menstruation bei Affen (Macacus rhesus) betont, daß auch bei diesen Tieren nicht alles Menstruation genannt werden darf, was Uterusblutung ist. Gerade beim Affen scheint das Widernatürliche der geschlechtlichen Abstinenz in viel mehr ursprünglicher Weise schädlich zu wirken und unregelmäßige Blutungen hervorzurufen, die nur dann echte Menstruationen zu nennen sind, wenn unter dem Einflusse der Corpus luteum-Entwicklung die Schleimhaut prägravide vorbereitet wird.

In neuerer Arbeit bestätigt CORNER, daß die prägravide Schleimhautvorbereitung nur dann beim Affen eintrete, wenn ein Corpus luteum zur Entwicklung komme. Leider spricht er jedoch auch von Menstruationen, die ohne Corpus luteum und dementsprechend ohne prägravides Schleimhautstadium vorkommen. Und leider folgen ihm andere Autoren (z. B. ALLEN) auf diesem Wege der Vermengung verschiedener Vorgänge durch Anwendung ein und desselben Namens. Es kommt natürlich nicht auf das Symptom Blutung an, selbst dann nicht, wenn sie mit einiger — übrigens bei den Affen durchaus nicht festgestellten — Regelmäßigkeit eintreten. So wenig wie man ein Rektumkarzinom und Hämorrhoiden miteinander vergleichen wird, nur weil es bei beiden aus dem Mastdarm blutet, ebenso wenig darf man Blutungen aus dem Uterus schlankwegs „Menstruation" nennen. Will man nur das Symptom Blutung bezeichnen, so spreche man so lange von „Blutung", bis ihre Ursache aufgeklärt ist. Es kommt — eigentlich ganz selbstverständlich — nur auf den funktionellen Vorgang und die ihn begleitenden anatomisch-histologischen Veränderungen an, und diese sind namentlich beim Menschen hinreichend scharf abgegrenzt, um eine Verwechslung mit anderen Zuständen unmöglich erscheinen zu lassen. Das Unmögliche wird jedoch nicht möglicher gemacht durch Bezeichnungen, hinter denen keine klaren Begriffe stehen. Es ist deshalb nötig erneut darauf hinzuweisen, daß die Blutung nicht das Wesentliche der zyklischen Vorgänge ist, die auf Gravidität zielen, sondern die durch Eireifung bedingten funktionellen Veränderungen im Ovarialfollikel und im Endometrium, denen wir uns zuwenden.

Die Bedeutung der Menstruation ist also keine physiologische. Die des menstruellen Vorganges ist ungeklärt, am wenigsten bekannt ist die Zusammenarbeit der verschiedenen Drüsen innerer Sekretion. Deutungsversuche in dieser Richtung (s. HOFBAUER 1924) stehen noch auf schwachen Füßen. HOFBAUER stellt die Wirkung des Corpus luteum der des Atropins gleich (s. a. weiter unten S. 97—99).

Die Menstruationsvorgänge in der Uterusschleimhaut und Muskulatur und das Menstrualblut.

Der Uterus ist als das von der normalen Ovarialfunktion am meisten abhängige Organ, auch beim Versagen der Befruchtung und erneuter Eireifung der am deutlichsten beteiligte Angriffspunkt. Wenn die Eireifung mit einer Vorbereitung des Uterus zur Schwangerschaft einhergeht oder diese Vorbereitung verursacht, so wird letztere beim Ausbleiben der Befruchtung — cessante causa — mit dem Eitode wieder rückgängig gemacht. Wir werden uns also nicht wundern, daß wir die Zustände in deutlicher Vorbereitung im Uterus antreffen, die für die Schwangerschaft bezeichnend sind: in der Muskulatur und in der Schleimhaut.

In der **Muskulatur** sind die prägraviden Veränderungen erst kürzlich von STIEVE nachgewiesen worden. Wenn sie nicht so eindrucksvoll sind wie die verwickelteren Veränderungen in der Schleimhaut, so haben sie in ihrer genauen Meßbarkeit die Bedeutung, das Gesamtbild der Uterusvorbereitung auf die Schwangerschaft abzurunden. In der sehr verdienstlichen genauen Messung der Muskelzellen erbringt STIEVE den Nachweis. Hand in Hand mit der prägraviden Schleimhautveranderung wachsen die Muskelzellen in die Lange bis zum Augenblicke des Eintritts der Menstruation. Während dieser und nachher ziehen sich die Muskelzellen wieder zusammen; im Postmenstruum bilden sie sich zurück, sie verlieren an Masse. Auch werden vor der Regel Muskelzellen neugebildet, nach der Regel fehlt die Neubildung fast ganz. Auch wird das Bindegewebe der Muskelwand im Prämenstruum aufgelockert und verdichtet sich wieder nach der Menstruation.

In der Schwangerschaft setzen sich diese Veränderungen im verstärkten Maße fort.

Die Menstruation und die ihr vorangehenden normal-physiologischen Erscheinungen des Uterus betreffen wesentlich die Korpusschleimhaut. Der sog. Isthmus uteri nimmt, soweit er dem Korpus ähnliche Schleimhaut hat, im geringen Grade an den Veränderungen teil. Maßgeblich für die Grenze nach unten ist das Schleimepithel der Zervix, auch wenn es nur rudimentär ist. Dieses macht die Veränderungen nicht mit (s. a. NÜRNBERGER).

Die histologischen Vorgänge sind lange Zeit strittig gewesen und sind erst seit kurzem Dank der Arbeiten von HITSCHMANN und ADLER (1907) und zahlreicher anderer Nachuntersucher zu einem in den meisten Punkten übereinstimmenden Bilde gekommen, an dessen Abschluß das letzte Stadium der zyklischen Veränderungen nur deshalb fehlt, weil diese tatsächlich individuellen Schwankungen unterliegen.

Die menstruellen und namentlich die „prämenstruellen" Vorgange sind schon 1873 von KUNDRAT und ENGELMANN zur vorzüglichen Darstellung gekommen, die nur deshalb ausdrückliche Ablehnung fand, weil ihre Befunde an Leichenmaterial erhoben worden waren. Dazu kam, daß der große Eindruck der Stückchendiagnose mit ihrer zu weitgehenden Auffassung der verschiedenen Schleimhautbilder als „Endometritis" die menstruellen Veränderungen der

Vernachlässigung preisgab. Auch Westphalen erkannte die prämenstruellen Veränderungen der Schleimhaut und ebenso B. Müller bezeichnete ganz richtig die Schleimhaut vor der Menstruation ähnlich der bei Gravidität. Bei Schäffer findet man die wichtigeren Arbeiten bis 1907 berichtet.

Hitschmann und Adler haben die Ergebnisse von Kundrat und Engelmann bestätigt und erweitert und sie zu allgemeinster Anerkennung gebracht; danach stellt sich der Zyklus in vier Phasen dar: 1. postmenstruelle Zeit, 2. Intervall; 3. prämenstruelle Zeit; 4. Menstruation. Diese Phaseneinteilung ist allgemein beibehalten worden und von Schröder sogar noch erweitert in Postmenstruum-Ende, Intervall-Anfang, Intervall-Mitte, Intervall-Ende, Prämenstruum-Anfang, Prämenstruum-Ende. Es soll die diagnostische Bedeutung einer weitgehenden Phaseneinteilung nach morphologischen Merkmalen nicht herabgesetzt werden, wenn ich die funktionelle Einteilung als die für die physiologische Erkenntnis wichtigere bezeichne.

Es gibt eine funktionelle Phase, das ist der normalphysiologische Zustand des Uterus vor der Schwangerschaft, die sog. „prämenstruelle" besser prägravide Phase; diese sekretorische Phase leitet morphologisch und funktionell zur Gravidität über und die Schleimhaut wird, je länger dieses Stadium ausnahmsweise dauert, desto mehr der sog. Dezidua des frühschwangeren Uterus ähnlich, von der sie schließlich nicht mehr zu unterscheiden ist.

Die Menstruation bezeichnet den Abbau der Vorbereitung, also Ende der Funktion und die darauf einsetzende Regeneration, das postmenstruelle Stadium, leitet ohne scharfe Grenze sofort wieder zum funktionellen Stadium über, so daß das sog. Intervall teils der Regeneration, teils der funktionellen Phase angehört. Genau betrachtet gibt es nur eine Funktion und eine Funktionspause oder Intervall, welches dargestellt wird durch die Menstruation und Regeneration. Es gibt kein Intervall zwischen Regeneration und Funktion, vielmehr beginnt letztere schon während der Regeneration, wie die Sekretionstätigkeit der Epithelien erweist.

Individuelle Verschiedenheiten sind sehr wesentlich bei dem Gesamtprozeß, so daß eine auf Tage annähernd stimmende Einteilung der Phasen (Hitschmann und Adler) durchaus nicht zuverlässig ist, selbst dann nicht, wenn die individuelle Dauer des ganzen Zyklus bekannt ist. — Schon die Menstruationsdauer wechselt bei gesunden Frauen von 1—8 Tagen; die mit ihr verbundene Abstoßung von ganz geringen oberflächlichen oder in vielen Fällen von größeren Mengen der Schleimhaut hat eine schon während der Blutung einsetzende (Schröder) geringere oder bedeutendere Regeneration im Gefolge. Die Fähigkeit zur Funktion schließt sich ihr unmittelbar an.

Das morphologische Bild der funktionellen Phase bildet sich aber allmählich aus durch ständig zunehmende Epithelsekretion. Diese ist in allen Fällen typisch für die prägravide Phase. In der funktionellen Phase schwillt die Schleimhaut bis kurz vor der Menstruation zu einer etwa 5 mm dicken Lage an, die besonders auf dem Durchschnitte durch ihr ödematös gequollenes glasiges Aussehen bereits dem bloßen Auge kenntlich ist. Drei Schichten sind deutlich kenntlich.

Mikroskopisch stellt sich deutlicher die Dreischichtung heraus; die oberflächliche Schicht ist kompakter (Abb. 34); die Bindegewebszellen schwellen zu plasmareicheren, weniger gut färbbaren „Deziduazellen" von spindliger und polygonaler Form an, auch die Kerne werden größer, mehr rund und schlechter färbbar. Des öfteren bemerkte ich, daß ein lymphozytär stärker infiltriertes Stroma stärker dezidual reagiert. Dieses im Zusammenhange mit der dysmenorrhoischen Membran und mit ektopischer Deziduabildung an entzündlich veränderten Stellen während der Gravidität (Endometritis cervicis,

Erosio portionis, Adenometritis seroepithelialis u. a.) bezeugt ebenso wie ein Experiment L. LOEBS (Deziduabildung durch lokale Reizung), daß außer dem Ovarialhormon auch lokale Einflüsse, zellige Wucherung meist infolge von Entzündung bei der Deziduabildung zu ungewöhnlicher Zeit (ohne Gravidität) oder an ungewöhnlichen Stellen (in der Gravidität) mit am Werke sind.

Die Ähnlichkeit mit Dezidua nimmt gegen Ende dieser Phase allmählich zu; anfänglich fällt mehr die Auseinanderdrängung der Bindegewebszellen durch Ödem (Abb. 32) auf, welches jedoch auch noch gegen Ende (Abb. 33) sich bemerkbar macht, indem es kleinere und größere Gruppen „dezidualer" Zellen auf dem Schnitte getrennt erscheinen läßt. Die Drüsenschläuche sind in dieser Schicht zunächst nur

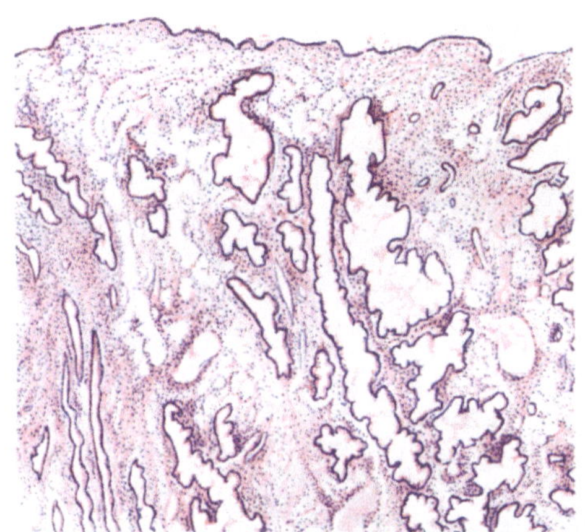

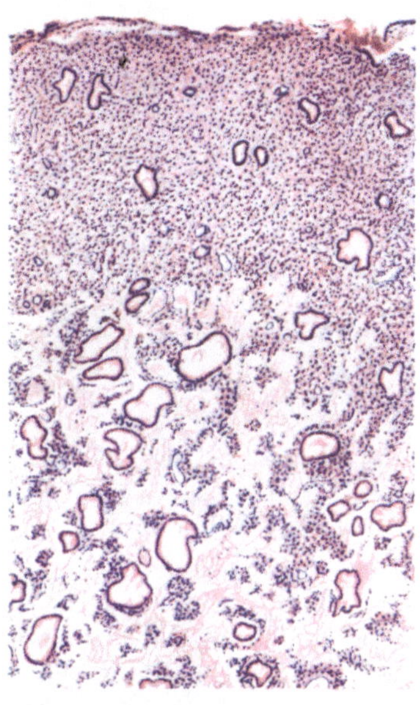

Abb. 32. Funktionelles Stadium (prägravide) der Uterusschleimhaut. (Hamalaun-Eosin.) Leitz Obj. 1, Okul. 3, Tub. 20.

Abb. 33. Im Beginne der Menstruation. Oberflächenepithel durch Exsudation und Blutung abgehoben. In der funktionellen Schicht starke Exsudation (Ödem). Hamalaun-Eosin Leitz Obj. 1, Okul. 3, Tub. 20.

wenig verändert, verlaufen ziemlich gestreckt oder doch wenig geschlängelt senkrecht zur Oberfläche; erst gegen Ende des Zyklus nehmen sie oftmals an den Veränderungen in ähnlicher oder gleicher Weise teil. Sogar das Oberflächenepithel faltet sich zuweilen unter Zellvermehrung und lebhafter Sekretion. — Die starke sekretorische Tätigkeit des Drüsenepithels führt in der Spongiosa zu erheblicher Aufweitung der Lichtungen; unter Zellvermehrung schlängeln sich die Drüsen und werden gegen Ende oft sägeförmig, indem durch büschelförmige Anhäufung der Zellen auf den Konvexitäten der Windungen „Sägezähne" in die Drüsenlichtung ragen. In der letzteren wird der Epithelraum immer unschärfer, schließlich ganz unregelmäßig, indem die hochzylindrischen Zellen sich kolbig vorbauchen und ihr Sekret abstoßen. Dabei wird der Kern mehr basal gedrangt, das Zellplasma enthält kleine Glykogentröpfchen und stößt sie ab; die von SCHRÖDER betonte Muzinreaktion hängt hiermit zusammen, sie ist nicht typisch und nirgends treten zusammenhangende Schleimmassen auf wie im Zervixepithel oder anderen Schleimbildnern. Von GEIST werden an den Sekretionszellen Bläschen und Knöpfchenstrukturen beschrieben, die er im „Intervall" und „Prämenstruum" neben Flimmerzellen und Stiftchenzellen sah.

Das Stroma zwischen den dichtliegenden Drüsen erscheint verhältnismäßig spärlich, ist viel weniger dezidual als in der kompakten Oberschicht. Die Gefäße

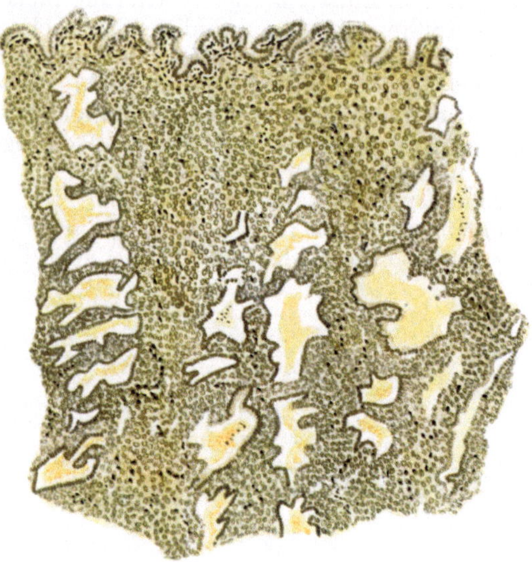

Abb. 34. Starkere Blutung (gelb) in das Stroma und in die Drusen im Beginne der Menstruation. Pikrin, Himmler Obj. 3, Okul. 1, Tubus 0.

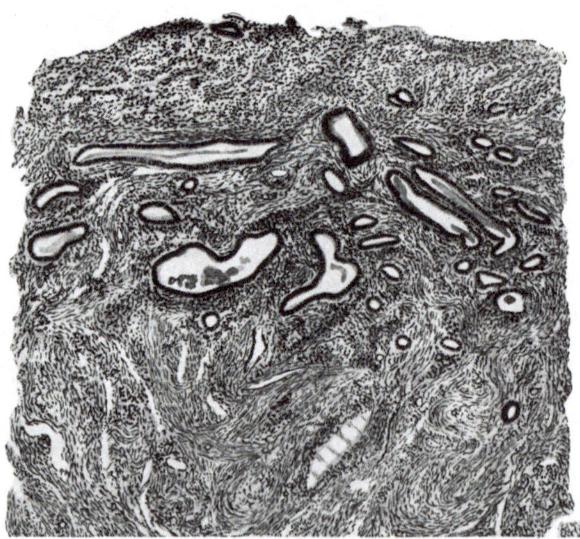

Abb. 35. 2 Tage nach Aufhoren der Menses (4 Tage nach Beginn). Die funktionelle Schleimhautschicht ist abgestoßen. Regeneration der Oberflache. Reste von Glykogen in den Drusenlichtungen. Hamalaun. Bests Glykogenfarbung. Himmler Obj. 3, Okul. 1. Tubus 0.

liegen als geschlängelte Bündel kleiner verhältnismäßig dickwandiger, zuweilen mit zarter Elastika ausgestatteter Röhren in der Spongiosa und ziehen leicht geschlängelt in mehr kapillarer Form in der Kompakta senkrecht zur Oberfläche.

Unter zunehmender Sekretion kommt es schließlich an nicht wenigen Stellen des Epithels zum Kernzerfall und Abstoßung ganzer Zellen (SCHRODER) und im Bindegewebe treten Lymphozyten auf und schließlich wird nach sehr starker Dilatation der Gefäße und Stase die Menstruation mit Auswanderung von meist polynukleären Leukozyten und mit kleinen Hämorrhagien in die Schleimhaut eingeleitet. Die dritte Schicht, die „Basalis" (Reserveschicht O. FRANKL), eine

meist schmale Lage, nimmt an allen ge- nannten Veränderungen keinen sicht- baren Anteil, außer zuweilen durch Glykogen-Produktion in individuell sehr verschiedenem Grade.

Das Glykogen war bereits, bevor man den menstruellen Zyklus kannte, von LUBARSCH bemerkt worden und von v. GIERKE wurde der Zusammenhang mit der Menstruation vermutet, aber erst durch die Untersuchungen von DRIESSEN wurde die Vermutung zur Gewißheit. Da diese Tatsache zeitweise vergessen schien, so sei hervorgehoben, daß DRIESSEN (1911) als erster die Glykogenabsonderung des Epithels im prägraviden Stadium ausführlich be- schrieben und die Bedeutung für die Gravidität ausgesprochen hat. Später (1915) haben WEGELIN und ASCHHEIM fast gleichzeitig die gleichen Beobach- tungen wiederholt; danach kommt das Glykogen im prägraviden Stadium stets vor in den Drüsenepithelien, auch stellenweise in Stromazellen und ober- flächlichen Muskellagen, nach LUBARSCH auch in den Endothelien. In der Gravi- dität verbleibt das Glykogen; während der Menstruation wird es, wie gesagt, abgegeben. Beim Affen (Macacus rhesus) wird das gleiche gesehen (CORNER).

Auch Lipoide konnte ASCHHEIM in auffälligen Mengen nur im prämen- struellen Stadium nachweisen; wie haben solche in allen Stadien, aber nur bei Endometritis gefunden (E. WEIS-

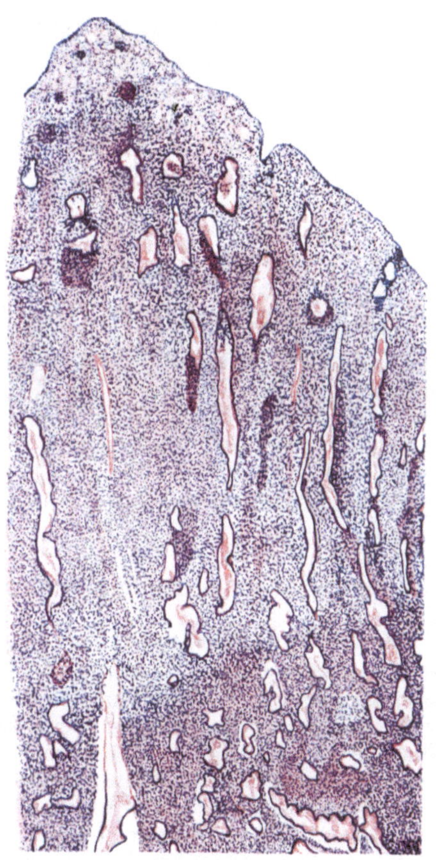

Abb. 36. 14 Tage nach Beginn der Regel. Regeneration beendet. Beginn des prägraviden Funktionsstadiums. Hamalaun-Eosin. Himmler Lupe. Okul. 4.

HAUPT), dagegen nicht in normalen Zellen des prägraviden Stadiums. Im Gegensatz zu ASCHHEIM hat FROBOESE die Lipoide (einfachbrechende) nur im vorgeschrittenen prägraviden Stadium, und zwar nur in der Kompakta ge- funden, wenn bereits die Zelldegeneration nachweislich ist. Den degenerativen Charakter betont er gegenüber ASCHHEIMs Meinung, daß Vitamine für das Ei in den Lipoiden enthalten seien.

Im Gegensatze zu ASCHHEIM und FROBOESE gibt BELLINI (zit. nach BUTOMO) an, daß die größte Menge der Lipoide im Endometrium zur Zeit des Intermen- struum zu beobachten sei.

Es ist noch hervorzuheben, daß FORNERO lipoidhaltige Zellen in der Muskel- wand als eine interstitielle Drüse auffaßt, der eine wichtige Funktion zukomme.

Dieses Gewebe ist nach Fornero zerstreut, es besteht aus epitheloiden Zellen und diese liegen besonders in der Mittelschicht des Uterus am meisten in der Nähe der Gefäße einschließlich der Lymphräume, zuweilen auch weit entfernt davon. Beim Menschen ist das Gewebe komplizierter als bei Tieren. Es ist schon rudimentär beim Foetus, beim Neugeborenen, beim Kinde zu sehen, wird aber erst bei Eintritt der Geschlechtsreife mehr entwickelt. Im Corpus und Collum uteri, im letzteren besonders reich. Im Intermenstruum sind die Zellen wenig zahlreich, welk, andere schwammig, löcherig, wasserarm, andere lipoidreich mit und ohne Chromoresistenz. Der Kern ist polymorph, hell blasig. Die Streifen von Zellen liegen in allen Uterusschichten, namentlich in der Mittel- und Innenschicht und ragen bis in die Schleimhaut. Vor der Menstruation nehmen die Zellen zu an Zahl und Größe, werden riesenzellig und maulbeerförmig. Das Protoplasma zeigt Körnungen, Tropfen, Bläschen, Ringe, Stäbchen, gerunzelte Schollen, detritusartige Substanzen. Es sind meist chromoresistente Lipoide und andere Stoffe. Mit der Menstruation beginnt die Ruhezeit. Es ist höchst wahrscheinlich, daß Forneros Zellen mit den oben genannten lipoidhaltigen Zellen Froboeses gleichartig, also degenerative Zellformen sind. Die funktionelle Epoche der Forschung sucht übereifrig aus jedem Lipoidkörnchne ein interstitielles Organ zu konstruieren. Eine Arbeit der letzten Zeit von Terruhn besagt folgendes: In der Sekretionsphase hören die Mitosen auf. Lipoide lassen sich nur in Form fein verstäubten, diffus in der Zelle verteilten Fettes finden; nur selten vereinzelt feine spärliche Tröpfchen. Das Sekret enthält spärlich Lipoide.

Das Stroma besteht aus einem Netz von Bindegewebefibrillen; daneben retikuläres Stromanetz, dessen Zellen besonders prämenstruell fett- und glykogenreich sind, zum Teil positive Oxydasereaktion geben und vital zugeführte Farbstoffe zu speichern vermögen; sie sind jedoch nicht identisch mit Retikuloendothelien, da sie nicht phagozytär sind, z. B. für Hämosiderin oder Gewebstrümmer.

Die Menstruation bedeutet Gewebszerfall, Abstoßung und Bluterguß nach außen. Der Vorgang ist schon von Virchow der akuten katarrhalischen Entzündung gleichgestellt worden, mit der er besonders in den erheblicheren Fällen große Ähnlichkeit hat, noch mehr aber mit der degenerativen Entzündung. Über die Ausdehnung des Gewebezerfalles herrschten stets Meinungsverschiedenheiten, die sich zum Teil aus der individuell sehr verschiedenen Ausdehnung der Gewebsabstoßung, zum anderen Teile nach R. Schröder daraus erklären, daß dieser Vogang sich sehr schnell innerhalb einiger Stunden abspielt. Doch sieht man Reste des abgestoßenen Gewebes noch 18 Tage nach dem Beginne der Regel besonders bei engem Isthmus.

Die ältere Meinung, daß sich die Schleimhaut nur durch Ausstoßung des Drüseninhaltes (Nylander und Virchow) beteilige, ferner daß nur das Oberflächenepithel und Drüsenepithel abgestoßen werde (Kundrat und Engelmann, ähnlich später Leopold, Gebhard, C. Ruge) oder daß gar nichts abgestoßen werde (Möricke, Sivery), ist neuerdings zugunsten der Anschauung von Williams (1875) mehr und mehr gewichen, wonach nahezu die ganze verfettete Schleimhaut abgestoßen werde; Wyder, v. Kahlden und andere schlossen sich ihm an und auch neuerdings wird unter Berücksichtigung tatsächlich individueller Verschiedenheiten von Hitschmann und Adler, v. d. Leyden, Meyer-Rüegg, Aschheim u. a. und ganz besonders von R. Schröder mit Recht wie ich mich oft überzeugt habe eine meist ausgedehnte Abstoßung der Schleimhaut in kleineren und größeren Fetzen als regelmäßig angegeben.

Auf Grund der „Gitterfaserfärbung" (s. w. u.) behauptet Sekiba, daß nur die oberste Lage der Drüsenschicht mit der Kompakta abgestoßen werde.

Der morphologische Vorgang ist folgender: Unter fortschreitender Diapedese aus den stark erweiterten Gefäßnetzen in den beiden oberen Schichten, Kompakta und Spongiosa treten zunächst kleinere Blutherde im Zwischengewebe zu größeren zusammen, bis unter völliger Blutstockung das Gewebe stärker durchblutet und das Epithel sowohl der Oberfläche als auch einiger Drüsen durchbrochen und teilweise abgehoben wird. Nach KELLER tritt fast immer in der Media der kleinen Schleimhautarterien eine hyaline Degeneration ein, an der sich auch die elastischen Fasern beteiligen.

Zugleich tritt in dem von Lymphozyten und Leukozyten durchsetzten Gewebe starke Verfettung, reichlicher Kernzerfall ein, besonders in den Epithelien, welche massenhaft abgestoßen werden. Es folgt eine meist langsame oft mehrere Tage anhaltende Abbröckelung der Schleimhaut innerhalb der Spongiosa mit unscharfer Grenze, in seltenen Fällen eine Ausstoßung größerer Ausgüsse (s. u.). In den Gewebsfetzen findet man oft das Bild der Schleimhaut mit Drüsen und Gefäßen ganz gut erhalten, in anderen Fällen oder an anderen Stellen desselben Falles findet man starke Verfettung und starke kleinzellige Infiltration oder Zertrümmerung durch Bluterguß. Es bleibt nämlich insbesondere die oberste Schicht verhältnismäßig gut erhalten. Die Spongiosa dagegen wird größtenteils oder völlig nekrotisch.

Zur Zeit der Menses fand MEYER-RÜEGG im Zellplasma des Epithels bei gewöhnlichen Färbemethoden, und ganz besonders in den zur Abstoßung gelangenden Teilen basalständige Granula, die nicht aus dem Kerne stammen, sondern als Verdichtungen des Zellplasmas aufgefaßt werden. — Während der Menstruation und länger fehlt die Flimmerung (HANDL). Die Blutung überdauert den Zerfall individuell sehr verschieden infolge von pathologischen Zuständen teils der Schleimhaut, teils der Muskulatur und Gefäße. Der Abbau des prägraviden Aufwandes beschränkt sich nicht auf die Abstoßung der Gewebe, vielmehr sinkt auch der Rest in sich zusammen, durch Schwund des Ödems, starke Verengerung der Drüsenlichtung nach Sekretentleerung.

Das Oberflächenepithel fehlt zunächst an den meisten Stellen, oftmals die ganze Spongiosa, doch geht die Regeneration des Epithels schon während der Blutung so schnell vor sich, daß hieraus die oben erwähnten Meinungsgegensätze erklärlich sind (R. SCHRÖDER). Während der Menses ist die Oberfläche makroskopisch rauh, zerfetzt, die Abstoßung erfolgt schubweise oder auch in einem einzigen Schube. Die Drüsenreste münden zunächst breit offen, was als Zeichen frühen postmenstruellen Stadiums angesehen werden darf; den gleichen Erfolg hat natürlich auch die Ausschabung der Schleimhaut.

Die Abgänge von Schleimhautteilen während der Menstruation sind namentlich von E. v. D. LEYEN und K. LINDNER untersucht. Als zusammenhängende Gewebsteile werden sie nur etwa in der Hälfte der Fälle gefunden, selten als große Stücke, in denen eine mehr drüsenreiche untere und eine drüsenarme obere Schicht und nur selten Oberflächenepithel erhalten ist. Auch deziduale Zellen fanden sich. Da außer älteren Autoren die tiefgehende Abstoßung der Schleimhaut einschließlich der Spongiosa auch einzelnen neueren Autoren (SEKIBA, NOVAK und TE LINDE) nicht bekannt ist, so mögen individuelle Unterschiede vorkommen, aber im allgemeinen ist R. SCHRÖDER, MEYER-RÜEGG u. a. darin beizustimmen, daß meistens nur eine dünne untere Lage der Spongiosa zurückbleibt.

Die Regeneration ist durch einzelne Mitosen im Epithel (CORNIL 1888) und im Bindegewebe ersichtlich. Nach Bekleidung der Oberfläche ist das postmenstruelle Stadium gekennzeichnet durch sehr enge Drüsenschläuche, die durch zelldichteres Bindegewebe (Spindelzellen) und wenige Rundzellen in einem feinfaserigen Retikulum viel weiter getrennt liegen als im funktionellen

Stadium, und gerade gestreckt oft teilweise ungeordnet, teils schräg zur Oberfläche, teils anfangs sogar parallel mit ihr verlaufen. Die wie gesagt anfänglich
breit offenen Drüsenreste münden beim Beginn der Regeneration (3—6 Tage)
trichterförmig, es verengern sich aber beim Längenwachstum der Drüsen ihre
Mündungen schnell.

Die Dreischichtung ist verschwunden; die Schleimhaut fällt schon makroskopisch als dünne Schicht auf mit glatter Oberfläche.

Der Sekretionsruhe entspricht das zylindrische mittelhohe Epithel mit
scharfem Saum und Flimmerbesatz. gut färbbare länglich ovale Kerne, die jetzt
noch der Basis näher stehen. Die Regeneration schreitet langsam vor, wie einzelne Mitosen bezeugen, die bald folgende Dickenzunahme der Schleimhaut
geschieht aber wesentlich durch Wiederauftreten lymphatischer Flüssigkeit
im Stroma. Subepitheliale Blutreste verschwinden allmählich. Selten ist noch
Glykogen in spärlichen Resten vorhanden. Nur bei den mit Menorrhagien verbundenen Fällen verlangsamter Involution finden sich zahlreichere Drüsen,
die trotz zusammengeschnurrter Lichtung noch die Sägeform oder auf dem
Querschnitt Sternform erkennen lassen, mit Glykogentröpfchen im oberen
Teile der kubischen oder niedrig zylindrischen Epithelzelleiber. Wohlgemerkt
im oberen Teile der Zellen, denn Glykogenbefund im unteren Teile des Zell-
leibes unter dem Kern bedeutet erneute Glykogenansammlung und kommt
in mäßigem Grade auch bei pathologischer drüsiger Hyperplasie vor. Bei dieser
Beurteilung muß eine Fehlerquelle vermieden werden, die künstliche Strömung
des Glykogens nach der Seite des eindringenden Alkohols.

Noch ist hervorzuheben, daß altes Blut, das sich während der Menstruation
in die Schleimhaut ergossen hat, unter dem neuen Oberflächenepithel bis 8 Tage
und länger nach Beginn auch normaler Schleimhäute sichtbar erhält; zuweilen
sind die Blutkörperchen ausgelaugt, kaum sichtbar, zuweilen dickt sich das
Blut ein zu einer rostbraunen Zone. Hämosiderin wird nicht gebildet. PÖSCH,
der ebenfalls Hämosiderin vermißt, führt dies auf den schnellen Vorgang der
erneuten Abstoßung der Schleimhaut zurück. Ich glaube das nicht, das Blut
wird vielmehr in 2—3 Wochen restlos resorbiert.

Die Autoren unterscheiden nun mit HITSCHMANN und ADLER noch ein
Intervall, in welchem jedoch die fortschreitende Regeneration bereits mit
dem wiederbeginnenden funktionellen Stadium zusammentrifft (Abb. 36),
da neben weiterem durch zunehmende Schlängelung kenntlichen Wachstum
der Epithelschläuche Sekretbildung auch Glykogenspeicherung in den Epithelzellen zunächst basal auftritt. Der Epithelsaum ist zwar noch glatt, aber die
Drüsenlichtung füllt sich schon. Die Kerne rücken etwas aufwärts. Das
Stroma nimmt an Rundzellen wieder zu und unter Auflockerung des retikulären
Gewebes treten sternförmige Zellen auf. Dieses Intervall abzugrenzen hat nur
einen bedingten diagnostischen Wert; vom Standpunkte der Funktion betrachtet
ist es noch weniger belangreich, da auch weiterhin im prämenstruellen Stadium
die regenerative Epithelneubildung dauernd fortschreitet. Die starre Schema-
tisierung durch HITSCHMANN und ADLER hatte zunächst starken belehrenden
Wert. Viele Nachuntersucher (SCHOTTLÄNDER, FRANKL, HENKEL, R. MEYER,
SCHICKELE und KELLER, R. SCHRÖDER, IWASE, V. D. HOEVEN, NORRIS und KEENE,
LORENTOWICZ, NOVAK, LÖFQVIST) bestätigen in den wesentlichen Zügen die Ergebnisse, die seitdem auch in alle neueren Lehrbücher übergegangen sind.

Nach SEKIBA (bei ASCHOFF) fehlen zunächst in der regenerierten Oberflächenschicht die Gitterfasern völlig, treten dann als feine Faserchen am 8. bis
9. Tage auf, werden am 10. deutlicher, am 11. reichlicher und durchziehen
am 16. Tage die ganze neugebildete Schicht gleichmäßig bis zur Oberfläche,

aber lockerer als in der alten erhaltenen Drüsenschicht, in der sie zusammenhängende, mehr querverlaufende Netze bilden. In der Sekretionsphase werden die neugebildeten Fasern wieder lockerer und richten sich nach dem Drüsenverlauf. Auch WERMBTER bestätigt, daß vom 13. bis 15. Tag ab die „Gitterfasern" erst die oberen Schleimhautlagen bis zum Oberflächenepithel durchsetzen, unter dem sie eine Grenzhaut bilden. Schon HÖRMANN stellte früher fest, daß zwei nicht miteinander verknüpfte Fasernetze vorhanden seien, von denen eines ein protoplasmatisches Verbindungsnetz der Zellen, während das andere ein von den Zellen unabhängiges interzelluläres Netz sei.

Über die Kreislaufverhältnisse haben wir kein klares Bild; noch weniger über die Bedingungen, unter denen die menstruelle Zerstörung der Gefäßwand einhergeht. Man begnügt sich mit der Annahme zytolytischer Stoffe (s. w. u. unter Menstrualblut S. 98). Neuerdings glaubte LAHM annehmen zu dürfen, daß die Menstruationsblutung auf eine durch Insuffizienzerschlaffung der Uterusmuskulatur bedingte venöse Stauung und gleichzeitig äußerste Kontraktion der Arterien in der Schleimhaut zurückgeführt werden könne. Dagegen macht MEYER-RÜEGG geltend, es finden sich bei der Menstruation neben fast lumenlosen leeren auch recht weite gefüllte Arterien und normalweite mäßig bluthaltige Venen. Die geschlängelte Form der Arterien bedeutet keine Längenkontraktion, die Form ist schon zuvor vorhanden. — Besondere Erschlaffung der Muskulatur ist auch nicht anzunehmen, sie würde vielleicht schon früher zur Blutung führen; vielmehr sind Uteruskontraktionen Begleiter der Menstruation. Man kann den Kreislauf nicht am exstirpierten Uterus beurteilen wegen der mechanischen Störungen. — Die menstruellen Gefäßveränderungen werden durch Lähmung und Erschlaffung, Dehnung und Durchlässigkeit unter Mithilfe zytolytischer Stoffe erklärt. Soweit MEYER-RÜEGG.

In Anbetracht der sehr schwierig zu deutenden Vorgänge scheint der Versuch SAITOS mit Tuscheinjektionen der Arteriae uterinae die zyklischen Gefäßveränderungen klarzustellen immerhin beachtenswert. Sein Eigenbericht lautet:

„In der Proliferationsphase: Die Arterien und Venen laufen parallel mit den Uterusdrüsen und senkrecht zur Schleimhautoberfläche. Die Kapillaren bilden in den oberen Schichten dichte Netzwerke; die einzelnen Kapillaren sind geradlinig und meist parallellaufend mit der Schleimhautoberfläche. In den mittleren Schichten umgeben diese Netze dicht die Uterusdrüsen und die Langsachse der ersteren entspricht derselben der letzteren. Im Gegenteil, in den unteren Schichten gehen die Kapillaren der submukösen Muskelschicht zur Basalschicht uber. In der Sekretionsphase treten folgende vier verschiedene Erscheinungen nacheinander auf: a) Fallungszustände der Kapillaren und spindelförmige Erweiterung der Maschen der Kapillarnetze der Kompaktaschicht; b) Unregelmäßigkeit der Richtung der Kapillaren der Spongiosa, die durch Erweiterung und Knickung der Drüsenkörper bedingt ist; c) variköse Erweiterung der Venen in der Grenzzone zwischen Kompakta und Spongiosa; d) die vor dem Beginn der Menses plotzlich erscheinende Dilatation der interglandularen Spongiosavenen. Diese Erscheinungen werden viel deutlicher in der Menstruationszeit ohne Desquamation als in der Sekretionszeit. 2. In bezug auf die elastischen Fasern der Arterienwand der Uterusschleimhaut will ich sie in sechs Typen teilen: normale Elastica interna, verdickte Elastica interna, Vermehrung einzelner elastischer Fasern, Ablagerung elastoider Substanz, Elastoidmasse im Stroma, netzformige Anordnung der aufgequollenen Fasern. Von diesen verschiedenen elastischen Fasern lagert sich in der Proliferationszeit die Elastoidsubstanz in den Basalschichtgefaßen am deutlichsten ab. In der Sekretionsphase wird die Elastoidsubstanz allmahlich und immer deutlicher resorbiert. Dagegen tritt die Wucherung der feinen elastischen Fasern in der Ausdehnung von der Basalschicht bis zu den oberen Schichten der Spongiosa deutlich auf. In der Desquamationszeit verschwinden sowohl die Elastoidmasse als auch die elastischen Fasern fast vollkommen. 3. Die Tatsache, daß sich die Interzellularfasern im Stroma der Funktionsschicht regelmaßig zyklisch verandern, was schon von SEKIBA nachgewiesen worden ist, habe ich auch konstatiert. Aber bei den Schleimhautgefaßen verhalt es sich etwas anders. Die neugebildeten Kapillaren der Regenerationsschicht lassen sich stets von den Gitterfasern umhullen, obwohl die Fasern zwischen den Stromazellen in jungen Schichten fast vollstandig fehlen, oder sie nur spurweise nachweisbar sind. In der nachsten

Phase werden die Fasern immer dicker und deutlicher, um endlich mit denselben der benachbarten Zwischenstromazellen dichte Netzwerke zu bilden. Am Ende der Sekretionsphase indessen wird die Verbindung der Gitterfasern der Gefäßwandung mit den perivaskularen Fasern unterbrochen und schließlich werden diese als Fasern kaum mehr sichtbar. 4. Die zyklısche morphologische Veranderung der Endothelkerne, besonders bei Arterien, ist nicht so auffallend. Nur in der Sekretionsphase vergroßern sıch die Endothelkerne der dilatierten Kapillaren und Venen in ihrer Querrichtung."

Die oben erwähnten Kreislaufverhältnisse erklären nicht zur Genüge die Bedingungen der Nekrose, auf die wir bald zu sprechen kommen werden.

Störungen im Ablaufe der Vorgänge durch pathologische Schleimhautveränderungen (C. Ruge, R. Meyer), durch vorangegangene Aborte und Geburteɹ (v. d. Hoeven, Driessen, Löfqvist), individuelle Unterschiede in der dezidualen Reaktion, die auch ganz fehlen kann (Schottländer), vor allen Dingen das gleichzeitige Auftreten von Bildern aus den verschiedenen Stadien (Keller und Schickele, Theilhaber) haben die Lehre vom Zyklus der Schleimhautveränderungen nicht wesentlich berührt. Hitschmann und Adler haben später selber zugestanden, daß bei protrahierter Menstruation die Rückbildung sich als unvollkommen erweise, jedoch mit Recht gegenüber Hartje betont, daß ganze Phasenverschiebungen nicht vorkommen. Der seitdem eingeführte Glykogennachweis läßt darüber keinen Zweifel mehr. Dieser nötigt aber auch, ebenso wie manche andere oben genannten Erscheinungen, den Nachdruck auf die physiologische Einteilung nach Funktion, Abbau und Regeneration zu legen gegenüber der weniger wichtigen Einteilung in morphologische Stadien.

Die angeblichen lokalen Verschiedenheiten in der Entwicklung der Schleimhaut beruhen auf: 1. lokaler Atrophie in der prägraviden Schleimhaut besonders im myomatösen Uterus, ferner im Klimakterium und nach Entzündung (Schrumpfung), und ganz besonders nach längerer Funktionslosigkeit, 2. lokaler Hyperplasie einzelner Schleimhautinseln und sogar einzelner Drüsen in allen Schichten, namentlich im vorgeschrittenen Alter der geschlechtsreifen Zeit, 3. der im gleichen Alter sehr häufigen Hyperplasie der basalen Schichten, 4. der mangelhaften Rückbildung einzelner Schleimhautstellen während und kurz nach der Menstruation und besonders nach Abort, 5. bei Infantilismus und Hypoplasia uteri, 6. endlich täuscht das Durcheinander basaler und oberer Teile normaler Schleimhaut im Schabsel. Mir ist kein Fall begegnet, dessen lokale Verschiedenheiten einen wesentlich verschiedenen Entwicklungsgrad einzelner normaler Schleimhautteile anzunehmen erlaubt hätte. Zu der unter 1 genannten vorausgegangenen Funktionslosigkeit noch ein Wort; wenn die Menses längere Zeit meist aus allgemeinen, seltener aus örtlichen Ursachen ausbleiben, so ist dieses meist mit einer Atrophie des Uterus verbunden und wenn die normale Corpus luteum-Bildung wieder einsetzt, so antwortet die atrophische Schleimhaut nicht sogleich wieder in allen Teilen gleichmäßig mit der prägraviden funktionellen Hypertrophie. Auffallend viele Fibrillen auch in den oberen Schleimhautlagen, zuweilen auch etwas ungewöhnliche meist enge Drüsenformen und kleine Zysten sind bezeichnend für die zurückgebliebenen Partien inmitten der funktionierenden Schleimhaut. Solches kann man sowohl bei jungen Mädchen mit unregelmäßigen Blutungen, als auch zuweilen bei Frauen im Klimakterium sehen. Besonders auffallend war es bei einer 51jährigen Frau, die nach einjähriger Pause in dem wegen Portiokarzinom exstirpierten Uterus eine prägravide Schleimhaut und ein Corpus luteum im Ovarium hatte, die beide einem Zeitpunkte von etwa 17 Tagen entsprachen. In der funktionierenden Schleimhaut waren viele atrophische Inseln ohne jeden Anlauf zu funktioneller Entwicklung geblieben.

Bei jungen Mädchen mit schwacher Menstruation und unregelmäßigen Blutungen fand ich mehrere Male die prägravide Vorbereitung überhaupt kümmerlich. Zu den oben unter Nr. 5 bezeichneten Abweichungen vom normalen Menstruationstypus bei Infantilismus und bei Hypoplasia uteri ist noch zu bemerken: die Schleimhaut ist bei den Personen, die von klinischer Seite als infantil bezeichnet werden, im allgemeinen vergleichsweise atrophisch, und zwar in allen Stadien des meist sehr unregelmäßigen Zyklus. Trotzdem sind die bezeichnenden Veränderungen der Drüsenschlängelung und in freilich geringem Grade der Sägeform, ebenso die Glykogenproduktion als Zeichen der prägraviden Funktion vorhanden. Entsprechend der geringen Schleimhautentwicklung ist die Menge des ausgeschabten Materiales zu allen Zeiten gering und die Drüsen sind weniger zahlreich als sonst. Das Stroma ist meist sehr kerndicht, protoplasmaarm, stellenweise geschrumpft, und auch im prägraviden Stadium werden die Stromazellen nicht so deziduaartig hypertrophisch wie in der Norm. DEUTSCHMANN, der ähnliche Ergebnisse ausführlich schildert, sagt, daß solche infantilistischen Personen während der Menses nur geringe Abweichungen vom normalen Bilde zeigen, nur seien die Drüsen nicht so zahlreich, die Leukozytenzahl sei geringer, die Kapillare seien weniger prall gefüllt. Bei Hypoplasia uteri fand er die gleichen Bilder.

Im Klimakterium ist viel öfters noch als in der Reifungszeit unregelmäßiger Ablauf der Vorgänge in der Schleimhaut zu beobachten. Im wesentlichen sind es zwei pathologische Zustände, die sowohl die prägravide Entwicklung als auch das Stadium der menstruellen Abstoßung verwickeln, einerseits die Hyperplasie in ihren Anfangsstadien, in denen die durch Glykogen nachweisbare Funktion noch teilweise, wenn auch schwach, vorhanden ist und besondere Neigung zu starkem Gewebszerfall und Hämorrhagien besteht und andererseits die Atrophie der Schleimhaut mit mäßiger prägravider Schleimhautblüte, trotzdem mit guter Glykogenproduktion in den kurzen, wenig oder kaum geschlängelten Drüsen und bei der Menstruation verzogerter und teilweise ausbleibender Zerfall der Schleimhaut mit verschleppter Blutung.

Chemische Befunde in der Schleimhaut.

Neben den oben erwähnten allgemeinen körperlichen Erscheinungen interessiert nach Kenntnisnahme der anatomischen Vorgänge bei der Menstruation in hohem Grade die vorläufig nur bruchstückweise bekannte physiologisch chemische Grundlage.

Die Glykogenspeicherung in der prämenstruellen Schleimhaut wurde schon hervorgehoben. Von jeher ist die mangelnde Gerinnung der Menstrualabsonderung aufgefallen, und auf den Mangel an Faserstoff im Menstrualblute zurückgeführt worden. Schon E. H. WEBER (1846) fand jedoch das Blut im Uterus geronnen, ebenso VIRCHOW, so daß ihnen erst die vaginale Beimengung die Koagulation zu verhindern schien; sprach doch sogar WHITEHEAD (1848) dem direkt aus dem Uterus aufgefangenen Menstrualblut die normale Gerinnbarkeit zu und zeigte, daß erst die Beimengung des sauren vaginalen Sekretes dieselbe verhindere. Erst neuerdings wird diese falschlich C. SCHRÖDER zugeschriebene Entdeckung, nachdem sie lange Zeit bei den Autoren (auch VIRCHOW) Geltung hatte, von BIRNBAUM und OSTEN bestritten. Auch BLAIR BELL und GOFFE fanden das Menstrualblut arm an Fibrinferment; diesen Angaben muß man noch mit Zweifel begegnen, weil die Autoren auch das Körperblut arm an Fibrinferment nennen, wahrend das Menstrualblut nach SEITZ, STURMDORF, TERHOLN ein Antiferment enthalten soll. Das Fibrinogen ist normal oder gar vermehrt, aber das Fibrinferment vermindert, die Uterusschleimhaut produziert Antithrombin (DIENST). Das Menstruationsblut vermag zum Unterschied von allen anderen Blutarten Fibrin zu lösen (ROSENMANN und BRAUN).

FRANKL und ASCHNER finden im prämenstruellen Stadium erhöhten Trypsingehalt, dasselbe freilich auch bei Drüsenhyperplasie. Der vermehrte Trypsingehalt der Schleimhaut soll nach HALBAN und FRANKL gerinnungshemmend
sein; nach diesen Autoren sollte die prämenstruelle Quellung der Stromazellen
durch ein proteolytisches Ferment hervorgerufen werden, welches auch die
Andauung der Kapillare und die Verdauung des Oberflächenepithels bewirkt.
Solche und ähnliche Theorien stehen unter dem Einflusse des Vorurteils, daß die
Menstruation Selbstzweck sei; führt doch selbst die fortgesetzte Quellung
der Stromazellen in der Gravidität nicht zur Gewebsauflösung. FRANKL ist von
seiner Anschauung abgekommen.

Eine nach dem Vorgange von BERTRAUND und GAUTIER, HERTOGHE durch
IMCHANITZKY — RIES und J. RIES aufgenommene Untersuchung ergibt, daß
die Uterindrüsen die der Fruchtentwicklung zugute kommende Funktion der
Arsenspeicherung besitzt, während GAUTIER und HERTOGHE den dem gesamten
Thyreoideagehalt nahe kommenden Arsengehalt des Menstrualblutes als Aus-
scheidung der Thyreoidea auffaßten. Das von den Uterindrüsen gelieferte
und bei Nichtbefruchtung unverbrauchte Arsen soll der Arsenvergiftung der
Darmschleimhaut gleichartige Epithelablösung, Verfettung, Gefäßerweiterung,
Transsudation und Blutung hervorrufen. Der im Prämenstruum maximale
Arsengehalt der Uterusschleimhaut wird während der Menses schwach und fehlt
nachher völlig. Über die Bedeutung dieser der Nachprüfung zu empfehlenden,
für die Auffassung der Menstruation sehr wichtigen Angaben siehe weiter unten.

Das Menstrualblut.

Nach STICKELs und ZONDEKs neueren Untersuchungen besteht im Menstrualblut eine Oligozythämie, meistens Leukopenie; das Hämoglobin ist vermindert, aber in Anbetracht der Erythrozytenverminderung zu hoch infolge
partieller Hämolyse des Uterinblutes. Ferner sind im Menstrualblut die Lymphozyten vermehrt, die Neutrophilen vermindert, wenn es der Korpushöhle entnommen wird, das aus der Portio ausfließende Blut hat eine geringere Zahl von
Lymphozyten. Das spezifische Gewicht des Menstrualblutes ist vermindert,
hydrämisch, der Gefrierpunkt erniedrigt, die Gerinnung unterbleibt am ersten
Tage, während das durch Einstich aus der Portio entnommene Blut normal
gerinnt, wie schon bekannt war. Die Herabsetzung der Gerinnbarkeit ist also
offenbar erst in der Uterusschleimhaut eingetreten.

Inwieweit die sämtlichen Unterschiede gegenüber dem Körperblut auf einem
spezifischen Einflusse der Uterusschleimhaut beruhen, müssen Kontrollunter-
suchungen von Blut mit Beimengung anderer nekrotischer Gewebsteile ergeben,
wie denn überhaupt meist Mitteilungen über Besonderheiten des Menstrualblutes
dadurch leiden, daß sein Gehalt an abgestorbenem Gewebe nicht berücksichtigt
wird.

Die Ursachen der menstruellen Blutung fallen zusammen mit den
Ursachen der menstruellen Nekrose, und darüber sind wir nicht unter-
richtet. Von der erwähnten Möglichkeit einer besonderen Intoxikation abgesehen gibt es keine annehmbaren Erklärungen für die Schleimhautnekrose.

Im Menstrualblut findet sich Cholin, das auf dem Wege des Abflusses
zu Trimethylamin zersetzt wird (KLAUS 1926/27).

Das Menstrualblut soll in der Uterusschleimhaut Eiweißabbau erleiden;
der Reststickstoff und Aminosäure seien vermehrt gegenüber dem Körperblut
(RONA und WALDBAUER).

Das Menstrualblut enthält Ovarialhormon, das es der ,,Decidua menstrualis''
zu entnehmen scheint, da das Armvenenblut zur gleichen Zeit kein Hormon

enthält (E. FELS 1927). — Nach KRAUL fehlt dem Menstrualblut das Fibrinogen, während sonst alle Faktoren der Gerinnung vorhanden sind. Wahrscheinlich wird das Fibrinogen durch das tryptische Ferment der nekrotischen Uterusschleimhaut abgebaut.

Dem Menstrualblut wird umgekehrt ein tryptisches Ferment zugesprochen; es hängt von der antitryptischen Kraft des Gewebes ab, wie weit es vom Menstrualblut aufgelöst wird (O. FRANKL).

Das Menstrualblut löst Fibrin; weder das Körperblut, noch das bei pathologischen Zuständen dem Uterus entstammende Blut hat diese Eigenschaft (ROSENMANN und BRAUN); die Autoren nehmen daher eine Vermehrung der fibrinolytischen Eigenschaft des Menstrualblutes an, ein Antithrombin.

Wie immer die Unterschiede zwischen Menstrualblut und anderem Blute ihrem Wesen und ihrer Entstehung nach zu deuten sind, sie können vielleicht, wenn sich die Angaben bestätigen, zu einer Unterscheidung führen zwischen echter menstrueller Blutung und der von CORNER bei Affen beobachteten und auch bei Menschen oft fälschlich bezeichneten „Menstruation", nämlich Blutungen ohne prägravide Vorbereitung und ohne Corpus luteum.

STIEVE meint, die in den Uterus gelangende unbefruchtete Eizelle rufe die Menstruation hervor, aber diese tritt bekanntlich nach Entnahme des Corpus luteum verfrüht ein.

Auch eine Hypothese CARLINIs, die von der Eizelle ausgeht, ist wenig zusagend; er meint, die Eizelle erzeuge, wenn sie unbefruchtet bleibe, Stoffe, die im Körper der Anaphylaxie ähnliche allgemeine Erscheinungen und lokale Blutungen machen. Die Hypersensibilität soll durch Resorption der Primordialeier entstehen. Der ganze Zyklus hänge vom Ei ab, dessen Polzellen resorbiert werden; dieses aber auch bei Befruchtung des Eies und ohne Zyklus. Das Erzwungene der Hypothese liegt in dem äußerlichen Vergleiche mit der Anaphylaxie. Ohne Berücksichtigung des Corpus luteum keine Erklärung des Zyklus und ohne Nachweis der unmittelbaren Wirkung bestimmter Substanzen auf die Gefäßnerven und das Schleimhautgewebe keine Erklärung der menstruellen Nekrose!

Über die Kreislaufveränderungen im Zyklus haben wir schon oben berichtet S. 95.

Rückläufiger Austritt des Menstrualblutes durch die Tuben soll nach SAMPSON u. a. zur ektopischen Schleimhautansiedlung und Adenomyosis führen (s. Kap. Adenomyosis uteri, ferner Ligamente, Ovarium, Darm).

Retention des Menstrualblutes s. u. Anomalien der Uteruslichtung S. 69.

Ultramensuelle Schleimhauthypertrophie mit Amenorrhöe.

A. a. O. habe ich einen Zustand beschrieben, der noch nicht einwandfrei geklärt ist. Es geht eine Art funktioneller Amenorrhöe zuweilen mit kurz gesagt ultramensueller Schleimhautschwellung einher, die makroskopisch an sehr starke Schwangerschaftsdezidua (Hypertrophie) und mikroskopisch an junge Gravidität gemahnt.

Das Auffallende ist nämlich, daß man kein Ei findet. Mikroskopisch sind alle Zeichen der graviden Uterusschleimhaut einschließlich bedeutender Glykogenspeicherung nachweisbar. Trotz des Eimangels wird der Schwangerschaftsverdacht bestarkt durch ein Corpus luteum, welches dem bei Schwangerschaft morphologisch und chemisch gleicht (R. MEYER).

ROKITANSKY scheint solches schon gekannt zu haben und nimmt eine Konzeption an, bei welcher das Ei nicht fixiert war, eine Ansicht, der KLOB sich anschließt. Auch C. RUGE I hat einen solchen Fall beschrieben, und Verf. hat a. a. O. ausführlicher über diesen Zustand berichtet; ich nahm eine versteckte Eieinbettung (vielleicht in der Bauchhöhle) oder für einzelne Fälle eine Entwicklungsstörung im Ei an, sei es durch abnorme Befruchtung, oder später und als Folge davon die fehlende Eieinbettung (ROKITANSKY).

Wenn die Befunde HALBANs von Amenorrhöe bei zystischem „Corpus luteum persistens" nicht, wie ich annehme, identisch sind mit unserer „Similigraviditat", so sind sie nur verstandlich, wenn man annimmt, daß im ungeplatzten Follikel das langer lebende Ei die Luteinschicht ebenfalls am Leben erhält (R. MEYER). In beiden Fällen bewirkt die längere Persistenz des Corpus luteum die ultramensuelle Schleimhauthypertrophie, ein Beweis, daß der Menstruationszyklus nicht eine vorausbestimmte Lebensdauer des Corpus luteum (L. SEITZ) bedeutet. —

Das Übergeordnete ist die Persistenz eines Corpus luteum ohne Schwangerschaft; dieses wird wie das Corpus luteum der Gravidität oft zystisch. Ich halte es für bedenklich, das Corpus luteum persistens deswegen mit anderen Zysten gemeinsam abzuhandeln. Es entstehen daraus Mißverständnisse (LAHM, TEMESVARY, L. FRÄNKEL u. a.). Während bei abnormen Follikeln eine pathologische Hyperplasie der Korpusschleimhaut ohne Funktion entsteht, handelt es sich bei dem Corpus luteum persistens um eine Dauerfunktion desselben und des Endometrium genau wie in der Schwangerschaft.

Der fehlende Reiz einer befruchteten Eizelle wird hier irgendwie ersetzt durch periphere Reize, wie bei Tieren, durch Retention der Eizelle im ungeplatzten Follikel, oder es geht ein abnormer Reiz von einer erkrankten Hypophyse aus (WAGNER). Es herrscht hierüber noch Dunkel und es ist noch nicht aufgeklärt, welcher Art die Hypophysenveränderung ist.

Dysmenorrhoea membranacea.

Exfoliatio mucosae menstrualis (LÖHLEIN-ARENDT), Exfoliatio mucosae fibrinosa. Decidua menstrualis (Endometritis exfoliativa dissecans).

Die Geschichte der Literatur über Dysmenorrhoea membranacea, die zuerst von MORGAGNI (1723) beobachtet wurde, siehe bei HAUSMANN (1872) (s. a. GEBHARDT, SCHÄFFER). Es handelt sich bei dieser ziemlich seltenen Besonderheit um die über Monate und Jahre lang wiederholte Ausstoßung zusammenhängender Membranen während und meist gegen Ende der Menstruation.

Der Name Exfoliatio mucosae fibrinosa trifft nur für einzelne Fälle mit Fibrinbildung zu, so daß man den Namen Endometritis exfoliativa dissecans besser für die von der Menses unabhängigen dissezierenden Entzündungsformen zurückstellt. Ferner ist Verwechslung zu vermeiden mit den von der Menses zwar unabhängigen aber doch gelegentlich mit ihnen zusammenfallenden Abgängen von vaginalen Membranen der Colpitis exfoliativa s. dissecans (C. SCHRÖDER).

Zunächst als kruppöses Exsudat aufgefaßt (DESORMEAUX, CHURCHILL, MONTGOMERY, CHEREAU nach KLOB) wurden die Membranen durch OLDHAM (1846) der Dezidua gleichgestellt und durch mikroskopische Untersuchung von SIMPSON die Richtigkeit erwiesen. Darum nannte auch VIRCHOW nach Bestätigung durch eigene Untersuchung die Häute „Decidua menstrualis". Dieser Name bezeichnet nicht den Prozeß, sondern nur das abgestoßene Produkt und da entgegen von SIMPSON und VIRCHOWs Meinung sich die Ansicht der älteren Autoren bestätigt hat, daß auch kruppöse Membranen zur Ausstoßung kommen, so wird man dem wechselnden Bilde des Leidens noch immer mit der Bezeichnung der „Dysmenorrhoea membranacea" gerecht.

Mit bloßem Auge betrachtet ergibt sich folgendes: die ausgestoßene Membran ist oft fetzig zerrissen, ja man kann sagen, daß alle Übergänge von den einfachen Abgängen der gewöhnlichen Menstruation bis zu den vollkommenen Ausgüssen der ganzen Uterushöhle zur Beobachtung kommen. Letztere ähneln den dezidualen Abgängen bei abgestorbener Extrauteringravidität und sind offenbar mit ihnen manchmal verwechselt worden. Nach FOLLIN ist die Außenfläche glatt, die Innenfläche öfters durch Furchen in regelmäßige wulstige Felder geteilt oder letztere ist filzig.

Der dreizipflige Sack kann deutlich die beiden kleinen Tubenöffnungen und eine meist weitere dritte Öffnung darbieten, welche dem Isthmus uteri übergelagert war. Die Wände sind von Fall zu Fall verschieden dick. Wenn man mit ORTH die Ausgüsse von den selteneren nicht menstruellen, sondern (diphtherischen) fibrinösen Membranen daran unterscheiden will, daß letztere innen rauh zottig, außen glatt aussehen, die ersteren umgekehrt, so ist die Möglichkeit einer von mir beobachteten Inversion nicht außer acht zu lassen. Als wichtigeres Zeichen lassen die dysmenorrhoischen Membranen auf der Innenfläche Drüsenmündungen erkennen, welche ein siebartiges Bild hervorrufen können. FINKEL beschreibt amyloidartigen Glanz.

In den histologischen Beschreibungen befinden sich viele Widersprüche, welche in der Verschiedenheit der Fälle begründet sind; Verwechslung mit Deziduaabgang von extrauteriner Gravidität mag jedoch manchmal vorgekommen sein. Die Drüsenschläuche fehlten bei HEGAR und R. MAIER, wurden dagegen von HAUSMANN ebenso von FINKEL vollständig erhalten gefunden; die wahrscheinlich durch Schrägschnitte hervorgerufene Angabe, daß die Drüsenfundi mit ausgestoßen würden, habe ich selbst an ungewöhnlich dicker Membran nicht bestätigen können; die Ausstoßung erfolgt innerhalb der Schleimhaut, so daß die blinden Enden fehlen, wie schon SAVIOTTI fand. — Die Drüsenschläuche sind nur selten nach Zahl und Form unverändert; meist sind sie wie zerknittert (GEBHARD), die Epithelzellen niedrig klein. Die zur Unterscheidung gemachte Angabe, daß Graviditätsdezidua flaches Oberflächenepithel habe, stimmt nicht für Extrauteringravidität. ABELs Angabe, daß bei letzterer Drüsen fehlen, trifft nur in beschränkter Weise zu (WERTH, ASCHHEIM, SCHÄFFER, v. FRANQUÉ).

Das Stroma zeigt nicht nur von Fall zu Fall (HEGAR und R. MEIER), sondern auch an den wiederholten Abgängen bei derselben Frau und schließlich auch an den verschiedenen Stellen eines Präparates wechselnde Bilder, indem es mehr spindelzellig, auch rundzellig oder mehr deziduaähnlich oder völlig dezidual ist. Der Streit um die Möglichkeit einer Unterscheidung von Graviditätsdezidua ist daher nicht von grundsatzlicher Bedeutung. Die Dezidua ist scheinbar zuweilen für „Plattenepithel" gehalten worden, so auch von ZIEGLER (SCHÄFFER); Plattenepitehl könnte ja gelegentlich ausgestoßen werden, aber die sehr schematische Abbildung in ZIEGLERs Lehrbuch, die von Plattenepithel umgebene Drüsen darstellen soll, macht die Verwechslung sehr wahrscheinlich.

Die Deziduabildung fanden wir schon bei der gewöhnlichen Menstruation und insbesondere bei der ultramensuellen Hyperplasie. Schließlich darf nicht vergessen werden, daß auch in früherer Zeit der Gravidität die Dezidua nicht überall oder fast gar nicht ausgebildet ist. Eine praktische Verwertung des Befundes ist also auszuschließen. Deziduabildung findet sich bei verschiedenen pathologischen Zuständen; wir fanden sie auch nach dem Klimakterium. Schon MORGAGNI, SIMPSON, OLDHAM ist die Deziduaähnlichkeit aufgefallen; einige Autoren fanden die Dezidua schwach ausgebildet (ORTH). Die Ansicht von OVERLACH, GEBHARD, DOLÉRIS u. a., die Deziduazellen seien von denen bei

Gravidität verschieden, wird andererseits nicht anerkannt. Die Deziduazellen sind ebenso wie in der Gravidität (v. FRANQUÉ); schon früher haben
C. RUGE (1881), C. SCHRÖDER u. a. die absolute Unterscheidungsmöglichkeit
bestritten, ebenso später ASCHHEIM, SCHÄFFER, HÖRMANN, ADLER, LÖFQUIST,
LEPAGE, PINARD, LECÈNE. C. RUGE gibt den allerdings nicht ausschlaggebenden
Unterschied an, die Interzellularsubstanz sei bei Gravidität mehr gleichmäßig;
die Zellen liegen darin wie umgossen; bei dysmenorrhoischen Membranen
sei die Zwischensubstanz reichlicher, lockerer, mehr faserig und feinkörnig;
auch diese wird von SCHÄFFER und ASCHHEIM bestritten, und SCHOTTLÄNDER
macht mit Recht geltend, daß in früher Graviditätszeit RUGEs Angabe nicht
zutreffe.

Jedenfalls ist WYDERs Auffassung der Deziduazellen als Zeichen voraufgegangenen Abortes allgemein verlassen; das Leiden betrifft in gleicher Weise

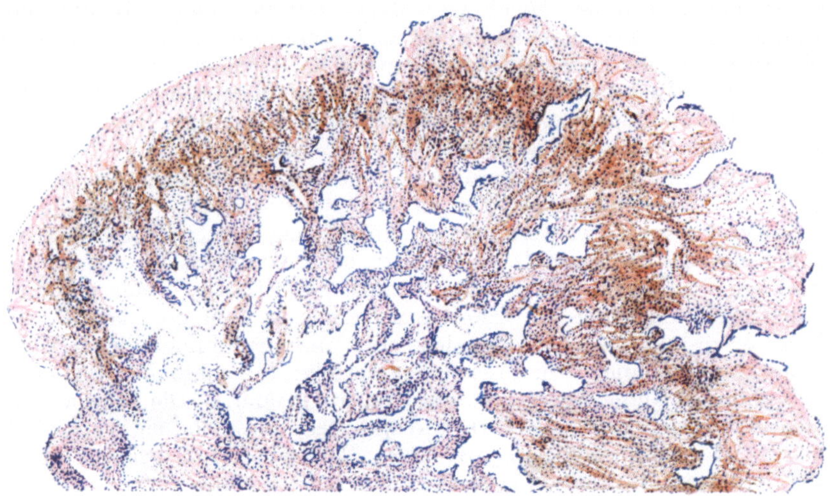

Abb. 37. Dysmenorrhoea membranacea mit geringen Veränderungen, maßiger kleinzelliger Infiltration, maßiger Durchblutung (rotgelb), niedrigen Zellen in den wenig „zerknitterten" Drüsen
Hamalaun-Eosin. Himmler Lupe. Okul. 4. Tubus 17.

auch Jungfrauen (WALTON). — Auch die Angabe ORTHs, daß die Graviditätsdezidua stärkere erweiterte Gefäße habe, ist kein durchgreifendes Merkmal;
ich habe bei Dysmenorrhöe sehr bedeutende Gefäße in der Membran gesehen.

Ein sauberes Bild annähernd normaler Schleimhaut mit oder ohne dezidualer Umbildung ist offenbar nicht so häufig; schon die schlechtere Färbbarkeit läßt oft auf Nekrol iose, längeren Gewebstod, Mazeration schließen.

Das Wesen und die Ätiologie dieser unter schmerzhaften Wehen vor sich
gehenden Membranausstoßung ist verschiedener Beurteilung begegnet, je nachdem das mikroskopische Bild eine mehr normale (Abb. 37 u. 38) oder entzündlich
(Abb. 39) ja sogar fibrinös (Abb. 40) veränderte Struktur verriet. Daher stehen
sich bisher in der Ätiologie zwei Ansichten gegenüber deren eine nur einen
quantitativen Exzeß der gewöhnlichen menstruellen Abstoßung zugibt, oder
die Entzündung nicht immer als nötig erachtet, COHNHEIM, WINCKEL, SCHÖN-
HEIMER, H. MEYER, LÖHLEIN, HALBAN, HITSCHMANN und ADLER (die im Intervall keine Entzündung fanden), SANES, während die andere eine Endometritis
für das wesentlichere hält (BEIGEL, WYDER, KAUFMANN, GEBHARD, ASCHHEIM,
SCHÄFFER). Beide Möglichkeiten liegen vor nach v. d. LEYEN, SCHOTTLÄNDER,

KOLLMANN. Nach ORTH besteht des öfteren schon vorher eine produktive Entzündung; proliferierende Endometritis.

Von den oben genannten Vertretern der entzündlichen und nicht entzündlichen Genese gehen am weitesten auseinander die Mitteilungen einerseits von SCHÄFFER und ASCHHEIM, andererseits von HITSCHMANN und ADLER. Während letztere im Intermenstruum keine Entzündung der Schleimhaut fanden, beschreiben erstere nicht nur in einigen Membranen nekrotisches Stroma von Leukozyten völlig überdeckt und von Fibrin durchzogen, sondern auch in einem Falle

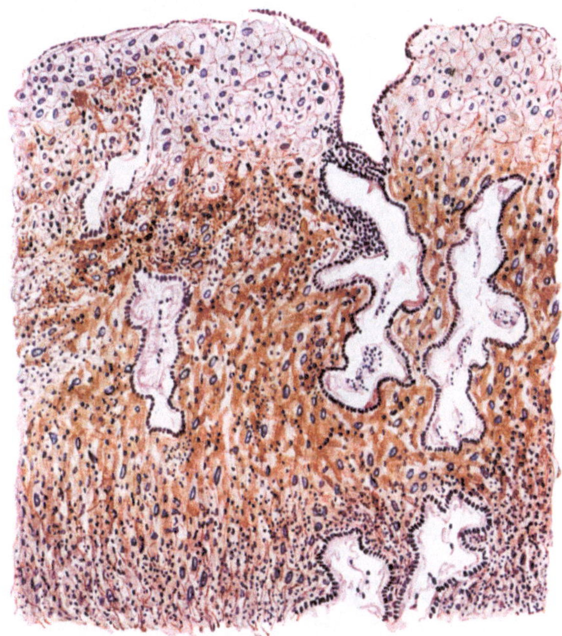

Abb. 38. Von demselben. Deziduazellen der oberflachlichen Lagen. Oberflachenepithel niedrig bzw. abgestoßen; geringe Infiltration. Himmler Obj. 3. Okul. 4. Tubus 17.

durch Auskratzung unmittelbar vor der Menstruation alle Zeichen der Entzündung, so daß sie zu der Annahme kommen, daß der menstruelle Reiz die Entzündung hervorrufe oder akut steigere. Von den offenbaren Fallen dieser Art exsudativer Entzündung mit Fibrinstreifen bis zu den überwiegend fibrinösen Membranen mit geringen Gewebsresten geht es Schritt für Schritt über; selten sind sie rein fibrinös (GEBHARD). Plasmazellen habe ich bisher ebensowenig nachweisen können, wie FREY.

Die Entzündung gilt als spezifisch, nämlich als häufig syphilitisch bei WYDER, was schon WINCKEL bestritt; als tuberkulós (BEIGEL). Die Erfolge der Tuberkulinbehandlung verleiten HOLLOS und EISENSTEIN eine allgemeine Wirkung verborgener Tuberkulose auf die Menses anzunehmen.

Von anderen Arten von Bedingungen sind Hysterie (COHNSTEIN) körperliche Erschütterung (WINCKEL), vorausfgegangene Geburten und Aborte (WYDER, SCHÄFFER u. a.), Erblichkeit (LÖHLEIN, v. FRANQUÉ), Retention der Absonderung durch Mutterhalsenge mit Gebärmutterkontraktionen in der Folge (HITSCHMANN und ADLER, BLAIR BELL u. a.) erwähnenswert.

Wenn man die Menstruation als ein regelwidriges Geschehen ansieht, als funktionelle Entgleisung, so ist zwischen der gewöhnlichen Gewebsnekrose

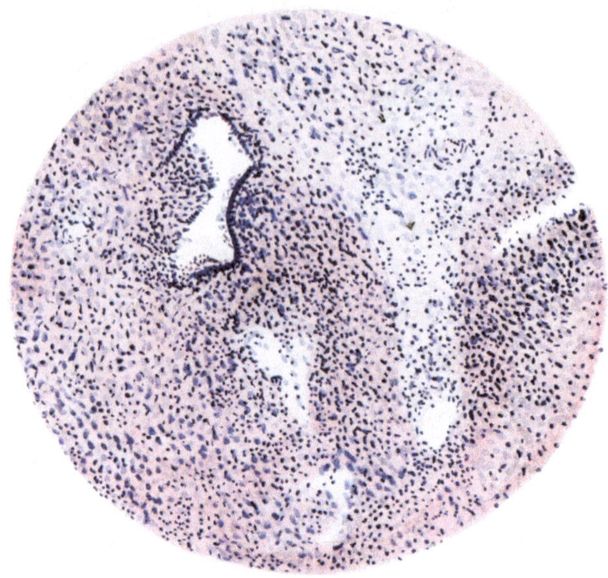

Abb. 39. Dysmenorrhoea membranacea. Deziduales Stroma stark rundzellig infiltriert mit nur wenigen Drusenraumen. Epithel durch Infiltration zerstört. Plastisches Exsudat. Hamalaun-Eosin. Himmler Obj. 3. Okul. 4. Tubus 17.

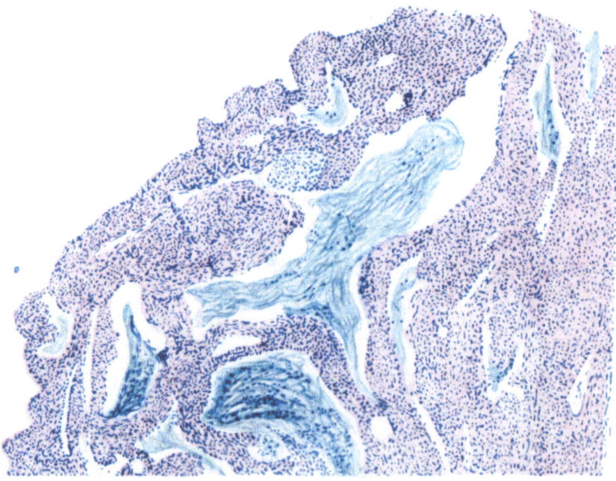

Abb. 40. Dysmenorrhoische Membran mit Fibrinbildung mäßigen Grades. Himmler Lupe. Okul. 4. Tubus 17.

und der Dysmenorrhoea membranacea kein grundlegender Unterschied und insofern ist es belanglos, ob man den Prozeß entzündlich nennen will oder nicht. Eine besondere infektiöse Entzündung ist jedoch nicht für die Dysmenorrhoea membranacea nachgewiesen. Das gewöhnliche Bild der degenerativen Entzündung kommt hier nur zu lebhafterem Ausdruck als bei der gewöhnlichen Menses.

Doch ist es nicht angängig die Entzündung als Ätiologie der Dysmenorrhoea membranacea anzusprechen, um so mehr da zahllose Fälle von Endometritis jeder Art ohne menstruelle Membranausstoßung verlaufen. Auch ich habe in zwei Fällen von Ausschabung drei Wochen post menses bei habitueller Dysmenorrhoe membranacea die Entzündung vermißt.

Neuerdings wird die Dysmenorrhöe den Konstitutionsanomalien in die Schuhe geschoben (Basedowoid, Lymphatismus, Infantilismus, Eunuchoidismus; MAX HIRSCH). Es wird mit dieser modernen Auffassung, die nicht berücksichtigt, daß nicht alle Vertreterinnen dieser Typen an Dysmenorrhöe leiden, für die anatomische Betrachtung nichts gewonnen.

VIII. Kreislaufstörungen.

Das Gebiet der Kreislaufstörungen ist mehr von klinischen als von anatomischen Gesichtspunkten bearbeitet worden und von diesen aus überhaupt schwer zugänglich, besonders in ätiologischer Hinsicht. Wirken doch recht oft allgemeine und örtliche Störungen zugleich, psychische und innersekretorische Ursachen, die sich wiederum gegenseitig beeinflussen.

Anämie des Uterus als besondere örtliche Erkrankung kommt kaum in Betracht. Gelegentliche Angaben in Operationsgeschichten sind kaum verwertbar, noch weniger solche über ein exstirpiertes Organ, dessen Blutgehalt von der Operationsart abhängt.

Anämisch ist der unentwickelte Uterus (ROKITANSKY) und nach Blutungen.

Entzündliches Ödem wird namentlich an der Portio, Stauungsödem außer bei und nach Geburten oft bei Lageveränderungen gefunden. Über Zusammenhang von Ödem mit Endometritis und Atrophie s. d., ebenfalls bei Myom.

Am frisch herausgenommenen Uterus sehe ich nicht selten das „bullöse Ödem", namentlich am myomatösen Uterus mit allgemeiner Lymphstauung; ferner in geringerem Grade bei pathologischer Hypertrophie der Schleimhaut, der sog. glandulären Hyperplasie des Endometrium corporis.

Das Ödem des Endometrium ist eine außerordentlich häufige Erscheinung in Schabseln, und zwar nicht nur bei Hyperplasie, sondern auch in funktionierender Schleimhaut zu allen Zeiten des Zyklus. Das Material stammt natürlich von Uteri, die wegen unregelmäßiger Blutungen ausgeschabt werden. Es findet sich daher das Ödem mit Blutungen stellenweise gemischt, aber auch für sich. In einem großen Teile solcher Falle ist keine örtliche Veränderung in der Schleimhaut zu finden und die Stauungsursache zum Teil in Lageveränderung, häufiger jedoch in ovarieller Dysfunktion begründet.

Das Ödem erscheint im mikroskopischen Schnitte bei weitem nicht so auffallig, weil es durch die Fixation der Präparate schwindet. Selbst das bullöse Ödem ist mikroskopisch selten sehr auffällig.

Die Folge längerer Stauung macht sich als Druckatrophie des Stromas unter anfänglicher Quellung der Zellen, spater erheblichen Kernschwund geltend. Rarefikation des Stroma und Schrumpfung.

Hyperämie und **Blutungen** haben allgemeine und örtliche Ursachen, die beide mit dem gewöhnlichen mensuellen Zyklus zusammenstoßen können. Die allgemeinen Ursachen können auch auf dem Umwege über gestörte Ovarialfunktion wirken, oder im Uterus unmittelbar angreifen. Scharfe Abgrenzung allgemeiner und örtlicher Störungen ist nur möglich, insoweit sich bei diesen ausschließliche oder wenigstens stärkere Veränderungen am Uterus selber nachweisen lassen, als bei jenen. Die allgemeinen Störungen rufen jedoch ebenfalls örtliche Veränderungen hervor, teils unmittelbar vom Blute her oder auf dem Umwege durch Beeinflussung zunächst des Ovars und von diesem aus auf den Uterus. Die Funktionsstörungen des Ovars kann man fast ausnahmslos mit anderweiten Funktionsstörungen vergesellschaftet oder von ihnen abhängig betrachten.

Hyperämie und Blutung des Uterus aus mehr allgemeinen Ursachen.

Die allgemeinen „Ursachen" für Uterusblutungen sind zum Teil schon länger bekannt (Literatur bei Bartel 1831 und Massin 1891), beginnen aber erst neuerdings in greifbarere Nähe zu rücken.

Allgemeine Bedingungen („Ursachen") führen zu Uterusblutungen durch Kongestion und Stauung, z. B. Kreislaufstörungen (Herz, Lunge), Blutdruckschwankungen, ferner durch allgemeine Ernährungsstörung, die Veränderungen in der Blutzusammensetzung oder in den Gefäßwänden hervorrufen (Infektion, Vergiftungen, auch durch Autointoxikation). Zu den allgemeinen oder Fernleiden gehören die meist konstitutionellen, von Anfang an als Hypoplasie bestehenden oder später zutage tretenden Funktionsschwächen einzelner oder mehrerer Organe, besonders solcher mit ausgesprochen innerer Sekretion.

Im Vordergrunde des Krankheitsbildes stehende Veränderungen der Gefäßwände sind Sklerose, **Verkalkung,** die in Verbindung stehen können mit lokaler Gefäßverkalkung der Arteriae uterinae (v. Kahlden, Simmonds, Kon und Karaki), sowie der Gefäße in der Uteruswand selbst. E. Meyer erkennt in den Uterusblutungen ein Frühzeichen von Herzkrankheiten und Sklerose der Nierengefäße.

Die von den Autoren oft genannte Gefäßsklerose im Uterus ist meist eine hyaline Degeneration, mit Verlust der normalen Elastika; bei älteren Frauen Mediaverkalkung. Die „Gefäßsklerose" wird ätiologisch in Zusammenhang gebracht mit Rheuma, Arthritismus (Bukojemsky), Nieren-, Gallensteinleiden, Purpura rheumatica (Herrmann), auch Lues, Tuberkulose, Malaria (s. b. Dalché), Pankow hat die Gefäßsklerose als Folge der Schwangerschaften erkannt.

Die Gefäßverkalkung der Arteria uterina führt zu den von Cruveilhier Apoplexia uteri benannten Blutungen in die Wand, aber auch zu Metrorrhagien. Unter letzteren versteht man zeitlich atypische Blutungen zur Unterscheidung von übermäßigen Menstrualblutungen oder Menorrhagien (s. w. u.).

Arteriosklerose der Uterusgefäße ist in einigen Fällen (Müllerheim, Wittek, Jacobson, Fränkel) auffallend stark gewesen, ohne daß in allen Fällen Blutungen erfolgen (Frankl). Der altersatrophische Uterus mit „Apoplexie" (s. a. Polano) ist morsch, hat sklerotische Arterien und eine durchblutete Schleimhaut; die inneren Schichten der Muskulatur sind seltener ergriffen, doch kann die ganze Wand schwarzrot durchsetzt sein. Rokitansky beschreibt rostbraune und hefengelbe poröse Uteruswandung als Überbleibsel solcher hämorrhagischen Infarzierung; ähnliches ist bei Myomen bekannter. — E. Fraenkel fand bei alten Frauen Mediaverkalkung der Uterusgefäße mit Nekrose und davon ausgehend ausgesprochene Verkalkung der übrigen Gefäßwandschichten der Arterien bei normalen Venen; s. a. Bukojemsky.

Die schweren allgemeinen Infektionskrankheiten (VIRCHOW, ROKITANSKY) wirken wohl meist durch Beteiligung des Uterus an der infektiösen Entzündung (vgl. den Abschnitt „Endometritis"), weniger allein durch Stauung.

Toxisch bewirkte Blutungen bei allgemeiner Intoxikation mit Giften (Phosphor, JOCH, VIRCHOW), Autointoxikation bei allgemeinen Krankheiten, unter anderen akute gelbe Leberatrophie, Skorbut sind vergleichsweise selten.

Zu den toxischen Blutungen rechne ich sehr starke Hyperämie und Hämorrhagie in den inneren Uteruswandschichten eines vorzeitig abgestorbenen Neugeborenen, dessen Mutter prophylaktisches Antistreptokokkenserum bekommen hatte. Außer im Uterus dieses Falles fanden sich auch sonst Organblutungen, besonders in Nieren und Nebennieren.

Zu den allgemeinen (konstitutionellen) Leiden, die durch abnorme Blutbeschaffenheit und Gefäßtonusstörung wirksam werden, gehören „Hämophilie", perniziöse Anämie. Es ist bei diesen Erkrankungen wohl eine Beteiligung der Ovarien möglich, aber sie vermögen an den Uterusgefäßen unmittelbar anzugreifen.

Schon frühere Mitteilungen lassen die Uterusblutungen bei jungen Mädchen mit „Hämophilie" als bedrohlich oder tödlich erkennen (BOIJE, BUMM) (Literatur bei FRÄNKEL und BÖHM 1909). Welche Arten von Erkrankung diesen angeblichen Fällen von „Hämophilie" zugrunde gelegen haben, läßt sich heute nicht mehr sagen. Die erbliche Form der „Hämophilie" betrifft bekanntlich das männliche Geschlecht. Andererseits gibt es auch Frauen mit schwer stillbaren Blutungen.

Wichtiger scheint das Gebiet der „perniziösen Anämie", Thrombopenie, die unter dem Einflusse der Milz und des Knochenmarkes steht (s. d. einschlägigen Abschnitte in diesem Handbuch). Die Thrombopenie als Ursache von Uterusblutungen (FRANK 1922) hat wiederholt zu erfolgreicher Milzexstirpation (HALBAN 1922 u. a.) und zur zuweilen erfolgreichen Milzbestrahlung geführt, darüber SCHNEIDER kürzlich (1928) berichtet hat (s. a. KLEMPERER, R. SCHRÖDER 1928, DESSINOWA-SSUSČEWSKAJA).

Die sich an „Menstruation" anschließenden Blutungen können zu Tode führen, wie unter anderen ein von FLEISCHMANN vorgeführter Fall zeigt, in dem ein 24jähriges Mädchen sich in 6tägiger „Menstruation" verblutete. Die Obduktion ergab das Bild der perniziösen Anämie: Thymus persistens, Thyreoidea hypoplastica, enge Aorta mit geringer Atheromatose und hypoplastische Nebennieren. Die Ovarien waren groß, aber es fand sich ein Corpus luteum und die Uterusschleimhaut war mächtig verdickt, durchblutet, von vielen weiten Kapillaren durchzogen mit Resten funktionierender Drüsen. Die Uterusmuskulatur verdickt. Vom Corpus luteum wird gesagt, daß es organisiert und vaskularisiert war „mit beginnender Bindegewebsbildung; die Granulosazellen beinahe ungefarbt".

Ich führe diese Punkte an, weil im allgemeinen zu wenig Wert auf die örtlichen Befunde am Uterus und an den Ovarien gelegt wird. Offensichtlich liegt in FLEISCHMANNs Ergebnissen der Untersuchung eine Unstimmigkeit im Vergleiche mit normalen Verhältnissen vor. Die ungefärbten Luteinzellen sprechen deutlich für Rückbildung, dagegen ist die Angabe „beginnende Bindegewebsbildung" nicht recht verstandlich. Andererseits ist eine nach 6 Tagen „menstrueller" Blutung „machtig verdickte" Schleimhaut etwas sehr Ungewöhnliches. Es fanden sich luteinisierte Thekazysten. In der sonst normalen Hypophyse waren die Hauptzellen deutlich vermindert. Auch der übrige Obduktionsbefund ist wichtig in Einzelheiten.

Es ist Sache der Kliniker, die Diagnose zwischen den verschiedenen „pluriglandulären" Funktionsanomalien zu sichern, die zu solchen Blutungen führen, und in Todesfällen sollte keine Gelegenheit versäumt werden, die Sachlage nach Möglichkeit zu klären. Die an den Vortrag von Fleischmann angeknüpfte Erörterung (Adler, Weibel, Fischer, O. Frankl, Lehndorff, Latzko, Halban) läßt das ätiologisch bunte Bild der juvenilen Blutungen auch für den Pathologen lehrreich erscheinen. Zuweilen steht die örtliche Erscheinung am Uterus in Gestalt von Hyperplasie der Schleimhaut mehr im Vordergrunde — die Adenomyosis ist bei den Jugendlichen sehr selten — die Ovarien sind bei ihnen stets abnorm, meist groß, glatt mit vielen kleinen Follikeln, ohne Corpora lutea. Myxödem und sog. „Hämophilie" machen sich schon in der Menarche geltend. Hypophysäre Störungen treten auch später auf.

Im ganzen betrachtet sind die Allgemeinzustände wie abnorme Blutbeschaffenheit, Blutdruck, Gefäßwandveränderungen, die ohne Umwege auch im Uterus angreifen und zu Blutungen führen, nicht häufig. Viel häufiger nehmen die allgemeinen krankhaften oder abnormen Zustände anderer Organe den Umweg über die Ovarien, die schon normalerweise einen übergeordneten trophischen, kreislaufregelnden Einfluß auf den Uterus haben.

Dahin gehört die abnorme Konstitution und die konstitutionell oder anderweitig bedingte Erkrankung und Funktionsschwäche von Organen, mit denen das Ovarium sein gewohntes Zusammenspiel hat, in erster Linie die Drüsen mit innerer Sekretion, den „Inkretdrüsen". Es ist von leisen Fingerzeichen und ersten Andeutungen bis zum einigermaßen befriedigenden Verständnis dieser Zusammenhänge ein noch weiter Weg.

Bei den funktionellen Blutungen im geschlechtsreifen Alter treten nach Seitz bestimmte Arten derselben bei bestimmten Konstitutionsanomalien auf, z. B. Hypermenorrhöe überwiegend bei Infantilismus und Asthenie; die Poly-Hypermenorrhöe (mit verkürzten Intervallen) gehe mit Anomalien der Schilddrüsen einher, ebenso die unregelmäßige Blutung. Die Schleimhaut des Uterus selber und die Ovarien seien dabei normal.

Neuerdings wird dem Einflusse des Ovariums großer Einfluß auf die Zirkulation des Uterus eingeräumt (Schickele, Pankow, Büttner, R. Schröder, Heynemann, Kaji, Veit, Henkel). Unterfunktion der Thyreoidea (Sehrt, s. Aschner). In einem Falle von Thyreoaplasie mit Hauptzellenadenom der Hypophyse kam es zu tödlicher Menorrhagie, während Rössles Fall einer chondrodystrophischen Zwergin mit Aplasie der Thyreoidea, Myxödem, Arteriosklerose vergrößerter Hypophyse mit zwei kleinen Adenomen regelmäßig menstruiert war.

Auch die Angaben der Chirurgen u. a. über die Wirkung der Strumaexstirpation und des Myxödems auf die Uterusblutungen sind widersprechend. Menorrhagien wurden beobachtet von Kocher, Hertoghe, Rothschild, Kraus, Fleischmann (Schloss), während Deutsch, Perlmann, Curschmann im Gegenteil Nachlassen der Menses und Amenorrhöe berichten. Curschmann sucht den Gegensatz mit dem allgemeinen Ernährungszustande zu erklären. (Literatur s. b. Kraus.)

In einem Falle von Myxödem eines 16jährigen Mädchens wurde bei der dritten („Menstruation" genannten) schweren Blutung der Uterus entfernt, der hypertrophisch war und dessen Endometrium die typische drüsig-zystische · Hyperplasie zeigte (Schloss 1927). Die Ursache wird in mangelhafter Inkretion des Ovarien gesucht.

Den Einfluß der obengenannten inneren Organe auf die Kreislaufsteuerung und die pathologischen Veränderungen werden in den betreffenden Abschnitten dieses Handbuches abgehandelt; namentlich die unmittelbare Beziehung zwischen Thyreoidea, Hypophysis und Ovarium (vgl. auch ein Übersichtsreferat von M. Frank 1922).

Mögen also diese Hinweise und der auf unsere Ausführungen über „Menorrhagien" S. 112ff. genügen.

Örtlich bedingte Blutungen.

Wenden wir uns den örtlich im Uterus bedingten Blutungen zu, so bedarf es wohl kaum ausführlicher Entschuldigung, daß diese Abgrenzung keine streng durchführbare ist. Ebenso wie die allgemeinen Bedingungen letzten Endes im Uterus stets örtlich nachweisbare Schädigung hervorruft, ebenso sind die nunmehr zu besprechenden Blutungen nicht rein örtlich bedingt, doch fallen die nachweisbaren Veränderungen im Uterus mehr in das Auge.

Es lohnt sich, die durch Gravidität, Abort, Geburt hervorgerufenen Blutungen für sich zu betrachten.

Hämorrhagische Infarzierung bei Gebärenden in Gestalt diffuser Durchblutung der Muskulatur bis zur Serosa und durch Risse derselben bis in die Bauchhöhle wird als „Apoplexia utero-placentaris" (Couvelaire) auf toxische Wirkung der Plazenta oder auf Toxämie (Williams) zurückgeführt. Thrombosierung namentlich kleinerer Venen ist fast der einzige anatomische Befund. Williams gibt auch ausgedehnte Degeneration der Gefäßwände an.

Mestre findet Ödem, degenerative Veränderung des Muskelgewebes, doch nur in einzelnen Fällen, während Veränderungen an den Gefäßen und Bindegewebswucherung unbedeutend seien. Küstner (1927) fand die Schleimhaut und die Muskelfibrillen unverändert in einem Falle von herdweisen Blutungen in den inneren und äußeren Muskelschichten, in die Bauchhöhle, Ligamente und Adnexe. Diese Ausdehnung der Blutung ist bei einem Falle von vorzeitiger Ablösung der Plazenta offenbar selten und erinnert an einige Fälle von hämorrhagischer Infarzierung durch Infektion, doch blieb die Patientin Küstners nach der Herausnahme des Uterus lebend und hatte außerdem gesunde Nieren, so daß die Genese unklar blieb.

Derartige Fälle sind offenbar selten; Danisch, der bei einer 32jährigen an Herzinsuffizienz 6 Wochen nach der zweiten Geburt gestorbenen Frau eine totale hämorrhagische Infarzierung von Uterus und Tuben und großer Ovarialabschnitte infolge von Thrombose der Aorta abdominalis und ihrer Beckenäste beschreibt, konnte in der Literatur außer den 2 obengenannten Fällen nur einen Fall von hämorrhagischer Infarzierung der Portio vaginalis uteri und der Vagina eines Teiles der Blase und des Rektum mit Gangrän, Tod der 52jährigen Frau an Peritonitis, von K. Herxheimer (1886) beschrieben, finden und einen Fall Chiaris (1896) bei einer 22jährigen Frau mit hämorrhagischem Infarkt der Portio uteri und der hinteren Uteruswand, sowie eines Teiles der Vagina. Während in Herxheimers Fall auf embolischer Grundlage die Thrombose von der Arteria hypogastrica ausgegangen war, so handelte es sich in Chiaris Fall um eine Thrombose der beiden Arteriae uterinae infolge von Arteriosklerose.

Es sei auch nochmals an den oben erwähnten Fall von Küstner erinnert. Auch Benthin konnte als Ursache eines keilförmigen hämorrhagischen Infarktes nach einem kriminellen Abort einen Embolus im Ramus ascendens der Arteria uterina nachweisen.

Man sieht hieraus, daß die Ursachen der arteriellen Thrombose von weither aus den größeren Körpergefäßen fortgeleitet oder in den Uteringefäßen selber wirksam werden, daß die Thrombosen in den letzten durch Embolie oder durch Erkrankungen an Ort und Stelle (Arteriosklerose) entstehen können und schließlich auch, wie in unseren obengenannten Fällen, die venöse Stauung zur Infarzierung führen kann als Folge von Infektion und scheinbar auch Intoxikation, namentlich in der Schwangerschaft und im Wochenbett.

Von der „Apoplexia utero-placentaris" hat PRENTIS WILSON 68 Fälle, PORTES 73 Fälle zusammengestellt (s. a. POTOCKI und MESTRE). Die „Apoplexia utero-placentaris" hat vorzeitige Lösung der Plazenta zur Folge, aber nicht jede retroplazentare Blutung führt zur Hämorrhagie in die Uteruswand (vgl. Kapitel Plazenta).

An unserem Leichenmaterial wurde die hämorrhagische Infarzierung des Uterus 2 mal als Folge von Infektion gefunden. In einem Falle (s. WERMBTER) war der ganze untere Teil des Uterus bis an die Serosa schwärzlich dunkelrot, schwammig und seitlich bis in die Parametrien. Mikroskopisch: das Bild schwerer Entzündung und Nekrose mit phlebitischer Thrombose, hervorgerufen durch Gasbazillen, die im Blute nach dem Tode und im Uterus nachgewiesen wurden. Im anderen Falle (BRAKEMANN) sind die ganzen inneren Geschlechtsteile in gleicher Weise hämorrhagisch infarziert. Die Infektion mit hämolytischen Streptokokken ging von einer Verletzung durch einen in das anteuterine Gewebe geschobenen Stift aus. Die Plazenten waren in beiden Fällen nicht vorhanden, aber mit jener „Apoplexia utero-placentaris" durch toxische Wirkung der Plazenta haben unsere beiden Fälle nichts gemein, sondern sind durch die Infektion während und nach der Geburt entstanden.

Merkwürdiger noch ein anderer Fall diffuser Blutung ohne Infektion: bei einer 26jährigen Erstgebärenden, die bald nach der Geburt an einer ausgebreiteten Serosablutung des Uterus zugrunde ging, die äußeren Schichten des Corpus uteri $^{1}/_{2}$—1 cm tief stark durchblutet; in der Cervix uteri Blutherde in den inneren und mittleren Wandschichten. Ferner Blutungen unter dem Peritoneum und Pleura des Zwerchfells; ebenso unter dem Peritoneum der Bauchwand. Organe sonst normal. Keine Thromben. Plazentarstelle des Uterus histologisch ohne Besonderheiten. Die Blutung ist nur kapillar und durchdringt mit großer Gewalt die Gewebe. Die Ursache ist unklar (s. C. KAUFMANN).

Die zur Sequestration kleinerer und größerer Uterusteile führende Kreislaufstörung ist so überwiegend häufig an infektiöse Wochenbettserkrankung des Uterus gebunden, daß sie dort zur Sprache kommen wird (s. S. 147).

Metrorrhagien des gebärenden Uterus haben ihre besondere für den Praktiker wichtige Bedeutung: Risse, Atonie. Blutungen im Puerperium deuten auf Plazentarreste, Venektasien (ATABEKOFF) und Bindegewebsvermehrung (LABHARDT). (Die Bedeutung der Plazentarpolypen s. u. Plazenta.)

Bei Verblutungstod durch Atonie des gebärenden Uterus fand KAUFMANN venöse Stauung. Die bei Geburten langwieriger Stauung ausgesetzten Teile, Zervix, Portio werden zuweilen durchblutet, größere Hämatome der Portio fanden sich bei einem Falle mit Abreißung der Zervix. Nach Aborten ist Blutung häufig; meist wird sie durch Plazentarreste unterhalten, zuweilen scheint aber bei Fehlen solcher Überreste die mangelhafte Verschließung der Venen in ungenügender Rückbildung begründet zu liegen. Die Venen sind dann erstaunlich weit und FRANKL beschreibt in solchem Falle an umschriebener Stelle einen „Plexus venosus varicosus endometrii".

Einmal fand ich starke hyaline Degeneration der Muskulatur und der Gefäßwände bei tödlicher Atonie; ähnliches KWOROSTANSKY. Atrophische Uteruswand mit Schwielen (MARTIN). LIEVEN fand neben stark vermehrtem Bindegewebe auch starke Fetteinlagerung in den auffallend kurzen Muskelzellen als Ursache der Atonie.

Der Gedanke, daß Lipoidbefunde in den Muskelzellen in ursächlicher Beziehung zu den schweren Blutungen des Uterus nach der Geburt bestünden (UNTERBERGER, HUETER), wird von den Vertretern einer funktionellen Lipoidbedeutung damit zurückgewiesen, daß sie bei solcher Blutung nicht mehr Fett gefunden haben als in der Norm und umgekehrt, daß sie bei fehlender Blutung besonders ausgedehnte Verfettung in der Muskulatur und im Bindegewebe gefunden haben (HOFBAUER). Es scheint jedenfalls, daß die Bedeutung der Lipoidbefunde nach jeder Richtung überschätzt wird, am meisten solches von Leichenmaterial und nicht ganz lebensfrisch fixiertem Operationsmaterial.

Im Anschluß an Aborte und Geburten sind es nicht nur die bisher genannten lokalen Ursachen, sondern zuweilen genügt mangelhafte Rückbildung um Blutung hervorzurufen; die Ausschabung ergibt 2—3 Wochen nach der Geburt oder Abort noch Dezidua meist in mehr oder weniger vorgeschrittener Nekrose mit erweiterten Gefäßen, oft mit Stase. Da keine Plazentarzotten die Dezidua unterhalten, so ist mangelhafte Rückbildung und im Falle der Nekrose mangelhafte Abstoßung an der Blutung beteiligt, die nach der Ausschabung steht (s. a. O. FRANKL, RISSMANN).

Die besonderen lokalen Ursachen der Metrorrhagien, Uterusruptur und Perforation, Arrosion der Gefäße durch Ulzerationen und maligne Tumoren, ferner Polypen, Myome, Plazentarpolypen, Blasenmole u. a. können nur nebenbei erwähnt werden.

Fremdkörper in der Uterushöhle bedingen Blutungen; dazu gehören auch zurückgehaltene Eier, Steinkinder und nach Abort Teile des mazerierten Fötus, Knorpel (THALER), Knochen.

Auch lokale Vergiftungen führen zu Stase in den Gefäßen und hämorrhagischer Infarzierung (z. B. Lysol, GEPPERT). Mikroskopisch läßt sich in leichteren Fällen eine starke Hyperämie und Dilatation der Schleimhautgefäße mit Austritt des Blutes in das umgebende Bindegewebe und in die spärlichen Drüsen feststellen, in schweren Fällen eine völlig blutige Durchtränkung der ganzen Schleimhaut mit Zerstörung der Struktur bis in die angrenzende Muskularis (POLANO).

Entzündung im Uterus, die zum Teil bei den allgemeinen Infektionskrankheiten vorkommt, jedoch öfters eine örtlich begrenzte ist, führt nur in stärkeren Graden zur Blutung.

Auch Tuberkulose und Lues des Uterus gehören hierher (d. Literatur s. b. den betr. Gegenständen); von der Syphilis ist neuerlich öfters die Rede als Ursache der Blutung, zum Beweise wird meist der Heilerfolg angeführt. Anatomische Befunde dagegen fehlen fast immer.

Unter den selteneren Blutungsursachen sind Aneurysmen der Arteria uterina erwähnenswert (2 Falle und Literatur s. b. KÜSTNER). Die Blutung bei Myomen soll mit Uteruskontraktionen und Kongestionen nervösen Ursprunges (v. RECKLINGHAUSEN) mit einer gewissen Regelmäßigkeit wiederkehren. Die zum Mutterhalse hinaushangenden meist gefäßreichen Polypen werden durch Kontraktionen geschnürt; die Stauung im Polypen hat hierbei den größten Anteil der zuweilen bedrohlichen Blutungen. Unsere Sammlung enthält einen kleinen Polypen im Uterus, der zum Verblutungstode führte; das gleiche schildert KLOB.

Auch sonst wird der venösen Stauung ein großer Einfluß eingeräumt. Die Stauungshyperämie bei Verlagerungen des Uterus ferner infolge von Druck durch Tumoren, kann ebenfalls zu erheblichen Blutungen führen.

Der Uterus wird vergrößert und derb gefunden, die Mukosa von erweiterten Venen durchzogen, durchblutet. Varizen, Phlebektasien am nicht vergrößerten Uterus trotz Stauung auch in den venösen Abflußwegen geben der Wand ein kavernöses Aussehen (Rokitansky, Halban, Baumm).

Phlebektasien können in den äußeren Wandschichten gefahrlich werden; sie ergießen das Blut in die Parametrien (Leopold, Teller s. Lange) oder intraperitoneal (Stephan, Lange). Huguenin und Bonard sind im Zweifel, ob eine Phlebektasie im Fundus uteri auf angeborener Anomalie beruhe oder auf Stauung (s. a. Kapitel XXIII. Angiom).

Zu den Stauungsblutungen gehören auch die von mir früher beschriebenen Blutungen in der Schleimhaut des Corpus uteri bei Neugeborenen mit starker Kapillarfüllung, hauptsächlich an den von mir benannten „Faltenbergen", Stellen, welche schon in der Norm unter stärkerer Gewebsspannung stehen. Auch die sog. Menstruationen der Neugeborenen mögen dieser Stauungshyperämie zum Teil zugehören, welche ich auch an anderen Stellen der Beckenorgane und im Skrotum fand und auf Geburtstraumen namentlich bei Steißgeburten zurückführe. Ebenso urteilt Zacharias, der in $2^1/_2 \%$ bei Neugeborenen Genitalblutungen fand. Doch gibt es angeblich gut beglaubigte Fälle echter frühreifer Kinder mit Menstruation von Geburt an (s. Menstruation).

In gewissen Fällen ist die Bedeutung lokaler Leiden des Uterus als Grundursache überschätzt worden, manche Zustände, insbesondere die Schleimhauthyperplasie hängen mit der Ovarialfunktion zusammen, wie jetzt allgemein angenommen wird. Unter den „metropathischen" Blutungen führt ein Schüler von Aschoff, Terasaki 2 Gruppen an, die zwar ursächlich gleich, aber in einer Gruppe unvollkommene zyklische Veränderungen des Endometrium und in der zweiten Gruppe die Hyperplasie zeige. Ich fasse die erste Gruppe nicht als eine besondere Art auf, sondern als das Frühstadium der Hyperplasie. Beide gehen ineinander über, wie wir im nächsten Abschnitte noch besprechen wollen.

Die Blutungsursachen bei der Myohyperplasia uteri (sog. „Metropathia", früher „Metritis chronica") sind noch nicht klargestellt, s. d.

Die im Zusammenhange mit kleinzystischer Degeneration der Ovarien oft erwähnten Uterusblutungen haben mit der genannten Ovarialerkrankung gemeinsame Ursachen, die zur Stauung führen, Tumoren, Lageveränderungen (R. Meyer).

Whitehouse glaubt, daß die hypertrophische Schleimhaut überstarke Thrombolysinmenge absondere.

Menorrhagien.

Als Menorrhagien unterscheidet man allgemein Blutungen, die mit der Regelmäßigkeit der Menstruation wiederkehren (Menstruatio nimia), von den unregelmäßigen Metrorrhagien. Die Regelmäßigkeit der Blutungen berechtigt nicht zur Bezeichnung Menorrhagien, ebensowenig wie z. B. Blutungen während der Menopause und der Schwangerschaft oder nach Operationen (auch Transplantation von Ovarien) als Menses bezeichnet werden dürfen. In allen solchen Fällen muß der Nachweis einer Schleimhautfunktion und eines menstruellen Abbaues verlangt werden.

Die oben genannten allgemeinen und lokalen Blutungsursachen können zum Teil auch den Zeitpunkt der Menses zum Ausgang nehmen, aber viele Menorrhagien haben doch ihre eigene Grundlage. Schon bei den ersten und den folgenden Menses kommt es bei jungen Mädchen mit Infantilismus und andererseits bei großen fetten Personen zu schweren Menorrhagien, teils zu Amenorrhöe. Als lokale Ursache der Blutung wird mangelhafte Zusammenziehung der Uterusmuskulatur angeführt (THEILHABER u. a.) und in Analogie zur Atonie nach Geburt gebracht; ganz besonders bei hypoplastischen Uteri von R. SCHRÖDER. — Die ungenügende Muskelkontraktion hängt von dem Mißverhältnis zwischen Muskulatur und Bindegewebsmenge ab, das teils auf Infantilismus (LABHARDT), teils auf erworbene Schwäche des Uterus (THEILHABER) zurückzuführen ist.

Mit Störungen der Ovarialfunktion mögen auch Menorrhagien meistens zusammenhängen, deren örtlicher Ausdruck teils eine unvollständige menstruelle Abstoßung des Endometrium und zum Teil seine mangelhafte postmenstruelle Regeneration ist (DRIESSEN, PANKOW, CARL KAUFMANN und WERNER HOECK, BANIECKI).

DRIESSEN hat 1914 diesen Prozessen als erster eine ausführliche Beschreibung gewidmet, die noch heute in den meisten Punkten gültig ist. Nur die hyaline Nekrose, die er für typisch hält, scheint mir weder typisch noch überhaupt häufig außer nach Abort und Geburt. Vielleicht handelte es sich um die so häufigen hyalinen Thromben. Ferner ist die Entzündung nicht Ursache des Leidens, da sie häufig fehlt, sondern entweder zufällige Begleiterscheinung oder Folge der längere Zeit offenen Wundfläche.

Nach den Menses auftretender länger dauernder blutiger oder blutigschleimiger Ausfluß wird von PANKOW als mangelhafte Regeneration der Schleimhautoberfläche gedeutet, da er in kürettierten Stückchen das Oberflächenepithel vermißte. Letzteres dürfte wohl bei sonst normaler Schleimhaut schnell regenerieren, dagegen finde ich einerseits an exstirpierten Uteri die Grenze der menstruellen Schleimhautnekrose öfters außerordentlich unscharf, sogar zackig mit einzelnen tiefgreifenden Zacken, andererseits bei postmenstruellen Blutungen zuweilen bis zu 14 Tagen nach Beginn der Menses noch nekrotische und schrumpfende Schleimhautteile im Schabsel, so daß ich die unregelmäßige und erschwerte Abstoßung der Schleimhaut für die häufigste Ursache der postmenstruellen Blutung halte. Außer der unregelmäßigen Oberfläche und den halbnekrotischen und durchbluteten Stückchen fallen oftmals Drüsen auf, die im Längsschnitt noch die Sägeform, im Querschnitt Sternform zeigen, aber je länger die Menorrhagie anhält, desto mehr schrumpfen die Drüsenlichtungen zusammen und sind nur noch an geringen Unregelmäßigkeiten zugleich mit Resten des Glykogens zu erkennen. Die Epithelzellen sind dann niedrig, ihr freier Saum noch unscharf. Das Stroma, abgesehen von Blutresten, ist zelldicht, die Kerne sind klein. Fibrillenreichere Partien, auch solche mit kollagenen Fibrillen und dickwandigen Gefäßen entstammen der tieferen, basalen Schleimhautlage, oberhalb derer trotz 2—3 Wochen langem Abstand vom Beginn der Menses an sich keine neue Schleimhautlage regeneriert hat. Man erkennt dieses daran, daß dieses als basale Lage kenntliche Gewebe von Oberflächenepithel bekleidet ist.

Diese schon oben erwähnte mangelhafte Involution und Regeneration ist meist der einzige Ausdruck der gestörten Ovarialfunktion, für die noch nicht genügende Veränderungen im Follikelapparat bekannt sind.

Die „Menorrhagie" genannten Blutungen können jedoch auch durch örtliche Leiden des Uterus selber hervorgerufen werden; solche Ursachen wie Endometritis, Zervikalpolypen, Myome u. a. halten zwar nicht immer, aber doch zuweilen, die menstruelle Abstoßung oder die Regeneration auf.

Einzelheiten, namentlich klinische, über Menorrhagien und Literatur s. b. GEBHARD, SCHÄFFER, R. SCHRÖDER.

IX. Hypertrophie, glanduläre Hyperplasie des Endometrium.

A. Hyperplasie der Mucosa corporis.

Man versteht unter Hyperplasie und Hypertrophie des „Endometrium" oder der „Uterusschleimhaut" allgemein die des Korpus. Da man in dieser Beziehung worttaub geworden ist, muß betont werden, daß es auch eine Hyperplasie der Mucosa cervicis (s. w. u.) gibt, die zwar klinisch weniger belangreich, aber deshalb doch nicht zu verachten ist.

Abgrenzung und Benennung.

Für die hier in Betracht kommende progressive Ernährungsstörung ist der Name Hyperplasie der Schleimhaut mehr und mehr in Aufnahme gekommen, während in der allgemeinen Pathologie meist „Hypertrophie" gesagt wird. Als Bezeichnung für eine zahlenmäßige Vermehrung einzelner Individuen kann man die „Hyperplasie" natürlich auf Zellen, Drüsen usw. anwenden, nicht auf die ganze Schleimhaut oder den Uterus. Trotzdem in allen Teilen der Schleimhaut zahlenmäßige Vermehrung der Elemente der Hypertrophie der Schleimhaut zugrunde liegt, kann man, um die Vermehrung der Drüsen als das Wesentliche im morphologischen Bilde zu kennzeichnen, auch von glandulärer Hyperplasie der Schleimhaut sprechen. Mißverstandenerweise wird zuweilen der Name „Hypertrophie" für die oben erwähnte ultramensuelle Schleimhautschwellung ausschließlich gebraucht und in Gegensatz gestellt zur „Hyperplasie". Das ist irreführend, wie aus obiger Worterklärung hervorgeht. Beide gemeinten Zustände sind Schleimhauthypertrophien, einmal die obengenannte ultramensuelle funktionelle Schleimhauthypertrophie, die der graviden Schleimhaut in allen Teilen gleich, wenn nicht gar mit ihr identisch ist und zweitens die pathologische, afunktionelle oder dysfunktionelle Schleimhauthypertrophie, von der hier die Rede sein soll. Ebenso gehört nicht hierher eine hypertrophische Dezidua (Literatur s. b. Speiser), die bei Tubargravidität, aber auch bei intrauteriner Gravidität mit normaler Funktion und Struktur der Schleimhaut beobachtet wird. Die funktionierende Schleimhaut ist individuell verschieden dick; will man auffällig starke funktionelle Entwicklung besonders benennen, dann nur als funktionelle Hypertrophie im Gegensatze zur pathologischen Hypertrophie, bei der die Funktion stets gänzlich und auch im Beginne so gut wie ganz fehlt.

Es scheint mir nach zahlreichen eigenen histologischen Befunden ganz klar, daß die pathologische Hypertrophie namentlich in dem klimakterischen Alter nicht schlagartig die ganze Schleimhaut zu treffen braucht; vielmehr ist einerseits zwar häufig die Menstruation bis dahin regelmäßig gewesen, bleibt dann 6—8 Wochen aus, dann treten plötzlich starke Blutungen auf, als deren Ursache sich im Schabsel überall das Bild ausgesprochener „Hyperplasie" ohne Spur der physiologischen Funktion findet. Andererseits jedoch bestehen zuweilen schon längere Zeit unregelmäßige und stärkere Blutungen als zuvor und das Schabsel zeigt teils funktionelles Stadium, teils hyperplastische Wucherung, mit allen Graden des Überwiegens des einen oder anderen Bildes.

Wie man sich diese Tatsachen mit der Dysfunktion des Ovarium reimen will, ist hier nicht von Belang, vielmehr will ich an dieser Stelle nur darauf hinweisen, daß von der teilweisen zur überwiegenden und zur vollständigen Hyperplasie der Drüsen Übergänge bestehen, die zwar auf ein· schnelleres oder langsameres

Entstehen und örtlich bedingte Unterschiede gewisse Rückschlüsse erlauben, aber nicht dem Wesen nach unterschiedlich bedingte, noch anatomisch verschiedene Krankheitsbilder erkennen lassen. Verschiedene Stufen derselben Erkrankung können nicht Veranlassung geben mehrere Krankheitsbilder zu unterscheiden.

Dann muß ich noch einfügen, daß Irrtümer in der Diagnose auf unvollkommene oder teilweise Hyperplasie durch örtlich umschriebene Veränderungen, wie atrophische Stellen, polypöse Bildungen inmitten funktionierender Schleimhaut im Schabsel entstehen können. Nicht in Schleimhautpräparaten in situ. Namentlich zerkratzte zerstückelte Polypen müssen im Schabsel beachtet werden, da sie zur falschen Auffassung des gemischten Bildes von Funktion und Hypoplasie verleiten.

Von diesen beiden Punkten, der umschriebenen herdförmigen Hyperplasie, die den Polypen nahe steht und diesen selber, und zweitens von der sehr zufälligen Beobachtung anfänglicher Entstehungsgrade der drüsigen Hyperplasie abgesehen, ist festzuhalten an dem grundsätzlichen Unterschiede zwischen pathologischer und funktioneller Hypertrophie der Schleimhaut, die morphologisch, funktionell (auch histochemisch) und genetisch scharf zu trennen sind.

Geschichtlich ist wenig zu berichten:

Es heißt, daß RÉCAMIER als erster (1850) eine genauere makroskopische Beschreibung der Hyperplasie gegeben habe (POZZI) und OLSHAUSEN (1875) hat zuerst in Deutschland besonders auf die Bedeutung der „Endometritis fungosa" hingewiesen, die dann von C. RUGE (1881) den hyperplastischen Formen seiner „glandulären Endometritis" angereiht wurde. Der erste Versuch, der Hyperplasie eine besondere Stellung zu geben, stammt von BRENNECKE (1882), der sie als erster eine „reine Hyperplasie" nannte und durch die wiederholte prämenstruelle Kongestion ohne menstruellen Abbau infolge gestörter Ovulation entstanden erklärte. Während die Unterscheidung DE SINETYS (1884) in 1. glandulären Wucherungen mit hypertrophischen Drüsen, 2. aus embryonalem Gewebe mit spärlichen dilatierten Blutgefäßen und 3. vaskuläre Wucherungen (Nr. 2 u. 3 wahrscheinlich Polypen) keinen Eingang gefunden hat, wurde C. RUGEs Einteilung in glanduläre hypertrophische und glanduläre hyperplastische Endometritis Allgemeingut.

Schon 1890 soll SCHMAL (nach DRIESSEN) nachgewiesen haben, daß es sich nicht um eine Entzündung, sondern um eine reine Hypertrophie der Schleimhaut handle.

Erst die negativen bakteriologischen Befunde [DÖDERLEIN (1896), PFANNENSTIEL, BUMM, MENGE u. a.] brachten es mit sich, daß man geneigt wurde, die Hyperplasie von der Endometritis als selbständige proliferative Erkrankung abzutrennen (SCHAUTA 1896, DÖDERLEIN 1897, AMANN 1897, CULLEN 1900).

Aber erst HITSCHMANN und ADLER (1907) (s. a. unter Endometritis) erklären die Hyperplasie wieder für eine von der Entzündung gänzlich unabhängige Erkrankung, später ebenso HARTJE, BÜTTNER, THEILHABER, R. SCHRÖDER, SCHOTTLÄNDER, RODE und GADE, SCHICKELE und KELLER, SMITH, FORSSNER, schließlich O. FRANKL, der die gelegentlichen Entzündungserscheinungen für Zufallsbegleitung einschätzt, während R. MEYER, ALBRECHT, LÖFQUIST die Ansicht vertreten, daß unter anderen Momenten auch die Entzündung zu hyperplastischer Drüsenwucherung führen kann; ebenso THORN, HENKEL, HIMMELHEBER, ESSEN-MÖLLER, BÜTTNER, VOIGT, BRIDOUX, GARDNER, ELLERBROEK, MITTELMANN. Referate s. b. HEGAR, KELLER und SCHICKELE. — Eine breite Darstellung der Kämpfe, die um die Abgrenzung der Hyperplasie von der Endometritis entbrannten, findet sich bei L. ADLER (1927), auch R. SCHRÖDER in seinen Referaten und seiner Monographie 1928.

Pathogenese.

Wir haben allgemeine (hormonale) und örtliche Bedingungen zu berücksichtigen.

Die Pathogenese der „Hyperplasie" ist noch nicht klargestellt, nur wissen wir heute besser oder sicherer, daß meist ein Zusammenhang mit den Ovarien besteht. Unter den konstitutionell bedingten Anomalien des Ovarium, die bei Jugendlichen zu Hyperplasie führen können, steht das „große Ovarium" (Bartel und Herrmann), das seinerseits mit anderen Funktionsstörungen (Thyreoidea) gelegentlich auch mit Myxödem (Schloss-Fleischmann) zusammenhängt.

Das typische Bild der „großen Ovarien" ohne Funktion mit glatter Oberfläche, dicker Albuginea, übermäßig fibrösem Bau, Neigung zur Bildung kleiner Follikel, ohne Corpus-luteum-Bildung, daher auch Fehlen von Corpora albicantia ist schon früher von Bartel und Herrmann als Kennzeichen fehlerhafter Konstitution bezeichnet worden, doch tritt nicht ausnahmslos bei den Jugendlichen Hyperplasie der Uterusschleimhaut in der Folge auf. Die Funktion unterbleibt indes immer.

Die der Hyperplasie der Jugendlichen zugrunde liegenden Störungen der inneren Sekretion einschließlich der des Ovarium sind zuweilen konstitutionell, unverbesserlich und fallen zusammen mit den in den Abschnitten Menstruation und Kreislaufstörung genannten Grundleiden.

Nur eines Falles sei hier gedacht, in dem nach Tod durch Verblutung oder sekundäre Anämie die Obduktion bei 6 mm hoher Schleimhauthypertrophie im Ovarium außer zystischen nur einen „reifen" Follikel, aber kein Corpus luteum ergab und in der Epiphyse nur eine kirschkerngroße schlaffe Zyste ohne anderes Gewebe, so daß der Funktionsmangel der Epiphyse als Ursache der ovariellen Unterfunktion vom Autor (Witt) angenommen wird. Doch muß wohl ein Zusammenwirken aller Drüsen mit innerer Absonderung als Vorbedingung der normalen Ovarfunktion notwendig sein, so daß von allen Stellen aus eine Störung möglich ist.

Andere Fälle beruhen auf vorübergehender Störung. Wir haben des öfteren bei Mädchen in der Pubertät (14—17 Jahre) bei starken Blutungen Hypertrophie des Endometrium festgestellt, die später nach Ausschabung allmählich in regelmäßige Menses übergingen. Als Ursache wird Funktionsschwäche der Ovarien, Ausbleiben der Corpus luteum-Bildung ebenso wie bei Klimakterischen angenommen, für die irgendwelche allgemeine Störungen vorübergehender Art im inneren Stoffwechsel anzunehmen sind. Bestimmte Organerkrankungen sind meist nicht nachweisbar.

Die Hyperplasie der Korpusschleimhaut betrifft Frauen im späteren Leben zwar gelegentlich auch als vorübergehender Zustand, aber die überragend große Zahl der Fälle in vorgeschrittenen Jahren hängt mit dem dauernden Erlöschen der Ovarialfunktion zusammen, die ihrerseits allgemeinere Ursachen hat. Die zur Zeit stark in den Vordergrund des Interesses gerückte Funktion des Hypophysenvorderlappens ist nicht außer Zusammenhang mit allen anderen Drüsen innerer Sekretion denkbar, wenngleich ihr Einfluß überragend groß sein mag. Es ist zum mindesten sehr merkwürdig, daß die Hypophysenvorderlappen-Implantation sowohl von jugendlichen Tieren als auch von senilen Frauen sich zur Erzeugung von geschlechtlicher Frühreife eignet — soweit man überhaupt die unvollständigen Nachahmungen bei den infantilen Mäusen als Frühreife bezeichnen kann.

Dieses nebenbei, denn uns geht hier unmittelbar nur die Unterfunktion des Ovarium an, die wir im „Klimakterium" regelmäßig, nicht ausnahmslos

(R. Meyer, Babes, Novak, R. Schröder) — bei Hyperplasie der Korpusschleimhaut finden. Das Wesentliche hierbei, das Unterbleiben der Corpus luteum-Bildung (R. Schröder, R. Meyer), hängt offenbar mit gestörter Eireifung zusammen. Wenn nicht ausnahmslos das Corpus luteum fehlt, so mag das verschiedene Begründung finden, einerseits darin, daß andere als funktionelle, nämlich örtliche Einflüsse die Schleimhauthyperplasie trotz vorhandener Ovarialfunktion hervorrufen, eine Möglichkeit, auf die wir noch zurückkommen werden. Andererseits wolle man sich der vorübergehenden Hyperplasie bei jüngeren Frauen und Jugendlichen erinnern, die auch auf gestörter Ovarialfunktion beruhen. Wie kommt bei ihnen die normale Menstruation wieder zustande? Offenbar dadurch, daß die zeitweise unterbliebene völlige Eireifung mit Ausbleiben der Corpus luteum-Bildung wieder in Gang kommt. Hat sich nun in der Zwischenzeit während der mangelhaften Funktion des Ovarium eine Hyperplasie des Endometrium ausgebildet, so kann die erste wiedereintretende Corpus luteum-Bildung noch mit einer hyperplastischen Schleimhaut zusammentreffen und es wird vielleicht einiger oder mehrerer Zystchen bedürfen, bis die Schleimhaut durch allmähliche Abstoßung der krankhaft veränderten Teile das normale funktionelle Gebaren wieder aufnimmt. So können nebenbei gesagt Mischbilder im Endometrium entstehen; s. w. u.

Corpus luteum-Bildung und Hyperplasie sind demnach auch im Klimakterium nicht ganz unvereinbar, da hier die volle Eireifung ein oder mehrere Male ausbleiben und „Hyperplasie" eintreten kann, bis noch ein Nachzügler von vollendeter Eireifung mit Corpus luteum-Bildung sich in Szene setzt.

Abgesehen von solchen Ausnahmen steht es außer Frage, daß bei der übergroßen Mehrzahl der Fälle von „Hyperplasie" die Corpus luteum-Bildung fehlt. Der Zusammenhang läßt verschiedene Deutungen zu, der an den regelmäßigen Befund von ein oder mehreren meist erheblich großen Follikelzysten und Thekazysten anknüpft. Schon 1882 hat Brennecke angenommen, daß der Follikelsprung („Ovulation" genannt) ausbleibe, daher öfters neue Follikelbildung zu wiederholter „prämenstrueller Kongestion" ohne menstruellen Abbau und dadurch unmittelbar zur Hyperplasie führe. Man sieht, daß schon damals der physiologische und pathologische Zusammenhang zwischen Ovarium und Endometrium im Kerne erkannt war. R. Schröders Auffassung ist ganz ähnlich, weicht aber darin ab, daß er den Anreiz zum pathologischen Wachstum der Schleimhaut in „Persistenz" und „Hypertrophie" der Follikel sucht. Beides scheint mir jedoch nicht zutreffend, vielmehr zeigt ein großer Teil bei mehrfachen Follikelzysten Neigung zur Rückbildung und viele sind daher schon Thekazysten. Besondere Proliferation habe ich nicht gefunden. Meine eigene Meinung ging und geht auch heute noch mit Brennekes Ansicht verwandt dahin, daß ich die mangelhafte Entwicklung und das Unterbleiben der Ausbildung der Luteinschicht mit der unvollkommenen Eireifung verbunden sehe, die freilich allgemeinkörperliche Abhängigkeit hat. Das Unterbleiben der Corpus luteum-Bildung erlaubt neue Eireifung, neuen Proliferationsreiz auf die Schleimhaut im Sinne Brenneckes, nur mit dem Unterschiede, daß wir heute von Hormon reden, ohne zu wissen, ob dieses nicht auch auf dem Wege nervöser Reizleitung (Pflüger) wirkt.

So habe ich die „Hyperplasie als eine durch dauernden, aber doch öfters wiederholten Reiz seitens reifer Follikel übertriebene Form der Schleimhautregeneration, eine zur Funktionslosigkeit verdammte Hyperregeneration" bezeichnet. Es liegt mir jedoch fern, diese pathogenetische Deutung auf alle Fälle auszudehnen, vielmehr kenne ich „Hyperplasie" beim „großen Ovarium" der Jugendlichen, das nur viele kleine Follikel enthält, kenne Hyperplasie bei

Geschwülsten des senilen Ovarium und nehme an, daß auch örtliche Reize die Schleimhaut zur Hyperplasie treiben können.

Von diesen beiden Arten der Genese ist noch zu reden, zunächst von der Hyperplasie des Endometrium, nicht selten verbunden mit Myohyperplasie im Greisenalter.

Die Hyperplasie kann auch einige Jahre nach der Menopause auftreten (SIREDEY et LEMAIRE, HAULTAIN, R. MEYER), wenn keine ovarielle Reizung mehr in Betracht kommt. Die Beurteilung dieser Fälle ist nicht einfach. Zuweilen werden nur einzelne Polypen, die seit früherer Zeit bestehen, zur Ursache von Blutungen bei Frauen von 60—70 Jahren. Diese kommen hier gar nicht in Frage. Die ovarielle Reizung kann auch bei Nichtfunktion seniler Frauen als Ursache der Hypertrophie nicht ausgeschaltet werden, da auch dann noch die Röntgenbestrahlung der Ovarien zur Heilung führen kann, wie R. MEYER beschrieben hat.

Für einen Teil der Fälle von pathologischer Schleimhauthypertrophie nach längerer Menopause sind Ovarialtumoren verantwortlich zu machen.

Auch für geschlechtsreife Frauen wird als Ursache einer auffallend starken drüsigen Hyperplasie in einzelnen Fällen ein Ovarialtumor angesehen (R. SCHRÖDER, H. O. NEUMANN, Follikulome, KONSCHEGG, Karzinosarkom). Wenn sich bei bestimmten Geschwulstarten des Ovariums pathologische Schleimhauthypertrophie regelmäßig findet, so ist damit der Zusammenhang als erwiesen anzusehen. Hierfür kommt vorläufig der Granulosazelltumor einschließlich des Follikuloms in Betracht. Nicht der sog. Granulosazelltumor vom Typus v. WERDTs, den ich nicht als solchen anerkenne, sondern den bei Zwittern und Jugendlichen eigenen Karzinomen zurechne. Als echte Granulosazelltumoren kommen nur die von mir (Arch. Gynäk. **109**) geschilderten Ovarialtumoren in Betracht, die Neigung zu besonderen Gewebsstrukturen, eigenartigen Follikelmassen und zylindromatösen verwickelten Schnörkeln haben. Die Fähigkeit auf das Uteruswachstum pathologisch einzuwirken kann sogar möglicherweise zum Ausgangspunkte der genetischen Beurteilung der Tumoren werden.

Den Maßstab, ob und welche Ovarialtumoren die genannte Wirkung haben, gibt ihr Vorkommen bei Ausschluß der gewöhnlichen Ovarialwirkung, also bei voller Atrophie des anderen Ovarium (Fall SCHRÖDER) oder nach mehrjähriger Menopause. Derartige Fälle sind von WEHSE, MOULONGUET-DOLÉRIS, R. MEYER, ISSBRUCH, TIETZE beschrieben worden, von denen die des französischen Autors abweichen von den übrigen, insofern er zystische und solide Ovarialtumoren, verhältnismäßig oft intraligamentäre Parovarialkystome als Ursache findet. Es ist freilich zweifelhaft, ob die Veränderung im Uterus unserem Begriffe der diffusen pathologischen Schleimhauthypertrophie entspricht, denn er gibt an, daß es namentlich die polypöse Form der Hyperplasie gewesen sei. Vielleicht waren es nur wenige Einzelpolypen, die wir als Ursache von Metrorrhagien bei alten Frauen kennen. Vorläufig stehen die Befunde von MOULONGUET-DOLÉRIS abseits. SCHIFFMANN (1927) macht darauf aufmerksam, daß auch GESSNER (1896) einen einschlägigen Fall gekannt habe und beschreibt selber ein „solides Karzinom" nicht ausführlich genug, das jedoch nach der Abbildung dem von BRENNER zuerst beschriebenen Tumor ovarii zu entsprechen scheint. Auch BABES hat Anteil an der Bekanntgabe solcher Fälle.

In meinen 7 Fällen handelte es sich um 4 Granulosazelltumoren, 2 Sarkome, 1 Fibrom des Ovariums. Hierher gehört auch ein Fibrosarkom von WEHSE. Alle diese Fälle betrafen Frauen nach 4—20 Jahren in der Menopause; die Schleimhauthypertrophie war diffus und zuweilen recht kräftig, sogar bei einer 70jährigen bis zu 11 mm Schleimhautdicke. In einigen Fällen ist die Muskulatur auch hypertrophisch, sogar viel erheblicher als die Schleimhaut, so ist bei einer 63jährigen Frau nach 17jähriger Menopause mit Folliculoma ovarii der Uterus $13^1/_2$ cm lang und entsprechend dick.

In einem anderen meiner Fälle nach 6jähriger Menopause waren im sehr atrophischen bohnengroßen Ovarium nur zwei ganz kleine Tumorknötchen vorhanden, dichtbenachbart ein Fibrom und ein Granulosazelltumor (Folliculoma cylindromatosum), so daß also schon von einem sehr kleinen Tumor die Wirkung ausgehen kann.

Neuerdings sah ich einen Fall (ausführlich beschrieben von ISSBRUCH) von Granulosazelltumor bei einer Frau ebenfalls mit Hypertrophie des Uterus in Muskulatur und Schleimhaut mit Blutungen. Blutungen aus dem Uterus in der Menopause in Begleitung von Ovarialtumoren sind schon länger bekannt und werden neuerdings von SCHIFFMANN (mit Literaturangaben) als nicht selten angeführt. Es fehlen jedoch die Angaben über den Zustand des Uterus. Um so mehr ist zu bemerken, daß auch unter 3 Fällen dieser Art, von denen Herr Kollege SCHIFFMANN mir Präparate freundlichst überließ, sich 2 Fälle von typischem Granulosazellentumor fanden.

Nach den genannten Befunden von besonders starker Schleimhauthypertrophie oder gar nach mehr- und vieljähriger Menopause kann man zuverlässig mit der Wirkung von Ovarialtumoren als Ersatz für den gewöhnlichen Follikelreiz rechnen, namentlich bei den Granulosazelltumoren in ihrer follikuloiden und zylindromatösen Struktur. Die gewöhnlichen Uteruskarzinome, papillomatösen Kystome, Dermoidkystome u. a. machen keine Uterushypertrophie; im Gegenteil ist der Uterus beim Ovarialkarzinom älterer Frauen atrophisch. Um so mehr erregt die Angabe von Schleimhaut und Muskelhypertrophie in der Menopause bei Fibrom und Sarkom Erstaunen, so daß ich zu erwägen gegeben habe, ob solche Tumoren etwa aus Granulosazelltumoren entstanden seien, eine Ausnahme, die nach histologischen Befunden der letzteren nicht rein hypothetisch ist.

Außer der Erklärung der Entstehung der Schleimhauthypertrophie aus einer die gewöhnliche Follikeldysfunktion ersetzenden Granulosazellwucherung (Geschwulst) sind noch andere Erklärungsversuche lautbar geworden. KONSCHEGG stützt sich auf die Angaben, daß experimentell übertragenes embryonales, auch teratoblastomatöses Gewebe imstande ist das Organwachstum anzuregen und deutet deshalb ohne histologische Berechtigung sein ,,Karzinosarkom" des Ovariums als teratomatös.

MOULONGUET-DOLÉRIS spricht von einem trophischen Vorgange, der durch den Nervenplexus des Hilus ovarii und dessen Anastomosen dem Uterus vermittelt wird, also eine teils hormonale, teils neuropathologische Erklärung. WEHSE meint, daß durch das Tumorwachstum im Ovarium der Stoffwechsel derart erhöht werde, daß die Uterusschleimhaut dadurch erweckt werde. Es ist zu bedenken, daß in dieser Theorie dem Ovarialstroma die Wirkung zugeschoben wird, da kein Parenchym mehr vorhanden ist.

Die Frage bedarf weiterer Aufklärung.

Schließlich ist die Frage erlaubt, ob die Korpusschleimhaut nicht ebenso wie die Zervixschleimhaut und andere Schleimhäute diffus hyperplastisch werden können unter örtlichen Bedingungen. Umschriebene Hyperplasie kennen wir ohnedies unabhängig von hormonalen Einflüssen im Endometrium.

Wir werden den örtlichen Bedingungen versuchen Gerechtigkeit widerfahren zu lassen, wenngleich die funktionellen Fernwirkungen pathogenetisch entschieden im Vordergrunde stehen müssen.

Es ist einerseits durch das berechtigte Bestreben die Auswüchse der älteren Endometritislehre zu beseitigen, andererseits durch die Modetheorie der Hormone eine etwas fanatische entzündungsfeindliche Einseitigkeit bei den Gynäkologen aufgekommen, die in der Anwendung auf die Hyperplasie um so weniger berechtigt ist, als auch die ovarielle Reizung wahrscheinlich nur indirekt auf dem Wege der dauernden Hyperämie zur Schleimhautwucherung führt. Als andere hyperämisierende Veranlassungen gelten seit jeher Lageveränderungen, Retention von Abortresten und wiederholte Entzündungen, insbesondere dauernde Katarrhe, nur ausnahmsweise Myome. Diese Anschauung geht durch alle älteren Lehrbücher der Pathologie und Gynäkologie.

In 3 Fällen von myomatösem Uterus mit glandulärer Hyperplasie der Korpusschleimhaut fand ich einmal ein Corpus luteum in Blüte, einmal im Stadium der beginnenden Proliferation, einmal in Rückbildung. Partielle Hyperplasie habe ich zu jeder Zeit gefunden, sowohl umschriebene, die Oberflache überragende Herde, als auch diffus eingestreute in der funktionierenden Schleimhaut; in 8 Fällen befand sich das Corpus luteum in der Zeit der Abdeckung. Meist handelte es sich um Myome, einmal um Myohyperplasie und einmal um Carcinoma cervicis. In 4 Fällen war eine erhebliche Endometritis nachweisbar.

Als experimenteller Beitrag zu dieser Frage dient DECIOs Versuch, durch längere mechanische oder chemische Reize den Uterus des Kaninchens zu beeinflussen; er erzielte bedeutende Verdickung der Schleimhaut mit Epithelwucherung und Drüsenvermehrung sowie Verdickung der Muskelwand, die „wahrscheinlich auf Hyperplasie" beruhte. Hierbei sind jedoch die Experimente LOEBs zu beachten, der in der Brunstzeit durch mechanische Eingriffe an der Schleimhaut Deziduabildung beobachtete.

Nach KOHLBRUGGE rufen sogar die Spermatozoiden eine Proliferation des Uterusepithels hervor.

Nach der Häufigkeit bemessen steht zweifellos die ovarielle Reizung BRENNEKEs oben an; die Hyperplasie ist im Klimakterium am häufigsten, und zwar ohne jegliche Erscheinungen von Entzündung, eine alltägliche Erfahrung der großen Kliniken. Hierbei fehlt die Ausreifung der Follikel zum Corpus luteum jedenfalls deshalb, weil im vorgeschrittenen Alter die Eizellen hinfallig werden und nicht ganz ausreifen Das gleiche kommt zuweilen in der Pubertät vor.

Neben der ovariellen Unterfunktion sind die übrigen Arten der Ätiologie verschwindend gering; sie deshalb zu leugnen ist ebenso unberechtigt wie das Verlangen O. FRANKLs im Einzelfalle die entzündliche Ätiologie nachzuweisen. Als Folgezustand der Entzündung läßt die Schleimhauthyperplasie diese Ätiologie nach Abschluß ebensowenig erkennen wie die Adenosalpingitis oder wie die spitzen Kondylome. Es ist, wenn wir die Schleimhauthyperplasie als Folge der Hyperämisierung ansehen, nur folgerichtig auch der chronischen oder wiederholten Entzündung, wenn auch nur für einzelne Falle, ihr Recht zu geben. Für den einzelnen Fall ist der Beweis schwer zu führen; nur die Vergleichung einer Reihe von Fällen führt zu dem Ziele.

Makroskopische Betrachtung der Hyperplasie.

Die pathologische Schleimhauthypertrophie ist makroskopisch kenntlich als unregelmäßige, stellenweise zottig polypös weich, oft schwammige hellrötliche, zuweilen stärker durchblutete Verdickung (Hypertrophie), von wechselndem Durchmesser bis über 15 mm und bei der mehr polypösen Form noch; z. B. in einem Falle OPPENHEIMERs bis zu 25 mm bei einer 21 jährigen Frau; ebenso betrifft KONSCHEGGs oben erwähnter Fall („onkogener Riesenwuchs") ein 22 jähriges, spät menstruiertes Mädchen, bei der die Schleimhautmassen aus Zotten bis zu 5 cm Länge bestanden. Auch unter meinen Fällen erreichte die Schleimhaut eines 19jährigen, nie menstruierten Mädchens mit großen funktionslosen Ovarien den stärksten sogar auf Karzinom (s. d.) verdächtigen Grad massiger Drüsenwucherung.

Die Grenze der Muskulatur ist makroskopisch, wenn nicht Adenomyosis besteht, im Gegensatze zur destruktiven Neubildung scharf; gleichzeitige heterotope Schleimhautwucherung ist oft unbedeutend; schon ORTH hat das Übergreifen der Drüsen auf die Muskulatur bei Hyperplasie hervorgehoben; es kommt dies jedoch nicht wesentlich häufiger vor als sonst und gehört nicht unbedingt zum Bilde der Hyperplasie der ganzen Schleimhaut. — Jedenfalls beginnt die diffuse Hyperplasie immer in der basalen Schicht und kann hier sogar sehr häufig beschränkt bleiben bei noch funktionierender Oberschicht.

Die basale Lage der Schleimhaut ist bei Frauen von etwa 35 Jahren ab bei normaler Menstruation ausnahmslos abnorm. Unregelmäßige Gestalt und abnormer Verlauf der Drüsen, Verzweigungen, Zystenbildungen, Eindringen in die Muskulatur, unregelmäßige Wucherung des Bindegewebes finden sich stellenweise in jedem Falle. Dieses ist eine basale Hyperplasie und kann zur allgemeinen Hyperplasie wie auch zum heterotopen Wachstum führen.

Unter der Oberfläche und besonders auf dem Durchschnitte fallen makroskopisch oft kleinste Zysten auf. Einzelne oder zuweilen zahlreiche polypöse Vorsprünge sind als Endometritis hyperplastica polyposa oder Hyperplasia polyposa bekannt.

Von der Hyperplasie unterscheidet sich makroskopisch das hochgradig prämenstruelle Stadium namentlich auf dem Durchschnitt durch die glasig durchscheinende gleichmäßige Quellung. Die hyperplastische Schleimhaut ist zudem zu jeder Zeit verdickt. Deziduabildung bei junger oder extrauteriner Gravidität ist in der Erscheinung plumper, in Flachenansicht durch eckige gradlinige und flache

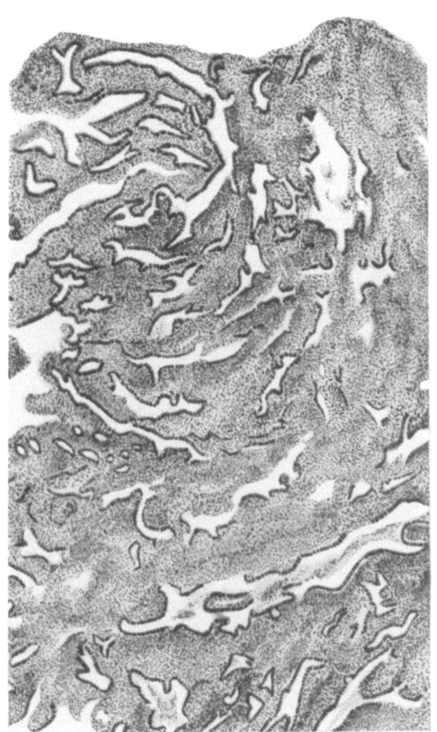

Abb. 41. Hyperplasia endometrii. Die Drusen haben unregelmäßigen Verlauf und wechselnde Lichtung, maßige Verzweigung. Die Dreischichtung der Schleimhaut hat aufgehort. (Dieses Praparat wurde von anderer Seite fur Karzinom, Adenoma malignum, erklart.) Unregelmaßige Blutung im Gewebe. Hamalaun-Eosin. Himmler Lupe. Okul. 4. Tubus 0.

Wülste polsterartig gesteppt, während die Hyperplasie mehr knopfförmige rundliche Polypen bildet, die nicht selten schmale Stiele haben.

Die Polypen erreichen gewöhnlich nicht annähernd die Größe der isolierten Schleimhautpolypen, welche einer lokalen Anomalie ihre Entstehung verdanken.

Die hyperplastische Wucherung kann die ganze Korpusschleimhaut oder nur einzelne Teile befallen und zuweilen sieht man nur flache kleine Vorragungen mehr oder weniger scharf umschrieben.

Auch die Neigung zur Nekrose, zur Stauung in den Gefäßen und Blutung namentlich in den unteren Abschnitten des Uterus ist makroskopisch kenntlich, doch dürfte es nicht leicht sein hieran die Schleimhauthypertrophie zu erkennen, da menstruelle Nekrose ähnlich aussieht.

Histologischer Befund.

Die Wucherung betrifft nicht etwa, wie die häufige Bezeichnung „glanduläre Hyperplasie" vermuten läßt, nur die Drüsen, sondern das Oberflächenepithel auch und nicht weniger das Bindegewebe in allen seinen Teilen und die Gefäße.

Mikroskopisch fällt nach übereinstimmender Aussage von Albrecht, Schröder, Aschoff, Frankl als wichtigstes Moment das Fehlen der Dreiteilung in Kompakta, Spongiosa und Basalis auf (Abb. 41). Neben Stellen, an

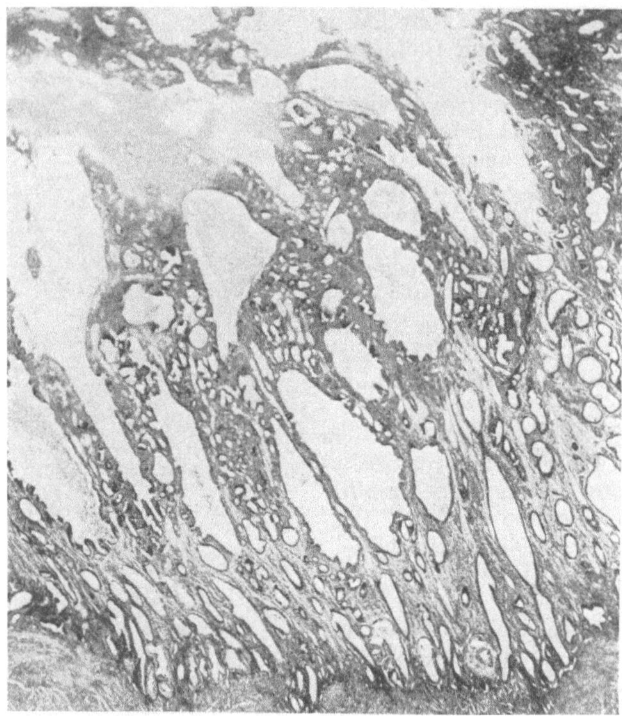

Abb. 42 A. Schwammige Hyperplasie im ganzen Endometrium. Die oberen Teile in nekrotischem Zerfalle. Lichtbild schwacher Vergroßerung.

welchen senkrecht zur Oberfläche verlaufende, mehr oder weniger gewundene Schläuche noch an die Norm erinnern, herrschen unregelmäßig gewundene verzweigte Schläuche vor, deren Lichtungen die zylindrische Form bald aufgeben und ganz unregelmäßige Auftreibungen zeigen (Abb. 42 A). Letztere als Vorstufe von Verzweigungen und der Zystenbildungen, die meist sehr bald makroskopische Größe erreichen und neben dem Fehlen der Dreischichtung am meisten in die Augen springen; meist nehmen sie die mittlere Schicht in Anspruch, aber nicht ausschließlich, häufig zuerst die basale Schicht (s. a. Fall Westphal). „Basale Hyperplasie" (R. Meyer).

Die Zystenbildung erfolgt nicht hauptsächlich durch Drosselung der Ausfuhrgänge an der kompakten Oberfläche, sondern mehr durch Abschnürung, sogar mehrfache hintereinander im mittleren Teile, ein Zeichen der bindegewebigen Abschnürung infolge Bindegewebsschrumpfung. Zuweilen bilden

die Zysten durch ihre Menge das am meisten hervorstechende Zeichen. Daneben
kommen auch, wenn auch seltener Proliferationen an Schläuchen und Zysten
vor, die dann zahlreiche Ausstülpungen (Abb. 42 B) und hohes Epithel haben
im Gegensatz zum gedrückten Epithel der Schnürzysten. Auch am Oberflächenepithel sieht man öfters Proliferation, wenn auch selten so stark wie in
Abb. 43 A, wo Röntgenbestrahlung eines Ovarialfibroms der senilen Frau vorausgegangen war. Die Menge der Drüsen und des Stroma ist launisch verteilt.

Die Autoren beschäftigen sich viel mit den als Inversion der Drüsen bezeichneten Bildern, die zum Teil auf Täuschung beruhen (ASCHOFF, ALBRECHT)
zum Teil auch ohnedies vorkommen (FRANKL), man kann sie deshalb nicht als

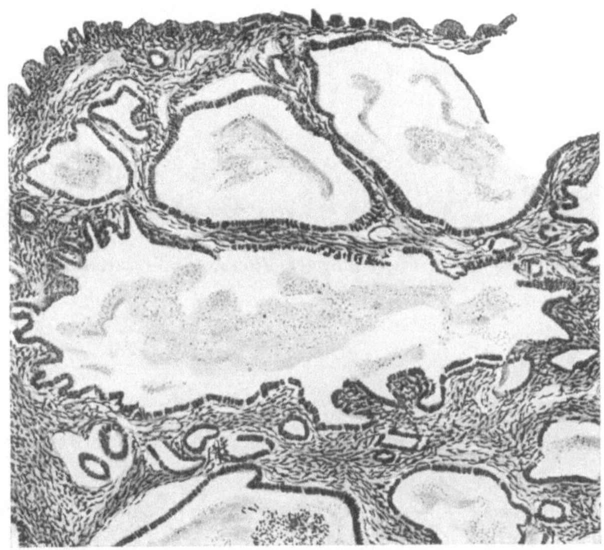

Abb. 42 B. Proliferationszysten bei Hyperplasia endometrii. Himmler Obj. 3. Okul. 1. Tubus 0.

besonderes Merkmal der Hyperplasie bezeichnen. In stärkeren Graden der
Wucherung wird der Verlauf der Drüsen ganz unregelmäßig, sogar wirr und es
können stellenweise ganz erhebliche Labyrinthbildungen zustandekommen,
die leicht zur Verwechslung mit dem malignen Adenom führen.

In Abb. 43 B ist eine zu polypösen Vorragungen neigende Form abgebildet,
in welcher die Räume derart verwickelt sind, und so tief in das Bindegewebe
einschneiden, daß letzteres nicht mehr als die tragende Grundlage der Epithel-
raume sondern als verzweigtes papilläres und leistenförmiges System in und
zwischen denselben erscheint.

Die Drüsenverzweigungen sind nur in Ausnahmefallen so erheblich, daß man
an maligne Neubildung erinnert wird. Immerhin sind Verwechslungen haufig.

Nur selten finden sich verzweigte papilläre Bildungen in hyperplastischen
Drüsen; sie kommen trotz besonderer Größe als harmlose Nebenbefunde nur
ganz ausnahmsweise zur Beobachtung, intrazystische papilläre Hyperplasie.
Kleinere Ansätze dazu sah ich öfters. Mit Inversion oder Invagination hat das
nichts zu tun.

Der grundlegende Unterschied der hyperplastischen Schleimhaut von allen
anderen Arten der Hypertrophie ist der, daß sie nicht oder doch nur unvoll-

kommen an der Funktion teilnimmt, es fehlen die morphologischen Zeichen der prägraviden Schleimhaut, die Büschelbildung des Epithels und die Glykogen-

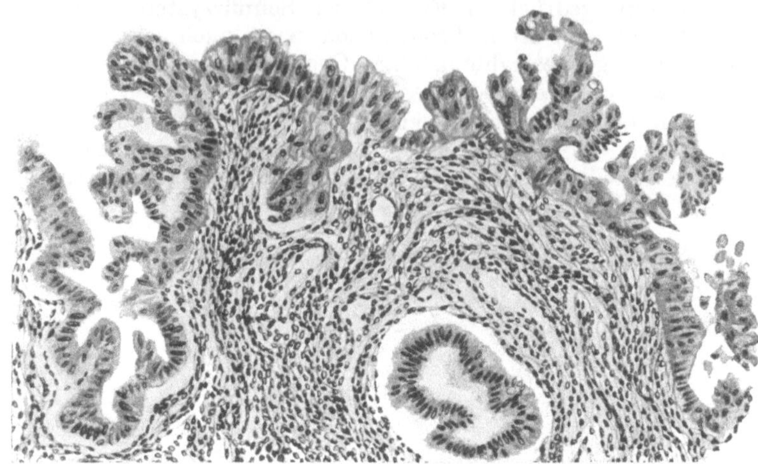

Abb. 43 A. Hyperplasia endometrii bei 54jähriger Frau wegen Ovarialfibroms vorbehandelt mit Bestrahlung. Proliferation, Aufquellung und Abstoßung des Epithels der Oberfläche und der Drüsen.

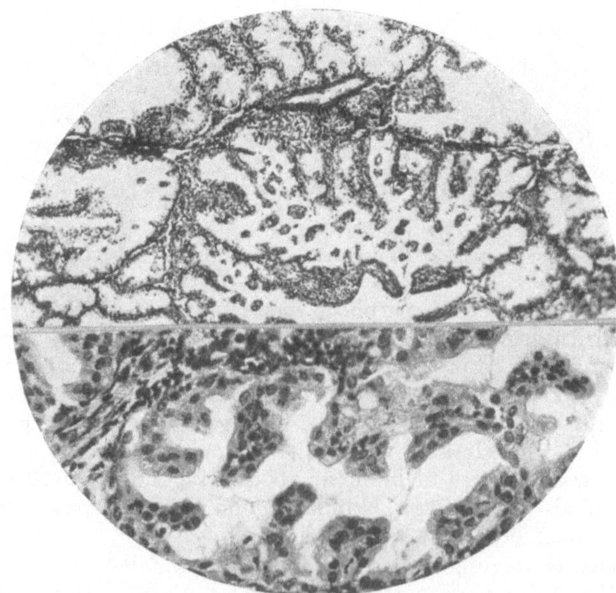

Abb. 43 B. Hyperplasie im ganzen Endometrium von einer 51jährigen Frau; in einzelnen Partien starke Leistenbildung mit Abstoßung der aufquellenden Epithelzellen. Geringe leukozytäre Infiltration. Lichtbild halb mittlerer, halb stärkerer Vergrößerung.

bildung ist kaum oder gar nicht angedeutet, und zwar zu jeder Zeit; auch in den Pausen der unregelmäßigen Blutungen nicht. Dieses negative Zeichen tritt schon zu Zeiten auf, wo die Gestalt und der Verlauf der Drüsen noch ziemlich regelmäßig sind. Einzelne Drüsen zeigen den Übergang von normalen zu nicht funktionierenden Epithelzellen. Nur bei der genannten Büschelbildung (Abb. 43 B) findet sich Glykogen.

In den basalen Zellteilen unter dem Kerne findet sich auch sonst zuweilen wenig Glykogen, aber nur in einzelnen Drüsen; seltener tritt Glykogen auch im oberen Zellteile des Epithels auf und auch das immer nur zerstreut in einzelnen Drüsen.

Lokale Herde hyperplastischer Schleimhaut funktionieren auch nicht (Abb. 44 u. 45) und bleiben während der Menstruation als Inseln von der Abstoßung verschont, während einzelne Schleimhautpolypen zuweilen die Veränderungen des graviden Stadiums mitmachen.

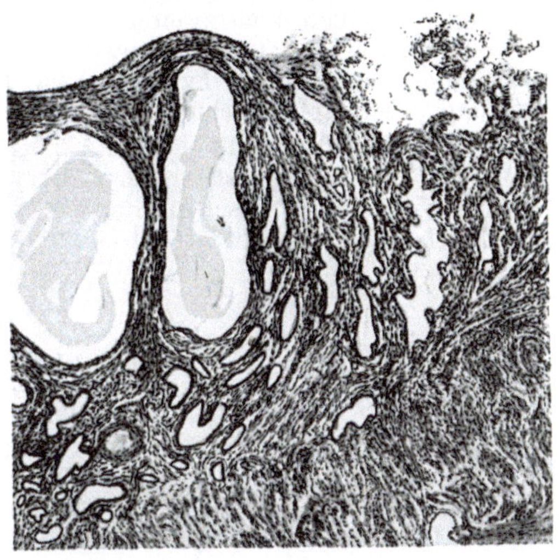

Abb. 44. Teil einer umschriebenen hyperplastischen Partie der Korpusschleimhaut (links im Bilde) nicht abgebaut, während sie im übrigen im menstruellen Zerfalle begriffen ist (rechts im Bilde) Aus dem Uterus myomatosus einer 46jährigen Frau. Himmler Obj. 3. Okul. 1. Tubus 0

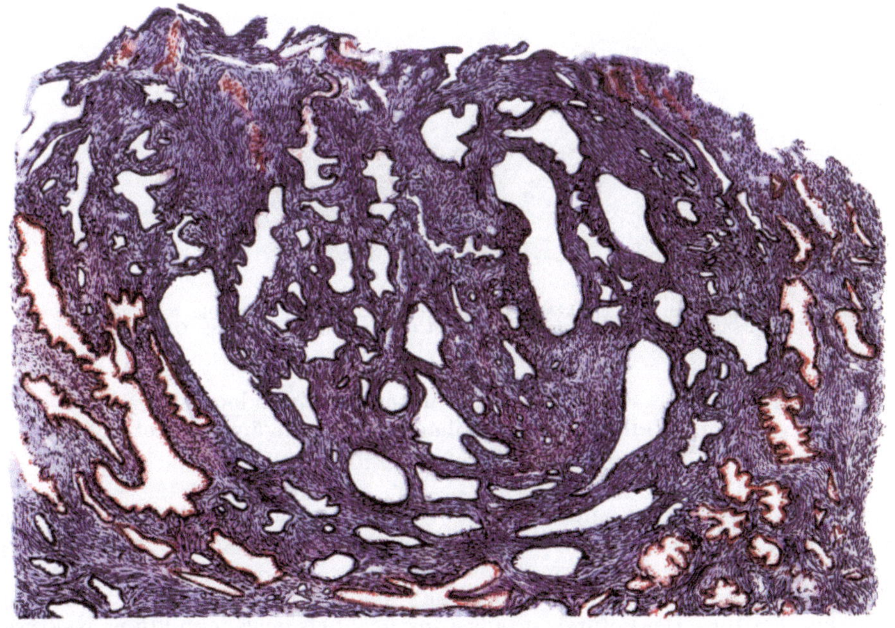

Abb. 45. Einer von mehreren die Oberfläche kaum überragenden, kleinen umschriebenen hyperplastischen Herden in pramenstrueller Schleimhaut 32 Tage nach Beginn der letzten Regel bei einer klimakterischen Frau von 48 Jahren. Die größtenteils dilatierten Drüsenschläuche haben keinen Anteil an der Glykogenproduktion (rot) der sageformigen Drüsen in der normalen Umgebung. Das Stroma der Insel ist zelldichter, gefäßreicher. Hamalaun. Glykogenfarbung nach REST, Himmler Lupe. Okul. 4. Tubus 20.

Das Epithel anfänglich leidlich normal ist später oft hoch zylindrisch, zwei-zeilig oder zuweilen auch zweireihig; seltener in lebhafter Proliferation und in Abstoßung. Die Oberfläche ist zuweilen papillär gezahnt mit lebhafter Epithel-neubildung. Dies Epithel der Drüsen hat meist einen glatten Saum von örtlich sehr ungleicher Höhe, nicht aufgeschleußt wie im prägraviden Stadium.

In älteren Fällen stellt sich immer mehr ein gleichmäßiger Saum heraus. Das Sekret des Epithels ist feinkörnig oder fädig, schwach mit Eosin färbbar. — Die Kerne zeigen in frischen Stadien Mitosen. Geringe Mehrschichtung des zylindrischen Epithels findet sich stellenweise; in vereinzelten Fällen fand ich

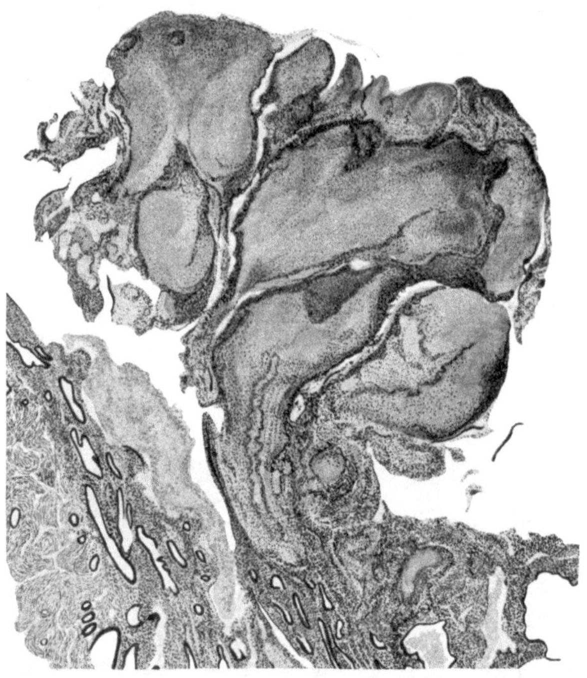

Abb. 46. Blutkoagulum am variküsen Gefaßen gequollen, ragt über die hyperplastische Korpusschleimhaut eines myomatösen Uterus. Himmler Lupe. Okul. 1.

kleinere kubische Zellen als basale Reihe unter den Zylinderzellen gelegen. Die in einem Falle von Weinbrenner beobachtete durchgängige Mehrschichtung des Epithels gemahnt an die glandulären Karzinome zu denken, ist aber nicht ausschlaggebend.

In den dilatierten Drüsenpartien und in den Zysten wird das Epithel meist niedriger oder ganz niedrig, doch sieht man in stärkeren Graden der Wucherung auch Proliferationszysten. Zuweilen findet man die Angabe von fehlendem Epithel in Drüsen (Schröder, Nürnberger). Ich vermisse hier die Untersuchung auf Serienschnitten. Der Befund ist teils künstlich, teils bei Rückbildung, Nekrose, starkem Ödem und Mazeration verständlich, aber kommt auch bei anderen Zuständen ebenso vor. Als einen ungewöhnlichen Befund erwähne ich eine Art Schichtungskugel in der Lichtung hyperplastischer Drüsen, die entfernt an Prostatakonkretionen erinnert.

Über die in wenigen Fällen von Hyperplasie gefundenen „Plattenepithel-knötchen" s. u. Psoriasis usw. Kap. XIV. Das Bindegewebe der hyperplastischen Schleimhaut wird sehr verschieden gefunden, oft mit der Drüsenmenge proportional vermehrt; anfangs ist es zellreich, doch fällt fast immer die große Überzahl der Spindelzellen auf. Mäßige Durchsetzung des Bindegewebes mit Leukozyten findet man im Anschluß an Blutungen zerstreut, dagegen ist eine stärkere Lymphozytose ohne Blutung selten. Lymphknötchen (ASCHOFF) gehören nicht oft zum Bilde der Hyperplasie.

In späteren Stadien sind die Spindelzellen oft auffallend lang, in anderen Fällen ohne Besonderheiten. In einigen Fällen findet man in allen Lagen kollagene Fibrillen, nicht nur in den basalen Lagen, wo sie durch heterotopes Vordringen in die Muskulatur dieser entlehnt sind, während die Muskelzellen verschwinden.

Die oben erwähnte „basale Hyperplasie" mit und ohne allgemeine Hyperplasie, meist jedoch mit letzterer verbunden, kann breite und dicke Lagen der Muskulatur völlig oder fast völlig ersetzen, so daß nur kleine Muskelinseln übrig bleiben. Hierbei finden sich außerordentlich viele, offenbar den Muskelinterstitien entlehnte kollagene Fibrillen. Der Zustand leitet gradweise über zur Adenomyomatosis (Kap. XVIII).

Die kollagene Faserbildung geht im übrigen von dem begleitenden Gefäßbindegewebe zuerst aus. Je älter die Hyperplasie, desto mehr kollagene Faserbildung, die eine Verdickung der Gefäßwände mit sich bringt. Eine Umwandlung des

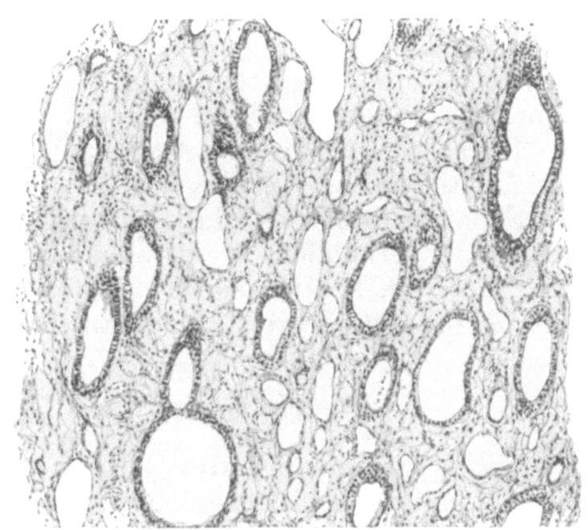

Abb. 47. B Schwammige Hyperplasia mucosae mit Rarefikation des Stroma infolge Odems. Kapillare dilatiert. Epithelzellen hydropisch. Endometrium corporis eines 17jahrigen Madchens. Leitz Obj. 3, Okul. 0. Tubus 0.

Schleimhautretikulum in kollagene Fasern habe ich nicht finden können. Mit dem Alter der Hyperplasie nimmt zunächst auch die Zahl großer Spindelzellen und die Zystenbildung zu. Später kommt es zu Schrumpfungen, die in manchen Fällen durch Ödem, in anderen durch Entzündung begünstigt wird. Mit dem Aufhören der Eireifungen und Follikelbildungen tritt die Rückbildung aus ihrem anfänglich fleckweisen in das allgemeine Stadium. Man kann auch noch in dieser Zeit an der Menge der unregelmäßig geformten Drüsen und einzelnen umfangreicheren Herden die früher hyperplastisch gewesene Schleimhaut von der einfach senilen Atrophie unterscheiden.

In der hypertrophischen Schleimhaut sind nach WERMBTER die nach BIELSCHOWSKY-MARESCH färbbaren „Gitterfasern" in allen Lagen vorhanden. Ebenso wie in anderen Uterusschleimhäuten, die nicht menstruell abgestoßen werden, sind die Fasermengen um so größer, je älter das Gewebe ist, während sich jüngere Partien durch Zellreichtum auszeichnen. In den älteren Partien sind auch die Gefäße mehr dickwandig.

Zu allen Zeiten, im Beginne, auf der Höhe und im geringeren Maße auch bei der Rückbildung trifft man fleckweise oder in großer Ausdehnung Ödem der hyperplastischen Schleimhaut (s. Abb. 47). Bei starkem Ödem wird die

Schleimhaut ganz weich schwammig, zerfließlich. Sogar das Epithel kann in seltenen Fällen mit aufquellen, mazerieren.

Bei leichterem Ödem finden sich die betroffenen Stellen oft drüsenärmer, dagegen erscheinen die Gefäße auffälliger, namentlich in den oberen Schichten, wo die Kapillare eine Wandverdickung erfahren. Das Ödem löst sogar Fibrillen auf (Wermbter), scheinbar durch Druck. Zu den fast stets vorhandenen Begleiterscheinungen der Schleimhauthypertrophie gehört Stauung in Blutgefäßen, Stase, Thrombose. Die Thromben meist klein und zahlreich können zuweilen in Form der geschichteten Pfröpfe ganz enorme Größe erreichen. Hämorrhagien im Gewebe gehören auch zum Bilde. Hämosiderin wird fast nie gefunden, außer bei Entzündung.

Blutungen entstammen den zahlreichen, manchmal riesig erweiterten, oft thrombosierten Kapillaren; größere Blutungen im Gewebe findet man zuweilen in den oberflächlichen Schichten, die dann stellenweise zerstört, nekrotisch werden. Gelegentlich überragen variköse Erweiterungen die Oberfläche Abb. 46. In die älteren Beschreibungen der Hyperplasie mischen sich oft Bilder aus dem prägraviden Stadium, so daß sie oft unbrauchbar sind.

Terasaki, ein Schüler von Aschoff, nennt als bezeichnend unter anderen die „histologische Unruhe der Kapillare".

Es ist zu beachten, daß Anwendung von Quellstiften vor der Ausschabung die Bilder erheblich beeinträchtigt; insbesondere tritt ausgedehnte Nekrose auf, die freilich auch sonst oft stellenweise, namentlich im unteren Teile des Uterus, oft bedeutend ist, wie man sich am exstirpierten Organ überzeugen kann.

B. Hyperplasie der Mucosa cervicis.

Die Hyperplasie der Zervixschleimhaut wird neuerdings vernachlässigt, weil sie nicht in den Rahmen der ovariellen Beeinflussung paßt und durch ihren ganz eindeutigen häufigen Zusammenhang mit der Entzündung (s. Endometritis cervicis und Erosion) die Einseitigkeit der hormonalen Theorie stört. Meist ist dabei der ganze Mutterhals hypertrophisch, die Zervixschleimhaut stark gewulstet, mit zahlreichen kleinen knopfförmigen und polypösen Auswüchsen geziert und nach P. Müller leicht blutend. Das Leiden tritt auch unabhängig von Veränderungen der Korpusschleimhaut auf, so daß dann die Kurettage in der Hauptsache Zervixschleimhaut zutage fördert. Das Gewebe gleicht mikroskopisch dem der glandulären Polypen; bei lebhafter glandulärer Hyperplasie verlieren die Epithelien an zervikalem Charakter, den nur noch die Muzinfärbung einwandfrei feststellt. Die Zellen sind dann weniger hoch, sezernieren sehr wenig, der Kern steht nicht basal, sondern mehr mittelwärts. Die Drüsen geben die azinöse Form zugunsten ganz unregelmäßiger Gestaltung auf (Abb. 48).

In anderen Fällen mit gut erhaltenem Zervikalepithel kommt es leicht zur Abschnürung von Schleimzysten, besonders in der Tiefe, zumal die hyperplastische Zervixschleimhaut besondere Neigung zu heterotoper Drüsenwucherung hat. In letzterem Falle nimmt die Hyperplasie ausnahmsweise geradezu adenomatösen Charakter an.

Mit der Hypertrophie der Zervixschleimhaut ist oft ein „heterotopes" infiltratives Drüsenwachstum verbunden, das zur Abschnürung von Zysten führt und teils in der älteren Literatur unter der zystischen Hypertrophie des Collum uteri (s. den folgenden Abschnitt S. 134), teils neuerdings unter der Adenomyosis behandelt wird, aber nur in stärkeren Graden beachtet wird, während die schwächeren Grade der zystischen Drüsenheterotopie ebenso wie die der oberflächlichen Schleimhauthypertrophie vielleicht wegen ihres überaus häufigen Vorkommens vernachlässigt werden.

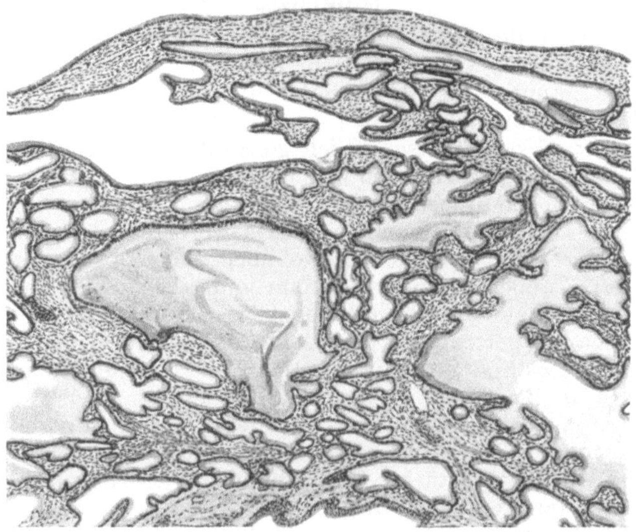

Abb. 48. Hyperplastische Schleimhaut der Cervix uteri. Teils schlauchförmige (drusige), teils zystische Wucherung in der Tiefe mit ebener Oberfläche. Das Schleimepithel ist wenig hoch, sonst völlig typisch. Himmler Lupe. Okul. 4. Tubus 20.

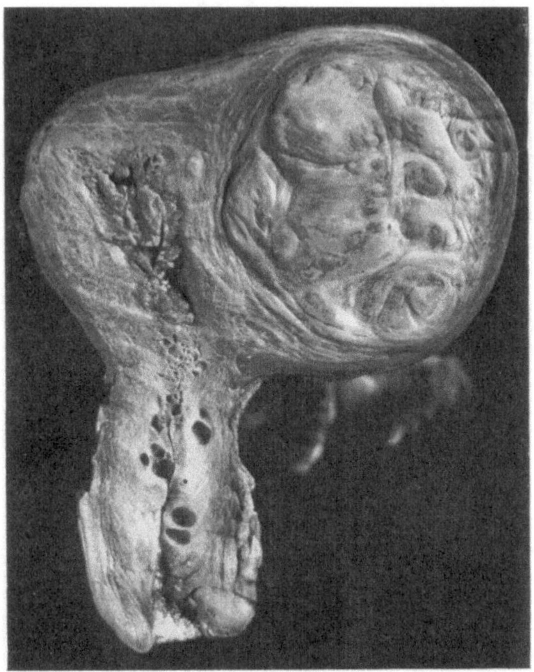

Abb. 49. Uterus (12 cm lang) mit Myom und hyperplastischer zystenreicher Schleimhaut; im oberen Teile erkennt man die Zysten mit einer Lupe, weiter unten im Korpus und in der Zervix mit bloßem Auge. Phot. 2 : 3.

Hypertrophia endometrii in graviditate. Hyperplasia deciduae tuberosa.

Die „Endometritis decidualis tuberosa" Virchow, deren wir auch im Kapitel Endometritis Erwähnung tun, wird mehr und mehr, weil die entzündliche Ursache nicht anerkannt wird als Decidua hypertrophica tuberosa (Kehrer) oder hyperplastica (Seitz) bezeichnet.

Unter diesen und den überschriftlich genannten Bezeichnungen kann man wählen, je nachdem man ausdrücken will, daß eine hypertrophische Schleimhaut schon vor der Gravidität bestanden hat (von Franqué), oder daß das Endometrium erst in der Gravidität hypertrophisch geworden ist, sozusagen durch die Gravidität. In der Tat kann eine ungewöhnlich dicke Dezidua, die namentlich im Fundus uteri zuweilen vorkommt, kaum anders gedeutet werden, denn als eine starke Reaktion auf den hormonalen Reiz (Kehrer). Eine pathologische diffuse Schleimhauthypertrophie, wie wir sie oben kennengelernt haben, wird ihrer Entstehung nach aus Unterfunktion der Ovarien kaum jemals mit Schwangerschaft in Beziehung geraten. Anders die umschriebene Hyperplasie und einzelne Polypen des Endometrium. Diese können ausnahmsweise schon an den prägraviden Veränderungen der Schleimhaut oberflächlich teilnehmen und bei Schwangerschaft in stärkerem Grade sich an der funktionellen Umwandlung beteiligen. Man vergleiche die dezidualen Polypen (S. 203).

Während Virchow von einer „vielleicht" syphilitischen Veränderung der Dezidua spricht, vermißten die nachfolgenden Autoren Strassmann, Gusserow, Dohrn, Ahlfeld die Syphilis in ihren Fällen und betonen als vergleichendes Zeichen die tuberöse und polypose Form der Dezidua. Virchow vergleicht die Höcker „Schleimpapeln und Schleimtuberkeln". Außer diesen breiteren werden von den genannten Autoren auch polypöse, zum Teil langgestielte Wucherungen geschildert, einzeln oder in Gruppen. Die betroffenen Stellen sind lebhaft gerötet und lassen Drüsenöffnungen vermissen (Gusserow, Dohrn, Ahlfeld). Die Auswüchse werden auf der Decidua vera (Virchow, Strassmann, Gusserow, Ahlfeld) und auf der Decidua capsularis („reflexa") (Dohrn) beobachtet.

Die Polypen enthalten ein zentrales Gefaß (Ahlfeld); auch sonst wird die Dezidua als gefäßreich bezeichnet, namentlich die Polypen. Die Deziduazellen sind besonders groß, die Grundsubstanz gering. Diese älteren Schilderungen lassen die Zeichen der Entzündung vermissen, so daß das Wesen der Anomalie in einer lokalen insulären Hyperplasie der Dezidua besteht. Ahlfeld glaubt, daß die Polypen erst nach dem Absterben des Eies entstehen oder doch erst dann schneller wachsen.

Die Erkrankung kommt sowohl unter mehreren normalen Schwangerschaften nur in einer einzigen vor (Riotte) als auch wiederholt bei öfteren Aborten (Sage, Szamek).

Einzelne polypöse Vorsprünge der Dezidua habe ich gesehen und keine entzündlichen Veränderungen darin gefunden; es handelte sich um Aborte von 2—3 Monaten.

X. Hypertrophia uteri. Myohyperplasia corporis.
Myosis. (Metropathia chronica.)

Der frühere „chronische Infarkt" (Kiwisch) des Uterus wurde spater allgemein als Folge einer Entzündung betrachtet und „chronische Metritis" genannt, eine Bezeichnung, die von Scanzoni (1863) auf allerhand Leiden ausgedehnt wurde,

während Klob die Veränderungen bei der sog. „Metritis" meist als Bindegewebswucherung ansah. In diesem Sinne bürgerte sich auch der Name „Sclerosis uteri"
ein, seltener „Fibrosis uteri" genannt.

Die histologischen Befunde, Vermehrung der Muskulatur von Finn (1868)
bis Frankl (1914) und die gegenteilige Behauptung der Vermehrung des Bindegewebes von Virchow (1862), Klob (1864) und Sinéty (1874) bis Theilhaber
ließen bisher keine einheitliche Auffassung des Leidens zu. Theilhaber und
seine Schüler (Meier, Hollinger, v. Lorentz) gaben in neuerer Zeit den Anstoß
zu erneuter Aufmerksamkeit auf die „Metritis", indem sie den größten Wert
auf das Verständnis der Blutungen legten, die sie aus der Überhandnahme
des Bindegewebes und muskulärer Insuffizienz ansahen. Nachdem jedoch Pankow
die Sklerose der Gefäße als Folge der Menstruationen erklärt hatte und ebenso
Schickele und Keller, Abreiner keine spezifische Veränderungen noch eine
besondere Ursache der Blutung nachweisen konnten, führte sich schnell der
Name „Metropathia chronica" (Aschoff-Pankow) ein, den Fehling als nichtssagend bemängelt; in der Tat ist nichts damit gewonnen, da es nach Aschoff
formative, degenerative, zirkulatorische und inflammatorische Pathien oder
Dysplasien gibt. Myopathia uteri besagt dasselbe. Richtiger trifft Frankls
Benennung Hyperplasia myometrii den Zustand, wenn nicht der Ausdruck
„Hyperplasie" heutzutage allgemein im Sinne der zahlenmäßigen Vermehrung
gebraucht würde. Die Raumzunahme des Uterus, die Hypertrophia myometrii ist, um die numerische Zunahme der Muskelzellen als das Wesentliche
zu betonen, zweckmäßig eine Myohyperplasie des Uterus zu nennen. Aschoffs
Wunsche den Ausdruck „Metritis" fallen zu lassen ist man schon zu sehr nach-
gekommen, so daß aus der antiphlogistischen „Strömung" der neueren Anschauungen auch den wirklichen Fällen von Entzündung Gefahr droht, soweit sie nicht
als akute puerperale auftreten. Außer den deutschen Autoren hatsich auch
Fothergill der Verwerfung der „Metritis" für die Hypertrophie angeschlossen.

Die wechselnden Befunde im Uterus gaben Veranlassung das Leiden nicht
als ein rein lokales, sondern als ein ovariell verursachtes anzusehen; Aschoff,
Pankow, Aschner u. a. nennen es „ovarielle Hypertrophie" der Uteruswand;
doch sind die Befunde in den Ovarien (Kajy) nichtssagend (Pankow, Adachi)
soweit sie nicht mit der Schleimhauthyperplasie zusammentrifft. — Der Einfluß der Ovarien oder anderer Drüsen mit innerer Sekretion mag auf dem
Wege der Hyperämisierung wirksam sein also mit allen anderen atiologischen
Annahmen der älteren Autoren in dieser Hinsicht zusammentreffen; als solche
Einflüsse galten stets die geschlechtlichen Erregungen, die Endometritis und
ebenso die venösen Stauungen. —

Von den äußeren Kennzeichen ist die meist gleichmäßige Verdickung des
ganzen Korpus zuweilen bis zum Dreifachen das einzige beständige; die Konsistenz ist weich fleischig in frischen Fallen, die Farbe graurötlich; erst mit
zunehmender Sklerosierung wird der Uterus derb sogar sehnig hart, wenn auch
niemals annähernd so derb wie die Myome. In diesen Fallen ist die graue Substanz von weißeren mehr sehnigen Fasern in unregelmaßiger Anordnung durch-
flochten. Histologisch ist dementsprechend in frischeren Fallen Muskulatur und Bindegewebe proportional der Norm vermehrt (Shaw, Frankl),
neben der Muskulatur auch die Gefaße (Cova) und nur in alteren Fallen wird
eine „Bindegewebszunahme" beobachtet bis zur wahren „Fibrosis myometrii"
(Findly, Assereto).

Es hat meiner Meinung nach keine Berechtigung aus den verschiedenen
Graden der Wucherung und Rückbildung verschiedene Krankheitsbilder zu
entnehmen. Es ist die diffuse Myohyperplasia uteri in ihren Altersunterschieden
nicht anders zu bewerten als das frische, das fibrose und sklerotische Myom.

In der Klinik wird das frühere Stadium, am Leichenmaterial öfter das letztere beobachtet. Zwischen beiden Stadien kennt man alle Übergange, so daß das Leiden ein völlig einheitliches ist und das spätere Stadium ebenso wie beim Myom einer Sklerosierung der Fibrillen entspricht. Tatsächlich handelt es sich niemals um eine „Bindegewebsvermehrung" wie es allgemein heißt, sondern nur um eine Vermehrung und hyaline Sklerosierung der Fibrillen, und zwar einesteils um eine solche des perivaskulären und interfaszikulären Bindegewebes und in vorgeschrittenem Stadium auch der Myofibrillen, die sogar überwiegen können.

Es unterscheidet sich also zunächst die hyperplasierte Muskulatur nur quantitativ, sonst aber in nichts von der normalen. Nur in ganz frischen Fällen sind die jugendlichen Muskelzellen kleinspindlig, stehen außerordentlich dicht, in wild durchflochtenen Bündeln und unterscheiden sich nicht von jungen Myomzellen. Nur gehen die Bündel überall unvermerkt in die normale Muskulatur über ohne, sich geschwulstartig abzusondern. Die Gefäße treten in den frischeren Fällen im allgemeinen ebensowenig wie das zellige Bindegewebe hervor, vielmehr wächst beides in proportionaler Abhangigkeit von der Muskulatur mit wie im normalen Uterus. Erst später treten die größeren Gefäße durch die Sklerosierung ihrer Wandung hervor. Jedenfalls bieten sie keine für die Uterushypertrophie bemerkenswerte Eigenheit.

De Sinéty beschreibt bei der fibrösen Form der Wandhypertrophie Lymphgefäßerweiterungen, die jedoch nur gelegentliche Befunde sind. Das gleiche gilt für Asseretos Mediaveränderungen. Smith läßt aus anfänglicher Hypertrophie der Gefaßwände eine Sklerose hervorgehen; das ist zwar richtig, aber ebenfalls nicht typisch und ist in ähnlicher Weise früher von Reinecke beschrieben. Die elastische Sklerose der Gefäße ist von Pankow als ein allgemeiner Befund menstruierter Frauen erkannt worden. Woltke gibt eine Vermehrung der elastischen Fasern des Uterus an. Fettinfiltration in den Muskelzellen (Ehrmann, Unterberger, L. Meier) kommt physiologisch vor (Aschoff, Frankl), hat also keine Bedeutung. Andererseits hat Pankow bei der „Metropathia haemorrhagica" niemals Fett nachweisen können; doch glaubt Unterberger seine positiven Ergebnisse der Osmierung zuschreiben zu sollen, die übrigens auch Ehrmann unter meiner Leitung mit Erfolg angewendet hatte. Unterberger macht auch darauf aufmerksam, daß die metropathischen Uteri Fetttröpfchen in besonderem Grade enthalten, wenn sie weich sind. Es werden die Fettbefunde oft in einem Atem bei Metropathie, also Myohyperplasie, echter Metritis (Fall Hueter) und degenerativen Zuständen aufgezählt, Dinge, die nicht miteinander gleichgestellt werden sollten, nur weil sie das Symptom der Hämorrhagien gemeinsam haben. — Orths gelegentliche Befunde von Plasmazellen kann ich bestätigen ohne ihnen besondere Bedeutung beizumessen.

Die gleichzeitigen Schleimhautveränderungen entbehren ebenfalls einheitlicher Natur; die öfters erwähnte glanduläre Schleimhauthyperplasie wird meist nur in den frischeren Fällen gefunden; mäßige glanduläre Heterotopie gehört auch zu den gleichgültigen Nebenbefunden. Die Schleimhauthypertrophie ist aber ebensowenig für das erste Stadium charakteristisch, wie die Atrophie für das zweite, wie entgegen Assereto zu bemerken ist.

So bleibt also das Wesentliche des Leidens nur die muskuläre Hyperplasie, die in vielen Fällen so gleichmäßig und offenbar schleichend auftritt, daß sie nur durch dauernde Hyperämisierung erklärt werden kann, deren Ursache man mit Recht in erster Linie in den Ovarien zu suchen hat, möglicherweise in allgemeineren Störungen. Die nur zuweilen auffällige Gefäßwandverdickung wird auf gleiche Ursachen zurückzuführen sein. Die Sklerosierung ist dagegen niemals alleinige Veranlassung der Uterusvergrößerung, sie beruht zum allergeringsten Teile auf Proliferation, sondern in der Hauptsache auf Degeneration. KROMPECHERs Quellungssklerose.

Nicht nur die abnorme Ovarialfunktion älterer Frauen wirkt ernährungssteigernd auf die Muskulatur, sondern auch einige Ovarialgeschwülste, die schon bei der Schleimhauthypertrophie erwähnt wurden und das Gesamtbild der Uterusvergrößerung hervorrufen, das KONSCHEGG onkogenen Riesenwuchs des Uterus nennt. Während jedoch die beiden ebengenannten Ursachen Schleimhaut und Muskulatur hypertrophisch werden lassen, ist bei jungen Mädchen trotz riesiger drüsiger Hyperplasie die Muskulatur nicht verdickt, wenn die Ovarien dysplastisch sind, gar nicht normal funktionieren, keine Corpora lutea bilden und nicht einmal größere Follikel auftreten. Nur ganz selten wird im jugendlichen Alter auch die Muskelwand hypertrophisch, so bei einem allerdings schon 24jährigen Mädchen mit perniziöser Anämie und Organstörungen (FLEISCHMANN) wie oben (S. 107) erwähnt.

Neben der allgemein auf den ovariellen Einfluß gelenkten Aufmerksamkeit darf auch eine Berücksichtigung der kompensatorischen oder „Arbeitshypertrophie" des Uterus (OTRH) wieder empfohlen werden, die bei Tumoren, besonders Myomen und bei Flüssigkeitsansammlungen in der Uterushöhle im geschlechtsreifen Alter beobachtet wird. — Schließlich findet man in selteneren Fällen auch ungleichmäßige Hyperplasie der Muskulatur, und zwar von mikroskopisch kleinen Herden bis zu größeren umschriebenen Hypertrophien; bei solchen wird man ebenfalls an lokale Ursachen zu denken haben. Sie sind oft mit Endothelwucherung an den Kapillaren und Vermehrung der kleinen Gefäße verbunden. Solche Kapillarwucherungen schließen oft an entzündliche Störungen der puerperalen Involution an, so daß ich geneigt bin auch die Muskelhyperplasie in den mehr einseitigen und umschriebenen Formen als Entzündungsfolge anzusehen; nur in solchen Fällen habe ich jugendliche Stadien der Muskelzellwucherungen gesehen. Diesen Wucherungen stehen die muskuloglandulären Hyperplasien der „Adenomyosis" nahe, bei denen jedoch die Muskelwucherung Folge der Drüseneinwucherung ist. R. MEYER und KITAI haben gezeigt, daß nicht nur die Uterusschleimhaut, sondern auch die heterope Wucherung anderen Epithels (Pseudomuzinkystom), wenn sie in die Uteruswand gerät, die Muskulatur zu gleicher Hyperplasie reizt. Damit scheint die Möglichkeit lokaler Einwirkung auf pathologische Muskelwucherung tatsächlich bewiesen.

Die früher allgemeiner, aber auch heute noch vereinzelt geübte Berücksichtigung lokaler Ursachen, insbesondere einer voraufgegangenen Endometritis (SHAW), beschranke ich also auf die besonderen Fälle der ungleichmäßigen und umschriebenen Myohyperplasien. Gewisse größere umschriebene Hypertrophien erinnern geradezu an Myome; VIRCHOW hat sie erwähnt, einige Fälle sind beschrieben von R. MEYER, DOCA. In meinem Falle war aus dem im ganzen hypertrophischen Uterus eine faustgroße Partie in das Parametrium vorgewachsen, die sich durch grobe parallele Faserung und mikroskopisch durch sehr willkürliche schroff wechselnde Zelldichte und Zellgröße von einzelnen kleinen eingelagerten Myomknoten unterscheiden.

Nach genügender Berücksichtigung örtlich umschriebener Einflusse muß jedoch der hierbei tätigen, meist sogar nötigen Beihilfe des funktionierenden Ovariums gedacht werden. Noch mehr soll hervorgehoben werden, daß die allgemeine Hypertrophie der Uterusmuskulatur auch ohne ortliche Schädigung allein von einer Dysfunktion des Ovariums ausgeht; so namentlich oft in Begleitung der diffusen pathologischen Schleimhauthypertrophie im Klimakterium und nach der Menopause im Gefolge gewisser Ovarialtumoren (vgl. Schleimhauthypertrophie).

Angiomyohyperplasia uteri. Ein einziger Fall, in welchem die Gefäß-
wandhyperplasie zugleich mit Vermehrung größerer Gefäße auffällig hervortritt, mag als Angiomyohyperplasia uteri eine Sonderstellung erhalten, weil
mit Nachdruck wiederholt werden soll, daß zum typischen Bild der Wandhypertrophie keine Vermehrung noch hyperplastische Verdickung der Gefäße
hinzugehört. Bei einer 45jährigen, stark blutenden Frau ist die Verdickung
der Korpuswand nur durch mäßige allgemeine Muskelhyperplasie hervorgerufen
und in der Hautpsache durch kleine und kleinste Gefäße mit zellreicher Wandung.
Zahlreiche kleine Ausbuchtungen der Gefäße soeben mit bloßem Auge sichtbar,
machen das Gewebe kavernös. Die umgebende Muskulatur nahe den Gefäßen
ist überall hyperplastisch, sehr zellreich (ausführlicher s. R. Meyer 1925).

Hypertrophie der Zervix und Portio vaginalis[1].

Durch diffuse „Bindegewebswucherung" kann angeblich der supravaginale
Zervikalabschnitt hypertrophieren, entweder zugleich mit Hypertrophie der
Portio oder auch des Korpus, im letzteren Falle mit Senkung (Huguier) Die
Verlängerung betrifft dabei hauptsachlich oder ausschließlich den supra-
vaginalen Zervixteil (Klob) Ich habe Fälle echter Hyperplasie durch Zell-
vermehrung nicht kennen gelernt, trotz ausgiebiger Untersuchungen.

Auch eine isolierte Hypertrophie der Portio intermedia cervicis (C. Schröder)
wird angegeben.

Die Hypertrophie der Portio vaginalis kann einen größeren Teil, z. B. besonders oft die vordere Lippe, allein betreffen oder die ganze Portio (Abb. 50),
wobei je nach der Ausdehnung der Hypertrophie und nach der ursprünglichen
Form der Portio, Einrissen, Ektropium u. a. verschiedene unförmliche glatte
oder wulstige, tonsillenähnliche (Virchow) tapirrüsselähnliche (Ricord) und
polypöse Gebilde entstehen. In einem Falle war die vordere Lippe 5 Zoll lang
(Matocky nach Klob). Verwechslung mit Prolaps wird als möglich zugegeben.

Zum Teil wird die Hypertrophie auf „Wucherung" des Bindegewebes allein
zurückgeführt, während es fast immer nur Vermehrung der Fibrillen und hyaline
Sklerose ist; außerdem hilft anfänglich Ödem, Stauung im Blut und Lymph-
gefäßsystem mit an der Vergrößerung. Die Muskulatur tritt meist zurück, ist
aber ausnahmsweise in den mittleren Wandschichten verdickt. Eine mit Entzündungserscheinungen komplizierte Form der Hypertrophie, die Klebs „Elephantiasis" nannte, ist offenbar selten; ebenso selten die hypertrophische Verlängerung des Collum uteri bei einer 68jährigen Jungfer (Chalier und Bovier).

Ein nicht unbeträchtlicher Teil der Auftreibungen der Portio vaginalis
und zuweilen auch höher gelegener Zervikalteile ist neben der Fibrillenwucherung
auch der Zystenbildung aus Zervikal- und Erosionsdrüsen zu danken.

Es sind nicht nur Retentionszysten, sondern auch Proliferationszysten
und gehören in das Gebiet der heterotopen Epithelwucherung, wie sie bei der
Erosion besprochen wird. Bis faustgroße Gebilde von buchtigen tonsillenähn-
lichem Bau (Virchow, Klob, Hofmeier) sind beobachtet worden. Henkel
beschreibt ebenfalls solche großen Zysten, die kein Schleimepithel tragen, tief
in der Wand liegen, hoch hinauf reichen (Abb. 51) und vermutlich vom Gartnerschen Gang stammen.

Bei dieser „follikulären Hypertrophie" oder „zystisch glandularen Hypertrophie" (Orth) liegt der Schwerpunkt der Vergrößerung einer Lippe oder der
ganzen Portio auf der Drüsenneubildung oder zystischen Erweiterung, während
die Bindegewebsvermehrung zurücktritt; in manchen Fällen wird sogar das

---

[1] Angeborene Hypertrophie s. i. Kap. II.

Muskelbindegewebe atrophisch, so daß die Auftreibung der Zervix und Portio allein durch die Zysten den Namen der Hypertrophie nicht verdient.

Ein Teil der als follikuläre Hypertrophie und Hyperplasie beschriebenen Fälle in der älteren Literatur gehören den Polypen an, während einzelne lokale Hypertrophien den Polypen nur ähnlich sind (VIRCHOW).

In der Ätiologie der Zervixhypertrophie wird den Verlagerungen des Uterus, besonders dem Prolaps ein besonderer Platz eingeräumt (s. d.), worauf nach VIRCHOWs Zitat schon RUYSCH (1691) Wert legte.

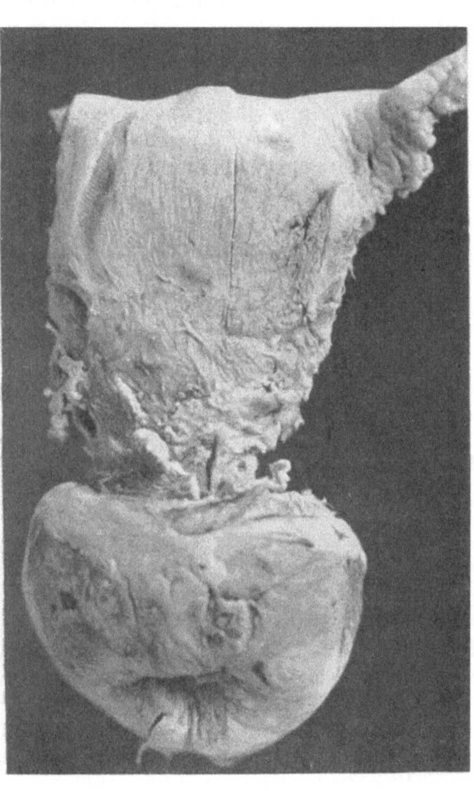

Abb. 50. Hypertrophie der Portio. Lichtbild 3:5.

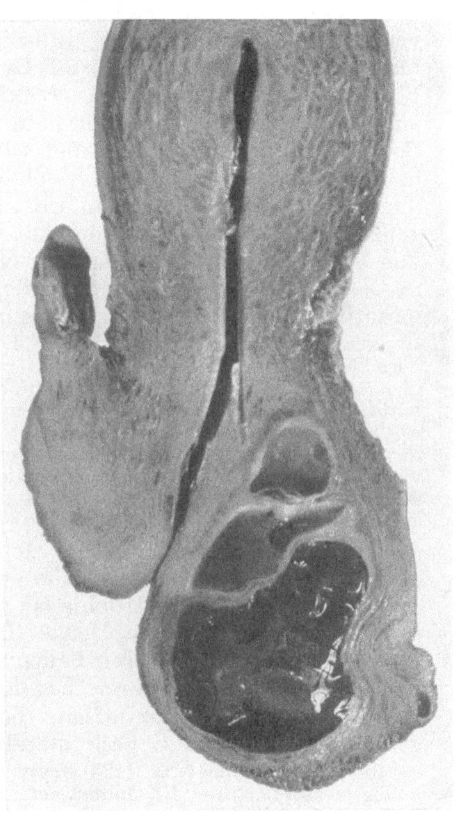

Abb. 51. Auftreibung der Portio durch große Zysten des GARTNERschen Ganges. (Prof. HENKEL, Jena.)

XI. Regressive Prozesse. Atrophie.

Unter den degenerativen und regressiven Prozessen am Uterus steht die Atrophie oben an.

Es ist oft nicht leicht festzustellen, wann eine Atrophie des Uterus eingetreten ist und aus welchen Ursachen. Oft wird „Hypoplasie" und „Atrophie" gleichsinnig angewendet. Erkrankungen im jugendlichen oder Kindesalter haben öfters eine Unterentwicklung des Uterus im Gefolge. Man spricht dann oft von Hypoplasie, ohne zu wissen, ob die Schädigung die Ovarien betrifft, oder den gesamten Organismus oder ob — wie möglicherweise bei Infektionskrankheiten — der Uterus direkt geschädigt und atrophisch wird. VIGNALI hält den Typhus als unmittelbare Ursache der Uterusatrophie für häufig, ihm folgen

Tuberkulose, Darmerkrankungen u. a. nach einer Statistik von 2610 Fällen. Die Rückbildung ist ein vorübergehender Zustand im Puerperium und besonders bei längerer Laktation und bei allgemeinen Schwächezuständen, z. B. auch bei der „Kriegsamenorrhöe"; sie kann aber auch dauernd werden. Als Ursachen solcher Schwächen gelten von akuten Infektionskrankheiten: Typhus, Variola und kruppöse Pneumonie (Klebs). Scharlach, Gelenkrheumatismus (Gottschalk), dann Chlorose (Chiari,) Diabetes (Hofmeier, Luorche, Cohn, Nebel), Morbus Basedowi (Kleinwächter), Myxödem (L. Landau), Morphinismus (Lewinstein); ferner erwähnen die Autoren noch perniziöse Anämie, Phosphorvergiftung (Klebs), Morbus Addisonii, Nephritis, Lues, Tuberkulose (s. Döderlein), Hypophysiserkrankung mit Dystrophia adiposo-genitalis (Pick, B. Fischer, R. Pfeiffer, Uthoff, Schnitzler, Parhon et Goldstein), die nicht nur angeboren vorkommt, sondern in einigen Fällen auch später wirksam wird. So berichtet Schüller bei einer 40jährigen Frau, die zwei erwachsene Kinder hatte, über einen Fall von Hypophysisadenom mit Dystrophia adiposo-genitalis, die in Fettsucht, infantilem Charakter der Genitalien, kleinen Ovarien und ganz spärlicher Behaarung der äußeren Genitalien bestand. Ähnlich ein Fall von Cagnetto bei 46jähriger Frau.

Nach diesen Befunden zu schließen ist hier die Unterentwicklung und die infantile Erscheinungsform der Genitalien spät erworben.

Auch in meinem Material ist ein Fall bemerkenswert, in dem die 22jährige, fruher normal menstruierte Frau (Nr. 4297) nach Entbindung durch Kaiserschnitt „unförmig dick" wurde, wahrend die Menses auffallend gering wurden, ohne daß die Frau gestillt hätte. Uterus walnußgroß, die Ovarien kleinzystisch ohne Corpus luteum bei der Laparotomie 2$^{1}/_{2}$ Jahre nach der Entbindung. Mucosa uteri atrophisch. Dagegen fand ich in einem anderen Falle von enormer Fettsucht mit tropfenweiser Menstruation seit einer vier Jahre zurückliegenden Geburt bei der 31jahrigen Frau (Nr. 3932), trotz einer mäßigen Atrophie des Uterus, die Schleimhaut im pragraviden Stadium und ein Corpus luteum cysticum im Stadium der Vaskularisation.

Auch ohne vorangegangene Geburt tritt Dystrophia adiposo-genitalis spät auf, ohne nachweisbare Ursache, wie in den beiden postpuerperalen Fällen, und zwar wurde die Dystrophie bei jüngeren Personen von 19, 20 und 21 Jahren beobachtet, nachdem die Menses früher in einem Falle jahrelang regelmäßig gewesen war, in den anderen Fällen unregelmäßig. Trotzdem wurde der Uterus klein, das Corpus uteri knopfförmig klein, die Tuben infantil, die Ovarien bei der Laparotomie kleinzystisch, die abradierte Mucosa uteri atrophisch gefunden. In einem 4. Falle standen auch Teile der Ovarien zur Verfügung:

21jähriges Fraulein (Nr. 4274), fruher mit 12$^{1}/_{2}$ Jahren bis zum 20. Lebensjahre unregelmäßig menstruiert, seit 1$^{1}/_{2}$ Jahren amenorrhoisch mit 30 Pfund Gewichtszunahme. Starke Fettsucht. — Vagina eng, Collum uteri verhältnismaßig lang, Corpus uteri knopfförmig kirschgroß. Sondierung 5$^{1}/_{2}$ cm; infantil. Tuben ebenfalls infantil. Ovarien walnußgroß, derb mit derber Albuginea enthalten in den resezierten Teilen Primarfollikel, Graafsche reifende, atresierende und atretische Follikel und Corpora fibrosa. Keine Corpora lutea, noch Corpora albicantia. Die Ausschabung ergibt wenig Schleimhaut mit unregelmäßigen Drusenformen wie bei Hyperplasie.

Die Dystrophia adiposo-genitalis mit ihrer atrophierenden Einwirkung auf den Uterus (und die Genitalien überhaupt) tritt in allen Graden von den unscheinbarsten nur klinisch zu beobachtenden Fällen bis zu den schweren Formen der genitalen Atrophie teils von Jugend auf, teils erst später auf auch ohne Hypophysistumoren. Ursache der Erkrankung unbekannt. Ebenso unbekannt die Ursache des Aufhörens der Menses, Atrophie der Ovarien und des Uterus im Alter von 24 und 33 Jahren. Vgl. E. J. Kraus Bd. 8 dieses Handbuches (Hypophyse).

Die postpuerperale Atrophie, besonders nach Entzündungen hat namentlich durch Kiwisch, Jaquet, Simpson, Frommel Bearbeitung erfahren, die Laktationsatrophie durch Frommel, Thorn, L. Fränkel (ausführlich ref. von Döderlein).

Gänzlich unaufgeklärt ist die Uterusatrophie bei Paralyse der unteren Extremitäten (SCANZONI, MAYRHOFER).

Ferner ist dauernder Ausfall der Ovulation nicht nur im Alter, nach Kastration, bei den allgemeinen Leiden, sondern auch aus lokalen Anlässen wie Tumoren, Druckatrophie und Vereiterung der Ovarien beobachtet worden.

Schließlich können direkte Einwirkungen auf den Uterus selbst wie mechanische Schädigungen Druck und Zug durch Tumoren, Hydrometra usw. auch Knickungen, ebenso Ätzungen (DUMONTPELLIER, SCHÄFFER) je nachdem teilweise oder allgemeine Atrophie hervorrufen.

Auch entzündliche Einschmelzung der Wand (RIES) und Gangrän (Metritis dissecans) bedingt Atrophie. Aber auch einfache Formen der Entzündung sollen Atrophie mit sich bringen (SCANZONI), besonders Gonorrhöe (DÖDERLEIN).

Bei der senilen Atrophie ist der Uterus meist derb, die Höhle eng, oft atretisch und dann gelegentlich stellenweise durch Sekrete erweitert (Uterus bicameratus vetularum); die Substanz ist graurot derb, morsch, die atheromatösen, seltener verkalkten Gefäße springen auf Schnitten vor. Die Schleimhaut dünn glatt, oft mit Zystchen namentlich am Isthmus und Zervix. Die Portio schwindet hochgradig. Ähnliche Zustände findet man bei der analogen Atrophie infolge Verlust des Ovarialparenchyms.

Bei der Laktationsatrophie ist der Uterus schlaff dünnwandig, die Höhle entweder eng (konzentrische Atrophie) oder erweitert (exzentrische Hypertrophie) mit Anhäufung von Sekreten, ohne Atresie nur aus Mangel aus Zusammenziehungsfahigkeit, wobei die Wand papierdünn werden kann (Uterus membranaceus WELTER nach KLOB).

Histologisch ist bei jeder Atrophie, namentlich der senilen, die Schleimhaut drüsenarm, das Oberflachenepithel niedriger als sonst, zuweilen kubisch ohne Flimmern, durch Entzündung und Mazeration geht es teilweise oder ganz zugrunde. Das niedrige Epithel wird von einer sehr dünnen Lage spindliger Zellen getragen, die sich unregelmäßig gegen die Muskulatur abgrenzt, die runden Zellen fehlen, das Fibrillennetz wird gröber und es treten von den Gefäßwänden her zahlreiche kollagene Fasern auf, fleckweise oder allgemein.

Atheromatose der Gefäße und in höherem Alter Arteriosklerose ist eine wesentliche Begleiterscheinung der Atrophie (E. FRAENKEL).

Die Angaben über Fettbefunde in den Muskelzellen lassen noch zu wünschen übrig. Nach Geburten und Aborten habe ich nur zuweilen nennenswerte Lipoidmengen in den Muskelzellen nachweisen können. HOFBAUER fand bei einer 40jährigen Frau mit Uterusperforation bei Ausschabung den Uterus so brüchig, daß die Vernähung an der Blutung scheiterte; in der ganzen Uterusmuskulatur, auch in den Gefäßwänden, lagen Fetttröpfchen um die Kerne der Muskelzellen herum. Es fehlt an systematischen Untersuchungen des Fettgehaltes, namentlich an lebensfrischem Material.

Die Muskulatur unterliegt hyaliner und fettiger Degeneration (DITTRICH, BENEKE): früher wurde eine fettige Degeneration der ganzen Muskulatur im Puerperium und Neubildung angenommen (HESCHL), von denen die letztere bei besonderen Störungen ausbleiben sollte (KLOB).

Im allgemeinen trifft das bekanntlich nicht zu, doch habe ich wiederholt bei Retention von Plazentarteilen in den umgebenden Wandschichten teils mäßige entzündliche Reaktion, in der Hauptsache starke hyaline Degeneration oder einfache Nekrose gefunden. In einem Falle von Retention der Plazenta ist die Uterusschleimhaut völlig nekrotisch, von der 2—3 mm dicken Muskulatur enthält nur das außere Drittel, die subseröse Schicht eine geringe Zahl von schlecht erhaltenen Kernen; die Muskelfasern sind im übrigen von den Fibrillen nicht zu differenzieren.

Bei Altersatrophie werden die Muskelfasern selber im einzelnen atrophisch und verlieren ihre Fibrillen (OGATA); sie nekrotisieren auch völlig. Die fettige Degeneration wird in Abrede gestellt von WEINBERG und ARNAL. Die Muskulatur als Ganzes betrachtet nimmt bedeutend ab im Vergleich mit dem intermuskulären Bindegewebe, welches besonders in der Umgebung der Gefäße fibrillenreich und hyalin gequollen stark hervortritt. Die Mittelschicht der Wand erscheint durch Verdickung der Gefäßwände im ganzen bedeutend stärker auf Kosten der inneren und äußeren Muskelschicht.

Die elastischen Fasern sind relativ vermehrt, aber sehr morsch und klumpig; im späteren Alter werden sie geringer und sollen sogar ganz verschwinden nach WEINBERG und ARNAL.

Atrophie eines Uterusteiles.

Einzelne Abschnitte des Uterus werden meist durch Druck atrophisch, insbesondere durch Myome (s. d.), ferner durch Zysten, die beide nach voraufgehender Aktivitätshypertrophie durch Dehnung die unmittelbare Nachbarschaft oder ganze Uterusabschnitte, Korpus, Kollum zum Schwunde bringen.

Isolierte Atrophie der subserösen Schichten wird bei Perimetritis beobachtet.

Atrophia endometrii. Atrophie der Korpusschleimhaut findet sich gänzlich oder einigermaßen unabhängig von dem Myometrium, seltener bei allgemeinen Zuständen, zum Teil unbekannter Art. Diese Falle betreffen jüngere Personen und schließen sich den oben erwähnten Fällen von allgemeiner Uterusatrophie an. Nur ist hier der Uterus kaum verkleinert, lokale Erkrankungen sind nicht nachgewiesen, in einem Falle wurde sogar durch Untersuchung der Ovarien ein blühendes Corpus luteum nachgewiesen, nach dessen Exstirpation nicht wie sonst die Menses erfolgten, vielmehr ergab die 8 Tage später ausgeführte Ausschabung eine atrophische Schleimhaut. Diese vom übrigen Uterus unabhängige Schleimhautatrophie scheint unbekanntes Allgemeinleiden zur Voraussetzung zu haben.

Ätiologisch steht es vermutlich der ebenfalls ätiologisch noch wenig bekannten Kriegsamenorrhöe nahe, bei der wir ebenfalls Schleimhautatrophie, zuweilen ohne besondere Uterusverkleinerung fanden (Anatomisches s. u.).

Aus lokalen Ursachen ergibt sich viel häufiger alleinige Atrophie der Schleimhaut nicht nur durch Druck bei Myomen und Flüssigkeitsansammlungen in der Höhle, sondern auch infolge von Entzündungen, Auskratzungen. Solche Schleimhautatrophie verträgt sich sogar mit Wandhypertrophie und mit heterotoper Epithelwucherung; in vielen solchen Fällen hat offenbar vorher Schleimhauthyperplasie bestanden, von der noch Reste zu sehen sind.

Nach RICHTER haben tiefe Schabspuren nach 4 Wochen noch keine Schleimhaut, sondern gefäßreiches Bindegewebe mit Oberflächenepithel; das gleiche habe ich nach 6 Wochen gesehen und nach wiederholten Auskratzungen äußerst starke Atrophie. Die Atrophie des Endometrium kann sowohl bei Myomen, wie auch nach Endometritis örtlich umschrieben sein und auch die ganze Schleimhaut betreffen. Die insuläre Atrophie stärkeren Grades beteiligt sich nicht an den zyklischen Veränderungen.

GRAFF und NOVACK fanden bei Kriegsamenorrhöe regressive Epithelveränderungen an einzelnen Drüsen, namentlich in der Basalschicht, die zu zwiebelschalenartiger Anordnung der Epithelzellen und Verklumpung führen, während an denselben Drüsen andere Teile progressive Tendenz haben oder doch normal sind. Inwieweit diese Befunde sich von Verklumpungen der Epithelien unterscheiden, die man bei sehr zahlreichen Fällen von Schrumpfungszuständen in der Schleimhaut findet, bedarf der Nachuntersuchung.

Im übrigen ist das anatomische Bild der atrophischen Schleimhaut je nach Ursache verschieden. Während in der druckatrophischen Schleimhaut die einzelnen Elemente zahlenmäßig vermindert, aber nicht wesentlich verändert sind, höchstens die Zellen kleiner, das Stroma dichter und die Drüsen vermindert und enger sind, ähnlich wie bei Altersatrophie, so kommen noch andere seltenere Bilder der Atrophie zur Beobachtung. Eines sah ich wiederholt, nämlich ödematöse Schleimhaut mit stark verminderten oder gänzlich fehlenden Spindelzellen, locker stehenden gequollenen runden Stromazellen in sehr feinem retikulären Fasernetz, Erweiterung der Kapillare und mit verminderter Zahl von Drüsen und zur Mazeration neigenden und oft abgestoßenen Epithelzellen. Die Ursache dieser ödematösen Quellung war unbekannt, die Frauen waren geschlechtsreif und kamen wegen häufiger Metrorrhagien zur Auskratzung, die, wie mir von einem Falle bekannt wurde, zur Heilung führte (s. Abb. 52). Bei diesem Zustande ist nicht nur das Gewebe rarefiziert, sondern die Kürette fördert auch nur wenig Schleimhaut zutage. In einem Frühstadium fand ich viele kleine Hämorrhagien in der Schleimhaut. Die Funktionsfähigkeit leidet bei längerem Bestande starken Ödems.

Nach Entzündung führt narbige Schrumpfung oft zu stellenweiser und ausgedehnter Atrophie, s. Endometritis.

Die nach Ätzungen erfolgende Abstoßung nekrotischer Schleimhaut und Muskulatur wurde früher der diphtheritischen Metritis nahe gebracht (ZWEIFEL, FRÄNKEL) — s. a. Nekrose bei Endometritis.

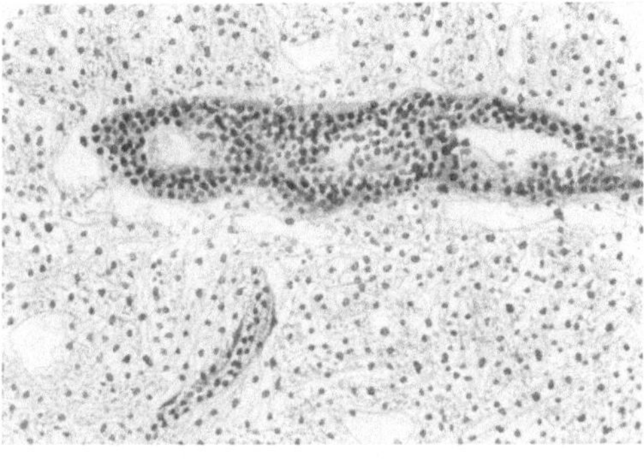

Abb. 52. Odematrophie der Schleimhaut des Uterus von 38jahr. Frau mit Blutungen (s. Text). Himmler Obj. 3. Okul. 4. Tubus 20.

Einen nach Schmierseifenspülung zwecks Aborteinleitung zur Nekrose des Uterus und der Adnexe führenden Fall beschreibt H. RUNGE (1927).

Verkalkung des Endometrium ist bei Schrumpfungszuständen in geringen Graden nicht selten.

In einem Falle von BARBARIO wurden Kalkschuppen unter Blutungen ausgestoßen; die Schleimhaut fehlte völlig, war verkalkt; die Muskulatur enthielt sklerotische Gefäße. SCHMORL fand Knochenbildung im Endometrium einer Greisin. Kalkherde in der Uterusschleimhaut in Lungen und Nieren faßt FROBOESE als Kalkmetastasen von multiplen Myelomen auf. Bei Knochenbefund denke man an fötale Überreste: ich fand in zwei Fällen kleine Knochenlamellen als einzige Überreste eines überstandenen Abortes eingekeilt in die atrophische entzundlich infiltrierte Schleimhaut (s. R. MEYER 1921; ähnliches bei WIESE).

Geringe Mengen von Kalk finden wir nicht selten in der geschrumpften Schleimhaut, aber nur in einem Falle einer 44jahrigen Frau (12 325) war in der ausgeschabten Schleimhaut die Oberfläche mit zusammenhängenden Krusten kleinerer und größerer Kalkmassen bedeckt. Das Epithel war hier vollig verschwunden oder nur eben noch kenntlich, das Bindegewebe zwischen sparlichen Drüsen in starker Schrumpfung.

WOLFRING (FAHR) fand unter einer Kalkkruste im Cavum uteri einen zum Teil verkalkten fibrosen Streifen an Stelle des Endometrium. Da keine Tuberkulose gefunden wurde, auch nicht an den Adnexen, so wird mit Recht daran gedacht, daß auch andere Art von Entzündung zur Verkalkung führen könne.

Wir werden sogar im späteren Abschnitte erfahren, daß tuberkulöse Endometritis nicht zur Verkalkung führt.

Amyloide Entartung des Uterus besonders der Gefäße mit glänzend durchscheinender Substanz (VIRCHOW) scheint selten zu sein; inwieweit die sog. amyloide Degeneration der Gefäße (FRIEDREICH, KLOB, BIRCH-HIRSCHFELD) etwa mit der hyalinen verwechselt sein mag, bleibe dahingestellt.

Atrophie der Portio folgt auf schwere Entzündungen.

XII. Entzündung der Gebärmutter.
Metritis. Endometritis, Myometritis.
Einleitung.

Unter den Entzündungen lief früher manches ungehörige einher. Unter Metritis verstand man und versteht auch heute noch nur die Entzündung der Muskelwand, die man richtiger Myometritis nennt zum Unterschied von der Endometritis; beide zusammen heißen dann einfach Metritis. „Mesometritis" (TEILHABER) gibt nur Anlaß zu Verwechslungen, da mit Mesometrium hauptsächlich das Parametrium, das Gekröse (analog Mesenterium) bezeichnet wird. „Idiometritis" ist ganz zu verwerfen, ebenso die „parenchymatöse Metritis" der älteren Autoren (KLOB), weil beide Teile, Muskulatur und Schleimhaut, als Parenchym Bedeutung haben.

Eine weitere Art der topographischen Einteilung nach Korpus und Zervix ist unvermeidlich wegen der Verschiedenheit der beiden. Die ätiologische Einteilung ist sehr beliebt wegen der teilweise sehr verschiedenen anatomischen und klinischen Bilder; puerperale, postpuerperale, post abortum (Endometritis decidua), gonorrhoische, diathetische, symptomatische oder Pseudometritis; und schließlich akute, chronische, sowie nach einzelnen hervorragenden Symptomen, ödematöse, katarrhalische, hämorrhagische, exsudative usw. Eine ältere Einteilung KIWISCHs: 1. Metritis mit Ödem 2. mit Gewebsverdichtung 3. hämorrhagische wurde schon von KLOB bemängelt.

Den Höhepunkt einer unzweckmäßigen Einteilung erreichten in der französischen Literatur GUÉRIN (1878), SOURTY (1881), mit Fluxion, Kongestion, Ödem, Hypertrophie, verzögerte Involution, Granulation, Ulzeration, die auch klinisch unterschiedliche Bilder liefern sollten, wie POZZI tadelt.

Die hypertrophischen und atrophischen Veränderungen, die vielfach unter Entzündung behandelt wurden, sind besonders besprochen worden.

Manche Entzündungen, insbesondere die „septischen", befallen Schleimhaut und Muskulatur gleich stark, seltener die gonorrhoischen, so daß eine gemeinsame Besprechung der Endometritis und Myometritis hierbei unvermeidlich ist.

Die ältere Literatur von MORGAGNI an s. b. KLOB (1864), die weitere bei BIRCH-HIRSCHFELD, ORTH, GEBHARD, DÖDERLEIN.

Endometritis.

Wir besprechen die Endometritis von der Myometritis nur getrennt, soweit dieses praktisch in Betracht kommt; für die puerperalen Prozesse ist eine gemeinsame Betrachtung unerläßlich.

Den Uteruskatarrh soll MÉLIER (1833) als erster genauer beschrieben haben, wenngleich schon frühere Autoren (s. b. KLOB) sich damit beschäftigt haben.

Führten, wie wir bereits sahen, frühere Autoren mancherlei unter dem Begriffe der Entzündung an und litt namentlich in den Arbeiten von C. RUGE das anatomische Bild der Endometritis durch Einbeziehung der Hyperplasien und der prägraviden Veränderungen im mensuellen Zyklus an Überbelastung, so wurde von HITSCHMANN und ADLER durch Beseitigung dieser Fehler zwar gründlicher Wandel gebracht, aber in einseitiger Betonung der infektiösen Reize und zu enger Verwertung der anatomischen Kennzeichen das Gebiet der wirklichen Schleimhautentzündung und ihrer Folgen ungebührlich eingeschränkt. Das große Verdienst dieser Autoren wird dadurch nicht beeinträchtigt Klarheit gebracht zu haben.

Lag der früheren Anwendung des Ausdruckes „Endometritis" wesentlich eine formale Nichtbeachtung der „entzündlichen" Bedeutung zugrunde, so wird neuerdings bewußt der Gebrauch eingeschränkt ausschließlich auf „infektiöse" Prozesse. Im Kampfeseifer wird somit der Ätiologie der „Entzündung" Gewalt angetan. Die Beseitigung der glandulären Endometritis als einer besonderen Entzündungsform kann man als bleibenden Wert der neuen Lehre begrüßen und sich damit begnügen, daß gelegentlich auch die Epithelien mit Proliferation auf den Entzündungsreiz antworten und sich vermehren können.

Anfanglich leugneten HITSCHMANN und ADLER die pathologischen glandulären Veränderungen überhaupt, später gaben sie dieselben als Hyperplasien zu, rechneten sie aber nicht der Entzündung zu, die sie ausschließlich in das Bindegewebe verlegten und als deren Kennzeichen sie Plasmazellen verlangten (ebenso BÜTTNER, FRANKL u. a.). Man kann darüber rechten oder sich vereinbaren, wieweit man die Wiederherstellung (Reparation) und die bleibende Veränderung nach Ablauf der Entzündung noch mit ..itis bezeichnen will, aber die Plasmazellen gehören auch bereits zur Reparation. Die Plasmazellen gelten übrigens nur in größerer Menge als Entzündungszeichen, da im Verlaufe der reparativen postmenstruellen Erscheinungen ebenfalls Plasmazellen auftreten. Mit der Anerkennung der Menstruation als eines der Entzündung mindestens sehr ähnlichen wenn nicht ganz zugehörigen Prozesses entfällt diese Schwierigkeit. Die Angaben über den Plasmazellenbefund sind nicht gleichartig; in dysmenorrhoischen Membranen fehlen sie (FREY) natürlich, da die Entzündung ganz frisch ist.

Der Einfluß der Menstruation auf Endometritis ist von großer Bedeutung, da die mensuelle Schleimhautabstoßung die in den oberen Schichten befindlichen Infektionskeime hinausbefördert. Vielleicht ist hiermit die Widerstandskraft des Uterus gegen Entzündung insbesondere gegenüber der oberflächlichen Gonorrhöe erklärt, wobei die proteolytische Wirkung der Fermente ebenfalls in Rechnung kommen mag. Andererseits wird auch die Menstruation durch den Einfluß der zurückbleibenden nekrotischen Teile von DRIESSEN als entzündungserregend angesehen, und außerdem wird eine große Wundfläche hinterlassen, die dem Tiefergreifen der Infektion Vorschub leistet.

Ätiologie.

In der Ätiologie der Endometritis stehen die infektiösen Allgemeinerkrankungen hinter den postabortiven und postpuerperalen an Häufigkeit weit zuruck, doch sollen die ersteren nach MASSIN stets auf das Endometrium von Einfluß sein. Wir haben diese und die toxische Ätiologie (Phosphor, HAUSMANN) bereits bei den Kreislaufstörungen besprochen (ausfühilicher s. bei DÖDERLEIN). Von den bakteriellen Erkrankungen wurde die gonorrhoische zuerst von C. SCHRÖDER beansprucht. Die ersten positiven bakteriellen Befunde überhaupt, DOLÉRIS, PÉRAIRE (1889), BRANDT, WOLF wurden durch die in sorgfaltigen Arbeiten gewonnenen negativen Ergebnisse von Döderlein (1896) Pfannenstiel, Bumm, Menge eingeschränkt, weil es „sowohl Formen von chronischer hyperplasierender, als von chronischer katarrhalischer Endometritis gibt, die ohne Bakterieneinwirkung bestehen können und wahrscheinlich von Anfang an nichts mit Bakterien zu tun haben" (Bumm).

Nach den puerperalen Infektionen, deren Erreger zumeist Streptokokken sind — die übrigen werden weiter unten angeführt — ist die gonorrhoische Infektion die häufigste; im übrigen ist die bakterielle Ätiologie der eitrigen Endometritis mannigfaltig (Boije, Gottschalk, Immerwahr, Sackenreiter).

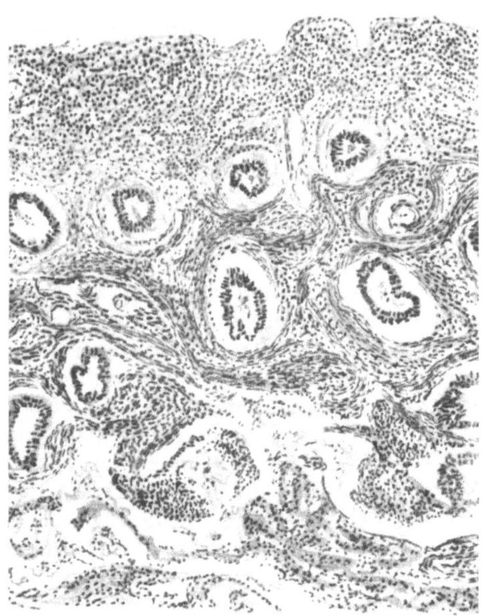

Abb. 53. Korpusschleimhaut einer 23jährigen Jungfrau mit spitzwinkliger Anteflexion, 14tagig wiederholten Blutungen; mäßiger Grad von entzündlicher Infiltration des Endometriums, namentlich in den oberen Lagen, periglanduläre Verdichtung des Stroma, Einbruch des Infiltrates in einige Drüsen. Keine Infektionserreger nachweisbar. Obj. 3. Okul. 1. Tubus 17.

Die gonorrhoische Endometritis corporis und besonders Myometritis ist verhältnismäßig selten im Vergleich zur gonorrhoischen Kolpitis, Zervixkatarrh und Tubenerkrankung, was sich mit der menstruellen Abstoßung (s. o.) erklaren läßt. Der Gonokokkus ist übrigens im Endometrium nur in einer geringen Zahl von Fällen gonorrhoischer Infektion nachweisbar (Wertheim, Menge, Bumm u. a.), und zwar in den oberflächlichen Schichten; Literatur bei Länsimaki u. A. Vedeler fand bei Gonorrhöe der Urethra in $72\,^0/_0$ gonorrhoische Endometritis. Sänger betonte die besonders häufige Ausbreitung der gonorrhoischen Endometritis im Wochenbett. Nach Steinschneider wird zuerst die Urethra befallen; die Zervixschleimhaut in etwa $47\,^0/_0$, die Korpusschleimhaut in $50\,^0/_0$.

Die Angaben über die Häufigkeit der Gonorrhöe des Uterus, insbesondere in und nach dem Wochenbett, schwanken sehr ($1{,}44—28\,^0/_0$), darüber Einzelheiten in einer neuen Arbeit (Kaplan 1926) zusammengestellt sind. Kaplan selber weist (in $3{,}6\,^0/_0$) bei 600 Wöchnerinnen 2 mal Gonokokken ausschließlich nach, aber außerdem noch 20 mal im Gemisch mit anderen Mikroorganismen, und zwar in den dem Uterus entnommenen Lochialsekreten. Es stellte sich in allen 22 Fällen Endometritis gonorrhoica ein.

Von Gärungspilzen und Vibrionen als Ursache des Zervikalkatarrhs (Kölliker und Scanzoni) ist in neuerer Zeit nicht viel die Rede (Döderlein erwähnt nur Colpe; v. Winckel außerdem Sänger), doch habe ich von Prof. Daels (Gent) ein Präparat mit Hefepilzen im Endometrium und Myometrium mit entzündlicher Reaktion erhalten. Rossi Doria ist dafür eingetreten, daß auch Protozoen Endometritis erregen, hat aber durch L. Pick schwerwiegenden Widerspruch geerntet; genaueres s. b. Döderlein. Seit dem Referate von v. Winckel (1895) hat die ätiologische Frage kaum gewonnen.

An äußeren Bedingungen, welche die Infektion erleichtern, sind außer den Verletzungen und therapeutischen Maßnahmen besonders bei Gebärenden noch die Retention von Plazentarresten, Abortresten, zerfallende Uterustumoren zu nennen.

Von den lediglich hyperämisierenden Entzündungsursachen. Lageveränderungen, Fremdkörpern u. a. sowie von solchen allgemeiner Art als Chlorose, Sterilität u. a. wird neuerdings nichts mehr vernommen und nur wenige jüngere Autoren (H. ALBRECHT) kennen noch chemische, toxische und thermische Reize.

Es gelingt sehr oft auch bei einwandfreier Endometritis nicht Infektionskeime nachzuweisen.

Makroskopischer Befund.

Den klinischen Erscheinungen des Katarrhs entspricht eine im Vergleich zur „prämenstruellen" und zur hyperplastischen nur mäßige Schwellung der Schleimhaut, eine meist mehr seröse, nur selten rein eitrige Absonderung auf der Oberfläche. Seltener ist Schleimhautnekrose, und zwar hauptsächlich bei allgemeinen schweren Infektionskrankheiten.

Kleinere und zusammenfließende größere Hamorrhagien färben die Oberfläche rot, sind aber weder am operativen noch am Obduktionsmaterial von diagnostischem Werte. Die hämorrhagische Form der Entzündung erreicht besonders starke Ausbildung bei den akuten infektiösen Allgemeinerkrankungen.

Der Zervixkatarrh hat schleimiges und schleimig eiteriges Sekret, und ruft Erosion außen an der Portio hervor. Die Schleimhaut ist wulstig geschwollen gerötet, ragt gelegentlich zum außeren Muttermund hervor, Eversion. Die muskuläre Wand kann sich nach C. SCHRÖDER durch Verdickung stellenweise vorbuckeln. In den seltenen Fällen der nicht puerperalen Myometritis ist der Uterus verdickt teigig weich.

Histologie der Endometritis.

Histologisch steht bei den akuten Entzündungen die Hyperämie, Ödem und die polynukleäre Leukozyteninfiltration im Vordergrunde, der bald die Lymphozyten folgen.

Die Bildung von Rundzellenhaufen, welche zuweilen durch Keimzentren den Lymphfollikeln ähnlich werden und von einigen Autoren der Entzündung zugeschrieben werden (UTER, VEIT, FRANKL), hat nach anderen Autoren nichts damit zu tun (HITSCHMANN und ADLER, KJÄGAARD, MÖNCH, A. SEITZ). Man findet sie auch bei scheinbar gesunder Schleimhaut.

Diese Lymphozytenhaufen können zuweilen Plasmazellen enthalten, wie schon HITSCHMANN und ADLER bemerkt haben. — Die Lymphozytenhaufen „Lymphknotchen" sind bei diffuser lymphozytärer Infiltration besonders groß und von ihnen schwärmen die Lymphozyten in die Umgebung aus, so daß ich sie für eine der Quellen der diffusen Infiltration ansehe. Sie gehören keineswegs zum normalen Bilde der Schleimhaut, man trifft sie höchstens in etwa $12^0/_0$ aller untersuchten Schleimhaute, meist in den basalen Lagen. Ihre Entstehung aus kleinsten Depots im Gewebe oder aus ausgewandeiten Lymphozyten lassen sich wohl bei chronischer Entzündung als Hyperregeneration auffassen. Sie können die Entzündung überdauern, leicht abgekapselt werden und daher auch bei wieder gesunder Schleimhaut gefunden werden. Meist fehlt jedoch nicht eine diffuse lymphozytare Infiltration, die von einigen Autoren sehr willkürlich als physiologisch betrachtet wird. Von einigen Autoren wird die lymphozytäre Infiltration längs der Lymphgefaße, die periglanduläre und perivaskulare Anhäufung als Zeichen der Entzündung zugebilligt (ALBRECHT, FREUND, R. SCHRÖDER, A. SEITZ), während O. FRANKL sie auch als Begleiterscheinung der Menstruation durchgehen laßt und nur die gleichmaßig dichte, diffuse Infiltration und eine größere Zahl nach Rundzellenhaufen außerhalb der Menstruationszeit zur Diagnose Endometritis verwertet. — Die verschiedenen Ansichten der Autoren hierüber sind nicht näher begründet und sind die Folge der Anschauung, alles was sich bei Menstruation findet, dieser als normale Begleiterscheinung zuzuschreiben und der Entzündung zu entziehen.

Bei unserer Auffassung der Menstruation bedürfen diese Ansichten einer Abänderung dahin, daß in leichteren Graden der lymphozytären Schleimhautinfiltration es nicht möglich ist zu entscheiden, ob dieselbe die Folge der menstruellen oder anderer Entzündungsursachen ist. Jede nenenswerte Menge lymphozytärer Infiltration ist entzündlich entstanden, sowohl die perivaskuläre als auch die diffuse. Ob man dann von Endometritis sprechen will, oder die Infiltration nur als Überrest einer überstandenen Entzündung bezeichnen mag, das tut hier nichts zur Sache (s. Abb. 53).

Stärkere Grade der entzündlichen überwiegend leukozytären Infiltration kommen infolge von Menstruation nur ausnahmsweise vor, und zwar unter dem bekannten Bilde der Dysmenorrhöe. — Das gehäufte Auftreten von Plasmazellen bedeutet eine bakterielle Entzündung. Mastzellen. die in der faserarmen Uterusschleimhaut selten sind (STÄMMLER), gehören nicht zum Bilde der Endometritis.

Die Forderung der Autoren (HITSCHMANN und ADLER, BÜTTNER, FRANKL u. a.) des Nachweises von gehäuften Plasmazellen zur Diagnose Endometritis hat nur Sinn für gewisse Entzündungsphasen, nicht aber für alle, am wenigsten für ganze frisch Stadien, frische Nachschübe und abgelaufene Entzündung. Bei Gonorrhöe des Uterus spielen nebenbei bemerkt die Plasmazellen keine so bedeutende Rolle wie in den Tuben (HAGIWARA). Siehe auch puerperale septische Endometritis.

Bei Gonorrhöe kommt es zu diffuser Ausbreitung und zur Bildung umschriebener Infiltrationen; WERTHEIM hat die Erkrankung zuerst genauer beschrieben. Der Zervikalkanal wird zwar bevorzugt, aber das Korpus wird auch nicht selten von Gonorrhöe befallen (s. Abb. 54). Positiver Gonokokkenbefund wurde zuerst von WERTHEIM in den Eiterzellen, später von BUMM u. a. erhoben und auch bei Kindern von DIND, GUSSMANN, BUSCHKE, JUNG u. a. (s. BENBECKE). Die Gonorrhöe befällt nach BUMM meist nur die oberflächlichen Schleimhautschichten und selten die Muskulatur; es besteht keine spezifische Form der gonorrhoischen Endometritis (A. WOLFF). Der Autor bestreitet mit Recht, daß weder die sehr wechselnde Menge von Plasmazellen noch die eosinophilen Zellen diagnostisch verwertbar seien.

Nach LÄNSIMAKI (s. die Literatur über Gonorrhöe von 1879 an) finden sich bei Gonorrhöe Infiltrate von neutrophilen vielkernigen Leukozyten im Endometrium bis zu höchstens zwei Wochen, wahrend die Lymphozyten in umschriebenen Herden erst nach drei Wochen und am reichsten nach 4—6 Wochen auftreten. Die Plasmazellen folgen erst den Lymphozyten und beherrschen nach 5—6 Wochen bis zu mehreren Monaten das Bild. Die Proliferation im Stroma erreicht den Höhepunkt in der 5. Woche und wird nach 7—8 Wochen seltener. Im akuten Stadium sind die Drüsen unverändert, in der 4.—5. Woche werden sie atrophisch. Hypertrophie hat er nicht gefunden.

Die Fibrillen, insbesondere die Gitterfasern, werden bei allen lebhaften Entzündungen aufgelöst. Die Gitterfaserstruktur pflegt bei infektiös bedingten Reaktionszuständen (gonorrhoische Endometritis) zu fehlen und auch in der Regeneration nicht gebildet zu werden (SEKIBA). Im Granulationsgewebe wird von den Gefäßwänden und von den Fibroblasten allmählich ein stärkeres verfilztes Geflecht von Fibrillen gebildet.

Hämosiderin im Endometrium ist ein Zeichen pathologischer Veränderung (PÖSCH), meist eines von vorausgegangener Entzündung.

Akute Nachschübe der Entzündung bringen erneute leukozytäre Auswanderung mit sich. R. SCHRÖDERs Versuch, die akuten Endometritiden dem Alter nach zu schätzen, scheitert an diesem Umstande.

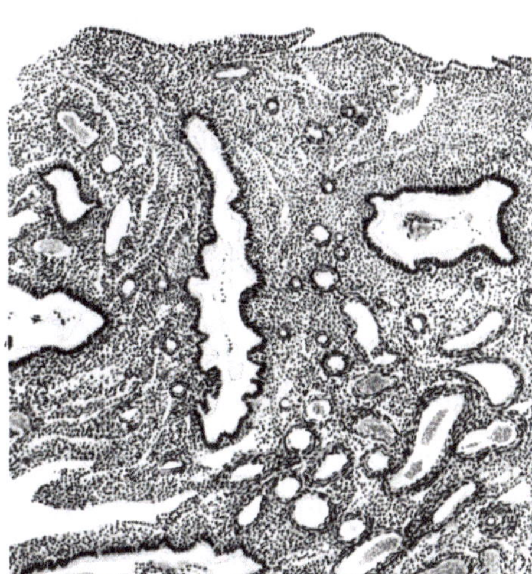

Abb. 55. Chronische Endometritis mit Blutungen. Schleimhaut atrophisch, maßig kleinzellig infiltriert, Oberflachenepithel sehr niedrig Drusen vermindert, zum Zeil erweitert, Gefaße stark hervortretend durch erhebliche Wandverdickung und Erweiterung, zum Teil sklerotisch. Himmler Lupe, Okul. 4. Tubus 20.

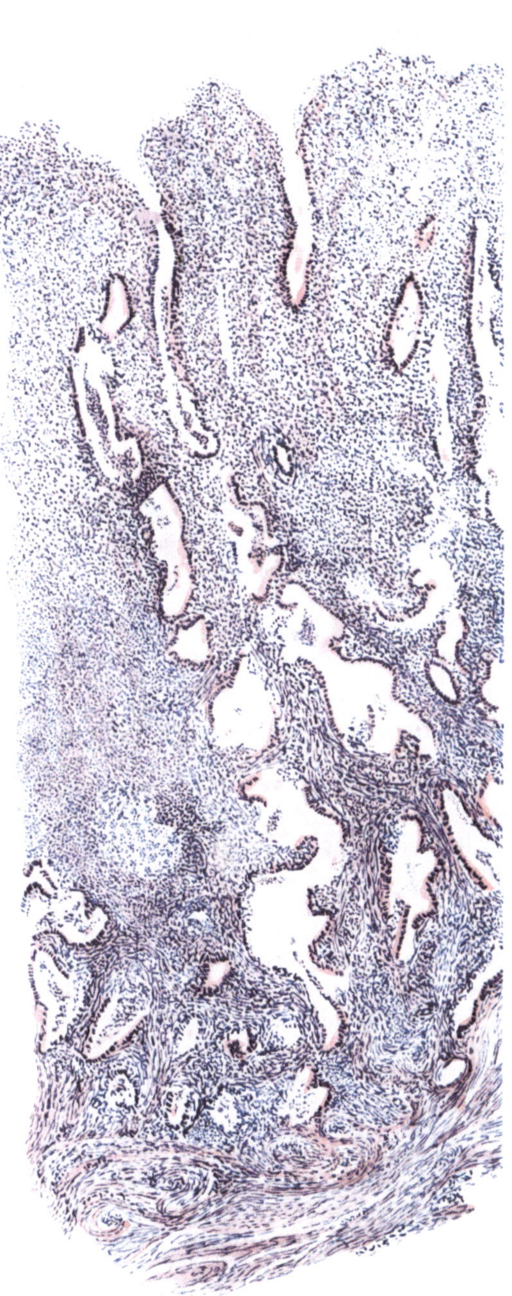

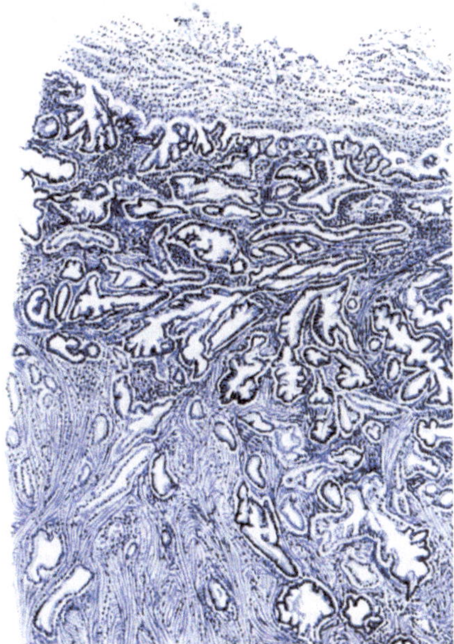

Abb. 54. Endometritis gonorrhoica bis in die tieferen Schichten mit teilweiser Zerstorung des Epithels. Starke diffuse Infiltration namentlich in den oberen Schichten, mehr fleckweise in den tiefen Schichten. Oberflache erodiert. Hamalaun-Eosin. Himmler Obj. 3. Okul. 1.

Abb. 56. Endometritis und Myometritis purulenta chronica (Pyometra). Das Epithel demarkiert die neue Oberflache gegen die in eitriger Einschmelzung begriffene obere Lage der Schleimhaut. Die Drusen sind ebenfalls proliferiert, dringen tief in die infiltrierte Muskulatur ein. Die Epithelien sind gequollen, stellenweise etwas geschichtet und symplasmatisch zu Riesenzellen vereint, stellenweise noch in Abstoßung. Das rund zellige Infiltrat ist in die Drusenraume gedrungen; es enthalt große Plasmazellen. Der Eiter enthalt wenige Kokken (Staphylokokken?). Leitz Lupe. Okul. 3.

Eitrige Einschmelzung und Granulationsbildung sind in der Korpusschleimhaut außer bei den puerperalen Erkrankungen zuweilen bei Gonorrhöe und bei den langwierigen infektiösen Reizen im Gefolge von malignen Tumoren und entzündlichen Stenosen der Zervix zu beobachten. Im Vergleiche zu den leichteren Graden sind solche schwereren Fälle von Endometritis selten. Vgl. Pyometra. (S. Abb. 55 u. 56.)

Umschriebene Ulzera, insoweit sie nicht von der eingerissenen Portio auf die evertierte Zervixschleimhaut ubergreifen, sind sehr selten. In einem sonst normalen Uterus einer 38 jahrigen Frau mit Ovarialkarzinom (6153) fand ich ein scharfrandiges Ulkus oval 1 × $^1/_2$ cm in dem Durchmesser mit leicht über die Oberflache vorspringendem schmutzig graugelbem Belage.

Mikroskopisch ist die übrige Schleimhaut ohne Besonderheit, dünn, im Intervall. Im Bereiche der Ulzeration ist eine 1—1$^1/_2$ mm dicke nekrotische Lage halb in Abstoßung begriffen. An der Grenze zu dieser Lage uberwiegen Lymphozyten stark uber einige Plasmazellen; zum erhaltenen Gewebe hin ist eine Abgrenzung durch (einseitig und stellenweise beiderseitig) epithelbekleidete Spalten stellenweise gegeben, eine epitheliale Demarkation. Diese Epithelspalten treten zum Teil auch in zwei Etagen auf, daraus auf ein schubweises Absterben von Schleimhautlagen zu schließen ist. Unter dem nekrotischen Teile, darin kein Fibrin nachweisbar, ist das Schleimhautstroma stellenweise einer Dezidua vollig gleich. Diese Deziduazellen ragen bis in die nekrotische Zone. Die lymphozytare Infiltration setzt sich auch in die Umgebung der Ulzeration und in die Muskulatur fort und gerade hier allein sendet die Schleimhaut Drüsenauslaufer in die Muskulatur, dagegen an anderen Stellen nicht. Die Deziduabildung ist hier ganz wesentlich mehr einer Schwangerschaftsdezidua ahnlich, als man sonst in Begleitung einer Entzundung ohne Schwangerschaft gar nicht selten zu finden pflegt, und die Deziduahaufen treten auch ohne sonderliche Begleitung der Lymphozyten auf, dagegen nur im Bereiche der Ulzeration. Immerhin muß man sich fragen, ob hier vielleicht die Basis eines kurz zuvor ausgestoßenen Plazentarpolypen vorliegt, da man unter solchen Dezidua zu finden gewohnt ist. Einen anderen objektiven Anhaltspunkt hat man jedoch nicht fur diese Annahme, namentlich nicht in den Gefaßen. Aber auch fur andere Deutung fehlen Anhalte. Die Suche nach Spirochaten verlief negativ. Immerhin sei der Befund wegen seiner Seltenheit erwahnt.

Die Seltenheit des Falles liegt nur darin, das sei ausdrücklich hervorgehoben, daß der Befund im Uterus in situ erhoben wurde. Lahm, der solche Befunde auch vereinzelt gesehen hat, deutet sie ganz richtig als das Bett eines jungen abortierten Eies. Es muß nur hervorgehoben werden, daß infolge starker Entzündung aus dem Eibett ein Ulkus wird. Im nur geschabten Material sieht man das gleiche, nur nicht so eindringlich.

Die Endometritis glandularis der früheren Autoren ist keine Entzündung. Dies muß der Betrachtung des Epithels bei Endometritis vorausgeschickt werden. Dem Epithel fallt bei den akuten Entzündungen anfanglich eine passive Rolle zu, es wird trübe, quillt auf, färbt sich schlecht, wird abgestoßen und leidet bei der eitrigen Einschmelzung der Gewebe erhebliche Verluste. Die Leukozyten durchwandern das Epithel, füllen die Lichtungen und zerstören das Epithel; doch verbleiben auch bei schwersten Entzündungsgraden nicht selten in den tiefen Schichten sehr lange Zeit Drüsenreste und nicht selten auch in den oberen Lagen des Granulationsgewebes epithelbedeckte Spalten, von denen bei Nachlaß der stürmischen Erscheinungen die Regeneration vor sich geht. Bei weniger lebhafter Entzündung wird der Drüsenbestand in geringerem Maße berührt und vermehrt sich sogar durch Aussprossung in das infiltrierte Gewebe hinein. Von einer glandulären Entzündung zu reden sollte man jedoch schon deshalb vermeiden, weil dadurch die Erinnerung an die falsch gedeuteten Bilder geweckt wird. (Hyperplasie und prägravide Hypertrophie.)

Außerdem ist der Entzündungsreiz nicht in gleichem Sinne als chemischer Faktor dem Epithel gegenüber wirksam wie dem Bindegewebe; für letzteres bedeutet er einen mehr direkten Proliferationsreiz, für ersteres einen indirekten durch Entspannung, Fortfall des Widerstandes im Bindegewebe und allenfalls auch durch die Hyperämie. Nur selten beobachtet man, daß ein unmittelbarer Proliferationsreiz von der Entzündung auf das Epithel ausgeübt wird, nämlich wenn es mehrschichtig proliferiert oder gleich so lebhaft wuchert, daß es Papillen bildet (Abb. 56) auch ohne sonstige Schleimhauthyperplasie. In solchen Fällen finden sich regelmäßig Leukozyten in nicht geringer Menge, die durch das Epithel hindurch in die Drüsenlichtungen wandern. Die Epithelzellen sind meist gequollen, weniger gut färbbar als in der Nachbarschaft, die Zellen treten einzeln kolbig über den Saum in die Lichtung vor, drängen sich in büschelartigen Leisten und Papillen vor und werden zum Teil ausgestoßen. In einzelnen Fällen von Hyperplasie zugleich mit Entzündung erreicht diese Quellung und Proliferation der Zellen ganz bedeutendes Ausmaß; die Büschel sind größer und zahlreicher und füllen die erweiterten Lichtungen fast aus.

Auch die Mehrschichtung des Oberflächenepithels und Plattenepithelbildung, die bei Pyometra erwähnt wurde, gehört zum Teil wohl zur Reizwirkung der Entzündung.

Beides, besonders die Mehrschichtung kann differentialdiagnostische Schwierigkeit gegenüber dem Karzinom (s. d.) machen.

In einem Falle (4427) ist eine Kürettage 14 Tage vorausgegangen; es besteht eine ungewöhnlich starke Entzündung in der sehr dünnen Schleimhaut; keine Drüsen, nur Oberflächenepithel, das an einer Strecke vielschichtig zylindrisch ist und sich peripher unter dem einschichtigen Zylinderepithel ausbreitet.

Über die Häufigkeit der Endometritis im Zusammenhang mit anderen Genitalerkrankungen berichtet zahlenmäßig KRONKE.

R. SCHRÖDER und NEUENDORFF schildern die Endometritis corporis mehr vom physiologischen Standpunkte der Ovulation aus unter Berücksichtigung der Adnexentzündung. Nach ihnen breitet sich die Entzündung, namentlich die gonorrhoische, im Intermenstruum schnell über die Korpusschleimhaut und auf die Adnexe aus. Geht das Ei durch die Entzündung vorzeitig zugrunde, so wird die funktionelle Schicht der Schleimhaut abgestoßen und es wird die basale Wundfläche infiziert und kann bei schwerer entzündlicher Veränderung auch bei neuer Corpus luteum-Bildung vorlaufig nicht mehr funktionieren. Mit zunehmender Restitution kommt die Funktion wieder in Gang, aus kleinen Infiltratresten der Basalis steigen noch lymphangitische Bahnen in die funktionelle Schicht auf, bis völlige Heilung erfolgt.

In schweren Fällen von Endometritis seien unregelmäßige Blutungen häufig, während in einem Teil der mehr chronischen Falle die Menses normal verlaufen, in anderen chronischen Fällen durch behinderte Uteruskontraktion Hypermenorrhagie und durch Störungen der Eireifung Polymenorrhöe auftreten. Die akuten Nachschübe der chronischen Salpingitis könnten in der Uterusschleimhaut Wiederholung des gesamten Ablaufes hervorrufen.

Es braucht kaum betont zu werden, daß der einzelne Fall jedem Versuche einer solchen oder ähnlichen schematischen Einteilung spottet, die nur in allgemeinsten Zügen auf Geltung Anspruch machen kann.

Heilung der Endometritis corporis.

Leichte Grade von Endometritis namentlich oberflächliche, können spurlos ausheilen, begünstigt durch die menstruelle Abstoßung. Auf stärkere Grade der lymphozytaren Infiltration reagiert das Schleimhautstroma allmählich mit Neubildung von spindligem Bindegewebe, welches beim Nachlaß der Entzündung zur Schrumpfung neigt und an einzelnen Stellen durch unregelmäßig wirre Anhaufung von Spindelzellen mit auffallend dunkelgefärbten Kernen kenntlich ist. Die Form der Kerne ist wechselnd.

Das Granulationsgewebe bildet narbige Schrumpfung. Blutpigment und mit solchem beladene Zellen und in selteneren Fällen Pseudoxanthomzellhaufen sind langsam weichende Zeugen der überstandenen Entzündung.

Reichtum und unregelmäßige Anordnung der Gefäße (ALBRECHT, HEGAR) sind keine zuverlässigen Zeichen einer überstandenen Entzündung besonderer Art, sondern im allgemeinen chronischer oder wiederholter Reize, zu denen auch die Menstruation zählt; das Alter der Frau ist demnach zu berücksichtigen. Doch ist so viel richtig, daß nach langdauernden Entzündungen die Gefäßneubildung dauernden Bestand behalten (Abb. 55) und sogar zu angiomähnlichen und varikösen Bildungen führen kann. Die hyaline Degeneration und Nekrose im Gewebe (Driessen) und in den Gefäßwänden läßt im geschlechtsreifen Alter auf überstandene Geburten oder Abort schließen; kommt aber auch gelegentlich nach chronischer Entzündung, jedoch ganz unregelmäßig vor.

Nach länger dauerndem Ödem wird das Schleimhautstroma rarefiziert. Die Drüsen rücken näher aneinander, können dadurch vermehrt erscheinen, werden durch bindegewebige Schrumpfung aus der Form gebracht, so daß sie im einzelnen betrachtet mit hyperplastischen Drüsenformen verwechselt werden können. Nur nach schwerer Entzündung der basalen Schichten kann auch im geschlechtsreifen Alter Atrophie der Schleimhaut längere Zeit bestehen, meist regeneriert sich die Schleimhaut und wie ich R. Schröder beistimme, oft spurlos; lokale Atrophie bleibt in Inselform zurück. — Eine Drüsenvermehrung im Gefolge von Entzündung ist nicht erwiesen.

Die „heterotope" glanduläre Tiefenwucherung (Abb. 56) beschreiben wir an anderer Stelle ausführlich; daß sie entzündlichen Ursprunges sei, ist bereits von Cornil angenommen worden und wird auch heute von Kaufmann, Aschoff u. a. wenigstens für manche Fälle anerkannt. Schröder fand sie nicht häufiger bei Entzündung als ohne solche.

Bei heilender Endometritis kann man zwar noch Reste von in das Gewebe ergossenem Blute finden, aber Hämosiderin wird nur selten gefunden; s. bei puerperaler Endometritis.

Endometritis cervicis.

Die Zervixschleimhaut ist sehr häufig Sitz der Entzündung. Gonorrhöe steht in der Ätiologie der Entzündung obenan. Das Interesse neuerer Autoren hat sich der Endometritis cervicis bedauerlicherweise abgewendet zugunsten einseitiger Betrachtung der Korpusschleimhaut. Die Verhältnisse liegen jedoch dort viel einwandfreier als bei letzterer und sind insofern lehrreicher. Die lymphozytäre und in akuten Fällen die leukozytäre Infiltration ist in der Zervixschleimhaut viel häufiger und ausgedehnter zu beobachten; namentlich oft in Form der oberflächlichen Entzündung. Eine beträchtliche Menge von Plasmazellen namentlich in den subepithelialen Lagen ist dem Infiltrat beigemengt. Die Entzündung erstreckt sich den Gefäßen entlang unregelmäßig in die Tiefe. Nur bei ulzerativer Entzündung findet man die tieferen Wandschichten ebenfalls stark diffus infiltriert, oder in Granulationsgewebe verwandelt, zuweilen mit Langhansschen Riesenzellen. Zuweilen ist periglanduläre Rundzellenanhäufung und Bildung von lymphozytären „Follikeln" bemerkbar, ebenso wie schon bei der Endometritis corporis beschrieben wurde.

Die Endometritis cervicis ist wichtig wegen der Rolle, welche das Epithel spielt, weil man hier keinen Wettbewerb durch menstruelle Regeneration und hormonal ausgelöste Hyperplasie zu berücksichtigen hat.

Beim Zervikalkatarrh ist die Epithelbeteiligung länger bekannt, auch hier wird bei zunehmender Eiterung die Quellung, Trübung und Auflösung der Epithelien beobachtet, doch leisten die Zervixepithelien der Entzündung einen besseren Widerstand und reagieren oft mit Drüsenvermehrung und Vergrößerung, die in Verbindung mit Vertiefung der Buchten zur Zerklüftung des Gewebes führt (C. Schröder). Durch Zähigkeit der schleimigen Absonderung und durch bindegewebige Abschnürung werden große Zysten gebildet, die auch zu größeren zusammenfließen, die Oberfläche vorbuckeln und durch eitrig getrübten oder fast rein eitrigen Inhalt „Follikularabszesse" und beim Platzen „Follikulargeschwüre" nach veralteter Bezeichnung liefern.

In den größeren Zysten ist das Epithel abgeplattet oder auch verschleimt und in Abstoßung mit Leukozyten gemischt.

Außerdem findet sich im Anschluß an chronische Zervixkatarrhe zuweilen unter Einbuße des zervikalen Schleimepithelcharakters und des azinösen Baues eine hyperplastische Drüsenwucherung, die deshalb wertvoll ist, weil hier der ovarielle Einfluß nicht von Bedeutung ist, sondern nur der Entzündungsreiz. Bekannt ist ferner, daß letzterer auch papilläre Oberflächenwucherung des Zervikalepithels mit sich bringt, die histologisch ein besonderes Interesse hat durch die Proliferation des Oberflächenepithels und dessen Ersatz durch Plattenepithel.

Das erstere, die Proliferation des Schleimepithels, kann zu leichter Mehrschichtung, Verlust der Schleimproduktion, Aufquellung und Abschilferung der Epithelien führen. Niemals entsteht hieraus ein echtes Plattenepithel. Wo ein solches inselweise höher oben im Zervikalkanale unabhängig von der Außenfläche der Portio gefunden wird, entsteht es immer aus unter dem Schleimepithel gelegenen indifferenten Zellen, die wir in Serienuntersuchungen wiederholt nachgewiesen haben (s. a. Dissertation 1923 von H. MEYER). Die gleichen Epithelveränderungen betreffen auch die Einbuchtungen und Drüsen und werden bei der Erosion und bei den Polypen der Zervix genauer besprochen, weil sie dort besonders häufig und in großer Ausdehnung vorkommen. Auch nach Zervikalkatarrhen kann die Oberfläche des Kanals in größter Ausdehnung verändert werden. Eine ungemein häufige Begleiterscheinung der Zervikalkatarrhe ist die heterotope Tiefenwucherung der Drüsen teils unter Bewahrung des Schleimepithels, teils unter der oben genannten hyperplastischen Veränderung des Epithel- und Drüsencharakters.

Die Einbeziehung der Drüsenepithelien in die Proliferation während der Entzündung ist wichtig, weil sie im Zervikalkanale wie an der Portio eindeutig ist und gemahnt auch in der Korpusschleimhaut solche Drüsenproliferation nicht abzulehnen, wenn sie hier auch nicht so einwandfrei nachweisbar ist. — Entzündung der Portio vaginalis s. u. Erosion. —

Geben wir die „Endometritis glandularis corporis" als einer besonderen Erkrankungsform getrost der historischen Erinnerung oder Vergessenheit anheim, so müssen wir um so mehr hervorheben, daß die Entzündung nicht nur im Gefolge der Reparationserscheinungen häufig überschüssige Drüsenwucherung mit sich bringt, sondern zuweilen schon während der chronisch entzündlichen Vorgänge selbst einen Proliferationsreiz auf das Epithel ausübt. Die Gonorrhöe scheint hierbei eine besondere Rolle zu spielen. WERTHEIM hat schon auf die glanduläre Wucherung bei Gonorrhöe hingewiesen und auf die Umwandlung in Plattenepithel.

Endometritis decidua und Endometritis post abortum.

Endometritis decidua und Endometritis post abortum. Literatur bis 1899 bei GEBHARD.

Seit VIRCHOW wird eine „Endometritis decidualis" oder Endometritis decidua oft gesondert besprochen; VIRCHOW verstand darunter eine bei Zottenhypertrophie der Abortiveier beobachtete Dezidua-Verdickung, die er weitherzig entzündlich nannte. Später fand er am Abortivei einer syphilitischen Frau polypöse Auswüchse der Dezidua außerhalb der Plazenta und verweist auf diffuse Verdickungen, fibrose Induration an syphilitischen Plazenten (WILKS), die er ebenfalls zur Entzündung rechnet, aber VIRCHOW spricht ausdrücklich von einer vielleicht syphilitischen Veränderung der Deziduaverdickungen.

Allmählich ist der Arbeitsbegriff der dezidualen Endometritis teils auf ähnliche Hyperplasien, teils auf verschiedene Veränderungen ausgedehnt worden, die von C. RUGE und GEBHARD als glanduläre und interstitielle Form der Entzündung unterschieden werden, letztere zum Teil als Verfettung der Deziduazellen, zum Teil als Zwischenlagerung von Rundzellen und Spindelzellen oder von Exsudat. Eitrige Entzündung der Dezidua während der Schwangerschaft wird selten beobachtet, doch sind dabei schon von ALBERT grampositive Diplokokken nachgewiesen worden. Die glanduläre Form dürfte entbehrlich sein und ebenso von der interstitiellen Form die einfache ödematöse Stauung. Die spindligen Bindegewebselemente kann man nicht als Zeichen chronischer Entzündung deuten, sie sind vielmehr als Rückbildung der Dezidua aufzufassen.

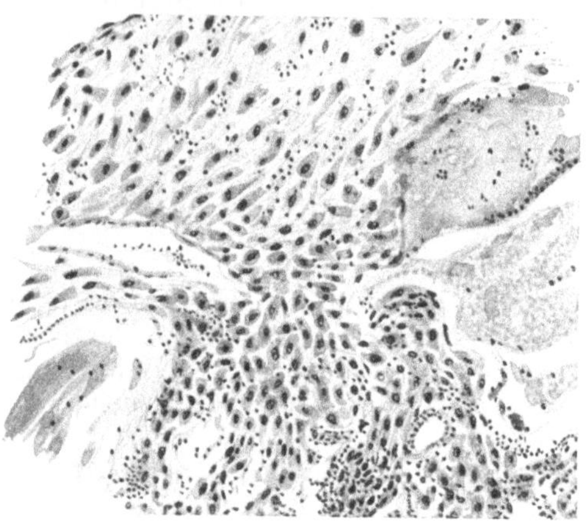

Abb. 57. Entzundete Dezidua bei Abort; geringe kleinzellige Infiltration. Die Deziduazellen im oberen Bildteile durch mehr flussiges Exsudat aus einandergedrangt. Hamalaun-Eosin. Himmler Obj. 3. Okul. 4. Tubus 0.

C. RUGE beschreibt als „chronische" Form eine Vermehrung der Interzellularsubstanz bis zu großen bindegewebigen Zügen auf Kosten der Deziduazellen und sieht darin eine Abortursache infolge der „Ernährungsstörung". Man wird gut tun, die Abortursachen im allgemeinen dem Ei selbst zur Last zu legen; ein gesundes Ei erobert sich sein Feld wie ein Samenkorn auf hartem Acker.

Dagegen ist eine ungewöhnliche kleinzellige Infiltration in den dezidualen Abgängen keineswegs selten und als entzündlich aufzufassen. Nur ist die Frage, ob eine Reaktion auf das abgestorbene Ei erfolgt ist oder ob die Entzündung der Schleimhaut primäre Ursache des Abortes ist, von Fall zu Fall zu entscheiden. Beides kann vorkommen, das letztere aber scheinbar recht selten. Auch die bakteriologischen Befunde (MERTTENS, VEIT und seine Schüler EMANUEL und WITTKOWSKY), von denen VEIT die gonorrhoische Infektion für die wesentliche hält, sind nicht immer ätiologisch einwandfrei, sondern bei langerer Eiretention sekundär.

Die „Endometritis decidua" (Abb. 57), ob primär oder nach Abort entstanden, ist jedenfalls abzutrennen von VIRCHOWS Krankheitsbild der tuberösen und zottigen Hyperplasie der Dezidua. Einfache allgemeine Verdickung der Dezidua (wie in einem neueren Falle KEHRERS), die ich wiederholt ohne Entzündung gesehen habe, ist ebenfalls abzutrennen. Ein Fall von SAGE (Endometritis decidualis polyposa) beruht auf Verwechslung mit Hämatommole.

Das meiste, was die ältere Literatur an umschriebener Verdickung der Dezidua beschreibt, hat mit Entzündung keinen nachweisbaren Zusammenhang und gehört in den Bereich der Schleimhauthypertrophie (Hyperplasie) s. d. Kap. IX.

Insbesondere ist die syphilitische Ursache der umschriebenen Hyperplasien nicht nachgewiesen. Einzelne Falle von diffuser Verdickung der Dezidua mögen mit Lues zusammenhängen.

NYULASSY sucht in einem Falle noch neuerdings (1918) die Lues als Ursache einer „Endometritis tuberosa" deciduae hinzustellen. Gegen seine Begründung, daß Lues sehr häufig sei (10%), hat sich bereits SZAMEK ausgesprochen.

Endometritis post abortum, klinisch durch Blutungen gekennzeichnet, schließt sich der Endometritis decidua eng an. Durch kleinere oder größere Plazentarreste, die in der Tiefe der Schleimhaut festhaften, wird ein chronischer Reiz gesetzt, der auch, ohne daß Infektion beim Abort vorgelegen hat, eine Entzündung hervorruft. Die Umgebung des mehr oder weniger nekrotisierenden Plazentarrestes bleibt dezidual, verfallt ebenfalls der Koagulationsnekrose, darin zuweilen größere Zellen mit klumpigen Kernen als Chorionzellen kenntlich sind, und wird stark kleinzellig infiltriert. Die hyaline Umwandlung und Rückbildung der Gefäßwande, welche auch sonst den postabortiven und postpuerperalen Zustand in den unteren Schleimhautlagen und mehr noch in der Muskulatur auszeichnet, ist hierbei verstärkt. Im ausgekratzten Material findet man mit und auch ohne Zotten als Kennzeichen des voraufgegangenen Abortes hyaline Nekrosen. Bei länger dauernder Retention von Zotten treten zu den Lymphozyten auch Plasmazellen in mäßiger Menge. ENCKE fand sie unter 38 Fallen 23 mal.

Kruppöse, fibrinöse, kruppös-diphtherische Endometritis und „Diphtherie" des Uterus.

In seltenen Fällen wird besonders im Anschluß an Diphtheritis der Vagina (ROKITANSKY), Typhus, Pocken, Scharlach, Intoxikationen, seltener bei Anwesenheit von zerfallenen Uterustumoren (Myom, Karzinom) die Uterusschleimhaut infiziert und abgestoßen, Exfoliatio mucosa et fibrinosa (Lit. bei MEYER, LÖHLEIN). LE FEVRE fand nach kriminellem Abort Diphtheriebazillen und Streptokokken.

WALLART beobachtete bei einer 59 jährigen Frau wiederholte „Fibrinorrhöc. Die ausgestoßenen Membranen sind (vgl. Dysmenorrhoea membranacea S. 100) außen glatt, innen rauh und bestehen aus verfilzten Fibrinnetzen mit Leukozyten und Bakterien durchsetzt. — MEIXNER faßt einen nekrotischen Ausguß von den oberen Schleimhautschichten bei einer laktierenden Frau als Decidua menstrualis auf, obgleich die Todesursache eine schwere Intoxikation oder Infektion war. Der Beweis hätte leicht erbracht werden können (Corpus luteum, Funktion der Schleimhaut).

Myometritis.

Die Uterusmuskulatur wird von geringeren Graden der Endometritis nicht oft in Mitleidenschaft gezogen; streifige lymphozytäre Infiltration längs der Gefaße sieht man nur zuweilen; noch seltener ist die eitrige Einschmelzung und intermuskuläre Abszesse, und zwar im Gefolge von Stenosen und Atresien besonders bei Zervixkarzinom. Im Granulationsgewebe „heterotope Epithelwucherung" (s. d.). Abgesehen von der puerperalen Myometritis (s. w. u.) ist wohl von den starkeren Entzündungsgraden die gonoirhoische Myometritis (WERTHEIM, MENGE, MADLENER, v. FRANQUÉ) die häufigste; sonst sind atiologisch die infektiösen Allgemeinerkrankungen, auch Angina genannt.

Die akut entzündete Gebärmutterwand ist teigig geschwollen, weich von speckigem Glanz, durchfeuchtet und zuweilen enthalt sie eitrige Infiltrate und Abszesse, seltener Hamorrhagien.

In den Infiltraten sind Gonokokken erwiesen von WERTHEIM u. a.; auch ich habe nur einmal Abszesse in der Muskulatur bei Gonorrhöe gesehen.

Bei den langer dauernden Entzündungen werden die Gefaßwände verdickt. Gelegentlich findet man bei Metritis die sog. Pseudoxanthomzellen zerstreut auftreten (Abb. 58).

Abszesse der Uteruswand sind selten. Bei Endometritis und Adenomyometritis, teilweiser Atresie des Lumens fand ich in einem Falle (2464) einen
Abszeß an der Basis eines Schleimhautpolypen im unteren Teile der Korpuswand.

Lymphangitische Abszesse bei Gonorrhöe (Menge, Madlener) können
zum Durchbruch führen und Peritonitis hervorrufen (v. Franqué, Pielsticker). Von den Abszeßdurchbrüchen (22 Fälle bei Pielsticker) sind die
meisten postpuerperal. Von nicht puerperalen erwähnt Klob aus älterer Literatur
Abszeßdurchbrüche in den Darm, in die Bauchhöhle (Scanzoni), Vagina, Blase,
vordere Bauchwand und in das Parametrium. Kritiken der älteren Literatur
s. b. Pozzi und v. Franqué, wonach tatsächlich Verwechslungen mit abszedierten

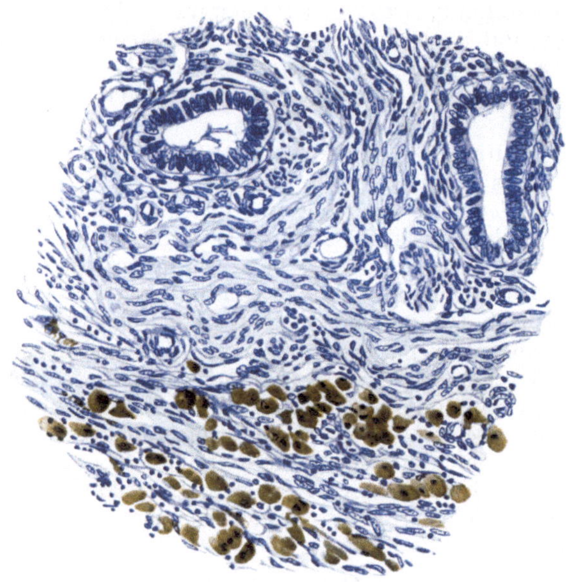

Abb. 58. Myoendometritis chronica. Pseudoxanthomzellen in der lymphozytär infiltrierten
Muskulatur. Leitz Obj. 5. Okul. 1. Tubus 75.

Myomen und mit adhärenten Pyosalpingen untergelaufen sind. (Lit. bei
C. Schröder, Fischel, Gusserow, v. Franqué, Lejars.) — Gangrän, auch
Metritis dissecans genannt (Syromjatnikoff, Slaviansky) betrifft außer bei
den oben erwähnten infektiösen Allgemeinerkrankungen meist die puerperalen
Entzündungen s. d. (Syromjatnikoff).

Schwerere Formen chronischer Myometritis sind so selten, daß ein Fall
von Hueter bei 47jähriger Frau besonders erwähnt werden muß, in welchem die
lymphozytäre Infiltration von der Schleimhaut diffus auf die Muskulatur übergreift, die herdweise fettig degeneriert an Menge erheblich zurückgegangen ist.
Granulationsgewebe durchsetzt die Wand mit meist kleinen, teils großen Lymphozyten, Plasmazellen und wenigen Riesenzellen. Bakterien fehlen. Weite Lymphgefäße fallen mehr auf als die an Menge zurücktretenden Blutgefäße. Die
nicht unbeträchtliche Vergrößerung des Uterus wird durch die Infiltrate und
Bildung von Granulationsgewebe hervorgerufen. Von Schrumpfung nichts
zu sehen.

Einen ähnlichen Fall habe ich unlängst gesehen, den Herr Dr. BUTTER-MANN in Spandau operiert hat, doch besteht hier Verdacht auf Tuberkulose, so daß ich ihn bei deren Schilderung erwähnen werde (Pr 8933).

Für erwähnenswert halte ich einen Fall von eitriger Metritis in der Seiten-wand des Korpus und Kollum und Parametritis, ausgegangen von einer Ulze-ration der Portio. Den exstirpierten Uterus erhielt ich von Fräulein Dr. RIEDEL in Reichenbach bereits im fixierten Zustande, so daß bakteriologisch nichts nachgewiesen werden konnte. Der Ur-sprung, angeblich ohne voraufgegangene Verletzung der Portio, ist jedenfalls selten.

Sehr starke Grade der Myometritis fin-det man ferner unter den Fällen von Pyo-metra. Eine ungewöhnliche eigene Beob-achtung möge noch kurz geschildert werden:

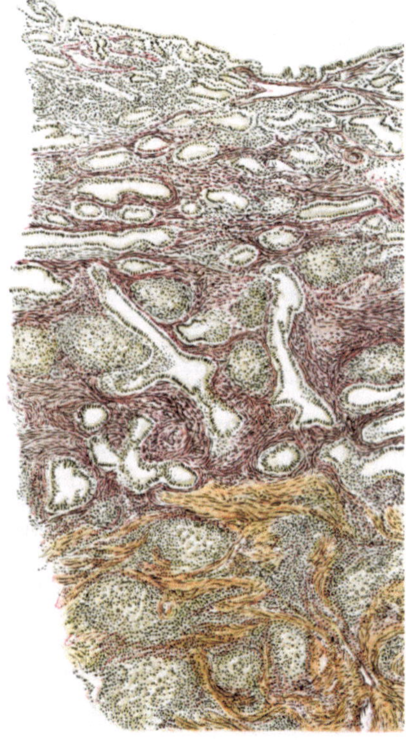

Abb. 59. Myometritis chronica. Lymphozytäre Infiltration in Schleimhaut und Muskulatur, zum großen Teil in Form umschriebener Herde, deren Zentrum größere gequollene Zellen enthält. WEI-GERTS Eisenhamatoxylin-VAN GIESON. Leitz Obj. 3. Okul. 0. Tubus 0.

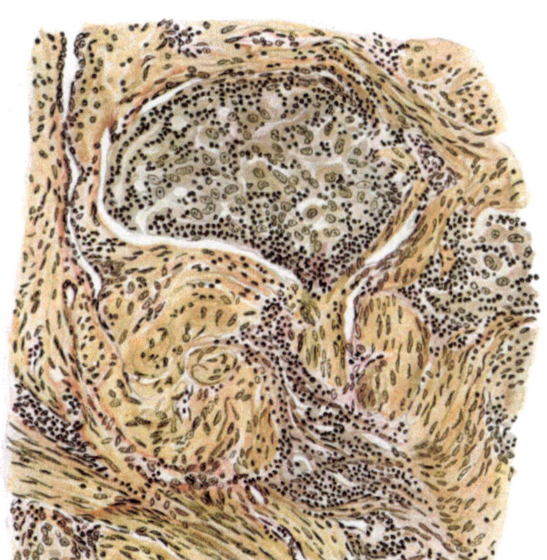

Abb. 60. Vom gleichen Falle wie Abb. 59. Die lymphozytären Herde liegen an und um kleine Lymphgefäße. Leitz. Obj. 5. Okul. 1. Tubus 10.

In der Cervix uteri Karzinom, keine Stenose, Körperhöhle normal; hoch-gradige lymphozytäre Durchsetzung der Schleimhaut, in den oberen Schichten mehr zerstreut, in den unteren Lagen und in der Muskulatur auch in Form von Herden, die den Lymphbahnen anliegen und in denen die peripheren Lagen kleine Lymphozyten dicht gedrängt enthalten, während diese in dem Zentrum der Herde einen großen aufgequollenen Zelleib haben. Im übrigen hält sich die lymphozytare Infiltration der Muskulatur überall längs der Gefäße und hat ein kleines submuköses Myom besonders stark ergriffen (Abb. 59 u. 60). Riesen-zellen waren nicht nachzuweisen. Tuberkulose-Verdacht bestand auch nicht. — J. ORTH, dem ich die Präparate zeigte, hatte ähnliches nicht gesehen.

Nebenbei sei erwähnt, daß Infiltrate und Knoten von Chloro-Leukämie von SCHLAGENHAUFER beobachtet wurden, die dem Uterus in allen Schichten ein grünliches Aussehen geben. Mikroskopisch findet sich dabei hauptsächlich im Bindegewebe Infiltration mit großen mononukleären Leukozyten.

Auch ohne geschwulstartigen Charakter der lymphatischen Leukämie
fand GEIPEL in 2 Fallen unter anderen auch die Muskulatur des Korpus gleichmäßig
hochgradig durchsetzt von Lymphozyten. Ganz klar scheint für die Verteilung
maßgeblich zu sein die perivaskuläre Lage der Lymphgefaße an den größeren
Blutgefäßen, so daß die von LAHM angenommene Beziehung zum „zytogenen
Stroma" hinfallig ist. So fand BRAKEMANN neuerdings in einem Falle von gleichmäßiger Beteiligung aller Teile der Genitalien im Gegensatze zu GEIPEL die
Schleimhaut des Uterus und der Tuben ebenfalls leukamisch infiltriert und
hebt an mehreren Stellen die perivaskuläre Anordnung der Infiltrate hervor.
Leukämische Infiltration wurde im puerperalen Uterus ebenfalls in den oberen
Schleimhautschichten und in der Muskulatur und auch an der Plazentarstelle
von LAUBENBURG gefunden. Diese Dinge gehören natürlich nicht zur Entzündung, sondern werden hier nur erwähnt, um an ihr Vorkommen differentialdiagnostisch zu erinnern. — Schließlich sei nebenbei der von älteren Autoren
beschriebenen phagedanischen Geschwüre gedacht, die den Uterus weitgehend zerstören. Man wird vorläufig der Angabe mißtrauen müssen, daß es
sich nicht um Karzinome gehandelt haben soll. Lit. s. b. BIRCH-HIRSCHFELD.

Puerperale Metritis.   (Endo-Myometritis.)

Die puerperalen Entzündungen der Schleimhaut und der Muskulatur des
Uterus nehmen, obgleich ätiologisch nicht einheitlich, was die Infektionserreger
betrifft, doch eine gemeinsame Sonderstellung ein, weil die übrigen Bedingungen, nämlich die Einrisse und großen Wundflächen und die besonderen Resorptionsverhältnisse des puerperalen Uterus schwere lokale und allgemeine Infektionen ermöglichen, wie sie sonst nicht vorkommen.

Man ist sogar bei Nennung der puerperalen Metritis derart gewöhnt an schwere verheerende Veränderungen zu denken, daß darüber die leichteren Grade ganz vergessen werden und doch sind diese ungleich häufiger, ja ein unvermeidlicher Teil bei jeder nur wenig erschwerten Abstoßung der Dezidua. Von diesen Dingen soll hier nun nicht die Rede sein und nur erwähnt werden, daß HORNUNG kürzlich durch Oxydasereaktion granulierte Zellen im puerperalen

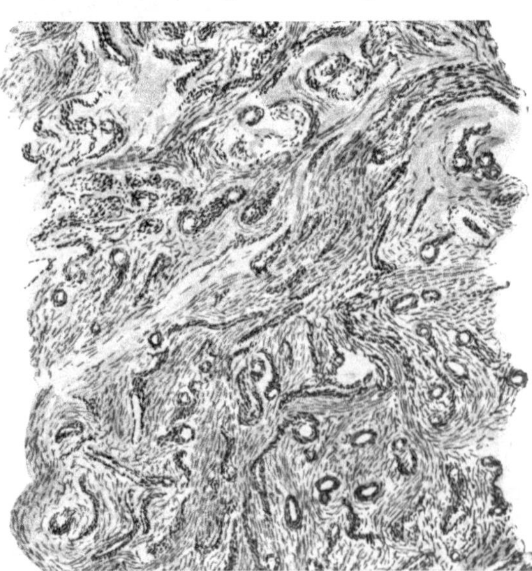

Abb. 61. Stuck Uteruswand 11 Wochen nach Abort
wegen Blutungen ausgekratzt, in den oberen Lagen
nekrotisch. In der Muskulatur auffallend dicke Kapillarwände. Himmler Obj. 3. Okul. 4. Tubus 4.

Uterus als Begleiterscheinung leichter Entzündung nachgewiesen hat. Trotzdem
diese Zellen zu den neutrophilen Leukozyten schrittweise überleiten, glaubt er
doch wohl mit Recht, daß sie aus Gewebezellen entstehen.

Ätiologie.

Die Geschichte der puerperalen Erkrankungen findet man bei FASSBENDER, die mehr die Bakteriologie als die Anatomie berücksichtigt; folgen wir ihm, so ist nach der Theorie der Verhaltung von Lochien die lange Zeit herrschende Theorie der versetzten Milch bevorzugt worden. MAURICEAU hat im 17. Jahrhundert als Erster eine Wochenbettfieberepidemie erlebt. WHITE (1772) hat die Erkrankung durch die Luft im Hospital verursacht angesehen, CRUVEILHIER (1831) erkannte sie als Wundfieber, welche er auf Miasmen zurückführte. HOLMES (1843) suchte die Kontagion durch Kadavergift nachzuweisen und SEMMELWEIS (1847) hat die Übertragung von tierischen Stoffen, einerlei ob vom Toten oder Lebenden stammend, durch den Untersucher auf den Uterus als die Ursache erkannt und seine Theorie mit größter Zähigkeit vertreten. Die moderne sehr umfangreiche atiologische Forschung (Lit. bei FASSBENDER, DÖDERLEIN) kann nur in kurzen Zügen abgehandelt werden; sie gewinnt, nachdem MAYERHOFER als erster Mikroorganismen vermutet hatte, erst Gestalt durch die Arbeit von ORTH (1873) der als erster Untersucher regelmäßig Mikrokokken nachweisen konnte, unter denen er auch später den sog. „Streptokokkus" (ROSENBACH) abbildet. Dieser steht als wichtigster Erreger der septischen Metritis obenan, wie die Untersuchungen von GOENNER (1887), DÖDERLEIN (1888) und vieler anderer Autoren ergeben haben.

Die ältere Literatur bis 1889 s. auch bei KEHRER (1889), ORTH (1893) und COUVELAIRE (1923). Die erste Züchtung von Streptokokken aus Lochien und Blut bei Puerperalfieber gelang PASTEUR (1879).

Der Hämolyse, welche bei den Abarten des Streptokokkus als Zeichen der verschiedenen Virulenz angesehen wird (SCHOTTMÜLLER, BENTHIN, FROMME u. a.), wird die Bedeutung einer besonderen Pathogenitat abgesprochen von ZANGEMEISTER, JÖTTEN, ZAZKIN, SELIGMANN, TRAUGOTT und GOLDSTROM; nach HENKEL, BÄUMER, PRUSKA ist bei der Hämolyse nur eine Einwirkung des Nährbodens maßgeblich, nicht die Kokkenart. SCHOTTMÜLLER (1911) hält den „Streptococcus putridus" besonders bei den septischen Aborten für ebenso wichtig, wie den Streptococcus erysipelatosus haemolyticus.

Der Erysipelkokkus wurde zuerst von WINCKEL als äußerst gefahrlich erkannt, ebenso von BUMM und vielen anderen.

Es werden ferner gefunden der Staphylokokkus albus und aureus, Pneumokokkus (CZEMELOBKA), Gonokokkus (NOEGERRATH, SÄNGER, MENGE und KRÖNIG, BUMM, WERTHEIM, McDONALD), Diphtheriebazillen (BUMM), selten Tetanus (SIMPSON, v. ROSTHORN, CHIARI, WERNER SPIEGEL), Influenzabazillus (THALER und ZUCKERMANN), Bacillus paratyphosus B während des Lebens und bei der Obduktion (SCHOTTMÜLLER).

Auch andere Mikroorganismen werden als Beimengungen angegeben (s. Ref. VON BRINCK 1913).

Unter den Faulniserregern steht das Bacterium coli obenan (BUMM); meist sind es gemischte Arten (SACKENREITER u. a.). — Über die Gasbazillen (Lit. bei ENGELHARD 1916) herrscht noch einige Unklarheit. Gegen die von SCHOTTLÄNDER, HAMM, HEYNEMANN u. a. hervorgehobene Bedeutung der Anaerobier wandten sich ZANGEMEISTER, TRAUGOTT, MICHALKOWICS und ROSENTHAL.

BINGOLD zuchtete den Gasbazillus in 130 Fallen von Abort. Die gasbildende Phlegmone wird von dem Bacillus phlegmonis emphysematosae E. FRÄNKEL hervorgerufen (s. a. HEYNEMANN, Mischinfektion nach SCHOTTMÜLLER in 20% der puerperalen Sepsis, s b. BRUHL, SCHEIDLER, SCHULTZE).

Die puerperale Sepsis geht nicht immer von der Uteruswandfläche aus, sondern zuweilen auch von inneren Organen, namentlich vom Endokard (SCHOTTMÜLLER).

Der durch Befunde von Infektionskeimen, besonders Streptokokken (HAUS-
MANN, KÜSTNER, LOMER, BUMM) und Staphylokokken (WINTER), FRÄNKELs
Gasbazillus (SCHUBERT) in der Vagina und in den Lochialsekreten eingeleitete
Streit über das Zustandekommen der Infektion ist dahin ausgeglichen, daß
hauptsächlich bei Stauung die Lochien ihrer keimtötenden Wirkung verlustig
gehen (endogene Infektion), im übrigen zur künstlichen exogenen Infektion reichlich Gelegenheit geboten wird, die die schweren Fälle von Wochenbettfieber
hervorrufen soll (BUMM, SCHÄFER). Die Unterscheidung der spontanen Infektion
von außen durch die Gebärende selbst oder andere Personen und die Unterscheidung der künstlichen Infektionen mit endogenen und ektogenen Keimen
(ASCHOFF) hat mehr klinisches Interesse.

Ursprünglich sind alle Infektionserreger exogen, sie erleiden aber in der
Vagina Beeinflussung, so daß die von außen künstlich eingeführten Bakterien
als die schwersten Infektionserreger gelten. Über die sekundare Infektion
von anderen Körperstellen her auf dem Blut und Lymphwege und von der
Peritonealhöhle aus ist wenig bekannt (Lit. s. b. E. FRÄNKEL, W. H. SCHULTZE,
GHON, SACHS, BENTHIN, MEISSEL, SACKENREITER, MERKEL (nach Angina), SCHIB-
KOW, BECK (retrograd von Phlebitis der Vena spermatica), SCHOTTMÜLLER.

Anatomischer Befund.

Die anatomische Seite der Forschung wurde, nachdem schon PLATER (1602
bis 1608) und MORGAGNI (1761) als Ursache des Wochenbettfiebers die Gebär-
mutterentzündung bezeichnet hatten, die MECKEL später als Metrolymphangitis
auffaßte, erst Mitte vorigen Jahrhunderts allmählich klar gestellt (nach KLOB).
Fand früher PONTEAUs Annahme, der Uterus erkranke von einer erysipela-
tösen Entzündung des Peritoneums her, zahlreiche Anhänger (wie FASBENDER
berichtet), so schließt sich KLOB der Ansicht von KIWISCH und von BUHL an,
daß die puerperalen Erkrankungen von der Endometritis ihren Ausgang
nehmen, und zwar auf Grund einer durch die uterine Wundfläche und die
Einrisse bedingten Disposition.

ROKITANSKY (1861), der übrigens außer den Verletzungen des Uterus und
der Zersetzung zurückbleibender Teile u. a. an erster Stelle schon „miasmatische
Einflüsse" als Ursachen bezeichnet, teilt anatomisch drei nicht scharf abgegrenzte Grade der Endometritis ab, die im höchsten Grade zur „Putrescentia
uteri, Metritis septica" führt und kompliziert wird mit Entzündung des subperitonealen Bindegewebes, des Eierstocks, mit Phlebitis und Lymphangitis
uterina und Peritonitis. BUHL hat dann diese anatomische Einteilung je nach
Beteiligung der Lymphangitis, Phlebitis, Peritonitis und Pyämie in Verbindung
mit den anderen oder ohne diese fortgeführt und die späteren Anatomen sind ihr
im wesentlichen gefolgt. Die lymphangitischen Prozesse, insbesondere auch ihre
Übereinstimmung mit dem Erysipel, wurden von VIRCHOW klar erkannt.

Neben der Ausbreitung auf dem Blut und dem Lymphwege wird als
dritter Weg die Tubenlichtung bis zum Peritoneum bezeichnet. Diese verschiedenen Formen der Ausbreitung gehen oft miteinander verbunden[1]. Endlich
kann Durchbruch von Abszessen der Uteruswand oder künstliche Durchbohrung
unmittelbar zur Peritonitis führen (SILVA, KAMNIKER u. a.).

Die Folgen der Entzündung sind von allgemeinen Bedingungen. von der
Bakterienart, von der Stelle der Infektion und von den Ausbreitungswegen
abhängig. Die Thrombophlebitis und Thrombose setzt sich zusammenhängend

---

[1] Man liest oft von der „hämatogenen" und „lymphogenen" Ausbreitung statt lymphatische, hämatische oder hämangische und lymphangische. Weder die Entzündung
noch die Ausbreitung „entsteht" in den Gefäßen.

oder gelegentlich durch Verschleppung von Thrombenteilchen oder Bakterien bis in die größeren Venen und deren Umgebung im Becken und Bauch fort; Thromben und Infektionskeime gelangen in die Lungen und durch sie hindurch nicht selten in die Nieren und machen Abszesse. Die lymphatische Ausbreitung beruht auf Verschleppung der Bakterien, sie macht häufiger Mitralerkrankung (R. KÖHLER) und Peritonitis mit häufig abgekapselten Eiteransammlungen an verschiedenen Stellen, während die Ausbreitung durch die Tubenlichtung hauptsächlich Eiteransammlung im Cavum Douglasii zur Folge hat (KÖHLER). Die Beteiligung der übrigen Organe nach ihrer Häufigkeit hat kürzlich KÖHLER bewertet.

Je nach Tiefenausdehnung des entzündlichen Prozesses ist Endometritis und Myometritis zu unterscheiden, an die sich Peri- und Parametritis anschließen.

Die durch Lochial- und Plazentarretention und Druckverletzung begünstigten Fäulnisvorgänge führen in leichten Graden zu geringer eitriger Endometritis; die sich nach Entfernung des Gebärmutterinhaltes zurückbildet unter Nachlassen des Resorptionsfiebers. In schweren Graden kommt es zur Nekrose der Schleimhaut oder gar der Muskulatur hauptsächlich im Gebiete gequetschter Teile der Zervix (Druckbrand) mit Abstoßung ganzer Stücke (vordere Muttermundslippe) und Fistelbildung zwischen Zervikalkanal mit Scheide oder Blase oder beiden zugleich. Die Metritis putrida s. gangraenosa kann sich tief in die Uteruswand fortsetzen unter Umwandlung in eine sehr weiche schmutzige graugrüne oder dunkelbraune Masse von fauligem, sehr üblem Gestank. Gangrän des Uterus nach Abort (BICHAT, JOB, RICHTER). Herdförmige und diffuse Gangrän bei puerperaler Gasbrandinfektion (BRÜTT). Nach WEINZIERL soll die Gangrän des Uterus namentlich häufig früher in Rußland vorgekommen sein. Die Literatur wird von WEINZIERL (1927) besprochen und ein Fall von totaler Uterusgangrän eingehend beschrieben, der zum Durchbruch und Peritonitis geführt hatte. Die Infektionserreger waren gemischt, überwiegend Staphylococcus pyogenes aureus, Streptokokken, Pseudodiphtheriebazillen, Koli- und Korynebakterien. Es wird von den Autoren wiederholt betont, daß auch Trauma in der Ätiologie der Gangrän mitspiele nicht nur, indem sie Eingangspforten für Infektion schaffe, sondern auch durch schwere Kreislaufstörung, infolge von Druck u. a. A. bei spontaner und durch Arzneigaben hervorgerufener lange dauernder tetanischer Kontraktion des Uterus wird Ischämie die Gangrän fördere. Auch lokale Ätzmittelanwendung wird in einigen Fällen beschuldigt; Literatur bei WEINZIERL (1927).

Metritis dissecans.

Durch Abstoßung der gesamten erkrankten inneren Wandschichten nach Demarkation (Metritis dissecans) kann Heilung der Gangrän eingeleitet werden (Lit. über Metritis dissecans: BECKMANN, v. FRANQUÉ, DOBBERT, GEBHARD, HÖCHSTENBACH, RAUSCHENBERGER, RISCH, DE MONCHY, GRÄFENBERG, ROTTHAUS, WFINZIERL).

Die Ausstoßung kleinerer oder großer, meist handtellergroßer Sequester — sogar der ganze Uterus kann absterben — wird von einzelnen Autoren wie ein Krankheitsbild eigener Art beschrieben, ist jedoch nur eine Teilerscheinung der meist bakteriellen Entzündung, überwiegend häufig im Wochenbett, geht auch mit abszedierender Entzündung gelegentlich einher (VON FRANQUÉ), Endometritis phlegmonosa. Die Erreger der Entzündung sind verschiedener Art, meist natürlich Streptokokken. Das Absterben der Stücke unter allseitiger

Stase, Thrombose wird zuweilen auch durch Verletzungen begünstigt, Quetschungen, Druck u. a., gelegentlich durch Diabetes mellitus (Liepman). Unter einzelnen Fällen, die bei uns zur Beobachtung kamen, war einer außer durch Infektion mit Streptokokken scheinbar mit verursacht durch Sekale, das bei längerer Anwendung auch zur Gangrän der Zehen geführt hatte (Caffier). Die ausgestoßenen Stücke sind mikroskopisch an der Bündelbildung gerade noch als Muskulatur erkennbar. Ferner ist hochgradige Gefäßstauung Thrombose, in allen Fällen massenhaft Bakterien in den Gefäßen und in ihrer Umgebung, zuweilen

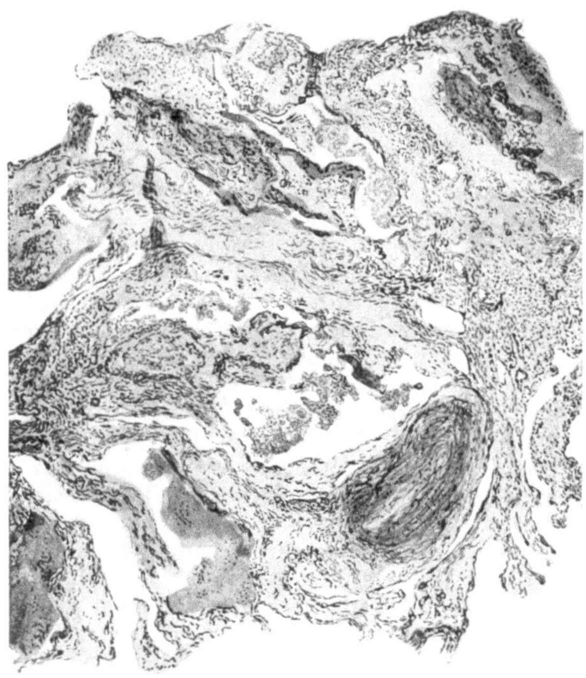

Abb. 62. Endometritis septica mäßigen Grades von einer Wochnerin, die 7 Tage nach Geburt durch Uterusexstirpation am Leben erhalten worden ist. Blutgefäßerweiterung in der Schleimhaut, Thromben, Infiltration, Nekrose. Hamalaun-Eosin. Himmler Lupe. Okul. 4. Tubus 16.

perivaskuläre Infiltration festzustellen. Das zurückbleibende Wundbett besteht aus Granulationsgewebe und gelegentlich Abszeßhöhlen. Mit der Ausstoßung kann Heilung erfolgen. Zuweilen geht aber die Infektion darüber hinaus und führt zu allgemeiner Sepsis (Liepmann, Lehmann).

Histologisch ist in 4 eigenen Fällen außer der Stase in den erweiterten Gefäßen die hochgradige Verwaschung der Struktur des Gewebes am meisten auffällig.

Bei Anwesenheit gasbildender Bakterien bildet sich ,,Tympania uteri", ,,Physometra", ,,Metritis emphysematosa" (Bacillus emphysematosus F. Fränkel). Marx schildert bei Infektion mit Gasbazillen nach Abort eine bienenwabenartige Höhlung der Uteruswand mit Abhebungen an der äußeren Oberfläche, die zu Verwechslung mit Traumen führen könne; er fand grampositive Kokken und Stäbchen. Ebenso fanden wir emphysematöse Metritis und alle inneren

Organe schaumig mit Bacillus emphysematosus und Streptokokken. Nebenbei bemerkt sollen nach MARX Gasbazillen Dehiszenzen der Schleimhaut hervorrufen, die mit traumatischen verwechselt werden könnten.

E. FRAENKEL selbst fand in 7 Fällen stets den FRAENKELschen Gasbazillus, dessen Gasproduktion die Muskulatur auseinanderreiße und zur Nekrose derselben führe. Auch die Gefäßwand nekrotisiere unter Blutaustritt. Stase, Leukozytenthrombose folge. Bei Metritis emphysematosa wurde bei uns (PHILIPP) ebenso wie von BINGOLD der Bacillus emphysematosus im Blute der Lebenden gefunden. An der Leiche war die Haut, alle Weichteile, auch der Uterus, die Bauchhöhle durch Gas riesig aufgetrieben. Die allgemein pathologische Frage,

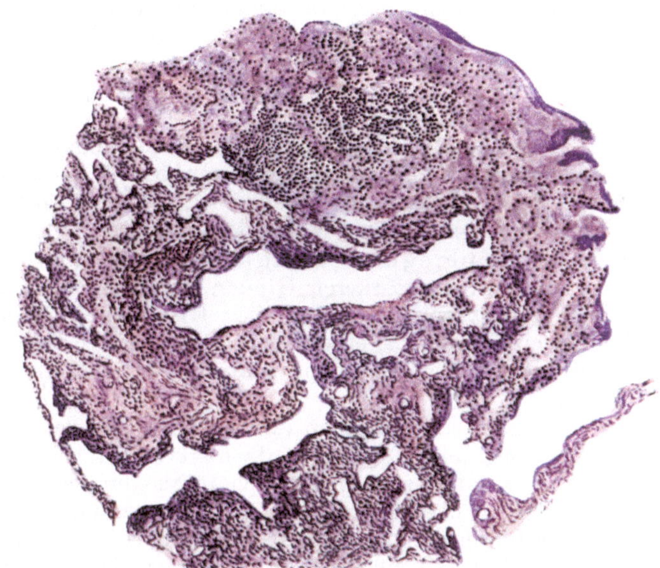

Abb. 63. Von demselben Falle wie Abb. 62, obere Schleimhautlage. Das Epithel in den drusigen Raumen zum Teil zerstort. Diffuse kleinzellige Infiltration. Himmler Obj. 3. Okul. 1. Tubus 20.

ob das „Emphysem" zum Wesen der Entzündung gehöre, ist hier nicht zu erörtern; in allen Fallen fanden wir Erscheinungen lebhafter Entzündung. Thrombose gehört auch nicht dazu (GHON); hochgradige Thrombose mit hämorrhagischer Infarzierung (WERMBTER) wurde bereits im Abschnitt „Kreislaufstörungen" erwahnt.

Einen Fall von Gasbrand (Tympania uteri und Physometra) aus unserem Institute hat KAMNIKER beschrieben unter Berücksichtigung der neueren Literatur.

Die Gasphlegmone kann auch auf Myome übergehen „Physomyoma" (HEIL).

Die noch nicht brandig gewordenen Wandschichten des gangränösen Uterus bei Streptokokkeninfektion sind ödematös geschwollen hyperämisch und von blutig eitriger Absonderung durchsetzt. Histologisch ist je nach der Tiefenausdehnung die Schleimhaut oder auch ein Teil der Muskulatur in eine unkenntliche Zerfallsmasse verwandelt, in welche nur wenige Gewebstrümmer Leukozyten und außer den Fäulniserregern zahlreiche Arten von anderen pathogenen und nicht pathogenen Mikroorganismen in sehr großer Menge nachweisbar sind. Auch die frischen Thromben in den mitergriffenen Gefaßen erweichen unter dem

Einfluß der Fäulniserreger, „putride Thrombophlebitis". Gegen das erhaltene Gewebe zu überwiegen die Ansammlungen von Leukozyten und bilden den Demarkationswall gegen das nekrotische Gewebe, nach dessen Abstoßung Vernarbung durch Granulationsgewebe folgt.

Bei der septischen Infektion beschränkt sich ebenfalls die Entzündung zuweilen in der Hauptsache auf das Endometrium, denn ganz unbeteiligt ist niemals das Myometrium. Die oberflächlichen Lagen des Uterus, besonders an der Plazentarstelle erscheinen als schmutzig graue Beläge ähnlich wie bei Diphtherie, daher spricht man auch von „Endometritis diphtherica"; unter den meist nicht leicht entfernbaren Schorfen ist die Wand stark gerötet blutreich.

Mikroskopisch besteht die obere Lage (Abb. 62 und 63) aus einem Faserwerk von Fibrin mit Leukozyten und Mikrokokken in Haufen, in dem Gewebe darunter sind die Gefäße sehr stark erweitert und blutgefüllt. Starke Durchsetzung mit Leukozyten und einzelnen Mikrokokkenhaufen geben das Bild der eitrigen Entzündungen. Nach einiger Zeit treten zahlreiche Plasmazellen auf (Hagiwara). Die septische Myometritis schließt sich meistens an die Endometritis an, kann aber auch ohne wesentliche Beteiligung der Schleimhaut starke Grade annehmen. Die Anatomen unterscheiden je nach Art der Ausbreitung phlegmonöse, lymphangitische und thrombophlebitische Myometritis, die auch miteinander verbunden auftreten.

Bei der Myometritis phlegmonosa ist die Wand anfänglich teigig weich ödematös blutig durchsetzt, in starkeren Graden durch Eiterbildung zwischen den Muskelbündeln gelblich sulzig oder speckig. Histologisch ist das ödematös durchtränkte Bindegewebe mit Eiterkörperchen und Bakterienhaufen durchsetzt. Literatur über die Phlegmone emphysematosa s. b. E. Fränkel, W. H. Schultze, Ghon, M. Sachs.

Auch kommt Phlegmone mit Gangrän (Metritis dissecans) vor. Sehr häufig verbindet sich Phlegmone mit Metrolymphangitis und beide Arten gehen leicht auf das Parametrium über. Die Lymphangitis durchsetzt mit gelblich eitrigen Massen in strangförmiger Anordnung die Muskelwand und das umgebende Bindegewebe; zunächst werden die Lymphgefäße stark erweitert auf Querschnitten kreisrund; nach Zerstörung ihrer Wand bilden sich aber unregelmäßig geformte Abszesse.

Entsprechend findet man mikroskopisch die Lymphgefäße mit Leukozyten und Bakterien gefüllt, die Lymphe geronnen, die Wand stellenweise zerstört und phlegmonöse Ausbreitung der Eiterung in der Umgebung

Bei der Metritis thrombophlebitica endlich, die meist mit Endometritis diphtherica einhergeht, ist die Wand weich verdickt, die großen Gefäße haben verdickte gelblich rötliche Wandung und sind mit großen eitrigen Thromben gefüllt. Der Prozeß setzt sich auch bis in die großen Bauchvenen und in die Vena cruralis fort. Im Vordergrunde des mikroskopischen Bildes steht die eitrige Phlebitis mit sehr reichlicher leukozytärer Einschmelzung der Thromben. Über die Thromben besteht eine besondere Literatur von mehr allgemein pathologischem Werte, wobei namentlich die Frage von Bedeutung ist, ob die Infektion Ursache oder Folge der Thrombose ist (s. Aschoff, Bumm, Duffek). (Literatur über Abszesse b. v. Franqué, Sauvé, Pielsticker.)

Aschoff und sein Schüler Duffek heben hervor, daß schon während der Gravidität in der Schleimhaut und in den inneren Muskelschichten Thromben entstehen und daß die durch chorioepitheliale Zellinvasion geschädigten Gefäße sich nicht kontrahieren. Die regressiv entstehenden Fermente bringen das gestaute Blut zur Gerinnung. Es folgt Infektion, und leukozytäre Reaktion in der Wand thrombosierter Venen; sekundäre Thrombophlebitis.

Außer den Koagulationsthromben finden sich gelegentlich auch durch septische Infektion Abscheidungsthromben, darin Bakterien, Leukozyten und Fibrin um das Zentrum. Die Mikroorganismen werden bei der Thrombenbildung abgefangen (DUFFEK).

Über 2 Fälle von schweren hämorrhagischen Infarkten mit phlebitischer Thrombose infolge schwerer Infektion habe ich schon oben unter Kreislaufstörungen (S. 110) berichtet.

Die Metritis führt entweder zum Tode oder kann ausheilen. Die Sepsis ist die häufigste Todesart; sie muß nicht immer von der Endometritis ausgehen, sondern kann auch von anderen Stellen eintreten, wie oben bemerkt. SCHOTT-MÜLLER unterscheidet bei den oben genannten Krankheitsbildern verschiedene Erreger der Sepsis. Saprophyten bringen keinen pathologischen Vorgang zustande. Die Parametritis lymphatica ist bezeichnend für den Streptococcus pyogenes haemolyticus. 50% heilen aus. Toxine, nicht Bakterien rufen hierbei Peritonitis hervor.

Sehr viel häufiger ist die Sepsis thrombophlebitica, deren akute Form hauptsächlich durch den Staphylococcus aureus und Streptococcus haemolyticus veranlaßt wird. Das Krankheitsbild wird von den Metastasen beherrscht. Bei der zwar akut einsetzenden aber subakut und chronisch verlaufenden Form soll der anaerobe Streptococcus putrificus oft gefunden werden. Die Ausbreitung auf die Parametrien mit Abszedierung und Durchbrüchen und auf die Adnexe führt meist zum Tode.

Die septische Endokarditis wird nur selten durch Streptococcus putrificus und Pneumokokkus, zuweilen durch Streptococcus haemolyticus und meistens durch Staphylococcus albus und aureus hervorgerufen. Gasbrandbazillus ruft oft nach kriminellem Abort Sepsis hervor und macht bei instrumentellen Verletzungen auch Gangrän des Uterus, aber nur selten.

Über die Heilungsvorgänge der puerperalen Endometritis ist wenig bekannt. Das Granulationsgewebe hinterläßt einzelne narbige Stellen und zuweilen längere Zeit atrophische Schleimhaut. Hämosiderin, das sonst im Gefolge von Blutaustritt in das Schleimhautgewebe fast nie gefunden wird, ist in Anschluß an entzündliche Vorgänge im puerperalen Uterus öfters nachweisbar.

Die Involution des puerperalen Uterus ist gestört. Nach Geburten und Aborten werden bekanntlich die Gefäßwände in den unteren Schleimhautlagen und in oberen Muskellagen hyalin nekrotisch. Bei entzündlichen Vorgängen kann die hyaline Nekrose auch das übrige Gewebe in größerer Ausdehnung befallen. Scheinbar unbekannt ist als Folge des gestörten Puerperiums und des entzündlichen Abortes eine auffallende Verdickung der Kapillare, so daß zuweilen der Eindruck eines Angioms entsteht (Abb. 61).

Deziduabildung bei Metritis.

Ein ganz anderes Gebiet als die sog. Endometritis decidua (VIRCHOW) betrifft die Neigung der durch Entzündung zellig veränderten Teile zu dezidualer Reaktion, die wir während der Schwangerschaft ziemlich häufig in der Schleimhaut bei Endometritis cervicis und Erosion finden. Diese Dinge gehören in das Gebiet der ektopischen Deziduabildung und diese kommt auch im Gebiete von Adhäsionen am Perimetrium und subserös bei seroepithelialer Wucherung am Uterus vor. Es soll nicht geleugnet werden, daß subseröse Deziduabildung am Uterus (SCHMORL) auch durch Dehiszenzen begünstigt wird, aber diese rufen eine ähnliche Zellneubildung hervor wie die Entzündung (vgl. Kap. Menstruation, Polypen, Adenomyosis und Endometritis).

XIII. Erosion und Ulzeration der Portio vaginalis uteri.

(Herpes, Aphthen, Pemphigus, spitze Kondylome.)

Die Geschichte in der Literatur über diese Leiden ist recht mannigfaltig. Joulin, C. Braun beschreiben schnell vergehende, große, wasserhelle Blasen an der Portio als Pemphigus. Courty identifiziert die verschiedenen Arten der Erosion mit den Hautleiden; Erythem, Ekzem, Herpes, Akne, Pemphigus. Joulin schildert den Pemphigus als eine einzige, in wenigen Tagen spontan verschwindende große Blase mit wasserhellem Inhalt. Lisfranc unterschied Phlyktäne und herpetische Erosion, von denen die letztere nach Scanzoni der „aphthösen Form" entsprechen soll, welche nach Klob auf Aufhebung des Epithels durch Transsudat beruht. Anatomisch unterscheidet Klob von dieser durch krankhaft veränderte Blutmischung entstandenen herpetischen Form noch die Mazeration des Epithels.

In den neueren Lehrbüchern ist von allen diesen Dingen kaum die Rede; Aphthen wird gelegentlich erwähnt (Oppenheim, Neumann u. a.) und eine einwandfreie Beschreibung des Herpes mit nachfolgender Erosion gibt Oppenheim in Wort und Bild. Ein Erythema exsudativum multiforme, das von der Vulva bis auf die Portio vaginalis übergriff und zu Ulzerationen führte, schildert Holzschuh. Binnen 4 Tagen bildete sich aus dem Bläschen eine schmierig gelblich weiß belegte Stelle mit stark infiltriertem Bindegewebe mit Epitheldefekt. Starke perivaskuläre leukozytäre Infiltration, Erweiterung der Blutgefäße mit Endotheldefekt, stellenweise Nekrose. Solche Erkrankungen. auch Aphthen, mag vorkommen, die alltägliche uns zu Gesichte kommende Erosion hingegen stellt meist einen sehr chronischen Prozeß dar.

Spitze Kondylome erwähnt Oppenheim ebenfalls; ich habe sie in einigen Fällen ebenfalls gesehen in Verbindung mit Erosion. Der Zusammenhang der Erosion mit der Ulzeration, ihre entzündliche Entstehung ist nur allmählich anerkannt worden. Dem entgegen wurde die Erosion durchwegs als Eversion der Zervixschleimhaut, welche zuerst von Tylor Smith, dann von Emmet beschrieben wurde, und als narbiges Ektropium (Roser) angesehen, so von Cornil, Bouilly u. a., obgleich schon 1864 Bennett Ulzeration der Portio bei Jungfrauen und kinderlosen Frauen beschrieben hatte. Roser erkannte freilich, daß sich an das Ektropion und Eversion auch Erosion der Umgebung anschließt, ebenso Bouilly.

Boivin und Dugès haben den Namen „Granulationen" eingeführt; diese entstünden hirsekorngroß aus der entzündlichen Hypertrophie von Schleim liefernden Follikeln; durch Zugrundegehen der Follikel werde später daraus die Ulzeration; diesen Angaben schließt sich Gallart an. Noch lange Zeit hindurch blieb der Begriff des Follikels unklar und wurde später mehr und mehr auf die Epithelzysten (Ovula Nabothi) angewendet.

Die echte granulierende Erosion nennt Fischel erosive Geschwüre zum Unterschiede von der Ruge-Veitschen „Erosion".

Als entzündlich entstanden gelten Erosionen und Ulzerationen bei Bennett, Aron, Nonat; als Folgen einer Anschoppung (Lisfranc, Duparcque) oder einer Leukorrhöe (Gosselin, Tylor Smith).

Tylor Smith (1852) unterschied bereits unsere jetzige Erosion mit fehlendem Epithel als einziger Erscheinung von den Ulzerationen verschiedener Grade, unter denen er Defekt der Papillen, Erosion und eigentliche Ulzeration abgrenzt.

In fast allen Arbeiten fanden die „Follikel" immer besondere Beachtung; sie spielen eine mehr passive Rolle bei LEBERT, oder eine ätiologisch wichtige bei GALLARD. Wie von „Follikeln", ein Ausdruck, den man mit ORTH nunmehr abgelehnt hat, so ist auch bei den Ulzerationen viel von Follikularabszessen und -geschwüren die Rede, die bei zahlreichem Auftreten mit varikösen Gefäßen durchzogen von VIRCHOW als Acne hyperplastica bezeichnet werden.

Auch C. MAYER hatte die Erosion richtig als Defekt des Epithels bezeichnet, doch glaubte er, daß die Papillen auswüchsen, was C. RUGE und VEIT bestritten. C. SCHRÖDER, der sich MAYER anschloß, glaubte, die Papillen könnten auch fungös wuchern.

ORTH erhebt die Frage, ob das Epithel erst abgeschunden und mazeriert sei und dann eine granulierende Entzündung gefolgt sei oder ob durch primäre Entzündung im Bindegewebe die Bläschenbildung und Abhebung des Epithels erfolgt sei.

Das Interesse wandte sich von den die Entzündung betreffenden Fragen dem Epithel zu, welches auf und unter der Oberfläche gefunden wurde. So führte zu sehr lebhaften Gegensätzen auf der einen Seite die RUGE-VEITsche Theorie, nach welcher gar keine echte Erosion besteht, sondern nur die oberen Plattenepithellagen untergehen, während die basale Zellschicht bestehen bleibt und Drüsen bildet und andererseits ihr entgegen FISCHELs Mitteilungen über das im Kap. II abgehandelte kongenitale Ektropion, welches er der Erosion der Erwachsenen gleichstellte. Beide Theorien sind als unrichtig erkannt worden (R. MEYER, ADAIR). Als Vorgänger von RUGE und VEIT hat bereits GALLARD einschichtiges Epithel auf den Granulationen der Erosion nachgewiesen.

Das Interesse für die Herkunft der Zysten (Ovula Nabothi) ist zum Teil schon älter; WAGNER hielt sie für Retentionszysten, ROKITANSKY ließ sie an Ort und Stelle neugebildet sein (Proliferationszysten KLOB). Von KLOTZ wurden die Drüsen unter der normalen Oberfläche der Portio als unabhängig von der Erosion bezeichnet. MÜNZBERGER, später GOTTSCHALK, SCHOTTLÄNDER erkannten richtig, daß Zervikaldrüsen von höher gelegenen Teilen des Zervikalkanals her durch die Substanz der Portio hindurch wachsen und glaubten, daß dieses zur Erosion führe.

RUGE und VEIT, ebenso wie schon vorher FRIEDLÄNDER halten auch dafür, daß alle Drüsen unter der Portiooberfläche pathologisch entstanden sind, aber vom Oberflächenepithel her.

ABEL und LANDAU verkennen unser zweites Heilungsstadium, in welchem die Erosionsdrüsen vom Plattenepithel erobert werden (s. w. u.) und glauben umgekehrt, daß das Plattenepithel Zapfen bilde, die später hohl und zystisch werden „genuine Erosion", ähnlich VÖRNER.

Mit der Heilung der Erosion beschäftigte sich HOFMEIER bereits 1879; er schildert die Umwandlung des Zylinderepithels in Plattenepithel, Eindringen des letzteren in die Drüsen mit Abschnürung der Drüsen.

Der Ausgang in Karzinom wird viel beachtet in den Diskussionen RUGE-VEIT u. a.: auch ORTH erörtert ihn und GOTTSCHALK legt ihm große Bedeutung bei; der Zusammenhang ist nicht oft bewiesen, jedoch ist die Erosion eine so haufige Erscheinung bei alteren Frauen, daß sie einen Einfluß hat.

Ich habe (1928) an mehreren Fällen gezeigt, daß auch das Plattenepithelkarzinom im Erosionsbereiche entstehen kann. An der Portio ist die Frage einfacher zu beantworten als am Magen, weil dort die „Erosionsdrüsen" auf der Außenfläche der Portio beweisen, daß kleine Karzinome tatsächlich im Bereiche der Erosion und Ulzeration entstehen.

Wenn KAUFMANN im Lehrbuche sagt: „Manche halten die meisten Fälle von Erosionen fur Eversionen (Ektropium)", so ist das nicht für die Jetztzeit gültig; aus der Eversion kann, wie schon BOUILLY, ROSER u. a. erkannt, Erosion hervorgehen, auch können beide Leiden verwechselt werden. Im übrigen scheint die Erosionsfrage geklärt, insofern die entzündliche Ätiologie als die wichtigste feststeht, zweitens die Herkunft der Schleimepithelien aus verschiedenen Quellen angegeben wird, aber immer aus bereits vorhandenen Schleimepithelzellen, und endlich daß die Oberflächenbekleidung mit Zervixepithel erst als Folge einer voraufgegangenen echten Erosion aufgefaßt wird. In diesen wesentlichsten Punkten halte ich die Erosionsfrage durch meine Arbeiten und die meines Schülers ADAIR für abgeschlossen. Die größte Schwierigkeit hat die richtige Beurteilung immer dadurch erlitten, daß man so selten das echte erste

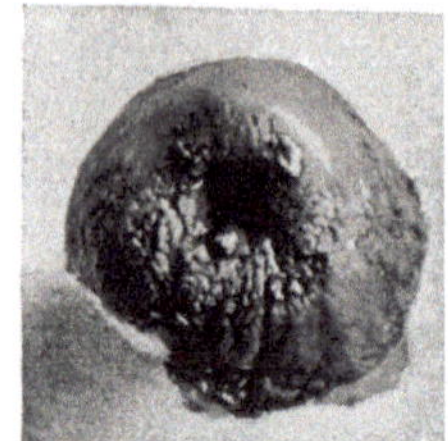

Abb. 64. Granulierende Erosion.
Photogr. 3 : 4.

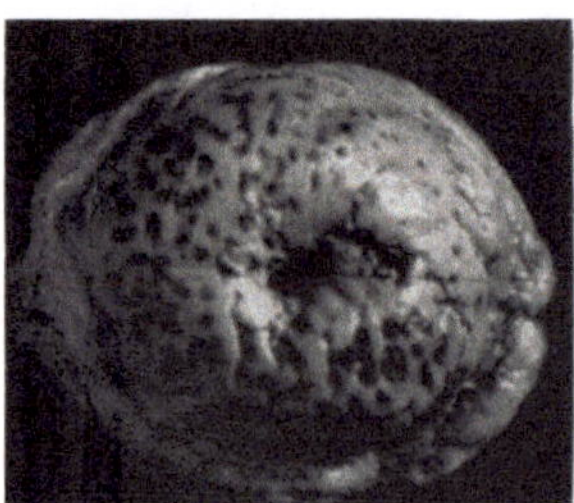

Abb. 65. Fleckweise Erosion. Heilung.
Photogr. 1 : 1.

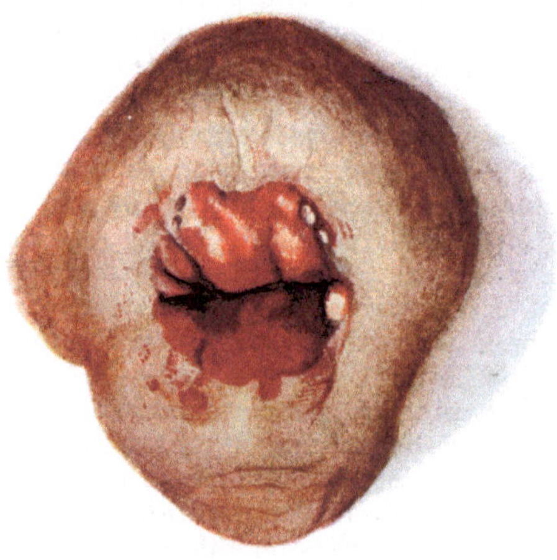

Abb. 66. Ektropion mit unregelmaßiger, teilweise in Heilung begriffener Erosion. (Zeichnung von CARL RUGE.)

Erosionsstadium zu Gesicht bekommt, weil die Überhäutung mit Schleimepithel sehr schnell folgt. Daraus erklärt sich die Aussage ASCHOFFs, daß die Erosio glandularis sehr viel häufiger sei als die Erosio granularis. Diese ist eben das kurze voraufgehende Stadium, die jene das nachfolgende länger dauernde. Nur die tiefer greifende Ulzeration bei schweren Entzündungen bleibt längere Zeit bestehen. — Die Erosio portionis teilt das Schicksal zahlreicher anderweitiger leichter Entzündungen, daß sie selten gesehen und deshalb ihre Entstehung und ihre Folgen verkannt werden.

Ätiologisch sind bakterielle Infektion und Traumen, insbesondere Zervixrisse und Reibung bei Prolaps an erster Stelle zu nennen; ferner Ätzungen und Verbrennungen mit nachfolgender Infektion; neuerdings Strahlenbehandlung, Eversion und Ektropion haben zur Erosion nur insofern ursächliche Beziehung, als das an die Außenfläche tretende Zervikalepithel für manche Infektion empfänglicher oder durchlässiger ist als Plattenepithel (ORTH).

Unter den infektiösen Keimen ist keiner von besonderer Häufigkeit herauszuheben. Unter den selteneren, wenn auch nicht als spezifisch erwiesenen Erregern sind die bei Aphthen (OPPENHEIMER, NEUMANN) und bei Erythema exsudativum multiforme (HOLZSCHUH) zu nennen; bei letzterem grampositive Stäbchen und grampositive aerobe und anaerobe Diplokokken.

Makroskopisch stellt sich die echte Erosion an der Lebenden als starke Rötung meist in Form eines Hofes um den äußeren Muttermund dar, selten bis zum Vaginalgewölbe hin. Meist ist sie gegen die gesunde Oberfläche etwas vertieft und etwas rauh. Eine ganz glatte, glänzende, rote oder rotblaue Oberfläche bedeutet bereits eine Überkleidung mit Zylinderepithel, sog. „Pseudoerosion"; auch die inselförmigen „Erosionen" sind meist solche überhäuteten Partien, oder doch rezidivierende Entzündungen (s. w. u.) Abb. 65 u. 66.

Dazu gesellen sich später die abgeschnürten Zysten, Ovula Nabothii.

Die echte Erosion wird nur selten gesehen, sie geht meist in Ulzeration über. „Erosio granularis" beruht meist schon auf Bildung von Granulationsgewebe.

Histologische Beschreibung.

Der Ablauf einer Erosion ist schwierig zu verfolgen, weil oft baldige Überhäutung mit Zervikalepithel und heterotope Wucherung desselben, später Ersatz durch Plattenepithel, Überbleiben des gewucherten Zervikalepithels in der Tiefe, Abschnürung von Zysten, Platzen derselben und vor allen Dingen Wiederaufleben der Entzündung folgen und wiederholt hin und her wogen. Von entscheidender Bedeutung wurde die Untersuchung an großem Material mit Muzinfärbung (R. MEYER). Danach ist Umwandlung der basalen Zellschicht des Plattenepithels in Zervikalepithel ausgeschlossen.

Keine Erosion der Portio besteht ohne Entzündung. Lymphozytäre Infiltration, der sich bald Plasmazellen zugesellen, meist diffus oder

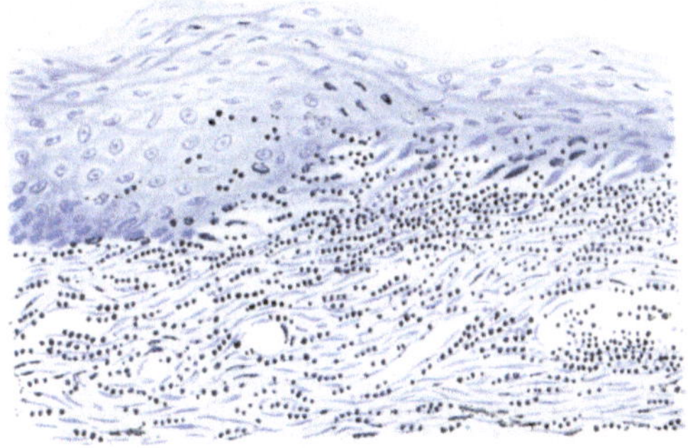

Abb. 67. Zerstörung des basalen Epithels durch Infiltration bei beginnender Erosion. Leitz Obj. 3, Okul. 3. Tubus 20.

streifig, seltener in umschriebenen Herden dringt gegen die Oberfläche unter Quellung der Bindegewebs- und elastischen Fasern. Nach WALTKES Meinung dringt kleinzellige Infiltration erst subepithelial vor und durchbricht die Elastika von außen nach innen, was ich nicht als allgemeingültig anerkenne. Das Epithel der Oberfläche degeneriert (Abb. 67), wird nach Zerstörung der basalen Zellreihen zuweilen blasig abgehoben, auch durch seröses Exsudat und Bluterguß aus den strotzend gefüllten Kapillaren. Das Sekret auf der Oberfläche enthält Schleim und abgestoßene Epithelien.

Der durch die Entzündung veränderte Schleim des Zervikalkanals und bei Rezidiven der Schleim aus alten Erosionsdrüsen hilft durch Mazeration bei der Auflösung des Plattenepithels.

Zu der stellenweise geringfügigen „Erosion" gesellt sich an anderen Stellen Ulzeration. In leichten Fällen kann Granulationsgewebe vermißt werden, die Infiltration schwindet nur unvollständig und es beginnt die Heilung durch Überhäutung, welche fast ausnahmslos zuerst von Epithelien zervikalen Aussehens kurz von Schleimepithel eingeleitet wird, weil dieses meist in unmittelbarer Nachbarschaft zur Verfügung steht und gegenüber der Entzündung viel lebensfähiger bleibt. Diese Überhäutung mit Schleimepithel wurde klinisch, wie oben gesagt, für Erosion gehalten und wird deshalb auch Pseudoerosion genannt (AMANN,

R. Meyer); ich habe sie als **erstes Heilungsstadium** bezeichnet. Das oberflächliche Schleimepithel hat verschiedene Herkunft, teils direkt vom unmittelbar angrenzenden Oberflächenepithel des Zervikalkanals her, nur ausnahmsweise vom Epithel kongenitaler Pseudoerosionsreste, zum Teil jedoch von heterotop unter der Oberfläche der Portio im entzündlichen Gewebe der Mucosa portionis fortwuchernden Schleimepitheldrüsen der Zervikalschleimhaut. Diese sind zugleich ein Teil dessen, was man „Erosionsdrüsen" nennt, ein anderer Teil der letzteren entsteht wirklich aus dem neuen Epithelüberzug der Pseudoerosion durch Faltung und Einstülpung von der Oberfläche her. In einem Falle fand ich eine geradezu fistulös zu nennende Durchwucherung der Portio von der Schleimhaut des Zervikalkanals her zur Außenfläche der Portio nahe dem hinteren Scheidengewölbe. Die meisten zur Untersuchung kommenden „Erosionen" sind Rezidive, bei denen sich in erster Linie die alten, abgeschnürten, aus früheren Erosionsdrüsen entstandenen Zysten, nachdem sie geplatzt sind (Abb. 68), an der neuen Epithelialisierung der wieder entblößten Oberfläche beteiligen.

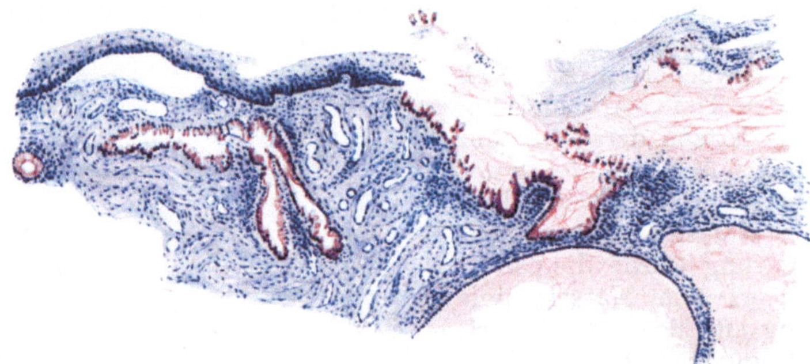

Abb. 68. Vorgeschrittene rezidivierende Erosion; links blasig abgehobenes Plattenepithel, in den basalen Zellagen degeneriert; rechts Plattenepithel stärker degeneriert, durch Schleim mazeriert. In der Tiefe rechts abgeschnurte Zysten. Links in den Drusen das Epithel durch entzundliche Infiltration beschadigt. Muzikarmin. Hamalaun. Leitz Obj. 3. Okul. 0. Tubus 0 (3 : 4).

Das Entstehen der Erosion ist höchst einfach ein Schwund des Epithels durch Entzündung. Diese beginnt fast immer vom Zervikalkanal oder von einer Eversion her, kurz im Gebiete der Zervikalschleimhaut, die der Infektion leichter zugänglich ist als das Plattenepithel. Deshalb beginnt die Erosio portionis meist an der Epithelgrenze, am äußeren Muttermunde, soweit keine Eversion besteht.

Die eben genannte Überhäutung der Erosion mit Schleimepithel erfolgt, weil dieses auf dem entzündlich infiltrierten „feuchten" Boden heimischer, widerstandsfähiger, mehr angepaßt ist, als das an „trockenen" Boden gewöhnte Plattenepithel. Das weitere Geschick dieses ersten Heilungsstadiums hängt nun von der Dauer und Stärke der Entzündung ab, die von Fall zu Fall und im selben Falle örtlich wechselvoll ist. Zeitweises Nachlassen „Remissionen", Wiederaufblühen der Entzündung „Exazerbationen" und „Rezidive" neue Infektionen bedingen die weiteren Vorgänge.

Wenn die Entzündung zunimmt, so kann selbst dem Schleimepithel der Boden zu feucht werden, es wird eingeschmolzen. Dieses niemals ohne gleichzeitige Einschmelzung von Bindegewebe und Bildung von Granulationen, bei der sog. Ulzeration, auch bevor diese makroskopische Bezeichnung durch Zerfall verdient wird. In diesem Falle geschieht eine Besiedelung der Geschwürsfläche mit Schleimepithel aufs Neue nur beim Nachlassen der Entzündung. So kann man bei stärkerer Entzündung ein sehr wechselvolles Verhalten des

Schleimepithels von Stelle zur Stelle finden, Einschmelzung, frische Besiedelung, älteren Bestand mit Bildung von „Erosionsdrüsen“, von denen wir
gleich sprechen werden, und an diesen Erosionsdrüsen selber Einschmelzung
der oberen Teile, der Ausführungsgänge, Wohlbefinden der unteren Teile, oder
seltener umgekehrt. Die Bildung von „Erosionsdrüsen“ setzt längeren
Bestand des oberflächlichen Schleimepithels im Bereiche der „Erosion“ voraus.
Das bedeutet: es muß ein in ziemlich weiten Grenzen schwankender Grad von
Infiltration den Boden feucht genug erhalten, um dem Schleimepithel das
Dasein fristen zu lassen. In diesem Falle folgt zwangsläufig die Bildung von
„Erosionsdrüsen“, als die man ausschließlich die im Bereiche von ursprünglich
mit Plattenepithel bedeckter Portio neugebildeten Schleimepitheldrüsen be-
zeichnen soll.

Die Besiedelung des Erosionsgebietes mit Drüsen geschieht ganz bestimmt
nur zum Teile von heterotop im Bindegewebe unter der Portiooberfläche
aus dem Bereiche der Zervixschleimhaut her. Diese unterirdische Unter-
minierung steht weit zurück in der Masse gegen die Drüsenneubildung vom
„Erosionsepithel“ aus, als das wir das schleimzellige Oberflächenepithel bezeichnen. „Zwangsläufig“ nannte ich die Bildung von Erosionsdrüsen, weil
das zervikale Schleimepithel — wie jedes andere Schleimhautepithel — sich
unter annähernd dem gewohnten Boden angepaßten Bedingungen niemals
damit begnügt glatte Oberfläche zu bekleiden, sondern unter Voraussetzung
genügender Ernährung seine Zellvermehrung so stark fortsetzt, daß zum Ausgleich der Spannungsunterschiede mit dem anliegenden Bindegewebe Buchtenbildung und Drüseneinstülpung folgen muß.

Seltener geschieht der Entspannung zugleich Genüge durch Papillenbildung,
die immerhin ein Wachstum des Bindegewebes erfordert; „Erosio papillaris“
genannt im Gegensatz zu „Erosio glandularis“, mit der sie, wie gesagt, zusammen einhergeht.

Wenn wir bisher von der Besiedelung der Erosio portionis nach Schwund
des Plattenepithels, dem „ersten Stadium der Heilung“ als einer selbst-
verständlichen Sache gesprochen haben, so ist das insofern gerechtfertigt,
als unter allen Umständen das zervikale Schleimepithel das Rennen gewinnt
gegen das Plattenepithel, wenn das Erosionsgebiet genügend durchfeuchtet ist.
Und dieses ist wohl ausnahmslos bei entzündlich entstandener Erosion der
Fall. Da diese Ätiologie fast immer primär oder sekundär führend am Werke
ist, so haben wir mit diesem ersten Heilungsstadium fast ausnahmslos zu rechnen.
Voraussetzung ist das Vorhandensein von Zervikalepithel im Bereiche der Erosion. Dieses kann fehlen, wenn ausnahmsweise Erosion und Ulzeration an weiter
peripher vom Muttermund gelegenen Stellen der Portio inselweise auftritt aus
Anlaß von mechanischen Reizungen (Pessar, Prolaps) oder Verletzungen. Dann
bleibt die erodierte oder ulzerierte Partie so lange epithelfrei, bis die Entzündung
so weit ausgeheilt, der Boden genügend trockengelegt ist, daß das Plattenepithel wieder Fuß fassen kann. In dem Falle fehlt das Zwischenstadium der
Besiedelung mit Schleimepithel nur deshalb, weil keines in greifbarer Nähe
besteht.

Von diesem seltenen Ereignis abgesehen, ist das erste Heilungsstadium
mit Schleimepithelüberzug und meistens Neubildung von „Erosionsdrüsen“ unvermeidlich. Es stellt jedoch unter allen Umständen
nur einen Vorläufer der Heilung dar. Man kann mit uneingeschränkter Sicherheit sagen, daß eine Heilung der die Erosion hervorrufenden Entzündung an
der Portio nicht vorliegt, solange deren Außenfläche Schleimepithel trägt.
Freilich kann die Entzündung jahrelang anhalten, sie kann bei leichtem Bestande

andauernd auf dem ersten Heilungsstadium der Erosion beharren, die Erosionsdrüsen können weiter um sich greifen, hyperplastische Drüsenwucherung kann
sich anschließen, ausnahmsweise Carcinoma adenomatosum, erneute Steigerung
der Entzündung kann Teile einschmelzen und so weiter.

Nur nebenbei kann erwähnt werden, daß das entzündliche Infiltrat Neigung
hat sich in unmittelbarer Umgebung der Erosionsdrüsen sehr viel stärker als
in weiterer Umgebung oder fast ausschließlich als eine periglanduläre Mantelschicht auszubreiten und aufzuhalten. Ich sehe darin nicht nur eine Ausbreitung
in Bahnen geringeren Widerstandes, sondern ein gegenseitiges Schutzverhältnis
auf chemotaktischer Grundlage. Histologisch ist in ausgesprochenen Graden die
periglanduläre Infiltration sehr auffällig.
Selten geht dieser Vorgang bei stärkeren
Graden der Entzündung mit Auftreten von
Lipoidzellen (Pseudoxanthomzellen) und
Einschmelzung des Drüsenepithels einher.

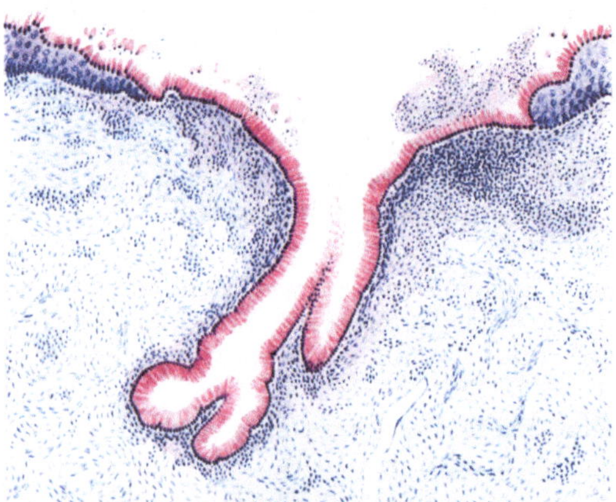

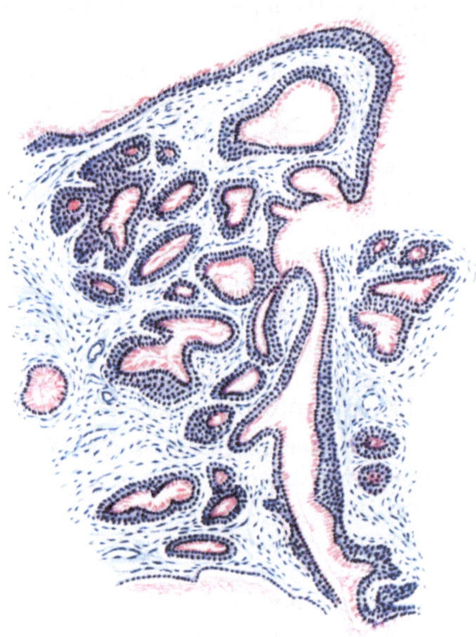

Abb. 69. Die Pseudoerosion, die erste Heilstufe der
Erosion, geht in die zweite Heilstufe uber, in dem
sich Plattenepithel unter dem roten schleimhaltigen
„Erosionsepithel" vorschiebt gegen die Mundunsgstelle
einer Erosionsdruse zu, die noch subepitheliale Infiltration zeigt. Muzikarmin. Leitz Obj. 3. Okul. 1.
Tub. 15.

Abb. 70. Das regenerierende Plattenepithel
setzt sich zum Entsatze des Schleimepithels von der Oberflache her in den „Erosionsdrusen" im Typus der Basalzellen fort,
ohne sich zunachst plattenepithelartig zu
schichten. Muzikarmin. Leitz, Obj. 1.
Okul. 4. Tubus 107. (3 : 4).

Von den genannten ungewöhnlichen Ausgängen abgesehen besteht der
gewöhnliche Verlauf einmal später oder ein andermal früher im Nachlassen
der Entzündung oder völligem Aufhören. Das kann sich auf den ganzen Ero-
sionsbezirk beziehen, oder auf nur einzelne Stellen und letztgenanntes ist der
häufigere Befund. Die ganze Buntheit der Bilder, die das Verständnis im Einzelfalle erschwert, ergibt sich aus den örtlichen Unterschieden der Entzündung
und Heilung mit deren zwei Stadien und ganz besonders aus den Rezidiven
der Entzündung im Verlaufe und nach Vollendung der Heilung. Davon werden
wir noch weiter unten sprechen.

Wir sehen bei der kurzen Schilderung des zweiten Stadium der Heilung
völlig davon ab, daß es einzelne Stellen des Erosionsgebietes betrifft oder große
Partien. Es handelt sich nur um den Vorgang in seinen Grundlagen, den wir
hier schnell abrollen lassen.

Die weitere Heilung beruht in dem zweiten Stadium der Heilung auf
dem Nachlassen der Entzündung; nur auf dem zellreichen Bindegewebe ist das

Schleimepithel heimisch, auf trockenem Boden gewinnt das Plattenepithel die Oberhand, indem es vom Rande der Erosion und von einzelnen verschont gebliebenen Inseln her zunächst mit einer basalen Zellage, sich aber bald verdickenden Plattenepithelschicht zwischen der Stromaoberfläche und dem Schleimepithel vordrängt (Abb. 69), dieses hochhebt und schließlich zur Abstoßung bringt. Der gleiche Prozeß setzt sich in die „Erosionsdrüsen" fort. Je nachdem das Plattenepithel mit seinen Ausläufern mehr indifferenter „Basalzellen" in den Erosionsdrüsen schnell einreihig bis zu den Acini tief vordringt (Abb. 70), oder bereits während des Eindringens schneller zu vielschichtigen breiten Lagen auswächst, werden die Erosionsdrüsen in ganzer Ausdehnung allmählich von Plattenepithel ausgefüllt, oder nur ihre Mündungspartie (Abb. 71), indem in diesem Falle eine bindegewebige Abschnürung der weiteren Plattenepithelinvasion in die Drüsen ein Ende bereitet. So entstehen (Abb. 72) daraus, und

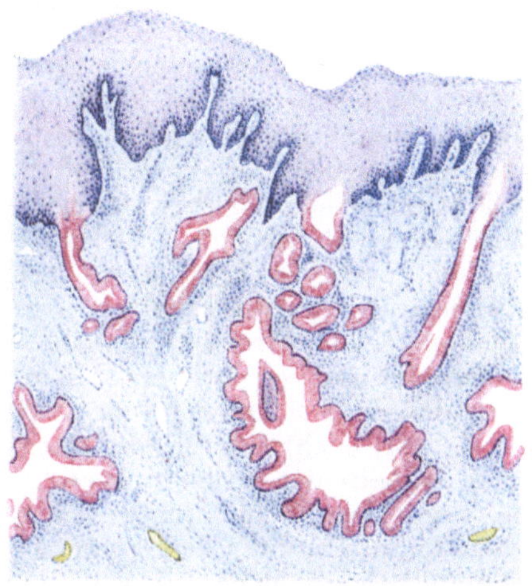

Abb. 71. Die Mundungen der Erosionsdrusen werden vom Plattenepithel uberbruckt; es folgt bald die Abschnurung. Muzikarmin. Leitz Obj. 1. Okul. 4. Tubus 16.

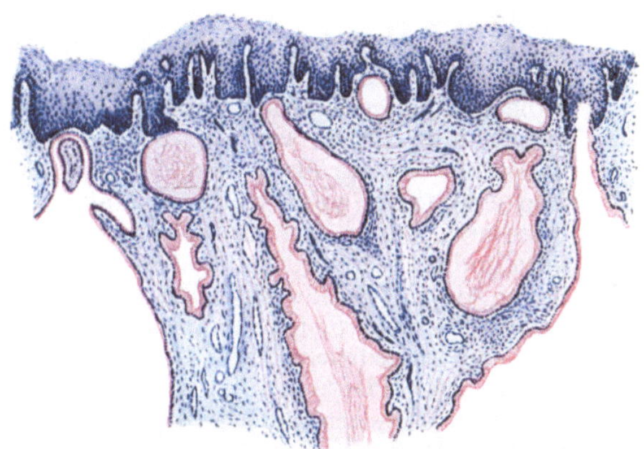

Abb. 72. Neugebildetes Plattenepithel mit hohen Papillen. Die uberbruckten Erosionsdrusen werden zum großen Teil zystisch abgeschnurt. Muzikarmin. Leitz Obj. 3. Okul. 3. Tubus 10.

zwar in den allermeisten Fällen schleimepithelhaltige Zysten unter der sonst geheilten Oberfläche und liefern bei jedem Entzündungsnachschub durch Aufbruch neues Oberflächenepithel (s. Abb. 68). Niemals verwandelt sich das Schleimepithel zu Plattenepithel.

Auch nach Abschnürung der Zysten können diese noch von einigen eingedrungenen Plattenepithelzellen aus vollstandig besiedelt werden; oder das Zylinderepithel wird unter zunehmender Sekretion in den makroskopischen Zysten (Ovula Nabothii) platt und druckatrophisch.

Man nennt den Vorgang der Ansiedelung des neugebildeten Plattenepithels „Epidermisierung".

Der Vorgang im zweiten Heilungsstadium ist also einfacher oder verwickelter, je nachdem ob Erosionsdrüsen vorhanden sind. Der Ersatz des Oberflachenepithels gestaltet sich natürlich einfacher, der in den buchtigen und in den tiefgreifenden Drüsen wesentlich verwickelter. In beiden Fällen ist die Vorbedingung in einem Nachlassen der Entzündung und somit der Austrocknung des Bodens unerläßlich; dazu gehört Nachlassen auch der zelligen Infiltration,

die freilich allmählich verschwindet. So kann man sie im Stadium der Rückbildung noch antreffen, während das Plattenepithel schon wieder neugebildet ist.
Man muß sich aber nicht täuschen lassen durch Wiederaufleben der Entzündung
unter dem Plattenepithel — nebenbei bemerkt.

Die Austrocknung des Bodens nimmt dem Zylinderepithel die Widerstandskraft; es stirbt nicht gleich, aber es erlahmt doch so weit, daß das nunmehr
unter ihm vordringende Plattenepithel leichtes Spiel hat, den gewohnten Boden
wieder zu erobern. Damit soll die Angriffskraft des Plattenepithels auf ihr
richtiges Maß zurückgeführt werden; sie ist an sich nicht bedeutend, das Kräftespiel ist jedoch nicht einseitig zugunsten des Schleimepithels verteilt. Die
Bedingung der Kraftäußerung wird wesentlich durch den größeren oder geringeren Feuchtigkeitsgehalt des Bodens gegeben. Man muß sich aber nicht vorstellen, daß die Wiedereroberung des Bodens durch Plattenepithel nur einen
horror vacui durch den Tod des Zylinderepithels bedeute. Vielmehr erleidet
dieses zunächst nur eine gewisse Ohnmacht und schon dringt unter ihm das
Plattenepithel mit einer Wucherung (Zellvermehrung) vor, deren Angriffskraft
von Fall zu Fall verschieden ist. Das ersieht man an der bereits oben kurz
erwähnten verschiedenartigen Neubesetzung der Oberfläche und der Drüsenräume. Der Ausdruck, das Plattenepithel dringe in die Erosionsdrüsen vor,
ist völlig zutreffend; der Raum der Drüsen wird von seiner Peripherie her an
seinem äußeren Kontur erobert, in dem das Plattenepithel zwischen Drüsenepithel und Bindegewebe vordringt. Der ursprüngliche Raum der Drüse wird
dabei nicht vergrößert, nicht gesprengt, wie bei bösartiger Wucherung des
Plattenepithels, sondern die Gestalt der Erosionsdrüsen bleibt erhalten, wie
man zuweilen an den in Ballen (wie Wolkenballen) gelagerten Plattenepithelansammlung entsprechend dem vorher acinösen Drüsenbau erkennt. Nur
haben die Erosionsdrüsen nicht immer diese Gestaltung. Der Drüsenraum wird
ausgefüllt, mehr nicht, die Drüsenform bleibt. Es wäre nicht richtig oder doch
ungenau ausgedrückt, daß die „Lichtung" (das Lumen) der Drüse ausgefüllt
werde. Das Plattenepithel dringt eben nicht von oben in die Lichtung der
Drüse ein, sondern außerhalb der ursprünglichen Lichtung unter dem Schleimepithel. Durch Aufschichtung des neuen Plattenepithels erst wird das Schleimepithel immer mehr nach dem Innern gedrängt, der schleimige Inhalt auf die
Oberfläche gepreßt. Die Lichtung wird also verengt zusammengedrückt und
erstickt.

Der Vorgang im zweiten Stadium kann zu vollkommener Heilung führen.
Dazu gehört völlige Eroberung der Erosionsdrüsen und diese hängt wesentlich
von der Kraft der Regeneration des Plattenepithels ab. Man erkennt die lebhaftere Angriffslust des Plattenepithels an der schnellen Ausdehnung einer
oder ganz weniger Reihen basaler Zellen; so schnell dringen diese in den Drüsen
bis auf weite Strecken und in große Tiefen vor, daß keine Zeit zur Ausdifferenzierung und Hochschichtung in gewöhnliches Plattenepithel übrig bleibt
— bildlich gesprochen —, denn besonders schnelle Proliferation schließt gleichzeitige Differenzierung (Hochschichtung zu „Platten"epithel) aus; die Zelle
hat nicht die Übung zwei Tätigkeiten gleichzeitig zu vollbringen.

So ist die Möglichkeit gegeben, daß ganze Drüsen und auch viele von ihnen
mit Plattenepithel besiedelt werden, denn nachdem die erste Ansiedelung des
basalen Epithels den ganzen Drüsenraum erfaßt hat, beginnt es seine weitere
Neigung zur Proliferation in Hochschichtung zu erschöpfen. Hierbei kann
wohl einige Zeit der basale Zellcharakter in mehreren Lagen gewahrt bleiben
— eine für den ungeübten Diagnostiker höchst gefährliche Klippe — aber es
währt nicht lange, bis die Zellen in den oberen Lagen größer werden und damit
zum charakteristischen Plattenepithel ausdifferenzieren.

Die andere Art der Erosionsheilung ist weniger glücklich im Endergebnis. Das Plattenepithel hat nicht den lebhaften Ansturm in der Zellvermehrung; es sieht wenigstens so aus, denn es dringt nicht mit wenigen Basalzellen (Abb. 70) unter dem Zylinderepithel vor, das vielleicht weniger geschwächt näheren Zusammenhang mit dem Bindegewebe hält, vielmehr schichtet sich das Plattenepithel überall hoch auf (Abb. 71 u. 72), wo gerade es unter dem Schleimepithel vorgedrungen ist. Man sieht im ersten Falle nur ein plötzlich bis auf die Basallage verdünntes Plattenepithellager, mit kurzem dünnen Fortsatz von Basalzellen. Ein Vergleich drängt sich auf zwischen dem schnell hinrieselnden Basalepithel der erst beschriebenen Art (Abb 70) und dem zähen Fluß der gleichzeitig sich hochschichtenden Art (Abb. 71): Quecksilber und Lava; ein äußerlicher Vergleich, der nur den Befund kennzeichnet, nicht aber das Spiel der Kräfte und Gegenkräfte. Die zähe Art des Eindringens von Plattenepithel von der Oberfläche her in die Drüsen nannte ich „weniger glücklich", weil hierbei die Gefahr auftaucht, daß eine Abschnürung zwischen dem Plattenepithel tragenden Mündungsstück der Drüsen und ihrem mit Schleimepithel ausgekleideten Hauptteil eintritt. Auf die Folgen dieses sehr häufigen Ereignisses werden wir zurückkommen.

Wie das Zylinderepithel nur auf der erodierten Portio vaginalis Platz genommen hat, ebensowenig findet eine Umwandlung des Schleimepithels in Plattenepithel statt. Das Wort Metaplasie gehört nicht in die Lehre von der Erosion, es sollte endgültig daraus verschwinden.

Die zuweilen noch in Aufsätzen auftauchende „Metaplasie" des Zervikalepithels in Plattenepithel bei der Erosionsheilung kann einem einigermaßen umsichtigen Histologen nicht unterlaufen, da am gut fixierten Material und zur Not mit Mucikarminfärbung, es ein leichtes ist den früheren Bestand von Schleimepithel auf dem Plattenepithel nachzuweisen. Innerhalb der einstigen Drüsen, die durch Aufschichtung des Plattenepithels allmählich die Lichtung einbüßen, bleiben sehr lange Zeit die Reste des Schleimepithels und dessen Absonderung in Gestalt von kleinen Höhlen zurück, die vom Plattenepithel gänzlich eingeschlossen scheinen. Diese Höhlen hängen jedoch meist noch untereinander und durch eine axiale Lichtung mit der Oberfläche der Portio zusammen, wie sich an Serienschnitten feststellen läßt. Erst sehr spät gehen die Restlichtungen der Erosionsdrüsen verloren, und damit kommt, wenn nicht wie gewöhnlich die Entzündung ein Rezidiv der Erosion herbeiführt, das Plattenepithel in den Erosionsdrüsen an den Wendepunkt seines Geschickes. Dieses Stadium sieht man nur zuweilen und nur in systematischer Untersuchungsreihe. Sehen wir ab von der Möglichkeit einer karzinomatösen Plattenepithelausbreitung in den Erosionsdrüsen und bleiben bei der mindestens hundertmal häufigeren Erosionsheilung durch Neubildung von gutartigem Plattenepithel, so hat dieses nach Aufhören des Entzündungsreizes keinen anderen Ausweg als den der Ausdifferenzierung zu dem ortsgewöhnlichen Plattenepithel und darüber hinaus mit Ausbildung von Stachelzellen. Dieses ist nicht so sehr ungewohnlich, während Verhornung in den soliden Plattenepithelkolben zu den seltenen Ausnahmen gehört.

Was wird nun aus den unregelmäßigen soliden Plattenepithelkolben in den früheren Drüsen? Sie gleichen sich langsam aber sicher — und das ist mir immer fast als der bemerkenswerteste wachstumsphysiologische Vorgang in dem an dramatischen Zwischenfällen reichen Spiel der drusigen Erosion erschienen — wieder der Oberfläche an. Langsam aber sicher wird ein Spannungsausgleich zwischen dem angrenzenden Bindegewebe und den Fremdlingen dahin vorgenommen, daß sie auf die Oberfläche gelangen. Sie scheinen nicht anders wie kleine Tumoren oder Zysten eine Spannung im umgebenden Bindegewebe hervorzurufen, die sich durch Verdrängung an die Oberfläche Luft macht. Man muß Material von älteren und alten Frauen auswählen um diesen Schluß- akt der Heilungsvorgänge zu erleben.

Die Auffüllung der Drüsen nennt O. FRANKL, der meine Schilderung in allen Teilen anerkennt, ein drittes Heilungsstadium. Es steht der Bezeichnung nichts im Wege, wenn man sie nicht mit dem Zeitbegriffe beschwert, denn die Epi- dermisierung der Drüsen erfolgt auf dem vom Plattenepithel eingeschlagenen Wege stellenweise eher als die der Oberfläche an anderer Stelle. Wenn die Bezeichnung drittes Heilungsstadium nichts weiter aussagen will, als daß die Epidermisierung nur von der Oberfläche in die Drüsen gelangt, so ist nichts einzuwenden. Man kann den Ausgleich der Plattenepithelkolben mit der Ober- fläche als weiteres Stadium bezeichnen, aber es kommt nur darauf an, die wichtigsten Schritte hervorzuheben, und das sind der Epithelverlust durch Entzündung, die Überhäutung mit Schleimepithel und mit Bildung der Ero- sionsdrüsen, die Epidermisierung. Diese Einteilung in möglichst wenige Etappen entspricht eben weniger dem morphologischen als dem funktionellen Bedarf — ohne daß ich jenem die Berechtigung abspreche.

Der Ausgang der Erosion in völlige Heilung dauert in allen einiger- maßen schweren Fällen sehr lange. Insbesondere die Reste der glandulären Erosion, nämlich die abgeschnürten Drüsen bilden eine Gefahr, nicht nur durch die Bildung von Zysten, die höchstens durch Platzen oder Anstechen ver- schwinden können, sondern auch weil im Epithel und subepithelialen Binde- gewebe der Drüsen Infektionskeime geborgen liegen.

Zur Abschnürung der Drüsen sei bemerkt, daß sie — auch an demselben Schnittpräparate — in verschiedener Höhe der Erosionsdrüsen erfolgt. Die Abschnürungsstelle liegt aber selten tief unter der Oberfläche, sondern meist dicht unter der Mündung. Da sie fast ausnahmslos an der Epithelgrenze zwischen Plattenepithel und Schleimepithel höher oder tiefem Drüsenhalse erfolgt, so kann man darin eine aktive Abstoßung „differenter" Epithelarten erblicken und nicht eine passive Abschnürung durch bindegewebige Abdrosselung des Drüsenhalses. Der seltene Befund von Plattenepithel in den abgeschnürten zystischen Drüsen könnte den Anschein erwecken, als ob das Gesetz der „aktiven" Abgrenzung (BENEKE) durchbrochen werde. Die Ausnahme erklärt sich daraus, daß der Drüsenhals nicht ringsum in gleicher Höhe oder besser gesagt bis in gleiche Tiefe vom Plattenepithel besiedelt ist, vielmehr fast regelmäßig auf einer Seite tiefer, und zwar auf der Seite, von der das Plattenepithel auf der Oberfläche anrückt. Man ersieht daraus, daß das Umgreifen der Drüsenmün- dung eine gewisse Zeit in Anspruch nimmt und versteht zugleich die ungleiche Ausdehnung des Plattenepithels am Drüsenhalse. Die Abschnürungsebene der Drüse ist deshalb oft schief, nicht parallel zur Oberfläche. Dabei kann ein sehr dünner Vorläufer des Plattenepithels, ein Strang von wenigen basalen Plattenepithelzellen, unter dem Drüsenepithel gelegen, bei der abgeschnürten Drüse verbleiben. Darin liegt kein Widerspruch zur Lehre von der aktiven Abschnürung, denn diese erfolgt nur bei ausgesprochener Differenz im Stadium der Ausreifung. Die Schleimepitheldrüse schnürt sich gegen das mehr aus- gereifte Plattenepithel ab, so daß dessen unreife Vorläufer gelegentlich erst später an der abgeschnürten Drüse ausreifen und sie allmählich erobern können — wie gesagt, ein nicht häufiger Befund.

Die „Exazerbationen" und „Rezidive" sind nicht nur ein Kreuz für die Patienten, sondern auch für den histologischen Untersucher, denn sie sind am schwersten der Klärung zugänglich und geben immer wieder neuen Stoff zu Mißverständnissen, weil hier alle Stufen des Ablaufes nebeneinander und durcheinander liegen. Die „Erosionen" sind auch nicht das geeignete Untersuchungsobjekt zum Verständnis der Vorgänge, denn was uns der Kliniker als Erosion zuweist, oder was wir am exstirpierten Uterus für solche halten, ist fast ausnahmslos ein Gemisch alter und neuer Stufen von Entzündung, Zerstörung des Plattenepithels, Besiedelung mit Schleimepithel vom Oberflächenepithel des Zervikalkanals her oder von heterotop die Oberfläche unterminierenden Zervikaldrüsen, Neubildung von „Erosionsdrüsen", Nachlassen der Entzündung, Vordringen des Plattenepithels unter dem Zervikalepithel auf der Oberfläche der Portio und teilweise in die Drüsen, Abschnürung dieser zu Zysten, Aufbruch derselben bei neuer Entzündung, Wiederbesiedelung der vom Plattenepithel erneut entblößten „erodierten" Oberfläche mit Schleimepithel aus den Zysten ebenso wie aus den anderen genannten Quellen, meist sogar überwiegend aus den Zysten.

Der Ausgang der Erkrankung ist abhängig von der Dauer der Entzündung. Die Heilung kann bis zu einem gewissen Grade auch bei den schweren Formen der Erosion erfolgen. Die Zysten, Ovula Nabothii, können freilich Jahre und Jahrzehnte bestehen und, wenn sich an die drüsige Erosion hyperplastische heterotope Drüsenwucherung anschließt, kann „Zystadenoma", „follikuläre Hypertrophie" der Portio anschließen; auch der gleichzeitig durch Entzündung angegriffene supravaginale Zervikalabschnitt kann durch die glanduläre Infiltration und zystische Durchsetzung der Wand in gleicher Weise mitleiden.

Die adenomatöse Wucherung (s. S. 441) an der Portio aus Anlaß der Erosion und als pathologisch verstärkter Grad der Bildung von Erosionsdrüsen ist nicht häufig zu beobachten. Noch seltener ist eine papillomatöse Wucherung über die Oberfläche. Die „Erosio papillaris" wird öfters vorgetäuscht durch Zerfall granulierenden Gewebes und Überhäutung der zerklüfteten Massen, oder durch Zerfall der Oberfläche und Bestehenbleiben breit offener drüsiger Buchten. Der „papilloide" Zustand ist von echter papillärer Wucherung, am Niveau zu unterscheiden; jene liegt unter, diese dagegen über der Oberfläche der Portio. Verwechselung der evertierten Zervixschleimhaut ist zu vermeiden; in ihr ist papilläre Wucherung keine Seltenheit.

Auf dem Boden der Erosion kann Leukoplakie, Papillome (Kondylome), Plattenepithelkarzinom entstehen. Merkzeichen für den früheren Erosionsboden, soweit solcher schon bereinigt ist, bleibt der Befund von Erosionsdrüsen, in die sich das pathologisch wuchernde Epithel der eben genannten Neubildung ebenso einsenkt, wie das einfache Plattenepithel. Als letztes ist der sehr seltene Ausgang von adenomatösem Karzinom aus dem Erosionsepithel zu erwähnen.

Von der Ausheilung der mit Plattenepithel gefüllten Drüsen haben wir oben berichtet. Bei nennenswerter Entzündung mit Granulationsbildung treten die Veränderungen ein, die wir kurz bei den Ulzerationen besprechen werden.

Bei nicht zu schwerer Entzündung können die Dauerveränderungen geringe sein, das Plattenepithel kann annähernd normal oder bei zu derbem Boden mehr oder weniger atrophisch werden, mit abnormen Papillenformen.

Im Verlaufe der Erosion kann zu jeder Zeit deziduale Reaktion beim Eintritt von Gravidität erfolgen; ich hatte schon Gelegenheit aus dem Probestückchen die den Beteiligten unbewußte Gravidität zu erkennen.

Metaplasie. Erosio congenita.

Dem Abschnitte der Erosion habe ich eine etwas breite Darstellung gegönnt, weil die Lehre von der Erosion nicht genügend durchgedrungen ist und zum Teil auch heute noch der Anschauung über Metaplasie eine mit den leicht faßbaren Tatsachen unverträgliche Nahrung bietet. Auch ist die Erosio portionis kein Sondergebiet sondern allen Erosionen an anderen Körperstellen gleichartig, an denen zwei Epithelarten zusammentreffen. Ferner spielt sich jeder Grenzkampf zweier Epithelarten, ganz abgesehen von der „entzündlichen" Veranlassung, so auch im Laufe der fötalen Entwicklung in gleicher Weise ab, wenn eine Epithelart die andere dauernd oder vorübergehend — dieses gerade an der Portio — ersetzt, verdrängt.

Auch die Lehre von der „angeborenen Erosion", dem „kongenitalen Ektropium", greift ohne Versuch diese Wiederbelebung zu begründen, noch in die neue Literatur über. In einer früheren Arbeit 1912 habe ich den gleichfalls verwickelten Vorgängen im Grenzkampfe der beiden Epithelarten im Collum uteri und auf der Portio ausgedehnte Untersuchung gewidmet und habe mich niemals überzeugen können, daß bei Kindern in den ersten, etwa 2—8 Jahren des Lebens die „physiologische Erosion", das ist „Schleimepithel auf der Portio" besteht. Immer wird die physiologische Erosion der Föten und Neugeborenen zurückgebildet, indem das Schleimepithel nicht nur auf der Oberfläche der Portio sondern auch noch im Zervikalkanal durch Plattenepithel ersetzt wird. Eine vorübergehende oder vielleicht auch bleibende Ausnahme bilden natürlich entzündliche Erosionen der Portio, die bei Infektionen allgemeiner oder örtlicher Art zustande kommen. Solche Erosionen habe ich in einzelnen Fällen gesehen. Diese entzündlichen Erosionen sind bei Kindern natürlich nicht anders zu bewerten, als bei Erwachsenen. Die kongenitale Erosion würde nur dann in Betracht kommen, wenn eine infektiöse Entzündung der Portio bald nach der Geburt des Kindes eintritt. Praktisch darf man also die kongenitale Erosion außer Betracht lassen, wenn man die Erosion im weiteren Leben abhandelt.

Allgemeine Bemerkung.

Die Erosion, um es nochmals zu sagen, soll nicht aus einzelnen Bildern beurteilt werden. Die übergroße Mehrzahl der „Erosionen" gibt durch Rezidive bis zum äußersten gemischte und verwickelte Verhältnisse. Diese Bilder müssen den Untersucher täuschen, wenn er nicht systematisch in scheinbar gesunden Portionen und in Fällen makroskopisch kaum faßbarer Erosionen die Anfange ergründet. Nur hierdurch kann sich der Vorgang in allen seinen Stufen in der richtigen Folge vor seinem Auge abrollen.

Über die Berechtigung. die histologischen Bilder zu einem Gesamtbilde zusammenzustellen, so daß sie uns einen Vorgang schildern, läßt sich hier nicht streiten. Wir werden zahlreiche Vorgänge niemals anders verstehen lernen, weil sie dem Experimente nicht anders zugänglich sind als durch Erzeugung gleicher Zustande. Bestenfalls gleicher Zustände, wenn dies überhaupt möglich ist. Dann aber werden wir vielleicht den Vorteil haben den Ablauf zeitlich hintereinander bis zu einem gewissen Grade bequemer verfolgen zu können, und auch das nur in gewissen Schranken, denn das von wechselnder „Konstitution" der Infektionskeime und der Menschen fallweise abhängige also verschiedene Verhalten wird auch keinen einwandfreien Beweis für unsere Auffassung ermöglichen. Die Rezidive sind jedoch unter allen Umstanden der Irrgarten, aus dem wir nur hinausfinden, wenn wir die einzelnen Wege des Vorganges am einfacheren frischeren Objekt kennen gelernt haben. Dieses läßt sich natürlich auch ohne Experiment finden.

Grundsätzlich soll sich jeder seinen Standpunkt der Betrachtung wählen; man kann anerkennen, daß der exakte Beweis aussteht, man kann einsehen, daß der Vorgang als solcher aus Einzelbildern nicht so beweiskräftig abzulesen ist wie die Zusammensetzung der Einzelteile eines Puzzle-Spieles. Aber hier scheiden sich die Wege und wenn sich kein anderer Ausweg findet, so werden wir je nach Geschmack bei der Betrachtung der Einzelbilder stehen bleiben oder werden sie zu einem Vorgange zusammenzusetzen trachten. Die Gründe, aus denen wir sie in bestimmter Reihenfolge zum Vorgange verarbeiten, konnen abgewogen, bestritten und wahrscheinlich gemacht werden. Und die größere Wahrscheinlichkeit wird sich durchsetzen. Man kann das Streben nach der zahlenmäßigen Auflösung als ein Ziel der „exakten" Wissenschaft anerkennen, es ist aber nicht das Ziel der Wissenschaft. Vielmehr kommt es uns darauf an, eine „Anschauung" der Vorgange zu gewinnen, und man wird sich schwerlich — um bei unserem Beispiele zu bleiben — fur eine zahlenmäßige Auflösung der Vorgänge beim Ablaufe einer Erosion begeistern. Die Pathologie wird immer Biologie bleiben und als solche niemals anders einer „Anschauung" menschlichen Geistes besser zuganglich als in der Zusammenfassung der Einzelheiten eines Vorganges zum Ganzen — und sei es in Bildern und Vergleichen. — Die kinematographische Darstellung des Ablaufes einer Erosion von Anfang bis zum Ende würde den meisten Menschen mehr einleuchten und selbst ohne alles ursächliche Beiwerk eine sinngemäßere „Anschauung" geben, als eine Zerlegung der Einzelheiten im kausalen Geschehen, die unvermeidlich mit Zahlen endigt. Selbst bei höchstem Auffassungsvermögen für Zahlenbeziehungen ergeben diese wohl die trostloseste, abgeschmackteste „Anschauung" biologischer Vorgänge.

Die naivste, am wenigsten beweisbare „Anschauung" selbst mit starkem teleologischen Beigeschmack wird den meisten Menschenhirnen weit mehr Befriedigung geben. Ganz abzusehen von dem unlöslichen Zusammenhange der Pathologie mit der Medizin, die beispielsweise aus unserer Anschauung von der Trockenheit und Feuchtigkeit des Erosionsbodens als „Bedingung" des Epithelbestandes praktischen Nutzen ziehen kann.

Ohne uns in hier unangebrachte Verfolgung dieser Auffassung zu vertiefen, wollte ich nur die Art meiner Darstellung von der Erosion als bewußt gewählten Weg bezeichnen, auf dem einzig und allein eine Anschauung vom Ablaufe der Vorgänge zu gewinnen ist.

Ulzeration der Portio.

Die Ulzeration der Portio könnte man glatt übergehen mit Hinweisen auf die allgemein pathologischen Vorgänge, wenn sie nicht sehr häufig durch die Möglichkeit der Überhäutung mit Schleimepithel und durch folgende Heilung mit Plattenepithel mit den Bildern der Erosion in Einklang gerieten, ja wenn sie nicht oft aus Erosionen aller Grade hervorgingen. Schwerere Grade der Entzündung schmelzen das Zervixepithel ein und lassen auch Überhäutung nicht zu.

Tiefergreifende Ulzerationen sind vergleichsweise seltener, ebenso umschriebene Ulzera, die KLEBS den perforierenden Magengeschwüren vergleicht. Die älteren Autoren unterschieden das granulationsreiche „fungöse" Geschwür, das „variköse" Geschwür mit varikösen Venengeflechten auf der blauen Schleimhaut, das „follikuläre" Geschwür mit Eiterbildung in den Zysten, das phagedänische Geschwür (CLARKE) und das syphilitische. Ausführliche Darstellung bei KLOB. Die in der älteren Literatur (CLARKE, FÖRSTER, ROKITANSKY, KLEBS, BIRCH-HIRSCHFELD) behandelten Geschwüre scheinen zum Teil Karzinom, Lues oder Tuberkulose gewesen zu sein, doch fehlen bei mikroskopisch untersuchten Fällen spezifische Leiden. Mehrfach habe ich tiefgreifende Ulzerationen der Portio gesehen, die vom Kliniker für Karzinom gehalten wurden; sie bestehen aus Granulationsgewebe mit vielen Plasmazellen und Lymphozyten.

Puerperale Entzündung hinterläßt zuweilen solche Ulzera. Sie hinterlassen Narben, starke regressive Veränderungen im Bindegewebe, auch Verkalkung. Das elastische Gewebe wird unregelmäßig in dicken verfilzten Lagen regeneriert.

Die zuweilen mehrere Millimeter tiefe granulierende Entzündung geht gelegentlich mit lebhafter Bindegewebswucherung einher, so daß Verwechslung mit Sarkom vorkommt.

Aphthen und Erythema exsudativum multiforme machen Geschwüre ohne histologische Besonderheiten.

Als Eigentümlichkeit leichter Ulzerationen ist mir wiederholt in der zur nekrotischen Abstoßung kommenden dünnen äußeren Schicht eine reichliche Menge von Fibrinfäden aufgefallen, die sich mit dem Detritus der Zellen verfilzen. Keine Diphtherie, sondern nur eine ähnliche nur schmächtigere Lage fibrinöser Netze.

Das Granulationsgewebe altert bei längerem Bestande, indem der zellige Bestand nachläßt, die Fasern überhandnehmen und mehr oder wenig derb (hyalin) quellen. Namentlich der ursprünglich rein kapillare Zustand der Gefäße wird nach der Oberfläche fortschreitend von zunehmender Verdickung und Quellung der Gefäßwände abgelöst, der als Dauerzustand angiomatös aussieht (vgl. den Abschnitt Angiom). Leichtere Grade der kürzer dauernden

Granulationsbildung erleidet weniger schwere Rückbildung und kann mit Hinterlassung eines mäßig fibrösen, zuweilen an der Oberfläche mit subepithelialem elastischem Filzwerk besetztem Bindegewebc ausheilen. Das Plattenepithel ist oft atrophisch.

Die Verwicklung der Heilung leichter Ulzerationen durch erstmalige Überhäutung mit zervikalem Schleimepithel braucht nicht besonders geschildert zu werden.

Ulzeration der Portio als Ausgang einer Metritis und Parametritis wurde oben erwähnt.

XIV. „Psoriasis", „Ichthyosis" (ZELLER), „Leukoplakia uteri", „Epidermisierung", „Cholesteatom" der Schleimhaut, „Epithelmetaplasien", „Plattenepithelknötchen" in der hyperplastischen Korpusschleimhaut.

Unter obigen Namen werden Beobachtungen von „Plattenepithel" im Uterus bezeichnet, welche oftmals Aufmerksamkeit erregt haben. Sie stellen kein selbständiges Krankheitsbild dar, scheinen vielmehr meist im Anschluß an Hyperplasien und Entzündungen (auch Tuberkulose) aufzutreten. Zum Teil werden sie auch von angeborenen Anlagen (Kap. II) abgeleitet. An Polypen der Zervixschleimhaut (s. d.) recht haufig und noch häufiger in der Schleimhaut des Zervikalkanales selber wird Plattenepithel, dagegen im Corpus uteri nur ganz selten gefunden, wie ich den meist erfahrenen Beobachtern C. RUGE und GEBHARD entgegen ZELLER bestätigen muß. Im Kürettagematerial oftmals nachweisbare Plattenepithelstellen gehören fast ausnahmslos der Zervixschleimhaut an. Sehr oft kann man das noch durch die Schleimfärbung von Zylinderepithelresten beweisen; nicht auf diese Weise kontrollierte Angaben der Literatur sind ohne Beweiskraft. Auch ist die Form der soliden Epithelzapfen bei einiger Erfahrung meist auf den ersten Blick bezeichnend für die zervikale Herkunft. Die an der Korpusschleimhaut beobachteten Fälle sind zum Teil Karzinome, z. B. GEBHARTs Fälle von „Zuckerguß", HUNZIKERs Fälle 2 und 3 u. a.

Mehrschichtiges Epithel, „Plattenepithel" im Corpus uteri.

Wir sprechen zunächst von der Korpusschleimhaut. Man sollte unterscheiden: oberflächliche Plattenepithelbekleidung und Plattenepithelbildung in den Drüsen der Korpusschleimhaut; die erstere ist häufiger gefunden worden, zuerst von ZELLER. Seine Angaben (1885) haben keinen Glauben gefunden soweit sie die Endometritis corporis und besonders die Verhornung betreffen (C. RUGE, GEBHARD, DÖDERLEIN, HITSCHMANN, KAUFMANN, OERI, PINKUSS, SITZENFREY u. a.). HITSCHMANN (1903) hält die Epidermisierung immer für Karzinom.

Wir wollen und können nicht entscheiden, wie weit die Angaben über Plattenepithel im Korpus sich im Einzelfalle nur auf Mehrschichtung gründen, zum Teil auch auf Raumzunahme, Vergrößerung der Zellen. SCHRIDDEs Forderung auf Nachweis von Epithelfaserung ist nicht Genüge geleistet worden, deshalb vermeide ich den Ausdruck Faserepithel und spreche von geschichtetem Epithel und „Plattenepithel" oder „sogenanntem Plattenepithel", weil die diesem Namen zugrunde liegende Abflachung der oberen Zellreihen auch selten angegeben worden ist und überhaupt in vielen Befunden fehlt, so namentlich in den sogenannten

„Plattenepithelknötchen", oder doch kaum angedeutet ist. Schließlich bedeutet auch „Verhornung" nicht ohne weiteres „Faserepithel".

Einzelne Befunde von geschichtetem Oberflächenepithel im Korpus sind jedenfalls einwandfrei, besonders solche von SITZENFREY. Ätiologisch wird der Transport oder ein „Überwachsen" vom Plattenepithel des Zervixkanals in Betracht gezogen [z. B. bei Schleimhautatrophie (ERNST), Uterusinversion (s. d. Kap. III)] u. a.

Die bei Pyometra gefundene Verhornung (ZELLER) läßt oft eher umgekehrt Pyometra infolge von Hornkrebs vermuten, doch scheint Plattenepithel nach Pyometra alter Frauen (ZELLER) wirklich vorzukommen (BONDI, FRANKL, SCHNEIDER). Bei Gonorrhöe erwähnten wir ebenfalls die Plattenepithelschichtung; namentlich die Befunde von WERTHEIM und MENGE, gelten als solche. Auch Sarkom (NAGY) und Lues (LAFFONT), Tuberkulose (v. FRANQUÉ, ALTERTHUM, SITZENFREY) werden ätiologisch angegeben. Bei alten Frauen fanden MÖRICKE, FRITSCHE, v. FRANQUÉ Plattenepithel, ebenso BJÖRKENHEIM, was man als Prosoplasie durch Funktionslosigkeit ansehen kann. Physiologische Doppelschichtung (R. MEYER), abnorme Mehrschichtung (HENGGE, BORST) und regenerative nach Auskratzungen (WERTH) verdienen nebenbei Beachtung; ebenso die Mehrschichtung bei Kindern und Neugeborenen (v, FRIEDLÄNDER, R. MEYER, HOEHL, HENGGE, NATANSON, BJÖRKENHEIM).

Makroskopisch lassen sich die oberflächlichen Plattenepithelherde nach der Methode von ZILLIACUS mit Pikrinsäure zur Anschauung bringen (BJÖRKENHEIM). Auch ohne Farbung macht sich stärkere Plattenepithelbildung durch weißliche etwas glänzende Oberfläche kund.

Mikroskopisch ist in einigen Fällen nur eine Schichtung großer polygonaler Zellen „Plattenepithelzellen" angegeben; nur zuweilen sind verschiedene Lagen erkennbar, welche dem Stratum germinativum und dem Stratum corneum entsprechen. Papillenbildung fehlt; nur selten werden zapfenartige Bildungen des meist glattbasigem Epithels angegeben. Das Epithel verrat keinerlei Unruhe in der Anordnung insbesondere keine Abnormitäten in der basalen Zellreihe. Riffzellen werden von einigen Autoren erwähnt (FRANKL). — Eine etwas ausführlichere Schilderung gibt ROSTHORN in einem Falle, in dem nach Abortus längere Zeit den Kürettagen und Ätzungen trotzende Endometritis interstitialis zur Uterusexstirpation führte. Es fand sich im Zervikalkanal und überall in der Korpushöhle geschichtetes Plattenepithel mit Verhornung. Trotzdem unregelmäßige Zapfen in geringe Tiefe dringen und auch Kankroidperlen inmitten der „Alveolen" sich fanden und zahlreiche Mitosen, glaubte ROSTHORN eine gutartige Neubildung annehmen zu sollen, da Zellatypien fehlen und die kleinzellige Infiltration in der Umgebung der Zapfen nur gering war; rechnet jedoch diese „Psoriasis uteri" zu den Vorläufern der Karzinome. Man wird diesen Fall mit Zweifeln belegen müssen.

Die Deutung der Befunde begegnet Schwierigkeiten, in manchen Fällen ist eine Verdrängung des Korpusepithels vom Zervikalkanal her anzunehmen, wenn der Zusammenhang nachweisbar (z. B. Fall v. ROSTHORN, SITZENFREY Fall 3) und viele andere. Eine Metaplasie ist niemals nachgewiesen worden (vgl. Erosion R. MEYER), vielmehr sind an der Basis des Zylinderepithels einige kleine plasmaarme Zellen mit rundlichen gut farbbaren Kernen gelegen, dieselben Zellen, aus welchen nach KROMPECHER der „Basalzellenkrebs" hervorgeht. Diese indifferenten Zellen können ebenso wie im Zervikalkanal (R. MEYER) zu Plattenepithel ortsungewöhnlich prosoplasieren, und wie ich in einem Uterus mit Schleimhauthyperplasie (einer 43jährigen Frau, 4253) und neuerdings wiederholt gesehen habe, von der Oberfläche her unter dem Zylinderepithel in die Drüsen fortkriechen. Über Plattenepithelbildung bei Endometritis und Amenorrhöe wurde schon oben berichtet.

Die Gefahr der Karzinomentstehung aus dem Plattenepithel (Berka, Sweney) wird überschätzt. Dagegen mag zuweilen eine Mehrschichtung Karzinom vorgetäuscht haben, wie besonders Manu af Heurlin annimmt, auch Hunziker u. a.

Sogenannte Plattenepithelknötchen in der hyperplastischen Korpusschleimhaut und in Korpuspolypen. Karzinoide.

Von der einfachen Oberflächenbekleidung der Korpushöhle mit Plattenepithel ist zu unterscheiden ein scheinbar recht seltener Befund, den ich in 11 Fällen erhoben habe und mit dem andere Befunde von Hunziker, Engelhorn, Polano, Sitzenfrey, Aschheim, Ahlström, Schiller in Übereinstimmung stehen. Es handelt sich (s. Abb. 73—76) um Epithelaufschichtung zu Knötchen, die teils knopfförmig in die Lichtung vorragen und das Zylinderepithel vortreiben und unterbrechen. Von dieser Veranderung werden nur hyperplastische Schleimhautstellen mit unregelmäßig geformten Drüsen betroffen. Unter dem Zylinderepithel sieht man zunachst vereinzelte kleine Epithelinseln liegen, von denen die Wucherung ausgeht. Stellenweise erkennt man die Verdrangung des Zylinderepithels durch das geschichtete Plattenepithel, an einzelnen Stellen scheinen beide allmählich ineinander überzugehen. Die Schichtung wird so bedeutend, daß die Drüsenlichtung sehr stark aufgetrieben und das Epithel der den Zellhaufen gegenüberliegenden Wand erdrückt wird. Schließlich füllen sie die ganze Lichtung.

An einzelnen Stellen breiten sich die soliden Stränge im Bindegewebe aus, nicht aber in destruierender Form sondern unter Dehnung des Bindegewebes. So hatte ich es in früheren Fällen nach Schnittbildern beschrieben. In einem mir neuerdings begegnetem Falle solcher Gebilde habe ich Serienschnitte angelegt und mich überzeugt, daß sie untereinander zusammenhängen, daß sie also genau wie das Karzinom wachsen und nicht in Form einzelner Knötchen.

Im übrigen trifft die Beschreibung auch fur diesen Fall von einem Uterus myomatosus einer 44 jahrigen Frau (6325). Die Stelle fiel makroskopisch als kleiner breitbasiger Vorsprung mit einer Delle auf. Die Ausdehnung nach allen Seiten beträgt nur wenige Millimeter. Die Bildung beginnt unmittelbar unter dem Oberflächenepithel neben einer eigentumlich unregelmaßig gewulsteten oder gefalteten Partie der Schleimhaut. Von hier aus breitet sie sich seitlich und in die Tiefe aus, und zwar zum geringeren Teile im Bindegewebe, hauptsächlich in den Drüsenraumen. Nirgends Atypie der Zellkerne.

Der Mangel an Atypie der Zellkerne, Mangel an entzündlicher Reaktion sind die wesentlichsten Unterschiede vom Karzinom.

Ob eine angeborene Anomalie vorliegt, ist schwer zu beweisen; eine gewisse Beziehung zu polypösen Bildungen läßt vielleicht darauf schließen. Im übrigen ist ein Vergleich mit anderen Karzinoiden, namentlich denen des Blinddarmes, nicht abzuweisen.

Gegenüber dem übrigen Epithel nimmt das Zellplasma an Menge zu. In einem Falle erreichen die Herde etwas größeren Umfang unter Verflüssigung der Zentren. Hunziker spricht auch von kankroidartigen Bildungen. Engelhorn, Polano, Sitzenfrey glaubten Ausbreitung in den Lymphbahnen zu sehen, was ich bestritten habe, l. c. — Immer war die Schleimhaut hyperplastisch. In Sitzenfreys Falle handelte es sich um „Adenometritis". Bei Schiller ebenfalls um Adenomyosis. — Übergang zu dem adenomatösen Karzinom mit ähnlichen Plattenepithelknötchen ist bisher nicht nachgewiesen, man beachte jedoch ähnliches beim Karzinom (s. w. u.). Neuerdings bescLrieb Aschheim das gleiche als gutartig. Selbstverständlich kann ebenso wie bei den Karzinoiden des Blinddarmes ausnahmsweise Karzinom daraus hervorgehen.

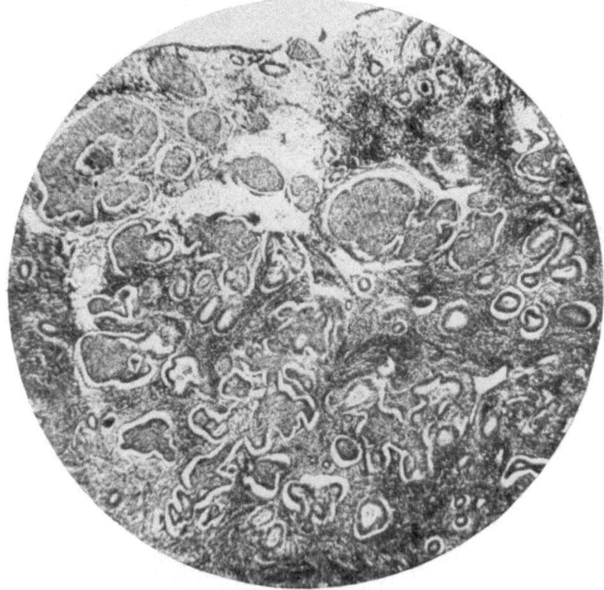

Abb. 73. Sogenannte „Plattenepithelknötchen", eine zusammenhangend baumartig verzweigte solide epitheliale Masse, die sich zum Teile zwischen den drüsigen Bildungen der hyperplastischen Schleimhaut des Corpus uteri im Bindegewebe (interglandulär) und zum größeren Teile in den Drüsenlichtungen selber (interglandulär) ausbreitet. (T. 6153 267,11 von einer 44jährigen Frau mit Uterus myomatosus. Fall 8 beschrieben von O. HINTZE.) Lichtbild schwacher Vergrößerung.)

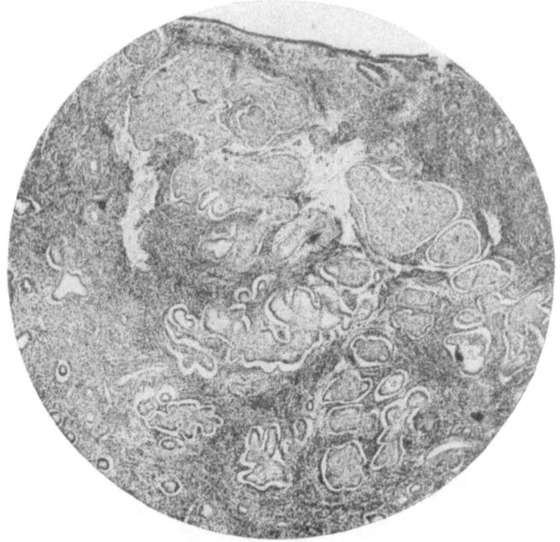

Abb. 74. Von demselben Falle wie Abb. 73 eine andere Stelle ein wenig stärker vergrößert. In beiden Bildern reicht die Neubildung mit einem kleinen Teile bis an die Oberfläche und breitet sich nach der Tiefe zu durch Verzweigung aus.

KROMPECHER mißt diesen Befunden unter anderen eine große Bedeutung in der Metaplasiefrage bei; auch ich habe sie dahingehend erörtert, und habe die indifferenten Zellen

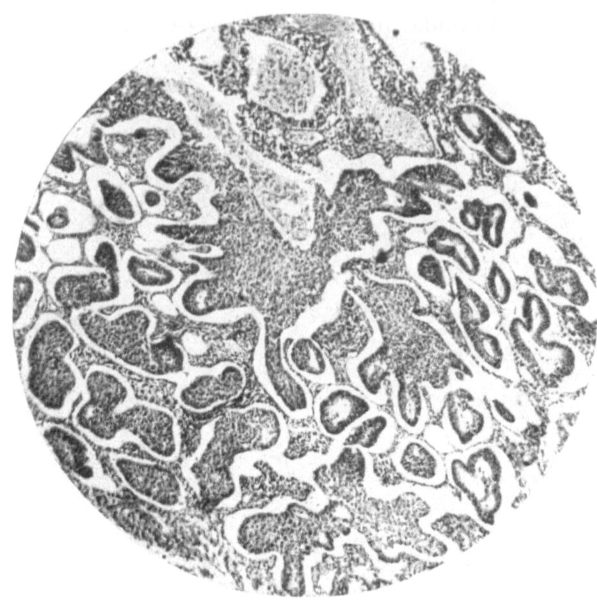

Abb. 75. Verzweigung der soliden Epithelstrange zwischen und in den Drusen, von denen kleine
Lichtungen zum Teil mit Zylinderepithel bekleidet in unmittelbarem Zusammenhange mit dem
geschichteten Epithel verbunden sind. — Das Epithel hat sich kunstlich abgehoben. — Von einer
34jahrigen Frau (Pr. 4353), bei der schon vor einigen Jahren wiederholt Ausschabungen ohne Erfolg
gegen Blutungen vorgenommen waren; die vorletzte Ausschabung vor einem Jahre ergab Hyperplasie. Die letzte Ausschabung 13. 7. 26 von Dr. HOECK in Potsdam ausgefuhrt ergab Hyperplasie
mit den Plattenepithelstrangen. Die Patientin ist zur Zeit nach $2^1/_2$ Jahren gesund.
(Fall 4 von O. HINTZE. Mittlere Vergroßerung.)

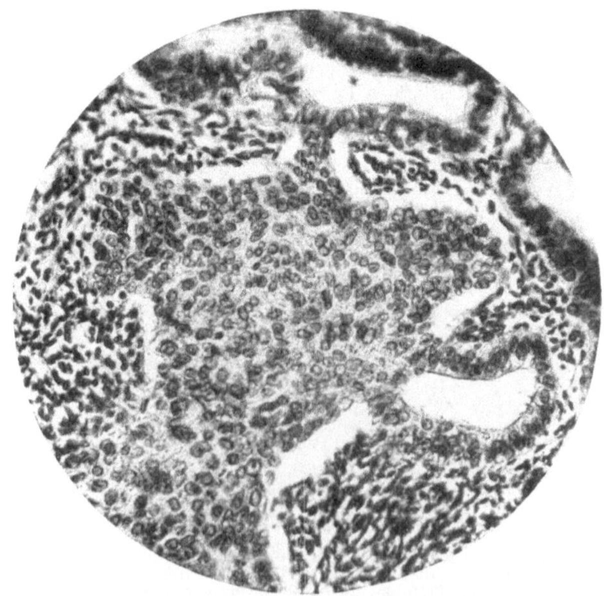

Abb. 76. Die soliden Epithelstrange verdrangen Bindegewebe und verbinden mehrere Drusenraume
von der Außenseite her miteinander, deren Epithel sie vor sich herschieben, das sich abplattet.
Lichtbild starkere Vergroßerung. Aus Fall 1 von HINTZE, zur Zeit nach $7^1/_2$ Jahren gesund.

unter dem Zylinderepithel in diesem Zusammenhange bereits 1909 (Ergebn. Path. 15) besprochen.

Meine Auffassung der „Plattenepithelknötchen", die in Wirklichkeit meist zusammenhängende „Epithelbäumchen" sind, als meist gutartige „Karzinoide", gründete sich zu Anfang auf das harmlose Aussehen des Epithels mit Neigung zur Aufquellung der Zellen, doch kann solche zunächst völlig fehlen und die Zellen können durch ihr unreifes Aussehen, kleiner Zelleib und mehr spindlige Zellform erschrecken. Ich kann mich aber auf die klinische Erfahrung berufen, daß die Abrasio der Korpusschleimhaut Dauerheilung zur Folge hat (s. die Zusammenstellung von 10 Fällen durch O. HINTZE). Man braucht die klinische Erfahrung an einem so kleinen Material nicht als wissenschaftlichen Beweis zu betrachten. Die Menge wird es bringen. Mir sind überdies alle einzelnen Fälle, die veröffentlicht sind, durch Güte der Autoren bekannt (POLANOS Präparate sind nicht vorhanden) und in keinem Falle konnte ich bisher Karzinom diagnostizieren. Auch die klinische Erfahrung der Autoren deutet auf gutartige „Plattenepithel"-Wucherung (ASCHHEIM-TILLMANNS, AHLSTRÖM und namentlich HUNZIKER).

Andererseits fehlt der Gegenbeweis, daß in hyperplastischer Schleimhaut oder in Polypen die Bildung der soliden Stränge, „Plattenepithelbäumchen", wie sie richtiger heißen sollten, jemals Karzinom ergeben hätten. Sodann müßte man vergleichbare Zahlen anderer Arten ausgeschabter Karzinome herbeibringen.

Kurz, wir werden gut tun, praktisch die Wucherung als gutartig zu bezeichnen, ohne die Möglichkeit eines Ausganges in Karzinom zu bestreiten wie bei anderen Karzinoiden. Hierzu veranlaßt mich der Befund ganz einwandfreier adenomatöser Karzinome des Corpus uteri, in denen ganz gleiche Epithelschichtungen vorkommen. Man darf auch hierin keinen Beweis erblicken, sondern man muß sich vorstellen, daß aus denselben indifferenten Zellen (KROMPECHERs Basalzellen) ebensogut (ebenso häufig?) gutartige wie bösartige Neubildungen hervorgehen können.

Plattenepithel in der Cervix uteri.

In der Zervikalschleimhaut ist geschichtetes Plattenepithel wahrend der Entwicklung des fötalen und kindlichen Uterus physiologisch und auch oft bei Erwachsenen besonders in den seitlichen Teilen des Kanales zu finden (R. MEYER). Im graviden Uterus während der zweiten Halfte der Tragezeit hat GAIFAMI in $42^0/_0$ Plattenepithel in der Zervix gefunden. TSCHICHERIN beschreibt gleiches. Bei Katarrhen halte ich diesen Befund fur ganz gewöhnlich, es handelt sich um die gleichen Vorgànge der Epidermisierung und der Verdrangung des Zylinderepithels, teils durch Einwanderung vom Portioepithel, teils durch Zellwucherung aus kleinen indifferenten Zellherden unter dem Zylinderepithel gelegen, genau so wie bei der Erosion. Mit der Unterscheidung von der bösartigen karzinomatösen Plattenepithelneubildung beschäftigen sich AMANN, SITZENFREY, SCHAUENSTEIN, C. RUGE I, BENTHIN, R. GELLER, MEYER. Makroskopisch fallen die Inseln nur bei längerem Bestande als leicht bläulich weißliche Flecke auf (s. a. Polypen S. 209).

Mikroskopisch sehen wir die gleichen Bilder wie die bei Erosion (vgl. Abb. 67—72).

Prosoplastisches Epithel auf der Portio und „Leukoplakie".

Unter dem Namen der Leucoplacia uteri werden an der Portio uteri makroskopisch weiße Flecken zuweilen angeführt.

Hofman, de Villiers und Thérèse haben als erste eine Leucoplacia uteri genauer beschrieben nach Jeyle et Bender, welche das gleiche schildern; ebenso Hofbauer.

Histologisch bestehen die weißen Flecke ebenso wie in der Vagina aus verdickter Epithelschicht besonders des Stratum germinativum und Bildung von Stachelzellen und eines Stratum granulosum (s. u. Vagina), zuweilen auch Verhornung (s. Abb. 77). Thompson läßt nur Flecke mit Verhornung als „Leukoplakia" gelten. — Das Epithel bildet Zapfen. Meist ist entzündliche Infiltration nachweisbar.

Es gehen offenbar ätiologisch und histologisch verschiedene Dinge unter diesem Namen, so z. B. Lues, vor allem auch Hornkrebs, und v. Franqué

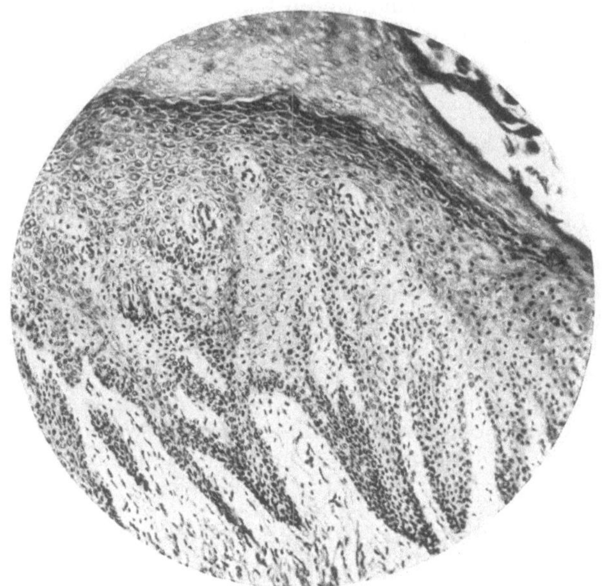

Abb. 77. Umschriebene als ganzes etwas vorgetriebene Stelle von Leukoplakie der Portio mit Verhornung. Die keratohyaline Zone ist hier besonders gut ausgebildet. Die Zapfen des Epithels sind unregelmäßig angeordnet; von einer 68jährigen Frau (13554), von Lues nichts bekannt. Lichtbild mittlerer Vergrößerung von einem nicht ganz senkrecht zur Oberfläche geführten Schnitte.

hat die Leukoplakia auch als Vorläufer des Karzinoms beschrieben. Auch Thompson ist dieser Ansicht, obgleich in der Mehrzahl der Fälle die Prognose gut sei. Ätiologisch werden Lues und Gonorrhöe (Thompson), dagegen in einem Falle von Kaarsbery als nicht nachweisbar angegeben, so daß scheinbar recht verschiedene Dinge unter dem gleichen Namen gehen, z. B. die an der Portio meist flache Form der spitzen Kondylome (Abb. 78 u. 79) und tertiäre Formen der Lues, bei der zwischen Ulzerationen Flecken von Leukoplakia auftreten.

In letzter Zeit hat namentlich Hinselmann die Ansicht vertreten, daß die Leukoplakie eine Karzinomgefahr bedeute; sein Schüler Esser hat das Tiefenwachstum bei Portioleukoplakie in 2 Fällen gezeigt. Zunächst muß einmal gesagt werden, daß wir mit dem makroskopischen Begriff der weißen Flecke pathologisch anatomisch gar nichts anzufangen wissen. Ebenso wie ein Karzinom in Polypenform auftreten kann, ohne daß man deshalb das Recht hätte alle Polypen karzinomatös aufzufassen, ebensowenig darf man aus dem Umstande, daß Karzinome zuweilen, wenn auch selten, histologisch in vorgeschrittener Reife des

Plattenepithels und makroskopisch als weiße Flecke auftreten (C. Ruges Zuckerguß), den falschen Schluß ziehen, weiße Flecke auf der Portio seien lebensgefähr-

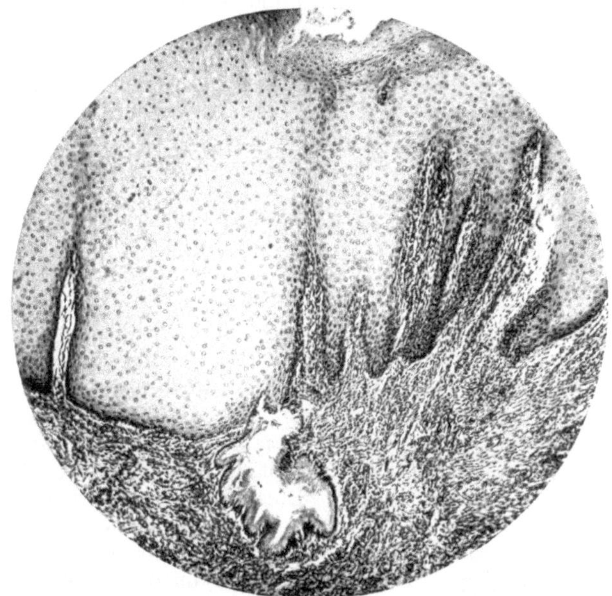

Abb. 78. Ausgedehnte Leukoplakie an der Portio bis in den Zervikalkanal mit Eindringen in Schleim-
drusen auf dem Boden einer alten Erosion von einer 59jährigen Frau mit Prolaps des Uterus (T. 7168).
Keine Lues nachgewiesen. Lichtbild mittlerer Vergroßerung.

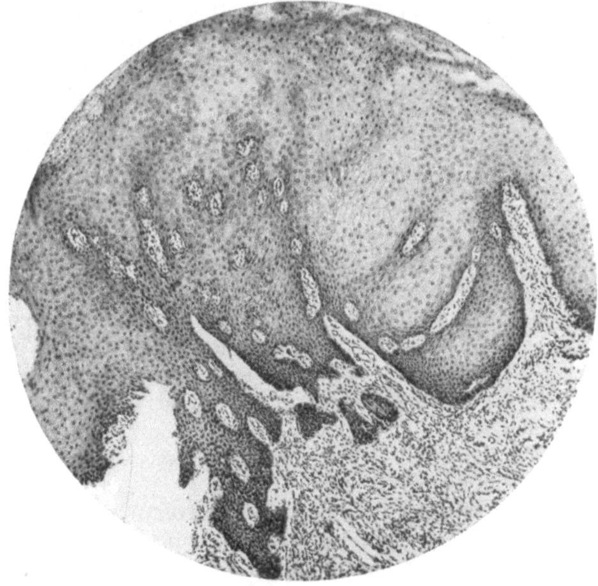

Abb. 79. Von demselben Falle wie Abb. 78, nur schräg zur Oberflache getroffen, kann
Tiefenwucherung vortauschen. (Lichtbild mittlerer Vergroßerung.)

lich. Hierauf läuft nämlich Hinselmanns Bestreben hinaus, der an der Lebenden
mit optischer Vergrößerung sehr häufig weiße Flecke an der Portio findet und

sie als Leukoplakie bezeichnet, ein Ausdruck, der ursprünglich makroskopisch gedacht immerhin einen schon vorgeschrittenen Grad von gutartiger „Prosoplasie" des Plattenepithels mit und ohne Verhornung zur Unterlage hatte. Die optische Methode HINSELMANNs hat den Vorteil leichtere Grade der Prosoplasie klinisch festzustellen und der histologischen Untersuchung häufiger zuzuführen. Diese muß jedoch ohne klinisches Vorurteil die verschiedenen Grade der Prosoplasie ihrer Häufigkeit nach gruppieren unter Vergleich mit Ätiologie, Alter usw. Der Umstand, daß auf leukoplakischem Boden oder in seiner Nachbarschaft — das läßt sich schwer feststellen — ausnahmsweise Karzinom entsteht, darf die Betrachtung der fast immer gutartigen Platten-

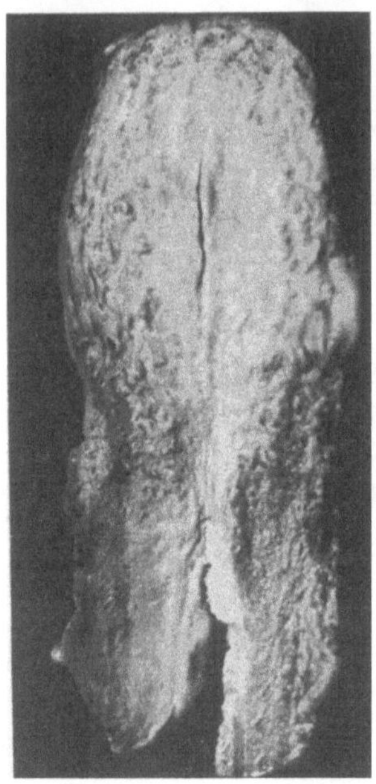

Abb. 80. Uterus einer fruher luetisch gewesenen 66 jahrigen Frau
(Pr. 2128 mit einer oberflachlichen derben weißen Zone im
Zervikalkanal in großer Ausdehnung ringsum. Leukoplakie; vgl.
Abb. 81. (Lichtbild etwa ⁴/₅ der
naturlichen Größe.)

epithel-Prosoplasie, die der Leukoplakie zugrunde liegt, nicht beeinflussen. Sämtliche Grade der Prosoplasie von leichter Hochschichtung und längerer Zapfenbildung des Epithels bei Verlängerung der Papillen, sodann Bildung von Stachelzellen, seltener einer Körnchenschicht und Hornschicht in flächenhafter Ausbreitung von verschiedener Ausdehnung und ebenso in Form umschriebener oft papillomartiger Herde sind mir begegnet, ohne daß ich genötigt gewesen wäre, Karzinom anzunehmen. Dieses ist, wie gesagt, selten im Vergleich mit Karzinomen der Portio von geringerer Reife. Wenn ESSER in seinen Abb. 5—9 kurze dicke Zapfen als karzinomatös ansieht, so muß ich diese Beweise für beginnendes Karzinom als nicht genügend bezeichnen, um eine praktisch so bedeutsame Frage über das Knie zu brechen. Abb. 1 und 2 von ESSER sind ihrerseits gänzlich abzulehnen. Solche Harmlosigkeiten kommen nach Heilung von Erosion und Ulzeration öfters vor durch Überhäutung unebener und zerklüfteter Oberflächen.

Bei der „Leukoplakie" finden sich in den typischen Fällen mit verdicktem Epithellager solche mit Stachelzellen und ohne Hornschicht am häufigsten. Seltener ist es umgekehrt. Aber auch ohne verdicktes Epithellager — es ist unwichtig, ob man solche Fälle trotz dieses Mangels Leukoplakie nennen mag — finden wir zuweilen auf großen Strecken das Epithel mit einer geringen Stachelschicht, in anderen Fällen eine Körnchenschicht mit aber auch ohne Verhornung und schließlich habe ich auch geradezu atrophisch verdünnte Epithelschicht der Portio mit langen kernlosen Hornlamellen ohne Körnchenschicht gesehen.

Die Prosoplasie ist auch ohne Verdickung des Plattenepithellagers nachweisbar mit und ohne Stachelschicht.

Wie weit diese Veränderungen klinisch oder grobanatomisch sichtbar sind, mag für die Anwendbarkeit der Bezeichnung Leukoplakie je nach Vereinbarung maßgeblich werden. Wie gesagt, sind darüber die Ansichten sehr geteilt.

Bemerkenswert ist, daß außer den oben genannten Erkrankungen chronische Reize, z. B. durch Pessare, Reibung bei Prolaps ohne Infektion zur Prosoplasie führen und daß Röntgenbestrahlung in einzelnen Fällen unseres Materiales, wie es scheint, denselben Dienst geleistet hat. Wenn der einmalige Reiz einer Exzision (HINSELMANN) eine Prosoplasie „Leukoplakie" hervorruft, so muß wohl der Boden durch länger dauernde Reize vorbereitet gewesen sein; es handelte sich um Erosion. — Man vergleiche auch die „Epidermisierung" mit Verhornung bei Erosionsheilung (S. 167 f.), ferner die gutartige Epithelwucherung bei Polypen (S. 209).

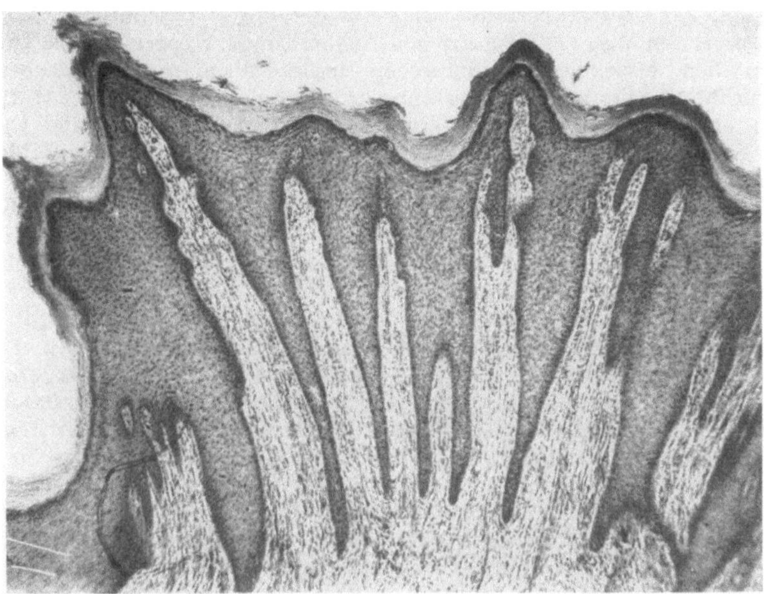

Abb. 81. Aus dem oberen Teil der weißen Zone in der Zervix des in Abb. 80 dargestellten Uterus einer 66jährigen fruher luetischen Frau. Die weiße Zone ist uberall ahnlich wie hier gebaut mit langen Papillen von einiger Regelmaßigkeit, wenn auch nicht uberall gleichmaßig. Das Epithel hat eine deutliche keratohyaline und eine verhornte Schicht. — Diese flachenhaft sehr ausgedehnte Wucherung erinnert histologisch mehr an Papillom als die in Abb. 77 dargestellte umschriebene warzig vorgetriebene Wucherung. (Lichtbild schwacher Vergroßerung.)

XV. Tuberkulöse Metritis (Endometritis und Myometritis).

Häufigkeit und Ausbreitung.

Die Uterustuberkulose wurde lange Zeit in ihrer Haufigkeit unterschätzt. Das Eindringen der Tuberkelbazillen kann sowohl von außen als auch von den Tuben her, aber meist auf dem Blutwege in die Uterusschleimhaut erfolgen, so daß also eine Infektion derselben möglich ist (BAUEREISEN, v. FRANQUÉ, SCHOTTLÄNDER, JUNG, BENNECKE, DÖDERLEIN, VEIT, SIMMONDS, ORTHMANN, STOLPER, HAULTAIN, MICHAELIS, KROEMER, SIPPEL, NEUWIRTH, GERICH u. a.). Die Ansteckung erfolgt zuweilen vom Manne (HEGAR, COHNHEIM, KEHRER, DERVILLE und FEMET, MENGE, HUEBSCHMANN u. a.). Ausführliche Diskussion a. d. Gynäkol. Kongreß München 1911.

DANIEL (1925) hat die Literatur gesammelt (66 Falle).

Die primare Genitaltuberkulose und namentlich die des Uterus wurde fruher allgemein und wird auch jetzt noch zuweilen in ihrer Haufigkeit überschätzt, weil primare Herde an anderen Stellen besonders an der Lebenden leicht übersehen werden oder ausgeheilt sind.

Nach Taliercio wird primäre Genitaltuberkulose kaum beobachtet, meist erfolgt Infektion auf dem Blutwege oder bei primärer Erkrankung in der Nachbarschaft aszendierend auf dem Lymphwege. Der Blutweg gilt allgemein seit den Arbeiten von Simmonds als der häufigere von beiden. Insbesondere wird die lymphogene Infektion der Portio (Latzko) bestritten (H. R. Schmidt), zumal wenn die Uterustuberkulose sich auf die Portio beschränkt. Askanazy fand meistens den Weg der hämatischen Ausbreitung. Experimentelle Infektion der Genitalien deszendiert in denselben direkt. Primäre Genitaltuberkulose wird überhaupt von mehreren erfahrenen Pathologen bestritten (Lit. s. b. Krönig), einzelne Fälle gelten als erwiesen (Lit. bei O. Frankl und Fr. Heimann). So hat z. B. Kaufmann Zervikaltuberkulose unter dem Bilde eines „kavitären Karzinoms" durch Obduktion als primär erwiesen.

Wenn neuerdings G. Hirsch bei einer 54jährigen Frau Tuberkeln der Korpusschleimhaut neben Carcinoma adenomatosum als zufällige Infektion von außen auffaßt, weil der Zervikalkanal des hinabgestiegenen Uterus leicht durchgängig sei, so widerspricht dieser Annahme der Befund von alten Herden in der Lunge und in den Lymphknoten, auch wenn sie ausgeheilt erscheinen.

Häufiger ist die sekundäre Ausbreitung der Erkrankung von den Tuben her oder der Peritonealhöhle; die Tuberkulose steigt nach Tierexperimenten nicht aufwärts im Genitalkanal, sondern nur abwärts (v. Baumgarten-Basso), was von Jung und Bennecke ebenfalls durch Tierversuche bestritten wird; nach diesen Autoren aszendiert die Tuberkulose. Bei unseren Fällen von Tuberkulose der weiblichen Genitalien war fast immer das Peritoneum beteiligt. Mein Material wurde von Bertolini zusammengestellt.

Die deszendierende Ausbreitung gilt mehr und mehr bei neueren Autoren; auch Askanazy bezeichnet (1923) die Endometritis tuberculosa als meist von den Tuben deszendierend.

Nach Simmonds ist bei frischer Tuberkulose der Tuben und des Uterus beides primär, sonst deszendiert sie. Es sind nur wenige Fälle von primärer Portiotuberkulose bekannt (Friedländer, Emanuel, v. Franqué, Glockner, Maly, Péau, Hofmeier). Ein Fall von Neuwirth ist zu bezweifeln.

Ghon und Kafka stellen sich sogar allen Fällen sehr zweifelnd gegenüber; soweit sich dieses auf Infektion durch Sperma bezieht, mag es berechtigt sein, es darf aber berücksichtigt werden, daß Anfeuchtung des Penis mit Speichel vor dem Koitus eine verbreitete Gewohnheit ist und auch sonst genügende Unreinlichkeitsgefahren lauern. — Immerhin hat die aszendierende Tuberkulose für den Uterus nur geringe Bedeutung (Berblinger).

Über die Häufigkeit der Verbreitungswege sind sich neuere Autoren, Ghon, Kafka, Weibel, Huebschmann ziemlich einig; die primäre Tuberkulose der weiblichen Geschlechtsorgane ist möglich aber sehr selten; die Tuberkulose des Corpus uteri ist immer sekundär, während aber Tube und Ovarium häufiger hämatogen infiziert werden, ist dieses im Uterus seltener als bei jenen Organen der Fall. Auch ist die deszendierende Infektion per continuitatem im Uterus häufiger als die hämatogene Infektion, namentlich im Corpus uteri. In der Cervix uteri wird ebenso wie an der Portio eine primäre Infektion für möglich gehalten, aber meist ist hier die Erkrankung sekundär teils hämatogen, teils von einer Endometritis tuberculosa corporis fortgeleitet. Die lymphogene Tuberkulose des Uterus gilt allgemein als ganz selten.

Nach den neuesten Untersuchungen von Berblinger (1929) wird zunächst die Tubenwand meist in beiden Tuben und zunächst im ampullären Teile hämatogen ergriffen. Tuberkelbazillen werden in die Tubenlichtung nur nach Erkrankung der Schleimhaut (nicht aus den Blutgefäßen — Simmonds) ausgeschieden. Ohne Schleimhauttuberkel kein bazillärer Katarrh der Tube. —

Die Tuberkulose des Endometriums kommt hauptsächlich von der Tuben-lichtung her zustande, da sie ohne Tubentuberkulose äußerst selten ist. — Mehrfach konnte BERBLINGER die Ausbreitung von der Tubenschleimhaut auf das Endometrium feststellen. — Auch im Uterus kommt die bazilläre Ausscheidung in die Lichtung nicht ohne Tuberkel im Endometrium zu-stande.

Über alleinige Uterustuberkulose ohne Mitbeteiligung der übrigen Geschlechts-teile berichten CUSMANO, LORRAIN und BLOT, KOVACS, LENORMANT und MOULON-GUET, DANIEL.

Bei Genitaltuberkulose ist der Uterus in $70\,^0/_0$ beteiligt (SIMMONDS). Bei akuter allgemeiner Miliartuberkulose wird der Uterus nicht oft befallen (NIEPOKOJYCKA). $10\,^0/_0$ der tuberkulösen Frauen in Italien haben Genital-tuberkulose (PESTALOZZA).

Zusammenstellung von Statistiken über Häufigkeit der Genitaltuberkulose s. b. JUNG. Nach PANKOWs Zusammenstellung von mehreren Statistiken ergibt sich die größte Häufigkeit für die Tuben, nächstgrößte für das Endometrium.

Hypoplasie der weiblichen Genitalien ist nicht selten mit Tuberkulose ver-bunden, in meinen Fällen zweimal. Ursache und Wirkung werden hierbei ver-schieden aufgefaßt (s. BERTOLONI.

So fanden Hypoplasie der Genitalien bei Infantilismus (VEIT, LABHARDT), doch halten ALTERTHUM, RESINELLI u. a. umgekehrt die Tuberkulose für die Ursache der Hypoplasie (s. a. SEITZ und FRANKL), NIEPOJCYCKA sagt sogar, Hypoplasie verhindere die Tuberkulose.

Auch BRANDESS sah unter 36 Fällen von ausgesprochenen Genitalmißbil-dungen zweimal Tuberkulose des Uterus.

Als das bevorzugte Alter gilt nach den meisten Angaben das jugendliche geschlechtsreife Alter. Bei SCHLIMPERT betreffen $32,9\,^0/_0$ das 3. Jahrzehnt.

Die Tuberkulose der Gebärmutter befällt schon zuweilen das Kindesalter (KAUFMANN, GRAEFE, 24 Fälle von BRÜNING und 6 von BENNECKE); nach GRAEFE werden Kinder von 1—5 und von 10—15 Jahren am häufigsten be-troffen. Bei einer Greisin von 87 Jahren fand RÖSSLE aszendierende (?) Tuber-kulose der Vulva, Vagina und des Uterus. Von 6 eigenen Fällen von Tuberkulose im Corpus uteri waren 3 über 60 Jahre alt. Dagegen betraf die Zervixtuber-kulose junge Frauen.

DEYWEL beschreibt Endometritis tuberculosa mit 59 Jahren und isolierte Portiouberkulose mit 69 Jahren. Als begünstigend gilt Erosion der Portio bei VOGEL, NEUWIRTH.

Auch im Puerperium wird akute Tuberkulose des Uterus beobachtet (ROKI-TANSKY, v. ROSTHORN), besonders an der Plazentarstelle (KAMANN, MENGE s. d. Lit.). — In der bei Tubargravidität spontan ausgestoßenen Uterusdezidua fand ich in einem Falle zahlreiche Tuberkel, ebenso bei der nachfolgenden Aus-schabung.

Unter 68 Fällen (Literatur) fand BALDOWSKY $6\,^0/_0$ isolierte Uterustuberkulose im Korpus und ebenso viele in der Zervix.

Die Zervixschleimhaut wird selten befallen, so daß ROKITANSKY sie für immun hielt; auch GHON und KAFKA denken wegen der Seltenheit der Portiotuberkulose an örtliche immunisatorische Eigenschaften. Ob man sich diese chemisch vor-stellen will? Vielleicht genügt der besondere Bau der Portio. Tuberkulose der Zervixschleimhaut betrifft nur einzelne Fälle s. b. KRÖNIG, VEIT, MEYER-RUEGG, BALDOWSKY, PESTALOZZA, KUNDRAT u. a. Ich habe 4 Fälle beobachtet und einen an der Portio gegen 7 Fälle im Corpus uteri unter 55 Fällen weiblicher Genitaltuberkulose (s. BERTOLONI). Im allgemeinen gilt der innere Muttermund als Hemmnis für die in der Schleimhaut vom Korpus hinabsteigenden Tuberkulose. Doch kommen Ausnahmen vor (BOTTARO und PAWLOWSKI, BERTOLONI, CHARLAINE).

Isolierte Zervixtuberkulose gilt als Seltenheit (KAUFMANN).

Der innere Muttermund soll nach PESTALOZZA der Tuberkulose der Uterusschleimhaut ein Hindernis bereiten. Ähnlich verhält sich der isthmische Tubenteil (HORÁLEK). In beiden Stellen kommt es zu Bindegewebswucherung, die zum Verschluß führen kann. Die Uterusschleimhaut bleibt in der Gegend des inneren Muttermundes erhalten, so daß von hier aus die zerstörte Schleimhaut bei Ausheilung neu besiedelt werden kann (HORÁLEK). Tuberkulose Polypen fanden ZAHN, MICHAELIS, MADBUER, TOURNEUX und VILLEMAR, KAUFMANN.

Anatomie und Histologie.

Die Tuberkulose der Uterusschleimhaut ist in gewissen Fallen eine Ausscheidungstuberkulose. Tuberkelbazillen werden auf die Schleimhaut ausgeschieden,

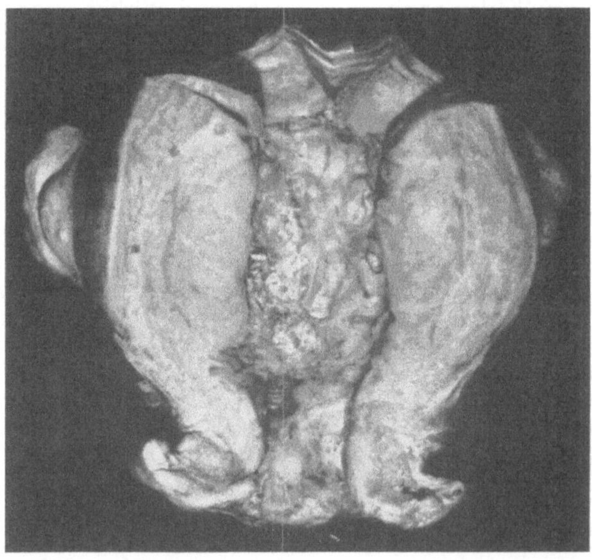

Abb. 82. Seltene Form der Uterustuberkulose, die die Schleimhaut und durchschnittlich 1¹/₂ cm tief die Muskulatur durchsetzt. Die ganze Masse besteht aus miliaren Epitheloidtuberkeln ohne Verkasung. Das erhaltene Oberflachenepithel dringt mit einzelnen Auslaufern sehr tief in die tuberkulose Masse, in der die Muskulatur größtenteils zerstort ist (T. 7857). Lichtbild etwa ²/₃. In den Adnexen der 50 jahrigen Patientin wurde keine Tuberkulose gefunden.

verursachen Katarrh, Eiterung, Epithelwucherung, Abschilferung; dann greift der Prozeß tiefer auf das Bindegewebe (SIMMONDS) (s. o. BERBLINGER). In manchen Fällen sieht man die Schleimhautoberfläche gut erhalten und darunter zahlreiche Tuberkeln. Gewöhnlich geht jedoch die Tuberkulose erst nach Zerstörung der Schleimhaut auf die Muskulatur über, sonst auf dem Wege einer Lymphangitis oder Phlebitis „phthisica" (ASCHOFF, RICHELOT u. a.). Die Ausbreitung auf dem Lymphwege, die ich ebenfalls beobachtete, wird auch von KUNDRAT in 9 Fällen beschrieben. Die Tuberkeln erscheinen dann besonders perivaskulär. Doch greift die Tuberkulose auch zuweilen von der Serosa her auf die Muskulatur, wie ich KUNDRAT u. a. bestätigen kann. RICHELOT gibt an,

Tuberkulose nur in der Submukosa und Muskulatur der Vagina, des Uterus und der Tuben gefunden zu haben bei einfacher (!) Entzündung der Schleimhaut. Die Gefäßwände waren von Riesenzellen durchsetzt. (Man denkt dabei an Syphilis.) Von einer besonderen Beteiligung des Uterus bei allgemeiner Miliartuberkulose scheint nichts bekannt zu sein.

Makroskopisch werden die tuberkulösen Schleimhautmassen als weichlich leicht blutend, blumenkohlartig, papillär beschrieben; die Schleimhaut ist nach KUNDRAT verdickt, gefurcht. warzig, sogar polypös (Abb. 82, 83, 84). Die Schleimhaut wird oft weitgehend zerstört. Auch tiefer in der Wand sieht man käsige Nekrosen, seltener Abszesse. In meinen Fällen von Tuberkulose des Corpus uteri fand ich die Schleimhaut meist ulzeriert; die Zervixtuberkulose war mehr papillär.

Besonders an der Portio und im Zervikalkanal wird neben geschwürigem Zerfall auch geschwulstartige grobpapilläre oder knotige Wucherung beschrieben (FEIST, GLOCKNER, FRAENKEL, EMANUEL, KRUKENBERG, COVA, PERAZZI, EVERLING mit Literatur, HERMANN, HAULTAIN, CHATON mit Literatur, GARKISCH, V. FRANQUÉ, DEICHMANN, BABES, STEIN, VOGEL, PESTALOZZA).

Seltener ist die großknotige Form der Tuberkulose im Corpus uteri [O. WEBER (MERKEL), HEESCH, DE BELLA]. Dieser Autor beschreibt eine hühnereigroße, weißgelbliche Geschwulst aus tuberkulösem Granulationsgewebe in der Uteruswand, während das Endometrium nur rundzellig infiltriert war.

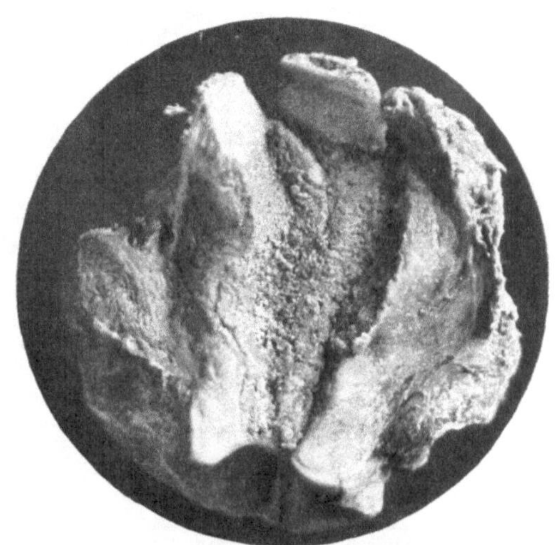

Abb. 83. Miliare Tuberkulose des Endometrium mit zahlreichen miliaren Knotchen und kleinen papillaren Vorsprungen. (Lichtbild $^1/_2$.)

Auch ein Fall von DANIEL-(BABES) bei einer 50jährigen Frau stellte eine kleinapfelgroße intramurale Verdickung der Hinterwand des Korpus dar mit zahlreichen eitergefüllten Höhlen.

Herrn Kollegen MERKEL verdanke ich eine Abbildung des Falles von großknotiger käsiger Uterustuberkulose, der von O. WEBER kurz beschrieben ist. Die Patientin ist an Meningitis tuberculosa im Anschluß an einen Solitärtuberkel des Kleinhirns zugrunde gegangen. Die großknotigen Fälle sind immerhin sehr selten im Vergleiche mit unseren histologischen Gelegenheitsbefunden.

Ähnlich diesem Falle war ein von mir beobachteter, von HEESCH beschriebener Fall von großknotiger Tuberkulose in der Wand des Korpus; außerdem viele kleine Herde verbunden mit Adenomyositis. Diese Vereinigung besprechn wir im Kapitel Adenomyosis.

Zum Unterschiede von ulzerierender Tuberkulose spricht man von einer indurierenden Form, wenn die Knotchen gehäuft auftreten ohne starkeren Gewebszerfall. Große Teile der Uteruswand können von der Knötchenbildung ergriffen sein, doch ist das zweifellos selten.

JEANNENEY fand die Tuberkulose auf die Muskulatur des Corpus uteri beschränkt.

HUEBSCHMANN erwähnt Pyometra.

In Abb. 82 gebe ich einen Uterus mit sehr weit ausgebreiteter Tuberkulose der Schleimhaut und der inneren Muskelschichten wieder, bei dem der käsige Zerfall fehlt, während histologisch das ganze Gebiet übersät ist von Tuberkeln, die nur ganz wenig Schleimhaut übrig lassen, die als „Adenomyosis" oder Adenomyositis mit sehr tiefen Ausläufern in die mächtig tuberkulös durchsetzte Muskulatur infiltrativ eingewachsen ist. Zerfall ist auch histologisch so gut wie fehlend. Histologisch kann man das Bild nur als Miliartuberkulose bezeichnen.

KAUFMANN sah in einem Falle im puerperalen Uterus die großen Gefäße in der Uteruswand ergriffen und von hier aus entstand allgemeine Miliartuberkulose.

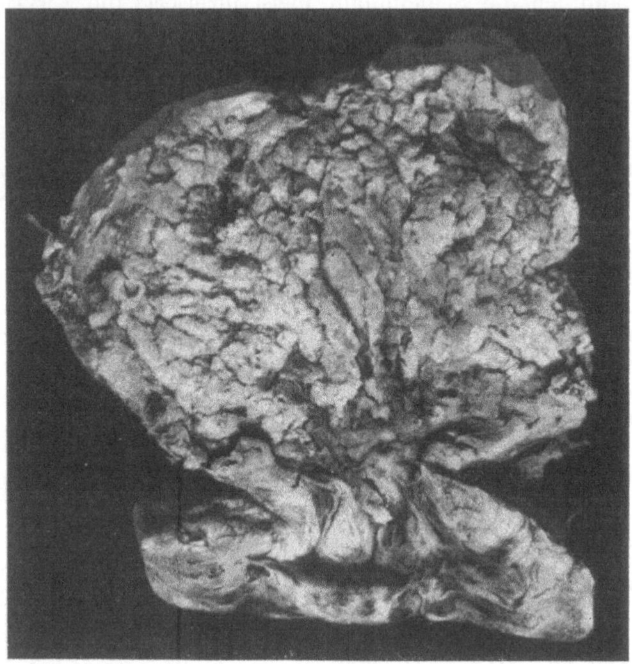

Abb. 84. Stark gewulstete Form der Schleimhauttuberkulose des Corpus uteri mit zahlreichen kleinen Tuberkeln besetzt. (Lichtbild etwa ³/₄ naturlicher Große.)

Ein tuberkulöser Wandabszeß (AMANN) steht einzig da. Zuweilen greift die Zerstörung von der Portio aus auf die Scheidenschleimhaut über (z. B. Fall GLOCKNER). Die Serosa kann verdickt sein (KUNDRAT) mit Adhäsionen.

Mikroskopisch findet man in Probestückchen in der Mehrzahl der Fälle nur wenige Tuberkel. Miliare Tuberkulose der schwereren Fälle geht gradweise in diffus käsige über. Papilläre Form findet sich auch in der Zervix (FRAENKEL, GLOCKNER u. a.). Zervixepithel auf den Papillen sondert trüben zähen Schleim ab (COVA).

GLOCKNER schildert die papilläre Form als lange vielfach verästelte Fortsätze mit dem Stroma der Zervix und mit einfacher Epithelschicht.

Im allgemeinen herrscht die produktive Form der Tuberkulose vor, die exsudative tritt zurück. Stärkere fibröse Wucherung fand WILLIAMS bei Tuberkulose des Endometrium.

Zuweilen ist die Tuberkulose kaum kenntlich infolge mehr diffuser Infiltration mit wenigen Knötchen, zumal wenn diese in Rückbildung betroffen werden, was bei geringerer Ausbreitung nicht selten ist. Epitheloide Knötchen mit Resten von Riesenzellen ohne Verkäsung. Bei stärkerer Entzündung findet man reich mit Lymphozyten, Plasmazellen und Tuberkeln durchsetztes Granulationsgewebe. Die Zahl der Leukozyten ist gering; lokale Eosinophilie fand ich nur selten und unbedeutend. — Das Bindegewebe der Portio sah ich mit starker Wucherung auf die Tuberkulose antworten. Auch bei gut erhaltenem Plattenepithel breitet sich die Tuberkulose in der Schleimhaut ohne nennenswerte Erosion aus.

Dem Epithel hat v. FRANQUÉ besondere Aufmerksamkeit zugewandt, er weist auf „adenomatöse" Wucherungen, die karzinomähnlich aussehen können und auch dahin ausarten könnten, und WALLART (s. u. ALTERTHUM, KAUFMANN, HUEBSCHMANN) hat bei Zervixtuberkulose den Übergang zu Karzinom gesehen, ebenso HUEBSCHMANN. Karzinom mit Tuberkulose am Uterus sahen ferner KUNDRAT, SCHOTTLÄNDER, JOSSELIN DE JONG. v. ALBERTINI fand Tuberkulose und Karzinom der Portio kombiniert und im gleichen Falle Sarkom des Corpus mit Miliartuberkeln.

Die Epithelveränderungen sind jedoch nach meinen Befunden meist unbedeutend, und mit denen in der Tube im allgemeinen gar nicht zu vergleichen; einmal fand ich sie bei geringer diffuser Infiltration der atrophischen Schleimhaut. Nur in einem Falle war die Epithelwucherung geradezu adenomatös und mit Adenomyosis (s. d.) verbunden. Auch DÖDERLEIN spricht von häufiger „regenerativer atypischer Wucherung des Drüsenepithels", doch ersehe ich aus seiner Abbildung, daß die Epithelzellen wie auch bei anderen Arten der Entzündung mäßig sich schichten und abstoßen. — Eine Wucherung des Epithels die zu einer Neubildung von Drüsen und heterotoper Wucherung führt, ist dagegen wie gesagt selten. —

Die Muskulatur des Corpus uteri fand ich öfters entzündlich infiltriert, aber nur einmal Tuberkeln in den submukösen Schichten und einmal in den subserösen Muskellagen; sonst mehrfach bei gleichzeitiger Endometritis tuberculosa.

Tuberkulose der Dezidua.

Recht dürftig ist die Literatur über Tuberkulose der Dezidua. Ich habe viele Dutzende von Plazenten in der ersten Hälfte der Gravidität gesehen, die wegen Lungentuberkulose durch künstlichen Abort und Uterusexstirpation gewonnen wurden, ohne an den Plazenten, noch an der Dezidua, Veränderungen zu finden.

SCHMORL hat in nekrotischen Dezidualauflagerungen der Plazenta Tuberkelbazillen nachgewiesen; ebenso in der Decidua parietalis. Die gelben Flecke und Streifen nekrotischen Gewebes zeigten in der Umgebung Rundzelleninfiltration, aber keine Tuberkeln.

Die Tuberkulose der Dezidua soll schwer erkennbar sein, weil die Epitheloidzellen fehlen und die Riesenzellen nur sehr gering an Zahl sind (s FRANKL); in meinem genannten Falle war die Tuberkulose der Dezidua ungewöhnlich gut ausgebildet

KAMANN sah tuberkulöse Hyperplasie der Decidua basalis und vera mit einzelnen fast faustgroßen kavernösen Tumoren.

Adenomyosis und Adenomyometritis tuberculosa s. w. u. Kap. XVIII.

Als Nebenerscheinungen sind zu erwähnen Abszesse, die gelegentlich durchbrechen können, so in die Blase (THOMSON). Pyometra besonders bei alten Frauen s. b. SIMMONDS, B. FISCHER, SCHIFFMANN, KAUFMANN. Die Atresie kann natürlich von der Tuberkulose unabhängig sein, namentlich im Alter.

Hochgradige Arteriosklerose im Uterus fanden POLANO, SCHIFFMANN und schließlich ist ein Fall von unstillbarer Blutung (FERRONI) erwähnenswert. Tuberkulose bei Carcinoma uteri s. d.

XVI. Syphilis uteri.

Die Literatur ist von Mracek (1881), Chase (1913), O. Frankl (1914). Gellhorn und Ehrenfest (1916), Paladini (1927) u. a. zusammengestellt. Als erster Autor mit verläßlichen Angaben über den „Chancre larvé" der Portio gilt Ricord (1832). Boivin und Dugès (1833), die auch einige Vorgänger erwähnen, sprechen von syphilitischer Metritis als Ursache von Metrorrhagien. Erst durch Mraceks Arbeit ist die allgemeine Aufmerksamkeit der Syphilidologen der Gebärmuttersyphilis zugewendet und hat durch Oppenheims Atlas (1908) einen Abschluß erfahren. Während die primäre Sklerose oft beobachtet wird, ist über sekundäre Erscheinungen wenig und über tertiäre erstaunlich wenig berichtet worden. Vieles geht nicht über Vermutungsdiagnosen hinaus.

Die Literatur ist von Gellhorn und Ehrenfest so gewissenhaft zusammengestellt, daß ich von ihren historischen Angaben einiges folgen lassen kann: A. Primaraffekt. Gosselin (1843) scheint als erster die Aufmerksamkeit auf die Tatsache gelenkt zu haben, daß Ulzerationen der Zervix auf syphilitischer Infektion beruhen mögen, ohne eine Differentialdiagnose zu versuchen. Bennet (1843) beschrieb den typischen Schanker der Portio. Bernutz (1855) unterscheidet typische nicht verimpfbare, diphtheritische und phagedänische Schanker; ähnlich Sigmund (1855) in einer Zeit, wo man Gonorrhöe, Lues und weichen Schanker noch nicht richtig unterschied. Erst 1863 versuchte Sigmund harten und weichen Schanker abzugrenzen, ebenso Guérin (1864) und andere Autoren, deren Aufgaben schon Mracek als nicht einwandfrei bezeichnet hat. Der harte Schanker der Portio wurde sodann von Fournier (1873) und seinem Schüler Schwartz und von Fourcault (A. Martin). Klink (1874), Rasumow (1880) beschrieben. Es folgten die bekannten Abbildungen von Heitzmann (spater in Oppenheims Atlas 1908) und Mraceks 21 eigenen Beobachtungen (1881), Chambrelent, Hirigoyen, Verzeley, Moussons (Bordeaux 1886), Renaul (1894). Seit Neumanns erschopfender Abhandlung (1896) sind verhaltnismäßig wenige Schanker der Portio, diese jedoch genauer beschrieben, als in der alteren Literatur, so von Blandin, Brindeau, Rostaine und Druelle (1902); Thibierge, Rille (1904), der in 5 Jahren 160 harte Schanker der Zervix gesehen haben will. Den ersten Nachweis der Spirochaeta pallida Schaudinns (1905) im Zervixschanker erbrachte Paschen. — Weitere Mitteilungen uber Schanker der Portio s. bei Moraller, Ivens, Falk (1908), Ozenne und Durveux, Skutul (1912), Neisser, Zomakion, Gaucher und Giroux (1913). Shillitoe (1914), Wile und Senar (1915). Die sekundaren Erscheinungen waren Fournier schon in angeblich großer Zahl bekannt, wahrend neuerdings neben sehr wenigen Einzelbefunden der Syphilidologen nur Gellhorn und Ehrenfest (1916) ausfuhrlicher uber 8 Falle meist mit Wassermann-Reaktion und Spirochatenbefund berichten.

Die tertiaren Erscheinungen am Uterus wurden früher scheinbar uberschätzt, so wenn Astruc (1755) den venerischen Szirrhus anführt, der oft krebsig wurde. Es folgen nach Gellhorn und Ehrenfest: Lagneau (1828), Duparque (1837), Montanier und Velpeau (1862), Theodoroff (1866), Deprès (1870), Despeyroux (1872), Morris (1874), Whitehead (1875), Barré (1876), A. Martin (1878), Otis (1883), Mundin (1885), Doléris (1890), deren Angaben nach Neumann und ebenso nach Gellhorn und Ehrenfest nicht alle einwandfrei sind. Die neuere Literatur ist jedenfalls verhältnismäßig arm an ähnlichen Beobachtungen.

Syphilitischer Primäraffekt.

Während der weiche Schanker selten ist, wird die Portio als Sitz der Primärsklerose von Rasumow in 0,94, Skutul in 1,5, Ricord in 6, Fournier 5,2. Klink 2,9, Sigmund 7,8, Mracek 5 und von Neumann unter 757 Fällen in $15^0/_0$ aller syphilitischen Infektionen angegeben. Weitere Statistiken siehe bei Gellhorn und Ehrenfest. Der Primäraffekt wird meist an der Vorderlippe (Mracek, Oppenheim, Mc Cann), nach Fournier an der Hinterlippe oder ringsum, nach Chase meist an der Hinterlippe, nach Neumann rings um den äußeren Muttermund gefunden. Als begünstigend gelten Erosionen (Oppenheim), Einrisse, Operationsnarben, Gravidität (Fournier) und Menstruation. Auch sind multiple Sklerosen an der Portio oder auch zugleich in der Vagina beobachtet

(FOURNIER, MRACEK, OPPENHEIM, NEUMANN), sie setzen sich auch in den Zervikalkanal fort oder sind gar im Zervikalkanal zuweilen zuerst aufgetreten und werden erst nach Zerfall kenntlich (FÖRSTER, SCANZONI, KIWISCH, CURTY, MRACEK, ZOMAKION); sie führen durch Vernarbung zu Stenose (KIWISCH, FÖRSTER).

Als Begleiterscheinungen werden beim Übergange zum sekundären Stadium Papeln in der Vagina und an den äußeren Genitalien genannt. Die Portio ist zuweilen hypertrophisch (MACKENZIE, FOURNIER, ORTH, SCHWARZ, MRACEK). FOURNIER schildert den Schanker der Portio als flach oder blasig vorgetrieben mit flachem Gipfel mit speckig glänzend-grauer pseudomembranöser Oberfläche. Die Form ist rund, oval oder aus mehreren rundlichen Teilen zusammengeflossen. Nach OPPENHEIM ist der Primäraffekt kreisrund, braunrot glatt oder grauweiß, pseudodiphtherisch belegt oder gangränös und enthält Spirochäten. Die Ränder liegen im Niveau der Umgebung. Auf der verdickten derben Portio fand NEUMANN erodierte, diphtherische, ulzerierte und gangränöse Schankerformen. Auch MRACEK fand das primäre Ulkus meist mit pseudodiphtherischem Belag, darunter wenig Sekret und kleine hämorrhagische Flecke; oder das Knötchen zerfällt schnell nekrotisch in ein Geschwür mit oder ohne Granulation. Die Umgebung wird als gerötet oder unverändert angegeben. Fungöse Wucherung in einem Falle (WILE und SENAR) wird zu Unrecht als Initialsklerose

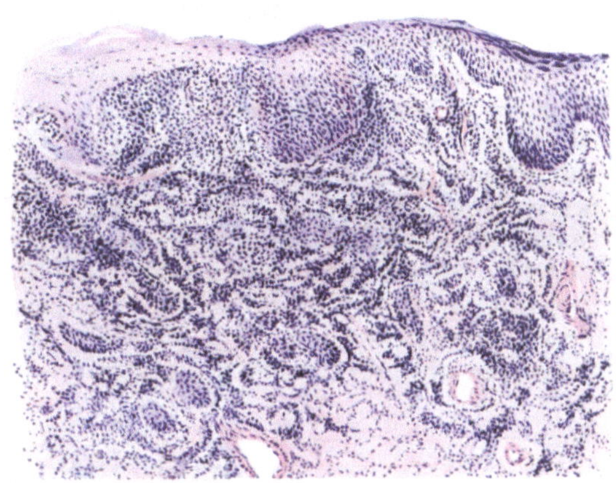

Abb. 85. Frische Initialsklerose s. i. Text. Leitz Obj. 3, Ok. 1.

gebucht, da schon sekundäre Erscheinungen bestanden. Die Absonderung des harten Schankers ist sehr geringfügig.

Histologisch werden keine spezifisch diagnostischen Merkmale angegeben; neben Zell- und Faserneubildung, Lymphozyten, Plasmazellen besonders in den tieferen Schichten entlang der Blut- und Lymphgefäße; auch obliterierende Phlebitis. Die von KEHRER betonten Gefäßveränderungen sind nicht genügend charakteristisch, um stets diagnostisch verwertbar zu sein. Epitheloidzellen sind spärlich, Riesenzellen pflegen zu fehlen (ASKANAZY). Nach PIRILAE treten zuerst polynukleäre Leukozyten, dann Lymphozyten, nach 2 Wochen Plasmazellen auf, ebenso Polyblasten. Fibroblasten schon in den jüngsten Stadien vorhanden, werden nach 4—6 Wochen zahlreicher und wandeln sich allmahlich in typisches Bindegewebe um. Spirochäten sind nach 14 Tagen zahlreich zu finden und verschwinden allmahlich durch Phagozytose. Die Heilung erfolgt oft schnell und restlos (FOURNIER), nach anderen Autoren oft nach geschwürigem Zerfall (MRACEK, NEUMANN, RILLE u. a.). Die zerfallende Sklerose heilt durch Vernarbung zuweilen unter Stenosierung des äußeren Muttermundes (NEUMANN, RILLE, SAIAS). GELLHORN und EHRENFEST erwähnen noch andere ahnliche Angaben. Die Heilung kann sich bis zum Auftreten der sekundären Allgemeinerscheinungen hinziehen, wie in einem Falle MORALLERs. — Auch eine dauernde Hypertrophie der Portio zuweilen mit Stenosen wird nach MRACEK von einzelnen Autoren angegeben.

Bei einem frischen Schanker (Abb. 85) der Portio, einem Knötchen von 5 mm Durchmesser, an welchem nur die Kuppe erodiert ist, fand ich das Infiltrat langs der dilatierten Gefäße und längs der Nerven schon in der Tiefe ausgebreitet.

Über Primäraffekt am Collum uteri während der Schwangerschaft berichtet LANTUEJOUL mit 6 Fällen aus der französischen Literatur. Schon WINCKEL erwähnt die fressende Ausdehnung des Schankers in der Gravidität.

Bei einer in der Schwangerschaft infizierten Frau wurde die oberflachlich nekrotisch zerfallene Portio für karzinomatös gehalten und der Uterus nach der Geburt exstirpiert. Hier fand ich die Infiltration in allen Schichten der Portio und der Zervix ganz diffus infiltriert. Sekundäre Erscheinungen traten 4 Wochen später auf.

Auch DREYER und GROUVEN ist die große Ausdehnung der Sklerosen in der Schwangerschaft aufgefallen, eine Tatsache, die in Analogie zur Verschlimmerung tuberkulöser Prozesse (FRANKL) und des Karzinoms bei Graviden steht.

Beim Primäraffekt an der Portio sind nach nicht verbürgten Ansichten die tief gelegenen Iliakal- und hypogastrischen Lymphknoten geschwollen, die sich der klinischen Beachtung entziehen (RILLE, ZOMAKION), auch ausnahmsweise die Iliakalknoten (OPPENHEIM).

HEROLD fand bei einem „Primäraffekt" der Portio den Wassermann positiv, in einem anderen Falle fand er Spirochäten. PORTIS berichtet über Spirochätenbefund im Zervix, Myometrium und Corpus luteum bei schwerer chronischer Entzündung der Genitalien nach Primäraffekt an der Portio. HINSELMANN fand keine Spirochäten aber positiven Wassermann. Primärsklerose an der Spitze eines in die Vagina vorragenden langgestielten Zervikalpolypen (CAPPELANI) ist möglich, aber die histologischen Zeichen sind in diesem Falle besonders mehrdeutig, da die prolabierten Polypen stets an dem unteren Pole solche Veränderungen zeigen. Die teilweise vorgeschrittenen Gefäßveränderungen lassen eher ältere Syphilis vermuten.

Sekundäre Syphilis.

Von sekundären Erscheinungen der Syphilis am Uterus werden von FOURNIER, OPPENHEIM, RILLE, PINKUS, GELLHORN und EHRENFEST das makulöse und papulöse Syphilid erwähnt.

Das sekundäre Geschwür ist gelblich, rund, plateauartig erhoben, hat glatte Basis, geringere Entzündungserscheinungen in der Umgebung; Spirochäten nachweisbar (OPPENHEIM, GELLHORN und EHRENFEST). Histologisch findet man das Epithel verdickt und durch Lymphozyten und Plasmazellen aufgelockert, ebenso das Stroma. GELLHORN und EHRENFEST fanden hohe Papillenbildung und Verhornung. Auch wird obliterierende Endarteriitis beobachtet und zuweilen Riesenzellen. OPPENHEIM sah auch fibrinös belegte Ulzerationen. Polynukleäre Leukozyten in großer Zahl führen GELLHORN und EHRENFEST in einem Falle auf gleichzeitige Gonorrhöe zurück.

Tertiäre Syphilis.

Im allgemeinen sind die über tertiäre Lues und Gummata im Corpus uteri gemachten Angaben wenig brauchbar; GELLHORN und EHRENFEST haben die Literatur einer Kritik unterzogen, derzufolge wenig Zuverlässiges übrig bleibt, Viel beachtet und wiedergegeben wird FRANCESCHINIs Einteilung: 1. Arteriitis, Arteriosklerosis, 2. Sklerose des Myometriums, 3. Hypertrophie und Verhärtung des Uteruswand, 4. Atrophie. Eine sehr willkürliche Beziehung dieser häufigen Leiden auf Lues.

Die tertiäre Lues tritt in Form von Ulzerationen und Gummata auf. Die Geschwüre haben steil abfallende Ränder, speckig belegten Grund, scharfe Grenzen und entzündete Umgebung. In solchem Falle ist auch Verwechslung mit Karzinom vorgekommen (R. MEYER). Auch bei tertiärer Lues tritt Leukoplakie neben Ulzerationen der Portio auf (GELLHORN und EHRENFEST), wie ich auch gesehen habe; da auch JAWORSKY und NAGY, HINSELMANN, CARRANZA Leukoplakie beschreiben, so scheint mir OPPENHEIMs Ansicht unrichtig, daß sie gegen Lues spreche.

Die tertiäre Syphilis ist bekanntlich kein scharf umschriebenes Stadium. Auch in ganz alten Fällen treten entzündliche Erscheinungen und Ulzera zunächst ohne Gummabildungen auf. In einem solchen Falle (Abb. 87) von Ulcus portionis mit Leukoplakie ohne Gummata fand ich die Erscheinungen nicht wesentlich anders als im sekundären Stadium. Riesenzellen traten auch hier fast ausschließlich in den Gefäßwänden auf. Wo dies zunächst nicht der Fall zu sein schien, dort waren die Gefäße bis zur Unkenntlichkeit zerstört. MORISANI fand 18 Jahre nach der Infektion im Endometrium zahlreiche Erosionen, das Stroma hyperplastisch mit vielen Hämorrhagien und starke intramuskuläre Bindegewebsvermehrung, welche die Bündel auseinanderdrängte; außerdem die üblichen Gefäßverlängerungen mit hypertrophiertem Elastin in der Intima, hyaliner Quellung der Media, stark infiltrierter hyperplastischer Adventitia. Auch ein Befund von GELLHORN und EHRENFEST bei tertiärer Syphilis der Zervix (Fall XIII) ist dem meinigen ähnlich, aber bereits gummös. In einem anderen Falle erwähnen diese Autoren Hyperkeratosis des Portioepithels, rundzellig infiltrierte Submukosa und Endothelwucherung in den vermehrten Kapillaren.

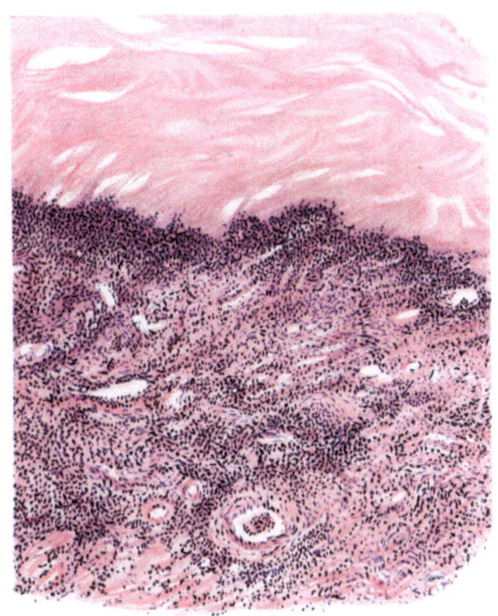

Abb. 86. Endometritis und Metritis gummosa; die obere Schicht völlig gummos, darunter stark infiltrierte Muskulatur. Leitz Obj. 7, Ok. 1.

FÖRSTERs Angaben von tiefen syphilitischen Ulzerationen der Portio mit Zerstörung von Blase und Mastdarm werden vielleicht mit anderen Leiden kompliziert gewesen sein; als solche gelten Tuberkulose und Karzinom.

Die Gummata betreffen meist die Zervix; sie sind selten (LAFFORT, HEITZMANN, RODE, JAWORSKY, OPPENHEIM, RILLE, HOFFMANN, GELLHORN und EHRENFEST, NAGY, MANDL, DUNCAN); sie können auch Tumoren bilden (DUPARQUE, DUNCAN u. a.). In HOFFMANNs Falle war die Portio kleinapfelgroß, zugleich war die ganze Innenfläche des Uterus von der Portio aufwärts bis tief in die Muskulatur in eine dicke Gummischicht verwandelt (Abb. 86). Gummiknoten fanden sich in der Uteruswand in den retroperitonealen Lymphknoten, Leber und Lunge und die rechte Tube und Ovarium bildeten einen großen gummösen Tumor.

Histologisch ist Verkäsung umgeben von Granulationsgewebe mit Plasmazellen bezeichnend für das Gumma; auch Riesenzellen fanden OPPENHEIM, PATTI, NAGY, GELLHORN und EHRENFEST, was ASKANAZY im allgemeinen für selten, LUBARSCH für nicht ungewöhnlich ansieht. Angiosklerose und Obliteration gehören zu den typischen Erscheinungen.

13*

Gummata sind jedenfalls selten, so daß ich noch einen Fall von BILLIG nach dem Referate zitiere.

„Unter dem Verdacht einer sarkomatösen Degeneration wurde ein Uterus entfernt. Die mikroskopische Untersuchung ergab folgendes: In der Tumorsubstanz fanden sich kleinere und größere Gummata. Das Myometrium war so mit Lymphozyten und endothelialen Zellen infiltriert, daß die Muskelfibrillen auseinandergesprengt waren. Die kleineren Gefäße und Kapillaren waren dilatiert und von Lymphozyten und Plasmazellen umgeben. Auch im Endometrium fanden sich miliare Gummen, aber die Gewebsreaktion war geringer als in der Muskelsubstanz. Die Vasa vasorum zeigten perivaskulare Infiltration mit Lymphozyten. In der Tube fanden sich ähnliche gummöse Veranderungen in der Subserosa und in der Muskelschicht. Die Bakterienfärbung des Gewebes erbrachte keinen Beweis für die syphilitische Erkrankung, die serologischen Reaktionen aber bestatigten die histologische Diagnose.

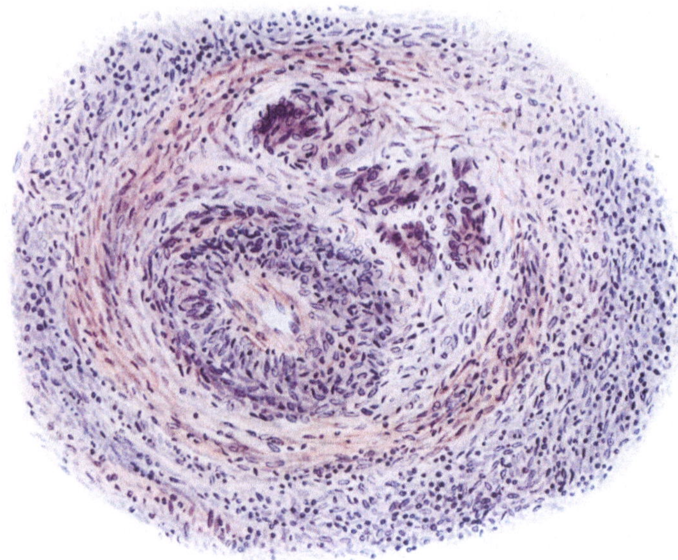

Abb. 87. Tertiare Lues. (Gaumendefekte u. a.). Aus der karzinomverdachtigen Portio vagin. uteri ulzerativer Verfall, starke lymphozytare Infiltration, verdickte Gefäßwandungen und unregelmaßige Riesenzellen. Leitz Obj. 5, Ok. 0.

Ein besonderer Mangel zuverlässiger Beobachtungen kennzeichnet die Mitteilungen über Endometritis syphilitica und über Indurationen des Uterus (Fibrosis, Metritis) mit Hämorrhagien, Leukorrhöe.

LICHTENSTEIN hält Endometritis luetica für häufig und will dabei Stenose mit Hämatometra beobachtet haben; WHITEHOUSE 4 Fälle von Pyometra. GELLHORN und EHRENFESTs Sammlung von Angaben über Endometritis syphilitica läßt außer dem bekannten Falle von HOFFMANN kaum etwas Zuverlässiges übrig. Jüngstens hat PATTI nekrotisierendes Endometrium mit Granulationsgewebe, lympho-plasmazytäre Infiltration in der Muskulatur mit Riesenzellen und Endoangitis obliterans gefunden bei positivem Wassermann.

Die histologische Diagnose Syphilis des Endometrium bleibt meist sehr mißlich. Auch im exstirpierten Uterus bin ich in einzelnen Fällen mit Ulzeration, tiefgreifender Infiltration, oberflächlicher Nekrose, Endoangitis obliterans (auch Riesenzellen in einem Falle), nicht über den Verdacht auf Lues hinausgekommen.

Bei einer Syphilitischen mit Uterusblutungen (PALADINI) ergab die Auskratzung drüsige Hyperplasie, die nach der antisyphilitischen Kur bei wiederholter Ausschabung einer normalen Schleimhaut Platz gemacht hatte. Es ist durchaus kein ätiologischer Zusammenhang einzusehen, außerdem die Diagnose „Hyperplasie" sehr fraglich, weil nur wenige kleine Schleimhautteilchen herauszubekommen waren.

Als empfindlicher Mangel bei vielen Angaben ist der fehlende Nachweis von Spirochäten zu beklagen. Die Autoren halten den Zusammenhang mit gleichzeitiger tertiärer Lues meist „ex juvantibus" für beweisend. Sie beschreiben syphilitische Fibrosis des Uterus, gelegentlich auch der Parametrien (JAWORSKI) und erklären damit zum Teil die Metrorrhagien (JAWORSKI, LOEVY, NENEZ, OZENNE, MORISANI, RUNGE, DREYER, MURATOW, FALK, HEYMANN, MC ILLROY and WATSON, MOUCHOTTE, THEOHARIDE und MAVRIANOPOL-PALA-DINI, PATTI). WHITEHOUSE gibt allerdings an, im Menstrualblut Spirochäten gefunden zu haben. MORISANI fand zahlreiche hämorrhagische Herde, erhebliche Bindegewebswucherung, Angiosklerose, an den kleinen Gefäßen hauptsächlich Wucherung der Adventitia. In dem Falle von FALK bestand außer Metrorrhagien auch ein Ulkus der Portio. BARTHE-LEMYS Beschreibung umkapselter Tumoren paßt ebensogut auf nekrotische Myome mit fettiger Degeneration.

In einem Falle von TRUFFI bestand „Gumma" bei Salpingitis mit dezidua-ähnlichen Zellen ohne Gravidität. In diesem Falle tertiärer Syphilis wird auch von Sklerose und Angiosklerose des Uterus der Tuben und Ovarien gesprochen. Bei allen diesen und

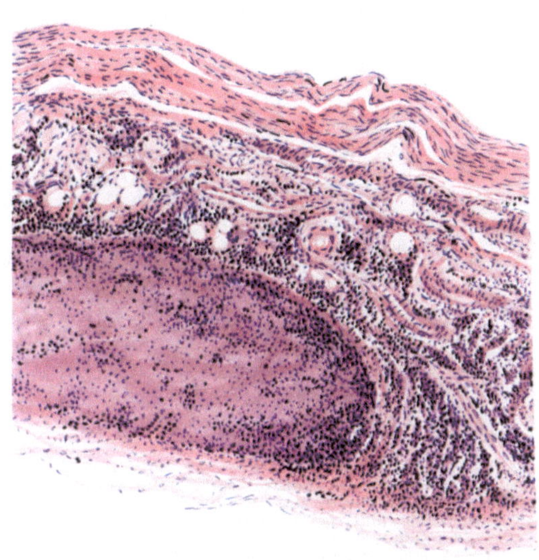

Abb. 88. Gumma in der Muskulatur des Corporis uteri. Leitz Obj, 3. Ok. 1, Tub. 0.

ähnlichen Angaben, namentlich Fibrosis uteri und Angiosklerose, wird nicht genügend der Funktionszustand der Genitalien und das Alter der Frauen berücksichtigt.

Mir scheint die erste Mitteilung über „Metritis" mit andauernden Metrorrhagien angeblich infolge Syphilis von BOIVIN et DUGÈS (1833) zu stammen. Auch hier lag nur die Annahme ex juvantibus vor.

Schließlich tritt Syphilis wie an anderen Stellen so auch am Uterus gelegentlich unter dem Bilde von Sarkom zutage. NAGY bringt ein von Intimawucherung ausgehendes Angiosarkom mit Syphilis in ätiologischen Zusammenhang. NEISSER soll bei einem mikroskopisch für Sarkom gehaltenen Falle Heilung durch eine Hg-Kur gesehen haben (CHASE), und ich bringe in Abb. 89 u. 90 einen schon früher gezeigten Fall (Dr. WEGSCHEIDER) zur Abbildung, der von einem hochgeschätzten Fachmann für einen malignen Tumor gehalten wurde, weil die Probeausschabung aus der Portio durch und durch eine stellenweise mit Lymphozyten reich durchsetzte dichte Masse großer unregelmäßiger großkerniger Zellen ergibt, die stellenweise für Epithelzellen gehalten werden könnten, an einigen Stellen aber deutlich Fibrillen aussenden. Nur stellenweise gut erhaltenes bindegewebiges Stroma enthält Gefäße mit dicker Wandung, während die geschwulstartige Zellwucherung meist kleine Gefäße und erweiterte Kapillare führt. Die

Geschwulstzellen umgeben das Endothel unmittelbar und haben es stellenweise ersetzt und sind in Kapillare eingedrungen und in deren Lichtung weitergewachsen. Ebenso liegen sie den Epithelien spärlicher Drüsenreste unmittelbar an, zerstören diese und dringen in die Drüsenlichtung. Die Zellwucherung ist also eine destruierende. Trotzdem heilte die stark ulzerierte und verdickte Portio glatt und dauernd aus unter einer wegen anderweiter Lueserscheinungen verordneten Jodkalikur. Eine ähnliche heilende Wirkung sah ich nur in einem Falle von rezidivierendem Oberschenkelsarkom.

Wenn man die steigende Zahl von Veröffentlichungen verfolgt, so ist die Zahl von sicheren Fällen der Uterus-Syphilis dagegen recht unbedeutend.

Granulationsgewebe, Lymphozyten, Plasmazellen und einzelne Riesenzellen sind das typische Inventar der histologischen Beschreibung von Portioexzisionen, gelegentlich auch von Probeausschabungen und wenn sich dann positiver Wassermann findet, so gilt dieses den Autoren auch ohne Spirochätenbefund als Beweis der Uterussyphilis.

Der bunte Eindruck, den der Leser von dieser Zusammenstellung der Literaturangaben erhält, entspricht völlig dem derzeitigen Stande der „Wissenschaft“. Hier könnte nur eine Vereinigung anatomischen Materiales aus zahlreichen Instituten in einer Hand Fortschritt bringen.

Einer besonderen Bearbeitung bedürfte die Syphilis des graviden Uterus besonders in Rücksicht auf die Infektion der Plazenta, aber es ist kaum etwas darüber bekannt. Es verlohnt sich über die Deutung früherer

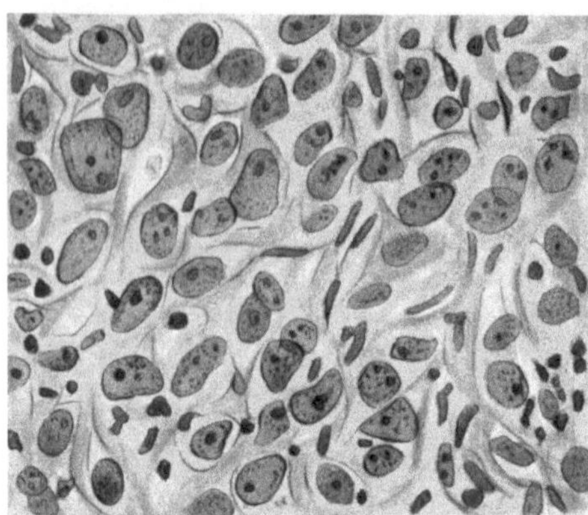

Abb. 89. Tertiare Lues der Portio vaginalis in Form destruierender großzelliger Wucherung: Probestückchen entnommen aus der Wucherung, die unter antisyphilitischer Kur wegen anderer Erscheinungen von Lues uberraschend heilte (Dr. Wegscheider). (Zeiß Apochr. 3. Comp. Ok. 4.)

Befunde Orths kritisches Urteil (1893) wiederzugeben um auf Einzelangaben verzichten zu dürfen: „Wohl aber scheinen an der Placenta materna außer einer diffusen produktiven Endometritis serotina , welche makroskopisch durch Verdickung, Trübung und gelbliche Fleckung charakterisiert wird, wirkliche Syphilome (gummöse Neubildungen) vorzukommen (Endometritis placentaris gummosa)), sowohl in Gestalt kleiner miliarer, aus nekrotischem Zentrum und kleinzelliger Peripherie bestehender Knötchen (Zilles), wie in Form größerer Knoten (Virchow, Fränkel u. a.), die zum großen Teil aus derbem Bindegewebe mit zahlreich eingestreuten Granulationszellen, im Zentrum meist aus feinkörnigem Detritus bestanden. Ich kann mich indessen auch hier des Gedankens nicht erwehren, daß manches, was als Placentitis gummosa beschrieben ist, auch nur in das Gebiet der Infarkte gehört, und zwar jener, welche von einer Deziduawucherung ihren Ausgang nehmen.“ Von der letzten Bemerkung abgesehen, darauf wir in der Lehre von der Plazentarlues zurückkommen müssen, kann man Orths Bedenken auch heute noch teilen. Seit jener Zeit ist nichts Neuartiges hinzugekommen. Marchand zeigte (1902) die Plazenta einer an Lues verstorbenen Frau mit folgender Schilderung: Die Decidua vera zeigt intensiv rot und gelb marmorierte Färbung. Etwas eingesunkene, unregelmäßig begrenzte Flecke von schwefelgelber Farbe hoben sich von der hochgeröteten Umgebung ab, stellenweise war der Rand etwas verwaschen, blaßgrau. Auf dem Durchschnitt nahmen die gelben Flecke fast die ganze Dicke der Dezidua ein, ihre Konsistenz war hier ziemlich weich, in der Mitte stellenweise fast schmierig, eiterähnlich, in der Nachbarschaft derber. Die gelben Herde bestanden aus nekrotischem Gewebe darin zerfallenen Drüsen und mit leukozytärer Infiltration in der umgebenden Dezidua. Diese nur zu Verkäsung führende Nekrose deutet MARCHAND trotz des fehlenden Granulationsgewebes als Lues.

In der Diskussion zu diesem Falle berichtet ASCHOFF über ähnlichen Befund linsen- bis pfennigstückgroßer Nekrosen in der basalen Dezidua ohne sonst deutliche Zeichen von Lues und VON BAUMGARTEN fand bei Lues des Kindes

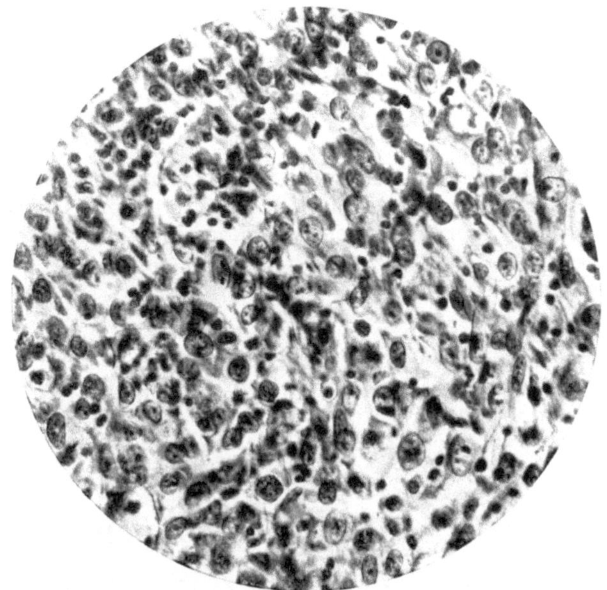

Abb. 90. Von demselben Falle wie Abb. 89. Lichtbild bei mittelstarker Vergroßerung zeigt große großkernige Zellen in dichter Lagerung.

in der Decidua placentae öfters reine Nekroseherde, häufig mit umgebender kleinzelliger Wucherung, ähnlich dem Gumma syphiliticum. SCHMORL dagegen hat ganz ähnliche Herde wie MARCHAND durch Bazillennachweis als Tuberkulose erkannt.

XVII. Aktinomykose des Uterus.

Actinomycosis uteri. — Bilharzia.

Die Aktinomykose des Uterus ist niemals eine selbständige, sondern stets eine fortgeleitete Erkrankung; meist wird der Uterus durch die narbig schrumpfende Umgebung eingeengt. In einem Falle MARCHANDs waren bei einer scheinbar vom Blinddarm ausgehenden Aktinomykose des kleinen Beckens der Bauchhöhle und der Leber und der Lungen auch in Abszessen der Uteruswand Strahlenpilze nachweisbar. Meistens geht die Erkrankung vom Darm aus; seltener metastatisch auf dem Blutwege, wobei Leukozyten den Pilz tragen sollen. Einen Fall, der vom Sigmoideum her hauptsächlich den Uterus befallen hatte s. b.

Hüffer; es fanden sich Drusen im eitrig erweichten Granulationstumor der
Uteruswand. Verocay zeigte einen Fall vor, in dem bei unveränderter Form
der Uterus in eine schwammig käsige Masse verwandelt war. (Literatur bei
Rosenstein, Hüffer, Helwig, Mitra.)

Vgl. Kapitel Aktinomykose der Parametrien.

Einen vielleicht primären Fall von Aktinomykose der Portio hat Christeller
(s. a. Mitra) demonstriert; nur im Gesäß der zur Obduktion gekommenen Frau
fand sich noch ein Herd, so daß auch dieser Fall bezüglich des Erstlingssitzes
der Erkrankung nicht einwandfrei ist.

Es fällt auf, daß als Ansteckungsweg bei Erkrankung der Ovarien die Scheide
genannt wird unter Umgehung des Uterus. In einer Zusammenstellung Hel-
wigs von 30 Fällen von Aktinomykose mit Beteiligung der weiblichen Genitalien ist der Uterus als mitergriffen in 5 Fällen aufgeführt (Rechtenbacher,
Verocay, Neuhauser, Hamm, Keller und Hüffer), während am häufigsten
die Ovarien erkranken, nämlich in der Hälfte der Fälle, seltener die Tuben
und Parametrien, und am seltensten der Uterus.

H. Barth (1928) rechnet in einem Falle von „Parametritis actinomycotica"
unter anderen Möglichkeiten damit, daß die Infektion vom Uterus her durch
ein intrauterines Sterilet hervorgerufen sein könne.

Bilharzia.

Als große Seltenheit mag noch ein Fall von Bilharzia der Cervix uteri in
Gestalt polypöser Wucherung erwähnt sein, bei dem bereits im Urin Bilharzia-
eier gefunden worden waren (Horwood).

XVIII. Schleimhautpolypen.

Schleimhautpolypen sind im Korpus, in der Zervix und außen an der Portio
bekannt. Meist Adenome und Zystadenome sind sie doch zuweilen mit einer
so erheblichen Stromawucherung bedacht, daß man von Adenofibromen
sprechen kann oder doch von Fibromen mit glandulären Einschlüssen und
glandulären Fibromen. Ihre scharfe Abgrenzung als Fehlbildungen und Geschwülste von den hyperplastischen Bildungen erleidet mancherlei Schwierigkeiten, auch wird die blastomatöse Autonomie durch das meist recht beschränkte
Wachstum in Frage gestellt. Während der größere Teil zweifellos aus der Schleimhaut selber hervorgeht, sind einige Polypen aus unter der Schleimhaut gelegenen
Dystopien zu erklären. Die polypösen Adenomyome gehören zu letzteren, aber
auch einige mehr schleimhautartige Wucherungen ohne Muskulatur, deren
Stiel die Schleimhaut durchsetzt. Rokitansky scheint sie schon gekannt zu
haben, und Klob rechnet Oldhams „chanelled Polyps" ebenfalls hierher. Nach
Virchows Angabe wurde der vorher nur für Nasenpolypen gebräuchliche Name
Schleimpolyp erst seit Ruysch auch auf ähnliche Auswüchse des Uterus
angewandt und Bayle (1813) hat die polypösen Myome als den übrigen Wand-
myomen zugehörig erkannt. Die Literatur aus der ersten Hälfte des 19. Jahrhunderts s. b. Klob. Dieser verwendet den Ausdruck Schleimpolyp auch auf
die Polypen der Korpusschleimhaut. Ältere Literatur siehe ferner bei Orth.
Polypen mit heterologen Geweben s. u. Mischgeschwulst.

Die Korpuspolypen findet man namentlich bei älteren Frauen, nicht
selten zugleich mit Uterusmyomen, auch noch in der Menopause, die älteste

Frau unter meinen Fällen war 65 Jahre, bei welcher der mittelgroße Polyp erhebliche Blutungen machte.

Bohnen- bis haselnußgroße Polypen der Korpusschleimhaut sind häufig, pflaumengroße und walzenförmig lange Polypen von Fingerlänge haben wir einige Male gesehen. Bei nicht besonderer Größe passen sich die Polypen in ihrer Gestalt der in frontaler Ansicht dreieckigen Uterushöhle an, durchdringen aber selten den inneren Muttermund. Sie bevorzugen den Fundus und namentlich die Umgebung der Tubenmündungen. In den Tubenecken findet man sie ganz

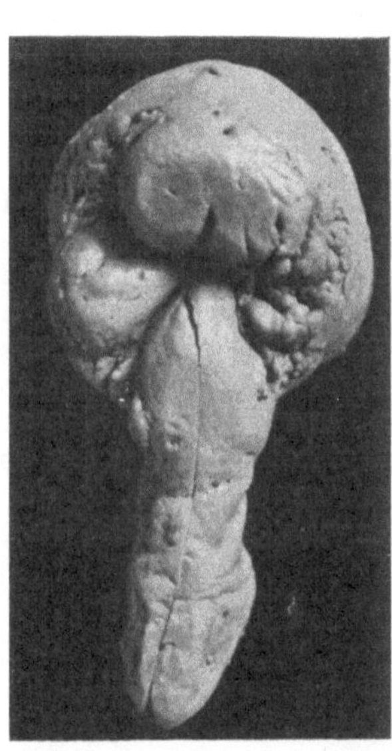

Abb. 91. Etwa 6 cm langer, reiner, weicher Schleimhautpolyp von der Innenseite der evertierten Zervixschleimhaut ausgehend in die Vagina reichend. Phot. auf $^4/_5$ verkleinert.

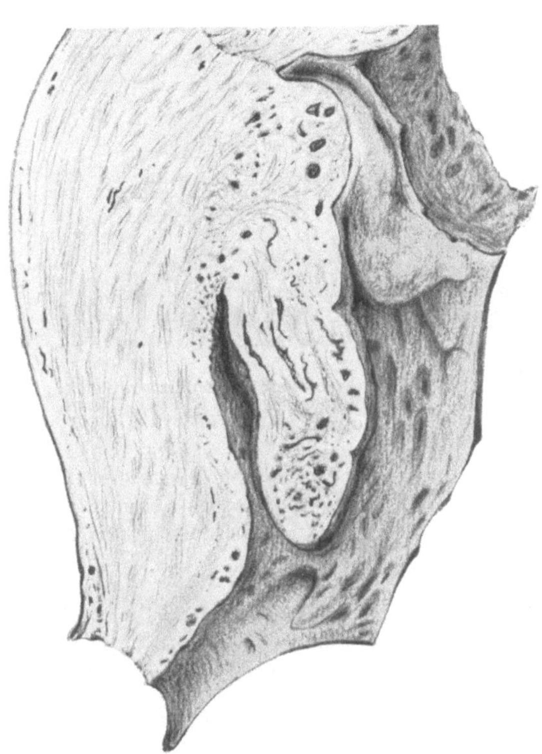

Abb. 92. Drüsig vielzystischer Polyp aus der Uterusschleimhaut in der Tubenecke entsprungen hängt tief in die Höhle des Uterus. 34jährige Frau (Zeichnung von C. Ruge).

außerordentlich oft (Abb. 92), wo sie auch im senilen Uterus ansehnliche Größe (3—4 cm Länge) bewahren können, meist aber nur bohnen- und mandelgroß sind.

Die größeren Polypen des Korpus sind meist breitbasig, einige aber auch schmal gestielt. Von flachen breiten Wülsten, die sich kaum über die Oberfläche erheben, bis zu lang und dünngestielten, findet man alle Übergänge. Die Form ist meist einfach, die Oberfläche glatt, seltener sind sie gelappt, geteilt bis nahe zur Basis oder es sitzen mehrere dicht nebeneinander. Gewöhnlich sind sie von geringer Dichtigkeit, weich, von weißlich rötlicher Farbe, die untere Kuppe oft blutig gerötet. Oft sieht man Zystchen durchscheinen, zuweilen Grübchen von geplatzten Zysten. Letztere sind meist klein, stecknadelkopf- bis hirsekorngroß. Polypen mit größeren Zysten bis Erbsengröße sind im Korpus gewöhnlich keine Schleimhautpolypen, sondern Adenomyome mit zuweilen erstaunlich geringem Muskelgehalt. Je bindegewebsreicher, desto härter, je epithelhaltiger, desto weicher sind die Schleimhautpolypen. Der Zysteninhalt ist in der Regel dünn, selten kolloid (Orth).

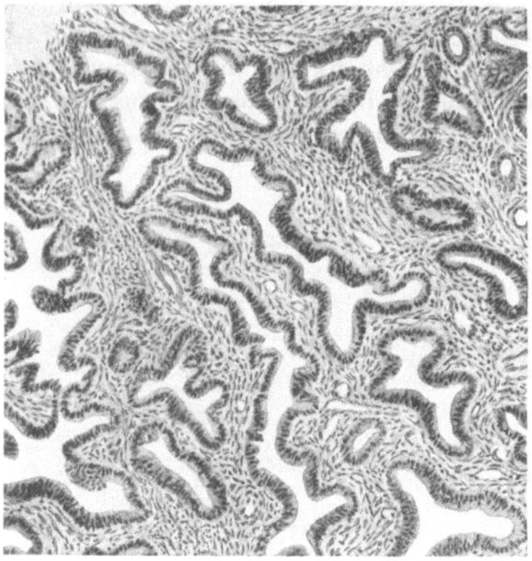

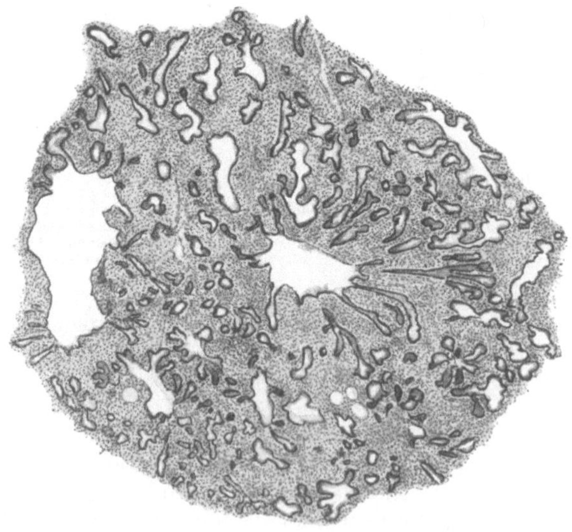

Mikroskopisch gleichen die Polypen der hyperplastischen Korpusschleimhaut in den oben geschilderten Formen (Abb. 93 a u. b). Das Stroma ist reich an kleineren Gefäßen, die im Stiele mäßige Größe erreichen, reich an rundlichen und spindligen Zellen mit meist zart fibrillärer Zwischensubstanz. Die mehr fibrösen drüsenärmeren Korpuspolypen sind entschieden selten. In geringeren Graden der Drüsenveränderungen ist noch eine Ähnlichkeit mit der normalen Korpusschleimhaut möglich, meist jedoch ist die Gestalt der epithelialen Räume nicht schlauchförmig, sondern sehr unregelmäßig in der Lichtung mit vielen Aussackungen und Verzweigungen. Dazu kommen Abschnürungen und zystische Erweiterungen. Das zylindrische Epithel ähnelt an der Oberfläche und in den drüsigen Bildungen dem normalen Korpusepithel, in den erweiterten Räumen ist es oft abgeplattet. Klebs Angabe, in den Drüsen kein Epithel gefunden zu haben, erscheint sonderbar.

Abb. 93a. Aus einem großen flachen drusenreichen weichen Korpuspolypen eines myomatosen Uterus. Leitz Obj. 3, Ok. 1, Tub. 7,5 (208, 49.)

Abb. 93 b. Aus einem walnußgroßen Polypen der Schleimhaut des Corpus uteri sehr weich mit kleinen Zysten und vielen drusigen Verzweigungen im zellreichen Stroma. (Leitz Lupenvergr.) (XI A. 84.)

Ein von mir bereits beschriebenes Gebilde von dem Aussehen einer organoiden Fehlbildung (Abb. 94) aus dem myomatösen Corpus uteri einer 37jährigen

Frau könnte trotz durchwegs scharfer Abgrenzung und einschichtigen harmlos aussehenden Zylinderepithels als verdächtig angesehen werden wegen der ungewöhnlichen Drüsengestalt. Es sei darum wiederholt, daß der Maßstab nicht von der diffusen Schleimhautwucherung auf die Polypen und umschriebenen polypartigen Hyperplasien übertragen werden darf. — Es muß aber zugestanden werden, daß die Beurteilung des Einzelfalles vorläufig oft subjektiv bleiben wird.

Nur wenn, wie in einem Falle (5562) bei einer 52jährigen Frau, die an der Basis sehr dicht stehenden Drüsen eines im übrigen harmlosen, kleinen, oberflächlichen Schleimhautpolypen unter sehr wechselnder Gestalt und Form der Epithelzellen und Kerne und unter lebhafter rundzelliger Infiltration in die Nachbarschaft vordringen und die atrophische Schleimhaut ersetzen, so ist die Diagnose Bösartigkeit gegeben, obgleich das Epithel einschichtig ist.

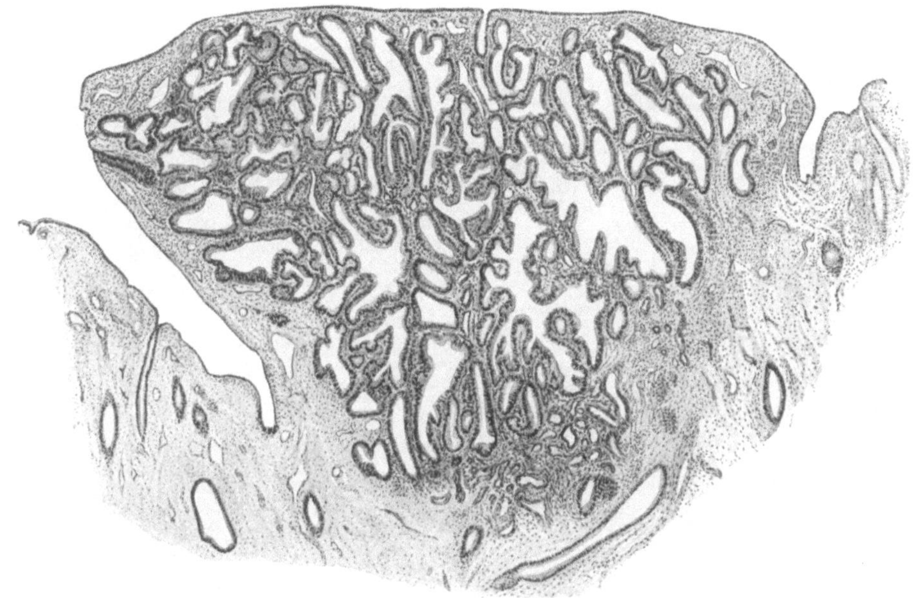

Abb. 94. Keilförmiges Gebilde von 2 × 2 × 3 mm in der Korpusschleimhaut einer 37jährigen Frau mit Myomen. (s. Text). Leitz Obj. 1, Ok. 3, Tub. 17,5.

Eine Teilnahme an der sog. „prämenstruellen" Umwandlung der Schleimhaut (HALBAN, FRANKL, NOVAK) muß durch Glykogennachweis sichergestellt werden; mir ist derselbe einige Male gelungen; auch am ersten Tage der Menstruation fand ich an einem Polypen der Tubenecke Durchblutung der Oberfläche. Atypien der Epithelzellen, Blähung, blasse Färbung, Zusammendrängung unter Vortäuschung von Mehrschichtung (ASCHOFF) habe ich nur bei entzündlichen Veränderungen gesehen.

Das Oberflächenepithel wird selten durch mehrschichtiges Plattenepithel ersetzt (FRITSCH u. a. Literatur bei HUNZIKER).

Deziduale Umwandlung des Stromas (GAIFAMI u. a.) (Lit. bei FRANKL) kommt vor, ist aber nicht spezifisch für Korpusschleimhaut. Die Polypen quellen in der Gravidità auf; in einem Falle fand ich einen haselnußgroßen Schleimhautpolypen von der Plazenta eines 4 Monate alten Eies mit bedeckt, also in den Eisitz einbegriffen.

Einen anderen (Pr. 8051) (Abb. 95) Fall halte ich für erwähnenswert, weil es sich um eine nicht abgestorbene Gravidität handelt, die durch Faltung der Dezidua nach Absterben und Ablösung des Eies einen Polypen vortäuschen könnte. Daß es sich ohnedies nicht um ein Kunstprodukt handelt, zeigt die schmalbasige Anheftung des flachen Polypen an seinem oberen Teile. Der Polyp gehört der Decidua parietalis an unweit vom Plazentarrande; er mißt etwa 8 cm Länge, 3 cm Breite und 6—8 mm Dicke und zeigt auf allen Seiten die gleiche oberflächliche Wulstung und Furchung, wie die übrige parietale Dezidua. Eine breite kompakte Schicht liegt ringsum oberflächlich, die sägeförmigen Drüsen mit funktionierendem Epithel verlaufen meist in der Längsrichtung. — Es besteht Stauung in den Blut- und Lymphgefäßen und das Gewebe ist daher trübe gequollen.

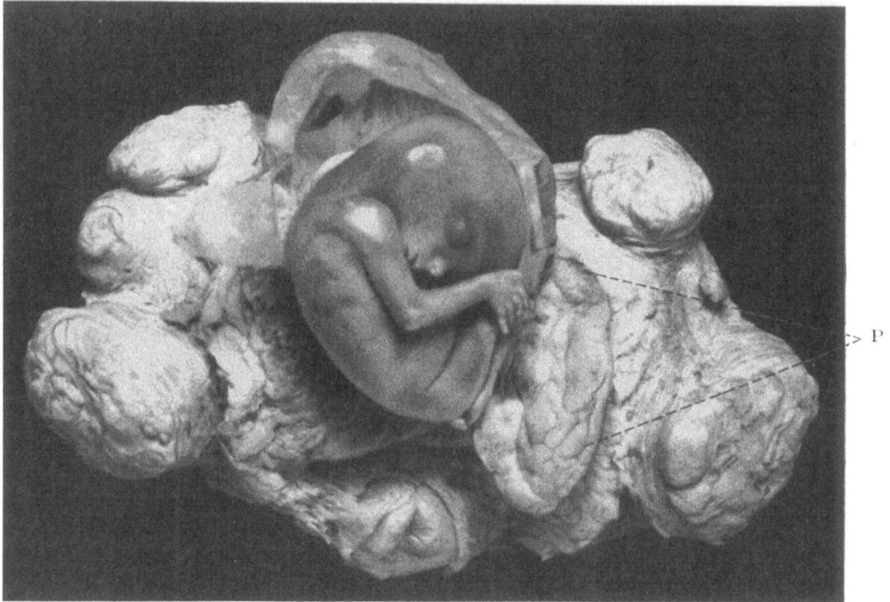

Abb. 95. Polyp der Dezidua (0,6 × 3,0 × 8,0 cm) von der Decidua parietalis. (Pr. 8051) Lichtbild etwa ²/₃ naturlicher Große

In Abb. 96 a u. b ist ein dezidualer Polyp aus dem 3. Monat der Gravidität dargestellt, dessen lange flache Drüsenräume mit niedrigem Epithel wie die Spongiosa normaler Schleimhaut in der Gravidität aussehen. In einem graviden Uterus von ca. 5 Wochen ist in einem über haselnußgroßen Polyp des unteren Korpusstieles die Drüsenwucherung der Schleimhaut in der Gravidität sehr ähnlich, ohne daß Dezidua ausgebildet wäre. Deziduale Polypen beschreibt auch Monkaye. — Als Besonderheit sei ein erbsengroßer Polyp mit zervikalem Schleimepithel im Isthmus uteri erwähnt, an dessen Basis das Epithel weit und breit darüber und darunter korporal war. Ebenso war ein kleinkirschkerngroßer Funduspolyp gebaut. Da auch echte schleimepitheliale Karzinome im Korpus vorkommen, so ist dieser Befund von Bedeutung für die Histogenese.

Im Verlaufe größeren Wachstums der Polypen erweitert sich die Uterushöhle und die Wand hypertrophiert. Die Stiele werden dünner, an ihrem unteren Ende werden die Polypen oft ulzeriert, gangränös. Blutungen in das Gewebe des Polypen und aus demselben sind häufig; durch Stauung werden die Gefäße stark erweitert, aber Teleangiektasien werden nicht beobachtet (SCANZONI, KLOB). Ausstoßung ist sehr selten.

Die Polypen der Zervixschleimhaut sind ebenfalls immer weiche Drüsenpolypen; derb fibröse Polypen sind stets verdächtig auf Abstammung

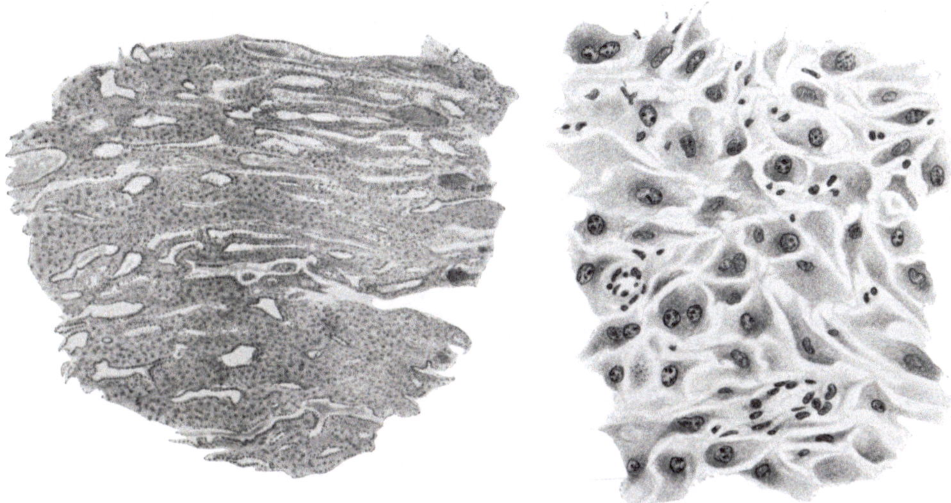

Abb. 96 a. u. b. Im dritten Monat der Gravidität langgestielt aus dem Corpus uteri bis zum inneren Muttermund ragender weicher Polyp hat spongiosaartigen Drüsenbau mit dezidualem großzelligem Stroma. 96a. Leitz Obj. 1, Ok. 1, Tub. 20, 96b Leitz Obj. 5, Ok. 4, Tub. 20.

aus den tieferen Wandschichten, ja man findet nicht selten Muskulatur darin. Aber das Stroma der Schleimhaut liefert in der Tat zuweilen bindegewebige Polypen mit wenigen oberflächlichen Drüsen und mit einem inneren Kerne von zart fibrillärem Gewebe. Meist sind die Schleimhautpolypen etwa mandelgroß; der in Abb. 91 abgebildete, war ca. 6 cm lang. AMANN spricht gar von faustgroßen Polypen. HARTMANN und RENAUD von einem 8 cm langen. Die meisten sind durch kleine Zysten höckerig („Polypes cellulo-vasculaires") LISFRANC, „Follikularpolypen" (VIRCHOW) nicht selten gelappt, zuweilen erheblich wie in Abb. 97 und hängen bei einigem Wachstum zum äußeren Muttermund heraus. Bei Zervixrissen, Eversionen liegt auch ihre Basis frei an der Oberfläche, sie werden dann, besonders wenn sie dem ursprünglichen äußeren Muttermunde benachbart entspringen, leicht für Portiopolypen (s. w. u.) gehalten.

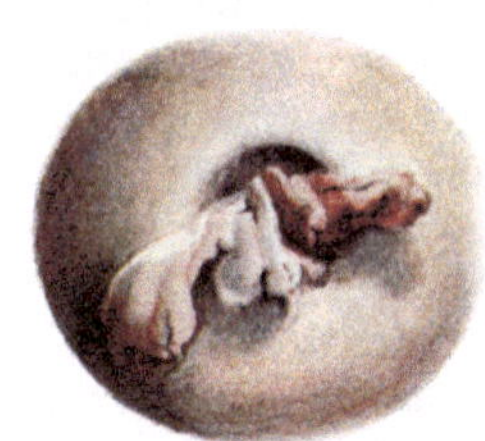

Abb. 97. Hahnenkammförmig aus dem Zervikalkanal durch den normalen Muttermund vorragender gelappter Schleimhautpolyp. 1.1.

Zuweilen werden die „Follikularhypertrophien" mit den Polypen zusammengestellt, ganze Falten des arbor vitae (ORTH) hypertrophieren und bilden polypöse Auswüchse mit Falten und Buchten und langen Kanälen. Bei stärkerer Lappung sprechen die Autoren auch von papillösen Polypen (HIRSCH, KLOB), diese Form entsteht nicht nur aktiv, sondern ausgefranste „bandartige Auswüchse" sollen nach KLOB auch durch Platzen der Zysten entstehen. Bei ungeplatzten Zysten wird das zum Muttermund heraushängende Ende des Polypen kolbig aufgetrieben durch Stauung und unbeengtes Wachstum. Erosion, Ulzeration sind häufig, Gangrän kommt ebenfalls vor. Zystopolypen, bei denen eine oder einzelne große Zysten den Hauptteil ausmachen, nannten frühere Autoren „Blasenpolypen". Der Inhalt der Zysten ist meist fadenziehender Schleim von zäher Beschaffenheit, zuweilen dick gallertig (Orth), sehr oft trübe infolge Entzündung. Zysten sind bei Korpuspolypen häufiger (Frankl).

Mikroskopisch sind viele Zervixpolypen wie die Zervixschleimhaut gebaut, insbesondere mit typischem Schleimreaktion gebendem hohen hellen Epithel und basalen kleinen schmalen Kernen. Im allgemeinen sind die drüsenreichen Polypen (Abb. 98) weicher, das Stroma zellreicher. Bei geringem Drüsengehalt

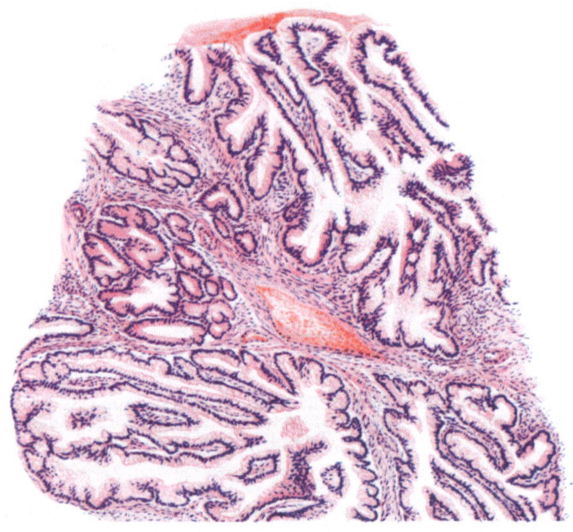

Abb. 98. Drusenreicher weicher Zervixpolyp. Reiche drusige Verzweigung mit typischem Epithel: wenig sezernierend in adenomatoser Wucherung. Hamalaun Eosin. Leitz, Obj. 3, Ok. 1, Tub. o.

ist das Stroma faserig kernarm und gefäßreicher. Doch habe ich auch zugleich drüsen- und gefäßreiche Polypen gesehen. Angiomatöse Polypen, auch polypöse Angiome (Orth) genannt, gehören nicht hierher. Dagegen ist Stauung der Gefäße in Schleimhautpolypen ein häufiger Befund. Das normale Zervixgewebe ist bekanntlich schon sehr gefäßreich. Die Gefäße haben des öfteren unverhältnismäßig dicke und zuweilen auffallend hyaline Wandung.

Die drüsigen Bildungen hängen mit dem Oberflächenepithel zusammen, sie sind meist viel verzweigter und unregelmäßiger gestaltet als normale Zervixdrüsen, das Lumen enger, mehr gestreckt labyrinthartig verzweigt (Abb. 98). Nur in drüsenarmen Polypen sieht man die normalen Aussackungen und rosettenförmigen Durchschnitte der gewöhnlichen Zervixdrüsen. Selten erinnert das mikroskopische und sogar makroskopische Bild an die intrakanalikulären oder intrazystischen Fibrome der Mamma. Die Leisten und Kolben werden mehrere Millimeter dick. Dabei verliert das Epithel an Eigenart, besonders an Höhe und produziert so gut wie gar nicht oder ganz wenig Schleim. Auch in Fällen mit starker Entzündung und mit starker adenomatöser Wucherung büßt allmählich das Epithel diese Fähigkeit ein und wird dem Korpusepithel ähnlicher in Gestalt und Größe der Kerne. Bei solchen Adenomen ist zuweilen Verdacht auf Karzinom angebracht und in einem meiner Fälle einwandfrei die Diagnose

Adenokarzinom aus den oberflächlichen Teilen eines kleinen Polypen gerechtfertigt, während an seiner Basis die rein adenomatösen Stellen in das normale
hellere Zervixepithel übergehen.

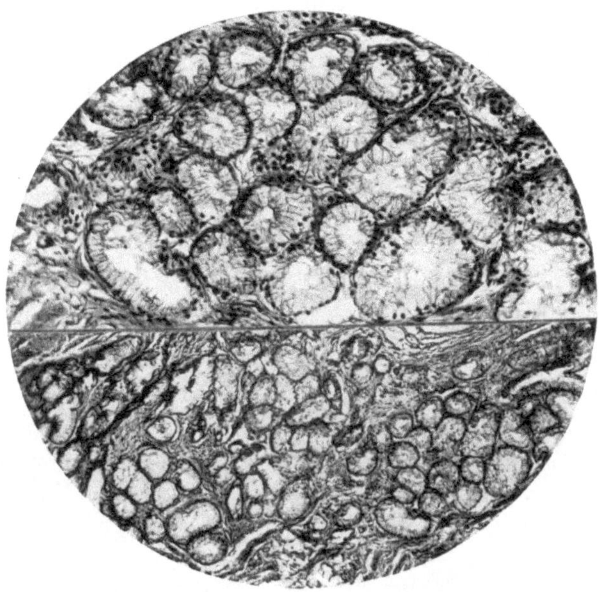

Abb. 99a. Aus einem drusenreichen Polyp der Zervixschleimhaut. Schlauchförmige dicht gelagerte
Drusen mit typischem zervikalen Schleimepithel. (St. 16377). Lichtbild halb schwacher, halb
starkere Vergrößerung.

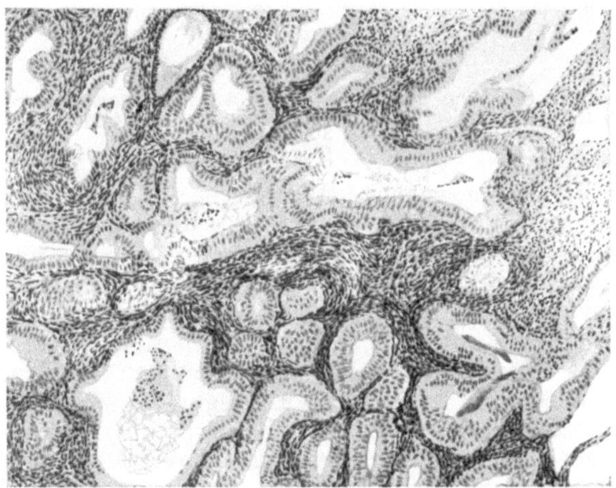

Abb 99b. Aus einem haselnußgroßen Zervikalpolypen. Drusenreich mit atypischem Epithel (s. Text)
Himmler Obj. 3, Ok. 1, Tub. 16.

In einem anderen Falle (Abb. 100) ist nur die Basis des sonst einfachen
kleinen glandulären zystischen Polypen adenokarzinomatös. Einzelne Polypen
sind aber auch gutartig adenomatös, zuweilen nur in einzelnen Partien, in anderen
drüsenarm. Nur einmal fand ich in einem gut haselnußgroßen Zervixpolypen

ausschließlich nicht zervikales Epithel, der Gehalt an Muskulatur widerstreitet jedoch in diesem Falle dem Charakter der Schleimhautpolypen, so daß man an ein Adenomyom des Gartnerschen Ganges denken darf.

Die klinische Angabe der Operateure „Zervixpolyp" wird nicht selten bei histologischer Untersuchung durch Korpusepithel und -stroma in Frage gestellt. Meist sind es größere Polypen mit langem Stiel aus der Gegend des inneren Muttermundes, des sogenannten Isthmus. Reifferscheid hatte jedoch Gelegenheit einen großen Polypen (7 × 6 × 4 cm) korpusschleimhautartig zu finden, dessen Ausgang von der hinteren Zervixwand festgestellt wurde. Allerdings war von der Basis des Polypen bis in das Corpus uteri hinauf die Schleimhaut ebenfalls ein Endometrium corporis. Ob diese Heterotopie oder Heterologie angeboren ist, wie Reifferscheid erwägt, ist natürlich nicht zu entscheiden,

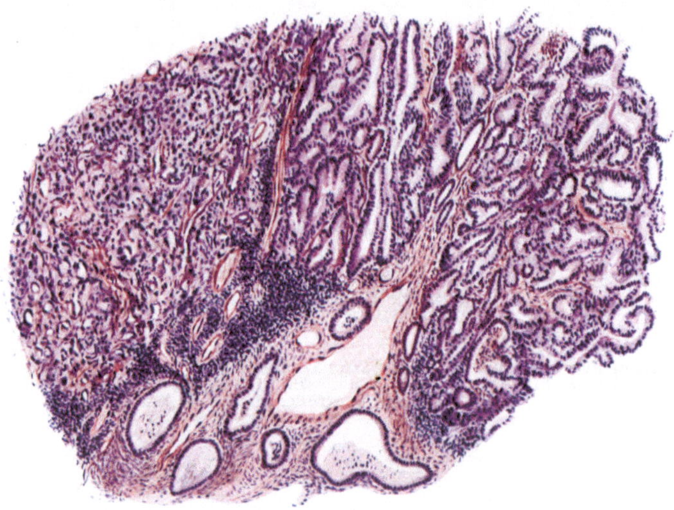

Abb. 100. Adenokarzinomatose zum Teil diffus (links) karzinomatose Basis eines sonst einfach glandularen zystischen Zervixpolypen. Das Karzinom ist auf die Polypenbasis beschrankt. Leitz Obj. 3, Ok. 1.

aber sein anderer Deutungsversuch (Wolffscher Gang) dürfte schon wegen der Lage des Polypen nicht angehen. Die Bezeichnung „Endometrioma polyposum" des Verf. ist nicht zu empfehlen. Adenofibroma polyposum cervicis vom Charakter der Korpuspolypen ist verständlicher, weil die Zervixschleimhaut auch Endometrium heißt. Da sich Korpusdrüsen vom inneren Muttermund her unter der zervikalen Oberfläche recht häufig finden, muß man mit der Möglichkeit von korpusähnlichen Drüsenpolypen in der Zervix rechnen. Wiederholt hatte ich Schwierigkeiten selbst bei Muzinfärbung das Ursprungsgewebe von hochsitzenden Zervixpolypen festzustellen, die zuweilen außen noch teilweise erkennbares Schleimepithel tragen und Drüsen mit Korpusepithel. Der Stromacharakter in den Polypen ist von so wechselndem Charakter, daß aus ihm schon gar keine sichere Deutung möchlich ist. In einem Falle (vom Kollegen Müllerheim überwiesen) saß ein bohnengroßer Polyp außen am freilich etwas eingerissenen äußeren Muttermund und dennoch ahmte er die Eigenart des Korpusepithels einigermaßen nach.

Die Zervixpolypen gehen ohne scharfe Abgrenzungsmöglichkeiten in Papillome über (s. d. in Kap. XXVII); vgl. auch polypöse Formen des Sarkoms, Karzinoms und der Mischgeschwülste.

Eine besondere Beachtung hat immer der Ersatz des Zervikalepithels durch geschichtetes Plattenepithel die sog. Epidermisierung der Polypen gefunden, die gar nicht selten die Oberfläche, zuweilen auch die Krypten und die drüsigen Räume befällt. Diese Befunde fallen unter die gleichen, wie wir sie schon bei der

Erosion und Psoriasis besprochen haben, und sie führen die Bezeichnung „Metaplasie" mit Unrecht. Sie sind von BILLROTH, FRITSCH, KÜSTNER, KAUFMANN, OERI, GELLER, H. MEYER u. a. (Literatur bei HUNZIKER, C. RUGE, GEBHARD) beschrieben worden und haben praktischen Wert, weil sie oft für Karzinom gehalten werden. Namentlich C. RUGE, KAUFMANN, HERXHEIMER haben auf die Karzinomähnlichkeit hingewiesen, die ich für eine große Reihe von Fällen bestätigen kann (Abb. 101—102). Durch die Lappung, zahlreiche Einbuchtungen und tiefere Kryptenbildung der Polypen erscheint die „Epidermisierung" oft viel großartiger als bei der Erosion (Abb. 101—102). „Epithelperlen" (C. RUGE) halte ich für verhältnismäßig selten, auch findet man häufiger eine

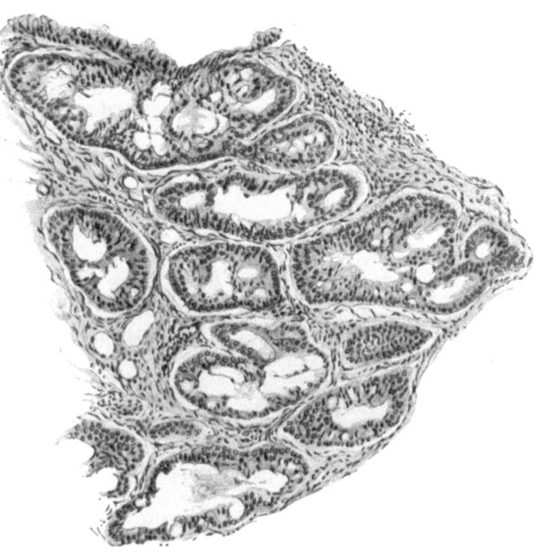

Abb. 101. Beginnende Epidermisierung in den von der Oberfläche ausgehenden Krypten und drüsige Bildungen eines mandelgroßen stark entzündlich infiltrierten Zervikalpolypen. Geringe Epithelschichtung der wenig differenzierten Zellen. Bildung von „Fenstern" zwischen den zusammenwachsenden Epithelbuscheln. Leitz Obj. 3, Ok. 1, Tub. 75.

geringere Differenzierung des geschichteten Epithels als ausdifferenziertes Plattenepithel. Verwechslung mit Karzinom lag den ersten Beobachtungen

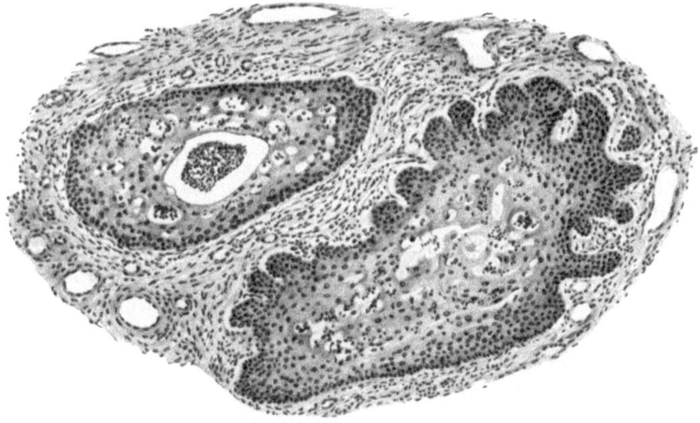

Abb. 102. Epidermisierung tiefer gelegener quergetroffener Buchten eines erbsengroßen Zervikalpolypen. Bindegewebe infiltriert. Epithel mittlerer Reife. Leitz Obj. 3, Ok. 1, Tub. 75.

von RUGE und VEIT (180) zugrunde und ist KEITLER (Abb. 1, 1900) u. a. offenbar auch passiert; ebenso CHAUVIN und ROUX, die Plattenepithel an der Kuppe eines Polypen für eine Kontaktmetastase eines Kollomkarzinoms hielten.

Gerade an der Kuppe der Polypen beginnt die gutartige Epidermisierung am
häufigsten. Auch Eden und Ley bringen in ihren Abb. 18 und 19 Bilder
eine zweifellos gutartige Epidermisierung eines Zervixpolypen als „Karzinom".
Fehldiagnosen gleicher Art sind leider häufig.

Keitler meint, die Epidermisierung in Zervixpolypen werde unbestritten
als Metaplasie des Zylinderepithels aufgefaßt, es wäre aber in Erwägung zu ziehen
ob nicht die Polypen im Bereiche präexistenten Plattenepithels entstünden,
und zwar kongenitaler Herkunft. Eine sekundäre Ausbreitung des Plattenepithels von inselförmiger Umschriebenheit auf die ganze Polypenoberfläche

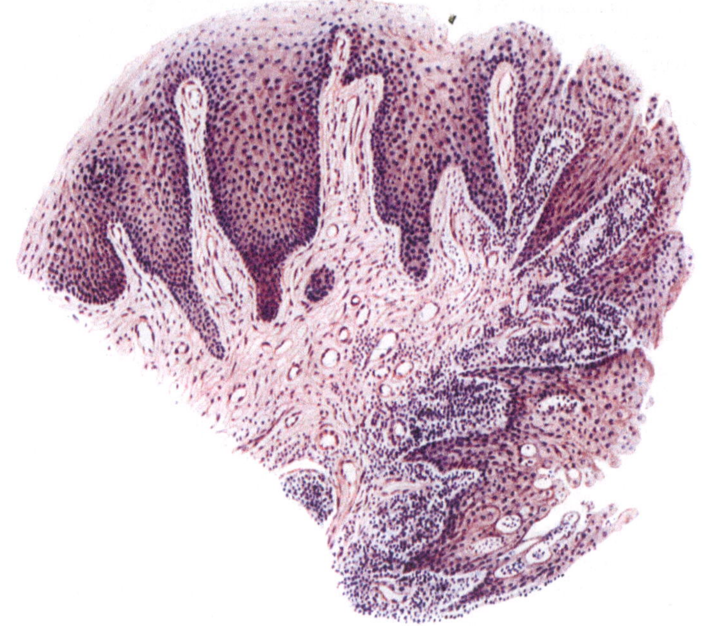

Abb. 103. Vorgeschrittene Epidermisierung an der Oberflache und in den Buchten eines kleinen Zervikalpolypen. Epithel ausdifferenziert. Starke entzundliche Infiltration (rechts) schadigt das Epithel
und hat an weiteren Stellen bereits Erosion hervorgerufen. Leitz Obj. 3, Ok. 1, Tub. 75.

läge dabei im Bereiche der Vorstellbarkeit. Die Metaplasielehre hat wirklich
gerade bei den Polypen der Zervixschleimhaut allgemeinste Verbreitung gefunden.
Das ist um so mehr zu verwundern, weil gerade bei ihnen die Untergrabung
des Zylinderepithels (besonders bei Anwendung der Muzinfärbung) kaum der
Aufmerksamkeit entgehen dürfte. Die Metaplasie ist hierbei niemals nachgewiesen und wird niemals nachgewiesen werden. Die ersten kleinsten indifferenten
Zellherde, aus denen im weiteren Wachstum Plattenepithelinseln entstehen,
liegen stets unter dem Zylinderepithel, welches keinerlei Unterbrechung zeigt,
ganz ebenso wie bei der Erosionsheilung. Stets liegt das Zylinderepithel dem
Plattenepithel oben auf und wird erst später abgestoßen.

Auch in Zervixpolypen reagiert das Stroma zuweilen dezidual, wie ich in
einigen Fällen entzündlich veränderter Fälle fand. Gaifami hat einen Fall
dieser Art beschrieben; die erste Beobachtung stammt, wie es scheint, von
Taussig.

Die Zervixpolypen sind an der Oberfläche sehr oft entzündlich infiltriert
und hier besteht in leichteren Graden eine Neigung des geschichteten Ober-

flächenepithels in die Tiefe zu wuchern, in stärkeren Graden wird es mazeriert,
Ebenso wie bei der Erosion findet sich dort, wo die Entzündung frischer ist,
nur Zylinderepithel und wo sie mehr abgelaufen ist, Plattenepithel. Dem entspricht auch der Befund von WEIL, daß unter dem Zylinderepithel weite, mit
Lymphozyten und hauptsächlich neutrophilen Leukozyten gefüllte Kapillare
und im Bindegewebe ebensolche Infiltration, dagegen unter dem Plattenepithel hauptsächlich eosinophile in größeren Mengen gefunden werden. Von
WEISHAUPT, FREY u. a. werden Plasmazellen als fast regelmäßiger Befund
angegeben, was ich bestätigen kann. Auch Mastzellen fand ich zuweilen, WEIBL
beschreibt sie im Zylinderepithel.

Eine Mitteilung von BABES über bindegewebige Pigmentzellen in Sternform in einem Polypen der Zervixschleimhaut scheint mir nach eigener Durchsicht des Präparates nicht ganz klargestellt, da Kunstprodukt nicht auszuschließen ist.

Die stärkeren Grade der Ulzeration und Gangrän findet man seltener, aber
auch bei ganz kleinen Polypen durch Einklemmung verursacht. In solchen fand
ich bereits vor Abstoßung der abgestorbenen Oberflächenlage eine nicht vollkommene epitheliale Demarkation durch Zylinderepithel.

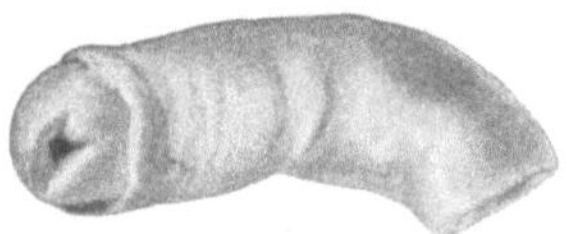

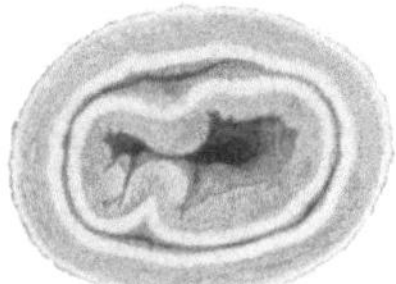

Abb. 104a. Penisartiger Anhang der Portio
kanalisiert (s. Text). ²/₃.

Abb. 104b. Ausschnitt durch denselben.

Die Polypen der Portio gehen von der ursprünglichen Außenfläche aus:
durch Risse und Eversionen kommen Täuschungen vor. VIRCHOW anerkennt
Übergänge zu der allgemeinen Hyperplasie (Elongation) der Portio, sie sollten
an der inneren Fläche stets follikulär, tonsillenähnlich sein. Nach C. RUGE
werden Polypen vorgetäuscht durch Abreißung von Teilen einer Lippe. Jedenfalls erscheint eine strenge Abgrenzung der echten Polypen nicht immer möglich.
Nach FRANKL sind die Polypen entweder Papillome (Abb. 103) (HEITZMANN)
oder fibröse Anhänge (FABRICIUS, HALBAN) oder Konvolute von Ovula Nabothi
(KLOTZ, PETERS), die sich abheben (prolabieren) und stielen. Die letzteren,
welche KLOTZ „epidermales Papillom der Portio" nennt, sind abgesehen von dem
Ausgange an der Außenfläche an der Portio identisch mit den Follikularhypertrophien der Zervixschleimhaut. Es kann, aber es muß nicht Schleimhautever-
sion des Zervikalkanales voraufgegangen sein. In einem Falle (Dr. RUMPF)
fand ich einen an der Hinterfläche der Portio nahe dem Scheidengewölbe polypös
hängenden etwa mandelgroßen Polypen aus wenig großen Zervikalepithelzysten
zusammengesetzt. Die Oberfläche bestand aus gedehnt atrophischem Plattenepithel. Die Literatur dieser Polypen s. b. PETERS (1910). Inwieweit die Polypen
der Portio insbesondere als Schleimhautpolypen aufzufassen sind, bleibt recht
oft zweifelhaft. Die von mir beobachteten Fälle waren meist kleine „Follikularpolypen", einige gehören den Fibromen und Adenofibromen an und nur ein
Fall (Frau Dr. LEWY-HIRSCH) ist besonders eigenartig. Ein zylindrischer Zapfen
vom Umfange eines kleinen Fingers und ca. 8 cm Länge hing in der Mittellinie
von der vorderen Muttermundslippe dicht oberhalb der Grenze von Zervix
und Portioschleimhaut mit breiter Basis in die Vagina, bis zum Eingange abwärts.
Der Körper erinnert durch sein konisches Ende und eine präputiumartige Falte

(Abb. 104 a) an einen Penis. Eine Öffnung an der Spitze führt in einen etwa 5 cm langen, blind endigenden weiten Kanal. Mit Ausnahme der Basis, an der einige Schleimzysten durchschimmern, ist die Oberfläche von gleichem Aussehen wie die Scheidenschleimhaut. Auf Durchschnitten sieht man abgesehen von einigen abgeschnürten kleineren und größeren Schleimzysten zwei Höhlen, welche das polypöse Gebilde der Länge nach durchsetzen, die eine (Abb. 105) mit zervikalem Schleimhautepithel bekleidet, die andere mit vaginalem Plattenepithel. Weiter unten umscheidet die letztere vollkommen die erstere und im untersten Teile (Abb. 104 b) vollkommen. Die innere Röhre zeigt einfache

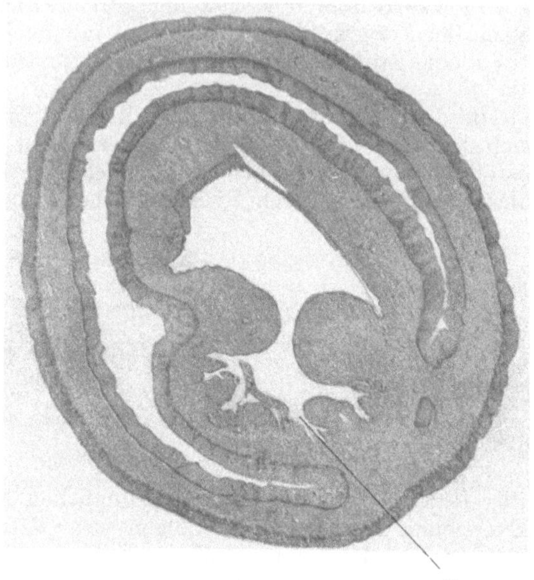

Abb. 105. Querschnitt durch denselben Polypen in Abb. 104. Der innere Gang meist mit Zervikalepithel, der umscheidende äußere Kanal mit Plattenepithel ausgekleidet. Phot. Lupe.

Falten und Buchten und auf kurzer Strecke geschichtetes vaginales Plattenepithel, welches von dem Schleimepithel mazeriert und verdrängt wird. Das gefäßreiche Bindegewebe ist straff fibrillär mit wässerigem Zellreichtum. Das organartige Gebilde erinnert durchweg an Vagina und Portio der Neugeborenen und wird gewiß aus einer fehlerhaften Anlage entstanden sein. Ähnlich mag ein $2^1/_2$ Zoll langer Polyp mit Verzweigungen am unteren Ende sein, außen mit Plattenepithel, innen mit Zervixdrüsen, der als verlängerte hintere Muttermundslippe einer 52 jährigen Virgo als kongenitale Mißbildung von H. R. SPENCER bezeichnet wird.

Über die Pathogenese der Polypen ist im übrigen wenig bekannt, von den nicht der Schleimhaut unmittelbar entstammenden adenomatösen abzusehen, ist sicher gestellt, daß auf dem Boden der Hyperplasie der Schleimhaut sowohl im Korpus als auch in der Zervix Polypen entstehen, aber auch ohne diese. Ob in allen Fällen angeborene Fehlbildungen zugrunde liegen, erscheint aus dem Grunde anzunehmen bedenklich, weil die Polypen nach einer jahrzehntelangen vierwöchentlichen Regeneration der abgestoßenen Schleimhaut auftreten.

In der Zervix wirkt Entzündung oft auslösend. An der Portioaußenfläche und in der Zervix selbst drängen sich größere Zysten und Zystenkonvolute aus mechanischen Gründen vor, stielen sich und täuschen in polypöser Form leicht Zystadenome vor. Die Möglichkeit angeborener Polypen geht aus Kap. II hervor; namentlich für die Zervixschleimhaut.

Unsere obigen Bemerkungen über die Epidermisierung der Polypen sind auch für die Genese insofern von Bedeutung, als man daraus auf ursprünglich indifferente Zellherde schließen kann, von denen nur unter Differenzierung zu Zylinderepithel die Neubildung möglich scheint, weil nur das Zylinderepithel den plastischen Reiz auf das Bindegewebe ausübt. Niemals sieht man die polypöse Neubildung in Frühstadien mit Plattenepithel bekleidet. Ebensowenig sieht man bei der doch auch sonst sehr häufigen Bildung von Plattenepithel im Zervikalkanal Neigung desselben zu polypöser Wucherung. Erst bei längerem Bestande scheint durch Reizung der Außenfläche die prosoplastische Fähigkeit der indifferenten stellenweise liegengebliebenen Zellen unter den Zylinderzellen ausgelöst zu werden. Die Portiopolypen, sofern sie nicht Fibrome, Myome, Adenomyome usw. sind, entstehen teils durch Zystenprolaps, teils durch Wucherung evertierten Zylinderepithels, aber nicht durch aktives Wachstum des Plattenepithels.

Deziduabildung befällt auch Portiopolypen (STROGANOFF, HEIDLER).

XIX. Myom. Leiomyoma uteri.

Einleitung.

Eine breitere Darstellung der pathologischen Anatomie der Myome habe ich im Handbuch der Gynäkologie von VEIT-STOECKEL, 3. Aufl. 1929 gegeben. Da sich seit der 2. Auflage desselben Buches nichts wesentlich Neues ergeben hat, so gebe ich hier eine kurze Übersicht über das Bekannte und führe nur einzelne neuere Arbeiten breiter an.

Scleroma uteri (GALENUS), Tuberkulum (MORGAGNI), Fleschy tubercle (HUNTER), Corps cellulofibreuses (BAYLE), Steatoma (VOIGTEL), Desmoid (JOH. MÜLLER) auch fibrokartilaginöse, chondroide und subkartilaginöse Geschwulst (nach VIRCHOW), Sarkom, Tumor desmoides (nach KLOB), später zumeist Tumor fibrosus oder fibröser Körper, seit ROCKITANSKY „Fibroid" genannt ist unser Geschwulstname Myom erst von VIRCHOW eingeführt worden, nachdem eine Übereinstimmung im Bau des Tumors mit der Uteruswand bereits von VOGEL (1845) entdeckt worden war; s. a. ROCKITANSKY (Lit. bei KRULL 1836, WALTER 1842).

„Fibroid" ist zwar dem Sinne nach keine Geschwulst, sondern nur ein geschwulstähnliches Gebilde, aber die angelsächsische Literatur hängt zäh an dem Namen, obgleich MALLORY eingewendet hat, daß nur die Muskelzellen das Parenchym der Myome darstellen. Warum sagt man nicht auch Myoid?

Myome und Fibrome sind verschiedene Geschwülste und Fibromyome sind Doppelparenchymgeschwülste. — „Myoma fibrosum", „Myoma durum" (VIRCHOW) ist das fibrillenreiche Myom, immer begleitet von Degenerationszuständen der Muskel- und Bindegewebsfibrillen. Myome haben nur muskelzelliges Parenchym.

Die Myombildung betrifft das geschlechtsreife Alter, kaum jemals unter 20, selten unter 30 Jahren. Entstehen bei fehlenden oder nicht funktionierenden Ovarien ist nicht bekannt. Myome im jugendlichen Alter von 17, 18, 19 Jahren werden als Seltenheiten einzeln veröffentlicht von SARWEY, GARKISCH, SCHORLER, H. H. SCHMID (Literatur bei WINCKEL, GUSSEROW, SCHMID). Auch das dritte

Lebensjahrzehnt wird nur selten bedacht, was für die ätiologische Frage nicht belanglos ist.

Äußere Erscheinung.

Myome können dauernd kleinste Knötchen bleiben und als solche fibrös degenerieren (R. MEYER), sie können langsam (VIRCHOW, GEBHARD, BORST, RIBBERT) oder zuweilen schnell wachsen (ORTH); sie entstehen und vergehen mit der Geschlechtsreife, meist in mittlerem Alter, bleiben nach der Menopause (PETER, MÜLLER, JOHNSON, HOFMEIER, ZÜLL, R. MEYER) ausnahmsweise bestehen, wenn sie durch peritoneale Adhäsionen Gefäßleitung erhalten (VIRCHOW). Riesenmyome (HUNTER 140 Pfund) sind meist durch Flüssigkeitsansammlung infolge Erweichung besonders gekennzeichnet. Die Myome können in der Gravidität wachsen und im Wochenbett kleiner werden. Sie wachsen aus eigenem Materiale (RIBBERT, BORST, R. MEYER) im allgemeinen ausgesprochen zentral (v. RINDFLEISCH, BORST), wodurch die äußeren Lagen lamelläre Anordnung erhalten und zum Teil selbst, zum Teil mit Hilfe der umgebenden Muskulatur eine „Kapsel" bilden, die nicht primär besteht. L. FRÄNKEL will außer der myomatösen Kapsel, die vom Tumor selber gebildet wird und der uterinen Kapselschicht noch eine dritte „fibröse" unterscheiden. Eine solche gibt es nicht, kann vielmehr nur durch Druckatrophie vorgetäuscht werden. ALBRECHT wendet mit Recht ein, daß rein submuköse und subseröse Myome keine Kapsel haben. Ebensowenig findet man eine solche bei den intrasvakulär vordringenden Myomteilen.

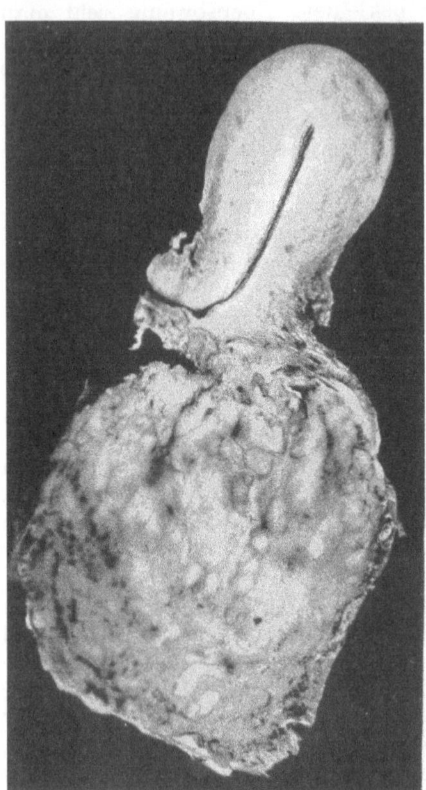

Abb. 106. Großes Zervixmyom diffus in das rektovaginale Bindegewebe hinuntergewachsen. Photo ¹/₂.

Auch kleinste Myome haben keine Kapsel. Auch retroperitoneale und besonders die parazervikalen Myome haben oft keine Kapsel (Abb. 106).

Die Myomkapsel wird auch bei größeren Myomen zuweilen vermißt (C. RUGE, CORDES, MARTIN-JUNG, MURRAY und GLYNN). Es sind das die zellreicheren „weichen" Myome, welche dann mehr diffus daher fester (VIRCHOW) mit dem Uterus zusammenhängen.

Ich habe es ähnlich früher beschrieben bei einem 17jahrigen Madchen. Neuerdings sah ich ein apfelgroßes Myom (6009) in das Cavum uteri breit vordringen. Der Tumor ist weich, sehr deutlich teleangiektatisch ohne besonders auffalligen Zellreichtum, immerhin zellreich zu nennen; überall zur Umgebung findet sich eine ziemlich scharfe Abgrenzung durch kleinere und große, bis 1 cm lange angiektatische Spalten, nirgends eine Kapselbildung, auch nicht dort, wo die Kuppe des Tumors nur von einer sehr dunnen submukösen Muskelschicht bedeckt wird. Die Teleangiektasien verhindern scheinbar eine starkere Bedrückung und Atrophie der Umgebung, so daß diesetwegen die sog. Kapsel ausbleibt.

Kapselbildung ist eine durch die Wachstumsart bedingte Folgeerscheinung.

Außer dem eigenen Wachstum erkennt VIRCHOW (und nach ihm viele andere) „appositionelles Wachstum" durch Umwandlung der Umgebung an. R. MEYER sah in der Umgebung von Myomen hyperplastische Muskelbündel, die er nicht als Myomzellen auffaßte. Der periphere Zuwachs geschieht nicht selten durch spätere Wucherung kleiner länger liegen gebliebener Myomknötchen. Das Eigenwachstum wird bewiesen, von den polypösen, den intravaskulären,

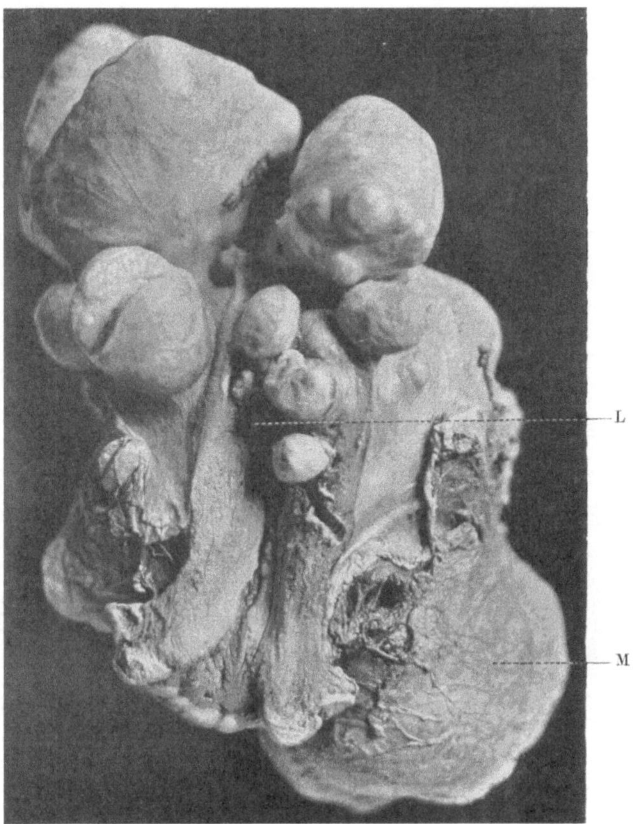

Abb. 107. Uterus myomatosus frisch aufgeschnitten mit subserösen und intramuralen Myomen, die aus der Schnittfläche vorquellen. L Lichtung des Uterus, M parametran entwickelte Myome. Photo $^2/_3$.

den retroperitonealen, parametranen und den Myomen der Magen-, Darm- und Venenwand.

Diffuse Hypertrophie der Muskulatur auch zuweilen in leidlich umschriebener Form wird mit Myomen verwechselt.

Die Myome sitzen meist im Korpus besonders im Fundus und Rückwand. Die Zervixmyome 0,35% (BIGELOW), 16% (GUYON COURTY) — FRANKLs 6,94% treffen etwa das richtige Verhältnis — sitzen auch mehr in der Hinterwand als vorne (3:1 SCHORLER, 2:1 HAULTAIN). Die Zervixmyome (Literatur bei QUAAS, selten in der Mehrzahl (v. RABENAU, OLSHAUSEN), können über mannskopfgroß werden (ALBERT, SCHAUTA, AMANN, R. MEYER), zuweilen unter Ausbreitung in die bindegewebige Umgebung der Zervix und unter Verdrängung und Dehnung der Nachbarorgane. Retroperitoneale Ausbreitung an der hinteren

Bauchwand (R. MEYER, FLEISCHMANN, mit Kompression der Ureteren) ist selten.
Abtrennung der Zervixmyome im Parametrium s. b. FRIEDRICH). Ausbreitung
im rektovaginalen Zwischengewebe s. Abb. 106.

Portiomyome sind recht selten (nach GARKISCH 1%. FRITSCH, OLSHAUSEN,
GEBHARD, ZACHARIAS, v. CACKOVIC, HALBAN, VORBECK, SCHAUTA, SCHALLEHN,
KOBB, PAPPEL, FABRICIUS, SEMMELINK, SIEBER, FRANKL, HENKEL, KNOLL,
FLATAU).

SIEBER (1914) stellt 29 Fälle zusammen. Einzelne Portiomyome waren
sehr groß (FLATAU, HENKEL, HALBAN). — Die vordere Lippe scheint bevorzugt.

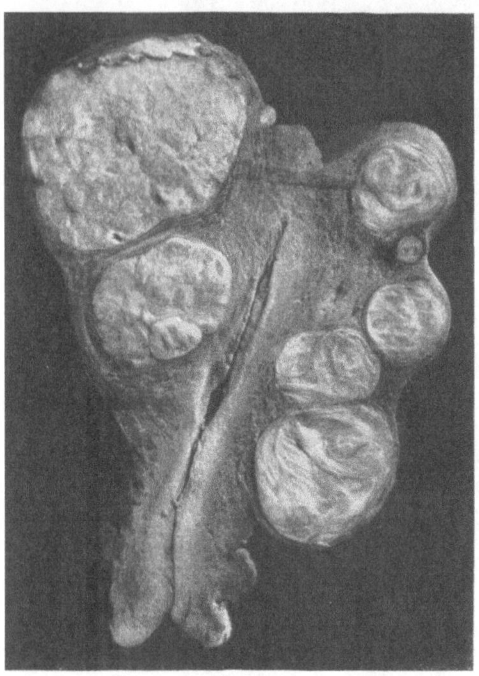

Abb. 108. Derbfibrose Myome im Uterus subseros und intramural. Sagittalschnitt durch das gehärtete Praparat. Photo ²/₃.

Ich habe das Portiomyom mehrmals gestielt, nur eines intramural leidlich scharf abgegrenzt und einmal als mehr diffuse Wucherung der ganzen Portio gesehen, wie auch FRITSCH und ZACHARIAS. — Die neue Zusammenstellung (1921) von GUEISSAZ umfaßt bereits 99 Fälle. — Die Portiomyome sind weniger abhängig vom Ovarium (J. NOVAK) und daher hat die Menopause weniger Einfluß auf die Rückbildung als bei sonstigem Sitz. Auch ihr isoliertes Auftreten gibt ihnen eine Besonderheit.

Im Corpus uteri (s. Abb. 107 bis 109) ist das Myom meist intramural (früher „interstitiell" genannt, oder nach VIRCHOW intramuskulär, intraparietal, autochthon) entstanden und nimmt oft sekundär von dünner Muskelschicht noch umgeben „submukösen oder subserösen" Sitz an, auch „intraligamentären". Streit über den Ursprung der submukösen Myome (GUSSEROW, SCHRÖDER, HOFMEIER, WINTER, FRANKL) ist überflüssig, da es keine Submukosa gibt. Die subseröse Muskulatur ist auch nicht von der übrigen wesentlich verschieden. Die Bezeichnung hat nur topographischen und klinischen Wert.

Die polypösen Myome (Abb. 110 bis 112) im Uteruskavum werden leicht im unteren Teile durch Druck nekrotisch gangränös, oder sie werden ganz abgestoßen nach Stielabdrehung unter Gefäßthrombose.

Dieses geschieht auch mit subserösen Polypen, wie viele Autoren sahen, zuweilen unter lebhafter Blutung in die Bauchhöhle (STEINBÜSCHEL, KRÖGER, STEIN, SCHEU). Sogenannte Auswanderung intramuraler Myome nach Druckzerreißung der äußeren Schichten ist selten (THOMA, GEBHARD, v. FRANQUÉ, SCHIFFMANN). — Durch Adhäsionen können Myome in der Bauchhöhle lange Zeit weiterleben (s. CASSABOIS, DUJARIER et TOPORES u. a.).

Auch die intraligamentären Myome können die Stielverbindung mit dem Uterus verlieren. In zwei Fällen (HEINSIUS) und in einem eigenen Falle) hatten sich große präzervikal entwickelte Myome fast ganz vom Uterus abgestielt und täuschten Blasenwandmyome noch während der Operation vor.

Die Form der Myome ist sphärisch und recht oft kuglig und wird durch gegenseitigen Druck und durch die Beckenwandung beeinflußt. Die Oberfläche ist bei harten fibrösen Formen oft höckerig, die Schnittfläche sehnig glänzend, weiß (Abb. 110). Flache Pilzform eines subserösen Myoms mit schmalem Stiele,

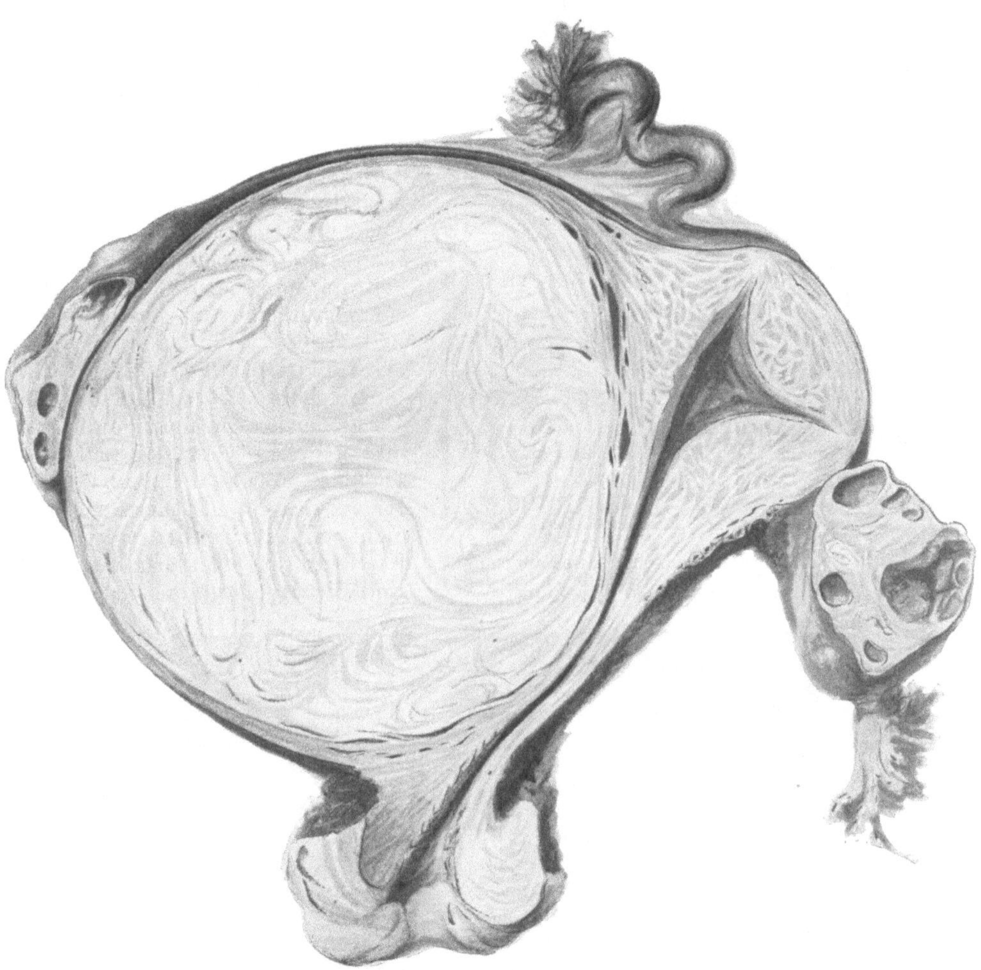

Abb. 109. Myoma intramurale in der Mitte der Seitenwand des Corpus uteri. Frontaler Langsschnitt zeigt die starke Dehnung des mittleren Uterusteiles. Typische großfeldrige wirblige Struktur von heller Farbe des derbfibrösen Myoms im Vergleiche mit der Bundelstruktur der Uteruswand. Aufblatterung der Uteruswand in der Umgebung des Myoms mit erweiterten Lymphspalten. (³/₄ naturlicher Große.)

wie HOEHNE beschreibt, in der Form und Größe der Plazenta sah ich ebenfalls in einem Falle am Fundus uteri. Die Umformung entsteht namentlich in der Schwangerschaft durch Druck.

Während die Atrophie (s. weiter unten Rückbildung) im Alter in der Regel schnell erfolgt, ist der lange Bestand ausnahmsweise durch besonders gute Ernährung im Ligament, im Parametrium oder intraperitoneal durch Adhäsionen bedingt.

Die frischeren zellreichen Myome sind mehr fleischig weich rötlich. Die größeren Geschwülste lassen oft auf dem Schnitt einzelne nicht scharf begrenzte knollige Abteilungen erkennen (Abb. 108, 109 u. 114). Manche Myome bilden ein einziges zusammenhängendes Ganzes, in anderen setzen sich zahllose kleine Knöllchen mehr oder weniger scharf ab (Abb. 113); diese altbekannte Erscheinung (s. Kölliker) scheint nicht nur in der ersten Anlage multipler Knoten, sondern mehr noch in der frühzeitigen fibrösen Degeneration begründet. Zentrale Erweichung mit späterer narbiger Schrumpfung bewirkt Einziehung der Oberfläche in Gestalt verschlungener Windungen, Myoma gyratum (R. Meyer) (s. Abb. 116).

In Abb. 117 u. 118 ist die durch narbige Zurückziehung des interstitiellen Gewebes bedingte knollige Form der subserösen Myome dargestellt. Dieses ist aber nicht die einzige Bedingung der Knollenform, sondern zuweilen sind die Myome von vornherein

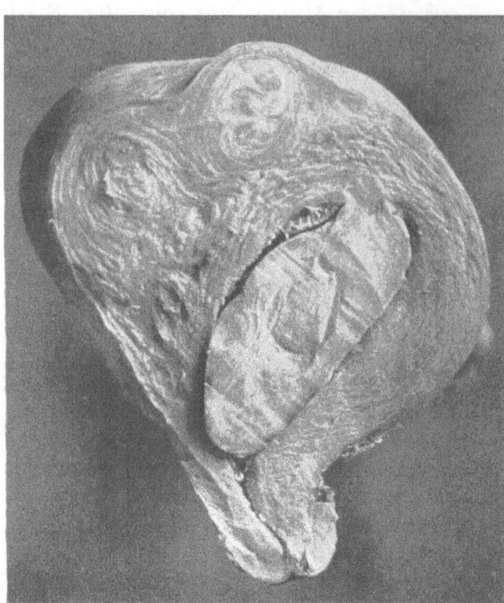

Abb. 110. Großer Myompolyp schmalbasig am Fundus eines myomatosen Uterus erweitert die Uterushöhle bis zum inneren Muttermund. Lichtbild ²/₃.

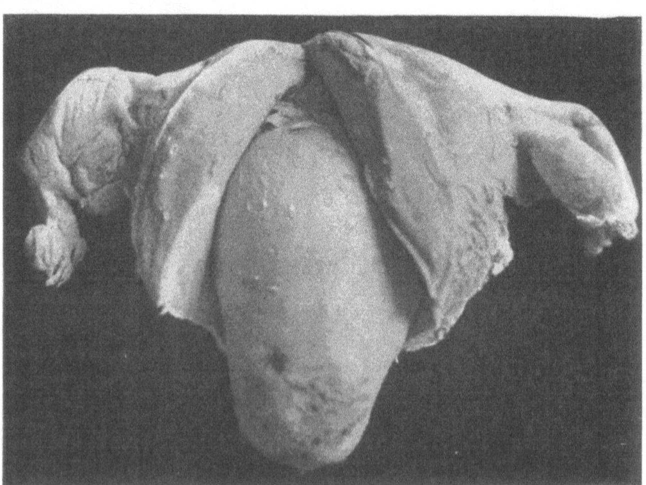

Abb. 111. Breitbasiges polypöses großes solitäres Myom am Fundus uteri ragt aus dem Uterus heraus. An der Spitze ulzeriert. Photo ¹/₂.

in sehr zahlreichen kleinen Einzelknoten entweder als „Konglomerat-Myome" wie in Abb. 113 oder mehr zerstreut angelegt.

In den einzelnen Knoten fand R. Meyer zuweilen regelrechte radiäre Anordnung der Fasern und Landau sah sternförmige Anordnung um eine dicke zentrale Arterie

Traubenförmige Myome der Subserosa (KNORR, MANDL) und der Submukosa (O. FRANKL) sind ohne Kapsel wie Beeren am Stiel meiner Meinung nach deshalb, weil sie schon im Entstehen an die Oberfläche getrieben werden, die vielleicht geschädigt, verdünnt ist, wie im Falle von KNORR). Auch im Lig. latum fand BAUER einen ähnlichen Fall.

In seltenen Fällen breiten sich Myomteile in den Gefäßen aus „intravaskuläre Myome"; in den Lymphgefäßen (BIRCH-HIRSCHFELD) und in den Venen „plexiformes Venenmyom" (KNAUER, SITZENFREY, LAHM, DÜRCK, SEYLER). In DÜRCKs Fall wuchsen die Myomstränge bis in das Herz. Kleine Knötchen und ein linsengroßes Myom als ganzes polypös in Lymphgefäße vorragend beschreibt R. MEYER. Auch SCHÜTZ fand ähnliches.

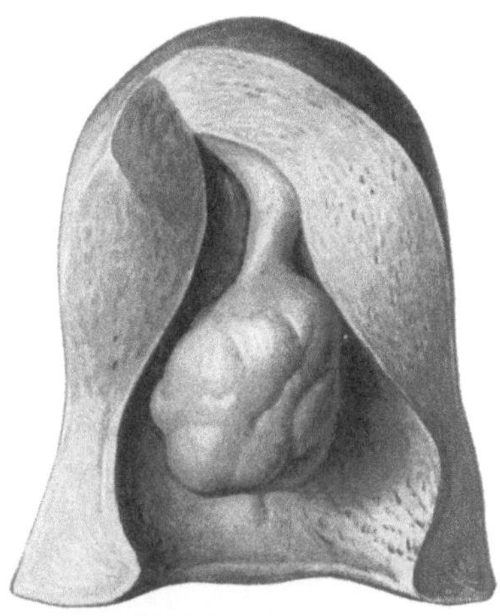

Abb. 112. Langgestieltes submuköses, polypöses Myom. Bild im Besitze von Prof. PEHAM, Wien. ³/₄ nat. Größe.

Die intravaskulär wachsenden Myomteile stülpen das Endothel der verdünnten Wand ein und vor sich her polypenähnlich; die Gefäße erweitern sich riesenhaft; KNAUERs Tumor war zweimannskopfgroß. Es sind, wie gesagt, nur einzelne Teile der Myome intravaskulär entwickelt. Der Ausgang von der Venenwand selbst ist noch nicht erwiesen. — In einem neuerdings von mir gefundenen kleinen intravaskulären Myom von etwa $1\frac{1}{2}$ mm Durchmesser ragt sein Stiel beträchtlich in die Umgebung des Gefäßes hinein, so daß nicht einmal die Entstehung in unmittelbarer

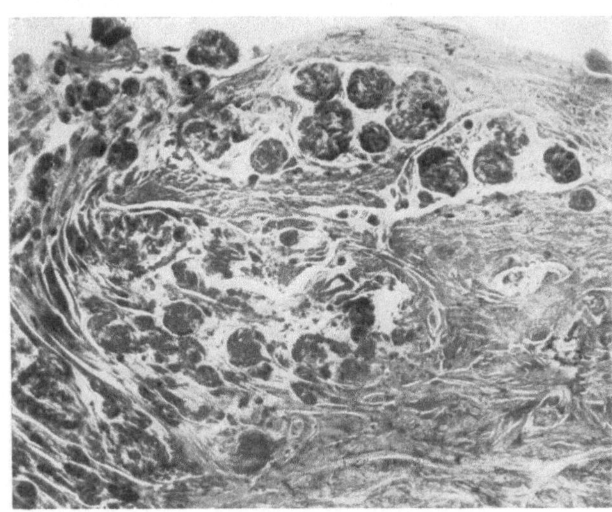

Abb. 113. Subserose Myombildung im Corpus uteri; die äußeren Muskelschichten einschließlich der Subserosa (im Bilde oben) sind in einer Ausdehnung von etwa 1 × 1,2 × 1,5 cm durchsetzt von dicht gelagerten kleinen Knötchen, die etwa Stecknadelkopfgroße haben. Zwischen ihnen sieht man kleinere und mikroskopisch kleine Herde, die im Bilde als dunkle rundliche Flecken und Punkte erscheinen. Links ist die muskelzellige Wucherung mehr in länglichen Bündeln angeordnet, die mit langen Ausläufern in normale Muskelbündel übergehen. Den gleichen Übergang sieht man in den mehr nach der Mitte des Bildes gelegenen rundlichen Knötchen. Die normale Muskulatur der Uteruswand rechts und unten findet sich nicht nur fast überall zwischen den Knotchen und Bundeln, sondern geht auch in sie über. (Lichtbild etwa 5fache Vergrößerung nach einem histologischen Schnitte.)

Nachbarschaft des übrigens sehr dünnwandigen fast kapillaren Gefäßes anzunehmen ist. Die übrigen Myome desselben Falles hatten überhaupt keine
sonderliche Beziehung zu den Gefäßen, wie auch in den sonst beschriebenen

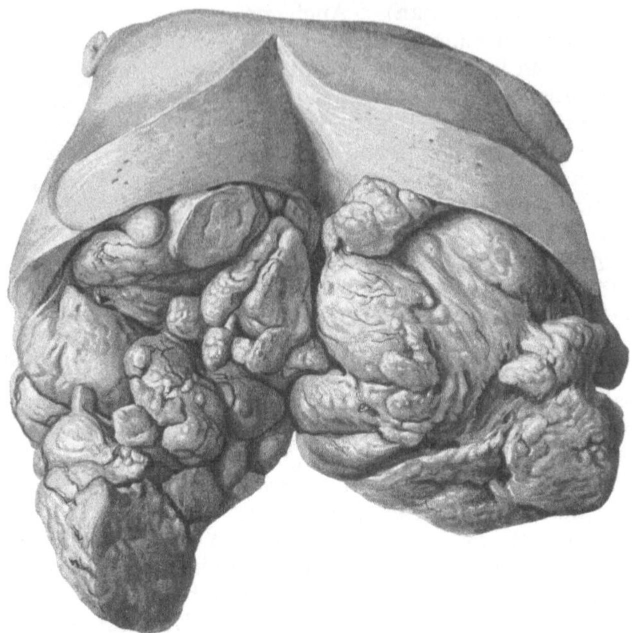

Abb. 114. Knollig gelapptes **Myom**. (Bild aus dem Besitze von Prof. PEHAM, Wien.) ($^1/_2$ nat. Größe.)

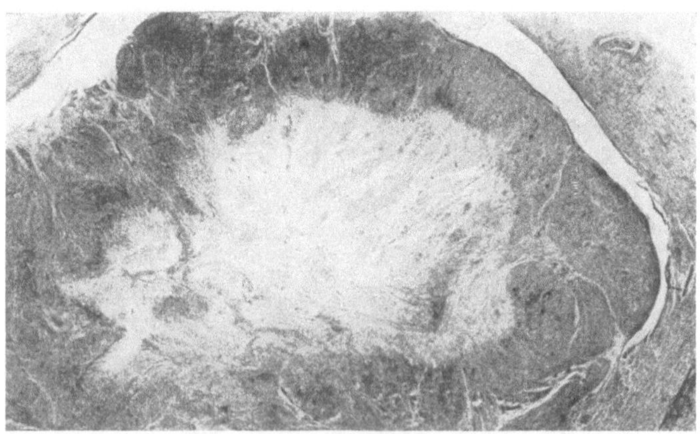

Abb. 115. Kleiner Myomknoten in der unmittelbaren Nachbarschaft besser erhaltener Myomknoten
von etwa $1 \times 1^1/_2$ cm Durchmesser mit seröser Durchtränkung des Innern. Radiare, strahlige
Struktur der Rindenzone. Weiter Lymphraum umgibt den Knoten. (Lichtbild von einem
histologischen Schnitte bei etwa 6facher Vergrößerung.)

Fällen nur einzelne von mehreren Myomen in die Gefäße einwachsen. — Es
wird angenommen, daß Myome auch Metastasen machen können, z. B. von
ORTH im Falle KRIESCHE, der zweifellos sarkomatös war (s. Sarkome). Auch
E. FRAENKEL hat im Anschluß an den von DÜRCK gezeigten Fall kurz

erwähnt, daß ein reines Uterusmyom eine große Anzahl kleiner derber Metastasen in beiden Lungen gemacht hatte.

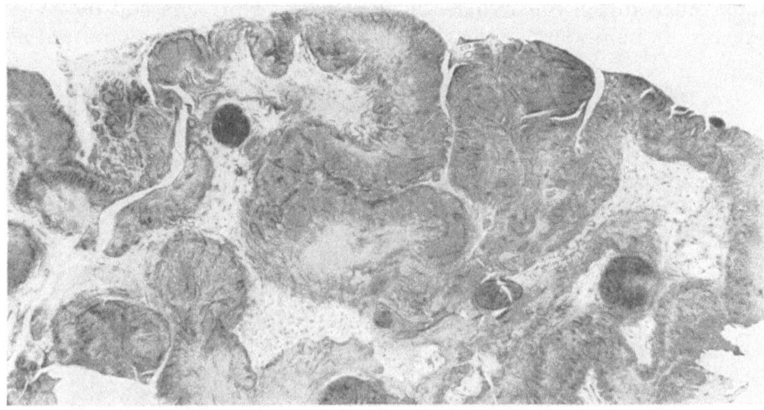

Abb. 116. Histologischer Schnitt durch die Oberflache eines Teiles von einem kindskopfgroßen Myoma intramurale et subserosum. **Myoma gyratum.** Die in ihrem zelligen Aufbau noch leidlich erhaltene außere Myomzone ist stark gefaltet ähnlich Gehirnwindungen. Darunter fibrillares zum Teil seros durchtranktes Gewebe ohne Muskelzellen. Das Myom hat an seinem größten Teil die gleiche Eigenschaft. (Lichtbild etwa 6facher Vergroßerung.)

Man kann selbstverständlich die Möglichkeit der gutartigen Metastasierung nicht leugnen, aber einerseits ist gerade das Losreißen vieler Einzelteile oder Zellen aus einem „derben" Myom sehr schwer verständlich, andercrseits können Lungenmyome angeborene Fehlbildungen sein und endlich könnte man wohl eine solche Massenmetastasierung in den Lungen klinisch und anatomisch genauer mit Beweisen belegen.

Die Uterusschleimhaut, deren pramenstruelle Schwellung oft mit Hyperplasie (WYDER, v. CAMPE, UTER, SCHMORL, SEMB, PEHAM, BORREMANNS, POLLAK) verwechselt sein mag, ist häufiger atrophisch bei intramuralen und submukösen Myomen, seltener hypertrophisch, letzteres nach GARKISCH bei den subserösen Myomen in $50^0/_0$, bei intramuralen in $33^0/_0$ und bei submukosen in $20^0/_0$.

Anfängliche Muskelhypertrophie (BERTELSMANN) weicht spater der Druckatrophie in der Umgebung der wachsenden Myome.

Bei Graviditat ist die Dezidua über den submukosen Myomen ebenfalls verdünnt (KWOROSTANSKY, PINTER, WERTHEIM).

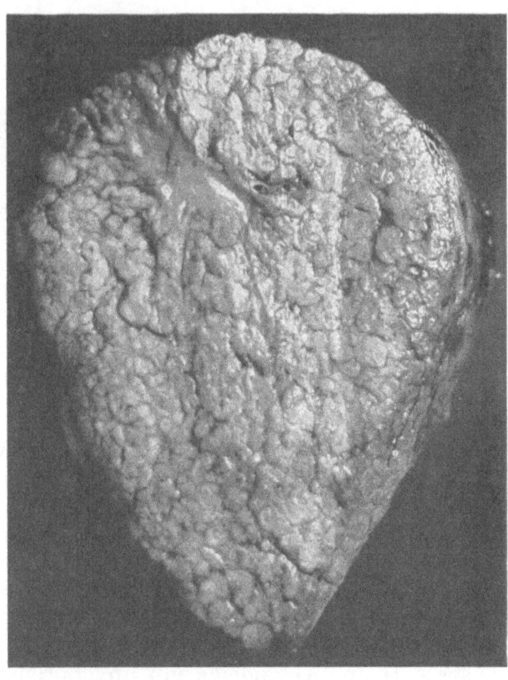

Abb 117. Derbes knolliges Myom erscheint auf dem Schnitt wie aus zahlreichen Teilen zusammengesetzt. Photo $^1/_2$.

Das Ei kann auf den Myomen inserieren (Abb. 119), und die Plazenta sich dort fest verankern (Gonnet). Die Myomblutungen hören in der Schwangerschaft auf, entweder durch die deziduale Schwellung (Frankl) oder vielleicht mehr noch durch die ovariellen Einflüsse. Übrigens soll die Konzeption durch Myome oft behindert sein, was durch die reichliche Schleimhautsekretion,

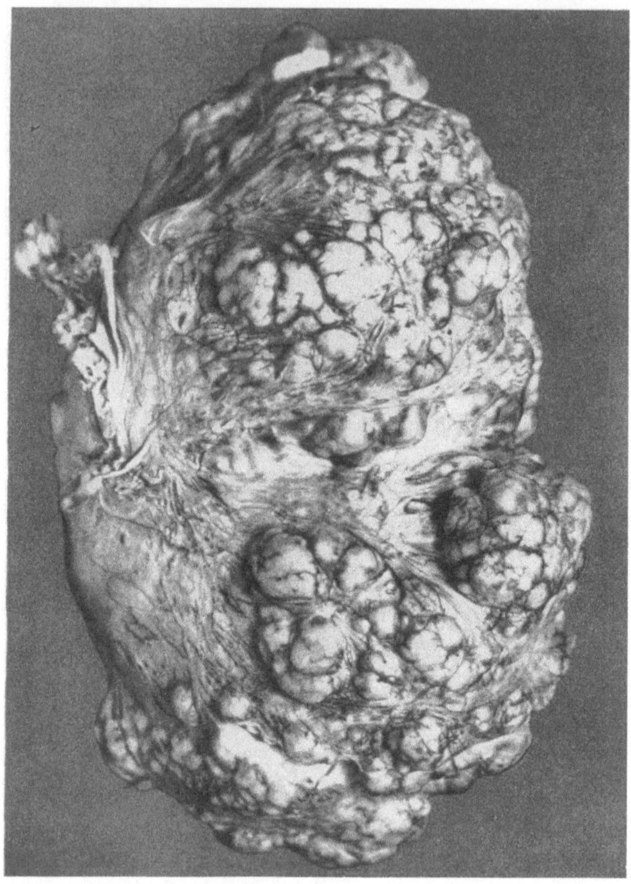

Abb. 118. Über kindskopfgroßes Myoma subserosum am Fundus uteri gestielt. Derbfibrose zum Teil hyaline Verhartung mit Knollenbildung an der Oberflache von außen gesehen. (Lichtbild $^2/_3$ nat. Große.)

durch die Blutungen (Frankl), durch die Verunstaltung der Uterushöhle (Olshausen, Garkisch) und durch Tubenverschluß (Landau) erklärt wird. Die Beengung der Uteruslichtung scheint nicht immer wirksam.

Als Ursache der Blutungen aus dem Uterus werden fibröse Entartung der Uterusmuskulatur (Theilhaber und Hollinger), passive und aktive Hyperämie (Pollak), Veränderungen des Elastins (Anspach), tryptische Fermente (Frankl), Dysfunktion der Ovarien u. a. angegeben. Starke Deformationen der Uterusgestalt, Abtrennung des Korpus von der Zervix durch Zugwirkung (Rokitansky, Hedrén) zugleich mit angeborenen Atresien: Thorel, ferner Flexionsanomalien, Uterusprolaps, Inversion (Williams, Semb, Urban, Amann, Unterberger, Vautrin, Hufschmidt).

Achsendrehung des Uterus (B.S. SCHULTZE stellt schon 53 Fälle zusammen), bis zu 360⁰ (REEB) und 270⁰ (WERTHEIM), meist in Höhe des Isthmus, aber auch der Zervix (WIENER, SCHULTE) und sogar der Vagina (LÖWE, BARBER), zuweilen mit Nekrose (ZUELL) und Gangrän (BARSOTTI, EHRENDORFER, LHEZ) mit völliger Abtrennung (LENNANDER, HEDRÉN, SMITH, WEINBERG) gehören zu den seltenen störenden Folgeerscheinungen der Myome. Während FOURNEUX die Uterustorsion durch die Serosa überragende Myome verursacht hält, findet DAMLIN 2 Fälle ohne Überragung der Oberfläche (zit. nach DAMBRINE et BER-NARDBEIG).

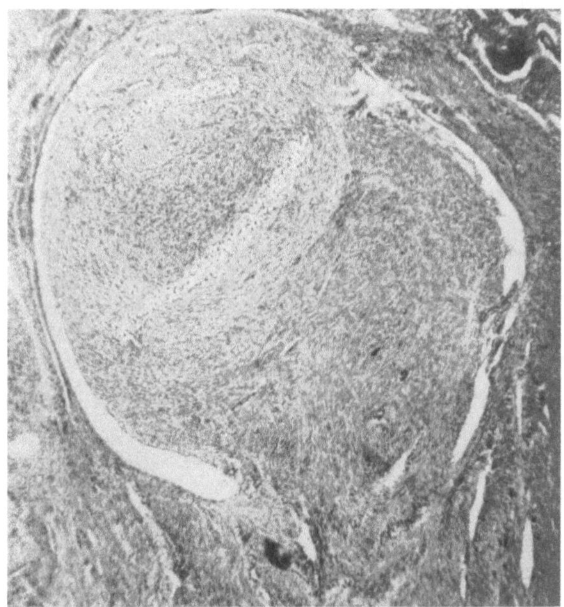

Abb. 118a. Intravasaler Myomknoten. (Lichtbild Lupe).

Atresie der Uterushöhle mit Hämatometra durch Dehnung (THOREL) durch submuköse Myome (FRANKL, BROWN-MILLER), durch Achsendrehung des Uterus (JASCHKE, ZÜLL).

Verwachsungen mit der gegenüberliegenden Wand der Uterushöhle sind selten. Auch Hydometra (ROKITANSKY) kann so entstehen.

Außer der Kompression der Nachbarorgane, Verwachsungen in Becken und Bauchhöhle und Abtrennung von Myomen mit Verwachsung und gelegentlich mit Perforation in Darm oder Blase (Kasuistik s. bei PAYR) kommt noch als gefahrliche Folge die seltene intraperitoneale Ruptur der subserösen Myomvarizen vor (5 Fälle s. bei JASCHKE, ferner bei BENZEL mit 12 Fällen a. d. Literatur. Weitere Störungen s. u. regressiven Erscheinungen).

Myom und Uteruskarzinom vereint weisen auf einen noch nicht er-kannten Zusammenhang; das sonst viel seltenere Korpuskarzinom ist bei Myom unverhältnismäßig häufig. Man könnte natürlich auch sagen, Zervixkarzinom hat seltener Myom in Begleitung als Korpuskarzinom. Zahlreiche Statistiken bemühen sich um diese Frage; z. B. RÖHRIG, HERTEL, COMBRIS, MAREK und besonders SINGER, welche das Myom vom Karzinom ergriffen fanden. Ferner auch ohne diesen direkten Berührungspunkt: WINTER, JANSEN, PIQUAND, SCHMIDTMANN, VEIT, HERTEL, HEALY, SCHOTTLÄNDER, A. MAYER, STEINBACH und WILKENS.

Mir ist der lange Bestand von Myomen an karzinomatösen Uteri in der Menopause aufgefallen.

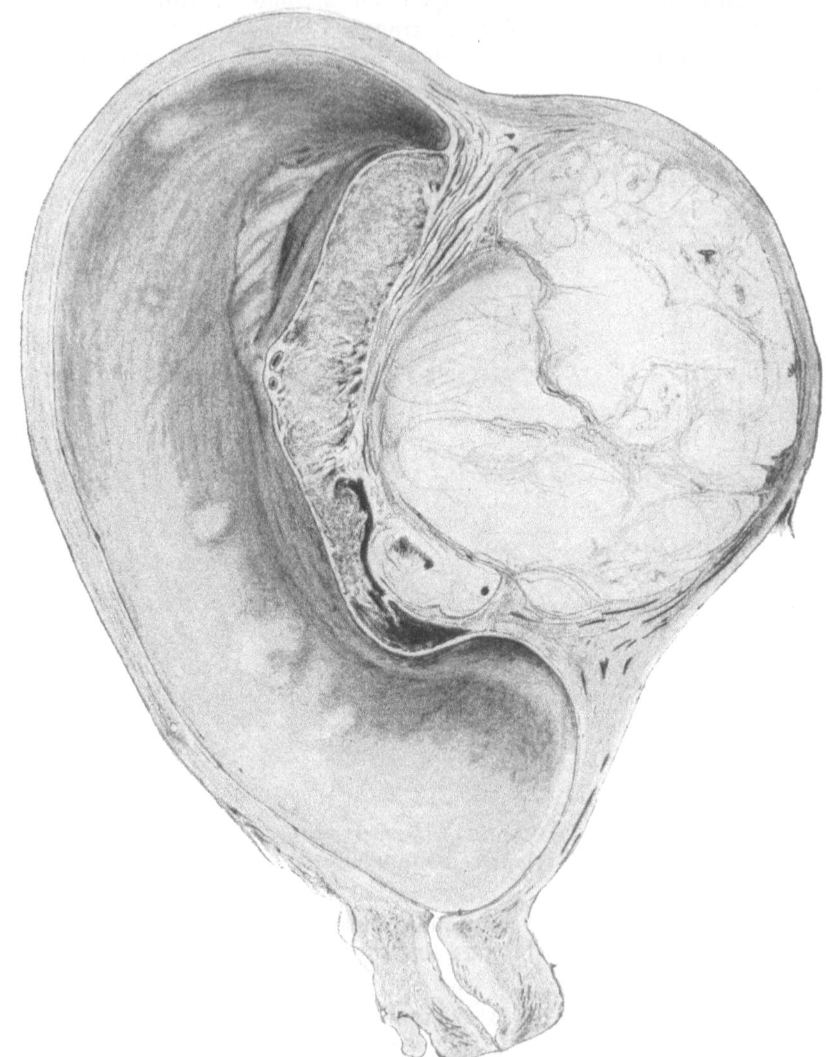

Abb. 119. Weiches Myom intramural unter der Plazentarstelle bei Graviditas VI mens. Die Struktur ist etwas verschwommen. Der ganze Tumor saftreich mit leichter Neigung zur Verflussigung. Die Lymphspalten und Blutgefaße in der umgebenden „Myomkapsel" leicht erweitert. (Etwa $^{1}/_{2}$ nat. Große.)

Myom mit Sarkom s. u. Sarkom.

Myome mit anderen Organgeschwülsten zeigen kein typisches Zusammentreffen; s. bei AMANN, THALER, ELSNER, BARROWS, v. GRAFF, MC DONALD, ROESSLE und besonders bei EGLI.

Schwangerschaft und Geburt bei Myom s. KÜSTNER (1917).

Histologie.

Das Myomparenchym besteht aus Muskelzellen, die in Form gekreuzter und durcheinander gewirbelter Bündel angeordnet sind (Abb. 120). In den kleinen Knötchen herrscht die Wirbelform vor (s. Abb. 121), nicht die fächerförmige oder radiäre, wie ORLOFF und HEIMANN meinen. Keine Anordnung bestimmter Art beherrscht die kleinen Myome.

Das Zwischengewebe um die Bündel und Wirbel führt die größeren Blutgefäße, die nur selten von den Muskelzellen unmittelbar umschlossen sind. Die Gefäßumgebung wird meist bald fibrillenreich. ROESGERs Befund von Gefäßen ohne Adventitia unmittelbar umgeben von Muskulatur, GOTTSCHALKs

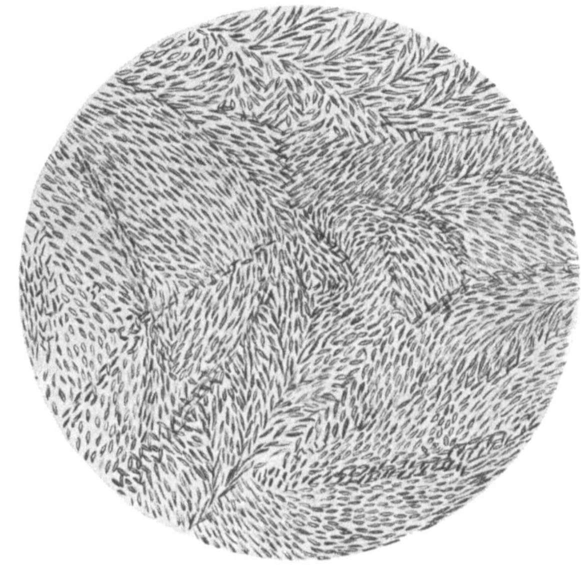

Abb. 120. Gekreuzte Faserbundelanordnung im Myom. Leitz Obj. 3, Ok. 4.

zentrale Arterien in kleinen Myomen (s. a. STERN) haben sich nicht als Allgemeingut erwiesen (ORLOFF, KLEINWÄCHTER, GEBHARD, R. MEYER u. a. — s. Histogenese). Die Gefäßwände haben ebenfalls nichts typisches. Die in der Seitenkante des Uterus nach den Parametrien zu entwickelten Myome haben oft auffallend viele große und kleine Gefäße.

SAMPSON behauptet nach Röntgenbildern injizierter Gefäße, daß die Arterien in Myomen sehr zahlreich, die Venen sehr gering oder gar nicht vorhanden seien, so daß das arterielle Blut erst außerhalb der Myome in die Venen gelange (?). Dieses würde bedeuten, daß die Myome kein Kapillarnetz enthielten, oder daß die Kapillarnetze sich erst außerhalb der Myome zu Venen sammeln. Beides ist nicht der Fall. BARDON fand nach Injektion an Scheibenschnitten die Gefäßversorgung der peripheren Schichten sehr reichlich, dagegen die inneren Teile nur von einer Endarterie versorgt. Vielleicht ist die Injektion des Inneren schwierig.

Die Lymphbahnen gehen mit den Blutgefäßen in den Myomstielen und mit den Stromabrücken der Peripherie; in der Kapsel bilden sie einen Sinus (POLANO). Lymphgefäße mit Endothel liegen in den Septen. Das zarte interfaszikuläre Bindegewebe reinerer Myome ist kernarm und sendet feine Fibrillen in die Muskelbündel (R. MEYER); narbige Verhärtung tritt fast immer ein. Elastin

liegt den Gefäßen an und zwischen den Muskelbündeln (Jores, R. Meyer)
Eine Vermehrung gegenüber der Umgebung (Jores) halte ich für die Ausnahme
(s. Abb. 138). Unger fand stets, Schwarz dagegen gar kein Elastin. Kleine
Myome und zellreiche größere enthalten in der Tat kein Elastin; narbige dagegen
sehr viel (R. Meyer), doch ist die Bezeichnung „Elastom" (Allan und Corson)
für diese Art Myomkeloide nicht angebracht.

Die Myomzellen liegen zunächst dicht aneinander, in jungen und zellreichen
Myomen sehr dicht; hier sind auch die Zellen kleiner, die Kerne intensiver

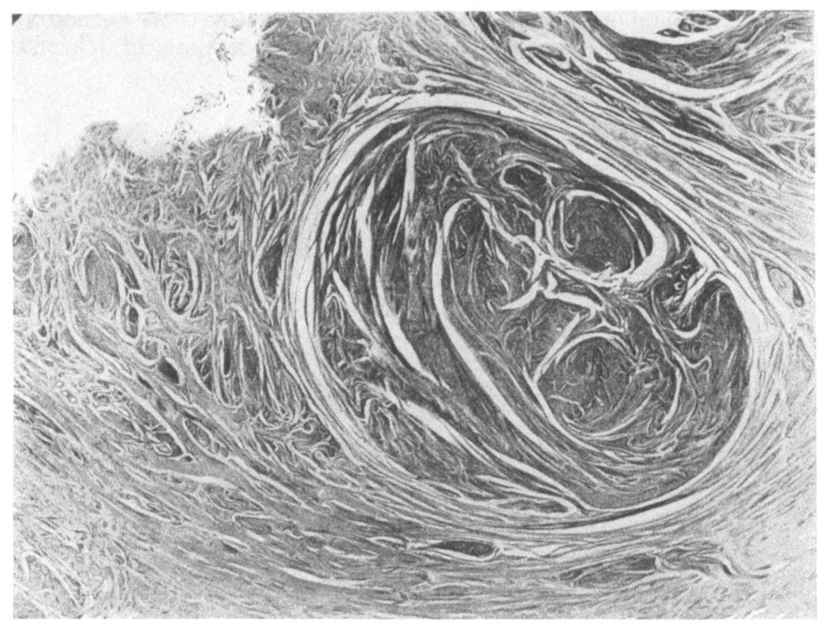

Abb. 121. Wirbelartige Durchflechtung der Muskelbundel in einem kleinen Myom von etwa 4 × 5 mm
Durchmesser. Man erkennt die konzentrische kapselartige Verdrangung. Beachtenswert sind auch
die im weiteren Umkreise des Myoms erkennbaren teils hyperplastischen Stränge, teils scheinbar
kleine Myomanlagen, die zum Teil bereits in den Bereich des Myomdruckes seitens des großeren
Knotens fallen und bei seinem weiteren Wachstum in den Kapselbereich einbezogen werden konnen.
(Mikrophoto, mäßige, etwa 12fache Lupenvergrößerung.)

mit sauren Anilinfarben gefärbt, die Myofibrillen zarter und geringer an Zahl.
Die Myoglia besteht aus etwa einem Dutzend Fibrillen, welche in und auf der
Zellmembran längs verlaufen und über diese hinaus sich jenseits der spitzeren
Zellenden mit den Nachbarn vereinigen, während sie mit den kollagenen
Fibrillen der Fibroglia zwischen den Muskelfasern keine Verbindung haben
(Mallory). Ähnliche Beobachtung war schon früher bekannt (s. Herz). Deut-
lich kenntlich sind auch ohne Myogliafärbung die Fibrillen bei saftreichem Ge-
webe, besonders bei Gravidität.

In einer neueren Arbeit hat Mallory seine Anilinblau-Färbemethode auf
vorher mit Silber imprägnierte Präparate angewendet und er stellt fest, daß die
Myogliafibrillen sich mit Säurefuchsin rot färben und in dem silbergeschwärzten
Retikulum des Bindegewebes liegen. Das Retikulum ist in der Längsrichtung
der Muskelbündel wellig angeordnet und unterscheidet sich in keiner Weise
von kollagenen Fasern. Wo diese Fasern einzeln zerstreut sind, sind sie schwarz,
in dichteren Bündeln aber rot, so besonders um die Gefäße. — Diese Erscheinung
des Übergangs von feinen Retikulumfasern ist uns ja auch namentlich in patho-

logischen Zuständen, Hyperplasie des Endometrium, Adenomyosis usw. bekannt und bedeutet eine Umwandlung zunächst feiner Retikulumfasern in kollagene Fasern; vgl. dasselbe unter fibröser Degeneration der Myome (S. 236). Die Myogliafibrillen werden nicht von Silber imprägniert. — HEIMANN hat die Myogliafärbung BENDAS bei Gefrierschnitten angewendet. Feine Binnenfibrillen sollen die Zellen füllen, grobe „Grenzfibrillen" liegen rings um die Zellen, ohne in sie einzudringen; sie erstrecken sich weithin aus über die Zellenden und verflechten sich in der Verlaufsrichtung der Muskelzüge mit den Nachbarn. Es ist dies der gleiche Befund, den MALLORY und auch wir beschreiben. DAËLS hat unter meiner Leitung die MALLORYsche Färbung, die von MALLORY-OGATA und die VAN GIESONsche miteinander verglichen. Er fand, daß nach VAN GIESON die Myofibrillen im fötalen Uterus früher und im senilen Uterus länger zum Ausdruck kommen; dagegen bringt die MALLORY-OGATA-Färbung eine mit dem Alter der Feten zunehmende Reife der Muskelzellen zum Ausdruck, was bei VAN GIESON-Färbung nicht der Fall ist.

Neuere Untersuchungen über die Bindegewebszellen in Myomen hat PUCCIONI vorgenommen; er hat 40 myomatöse Uteri untersucht und Retikulumzellen in der Nähe von Gefäßen ziemlich zahlreich gefunden, auch zwischen den Muskelzellen und schildert sie mit einem — auch im Vergleich mit dem Protoplasma — großen rundlichen Kerne mit Chromatinkörnchen, die ihnen das Aussehen eines Schwammes geben, und mit einer ziemlich deutlichen Kernmembran. Zuweilen ist ein größeres Chromatinhäufchen vorhanden, ein falscher Nukleolus. Nach PAPPENHEIM färben sich ein oder einzelne Kernkörperchen rot. Das Protoplasma des Zelleibes enthält feinere kleine Chromatinkörperchen; es sendet verschiedene Ausläufer in mehrere Richtungen. Histiozyten, längliche Zellen mit länglichen Kernen, hängen zuweilen miteinander zusammen. Sie liegen zahlreich an der Oberfläche der Myome, wo sie mit kollagenen Fibrillen der Kapsel zusammenhängen. PUCCIONI sieht zahlreiche Übergänge zwischen Histiozyten und Retikulumzellen. Wanderzellen fehlen oft und sind spärlich, da sich meist nicht Entzündung in den Myomen findet. Er hat kein Hervorgehen von Adventitiazellen aus Gefäßendothel nachweisen können. Retikulumzellen fanden sich besonders häufig und zahlreich in den kleinen wachsenden Myomen, besonders perivasal. Dagegen sind die Retikulumzellen in größeren Myomen seltener und fehlen bei Nekrose und bei Sklerosierung. Bei Zunahme des Bindegewebes finden sich mehr Fibrozyten. Fibroblasten im Zusammenhange mit Kollagenfasern sind in der Kapsel und im Innern der Myome nachweisbar.

Mastzellen (BEHRENS), besonders an Kapillaren und in Gefäßwänden (REICH) oder in der Kapsel (FREY), sind kein wesentlicher Bestandteil, wie GOTTSCHALK meinte (GEBHARD), sondern haben keine Bedeutung als höchstens ein Zeichen geringer regressiver Erscheinung, wenngleich sie FREY unter 13 Myomen 5mal nachweisen konnte.

Die Zellkerne der Myomzellen sind in ausgereiften Zellen meist länger als in normaler Muskulatur, an den Enden leicht abgestumpft oder abgerundet, im Ruhezustande spindlig gestreckt, gelegentlich aber spiralig gedreht um die Längsachse; Kernteilungsfiguren sieht man selten, und zwar bei malignen Myomen (s. Sarkom). Abnormiäten des Chromatins sind nur bei einzelnen Zellen vorhanden (R. MEYER, HUGUENIN). Trotz aller Verschiedenheiten gelingt die Unterscheidung der Myomzellen von Bindegewebszellen am besten aus der Anordnung zu gekreuzten Bündeln; nicht so leicht an den Zellen selbst. — Nervenfasern (BIDDER, HERTZ, LOREY) können wohl gelegentlich eingeschlossen werden.

Die Myomzellen sollen nach PICCOLI mehr Glykogen enthalten als die Uterusmuskulatur (s. w. u.)

Als kontraktiles Myom bezeichnet Mäkinen einen Fall von kindskopfgroßem ödematösen Tumor mit ungewöhnlich langen großkernigen Muskelfasern von konzentrischer Anordnung. Das Myom war intraligamentär gestielt, so daß bei vorheriger Injektion von Pituglandol und Sekakornin Kontraktionen deutlich festgestellt werden konnten.

In der Tat ist die Myommuskulatur der Zusammenziehung fähig, wie man in peripheren blättrigen Schichten am ehesten erkennen kann an stark welliger Anordnung, die zweifelsohne auch eine besondere rhythmische Struktur vortäuschen kann. Ich glaube, daß die wellig kontrahierten Muskelfasern für Nervenfasern (s. o.) gehalten worden sind.

Auf anderem Gebiete mag das von Klinikern früher öfters behauptete An- und Abschwellen der Myome in längeren Zwischenzeiten liegen, das nach Virchow auf den wechselnden Füllungszustand der Gefäße hinweist. Aber auch Virchow hat bereits angenommen, daß die Muskulatur von Myomen kontraktionsfähig sei.

Im allgemeinen kann man wohl die Fähigkeit der Zusammenziehung des Myomgewebes in einem mäßigen Grade zubilligen. Die vorgeschrittenen Myome mit fibröser Degeneration entbehren der Kontraktion völlig. Sicher ist die Kontraktionsfähigkeit der übrigen Uterusmuskulatur außerordentlich viel größer, wie man viele Stunden nach Herausnahme des Uterus sieht, dessen Muskulatur sich so stark zusammenzieht, daß sogar kleinste Myome über die Schnittfläche herausgedrängt werden. Der Erfolg der Kontraktionen frischer Myom-Muskelbündel dürfte unbedeutend sein und sich kaum mehr als

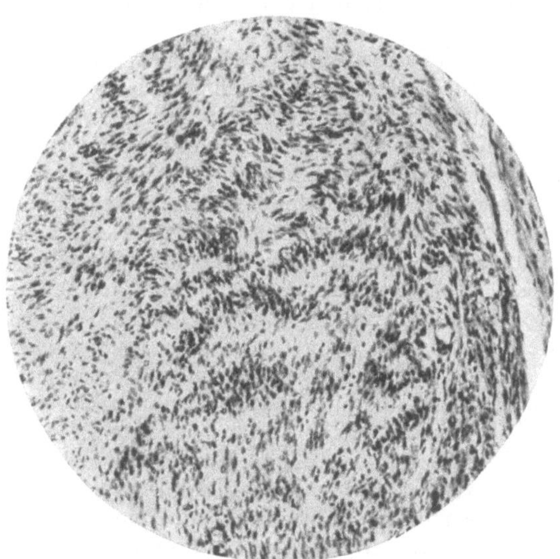

Abb. 122. In einem großen intramural subserösen Myom (Pr. 4156) tritt nur stellenweise die rhythmische Streifung auf mit palisadenförmig aufgereihten Kernen (Lichtbild).

auf Beeinflussung des örtlichen Kreislaufes erstrecken. Die schnelle fibröse Degeneration reifer Myome macht die Kontraktion meist frühzeitig verschwinden.

Neuerdings ist von rhythmischer Struktur der Myome berichtet worden. Zuweilen sind einzelne Stellen in Myomen sehr auffällig durch abwechselndes Hervortreten hellerer und dunklerer paralleler Streifen. In den dunkleren Streifen stehen lange Kerne palisadenförmig nebeneinander (Abb. 122). Es entsteht ein welliges Gesamtbild. Lauche und Krumbein haben darauf hingewiesen, daß diese Kernbänder senkrecht zur Gefäßlängsachse stehen und daß die Bänder (in Schnitten) körperlich Scheibenform haben, die segmental um ein zentrales Gefäß aufgereiht sind. In den helleren Zwischenräumen liegt fibrilläre Substanz, nur die dunkleren Streifen färben sich nach v. Gieson braungelb. Die fibrilläre Substanz wird in einem Falle von Bindegewebsfasern dargestellt, in anderen wird die ganze Struktur nur von Muskelzellen selber geliefert. Die Kernreihen enthalten zwei oder drei Lagen von Kernen, die jedoch nicht übereinander gelagert sind, sondern in ungleichen Höhen nebeneinander.

Ähnliches findet sich in Neurinomen, im verödeten Wurmfortsatz (Literatur bei KRUMBEIN), aber auch im kontrahierten Uterus nach der Geburt und besonders schön in Sarkomen (s. Abb. 242).

LAUCHE nimmt zur Erklärung der rhythmischen Strukturen ein schubweises Wachstum an. Ich glaube, daß es nur eine statische Frage ist. Zum mindesten spricht das Vorkommen nur in regressiven Myomen und im kontrahierten Uterus für mechanische Bedingungen von untergeordneter Bedeutung. Die in einigen Tumoren beobachtete Beziehung der Kernscheiben zu den Gefäßen fehlt in Uterusmyomen oft und läßt sich auch mechanisch verstehen. Nach HILLE besteht in den Sympathikoblastomen keine Beziehung zu den Gefäßen. NESTMANN will die Kernbänder ebenfalls mechanisch erklärt wissen.

Pathogenese der Myome.

Nachdem das „Zytoblastem" (J. VOGEL, KÖLLIKER) durch VIRCHOW beseitigt war, wurden Rundzellen als Mutterzellen der Myomzellen angesehen (RUNGE, FÖRTSER), von denen VIRCHOW unentschieden ließ, ob sie aus Bindegewebe oder Muskelzellen stammten (s. a. KLEINWÄCHTER, STRAUSS, OPITZ, SAMES, CLAISSE und neuerdings ULESKO-STROGANOWA). Ein Teil dieser Zellen beruht auf kleinzelliger Infiltration längs der Gefäße und Bindegewebszellwucherung; auch mag ein Teil durch Querschnitte isolierter Zellen im ödematösen Gewebe entschuldigt werden. Im fertigen Myom wird man die Mutterzellen leicht vergeblich suchen; ebenso in den umliegenden Muskellamellen, in denen CORDES makroskopische Spindeln für die Myomkeime hielt. Obgleich die Myome ihren Sitz in den muskelzellreichen Organen haben, sind doch viele Autoren besonders geneigt sie von den Gefäßen abzuleiten. Die beliebige Nachbarschaft zur Gefäßwand oder nahe Lagebeziehungen sollten auch bescheidenen Ansprüchen nicht mehr genügen. Die „Gefäßwände" geben die Myome ab bei KLEBS, ROESGER (Adventitia kleiner Arterien) ebenso TRIDONDANI, GOTTSCHALK, COHEN, BORST, HOEHNE, MASLAY und HYENNE, LUBARSCH (auch von der Media). — Entsteht aus der Wand eines einzigen fertigen Gefäßes das Myom, also ein Gefäßwandmyom oder vereinigen sich mehrere fertige Gefäße zu dem gleichen Zwecke? Diese Frage findet man meist nicht gestellt, noch weniger beantwortet.

Oder sind es Gefäße mit indifferenter Zellbekleidung (SEALONE), dann wären es also COHNHEIMs Wachstumszentren, die nahe den Gefäßen liegen und entweder unabhängig von diesen wuchern oder zugleich mit ihnen, oder auf beiden Wegen zugleich.

Mögen die Gefäße ausnahmsweise blastomatös mitwuchern, histogenetisch sind sie genau so belanglos wie beim Karzinom; denn die kleinsten Myome haben keine Beziehungen zu Gefäßen (R. MEYER, ASCHOFF, FABER, WILLEY, BECKER und alle Befunde von auffälligen Beziehungen sind an größeren Myomen gemacht, also sekundär aufzufassen.

Nicht die Gefäßwandmäntel sind es, aus deren Zellen die kleinsten Myome hervorgehen, sondern es sind die zum Teil in nächster Umgebung der Gefäße gelagerten indifferenten Zelldepots, die, wenn an verschiedenen Stellen in Wucherung geraten, einzelne mit ihren eigenen Muskelzellen am Aufbau des Myoms gänzlich unbeteiligte Gefäße einschließen können. Ich weise auf die oben gegebene Schilderung zurück. Das Myom bedarf zu seinem Wachstum der Gefäßversorgung, aber nicht zu seiner Entstehung die Gefäßwände.

Die „Ausschaltung" (COHNHEIM), „Abschnürung", „Versprengung" spielt neben den normalen Wachstumskeimen auch eine große Rolle in den Hypothesen. Sogar bei der Erwachsenen werden Muskelteile durch heterotope Schleimhautwucherungen abgetrennt und werden dadurch zu intramukösen

Myomen (SITZENFREY); diese Deutung genügt nicht, da die Schleimhaut mit Myomknötchen „dicht besät" war.

Alle Myome gehen aus gleichen Keimen hervor wie die Adenomyome (RICKER, H. FREUND).

RIBBERT stellt sich die „Ausschaltung" als etwas Pathologisches vor, „mit abnormem Gefäßanschluß" also eine Art Hamartom. Eine Überschußbildung von Zellmaterial führt RIBBERT auf eine phylogenetische Reduktion des Uterus zurück; die Reduktion sucht er also nicht in dem Zellmaterial, sondern in der Verschmelzung der Hörner zu einer Kammer, die jedoch keine Materialersparnis bedeutet.

Die histologischen Befunde kleiner „Myomkeime" (die von RIBBERT, HEYMANN, STERN sind viel zu groß) lassen auch verschiedene Deutung zu. Die Keime von SAKURAY und ASCHOFF haben 0,02—0,06 mm Durchmesser und sind scharf abgekapselt, sind demnach „ausgeschaltet". Es fallt mir auf, daß SAKURAY diese Keime auch im nicht myomatösen Uterus und sogar beim 20jährigen Mädchen findet und daß die Abkapselung bei ganz sicheren kleinsten und kleinen Myomen (R. MEYER, HEYMANN, BECHER) fehlt

Da jedes kleinste Muskelbündel bindegewebig umhüllt ist und die geringste Hyperplasie kleine Muskelgruppen durch Zelldichte hervortreten läßt, soll man nur deutliche Myombildung und deren Umgebung gelten lassen wie in Abb. 121. Danach sondern sich kleine Knötchen zwar ab, behalten aber Stielverbindungen (s. Abb. 123) mit der Umgebung, in denen die Wucherung derart allmählich abklingt, daß eine mechanische „Ausschaltung" im Sinne RIBBERTs, ASCHOFFs u. a. ausge-

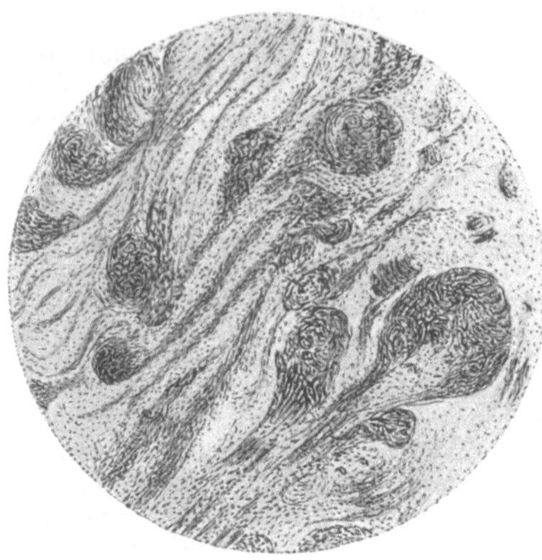

Abb. 123. Aus einem Ballen dichtgedrängter Myomknötchen (vgl. Abb. 113). Diffuse Umwandlung zahlreicher Muskelherde in einem größeren Bezirke des Uterus mit Übergangen der gewucherten Knotchen in die umgebende nicht proliferierte Muskulatur, Stielbildung der Myome nicht als sekundare Erscheinung durch Einwucherung in die Umgebung.
(Leitz Ok. 1, Obj. 2.)

schlossen ist. Ganz ähnlich wie Verfasser äußert sich ANITSCHKOW über Myome des Ösophagus und der Kardia. Die Befunde von HEYMANN und BECHER sind meinen ganz gleich. Die „sekundäre Stielverbindung" (ASCHOFF) würde ein appositionelles Wachstum der Myome bedeuten, also der Keimausschaltung widersprechen. Ich nehme an, daß nicht pathologische „Ausschaltung", „Abkapselung" notwendig ist für die Myomentstehung, sondern das zellproliferatorische Zentren zur Erklärung genügen; nur dadurch ist das Abklingen der Wucherung zu verstehen, die sich in den Stielverbindungen kleiner Myome mit der Umgebung finden (Abb. 124 u. 125) (ausführlicher in VEIT-STOECKEL, Handbuch der Gynäkologie, 3. Auflage). Ich habe dort namentlich die Beziehung der kleinsten wuchernden Muskelgruppen in der Umgebung zahlreicher kleiner Myome zu der übrigen Muskulatur und zu den Gefäßen mit zahlreichen Abbildungen dargestellt und bin zu dem Ergebnis gekommen, daß die Myome aus unreifen Muskelzellen hervorgehen, die nicht abgekapselt im interfaszikulären Bindegewebe liegen, sondern eingeschaltet im Muskelbündel mit einiger Bevorzugung der in der

Nachbarschaft von größeren Gefäßen liegenden kleinen Muskelbündel, nicht aber von den Gefäßwandzellen (Abb. 127).

Und nun ein Wort noch zur Bildung der Myomgefäße!

Es ist mir niemals gelungen, wie ich besonders hervorheben muß, die Gefäßmuskulatur aus dem Parenchym des Myoms hervorgehen zu sehen. Im Gegensatz in sehr wenigen Fällen, in denen sich das Myomgewebe an die Muskulatur größerer Gefäße anschließt, finde ich nur in frischen Stellen der Wucherung in kleinen Myomen die Kapillaren scheinbar unmittelbar von Muskelgewebe umgeben. Sobald das Kaliber dieser Kapillare zunimmt, wird ihr Endothel von fibrillärem Gewebe umhüllt, dessen Herkunft nicht unmittelbar kenntlich wird. Es spricht nur eines gegen die Entlehnung des fibrillären Gewebes aus der Muskulatur und ebenso gegen die Entstehung aus dem Endothel. Nämlich die Wandverstärkung besteht immer von der Peripherie der Myome her abnehmend gegen das Innere. Niemals wird sprunghaft mitten im Myom aus den

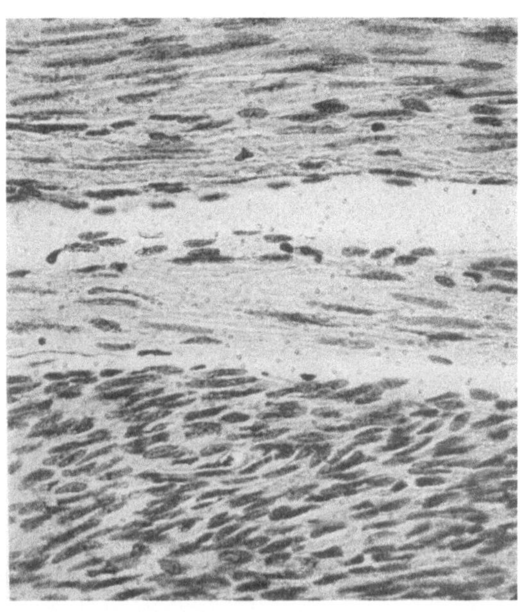

Abb. 124. Aus einem myomatosen Uterus mit vielen kleinsten Myomanlagen in der naheren und weiteren Umgebung eines kleinen Myoms. Grenze eines langsgetroffenen zelldichten Myombundels (unten) an der Langsseite gegen die faserreiche gewohnliche Uterusmuskulatur. (Lichtbild starkere Vergroßerung.)

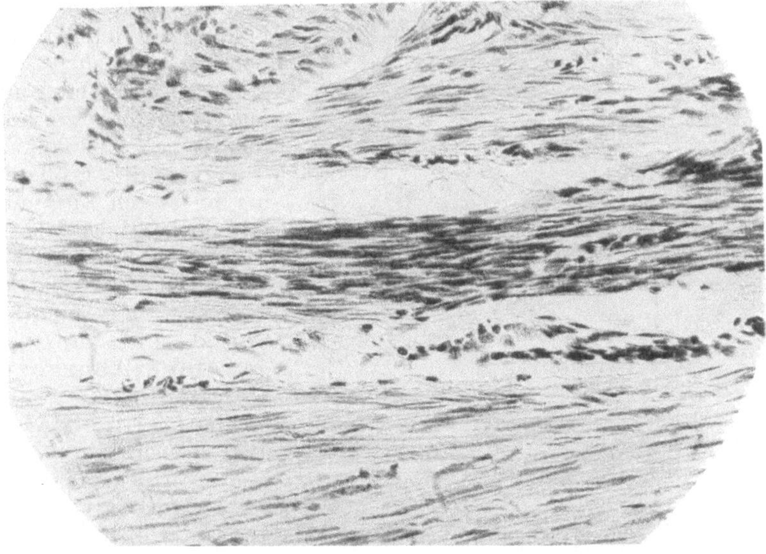

Abb. 125. Einzelne zelldichtere wuchernde Muskelbundel noch nicht scharf abgesondert gegen die ubrige Muskulatur, von demselben Falle wie Abb. 124 (Lichtbild).

Kapillaren eine einzelne Wandstelle durch fibrilläre Umlagerung abgesondert vom Myomparenchym und auch sonst wird nicht eine beliebige Wandstelle der Gefäße mitten im Myom sprunghaft dicker, sondern die Wandstärke gibt sich, wenn man die Gefäße verfolgt von den größeren Ästen her allmählich abnehmend bis zu den Kapillaren.

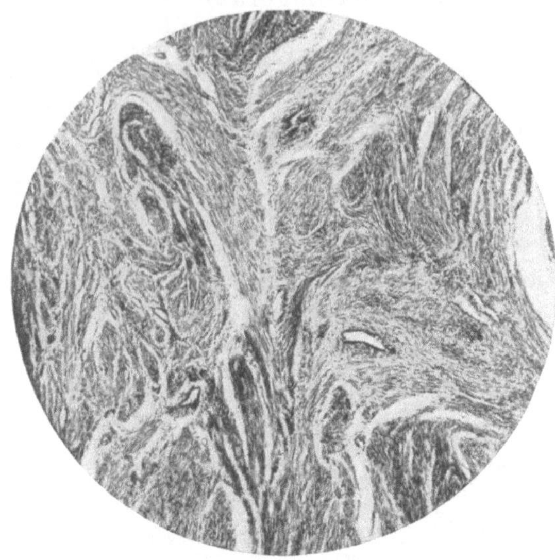

Abb. 126. Aus einem Uterus myomatosus mit vielen kleinen und kleinsten Myomen. Namentlich in der Umgebung kleiner Myome, aber auch weiter entfernt hängen die noch wuchernden Zellbundel unmittelbar zusammen mit gewöhnlichen Muskelbundeln. (Lichtbild schwache Vergrößerung.)

Ferner ist ebenfalls hervorzuheben, daß an den Gefäßwänden eigene Muskulatur fast stets von einem Bindegewebsmantel gegen die Myomzellen abgesetzt ist. Verfolgt man die Gefäße von den kleinsten bis zu den großen, so ergibt sich einwandfrei eine frühzeitige Absonderung der kapillaren Endothelröhren durch bindegewebige Umhüllung, Verdickung derselben und erst späterhin nach breiter bindegewebiger Absonderung der Gefäße vom Myomparenchym erscheint die Gefäßmuskulatur. Und auch dieses ist niemals sprunghaft; es kommt nicht vor, daß an beliebiger Stelle der Gefäßwand Muskulatur der Media inselförmig entsteht, sondern stets geht die Mediabildung in den Myomgefäßen Schritt für Schritt von den größeren peripheren und wenn auch von mehr zentral eingeschlossenen Gefäßen, so doch stets von den größeren Ästen her im steten Zusammenhang mit deren Muskulatur.

Diese beiden Punkte, das Auftreten der Muskulatur in den Gefäßwänden 1. erst nach bindegewebiger Abgrenzung der Gefäßröhren gegen das muskelzellige Parenchym und 2. nur im steten Zusammenhang mit der Muskulatur der großen eintre-

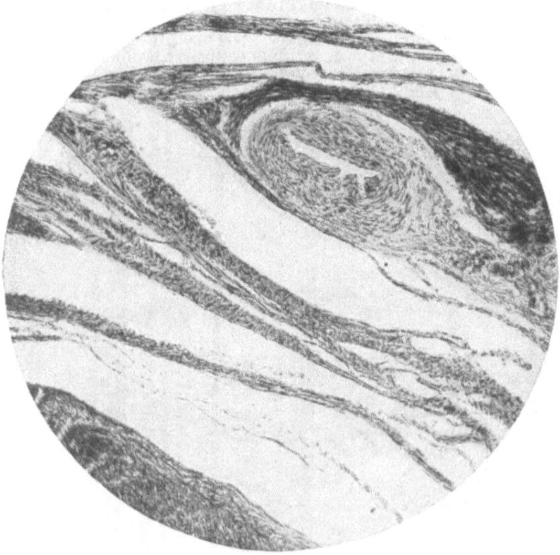

Abb. 127. Die Umgebung eines größeren Gefäßes neigt zur lebhaften Zellneubildung unweit der Kapsel eines kleinen Myoms. Die kunstliche Lockerung der Kapsel tauscht erweiterte Lymphraume vor. (Lichtbild schwache Vergr.)

tenden Gefäßstämme lassen es mir so gut wie sicher erscheinen, daß die Gefäßmuskulatur weder aus den Geschwulstzellen noch aus dem Gefäßendothel entsteht, sondern von der Muskelwand der von außen in die Geschwulst eintretenden Gefäße selber nachgeschoben wird. Das gleiche scheint mir aus oben genannten Gründen für das Gefäßbindegewebe Geltung zu haben und so können wir die Gefäße im ganzen als einen von den Geschwulstzellen genetisch unabhängigen Bestandteil oder „Stroma" auffassen und seine Unabhängigkeit histogenetisch in gleiche Linie stellen mit der der Gefäße etwa in Karzinomen. Danach kann man mit gutem Rechte als eine Regel aufstellen, von der es vielleicht, aber doch nur vielleicht und äußerst selten Ausnahmen gibt, daß das muskelzellige Parenchym und die Gefäße einschließlich der Gefäßmuskulatur histogenetisch unabhängige Bestandteile der Myome sind.

Die Ursache der Versprengung wird in lokalen Entwicklungsstörungen der Gebärmutter (PICK, H. W. FREUND, MINTROP) gesehen, und in allgemeinen Entwicklungsstörungen und Konstitutionsanomalien gesucht. KERMAUNER (1924) stellt einige Fälle von Myom bei Mißbildung der Genitalien und fraglichem Geschlechte zusammen. BARTELS Zusammenstellung von Neubildungen (davon 21 Myome) mit Bildungsfehlern von der Belanglosigkeit z. B. der abnormen Organlappung oder von Hautanomalien könnte dem an sich beachtenswerten Gedanken schaden. Welcher Mensch hätte keine Bildungsfehler? BENTHIN widerlegt FREUNDS Annahme, daß Infantilismus und andere Störungen der Entwicklung mit Myomen in Zusammenhang stehen, zahlenmäßig ebenso ROSNER. In PIETRUSKYS Zusammenstellung ist die Vereinigung von Myomen und einzelnen Fehlbildungen ebenfalls recht geringfügig. Die konstitutionellen Zusammenhänge (Erblichkeit, Strumen, Fettsucht und vieles andere) sind gänzlich unaufgeklärt, ja es bedarf sogar die ganze Frage einer viel kritischeren Würdigung im einzelnen, che an die Erklärung der Zusammenhange herangetreten werden kann.

UTERs Ansicht (1893), daß eine Schleimhauterkrankung vorangehe, ist kaum erwähnenswert.

Die hormonale Organwirkung ist das moderne Fahrwasser, dem durch chemisch biologische Untersuchungen mehr Tiefe zu wünschen ist. Die Abhängigkeit der Myome vom geschlechtsreifem Alter, demnach vom „Ovarialhormon" (SEITZ, RABINOWITZ) deutet nach Ansicht der Autoren auf eine „Dysfunktion" des Ovariums (SCHICKELE, A. MEYER, und SCHNEIDER). FLEISCHMANN beobachtete bei einer 34jährigen Frau, die seit 16 Jahren nicht mehr menstruiert war, nach Ovarientransplantation nach 9 Monaten ein walnußgroßes Myom an dem gewachsenen Uterus, obgleich das Transplantat schon 5 Monate lang nicht mehr nachweisbar war. Es kann also nur eine indirekte Beeinflussung über die eigenen Ovarien der Frau angenommen werden.

Das Myom ist in hormonaler Betrachtung ebenso wie Sterilität ein Symptom der Dysfunktion des Eierstockes (SCHICKELE, A. MAYER und SCHNEIDER). Es fehlt den Autoren auch nicht an histologischen Befunden als Ausdruck für die Dysfunktion der Ovarien.

CLEMENTE bestreitet gegenüber den Angaben von DE ROUVILLE und SAPPEY, daß bei Myomen mit besonderer Blutung die Ovarien auffällige Veränderungen aufweisen. Dagegen beschreibt neuerdings wieder MORETTI außer Ovarialzysten auch lipoide Gebilde im Gefolge langsamer Involution und sieht darin einen ursächlichen Zusammenhang mit der Myomentstehung.

Kurz man tappt völlig im Dunkeln und man könnte z. B. ebensogut in der Umkehr der Theorie annehmen, das Nachlassen des Einflusses der Ovarien und anderer normaler Funktion der Organe gäbe besonderen Keimanlagen (Myoblasten) freie Bahn zu ungehemmtem Wachstum.

E. Strassmann sieht Myombildung und Hypertonie der Erkrankten als eine Folge der ovariellen Dysfunktion an. Es ist beachtenswert, daß nach Kastration und Menopause die Myome kleiner werden, aber die Hypertonie stärker, und zwar bei den myomatösen öfter und viel stärker als bei den anderen Frauen. Dieses und andere Dinge lassen den Zusammenhang mit ovarieller Dysfunktion vorläufig ganz unklar erscheinen. Man kann keinesfalls achtlos daran vorübergehen, daß Myomkranke normal und regelmäßig menstruiert sein können, besonders wenn die Myome ihrem Sitze nach nicht zu Blutungen aus örtlichen Gründen Veranlassung geben. Außerdem zeigt sich das Ovarium zum mindesten nach der funktionellen Seite ersten Ranges, nämlich Schwangerschaft, selbst bei sehr vielen und größeren Myomen des Uterus gewachsen. An der normalen Corpus luteum-Bildung fehlt es also keineswegs, wie ich außerdem aus zahllosen prägraviden Schleimhäuten myomatöser Uteri und an totalexstirpierten Uteri myomatosi mit Ovarien bekräftigen kann. Es ist aber vorläufig neben der hierzu erforderlichen normalen Hormonwirkung keine andere Ovarialfunktion bekannt, die nach irgendeiner Richtung eine ätiologisch klare Stellungnahme erlauben könnte. Eines ist sicher, die Funktion der Ovarien ist für Myomentstehung unerläßlich (Hegar), es ist aber keine pathologische Ovarialfunktion erwiesen, vielmehr pflegt die Corpus luteum-Bildung — das muß ich besonders betonen — regelrecht weiter zu bestehen. Nun gar in verlangsamter Involution der Follikel und Corpora lutea in „lipoiden Gebilden" eine Entstehungsursache für Myome zu sehen, das widerspricht doch gar zu sehr der schon normalerweise sehr wechselnd langsamen Rückbildung und noch mehr dem gar nicht seltenen Befunde von besonderer Anhäufung dieser „lipoiden" Überreste ohne Myom. Die Schlußfolgerungen auf diesem Gebiete sind gar zu weitherzig und ungenau.

Fehlt es auf der einen Seite an klaren Tatsachen, die eine Abhängigkeit der Entstehung von Myomen von qualitativ oder quantitativ abnormen Hormonen des Ovariums beweisen, so muß andererseits mit Nachdruck betont werden, daß die vermeintliche sklavische Abhängigkeit des Myombestandes und Myomwachstums von der Ovarialfunktion nicht unbedingt besteht, daß das Ovarialhormon vielmehr nur indirekt über die uterine Gefäßversorgung auf das Schicksal der Myome des Uterus den entscheidenden Einfluß hat. Dafür sprechen einige klare Befunde von Wachstum der Myome bei fehlender Ovarialfunktion. So wurde z. B. von Graebke nach Röntgenkastration bei einer 48jährigen Frau schnelles Entstehen oder Wachstum von zwei Myomen festgestellt. Sollte es sich um Sarkome gehandelt haben, so wäre der angeblich auf diese Tumoren besonders starke Einfluß der Strahlenbehandlung (Kehrer, Seitz) ausgeblieben. Daß die Ovarien nicht ausschlaggebend sind für den Bestand der Myome, zeigt das postklimakterische Weiterwachsen, wenn Gefäßverbindungen mit adhärenten Organen vorhanden sind. Bestehenbleiben und sogar starkes Wachstum von Myomen nach langjähriger Menopause ist wiederholt beobachtet worden (die Literatur ist kürzlich — 1922 — von Dichtl zusammengetragen) und hat eine genügende Gefäßversorgung zur unbedingten Voraussetzung. Diese wird erfüllt durch Adhäsion mit Bauchorganen, in einem Falle von „freiem" Myom meiner Beobachtung, oder bei intraligamentärem Sitze — auch ein solcher Fall kam in der Stoeckelschen Klinik kürzlich zur Operation und wie oben gesagt auch bei Portiomyom. — Sippel fand das Weiterwachsen eines anteuterinen extraperitoneal gelegenen Myoms. Bemerkenswerterweise ist in solchen Fällen von postklimakterisch weiter wachsenden Myomen der Uterus atrophisch, ebenso Tuben und Ovarien, wie es z. B. in Dichtls Falle und in den zwei von mir gesehenen Fällen. Dieses ist kennzeichnend für den gewöhnlichen Zusammenhang des Myomwachstums in oder am Uterus und der Ovarien. Der Uterus atrophiert beim Versagen der Ovarialfunktion. Die Myome atrophieren zugleich; aber offenbar nicht deshalb, weil sie zu ihrem Leben eines Ovarialhormones bedürfen, sondern weil die Blutgefäße des Uterus versagen. Die Blutzufuhr auf anderem Wege ermöglicht dagegen das Weiterwachsen der Myome ohne Ovarium.

Jedenfalls wirft die Unabhängigkeit einzelner Myome, die wir auch schon oben den Portiomyomen nachrühmten, ein grelles Streiflicht auf die übertriebene Bedeutung der Ovarien für die Ätiologie der Myome. Zum mindesten erkennt man, daß Myome ohne pathologische oder normale Ovarialfunktion bestehen. Dazu ein Hinweis auf Myome der Darmwand, die bis zu Kopfgröße bekannt sind und unabhängig von Geschlecht und außerhalb des geschlechtsreifen Alters auftreten.

Kurz: Weder für das Entstehen noch für den Weiterbestand der Myome ist irgendein hormonaler Einfluß wahrscheinlich gemacht worden. Die Myome bestehen zweifellos aus besonders indifferenten Zellen; ihr Wachstum hängt nur von der Blutgefäßversorgung ab und der postklimakterische Myomschwund erklärt sich aus der ungenügenden Ernährung infolge Nachlassens des uterinen Kreislaufs.

Als weitere wichtige Organe kommen die Schilddrüsen (BARROWS, NOVAK und v. GRAFF, ASCHNER), Hypophysis cerebri, Nebennieren auch in Betracht. ASCHNERs Monographie enthält die Literatur ausführlich.

Nach PAPE finden sich Myome öfter bei großen als bei kleinen Frauen. Es besteht Neigung zu Atherosklerose, Adipositas, Gallensteinbildung. Auch Diabetes, Tumoren, gehäufte Bildungsfehler und Kombination derselben mit Tumoren! Diese Schlüsse gründen sich auf 71 Myomfälle unter 417 obduzierten Frauen. Auch ASCHNER beschäftigt sich besonders mit der Konstitution der Myomkranken, indem er auf die Angaben mehrerer Autoren über Erblichkeit, familiäre Häufung hinweist und sich auch darauf beruft, daß die disponierte „Tumorrasse" (BARTEL) meist breitknochig, fettleibig, plethorisch, pyknisch ist, mit verspäteter Geschlechtsreife, Sterilität, Dysmenorrhöe. Das zunehmende Alter mit Neigung zum plethorischen Verhalten ist begünstigt, während jüngere Personen mit Myomen oft schmalgebaut sind mit Mißbildungen. Eine häufige Begleiterscheinung der Myome sei Struma, wie verschiedene Autoren berichten. (Literatur bei ASCHNER.) Auch von neueren Autoren wie NOVAK und v. GRAFF, BARROWS, E. STRASSMANN wird Struma ausdrücklich als häufige Erscheinung bei Myomkranken erwähnt. Dieser Zusammenhang steht außer Zweifel, nur darf er nicht fälschlich dahin gedeutet werden, daß die kranke Schilddrüse selber eine besondere ätiologische Bedeutung habe. Die Mehrzahl der Myomkranken hat scheinbar normale Schilddrüsen; aber die myomatöse und die Strumakonstitution haben irgendeine dunkle Beziehung. Hyperthyreoidismus gilt übrigens auch als Folge der Myomerkrankung. Einen Fall von Basedow-Erkrankung mit Myom des Uterus hat LINDENBERG durch Röntgenkastration zur Heilung gebracht.

Die Hypophysis cerebri ist auch ein mit dem Uteruswachstum indirekt zusammenhängendes Organ; es bedarf also auch der Berücksichtigung: ebenso die Nebennieren. Es ist auf diesem Gebiete viel theoretisiert worden und manches leuchtet ein. Die Zusammenstellung aller in Frage kommenden Faktoren siehe bei ASCHNER. Diese ätiologischen Gesichtspunkte berühren natürlich nicht die histogenetischen Fragen. Chemisch biologische Unterlagen zur Stütze der Theorien wären erwünscht ein Untersuchungsgebiet der Zukunft.

Die Chemie der Myome macht vorläufig keine besonderen Aussagen; doch sei nebenbei erwähnt, daß sich ihr Gewebe von der Uterusmuskulatur unterscheidet durch Vermehrung der Extraktivstoffe (v. WINIWARTER) und des Phosphor- und Kalkgehalts (WEHMEYER und BURLANDO) und des Glykogens. Es ist unangebracht, daraus ätiologische Tatsachen abzulesen; das gesteigerte Auftreten von Glykogen ist ein in allen Geweben bekanntes Zeichen besonderen Wachstums und die übrigen genannten Stoffe sind Ausdruck rückschrittlicher Veränderungen.

Vorläufig gibt die Chemie der Myome (Vermehrung der Extraktivstoff und des Phosphor- und Kalkgehaltes) keinen ätiologischen Einblick. Die hor-monale Theorie ist eine „Reiztheorie"; mit der Histogenese hat sie nichts zu schaffen.

Die Infektionstheorien berücksichtigen lokale und allgemeine Reize. VIRCHOWs Reiztheorie erhält also auch von dieser Seite Nahrung (s. CORDES). Der „Myomkokkus" ist auch schon gezüchtet (CLAISSE), Typhus, Gelenkrheumatismus, Cholera, Pocken, Scharlach, Puerperalfieber, Diphtherie, Influenza, Lues, Malaria sind ätiologische Faktoren; fehlen nur noch die geistigen Epidemien.

Die Lues wird auch neuerdings wieder lebhaft in den Vordergrund gestellt (THEILHABER, WLADMIROFF), während ESSEN MÖLLER unter 532 Myomfällen nur einmal Lues fand.

Manche ätiologische Frage ist noch nicht klargestellt, die familiäre Disposition (Heredität), sexuelle Reizung, Sterilität u. a. sind klinisch zu lösende Probleme. Der Häufigkeit nach ist die zweite Hälfte des geschlechtsreifen Alters bevorzugt. Rasse, Stand, Sterilität sind ohne Einfluß (H. ALBRECHT, HOFMÜLLER).

Regressive Veränderungen.

Die überaus häufige fibröse Entartung der Myome beruht nicht, wie v. HANSEMANN sagt, auf sekundärem Einwachsen von außen her, die stärksten Grade trifft man nämlich bei subserös gestielten Myomen, sondern durch Vermehrung und Quellung der Fibrillen besonders der Bindegewebsfibrillen (Abb. 128), aber auch der Myofibrillen unter Schwund der Myomzellen durch schlechte Ernährung und Druckatrophie. Die Fibrillen ersetzen das Myom, sie vergrößern es nicht außer durch Quellung; die narbige Schrumpfung macht, wenn sie zentral beginnt, Oberflächeneinziehung. Es folgen der fibrösen Degeneration weitere Rückbildungsvorgänge, besonders oft hyaline Quellung s. u. Alle Myome die nicht erweichen, werden fibrös; sie können aber auch dann noch erweichen.

Elastoide Degeneration ist seltener, auch sie wird begleitet von Hyalinisierung s. w. u.

Atrophie des Myoms ohne besondere Entartung der Zellen im Alter und anderem Ausfall der Ovarien ist altbekannt (VIRCHOW). Im geschlechtsreifen Alter (DUNCAN, GRALEY, HEWITT, JACOBSON); in der Gravidität (OPITZ) ist sie seltener, im Puerperium häufiger (Kasuistik s. GUSSEROW). Selbst faustgroße Myome verschwinden klinisch im Wochenbett. Kleine zellreiche Myome ohne Degeneration und einige große Myome mit fibröser Degeneration im Greisenalter fand R. MEYER; die senile Atrophie ist nicht durch den Mangel an Ovarialhormonen •unmittelbar veranlaßt, sondern durch die Rückbildung der uterinen Gefäße (s. weiter oben S. 234). An sich kann das Myom auch im Greisenalter bestehen, Wachstum der Myome in der Menopause (FABER-JOHNSON) läßt dagegen entweder auf Stauung, Ödem (FLEISCHMANN) oder auf Sarkom schließen. Ebenso ist ein Fall von schnellem Myomwachstum nach Röntgenkastration (GRAEBKE) verdächtig. Fast immer erfolgt auf ausgiebige Röntgenkastration Atrophie der Myome unter fibröser und hyaliner Entartung, und

zwar wie es scheint in einzelnen Fällen auch unter unmittelbarer Strahlenwirkung auf die Myome selber (R. MEYER, A. SEITZ). Größere Myome ver-

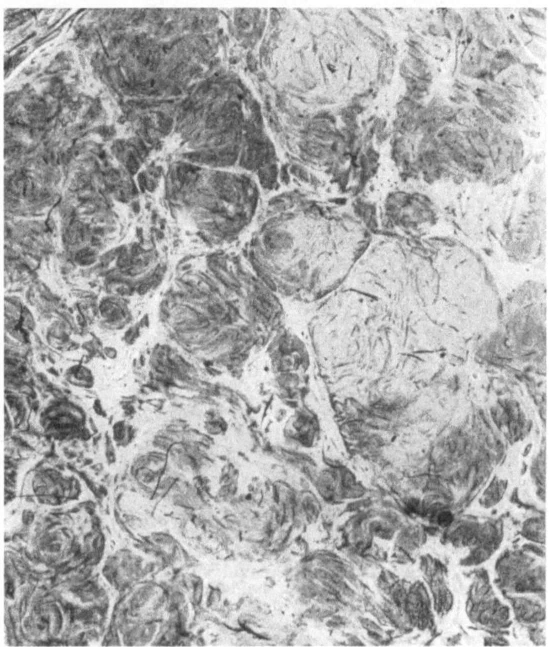

Abb. 128. In einem aus vielen kleinen Knollen und gewundenen Balken zusammengesetztem Myom
sind einzelne (oben und rechts im Bilde) hellere Knoten fibrös entartet, während die meisten anderen
Knoten noch zellreich sind.   (Lichtbild schwache Vergrößerung.)

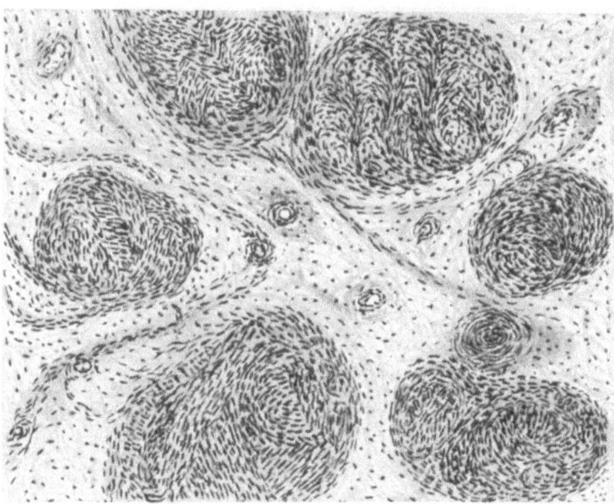

Abb. 129. Diffuse schleimige aber geringgradige Erweichung eines Myoms mit Hinterlassung scharf
begrenzter Inseln, leidlich gut erhaltener Muskelinseln. Gefäße sowohl innerhalb der Muskelinseln,
wie der schleimigen Straßen. (Leitz Obj. 3, Ok. 3.)

schwanden nach Röntgenkastration bis auf kleine Knoten in 1—2 Jahren, wie
R. MEYER an später exstirpierten Uteri nachwies.

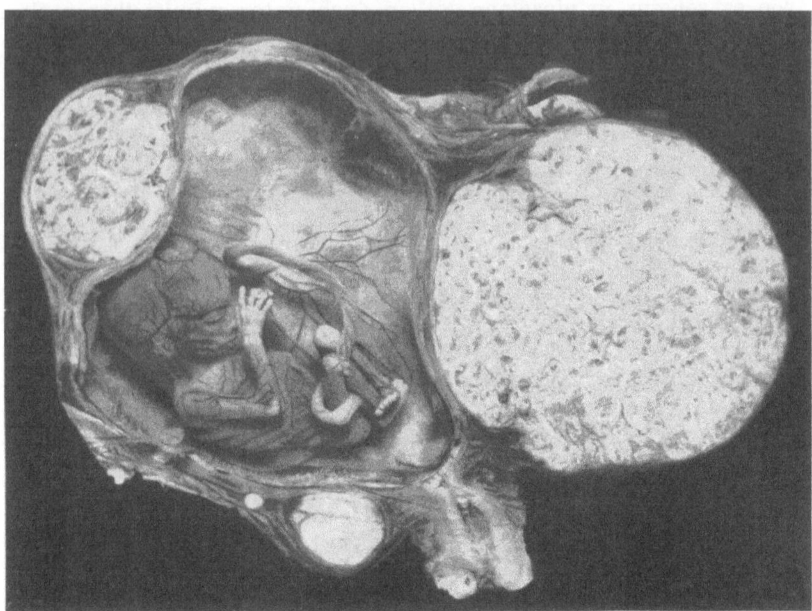

Abb. 130. Graviditas III—IV mens. Intramurale und subseröse Myome bis etwa Kindskopfgroße ziemlich derb. Die dunkleren Fleckchen in den beiden großen Myomen sind Erweichungsstellen. Unten im Uterus parametran kleine fibrose derbe Myome. (Lichtbild etwa $^1/_2$ nat. Größe.)

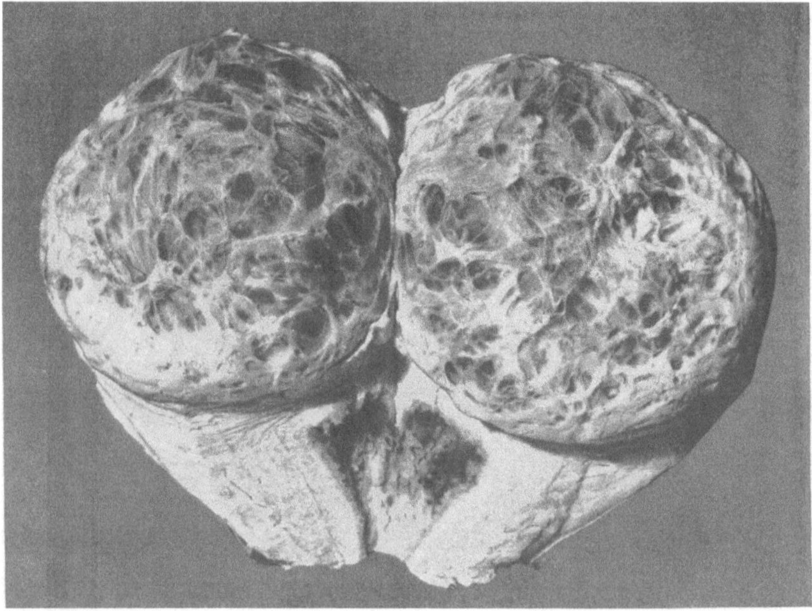

Abb. 131. Schnitt durch frisch operierten Uterus mit größtenteils erweichtem Myom im Fundus mit einigen Lymphangiektasien. (Lichtbild etwa $^2/_3$.)

Fettige Metamorphose sieht man als einfache und degenerative Infiltration der Zellen bis zur Ausbildung makroskopischer gelber Flecke. Im Puerperium ist sie häufig und befällt auch große Myome im ganzen (MARTIN, KEIFFER u. a.). — In der Schwangerschaft sah KLEINHANS fettige Degeneration eines Zervixmyoms. Eine besondere Art der fettigen Degeneration wollen MOULONGUET und BENDA in einem Falle feststellen; die gelblichen Flecken des Myoms sind schwammartig vakouläre Zellpartien, die reichlich Fett enthalten, aber nur in Entzündungszellen lymphozytär infiltrierter Partien, nicht in den Muskelzellen, die in großen Massen aufgelöst sind.

Die Atrophie ist mit geringeren Graden von fettiger Degeneration fast immer verbunden. Über Lipombildung siehe Mischgeschwülste, Lipomyom.

Schleimige Degeneration (Abb. 129 u. 130) (nicht „Myxomyom") der saftreichen Tumoren äußert sich in gallertartiger Erweichung schließlich Verflüssigung mit Höhlenbildung (Abb. 131, 132), an vielen kleinen oder einer großen meist mehr zentralen Stelle, fälschlich Zystomyom genannt, die bis 10 Liter (JABOULAY) enthalten können. Bemerkenswert ist ein Fall (4209) vom myomatösem Uterus, von dessen Seitenwand dicht vor der Tube ein fingerlanger, dicker, myomatöser Stiel in eine dünnwandige, mit blutiger Flüssigkeit gefüllte mannskopfgroße Zyste überführt; fibröse hyaline Muskulatur der Zystenwand läßt ebenso wie der myomatöse Stiel auf Verflüssigung eines Myomes schließen.

Die Verflüssigung beruht neben Nekrose in der Hauptsache auf Ödem. Die Gravidität soll Vorschub leisten (DOLÉRIS, Kasuistik bei LINDENHEIM). Bei beginnender Erweichung bleiben zuweilen scharf abgegrenzte gut erhaltene Myompartien übrig (s. Abb. 129).

Die mikrochemische Schleimreaktion versagt; sonst kann die Auseinanderzerrung der Zellen und ihrer Fibrillen in der homogenen Masse Anlaß zur Verwechslung mit echtem Schleimgewebe geben.

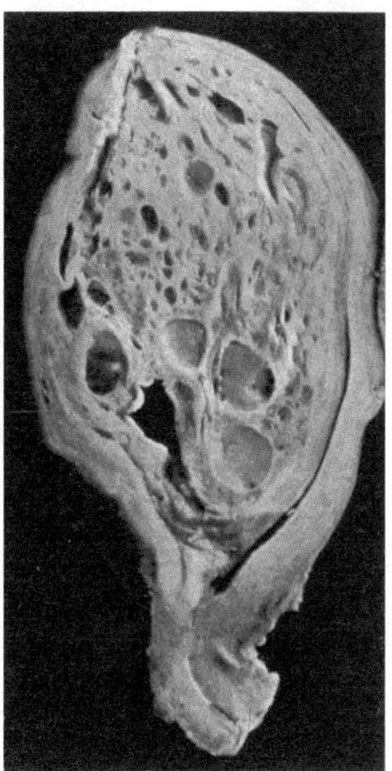

Abb. 132. Großes intramural submuköses Myom mit Lymphangiektasien und Erweichungsstellen im Corpus hinten und im Fundus. Die Uteruswand gedehnt, verdunnt. Sagittalschnitt. (Lichtbild etwa $^1/_2$ nat. Große.)

Die Verschleimung tritt zuweilen auf in viel verschlungenen und gekreuzten Straßen mit Hinterlassung von Zügen und Inseln, in denen das muskelzellige Gewebe recht gut erhalten scheint. Die gut erhaltenen Partien lassen Gruppierung um Gefäße erkennen, die allmählich an Deutlichkeit zunimmt, je kleiner die Inseln werden. In Abb. 129 erkennt man den Schwund der Muskulatur bis auf konzentrische und wirblige Anordnung um Gefaße. Durch die schleimig entarteten Partien sieht man noch einzelne dünne degenerierende Bündel von Muskelzellen ziehen, die teils mit den Gefäßen, teils mit den größeren Inseln in Verbindung stehen. Man kann bei einiger Aufmerksamkeit leicht erkennen (links im Bilde), wie diese dünneren Bündel und die Inseln ursprünglich alle zusammengehörten. Man darf also die schleimigen Straßen nicht fur interfaszikuläres Bindegewebe halten. Die Auflösung des Gewebes ist intrafaszikulär und es

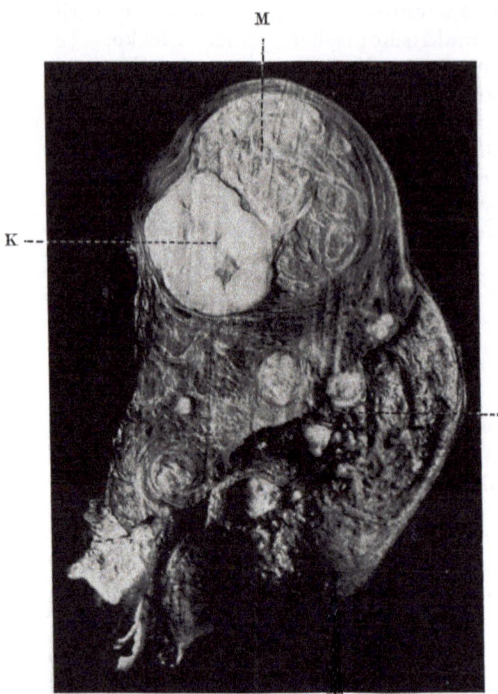

Abb. 133. Neben zahlreichen intramuralen und submukösen kleineren Myomen besteht ein größeres im
Fundus uteri derb fibrös mit einem scharf begrenzten knorplig glänzenden und knorpelharten Knoten
von matt blaulich-weißlicher Farbe. Schwerste Form
der hyalinen Entartung, histologisch kein Knorpel.
M Myom. L Lichtung des Körpers. K knorpel-
harter Teil des Myoms. (Lichtbild ³/₄ nat. Größe.)

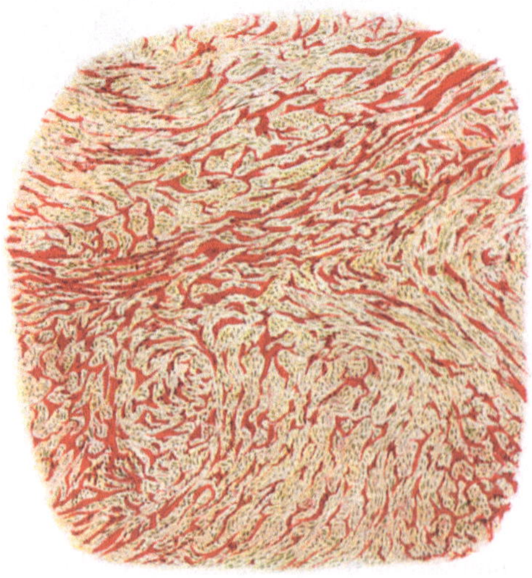

Abb. 134. Derbhyaline Degeneration eines Myoms
in feineren Zugen. Eisenhämatoxylin-Säurefuchsin.
(Zeiß Lupe 10, Ok. 3).

verbleiben diejenigen Muskelgruppen am längsten erhalten, die den Gefäßwänden am nächsten und engsten anliegen, bis auch sie getroffen werden. Hieraus eine Gefäßgenese der Myome abzulesen würde einer Verkennung des Begriffes Histogenese gleichkommen.

Der störende und zerstörende Einfluß kann nicht gut von den Blutgefäßen ausgehen; sie erhalten sich schließlich noch im verschleimten Gewebe zuletzt. Also scheint eine Stauung voraufzugehen, die toxisch wirkt, wie es scheint, stets eine lymphatische Stauung. Sehr viel häufiger als diese schleichende Art der Verschleimung ist die gröbere Form, die größere Teile betrifft und sie schließlich verflüssigt. Andererseits sind hier auch größere Teile länger verschont. Aus der weitgehenden Beteiligung an der Stauung seitens der größeren intraligamentären Lymphgefäße erhellt der schädliche Einfluß.

Gallertige Massen in Myomen sind stets auf Sarkom verdächtig, das man nur in der Peripherie an vorgeschobenen Posten in der Muskulatur erkennt.

Hyaline Degeneration ist ungeheuer häufig, sie tritt meist zerstreut auf; als Seltenheit sah ich einen Knoten eines großen Myomes durch knorpeliges Aussehen und Härte auffallend vom übrigen Tumor abgegrenzt als stärksten Grad der Hyalinisierung (Abb. 133). Aber auch ganz kleine Myomknötchen sind zuweilen knorpelhart. Die hyaline Degeneration befällt die Gefäßwände, die Bindegewebsfibrillen und die Muskelfibrillen selbst inter- und intrazellulär. Dadurch entstehen bunte Bilder, je nach der Ausbreitung der hyalinen Quellung (Abb. 134, 135 u. 136). Die noch verschonten Muskelbündel werden zusammengedrängt, die Kerne atrophisch schrumpfen. In diesem Stadium wird oft irrtümlich Spindelzellsarkom diagnostiziert. Die atrophischen Kerne schwinden mehr und mehr, bis fast alles glasig homogen erscheint. Einen apfelgroßen Knoten hatte ich makroskopisch für ein Chondrom gehalten; mit van Giesonfärbung erkennbare Muskelzellen könnten bei anderer Färbung im Querschnitt Knorpelzellen vortäuschen; Mißtrauen gegen angebliche Knorpelbildung ist daher angebracht.

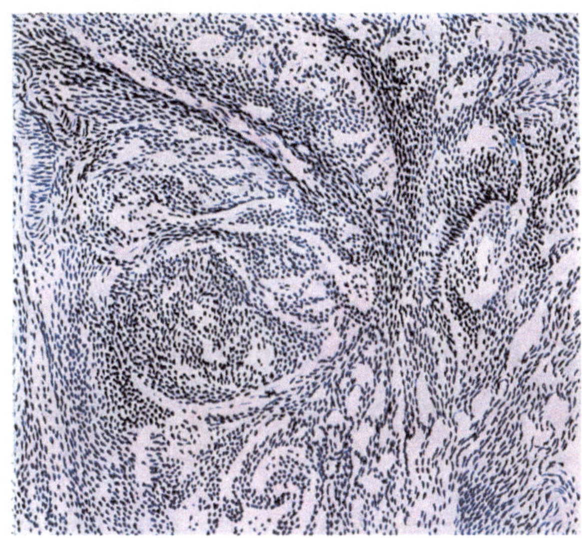

Abb. 135. Feuchthyaline diffuse Entartung eines großen Myoms mit mäßiger Atrophie der zusammengedruckten Myomzellen. Kein Sarkom! — (Zeiß A Ok. 2) Eosin Hämalaun.)

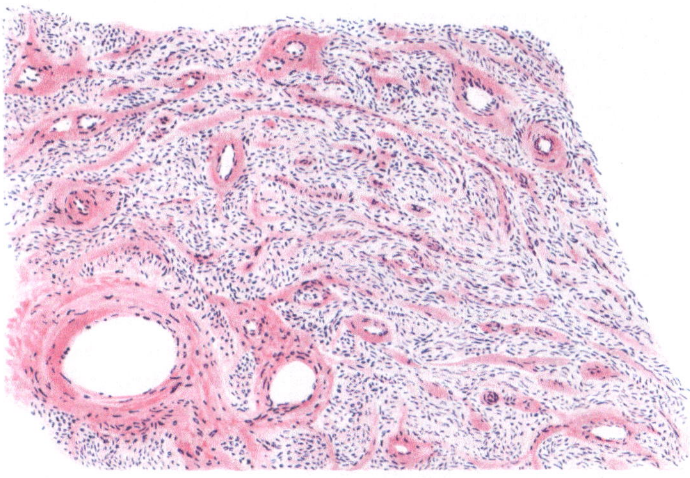

Abb. 136. Hyaline Degeneration in einem kindskopfgroßen intramuralen Myom beginnt in den Wanden und zunächst der großen und kleinen und kleinsten Gefäßen. (Hamalaun-Eosin.) (Leitz Obj. 3, Ok. 1, Tub. 7.) (Kein Angiomyom!)

Eigentümliche Bilder gibt die Hyalinisierung größerer Elastinmengen [R. MEYER, (s. Abb. 137 und 138].

Amyloide Degeneration (STRATZ) könnte wohl hämatogen sein.

Nekrose ist häufig als langsamer Myomtod zu beobachten (Nekrobiose) Infektion fehlt zunächst (FAIRBAIRN, MURRAY, CHAVANNAZ) kann jedoch hinzukommen (SITZENFREY in 50%).

Nekrose folgt aus mechanischen Ursachen z. B. Stieldrehung oder Beengung der Gefäße, aber auch aus chemischen Ursachen. Von 16 Myomfällen während der Schwangerschaft fand Guggisberg 7 mal Nekrose, Bland nur 5—10%. Nach Abort und im normalen Puerperium ist Myomnekrose nicht selten: neben den meist großen Myomen (Gebhard) verfallen im Puerperium auch

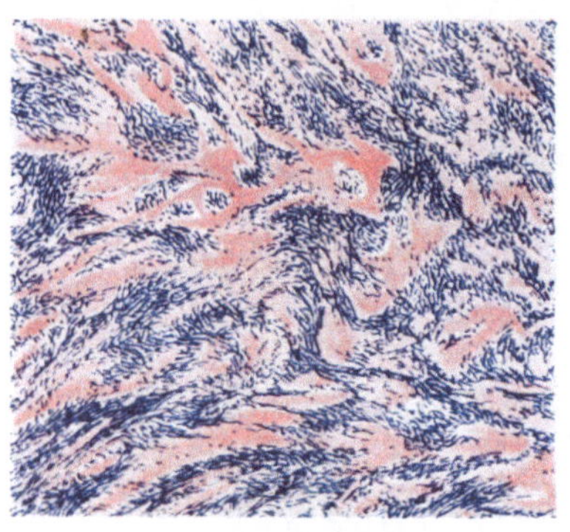

Abb. 137. Derbhyaline Degeneration eines Myoms mit starkem atrophischen Schwund der Myomkerne. — Eosin Hämalaun. (Leitz Obj. 3, Ok. 1, Tub. 14.)

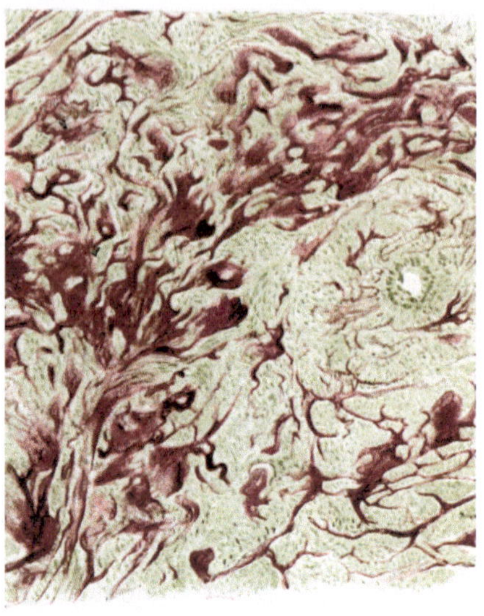

Abb. 138. „Elastoide Degeneration" eines Myoms, besser hyaline „Degeneration" eines elastinreichen Myoms. (Leitz Obj. 3, Ok. 1, Tub. 16.)

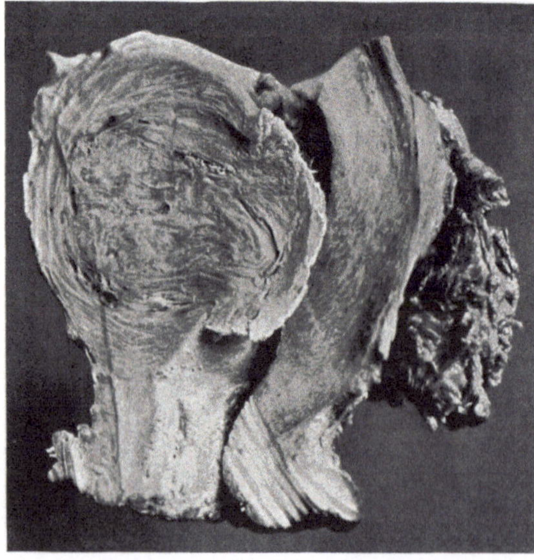

Abb. 139. Durchbruch eines nekrotischen Myoms in die Uterushöhle. (Lichtbild etwa ²/₃.)

kleine Knötchen der Nekrose (R. Meyer), als deren Ursache Hammerschlag schlechte Blutzufuhr, besonders Trennung des Zusammenhanges in der Kapsel annimmt. — Nekrose in der Gravidität ist auch nicht ganz selten (Mackenrodt, Schütze, Schenk, Reinecke, Bablet, Chavannaz, Fraipont, Ihm, Perner, Sitzenfrey, Speransky, Bachmetew, Schenk, Mauny u. a., Literatur bei Ihm 57 Fälle 1912). Beginnende Ausstoßung eines nekrotischen Myoms in die Uterushöhle nach Durchbrechung der Schleimhaut s. in Abb. 139. Dreimalige Myomausstoßung bei einer alten Frau erlebte Viana.

Spontane Ausstoßung sah nach Abort Rosenstein; im Wochenbett kommt das öfter vor. Ein Präparat dieser Art in situ, und zwar an der Plazentastelle gewann Kamniker durch Operation, das nekrotisierende Myom hatte bereits die Schleimhaut durchbrochen.

Neben der Gefäßkompression (IHM) oder Gefäßverlegung durch Verschiebung (v. FRANQUÉ, SITZENFREY) wird Endarteriitis obliterans (EBERT) beschuldigt und toxische Wirkung der Gravidität (RIBBERT, LATZKO, HALBAN). — Kapselblutung in großer Ausdehnung fand ich auch außerhalb der Gravidität bei kleinem Myom. — Die „rote Degeneration" (Abb. 140) ist nicht für Schwangerschaft spezifisch (AHLSTRÖM, R. MEYER), wird durch Hämolyse erklärt; man findet dabei Venenthrombose; nach SMITH und SHAW soll die rote Farbe auch ohne Thrombose vorkommen bei freier Blutung im Gewebe. Eine derartige Verwechslung dürfte kaum möglich sein.

Mikroskopisch werden die Kerne undeutlicher, zerfallen und schließlich sieht man eine farblose körnige, dann homogene Masse. Im Anfange ist fettige Infiltration nicht selten. Ödem, Erweichung und Infektion komplizieren das Bild. — Die Gefäße und die Fibrillen sind im Anfange je nach voraufgegangenen regressiven Veränderungen (s. o.) verschieden. Die Gefäßwand kann hyalin degeneriert sein (FUNKE). Stenose, beginnende und vorgeschrittene Obliteration der Arterien (EBERT, SITZENFREY) zum Teil mit Thromben (IHM), auch außerhalb des Myoms (SCHÜTZE). Die Veränderungen hängen von der voraufgegangenen Art regressiver Mctamorphose ab. Sekundäre Thrombose infolge Stase habe ich in nekrotisierenden Myomen wiederholt gesehen.

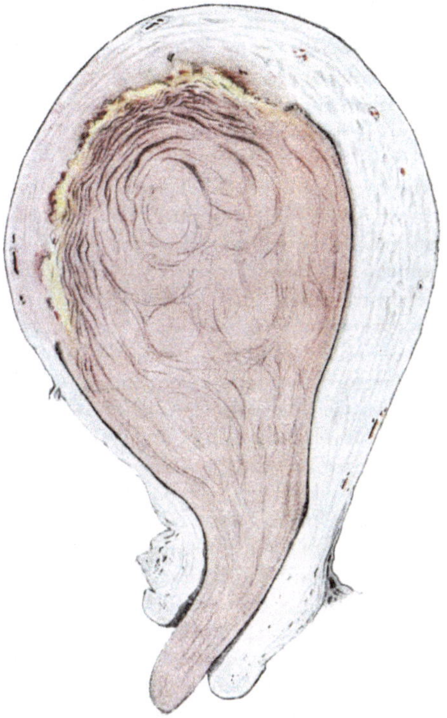

Anämischer Infarkt nach Thrombose (L. LANDAU) ist selten, hämorrhagischer Infarkt (v. OTT) häufiger.

LUBARSCH fand Glykogen in der Nachbarschaft nekrotisierender und entzündeter Partien. Den Glykogengehalt finde ich in den Myomen so wechselnd, daß keine Gesetzmäßigkeit daraus zu entnehmen ist. Im allgemeinen findet sich mehr Glykogen in den bindegewebigen Zwischenschichten als in den

Abb. 140. Großes mäßig derb fibröses Myoma submucosum polyposum in sog. roter Degeneration, fullt das Corpus uteri aus und hangt zum äußeren Muttermund heraus. Sagittalschnitt. An der Basis morsche gelbliche nekrotische Partie, die Vorstufe der Verkalkung. Zeichnung von C. RUGE etwa ¹/₂ nat. Große.

Muskelbündeln. — Bei Untergang der Muskelfasern durch Erweichung ist der Reichtum an Glykogen auffallend im fibrillären Gewebe und noch mehr in den Gefäßwänden, scheinbar durch Resorption.

Hämatoidinkristalle: HAMMERSCHLAG, Blutpigment in der gesunden Umgebung nekrotischer Myome (v. FRANQUÉ)

Cholesterin fanden R. MEYER, COHN, SANTI, A. WOLFF; es soll sonst angeblich nur in epithelialen Tumoren vorkommen (COHN), was keinesfalls zutrifft.

Die Peripherie nekrotischer Myome neigt zuweilen zur Demarkation (HAMMERSCHLAG), auch zu gangränöser Erweichung.

Entzündung kommt von häufigen Rundzelleninfiltraten meist unbedeutenden Grades bis zur seltenen völligen Vereiterung vor. Auch in der Gravidität ist Vereiterung beobachtet (P. MÜLLER, R v BRAUN, KRUKENBERG, HERLITZKA).

während im Puerperium die polypösen Myome häufig vereitern und verjauchen. Subseröse Myome erleiden dieses Geschick seltener, und zwar nach Adhäsion mit den Verdauungsorganen, mit dem Darm (Virchow, Heinsius, Duvergey), Gallenblase (H. W. Freund). Im Myomeiter wurde Bacterium coli nachgewiesen von Lecène; der Diplokokkus Fränkels von Giannetasio, Basso. Eine Gaszyste fand Boldt im Myom. Auch Heil sah bei Gasphlegmone des Uterus mit eitriger Endometritis nach Abort Gasödem auch in einem intramuralen Myom („Physomyoma"). In einer Kritik dieses Falles verlangt E. Fränkel den Nachweis des Fränkelschen Gasbazillus (s. o. Bayso) und lehnt den Begriff des Physomyoms fürs erste ab. Es ist aber selbstverständlich eine Gaszyste (s. o. Boldt) im Myom, besonders im vorher erweichten möglich. Streptokokken wurden öfters gefunden (v. Franqué, Sitzenfrey); letzterer hat noch mehrere Bakterienarten in nekrotischen Myomen nachgewiesen. Nixon fand Gonokokken.

Die Vereiterung wird durch Ernährungsstörungen des Myoms begünstigt. Auch allgemeine Kreislaufstörungen können hierbei mitwirken, wie Klaften durch Herzfehler bedingt in einigen Fällen annimmt. Dieser Autor hebt die hämatogene Infektion der Myome besonders hervor, z. B. bei Angina, Grippe, seltener Typhus u. a.; er selber fand Endokarditis als Infektionsquelle und erwähnt einen Fall von Basso, der 3 Monate nach Pneumonie Pneumokokken im Myomeiter nachwies.

Auch O. Frankl vermißte im Endometrium Keime bei infiziertem Myom und nimmt die hämatogene Infektion von Angina an.

Die Eitermengen können sehr groß werden, in einem subserösen Myom 22 Liter (Hofmeier); vermutlich ist hieran schon voraufgegangene ödematöse Erweichung beteiligt. Michou fand 8 Liter Eiter. Literatur gesammelt bei Bonfils, Lamers, Klaften (1927).

Durchbruch des Eiters in den Nabel (Fothergill) in die Bauchhöhle (Vogel), in das Rektum (Rokitansky), Septikopyämie (Seybert, Lewers, Wiener) sind die üblen, aber seltenen Folgen der Vereiterung. (Literatur über Vereiterung s. bei Klaften 1927).

Verkalkung betrifft die Gefäßmedia im Alter nicht anders als in den anderen Uterusgefaßen. Verkalkung größerer Myomteile betrifft nicht die gut ernährten submukösen und zervikalen Myome (Virchow). Die Ablagerung von Kalk geschieht zwischen den Zellen in Form mikroskopischer Körner (Virchow) diffus in hyalin degenerierten Myomen.

Stoerck (s. bei Hoffmann) hat in der Schale den Kalk in Form dicht gedrängter Kugeln, dagegen im Innern noch Faserbündel gefunden, die teils fein bestäubt, teils stärker verkalkt waren. Von den nekrotisierenden Myomen mit Kalkschale bis zu den völlig versteinerten sind natürlich alle Übergänge vorhanden. Ich habe im Innern eines kindskopfgroßen Steines keine Spur von Fasern mehr finden können.

In gesunden Zellen (Piquand) lagert sich kein Kalk ab, wohl aber in kranken (Lubarsch, Hénocque, Thorn, Borst, R. Meyer). Kohlensaurer, phosphorsaurer und schwefelsaurer Kalk (Bostock, Guibé). Phosphorsaures Magnesium und Ammoniak-Magnesium ist selten (Guibé). Bei weichen nekrobiotischen Myomen bildet sich nicht selten eine Kalkschale (R. Meyer). Völlige Verkalkung (Uterussteine) setzt ebenfalls Nekrose voraus (Hénocque, Lubarsch). Uterussteine (Upshur, Briggs, Lehnert, Hofmeier, Säxinger, Thorn, Murrey und viele andere) können sehr groß werden bis 3000 g (Hénocque, Guibé, Yamagiwa, Fergusson). Die Steine sind höckerig auf dem Schnitt meist körnig, porös und lückenhaft, in einem Falle tropfsteinartig, seltener ganz dicht, elfenbeinhart. Ältere Literatur bei Everett und bei Boivin et Dugès (1833), denen zufolge schon im Anfange des 19. Jahrhunderts chemische Analysen der Steine vorgenommen wurden. In einer neueren Untersuchung (Murray 1924) fand sich Kalziumkarbonat mit Spuren von Magnesiumkarbonat und Eisen, jedoch kein Phosphor.

Hoffmann verlangt von den „Uterussteinen", daß sie losgelöst von der Wand sein müßten, der Ausdruck wird jedoch sehr häufig auch für die intraparietalen Kalkmyome gebraucht.

Der Verkalkung folgt zuweilen Verknöcherung (Wedl, Bidder, W. A. Freund, Lubarsch, R. Meyer). Johnston bezeichnet zu Unrecht die Verknöcherung mit „Osteomyofibroma" (Lubarsch).

Gefäßveränderungen.

Gefäßveränderungen bilden einen nicht geringen Teil der regressiven Metamorphosen in Myomen. Arteriosklerose (L. Landau) ist wenig beobachtet,

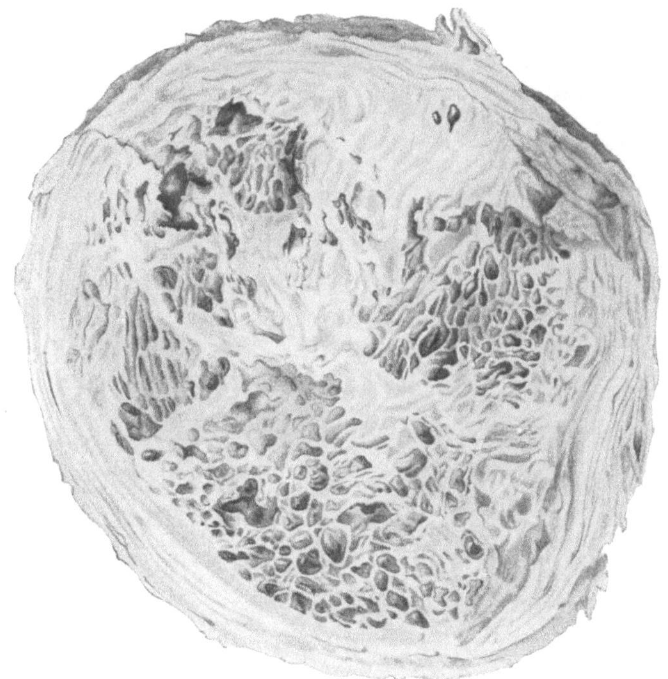

Abb. 141. Kugliges intramurales, überall in gleicher Weise wie auf diesem Querschnitt von Lymphangiektasien durchsetztes Myom. Die dazwischen liegenden Muskelpartien etwas erweicht, die äußeren Partien konzentrisch gelagert etwas atrophisch. (Annähernd nat. Große.)

Mediaverkalkung einige Male (R. Meyer). Wucherung der Intima und Media ist häufig gefolgt von hyaliner Degeneration. Stenosierung der Gefäße kann Ödem zur Folge haben. Hämangioektasien (Cruveilhier) und Lymphangiektasien (Koeberle) bis zur Bildung kleiner und großer Lymphzysten (Abb. 141 und 142) ist kein ganz seltener Befund. Solche Myome erreichen bedeutende Größe; 20 Kilogramm und mehr (Olshausen, Lingen, Chestakoff, Horwitz, Obolenskaya). Das „Myoma teleangiectodes" (Virchow) soll akut an- und abschwellen. Häufig werden Erweichungshöhlen für Lymphzysten gehalten.

Eine mechanische Verhinderung des Lymphabflusses, die ARX annimmt, ist nach der willkürlichen Zerstreuung und Größe des Zysten kaum anzunehmen. Intraabdominelle Blutung aus subperitonealen Venen in 2 Fällen mit 23 ähnlichen Fällen aus der Literatur s. b. ERNST und GAMMELTOFT (s. u. LUSCHKE, BENZEL). Starke venöse Stauung findet sich besonders bei Stieldrehung (Abb. 143).

Auch Ektasien der Blut- und Lymphgefäße zugleich wurden beobachtet (WALLART, HAAG).

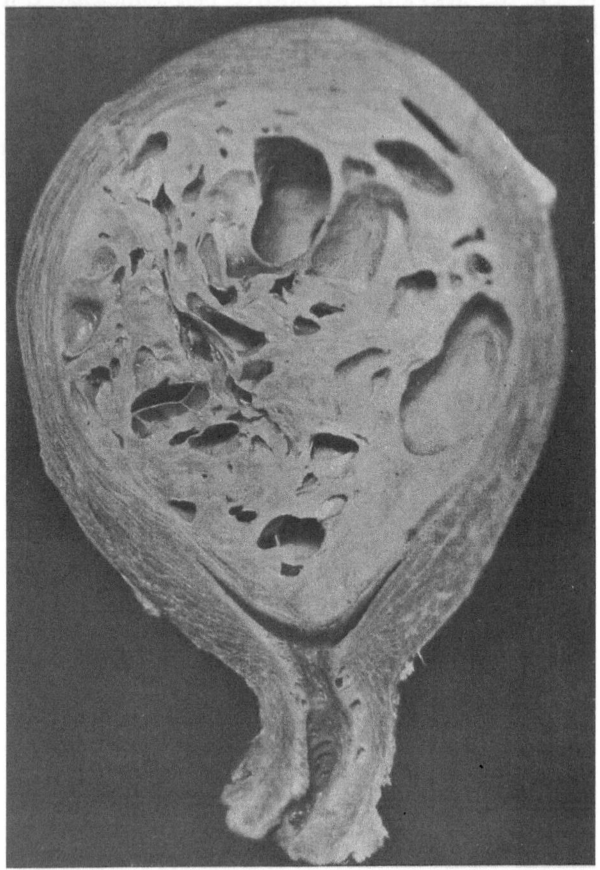

Abb. 142. Sehr großes intramural-submuköses Myom mit großen Lymphangiektasien. Die Uteruswand gedehnt, etwas verdunnt. Sagittalschnitt. (Lichtbild etwa $^1/_3$ nat. Große.)

Eine interessante Beobachtung SCHMORLs beschreibt TODYO nämlich Lymphstauung parametran und hierauf bis zur Höhe des Nierenhilus. Im Lig. latum habe ich wiederholt das gleiche gesehen, meist dicht am Uterus unter der Tube besonders bei lymphangiektatischen Myomen. Die Stauung tritt zuweilen schon in erheblichem Grade bei Myomen von Kleinapfelgröße auf, sicherlich nicht nur mechanisch bedingt, weil zuweilen auch an der entgegengesetzten Seite. Seltener ist auch die Schleimhaut stark ödematös und sulzig geschwollen. Hindernisse fehlen um die Stauung zu erklären, daher stellt TODYO den Befund in eine Linie mit den Gefäßanomalien Myomkranker. Eine toxische Störung ist wahrscheinlich (R. MEYER), denn es handelt sich meist um erweichte Myome mit Lymphstauung. Starke Netzlymphangiektasien bei erweichtem Myom fand Frau TRANCU-RAINER.

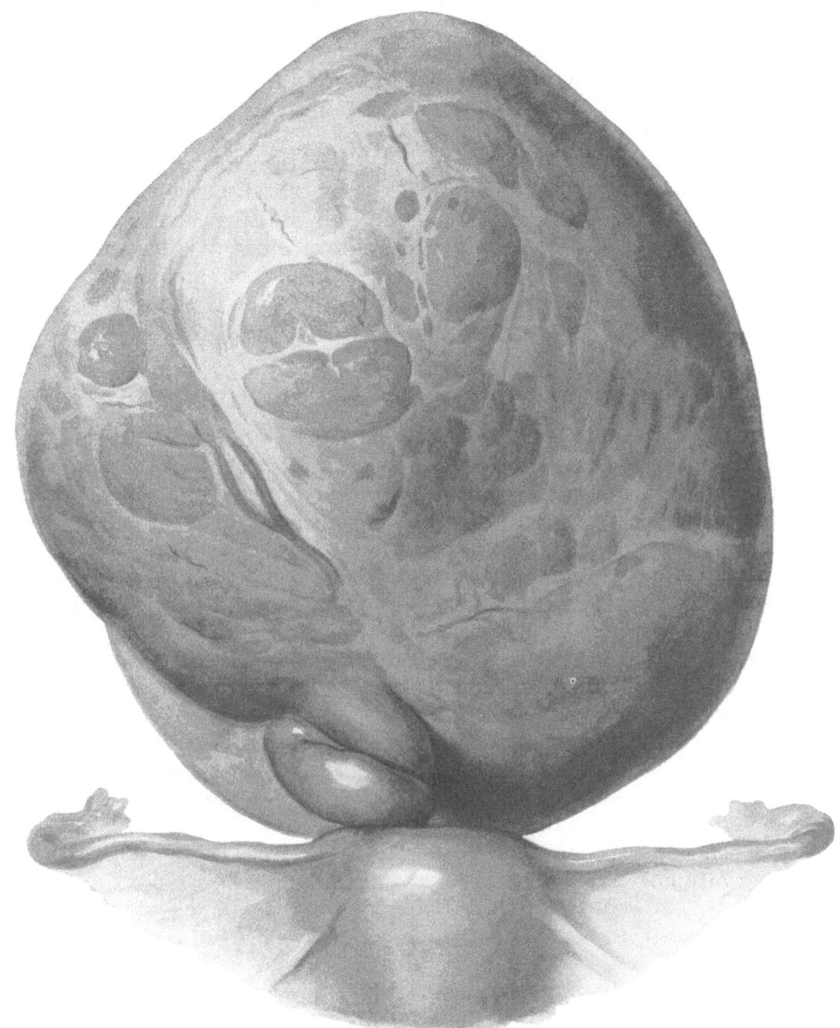

Abb. 143. Stielgedrehtes Myom des Fundus uteri. Starke blutige Durchtrankung des ganzen Myoms. (Etwa ³/₄ nat. Größe.)

Metastasierung maligner Tumoren in Myome und Tuberkulose.

Metastasierung maligner Tumoren in die Myome ist nicht oft beschrieben, obgleich sie nach SCHMORLs Befunden nicht gerade selten scheinen: s. a. SCHAPER, BAUEREISEN, DAVIDSOHN, FRÄNKEL. Bemerkenswert bei allgemeiner Metastasierung eines Hämangioendothelioms der Leber ist Beteiligung eines Uterusmyoms (SINGER). SCHMORL fand Metastasen in Uterusmyomen bei Karzinom des Magens, der Mamma und der Portio uteri.

Unmittelbares Übergreifen von Karzinom der Uterusschleimhaut auf Myome habe ich wiederholt gesehen; es ist beachtenswert, daß hierbei so diffuse Ausbreitung vorkommt, daß das Karzinom verkannt werden kann als Sarkom oder auch Endotheliom, letzteres namentlich, wenn das Karzinom in hyalin degenerierten derben Partien des Myoms liegt.

Zerstörung der Myome von innen heraus durch Entwicklung eines Sarkoms im Myom oder durch solche eines Karzinoms im Adenomyom siehe unter Sarkom und Adenomyom.

VASSMER schildert ein infolge von Tuberkulose nekrotisiertes „verkästes" Myom und erwähnt einen Fall von OSIANDER. BOLL beschreibt ein Myom mit primärer Uterotubartuberkulose, HOESLI ein intraligamentäres Adenomyom mit Tuberkulose. Weitere Fälle von Infektion eines Myoms mit Tuberkulose stammen von DICKSON. Myome mit tuberkulösem Endometrium (SACHS, TORGLER). Tuberkulöses Granulationsgewebe ersetzte die ganze Uterusschleimhaut in einem Falle SCHRÖDERs.

Die Ovarien bei Uterusmyom.

Besondere Beachtung haben immer die Adnexe gefunden; von Druck, Zerrung und Tubenverschluß als minder wichtig abgesehen, auch von gelegentlichen Komplikationen durch eitrige Adnexerkrankung, Tuberkulose, Hämatomen abgesehen, haben die Ovarien in der modernen Betrachtungsweise als hormonale Speiser der Myome größere Aufmerksamkeit erregt (s. Ätiologie).

Die zahlreichen widersprechenden anatomischen Einzelbefunde sind oft zusammengestellt worden (s. FABRICIUS, BULIUS, DANIEL, LOUWERS, ROCHE u. a.). Unter diesen kehrt die „kleinzystische Degeneration" oft wieder, die tatsächlich in Begleitung mehr oder weniger hochgradigen Ödems den häufigsten Befund darstellt Spezifisch für Myome ist dieser Befund freilich nicht, also nicht pathogenetisch verwertbar. Die kleinen Zystchen sind Follikel, deren reichliche Anschwellung ich durch passive Hyperämie als sekundäre Erscheinung erkläre, ebenso wie die häufige perifollikuläre und intrafollikuläre Stauungsblutung. Fibröse Entartung scheint erst die spätere Folge zu sein; man findet sie seltener.

Unter 418 operierten Fällen von Myom waren bei MACKENRODT 20,8% mit „Ovarialtumoren", 4,3% mit Pyovarium und Pyosalpinx vergesellschaftet. DEAVER fand bei 50 Frauen mit Uterusmyom 16mal „chronische Oophoritis" und 9mal Zysten. Die Kasuistik einzelner Fälle von Ovarialveränderungen ist reich an Zahl.

Unter den einzelnen Befunden, welche wie gesagt sehr wechselvoll auftreten, und von FABRICIUS, BULIUS, DANIEL, LOUWERS, CLAISSE, DE JONG, ROCHE u. a., von letzteren aus 205 Fällen POZZIS zusammengetragen sind, ist verschiedenen Autoren die reichliche Umwandlung der Primordialfollikel in GRAAFsche Follikel aufgefallen, die sich aus der Hyperämie erklärt; die Folge ist ein frühzeitiges Verschwinden der Primordialfollikel und eine Vermehrung der Corpora fibrosa. In anderen Fällen jedoch kommt es zu schneller fibröser Entartung der Ovarien mit Untergang der Ureier. Wenn LAUWERS unter 200 Myomen 17mal Hämatome im Ovarium und 12mal Hydrosalpinx fand, so scheint auch hierfür in erster Linie der Druck der Myome verantwortlich zu sein. Ebenso wird Hämatosalpinx auf Druckverschluß des Tuben- oder Uteruslumens durch Myome zurückgeführt (FRANKL, SIPPEL), während LANDAU Hämatosalpinx fand, wenn das Myom das Tubenostium verschloß. Eine dem hormonalen Einfluß auf die Myombildung gerecht werdende spezifische Veränderung des Ovarium ist nicht bekannt.

TIXIER und POLLOSON haben in 7 Fällen bei Frauen, die schon alte Myome hatten, längere Zeit nach der Menopause Ovarialtumoren entstehen sehen. Ein ursächlicher Zusammenhang ist nicht ersichtlich. G. CLEMENTE bestreitet gegenüber den Angaben von DE ROUVILLE und SAPPEY, daß bei Myomen mit besonderer Blutung die Ovarien auffällige Veränderungen aufweisen. Dagegen beschreibt neuerdings wieder MORETTI außer Ovarialzysten auch lipoide Gebilde im Gefolge langsamer Involution und sieht darin einen ursächlichen Zusammenhang mit der Myomentstehung (s. d.).

XX. Adenomyosis, Adenofibrosis.

Einleitung, Benennung und Einteilung.

Nachdem in neuerer Zeit die Übereinstimmung vieler Fälle von Adenomyosis und Adenofibrosis außerhalb des Uterus und sogar außerhalb der Geschlechtsorgane mit der Adenomyosis uteri dem Wesen nach erkannt worden ist, und darüber hinaus von neueren Autoren auch genetisch ein unmittelbarer Zusammenhang angenommen wird, ist es nicht mehr angängig, die Adenomyosis uteri herauszugreifen, ohne die ganze Frage aufzurollen. Wir werden deshalb nicht umhin können, die Adenomyosis und Adenofibrosis im allgemeinen natürlich unter möglichst kurzer Berücksichtigung der extrauterinen Krankheitsherde abzuhandeln.

Da man heutzutage die „Adenomyosis und Adenofibrosis" allgemein nicht mehr als Tumoren anerkennt, so bleibt die wenig dankbare Aufgabe, die „Adenomyome" für sich abzugrenzen, soweit die ältere Literatur mit ihrer unterschiedslosen Darstellung der beiden Arten von Erkrankung solches ermöglicht.

Ein großer Teil der Literatur, der in Zukunft entbehrlich erscheinen wird, muß bei dem heute zeitgemäßen Kampfe der Meinungen Erwähnung finden. Manches in der Gesamtfrage beschäftigt die beteiligten Autoren nur deshalb so lebhaft, weil die Eigenheiten der Erkrankung noch neuartig erscheinen. Die öfters wiederholte Bemerkung, die Adenomyosis sei ihrem Wesen nach unbekannt, sinkt zur leeren Redensart hinab, wenn man sich an das Neuartige gewöhnt haben wird, das heißt: einsehen wird, daß man von dem „Wesen" der übrigen Erkrankungen nichts mehr und weniger versteht, als von der Adenomyosis.

Hiermit der Zukunft vorgreifend will ich entschuldigen, daß die Darstellung der Adenomyosis, deren Pathogenese heute besonders lebhaft umstritten wird, eine etwas breitere Darstellung findet, als ihr im natürlichen Rahmen unserer Gesamtdarstellung der Uteruspathologie zukommen sollte und später zukommen wird.

Geschichtlich ist kurz zu bemerken:

Es hatte sich seit 1906 für die gutarige Grenzüberschreitung, Tiefenwachstum des Epithels in die unterliegenden Gewebe der Name „heterotope Epithelwucherung" (LUBARSCH, R. MEYER) eingebürgert. Die mir damals am meisten wichtig erscheinende Feststellung, daß es derartiges Tiefenwachstum in größtem Maßstabe gebe, ohne daß eine bösartige Neubildung vorliege und daß selbst eine noch so erhebliche Gewebszunahme (Drüsenmuskelwucherung) keine Geschwulst (Adenomyom) bedeute, sondern eine Hyperplasie, gilt heute als selbstverständlich und mit wenigen Ausnahmen wird diese Unterscheidung allgemein durchgeführt. Deshalb soll hier die durch heterotope Epithelwucherung eingeleitete Drüsenmuskelhyperplasie „Adenomyohyperplasia uteri" von den viel selteneren echten Adenomyomen gesondert behandelt werden. Zwar kommt beides gelegentlich vereint vor, aber in der weitaus größten Mehrzahl der Fälle fehlen richtige „Adenomyome" oder epithelhaltende Myome. Da sich im adenomyohyperplastischen Uterus nicht selten Myome finden, so ist der Epithelgehalt einzelner solcher Myome vielleicht auf den gleichen Prozeß des heterotopen Tiefenwachstums zu setzen. Jedenfalls gilt mit Recht heute die Adenomyohyperplasia uteri als ein Sondergebiet abzuhandeln. Das Leiden befällt Frauen im meist vorgeschrittenen geschlechtsreifen Alter und überdauert stets unter starken Rückbildungserscheinungen die Menopause. Bei der meistens von der Schleimhaut ausgehenden Wucherung handelt es sich um Frauen, von denen die meisten mehrfach geboren haben. Dagegen scheint bei den außen am Uterus und außerhalb des Uterus gelegenen schleimhautartigen Wucherungen eine besondere Konstitutionsanomalie nicht selten zu sein, die sich in Sterilität, Lageveränderungen des Uterus u. a. äußert. Doch sind die Angaben hierüber noch nicht an genügend großem Materiale nachgeprüft.

BABES 1882 und DIESTERWEG 1883 hatten epitheliale Zysten in Myomen gefunden und unter dem Einflusse der COHNHEIMschen Lehre eine Versprengung vom MÜLLERschen Gange angenommen, die zufällig in einen Myomkeim geraten sein sollte. Nach DIESTERWEGs Ansicht war auch die Myomanlage selbst eine embryonale. HAUSER 1893, STRAUSS 1893, RICKER 1895 äußerten sich später ähnlich; LUBARSCH, SCHRÖDER und C. RUGE (1887) dagegen hatten bereits passive Abschnürung tiefreichender Schleimhautdrüsen durch Umfassung seitens der Myome angenommen und auch SCHOTTLÄNDER (1893) neigte dieser Theorie mehr zu. Die von HEER (1874) gesammelte ältere Literatur (Fibrozysten des Uterus) ist veraltet.

Dazu kam BREUS (1894) mit der Erklärung eines zystischen Tumors als Abkömmling des GARTNERschen Ganges (vgl. Kap. II).

Durch v. RECKLINGHAUSENs Arbeiten (1893, 1895, 1896) hat die Lehre einen sehr starken Antrieb erhalten; durch seine „Urnierenhypothese" und durch die große Zahl seiner Befunde gewann das Gebiet mit einem Schlage große Bedeutung und reichliche Bearbeitung und zahlreiche Anhängerschaft besonders in PICK (1897, 1900), GEBHARD (1897), ASCHOFF (1899, 1900), SCHICKELE (1904).

Als Gegner kamen KOSSMANN (1897), der die epithelialen Einschlüsse als akzessorische Teile der MÜLLERschen Gänge ansah, ferner v. LOCKSTÄDT (1898) und CULLEN (1903) zu Worte, die beiden letzteren nicht mit völliger Ablehnung. R. MEYER (1897, 1899) zeigte durch systematische Untersuchung, daß auch Absprengungen vom MÜLLERschen Gange, Wucherungen des WOLFFschen Ganges und postfetale Schleimhautwucherungen und Serosaepithelwucherung in Betracht kommen, zunächst noch unter Anerkennung der Urnierenhypothese.

Auch v. RECKLINGHAUSEN hatte den WOLFFschen Gang als Ausgangspunkt von Wucherungen schon gekannt und war am Ende seiner Arbeit genötigt, auch die später erworbenen Schleimhautwucherungen in „Adenomyomen" anzuerkennen, die zum großen Teile der Adenomyosis angehören.

CHIARIS „Salpingitis isthmica nodosa" (1887), von SCHAUTA (1888) bestätigt und auch von ORTH als produktive Form der Entzündung anerkannt, wurde in v. RECKLINGHAUSENs „paroophoralen Tubenwinkeladenomyomen" bald wieder erkannt (KOSSMANN 1897, v. FRANQUÉ 1900, OPITZ 1900, R. MEYER 1900 und 1903, KEHRER 1902, MARESCH 1907 und allgemein als entzündlich entstanden anerkannt.

In weiteren Untersuchungen kam Verfasser, der übrigens den einzigen bisher allgemein anerkannten „Urnierentumor" des Uterus beschrieben hat,

zur Ablehnung der Lehre v. RECKLINGHAUSENs, in ihrer entwicklungsgeschichtlichen (s. a. FRANKL) und morphologischen Begründung und zu der schon von
v. FRANQUÉ geforderten Abtrennung der hyperplastischen Wucherung von
den Blastomen.

Nachdem noch die heterotope Wucherungsfähigkeit des Serosaepithels
(IWANOFF, ASCHOFF, OPITZ und besonders von R. MEYER 1900, 1905 neuerdings
von LAUCHE) und ihre Einbeziehung in Myome festgestellt worden war und als
letzte Stütze die „parohorale" Genese der „Adenomyome" der Fornix vaginae
(v. RECKLINGHAUSEN, PICK, PFANNENSTIEL u. a.) genommen wurde, die Verfasser (1909) ebenfalls als entzündliche heterotope Epithelwucherung erkannte,
ist heutzutage von der Urnierentheorie nur das bescheidenste Maß übrig geblieben.

Von früheren Referaten sind zu beachten LUBARSCH, ASCHOFF, HARTZ,
SCHICKELE, R. MEYER. Die neueren Lehrbücher (ASCHOFF, KAUFMANN, FRANKL)
vertreten etwa den gleichen Standpunkt wie Verfasser in VEITS Handbuch der
Gynäkologie Aufl. II zusammenfassend dargestellt hat. Die im einzelnen
abweichenden Ansichten der Autoren werden wir erwähnen. Eine gute Darstellung der Lehre von der Adenomyosis findet sich von H. ALBRECHT im Handbuch der Biologie und Pathologie des Weibes (HALBAN und SEITZ, 1928) und
in breiter Form habe ich die ganze Frage neuerdings (1929) im Handbuch der
Gynäkologie (VEIT-STOECKEL, Aufl. III) abgehandelt. Darin werden die neuesten
Deutungen und Theorien, die sich an die Namen von LAUCHE, SAMPSON, HALBAN
knüpfen, eingehend von mir besprochen.

Nachdem gelegentlich Einsenkungen der Schleimhaut insbesondere zugleich
bei Myomen nachgewiesen worden waren (SCHRÖDER, C. RUGE, LUBARSCH),
fanden die stärkeren mit muskulärer Hyperplasie verbundenen Grade der Schleimhauttiefenwucherung zuerst eingehende Bearbeitung durch v. RECKLINGHAUSEN,
der diese jedoch zu den Adenomyomen zählte; ebenso zahlreiche seiner Nachfolger
(s. u. Adenomyom). Später hat dann VON FRANQUÉ auf die entzündliche Grundlage der Erkrankung namentlich bei den „Tubenwinkeladenomyomen" aufmerksam gemacht und durch die Arbeiten des Verfassers wurde schließlich das Krankheitsbild als ein selbständiges zu Anerkennung gebracht. In der Annahme, daß die
Wucherung hervorgerufen werde durch Entzündung hatte ich die Bezeichnung
„Adenomyometritis" eingeführt, die vielfach angewendet wurde, O. FRANKL lehnte
den Namen ab, weil die entzündliche Ätiologie meist nicht nachweisbar sei und
der von ihm vorgeschlagene Name „Adenomyosis" hat sich eingeführt; er sagt
über das Wesen der Erkrankung nichts aus, ist aber kürzer als meine Bezeichnung „Adenomyohyperplasia", von der LAUCHE anerkennt, daß sie das Wesen
der Erkrankung am richtigsten treffe. Während anfänglich die von der Schleimhaut ausgehende Wucherung die Aufmerksamkeit beanspruchte, stellte sich
später heraus, daß nicht nur subseröse Myome (IWANOFF, DE JOSSELIN DE
JONG, R. MEYER) Epithel führen, das von den Autoren als Abkömmling vom
Serosaepithel gedeutet wurde, sondern daß auch eine nicht geschwulstige,
sondern diffus hyperplastische Drüsenmuskelwucherung von der Außenfläche
des Uterus ausgeht, die sich von der aus der Schleimhaut hervorgehenden
durch nichts als durch ihre Lage in den Außenschichten des Uterus unterscheidet. Diese Fälle sowie Knoten im rektouterinen Gewebe, die v. RECKLING-
HAUSEN zu den Urnierenadenomyomen gerechnet hatte, habe ich als Serosa-
epithelwucherungen angesehen, ebenso adenofibröse Wucherungen in Bauchnarben. Dazu lernte man ähnliche Wucherungen an verschiedenen Stellen
des Darmes kennen, die ebenso wie solche im Ovarium und an den Ligamenten
uterusschleimhautähnlich aussehen. Man leitete sie von dem betreffenden
Oberflächenepithel her (Keimepithel, Serosaepithel), bis neuerdings SAMPSON

alle intraperitoneal ausgehenden uterusschleimhautähnlichen Epithelwucherungen für Schleimhauttransplantate aus dem Uterus erklärte und A. LAUCHE,
der zunächst die sämtlichen intraperitonealen Wucherungen als unter dem
Einfluß des Ovarialhormons in Uterusschleimhaut verwandeltes Peritonealepithel erklärt hatte, sich für die Mehrzahl der Fälle SAMPSONs Lehre anschloß.
Unter den zahlreichen Arbeiten der Folgezeit ist hervorzuheben der Nachweis
der Histolyse durch das Stroma der drüsigen Wucherung (R. MEYER und
KITAI) und HALBANs theoretische Annahme der Entstehung der peritonealen
und extraperitonealen Wucherungen durch lymphatische Metastasierung aus
dem Uterus (Hysteroadenosis metastatica).

Große Schwierigkeiten hat die Namengebung und dieEinteilung veranlaßt, auf
die wir bald zu sprechen kommen werden.   Es soll hier nur nochmals hervorgehoben werden, daß wir die echten Geschwülste, die „Adenomyome" aussondern.

Es ist gewiß bei dieser Gelegenheit von Belang festzustellen, daß auch
v. RECKLINGHAUSEN schon das heterotope Wachstum der Drüsenschläuche
bekannt war; er bezeichnete es als „infiltrierte Form" des Wachstums nach
damaligem Sprachgebrauch und es war ihm ebenfalls schon klar geworden,
daß die Muskulatur erst sekundär in Wucherung versetzt wurde, wenngleich
er auch gegenseitige Wachstumsförderung annahm.   Er spricht von der „myoplastischen" Wirkung der Drüsenwucherung und sagt sogar, daß man von
„myoplastischen Adenomen" sprechen könnte.   Es ist sogar merkwürdig,
wenn er an gleicher Stelle den Namen „Myokarzinom" zugunsten der Bezeichnung
„myoplastisches Karzinom" ablehnt, dagegen statt „myoplastischen Adenoms"
(unserer Adenomyohyperplasie) die Bezeichnung „Adenomyom" vorzieht.

Wenn man unter dem Doppelnamen eine Doppelgeschwulst verstehen will,
so ist gerade der Ausdruck Myokarzinom gerechtfertigt.

Einteilung der Fälle von Adenomyosis.

Mangels besserer Einteilung namentlich mangels genügend gesicherter Pathogenese ist die topographische Einteilung sehr wesentlich.   Zunächst ist Corpus
und Collum uteri zu unterscheiden, zumal in beiden unabhängig die heterotope
Wucherung vor sich gehen kann — zuweilen sind beide vereinigt — und besonders
weil schon die Unterscheidung auf die erheblichen Unterschiede hinweist, die
sich aus dem Bau und in der theoretischen Betrachtung über die Pathogenese
ergeben müssen.   Die zervikale Adenomyosis wird von diesem Standpunkte
aus betrachtet erheblich unterschätzt.

Unsere topographische Einteilung soll nach Möglichkeit eine topogenetische
sein.

Wir müssen die innen und außen am Uterus ausgehende heterotope Epithelwucherung trennen, nicht als ob sie im Wesen oder in wesentlichen Punkten
verschiedene Dinge sein müßten, sondern weil die an der äußeren Uterusoberfläche ausgehende Neubildung mit den extrauterinen Bildungen im Bauch-
und Beckenraume der Entstehung nach zusammengehört, von denen sie auch
nicht ganz gesondert besprochen werden kann.   Es ist mehr die neuerdings
hervorgetretene Betrachtungsweise dieser örtlich verschiedenen Befunde, die
eine Abtrennung in der Beschreibung erfordert, als es im Grunde der Dinge
selber liegt.   Als drittes muß man folgerichtig auch die weder von der äußeren
noch von der inneren Oberfläche, sondern mitten in der Wand des Uterus
entstehende Drüsenmuskelwucherung abtrennen.   Solche kann nur nach einer
vorherigen meist angeborenen Epithelverlagerung entstehen; hat also ebenfalls
eine besondere Geschichte.   Unabhängig von diesen teils histogenetischen, teils
mehr mechanischen Entstehungsfragen verbleibt für die besondere Pathologie

des Uterus als dauernd brauchbarer topographisch-genetischer oder topogenetischer Einteilungsgrundsatz die innere, mittlere, äußere heterotope Epithelwucherung oder da meist zugleich mit Muskelwucherung verbunden: Adenomyohyperplasia interna s. endometrica, media s. intramuralis und externa s. perimetrica. Diese Ausdrücke sollen aber nur den Ursprungsort (Topogenese) treffen, denn die weitere Ausbreitung kann denselben völlig verdecken. Schließlich wird jede Adenomyohyperplasia auch intramural.

Ferner kann man unterscheiden drüsige heterotope Wucherung allein und muskeldrüsige, also adenohyperplastische und adenomyohyperplastische Heterotopie.

Während mit dem Ausdruck Hyperplasie das Wesen des Krankheitsprozesses umschrieben werden soll, insbesondere im Gegensatz zur Geschwulstbildung (Adenomyom), sind meine früheren Bezeichnungen Adenomyositis, Adenometritis und Adenomyometritis ganz zu tilgen oder zu beschränken auf die Fälle, in denen die Entzündung zweifellos nicht nur die erste Auslösung besorgt, sondern auch der weiteren Ausbreitung der Epithelwucherung in der Muskelwand die Wege öffnet; und nur so lange, wie das entzündliche Stadium anhält.

Es läßt sich natürlich hierüber streiten, je nachdem man die regeneratorischen Wucherungsvorgänge der Entzündung selber zurechnen oder sie als Folgeerscheinung der Entzündung abtrennen will. Überdies ist weder genügend bekannt, inwieweit reparatorische und hyperplastische Wucherung im Ergebnis scharf voneinander zu trennen sind, noch ist es auch nur annähernd bekannt, wie sich Entzündungsreiz und Hyperplasiereiz in ihrer Angriffsart und ihrem Angriffsort in der Zelle unterscheiden. Trotz dieser Einwände möge man mit LAUCHE reparatorische und hyperplastische, (nicht „hyperplasiogene"!) heterotope Wucherung unterscheiden. Als genetisches Einteilungsprinzip mag dieses genügen, darin zum Ausdruck kommt, daß die heterotop wachsenden Zellen selber einmal weniger, einmal mehr zur Hyperplasie oder Hyperregeneration geneigt sind. Die Bedingungen hierzu sind vorläufig nicht genügend scharf abgrenzbar. Ebensowenig ist es klarzustellen, ob und wie oft sich die hyperplastische Wucherung an reparative anschließt.

Ich kann nicht LAUCHEs (1924) Gegenüberstellung der 1. regeneratorischen und 2. hyperplasiogenen Heterotopien als erworbene Heterotopien folgen. Hier scheint mir die Vermengung von histogenetischen und ätiologischen, kausalgenetischen Einteilungsarten zu schroff. Wenn wir den gleichen Ausdruck „Heterotopie" das eine Mal auf eine die normale Grenze überschreitende Wucherung eines ortsansässigen Gewebes wie besonders der normalen Uterusschleimhaut anwenden und ein anderes Mal mit Heterotopie die angeborenen Gewebsanomalien bezeichnen, wie z. B. Aberrationen oder atavistische Differenzierung, so wechseln wir dabei den Standpunkt in der Begriffsbestimmung der „Heterotopie" und fassen unter ihr gar nicht zusammengehörige Dinge zusammen. Diese Einteilung hat zur Voraussetzung, daß die angeborenen Anomalien in eine Wucherung übergehen, die ihrerseits die Grenze überschreitet. Aber einerseits trifft diese Voraussetzung gar nicht zu, sondern eine angeborene Gewebsanomalie kann als ortsungewöhnliches Gewebe ruhig in seinen Grenzen liegen bleiben, ohne in besondere „pathologische" Wucherung zu geraten, andererseits kann eine angeborene Gewebsanomalie sei es ortsungewöhnliche Differenzierung „MÜLLERsches Epithel" auf dem Peritoneum oder auch eine angeborene insulare Aberration (Dysontogenie) mitten in der Uteruswand, wenn sie unter gleichen Bedingungen wie die gewöhnliche Schleimhaut des Uteruskavum in hyperplastische (heterotope) Wucherung gerät, genau die gleichen Bilder liefern. Wir dürfen nicht voraussetzen, daß die Inseln anders geartet sind, weil ihnen angeborene Ortsanomalien zugrunde liegen. Der Unterschied liegt eben zunachst einmal nur in der Verschiedenheit des Ortes und durchaus nicht in der

Verschiedenheit des Gewebes. Ein ortsungewöhnliches Gewebe kann wohl gelegentlich eine besondere Indifferenz oder eine mäßige Unreife bewahren — was im normal gelegenen Gewebe auch vorkommen kann — es würde aber nicht richtig sein, jenem eine besondere Wucherungsneigung oder Neigung zur Geschwulstbildung nachzusagen. Vielleicht ist es ratsam an die Karzinome zu denken, die ebensogut aus der gewöhnlichen Uterusschleimhaut entstehen können, als aus einer abgeirrten intramuralen Schleimhautinsel oder etwa aus einer in dem Peritoneum eingeschalteten (heteroplastischen) Stelle. Wir würden dann gewiß nicht daran denken, diese an sich gleichartigen Karzinome anders einzuteilen, als nach ihrer Topogenese. Anders ist es nicht mit der hyperplastischen diffusen grenzüberschreitenden Gewebswucherung. Wenn wir also die Bezeichnung „Heterotopie" nicht eindeutig auf die Grenzüberschreitung eines hyperplastischen Gewebes festlegen wollen oder können, dann muß der Ausdruck fallen und wir müssen mit von RECKLINGHAUSEN „infiltriertes" oder mit BORST „infiltratives" Wachstum sagen. Die Einteilung von LAUCHE wäre dahin abzuändern, daß sowohl rein reparatorisches als auch hyperplastisches Wachstum (regeneratorisches und hyperregeneratorisches) zur infiltrativen Wucherung führen kann, wo immer Uterusschleimhaut vorhanden ist, sei es ortsgehörig im Cavum uteri, kongenital aberrant an beliebiger Stelle, metastatisch implantiert oder embolisiert oder wo ein anderes Epithel (Coelom) erst unter besonderem hormonalen Einflusse uterusschleimhautähnlich (endometrioid) wird. Diese Betrachtung soll aussagen, daß bei keinem der genannten Ursprungsgewebe die infiltrative Wucherung eine von vornherein innewohnende Notwendigkeit ist, sondern hinzukommen kann. Zugegeben, daß die noch nicht erwiesene Metastasierung auf natürlichem Wege möglich wäre, so müßte sie ebensowenig wie die künstlich erzeugte Transplantation zu einem infiltrativem Wachstum führen. Der hormonale Ovarialreiz allein genügt eben nicht dazu, vielleicht ebensowenig wie bei normaler Schleimhaut. Die Unterschiede sind auch bei der Adenomyosis interna uteri von Fall zu Fall an Menge, Ausdehnung, Wucht der Infiltration bis zur Histolyse derart verschieden, daß wir nicht mit gleichen Bedingungen rechnen dürfen. Insbesondere auch die angeborenen Anomalien wie die Aberratio endometrii foetalis (MÜLLERsches Epithel) bedarf zu einem infiltrativen hyperplastischen Wachstum genau der gleichen ungewöhnlichen Reize wie die gewöhnliche Uterusschleimhaut. Einzelne Fälle von intramuralen Schleimhautzysten und Zystomyomen beweisen das. Eine solche kongenitale intramurale Schleimhautzyste ist von Haus aus nicht anders gestellt wie die Schleimhaut eines atretischen Uterushornes. Sie kann, aber sie muß nicht in hyperplastische Wucherung geraten.

Kurz, ich möchte die einfache reparative und die hyperplastische infiltrative Wachstumsart (sog. heterotope Wucherung) als gemeinsames Gut obenanstellen und die also wucherungsfähigen, infiltrierenden Gewebe nach ihrer Ortsgehörigkeit unterscheiden, wobei von den ortsungehörigen nur die Aberration MÜLLERschen Epithels im Uterus festgestellt ist, die endometrioide Heteroplasie (ortsungewöhnliche Differenzierung) in der Cervix uteri und in der Tube ebenfalls wiederholt sichergestellt ist und vermutlich auch außen im Peritonealraum möglich ist, während für die natürlich erworbenen Implantationen auf dem Tubentransportwege ebenso wie für Metastasierung durch Gefäßembolie der bündige Beweis noch aussteht.

Nach LAUCHE (1925) können alle pathologischen Vorgänge, die mit einer Neubildung von Epithel einhergehen, zu Heterotopien führen: 1. Regeneration, 2. Hyperplasie, 3. funktionelle Anpassung (Metaplasie?), 4. Transplantation, 5. Entwicklungsstörung und Fehldifferenzierung, 6. Geschwülste. Deshalb erscheint es mir, wie gesagt, nötig den Nachdruck auf die Bezeichnung heterotope

Wucherung zu legen, in die dysontogenetische Gewebe unter besonderen Umständen des späteren Lebens ebenso geraten können, wie vorher normal geartete und normalgelegene Epithelien. Es ist nicht klar, warum LAUCHE meint, daß Regeneration und Hyperplasie „nur in direkter Beziehung mit gleichartigem Mutterboden" in Frage kommt. Im Gegenteil, auch das etwa transplantierte Gewebe bedarf besonderer Reizung, um infiltrativ zu wuchern, d. h. in die Tiefe der Gewebe vorzudringen. Das Transplantat ist ortsfremd, aber zur Wucherung bedarf es besonderer Reizungen, regeneratorische, hyperregeneratorische. Ebensowenig ist die angenommene Metaplasie des Serosaepithels als solche ohne weiteres mit Tiefenwachstum verbunden oder gar Ursache desselben; eher wäre anzunehmen, daß derselbe Reiz, der die heterotope Wucherung hervorruft, auch die funktionelle Anpassung (Metaplasie) bewirkt. Auch ARTUSI faßt in der kausalen Genese der Adenomyosis die infektiös toxischen, hormonalen und dysplastischen Ursachen zusammen, ohne zu begründen, warum er der Dysplasie eine kausale Rolle für die Wucherung beimißt.

Trotz des schwanken Bodens, auf dem die bisherigen Anschauungen ohne große Aussicht auf baldige Lösung der Frage einander gegenüberstehen, bedarf es einer Klarstellung der theoretischen Begriffe.

Es empfiehlt sich vielleicht einen die heterotope Schleimhautwucherung und Muskelwucherung umfassenden Namen wie z. B. Adenomyosis zu wählen und darunter zu gruppieren: 1. Adenomyohyperplasie, 2. Adenomyometritis.

In meiner Darstellung der Adenomyosis und der gesamten endometrioiden Wucherungen habe ich folgende Einteilung durchgeführt:

Ortsungehörig-ektopisch ist Adenomyosis media et externa uteri et tubarum, sowie die Wucherungen mehr oder weniger entfernt von ihnen in den Ligamenten, Ovarien und extragenital, teils intra-, teils extraperitoneal. Die Adenomyosis des Uterus und der Tuben ist entweder I. orthotop oder II. ektop:

I. orthotop: A. interna   1 tubarum   a) partis ampullaris
               B. media   b) partis uterinae
                                            c) partis intramuralis
II. ektop   C. externa   2 uteri   a) corporis
                                            b) cervicis
               D.   Diese Gruppe C leitet über zu den Wucherungen:
                    außerhalb des Genitalschlauches: 1. intraperitoneal:
                    (Ovar, Ligamente, Darm), 2. extraperitoneal: (Bauchwand, Leistengegend, Vulva, Beckenbindegewebe).

Über die Verteilung der Adenomyosis auf die einzelnen Stellen gibt es statistische Angaben bei JUDD und FOULDS, bei SAMPSON und KING. Zusammenstellungen dieser Zahlen bei POLSTER und bei DEROCQUE ergeben das ohnehin bekannte starke Überwiegen am Uterus, an den Tuben und Ovarien. — Die Tabelle von DEROCQUE lautet:

	JUDD u. FOULDS	POLSTER	KING
Recto vaginale	14	90	52
Vesico-vaginale	—	—	17
Tubare	464	1000	4
Ovarielle	—	—	23
Peritoneale	—	—	26
Inguinale	3	34	—
Intestinale	5	80	—
Umbilicale	1	30	—
Bauchwand	6	56	—
Zusammen	493	1290	122

Adenomyosis tubarum.

Ferner entnehme ich meiner Arbeit folgende zusammenfassenden und einteilenden Bemerkungen:

Wir haben in den Tubenecken des Uterus und den angrenzenden Tubenabschnitten kennen gelernt: die Adenomyosis

    1. als Eigenerzeugnis ihrer Schleimhaut (primäre Adenomyosis)

        a) von einfachem ortsgewöhnlichen Tubenepithel,

        b) von endometrioidem Aussehen im Falle vorangegangener ortsungewöhnlicher Differenzierung;

    2. als Anleihe von infiltrierender Schleimhautwucherung aus dem Korpus (sekundäre Adenomyosis). Je nachdem man es vom Ausgangspunkte des Materials (vom Uterus oder Tube her) ansehen will, ist in der Wucherung das Epithel oder die Muskulatur entliehen oder geliehen.

So wenig, wie wir es uns einfallen lassen würden, die Adenomyosis interna uteri als einen Entwicklungsfehler anzusehen — auf solchen fernliegenden Gedanken verfällt man nicht leicht, weil man sich durch die Masse der vielen einzelnen Stellen der Tiefenwucherung abschrecken läßt — ebensowenig sollte man die zuweilen gleichzeitig mit denen im Uterus entstehenden Wucherungen der Tubenecken auf Mißbildungen zurückfuhren. Da auch hier die Menge der Auslaufer immer noch viel zu groß ist, um mit angeborenen Fehlern entschuldigt zu werden, so begnügen sich Schridde und Schonholz mit der Annahme einer Auswirkung fetaler Anomalien im spateren Leben. Wenn man von konstitutioneller Anlage absieht, die fur alles verantwortlich ist, darf man auch diese angenommenen örtlichen fetalen Anomalien fur ein Angsterzeugnis vor der Annahme spaterer postfetaler Einwirkungen ansehen. Es darf immer wieder gesagt werden, daß mit Annahme fetaler Anomalien und Anlagen besonderer Art gar nichts brauchbares geschaffen wird. Wir brauchen solche Schreckgespenster gar nicht, wenn wir beachten, daß in der Tubenwand nichts anderes geschieht als in der Uteruswand und daß jene um so mehr mit dieser ahnliche Reaktionen auf gleiche Reize geben kann, je naher der erkrankte Teil der Tube dem Uterus liegt. Das gilt auch insbesondere fur die dickere Muskulatur des uterinen Tubenteils und wenn man einwirft, der abdominale Teil der Tube reagiere doch nicht ebenso mit Knotenbildung, so ist die Schlußfolgerung doch nur dahin erlaubt, daß hier tatsachliche Verschiedenheiten schon im normalen Bau begrundet sind. Die Verschiedenheit der Reaktion liegt natürlich in der verschiedenen Beschaffenheit des Bodens, aber in seiner normalen Anlage und seiner besonderen Reaktionsfähigkeit und nicht in besonderen hypothetischen Fehlern der Anlage. Die „uterine" Tubenmuskulatur ist eben mehr „uterin" und die knotige Verdickung bei infiltrativer epithelialer Wucherung, ganz einerlei, ob diese aus der Tubenschleimhaut selber stammt oder vom Uteruskorper her eingedrungen ist, beweist weiter nichts als die nahe Zugehörigkeit zum Uterus. Die Muskulatur braucht weiter keine durchgreifende funktionelle Verschiedenheit zu besitzen, sondern der Unterschied mag allein im groben Bau liegen. Also kurz, die knotige Verdickung als Vorrecht des uterinen Tubenteils kann als Stütze der Hypothesen wegfallen. Der uterine Tubenteil ist eben anders gebaut und bildet auch zuweilen Myome, was die Muskulatur der abdominalen Tubenhalfte so gut wie nie tut, noch seltener als die ebenfalls dünne Muskulatur des Darmes oder der Gefaße. Dagegen ist auch sie nicht ganz so unempfindlich auf den Reiz der Epithelwucherung, wie es erscheinen könnte, sondern auch sie proliferiert zuweilen, aber die lockere Struktur, die Dehnbarkeit laßt es wenig zur Geltung kommen.

In allen Abschnitten der Tube ist infiltrative Wucherung aus der ortsgewöhnlichen (von Haus aus normalen) Schleimhaut häufig; meistens unter entzundlicher Entstehung. Auch die Schleimhaut des uterinen Tubenendes rechnet hierzu, doch kommt hier außerdem ebenso wie im Uterus eine besondere Empfindlichkeit auf den hormonalen und sonstige Regenerationsreize hinzu, die ohne merkliche oder doch ohne auffallige andere Reize zur infiltrierenden Wucherung führen können. Diese aus der Erfahrung sich ergebenden Tatsachen werden dadurch nicht beruhrt, daß ausnahmsweise ortsungewöhnlich endometrioide Schleimhaut („Endometrium") in der Tube vorkommt und ebenso wie die Uterusschleimhaut selber zur infiltrativen Wucherung gereizt werden kann, aber nicht etwa deshalb infiltrativ wuchern muß, nur weil sie eine Anomalie in der Anlage darstellt. Es handelt sich in diesen Ausführungen darum, das Vorurteil zu beseitigen, 1. als ob zur infiltrierenden Wucherung nur Epithel von besonderen angeborenen Qualitaten befahigt sei, und 2., als ob ortsungewöhnliches Epithel wie uberhaupt irgend fehlerhafte Anlage ohne weiteres zur Wucherung neige, etwa mehr neige, als ortsgewöhnliches Epithel. Ortsungewöhnliche Differenzierung bedeutet an sich keine Anomalie der Zellen, des Gewebes, sondern des Ortes.

Die heterotope (infiltrative) Schleimhautwucherung befallt oft die Tubenwand; sie wird in allen Abschnitten der Tube durch Entzundung hervorgerufen und nur im uterinen und isthmischen Teile der Tube entsteht sie außerdem noch unter ähnlichen Bedingungen wie im Uterus ohne nachweisbare Entzündung und in diesen Fällen meist mit Adenomyosis uteri zugleich. Es ist erst noch zahlenmäßiger Nachweis zu erbringen, ob im uterinen Tubenteil die nicht entzündliche Auslösung ebensooft erfolgt wie die entzündliche. Die Wucherung der Muskulatur am uterinen Tubenende begleitet die epitheliale Wucherung früher oder später, einerlei, ob diese entzündlich entstanden ist oder nicht. Die Muskelwucherung ist sekundär und tritt auch dann ein, wenn bei Adenomyosis uteri die uterine Schleimhautwucherung bis in die Tubenwand vordringt. Die infiltrative epitheliale Wucherung geht für gewöhnlich in allen Tubenabschnitten aus der ursprünglich normalen Schleimhaut selber hervor. Ausnahmsweise kann endometrioide Schleimhaut als ortsungewöhnlicher Ersatz des Endosalpingium namentlich am inneren uterinen Tubendrittel beobachtet werden mit der besonderen, überlegenen Neigung zur Adenosisbildung. Im allgemeinen bedarf es jedoch keiner theoretischen Annahmen von Fehlbildungen oder Mißbildungen der Schleimhaut, für die es weder anatomisch-histologische Unterlagen gibt, noch entwicklungsgeschichtliche Wahrscheinlichkeit.

Die Adenosis interna geht in der größten Zahl der Falle vom gewöhnlichen Tubenepithel aus, und die auslösende Entzündung fuhrt unter starken Gewebseinschmelzungen in der Schleimhaut und darüber hinaus zu den schweren Tubenveränderungen mit Abschnürung einzelner oder vieler Teile bis zur teilweisen und völligen Verschließung der Tubenlichtung.

Mißbildungen soll man nur bei Feten und Neugeborenen zeigen; ihr Nachweis würde jedoch die eben genannte an großem Material gewonnene und leicht zu erringende Erfahrung nicht im geringsten antasten, weil die Entstehungs- und Bildungsgeschichte der Erkrankung in allen Stadien an genügend großem Material histologisch leichter zu verfolgen ist, als irgendein anderes Krankheitsbild.

Anatomie und Histologie der Adenomyosis uteri.

Wir kommen nunmehr zur Beschreibung der besonderen anatomischen und histologischen Befunde bei der Adenomyosis im Uterus selber. Die Häufigkeit

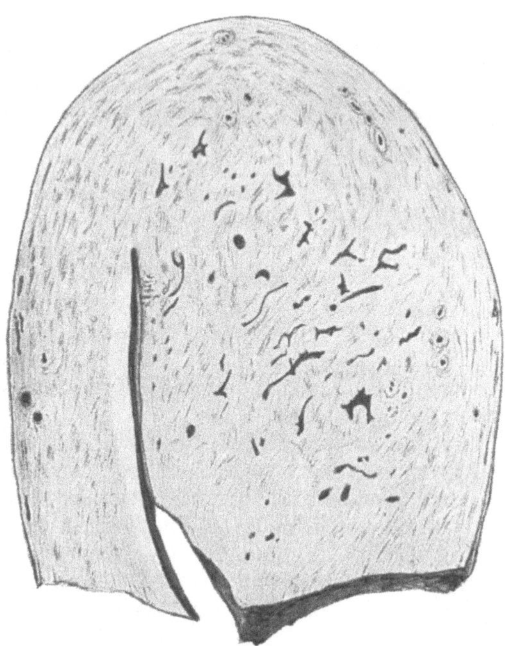

Abb. 144. Einseitige starke Verdickung des Uterus durch Adenomyosis. Etwa ⁴/₅ nat. Große.

des Leidens wurde und wird auch jetzt noch makroskopisch verkannt, und als
„Metritis", Metropathie usw. gedeutet, wenn nicht gerade Zysten auffällig
werden.

Der Uterus ist im Korpus, das von diesem Leiden am häufigsten befallen
wird, einseitig oder ringsum in den inneren und mittleren Wandschichten verdickt, wenn es sich um Schleimhautwucherungen handelt (Adenomyohyperplasia interna). Zuweilen wird jedoch die ganze Wand bis nahe an die Serosa
in die Wucherung einbezogen und auch
die Schleimhautausläufer können bis hierher verlaufen.

In selteneren Fällen sind nur die äußeren Muskelschichten oder diese und die
mittleren Schichten befallen, umschrieben
in Knotenform oder weit ausgedehnt, gelegentlich vom Fundus bis auf die Zervix.
Der Schwerpunkt der Zysten und mit der
Lupe erkennbaren adenomatösen Wucherung liegt dann nahe der äußeren Oberfläche. Der Ausgang von dieser ist dann
unverkennbar (Abb. 149) Adenomyosis
externa = perimetrica.

Die erheblicheren Grade treiben den
Uterus teilweise, oder im ganzen stärker
auf, selten in so umschriebener Form, daß
ein Vergleich mit Myomen zutrifft; es
pflegen entzündliche Erscheinungen und
besonders als deren Reste die peritonealen
Verwachsungen nicht oft zu fehlen.

In einzelnen Fällen ist ein Teil des
Uterus von der diffusen Adenomyohyperplasie heimgesucht und an anderen Stellen
finden sich unabhängig umschrieben kleinere Herde (auch O. Frankl beschreibt
einen solchen Fall). So fand ich einige
Male außer der Adenomyosis interna zugleich einzelne subseröse Herde erbsengroß, einmal auch kirschgroß. Auch die Ver-
gesellschaftung mit epithelhaltigen Myomen ist seit v. Recklinghausens Arbeit
bekannt. Ähnliches erwähnen Cullen,
Sampson, Halban, Mestitz u. a.

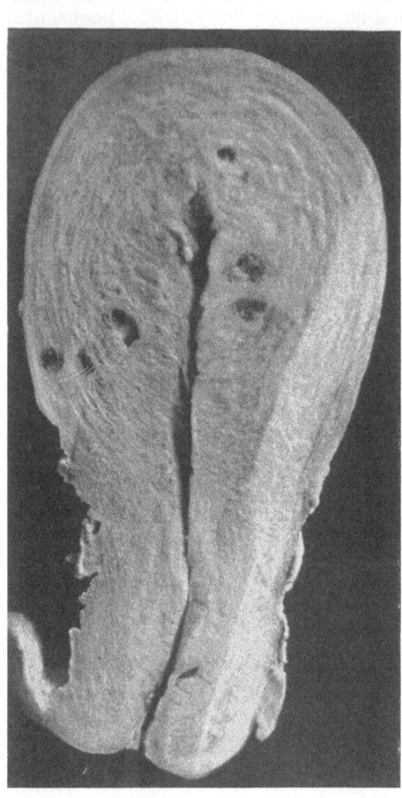

Abb. 145. Adenomyosis diffusa mit uber-
wiegender Schleimhautwucherung, geringer
Muskelwucherung in den inneren Wandschichten des Corpus uteri. Starke Zystenbildung. Lichtbild etwa ⁴/₅ nat. Größe.

Sehr viel häufiger sind freilich im adenomyohyperplastischen Uterus die
begleitenden Myome völlig epithelfrei.

Sind gleichzeitig Myome vorhanden wie in Abb. 147, so erhellt nicht nur
aus deren scharfer Abgrenzung der Unterschied, sondern auch aus der groben
Struktur. Die Myome sind heller und ihre Struktur ist wirbelig und lamellär.
An unserem Material fanden sich meist kleine intramurale Myome etwa in
einem Drittel der Fälle, größere Myome nur in etwa 5%. Selten sind kleine
Myome mitten in dem adenomyohyperplastischen Gewebe rings eingeschlossen.
Sowohl diese sind frei von epithelialen Einschlüssen, als auch meistens die ge-
sondert gelegenen Myome.

Die Adenomyohyperplasie zeigt in frischen Graden wenig Auffälliges; je
älter das Leiden ist, desto mehr hebt sich ein wirres Flechtwerk mehr weißer

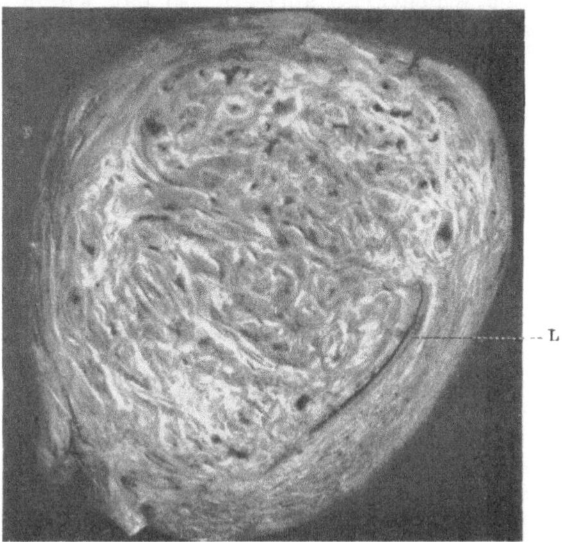

Abb. 146. Adenomyohyperplasia uteri diffusa der einen Wand (links) besonders der inneren und mittleren Schichten. Äußere Schichten konzentrisch. Rechts vom Lumen = L die Wand normal, nur etwas gedehnt. Die erkrankte Partie läßt auf dem Schnitte durch das frische Präparat bald die fibrösen Partien gegenüber dem muskulären mehr hervortreten. Lichtbild etwa ⁴/₅ nat. Größe.

schmaler Balken ab, zwischen denen die Muskulatur mehr grau oder graurot in unregelmäßige Felder abgeteilt liegt (Abbildg. 146 und 147). v. Recklinghausen bezeichnete diese Faserung mit „Moiréschimmer". Die Beteiligung der adenomatösen Wucherung fällt oft makroskopisch kaum ins Auge; nur größere Herde und besonders Zysten verraten sie.

Eine Verwechslung mit einfacher Myohyperplasie ist leicht möglich, wenn sichtbare Zysten oder schleimhäutige Felder makroskopisch fehlen, doch betrifft die einfache muskuläre Wandhypertrophie meist das ganze Corpus uteri in allen Wandschichten, und zwar meist gleichmäßig, während die Adenomyohyperplasie einige Stellen stärker ausschließlich verdickt und meist mehr kleinmaschige Netzform als jene auf dem Schnitte zeigt. Schließlich achte man auf die von der drüsigen Wucherung verschonten Wandpartien; diese werden verdrängt, schichtweise angeordnet, und zwar sind es bei der schleimhäutigen Wucherung (Adenomyosis interna) die äußeren Uterusschichten, umgekehrt bei der von der äußeren Uterusoberfläche ausgehenden Adenomyosis externa die inneren Muskelschichten,

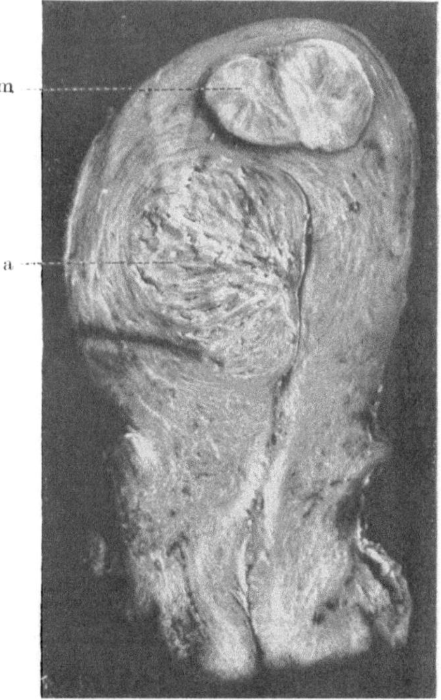

Abb. 147. Umschriebene Adenomyosis a der Hinterwand des Corpus uteri von der Schleimhaut ausgehend und ein einfaches Myom m im Fundus. (Lichtbild etwa ³/₄ nat. Größe.)

17*

die sich konzentrisch schichtweise anlagern, so daß sie in diesem Falle die
Uteruslichtung vorbuckeln (Abb. 149).

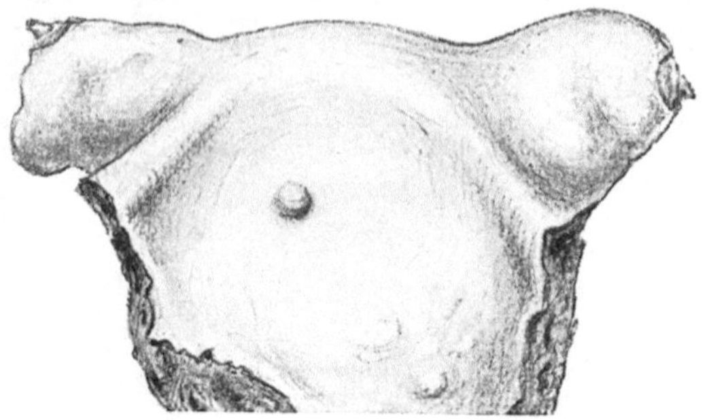

Abb. 148. Adenomyosis der Uterushorner und der uterinen Tubenteile (Salpingitis isthmica nodosa
Chiari). Von der Dorsalseite gesehen.

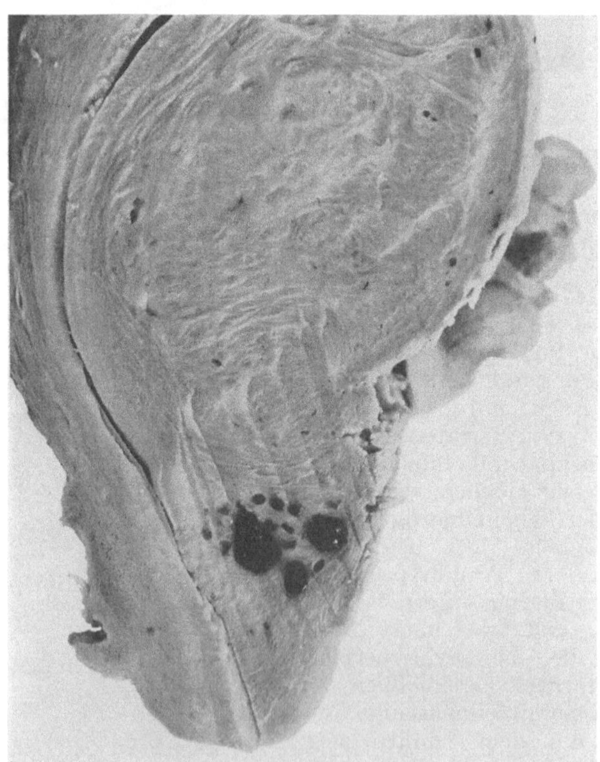

Abb. 149. Adenomyosis uteri externa im Sagittalschnitt. (Präparat von Prof. Henkel. Jena.)
Die epitheliale Wucherung nimmt ihren Ausgang von der durch starke Adhasionen verunstalteten
hinteren Korpuswand (rechts im Bilde). Zysten namentlich im unteren Teile. Die inneren Wandschichten sind verschont. Die Schleimhaut ist unbeteiligt. Die Uteruslichtung verbogen durch die
Wucherung unter Dehnung und Verdrängung der unbeteiligten inneren Muskelschichten. (Lichtbild.)

Die Wucherung beschränkt sich bei Adenomyosis interna auf die inneren
und mittleren Muskelschichten; man läßt sich hierüber durch die gedehnten
verdünnten Außenschichten täuschen, doch zeigt sich mikroskopisch die Gefäß-

schicht meist von der drüsigen Wucherung frei. Die Wandverdickung beträgt einige Millimeter oder einige Zentimeter bis etwa zu 10 cm; meist 3—5 cm. Verhältnismäßig oft sind die Tubenwinkel (Abb. 148) des Uterus bis dicht an oder in die anschließenden „interstitiellen" Tubenkanäle ebenfalls rings von der Drüsenmuskelwucherung rings eingeschlossen, jedoch meistens nur so, daß die vom Uteruskorpus herrührende Drüsenwucherung die Uterushörner eroberte, während die Schleimhaut der letzteren unbeteiligt war. In zwei Fällen dieser Art war sogar die Tubenlichtung durch den Druck der Wucherung atretisch. Das sind

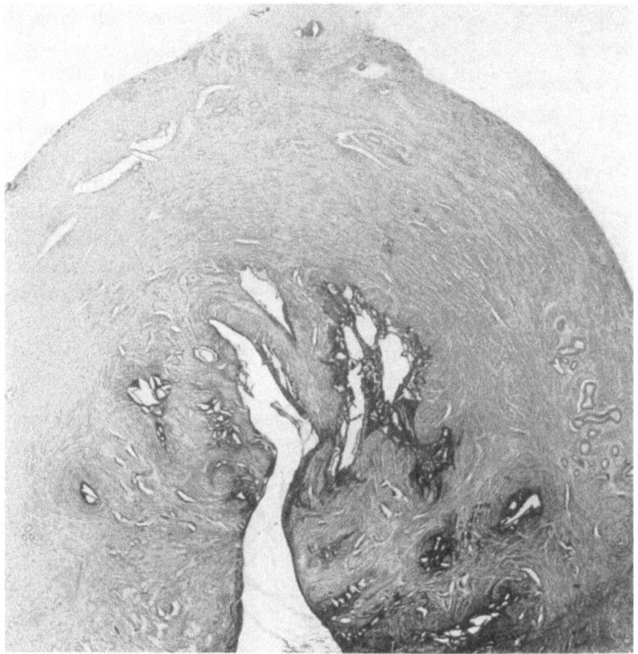

Abb. 150. Adenomyosis uteri interna corporis uteri. Einzelne Auslaufer gehen von der Schleimhaut aus und bilden in der Tiefe stärkere Wucherungen, die nur zum Teil von verstärkter Muskulatur lebhafter umwuchert werden. (Lichtbild Lupe.)

natürlich Verhältnisse, die sich nur mikroskopisch beurteilen lassen, während makroskopisch nur die Verdickung der Uterushörner und zuweilen auch der Tubenansätze (Salpingitis isthmica nodosa), letzteres in knotiger Form auffällt, mit kleinen Zystchen in der stark verdickten Muskulatur; in diesen Fällen beteiligt sich die Schleimhaut der interstitiellen Tubenkanäle und die der Tubenansatzteile selber an der heterotopen Epithelwucherung. In einem unserer Fälle war die Epithelwucherung des Tubenteiles und der Uterusschleimhaut in die Hörner hinein deutlich voneinander getrennt, in einem anderen Falle fand ich die Epithelwucherung auf der ganzen Linie von der Korpusschleimhaut über die Uterushörner bis in die Tubenteile überall entwickelt. In etwa $^1/_4$—$^1/_3$ der Fälle ist das Uteruskorpus nicht ringsum verdickt, sondern einseitig; der oberste Teil des Korpus und namentlich der Uterusscheitel sind ohnedies bevorzugt. Zuweilen ist außer dem Korpus nur ein Uterushorn oder nur eine Seitenwand bis in das Parametrium verdickt; in diesen Fällen erstreckt sich öfters die Drüsenmuskelwucherung unmittelbar unter dem interstitiellen Tubenteil

seitwärts. Zuweilen ist die Vorder- oder Hinterwand wesentlich stärker verdickt und gar nicht selten ist überhaupt nur eine Wand umschrieben befallen.

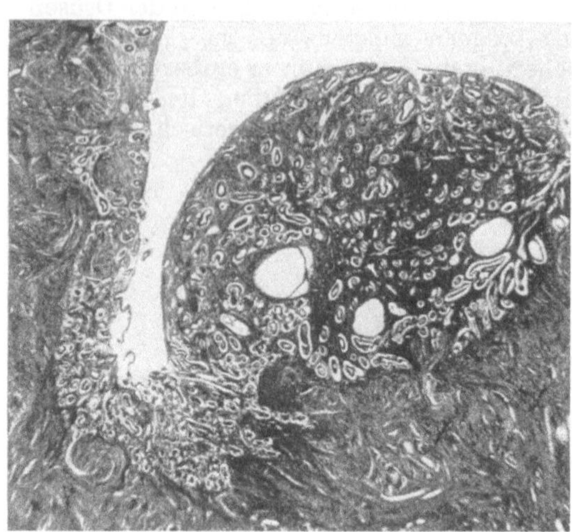

Abb. 151. Ein umschriebener hyperplastischer Herd,
knopfformiger Vorsprung auf der Uterusschleimhaut und
darunter Adenomyosis. (Lichtbild Lupe.)

Die Drüsenwucherung geht dann nur von einer Wand aus, meistens von der Hinterwand mit oder ohne Beteiligung des Fundus oder von der Vorder- oder Seitenwand. So kommt eine einseitige umschriebene Adenomyohyperplasia zustande. In einem Falle fand ich eine diffuse Verdickung des Uterusscheitels und oberen Korpusteiles und eine umschriebene seitliche Verdikkung im unteren Korpusteile. Über die Häufigkeitsverhältnisse dieser verschiedenen Örtlichkeiten gibt an einem noch nicht genügend großen Material die Arbeit KITAIS über mit mir gemeinsam vorgenommene Untersuchungen bei „endometraner Adenomyosis" (1925) Auskunft.

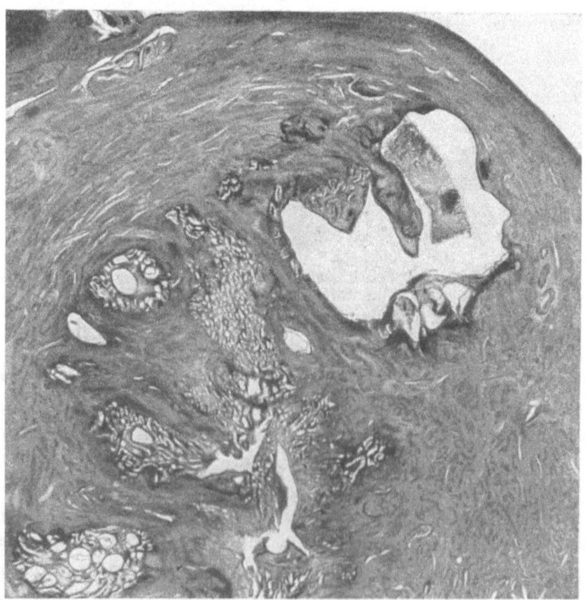

Abb. 152. Adenomyosis uteri interna mit kräftiger Ausbreitung in der Tiefe und Neigung zur
Zystenbildung. (Lichtbild Lupe.)

Meistens kann man damit rechnen, daß die muskuläre Wucherung sich überall der drüsigen Wucherung angeschlossen hat. Ganz selten ist die Myohyperplasie selbständig bei nur geringer drüsiger Wucherung ausschließlich in der inneren Muskellage.

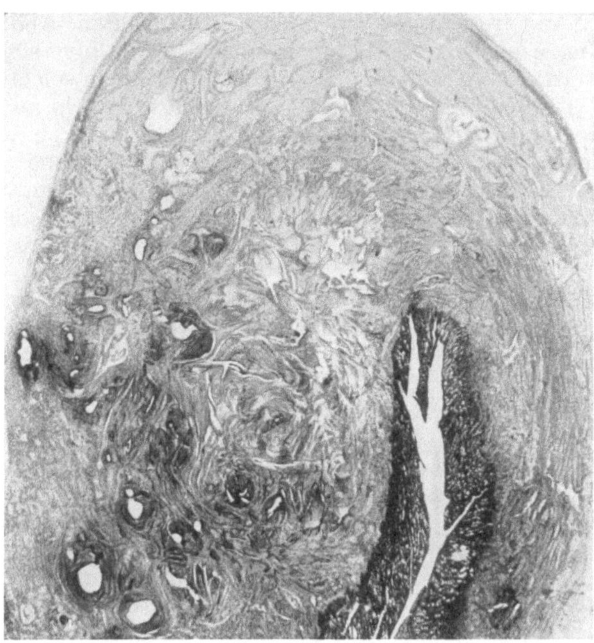

Abb. 153. Tiefgreifende Adenomyosis interna. Schleimhaut steht an einzelnen Stellen mit der epithelialen Tiefenwucherung zusammen. (Lichtbild Lupe.)

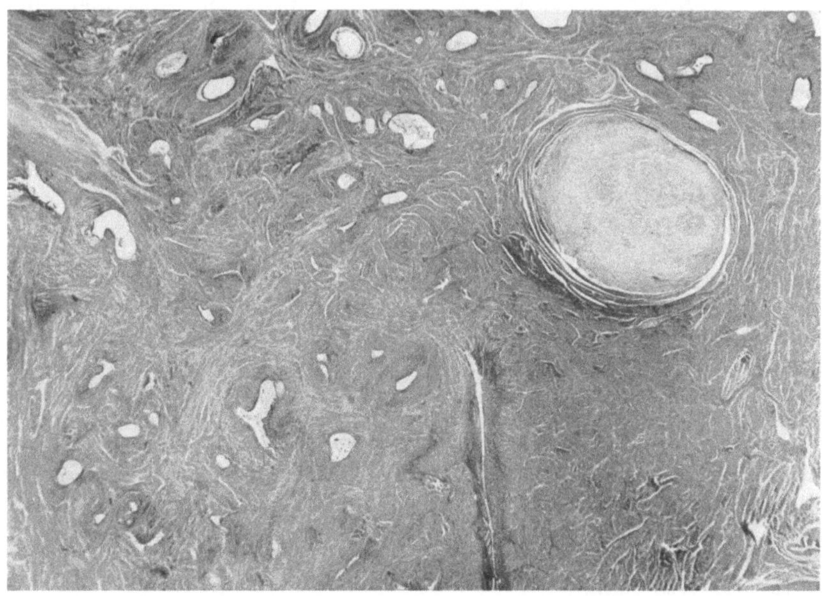

Abb. 154. Adenomyosis uteri interna mit Neigung zur Zystenbildung, um die herum das Muskelgewebe dichtere zellige Mantel von konzentrischer Schichtung bildet. Außerdem unmittelbar benachbart ein kleines Myom. (Lichtbild Lupe.)

Der Schwerpunkt liegt in den zentralen Wandschichten (Abb. 150 und 151). Die Drüsen dringen in leichteren Graden einzeln in die innerste Muskelschicht (Abb. 152), in stärkerem Grade bündelweise (Abb. 153); in solchen Fällen pflegt man oft auch Zysten zu finden, und zwar am häufigsten mehr an der Peripherie.

Einzelne größere Zysten haben stets die Aufmerksamkeit erregt; sie sind um so zahlreicher und größer, je massiger die Wucherung im ganzen ist v. Recklinghausen), finden sich jedoch auch schon bei Fällen von heterotoper Schleimhautwucherung, die nur wenige Millimeter tief vorgedrungen ist und ohne nennenswerte Muskelwucherung.

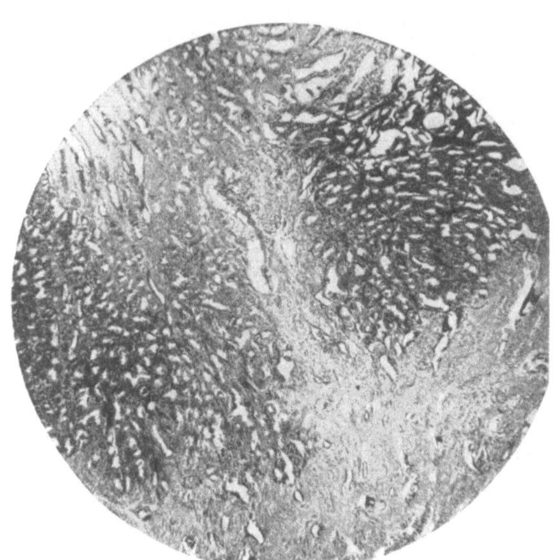

Abb. 155. Adenomyosis uteri interna. Die Schleimhaut (links oben in Funktion) ist hauptsächlich in der basalen Lage dargestellt; hier ersetzt sie die innere Muskelschicht und dringt mit breiten Massen nicht tief vor. (Lichtbild schwacher Vergroßerung.)

Diese Zysten bis zu mehreren Millimetern Durchmesser lassen die heterotope Schleimhautwucherung am leichtesten makroskopisch erkennen (Askanazy), was sonst nur an der unscharfen basalen Schleimhautgrenze und in sehr starken Graden an der netzförmigen Struktur der adenomatösen Wucherung selber ausnahmsweise möglich ist. Die Wucherung geschieht nämlich nicht oft auf ganz breiten Strecken, sondern meist sprunghaft an vielen kleinen Stellen mit zunächst radiärem Verlauf der stärkeren Ausläufer in den zentralen Wandschichten. Die einzelnen Schläuche, ob sie nun direkt von der Schleimhaut oder in der Tiefe von den Büscheln ausgehen, durchbrechen rücksichtslos die Muskulatur, bequemen sich aber gerne den intramuskulären Räumen und den Gefäßen an, so daß der Verlauf sehr verwickelt wird und die später abgeschnürten Teile oft für frühzeitig oder gar embryonal versprengte Teile gehalten werden. Deswegen muß es hervorgehoben werden, daß die Drüsenschläuche auch bei der einfachen Schleimhautheterotopie stärkeren Grades tief in die Muskelschichten vordringen können. Die einzelnen Schläuche sind oft unbedeutend und zerstreut, und zwar um so mehr, je älter und härter die Muskelbindegewebswucherung ist (Abb. 154).

In anderen Fällen sind es ansehnliche Schleimhautherde, die im allgemeinen ganz unregelmäßig geformt sind, während zuweilen das Zentrum der Herde eine Zyste von mehreren Millimetern darstellt, von welcher sich rings Schläuche ausstülpen, seltener Leisten nach innen erheben. Die Herde erscheinen auf Schnitten oft als Inseln, hängen jedoch alle untereinander und dadurch auf Umwegen mit der Schleimhaut oder Serosa zusammen, zum Unterschiede von kongenitalen Dystopien.

Die Schläuche haben meist ein enges oder mäßig weites zylindrisches Lumen, nur einzelne zystische Erweiterungen an beengten Stellen; je massiger die Wucherung, desto unregelmäßiger die Lumina bis zur Ausbildung netzförmiger Komplexe.

Die geringsten Grade der heterotopen Schleimhautwucherung gehören bei vorgeschritten geschlechtsreifem Alter (über 35 Jahre) fast zum regelmäßigen mikroskopischem Befunde: sie haben ihren Ursprung in einer mäßigen Hyperplasie der basalen Schleimhautschicht, die wir im Kapitel IX besprochen haben und die sich bei regelrechter Ovarialfunktion noch mit einer normalen, prägraviden Ausbildung der oberen funktionellen Schleimhautschichten verträgt. Von dieser heterotopen Wucherung geringen Grades bis zu schwerer Adenomyosis werden alle Stufengrade von Fall zu Fall beobachtet. Mit dem hyperplastischen Zustande der basalen Schleimhautlagen steht es im Einklange, daß die heterotope Schleimhautwucherung auch die histologischen Zeichen der Schleimhautdrüsen und deren Epithel trägt, hohes, zuweilen

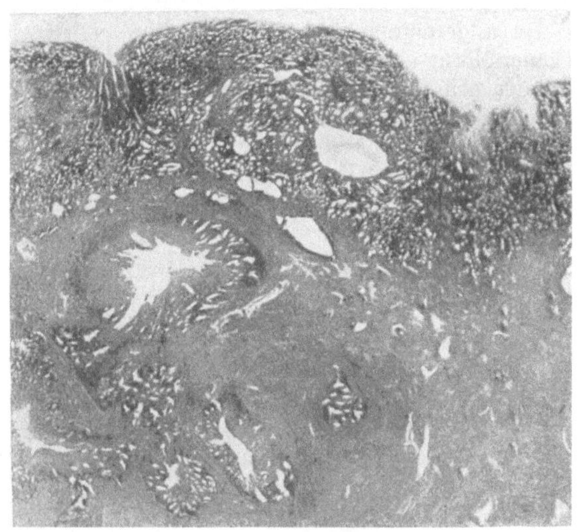

Abb. 156. Exophytische und endophytische Hyperplasie der Uterusschleimhaut mit Schleimhautwucherungen tief in die Muskulatur hinein. (Adenomyosis interna.) (Lichtbild Lupe.)

tragendes Zylinderepithel mit länglich ovalen, den mittleren und größeren Teil der Zelle ausfüllenden Kernen und scharfen Zellsaum zum Lumen. Eine Reihe von Eigentümlichkeiten in der Aufstellung der adenomatösen Herde und in öfters wiederkehrenden Einzelheiten des Aufbaues hat v. RECKLINGHAUSEN Flimmerhaare ausführlich geschildert, die heutzutage gar nicht mehr beachtet werden, weil die Herkunft vom Endometrium her so geläufig ist, daß man über den Ähnlichkeiten mit der Schleimhaut die Eigenheiten der heterotopen Stränge übersieht. Sie haben immerhin wachstumsmechanisches Interesse und werden bei Besprechung der Pathogenese kurz erwähnt werden.

In der Tat ist die Schleimhautähnlichkeit nicht nur durch die Drüsenschläuche, sondern fast mehr noch durch das zellige Stroma in vielen Fällen und an vielen Stellen derart treffend, daß Abweichungen davon, zumal sie meist erst bei längerem Bestande auftreten (Abnahme des

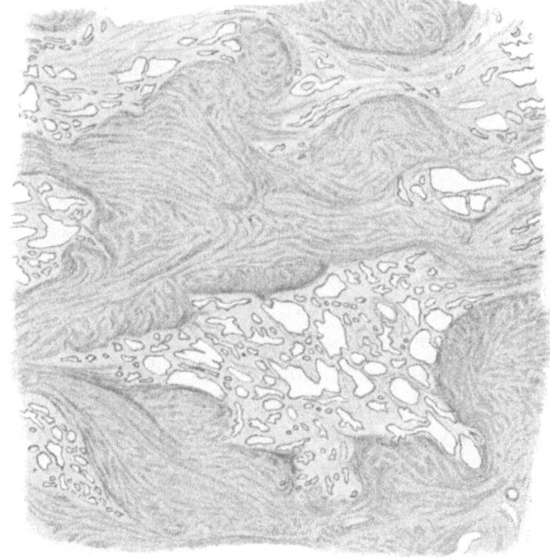

Abb. 157. Adenomyosis externa. Die Wucherung ist histologisch mit der bei Adenomyosis interna gleichartig. (Schwache Vergroßerung.)

zelligen Stromas) nicht ins Gewicht fallen. Es blutet aus erweiterten Kapillaren sowohl in das Stroma als auch in die Epithelräume und in die größeren Zysten und das Blut hinterläßt eisenhaltiges Pigment, das von Zellen aufgenommen wird. Solche Zellen nehmen im Sekrete namentlich der Zysten liegend oft rundliche Zellform an und haben v. RECKLINGHAUSEN veranlaßt, sie mit „Herzfehlerzellen" zu vergleichen.

Im allgemeinen steht die Ähnlichkeit der heterotopen Wucherung mit der Schleimhaut ganz fest, aber nur zuweilen nehmen auch meist nur einige Stellen an der prägraviden Funktion der Schleimhaut teil und sind durch Glykogenreaktion des Epithels, basale Kernstellung, Sägeform der Drüsen u. a. gekennzeichnet. In der Mehrzahl der Fälle fanden wir jedoch selbst bei vorgeschrittener prägravider Funktion der Schleimhaut hierin ein Versagen der heterotopen Schleimhaut. Trotzdem sprechen die schon von W. A. FREUND beobachteten

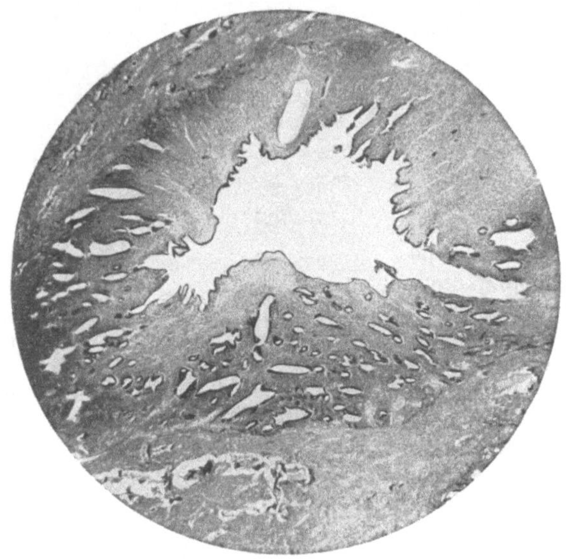

Abb. 158. Eine „Ampulle mit einseitiger (?) Sammlung von Kanalen; d. h. Abgang vieler Verzweigungen von einer Zyste aus bei Adenomyosis uteri interna. (Lichtbild schwache Vergrößerung.)

menstruell auftretenden Schmerzen und die unmittelbar nach den Menses frischeren Blutungen in den heterotopen Wucherungen für eine Beteiligung, wenn auch nur durch Kongestion (v. RECKLINGHAUSEN).

In der Schwangerschaft wird das Stroma der heterotopen Wucherung nur zuweilen dezidual umgewandelt, und zwar, um das hier gleich einzuschalten, häufiger bei der Adenomyosis externa und bei der Adenomyosis isthmica (R. MEYER, LAHM, SADGER, ASCHHEIM, LOCHRANE) als bei der Adenomyosis uteri interna. Es ist sogar keine Seltenheit, daß in den ersten 2—3 Monaten der Schwangerschaft die heterotopen Drüsen in der Muskulatur ebenso wie übrigens auch die Drüsen der basalen Schleimhautlagen die bekannten Formen (Schlängelung, Leistenbildung, Büschelbildung, Sägeform) annehmen, das Stroma hingegen nicht dezidual wird, sondern kleinzellig bleibt. Es bedarf offenbar eines besonders starken Reizes, oder, was wichtiger scheint, besonderer lokaler Geneigtheit der Zellen zur dezidualen Reaktion.

Bei Beurteilung der Beteiligung der heterotopen Wucherung an der zyklischen Funktion ist übrigens zu berücksichtigen, daß in mehr als der Hälfte der Fälle das Endometrium nicht mehr funktionstüchtig ist, sondern auch in ihren oberen Lagen hyperplastisch, so daß sich hier „endophytische" und „exophytische" Schleimhauthypertrophie vereinigen.

Die basale Schleimhauthypertrophie kann gering sein, d. h. es genügen wenige einzelne Ausläufer um in der Uteruswand eine schwere Adenomyohyperplasie hervorzurufen. Andererseits kann ein ganz schwerer Grad von basaler Hyperplasie die innersten Muskellager über 1 mm tief geradezu völlig ersetzen, ohne erhebliche oder ganz ohne tiefergreifende Adenomyohyperplasie. Es findet sich aber nicht selten basale und infiltrative Drüsenhyperplasie schweren und schwersten Grades vereinigt. Seltener ist die Schleimhaut atrophisch; man muß aber annehmen, daß sie zur Zeit der heterotopen Wucherung mindestens in den basalen Lagen hyperplastisch war.

Die Art der Besitzergreifung des fremden Bodens durch die Schleimhaut ist früher von R. Meyer im wesentlichen als eine Ausbreitung längs der Lymphgefäße in den Muskelinterstitien beschrieben worden und er hat außerdem den Nachweis erbracht, daß auch Gewebe der Uteruswand dabei eingeschmolzen wird. Daraus hatte er auf einen entzündlichen Vorgang geschlossen. Obgleich nun sowohl an der Schleimhautbasis als auch in den heterotopen Schleimhautsträngen zuweilen eine rundzellige Infiltration tatsächlich an der Gewebseinschmelzung beteiligt ist, so sind doch Fälle von echter Adenomyometritis, die lediglich der Entzündung ihre heterotope Ausbreitung verdanken, sehr selten. Vielmehr kommt der die heterotopen Drüsen begleitenden Stromawucherung eine gewebsauflösende Kraft zu (R. Meyer und J. Kitai, 1924). Wir fanden in den meisten Fällen von Adenomyohyperplasia bald mehr, bald weniger stark ausgesprochen ein Vordringen der Stromazellen in die Muskelbündel hinein, deren Zellen nicht nur dadurch auseinandergesprengt werden, sondern außerdem auch aufgelöst werden. Die heterotopen Schleimhautstränge nehmen an Umfang zu, indem sich die Drüsen und Stromazellen vermehren und die umgebenden Muskelbündel auseinanderdrängen und sich außerdem auf Kosten der Muskelzellen und Fasern vermehren, also 1. extensiv und 2. expansiv-destruktiv wachsen. Auch in die Gefäßwände kann das zellige Stroma vordringen. Die schon früher von R. Meyer nachgewiesene Auflösung der elastischen Fasern ist auch von Kitai bestätigt worden. Die Auflösung der Fibrillen ist leicht an Bruchstücken zu erkennen, auch die der Myofibrillen, dagegen ist das Verschwinden der Muskelzellen nur an wenigen Stellen und schwer zu verfolgen. Die Überreste des ursprünglichen Gewebes sind nur an den Rändern der heterotopen Schleimhautstränge zu sehen, während in ihrem Innern die Stromazellen nur ein eigenes Netz feiner Fibrillen führen. So enthalten die heterotopen Stränge an ihren Rändern regelmäßig noch von außen einstrahlende kollagene Fasern des intermuskulären, perivaskulären Bindegewebes, die in den inneren Partien der Stränge fehlen. Auch in der Wand größerer Gefäße läßt sich die Aufsplitterung der Gefäßwandmuskulatur durch vordringende Stromazellen zeigen. An den Berührungsstellen der heterotopen Stromawucherung mit der Muskulatur und dem intermuskulären Bindegewebe ist nicht selten das ursprüngliche Gewebe unter dem scheinbar toxischen Einflusse des neugebildeten Gewebes in auffälliger Verklumpung der Zellen mit Trübung des Protoplasmas und stärkerer Färbung der Kerne. Die Wände größerer Gefäße halten im allgemeinen gut stand, so daß sie inmitten größerer heterotoper Herde eingeschlossen sind; sie werden von der Wucherung überrannt. Bei längerem Bestande bilden sich in den umfangreicheren Wucherungen Kapillare, die als Neuerzeugnis daran erkennbar sind, daß eine enge Lichtung von dichtgedrängten kleinsten Endothelzellen umgeben wird, die den neugebildeten Stromazellen sich eng anschließen und ihnen ähneln können, etwa wie in den sogenannten Angiosarkomen.

Schließlich ist noch eine Besonderheit zu erwähnen, nämlich das Vordringen des Stromas heterotoper Schleimhautstränge in Gestalt polypöser Vorsprünge in erweiterte Lymphgefäße; meistens sind sie mikroskopisch klein, können

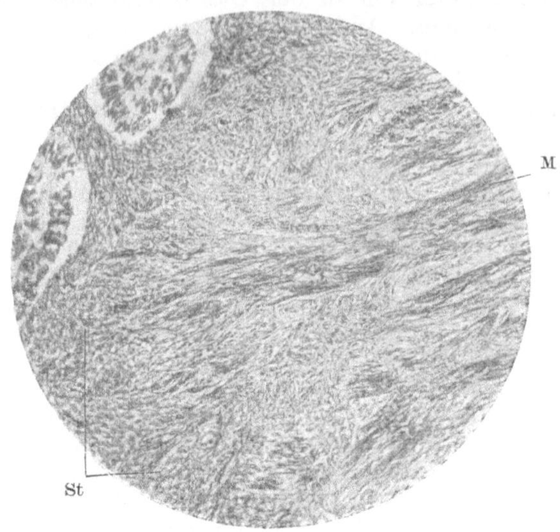

Abb. 159. S. auch Abb. 160 u. 161.

Abb. 159, 160 u. 161. Aufsplitterung der Muskulatur M und ihrer Fibrillen durch die Zellen des Stromas St bei Adenomyosis interna. D Druse. Aus fruherer Mitteilung von R. Meyer und Kitai. Lichtbilder mittlerer und starkerer Vergrößerung. (Aus Arch. f. Gyn. 124, Zbl. f. Gyn. 1924, Nr 45.)

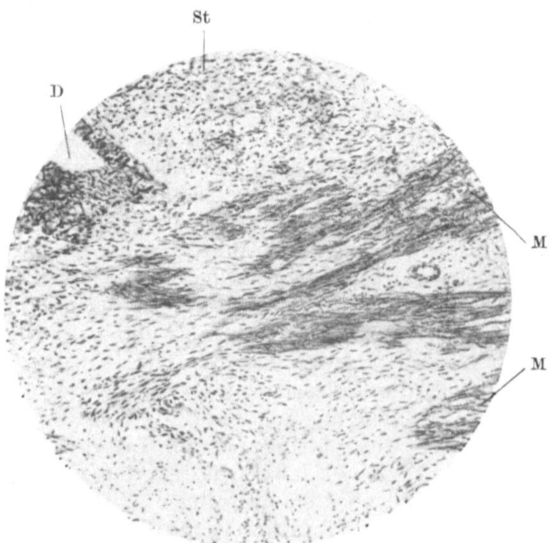

Abb. 160. S. auch Abb. 159 u. 161.

jedoch auch $1-1^1/_2$ mm lang werden. Sie drängen die Wand des Lymphgefäßes, das Endothel und begleitendes Bindegewebe vor sich her und stülpen es vor sich her in die Lichtung, ohne sie zu zerstören. Seltener sind Drüsen an der Basis der polypösen Stromavorsprünge mit einbezogen. Wir fanden (siehe

Kitai) solche Gebilde etwa in $^1/_6$ der Fälle meist vereinzelt, seltener mehrere im gleichen Schnittpräparat. Auch Schindler sah ein derartiges Gebilde in Lymphspalten.

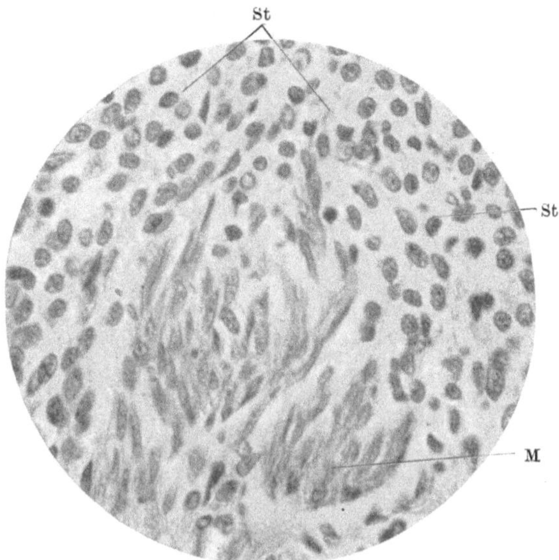

Abb. 161. Vgl. Abb. 159 u. 160.

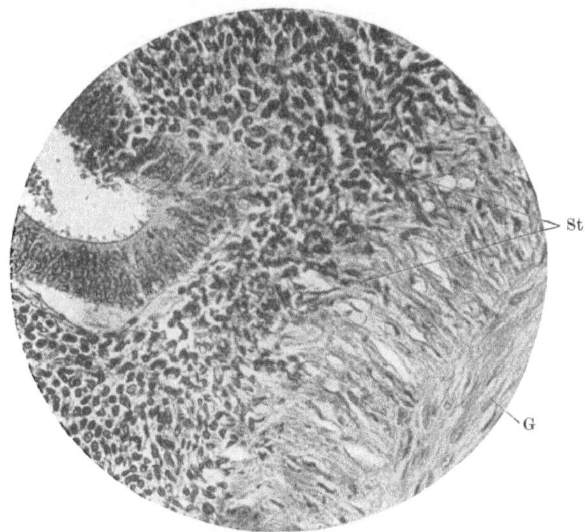

Abb. 162. Histolyse in der Gefäßwand eines größeren Gefäßes durch das Stroma der Adenomyosis interna. (Lichtbild starkerer Vergroßerung.) (Aus Kitai, Arch. f. Gyn. 124.)

Als Ausnahme ist eine von R. Meyer beschriebene angiomartige Ausbildung von Gefäßen als umschriebener Herd von 2×12 mm Durchmesser in einem Falle von „Adenoangiohyperplasie" anzusehen oder „Adenomyosis uteri partim angiomatosa". Die mittelgroßen und kleinen Gefäße stehen in auffallender

Menge dicht nebeneinander und durchbrechen das Bild der adenomyohyperplastischen Herde oder genauer gesagt, die schleimhäutige Wucherung umzieht

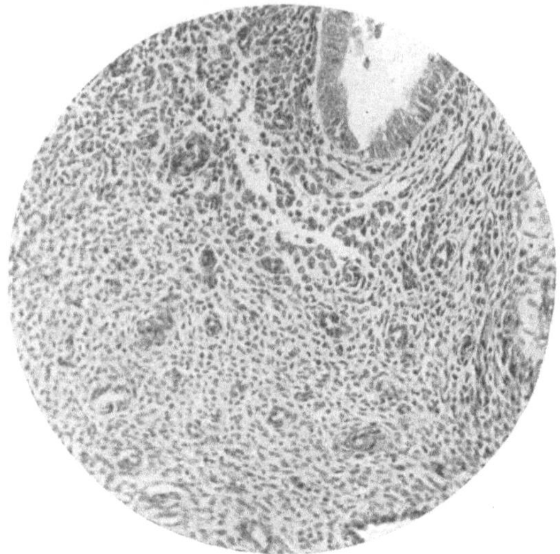

Abb. 163. Gefäßreiches Stroma mit eigen gebildeten ungewohnlich vielen Gefäßen in breiten Wucherungen bei Adenomyosis interna. (Lichtbild mittlerer Vergroßerung.) (Aus KITAI: Arch. f. Gyn. 124, Abb. 12).

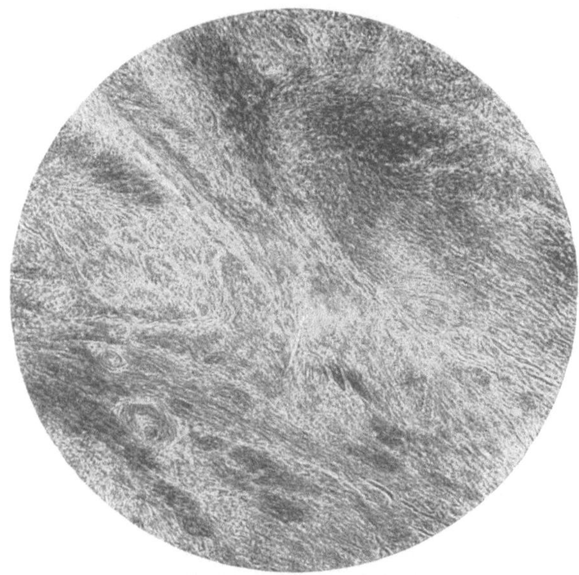

Abb. 164. Frische sehr lebhaft muskelzellige Hyperplasie bei Adenomyosis interna im Fundus uteri. In der Nachbarschaft ein Karzinom (vorgelegt Deutsche pathol. Ges. in Stuttgart 1906). Die dunklen Zuge in dem Lichtabzuge unmittelbar vom mikroskopischen Schnitte sind die frischeren sehr zelldichten Stellen der Muskelhyperplasie.

die angiomatöse Partie mit Drüsen, von denen nur einige in dem Gefäßbezirk liegen, während das begleitende schleimhautzellige Stroma auffallend tief und unregelmäßig vorgedrungen ist. Man kann nicht sicher annehmen, daß dieser angiomatöse Bezirk zur Adenomyohyperplasie als solcher gehört, sondern vielleicht zufällig einbezogen worden ist.

Das zellige Stroma der heterotopen Schleimhautwucherung ist nur in frischeren Fällen besonders ausgebreitet und angriffslustig und in dieser Zeit sehr zelldicht. Später und zugleich mit zunehmendem Fibrillengehalt in den muskulären Wandpartien wird das „zytogene" Stroma mehr und mehr von kollagenen Fibrillen durchsetzt.

Die Zelldichte des Stroma läßt dann nach, so daß oft Zysten und auch Schläuche fast nackt in der Muskulatur liegen.   Die bleibende Wucherung

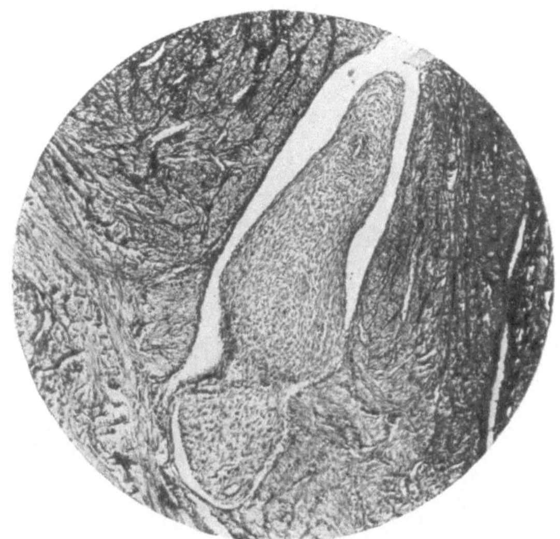

Abb. 165. Polyposes Vordringen der Adenomyosis in ein Lymphgefaß. (Lichtbild schwacher Vergrößerung.) (Aus KITAI: Arch. f. Gyn. 124, Abb. 13.)

ist später rein muskulär und die bindegewebigen Zwischenräume sind eher wesentlich schwächer als in der normalen Muskulatur. Erst durch hyaline Degeneration und fibröse Verhärtung, die stets Hand in Hand gehen, sind in älteren Fällen die Muskelzellen degeneriert.

Die Muskelwucherung geht zuweilen mit der Drüsenwucherung Hand in Hand und umschließt auch die tiefsten Ausläufer mit auffallend breitem Mantel. In anderen Fällen ergreift sie auch jenseits der Epithelwucherung unabhängig weite Strecken der Wand.

Unter keinen Umständen besteht eine gradweise Übereinstimmung als Regel, sondern es gibt: 1. Schleimhautwucherung in beträchtlicher Ausdehnung ohne Muskelhyperplasie, 2. Muskelhyperplasie ohne Schleimhautheterotopie und 3. Mischungen beider in ganz verschiedenen Graden meist jedoch unter ganz erheblichem Überwiegen der Muskelhyperplasie.

Die Muskulatur unterscheidet sich von der gewöhnlichen Uteruswand durch größere Zelldichte, kleinere Muskelzellen, Anordnung in weniger durchflochtenen Bündeln, meist größeren Bündeln von mehr einförmiger Verlaufsrichtung und infolgedessen verhältnismäßig wenig Zwischengewebe. Infolge der dichteren Stellung kleinerer Zellen wird das neugewucherte Muskelgewebe oft besser gefärbt als das der übrigen Muskelpartien. Innerhalb der hyperplastischen

Muskulatur oder benachbart mit ihr fallen kleine Myome durch ihre mehrwirblige Struktur und Neigung zu fibröser Entartung auf.

Adenomyometritis.

Einleitungsweise wurde berichtet, daß die früher von mir im Gegensatze zum „Adenomyom" (v. Recklinghausen) eingeführte Bezeichnung „Adenomyometritis" nicht mehr für die Mehrheit der Fälle von Adenomyosis Geltung haben kann. Die überwiegende Mehrzahl ist als Adenomyohyperplasie anerkannt und es ist fraglich, welcher Bruchteil der heterotopen Schleimhautwucherungen den „reparatorischen" (Lauche) in solchem Umfange zugehörig

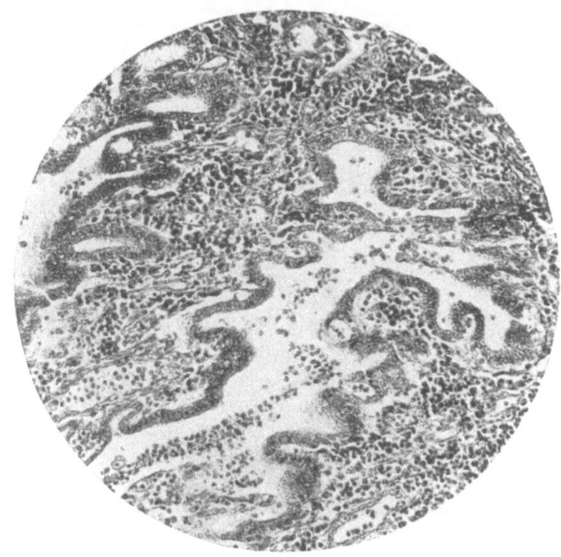

Abb. 166. Typische Adenomyometritis. Infiltration der Muskulatur mit Lymphozyten in Begleitung der heterotopen Schleimhautwucherung. (Aus Arch. f. Gyn. 124, H. 1.) (Lichtbild mittlerer Vergr.)

ist, daß der Name Adenomyometritis gerechtfertigt ist. Es ist klar, daß die „hyperplasiogene" Wucherung (Lauche), auch wenn Entzündungserscheinungen darin öfter eine geringe Rolle spielen, hier nicht in Betracht kommen. Ferner ist das fertige Ergebnis der reparatorischen heterotopen Wucherung nicht mehr mit …itis zu benennen, wenn ihre entzündliche Veranlassung bereits abgelaufen ist. So bleiben nur wenige Fälle übrig, die den Namen rechtfertigen, wenn man den Begriff der Entzündung im engeren, histologischen Sinne faßt und es kommt hinzu, daß die Deutung der Befunde strittig wird, wenn man in Erwägung nimmt, daß die entzündlichen Vorgänge als zufällige Nebenerscheinung einer schon vorher bestandenen hyperplastischen Adenomyosis hinzutreten können. Man kann also mit Recht den Nachweis verlangen, daß die heterotope Wucherung sich den entzündlich infiltrierten Gewebsbahnen anschließt, freilich unter Berücksichtigung, daß stellenweise die Entzündung schon abgeklungen sein kann. Dieses Verlangen, so häufig und leicht es bei der heterotopen Wucherung in der Tubenwand (Salpingitis) erfüllt werden kann, so selten und schwierig wird es im Uterus zu befriedigen sein. Im folgenden

Kapitel der Pathogenese werden wir darauf zurückkommen und hier nur erwähnen, daß abgesehen von einigen Fällen von Adenomyometritis'tuberculosa (s. w. u.) die rein entzündliche Adenomyositis in ihren unverkennbaren Stadien vergleichsweise sehr selten ist. Durch KITAI habe ich einen solchen Fall beschreiben lassen und auch anderweit (1928) selber kurz vorgebracht. Es fand sich einseitige Wandverdickung und Abszeßbildung im Uterus, ausgedehnte starke Infiltration mit Lymphozyten, Leukozyten und Plasmazellen. Von der mäßig hypertrophischen Schleimhaut des Corpus uteri und des linken Tubenteiles dringen zahlreiche Ausläufer von sehr unregelmäßiger spaltförmiger Lichtung und einzelne mehr schlauchförmige Kanäle in die Tiefe. Die Muskelwandverdickung ist nicht so erheblich wie in anderen Fällen. Wenngleich hyperplastische Wucherung nicht überall auszuschließen ist, scheint mir dieser Fall (Abb. 166) durchaus der reparatorischen Tiefenwucherung des Epithels zu entsprechen, wie wir sie nicht nur in den Tuben, sondern in wesentlich geringeren Graden auch bei Metritis, insbesondere auch Pyometra (s. o.) finden.

Adenomyosis, Adenofibrosis cervicis interna.

Die heterotope Schleimhautwucherung in der Zervixwand ist in geringeren Graden so häufig, daß man sie paradoxerweise nicht beachtet. Schließlich ist

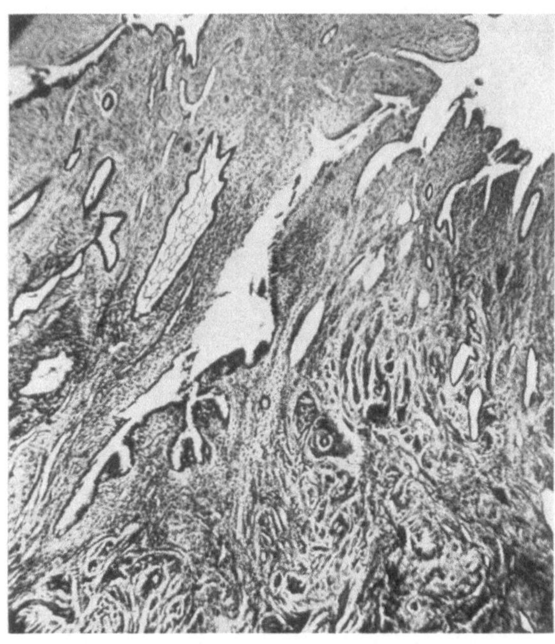

Abb. 167. Adenomyosis diffusa interna am „Isthmus“ und in der Cervix uteri mit teilweise wenig ausdifferenziertem Epithel, teils Zervikalepithel. Lebhafte Muskelhyperplasie. (T. 7239.) (Lichtbild mittlerer Vergroßerung.)

auch die glandulare Erosion oft nichts anderes als heterotope Schleimhautwucherung. Die Durchsetzung auch tieferer Schichten der Zervixwand ist etwas sehr gewöhnliches, sie fällt aber in nicht zu schweren Graden weniger auf, weil das Bindegewebe und die Muskulatur der Zervix weniger stark wuchern, wie es sich auch in der selteneren Bildung der Myome des Collum uteri ähnlich äußert. Auch macht die Erkrankung weniger klinische Erscheinungen. Schließlich, wenn sich die Neubildung zystisch entwickelt, wird die Voraussetzung der „heterotopen Drüsenwucherung" nicht erkannt. Die Beachtung der Erkrankung ist um so notwendiger, als einzelne Fälle tubulärer Karzinome der Infiltration mit harmlosen Drüsenschläuchen· unangenehm ähnlich sind.

Die Ätiologie ist entzündlich und traumatisch: Zervixrisse, Einschnitte (R. MEYER 1901). Auch nach supravaginaler Uterusexstirpation kommt adenomartige Wucherung der Zervixdrüsen vor (HALBAN). Einfache Heterotopie im zurückgelassenen Zervixstumpf habe ich einige Male gesehen.

In der Zervix bleibt das heterotope Epithel oft schleimgebend auch noch in den Zysten; die Epithelien können sich durch Verschleimung zugrunde richten

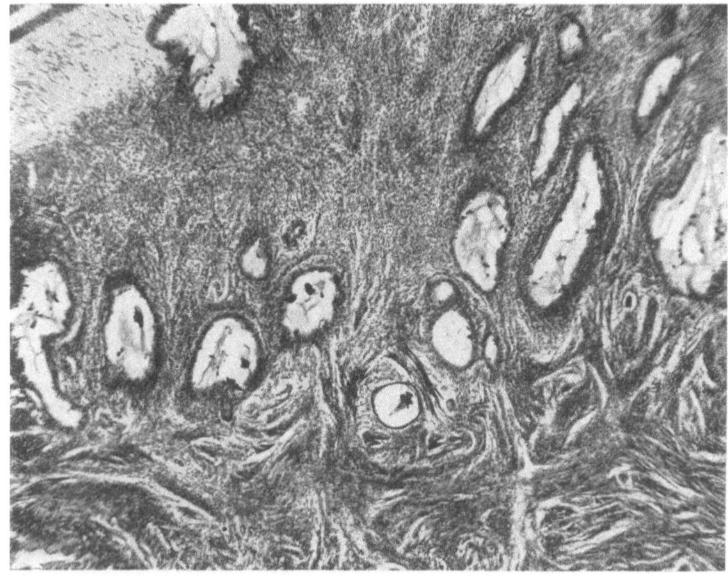

Abb. 168. Adenomyosis cervicis uteri interna. Man erkennt die Muskelwucherung im unteren Teile des Bildes. Epithel typisch zervikal. (Lichtbild mittlerer Vergrößerung.)

bis zum völligen Epithelschwund. Selten sieht man den Schleim in den Gewebsspalten und in Lymphgefäßen, wo er ziemlich reaktionslos zur Aufnahme gelangt. In anderen Fällen nimmt das heterotope Zervixepithel mehr indifferenten Charakter an und ähnelt in seinen kubischen und zylindrischen Zellen mehr dem Korpusepithel. Diese Veränderung wird ohne zwingenden Grund als Beweis für kongenitale Heterotopie angesehen. Das Zervixepithel kann auch in seinen adenomatösen Wucherungen die Schleimproduktion völlig einbüßen.

Die Zervixwand kann völlig durchsetzt werden, sogar bis in die Rektalwand (s. w. u.) ohne besondere Auftreibung; stärkere Wandverdickung wird nur durch (die allerdings zuweilen außerordentlich starke Schleimzystenbildung hervorgerufen, dagegen ist in der Regel weder die zellige Bindegewebsreaktion noch die Muskelwucherung in der Zervixwand von Bedeutung. SEGALIN faßt ein „Adenoma cysticum cervicis" als Adenomyometritis auf, ohne jedoch die Muskelhyperplasie hervorzuheben. Die follikuläre Hypertrophie der Portio gehört ebenfalls in unser Gebiet (s. Hypertrophie). Es wurde schon erwähnt, daß durch viele oder durch einzelne größere Zysten die Zervixwand stark verdickt sein kann, einseitig oder ringsum, daß aber dabei von einer Hypertrophie keine Rede sein kann, sondern im Gegenteil die Umgebung druckatrophisch wird. Die inneren und mittleren Schichten des Kollum findet man oft von mikro- und makroskopischen Zysten durchsetzt, so daß das Bindegewebe und die Muskulatur nur in dünnen Septen wie ein großmaschiges Netz übrig bleiben. Zysten bis Erbsengröße sind häufig, Kirschgröße (über 15 mm Durchmesser) seltener. In einem Fall fand ich neben vielen kleineren eine Schleimepithelzyste von 25 mm Durchmesser, die die linke Kollumwand stark aufgetrieben hatte und den Zervikalkanal der Portio vaginalis derart verdrängte, daß der äußere Muttermund nach rechts an der Seite stand. Zugleich reichte die Zyste unter starker Dehnung der Hand breit in das Parametrium (s. Abb. 170).

In einem anderen Falle war unter teilweiser Abszedierung eine große Kollumzyste in den Zervikalkanal dicht über dem äußeren Muttermund durchgebrochen und war zu einem länglichen, ein in der Längsachse stehenden Kanal, vielmehr Fistelgang, in den mittleren Lagen der Wand geworden, der nur an einigen Stellen noch das Schleimepithel erkennen ließ. — Die Entzündung — es sei ihr zugebilligt, daß sie in so alten Fällen auch sekundär sein kann — ist ein so alltäglicher Befund als Vorläufer der Zystenbildung, infolge Abschnürung hyperplastischer, heterotoper Epithelwucherung in der Zervixwand, daß man hier die entzündliche Genese breitestens verallgemeinern darf.

Ein Fall von kindskopfgroßer in das Parametrium entwickelter Zervixzyste fraglicher Herkunft mit benachbarten hasel- bis walnußgroßen Schleimzysten der Zervixwand bei einer 48jährigen Frau (S. WOLFF) wurde schon

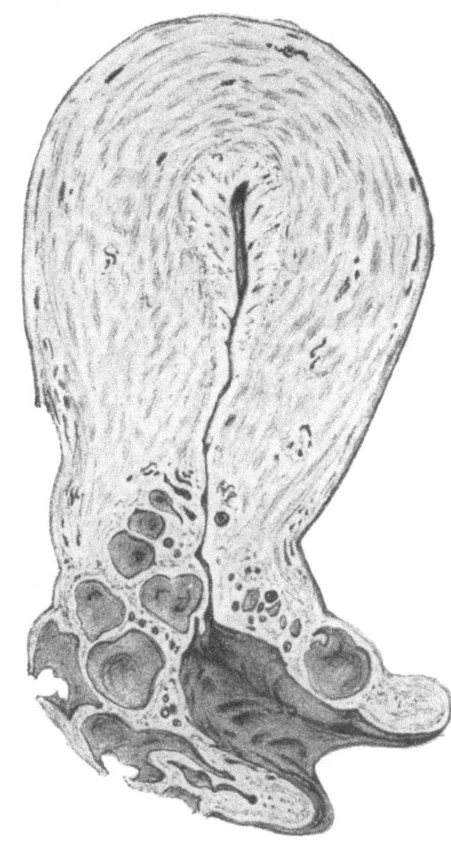

Abb. 168 a. Cystadenomyofibrosis cystica colli uteri. ($^4/_5$ naturl. Große.)

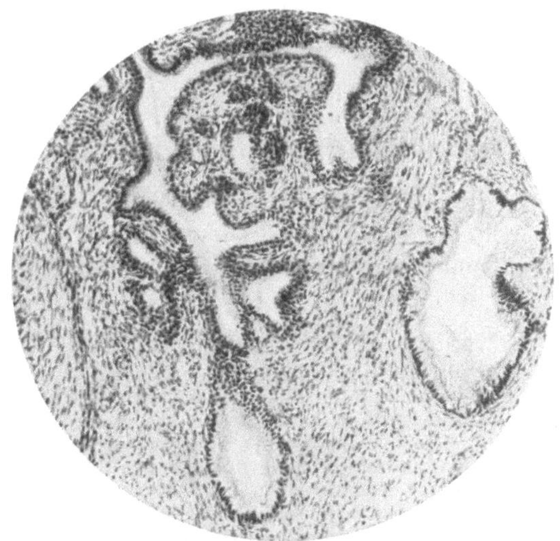

Abb. 169. Adenomyosis cervicis uteri interna. Das Schleimepithel der heterotopen Drusen stellenweise differenziert, stellenweise nicht. (Lichtbild mittlerer Vergroßerung.)

in Kapitel II erwähnt, weil die große Zyste vielleicht dem Gartnerschen Gange zugehört.

In allen Fällen heterotoper Wucherung in der Wand des Collum uteri muß natürlich auch der Wolffsche Gang berücksichtigt werden.

Die zervikale Drüsenwucherung kann zwar die ganze Wand durchsetzen, was wir jedoch als adenofibröse Wucherung unter „Adenofibrosis rectocervicalis und -vaginalis kennen lernen werden (S. 287 f.) ist gewöhnlich von deutlich „endometrischem Charakter des Korpus".

Außer der oben beschriebenen Adenomyosis cervicis interna gibt es auch eine Adenomyosis cervicis externa, wobei natürlich meist kein Schleimhautepithel, sondern, wie bei der Adenomyosis recto-cervico-vaginalis beschrieben wurde, ein dem Endometrium corporis ähnliches heterotopes Schleimhautgewebe gefunden wird. Schindler hebt mit Recht hervor, daß ein Fall

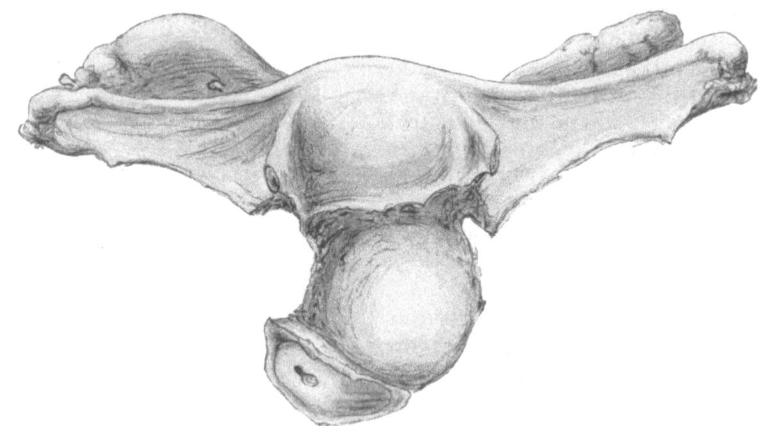

Abb. 170. Zyste des Collum uteri. (Beschreibung siehe Text.)

Labhardts von angeblicher kongenitaler Heterotopie des Müllerschen Ganges in der Zervix in dieses Gebiet gehöre. Die Literatur wurde im übrigen oben bereits erwähnt.

Verwicklung von Adenomyosis uteri mit Karzinom, Sarkom, Tuberkulose.

Die folgenden Angaben entnehme ich meiner Darstellung im Handbuch der Gynäkologie von Veit-Stoeckel, Heft 3.

Adenomyosis uteri und Karzinombildung.

Es soll hier nicht die Frage aufgeruhrt werden, die uns vor 30 Jahren beschaftigte, als man noch annahm, infiltrative Epithelwucherung bedeute Karzinom. Vielmehr soll hier erörtert werden, ob und wie die gemeinsamen Befunde von Adenomyosis und Karzinom an gleicher oder benachbarter Stelle genetisch zusammen gehören.

Die Karzinombildung in den Herden der Adenomyosis ist äußerst selten; noch seltener als die Angaben daruber in der Literatur. Dem fertigen Zustande kann man gar nicht seine Entstehung ansehen. Unter Karzinombildung auf dem Boden einer Adenomyosis darf man kein zufälliges Zusammentreffen verstehen, sondern nur die spatere maligne Ausartung anfanglich gutartiger infiltrativer Schleimhautwucherung. Zum Beweise dessen darf das Karzinom im Uterus nicht mit seiner Schleimhaut unmittelbar zusammenhangen. Es ist naturlich ein leichtes, Adenomyosis und Karzinom der Schleimhaut nebeneinander zu zeigen. Das ist bei Karzinom der Korpusschleimhaut ein häufiger Befund. Auch habe ich ein kleines Karzinom in der hyperplastischen Schleimhaut des Korpus demonstriert, das kaum in die Muskulatur eindringt, und in dessen unmittelbarer Nachbarschaft die nicht karzinomatöse Schleimhaut in kräftigen Bündeln in die Muskulatur vorgedrungen ist. Kurze Zeit später könnte man in solchem Falle vielleicht schon Karzinom und Adenomyosis vereint in der Tiefe finden und bei unglücklicher Schnittführung sogar den Ausgang des Karzinoms von der Schleimhaut vermissen.

In zwei Fällen geringer Grade von Adenomyosis fand ich Herde in den basalen Schleimhautschichten, die ich auf Grund besonderer Wucherung und Atypie des Epithels für karzinomatös ansah. Ich konnte jedoch nicht nachweisen, daß sie aus der adenomyotischen Wucherung hervorgingen. Als „Carcinoma adenomatosum uteri" ist eine besonders hochdifferenzierte Art, ein „Carcinoma tubulare" durch Beibehaltung der Schlauchform in der malignen Wucherung ausgezeichnet. Dieses kann zu Täuschungen führen, indem die harmlos aussehenden drüsigen Bildungen teilweise für gutartige Adenomyosis gehalten werden. Schon ein alter Fall (CULLEN) von Adenokarzinom im Adenomyom wurde von KLEINHANS als einfaches Adenokarzinom erkannt und das gleiche muß ich von zwei Fällen MOMIGLIANOS sagen, die er als Karzinom der adenomyösen Wucherung ansieht. Zum Beweise der Entstehung des Karzinoms aus der Adenomyosis gehört an erster Stelle die völlige Einschließung des Karzinoms in der Muskulatur bei völlig karzinomfreier Schleimhaut und außerdem der Zusammenhang mit dieser durch die karzinomfreien adenomyotischen Strange. Dieses ist erforderlich, weil ein intramurales Karzinom auch ohne Adenomyosis aus verlagerten Epithelkeimen entstanden sein kann.

Solchen Ansprüchen genügen die in der Literatur niedergelegten Fälle nicht. So hat VON RECKLINGHAUSEN ein von der Schleimhaut des Corpus uteri ausgehendes Karzinom beschrieben, das, wie er selber es auffaßte, die Bahnen einer gutartigen Adenomyosis („Adenomyom") zur weiteren Ausbreitung in die Tiefe „bevorzugte". Wir würden sagen, daß es in den schleimhautigen Zügen der Adenomyosis den geringsten Widerstand, oder die bequemste Ausbreitungsmöglichkeit, wie bereits oben gesagt, fand. Seine Anschauung, daß das „Adenomyom" von dem WOLFFschen Körper ausging, bedingte es, daß für VON RECKLINGHAUSEN das Schleimhautkarzinom und die Adenomyosis verschiedener Herkunft waren. Nur glaubte er außerdem eine bösartige Umwandlung in dieser sehen zu dürfen.

Ich habe früher (1906) einen Uterus gezeigt, in dessen Fundus Adenomyosis und Carcinoma adenomatosum, beide in kleiner Ausdehnung nebeneinander in das gleiche hyperplasierende Myometrium eingelagert sind. Daraus läßt sich auch noch keine sichere Gemeinschaft entnehmen. Die Muskulatur antwortet auf die gutartige und auf die bösartige infiltrierende Neubildung mit Hyperplasie. Aber selbst diese Verbundenheit erlaubt keine genetische Gemeinsamkeit zu folgern; immerhin darf man eine solche vermuten. Ich habe jedoch in jenem Falle ausdrücklich davor gewarnt, die einfachen epithelialen Heterotopien als „beginnendes Karzinom anzusehen", oder sie als „auslösendes Moment bei der Karzinombildung" zu betrachten. Als Gemeinsamkeit habe ich vielmehr nur die auslösende Ursache betrachtet, namlich die Entzündung. Welche von den früher beschriebenen karzinomatösen „Adenomyomen" in das Gebiet der Adenomyosis gehört haben mögen, ist kaum sicher festzustellen. Wir werden bei den Adenomyomen darauf zurückkommen. Neuerdings wird eine „karzinomatöse Degeneration heterotoper Epitheleinschlüsse" von L. BECKER kurz beschrieben, ein Carcinoma adenomatosum in den Außenschichten der Uterusmuskulatur. Nach der Begutachtung von v. GIERKE dringt die Geschwulst von außen ein Ich bemerke, daß von einer Adenomyosis dabei nichts gesehen worden ist, weil BECKER annimmt, daß der Fall der Adenomyosis seroepithelialis nahestehe. Besondere Beachtung hat ein Fall SITZENFREYS von Adenomyosis erregt, bei dem er Plattenepithelnester in und zwischen den epithelialen Bildungen fand und für Karzinom hielt. Ich habe diesen Fall jedoch später dahin umgedeutet, daß es sich um jene gutartigen „Plattenepithelknötchen" handelt, die man zuweilen in hyperplastischer Korpusschleimhaut findet, seltener auch in der Zervixschleimhaut.

Eine teilweise karzinomatöse Zyste in der Tubenecke fand O. FRANKL (s. Zysten).

Zugleich mit Adenomyosis und Karzinom vereint wurde Tuberkulose als drittes Leiden beobachtet (v. RECKLINGHAUSEN, SCHÜTZE); im letzten Falle fanden sich auch Psammomkörperchen, das Epithel der Drüsen zeigte im Anschluß an die tuberkulösen Herde die üblichen Wucherungen, wie sie namentlich seit v. FRANQUÉS Untersuchungen an der Tube bekannt sind. Man soll deshalb die Diagnose „Karzinom" mit der nötigen Vorsicht und sogar mit Mißtrauen betrachten. Wenigstens sind die Epithelwucherungen bei Tuberkulose der Tuben sehr häufig karzinomähnlich, ohne wirklich karzinomatös zu sein. Gleichzeitigkeit von Karzinom der Zervix oder des Korpus unabhängig von Adenomyosis ist häufig. Dagegen Sarkom (Fall CULLEN) selten. Man vergleiche auch Abschnitt Karzinom und Adenomyom S. 301 u. 326.

1. Adenomyosis uteri sarcomatosa.

Einen solchen Fall habe ich früher (1919) demonstriert. Schon makroskopisch zeigt die sehr stark verdickte Uteruswand kleinfleckig speckige Druchsetzung im Korpus, zum Teil auch in der Zervix und in den Tuben. Eine knotige Metastase am Ureter ließ zum Überfluß die Bösartigkeit erkennen. Auffallend ist an der Schleimhaut, daß sie an einzelnen Stellen die gewöhnlichen geringen, mäßig tiefen Abstecher in die Muskulatur macht. An anderen Stellen werden innerhalb der Schleimhaut selber die Drüsen weit auseinander gedrangt durch sehr zelldichte Wucherung des Stromas. Diese typische Form des Schleimhautsarkoms begleitet die adenomatöse Wucherung tief in die Muskelwand, dringt in die Gefäße und breitet sich in ihnen aus und zerstört wiederum von innen deren Wand, um erneut in die Muskulatur zu gelangen. So wird innerhalb der stark hypertrophierten Muskulatur kein einheitlicher sarkomatöser Tumor gebildet, sondern die Wucherung breitet sich in ganz zerstreuten Zugen aus. Die sarkomatöse Wucherung schließt sich nicht ganz ausnahmslos, aber doch sehr ausgedehnt der adenomatösen Wucherung an, deren epitheliale Anteile noch gut erhalten sind, hat aber deren Stroma fast uberall ersetzt. Die Muskulatur ist in der befallenen Partie ganz allgemein derart verdickt ohne Abkapselung, daß die Bezeichnung Adenomyosis uteri sarcomatosa gerechtfertigt erscheint. Man vergleiche auch die sarkomatösen Adenomyome S. 327.

Als „Adenomyometritis sarcomatosa" der Zervix beschreibt Momigliano eine mit heterotoper Zervikaldrusenwucherung durchsetzte gemischt rund-spindel-riesenzellige Geschwulst von $5^{1}/_{2}$ cm Durchmesser in der Zervix.

2. Tuberkulöse „Adenomyome".
Adenomyosis oder Adenomyometritis tuberculosa.

Ich fasse hier die verschieden benannten Neubildungen zusammen, da es sehr fraglich ist, ob „Adenomyome" darunter waren. Tuberkulose eines „Adenomyoms" im Corpus

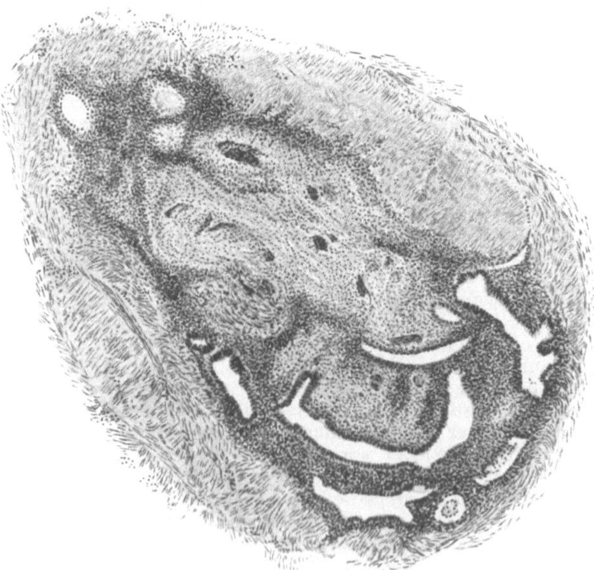

Abb. 171. Adenometritis tuberculosa. Die Tuberkelknötchen treten an auffallend vielen Stellen mit der heterotopen Drusenwucherung auf und durchsetzen ringsum fast die ganze Uteruswand: ein Herd daraus in der Muskulatur. (Leitz Obj. 3, Ok. 1 auf $^{2}/_{3}$ verkleinert.)

uteri zugleich mit Tuberkulose der Tuben sehen Archambault und Pearce als wahrscheinlich auf dem Blutwege von Lungentuberkulose entstanden an. Außerdem ist die Kombination mit Tuberkulose geschildert von v. Recklinghausen, v. Lockstadt, Schutze, Constantini, Hoesli, Lichtenstern, Grunbaum. Der letzte fand in einem diffusen Adenomyom des Corpus uteri verkäsende Tuberkulose; die Verkasung hielt sich hauptsächlich an die adenomyomatösen Partien. GRÜNBAUM sieht die Tuberkulose nicht als ätiologisch von Bedeutung für die Entstehung der Adenomyosis an. In einem von mir schon (a. a. O.) erwähnten Falle (Abb. 171) von sehr ausgedehnter Adenometritis war die epitheliale Heterotopie überall angeschlossen an die tuberkulösen Partien, während an anderen Stellen das Epithel von dem gewöhnlichen zellreichen Bindegewebe begleitet wird. Dieses geht allerdings an mehreren Stellen in Granulationsgewebe über, so daß es möglicherweise an ausheilenden früher tuberkulösen Stellen aus dem Granulationsgewebe hervorgeht. An vielen Stellen scheint jedenfalls die Tuberkulose der Epithelheterotopie den Weg zu bahnen, wie man es in den Tuben öfters sieht. Auch HOFFMANN beschreibt tuberkulöse Entzündung in Verbindung mit Adenomyositis uteri. Tuberkulose im intraligamentären Adenomyom s. a. HOESLI (S. 326) und den genannten Fall von RECKLINGHAUSEN.

Im Falle LICHTENSTERNs handelt es sich um eine diffuse Adenomyosis mit Zysten mit Tuberkulose, die er nicht als Ursache der schleimhäutigen Wucherungen ansieht.

Auch in einem zweiten Falle, den ich von KITAI habe beschreiben lassen, konnte ich zwar auch an vielen Stellen, aber durchaus nicht überall die Abhängigkeit nachweisen. Um so mehr muß ich auf die Eigentümlichkeit dieses Falles hinweisen, die darin besteht, daß das linke Horn des Uterus bicornis von Adenomyosis und Tuberkulose befallen war, das rechte Horn dagegen normal war. Man darf doch wohl daraus auf irgendeine ätiologische Zusammengehörigkeit schließen. Vielleicht ist aber umgekehrt der adenomyotische Bezirk für Tuberkulose empfänglicher. Die Blutungen allein genügen möglicherweise schon zur Ansiedlung der Tuberkelbazillen in den Adenomyosisherden.

Die Fälle v. RECKLINGHAUSENS, v. LOCKSTADT und HOESLI S. 326.

Im Abschnitte Tuberkulose haben wir bereits auf mäßige Grade der heterotopen Epithelwucherung bei hochgradiger Durchsetzung der inneren Wandschichten des Uterus mit miliaren Tuberkeln erwähnt.

Adenomyosis und Adenofibrosis intraperitonealis.

Mit der Bezeichnung intraperitonealis kennzeichnet sich die topographische Einteilung. „Endometrioides" Gewebe ist überall „ektopisch", wo es außerhalb der Uterushöhle örtlich unabhängig von ihrer Schleimhaut auftritt, ganz abgesehen von der Art und Weise, wie es an dem fremden Orte entsteht, oder hingelangt. Wir werden uns nicht allzu streng an die immer nach einer Richtung erzwungene Einteilung halten können. Die Herde sind nicht rein intraperitoneal, sie befallen vielmehr die intraperitoneal gelegenen Organe, oder wie am Uterus außer der Serosa auch seine äußeren Wandschichten; ebenso die Bänder des Uterus und das parametrane Gewebe, von wo aus sie in die Nachbarorgane vordringen können. So ist eine scharfe Abgrenzung gegen die extraperitonealen Herde völlig unmöglich.

Zu den vorwiegend intraperitoneal oder an und in der Serosa gelegenen Wucherungen gehören die außen am Uterus mit Ligamenten, die im Ovarium und die in den Därmen mit Mesenterium.

Adenomyosis uteri externa s. perimetrica.

Wir wenden diesem Gebiete erhöhte Aufmerksamkeit zu, weil die von der äußeren Oberfläche aus in die Uteruswand eindringende heterotope Epithelwucherung den übrigen intraperitonealen „Uterusschleimhautwucherungen" oder Fibroadenomatosis endometrioides einzureichen ist, die zum Teil die Geschlechtsorgane, Tuben, Ovarien, Ligamente, Parametrien, ferner auch extragenital verschiedene Teile des Darmes und die Bauchwand namentlich Bauchwandnarben befällt und ähnlich auch extraperitoneal (Nabel, Leistengegend usw.) vorkommt. In den Abschnitten dieses Handbuches über Ovarium, Ligamente, Vagina, Vulva, Darm wird davon auch die Rede sein, doch muß

die Zusammengehörigkeit dieser Dinge auch hier hervorgehoben werden. Das
Gemeinsame liegt nicht etwa so sehr in der heterotopen Epithelwucherung,
als vielmehr in der Uterusschleimhautähnlichkeit der Befunde an allen genannten
Orten. Freilich ist diese von sehr wechselnder Bedeutsamkeit und es ist der
persönliche Maßstab in vielen Angaben nicht zu verkennen. Am meisten einwandfrei ist die Ähnlichkeit zur Zeit der prägraviden Schleimhautfunktion,
vorausgesetzt, daß das ektopische Endometrium diese morphologisch und
histochemisch nachweisbar mitmacht. Dagegen ist das Symptom der Blutung,
selbst wenn es zur Zeit der Menses auftritt, keineswegs beweisend und betrifft
auch andere Schleimhäute oder Epithelwucherungen namentlich im Bereiche

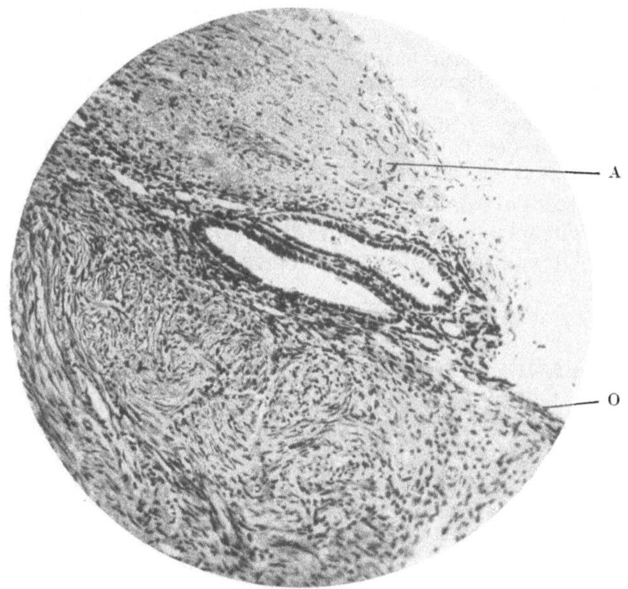

Abb. 172. Adenosis peritonealis uteri externa. Unter Adhäsionsmembranen A des Dorsum uteri
ist die scharfe Begrenzung der serösen Oberflache aufgehoben. Die Oberflache O ist makroskopisch
rauh und darunter erscheinen eine große Reihe kleiner blutgefullter Spalten und Zystchen in der
Serosa, histologisch endometroid. Der Uterus ist sonst frei von Epithelwucherung, ebenso die
Tuben, aber es besteht eine Teerzyste des Ovariums. (Lichtbild.)
(Aus KITAI: Arch. f. Gyn. 126, H. 2/3, Abb. 2.)

der Beckenorgane. Nur die mit Hämorrhagien auftretende Nekrose der prägravide funktionierenden Schleimhaut kann der echten Menstruation verglichen
und als Beweis für den Endometriumcharakter angeführt werden. — Man
muß SAMPSON darin beipflichten, daß selbst die von der Uterusschleimhaut
ausgehende Adenomyosis interna in manchen Teilen nicht gerade schleimhaut-
ähnlich genannt zu werden verdient und es sei auch besonders daran erinnert,
daß die heterotope Wucherung in der Uteruswand nur selten und an wenigen
Stellen den funktionellen Umbau miterleidet.

Daraus kann man aber nicht die Berechtigung zu histogenetischer Betrachtung entnehmen. Ohne solche Betrachtung könnte uns ja schließlich die größere
oder geringere Uterusschleimhautähnlichkeit gleichgültig sein. — Es versteht
sich, daß aus genetischen Gesichtspunkten örtlich so verschieden gelegene
histologisch ähnliche Epithelwucherungen zusammengefaßt werden und so
können wir auch hier nicht an der allgemeinen Erörterung vorbeigehen.

Zunächst anatomisch histologisch betrachtet sind nach dem Sitze, Flächen- und Tiefenausdehnung verschiedene Epithelbefunde an der Außenseite des Uterus und von ihr in die Uteruswand übergreifend zu unterscheiden. Sog. seröse Zysten mit niedrigem Epithel auf der äußeren Oberfläche des Uterus sind schon lange bekannt, namentlich unter Adhäsionen. FABRICIUS

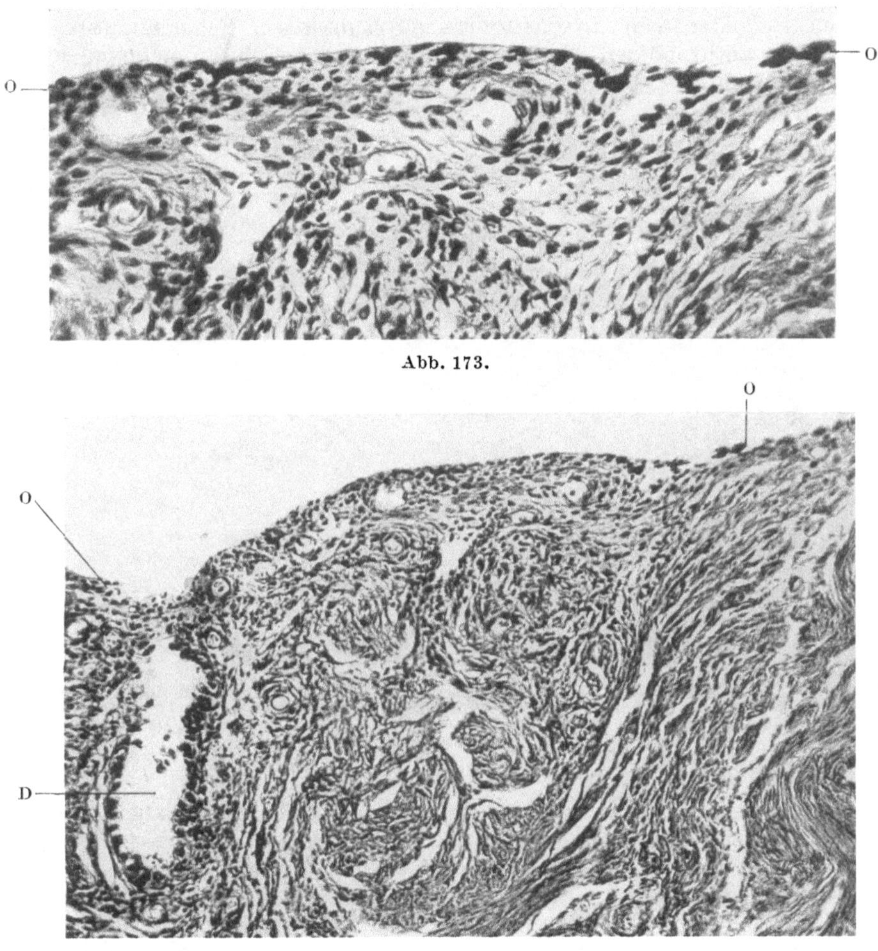

Abb. 173.

Abb. 174.

Abb. 173 und 174. Adenomyosis uteri externa der Vorderwand nach Vaginifixur. Schleimhaut und innere Muskelschichten nicht daran beteiligt. Linke Adnexe gesund. Rechte Tube verschlossen Keine Teerzysten. Corpus luteum und Mukosa in Funktion. O das Oberflachenepithel des Uterus hat unregelmaßige große Zellen, die in Abb. 174 in die Muskulatur in einen Schlauch ubergehen. Das gleiche fand sich auch an anderen Stellen. (Lichtbilder starkerer Vergroßerung.)
(Aus KITAI: Arch. f. Gyn. 126, H. 2,3, Abb. 12—13.)

(1895) hat sie dem Keimepithel zugeschrieben. HUGUENIN (1910) fand sie bei chronischer Pelveoperitonitis in größerer Anzahl subperitoneal am Uterus. Auch von PFANNENSTIEL wurden multiple Zysten mit zylindrischem Flimmerepithel beschrieben und von RECKLINGHAUSEN gibt niedrig zylindrisches Epithel ohne Flimmern in subserösen Zysten zugleich mit anderen ungewöhnlichen Befunden an. Auch PICK fand kleine Adenozysten subserös im Myometrium,

Myosalpingium usw., aber scheinbar als sekundäre Aussaat eines Eierstocks-
adenokystoms, nicht, wie PICK meinte, als versprengte Teile MÜLLERschen
Epithels. — Durch systematische Untersuchung habe ich früher (1901) in der
Subserosa gelegene und zum Teil mit der serösen Oberfläche zusammenhängende
kleine Einstülpungen und abgeschnürte Drüsenhaufen gefunden, die nur zum
Teil eine gewisse Uterusschleimhautähnlichkeit hatten; und zwar in Uteri
ohne Adenomyosis externa.   Es bedarf besonderen Hinweises darauf, daß nach
neuesten Befunden von JOACHIMOVITS die subserösen Schleimhautinseln im
Uterus beim anthropoiden Affen vorkommen und auf Zusammenhang mit der
Serosa hinweisen.

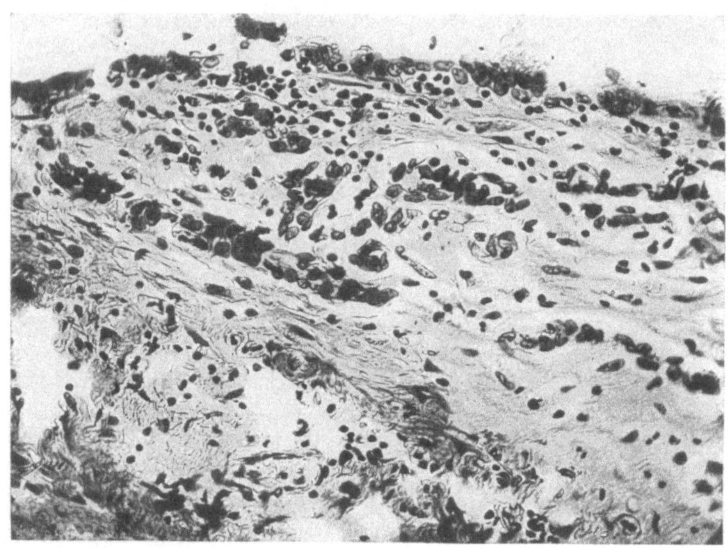

Abb. 175. Von der Serosa und Subserosa eines Uterus (T. 7484—248,59) in der Nähe von Verwachsungen mit einem Kystoma serosum ovarii. Epithelschleimwucherung von der Oberfläche
in das entzündlich gelockerte subseröse Gewebe (vgl. Text). Keine Teerzysten. (Lichtbild starkerer
Vergrößerung.)

Einzelne kleinere Einstülpungen des Serosaepithels in Schlauchform unter
Bildung kleiner Verzweigungen mit kubischem und zylindrischem Epithel
findet man nicht selten, besonders unter Adhäsionen (Abb. 172). Auch zwischen
den Adhäsionsmembranen und der Uterusoberfläche bilden sich kleinere und
größere Epithelräume bis zu erbsensgroßen und größeren Zysten aus (R. MEYER,
HUGUENIN).   Die heterotop einwuchernden Schläuche werden ebenso von
spindelzelligen und zellreichen später mehr faserreichen Bindegewebe umhüllt,
wie die von der Schleimhaut ausgehenden.   Auch größere und zahlreiche Herde
werden in besonders starken Graden gebildet.

Auch TERASAKI fand kleine zystische Räume unter der Uterusserosa, die er
zwar durch Einstülpung der Serosa erklärt, die jedoch keine Ähnlichkeit mit
Uterusschleimhaut haben.   Die hieraus entnommene negative Schlußfolgerung
auf die Genese der Adenomyosis uteri externa tut hier nichts zur Sache.

In Begleitung von Adenomyosis externa haben wir des öfteren Serosa-
epitheleinstülpungen gesehen, namentlich unter Adhäsionshäuten, davon ich
einige Lichtbilder nach mikroskopischen Präparaten (zum Teil von KITAI)
anführe (Abb. 173—174).

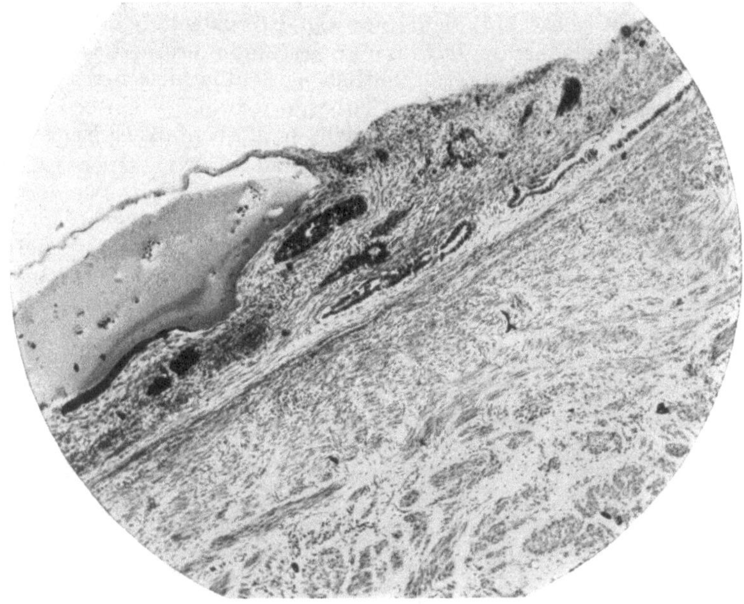

Abb. 176. Epithelspalten, Schlauche und Zysten in den Adhasionsmembranen auf dem mit dem Netz bei Graviditas tubaria verwachsenen Uterusrucken. Die epitheliale Wucherung beschrankt sich auf die Auflagerungen. Die Subserosa ist frei. Keine Adenomyosis, keine Teerzysten. (Lichtbild mittlerer Vergroßerung.)

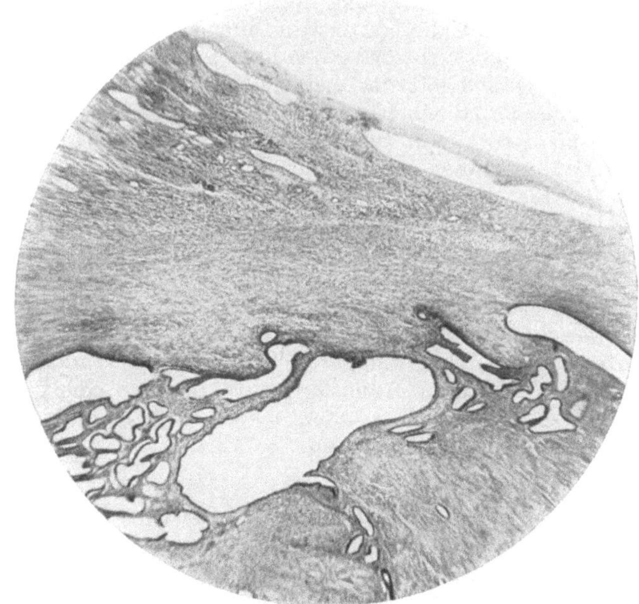

Abb. 177. Adenomyosis uteri externa. In der Subserosa und in Adhasionen auf dem Uterusrucken (im Bilde oben) liegen nur lange Spalten mit niedrigem Epithel, in der außeren Muskelschicht das typische Bild der Adenomyosis. Schleimhaut frei. Keine Teerzysten. (Lichtbild schwacher Vergroßerung.)

Den frischen Grad von Einwucherung des Oberflächenepithels in Gestalt zunächst solider Stränge (Abb. 175) sieht man am Uterus selten. Die gleichen Bilder, sogar noch viel lebhafter, so daß man an Karzinom erinnert wird, finden sich nicht so selten an der Tuberosa, namentlich bei leidlich frischen Membranbildungen, sowohl bei Perisalpingitis als bei Tubergravidität. — Unter Verwachsungen des Uterus mit dem Netze (Abb. 176) sieht man ebenfalls Epithelspalten.

Zuweilen ist die äußere Uterusoberfläche geradezu von einer richtigen Schleimhaut bedeckt, die sich aber nicht nur oberflächlich hält, sondern wie ich schon früher gezeigt habe, tiefer in die Uteruswand eindringt (Abb. 177), was wir jetzt mit Adenomyosis uteri externa bezeichnen. — Dieselben Befunde sind jetzt viel umstritten und scheinen nach den Angaben von CULLEN und insbesondere von SAMPSON — wenigstens in Amerika — nicht selten zu sein, und zwar oft in Gesellschaft von ektopischen endometrioiden Herden in den Ovarien oder an anderen der oben genannten Stellen.

Befunde von Adenomyosis uteri externa sind außer den genannten erhoben worden in geringen Graden von BARBOUR, MALOFF, v. FRANQUÉ, HALBAN-MESTITZ, KITAI, in besonders starken Graden von SEMMELINK und DE JOSSELIN DE JONG, SAMPSON, JAKUBOWITZ, DE JOSSELIN DE JONG und SNOO mit Deciduabildung.

Der Uterusrücken im oberen Teile des Korpus einschließlich des Scheitels wird bevorzugt, doch kommt das gleiche an der Vorderwand vor. Die Ausdehnung in die Tiefe kann sehr bedeutend sein, die Wand ist zunächst nur in den äußeren Schichten verdickt, nicht selten auf über 3 cm; in einem unserer Fälle ist die Hinterwand des Korpus auf 6 × 10 × 12 cm verdickt, am stärksten seitlich nach den Parametrien zu. Die inneren Muskelschichten zunächst der Schleimhaut sind meist verschont und diese werden, wie schon oben erwähnt wurde, gedehnt, schichtweise angeordnet und in die Uteruslichtung vorgetrieben. — Selten erstreckt sich die Wucherung über die ganze Hinterwand des Korpus bis in die Zervix, oder befällt die Hinterwand nur im untersten Teile des Korpus und des Collum (1 Fall von v. RECKLINGHAUSEN). Makroskopisch ist abgesehen von der besonderen Örtlichkeit des Leidens gegenüber der Adenomyohyperplasia interna sonst wenig zu bemerken. Der äußeren Uterusoberfläche, namentlich der Hinterwand haften ganz regelmäßig in allen Fällen mehr oder weniger fest bindegewebige Membranen an, die auch oft eine Anheftung an das Rektum. an die Adnexe, die Flexura sigmoidea und das Netz u. a. zur Folge haben. — Die operativ entfernten Uteri lassen dementsprechend eine sehr unregelmäßige äußere Oberfläche meist der Hinterwand erkennen.

Ferner treten größere Zysten von Erbsengröße nicht selten mit altem Blut gefüllt, oder auch ohne solches in vorwiegender Zahl oder ganz ausschließlich nur in den oberflachlichsten Uterusschichten, auch zwischen ihnen und den Adhäsionsmembranen auf, viel weniger in den tieferen Wandschichten.

Neuerdings habe ich unter Adhäsionen des Uterus oder von subserösen Myomen mit dem Netz, mit Kystomen u. a. völlig endometrioide Wucherungen in der Muskulatur nachgewiesen.

Histologische Befunde.

Mikroskopisch ist die Unterscheidung einer inneren und äußeren Adenomyosis außer in topographischer Betrachtung nicht möglich. Die histologischen Unterschiede wenigstens sind nicht durchgreifend, nur ist die Ausbreitung des Stromas seiner Menge und histolytischen Kraft in den mir bisher bekannt gewordenen Fällen derjenigen bei Adenomyohyperplasie interna unterlegen. Trotzdem nur in einem mir bekannt gewordenen Falle die epitheliale Heterotopie sich an der prägraviden Ausbildung beteiligte, kam es doch auch in den übrigen Fällen zu Blutungen in die Zysten, die wie gesagt zwar während der Menstruation auftreten können, aber ebensowenig ohne weiteres als Menstruation zu bezeichnen sind, wie Blutungen zur Zeit der Menses, sog. vikariierende Menstruation an anderen Körperstellen.

Das Lage- und Mengenverhältnis zwischen Muskel- und Drüsenwucherung ist nicht anders als bei Adenomyosis interna. Die Muskelwucherung ist eher kräftiger bei der perimetranen oder äußeren Adenomyosis, aber schließt sich trotzdem in sklavischer Abhängigkeit an die heterotope drüsige Wucherung an, ohne jemals Unabhängigkeit zu gewinnen. So sind denn in solchen Fällen die inneren Schichten der Muskulatur nicht aktiv beteiligt. An sich wäre ja eine gleichzeitige äußere und innere Adenomyosis leicht denkbar, es ist aber nötig, in Rücksicht auf die Pathogenese schon jetzt darauf hinzuweisen, daß solche bisher in ausgedehntem Maßstabe nicht bekannt ist, also jedenfalls selten zu sein scheint. JAKUBOWITZ erwähnt solche Fälle. Es ist noch hervorzuheben, daß der Menge nach das Schwergewicht der heterotopen Wucherung zwar in den verdickten äußeren Muskelschichten zuweilen einschließlich der Gefäßschicht liegt, daß aber die subseröse Muskulatur und das Bindegewebe der Serosa an Drüsenmenge beträchtlich zurückstehen, ein Umstand, der wohl mechanisch zu erklären ist (s. Genese). Das gleiche hebt K. HEIM (1929) in einem Falle hervor.

Entzündliche Infiltrate werden bei ausgiebiger Untersuchung nicht nur im Bereiche der Adhäsionsmembranen, sondern auch in der Uteruswand selbst in mäßigen Mengen gefunden, doch ist die Entzündung bei fertiger Membranbildung naturgemäß in der Hauptsache überstanden.

Wie oben erwähnt, ist eine ausschließliche Adenomyosis externa nur des unteren Körperabschnittes sehr selten.

Als eine Besonderheit ist Bildung von Papillen zu erwähnen in subserösen Epithelspalträumen (R. MEYER). Von der Adenomyosis externa uteri, die seltener in kleinen Herden, öfters diffus über einen größeren Teil des Corpus uteri oder in seiner Wand ausgebreitet gefunden wird, unterscheiden sich einzelne kleine der Uterusserosa aufgelagerte Bröckel, die nur locker anhaften oder stärker mit dem Uterus verbunden sind. Solche meist breitbasige knotige Auflagerungen wurden von CULLEN und namentlich von SAMPSON öfters beobachtet. Bei uns sind sie selten; in einem solchen Falle (6562) sitzt auf dem Uterusrücken ein gut erbsengroßer Knoten breit auf, der aus derbem Bindegewebe mit großen Gefäßen besteht, außen papillär zerklüftet ist, mit hohem Zylinderepithel ähnlich einem Polypen. In der Tiefe kleine endometriumähnliche Inseln.

Fremdes Epithel als Veranlassung zur Adenomyosis uteri.

Adenomyohyperplasia vom Epithel eines Pseudomuzinkystoms, das heterotop in den mit dem Kystom verwachsenen Uterus eingedrungen war, habe ich (1925) demonstriert und J. KITAI hat den auch in Einzelheiten sehr bemerkenswerten Fall ausführlich beschrieben. Nach entzündlicher Verwachsung beider Teile, hat das Pseudomuzinepithel die aufgelockerte zum Teil eingeschmolzene Stelle der Wand an vielen Stellen durchwuchert und nun die Wand des Corpus uteri völlig durchsetzt und die Muskulatur zur Hyperplasie angeregt, so daß makroskopisch und teilweise selbst mikroskopisch das Bild der gewöhnlichen Adenomyohyperplasia externa entstanden ist. Einen geringeren Grad heterotoper Wucherung eines mit dem Uterus stark verwachsenen Pseudomuzinkystoms habe ich zugleich vorgezeigt.

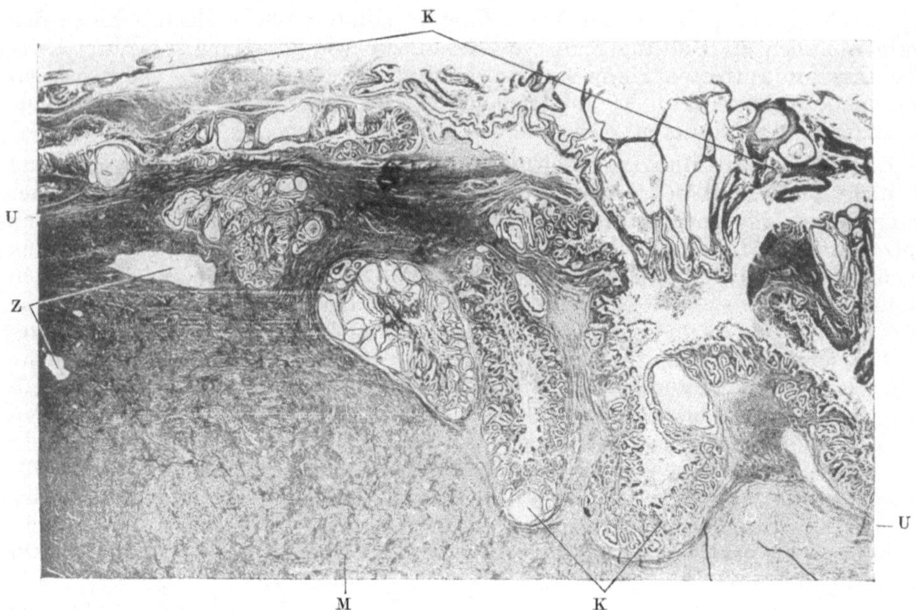

Abb. 178. Das Pseudomuzinkystom K ist mit ganz unscharfer Abgrenzung mit dem Uterus U verwachsen. Einzelne Zysten Z zerstreut in der Uterusmuskulatur M. (Schwache Vergroßerung.)

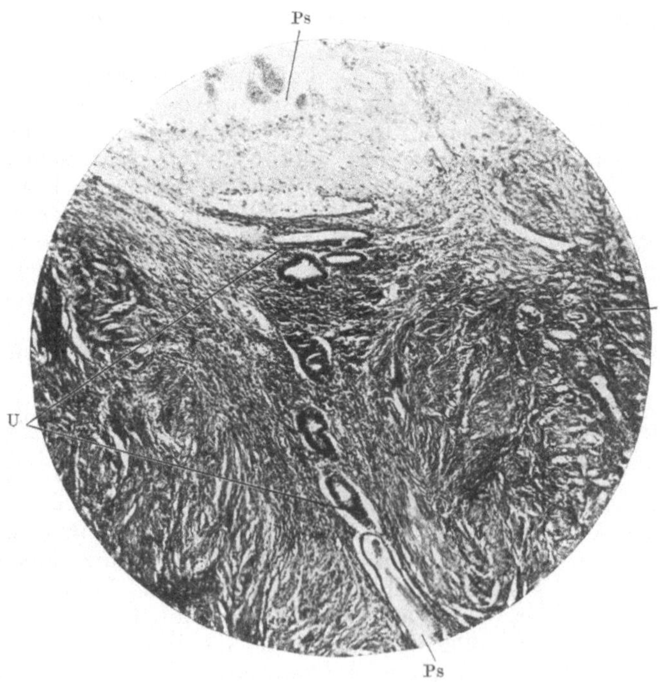

Abb. 179. Das Pseudomuzinepithel Ps dringt von einer Verwachsungsstelle her in den Uterus U vor. (Mittlere Vergrößerung.)

Die Bedeutung dieser Fälle erhellt ohne weiteres. Namentlich die Muskelwucherung des Uterus als Antwort auf den Reiz fremder epithelialer Eindringlinge ohne Einfluß der ovariellen Funktion ist beachtenswert und der Wucherung der glatten Muskulatur an anderen Stellen wie Darm und Blase u. a. zu vergleichen.

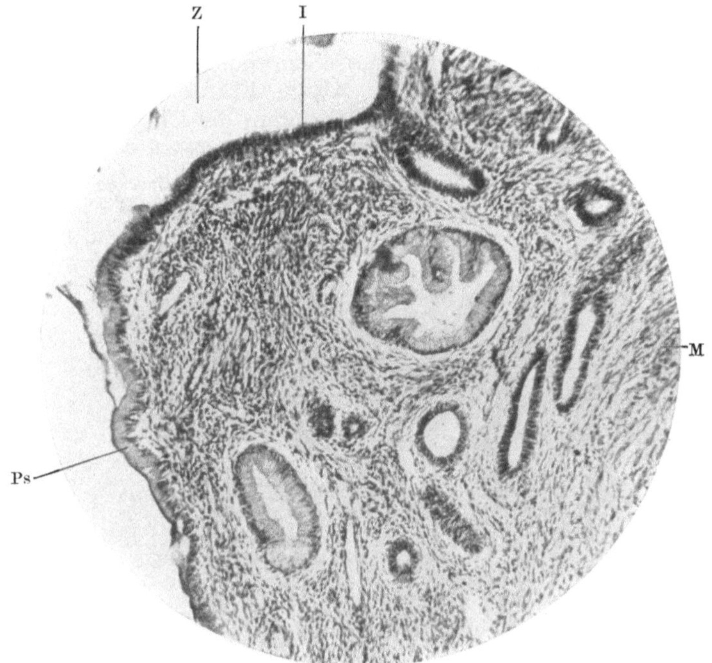

Abb. 180. Aus der Muskulatur M in der Mitte der Uteruswand ein Teil eines Herdes mit großer Zyste Z, mit teilweise indifferenten I, teilweise Pseudomuzinepithel Ps. Auch in den Schläuchen wechselt das Epithel den Charakter. (Mittlere Vergroßerung.) (Aus KITAI: Arch. f. Gyn. 126, H. 2/3.)

Fibroadenomatose des rektouterinen Septum.

Ein besonderer Lieblingssitz der diffusen Wucherung ist das rekto-zerviko-vaginale Zwischengewebe, das Bindegewebe zwischen Rektum und Geschlechtskanal, auf das wir auch im Kapitel „Ligamente" zu sprechen kommen, das aber hier nicht aus dem Zusammenhange der Darstellung herausfallen kann, zumal dabei das Uterusgewebe selber sehr oft in Mitleidenschaft gezogen ist. Diese Erkrankung ist unter vielen Wandlungen der pathogenetischen Auffassung und der Namengebung bekannt. Die ersten Fälle (v. HERFF, PFANNEN-STIEL, GOSSMANN, v. FRANQUÉ, PICK, KLEINHANS, LANDAU) fallen unter den Einfluß v. RECKLINGHAUSENs. Die infolgedessen als „Adenomyome" des WOLFFschen Körpers und Ganges gedeuteten Knoten im hinteren Teile der Zervix, und in dem rektozervikovaginalen Zwischengewebe einschließlich des Fornix vaginae habe ich spater (1909) als entzündliche heterotope Wucherung der Serosaepithelien gedeutet. Selbst stärkste Durchwachsung der Rektalwand bedeutet keine Malignität, wie FÜTH und viele andere Kliniker erfuhren. Die Abstammung vom GARTNERschen Gang (BUMKE), vom MÜLLERschen Gang (RASPINI) wird zwar trotz Anerkennung der entzündlichen Ätiologie noch von den Autoren interessant gefunden, aber die Mehrzahl der Autoren schloß sich

meiner Deutung an: Sitzenfrey, Renisch („Serosaadenomyosis"), Ballessa-
nian, Frankl, Lokyer, Bazy, Cullen, Amann („Serositis fibroadenomatosa
rectovaginalis"), Fries, A. Mayer, Stevens, Henkel, Becker, Hinterstoisser,
Haarbleicher, R. Freund, Bokelmann, H. W. Freund, Lauche, Schindler,
Josselin de Jong, Mestitz, K. Heim. Die Beteiligung der Uterusschleimhaut wurde auch von A. Wolff, Forgue et Massabuan nachgewiesen. Neuerdings ist die Zahl der kasuistischen Mitteilungen, namentlich der amerikanischen, auf 90 gestiegen nach Polsters Zusammenstellung.

Es sei zunächst nur kurz gesagt, daß die Erkrankung gewöhnlich nicht im
Uterus anfängt, sondern die kleineren Knoten, die ich als Nebenbefund wahr-
nahm oder die wegen Schmerzhaftigkeit entfernt wurden (R. Meyer, 1909),

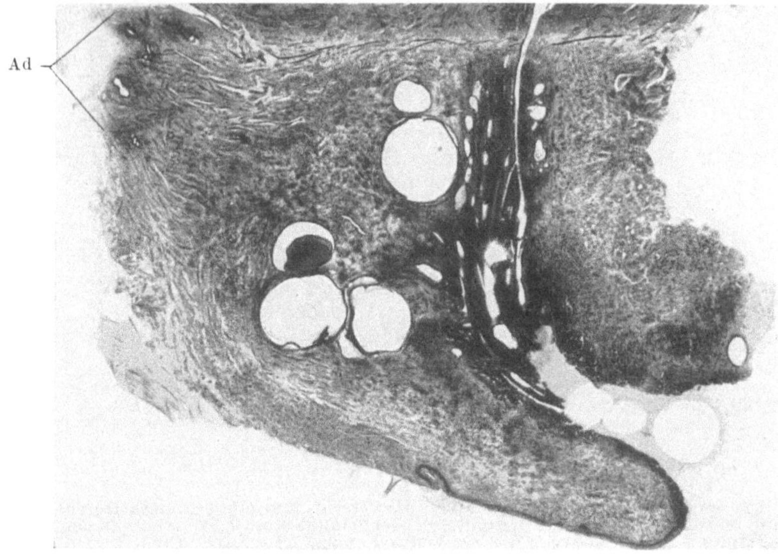

Abb. 181. Sagittalschnitt durch Cervix uteri mit Adenomyosis cervicis interna und unabhängig
davon Adenomyosis rectocervicalis mit Eindringen der Wucherung Ad in die Hinterwand der Zervix.
(Lichtbild Lupe.)

über dem hinteren Scheidengewölbe im rekto-uterinen, seltener im rektovaginalen
Zwischengewebe sitzen. In mehr vorgeschrittenen Fällen erstreckt sich die
heterotope Drüsenwucherung auf den Uterus, Vagina, Rektalwand bis nahe an
oder bis in die Schleimhaut. Die Wucherung beschränkt sich dann nicht mehr
auf umschriebene Knoten, sondern breitet sich unscharf in den Organen und
zwischen ihnen aus unter starker Vermehrung des Bindegewebes und des
Muskelgewebes. — Dabei ist besonders in stärkeren Graden eine Verwachsung
der Douglastasche zwischen Rektum und Zervix zuweilen auch unterem Teile
des Korpus üblich unter Bildung starker Membranen.

Von dem Laquear posterius vaginae geht die Ausbreitung auch in weiter
unten gelegene Abschnitte der Vagina, namentlich in ihrem oberen Drittel.
Einen solchen Fall habe ich 1905 als diffuse Adenofibromatose der Vagina
beschrieben, ohne sie mit den „endometrioiden" Neubildungen auf gleiche Stufe
zu stellen, zu denen der Fall gehört; es war auch das rektovaginale Zwischengewebe stark beteiligt.

Andere Fälle derart, wenn auch weniger ausgedehnt, sind beschrieben
worden von Rosenstein, Cullen, Freund, Heineberg, Lauche, Neuweiler,

SCHINDLER, NADAL, in dessen Falle der 2 cm lange, 6 mm breite adenomatöse Knoten offenbar in der unteren Hälfte der Vagina, nämlich näher der Vulva als dem Uterus.

Auf eine Ausbreitung längs der Lymphspalten der perimetranen Nerven schließt BAER aus dem Befunde von sympathischen Ganglienzellen.

Im Uterus sind die äußeren Wandpartien der Zervix supravaginalis und zuweilen bei höher reichenden Verwachsungen auch die untersten Korpusabschnitte

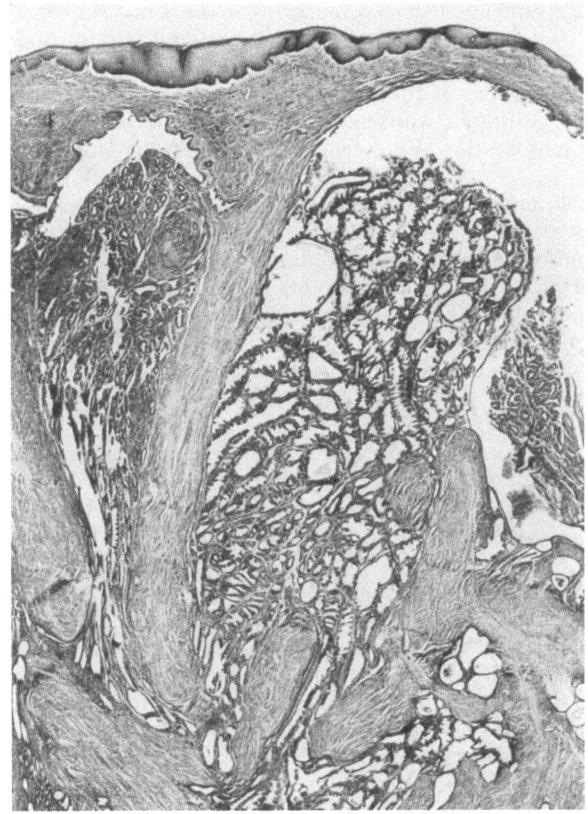

Abb. 182. Adenomyosis im linken Scheidengewölbe, zum Teil in hoher Funktion = prämenstruell. (Pr. 6465—296,1.) (Lichtbild schwache Vergrößerung.)

am stärksten von der heterotopen Wucherung befallen, sie dehnt sich aber auch zuweilen bis in die Portio aus. Eine gleichzeitige Tiefenwucherung der Zervixschleimhaut mit Zystenabschnürung verwickelt gelegentlich den Sachverhalt.

Über den Bau der heterotopen Herde ist wenig zu sagen; im allgemeinen wird er heutigen Tages kurz als uterusschleimhautähnlich bezeichnet. Man ist damit etwas freigiebig. Die Schlauchbildung, das zylindrische Epithel, kurzspindelzelliges Stroma erlauben manchmal nur bis zu einem gewissen Grade den Vergleich, zumal auch in der Uteruswand selber die endometrane Heterotopie oft weitgehende Ähnlichkeit mit Endometrium vermissen läßt. Es tut aber der histogenetischen Besprechung keinen Abbruch, wenn man zurückhaltender gesteht, daß im allgemeinen in den rektouterinen Wucherungen und im straffen zervikalen Bindegewebe Ansammlungen von Drüsenschläuchen zu Haufen mit starker Stromaentwicklung bei weitem nicht in solchem Maße vorkommen, wie im Corpus uteri. Nicht jedes Gewebe eignet sich dazu. Im Ovarium ist die Schleimhautähnlichkeit viel öfters, auch zuweilen in den Ligamenten bedeutend, während sie in den Bauchwandnarben und hier im narbig fibrösen rektovaginalen Zwischenraum und im Collum uteri unter dem Einflusse der Gewebsdrucke sich bescheidet, mehr in einzelnen Zügen mit wenig zellreichem Stroma vorwärts zu kommen. Das zervikale Gewebe antwortet auch nicht mit erheblicher Wucherung; eine stärkere Vermehrung erfährt das rektogenitale Zwischengewebe mit von Fall zu Fall wechselndem Gehalte an Binde- und Muskelgewebe.

Elastische Fasern, die von ALBRECHT an der Peripherie der zelligen Herde in Form verfilzter, gequollener, dicht gedrängter Fäden besonders nahe größeren Gefäßen gefunden werden, gehören der Adventitia derselben an und beteiligen sich nicht an der Wucherung, sondern fallen allmählicher Auflösung anheim.

Auch die Muskulatur der Scheidenwand ist bei den tiefergreifenden Wucherungen im rektovaginalen Bereiche nicht erheblich durch Wucherung beteiligt.

Die Abhängigkeit der endometrioiden Wucherung von der fremden Umgebung wird gerade bei den Fällen von Adenomyosis oder Adenofibrosis im Spatium rectocervicovaginale dadurch sehr auffällig, daß sie im Vaginalgewebe gar nicht selten zu außerordentlich deutlicher schleimhäutiger Entwicklung gelangen, besonders wenn sie knotig, auch polypös in die Scheidenlichtung sich vorwölben. Der Einfluß des Ortes scheint sich demnach hier mechanisch zu äußern (s. Abb. 182).

Beteiligung an der prämenstruellen Schwellung und an der menstruellen Blutung ist hier nicht selten. Es entstehen dabei auch Blutungen aus Fistelöffnungen in die Vagina (WALTHARD, MESTITZ). Auch Dezidua ist in einer kleinen drüsig zystischen Wucherung gefunden worden. FREUND, ROSENSTEIN, GRIFFITH, LAHM, in dessen Falle papilläre Wucherungen im Douglas Verdacht auf Karzinom erregt hatten; ferner LOCHRANE, ULESKO-STROGANOWA, WHITE, WAGNER. Letzterer sah enorme Deziduabildung, die an „Deziduome" erinnerten.

Die menstruelle Blutung führt häufig zur Zerstörung des Epithels, im gewissen Grade auch des Bindegewebes mit Hinterlassung von Eisenpigment. Thrombose (SITZENFREY) führt zur Rückbildung einzelner Herde. Diese zertrümmerten Herde, Gewebsfetzen in Blutlachen früherer Zysten werden zuweilen Anlaß zu falscher Deutung, nämlich der Epithelembolie in Gefäße. Solche groben Irrtümer sind leicht vermeidbar.

Schließlich ist zu erwähnen, daß auch die Schleimhaut der benachbarten Organe in Mitleidenschaft gezogen werden kann, deren Wandung von der Adenomyosis rectocervicovaginalis infiltriert wird, also die Schleimhaut des Rektum, der Zervix und der Vagina. Bei stärkerer Beteiligung des Rektum entstehen ohnedies leicht Beschwerden durch Stenose; kommt es gar zur Inangriffnahme der Schleimhaut, so können sich Zysten, Polypen, Ulzerationen mit Blutungen herausstellen. Die Beteiligung der Schleimhaut ist in der Hauptsache passiv. Kleinere Ausläufer der infiltrierenden Epithelwucherung fanden sich ebenfalls in einigen Fällen bis an und in die Schleimhaut (CULLEN, KLEINHANS, R. FREUND, JESSUP, R. MEYER, LAUCHE, DE JOSSELIN DE JONG). — Dabei entstehen auch klinische Erscheinungen der vermehrten Rektumstenose zur Zeit der Menstruation (CULLEN, LAUCHE). — Auch in der neueren Literatur ist die Verengung des Matsdarmes als schwere Erkrankung wiederholt beobachtet, z. B. HEIM (1925), MONAT (1926) und von MEIGS, der in 2 Fällen zur Resektion des Darmes schreiten mußte.

Nach der Vaginallichtung zu entstehen ebenfalls polypöse und warzenartige Vorsprünge, in denen die Schleimhaut besonders gut ausgebildet ist und an der Funktion und Menstruation teilnimmt. Derartige Bildungen sind beschrieben von Shaw, Schindler, R. Meyer. — Auf einen meiner Fälle von besonders schöner Adenofibrosis endometrioides im Fornix vaginae will ich hier durch Wiedergabe einer Abbildung (Abb. 182) aufmerksam machen.

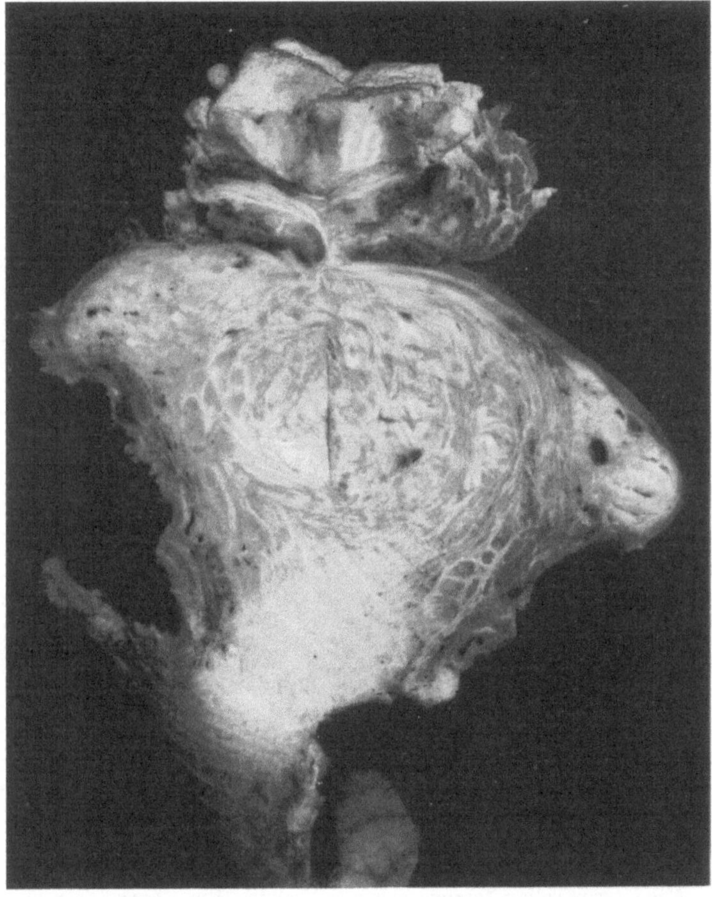

Abb. 183. Adenomyosis uteri nach Ventrofixation mit dem narbig verwachsenen Stuck Bauchwand; im Frontalschnitt durch den Uterus mit den knotig verdickten Tubenecken. Es besteht unmittelbarer Zusammenhang der schleimhautigen Wucherung mit der Adenofibrosis der Bauchdecken. (T. 6915.) (Lichtbild annahernd naturliche Große.)

Adenomyosis (Fibroadenomatosis) des Septum cervicovesicale und der Blasenwand.

„Die peritoneale Hinterflache des Uterus ist sehr viel starker gefahrdet als die vordere, durch alle entzündlichen Vorgange im Bauch- und Beckenraum namentlich der Adnexe, aber auch des Darms; so namentlich auch leidet die Douglastasche, der „Schlammfang" des Beckens. Die Excavatio vesico-uterina ist dementsprechend weit mehr geschützt sowohl gegen unmittelbare Fortsetzung der selteneren Adenomyosis externa an der Oberfläche, als gegen vereinzelte Herdbildung durch Schlammfang. — Dieses gilt, wie immer man sich die Entstehung vorstellen mag, sei es durch Implantation (Sampson) oder durch Umwandlung des Peritonealepithels infolge entzündlicher Reizung. Auch ist in dem Spatium vesico-cervicale nicht im gleichen Maße mit embryonalen Zölomepithelresten zu rechnen wie unter der Douglastasche, die ursprünglich bis zum Beckenboden reichte. Das Cavum peritoneale anterius ist von vornherein viel seichter. Diese theoretischen Erklärungen sollen der Tatsache gerecht werden, das das Septum cervico-vesicale (Parametrium cervicale anterius) und die Blasenwand unvergleichlich viel seltener befallen sind, als die Rückseite der Zervix mit Rektum und Vagina" (R. Meyer).

Da nun in der Blasenwand verschiedene Arten von drüsiger Tiefenwucherung gefunden werden, so unterscheide ich: Adenomyosis vesicalis interna (propria), Adenomyosis vesicae peritonealis (externa), Adenomyosis peritonealis et vesicalis propria.

Die Literatur dieses Gesamtgebietes habe ich (1929) zusammengestellt. Die erstgenannte Gruppe von Fällen geht uns hier wenig an; es ist nur wesentlich zu wissen, daß bei ihr die heterotopen Epithelwucherungen zuweilen an Schläuche der Uterusschleimhaut erinnern, so daß bei der letztgenannten Gruppe von Fällen Schwierigkeiten entstehen können, die Herkunft der einzelnen Bestandteile zu erfassen.

Die Adenomyosis peritonealis vesicae entsteht ebenso wie die des Mastdarms vom Peritoneum aus oder auch gelegentlich subperitoneal durch Fortwuchern der heterotopen Schläuche aus den Schläuchen in der äußeren Uteruswand. — Der erste Fall wurde nur kurz erwähnt von v. Rosthorn. Ich lasse die übrigen Befunde wegen der besonderen Aufmerksamkeit, die sie hervorrufen sollten, kurz folgen:

Einen Fall von Starr-Judd (1921) kenne ich nur aus der Wiedergabe von J. Müller; er ist bemerkenswert dadurch, daß 2 Jahre zuvor die Gebarmutter entfernt worden war und daß starke Blasenbeschwerden bestanden, die zur Entdeckung eines Blasentumors fuhrten, der von der rechten Beckenseite ausging, mit dem Sigmoideum zusammenhing und den Ureter mitumfaßt hatte. Außerdem bestand ein Adenomyom der Tube. Die Blasenschleimhaut war laut Angabe unversehrt.

Ebenso wie in diesem Falle war in zwei Fällen von Keene und Norris die Wucherung zystoskopisch festgestellt, aber scheinbar dennoch zur Gruppe II gehörig. Bemerkenswert ist hier der Befund von geplatzten Teerzysten des Ovarium und nach deren Exstirpation der Ruckgang der Blasenwandtumoren. Auch Sampson sah in einem Falle aus geplatzten Ovarialzysten herstammendes Endometrium in der Blasenwand.

Ein Fall von Leo Brady war bemerkenswert durch die k.inischen Erscheinungen; die Blasenwand war auch mitergriffen. Das gewucherte Gewebe wird als Endometrium geschildert. Am Uterus selber fanden sich nur Myome. Ein uberzahliges Ovar gibt dem Falle besonderes Interesse.

Schindler hat bei Adenomyosis interna et externa uteri Übergreifen auf die Ligamente auf Rektum und Blase geschildert. In der 4 cm hohen Verwachsungsflache zwischen Blase und Uterus hatte die adenomyotische Wucherung breit auf die Blasenwand übergegriffen. Es konnte wegen enormer Verwachsungen nur unvollkommen operiert werden, aber es trat, da die Ovarien auch entfernt wurden, Heilung ein.

Von den Fällen, die ich untersucht habe, ist einer von Brakemann 1924 vorgezeigt worden und J. Muller hat ihn spater ausführlicher beschrieben. Außer mehreren Myomknoten des Uterus bestand in der Blasenwand ein haselnußgroßer Knoten, der im Muskelgewebe der Blase endometriumartige Schlauche und Zysten in geringer Zahl zerstreut enthalt. Auch dieser Fall gehort zur Gruppe II der Adenomyosis peritonealis s. externa.

Wahrend der Schwangerschaft war in einem von mir untersuchten Knoten der Blasenwand eine außerordentlich starke deziduale Reaktion eingetreten, die offenbar am meisten zur Vergrößerung des Knotens beigetragen hatte (R. Meyer in Veit-Stoeckels Handbuch III. Aufl.).

In einem Falle von Mestitz von ausgedehnter Wucherung in der Uterusnarbe nach früherem Kaiserschnitt war das endometrioide Gewebe tumorartig auf die Excavatio vesicouterina und die Wand der Harnblase übergegangen.

Schließlich ein Fall von zystischem Tumor der ganzen Uterusvorderwand ohne Beteiligung der Uterusschleimhaut mit entzündlichen Verwachsungen im Becken. Die endometrioide Wucherung der Zystenwand war tief in die Blasenwand eingedrungen. Dieser Fall (Whitehouse) ist noch dadurch bemerkenswert, daß die 22jährige Patientin zwar seit 5 Jahren monatliche Beschwerden, aber keine Menstruation hatte.

Diese Fälle habe ich kurz angeführt um die Aufmerksamkeit besser darauf zu lenken. Vielleicht sind sie nicht so selten.

In letzter Zeit wurden bei uns zwei Fälle von Herrn Dr. Ottow zystoskopisch erkannt, davon einer mit Röntgenkastration behandelt; in dem anderen Falle wurde der Knoten herausgeschnitten. Die typische endometrioide Wucherung durchsetzt das mit herausgeschnittene Stück der Uteruswand, das der Blasenwand in der Mittellinie dicht anliegt. In der Blasenwand verbreitet sich das endometrioide Gewebe in den bindegewebigen Zwischenräumen der Muskelbundel, die sie selber nur an vereinzelten Stellen histolytisch angreift. In der Blasenschleimhaut bildet sie Zysten und steht in offenen Verbindungen mit dem Blasenepithel, das in diese mit „Übergangsepithel" und stellenweise mit Schleimepithel eindringt. Das Schleimepithel entstammt nicht der oberen Zellage des Übergangsepithels, sondern wie es scheint, dessen basaler Zellage, die sich in kleinen Ausstulpungen zu einschichtigem Schleimepithel ausdifferenziert. Dieses ist jedoch nicht dem Darmepithel ähnlich.

Meine Deutung des Befundes ist, daß die in die Blasenlichtung vorgebuckelten endometrioiden Zysten platzen und dann das Blasenepithel in die Mündungen einwächst, weil das endometrioide Epithel dem Einflusse der Benetzung mit Urin keinen Stand hält. — Diese ganze Neubildung scheint noch ziemlich frisch und möglicherweise hätten sich weiterhin noch ähnliche Wucherungen des Blasenepithels gebildet wie in den oben genannten Fällen.

Adenomyosis vesicae interna et peritonealis externa.

Diese Gruppe beider Arten von Wucherung ist besonders wichtig durch die Möglichkeit von Kollision.

In einem von Frommolt (1927) beschriebenen Falle II aus unserem Material lag die Wucherung zum Teil in der Blasenwand und zum anderen Teil in den Außenschichten des mit der Blase fest verwachsenen Uterus. In diesem Falle war die Schleimhautähnlichkeit größer infolge stärkerer Ausbildung des Stromas. Die Wucherung ergriff Uterus und Blasenwand zugleich. Außerdem besteht aber noch getrennt von dieser durch eine drusenfreie Mittelschicht der Blasenwand eine andere Epithelwucherung von der Blasenschleimhaut selber. Das Übergangsepithel der Krypten und Epithelnester geht teils in größere Räume und darmdrüsenahnliche Schlauche uber mit Schleimepithel und Becherzellen, teils in Schlauche mit indifferenten Zylinderzellen.

Wenn in diesem Falle die äußere peritoneale und die innere heterotope Wucherung der Blasenschleimhaut getrennt blieben, so scheint in einem Falle von J. Müller eine Kollision beider vorgekommen zu sein, wie ich an genannter Stelle begründet habe, während der Autor selber einen nicht näher bezeichneten Fehler der Entwicklung annimmt. Er glaubt, daß das endometrioide Gewebe nicht von außen herkomme, weil die Subserosa wenig oder kaum davon berührt wird, dagegen die Hauptmasse der endometrioiden Wucherung in der Muskelwand liegt und bis in die Schleimhaut hineinreicht. — Wenngleich ich die peritoneale Herkunft für wahrscheinlich halte, so muß doch weiterhin darauf geachtet werden, ob von der Schleimhaut des Trigonum vecicae endometrioide Bildungen ausgehen können. Diese Feststellung würde ausschlaggebend werden können für die Auffassung der Pathogenese der ganzen übrigen ektopischen Herde.

Besonders zu beachten ist auch die Fähigkeit der Blasenmuskulatur auf den Reiz der drüsigen Infiltration beider Arten, sowohl der endometrioiden, wie der vesikalen Drüsenwucherung mit Hypertrophie zu antworten.

Wir haben die bisher genannten Stellen von ektopischer peritonealer endometrioider Wucherung vornehmlich im Zusammenhange mit der Adenomyosis uteri externa betrachtet. — Es wurde zwar erwähnt, daß die gleichen Herde an den genannten Stellen vorkommen, dennoch habe ich sie hier erwähnt, um die genetische Zusammengehörigkeit zu betonen.

Weiterhin ist zu erwähnen, daß die gleichen peritonealen Herde, die die Außenfläche des Uterus und seine äußeren Muskellagen besetzt halten, auch auf die Bänder des Uterus und auf die Parametrien übergreifen können. Aber auch an diesen Stellen finden sich vom Uterus unabhängige Herde, von denen wir hier kurz Kenntnis nehmen müssen, das Nähere dem Abschnitt „Ligamente" überlassend. Auch diesen Befunden habe ich [1] bereits eine breitere Schilderung zuteil werden lassen.

Es sei daran erinnert, daß die Adenomyosis uteri, wenn sie die Seitenwand betrifft, zu einer die Parametrien und das Ligamentum latum entfaltenden intraligamentären Wandverdickung des Uterus führen kann, ebenso wie ein Uterusmyom in das parametrane Gewebe etwa ausladet, ohne dieses anders als passiv zu beteiligen. Hier sprechen wir dagegen von der infiltrierenden Einwucherung der hetrotopen Wucherung in das Gewebe der Ligamente, das dann selbständig beteiligt (aktiviert), sich selber an der Wucherung beteiligt. Auch hier kommt es wie bei den oben beschriebenen Erkrankungen von den peritonealen Taschen her zur epithelialen Infiltration von außen auf der Oberfläche der Ligamente oder sogleich subperitoneal.

Es lassen sich also unterscheiden:

1. Adenomyosis uteri interna: a) mit knotiger intraligamentärer Ausdehnung nach Art der Uterusmyome, b) mit diffuser intraligamentärer Ausbreitung epithelialer Wucherung.

2. Adenomyosis uteri externa mit Ausbreitung der epithelialen Wucherung auf die Oberfläche der Ligamente und von hier in diese hinein. Diese beiden Arten sind zusammen als sekundäre Ausbreitung in und auf das Ligament zu bezeichnen.

Es gibt dann weiter Herde, die scheinbar oder wirklich unabhängig vom Uterus teils auf dem Ligamentum latum, teils zwischen den Blättern liegen, meist nicht in Knotenform, sondern als weniger umfangreiches endometrioides Gewebe.

Am Ligamentum latum ist die Oberfläche öfters befallen, so in Fällen von Semmelink und de Josselin de Jong, R. Meyer, Schindler, de Josselin de Jong und de Snoo und neuerdings besonders von Sampson. In solchen Fällen sind auch andere Stellen zugleich befallen und besonders sind die Ovarialhämatome in Epithelzysten (Teerzysten) zu erwähnen.

Intraligamentäre Lage der Herde sahen Ballantyne und Williams schon 1893 und sie erwähnen bereits die Beteiligung an der Menstruationsblutung. Ferner sind neben der Zervix gelegene Herde besonders zu nennen, weil sie durch Einbeziehung der Gefäße, Nerven, Ureteren Bedeutung gewinnen können (Cullen, E. Vogt, Füth, Frankl und Tilp, Lockyer, Derocque, Schiller).

Die Ligamenta ovarii propria (R. Meyer, Sitzenfrey, Herd, Schindler) und die Ligamenta sacro-uterina (Ries, Cullen, Russel, Michon et Comte, Wilson, Sampson) können nur kurz erwähnt werden. Auch die Pars intrapelvina der runden Mutterbänder (Semmelink und Josselin de Jong, R. Meyer, Frankl, Schindler, Artusi und namentlich Sampson) ist nicht so häufig befallen im Vergleich mit der Pars extrapelvina der Ligamenta rotunda.

---

[1] Handbuch der Gynäkologie (Veit-Stoeckel), 3. Aufl., 1929.

Auch in den Fällen der Adenomyosis des intrapelvinen Teiles legt Sampson Wert auf die Feststellung, daß zugleich andere peritoneale Herde bestehen und eben solche in den Ovarien.

Die Herde am extrapelvinen Teile des Ligamentum rotundum gehören natürlich zu den extraperitonealen, insbesondere zu denen der Leistengegend, Vulva usw. Wir werden sie mit diesen zusammen noch erwähnen, da ihre Zugehörigkeit zu den intrapelvinen Herden des Ligamentum rotundum weder topographisch noch durch beide Teile gemeinsame Befunde zu begründen ist.

Die Herde im Ovarium.

Von den intraabdominalen Herden stehen im Brennpunkte des Interesses die im Ovarium, nicht nur weil hier besonders schön funktionierende endometrioide Herde gefunden werden und weil sie durch die lebhafte Beteiligung an der Menstruation zur Bildung der sehr augenfälligen sog. Teerzysten führen, sondern weil diese sehr häufig mit fast allen anderen intraperitonealen und zum Teil auch mit den extraperitonealen zusammengehen. Diese Tatsache, auf die stets nachdrücklich hingewiesen zu haben das besondere Verdienst von Sampson ist, nötigt unbedingt zu besonderer Berücksichtigung in der Frage der Pathogenese. Sampson fand bei 64 Ovarialherden in $15^0/_0$ andere Herde. Es ist dabei wichtig zu wissen, daß die Teerzysten oftmals offen gefunden werden. Wieweit dieses durch gynäkologische Untersuchung verursacht wird, stehe dahin, immerhin muß mit der Möglichkeit gerechnet werden, daß der Inhalt der Teerzysten des öfteren in die Bauchhöhle gelangen kann. Auf diese Frage werden wir ebenso wie auf die Histogenese der ovariellen Herde zurückkommen. Wir müssen noch besonders hervorheben, daß in den endometrioiden Herden des Ovariums auch Muskulatur angegeben wird (Russel, Fletcher Shaw und Addis, Sampson, Blair Bell, van Heerden nach de Jossélin de Jong). Ich habe an anderer Stelle (1929) auf die Möglichkeit von Irrtümern in der Deutung der Präparate hingewiesen, namentlich unter Hinweis auf eine Beschreibung von Schindler, aus der eine Verwachsung des Ovariums mit der Mesosalpinx oder Tubenwand die Täuschung hervorzugehen scheint, daß deren Muskelgehalt dem Ovarium zugeschrieben wurde. Solche Irrtümer sind sehr leicht möglich und in unserer Frage sehr schwerwiegend. Es kann von ausschlaggebender Bedeutung werden, ob die Herde Muskulatur an Körperstellen enthalten, wo sie sonst fehlt.

Die Herde in der Darmwand.

Von den intraperitonealen Herden haben die der Darmwand besondere Aufmerksamkeit erregt. Auch hier neigt die endometrioide Wucherung wie überall nicht zu flachenhafter Ausbreitung auf der serösen Außenfläche, ja sie bildet auch keine die Oberfläche besonders stark überragenden Knoten, sondern sie infiltriert die Subserosa, durchsetzt die Muskulatur und dringt bis in die Schleimhaut vor, ruft entzündliche Veränderungen hervor und reizt die Muskulatur meist zu mäßiger, seltener zu etwas lebhafterer Wucherung. Es ist zu beachten, daß die Muskulatur der Darmwand von der endometrioiden Wucherung scheinbar nicht selten am wenigsten befallen wird, so daß die Serosa als Einfallspforte, die äußere Muskelschicht als Durchgang benutzt werden und daß die Subserosa und die inneren Lagen der Darmwand am stärksten befallen sind. Das hat mich veranlaßt in dem zuerst bekannt gewor-

denen Falle, den Ausgang der Wucherung von der Darmschleimhaut aus an-
zunehmen. CULLEN und LAUCHE haben den Fall den später beschriebenen
Fällen von Endometriosis mit Recht zugewiesen. DE JOSSELIN DE JONGS
Fall ist einer der wenigen Fälle, die sich in der Serosa des Darmes ausbreiten.
Es genügte darauf hinzuweisen, daß POLSTER (bei LAUCHE) 1926 schon 80 Fälle
fand, zu denen noch einige (E. KAUFMANN, SEMB, GROOS, OBERLING und
HICKEL, BIABL u. a.) hinzukommen. — Die Gemeinsamkeit der Herde mit
anderen wurde besonders von LAUCHE erkannt. Kleinere Herde scheinen der
Beobachtung leicht zu entgehen; SAMPSON hat sie in zahlreichen Fällen gefunden.
Von 16 Fällen sah er 6mal das Sigmoideum, 9mal das Rektosigmoideum, 3mal
den Dünndarm, 1mal den Wurmfortsatz befallen. Auch aus der übrigen Masse
der Fälle ergibt sich unbedingt Bevorzugung der unteren Darmpartien, wie
überhaupt der untere Teil der Bauchhöhle und das Becken als Hauptpacht-
stellen zu gelten haben.

An den Stellen freierer Ausbreitungsmöglichkeiten wie Subserosa und Submukosa des Darmes entstehen Bilder von „Ampullen und einmündenden
Schläuchen", die der Schilderung von RECKLINGHAUSENs entsprechen (LAUCHE),
zweifellos eine Frage der Statik, im übrigen sind die Wucherungen „endometrioid". — Von Wert ist die Feststellung, daß auch die Lymphknoten des
Mesenteriums in Mitleidenschaft gezogen werden, wenn die Wucherung bis
an sie vordringt (R. MEYER). Ich lege Nachdruck darauf, weil sie in der Theorie
der lymphatischen Metastasierung zur Sprache kommen wird. Der größeren
oder geringeren Wucherung der Muskulatur sollte man hingegen nicht in pathogenetischer Betrachtung ausschlaggebende Bedeutung zumessen. Auch im
Uterus und in den uterinen Tubenteilen ist die Muskelwucherung von Fall
zu Fall verschieden bedeutend und ebenso in der Blasenwand. Der Grad
der Muskelbeteiligung kann nur verglichen werden, wenn man das Alter
der Herde, Entzündung, den Zustand der Darmwand, allgemeine Konstitution, das Alter der Kranken usw. zwischen den einzelnen Fällen zu vergleichen in der Lage sein wird. — Entgegen einigen Autoren wie DE JOS-
SELIN DE JONG, SUZUKI-PICK bestreite ich die Notwendigkeit und Möglichkeit aus der Muskelmenge den Geschwulstcharakter und eine besondere
Histogenese zu entnehmen.

Extraperitoneale Herde.

Wenn wir nun noch kurz zu den extraperitonealen Herden übergehen,
so sei daran erinnert, daß wir die Abgrenzung nicht scharf durchführen
können, so daß ein Teil der Fälle, namentlich die von den peritonealen
Taschen ausgehenden Wucherungen mit den an gleichen Orten vorkommenden, aber nicht mit dem Peritoneum zusammenhängenden Herden gemeinsam abgehandelt worden sind, um die topographische Einteilung nicht zu
durchbrechen.

Auch in diesem Abschnitte wird uns ohne Kopfzerbrechen die vorwiegend
extraperitoneale Lage der Herde veranlassen, sie gesammelt zu betrachten. —
Zu ihr gehören folgende Stellen: die Inguinalgegend, Labia majora, Beckenbindegewebe einschließlich des subkutanen Gewebes am Perineum. Eine
andere Gruppe bilden die meist an Operationsnarben anknüpfenden Herde
in der Bauchwand und schließlich die meist ohne Operation auftretenden
Nabelherde.

Adenomyosis und Adenofibrosis der Leistengegend mit der Pars extrapelvina des Ligamentum rotundum und der Vulva.

Anfänglich und bis vor kurzem galten alle Knoten in der Leistengegend als dem Ligamentum rotundum zugehörig (CULLEN, VON RECKLINGHAUSEN, 1896). Es folgten einzelne Fälle, die von CULLEN 1903 gesammelt wurden. Auch POLSTER (1926) kennt nur 34 Fälle, zu denen noch einige andere Fälle von mir (1929) zusammengetragen worden sind. Immerhin sind die Knoten in der Leistengegend, die in der Mehrzahl mit dem Ligamentum rotundum zusammenhängen, bedeutend häufiger als die am intrapelvinen Teile des Bandes. Für alle Erklärungsversuche ist dieses zu berücksichtigen, namentlich für die entwicklungsgeschichtlichen Voraussetzungen. Die Entwicklungsgeschichte erlaubt nicht den untersten Teil des Ligamentum rotundum unter gleichen Entstehungsbedingungen zu betrachten. Nur soweit der ursprüngliche Processus vaginalis peritonei ihn begleitet, ist der den Leistenkanal durchsetzende Abschnitt des Bandes ein Stück des ursprünglichen Leistenbandes der Urniere. Der untere Teil des Bandes entsteht als selbstständiges Erzeugnis der Bauchwand, in die er von Anfang an eingebettet ist. — Doch liegen unsere inguinalen Herde gar nicht alle im Ligamentum rotundum, sondern zum Teil angelehnt, zum Teil ganz unabhängig von ihm, so daß sie den übrigen extraperitonealen Herden wesentlich näher zu stellen sind, als denen am intrapelvin gelegenen Ligamentum rotundum. SAMPSON spricht der Theorie zuliebe von ,,Endometriosis inguinalis den sog. Adenomyomen des Ligamentum rotundum''. Doch ist in der Mehrzahl der Falle die Muskulatur des Bandes an der Wucherung beteiligt. Außerdem sind die SAMPSONs Meinung im Wege stehenden Theorien angeborener Grundlagen der Wucherung nicht an das Band als solches gebunden, sondern an die Gegend.

Die makroskopisch und fühlbar umschriebenen Knoten sind mikroskopisch unscharf begrenzt, ihr geweblicher Aufbau ist nicht immer deutlich endometriumähnlich, vielmehr sind die von v. RECKLINGHAUSEN angegebenen Merkmale des öfteren anzutreffen.

Ein von CHEVASSU als echter Glomerulus in seinem Falle von Iguinalknoten gedeutetes Gebilde halte ich nicht für einen solchen, wie ich anderweit (1929) ausführlich dargelegt habe, sondern für einen intravasal vorspringenden kleinen Knoten, wie wir oben kennen gelernt haben. — Dort habe ich auch die Pathogenesetheorien und ihre Aussichten besprochen. — Der endometrioide Charakter der meisten Herde würde uns einer Sonderstellung gegenüber anderen extraperitonealen Herden entheben, wenn nicht der Befund von Glomeruli in der Leistengegend bei Feten (R. MEYER, FORSSNER), die ich als Nachnierenglomeruli deute und ein Fall von Adenofibrom (SZILI 1902), den ich als Abkömmling von apokrinen Drüsen ansehe, und schließlich die Mammaaccessoria, also 3 verschiedene Epithelarten in der Leistengegend vor Einseitigkeit in der Beurteilung aller hier vorkommenden myo- und fibroepithelialer Bildungen warnten.

Die übrigen extraperitonealen Herde in den Weichteilen des Beckens.

Als solche kennen wir epitheliale Funde in den Labien unabhängig vom Ligamentum rotundum, im unteren Teile der Vagina, am Perineum. SCHINDLER, HALBAN und MESTITZ möchten auch die bekannten Epithelräume in den Beckenlymphknoten einrechnen, aber sie führen hier kein eigenes Stroma und HALBANs

Erklärung, daß die lymphatische Gewebsbeschaffenheit kein zytogenes Stroma aufkommen lasse, muß ich abweisen, da die mit der Umgebung zusammenhängenden endometrioiden Infiltrationen in Lymphknoten (Meskolon, R. Meyer, Inguinalgegend Bungart) sehr schönes eigenes Stroma haben, vor dem das lymphatische Gewebe weicht.

Am Perineum finden sich Herde (Schickele, Palmer, Neuweiler, R. Meyer). Ein Herd am rechten Ligamentum sacrospinosum (Jacobs).

Adenofibrosis in Bauchwandnarben.

Auch diese Fälle haben namentlich nach der Arbeit Lauches (Zusammenstellung 4 eigener und von 10 anderen Fällen 1923 und Polsters von 56 Fällen (1926) große Bewegung hervorgerufen. — Ursprünglich gelten sie für Wucherungen des Serosaepithels (R. Meyer), dann wurde auch Verschleppung von Endometrium durch Naht, Kaiserschnitt angeführt. Lauche hat sich bald Sampson angeschlossen, der seine pertubare Implantationstheorie für alle vom Peritonealraum zugänglichen Stellen anwendet. Von dieser werden wir bei der Pathogenese sprechen, wenn wir auf die Adenomyosis uteri zurückkommen. Da sich in diesem Handbuche keine Gelegenheit finden wird, die Adenomyosis der Bauchwandnarben und des Nabels besonders zu behandeln, so werde ich, wenn auch nur kurz darauf eingehen unter Hinweis auf meine Darstellung in dem Handbuch der Gynäkologie von Veit-Stoeckel 3. Aufl. Aus dieser Arbeit gebe ich einige Anführungen.

Die Literatur der Fälle sei kurz angeführt: R. Meyer 1903, Stratz 1905, Amos 1905, Klages 1912, Amann 1915, v. Franqué 1916, Wagner 1918, R. Meyer 1919, Fraas 1919, Cullen 1920, Mahle und Mac Carty 2 Fälle). Diese 10 Fälle hat Lauche 1923 zusammengestellt und 4 eigene Fälle hinzugefügt. Es ist sein Verdienst, die Zusammengehörigkeit dieser Fälle mit den übrigen Adenofibrosen unter besonders nachdrücklichem Hinweis auf das ausschließliche Vorkommen bei geschlechtsreifen Frauen und die Beteiligung an den Menstruationsblutungen nachgewiesen zu haben. — Weiteren einzelnen Fällen folgte dann das Groß: Dietrich (1923), Geller (1924), Judd-Foulds (1923) 6 Fälle, Lemon Mahle (1925) 9 Fälle, Tobler (1923) 5 Fälle, davon 2 ohne Laparotomie, Vassmer (1924), Sampson (1925) und Cullen (1925) je 3 Fälle, Heany (1925), Danforth (1925) und eine weitere Anzahl zerstreuter Fälle, die Polster (1926) bereits mit 56 beziffert. Diese Literatur findet sich annähernd vollständig bei Polster erwähnt und ein eigener Fall beschrieben. — Auch Pratt (1927) bringt nebst 42 Fällen aus der Literatur 4 eigene, Beer (1926) 1 Fall und Neuweiler (1926) 2 eigene Fälle, Poland 1 Fall, Albrecht ebenso, Versé (1927) 2 Fälle, Goullioud et Michon 1 Fall (1928), Legerlotz.

Während Vassmer von den damals 17 Fällen 11 Fälle nach Ventrofixura uteri feststellen konnte, berechnet Albrecht 1927 nur etwa bei der Hälfte der voraufgegangenen Laparotomien eine Ventrofixur und die übrigen meist nach Kaiserschnitten, aber auch nach Operation wegen gutartiger Ovarialtumoren, entzündlicher Adnexentumoren, Appendizitis, Uterusperforation, Tubargravidität und nach Tubensterilisation. In einem von Versé vorgelegten Falle war abdominale Ausräumung des schwangeren Uterus mit Tubensterilisation $1^3/_4$ Jahre vorausgegangen.

Die Fälle sind wirklich auffallend selten bei der Häufigkeit der Kaiserschnitte.

Unter meinen eigenen 6 Fällen von Adenofibrosis in Bauchnarben, die zwei früher mitgeteilten eingerechnet, sind 4 nach Ventrofixur des Uterus,

1 nach Suspension des Uterus durch Annähung des Ligamentum rotundum an die Faszie des Musculus rectus abdominis und 1 nach Operation einer Tubargravidität entstanden. Unter den neueren Fällen ist der Befund nach Operation der Tubargravidität noch angegeben von POLANO, nach Amputation des myomatösen Uterus vor 5 Jahren (VERSÉ), nach Suspension des Uterus am Bande von HEANY, PRATT, nach ALEXANDER ADAMS und nach Appendizitis (LEMON und MAHLE), nach Adnexentfernung (NOVAK, MARK). LEMON und MAHLE fanden 9 Fälle von Tumoren in der Bauchwand nach Laparotomien, davon 4 Fälle nach Anheftung des Uterus an die Bauchwand, 1 Fall nach der ALEXANDER ADAMS Operation, 1 Fall nach Verkürzung der Ligamente wegen Prolaps, 1 Fall nach mehreren Laparotomien, 1 Fall nach abdominaler Uterusentfernung, 1 Fall nach doppelseitiger Salpingektomie, rechtsseitiger Oophorektomie und Appendektomie vor 9 Jahren. — Der Knoten in der Narbe trat meist etwa 6 Jahre nach der Operation auf, aber auch schon 2 Jahre und erst 20 Jahre hinterher (PRATT). Ein Fall PANKOWs Adenofibrosis in der Narbe nach Blinddarmoperation gewinnt besondere Bedeutung dadurch, daß die Patientin noch nicht menstruiert war. Die Wucherung entstand aber erst später zur Zeit der Geschlechtsreife, so daß LAUCHE hier mit einer späteren Implantation rechnet. — Immerhin vom Standpunkt der seroepithelialen, peritonealen Genese könnte sehr wohl bei oder nach der Operation Peritonealepithel in die Bauchwand gelangt sein, das später unter dem Einflusse des Ovarialhormons endometrioide Art sich aneignete. Die sehr verschiedene Art und Zeit der voraufgegangenen Operationen gibt jedenfalls Anlaß zur Überlegung, wie und wann die adenofibröse Wucherung entstanden sein mag, ohne daß bisher eine Erklärung der Entstehungsart als einwandfrei bezeichnet werden könnte, geschweige denn für alle Fälle als einheitlich gelten dürfte.

Die grobe Anatomie der Knoten ist ziemlich einförmig. Von dem narbig angehefteten Uterus aus setzt sich in die Bauchwand ein hoher unscharfer Knoten bis in das Epithel fort, so daß bei Menstruationen nicht nur Beschwerden, Schwellung, sondern auch Blutungen aus Hautfisteln auftreten. Anheftungen des Netzes kann hinzukommen. Der Uterus selber ist scheinbar meist ohne Besonderheiten, doch war in einem Falle (DÖDERLEIN-HORNUNG) ein Zusammenhang zwischen den Bauchwandnarben und der Uterusadenomyosis nachweisbar (R. MEYER 1929), (Abb. 183).

Histologisch wird das reine Bild der „endometrioiden" Wucherung oft beeinträchtigt durch die stark vernarbenden Bindegewebszüge, die sich nach längerem Bestande infolge der fast stets nachweisbaren Entzündung ausbilden. Andererseits wird in mehreren Fallen die Sachlage verwickelt, dadurch, daß apokrine Schweißdrüsen wuchern und sich mit der Wucherung des Fremdepithels mischen können. — Die Schweißdrüsen interessieren uns, weil sie adenofibröse Knoten bilden können. Sodann werden sie ohne Grund als Zeichen besonderer kongenitaler Anlagen pathogenetisch ins Feld geführt. Schließlich können sie diagnostische Schwierigkeiten bereiten, weil in unseren Fällen einzelne Knäueldrüsen unregelmäßig erweitert sind und den Verdacht aufkommen lassen könnten, daß die Adenofibrosis hiermit zusammenhänge, um so mehr, als ein Teil der adenomatösen Neubildung nicht sehr typisch endometrioid ist, in einem Fall wenig adenoides Stroma hat und stellenweise mit einem Hof zarten fibrillären Stromas umgeben ist, das einige Ähnlichkeit mit dem der Knäueldrüsen hat. — Trotzdem ist mir das Epithel und stellenweise das Stroma genügend deutlich um eine, endometrioide Bildung zu diagnostizieren. — Wirklich wird von F. NEUGEBAUER (1925) in einer Bauchwandnarbe nach Operation einer Appendizitis ein zystisches Hidradenom beschrieben, das mir jedoch Verdacht erregt auf endometrioiden Charakter durch den teerigen Inhalt der Zysten.

Besonders beachtlich scheint mir, daß mensuelle Blutung auftreten kann, auch wenn die Drüsenneubildung hyperplastische Formen (R. MEYER, NOVAK, VERSÉ) annimmt. Der Befund glatter Muskulatur (LAUCHE, KLAGES, ABBOTT, VERSÉ, CULLEN, R. MEYER ist sogar auffallend häufig, wahrend TOBLER sie in 5 Fällen vermißte) verdient größere Aufmerksamkeit, da ihre Herkunft gar nicht klar ist. Um so mehr, weil in einem Falle (MARK), in dem nur eine Appendektomie 11 Jahre zuvor aber keine Anheftung des Uterus vorausgegangen war, von L. STERNBERG Unterusschleimhaut mit viel „Uterusmuskulatur" gefunden wurde. — Stammt die Muskulatur aus hyperplasierter Hautmuskulatur, Gefäßwanden? In eigenen 5 Fällen habe ich ebenso wie TOBLER keine Muskulatur gefunden, und nur in einem Falle reichlich und ich möchte strenge Anforderung an die Bezeichnung „glatte Muskulatur" stellen, unter Hinweis auf die Ähnlichkeit mit Bindegewebe und auf die Möglichkeit der Verkennung von Flachschnitten durch die Wand (im Schnitte) längsgerichteter Gefäße.

Adenofibrosis, Adenomyosis am Nabel.

Diese Herde haben ihre Sonderstellung durch den Ort, an dem embryonale Organreste, Allantoiskanal, Dottergang, Peritoneum des Ganges, zum Exozölom, und Karzinommetastasen mit in Betracht kommen. Ferner weil hier Verbindung der Herde zum Peritoneum mit wenigen Ausnahmen fehlt, weil sie langsam wachsen (LAUCHE), weil die Frauen durchschnittlich älter sind (SCHIFFMANN und SEYFERT) als die mit Bauchwandnarbenadenofibrosis. Die Zahl der Fälle ist wohl nicht ausreichend, um dieses endgültig feststellen zu können.

Besonders schwerwiegend ist der Umstand, daß in der größten Mehrzahl der Fälle keine Operation voraufgegangen ist. Ausnahmen sind Fälle von HERZENBERG (1909) und MINTZ. — Klinisch besteht Vorliebe zu menstrueller Blutung aus den Nabelherden, da die Haut dünn ist.

MINTZ (1899) hielt die Knoten für echte Adenome vom Dottergange. CULLEN (1912) sah 4 unter 9 Fällen von endometrioidem Aussehen und nahm an, daß sie von den MÜLLERschen Gängen her stammen. Es folgten: WÄGELER (1913) griff zur Urnierenhypothese, GUIBÉ (1914) zum Serosaepithel. Es ist LAUCHEs Verdienst (1923), die 24 Fälle der Literatur und 2 eigene mit den übrigen Herden des Gesamtgebietes zu vereinen. Es geht aus seiner Arbeit hervor, daß die kleinen bis kastaniengroßen langsam wachsenden Knoten nur bei Frauen im geschlechtsreifen Alter im Nabelgewebe vorkommen, daß sie mindestens histologisch durch Blutung, aber auch klinisch am menstruellen Zyklus beteiligt sind (MINTZ, CULLEN, GREEN, WÄGELER, TOBLER, GODDARD, ZITRONBLATT, BUSSER, STEINER, FÖDERL). — POLSTER (1926) zählt etwa 30 Nabeladenome, zu denen noch einzelne hinzukommen [GUIBÉ (1914), ANDREWS (1925), EDWARDS und SPENCER (1925), SCHIFFMANN und SEYFERT (1925), KÖHLER, BALTZER (1927), FÖDERL, OBERLING und HICKEL, H. STEINER (1927), BUSSER, VON DER HORST und DRONHARD (1928), R. MEYER (1929)]. Die harten Knoten mit kleinen bluthaltigen Zysten haben zuweilen einen kleinen rein bindegewebigen Stiel in der Richtung zum Peritoneum (WULLSTEIN, FÖDERL, OBERLING und HICKEL), keine epitheliale Verbindung zur Bauchhöhle. Die Knoten sitzen sehr oberflächlich, meist nicht verschieblich gegen die Oberhaut. SCHIFFMANN und SEYFERT haben die Beteiligung der Schweißdrüsen an der Wucherung hervorgehoben, die wir schon in den Bauchwandnarben kennen lernten. Ähnliches haben auch andere Autoren beschrieben (LINDAU, LAUCHE, TOBLER, CULLEN, BALTZER, STEINER, FÖDERL).

Zwei Fälle von Karzinom, die aus Nabelherden entstanden sein sollten (BRÜGGEMANN, LINDAU) hat LAUCHE kritisch betrachtet und ich mußte sie vollends ablehnen. — Metastasen von Karzinomen, namentlich des Magens sind, wenn auch selten, differentialdiagnostisch für den Arzt nicht minder wichtig, als für den Pathologen; am wichtigsten für den Kranken. Der Befund glatter Muskulatur wird genannt von MINTZ, BARKER, NÄGELER, GUIBÉ, MATHIAS, OBERLING und HICKEL, GREEN und GODDARD reichlich. — Der Fall von ANDREWS ist dadurch bemerkenswert, daß er ähnlich wie die 2 als Nabelkarzinome gedeuteten Fälle und ein Fall BARKERS ($4^1/_2$ Jahre später Knoten der Leistengegend) noch einen anderen Herd aufwies, nämlich im Douglas. Während aber dieser Muskulatur enthielt, fehlte solche im Nabelknoten.

Sekundäre Veränderungen bei Adenomyosis uteri.

Inwieweit Karzinom, Sarkom, Entzündung, Tuberkulose zu den sekundären Erscheinungen gehören, muß in jedem Einzelfalle besonderer Beurteilung vorbehalten bleiben. — Lymphstauung und Ödem findet man auch ohne Entzündung stellenweise in den adenomatösen Strängen; es wirkt auflösend und durch Druck auf das Stroma. Von übrigen Veränderungen kommen nur regressive Erscheinungen in Betracht, die an sich nicht sehr bedeutend immerhin das ursprüngliche histologische Bild mehr und weniger stark beeinflussen. Schon die zystischen Abschnürungen fallen fast durchwegs in das Gebiet der Rückbildung, Schrumpfung des Bindegewebes. — v. RECKLINGHAUSEN nimmt an, daß die „entzündliche Verhärtung und Verdichtung des Gewebes" die vom Epithel ausgeschiedene Flüssigkeit nicht mehr resorbiere.

Im Alter nach Aufhören der Geschlechtsreife tritt immer allmähliche Rückbildung ein, nicht anders, nur meist schneller und stärker als in der Schleimhaut selber. Das Wesentlichste und meist schon im vorgeschrittenen geschlechtsreifen Alter mindestens stellenweise sichtbare Zeichen rückschrittlicher Veränderung ist das vermehrte Auftreten kollagener Fasern sowohl in den adenomatösen Teilen, als auch besonders auffällig in der Muskulatur. Dieses erkennt man in vorgeschrittenen Graden schon makroskopisch an dem derben Zustand der Wand und starken, fast sehnigem Flechtwerk auf den Durchschnitten. Die Anhäufung kollagener Fasern in den heterotopen Schleimhautwucherungen und nicht zum wenigsten in der basalen Schleimhautschicht selber erkennt man nur mikroskopisch. Während wie geschildert, die kollagenen Fasern vom Stroma der adenomatösen Strängen zunächst aufgelöst werden, so daß sie nur an den äußeren Rändern derselben von außen einstrahlen, so werden bei der Rückbildung nach und nach die ganzen Herde mit meist feinen kollagenen Fasern durchsetzt. Darunter leidet besonders stark das zellige Schleimhautstroma der adenomatösen Wucherung; die Zellen werden kleiner und atrophieren. Es nimmt der Zellreichtum des begleitenden Stromas erheblich ab. Auch ohne auffällige Vermehrung kollagener Fasern schwindet das Stroma der heterotopen Stränge an vielen Stellen. Die zystische Erweiterung wirkt durch Druck schädlich auf den Zellreichtum des Stromas, wie LAUCHE mit Recht bemerkt, aber dieses ist weniger bedeutsam. Der Entstehung der Zysten widmet v. RECKLINGHAUSEN eine längere Betrachtung.

Mit zunehmendem Alter neigt das intermuskulare kollagene Fasergewebe zur hyalinen Quellung und Verhärtung. — Die Muskelzellen atrophieren wie immer im Greisenalter und werden, wie schon v. RECKLINGHAUSEN beobachtet hat, den Bindegewebzellen ähnlich.

Wie auch in anderen Zuständen von Hypertrophie des Uterus, sowohl der Muskulatur als auch der Schleimhaut, ist auch bei der Adenomyohyperplasie der Gewebebestand von den Ovarien abhängig, aber das Auftreten der Menopause entscheidet nicht allein. Es sind offenbar in einigen Fällen vom Ovarium ausgehende (oder auch andere?) blutversorgungfördernde Einflüsse auch nach Verlust der Menses am Werke. So sah ich auch nach 4jähriger Menopause sowohl die Schleimhautwucherung als auch die Muskelwucherung bei Adenomyosis gut erhalten. Im allgemeinen fehlt es an Beobachtungen bei älteren Frauen, da diese nicht zur Operation kommen und bei Obduktionen offenbar dem Gegenstande ungenügende Aufmerksamkeit zuteil wird. Meine früheren Untersuchungen an Uteri mit vorgeschrittenem Altersschwunde haben nur wenige heterotope Zysten und geringe Wucherung ergeben. Die Beobachtungsmöglichkeit an größerem Leichenmateriale geht aus von Recklinghausens Arbeit hervor, der freilich meist nur die Verdickung der Tubenwinkel bei Greisinnen beobachtet hat. Ihm war auffällig, daß das „Adenomyom" im hohen Alter oftmals eine „teleangiektatische" Form innehielt. Wenngleich v. Recklinghausen von erweiterten Blutgefäßen spricht, so fallen diese in den Abbildungen doch mehr durch die verhaltnismäßig dicke Wandung engster Lichtung auf.

Besondere Blutgefäßerweiterungen und Lymphgefäßerweiterungen in den hyperplastischen Partien habe ich gelegentlich als Ausdruck allgemeiner Blut- oder Lymphstauung des ganzen Uterus gesehen.

Die Blutungen in die Zysten und adenomatösen Herde auch in das Stroma hat schon v. Recklinghausen beschrieben und die augenscheinliche Disposition zur Blutung nicht als pathologisch (Chiari), sondern durch periodische Hyperämie, funktionelle Kongestionen während der Menstruation und des geschlechtlichen Umganges erklärt.

Beziehung zur Frage der Rückbildung haben die menstruellen Veränderungen namentlich, insofern stärkere Blutung wenigstens stellenweise völlige Zerstörung des Epithels von Zysten oder kleinerer Herde zur Folge haben. Es würde belangreich sein, zu erfahren, in welchem Grade die selten starke deziduale Umwandlung der heterotopen Wucherung der Rückbildung durch Zerfall erliegt.

Adenomyosis cystica. Cystadenomyosis.

Auch die Ausbildung von auffallend vielen oder auffallend großen Zysten bei Adenomyosis uteri, aber nicht nur hier, gehört teilweise zu den sekundären Veränderungen. Wir heben sie bei der Adenomyosis uteri hervor, weil sie hier zuweilen Veranlassung gegeben haben von Zystadenomyomen und Zystomyomen zu sprechen (davon später die Rede sein wird), wenn die Größe der Zysten sie besonders auffällig macht. Übergangsfälle von mikrozystischer zur makrozystischen Adenomyosis sind nicht selten. Die Zystenbildung beruht bei erheblicher Größe abgesehen von Retention auch auf Epithelproliferation, so daß nicht von Rückbildung zu sprechen ist.

Man kann unter diesen Proliferationszysten solche unterscheiden, deren Epithel wenigstens stellenweise funktioniert und dadurch zu Blutungen führt und solche, die nicht funktionieren aber durch eine serös-schleimige Absonderung räumlichen Zuwachs erhalten.

Pathogenese der Adenomyosis uteri.

Die Pathogenese hat verschiedene Punkte zu berücksichtigen, je nachdem wir die heterotope Wucherung der Zervixschleimhaut, der Korpusschleimhaut

(Adenomyosis interna corporis, cervicis) oder die mit den extrauterinen ektopischen Schleimhautherden zusammengehörige Adenomyosis externa betrachten, die den ganzen Uterus sowohl von der freien Korpusoberfläche her, als auch die Zervix von dem rektouterinen Zwischengewebe·aus befällt. Histogenetisch bedarf es nur nebensächlicher Erwähnung, daß auch kongenitale Dystopie von Epithelien und die Reste des GARTNERschen Ganges so gut wie jedes andere Epithel an der Wucherung teilnehmen können. Ich habe bei Erwachsenen große Inseln von Schleimhaut und größere Zysten gesehen, die ihre Auslaufer weithin erstreckten; die Lage dieser Gebilde weitab von der Schleimhaut ließ kongenitale Dystopie mit heteroper Wucherung annehmen. Ich habe oben diese Dinge als Adenomyosis intramuralis auch nur gestreift, da die sichere Diagnose auf Schwierigkeiten stößt; so könnte man geneigt sein, einige Fälle, die als Adenomyosis externa gelten, als kongenitale Dystopie anzusehen, natürlich nur eine angeborene Epitheldystopie als Grundlage für spätere hyperplastische Wucherung mit infiltrativer Ausbreitung. Die in

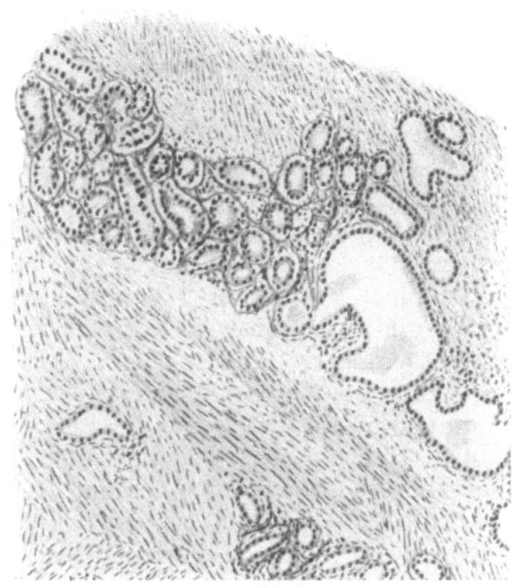

Abb. 184. Aus einer adenomatosen Wucherung des GARTNERschen Ganges in der Cervix uteri der Erwachsenen. Querschnitt durch die Seitenwand der Cervix supravaginalis. (Zeiß Obj. A. Ok. 1.)

Einzelfällen verhältnismäßig geringe Inangriffnahme der äußersten, besonders der subserösen Uterusschichten und nur wenige Zusammenhänge der Epithel-

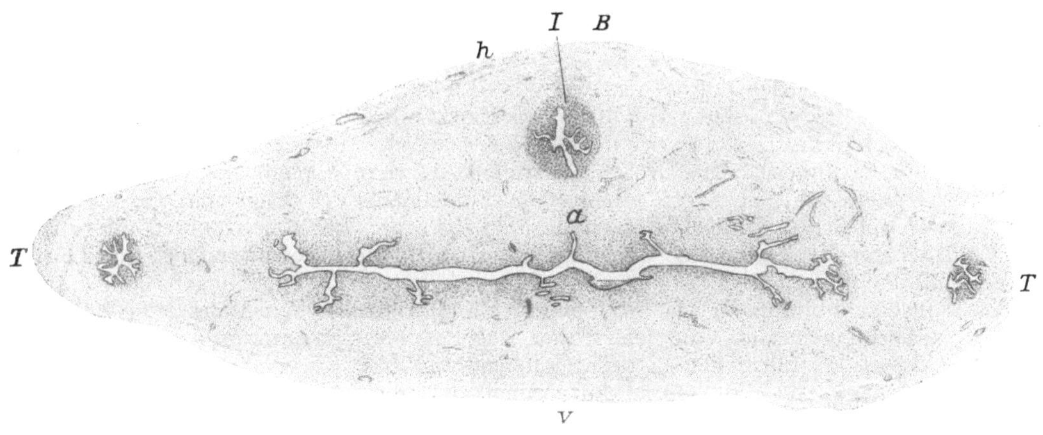

Abb. 185. Querschnitt durch den Fundus uteri eines neugeborenen Mädchens. An der Hinterwand h eine bucklige Vorragung B. Darunter genau median eine Schleimhautinsel I. Rechts und links die Tuben T. v vorn. a faltige Ausstulpung der Schleimhaut in der Mittellinie. (Leitz Lupe 42 mm 18fache Vergroßerung.) (R. MEYER 1899, Monogr.)

schläuche mit der außeren Uterusoberfläche könnten Bedenken erregen, den Ausgangspunkt auf dieser suchen zu wollen. Hiergegen läßt sich einwenden, daß die von außen einwuchernden Schlauche in der Subserosa einen zu straffen Boden und in den etwas tieferen Uterusschichten eine bessere Gefäßversorgung finden. Zur Unterstützung dieser Ansicht kann ich anführen, daß in dem Falle von Adenomyosis uteri aus dem Epithel eines Pseudomuzinkystoms die gleiche topographische Merkwürdigkeit bestand, insofern auch hier die Hauptmasse der Wucherung nicht außen liegt. Das gleiche findet sich am Darm, an der Blase u. a.

Von den kongenitalen Dystopien kommen im Corpus uteri die nicht so ganz seltenen Verlagerungen von Teilen des MÜLLERschen Ganges (Abb. 185), namentlich in der Mittellinie der Uterushinterwand in Betracht (vgl. Kapitel II, S. 48). Voraussetzung für diese Annahme ist völlige Sonderlage der Wucherungsgrenzen von der inneren und äußeren Oberfläche des Uterus, also rein intramural, wie sie in einem Falle von SANTI angegeben wird. Man hat von ihnen natürlich keine besonderen Strukturen zu erwarten. — v. RECKLINGHAUSEN hat eine Verlagerung von Urnierenteilen angenommen; die topographische Begründung hierfür suchte er in dem häufigen Befallensein der Tubenwinkel von „Adenomyomen". Dem hatte ich entgegengehalten, daß die Urniere nur bis zum Leistenbande abwärts reicht und daß sie, wie schon KOSSMANN betonte, immer lateral vom WOLFFschen Gange intraligamentär liegt. Für das Corpus uteri müßte man weit her geholte Versprengung unter sehr gezwungenen Voraussetzungen annehmen. Aus der Struktur der adenomatösen Wucherung glaubte v. RECKLINGHAUSEN besondere Eigenarten entnehmen zu müssen. Er fand in einigen Fällen und ausnahmsweise besonders gut ausgeprägt in seinem berühmten Falle 1, den er ohne besondere Notwendigkeit zum Typus erhob, eine Wiederholung gewisser Formenbildung, die er zwar mit der Urniere verglich und zwar in allen Einzelheiten, Hauptkanal, Sammelröhren, Sekretionsröhren, Ampullen, Endkolben, Pseudoglomeruli. Besonderes Gewicht legte er auf die reihenförmige Einmündung von Schläuchen in einen „ampullären" Teil und verglich sie der Kammform der Urniere. Von der Vergleichung mit der Urniere abgesehen, die ich ausführlich als unzutreffend nachgewiesen habe, ist tatsächlich zuweilen einseitige Mündung vieler Schläuche in einen erweiterten Hohlraum zu sehen, wenn auch nicht in einer einzigen Reihe, kammförmig, sondern in vielen Schnitten hintereinander in gleicher Weise, also eher bürstenförmig. Besonderen Eindruck macht es, wenn eine Reihe solcher Systeme von Drüseninseln nebeneinander in gleicher Richtung stehen, wie VON RECKLINGHAUSEN auch schon beschrieben hat. Diese wirklich recht auffällige Erscheinung ist nur aus den herrschenden Druckverhältnissen zu verstehen, die sich auch in der Richtung der Muskelbündel äußern. Die Drüsen „münden" überhaupt nicht in „Sammelkanale", sondern sie gehen von einem Kanal aus nach der Richtung des geringeren Gewebswiderstandes. Zugleich hängt hiervon die von RECKLINGHAUSEN in seinem Vergleiche mit der Urniere unrichtig bewertete verschiedene Epithelhöhe und die Anhäufung des zelligen Stromas in der Umgebung gehäufter Schlauchbildungen ab. So belangreich diese statischen Wachstumsfragen im allgemeinen sind, die ich früher gegenüber v. RECKLINGHAUSENs Urnierentheorie ausführlicher zu behandeln genötigt war, so wenig Beachtung erleben sie heute, da die Schleimhautähnlichkeit allgemein als selbstverständlich gilt und da sie in einzelnen Teilen geringer sein kann, auch wenn die heterotope Wucherung ganz sicher an allen Stellen von der Schleimhaut aus in die Muskulatur übergreift.

Brachte v. RECKLINGHAUSEN ein großes Kapitel gegen die Ableitung der „Adenome" von den Schleimhautdrüsen des Uterus auf, so mußte er nachträglich diese Abstammung für einige Fälle anerkennen. Man versteht seine Ablehnung für die meisten Fälle nur daraus, daß v. RECKLINGHAUSEN hauptsächlich auf die makroskopisch nachweisbaren Zusammenhange mit der

Schleimhaut angewiesen war und auf handgeschnittene mikroskopische Präparate. Heute ist die Histogenese der Adenomyohyperplasie interna aus der Erörterung völlig geschwunden. Es war mir nicht schwierig, den breiten Zusammenhang mit der Schleimhaut für die meisten Fälle nachzuweisen, aber nun begann die ätiologische Seite der Frage sich zu erheben. War es keine Tumorbildung, so mußten das Wesen und die Ursachen der heterotopen Wucherung erklärt werden und diese sah ich zunächst in Entzündung. Die „Adenomyometritis" kommt in der Tat vor. Für die heterotope Wucherung in der Zervix uteri enthält man sich jeder Erörterung; die entzündliche Ätiologie ist hier fast selbstverständlich, nicht einmal hormonale Einflüsse kommen in Wettbewerb. Selbstverständlich kann sich an die entzündlich reparative Epithelheterotopie eine hyperregenerative Wucherung anschließen, eine Hyperplasie, wie in der Zervix,

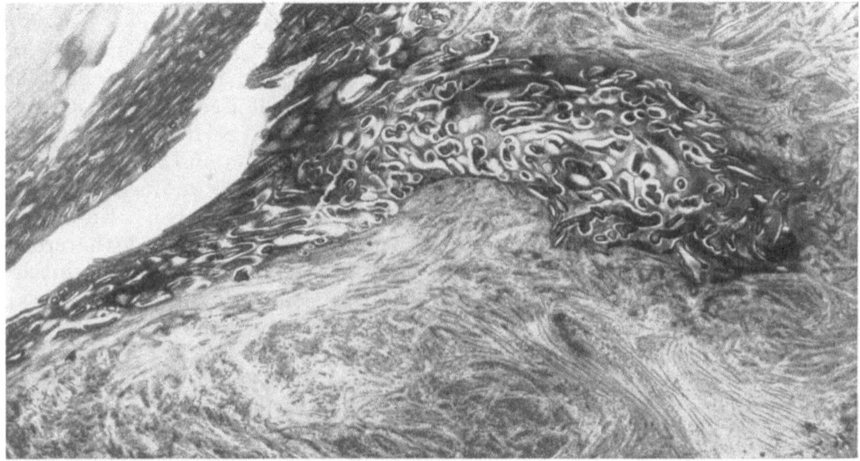

Abb. 186. Von der Lichtung des Uterus (links im Bilde) setzt sich eine wuchtige Schleimhautmasse (rechts) in die Muskulatur fort und anschließend Narbengewebe. Eine unsachgemaße kunstliche Ausraumung war 1 Jahr vorausgegangen. (Lichtbild schwacher Vergroßerung.)

so im Corpus uteri und ich habe schon früher (1907 und 1909) als auslösenden Faktor hauptsächlich die Entzündung, ferner vermehrte Nachgiebigkeit und Durchlässigkeit der Gewebe mitgenannt und eine erhöhte Proliferationskraft (Hyperplasie) des Epithels angenommen. Die Bezeichnung „Adenomyometritis" hat jedoch den Nachteil gehabt, daß hierdurch die entzündliche Ätiologie besonders von mir zu sehr betont wurde. Darüber wurde von späteren Autoren die genannten übrigen Bedingungen ubersehen und erst in letzter Zeit erneut betont (O. Frankl, Adler u. a.).

Es gelingt in der Tat nur in einer recht geringen Anzahl von Fallen nennenswerte Entzündungserscheinungen bei Adenomyohyperplasie corporis uteri nachzuweisen, während umgekehrt nur zuweilen die Tiefenwucherung der Schleimhaut in ursächlichem Zusammenhang mit den stärkeren Entzündungen (tödliche puerperale Infektionen, Pyometra) nachzuweisen ist. Trotzdem halte ich puerperale Infektion für eine haufigere Ursache; Gonorrhöe, die ihre große Rolle in den Tuben spielt, für eine seltene Ursache. Als Zeichen von entzündlicher Ätiologie fand ich Infiltrate, die in Begleitung der epithelialen Tiefenwucherung entlang von Blut- und Lymphgefäßen auftreten: kleine Abszesse sind seltener, doch findet man an Lymphknötchen erinnernde Rundzellenherde in dem die Epithelwucherung begleitenden „Stroma". Typisches Granulationsgewebe ist ganz selten. In dem „Stroma" fand ich außer Rundzellen auch Plasmazellen, Mastzellen, selten Stäbchen, Riesenzellen; einmal starke Anhäufung von „Pseudoxanthomzellen". Ödem ist nicht so selten. Feste Narbenzüge, brüske Durchbrechung der Muskelzüge deuten auf frühere Abszesse. Jaschke verwertet bandförmige Verwachsungen der Uterusschleimhaut als Beweis der entzündlichen Genese in einem Falle von Adenomyometritis. — Auch nach Verletzungen des Uterus wie nach Operationen, z. B. Kaiserschnitt, kommt es zu Implantationen und zu Einwucherungen in die Narben. Hier sei an eine oben (S. 146) beschriebene Ulzeration im Corpus uteri erinnert, in derem Bereich die Drüsen der basalen Schleimhautlage in entzündlich infiltrierten Bahnen der Muskulatur einwachsen, während sonst heterotope Wucherung fehlt. — Ferner sei noch einer anderen Tatsache gedacht. Nach Gravidität, sowohl nach ausgetragener als nach Aborten finde ich die Schleimhautausläufer des öfteren an solchen Stellen, wo Chorionepithelien und Lymphozyten die Grenze zur Muskulatur aufgelockert haben. Entschiedene Begünstigung der heterotopen Epithelwucherung durch die choriale Epithelinvasion allein habe ich ebenfalls gesehen (Abb. 187).

Frankl hat die Entzündung in der Mehrzahl der Fälle vermißt und auch ich bin von der entzündlichen Ätiologie als Regel gänzlich zurückgekommen und betrachte sie als eines der auslösenden Momente, wie oben gesagt. —

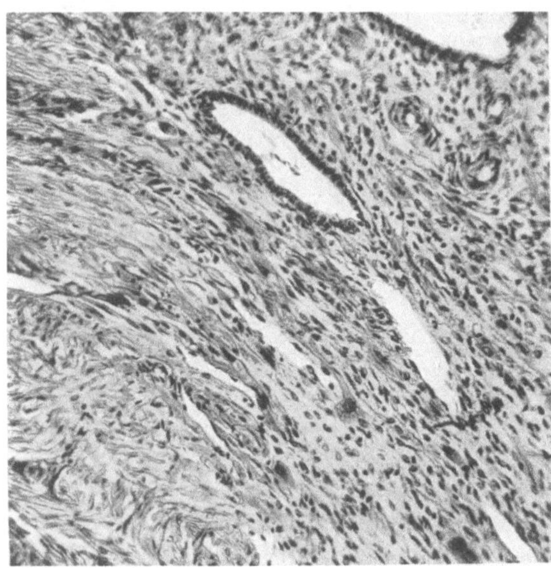

Abb. 187. Typisches Bild der Adenomyosis im Gebiete chorionepithelialer Invasion an der Plazentarstelle. (Lichtbild mittlerer Vergroßerung.)

Das heißt, ich habe die Ansicht aufgegeben, daß die Ausbreitung der heterotopen Wucherung in allen Stadien entzündlich bedingt sei. Das wesentlich wachstumsbedingende Moment sehe ich in den Hyperplasiereizen. Unter diesen ist nach meiner Meinung der wichtigste Reiz die zu häufige regeneratorische Inanspruchnahme der Uterusschleimhaut infolge des unnatürlich häufigen menstruellnekrotischen Abbaues unter dem Einflusse des jedesmal wieder neu gebildeten Corpus luteum. Dieses führt im vorgeschrittenen, geschlechtsreifen Alter regelmäßig zu einer Hyperplasie der basalen Schleimhautschichten und schließlich gewinnt das Epithel und ganz besonders das Stroma die Fähigkeit, die Muskulatur zu sprengen, heterotop zu wuchern. Die chorionepitheliale Invasion, Aborte, Geburten, Entzündungen, Wirkung von Hormonen mögen ihren mitbedingenden Anteil haben, die Hyperregeneration, die Übererregung der basalen Schleimhautzellen ist das Wesentlichste bei der infiltrierenden Adenohyperplasic. Es ist hervorzuheben, daß es die am meisten basal gelegenen Schleimhautpartien sind, die diese Hyperregeneration erleiden, während die etwas höher gelegenen Schichten derselben Schleimhaut auf die Wirkung des Corpus luteum noch mit funktioneller Umwandlung antworten können. Erst wenn die Corpusluteumbildung versagt, kommt es auch zu exophytischer Hyperplasie. Jetzt kann, wie wir das für diese Erkrankung annehmen, die unvollendete Follikelreizung ihrerseits hyperplasierend wirken, sowohl exophytisch als auch endophytisch.

Die Muskelwucherung mag ebenfalls von Ovarialhormonen mitbedingt sein — das kann keinem Zweifel unterliegen — aber als Beweis für den starken lokalen Anreiz den die Drüsenwucherung ausübt, ist die Beschränkung der Muskelwucherung auf die adenomatöse Umgebung einwandfrei. Besonders bemerkenswert auch der Fall mit dem Pseudomuzinkystom, weil ein ganz fremdes Epithel denselben Einfluß übt, wie sonst das Uterusepithel. Die Muskelwucherung ist auch nicht ein Vorrecht des Uterus allein, sondern abgesehen von den uterinen Tubenenden auch am Darm und Blase als Folge der Epithelwucherung gesehen worden. Besonders wichtig ist, daß auch in einem Falle von Stoeckel die Uretermuskulatur und die der Blase tumorartig hyperplasiert im Gefolge einer vom Blasenhalse ausgehenden Schleimepithelwucherung.

v. Recklinghausen hat schon den Einfluß der Drüsenwucherung gekannt und auch gegenseitige Wachstumsbeeinflussung erwogen. — Die Herkunft des Stromas der heterotopen Wucherung von der Schleimhaut selber steht fest und es liegt kein Grund vor, noch eine anderweite Neubildung etwa aus dem perivaskulären Bindegewebe der Muskelinterstitien anzunehmen.

Pathogenese der Adenomyosis uteri externa.

Wenn wir hier unsere Aufmerksamkeit den übrigen ektopischen Herden nur kurz zuwenden durften, so ist eine zusammenhängende genetische Betrachtung der intraperitonealen Herde doch nicht zu vermeiden gewesen, weil die gleichen Theorien auch die Adenomyosis uteri externa angehen. Nur muß ich nachdrücklich hervorheben, daß die Betrachtung dieser Befunde doch eine Sonderstellung beansprucht. Der Uterus hat seine Serosa, wie die übrige Bauchhöhle; wenn wir dem Cölomepithel eine besondere heteroplastische Fähigkeit zu endometrioider Artung zusprechen, so werden wir die Uterusserosa nicht ausnehmen. Aber wichtiger scheint mir fast noch der Hinweis, daß auch echte Verlagerung von Müllerschem Epithel in die Außenschichten des Uterus unter Wucherung und Durchbruch nach außen eine peritoneal entstandene Adenomyosis vortäuschen könnte. Auf die Befunde von Inseln in der Serosa und Subserosa des Uterus habe ich oben hingewiesen, es bleibt noch besonders zu erwähnen, daß Joachimovits Befunde von Drüsenbildungen unter der Serosa vom Uterus bei Affen erhoben hat. Dieser Befund, ebenso wie mein Befund von intramuskulärer Schleimhautinsel im Uterus eines Orang Utang fordern auf, stets an die angeborenen Verlagerungen des Müllerschen Epithels zu denken.

Wenn die Entstehungsbedingungen der Adenomyosis interna ziemlich klar sind und die gewebliche Herkunft der heterotopen Wucherung hierbei einwandfrei festgestellt ist, so liegen die Verhaltnisse für die Adenomyosis externa zur Zeit ganz ungeklart. Es sind mehrere Theorien lebhaft umstritten. Als älteste ist die Annahme von Recklinghausens, Versprengung von Urnierenteilen fast ganz verlassen. Es folgte die Serosaepitheltheorie, danach entweder gewöhnliches Serosaepithel wie am Uterus, so auch an anderen Stellen des Bauchfells die Eigenschaften der Uterusschleimhaut annehmen konnte. Die ersten Fälle dieser vermutlichen Genese betrafen angeblich Adenomyome, dagegen fast alle neueren Falle Adenomyosis und Fibroadenomatose der oben genannten Stellen außen am Uterus und extrauterin.

Teils wurde die Wandlung des Epithels als prosoplastisch aufgefaßt wegen der nachbarlichen Verwandtschaft zur Ursprungsstelle des Müllerschen Ganges

oder man nahm besondere angeborene Anomalien, „Heterologie" an, Vor-
begabung einzelner Stellen, die man nichtssagend dysontogenetisch und atavi-
stisch bezeichnet. Die embryologischen Grundlagen für solche Auffassung
sind mäßig. — Neuerdings beschränkt man sich oft darauf von Metaplasie zu
sprechen, ohne die Prosoplasie zu beachten, die zweifellos den Sachverhalt
leichter verständlich macht. Ich habe den Begriff der Prosoplasie nach einer
früheren Aussprache immer auf die Umwandlung indifferenter Zellen bezogen,
nicht fertiger Zellen und es steht auch gar nichts im Wege im Peritonealepithel
ebenso wie in jedem anderen Gewebe indifferente Zellen vorauszusetzen. WALZ
geht von der gleichen Voraussetzung aus, wenn er von „Basalzellen" spricht,
ein Name, der enger gewählt ist, als „indifferente Zellen" und nur eine bestimmte
Lagerung der Zellen trifft, während „indifferente Zellen" auch die im übrigen
Gewebsverbande liegenden unreifen „Proliferationsherde" (SCHAPER und
COHN) einschließt.

TERASAKI macht die Unähnlichkeit kleiner Zysten unter der Serosa des
Uterus mit Endometrium geltend gegen Entstehung endometrioider Herde
aus ausdifferenziertem Peritonealepithel. — Der Schluß ist nicht bindend; es
kommt auf das Alter der Funde an, ob sie endometriumähnlich sind oder nicht,
aber trotzdem ist seine mit uns übereinstimmende Meinung im Ergebnis anzuerkennen

Also nicht beliebiges Peritonealepithel, sondern besonders vorbegabte
„indifferente" Zellen der Serosa und auf dem Ovarium könnten (in Analogie
zu den endometrioiden Befunden an Stelle von Tubenschleimhaut) unter
besonderen örtlichen Reizen und mit Hilfe allgemein hormonaler Reize zu endometrioiden Wucherungen führen.

Können wir demnach die Entstehung der Adenoymosis uteri externe ebenso
wie die übrigen intraperitonealen Herde von Adenomyosis und Adenofibrosis
sehr wohl mit der ortsfremden Differenzierung besonderer Stellen des indifferenten
Serosaepithels erklären, so darf dieses nicht dahin mißverstanden werden,
daß alle intraperitonealen Herde so entstehen; vielmehr muß mit der Aussaat
von endometrioidem Gewebe aus Primärherden gerechnet werden. Die Herkunft der Primärherde ist der Angelpunkt in der ganzen Frage. Ehe wir hierauf
zurückkommen, sind die neueren Theorien der pertubaren und der intra-
lymphangischen (pervasalen) Metastasierung zu berücksichtigen.

Eine bedeutende Wandlung der Meinungen und einen großen Auftrieb
von Veröffentlichungen hat die Theorie von SAMPSON gezeitigt; hiernach sollte
namentlich bei der Menstruation abgestoßene Uterusschleimhaut unter Abfluß-
behinderung rücklaufig durch die Tuben in die Bauchhöhle gelangen und sich
an den von diesem Rückfluß zunächst betroffenen Stellen: Ovarium, Uterusrücken, Douglas festsetzen; im Ovarium als günstigstem Boden sollten durch
Menstruationsbeteiligung der schleimhautartig gewucherten Pflanzlinge Blut-
zysten (Teerzysten, Schokoladezysten) entstehen, die platzen und sekundäre
Aussaat auf dem Bauchfelle verursachen. Diese Theorie hat in Amerika besondere Anhängerschaft gefunden und in Deutschland viel Gegnerschaft. Anfänglich ablehnend mußte ich doch zugeben, daß die Theorie den Vorteil einer
alle Befunde einheitlich umfassende Erklärungsmöglichkeit bieten würde,
wenn man sie beweisen könnte. LAUCHE hat sich SAMPSON lebhaft angeschlossen
und seine frühere „Metaplasie"-Theorie nicht aufgegeben aber doch eingeschränkt.
LAUCHE sieht besonders den Vorteil der SAMPSONschen Theorie in der leichteren Erklärungsmöglichkeit mehrfacher Herde durch Aussaat. Ich betone also,
daß die Zweifel an der Lebensfähigkeit menstruell abgestoßener Schleimhautteile
den Angelpunkt bilden und nicht behoben sind. Von der noch nicht bewiesenen
Lebensfähigkeit hängt das Schicksal der Theorie ab. Aber die Wandlungsfähigkeit

des Serosaepithels würde auch dann nicht abgetan sein und selbst zugegeben, daß exakte Beweise dafür einwandfrei schwer zu erbringen sind, so sind doch eine Reihe von Befunden recht deutliche Zeugen. Erstens haben Oberflächenepithelien unter Ahdäsionen stets besondere Wandlungen gezeigt und dazu heterotope Einwucherung in die Unterlage. Vom Oberflächenepithel des Ovariums gilt das unbestritten und ich habe zu wiederholten Malen (Deutsche pathologische Gesellschaft in Berlin) solche Befunde vorgezeigt, darunter ganz einwandfreie Präparate von Oophoritis mit heterotoper Epithelwucherung. Auch Kitai hat solche Befunde erhoben. — Ferner ist bekannt die besondere Art der Tuben-serosa bei Perisalpingitis mit Bildung kleiner anfänglich solider Epithelknötchen zu antworten, die sich in der Serosa und Subserosa ausbreiten. — Auch ist es in unseren Fällen von Adenomyosis externa oft gelungen die Einwucherung des Oberflächenepithels unter Adhäsionen nachzuweisen. Der etwaige Einwand, die Adhäsionen seien die Folge der Epithelimplantation würde nicht zutreffen, denn die Adhäsionen finden sich ausgedehnt und die Einwucherungen des Oberflächenepithels nur an einzelnen Stellen, so daß wir sie für Serosaepithel halten. Auch v. Oettingen und Linden schildern die Einstülpungen des Oberflächenepithels am Ovarium und die Heranbildung von zellreichem Stroma, sowie die Entstehung von Zysten daraus mit Schleimhautähnlichkeit Als Gegner der Theorie von Sampson und Anhänger der Umwandlung des Serosa- und Ovarialepithels haben sich in ausführlichen Erörterungen bekannt Menge, v. Oettingen, Linden, Albrecht, Stübler und Haeuber, Geller, K. Heim.

Albrecht meint, so gut wie die Serosa an allen möglichen Stellen des Bauches dezidual reagiere, so gut könne sie unter hormonalen Einflusse auch endo-metriumähnlich werden.

Schließlich muß erwähnt werden, daß Sampson selber in Fällen, in denen er Implantation für ausgeschlossen hielt (Tubargravidität u. a.), die Serosa-epithelwucherung auch gefunden und sich von ihrer Schleimhautähnlichkeit bis zu einem gewissen Grade überzeugt hat. Freilich glaubt er doch die aus-gesprochenen Fälle von ektopischer Schleimhautbildung von jenen unterscheiden zu können, nämlich an der Menge, an der Funktionsbeteiligung und an der Flimmerung und am Stroma. Das sind natürlich nur Meinungen und keine Beweise. Andererseits warnt er selber davor, den Mangel der genannten Merk-male als Beweis gegen Implantation anzusehen, da Merkmale im Uterus selber auch fehlen können (Adenomyosis interna).

Der Schwerpunkt der Erörterung über diese Lehre muß auf die histogenetische Seite gelegt werden. Der Transport von irgendwelchen Teilen durch die Tube-lichtung zur Bauchhöhle, z. B. von Karzinom, kann als erwiesen gelten, also auch von Uterusschleimhaut. Tatsächlich ist auch Endometrium in der Tuben-lichtung nachgewiesen worden, aber die Verfasser sollten zeigen, daß es während des Lebens hineingelangt ist, nicht im Verlaufe der Operation oder am exstir-pierten Organ. Außerdem sollte gezeigt werden, daß es sich um menstruell abgestoßenes Endometrium handelt. Was soll man z. B. von Endometrium halten, das Lahm 10—16 Tage nach der Menstruation in der Tubenlichtung freiliegend findet? Das ist keine menstruell, sondern kunstlich eingetriebene Schleimhaut. — Die Hauptfrage ist, ob menstruell abgestoßene Schleimhaut lebensfähig ist. — Die Implantation von lebenden Geweben in der Bauchhöhle braucht nicht erst durch Experimente an Tieren bewiesen werden, eine Muhe, der sich mehrere Autoren mit Endometrium erfolgreich unterzogen haben. — Auch die Gewebskultur ist wiederholt — bei uns von Caffier — versucht worden. Was nützt es, wenn man dazu ausgeschabtes Material benutzt. — K. Heim hat (1926) als erster erfolgreich damit gearbeitet. Neuere Versuche (1929) von ihm mit der menstruellen Dezidua fuhre ich im Endergebnis wörtlich an:

„Die Züchtung der Sequester gelang bisher ebensowenig wie die Verpflanzung von oberflächlicher Decidua menstrualis durch Autoimplantationen in die Bauchhöhle von menstruierenden Affenweibchen. Ergebnislos verliefen auch die Versuche, durch Anlegen einer Uterusbauchhöhlenfistel während der Menstruation oder Überpflanzung menschlicher menstrueller Sequester in die Bauchhöhle der Versuchstiere heterotope endometroide Wucherung hervorgerufen. Die Transplantate verschwanden spurlos und es konnten lediglich entzündliche Veränderungen beobachtet werden.

Auf Grund dieser Versuche kann die SAMPSONsche Theorie, sowiet sie die Verschleppung menstrueller Sequester auf dem Tubenwege betrifft, mit größerer Bestimmtheit als bisher abgelehnt werden. Die Möglichkeit einer transplantativen Genese nach operativen Eingriffen bleibt für seltene Fälle bstehen.“

Die HALBANsche Theorie hat Vorgänger in HART, SAMPSON und einzelne Anhänger gefunden; und SAMPSON will damit insbesondere die „Endometrium“-funde am Ligamentum rotundum und in der Leistengegend erklären, bei denen er zugleich peritoneale Endometriose nachwies. Es fehlt freilich hier zunächst der Nachweis, daß keine direkte ununterbrochene Wucherung längs der Gefäße stattgefunden haben kann und dann vor allem, daß eine endovaskuläre Ausbreitung embolische Metastasen gemacht haben kann. Zunächst bleibt dieses noch Theorie, trotzdem SAMPSON Drüsen mit Stroma in einem Gefäße freiliegend zeigt, die ich schon in seinen Bildern als Querschnitte und Schrägschnitte durch einen jener oben erwähnten intravasalen polypösen Vorsprünge erkenne. Nachträglich konnte ich durch gütige Überlassung von mikroskopischen Schnitten des Herrn Kollegen SAMPSON mich von der Richtigkeit meiner Annahme überzeugen. Es hat noch niemand gutartige Schleimhautembolie in Gefäßen gefunden. Neuerdings wendet sich auch POLITZER gegen HALBANs Theorie, da sie die Wucherungen namentlich am Darm, Nabel u. a. nicht erklären könne mangels lymphatischer Verbindungen.

SAMPSON ist sogar der Meinung, daß Implantation und Metaplasie beide zugleich vorkommen können, und er sieht als Grund hierzu den Ausfluß des Menstrualblutes an, der einerseits das Peritonealepithel (und Ovarialepithel) zur Metaplasie und Wucherung reizt, andererseits Uterusepithel mitschwemmt und zur Implantation bringt; also beides an den gleichen Stellen und nicht einwandfrei unterscheidbar, sondern nur bei ausgesprochener Endometrium-ähnlichkeit als Implantat gemutmaßt. Das ist der Stand der Frage bei vorurteilsloser Betrachtung der eigenen Angaben SAMPSONs.

Die Ansicht HALBANs, es handle sich bei allen ektopischen Schleimhautfunden einschließlich der auf der Außenseite des Uterus um Metastasen embolischer Schleimhautteilchen, stützt sich auf die Erklärung der Ausbreitung der Adenomyosis interna durch Histolyse (R. MEYER und KITAI), während ich in älteren und neueren (mit KITAI vorgenommenen) Untersuchungen niemals einen Einbruch in die Lymphbahnen habe nachweisen können und HALBAN selber auch keine Befunde derart kennt. Für HALBANs Theorie ist übrigens schon störend genug, daß Adenomyhyperplasie uteri interna und die ektopischen Herde von Schleimhaut unabhängig voneinander vorkommen. STERNBERG hat die Theorie HALBANs abgeändert, indem er annimmt, daß bei der menstruellen Nekrose Embolien vorkommen können. Mir sind aber keine Befunde derart bekannt. Es ist noch niemals Uterusepithel frei in Lymphgefäßen gesehen worden, auch in den Beckenlymphknoten nicht, deren Gehalt an Epithelien zwar nicht selten ist und von HALBAN als beweisend angesehen wird. Hier scheitert gerade der Vergleich mit Embolien von Karzinomen und Mikroben. Man zeige uns embolische Uterusepithelien in den Lymphgefäßen, besonders in denen der Lymphknoten!

Schon früher glaubte DAVIDOWSKY bewiesen zu haben, daß auch die gutartige heterotope Epithelwucherung einer Metastasierung fähig sei, weil er bei ulzeröser Kolitis Drüsenheterotopie in Submukosa und Epithelräume in den retroperitonealen Lymphknoten fand. Ferner wies er nach einer Geburt im Lymphknoten an der Aortenbifurkation Dezidua mit Drüsenelementen nach. Diesen Befunden in Lymphknoten fehlt jede Beweiskraft für Metastasierung. Epithelräume in Lymphknoten sind allgemein bekannt und „deziduale" Bindegewebsumwandlung kommt auf hormonalem Wege zustande. Der Nachweis, daß die gutartigen Epithelheterotopien spontan in die Lymphgefäße eindringen, ist nicht erbracht. DAVIDOWSKY ist nach persönlicher Mitteilung von seiner früheren Auffassung abgekommen. Auch SAMPSON hat schon früher (1923) die gutartige Embolie für einige Befunde heterotoper „Endometriose" in Erwägung gezogen.

Besondere Aufmerksamkeit erweckte namentlich neuerdings die funktionelle Teilnahme der ektopischen Fibroadenomatose; für die Fälle von Adenomyosis uteri externa ist die menstruelle Beteiligung nicht gerade durch prägravide Veränderungen nachgewiesen, aber Blutung in das Stroma und in die Zysten ist auch hierbei üblich. Auch Deziduabildung kommt hier vor. Hieraus einseitig histogenetische Schlüsse zu ziehen ist unerlaubt, weil die menstruelle Beteiligung in gleicher Weise auch in den "Adenomyomen", Adenofibromatosen in der Nabelgegend bekannt ist, deren Unabhängigkeit vom MÜLLERschen Gang oder Uterusepithel als feststehend gilt, wenn man nicht gerade HALBANs Theorie beweist. — Wie bemerkt wurde, hatte schon v. RECKLINGHAUSEN die menstruelle Blutung der „Adenomyome" gekannt. Den hormonalen Einfluß der Ovarien auf die Entstehung der ektopischen Fibroadenomatose entnahm LAUCHE daraus, daß die Erkrankung nur geschlechtsreife Frauen befällt. LAUCHE gibt aber die Entzündung als auslösend für die heterotope Wucherung zu. ARTUSI nennt außer diesen beiden kausalen Faktoren noch die Dysplasie (s. Einleitung).

Die ätiologische Seite in der Pathogenese der Adenomyohyperplasie uteri externa hat in allererster Linie Entzündung zu berücksichtigen. Den oft gehörten Einwand, daß man bei diesem, jenem oder vielen Fällen die Entzündung nicht finde, kann man nicht ernsthaft erörtern. Abgelaufene Entzündung sieht man nicht mehr als solche; man findet aber während der Entzündung die Frühstadien der heterotopen Wucherung und der Membranbildung. Man wird also beides auch später als entzündlich anerkennen oder man wird die Frühstadien auch ohne Entzündung zeigen müssen. — Der hormonale Einfluß der Ovarien kann nicht auslösend auf die Entstehung, wohl aber durch dauernde Wiederholung am einmal heterotop gewucherten Epithel die prosoplastische Umwandlung in Uterusschleimhaut und auf die Dauer auch hyperplasiogen wirken. In Übereinstimmung mit LAUCHE (PICK, ASCHHEIM u. a.) schreiben wir dem entzündlich zur heterotopen Wucherung angefochtenen Serosaepithel und Oberflächenepithel des Ovariums die Fahigkeit zu, unter dem Einflusse der Ovarialhormone endometriumähnlich zu werden. Dieses zugegeben, würde der Einschränkung einer solchen Prosoplasie auf gewisse Stellen (Uterusserosa, Ovarium) nichts im Wege stehen. Zur Erklärung der übrigen Stellen würde man mit LAUCHE, SAMPSON folgen können, der eine Aussaat aus den primären Ovarialherden vorsieht. Aber das genügt nicht fur alle Falle, denn wie wollte man die Fälle extragenitaler Schleimhautbefunde ohne Primarherde verständlich machen.

So wird man doch vor die Wahl der Prosoplasie oder der endometrialen Explantation (SAMPSON) gestellt oder beider zusammen. — LAUCHE hält die Theorie SAMPSONs für besser begründet, weil man teils freiliegend im Lumen, teils angesessen schon Epithel vom Bau des Endometrium in der Tube gefunden hat (Webster (1896), Jägerroos, Sampson, Höhne, Schwarz und Crossen, Schindler, Schridde, Lahm) und weil das Epithel im wesentlichen passiv abgelöst wird (ebenso Wieloch), ferner die Tuben meist offen sind (Sampson u. a.) und der Blutausfluß schon gesehen worden ist (Sampson, Schmid und auch von Sampsons Gegnern zugegeben wird, Albrecht).

Bezüglich der sekundären Aussaat stimmt auch v. Oettingen Sampsons Theorie zu und man kann diese wohl als ihren bestbegründeten Teil ansehen, da tatsächlich oft die geplatzten Teerzysten mit Endometriumherden an anderen Stellen vereint vorkommen. Menge meint, die Tuben sollten gerade durch den Reiz des menstruellen Rückflusses zum entzündlichen Verschluß kommen müssen. Menge, der übrigens schon 1921 auf das haufige Zusammentreffen von Teerzysten mit Adenomyosis hingewiesen hatte, stellt fest, daß die Zysten zuerst nur auf ein Ovarium beschränkt seien und kennt solche Fälle, in denen die von Sampson geforderten Hindernisse des Menstrualabflusses fehlen und auch keine intrauterinen Untersuchungen vorausgingen, deren Einfluß er bestreitet.

Aber auch Lauche kommt ebensowenig wie Sampson selber mit dessen Theorie für alle Fälle aus und will auch die ektopischen Herde mit Muskelwucherung z. B. am Ovarium (von Heerden, Sternberg) für angeborene Dyotopien angesehen wissen. Das begegnet wiederum Schwierigkeiten, weil auch in den Narbenfibroadenomatosen Muskulatur vorkommt, auch wenn nicht am Uterus operiert wurde, noch dieser mit der Narbe irgendeine Beziehung hatte, wie im Falle von Mark (Sternberg) von Uterusschleimhaut und viel Muskulatur in der Narbe 11 Jahre nach einer Appendizitis und eitrigen Peritonitis. Hier bleibt uns entweder die sehr gezwungene Annahme, daß Uterusschleimhaut und Darmmuskulatur in die Wunde oder später in die Narbe implantiert wurde oder die Erklarung, daß die transplantierte Schleimhaut das Bindegewebe zur Metaplasie in Muskulatur angeregt habe. — Gibt man aber so weitgehende Metaplasie zu, dann ist die Umwandlung der Serosa in Schleimhaut besonders unter ovarialer Hormonwirkung nicht weniger faßlich und glaubhaft. — Um nur einen einzigen aber typischen Befund zu nennen: Schiffmann und Seyfert beschreiben als einzigen endometrioiden Herd mit Menstruationsbeteiligung ein Nabeladenom; bei der wegen Kystoma ovarii carcinomatosum gleichzeitig vorgenommenen Laparotomie wird keine andere Stelle von ektopischem Endometrium gefunden. Eine Laparotomie war nicht vorausgegangen. Der Uterus war normal. Es hieße doch wohl Gewalt anwenden, wollte man solche Nabeladenome auf verschlepptes Endometrium zurückführen, nur weil sie morphologisch und funktionell ähnlich sind.

Auch nach Gallenblasenexstirpation ohne eine Erkrankung der Geschlechtsorgane ist eine typische endometrioide Wucherung am Lig. rotund. an seiner Anheftung am Tuberculum pubicum von Steichele beobachtet. Der oben erwähnte Fall Whitehouse von zystischem „Endometrioma" der Uterusvorderwand mit heterotoper Einwucherung in die Blasenwand bei einer 22jährigen Virgo schließt irgendwelche ursächliche Beteiligung der Menstruation im Sinne Sampsons aus, da solche niemals bestanden hatte. — Dagegen waren schwere entzündlich entstandene Adhäsionen vorhanden.

Ein kurzer Rückblick sagt uns, daß von positiven Beweisen auf der ganzen Linie der Theorien nicht die Rede sein kann. Sampsons Theorie der pertubaren Implantation menstruell abgestoßener Schleimhaut scheitert an dem Nachweise der Lebensfähigkeit solcher Teile, könnte jedoch für künstliche Nachhilfe durch ärztliche Maßnahmen Geltung in einzelnen Fällen gewinnen. — In dieser Beschränkung ist sie wertvoll, ohne andere Theorien zu verdrängen. Halbans lymphangische Metastasierung menstrueller Schleimhaut (Sternberg) hat den gleichen Mangel, findet keine Unterstützung in der Topographie der Herde, baut auf dem bisher stark angefochtenen Grunde der in keinem Falle einwandfreien Befunde intravasaler Embolie. Die Epithelzysten im Lymphknoten sind nicht endometrioid, trotzdem unmittelbare Einwucherung der ortsfremden Adenofibrosis beweist, daß das Lymphknotengewebe der Entwicklung endometrioiden Gewebes keinen Widerstand leistet. — Die Theorie HALBANs würde Platz erobern, wenn endometrioide Wucherung in der oberen Körperhälfte vorkäme. — Von SAMPSONs Theorie bleibt als wertvollster Teil die sekundäre Aussaat primärer intraperitonealer Herde, aber nicht nur im Ovarium (Teerzysten), sondern beliebiger primärer Herde. Als solche könnten auch Fälle von Adenomyosis uteri externa gelten, die aus Verlagerung von embryonalem MÜLLERschem Epithel entstehen. — Die Theorie verlagerter Keime ist durch sachliche Befunde für den MÜLLERschen Gang gut gestützt, nicht für die Urnieren.

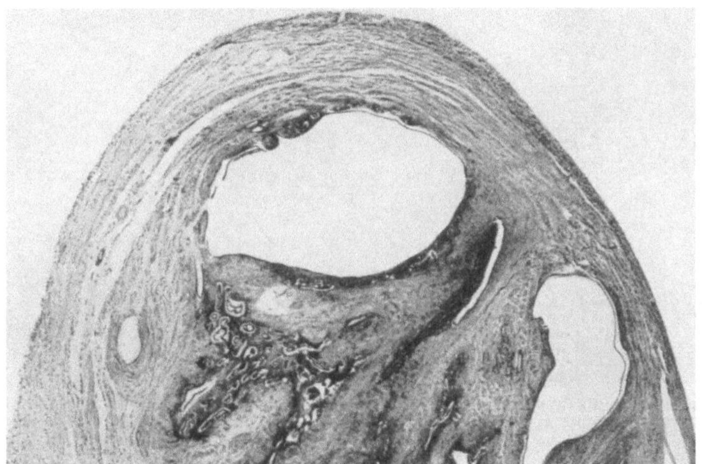

Abb. 188. Rudimentares Horn des Uterus mit Adenomyosis cystica bei einer Erwachsenen. Das andere Horn zeigte keine Anomalie. (Lichtbild Lupe.)

Die Herde am Nabel lassen kaum eine andere Deutung, als angeborene Grundlage, „Dysontogenese". Man lasse sich nicht blenden! Die angeborene Grundlage braucht nicht besonders dysgenetisch zu sein, es genügt vielmehr ein geringer Grad von Indifferenz „persistenten", die Embryonalzeit (bei Hernien die Kindheit) überdauernden Cölomepithels in der Bauchwand. Das Cölomepithel, wenn indifferent, mag unter besonderen Reizen wuchern, unter ovariellem Einfluß endometrioid arten (Heteroplasie). — Warum sollte es nicht an anderen Stellen der Bauchhöhle, z. B. auf dem Uterus, im Ovar usw. gelegentlich die gleiche Heteroplasie eingehen. Als Muster diene die endometrioide Heteroplasie des Tubenepithels und anderes.

Um auf den Uterus zurückzukommen, die Adenomyosis externa hat hier zwei Erklärungen zur Auswahl: die tatsächlich nachgewiesenen Herde MULLERschen Epithels können wuchern und auf die äußere Oberfläche gelangen oder das Cölomepithel kann aus indifferenten Zellen fruher oder später unter besonderen Reizen endometrioid arten und die Uteruswand infiltrieren.

Beide Annahmen schließen sich nicht aus. Man soll Theorien durch Befunde stützen! Durch Grunde gegen andere Theorien wird die eigene nicht gehoben.

Für die Adenomyosis externa sowie die extrauterinen Herde wird eine b e -
s o n d e r e K o n s t i t u t i o n angenommen (W. A. Freund, v. Meyenburg, v. Oettingen und Linden, Vogt, Kermauner, R. Meyer u. a.), die aus Sterilität.
Lageveränderung, Neigung zu Myombildung u. a. geschlossen wird, jedoch
genügt das bisherige Material noch nicht zu einer strengen Kritik.

In zwei Fällen fand ich bei doppeltem Uterus nur das eine Horn von Adenomyosis befallne, auch andere Autoren berichten solches (Momigliano), so daß
es schwierig ist, die Annahme einer besonderen Begünstigung der Mißbildungen
zu befürworten.

Zum Schlusse bezeichnen wir die Adenomyosis uteri einschließlich der
ubrigen endometrioiden Adenofibrosen als gutartige infiltrierende Hyperplasie des Endometrium und einzelner zur endometrioiden Heteroplasie vor-
begabter Gewebe, einerseits mit geringer Fähigkeit zur Histolyse, andererseits

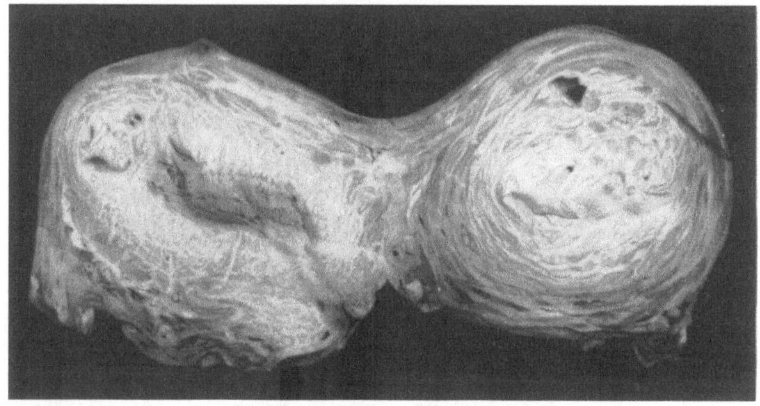

Abb. 189. Uterus bicornis von 51jähriger Frau mit Metrorrhagien. (T. 7562.) Querschnitt durch
das mit Lichtung versehene Horn (im Bilde links) mit geringer Adenomyosis und durch das völlig
atretische Horn mit stärkerer Adenomyosis. (Lichtbild wenig verkleinert.)

mit myodesmoplastischer Wirkung. Den besonderen funktionellen Charakter
nehmen sie nur unter dem Einflusse des Ovariums an, dem sie sich jedoch auch
entziehen und dann in hyperplastischer Form ähnlich der exophytischen
Schleimhauthyperplasie auftreten können. — Was weiß man vom „Wesen"
anderer Vorgänge mehr?

XXI. Uteruszysten, epithelhaltige Myome.
Adenomyome und Zystomyome.

Einleitung.

Die Geschichte der überschriftlich genannten Anomalien und Erkrankungen
fällt mit der oben (S. 250) knapp umrissenen Geschichte der Adenomyosis
zusammen. Die Zusammenstellung erfolgt hier unter kritischer Scheidung der
einzelnen Arten, obgleich sie recht verschiedene Bedeutung haben, mehr aus
dem Grunde, der Literatur gerecht zu werden. Immerhin wird unsere Einteilung der Zukunft anheimgeben, dem verschiedenen Wesen der einzelnen
Bildungen durch scharfe Trennung in einzelne Gruppen Rechnung zu tragen.

Uteruszysten sind, auch wenn sie ringsum eine Hypertrophie der Muskulatur auslösen, keine Myome, nur sind sie in der Literatur zu einem so überwiegend großen Teile als Zystomyome gebucht, daß wir zunächst die Einzelfälle aussondern müssen. Wenn meine Auslese, wie ich hoffe, als berechtigt angesehen werden wird, dann fallen die Zystomyome fast völlig aus und werden aus dem Gebiete der epithelführenden Myome ausscheiden, um als einfache Uteruszysten den Folgen epithelialer Abschnürung teils im späteren Leben, teils während der Zeit der Entwicklung zuzufließen. Die Zeit der Entstehung von solchen Abschnürungen wird natürlich schon durch die verschiedene Lage in den einzelnen Schichten der Uteruswand sich bemerkbar machen, wenn auch nicht in jedem Falle. Je früher in der Entwicklung ein Teil des Epithels vom MÜLLERschen Gange abgetrennt wird, desto größer wird die Möglichkeit, ja Wahrscheinlichkeit einer größeren Entfernung von der Uterusschleimhaut. Etwaige Abtrennung vom Zölomepithel mit besonderer Differenzierung ist ebenfalls zu berücksichtigen; ferner Reste des Urnierenganges (GARTNERscher Gang) und schließlich etwaiges Eindringen fremden Epithels in den Uterus, sei es während der Entwicklung oder später.

Diese verschiedenen Epithelarten sind bei allen Arten von Epithelbefunden im Uterus zu berücksichtigen, so auch bei der Bildung einerseits von einfachen Zysten, andererseits von Myomen mit epithelialen, drüsigen, adenomatösen oder zystischen Einschlüssen. Es wird ferner darauf ankommen, die epithelhaltigen Myome strenger zu beurteilen, je nachdem etwa Schleimhautteile infiltrativ in fertige oder werdende, aus mehreren Herden zusammenfließende Myome einwachsen, oder — was an sich zunächst noch bedeutungsloser erscheint — submukös entstehende Myome kleine unbedeutende Ausläufer der Schleimhaut oder subseröse Myome ungewöhnliche Epithelien der äußeren Uterusoberfläche zufällig einschließen. Gegenüber diesen Myomen mit zufälligen epithelialen Einschlüssen, die geringfügig, harmlos bleiben oder selten im Myom infiltrativ wachsen können, sollte man grundsätzlich Tumoren absondern, in denen eine echte blastomatöse Wucherung beider Teile Hand in Hand geht, myoepitheliale Tumoren im Sinne der echten Doppel- oder Mischgeschwulst. Diese sind denkbar als organoide Bildungen (ALBRECHTs Choristoblastome) oder als nicht organisierte Mischgeschwülste in denen beide Teile auf eigene Rechnung wachsen, wie auch im äußersten Falle als Myokarzinom.

Kurz es sollte epithelführendes Myom und Adenomyom im Sinne der gültigen allgemein-pathologischen Auffassung unterschieden werden. Es ist also nicht Neigung zur kritischen Musterung der früheren Mitteilungen, sondern soll Ansporn werden, spätere Befunde strenger zu sondern.

Eine breitere Darstellung dieser Fragen habe ich in VEIT-STOECKEL, Handbuch der Gynäkologie 1929, 3. Aufl. gegeben.

Wir unterscheiden also echte Myome mit epithelialen Einschlüssen und mit Zysten von diffuser Adenomyosis cystica und von einfachen Uteruszysten. Die Adenomyosis mit besonders auffälliger Menge oder Größe von Zysten haben wir schon oben erwähnt. Eine Reihe von Fällen mit hervorragend großen Einzelzysten, neben denen eine geringe diffuse Adenomyosis verschwindet, habe ich in der genannten Arbeit erwähnt.

Uteruszysten.

Die Uteruszysten sondern wir aus dem Gebiete der Adenomyosis aus, soweit sie nicht aus diffuser infiltrierender Epithelwucherung hervorgehen. Mag dieses Verlangen im Einzelfalle erfüllbar sein, oder nicht, das tut hierbei nichts zur Sache. Es ist z. B. sehr wohl denkbar, daß ein Entwicklungsfehler, Abschnürung von Epithel des Müllerschen Ganges zum Teil eine Zyste bildet, zum Teil in infiltrierende Wucherung „Adenomyosis" übergeht.

„Eine sehr frühzeitig abgetrennte Insel Müllerschen Epithels hat zunächst weiter keine Fähigkeit, als daß sie eine entsprechend gleich große Menge des ortsgehörigen Müllerschen Epithels und ebenso wie in einem rudimentären Uterus die Schleimhaut eine selbstständige Uterushöhle bilden kann. Eebenso kann die Insel eine „gesonderte Uterushöhle" bilden und wirklich das tut ein Teil der Uteruszysten, die um so größer werden können, je weiter sie in den Außenschichten der Muskelwand gelegen, deren Gegendruck entzogen werden. Ebenso wie die ortsgewöhnliche Schleimhaut kann die Insel in infiltrierende Wucherung geraten und gerade von diesem Standpunkte aus müssen die Inseln und die aus ihnen entstehenden Zysten und infiltrativen Herde Aufmerksamkeit von uns verlangen; einmal, damit wir nicht von Tumoren reden, wenn es keine sind und dann auch, weil die angeborenen Inseln manche Bildungen in den äußeren Uterusschichten und außen auf der Uteruswand einwandfreier erklären mögen als die Theorien postfetaler Verschleppung.

Die embryonal verlagerten Epithelien können akzessorische Uterushöhlen mit einfacher Schleimhaut bilden, aber diese kann auch unter den pathologischen Reizen zur infiltrierenden Adenomyosis führen, ganz ebenso wie die Schleimhaut der normalen Uterushöhle. Also hierdurch wird die Grenze zwischen Adenomyosis cystica, Zystenbildung mit Adenomyosis und reiner Zystenbildung überbrückt.

Dagegen erscheint mir die Abgrenzung der Uteruszysten von den Zystomyomen nicht nur theoretisch, sondern auch an der einzelnen Beobachtung leichter. Theoretisch ist kurz folgendes zu beachten unter Voraussetzung, daß die meisten großen Uteruszysten auf angeborener Grundlage beruhen. Man hat weder aus theoretischer Überlegung, noch aus Beobachtungen Veranlassung, anzunehmen, daß die muskuläre Umgebung verlagerter Schleimhautinseln sich anders verhält als die übrige Muskelwand. Warum sollte sie stellenweise oder gar als ganzes zur Myombildung begabt sein? Nicht mehr als etwa die Muskelwand eines Nebenhorns. „Zunachst erscheint an den mir bekannten Fällen einer Schleimhautinsel oder akzessorischen Uterushöhle im fetalen und kindlichen Organ die muskulare Umhüllung keineswegs nach außen gegen die übrige Muskulatur abgesetzt, sondern ganz harmonisch eingefügt, wenngleich sie sich selbstverständlich innen der Schleimhautinsel gut anpaßt. Ferner soll man sich die Myomanlage nicht als eine von vornherein größere abgegrenzte Provinz vorstellen, sondern muß aus unseren Befunden kleinster Myome wissen, daß sie aus wenigen Zellen hervorgehen. Vergleicht man nun andererseits den Umfang der angeborenen Schleimhautinseln, die in einem Falle beim Neugeborenen ein volles Drittel der Hinterwand im Querschnitt durch den Uterus einnimmt, so kann man sich vorstellen, von wie zahllosen Muskelzellen die Schleimhautinsel umgeben wird. Es widerspricht nicht nur der Vorstelluug, sondern auch den bekannten Tatsachen, wollte man annehmen daß eine so enorme Zellenmenge zur Myomwucherung disponiert sei. Weder die Schleimhautinsel selber zeigt abnorme Differenzierung, noch die muskuläre Umgebung. Ich kann nicht zugeben, daß hieraus eine Tumordisposition im ganzen herauslesbar wäre. Unmöglich! Und so wird aus dem Epithel keine Geschwulst, sondern eine Höhlenbekleidung, bestenfalls eine funktionierende Schleimhaut und aus der Muskelumgebung eine hypertrophierende Mantelschicht, aber kein Myom, sondern eine Mantelschicht, in der unter Umständen kleine Myome eingebettet sein können (wie im Fall C. Ruge II) ebenso wie in der übrigen Wand" (R. Meyer).

Kurz: Zysten mit hypertrophischer Muskelwandung sind keine Zystomyome.

Bei Anerkennung der theoretischen Unterscheidung kann es kaum schwer fallen, im Einzelfalle zu entscheiden, ob echtes Zystomyom mit typischer myomatöser Wucherung oder diffuse hypertrophische Muskelwand einer Zyste vorliegt. Allein an der Abgrenzung, dann aber auch an dem Bau wird man es öfters erkennen oder wird ohne nachweisbar myomatösen Charakter des Muskelmantels wenigstens auf die Entscheidung verzichten. Dieses ist der geringste Anspruch. — Zu den Uteruszysten zähle ich einige Fälle, die in der Literatur als Zystomyome gehen, zum Teil ohne Schuld der Entdecker. Ein Zystomyom von C. Ruge II (1910) am Fundus uteri ist eine mit menstruierender Schleimhaut ausgekleidete kindskopfgroße Höhle mit kleinen Myomen in der hypertrophischen Zystenwand.

Iven (1925) gibt kurze Mitteilung von einer mitten auf der hinteren Uteruswand einer 32jährigen Person gelegenen mit Endometrium bekleideten Zyste von $1/_2$ Zoll im Durchmesser. Der Autor spricht zwar von „Endometriomyoma“, aber es handelt sich nach dem Bilde offensichtlich um eine leicht verdickte Zystenwand, eine mäßige Arbeitshypertrophie. Eine intramurale große Zyste (L. Landnu) seitlich an der Vorderwand wird ebenfalls ohne Grund als Zystomyom bezeichnet, trotzdem die dünne Muskelwand diffus in die Uterusmuskulatur übergeht. Auch andere Fälle sog. Zystadenomyom (de Josselin de Jong und de Snoo, von Recklinghausen) gehören hierher.

Lage der Zysten.

Uteruszysten liegen auffallend haufig in der Hinterwand, meist oben und ebenso auffallend häufig median — dieses auch in der Vorderwand. — In der Hinterwand sind Uteruszysten von Faust- und von Kindskopfgröße zu nennen von O. Frankl im Fundus, ebenso eine von Fukushima und von Amann und von Ottow (Abb. 190).

Eine kleinere Zyste ebenfalls median in der Hinterwand habe ich selber beschrieben. Die Vorderwand ist im Falle von Martha Herzog fast genau median am Fundus uteri von einer sehr großen Zyste befallen; und mehr seitlich die Vorderwand der genannte Fall von L. Landau.

Die bisher genannten Falle saßen intramural, wenn sie auch mit einem großen dünnwandigen Teile die Oberfläche überragen. Nun sitzt ein Teil der Zysten auch ganz lose oder gestielt der äußeren Uterusfläche auf, so eine Zyste Ottos an der Vorderwand in der Mittellinie, gut faustgroß mit fingerdickem Stiel befestigt. Ernst erwähnt ein großes gestieltes „Adenozystomyom“ des Uterusscheitels seitlich.

R. Meyer (1929) beschreibt eine orangengroße Zyste, die von der linken Seitenkante der Vorderwand unter der Ansatzstelle des Ligamentum rotundum breitgestielt abgeht. Über den Bau wird weiter unten kurz berichtet werden.

Zu den außen sehr oberflachlich liegenden Zysten gehoren Falle von Franqué, Cullen, Halter, R. Meyer. Ein Fall von gestielter Zyste von de Josselin de Jong und de Snoo lag seitlich hinten; ähnlich diesem ist ein Fall von Pribram. Besonders bemerkenswert ist in einem Falle von v. Recklinghausen die sehr lockere Lage genau median hinten in Adhasionen, jedoch mit Muskulatur und einzelnen Drüsenschläuchen. Also keine Serosazyste zwischen Adhäsionsmembranen.

Dieser Fall hat besonderes Interesse durch die selbständige Lage der großen Zyste außerhalb der Uteruswand in perimetrischen Adhasionen. Ihre Zugehörigkeit zum Uterus geht jedoch nicht nur durch die benachbarte Adenomyosis uteri externa hervor, sondern auch durch die eigene Muskelwand. Für die Art, wie durch perimetrische Adhäsionen die Zyste zur Loslösung vom Uterus kommen kann, ist bezeichnend eine kleine Zyste, die im Bereiche der Adenomyosis externa gestielt in die Adhäsionsmembranen gelangt.

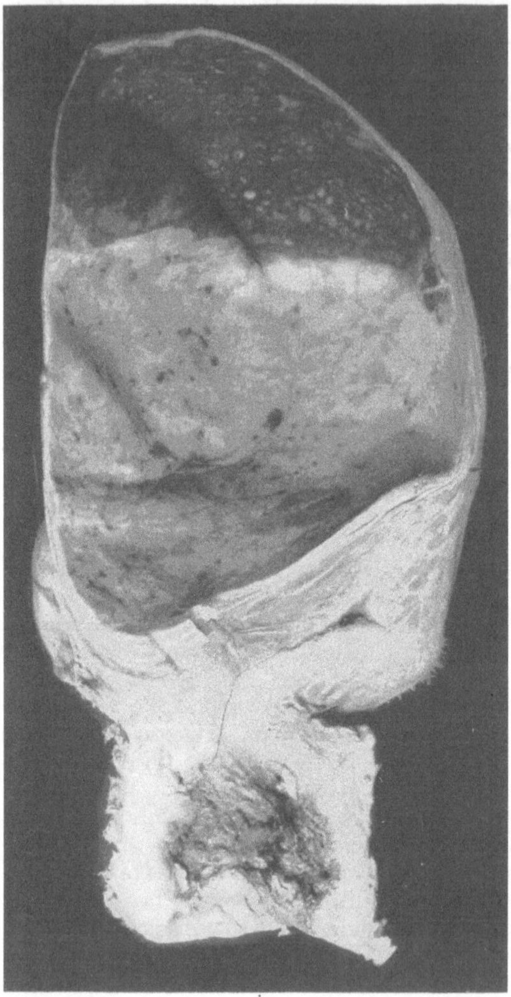

Abb. 190. Sehr große Zyste mit Uterusschleimhaut und Muskelwand auf der Hinterwand und dem Scheitel des Uterus (Fall von Dr. Ottow.) (Lichtbild etwa ¹/₂ naturlicher Größe.)

Der Fall v. Recklinghausens ist uns nun besonders bedeutungsvoll, weil die unmittelbare Nachbarschaft der freien, aber muskelwandigen Zyste mit endometrioider Innenbekleidung zu der Adenomyosis externa darauf schließen läßt, daß beide aus gleichem Material abzuleiten sind. Das heißt, daß wir in diesem Falle die Entstehung der Adenomyosis externa aus angeborener Verlagerung von Epithel in die äußersten Muskellagen für gegeben halten.

Über die Lage der Zysten ist also kurz zu sagen, daß sie in der Halfte der 19 genannten Fälle hinten am Korpus oder Fundus uteri sitzen, meist median. Hinten an der Zervix ist mir nur 1 Fall bekannt (Vautrin). In 3 Fallen an der Rückseite wird seitlicher Sitz bzw. an der Tubenecke angegeben. In 4 Fällen sitzt die Zyste in der Vorderwand des Uteruskörpers, davon 2mal seitlich, 2mal in der Mitte. Etwa in der Hälfte der Fälle ist die Lage sehr oberflächlich oder gestielt, ja zuweilen fast ganz oder ganz losgelöst und dann nur am Bau als Uteruszyste kenntlich. Von den intramuralen fast immer in den äußeren Schichten fußenden bis zu den gestielten und freien Zysten gibt es alle Übergänge. Die Austreibung der Zysten aus dem Uterus erfolgt ebenso wie bei den subserösen Myomen und ebenso kommt es zur Stielung, Stieldrehung, Loslösung und Einbettung in Adhäsionen.

Die Innenbekleidung, soweit sie nicht teilweise oder in einem meiner Fälle ganz abgestoßen ist, ist ganz unabhängig von dem tiefer intramuralen oder ganz oberflächlichen Sitz meist deutlich endometran. Nur Pribram wird an Tubenepithel erinnert. Auch in meinem oben erwähnten Falle von gestielter Zyste vorn seitlich unter dem Ansatz des Ligamentum rotundum ist keine Ähnlichkeit mit Uterusschleimhaut nachweisbar. Vielmehr sitzt das hohe Zylinderepithel auf einer besonderen Lage fibrillären Bindegewebes und macht Falten und

Buchten. — Eine beweisende Ähnlichkeit mit Tubenschleimhaut ist jedoch auch nicht vorhanden. Dem Sitze nach könnte man auch an die Reste des Urnierenganges in abnorm medialer Lage denken. Mehr läßt sich nicht daraus entnehmen. — Auch in diesem Falle ist kein Myom vorhanden, sondern die äußeren Lagen der Uterusmuskulatur gehen von dem breiten Stiel in gut geordneten Bündeln auf die Zytenwand über.

Drüsenschläuche sind in $^1/_3$ der Fälle gefunden worden, auch wenn, wie in einzelnen Fällen, das Epithel einreihig zylindrisch mit wenig eigenem Stroma angegeben wird. Das Endometrium funktionierte in 2 Fällen. Teeriger Inhalt wird ebenfalls in $^1/_3$ der Falle angegeben. In vereinzelten Fällen war der Inhalt klar (FRANKL, R. MEYER). Von den Begleiterscheinungen am Uterus ist wesentlich die heterotope infiltrative Schleimhautwucherung im Falle von MARTHA HERZOG, freilich ohne Zusammenhang der weiter außen gelegenen Zyste und in 2 anderen Fällen in der subserösen Muskulatur (v. RECKLINGHAUSEN, v. FRANQUÉ). Die Bedeutung dieses Befundes für die Möglichkeit der Entstehung der Adenomyosis uteri externa aus angeborenen Verlagerungen haben wir schon erwähnt.

Unsere Auffassung der Zysten aus embryonal verlagerten Teilchen des MÜLLERschen Epithels gründet sich nicht nur auf meine und andere Befunde im fetalen Uterus, sondern auch auf die häufige Lage der Zysten in der Medianebene des Uterus, oft in der Hinterwand des Korpus, in den äußeren Schichten. Die Größe der Zysten laßt auf eine erhebliche Insel von Endometrium als Grundlage schließen. Die genannten Erscheinungen stimmen gut zu den Befunden bei Feten, so daß die Genese gut begründet scheint, wie sich aus meiner ausführlicheren Zusammenstellung (a. a. O.) ergibt. Damit soll und kann nicht ausgeschlossen werden, daß ausnahmsweise auch aus Adenomyosis interna der Erwachsenen oder auch aus Adenomyosis externa unbekannter Herkunft große Zysten entstehen könnten. Kleinere Zysten derart habe ich in einer Reihe von Fällen zeigen können. Aber ohne sehr triftige Gründe für diesen Zusammenhang würde ich bei großen Zysten mit ihren genannten besonderen Erscheinungen nicht von meiner Auffassung abgehen. — Wohl die meisten, aber nicht jede Zyste muß MÜLLERsches Epithel zur Grundlage haben.

Zystomyome und Adenomyome.

Wir haben manches auszuschalten, was sich in der Literatur als zystisches Myom vererbt, so die bekannten oder nicht gekannten Fälle von DIESTERWEG, K. SCHRÖDER, C. RUGE, zum Teil adenofibromatöse Polypen, zum Teil kleine epitheliale Beimengungen in Myomen. — Ein Fall von DIESTERWEG (1901) als zystisches Myom fortgeerbt, ist durch diffuse Wandverdickung ohne Kapsel nach unserer Auffassung eine zystische Adenomyosis, kein Myom, vielleicht sogar eine tuberkulöse Form.

Der ebenfalls als zystisches Myom zitierte Fall KOSSMANNs beruht auf kleinapfelgroßer „Hypertrophie" der Muskulatur des intramuralen Tubenteiles mit einem fast nußgroßen Hohlraum, scheinbar Teerzyste.

Eine Reihe von „Zystomyomen" der Literatur sind oben als entlarvte Uteruszysten an passender Stelle untergebracht worden. Auch die Zysten von HENKE, SCHMORL, v. GIERKE sind keine myomatösen Gebilde.

Ein anderer Teil der als „Adenomyom" beschriebenen Fälle läßt nicht einmal organoide Zusammenarbeit, geschweige denn geschwulstartige Wucherung des Epithels erkennen. Die wenigen Falle, in denen uberhaupt ein echtes Myom vorhanden war, zeigen maßige endometrioide Infiltration, die in keinem einzigen Falle die Durchschnittsgrade der gewöhnlichen Adenomyosis erreichen;

wohlgemerkt echte Myome. Im allgemeinen kann man solche als epithelführende Myome oder Myome mit mehr oder weniger zufälligen Einschlüssen
von Epithel oder Schleimhautausläufern bezeichnen. Als solchen Zufall kann
man theoretisch die Möglichkeit von Ausläufern der basalen Schleimhautlage
zwischen kleine submuköse Myome betrachten (Abb. 191). Wenn diese Myomknötchen wachsen, können sie die schleimhäutigen Ausläufer zum Teil einschließen oder auch ganz umschließen. Es kann dann der Eindruck entstehen,
als ob die epitheliale Wucherung in ein Myom eingedrungen sei oder mit ihm in
Einheit gewuchert sei. — Bemerkenswerterweise werden jedoch in unserem
Bilde die kleinen Myomknötchen von den Drüsen nicht durchsetzt, sondern um-
gangen. Solche Bildungen sieht man zuweilen in längeren Reihen (SITZENFREY):
ob sie tatsächlich mit Adenomyombildung zu tun haben, bleibt abzuwarten.

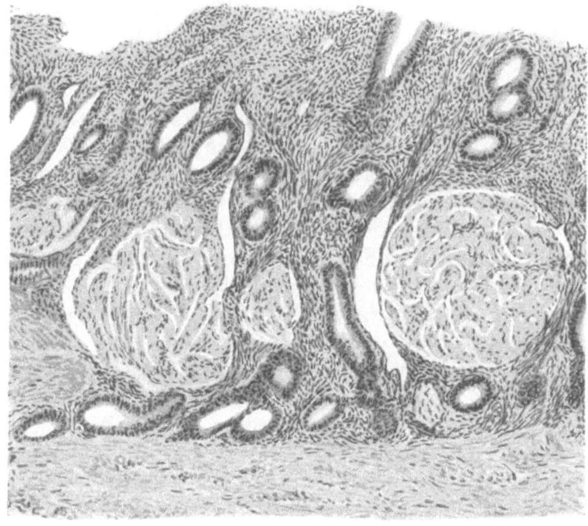

Abb. 191. Leichte Adenomyosis und kleine Myome. Submukose kleine Myomknotchen werden
von den die Muskelwand des Corpus uteri infiltrierenden Schleimhautauslaufern umstrichen. (Leitz
Obj. 3, Ok. 3, Tub. 0.

Der Lage nach kann man subseröse, intramurale und polypöse Myome mit
epithelialen Einschlüssen unterscheiden, daran sich die parametranen und
intraligamentären und sonstigen intraperitonealen an den Uterusbändern anschließen. Ein größerer Teil scheint subserös oder in den Außenschichten des
Uterus zu sitzen, namentlich die Fälle mit größeren Epithelzysten. Kleine
subseröse, zum Teil gestielte Myomknoten enthalten zum Teil diffus zerstreut, zuweilen sogar als Mittelpunkt epitheliale Teile (RICKER, ORLOFF).
Spätere Autoren (IWANOFF, ASCHOFF, OPITZ, HEINE, RIBBERT, R. MEYER,
v. MEYENBURG) sahen die epithelialen Befunde in kleinen subserösen Myomen
als seroepithelialen Ursprungs an. — Größere subseröse Myome und stärkere
Ausbreitung der epithelialen Wucherung zum Teil auf und zum Teil in den
Myomknoten beschrieben SEMMELINK und DE JOSSELIN DE JONG, R. MEYER,
NEBESKY, FÜTH, VON FRANQUÉ, VON ROSTHORN. Auch diese Fälle wurden
dem Serosaepithel zugeschrieben. Zweifellos sind hier in Zukunft durch gründliche Untersuchung viel schärfer zu trennen die Myome mit epithelialen Gebilden ausschließlich im Innern von solchen mit Schleimhautauflagerungen
auf der Serosa der Myome und endlich etwaige Mischformen.

Abgesehen von den kleineren Knoten sind erwähnenswert größere subseröse epithelführende Myome, darunter von CULLEN ein großes breitbasiges solides Myom mit kleinen blutgefüllten Epithelzysten. Es bestand zugleich stellenweise Adenomyosis interna und diffuse Wandverdickung des Uterus; trotzdem ist der Fall nicht eindeutig als einfache Adenomyosis externa et interna abzutun. Nach der Abbildung könnte es ein Adenomyom mit Zysten sein.

Ein zu kurz beschriebener Fall von HALBAN betrifft einen mannskopfgroßen Tumor, davon, wie es scheint, der basale myomatöse Teil dem Fundus angehört, während die Zysten zum Teil mit muskulärer Wand scheinbar außen drauf gesessen haben.

Ebenso mußte ich in meiner ausführlichen Zusammenstellung in Zweifel ziehen, ob ein Fall von ERNST von gestielter Zyste zu den Myomen gehört; und das gleiche gilt für einen Fall von „zystischem Adenomyom" (AMOS).

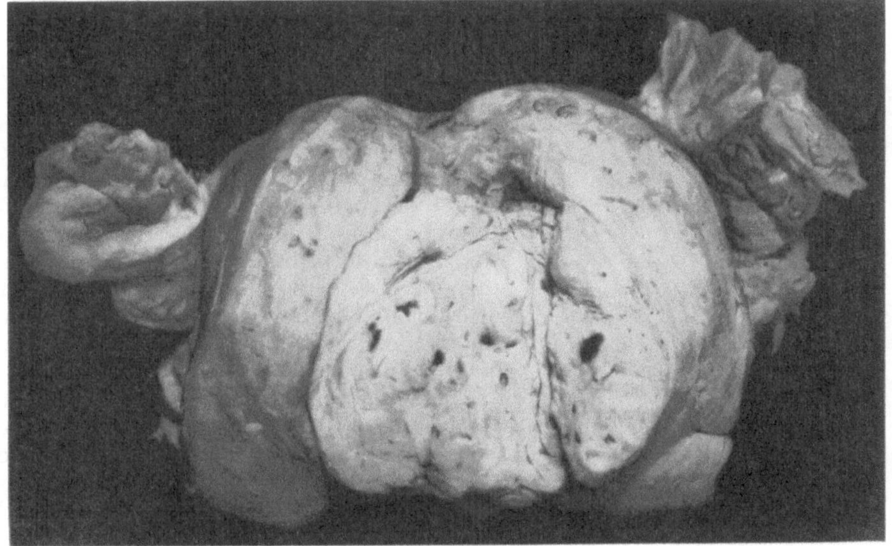

Abb. 192. Apfelgroße adenomyotische Wucherung ragt breitbasis in die stark erweiterte Hohle des Corpus uteri (Pr. 6645.) nach Art eines submukösen Myoms. (²/₃ naturlicher Große.)

Fälle von PIQUAND, LOCKSTÄDT, v. ROSTHORN, SCHICKELE-JACOBS betreffen Myome am Fundus uteri oder oberen Teil des Korpus mit kleineren Zysten und Verfasser hat auch derartige Fälle beschrieben. — Im unteren Teile des Uterus sind die zystischen Myome seltener. Am inneren Muttermund hinten (STADE). BAUEREISEN beschreibt einen ähnlichen Fall, in dem eine Verbindung mit der Uterushöhle bestand, eine Art Divertikelmyom oder akzessorische Uterushöhle. Auch v. RECKLINGHAUSEN hat solches (Fall 6) beschrieben.

Es scheint mir nicht mußig darauf hinzuweisen, daß in solchen Fällen nicht die Frage aufgeworfen werden kann, ob es sich um „Fraktions- oder Pulsations-Divertikel" handle. Hier handelt es sich offenbar um Entwicklungsstörungen. Im Hinblick auf „myomatöse" Magen-Darm-Divertikel ist der Vergleich zu beachten.

Ein rein zervikales Zystadenomyom meiner Sammlung war klein, hühner-eigroß, in die Scheide geboren. Auch ein Zystadenomyom der Portio uteri und des Vaginalgewölbes habe ich beschrieben.

Ein Teil der als „intramurale Adenomyome" beschriebenen Fälle sind gewiß der Adenomyosis zuzurechnen; die scharfe Abkapselung namentlich nach außen täuscht umschriebene Myome vor. Dahin gehören Fälle von v. Recklinghausen, Cullen und eigene Fälle, die auf den ersten Blick als Tumoren erscheinen, jedoch nach ihrem breiten ganz diffusen Zusammenhange mit der Schleimhaut und dem Fehlen echten myomatösen Aufbaues zur Adenomyosis interna gehören, auch wenn sie wie in zwei von meinen Fällen polypös in die Uterushöhle vorwachsen (Abb. 192 und 193).

Auch in einigen Fällen subseröser umschriebener und polypös subseröser Knoten ist die Deutung schwierig. Man sollte bei ihnen für die echte myomatöse Struktur in jedem einzelnen Falle den Beweis erbringen, der dadurch erschwert werden kann, daß die Lage durch schlechte Ernährung zu Erscheinungen von Rückbildung führte. Die frühere Neigung der Autoren aus der scharfen Umgrenzung der Adenomyosis auf „Adenomyome" zu verfallen (v. Recklinghausen, Voigt u. a.), ist heute nicht mehr angängig. Einige Schleimhautpolypen, die Muskelbündel mit dem Gefäßbindegewebstiele nach sich ziehen und andere Polypen, deren Grundlage submukös gelegen war und eine dünne Muskellage vor sich hertreibt, werden überflüssigerweise Adenomyome genannt. Auch die Nachbarschaft kleiner Myome unter der infiltrierend wuchernden Schleimhaut kann Adenomyom nur vortäuschen (R. Meyer, Fall Gross).

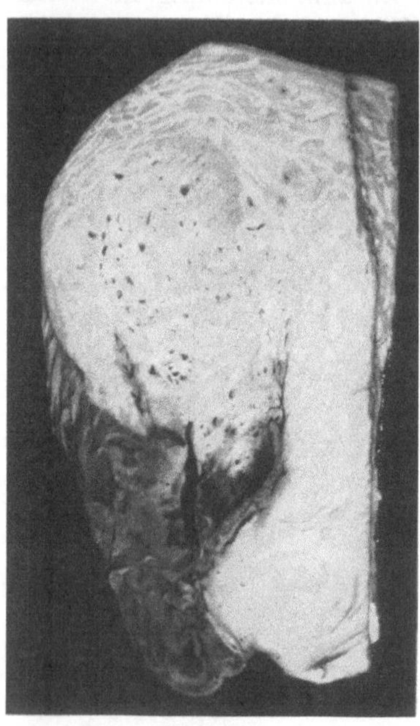

Abb. 193. Adenomyosis uteri intramuralis et submucosa partim polyposa necroticans. (Lichtbild etwa ³/₄ naturlicher Große.)

Die polypösen Adenomyome sind als echte Geschwülste jedenfalls sehr selten. Auf bedeutenden Muskelgehalt der polypösen Knoten ist besonderer Wert zu legen. Cullen, Piquand, Ungermann, E. Schwartz, R. Meyer beschreiben solche Fälle, die meist der Zervix angehören oder dicht am inneren Muttermunde sitzen. Auch von den intramural gelegenen frischen Tumoren sollte man eine große Menge Muskulatur erwarten; je unbedeutender der Epithelgehalt ist, desto eher wird man auf echte Tumoren, allerdings nur Myome mit epithelialen Einschlüssen, nicht Doppelgeschwulst rechnen können.

Die Mehrzahl aller Fälle gehört der Adenomyosis an. Echte Adenomyome sind äußerst selten.

Adenomyome vom Gartnerschen Gange.

Man spricht von retrozervikalen Gartnerschen „Adenomyomen" (Gossmann, von Franqué, van Herff, Otto, Bumke), ohne der besonderen Topographie des Gartnerschen Ganges (s. Kapitel II) gerecht zu werden. Ebenso bemüht man sich nicht genügend zu beweisen, daß besondere Strukturen der drüsigen Wucherung vorliegen, die nicht dem Zervixepithel oder Verlagerung des Müllerschen Epithels zugeschrieben werden können, sondern wenigstens an die besonders von mir beschriebenen Wucherungen des GARTNER-schen Epithels erinnern sollten. Solche Wucherungen sind gewiß nicht selten, sie könnten ja auch gelegentlich mit selbständigen Myomen der Zervix in Kollision geraten, wenn hier auch die Myome selten sind, aber echte Adeno-myome des Gartner zu finden, dürfte äußerst selten gelingen. Man darf nur nicht erwarten daß der Eigenmuskulatur des Gartner besondere Fähigkeiten innewohnten. Nicht embryonale Muskelzellen, noch überhaupt viele Muskel-zellen sind beteiligt an der näheren Umhüllung der drüsigen Verzweigungen an der Ampulle des Gartner in der Cervix uteri. Es handelt sich nicht um embryonale Gewebe, die besonders leicht wuchern, sondern um ausdifferen-zierte Gewebe. Eine besondere Muskulatur besteht überhaupt nicht; es ist die Muskulatur der Zervix, die den Gang begleitet, die den Außenschichten der Zervix weiter oben als richtiger Mantel, weiter unten und innen als sehr unregel-mäßige Beigabe. Die zuerst von BREUS beschriebenen Zysten des Gartner sind keine Zystomyome, sondern Zysten mit hypertrophischer Muskelwand, wie ich solche schon beim Neugeborenen beschrieben habe.

Der eine Fall von BREUS zeigte übereinander gelagerte Zysten in schnecken-hausartigen Windungen miteinander verbunden, die unterste in Verbindung mit der Uteruslichtung. Die Zysten liegen erbsen- bis apfelgroß in einem kindskopfgroßen Tumor. GOTTSCHALK deutete die Muskulatur bereits als Arbeitshypertrophie. In v. RECKLINGHAUSENs Fall 6 bestand zwischen einer Zyste der rechten Vorderwand des Uteruskorpus und dessen Höhle auch eine offene Verbindung, ähnlich wie in den Fällen von BAUEREISEN und ARX; Fälle von zystischem Gartner (KLEIN) beim Neugeborenen müssen stets auf eine Verbindung mit dem Ureter untersucht werden. Eine solche Mißbildung scheint auch der von v. RECKLINGHAUSEN beschriebene Fall KOEBERLE zu sein.

Eine gewisse Sekretion kann dem Epithel des WOLFFschen Ganges zugetraut werden, aber eine zu erheblicher Zystenbildung des Ganges führende Abson-derung setzt doch eine Besonderheit des Epithels voraus. Dieses hat schon KNAUER (1895) bemerkt, der eine gänseeigroße Zyste in der mit Zylinder-epithel und drüsigen Ausstülpungen in der Zervixseitenwand ohne muskuläre Wucherung dem WOLFFschen Gange zuschreibt. Einen Fall von intraperi-tonealer Zyste in der Uteruswand mit zwei Schüsseln gelbgrüner Flüssigkeit hat ROSENTHAL als GARTNERschen Gang gedeutet. Über den Ureterverlauf ist nichts gesagt.

In der linken Seite der Zervix mitten in der Wand ein wenig nach vorn fand O. BURCKHARDT (1897) eine Zyste (7×14 mm) mit kubischem Epithel ohne Basalmembran mit innen zirkulärer, außen längsgerichteter Muskelwand. Der weiße geronnene eiweißähnliche Inhalt fiel heraus.

Eine Besonderheit auf diesem Gebiete stellt ein Fall von M. VOIGT (1896) dar, in dem eine Zyste von einer polypösen Geschwulst gefüllt war.

Auch M. HENKEL beschrieb eine „Hypertrophia colli cystica", deren Deutung als Abkömmlinge vom WOLFFschen Gange nichts im Wege steht.

Kleinere Zysten (v. RECKLINGHAUSEN, Fall 12, kleinerbsengroß) habe ich inmitten anderer schlauchförmiger und drüsiger Reste des WOLFFschen Ganges in der Cervix uteri mehrfach gesehen.

Als Zysten vom WOLFFschen Gang gehen noch einige Fälle in der Literatur, so ein Fall (SELIGA 1926) von polyzystischem Tumor, mit teils schleimigem Inhalt, von Kindskopfgröße, der mit dem Uterus eng zusammenhing. Außen Muskulatur, innen schleimhautähnliches Epithel vom Aussehen eines Papilloms (nach einem Referate). Vielleicht ein dem Uterus angeheftetes, eingewachsenes Ovarialkystom? — Schleimproduktion spricht nicht für den Gartner. Ferner hat DJAKONOW (1925) 2 Fälle beschrieben und ebenso GUDIM-LEWKOWITSCH, die mir ebenfalls nur in kurzen Referaten zugänglich sind.

Zysten und Adenome des Gartner haben meist ihre typische Lage und nur einigermaßen typische Struktur, so daß man nur unter Berücksichtigung von beiden sich an die Diagnose von Adenomyomen dieser Herkunft heranwagen sollte. — Nur ausnahmsweise liegt der Gang nahe dem Corpus uteri, besonders bei getrennten oder rudimentären Uterushörnern (Abb. 194).

Adenomyome aus Urnierenresten.

Heutzutage gilt mit Recht die übergroße Mehrzahl der Adenomyome und Adenomyosisfälle als endometrioid, auch die von der Schleimhaut

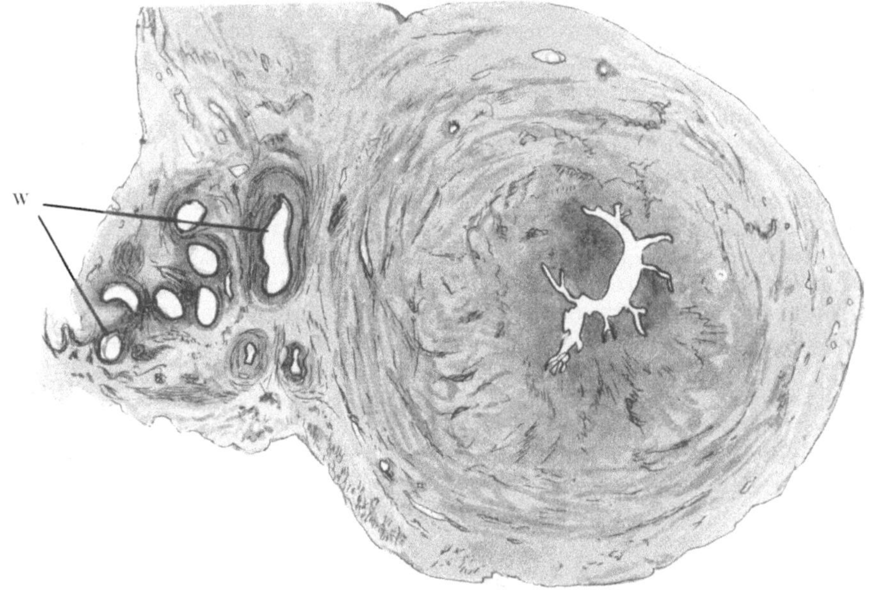

Abb. 194. Querschnitt durch Uterus unicornis (Corpus) des Neugeborenen. An Stelle des fehlenden Hornes ein bandförmiges Rudiment, Peritonealfalte mit stark geschlangeltem WOLFFschen Gange W. (11fache Vergroßerung.)

entfernt im Uterus liegenden, sowie die ektopischen, wie wir gesehen haben. Die Urnierentheorie von v. RECKLINGHAUSEN in der von ihm geprägten Form, daß die adenomatöse Wucherung der embryonalen Urniere ähneln solle, gilt als abgetan. Danach bleiben nur noch die ausdifferenzierten Urnierenreste in Gestalt des Epoophoron und des fast immer der völligen Auflösung anheimfallenden Paroophoron übrig, aus denen allenfalls Tumoren entstehen könnten. Man hat demnach mehr auf Bildungen zu achten, die den gewundenen engen Schläuchen des Epoophoron mit deren einfachem Epithel und kräftigen Mantel ähneln. Wenn auch das Epoophoron selber nicht in Betracht kommt, so könnten doch in freilich ebenfalls äußerst selten zu erwartenden Fällen Paroophoronteile in der nächsten Nähe der Uterushörner ähnliche Bildungen hervorbringen. Entwicklungsgeschichtlich kann man nur mit größtem Zagen dieses ungewöhnliche Ereignis erwarten, wie ich wiederholt begründet habe.

So besteht in der Literatur bisher auch nur ein Fall von Tumor der Uterus-tubenecke, der mit keinem einzigen anderen Falle von Adenomyom und Adenomyosis Ähnlichkeit hat. Der sehr große Tumor hat organoiden Bau unter ausschließlichem Anschluß des fibromuskulären Gewebes mit Längs- und Rings-schichten an enge gewundene epitheliale Kanäle, die dem Epoophoron und WOLFFschen Gange ähneln (s. Abb. 194). Die Mäntel der Schläuche sind entsprechend unverhältnismäßig dick. Ein Teil der Kanäle wird zu Zysten mit verdickter Wand, die in Gestalt fibromatöser Knoten sich in die Zysten vorbuckelt.

Regressive Veränderungen.

Die regressiven Vorgänge in den Adenomyomen sind im ganzen nicht anders als in den übrigen Myomen; es ist aber nicht viel darüber berichtet worden.

Das einzige, was in den Adenomyomen wohl öfters auffällt, als in anderen Myomen, ist die Cholesterinbildung (COHN, GARKISCH). Atrophie der Adenomyome erfolgt im Alter; auch im geschlechtsreifen Alter lassen sich fibröse Degeneration und Verkalkung nachweisen. WESTMANN hat besonders auf regressive Veränderungen in submukösen Adenomyomen hingewiesen. Was im übrigen in der älteren Literatur über das Fehlen regressiver Veränderungen namentlich der Entzündung und der Nekrose behauptet wird und durch die gute Ernährung seitens zahlreicher Blutgefäße erklart wird (PICK, LANDAU u. a.), bezieht sich auf Adenomyosis, wie H. ALBRECHT mit Recht bemerkt.

Die nekrotischen Myome müßten systematisch auf ihren Epithelgehalt durchgesehen werden, ehe man die Frage aburteilt. Partielle Nekrose habe ich in einem kindskopfgroßen „Adenomyom", einem Myom mit mäßiger Menge epithelialer schleimhäutiger Züge und kleiner Zysten gesehen. — Also erst Beobachtungen an nekrotischen Myomen machen! Die adenomyösen Polypen (Abb. 193) nekrotisieren gelegentlich.

ZACHARIAS fand zentrale Erweichung eines „Adenomyoms" im 2. Monate der Schwangerschaft und KAUFFMANN zeigte ein kindskopfgroßes subseröses Adenomyom in starker schleimiger Erweichung mit Höhlenbildung. Es handelt sich nicht um einen Mischtumor, Myxadenomyom, sondern um eine schleimige Degeneration.

Eine kleine Erweichungshöhle in einem intramuralen Adenomyom will SCHILLER mit einer Fermentwirkung der Drüsen erklären. Dessen bedarf es gewiß nicht. Die fibröse Rückbildung (vgl. Adenomyosis) ist auch in umschriebenen „Adenomyomen" im allgemeinen nicht anders als in gewöhnlichen Myomen. Sehr schwere Grade hyaliner Quellung und Verhartung habe ich bei alten Frauen, am starksten in 2 Fällen kleiner subseröser Adenomyome gefunden

Riesenzellbildung als regressive Erscheinung im Adenomyom scheint eine Seltenheit zu sein. Herr Kollege LAUCHE stellte mir Schnitte von einem faustgroßen Adenomyom zur Verfügung, das neben anderen Knoten subserös gesessen haben soll. Bei der 50jahrigen Frau war etwa 5 Wochen zuvor eine Ausschabung vorgenommen mit dem histologischen Ergebnis „Hyperplasie". Die Laparotomie wurde wegen plotzlicher heftiger Beschwerden vorgenommen. Weiteres ließ sich anamnestisch nicht feststellen. In dem Tumor fielen schon makroskopisch Zysten auf. — Histologisch handelt es sich um ein fibrillenreiches Adenomyom vom Schleimhauttypus mit stellenweise starker hyaliner Rückbildung und einigen erweichten Stellen. Große Zellen mit unförmigen Kernen, von sehr unregelmaßiger, oft gelappter Form, teils in Zerfall mit starken

Chromatinklumpen und Chromatolyse liegen in nicht geringer Menge, aber doch zerstreut in den rückschrittlichen Muskelpartien und nur zum geringen Teil zwischen den Zellen des Stromas, das in wechselnder, meist in geringer Menge die Drüsen begleitet.

Im übrigen ist zu bemerken, daß die Angaben über Rückbildung in Adenomyomen der Überprüfung bedürfen, wieweit diese wirkliche Tumoren und nicht Adenomyosis darstellen.

Besondere Fälle von Adenomyom und maligne Tumoren.

1. Als Besonderheit erwähne ich ein sehr großes Myom mit mehreren zerstreuten, scharf umkapselten, etwa mandelgroßen typischen Schleimhautknoten, ohne jede diffus infiltrierende Epithelwucherung (R. MEYER).

2. Eine retroperitoneal gestielte Zyste an einem parametranen Adenomyom mit Plattenepithelkarzinom und Tuberkulose. Die genauere Einsicht in diesem Fall von LOCKSTÄDT scheitert an der kurzen Beschreibung.

3. Intraligamentäres „Adenomyom" mit abszedierender Tuberkulose (HOESLI).

4. Mehrkammeriges Adenocystoma sarcomatosum uteri subserosum (v. LOCKSTÄDT). Die Deutung Sarkom ist nicht unbedenklich. An anderer Stelle habe ich zu bedenken gegeben, ob etwa ein angewachsenes Ovarialkystom in Frage kommt, mit dem eine Ähnlichkeit nach VON LOCKSTÄDT bestand.

5. Als seltene Besonderheit ist anzusehen PICKs Fall von Adenomyoma psammopapillare und ein ähnlicher Fall von WIENER, schließlich ein sarkomatöses Myom (BAUEREISEN), von dessen Kapsel ein papillärer mit Drüsen und Zysten versehener Tumor ausgehend die Serosa breit durchbricht. Ferner sind karzinomatöse „Adenomyome" in einzelnen Fällen angegeben, die zum großen Teile nicht mehr auf ihre Zugehörigkeit zu den echten myoepithelialen Tumoren geprüft werden können, so von BABESIU, v. RECKLINGHAUSEN, ROLLY, DILLMANN (v. HANSEMANN), CULLEN, POLANO, VOLK, MOENCH, GORISANTOW. Unter solchen Fällen täuscht nicht nur die Adenomyosis carcinomatosa, sondern auch das Übergreifen von Carcinoma adenomatosum vom Endometrium auf Myome. Solche Fälle kenne ich selber. Der Fall von BABESIU wird überdies von H. ALBRECHT als Metastase eines Karzinoms in ein einfaches Uterusmyom gedeutet, weil Metastasen auch in der Lober und Pleura saßen. Auch Metastase eines Ovarialkarzinoms im Bereiche einer Adenomyosis uteri habe ich gesehen, und ebenso in einem Falle von Ovarialsarkom. — Ferner wurde auch unmittelbarer Einbruch von Ovarialkarzinom in den adenomyotischen Uterus durch H. STEINER beobachtet.

Aller dieser Möglichkeiten der Täuschung hat man zu gedenken, ehe man die maligne Ausartung eines echten „Adenomyoms" annehmen darf.

Den genannten Fall von karzinomatösen Adenomyom POLANOs habe ich als harmlose Epithelmehrschichtung in einem polypösen Myom erkannt. Die karzinomatöse Wucherung in den Adenomyomen darf vor allem nicht mit Karzinom der Schleimhaut zusammenhängen. In den Fällen von ROLLY und von DILLMANN wird der fehlende Zusammenhang betont; in letztgenanntem Falle wurde auch in den Metastasen des Karzinoms glatte Muskulatur angegeben. Ein gemeinsames Muttergewebe für das Myom und Karzinom in diesem Falle anzunehmen (ZIELER und FISCHER), scheint mir gänzlich unnötig.

Als histologisch benigne Metastasen faßt HART zahlreiche subpleurale ausschälbare erbsen- bis kleinkirschengroße Knötchen auf, in der gewagten Annahme, daß ein 22 Jahre vorher exstirpierter Uterustumor ein Adenomyom gewesen sein möge. Ein ungewöhnlicher Fall (SCHWAB) stellt mehrfache karzinomatöse „Adenomyome" vor, kleine Knoten, die in epithelialen Hohlräumen eingekapselt liegen.

Das „sarkomatöse Adenomyom" ist auch selten. Ein sarkomatöses „Adenomyom" schildert BAUEREISEN, ein „Myofibrosarkoadenom" mit Metastasen CESARIS DEMEL. Sarkom und Karzinom zugleich beschrieben IWANOFF, VITRAC, die Karzinomdiagnose wird hier von LUBARSCH angezweifelt. — Siehe auch das sarkomatöse Adenokystom (LOCKSTÄDT oben S. 278). THOMSONS Adenomyom im Douglas war muskelzellig sarkomatös und hatte muskelzellige Metastasen in den retroperitonealen Lymphknoten längs der Aorta und in den Lungen gemacht.

KAUFMANN erwähnt unter den „Adenomyomen" einen „zum Teil noch fibromyomatösen interstitiellen Tumor, der zum größten Teil myosarkomatös umgewandelt war und hier und da auch in geringer Menge Knorpel und Knochen enthielt". Im Inneren war er von schleimhautähnlichen Drüsen mit Stroma durchsetzt. Offenbar ein Mischtumor.

In einem Adenofibroma polyposum des Collum uteri mit destruierender Ausdehnung sarkomatöser Wucherung in die Uteruswand fand ich Muskulatur im Polypen selber nur in den äußeren Schichten und in geringer Menge unregelmäßig angelagert. — Ferner habe ich ein „Sarcoma myocellulare adenomatosum" der Zervix beschrieben, mit Muskulatur in mäßiger Menge durchsetzt, so daß es kaum zu entscheiden ist, ob das Sarkom bereits einen größeren Teil von Muskulatur (Myom?) zerstört hat, oder ob es sich um ein muskelzelliges Sarkom mit Drüseneinschlüssen handelt, was mir wahrscheinlicher ist. Abgesehen von den sarkomatösen Polypen mit geringerem Muskelgehalt ist darauf zu achten, ob es sich um polypöse Myome in sarkomatöser Umwandlung und mit Drüseneinschlüssen handelt (R. MEYER 1929).

Angesichts solcher und der oben genannten Fälle habe ich es für ratsam gehalten, folgende Möglichkeiten im Auge zu behalten:

1. Karzinom oder Sarkom können aus Adenomyosis hervorgehen.

2. Täuschung entsteht durch gutartige Plattenepithelschichtung; auch besonders durch Eindringen von adenomatösem und tubulärem Karzinom der Schleimhaut in einfache Myome.

3. In Adenomyomen kann der muskuläre, der bindegewebige oder der epitheliale Anteil maligne ausarten.

4. Es können bösartige Wucherungen, Karzinom, Sarkom von außen her unmittelbar oder metastatisch in Adenomyom (ebenso in Adenomyosis) geraten.

5. Auch „Mischtumoren" anderer Art mit epithelialen und muskulären Teilen können maligne ausarten.

Kurz die seltenen bösartigen Tumoren, die man bisher ohne weiteres als maligne Adenomyome beschrieben hat, bedürfen zur richtigen Deutung und Eingliederung in die Geschwulstlehre genauerer Zerlegung.

Wegen der Unsicherheit in der Deutung der Fälle wolle man auch die oben (S. 276 u. 278) gegebene Schilderung der Adenomyosis carcinomatosa und sarcomatosa zu Rate ziehen.

Die „tuberkulösen Adenomyome" meist Adenomyosis sind ebenfalls oben (S. 278) geschildert worden.

XXII. Fibrome der Uteruswand.

Wenn man über echte Fibrome der Uteruswand kaum etwas weiß, so liegt das zum Teil an der verhängnisvollen Verkennung der Myome als „Fibromyome" Fibroide u. a., zum anderen Teile wahrscheinlich an der Deutung der wirklich seltenen echten Fibrome als „Sarkome". Bei der geringen Erfahrung über die jedenfalls seltenen Fibrome kann nur der positive Nachweis der Destruktion für Sarkom entscheiden, nicht aber der negative. Der Zellreichtum, bei den Tumoren der Bindegewebszellen ist nur bedingt verwertbar, nämlich nach ausreichender Erfahrung über die Fibrome und Sarkome eines jeden einzelnen Organes. Die unterschiedslose Anwendung des „Zellreichtums" als Maßstab der „Malignität" auf die Tumoren aller Körperteile ist unerlaubt.

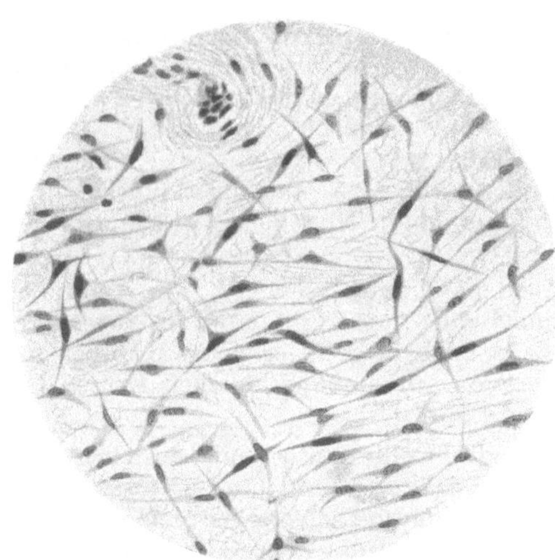

Abb. 195. Myxofibroma portionis vaginalis uteri. (Leitz Obj. 6, Ok. 3.)

Ein spindelzellreiches Fibrom mit Nervenfasern und Ganglienzellen (v. RINDFLEISCH, BORST) erwähnen wir bei den Mischgeschwülsten. Echte Fibromyome habe ich einige Male gesehen; doch ist es schwer zu entscheiden, ob einzelne Herde spindelzelligen

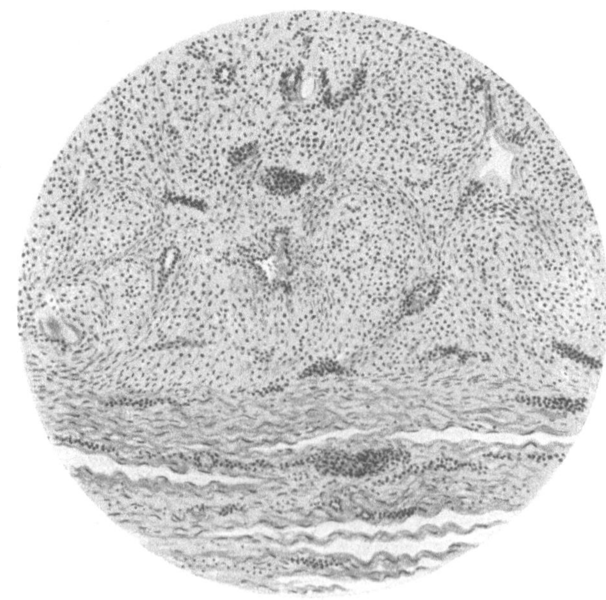

Abb. 196. Intramurales aus Spindeln und Rundzellen bestehendes Fibrom der Portio. (Leitz Obj. 3, Ok. 3.)

Gewebes in Myomen Sarkom oder Fibrom bedeutet. Auch FRANKL sah einen vorzugsweise aus Bindegewebe bestehenden intramuralen Tumor, der aber auch nicht frei von Muskelfasern war.

In der Cervix uteri sind die Fibrome sicherlich etwas häufiger und werden wahrscheinlich für Sarkome gehalten. Von 4 Fällen meines Materials war einer ebenfalls mit Myom vermischt, der zweite war ein einfaches Myxofibrom (Abb. 195), der dritte ein Fibrom mit Fettgewebseinschlüssen (s. u. Lipom) und nur ein Fall war ein reines Fibrom (Abb. 196), ein kugliger Tumor von 4—5 cm Durchmesser mit spindligen und meist rundlichen zum Teil polygonalen Zellen. Die Kerne sind in jenen kurz spindlig, oft eiförmig, in diesen rundlich. Viel feinfibrilläre Interzellularsubstanz wechselt mit zelldichteren Partien. Neigung zu „schleimiger" Rückbildung. Schleimhaut frei.

Ein subseröser Knoten der Hinterwand des Korpus war rein spindelzellig ohne Muskelbeimengung; er war kirschgroß, mäßig zellreich. Von den Polypen, besonders denen der Zervix sind ganz seltene Stücke reine bindegewebige Tumoren und es ist schwer zu entscheiden, ob sie der Schleimhaut oder der Tiefe entstammen (vgl. Sarkom).

Über lymphozystische Fibrome der Uteruswand lese man im nächsten Abschnitte; sie bilden eine besondere Klasse von Tumoren, sind zwar auch nur in einer geringen Zahl von Fällen bekannt, aber geben mit den übrigen Fibromen, verglichen, zu bedenken, daß das Bindegewebe der Uteruswand als untergeordneter Bestandteil verglichen, nur bei besonderen Fehlern der Anlage zur Geschwulstbildung neigt.

Die Neubildungen an Blut und Lymphgefäßen des Uterus und das „Angiom".

Unsere Überschrift soll andeuten, daß nicht jede Neubildung an den Gefäßen „Angiom" ist, wie es überall, so auch besonders in der Pathologie des Uterus von den Autoren benannt wird, namentlich in Verbindung mit anderen Geschwülsten Angiomyon, Angiosarkom, ferner in Polypen usw. Selbst gegen Granulationen ist die hiernach bleibende Gefäßbildung nicht scharf von den „Angiomen" im Sinne der Geschwulstbildung abgegrenzt. Ebensowenig gegen umschriebene Erweiterungen und Verdickungen der Gefäße und besonders nicht gegen ausgebreitete Veränderungen derselben Art.

An anderer Stelle (1929) habe ich die Neubildung von Gefäßen des Uterus ausführlicher besprochen, bringe hier trotzdem eine über das übliche hinausgehende Darstellung, weil keine ausreichende Übersicht in der pathologisch-anatomischen Literatur vorhanden ist.

Wir werden als typische Vertreter der Gefäßneubildungen unter Einschluß fraglicher Neubildungen wie Aneurysma und Angiektasien schildern und werden unterscheiden:

I. Blutgefäße

diffuse Gefäßneubildung, offenbar aus Granulationsgewebe entstanden selten im Corpus uteri, ofters an der Portio uteri, das Granuloma angiomatosum;

2. umschriebene Teleangiektasien, kleine kapillare Herde submukös und intramukös im Korpus und in der Zervix, auch in Polypen;

3. geschwulstartige Teleangiektasien größerer Gefäße und Aneurysma cirsoides;

4. echte Geschwülste. a) Reine Angiome in der Uteruswand und im Myom
eingebettet. b) Mischtumoren: Angiofibrome. Die Wucherung kann zur
Bildung von Kapillaren oder auch zu größeren Gefäßen führen;

5. Angiomyome sind sehr selten; sichere Fälle sind unbekannt. Gefäßreiche Myompartien kommen vor.

Dazu gesellen sich ungewöhnliche Fälle,

6. Angiomyohyperplasia uteri, vielleicht eine pathologische Dauer-
bildung der Graviditätsveränderungen;

7. eine angiektatische Fehlbildung.

(Angiomatöse Adenomyosis s. Kap. XX.)

II. Lymphgefäße.

1. Lymphangiom,

2. Fibroma lymphangiocysticum.

I. Blutgefäße.

Granuloma angiomatosum.

Bei Fällen von starken meist ulzerierenden Entzündungen wird die Gefäßneubildung des Granulationsgewebes zu einem Dauerbestande von einiger

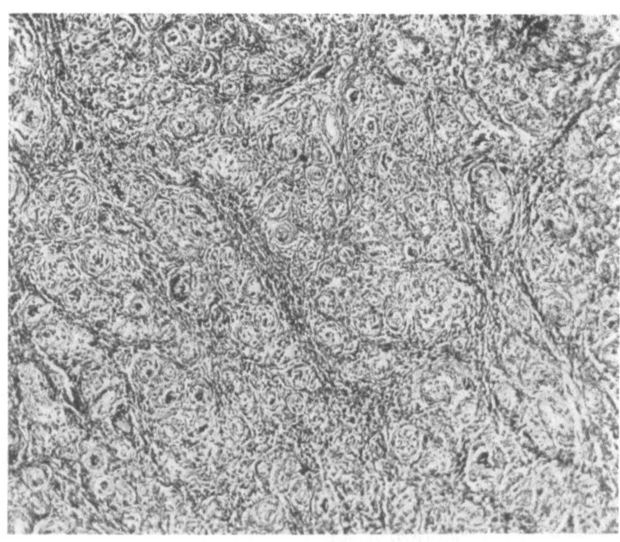

Abb. 197. Aus einem zur Probe herausgeschnittenen Stucke der Portio vaginalis uteri einer 72jahr.
Frau. Zahlreiche enge, dickwandige Gefaße bundelweise durch Bindegewebszuge in Facher geteilt.
(Lichtbild schwache Vergrößerung.)

Selbständigkeit. Geringere Grade findet man sehr häufig in der Portio uteri.
Nur in einem Falle (Pr. 9101 von Herrn Kollegen Jerchel) betraf ein stärkerer
Grad der gleich zu beschreibenden Wucherung eine jüngere Frau von 34 Jahren;
neben einer Erosion an der durch alten Riß zerklüfteten Portio uteri fand er
eine „tumorartige Vorwölbung" von etwa 1 cm Durchmesser. In zwei anderen
Fällen, die ich a. a. O. bereits geschildert habe, wurde eine nennenswertere
knotige Verdickung an der Portio uteri bei Greisinnen von 60 und 72 Jahren
abgetragen, weil sie Blutungen veranlaßten. Wie man aus den beiden Abbildungen (Abb. 197 u. 198) sieht, besteht die knotige Verdickung zu einem großen

Teile aus Gefäßen mit engen Lichtungen und vergleichsweise sehr starken Gefäßwänden, die weder Muskulatur noch elastische, sondern hyalin gequollene Fasern mit wenigen Kernen enthalten. Nach der Oberfläche der Portio liegen die Gefäße sowohl in den 3 Fällen als auch in geringeren Graden ähnlicher Fälle am dichtesten, — das Oberflächenepithel fehlt meist — in der Tiefe löst sie sich ungeordnet in Bündel auf, zwischen denen Bindegewebe und einzelne Muskelbündel liegen. Das spindelzellige Bindegewebe hat meist hyalin gequollene Fasern und ist in einem Falle mehr, im anderen weniger entzündlich infiltriert. An der Oberfläche der Portio ist die Entzündung stärker.

Die zahlreichen Übergangsfälle, die ich von geringeren Graden bis zu den ausgesprochen knotigen Wucherungen kenne, überzeugen, daß sie aus Granulationsgewebe entstehen.

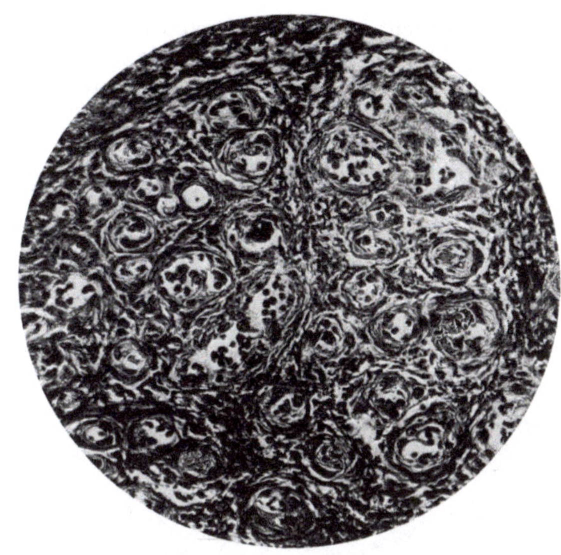

Abb. 198. Dasselbe wie Abb. 197 bei starkerer Vergrößerung. (Naheres siehe im Text.)

Es ist nötig darauf hinzuweisen, daß die Gefäße des Collum uteri jederzeit auffallend zahlreich und oft dickwandig sind; diese physiologische Einrichtung

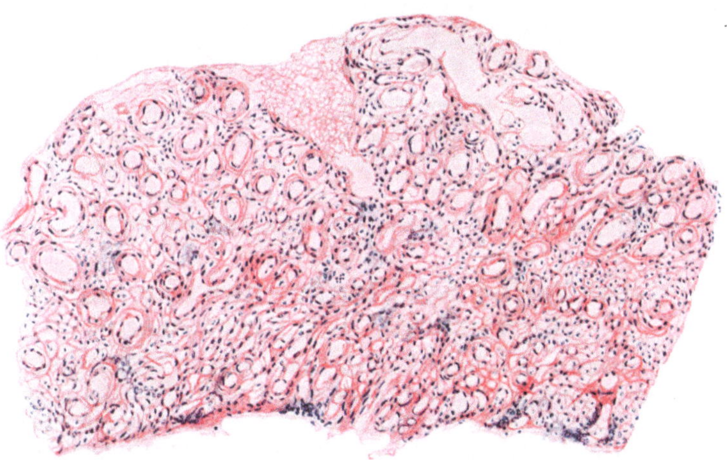

Abb. 199. Angiomahnliche Gefaßwucherung, sehr wahrscheinlich aus Granulationsgewebe entstanden, im Schabsel aus dem Corpus uteri einer 62jahrigen Frau mit atrophischem Endometrium, ohne entzundliche Infiltration. (Leitz Obj. 3, Ok. 3, Tub. 0.)

hängt mit der Gravidität zusammen, in der das Kollum ein völlig kavernöses Gewebe bildet. Hiermit hängt es auch zusammen, daß außerhalb der Schwangerschaft das Endothel der nicht erweiterten Gefäße so dichte Lagerung der Kerne hat, wie es außer an Schwellgewebe kaum besteht. So sind auch die Polypen der Zervix, namentlich die drüsenärmeren mehr fibrösen Polypen außerordentlich reich an Gefäßen aller Größen, ohne daß man deshalb von Angiomen zu sprechen genötigt wäre.

Es ist nicht klar, warum nach Ablauf der Entzündung sich die Gefäße nicht zurückbilden; es mag aber sein, da die lange Dauer der Entzündung stets zur Vergrößerung der Granulationsgefaße und zur Vergröberung, Verhärtung ihrer Wand führt, die Rückbildung des sklerotischen Gewebes im Alter erschwert wird, wie sich das im narbigen Gewebe im Vergleiche mit jüngeren Personen im allgemeinen zeigt.

Auch die in Abb. 199 dargestellte sehr gefäßreiche Partie in der atrophischen Schleimhaut des Corpus uteri ohne nachweisbare Entzündung betrifft eine Frau von 62 Jahren mit ziemlich starken Uterusblutungen. Auch hier haben die meist kapillaren Gefäße an vielen Stellen eine erhebliche Wandverdickung erfahren durch hyalin gequollene Fibrillen. Auch hier ist mir ein Dauerbestand von Granulationsgewebe wahrscheinlich.

Vielleicht ist auch eine kräftigere Ausbildung von Gefäßen (Abb. 200) hierher gehörig, die ich flächenhaft ausgebreitet in der Schleimhaut und darunter im Corpus uteri einer 45jährigen Frau fand. Nach Ausschabung wurden die Blutungen stärker, so daß der Uterus exstirpiert werden mußte. Auch hier ist keine Entzündung nachweisbar und die Zugehörigkeit zum Granuloma angiomatodes kann nicht sicher behauptet werden. Im Corpus uteri kommen die Gefäßwucherungen an der Plazentarstelle in Wettbewerb

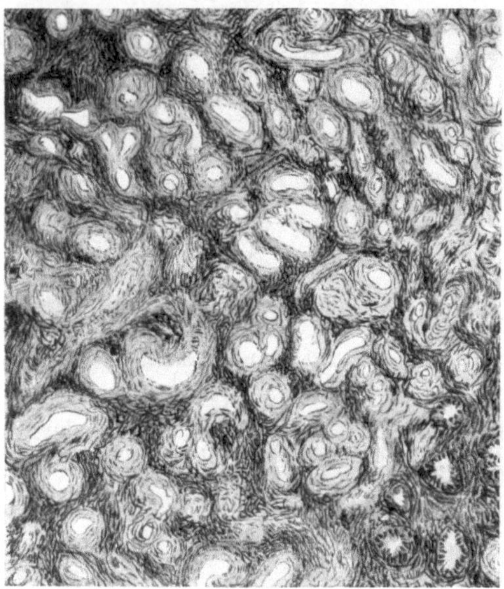

Abb. 200. Diffuse angiomatose Gefäßanhaufung in und unter der Uterusschleimhaut und in den inneren Muskelschichten des Corpus uteri einer 45jahrigen Frau; die Neubildung ist vermutlich aus Granulationsgewebe entstanden. (Leitz Obj. 1, Ok. 3.)

und können bei puerperaler Metritis zu Dauerbestand führen.

Teleangiektatische Neubildung, und teleangiektatische Degeneration der Uteruswand.

Kleine unscharf umschriebene Herde habe ich in 5 Fällen im Corpus uteri beschrieben und ähnliches in der Zervix gesehen. Sie sitzen in einem Falle in der hyperplastischen Schleimhaut des Corpus uteri, in den übrigen 4 Fällen in den innersten Muskelschichten. Man erkennt sie mit bloßen Augen als blutrote Flecke von wenigen Millimetern Durchmesser. Sie bestehen wesentlich aus Kapillaren mit sehr unregelmäßigen wechselnden erweiterten Lichtungen und mit enggelagerten Endothelzellen von kubischer Form und die Gefäße liegen locker in der Muskulatur (Abb. 201 u. 202).

Ganz Ähnliches habe ich in der Zervix und in einem Zervikalpolypen gefunden. In der Annahme, daß es sich um angeborene Fehlbildungen handle, habe ich den Namen Naevus vasculosus gebraucht.

Von diesen kleinen umschriebenen kapillaren Herden unterscheiden sich wesentlich durch die Beteiligung der größeren Gefäße und durch ausgedehnte passive Inanspruchnahme der Uteruswand eine kleine Reihe bekannt gewordener Fälle, in denen es nicht immer klar zum Ausdruck kommt, wieweit es sich um Neubildung von Gefäßen handelt und wieweit um variköse oder aneurysmatische Umbildung.

In mehreren Fällen bemerkten die Autoren wie schon KAUFMANN Beziehung zur Schwangerschaft.

Nach KLOBs Angabe hat LEE diffuse teleangiektatische Veränderungen der ganzen Uteruswand beschrieben. Die übrigen Beobachtungen stammen aus unserer Zeit (E. KAUFMANN, HALBAN, FALK, BAUEREISEN, WALTHARD, HIRSCHBERG, DI BERNARDO).

Makroskopisch fällt eine grobhöckerige Vorwölbung der Innenwand des Uterus auf (E. KAUFMANN) oder riesige variköse oder kavernöse Durchsetzung großer Wandpartien, in denen Verminderung der Muskulatur (KAUFMANN, HALBAN) oder Aufsplitterung (WALTHARD, HIRSCHBERG) angegeben wird.

Das in 2 Fällen ergriffene Collum uteri (FALK, DI BERNARDO) ist stark verdickt, schwammig, siebförmig durchlochert. Der Sitz der Veränderungen ist die Plazentarstelle (KAUFMANN, BAUEREISEN) oder ein Teil von ihr (WALTHARD), in der Tubenecke (KAUFMANN), im unteren Teil des Uterus bei Beteiligung des Isthmus an der Gravidität (BAUEREISEN, WALTHARD); die äußeren Wandschichten des Uterus bevorzugt zugleich unter Beteiligung des Ligamentum latum (E. KAUFMANN). Schließlich auch das ganze Collum uteri (E. FALK, DI BERNARDO).

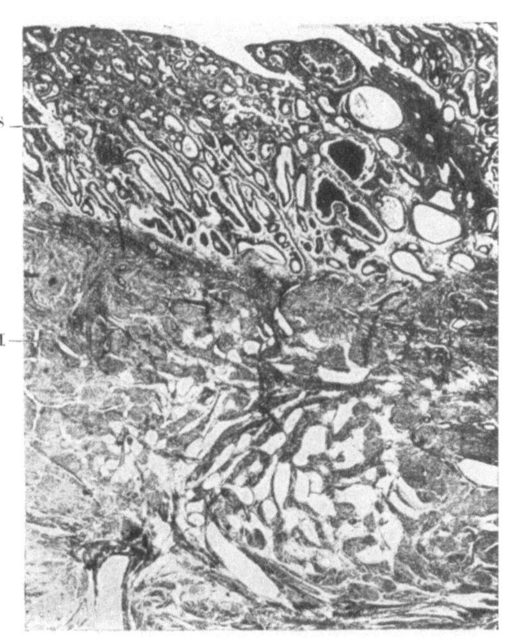

Abb. 201. 47jährige Frau (1612). 6 Geburten, 1 Abort, starke unregelmäßige Blutungen. Kugelig verdicktes Korpus, Hypertrophia myometrii et endometrii („glandulare Hyperplasie"). Das makroskopisch ziemlich scharf umschriebene blutrote Knotchen sitzt in den innersten Muskelschichten des Fundus uteri 2×3×3 mm. Teleangictasia capillaris. S Schleimhaut. M Muskulatur. (Lichtbild Lupenvergroßerung.)

Die Gefäßwände werden meist als verdünnt bezeichnet mit wenig oder gar keinem Gehalt an Elastin, aber E. KAUFMANN gibt in einem seiner 2 Fälle verdickte Venenwand zu.

Stauung im entfernteren Venengebiet wurde von E. KAUFMANN geschildert, und zwar einmal in der sehr dünnwandigen Vena spermatica und das andere Mal in den Venen des Ligamentum latum. Die Arterien scheinen meist gar nicht oder nur wenig beteiligt. Zwar gibt DI BERNARDO eine Verdickung der Media und Adventitia der größeren Arterien an, die jedoch mit Blutlakunen zusammenhängen sollen. Übrigens betrifft dieser Fall das Collum uteri. Auf eine kongenitale Veränderung der Arterien (WALTHARD) werden wir sogleich im Hinblick auf die Pathogenese zurückkommen.

Eine Beteiligung der Kapillaren wird von HALBAN hervorgehoben; ebenso von HIRSCHBERG und von DI BERNARDO.

Thromben sind vielleicht häufiger, als angegeben wird, so von KAUFMANN und FALK.

Das Leiden hat Blutungen in den meisten Fällen zur Folge.

Die Pathogenese berücksichtigt wie gesagt den Zusammenhang mit der Gravidität in der Mehrzahl der Fälle und tatsächlich scheint die Plazentarstelle bevorzugt, so daß die Erkrankung der Venen als Folge der Schwangerschaft gilt. WALTHARD glaubt jedoch, daß in seinem Falle schon vorher ein „Angiom" bestanden habe, weil auf der betroffenen rechten Zervikalseite der Stamm der Arteria uterina abnormerweise tief nämlich zwischen Orificium externum und Orificium internum histologicum in die Zervix eintritt, und weil die Gefäß-

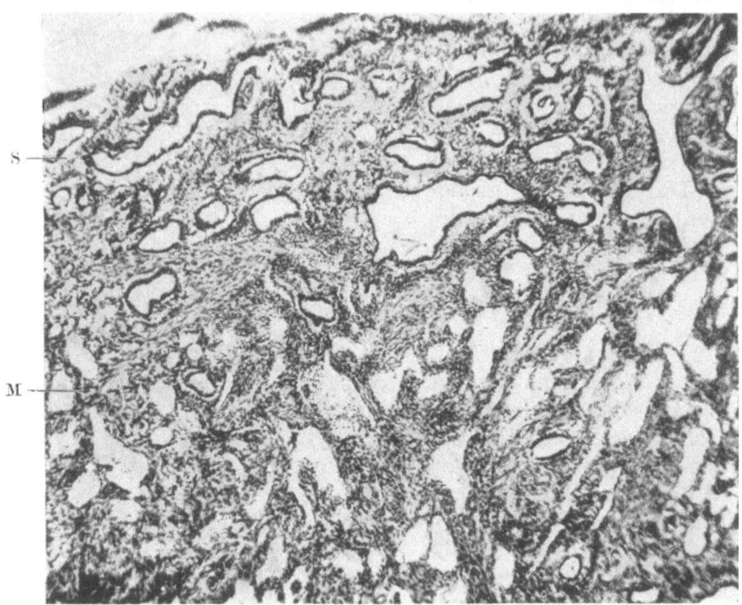

Abb. 202. 49jährige Frau (4160) 1 Geburt, 1 Abort. Unregelmäßige Blutungen. Gut faustgroßer Uterus mit einzelnen Myomen und Carcinoma adenomatosum polyposum am Fundus. Der teleangiektatische Herd 2 × 4 mm sitzt makroskopisch ganz ähnlich wie in Abb. 201 in den inneren Muskelschichten M, aber im unteren Teile des Corpus uteri; die ektatischen Kapillare dringen auch in die Schleimhaut S vor. (Lichtbild bei schwacher Vergrößerung.)

erweiterungen (Angiom) sich nur auf die untere Hälfte der Plazentarstelle beschränken. Die Gefäße der betreffenden Partie des Isthmus und der Zervix liegen dicht aneinander, klaffen 2—5 mm (9 Tage post partum!). Das intervaskuläre Gewebe ist aufgesplittert. Die Diagnose Angiom stützt sich mikroskopisch hauptsächlich darauf, daß die Wände der Bluträume nur ganz vereinzelt zarte elastische Fasern, vielfach aber gar keine solche enthalten. Eine ausgiebige Untersuchung künftiger Fälle soll entscheiden, ob tatsächlich die Bezeichnung „Angiom" gerechtfertigt ist.

In dem Falle von FALK ist die kavernöse Durchsetzung des ganzen Collum uteri vermutlich auch als ein Bestehenbleiben der physiologischen Schwangerschaftsveränderung aufzufassen. Die 24jährige Frau hatte 3mal geboren. Ebenso waren in DI BERNARDOs ähnlichen Fällen 2 Geburten bei der jungen Frau vorausgegangen.

Wenn, wie es den Anschein hat, die Gravidität im Zusammenhang mit dem Leiden steht, so ist namentlich an der Plazentarstelle mit einem Dauerbestand der starken Gefäßerweiterung zu rechnen; vielleicht auch mit einer mangelhaften Rückbildung der verdickten Gefäßwände. Inwieweit etwa toxische Störungen der Schwangerschaft eine besondere Rolle spielen, müßte untersucht werden. Eine Stauung im mehr zentralen Venengebiet haben wir erwähnt; auch dafür müßten die Ursachen erst noch gesucht werden. Verdünnung der spermatikalen Venenwand (KAUFMANN) kann auch ein Folgezustand der Gravidität sein.

Den oft wochenlang nach Geburten anhaltenden Bestand von Gefäßveränderungen an der Plazentarstelle haben wir schon erwähnt (Abb. 203).

In der Mehrzahl der Fälle kann kaum von „Angiom" gesprochen werden, es sei denn, daß man damit einen angiomatösen Dauerbestand physiologischer Gefäßveränderungen angeben will. Ein Seitenstück hierzu finde ich in dem Dauerbestande der Gefäße des Corpus luteum graviditatis, nachdem sein Parenchym längst geschwunden ist. Bei der Kuh ein physiologischer Befund, ist das gleiche beim Menschen von mir beschrieben worden.

Die Wahl der Bezeichnung ist von der Erkenntnis der Ursachen und der endgültigen Auffassung der Gefäßveränderungen abhängig zu machen. Die genannten Fälle könnte man ohne weiteres schrittweise zu den Gefäßveränderungen verfolgen, die wir unter den „Kreislaufstörungen" (Kap. VIII) als Varizen,

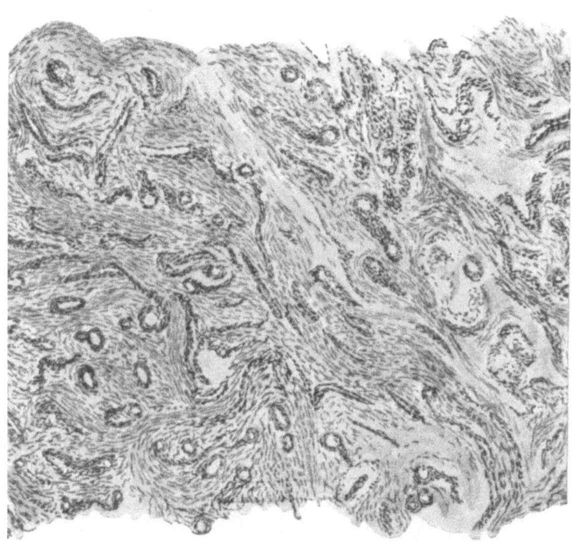

Abb. 203. Aus den inneren Lagen Stückchen der Uterusmuskulatur 11 Wochen nach Abort ausgekratzt, mit dicker Wandung „kapillarer Gefäße". Kein Angiom, sondern eine meist nicht ganz so starke, aber noch physiologische Erscheinung im Puerperium und post abortum. Im vorliegenden Falle ist die Wandverstärkung ursprünglich kapillarer Gefäße durch chronische Entzündung besonders reichlich. (Himmler Obj. 3, Ok. 4, Tub. 4.)

Phlebektasien am Uterus besprochen haben und die auch im übrigen Bereiche der inneren Geschlechtsorgane, namentlich an den breiten Mutterbändern bekannt sind.

Aneurysma cirsoides.

Die Beziehung Aneurysma cirsoides scheint für einzelne Fälle richtig gewählt und ihre Verwandtschaft mit einigen der oben genannten Fälle ist sehr wahrscheinlich. Fanden wir in den Fällen von HIRSCHBERG und DI BERNARDO zweifellos lebhafte Beteiligung der Kapillare, die unseren kleineren Teleangiektasien (Naevi vac solosi) histologisch sehr ähnlich sind, so handelt es sich in der Mehrzahl der genannten anderen Falle um variköse und aneurysmatische Veränderungen ohne Gefäßneubildung.

Als solche werden ausdrücklich bezeichnet ein Fall von DUBREUIL und LOUBAT und einer von GRAVES und SMITH, die einander sehr ähneln und vielleicht dem Falle von HIRSCHBERG anzunahern sind. Es handelt sich um Greisinnen mit starken Blutungen. Der Uterus ist faustgroß, weich. Die Gefäße sind durchwegs erweitert, auch die Kapillare. Diese fehlen daher scheinbar, aber nicht wirklich, so daß dieses Zeichen (DUBREUIL und LOUBAT) nicht als beweisendes Kennzeichen einer ursprünglichen Anomalie angesehen werden darf. Ein Uterus, der viermal geboren hat, muß wohl ein normales Kapillarnetz besessen haben. Die Autoren geben an, daß die größeren Gefäße starke Neubildung von Muskulatur in ihrer inneren Wandschicht haben, in der Mittelschicht zwei bis drei Lagen verschieden gerichteter Züge. In der Adventitia entsprechend starke Verdickung. Viel elastisches Gewebe. Dem Gesetze der Widerstandsausgleichung entsprechend ist die Muskulatur stellenweise plexiform geordnet. Es fehlt ein Kapillarnetz zwischen den Venen und Arterien, so daß man beide nicht leicht unterscheiden kann.

Hämangiome und Hämangiomyomefibrome des Uterus.

Hämangiome können die gewöhnliche Uteruswand befallen oder deren Tumoren. Es ist jedoch gut zu beachten, daß hier Angiome als umschriebene selbständige Tumoren gemeint sind, die gelegentlich in anderen Tumoren eingekapselt sind. Etwas anderes sind Mischtumoren, in denen die Durchsetzung von myomatösen, fibromatösen, sarkomatösen mit angiomatöser Wucherung so innig ist, daß man sie histologisch und auch pathogenetisch nicht trennen kann. Als Seitenstück zu einem selbständigen Angiom in einem Myom möchte ich einen Naevus vasculosus in der Haut eines Ovarialteratoblastoms anführen. Die abgekapselten, ausschälbaren etwa bohnengroßen Herde in Myomen sind selten (DE JOSSELIN DE JONG, FLETSCHER, SHAW, KELLY und CULLEN). Eine andere Form stellt das von Myomen unabhängige Angiom dar. BOLDT beschreibt ein walnußgroßes kavernöses Angiom, reich an Kapillaren und zum Teil obliterierten Venen von myxomatösem und myxofibrösem Gewebe, zum Teil von hyalinem wachsartigem Gewebe umgeben. BOCKs Tumor war kinderkopfgroß mit kavernösen venösen und kapillaren Gefäßpartien ohne Muskelgewebe mit hyalinem stellenweise zelldichtem Bindegewebe. In der Gebärmutterwand fand er stark entwickelte Gefäße nicht anders als sonst bei Tumoren. Differential-diagnostisch sollte man an die Angiome und Angiofibrome der Plazenta denken, die sich gelegentlich von ihr ablösen und spontan geboren werden. Ein solcher Tumor könnte wohl einmal gar als Plazentarpolyp der Gebärmutterwand anhaften.

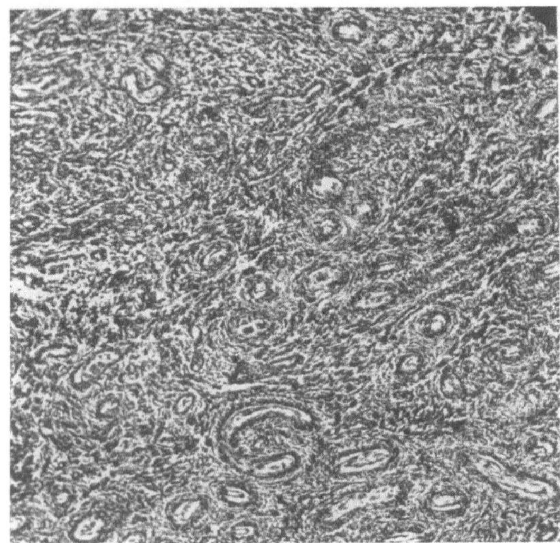

Abb. 204. Großes Angioma uteri von H. O. NEUMANN. Ein großer Teil des Tumors enthält kleine und mittlere Gefäße im bunten Verlaufe in spindeligem Bindegewebe. (Lichtbild, schwache Vergr.)

PANTZER operierte einen den ausgedehnten Gesichtsangiomen ähnlichen hühnereigroßen Uterustumor, der abgekapselt war und sich auf Blase und breites Mutterband erstreckte, ein „kavernöses Angiom".

Etwas auffallend bei der Seltenheit des Falles berührt in der Diskussion hierzu die zu kurze Angabe von DORSETT (2 eigene Fälle) und von POUCHER

(1 Fall). Auch PANTZERs Fall entbehrt der histologischen Schilderung, so daß der Gedanke an Varizen naheliegt.

Neuerdings sind noch einige Fälle von „Hämangiom" beschrieben worden, so von FR. WRIGHT ein Tumor von 5 × 5, 5 × 10, 5 cm Durchmesser, der in das rechte Parametrium vorragt und das Aussehen eines kavernösen Gewebes mit Septen hat.

Ein ausführlich beschriebener Fall von H. O. NEUMANN, davon ich eine Abbildung von überlassenem Materiale bringe (Abb. 204) stellt einen großen submukösen, am Fundus uteri haftenden Polypen dar. Dazu kommen einige von mir beschriebene Fälle (1929), von denen einer von dem Angiome NEU-MANNs zu den übrigen teils angiofibromatösen, teils angio-myomatösen Geschwülsten überleitet. Den Fall verdanke ich Herrn Kollegen ASCHHEIM, ein Hämangiofibroma.

NEUMANNs Tumor besteht aus Gefäßen verschiedenen Kalibers, unter denen kleinere Arterien und Venen überwiegen. Wenigstens fallen sie stärker ins Auge als die zahlreichen Kapillare. Das dazwischen liegende Bindegewebe ist gut ausgebildet, aber an den Randteilen indifferent, und hier dringt es stellenweise diffus in die Muskulatur vor. Ferner dringt die Geschwulstmasse in den Gefäßen vor und wird auch in entfernteren Partien der Uteruswand in Gefäßen gefunden. NEUMANN nimmt hier eine multiple Entstehung von Geschwülsten an, die nicht in Verbindung mit dem großen Tumor stünden. Muskulatur war im Tumor nicht zu finden.

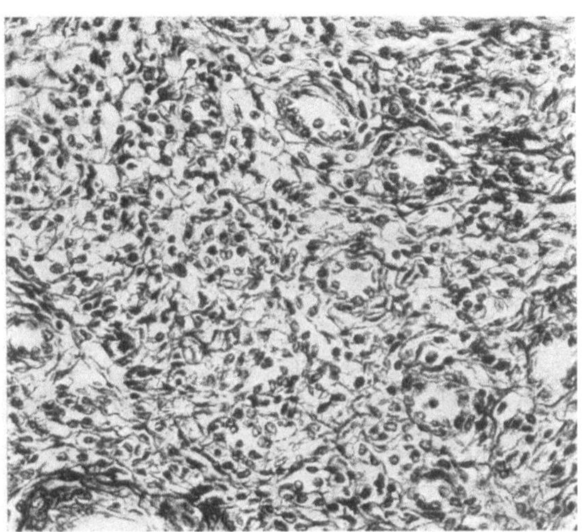

Abb. 205. Kleineres Angioma uteri (Fall ASCHHEIM). Polygonale, mäßig gequollene Zellen in einem Netz von kollagenen Fibrillen bilden das Grundgewebe des Tumors, in dem die kleineren und mittelgroßen Gefäße eingelagert sind. (Lichtbild, stärkere Vergrößerung.)

In unserem scharf begrenzten Tumor (ASCHHEIM) ist die Gefäßwucherung (Abb. 205) von Fibrillen stark durchsetzt; kollagene Fibrillen umspannen netzförmig die Zellen. Auch die Wand der Gefäße ist derb, kollagenhaltig.

Im Vergleiche mit NEUMANNs an Zellen und Kapillaren reicherem Tumor ist in unserem Fall (ASCHHEIM) die Differenzierung mehr vorgeschritten, ja Rückbildung auch an den Zellen festzustellen.

Der Fall NEUMANNs kann als Grenzfall zur Malignität gelten, aber trotz der Herde in den Gefäßen ist die Frau scheinbar geheilt.

Kapillarangiome des Uterus habe ich in zwei Fallen als „Angiofibrome" oder „kapillare Angiome mit Fibrom" beschrieben. Ein überfaustgroßer Tumor außen breitbasig am Fundus uteri gravidi II mensium angeheftet mit ausgedehnter hämorrhagischer Nekrose.

Histologisch läßt sich keinerlei Ordnung dem Aufbau entnehmen; im Gegenteil ist die völlige wirre Anordnung und Durchkreuzung der Gewebsteile am meisten auffallig. In der Verteilung der größeren Gefäße ist ebenfalls keine Ordnung nachweisbar, sie erreichen nirgends eine starke Wandung. Selbst die größeren Arterien haben eine schwache Media und die Adventitia ist durchwegs kümmerlich. Es besteht ein starkes Mißverhaltnis zwischen der Weite der Gefäßlichtung und der Wandstarke, die noch dazu ganz ungleich ist, so daß ein Gefäß stellenweise eine dünne Media und dicht daneben keine Media hat, die von Geschwulstzellen unregelmäßig ersetzt scheint. Im ganzen sind auch die großen Gefäße dünnwandig. Eine dünne Elastica interna und einige locker eingeflochtenen Elastinfasern der Adventitia sind nur an wenigen Gefäßen nachweisbar. Im übrigen besteht ein sehr

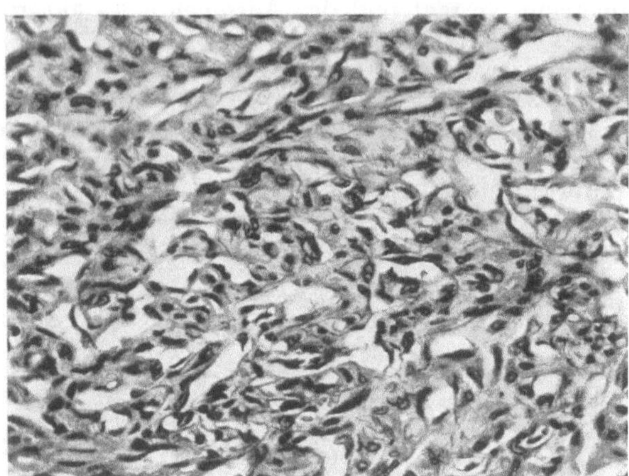

Abb. 206. Mehr als faustgroßes Angiofibroma corporis uteri; ein kapillares Angiom mit Fibrom von einer etwa 2 Monate schwangeren, 42 jährigen Frau. Das Gewebe zeigt sehr wirre Anordnung mit zahlreichen, endothelial bekleideten, unregelmäßigen Lichtungen. (Lichtbild mittlerer Vergr.)

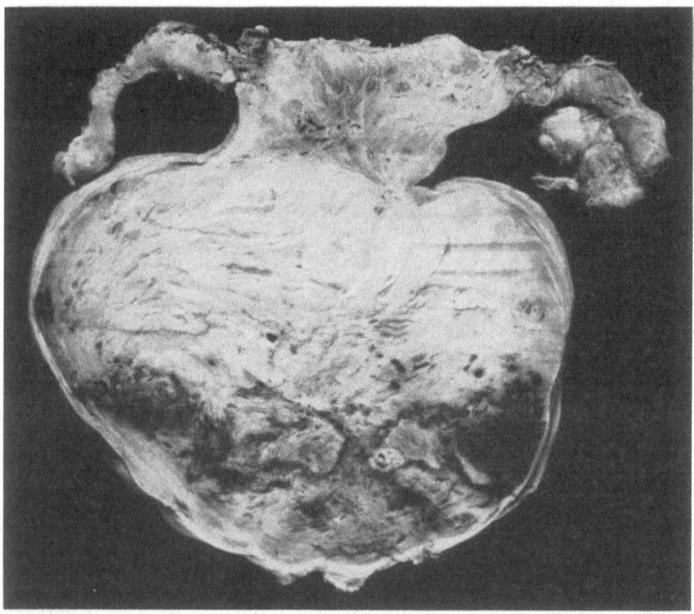

Abb. 207. Subseröses kopfgroßes Angiofibroma uteri im frontalen Durchschnitt von einer 30 jährigen Frau. Hämorrhagische Partien mit starker Gefäßstauung in den abhängigen Teilen des Tumors. (Lichtbild, Vergrößerung etwa $^1/_3$.)

wirrer Aufbau von Kapillaren, die zum kleineren Teile eine enge zylindrische Lichtung haben, meist ein wenig erweitert mit unregelmaßiger Lichtung (Abb. 206), offenbar sehr wirr verlaufen, da es nicht gelingt, sie zu verfolgen. Das Endothel der Gefaße hat dicht stehende, kleine Kerne von recht unregelmaßiger, zwischen kubisch und kurzspindlig wechselnder Form. Die Gefäße, auch die Kapillare enthalten Blut. Die Kapillare liegen in einem faserigen Bindegewebe, das nur an wenigen Stellen zart und locker zu nennen ist, besonders an einigen peripheren Stellen des Tumors. Im übrigen enthält es eine wirr durchflochtene Masse von Fibrillen, die zum Teil recht derb sind. In lockeren Teilen liegen unregelmäßige Kerne eingestreut, denen man keine Beziehung zu den Endothelien nachsagen kann.

Außer diesen rein angiomatösen Partien finden sich solche von fast rein fibromatösem Bau und Übergänge zwischen beiden und fibromatöse Stellen, die als kleine Abschnitte ohne scharfe Abgrenzung in den zum größten Teil angiomatösen Tumor eingestreut sind. Die äußere Schicht des Tumors ist eine ganz dünne Serosa und mit angiomatösen Teilen durchsetzte Subserosa.

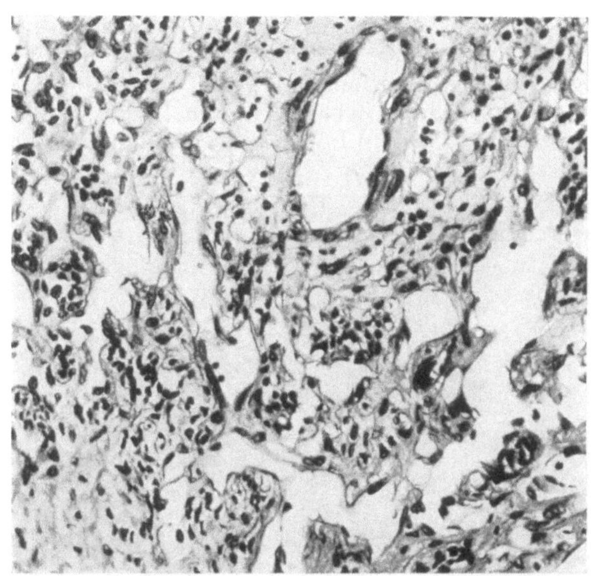

Abb. 208. Von demselben Falle wie Abb. 207. Angiomatöse Partie. Zahlreiche kleine Gefäßdurchschnitte und starker erweiterte unregelmaßig verzweigte, sehr dünnwandige, meist kapillare Gefäße. Das zellige Bindegewebe ist unregelmäßig in der Anordnung und Form der Zellen ohne Beziehung zu den Gefäßwandzellen. (Lichtbild, starkere Vergrößerung.)

So ist dieser überfaustgroße Tumor des Corpus uteri als ein Kapillarhämangiom mit geringer fibromatöser Beimengung zu bezeichnen, das überleitet zu den einwandfreien Angiofibromen, von denen ich einen Fall von mannskopfgroßer Geschwulst gestielt an der linken Tubenecke des Uterusscheitels beschrieben habe (Abb. 207).

Der Hauptteil des Tumors besteht aus kernreichem Bindegewebe, von dem man sagen kann, daß es in Bündeln geordnet sei. Kleine Zellgruppen mit gleichgerichteten spindeligen Zellkernen sind nicht scharf abgegrenzt und wechseln ungeordnet ab mit anders gerichteten Zellgruppen ohne System. Nur sind zuweilen nahe an mittleren Gefäßen die Kerne mit ihren Langsachsen senkrecht zur Längsrichtung der Gefäßwand gestellt, aber nur in der nächstliegenden Zellage, wahrend die weiter gelegenen Zellen keine Abhängigkeit von der Gefäßrichtung verraten. Im allgemeinen läßt sich überhaupt keine Ordnung ablesen (Abb. 208). Die Zellen haben einzelne mehr ovale, rundliche aber meist langliche Kerne, die zum Teil stumpf, zum Teil abgerundet enden und der Zelleib fasert sich in Fibrillen auf, die im Verein mit interzellularen Fibrillen von gewelltem Verlauf sich ausbreiten und mit anderen zusammenhangen. Das Gewebe ist ziemlich zelldicht zu nennen; die Fibrillen sind durchwegs zart. Die Kapillare eng, meist ohne Besonderheit fallen meist nicht auf. Die größeren Gefäße fallen wenig auf; sie haben nirgends ein großes Kaliber. wie in Myomen. An einigen Stellen sind größere Partien außerordentlich gefäßreich mit großer Neigung zu kavernöser Erweiterung und Labyrinthbildung. Das Bindegewebe dieser Partien ist das gleiche wie im übrigen Tumor. nur die Kerne durchschnittlich kleiner und wenig geordnet

Weiterhin findet sich an größeren Teilen des Tumors Stauung und Gerinnung des Blutes unter starker und starkster Erweiterung der Gefäße. In geringeren Anfangen der Stauung erinnert das Bild an die ausgesprochenen Kavernome, z. B. der Leber. Spater wird das Zwischengewebe verdunnt, nekrotisch, Blut tritt in das Gewebe und es treten die makroskopisch dunkelroten Herde auf.

Selbständige große Partien fibromatöser Wucherung rechtfertigen die Bezeichnung Fibroangiom. Die angiomatösen Teile sind kapillar mit Neigung zur Stauung und dadurch kavernösem Aussehen, ohne daß man hieraus berechtigt wäre von Kavernom zu sprechen, da in Kavernomen die Zirkulation bestehen kann, wie im normalen kavernösen Gewebe.

Myoma partim angiomatosum und Angiomyom.

Eine derartige Selbständigkeit angiomatöser Partien oder gar überwiegendes Angiom wie in den eben beschriebenen fibromatösen Angiomen und angiomatösen Fibromen ist bei Myomen in der Literatur kaum als sicher bekannt zu

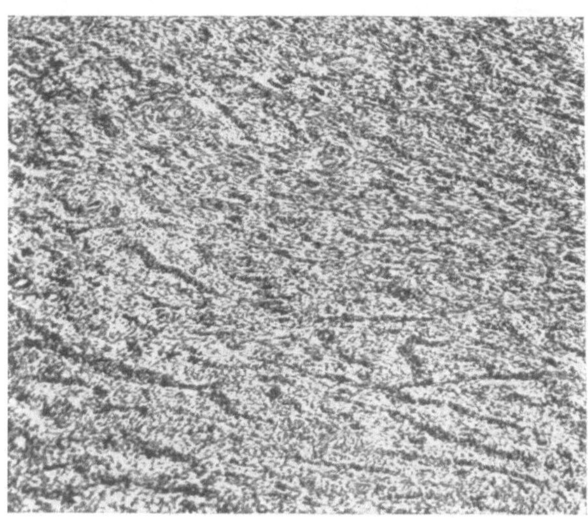

Abb. 209. Intramurales, annahernd kugeliges Myom von etwa 6 cm Durchmesser (120, 23). In den peripheren Schichten angiomatos. Samtliche dunkleren Strange, auch die feinsten strichformigen und kapillaren Gefaße sind von jugendlichen Tumorzellen umgeben. Dazwischen ein wenig ausgereiftere Zellen. (Lichtbild schwache Vergrößerung.)

bezeichnen, denn wir müssen absehen von den so häufigen Fallen, in denen Gefäßerweiterungen, oder Auffallen der Gefäße in degenerierenden Myomen (s. S. 236 f.) zu der Bezeichnung „Angiomyom" stets verleitet haben.

Stellenweise gefäßreiche Myome (Abb. 136) sind auch noch keine Angiomyome. Am häufigsten ist mir der Gefaßreichtum in den parametran entwickelten Uterusmyomen begegnet.

Einem einzigen Fall unter tausenden von Myomen muß ich besondere Bedeutung beimessen als Myoma partim angiomatosum, dazu eine histologische Abbildung (Abb. 209) schon die Berechtigung ergibt, wenn man erfährt, daß dieser gefäßreiche und zellreiche Aufbau nicht etwa besonders, sondern beliebig herausgegriffen ist aus der $1^{1}/_{2}$—2 cm dicken Mantelzone eines intramuralen etwa 6 cm im Durchmesser haltenden Tumors im Corpus uteri einer 35jährigen Frau (ausführliche Beschreibung a. a. O. 1929). Der innere Teil des Tumors ist myomatös ohne auffalligen Gehalt an Gefäßen, und überhaupt ohne Abweichung von gewöhnlichen Myomen. Die innere myomatöse und die äußere, abgebildete Gewebsschicht gehen meist fließend, anderwärts plötzlich, über, aber nirgends mit scharfer Abgrenzung gegeneinander. Die im Bilde (Abb. 209) hervorspringenden zahlreichen Stränge sind enge Blutgefäße mit Erythrozyten und Übergänge zu größeren Gefäßen. Ihre Lichtung ist kapillar, von enggestellten Endothelkernen (-Zellen) besetzt; außen sind Tumorzellen eng angelagert, die ich als jugendliche oder „unreife" Muskelzellen bezeichnet habe, da sie nach dem Innern des Tumors überall zu reifen Muskelzellen überleiten. Die unreifen Tumorzellen bilden bei ihrer Ausreifung keine Gefäßwandzellen, sondern nur Muskelzellen, zwischen denen die Gefäße sozusagen verschwinden, denn sie fallen im reifen Myomgewebe gar nicht auf.

Es besteht also die sehr beachtliche Art des Wachstums darin, daß eine anfänglich als „angiosarkomatös" erscheinende Rindenzone des Tumors in seinen inneren Partien einfach myomatös ausreift, indem die zahlreichen Kapillare ihre anfänglich sehr dichte Anlagerung an unreife Tumorzellen durch deren Ausreifung einbüßen und weiter auseinander zu liegen kommen.

In dieser sich mir aus den einwandfreien Übergängen aufdringenden Beleuchtung der Umbildung des Tumors kann es recht fraglich erscheinen, ob es überhaupt angebracht ist, von einem teilweise angiomatösen Tumor zu sprechen. Die gefäßreiche Zone könnte ja möglicherweise späterhin im ganzen ausgereift sein; aber es besteht auch die Möglichkeit, daß sie in der unreifen Form sarkomartig weitergewachsen wäre. Nur aus der Kenntnis einer Reihe von Myomen, in denen kleinere Partien ähnliche Bilder zeigen mit Übergängen zu gewöhnlichem Myomgewebe bin ich geneigt, eine endliche gutartige Ausreifung auch im vor-

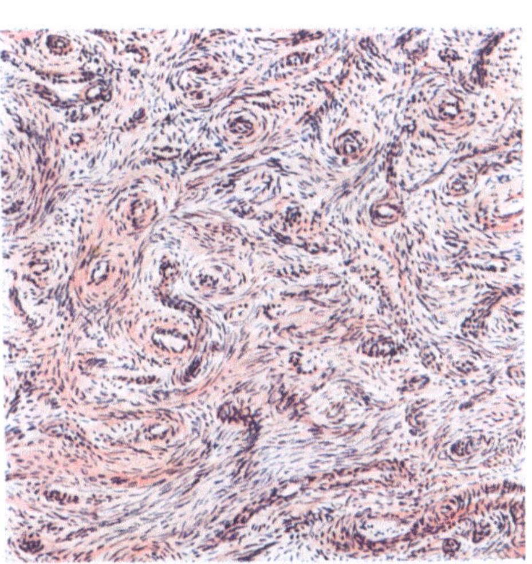

Abb. 210. Von demselben Falle wie Abb. 209. Hyaline Degeneration der Gefäßwande in der gefäßreichen mittleren Schicht des Tumors. (Leitz Obj. 3, Ok. 3, Tub. 16.)

liegenden Falle für möglich zu halten, zumal ein Teil der Kapillare zu mehr dickwandigen Gefäßen mit hyaliner Entartung vorschreitet und rückschreitet (Abb. 210). Die drei Grade der Gefäßbildung im Tumor sind also zuerst üppiges Mitwuchern im unreifen Zellparenchym, dann Zurückbleiben der Gefäßbildung und damit zugleich Zurücktreten im ausreifenden Myomgewebe und schließlich dessen unzureichende Ernährung mit Erscheinungen der Rückbildung an den Gefäßwänden ebenso wie im Parenchym des Myom. Ob die Gefäße jemals in solchen Tumoren die Führung im Wachstum haben, ist nicht zu entscheiden, also die Bezeichnung Angiom nicht einmal einwandfrei.

Es mag besonders hervorgehoben werden, daß die unreifen Muskelzellen des Tumorparenchyms an keiner Stelle nachweislich an der Bildung der Gefäßwand sich beteiligen, wenn diese dicker wird, und daß nirgends sprungweise die Gefäßmuskulatur an einzelnen Stellen entsteht. Vielmehr rücken die Kapillare vom reifenden Tumorparenchym ab, umgeben sich mit fibrillarem Bindegewebe und erhalten Muskelmäntel nur von den außerhalb der Geschwulst ein- und ausführenden größeren Gefäße. Ein grundlegender Unterschied von echten angiomatösen Geschwülsten, in denen Gefäßkeime selbständig wuchern

und aus unreifen Zellmaterial (Mesenchymzellen) die Bausteine ihrer Umgebung
selber zu Wandmaterial verarbeiten.

Angiomyohyperplasia uteri.

Einen einzigen Fall, den ich früher (1925) veröffentlicht habe, erwähne
ich, weil er vielleicht die Aufmerksamkeit auf ähnliche Fälle richtet.

Die hypertrophierte innere Muskelschicht des ganzen Korpus wird bis zu 1 cm Tiefe
und bis an die Schleimhaut hauptsachlich von kleineren und kleinsten Gefaßen in großer
Anzahl und in ganz unregelmaßiger Anordnung durchsetzt, so daß stellenweise der Eindruck kavernösen Gewebes entsteht. Nur einzelne der erweiterten Gefaße durchsetzen
die Schleimhaut. In allen Gefaßen auch in den erweiterten hat das Endothel enggestellte
Kerne. Hierdurch und durch zelldichte Wandbekleidung fallen die kleinen Gefäße ebenso
aufdringlich in das Auge wie die größeren.

Ich habe erwogen, ob diese merkwürdige Form einer diffusen angiomyohyperplastischen
Verdickung der inneren Muskelschicht des Uterus auf mangelhafte postpuerperale Rück-
bildung zurückzuführen sei. Ebenso wäre zu bedenken, ob eine Verwandtschaft dieses
Leidens mit den bereits oben erwahnten Gefaßerkrankungen bedeutet, vielleicht ein frühes
Stadium.

Hamartoma haemangiotodes corporis uteri.

Einen verschlungenen Haufen von erweiterten mittelgroßen Arterien und erweiterten
Venen, der sich als ziemlich gut abgegrenzter Bezirk unter schroffer Durchbrechung der
außeren Muskelschicht nur mit Serosa bedeckt bruchartig über die dorsale Oberfläche
des Uterus vorbaucht, habe ich als Fehlbildung auf angeborener Grundlage bezeichnet,
weil der umschriebene Herd einen für diese Stelle ganz ungewöhnlichen Gehalt von kräftigen
Nervenstämmen hat.

II. Lymphgefäß-Wucherungen und -Cysten.

Lymphangiom.

Lymphangiome des Uterus scheinen sehr selten zu sein, während in den
Tuben einige Fälle bekannt sind. Nur 2 mir bekannte Fälle im Uterus sind
anzuführen, davon einer nicht einwandfrei klargestellt; es handelt sich um
einen 100 g schweren dem linken Uterushorn gestielt angehefteten subserösen
Tumor, der in der Abbildung Teleangiektasien zeigt und durch feine Binde-
gewebsstreifen getrennte schmale Stränge epitheloider Zellen, die der Autor
(Zakrzewski) als Übergang vom Lymphangiom zum malignen Endotheliom
auffaßt.

Der andere Fall ist ein kirschgroßer abgegrenzter Knoten mitten in der
Hinterwand eines senil-atrophischen Uterus (Krenzer), ein „Lymphangiom"
ohne Muskulatur.

Fibroma lymphangiocysticum.

Eine besondere Geschwulstart muß wegen ihrer Eigentümlichkeiten in einer
Gruppe für sich erscheinen, wenngleich es bestritten werden kann, an welchem
Platze der Neubildungen sie unterzubringen ist. Einerseits ist der Menge nach
der bindgewebige Anteil im Übergewicht und hat ein von Fall zu Fall wech-
selndes Aussehen der Zellwucherung, indem sie meist fibromatös, zuweilen
sarkomähnlich (sarkomatoid) erscheint. Andererseits ist die Geschwulstart durch
lymphangiektatische Räume besonders bezeichnet, die eine einzige zentrale,
meist verhältnismäßig große Höhle bilden, oder zu ihr zusammenfließen. Der
nächstliegende Gedanke, daß die Lymphzys.e eine Erscheinung von Rück-

bildung wäre, wird zurückgedrängt angesichts der offenbaren stattlichen Neubildung von Lymphräumen. Es scheint aber nicht nur eine äußerliche und zufällige Beigabe in der Beteiligung der Lymphgefäßwucherung zu sein wie etwa bei den lymphangiektatischen Myomen, denn diese sind bei der Alltäglichkeit des Myoms eine immerhin seltene Ausnahme. Bei unseren fibromatösen Tumoren ist die Sachlage gerade umgekehrt; die echten Fibrome des Uterus sind so sehr selten, daß die Verbindung mit lymphangischer Wucherung und Zystenbildung ohne weiteres als zugehörig und deshalb als eine Regel erscheint. Daraus darf man eine Sonderstellung des lymphangiozystischen Fibroms verlangen, die sich außerdem durch ein zwar äußerliches aber um so mehr auffälliges Merkmal auszeichnet, nämlich eine intrazystische Knollenbildung der fibromatösen Wucherung, die in einzelnen Fällen die Höhle fast ausfüllt (s. Abb. 211), so

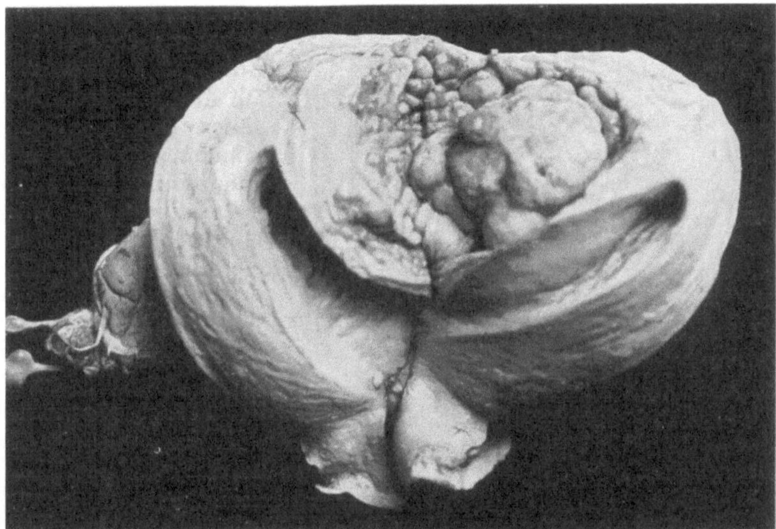

Abb. 211. Lymphcystofibroma corporis uteri im Fundus vorne. In die sagittal von hinten aufgeschnittene Uterushöhle (im Bilde rechts und links) ist der Tumor von vorn und oben vorgetrieben. (Ansicht von hinten vgl. Abb. 214.) (Lichtbild kaum ½ der naturlichen Große.) (R. MEYER, Fall 6.)

daß sie wenn auch im ganzen mehrere Zentimeter durchmessend, nur aus Spalträumen zwischen den Knollen besteht. In anderen Fällen ist die Höhle bedeutend größer, so daß die wandständigen Knollen obgleich nicht kleiner doch sehr viel mehr in den Hintergrund treten, als in den erstgenannten Fällen. Man kann wohl annehmen, daß diese ein jüngeres Stadium darstellen. Die bisher bekannten 7 Fälle stammen je einer von REUTER (B. FISCHER-WASELS), E. WOLFF, von ISSBRUCH (R. MEYER) — dieser bei mir ausgiebig untersucht, von den beiden anderen mir in gütigst überlassenen Präparaten bekannt — und 4 weitere eigene Fälle davon schon einer früher (1925) veröffentlicht worden ist. Die 7 Fälle habe ich a. a. O. (1929) zusammen einer ausführlichen mit Abbildungen versehenen Betrachtung unterzogen, aus der ich die hauptsächlichen Ergebnisse entnehme.

Es handelt sich makroskopisch um kuglig umschriebene, golfball- bis überfaustgroße intramurale, oder auch submuköse Geschwülsten von makroskopisch scharfer, mikroskopisch unscharfer Abgrenzung, innen mit den oben beschriebenen intralymphozystischen Knollen. Mikroskopisch ist der bindegewebszellige Bau, mehr oder weniger fibromatös oder sarkomatoid. Die Frauen ohne Besonderheiten in der Anamnese schwanken im Alter von 28—69 Jahren — 28, 30, 31, 40, 44, 46, 69 Jahre — also überwiegend im 4. und 5. Jahrzehnt des Lebens, ohne Einfluß der Altersverschiedenheiten auf die mehr oder weniger sarkomähnliche Entwicklungsrichtung.

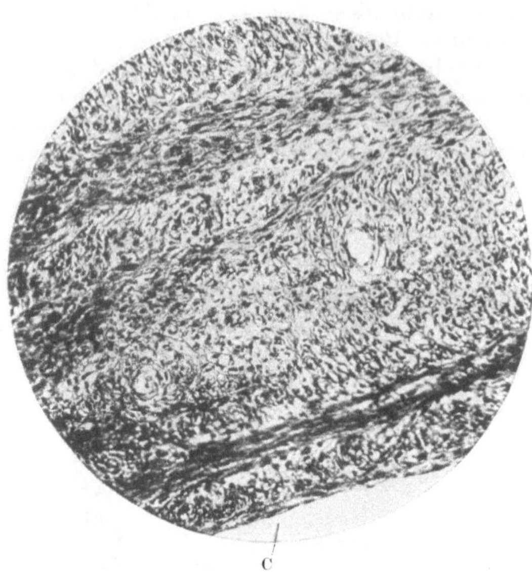

Abb. 212. Aus einem Lymphocystofibroma uteri gravidi (R. MEYER, Fall 1). Stuck aus der Wand der Lymphzyste C, die mit Endothel bekleidet ist. Spindeliges Bindegewebe von ziemlicher Unregelmäßigkeit, aber ohne Atypien. (Lichtbild, mittelschwache Vergroßerung.)

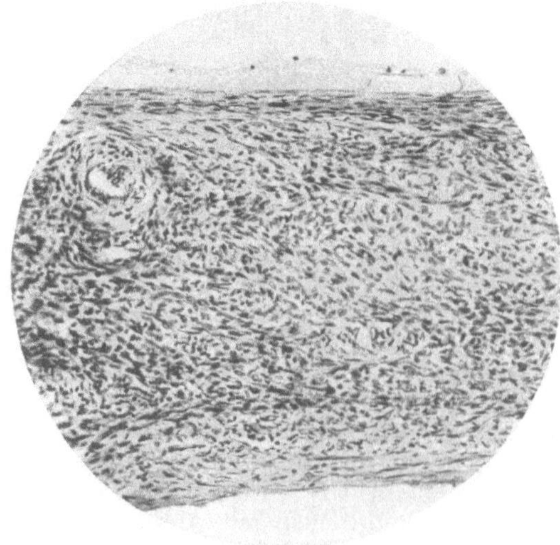

Abb. 213. Von demselben Falle wie Abb. 212. Teil eines bindegewebigen Septums in der Zyste. Die innere Bindegewebslage ist an vielen Stellen locker, fibrillar, zellarm. Endothel ist hier verloren gegangen. (Lichtbild, schwache Vergroßerung.)

Nicht gemeinsam ist in den 7 Fällen die Lage des Uterus; die meisten sitzen oben im Korpus, einmal ausgesprochen im Fundus, einmal submukös, polypös im Fundus vorne ausgehend. Auch sonst ist noch in 4 Fällen die Vorderwand angegeben; einmal davon vorn unten. Die Seitenwände selber sind überhaupt nicht genannt, sondern nur einmal vorne links und einmal links hinten. Das bedeutet natürlich nichts und ich erwähne es nur, um auf meine Ablehnung der histogenetischen Bezugnahme auf den WOLFFschen Gang (WOLFF) und ebenso darauf hinzuweisen, daß man an allen Stellen des Corpus unsere besondere Art von Tumoren zu gewärtigen hat.

In den größeren Tumoren sind keine Nebenhöhlen, sondern nur einzelne oder gar keine lymphangiektatische Räume oder Spalten, in anderen zahlreiche Nebenzysten vorhanden, die teils in der Wand gelegen (E. WOLFF) oder auch in die Höhle bucklig vorgetrieben sind (R. MEYER, Fall 1) und zum Teil durch sehr dünne Scheidenwände getrennt, zum Teil durch deren Einschmelzung zu gemeinsamen ausgebuchteten Räumen zusammenfließen. Die großen Zysten wie die kleinen sind innen glattwandig; es besteht kein nekrotischer Zerfall, sondern die Höhlen haben einen Endothelbelag, der in den großen Zysten teilweise oder ganz verloren gehen kann.

Es läßt sich Zusammenhang mit Lymphgefäßen nachweisen. Es ist kein Blut in den Räumen nachzuweisen, der Inhalt ist flüssig hell, gelblich und grünlich. Nur ausnahmsweise sind die vorspringenden Knollen durch Lymphzysten ausgehöhlt, meist sind sie fest, breitbasig, halbkugelig oder auch polypös gestielt.

Die Größe der Knollen wechselt von der eines Kirsch-kernes bis zu der von großen Pflaumen und Gänseei. Die größeren neigen zur Stielung. Die Tumoren sind zwar ohne Kapsel doch nur makrosko-pisch scharf begrenzt, nicht mikroskopisch.

Der histologische Bau der Tumoren zeigt mancherlei Verschiedenheiten, die je-doch an mehreren Stellen im selben Falle ebenso auf-treten wie bei der Betrach-tung aller Fälle.

Unter dem Endothel der Höhle, oder als ihre innere Begrenzung (Abb. 212 und

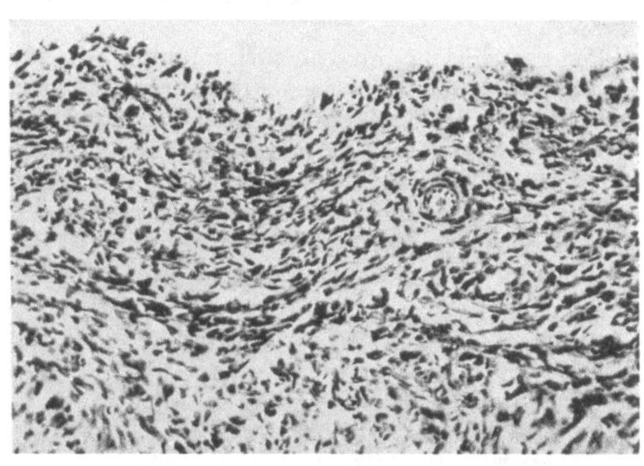

Abb. 214. Aus einem Lymphocystofibroma corporis uteri im Fundus vorne (vgl. Abb. 211). Zelldichte Partie aus der inneren Wand der Zyste. (Lichtbild mittlerer Vergrößerung.)

213), wenn Endothel fehlt, folgt ein lockeres Bindegewebe, dessen Zellen und Fasern zunächst oft in dünner Lage parallel zur Oberfläche, weiter außen mehr

senkrecht dazu, wenn auch un-regelmäßig, (Abb. 214) gerichtet sind. Die äußeren Wandschichten sind zellreicher.

Es fehlt jedoch die Einheitlich-keit dieser Erscheinung und im ganzen kann man mehr von Un-ordnung als von Ordnung berich-ten. Wechsel des Zellreichtums und der Fibrillenwege machen das Bild ebenso bunt wie die ganz unregelmäßig wechselnde Faser-richtung. Auch die Lagerung der Zellen zu Blutgefäßen, die von REUER als abhängige Beziehung angesehen wird, kann im ganzen nicht so auffällig genannt werden wie in den meisten anderen Tu-moren. Doch sind die Zellen oft nachweislich stark verfilzt mit den Gefäßwänden (Abb. 215).

In den Knollen findet sich das gleiche Gewebe wie in der übrigen Wand. Die Zellen sind in einigen Fällen leidlich regelmäßig spind-lig klein und mittellang; doch herrschen im allgemeinen unregel-

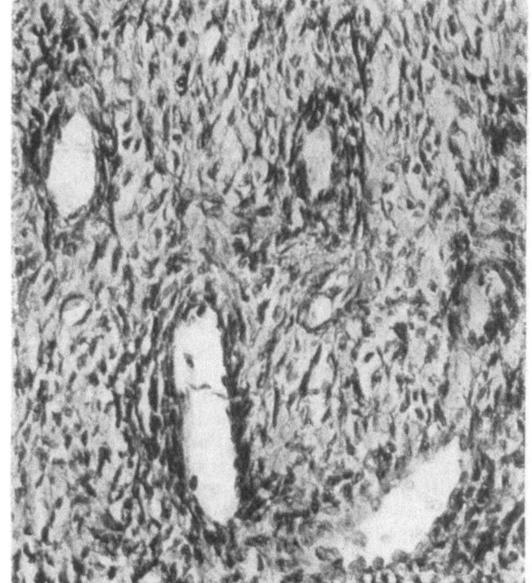

Abb. 215. Aus einem Lymphangiokystofibrom des Cor-pus uteri (R. MEYER, Fall 4). Zelldichte Partie aus den knolligen Teilen der Zystenwand mit größeren Blutge-fäßen ohne Muskulatur. Fibrillares Gewebe mit kolla-genen Fasern. (Lichtbild mittelstarker Vergrößerung.)

mäßige spindlige Formen vor; sie haben wenig Zellplasma, das feinere und gröbere Fasern aussendet. Die Fibrillen sind untereinander verfilzt. Die Kerne sind meist von unregelmäßig spindliger Form. In der Minderheit der Fälle ist

jedoch die Art der Kerne keineswegs so unregelmäßig, daß man an Sarkom
denken würde. In mehr als der Hälfte der Fälle wird dieser Verdacht erweckt
teils durch dichte Lagerung kleiner Zellen, anderenteils durch die atypischen
Kerne.

Reuter spricht nur von sarkomähnlichem Bau, E. Wolff sagt: „das übrige
Gewebe zeigt den Bau eines Fibrosarkoms" mit unmerklichen Übergängen zur
Muskulatur der Uteruswand. Auch die in der Zystenlichtung gezogenen dünnen
Zwischenwände zeigen Sarkomzellen. Bei zwei von meinen Fällen kann man sich
aus gleichen Befunden zunächst nicht des Sarkomverdachtes erwehren, wenn
man einzelne Stellen zellreichen und atypischen Baues zum Maßstab nimmt,
wenngleich die größere oder größte Partie derselben Geschwülste den Eindruck
des Fibromes macht, weil hier sehr fibrillenreiches Gewebe vorherrscht. Merk-
würdigerweise haben auch die verdächtigen Stellen keine besondere Lage. Einmal mehr zentral, ein andermal mehr außen oder mitten in der Wand und außerdem besteht kein einigermaßen passendes Verhältnis zwischen der Atypie der Zellen oder der dichten Lagerung jugendlicher Zellen in einzelnen Herden zu der Menge der verdächtigen Stellen. Vielmehr können einzelne sehr atypische Herde in verhältnismäßig fibrillenreichen Tumoren eingeschaltet sein. Allerdings dieses in offenbarem Zusammenhange mit Erscheinungen der Rückbildung, Erweichung und Nekrose, die ich in bescheidenem Umfange in 3 Fällen fand. Nur in einem Falle

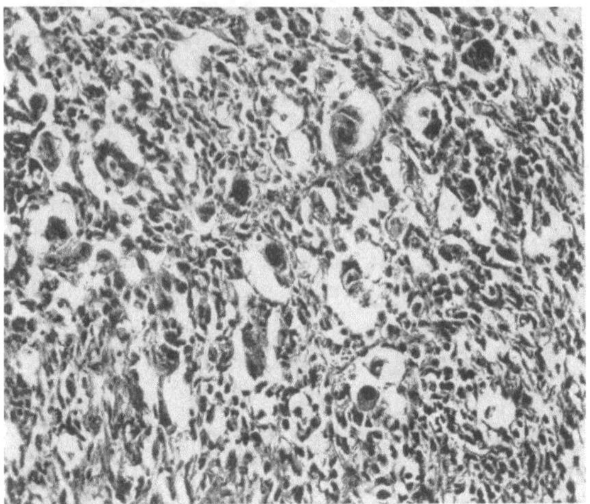

Abb. 216. Aus einem Lymphangiocystofibroma uteri (R.
Meyer, Fall 5). Riesenzellige Zusammensinterungen im
Tumorgewebe. (Lichtbild starkerer Vergroßerung.)

war die Rückbildung stärker, davon gebe ich eine Beschreibung, um zugleich
das bunte Gemenge sarkomartiger und unverdächtiger Stellen zu schildern.

Die inneren Schichten des Tumors sind durchweg sehr schlecht erhalten, mit scharfer
Grenze gegen die Höhle, aber ohne erkennbare Innenbekleidung. Auch sonst ist der Tumor
überall stark in Rückbildung mit kleinen Erweichungsherden, Thrombosen, kleinen Blutungen und mit ausgedehnter hyaliner Quellung fibrillaren Gewebes bis zum völligen
Kernschwund. Gut erhaltenes Parenchym des Tumors trifft man nur an der Peripherie und
auch hier nur in kleinen Teilen, meist nur in Herden von wenigen Millimetern Ausdehnung.
Dieses fallt um so mehr auf, weil die kleinen frischen Tumorpartien mehr sarkomatösen
Charakter haben mit außerordentlich zellreichen Partien. Die Zellen sind zum Teil ziemlich
groß, spindlig und meist sehr unregelmäßig geformt; diese Zellen sind mit Fibrillen reichlich
durchsetzt und es besteht kein Zweifel, daß die Fibrillen zum größeren Teile von den Zellen
selber ausgehen. Einige besonders gut erhaltene Stellen des Tumors zeigen starken Zellreichtum mit polygonalen, länglichen und spindligen Kernen mit sehr wenig feinsten
Fibrillen, die sich nur zart farben (van Gieson), wahrend in den übrigen Partien die kollagenen Fibrillen stark vorherrschen. Diese besser erhaltenen kleinen Zellherde sind reich
an Gefaßen, sie haben nirgends große Ausdehnung, gehen in das grob fibrilläre Gewebe
über und diese in die hyalin entarteten Partien. Die kernreichen Stellen werden außerdem
durch Erweichung bedroht, stark aufgelockert. Inmitten der in Rückbildung begriffenen
fibrillären Umgebung tauchen unregelmaßig begrenzt solche zellreichen Herde auf, darunter einer, in dem viele Zellen gequollen mit großem, chromatinreichem Kern auffallen. Diese Zellen neigen zur Zusammensinterung und bilden riesenzellenahnliche Gebilde (Abb. 216).

Auf den ersten Anblick erinnert das Gewebe der letztgenannten Stelle an Sarkom. Es ist dies aber die einzige Stelle, die ich in größeren Stücken gefunden habe. In den sarkomartigen Zellwucherungen in einigen Fällen kommt hinzu, daß die Grenze der Tumoren nicht scharf ist, sondern eine unregelmäßige Durchsetzung mit Muskulatur zeigt. REUTER hat hieraus eine Ausreifung mesenchymaler Zellen zu Muskulatur herauslesen wollen, doch habe ich mich an seinen Präparaten nicht davon überzeugen können. Den gleichen Befund unscharfer Abgrenzung habe ich in allen Fällen gefunden, aber niemals Muskulatur in den inneren Teilen des Tumors, weder in den Fällen mit jugendlichen zelldichten Stellen noch in den fibrillenreichen Partien und den überwiegend fibrillenreichen Tumoren. Man hat dagegen an einzelnen Stellen der Randschichten durchaus den Eindruck eines destruierenden Vordringens in die muskuläre Umgebung, aber an vielen anderen Stellen kann man nur eine Mischung beider Teile, Muskulatur und Tumor feststellen.

Wenn wir zwecks Feststellung der klinischen Bedeutung der Tumoren, die unscharfe Grenze zu Rate ziehen, so muß ich nochmals feststellen, daß zwar stellenweise destruktives Vordringen mit gutem Grunde anzunehmen ist, muß ich besonders hervorheben, daß die unscharfe Durchsetzung an der Außenschicht nicht nur zellreiche oder sarkomartige Stellen betrifft, sondern daß die Grenze ebenso unscharf an der übrigen Peripherie des Tumors ist, wo sein Gewebe kernarm ist und locker fibrillär, daß ferner die Muskelzellen der eingelagerten Bündel gut erhalten sind.

Insbesondere scheint mir bedeutungsvoll die Neigung zu fibrillärer Abartung auch dort wo das Geschwulstgewebe in die Muskulatur der Umgebung eingedrungen erscheint und Bündel von ihr eingeschlossen hat. Der aus unseren ersten Fällen gewonnene Eindruck wird nur verstärkt, daß die unscharfe Begrenzung garnichts für das weitere Schicksal der Geschwulst besagen will. Die an sich geringe Neigung zur Gewebslösung geht verloren durch die fibröse Abartung des Tumorparenchyms.

Kurz die geringe gewebslösende Fähigkeit des frischen Tumorparenchyms kann ich nicht höher einschätzen, als die der Adenomyosis. Zugleich ist die Fragestellung nötig, ob etwa der Neubildung eine gewebliche Fehlbildung zugrunde liegt, die von vornherein die unscharfe Durchsetzung erklären könnte. Doch schließen sich beide Deutungen nicht aus und ich glaube eine mäßige Histolyse in frischen Wucherungen an der Peripherie als sicher annehmen zu dürfen. Wenn ich trotzdem die Gutartigkeit geltend mache, so deshalb, weil die Durchsetzung beider Gewebe den ganzen Umfang der Geschwulst ziemlich gleichmäßig betrifft. Es scheint mir deshalb nötig anzunehmen, daß die Fähigkeit der Destruktion des Gewebes nur vorübergehend besteht, daß demnach die hierzu etwa vermutete klinische Bösartigkeit abwendbar wäre und vielleicht nicht nur möglicherweise abwendbar, sondern daß sie meistens wenn nic‘ t immer abgewendet wird. Dafür spricht der histologische Befund und das Fehlen von Metastasen in allen 7 Fallen.

Wenn wir der Deutung der Tumoren als Hamartoblastome naher treten wollen, so spricht hierfür auch manche Eigenheit der Gefaße, nicht einmal so sehr die der Lymphgefäße, denen wir nur die besondere Neigung zur Erweiterung und Zystenbildung nachsagen können. Diese aber ist typisch und kommt weder gleichartig in anderen Formen von Fibrom und Sarkom vor, noch kennt man bisher Tumoren des Uterus von gleichem ungeordneten Bau des zur fibrösen Entartung neigenden Bindegewebes ohne die Lymphzysten mit den fibrösen Knoten. Eine besondere Neigung zur Wucherung des Lymphendothels ist jedoch nicht vorhanden, sondern es besteht nur eine auffallend dicke Eigenwand mancher Lymphräume. Die Blutgefaße ihrerseits fallen in einzelnen Tumoren

besonders auf, wie schon im Falle REUTERs festgestellt worden ist. Planlose
überschüssige Ausbildung atypischer Gefäße, stellenweise sehr dicke Muskulatur,
dann wieder fehlend; ebenso wechselnd das adventitielle Bindegewebe und die
elastischen Fasern. In einem meiner Fälle (1) fand ich die dickwandigen Blutgefäße so muskelstark, wie sie sonst kaum im Uterus vorkommen. In einem
anderen Falle (4) waren die intrazystischen Knollen durch stärker erweiterte
Blutgefäße ausgezeichnet, während in den äußeren Schichten die Blutgefäße
mittleres Kaliber und keine Muskulatur haben und nicht erweitert sind. Am
meisten sind mir die Eigenschaften der Blutgefäße in einem Falle (6) aufgefallen,
der auch besonders sarkomähnlich ist. Zwar ist in diesem Falle die fleckenweise
einseitige Verdickung der Gefäßwand nicht so sprunghaft und wechselnd wie
im Falle REUTER, immerhin soll eine Schilderung im einzelnen ein lebhafteres
Bild von der Gefäßbildung geben:

In den zellreichen Partien des Tumors sind enge Kapillare mit dichtgelagerten Endothelzellen offenbar ebenso neugebildet wie die Tumorzellen. Mit der Zunahme der Zellfibrillen
wächst das Kaliber der Gefäße; ihre Wand erhält stärkeren Zuwachs von groben stark
verschlungenen Fibrillen, die sich in Form grober Netze zwischen den Tumorzellen ausbreiten
und schließlich die Oberhand gewinnen. Es bleiben aber in den fibrillenreichen Partien
mit groben Gefaßen auch Kapillare übrig, mit allen Übergängen zu präkapillaren Gefäßen mit
feinster Media, der das Endothel unmittelbar aufliegt und zu Gefaßen mit dicker Media.
Im ganzen sind die meisten Gefäße nicht dickwandig, aber stark geschlangelt. Die großen
Gefäße liegen nur in den fibrillenreichen Teilen. Im allgemeinen ist die Adventitia der
mittelgroßen Arterien nicht bedeutend, aber an einzelnen Arterien besteht eine ganz außerordentlich starke Adventitia, die in gar keinem vernünftigen Verhältnis zum Kaliber steht;
die Media derselben ist ebenfalls erstaunlich dick, aber unter Einlagerung einer fibrillenreichen Mittelzone. Am meisten auffällig ist in vielen großen Partien die unverhältnismäßig große Menge größerer Gefäße, denen keine entsprechende Ab- und Zufuhr in der
Muskelumgebung entspricht. Die Knoten von etwa 5—6 mm Dicke haben Gefäße, die
eine zehnmal größere Provinz versorgen könnten. Dazu kommt, daß geschlangelte und
gestreckte Gefaße ziemlich geradenwegs zur inneren Oberfläche ansteigen und dort umkehren,
parallel zu ihr laufen oder Schleifen bilden. Stellenweise erscheint die Knollenbildung
des Tumors geradezu veranlaßt durch die üppige Gefäßbildung. Das Elastin der Gefäße
ist ohne Besonderheit.

Meine Auffassung der Tumoren als Hamartoblastome geht nicht dahin,
mit REUTER liegen gebliebene Mesenchymkeime als Grundlage anzunehmen,
sondern fehlerhafte Gewebemischung, ein Hamartom, an der sich alle Gewebe
beteiligen, namentlich das sonst im Uterus wenig bedeutende Bindegewebe,
aber auch die Gefäße, Lymph- und Blutgefäße. Ob die Lymphstauung mit
Bildung einer zentralen Zyste in der Anomalie der Gefäßwände verursacht
sein mag, bleibe dahingestellt. Es ist ebenso einfach oder einfacher vorstellbar,
daß ein abnorm gebauter vielleicht auch in der Anlage der Lymphgefäße abnormer Gewebsbezirk mit seinen eigenen Wachstumsbedingungen nicht den
nötigen Anschluß an die abführenden Lymphgefäße der normalen Umgebung
erwirbt und dadurch nur eine Lymphstauung zur Zystenbildung führt. Das
zellige Wachstum dieser Fehlbildungen mag gering bleiben oder stärker werden,
je nach den von Haus verschiedenen Arten der geweblichen Zusammensetzung,
ferner je nach der größeren oder geringeren Unreife der Bindegewebszellen und den
allgemeinen Schädlichkeiten. So kann zwischen Gefäß-, Muskel-, und Binde-
gewebsbeteiligung an der Wucherung von Fall zu Fall ein Wechsel bestehen.

Das Hamartom wird zur Geschwulst, wenn im fehlerhaft eingeschalteten
Gewebeteile eine größere Menge „unreifer" Zellen — nicht indifferenter multi-
potenter Keime — unverbraucht liegen bleiben, die bei geeigneten Anlässen
(Schwangerschaften?) in blastomatöse Wucherung geraten. „Hamartoblastom" im Sinne von E. ALBRECHT.

Diese Geschwulstart muß nicht unbedingt den Gefäßneubildungen eingereiht
werden, sie könnte auch den fibromatösen Blastomen oder den Mischgeschwülsten
anheimgegeben werden, ebenso wie Angiofibrome oder Angiosarkome.

Vorläufig ist nur durch die Eigenart eine Absonderung von den übrigen Tumoren des Uterus hinlänglich bedingt.

XXIV. Sarkome.

Einleitung[1].

Die bereits als ,,fibroplastische Tumoren'' (LEBERT) und ,,recurrent fibroids'' (HUTCHINSON, CALLENDER, PAGET, WEST) bekannt gewordenen Sarkome hat VIRCHOW in seiner Geschwulstlehre 1863/65 genauer dargestellt, nachdem er schon 1860 ein polypöses Uterussarkom beschrieben und ROKITANSKY 1861 schon die sarkomatöse Myomdegeneration für ziemlich häufig erklärt hatte. Es folgen zusammenfassende Darstellungen von G. VEIT 1867, GUSSEROW 1870, HEGAR 1871, TÉRILLON 1890, GESSNER 1899, GEBHARD 1899, PIQUAND 1905, R. MEYER 1908, O. FRANKL 1914, H. ALBRECHT 1928, R. MEYER 1929. Die Literatur wurde auch berücksichtigt von PICK 1894, W. WILLIAMS 1894 und schließlich wäre noch der Sammelbericht von KLIEN 1898 zu erwähnen, sowie die Berichte LUBARSCHs Ergebnissen der allgemeinen Pathologie und pathologischen Anatomie, die Geschwulstwerke von RIBBERT und BORST u. a. Die Namengebung der einzelnen Sarkomformen macht noch Schwierigkeiten; die Sarkome können nämlich aus den heimischen Wandelementen, Schleimhautstroma, Bindegewebe, Muskulatur, Gefäßelementen hervorgehen, und zwar aus den unreifen Zellformen verschiedener Differenzierungsstufen und aus den diesen gemeinsamen Mutterzellen, Mesenchymzellen und schließlich aus den ortsfremden Keimen, die als mesenchymale oder gar mesodermale Verlagerungen angesehen werden und wegen der Mannigfaltigkeit der aus ihnen hervorgehenden Tumoren ein besonderes Kapitel beanspruchen.

Über die Anwendung des Namens ,,Sarkom'' ist man sich heute weniger einig als früher, da man darunter seit längerem unbedingt eine destruierende Geschwulst verstand ebenso wie unter Karzinom. BORST u. a. legen mehr Wert auf den Nachweis der unreifen Zellformen. So stellen sich Karzinome, das sind destruierende Epithelgeschwülste, mit sehr vorgeschrittener Reifung (Plattenepithel) als Gegensätze zu den aus sehr jugendlichen Muskelzellen bestehenden Tumoren, denen man keine Destruktion nachweisen kann. Ich glaube aus letztgenanntem Umstande (der nachweisbaren oder nicht nachweisbaren Destruktion) keine Scheidung in der Namengebung herleiten zu sollen in meiner Annahme, daß solche Tumoren, wenn ihre Zellen trotz Proliferation dauernd unreif bleiben, früher oder später destruktives Wachstum zeigen werden. Es wird zwar dadurch die Bewertung des einzelnen Falles in Frage gestellt, was für die Praxis also klinisch unangenehm sein kann, aber man tut gut daran, auch in der Praxis bindegewebs- und muskelzellreiche Tumoren von überwiegend jugendlichem Zelltypus für gefährlich anzusehen. Die theoretische Bewertung, die in der Bezeichnung zum Ausdrucke kommen soll, kann sich meiner Meinung nach nicht bei den Übergangsfällen aufhalten, sondern in der Voraussetzung, daß außer der Zellart für das weitere Wachstum allgemeine Bedingungen maßgeblich sind, wird man entweder auf den Namen Sarkom verzichten müssen oder ihn nur für destruierende oder spaterhin destruktionsfahige oder destruktionspflichtige Tumoren anwenden. Unter Verzicht auf den Namen Sarkom kann man freilich die Tumoren nach ihrer Zellreife bezeichnen

---

[1] Eine ausfuhrliche Bearbeitung habe ich in VEIT-STOECKEL, Handbuch der Gynakologie 3. Aufl. (Bergmann, Munchen 1929) gegeben.

und — vorläufig nur willkürlich — abstufen. Weitere Beeinflussung erleidet
die Namengebung durch die freilich durchaus nicht bewiesene Annahme, daß
auch fertige Gewebszellen durch direkte Umwandlung oder durch Rückbildung
zu indifferenten Stadien „sarkomatös" werden sollen.

Ihr gegenüber steht die Theorie der indifferenten Geschwulstkeime, für die
sich zahlreiche Tatsachen anführen lassen und die deshalb die Namengebung
wesentlich beeinflußt. Ich entnehme meiner a. a. O. gegebenen Einteilung
das Folgende. Doppelnamen lege ich mit vielen anderen Autoren nur Doppelgeschwülsten bei. Die Bezeichnung der Histogenese und die der Struktur bringe
ich im Eigenschaftswort an, in dessen Zusammensetzung die Histogenese voran
steht. Ein Sarcoma myofusicellulare ist ein Sarkom, welches von Muskelkeimen
ausgeht (Sarcoma myoblastogenes) und sich zur Zeit im Spindelzellstadium
der Muskelreifung befindet. Demnach sind folgende Bezeichnungen möglich:

Sarcoma myoglobicellulare ist das rundzellige unreife (myoblastische
Stadium).

Sarcoma myofusicellulare das etwas reifere, muskelspindelzellige
Stadium.

Sarcoma myocellulare, myotypicum, das frühere „Leiomyoma malignum"
der Autoren, die reifste Form.

Das gleiche gilt für das Sarcoma fibroglobicellulare, fibrofusicellulare, fibroatypicum; Sarcoma lymphocyticum und lymphoblasticum. Für die Atypien
der Zellform, soweit sie die Erkenntnis der Histogenese nicht völlig beeinträch-
tigen, spreche ich von Sarcoma myoatypicum und fibroatypicum, fusicellulare,
globicellulare, gigantocellulare oder Sarcoma myofusicellulare partim atypicum,
Sarcoma fibrofusigigantocellulare usw.

Die einfache Bezeichnung Sarcoma fusicellulare oder globicellulare mit oder
ohne Zusatz von atypicum würde als Eingeständnis der unbekannten Histogenese für gewisse Fälle zu gelten haben.

Gegen die Bezeichnung „Lymphosarkom" hat sich ORTH verschiedene Male
ausgesprochen. Sarcoma lymphocyticum, lymphoblasticum sind bereits allgemein in Gebrauch; man kann dazu atypicum für besondere Fälle anwenden,
dagegen halte ich die geringere oder stärkere Bindegewebswucherung in den
Tumoren für die Namengebung belanglos. Will man mit ORTH den Namen Sarkom bei den malignen lymphatischen Neubildungen vermeiden, so kann man das
„Sarkom" gleich ganz ausmerzen und nur noch von malignen Lymphomen,
Gliomen, Neuromen, Myomen, Fibromen, Desmomen usw. sprechen.

GHONS Bezeichnung „lymphadenoide Sarkome" krankt an der verpönten
Benennung der Lymphknoten mit „Drüsen", man sagt besser lymphatische
Sarkome.

Die Mischtumoren machen im einzelnen der Namengebung Schwierigkeiten
durch die Mannigfaltigkeit ihrer Mischung; allein schon die Zusammensetzung
aus zwei Geschwulstparenchymen von denen eines oder beide „maligne" sein
können, schafft mehrere Kombinationen. Bleiben wir beim muskelbindegewe-
bigen Blastom: 1. beide gutartig: Myofibrom, 2. bindegewebiges Sarkom im
reifen Myom: fibrogenes Sarkomyom = Myosarcoma fibroblastogenes, Myo-
sarkoma a) fibrofusicellulare, b) fibroglobicellulare, c) fibroatypicum; 3. muskelzelliges Sarkom im Myom: myoogenes Sarkomyom = Myosarcoma myoblastogenes = Myosarcoma: a) myocellulare, b) myofusicellulare, c) myoglobicellulare, d) myoatypicum; 4. bindegewebiges Sarkom im Fibrom als
Analogon zu 3: fibroblastogenes Sarkofibrom = Fibrosarcoma fibroblastogenes: a) fibrofusicellulare usw.; 5. bindegewebiges Sarkom und muskelzelliges
Sarkom gemischt: Sarcoma myofibroblastogenes mit allen Unterabteilungen;

6. muskelzelliges Sarkom in reifem Fibrom: myoblastogenes Sarkofibrom = Fibrosarcoma myoblastogenes.

Nur ein Teil dieser theoretisch unterscheidbaren Sarkomformen läßt sich vorläufig nachweisen (s. a. Mischgeschwülste).

Wenn man, um nur die muskelzellige und bindegewebszellige Herkunft der Sarkome (oder Sarkomteile in Doppelgeschwülsten) unterschieden wissen will ohne den verschiedenen Reifegrad der Ursprungszellen zu treffen, so sage man anstatt myoblastogen einfach myogen und anstatt fibroblastogen einfach fibrogen. — Diese Namen „myogen" und „fibrogen" genügen zur Feststellung, daß man die Herkunft des Sarkoms aus einseitig differenzierten muskelzelligem oder bindegewebigem Ausgangsmaterial meint zum Unterschiede von indifferenten, mehrseitig entwicklungsfähigen Stammzellen (myo-fibro) Mesenchymzellen.

In dieser Ausdrucksweise soll vermieden werden, daß man zwar unreife, aber doch einseitig differenzierte „Myoblasten" als indifferent bezeichnet. Erst sind die Zellen indifferent (embryonal), dann differenzieren sie sich, sind zunächst unreif (Myoblasten usw.), dann können sie mehr oder weniger ausreifen. Kurz indifferent und unreif ist zweierlei.

Das Sarkom der Uteruswand.

Häufigkeit, Sitz, Zahl und Aussehen der Wandsarkome.

Die Sarkome der Uteruswand und der Schleimhaut können unter Umständen gleichartig sein, wenn nämlich ein der Schleimhaut ähnliches von Haus aus in der Muskulatur gelegenes Gewebe sarkomatös wird. Doch unterscheidet sich ein großer Teil der Wandungssarkome von den Schleimhautsarkomen nicht nur topographisch, sondern morphologisch, so daß sie gesondert besprochen werden sollen.

Unter 329 Sarkomen aller Organe findet SCHAMONI den Uterus mit 25 = $7,5^0/_0$ befallen.

Im Vergleich zum Schleimhautsarkom ist das Wandungssarkom viel häufiger; die genauere Ermittlung des Zahlenverhältnisses leidet darunter, daß die Zugehörigkeit Zweifeln unterliegen kann infolge sekundärer Ausbreitung von der Schleimhaut auf die Wand und umgekehrt. Auch beanstandet WILLIAMS einen Teil der Polypen als zur Schleimhaut gehörig, die jedoch gegenüber der Überzahl von Wandungssarkomen auf die Zählung keinen nennenswerten Einfluß haben, v. FRANQUÉ berechnet 13 Wandungssarkome auf 2 Schleimhautsarkome, ich selbst früher 68 gegen 8 Schleimhautsarkome. Seit ich die Aufmerksamkeit auf die häufige Verkennung stellenweiser sarkomatöser „Myome" gelenkt habe, sind mehrere statistische Angaben über das Zahlenverhältnis der Sarkome zu den Myomen gemacht worden; ältere liegen auch vor: RAAB $0,3^0/_0$, BEREITTER $0,5^0/_0$, HOLZBACH (s. SCHLIMPERT und MILLER) $0,5-1^0/_0$, TRACI $1^0/_0$, DEAVER $1,2^0/_0$, ebenso OLSHAUSEN, LEWIS $1,4^0/_0$, SARWEY $1,7^0/_0$, MILLER $2^0/_0$, ECKLER $2^0/_0$, ebenso STEINHARDT, HOFMEIER: SCHMITTMANN $2-3^0/_0$, FRANKL $2,3^0/_0$, HERTEL $2,8^0/_0$, DÖDERLEIN $3^0/_0$, WINTER $3,2-4^0/_0$, SCHOTTLÄNDER $3,4^0/_0$, GEIST $5^0/_0$, BÉGOUIN ebenfalls, OLOW $5,2^0/_0$, BASSO $5,7^0/_0$, IMHÄUSER $6^0/_0$, SCHOTTLÄNDER bei Hinzuzählung sarkomverdächtiger Fälle $8,4^0/_0$, WERNER (WARNEKROS) $10^0/_0$. — GARKISCH unterscheidet die subserösen mit $3,2^0/_0$ von den submukosen Tumoren mit $4,6^0/_0$. Die großen Differenzen erklären sich aus der Hinzurechnung verdächtiger Fälle. Mit etwa $2-3^0/_0$ wird die Zahl der Sarkome zu den Myomen richtig bewertet sein nach meinen Befunden zu urteilen.

In diesen Statistiken werden oft alle Wandungssarkome zusammen gegenüber den Myomen aufgeführt; man erfährt daraus nicht, wie viele Sarkome in Myomen entstehen.

Die große Verschiedenheit der Angaben erklart sich aus der subjektiven Stellungnahme der Autoren zu der mikroskopischen Diagnose auf Sarkom. Raab weist mit Recht darauf hin, daß zellreiche Myome leicht als Sarkome gedeutet werden, er selber kommt jedoch zu einer so ungewöhnlich niedrigen Zahl 0,3% bei einem Untersuchungsmaterial von 329 Myomen, weil er nur die ausgesprochenen Zeichen der sarkomatösen „Degeneration", gehäufte Mitosen, mehrkernige Riesenzellen und atypische Abgrenzung der Geschwulst als diagnostische Merkmale anerkennt. Diese Vorsicht läßt sich nicht verteidigen, obgleich ich selbst, wie auch Huguenin auf das Vorkommen geringer Abweichungen der Zellstruktur auch in gewöhnlichen Myomen aufmerksam gemacht haben. Wenn man nämlich immer gehäufte Mitosen oder Riesenzellen zur Diagnose erwartet, so entgehen einem sicher viele muskelzellige Sarkome. Raab Prozentsatz von 0,3% erscheint mir daher ebenso unbrauchbar wie Werner von 10%, der sich auf eine zu kleine Untersuchungsreihe bezieht. Auch Bereitter (bei B. Fischer) kommt nur zu 0,5%, weil er in allen malignen Myomen Riesenzellen angibt. Zugegeben, daß bisher keine sicheren Wahrzeichen der malignen Degeneration aufgepflanzt werden können, daß also dem persönlichen Ermessen Spielraum gelassen wird, so scheint mir doch bei vorsichtiger Einschätzung des Materials der Berliner Universitäts-Frauenklinik der Prozentsatz von 2—3% nicht zu groß, zumal wir in letzten Jahren nur makroskopisch verdächtige Myome daraufhin untersucht haben.

Auch H. Albrecht ist die große Schwankung in den Statistiken aufgefallen, von denen er eine Zusammenstellung von etwa 70 Autoren bringt, um aus der Gesamtzahl zu errechnen, daß auf 77076 Myome 1088 Sarkome = 1,41% kommen. Aber auch H. Albrecht erkennt die Genauigkeit der Angaben nicht an, die zum Teil auf makroskopischer Betrachtung fußen. Aus den histologisch untersuchten Fällen ergeben die Statistiken von Winter, Bumm, Fehling, Werner, Schottländer, Reel, Frankl, Steinhardt, Imhäuser, Gal nach Albrecht Zusammenstellung 3% aller operierten und mikroskopisch untersuchten Myome, als sarkomatös; also nicht aller Myome, sondern nur der operierten.

Die folgenden Zahlen entnehme ich von H. Albrecht; er schreibt:

Krukenberg registriert 16 Sarkome auf 2369 Uterustumoren (0,67%), Gurlt 2 Sarkome auf 2649 Uterustumoren (0,08%), Roger Williams 8 bei 4115 Uterustumoren 0,10%, Braun schatzt sie auf 0,4% seines Materials. Healy sah 2 Uterussarkome bei 1500 Fällen (0,13%). Frankl verzeichnet unter 2952 Uterustumoren 1878 Myome, 1036 Karzinome (36%). 38 Sarkome (1.2%); Poschmann bei 403 Krebsen 387 Karzinome, 16 Sarkome.

Danach berechnet H. Albrecht noch nicht 1% auf die Gesamtheit der Uterustumoren.

Des weiteren ersieht man aus H. Albrechts Zusammenstellung von Statistiken, daß das Uterussarkom eine Erkrankung des vorgerückten Alters ist. Es befinden sich darunter nur wenige Kinder (Döderlein 2 Jahre, Vigi 26 Monate), 2 Mädchen von 13 und 15 Jahren (Adreani, Constantin).

Aus allen Zusammenstellungen erkennt man ohne weiteres die überwiegende Masse von muskelzelligen Sarkomen über andere Sarkome.

Nach Piquand verhalten sich die Wandsarkome nach ihrem intramuralen, submukösen und subserösen Sitz wie 60:63:45. Bei rein submukösem und rein subserösem Sitz verschiebt sich die Verhältniszahl bedeutend, nämlich auf 12:1 (Gessner). Die submukösen „Myome" sind am häufigsten sarkomatös (Winter, v. Franqué, Garkisch, Hertel). Ich habe die muskelzelligen Sarkome meist intramural gefunden, sie werden meist erst sekundär submukös. Subseröse Tumoren sind jedenfalls ganz selten sarkomatös. Diese Angaben sind nicht zu unterschätzen in pathogenetischer Hinsicht. Das Sarkom kommt sehr viel häufiger in dem Uteruskorpus vor als in der Zervix, umgekehrt wie das Karzinom; POSCHMANN 11:5, KRUKENBERG 18:1, GESSNER 8:1. Ich habe 90 Korpussarkome, 12 Kollumsarkome untersucht, also etwa 75:1.

Sarkome der Zervix werden als Seltenheiten auch neuerdings noch kasuistisch beschrieben (KATZ, FUCHS, PEINE, je 2 Fälle, DEUTSCH, HERRENSCHMIDT und MOQUOT, WEINBRENNER, VERTES und ZACHER-KAPELLANI je ein Fall. Portiosarkome: GAERTNER, DAVIES, MALINOWSKY, PEINE, EHRLICH, VIGI je 1 Fall. Sarkom im Korpus und Zervix zugleich BONDI.

Unter meinen 12 Fällen von Kollumsarkomen saß einmal ein kleiner Knoten in der Portio vaginalis. In 2 anderen Fällen war ein apfelgroßes Sarkom auf die Portio beschränkt.

Die Sarkome des Kollum sind häufig polypös und dann selten reine Sarkome (3 Fälle), sondern entweder sarkomatöse Adenofibrome oder Karzinosarkome. Zuweilen (3 Fälle) sind die mit einheitlicher Basis entspringenden Polypen stark gewulstet nahezu papillomatös. In Abb. 257 ist ein solcher (60jährige Frau) abgebildet und in Abb. 258 das histologische Bild dazu. Geringe Papillenbildung ist nicht so selten.

Die Sarkome treten oft in Form von Myomen oder als besonderer Teil in Myomen auf (VIRCHOW); C. SCHRÖDER hielt alle Fälle für ursprüngliche Myome. Meist in der Einzahl oder auch als einziges Myosarkom unter vielen Myomen, kommen doch gelegentlich multiple Sarkomknoten und Knötchen zur Beobachtung (v. KAHLDEN, GESSNER, ULESKO STROGANOWA, BUSSE, R. MEYER)

Die Gestalt der intramuralen Sarkome ist meist sphärisch wie die Myome und nicht selten scharf abgegrenzt. Als Bestandteil in Myomen sind sie meist zentral gelegen, als kleinerer Knoten fast immer und noch als größerer Knoten nicht selten ziemlich scharf abgesetzt gegen das Myom, welches oft nur eine Schale um das Sarkom bildet. Auch die spindel- und rundzelligen Tumoren verhalten sich hierin ähnlich wie die muskelzelligen. Auch die Sarkome haben Stielverbindungen mit der Wand, wie die Myome und zuweilen eine „Kapsel" (SCHREHER, GESSNER), wenigstens die „Myosarkome". GUSSEROW vermißte die Kapsel immer, freilich waren ihm die Myosarkome so gut wie unbekannt. Diffuse, d. h. nicht scharf begrenzte Wandsarkome sind selten (KLIEN u. a.), solche werden beschrieben von R. MEYER, O. FRANKL in je einem Falle. Diffus wachsende Sarkome sind auf primären Schleimhautsitz zu prüfen.

Die Größe ist bei den operierten Fällen meist unbedeutend; apfelgroß bis apfelsinengroß. Kopfgroße sind schon selten; größere sind meist durch Lymphangiektasien und Erweichung gekennzeichnet. TERILLONS Sarkom wog 20 kg.

Submuköse Wandsarkome des Korpus werden gelegentlich polypös (VEIT, v. FRANQUÉ, MAC LENNAN) und invertieren den Uterus (KÜSTNER, WILLIAMSON, KAMANN, SWAYNE, H. ALBRECHT, SCHÄMIG, HELLMANN). Die Schleimhaut wird zuweilen von den Sarkomen durchbrochen (GESSNER), seltener die Serosa (s. Metastasen).

Die Polypen meist walzenförmig können höckrig und gelappt erscheinen auch traubig (v. HERFF, KEITLER). — Besonders die Zervix und Portiosarkome werden leicht lappig, letztere auch blumenkohlartig. Auch ulzeröse Form (MALINOWSKI) und plumpe Auftreibung der Portio wird beschrieben (R. MEYER, FRANKL); die polypösen gehören jedoch oft der Schleimhaut an. Intraligamentäre Ausbreitung (HEINZER, ENDERLEN, DE MONCHY, KATZ, KURZ, STALLMANN, HENNICKE, FRANKL) habe ich bei multiplem Myosarkom einmal und bei solitären großen Tumoren zweimal gesehen. — Die subserösen Sarkome sind seltener und meist zugleich mit intramuralen verbunden; Stieltorsion, Nekrose, Ruptur in die Bauchhöhle (HALBAN)

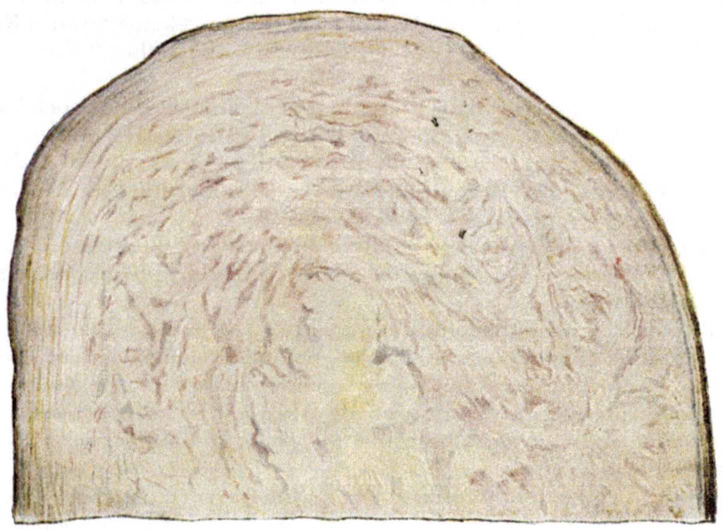

Abb. 217. Rundspindelzellsarkom im Myom in mäßiger zentraler Erweichung (¹/₁.)

Das Aussehen auf Durchschnitten ist bei vielen Tumoren myomartig; sie enthalten dann Muskelzellen. Bei größeren zellreichen Herden in den Myomen

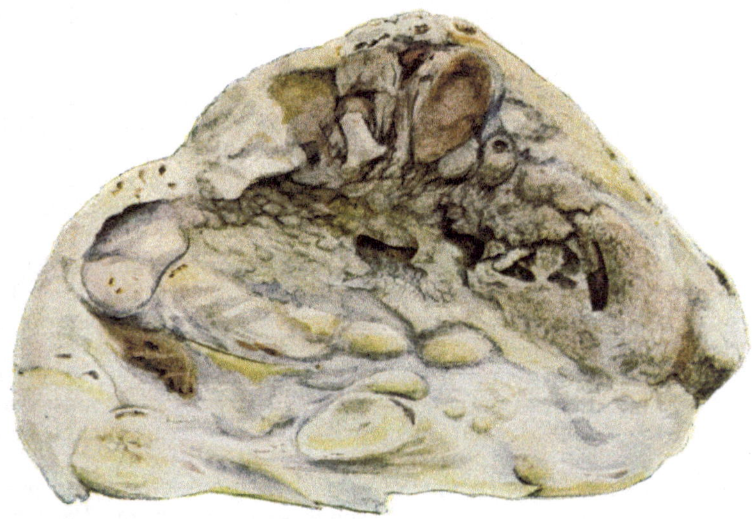

Abb. 218. Vorgeschrittene Erweichung eines nur noch stellenweise mikroskopisch als muskelzelliges erkennbares, sonst atypisches Sarkom. (¹/₁.)

fehlt der sehnige Glanz und die wellige Durchflechtung; sie sind stumpfer, wie gekochtes Fleisch (FRANKL), saftreicher und weniger elastisch als Myome (Abb. 217).

Stärkere Zellabweichungen machen das Gewebe weicher, mehr weißlich grau (Abb. 218), in vorgeschrittenen Fällen speckig, markig, gelblich-grau. Auch die rein spindelzelligen Tumoren sind oft myomähnlich. Das Rundzellensarkom wächst dagegen mehr diffus infiltrierend, es ist auffallend stumpf, glanzlos, locker, weich.

Je stärker die Zellatypien, desto markähnlicher weicher werden die Tumoren und erhalten durch Nekrosen und Blutungen ein besonders buntes Aussehen (Abb. 219); schmutzigweiße markige Felder erheben sich über glasig durchscheinenden bläulichen Massen. Gut erhaltene Partien sehen gekochtem Fischfleisch,

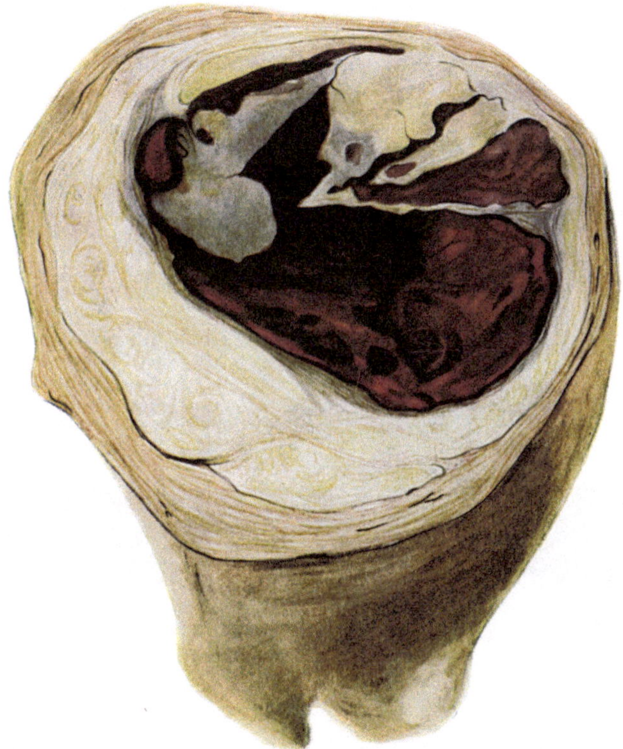

Abb. 219. Sarkom des Uteruskörpers. Muskelzellig, zum Teil erweicht und in eine blutigrote morsche Masse verwandelt. (¹/₁.)

hyalin degenerierte, rohem Fischfleisch ähnlich. Nekrose mit Hämorrhagien macht schmutzige dunklere Farben; ein weicher oder mostrichartiger Brei (STRASS-MANN) füllt die mit Bröckeln und größeren Sequestern gefüllte Höhle, gegen welche sich das erhaltene Gewebe des Tumors zuweilen scharf absetzt.

Etwas recht alltägliches ist bei den nichtmuskelzelligen, sondern bindegewebszelligen Sarkomen sowohl der Muskelwand als besonders denen der Schleimhaut das Vordringen in den Gefäßlumina, aus denen sie zuweilen als lange „Würmer" herausziehbar sind. Zuweilen stülpen sie den Endothelüberzug mit ein und vor sich her (HEUNICKE, R. MEYER). Eine Seltenheit kommt in einem Befunde C. RUGES zur Anschauung (Abb. 220). Der intramurale, submuköse Tumor, welcher die Uterushöhle stark erweitert, ragt teilweise am

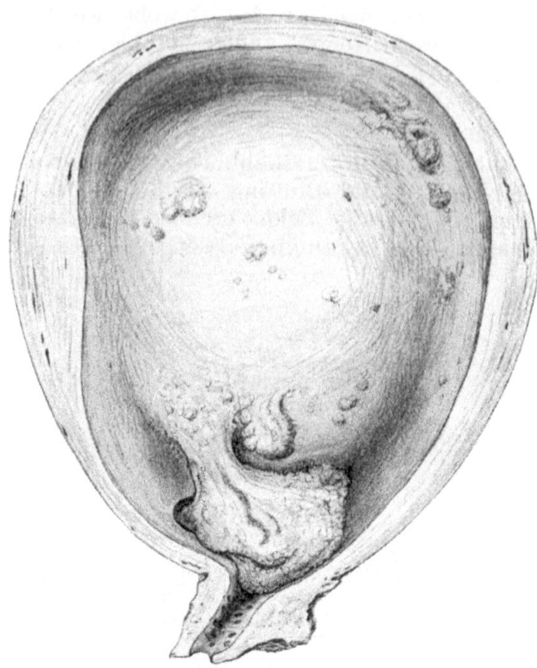

Abb. 220. Intramural submuköses Sarkom, im unteren Teile polypös durchbohrt mit einem freien Ende die Uteruswand (links unten). Zeichn. von C. RUGE, $^{1}/_{2}$ nat. Große.)

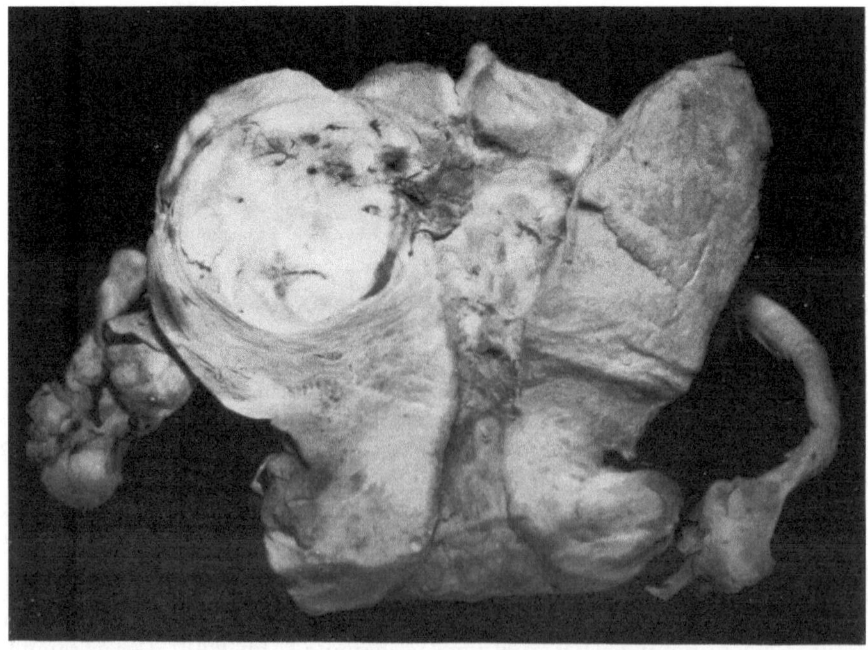

Abb. 221. Kugeliges Wandsarkom im Begriffe durchzubrechen; in durch vorherige Ausschabung gewonnenem Material (Pr. 6749) diagnostiziertes, spindelzelliges Bindegewebssarkom einer 55j. Frau.

unteren Teile polypös und zerklüftet vor und durchbohrt mit seinem freien Ende die Uteruswand unter Zerstörung der Muskulatur.

Die Wandsarkome brechen des öfteren nach der Uterushöhle durch und können dann für Schleimhautsarkome gehalten werden. Der in Abb. 221 gegebene Tumor zeigt den Anfang des Durchbruchs; die vorangegangene Ausschabung des Uterus hatte spindelzelliges Sarkom zutage gefördert.

Histologie der Wandsarkome.

Das Stroma der Wandsarkome ist schwer zu beurteilen, selbst unter Aufwendung der modernen Mittel, weil es mit dem Parenchym eng verbunden ist, zum Teil sogar von Haus aus dem Parenchym zugehörig und gleichwertig ist. Wie vergleichsweise in vielen destruierenden Tumoren einige Teile „gutartig" ausreifen, so wird auch in bindegewebszelligen Sarkomen ein Teil des Gewebes als Stroma dem zelligen Teile dienstbar gemacht; jedoch ist dieses „Stützgewebe" durchaus nicht immer in allen Teilen gutartig.

Ich kann mich nicht in allen Teilen der Deutung RANKEs anschließen, wonach bei manchen Sarkomarten die Zellen in dem gewöhnlichen synzytialen Verbande bleiben, während sie in anderen Fällen mit einem Plasmateile austreten. Bei jenen soll das mesenchymale Gewebe mit seinen außerordentlich großen Protoplasmabalkennetz selbst das Sarkom sein; neben reichlichen Silberfasern sind nur wenige „kollagene" Fasern vorhanden. Bei der zweiten Sarkomform ist die Sarkomzelle „eine anscheinend aus der Gefäßadventitia hervorgegangene Rundzelle von sehr konstanten Formen"; das Gefäßbindegewebe reagiert mit Proliferation regelmäßig gestalteter faserarmer Netze, in deren Maschen Tumorzellen liegen (RANKE).

HULISCH unterscheidet die Sarkome (darunter ein Uterussarkom) je nachdem sich die Fibrillen den Sarkomzellen eng anschmiegen, oder wie in den Lymphsarkomen (des Darmes u. a.) ein selbständiges Netz bilden. HULISCH nimmt RANKEs Einteilung nicht an, unterscheidet aber doch auch nach der synzytialen oder nicht synzytialen Anordnung, von denen die erste Art die reifere Form sich ihr Stützgerüst innerhalb ihres Plasmas selbst bildet, während die anderen kleinzelligen Rundzellensarkome wie die Karzinome fremdes Stroma entlehnen. Die an sich bekannte Tatsache, daß es Sarkome mit und ohne eigenes Stroma gibt, wird also dahin erweitert, daß das Stroma die synzytiale Form der normalen mesenchymalen Gewebe zuweilen beibehält.

Von der Selbständigkeit des Retikulum im lymphozytären Gewebe kann man sich leicht überzeugen, ebenso in den Uterusschleimhautsarkomen und in den Lymphosarkomen; auch stimme ich mit HULISCH darin überein, daß ich Sarkome ohne eigene Fibrillen sonst nicht kenne.

Nachdem ich bereits früher 40 Sarkome auf Fibrillen (nach MALLORY und v. GIESON und einige nach DEL RIO) untersucht hatte, habe ich mit Herrn W. BAYER zusammen 31 Sarkome verschiedener Korperstellen untersucht, die er mit Hamalaun-Eosin, WEIGERTs Eisenhamatoxylin-Pikrinsaure, MALLORY, ACHUCARRO und eigener Pyronin-Tannin-Methode farbte, wahrend DEL RIO bald verlassen wurde. Auch ACHUCARRO versagt oft. Die Methoden ergänzen einander, eine allein genugt nicht. Unter 11 Rundzellensarkomen waren 5 bei sparlicher oder fehlender Grundsubstanz nur mit Stromafibrillen versehen, die von Retikulumzellen und von Gefaßwandungen ausgehen. Die übrigen 6 Falle haben viel Grundsubstanz, Parenchymfibrillen und Stromafibrillen. Eine netzformige Grundsubstanz enthalt die Kerne in den Maschen mit geringem Protoplasmahof, die in die feinfadige Grundsubstanz übergeht. Die Stromafibrillen von einem Retikulum und den Gefaßen ausgehend sind nicht überall sicher zu unterscheiden, aber meist dicker.

Die 20 Spindelzellsarkome gehen ineinander über von solchen mit mehr selbstandigem Zelleib in andere Tumoren, deren Zelleiber sich weniger scharf oder gar nicht von der Umgebung abgrenzen lassen. Beide Formen kommen im selben Tumor zuweilen dicht neben-

einander vor. Die Fibrillen liegen in der letztgenannten Form dem Kerne unmittelbar an.
wirr oder straff, kurz- und langwellig und unterscheiden sich nicht von den Fibrillen einer
Grundsubstanz. Die Unterscheidung von Stromafibrillen gelingt nur an einzelnen Stellen.
wo die Herkunft von Retikulum- und Gefäßwandzellen klar ist; sonst geht alles wirr durcheinander. Den Hauptanteil an den Fibrillen haben die Parenchymzellen. Die wirren
Fibrillennetze sind nicht als selbstandige Synzytien aufzufassen. Die Zellen wachsen
an Zahl durch Teilung und liegen zunächst getrennt, zuweilen epitheloid. Dann erst entstehen aus ihnen Fibrillen und verbinden sich untereinander. Solches kann man in einem
großrundzelligen Sarkom des Uterus und in einem Spindelzellsarkom der Kniekehle
erkennen, und zwar in den intravasal vordringenden, eben durchbrechenden, also frischen
und vom Stroma des Organes unabhangigen Stellen des Tumors. Die Untersuchung der
Fibrillen nach bisherigen Methoden gibt den Theorien der Autoren keine genügende Unterlage (vgl. BAYER Dissert. 1923).

Die Wandsarkome sind muskelzellige, bindegewebige und gemischte
Tumoren; bei jenen pflegt die Myomform gewahrt zu bleiben, bei diesen
ist in einem Myomteil ein bindegewebiger Sarkomteil vorhanden; der myomatöse Anteil ist dabei meist gutartig. Myom mit muskelzelligem Sarkom,
mit anderen Worten teilweise reife myomatöse Partien, teils muskelzellige Sarkome
sind häufig, nach meinen Befunden allermindestens 50% der Wandungssarkome,
während die reinen Bindegewebssarkome und die Bindegewebssarkome im Myom
höchstens je 25% ausmachen. Diese annähernden Zahlen sind nicht einwandfrei, weil eine genaue Bestimmung einzelner Falle schwierig ist. Die Tumoren
mit muskel- und bindegewebszelligen Sarkomparenchym zugleich sind jedenfalls
selten. Ob ein zellreiches Myom gut oder bösartig ist, hängt vom Allgemeinzustand des Menschen ab.

Muskelgewebssarkome. Myogene Sarkome und Sarkomyome.

In der Überschrift unterscheiden wir muskelzellige Sarkome in
der Uteruswand selber und solche in Myomen gelegene.

Die Mehrzahl aller Wandsarkome sind muskelzellig. Die reifste Form sieht
dem Myom sehr ähnlich „Myoma malignum" (KRISCHE, MINKOWSKI, v. BEESTEN,
SCHLAGENHAUFER, v. HANSEMANN, RIBBERT, MALLORY, v. FRANQUÉ, R. MEYER,
VERSÉ u. a.). Unter der Flagge des Leiomyoma malignum segeln auch unreine
Fälle, die nur teilweise die Myomstruktur bewahren. Ob überhaupt ganz reine
Myome ohne Abweichungen der Zellstruktur destruierend wuchern, ist noch
nicht erwiesen. — Ungewöhnliche Zelldichte und Mangel der Wirbelstruktur
findet man stets, geringe Zellatypien nur bei ausgiebiger Untersuchung.

Die fließenden Übergänge vom Myom zum gemischtzelligen Sarkom kann
man durch Einteilung festlegen: 1. Zellreiche Myome mit überwiegend reifen
Muskelzellen, wenig spindelzelligen Teilen ohne Kernatypien, kein deutliches
infiltratives Wachstum. Eine Beurteilung des späteren Schicksals ist unmöglich,
weil nicht allein von der Struktur abhängig. 2. Das gleiche mit deutlich diffusem
Vordringen in die Umgebung. 3. Infiltratives Vordringen des überwiegend
muskelzelligen zelldichten Parenchyms; diffuse Übergänge zwischen muskelzelligen und spindelzelligen, sehr zelldichten Partien ohne besondere Kernatypien. 4. Dasselbe mit stärkeren Ungleichheiten des Chromatins, zunächst
durchgängige Punktierung der Kerne. Auch Veränderung der Kernform und
Größe. 5. Alle quantitativen Abstufungen zwischen Partien mit Spindelzellen,
solchen mit Muskelzellen und Übergangszellen. Fast reine Spindelzellsarkome
mit wenig Muskelzellen bis zu größeren muskelzelligen reifen Partien. 6. Gemischtzellige Sarkome aus Muskelzellen mit Übergangsformen zu ganz atypischen Zellformen meist großspindligen aber auch runden „Sarkomzellen"
mit starken Kernatypien.

Diese willkürliche Einteilung umfaßt nur die myogenen Sarkome. Es sind also myozelluläre (myotypische), myofusizelluläre und partim myoglobizellulare Formen, zugegeben, daß eine Unterscheidung der letzteren von den mesenchymalen Mischformen manchmal noch nicht gelingt. Das diffuse infiltrierende Wachstum ist um so geringer je reifer die Zellform und steigt mit dem Gehalt an Spindel- und Rundzellen. Die Spindelzellen sind kleiner als die Muskelzellen, stehen dichter und liefern weniger

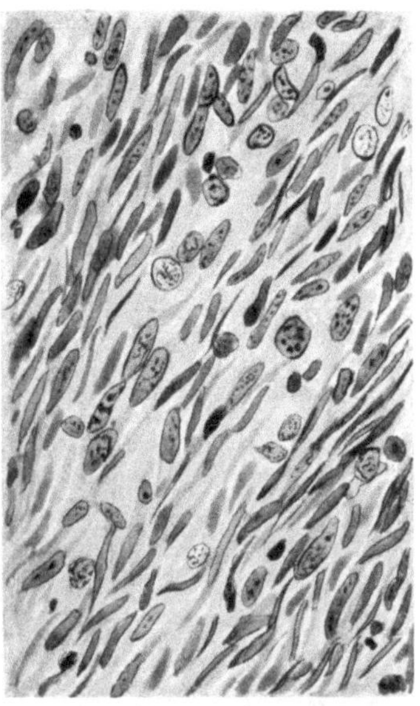

Abb. 223. Von demselben Praparat wie Abb. 222. Muskelkerne stellenweise in regressiver Veranderung; Vergroßerung, Chromatinanomalie. (Leitz 7, Ok. 3.)

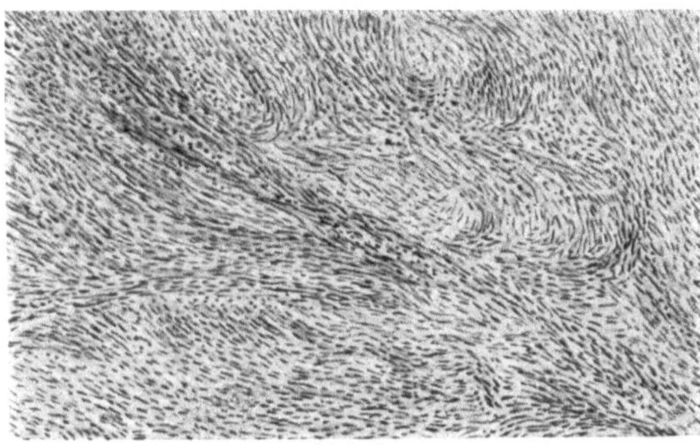

Abb. 222. Muskelzelliges Sarkom. Fruhstadium (Myoma malignum). (Leitz 3, Ok. 3.)

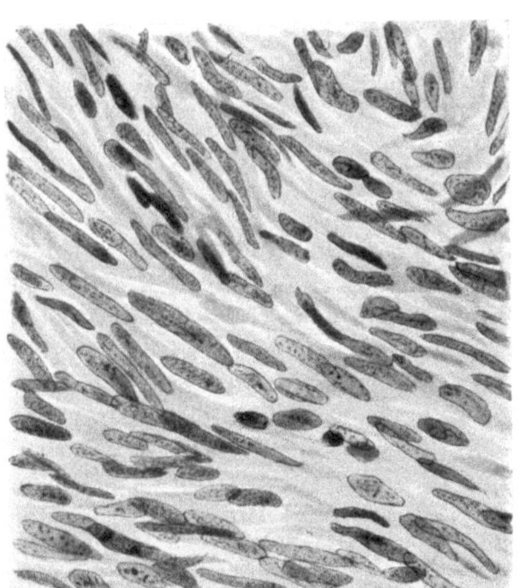

Abb. 224. Muskelzelliges Sarkom. Teilweise erhebliche Vergroßerung der Kerne. (Leitz 7, Ok. 3.)

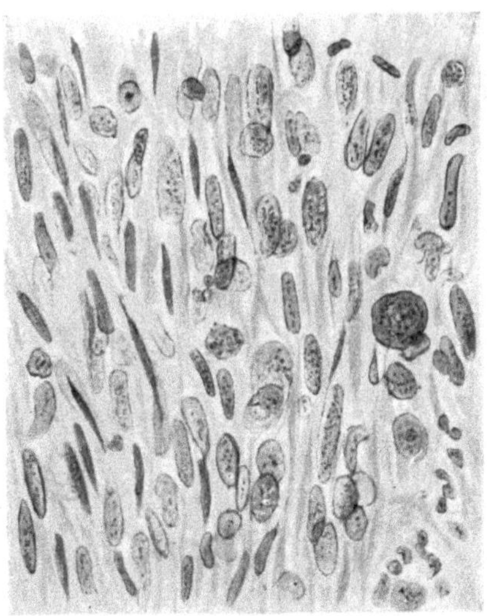

Abb. 225. Starkere regressive Kernveranderungen in einem muskelzelligen Sarkom. (Leitz 7, Ok. 4.)

Fibrillen; die Kerne sind meist schlank aber auch häufig kurz oval. Der Zelleib fibrillar nimmt mit zunehmender Reifung Giesonfärbung ähnlich normaler Muskulatur an.

Die Zellen liegen in Bündeln, die unregelmäßig gekreuzt verlaufen, Übergänge, Ausreifung zu Muskelzellen findet man an der Tumorperipherie am häufigsten, doch ist gerade hier die Gefahr der Verwechslung mit infiltrierter Uteruswandmuskulatur nicht gering (Abb. 222—225).

Die Atypien können sehr gering sein; im Anfange nur „Punktierung der Kerne". Es gesellen sich einzelne gröbere Chromatinkörnchen hinzu, die größer werden unter zunehmender Quellung des Kernplasmas. Es folgt Lappung und Auflösung der Kerne. Die zunächst fibrilläre Struktur des Zellplasmas geht unter zunehmender Auffassung und Quellung verloren. Zugleich mit dem ersten Auftreten der Kernatypien macht sich anfangs leichte hyaline Quellung der interzellulären Fibrillen bemerkbar, die zugleich mit zunehmender Kerndegeneration allmählich verschleimt und verflüssigt werden. Die gleichen Zellveränderungen werden meist als Umwandlung von Muskelzellen in Sarkomzellen geschildert (C. RUGE, ULESKO STROGANOWA, MASTNY u. a.).

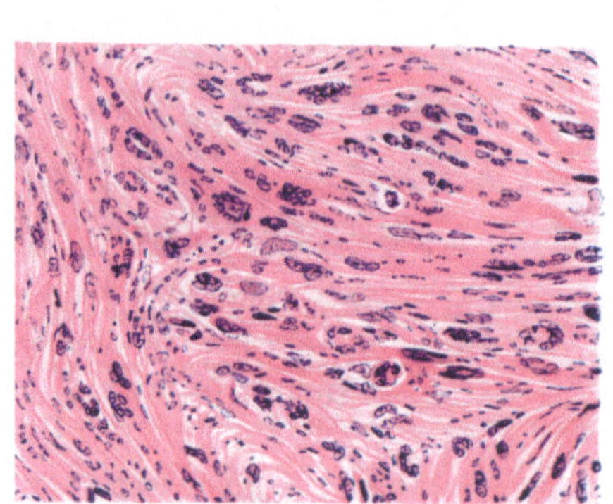 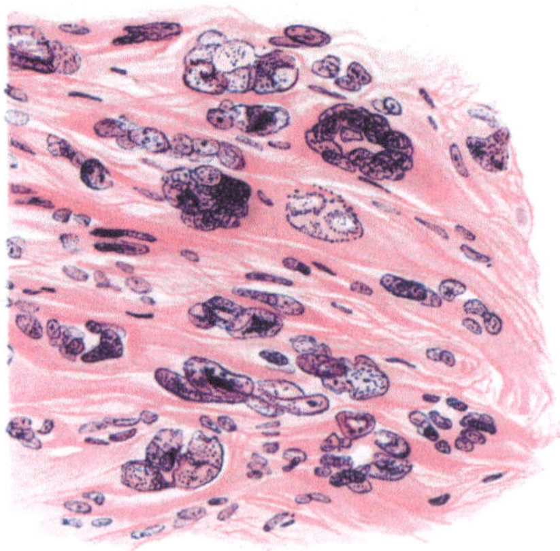

Abb. 226.   Abb. 227.

Abb. 226 und 227. Eigenartige Riesenzellbildungen in hyalin gequollenen Partien eines muskelzelligen Sarkoms. (Leitz Obj. 3, Ok. 3 und Obj. 5, Ok. 3.)

Einige muskelzellige Sarkome, jedoch die Minderzahl neigt von früh auf zur Zellatypie, die besonders durch große klecksige Kerne mit reichlichem Chromatin auffällt. Neben großen spindligen kommen rundliche und zuweilen Riesenzellen vor, meist mit einem Kerne. In einem Falle (Abb. 226 und 227) bildeten an Stellen ziemlich erheblicher hyaliner Quellung die Kerne eines muskelzelligen Sarkoms eigenartige kranzförmige Zusammensinterungen, die nur bei schwächerer Vergrößerung an LANGHANSsche Riesenzellen erinnern. Selbst bei vorgeschrittenen Kernatypien finden sich oft noch reichliche Muskelsarkompartien, deren Plasma durch Säurefuchsin charakteristische Färbung annehmen, namentlich mit WEIGERTs Eisenhämatoxylin. In anderen Fällen von Sarkomen in Myomen fällt die Färbung nicht positiv aus, nicht nur nicht bei vorgeschrittener Kernatypie sondern auch nicht bei spindelzelligen Sarkomen. In solchen Fällen ist es nicht immer möglich, das jugendliche Muskelzellsarkom vom Bindegewebssarkom zu unterscheiden, selbst in kleinsten Tumoren nicht. Mitosen habe ich niemals in den reifen Muskelzellen gefunden, wohl aber in den jugendlichen Zellformen. Ein über kindskopfgroßes spindelzelliges Sarkom, das den unteren Teil des Korpus und das ganze Kollum zerstört hatte, scheint völlig bindegewebszellig zu sein und ebenso eine große Metastase im oberen Teil des Korpus; vielkernige Riesenzellen und Kernatypien an vielen Stellen.

Dennoch läßt ein kleiner Teil des Tumors erkennen, daß er aus einem Myom hervorgegangen ist. — Deshalb wiederhole ich, daß die angegebenen Zahlenverhältnisse zwischen den muskelzelligen und bindegewebszelligen Sarkomen nicht zuverlässig sind. Es werden viele muskelzellige Sarkome verkannt, weil sie vorwiegend unreife, kleine, spindelige Zellen und Kerne oder bereits in starkem Verfall (nicht „Anaplasie") befindliche vielgestaltige „atypische" Zellformen haben.

Bindegewebs- oder fibrogene Wandsarkome und ebensolche in Myomen.

Die bindegewebszelligen Sarkome kommen teilweise in Myomen vor, zum Teil auch selbständig; in letztem Falle erinnern sie zuweilen stark an die Schleimhautsarkome. Man kann spindelzellige, rundzellige und gemischtzellige Bindegewebssarkome unterscheiden.

Nach der Zusammenstellung PIQUANDs sind beschrieben 42 Spindelzell-, 34 gemischtzellige, 26 Rundzellsarkome, 42 muskelzellige; diese Statistik hat nichts Verbindliches in histogenetischer Beziehung, besonders wenn man unsere Auffassung der muskelzelligen Sarkome teilt; die Einteilung ist also ganz äußerlich.

Aus der Zusammenstellung GALs von statistischen Angaben der Autoren PIQUAND, HEIST, EVANS, VOGT, STEINHARDT und eigenen Fallen kann man ohne weiteres die Unbrauchbarkeit aus der gänzlich verschiedenen Auffassung der Autoren erkennen. PIQUAND hat unter der großen Zusammenstellung von 144 Fällen kein einziges großzelliges erwähnt, dagegen haben VOGT unter 29 Fällen 6 großzellige und STEINHARDT 49 Fällen 8 großzellige Sarkome berechnet. Das geht natürlich nicht mit rechten Dingen zu. Aber noch weniger ist der völlige Mangel an muskelzelligen Sarkomen in der Gesamtzahl von 111 Fällen von GEIST, EVANS, VOGT irgendwie maßgeblich zu nennen. Auch die gemischtzelligen Sarkome stellen eine so große Menge dar unter allen Angaben, daß sie nur durch die Nichtachtung erklärlich ist, die allgemein der Unterscheidung von Zellquerschnitt und Längsschnitt zuteil wird. Man beachte den Gefäßverlauf! Für die Beurteilung der Zellformen dürfen grundsätzlich nur Gewebspartien mit längsgetroffenen Gefäßen dienen. Wo diese fehlen, ist entsprechende Vorsicht und ein Sondervermerk in der Beschreibung notwendig.

Nur eines kann man getrost sagen: wirkliche rundzellige Sarkome sind sehr selten und von den spindelzelligen ist die überwiegend große Mehrzahl muskelzellig.

Sarcoma fibrofusicellulare.

Es ist nicht möglich die in der Literatur niedergelegten „Spindelzellsarkome" auf ihre Zugehörigkeit zu den myogenen und fibrogenen Tumoren zu prüfen, von denen die ersten offenbar häufiger vorkommen.

Wenn GEIST unter 12 Sarkomen 5 reine Spindelzellsarkome fand und SCHAMONI 6 Spindelzellsarkome gegen 16 Myosarkome, so sind vermutlich die meisten von ihnen muskulärer Abkunft: reine Spindelzellsarkome des Corpus uteri beschreiben ferner RICKER, v. FRANQUÉ, v. HANSEMANN, KATZ, LEOPOLD, ZACHERL, R. MEYER; in der Cervix uteri GRENSER, DEUTSCH, R. MEYER, in der Portio DAVIES.

Unter den als Polypen angeführten Sarkomen ist ein Fall von KUNCZ und ZACHER zu erwahnen, der mit „fibrosen Polypen" anfing und mit Ausbreitung durch den Uterus mit Metastasen endete. Die Autoren nennen den Tumor dem Granulationsgewebe ahnlich, das stellenweise zellreich, an anderen Stellen zellarm gebaut ist, viele Kapillare und Wandzellen enthält. Neben den Partien mit meist unreifen Zellen findet sich auch faseriges Gewebe, auch sehniges und sternförmige Zellen.

Ein Teil der bindegewebigen Sarkome tritt in Myomen auf, ein anderer Teil selbständig. Die Unterscheidung der atypischen Spindelzellen nach Herkunft ist gewiß häufig nicht möglich, aber von den jugendlichen Spindelzellen muskulärer Herkunft unterscheiden sich die bindegewebigen Sarkomspindelzellen dennoch, solange sie nicht atypisch sind. Die ersten sind meist viel regel-

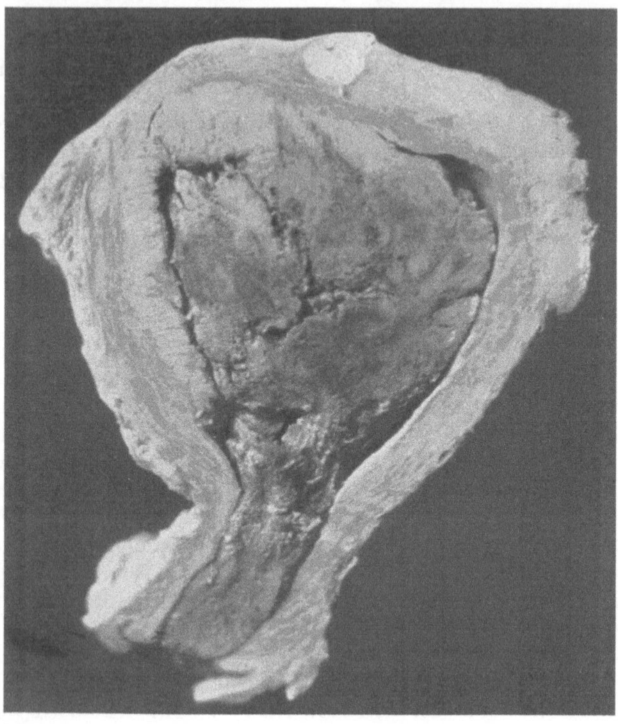

Abb. 228. Spindelzelliges Bindegewebssarkom der Schleimhaut vom Fundus uteri her polypös bis zum außeren Muttermunde. Die Muskelwand des Uteruskorpers in großer Ausdehnung vom Sarkom durchsetzt. Photo 4 : 5.

mäßiger gebaut und gestellt; am Zelleib gelingt es nicht wesentliche Unterschiede zu finden, nur fällt mit Weigerts Eisenhämatoxylinsäurefuchsin der schroffe Färbungsunterschied an der Grenze zur Muskulatur auf (Abb. 230). Die Spindelzellen der bindegewebigen Sarkome haben viel unregelmäßigere Kernform als die muskelzelligen, können ihnen allerdings auch gelegentlich sehr ähnlich sein. Die Anordnung zu Bündeln erreicht selten einen annähernden Grad von Regelmäßigkeit wie beim muskelzelligen Sarkom, die allerdings auch bei diesem fehlen kann.

In den muskelzelligen Sarkomen findet man neben den Spindelzellen fast immer auch reifere Stellen, und zwar gar nicht selten größere Partien. Dieses Unterscheidungsmerkmal kann freilich täuschen an Stellen, wo das Sarkom in einem Myom oder in der Uteruswand vordringt. Das bindegewebszellige Sarkom ist entweder leidlich scharf gegen das Myom abgegrenzt (Abb. 230) oder durchsetzt es mehr diffus (Abb. 231).

Ganz reine Spindelzellsarkome sind übrigens sehr selten und dann meist kleinspindelzellig, wie ich RIBBERT zustimme. Viel häufiger sind sie mit rund-lichen Zellformen gemischt und mit unregelmäßig polymorphen Zellen. Nur zuweilen werden die Spindelzellen recht groß und lang mit reichlicher Fibrillen-bildung.

In Abb. 233 gelangt ein spindel-zelliges Wandsarkom, ein sehr großer Tumor zur Darstellung, der durch flache aber sehr ausgedehnte lymphangiektati-sche Räume in Lappen abgeteilt wird.

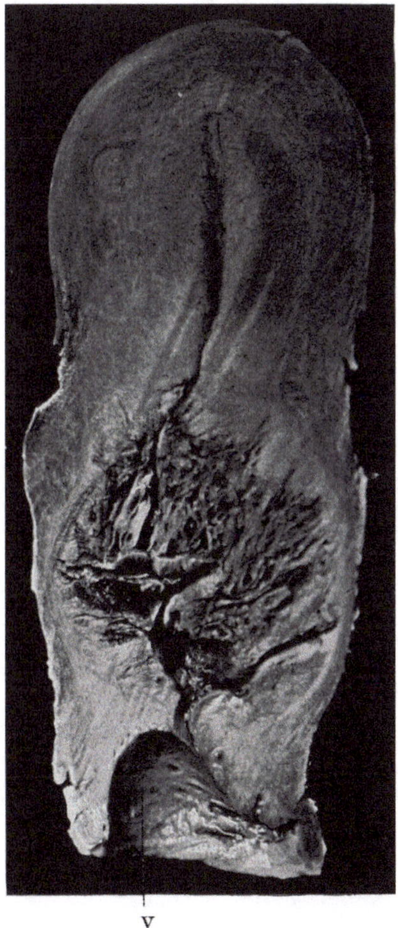

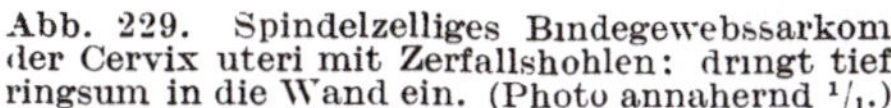

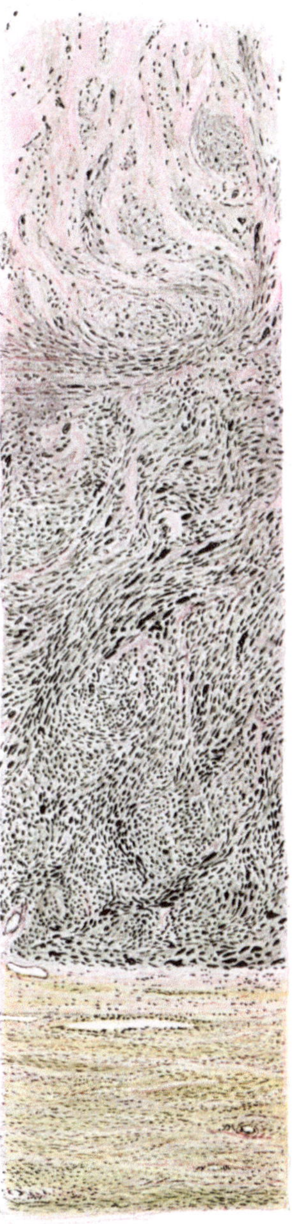

Abb. 229. Spindelzelliges Bindegewebssarkom der Cervix uteri mit Zerfallshöhlen: dringt tief ringsum in die Wand ein. (Photo annähernd ¹/₁.)

Abb.230. Spindelzelliges Sarkom mit Kernatypien zentral in einem Myom. Die inneren Schichten hyalin degeneriert. (Leitz Obj. 3, Ok. 0, Tub. 15.)

Die bindegewebszelligen Sarkome haben vor den muskelzelligen Sarkomen eine innigere Beziehung zu den Gefäßen voraus; sie neigen außerdem mehr dazu,

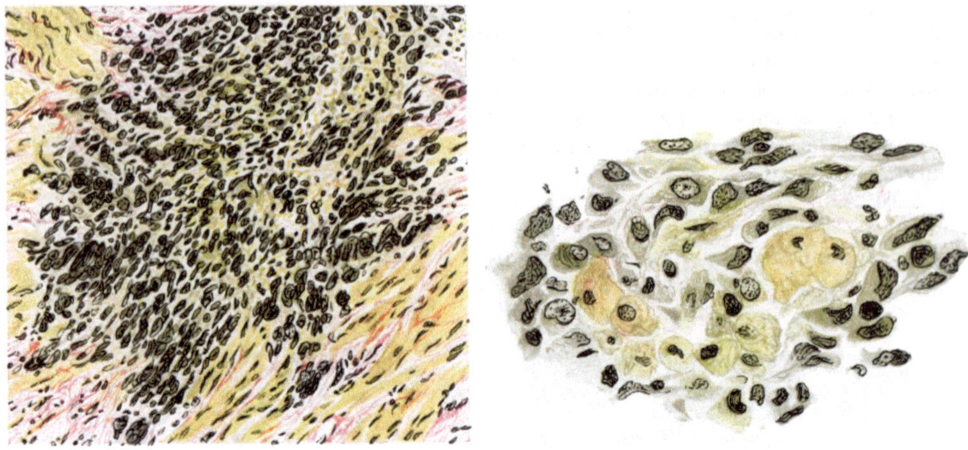

Abb. 231.

Abb. 232.

Abb. 231 und 232. Polymorphzelliges Sarkom, durchsetzt vom Zentrum her diffus das Myom; die
Myomzellen aufgequollen farben sich noch gelb, werden aber allmahlich aufgelost.
(Abb. 231: Leitz Obj. 3, Ok. 4, Tub. 20.   Abb. 232: Ölimmers. $^{1}/_{12}$, Ok. 0, Tub. 10.)

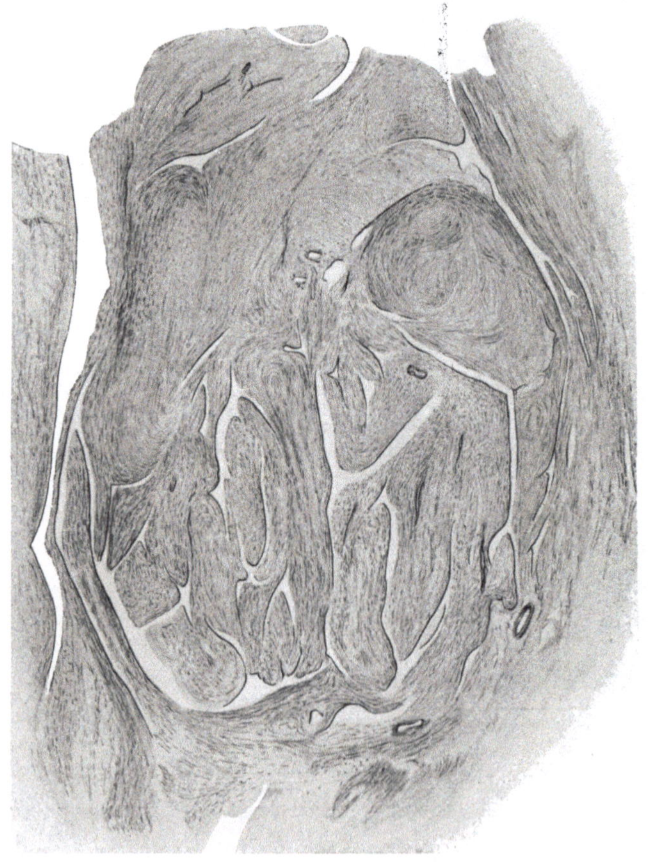

Abb. 233. Spindelzellsarkom lymphangiektatisch gelappt. (Lupe.)

sich polypös in die Gefäßlumina einzustülpen und zunächst mit deren Wand-
endothel überzogen sich intravaskulär wurmartig auszubreiten. Bei muskelzelligen Tumoren ist das sehr selten. Das Endothel wird schließlich unterbrochen, das Sarkom legt sich an die Gefäßwand und durchsetzt sie von innen
nach außen; die bis dahin scharf umschriebenen Sarkomherde werden dann
diffus (Abb. 234).

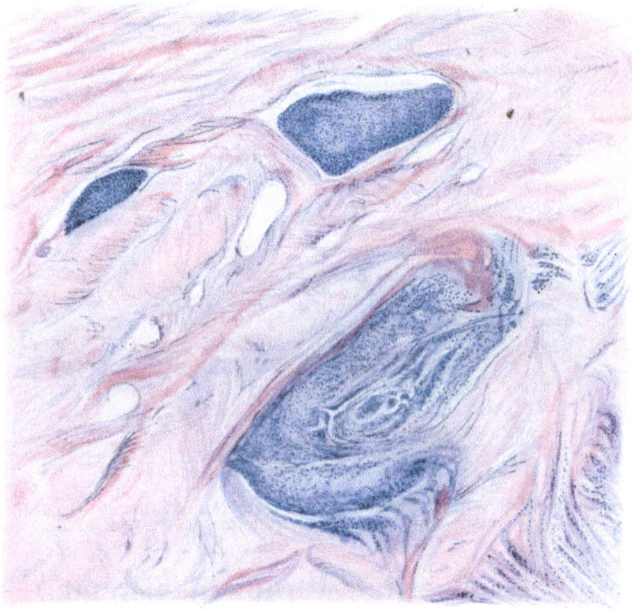

Abb. 234. Überwiegend spindelzelliges Sarkom der Uteruswand an zwei Stellen in Gefäßen bei
erhaltenem Endothel ausgebreitet, an einer Stelle bereits in das Gewebe eingedrungen.
(Zeiß, Lupe a*, Ok. 3 auf ²/₃ verkleinert.)

Das rundzellige Bindegewebssarkom. Sarcoma fibroglobicellulare.

Fälle von Rundzellensarkomen in Myomen stammen von v. FRANQUÉ,
MORALLER, STRUNK, GUIBÉ und BENDER, R. MEYER.

In MORALLERs Fall bestand nahe Beziehung zu den Gefäßen, in STRUNKs Fall
war ein Knoten rundzellig, besonders spindel- und riesenzellig. Auch bei
v. FRANQUÉ fanden sich die Rundzellen mit Spindelzellen gemischt; in einem
intramuralen Rundzellensarkom fand v. FRANQUÉ Riesenzellen.

Rundzellensarkome der Zervix (DEPAGE) und der Portio (EMANUEL v
WENZEL, PEINE, ein eigener Fall), sind bei der verhältnismäßig geringen Zahl
von Portiosarkomen etwas auffallig, zumal von den sogen. „Endotheliomen"
der Portio noch viele den rundzelligen Sarkomen zuzurechnen sind. Der verhältnismäßig starke Bindegewebsgehalt der Portio hangt vielleicht hiermit
zusammen. Am reinsten rundzellig fand ich ein Portiosarkom; im Korpus einmal
ein Rundzellsarkom im Myom (Myosarcoma fibroglobicellulare) jedoch gemischt
mit kurzspindligen Zellen (Abb. 235); ferner im Korpus ohne Myom ein gemischt
rund-spindelzelliges Sarkom, welches den Schleimhautsarkomen verdächtig
ähnlich sieht

v. Strasser beschreibt ein kleinrundzelliges Sarkom der Uteruswand mit Myomen und einem Carcinoma adenomatosum der Schleimhaut ohne Zusammenhang mit dem Sarkom.

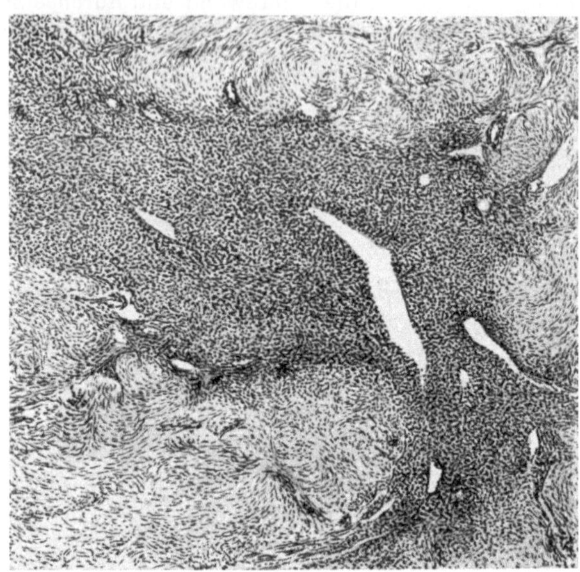

Abb. 235. Rund- und spindelzelliges Sarkom mit erweiterten Lymphgefäßen durchsetzt, in zerstreuten Zugen ein Uterusmyom. (Leitz Ok. 3, Obj. 3.)

Großzellige Rundzellsarkome.

Die runde Zellform wird hier noch weniger scharf innegehalten, als bei den kleinrundzelligen Tumoren; offenbar gehen unter diesem Namen verschiedene Arten. In einigen Tumoren mit starken Abweichungen von der normalen Zellstruktur mögen besondere Degenerationen und regressive Erscheinungen in Frage kommen; sie sind durch starke Nekrosen und durch Gefäßdurchwachsung als vorgeschrittene Tumoren gekennzeichnet. Andere großzellige Tumoren haben gut erhaltene Kerne und Zelleiber, deren Konturen mit eng anliegenden Fibrillen bedeckt sind. Sie neigen zu Alveolenbildung (Borst) und erinnern an die großen großzelligen Tumoren des Hodens und des Ovariums (Rössle beim 10jährigen Mädchen), zu denen ich zwei eigene Fälle rechne, bei welchen makroskopisch es nicht möglich war zu sagen, ob die großen Tumoren dem Ovarium oder dem Uterus angehörten. Das erste ist viel wahrscheinlicher.

Gemischtzellige Sarkome und Mischtumoren.
Riesenzellen.

Einer besonderen Aufführung bedürfen diese Sarkome nur dann, wenn sie mit zwei oder mehreren Parenchymarten bedacht sind.

Die übrigen Mischungen verschiedener Reife ein und derselben Zellart rechtfertigen keine gesonderte Stellung; ebensowenig die polymorphzelligen Fälle, welche zwischen polygonal und unregelmäßig gestalteten Rund- und Spindelzellen schwanken (Abb. 235).

Unter meinen Sarkomen, die in Myomen auftreten, fand ich ein großspindelzelliges Sarkom mit echter Verschleimung, ein Angiosarkom, zwei kleinspindelzellige Sarkome, drei großzellige Sarkome, mit runden und ovalen Zellen davon eines mit Riesenzellen. Ferner polymorphzellige gemischt mit Muskelzellen. Solche Fälle gehören den mesenchymalen Mischgeschwülsten an.

Riesenzellen sind fast immer einkernige parenchymatöse Riesenzellen; symplasmatische Riesenzellen erwähnen EMANUEL, BORRMANN. Die einkernigen Riesenzellen findet man in der Portio (FRANKL, VIGI), im Korpus, (FLEISCHMANN, BROWN, HEINRICH, NIJHOFF, VOGLER, RHEINSTEIN, WURHAFF; Literatur bei MORALLER, PIQUAND). — Wie weit diese Fälle den muskelzelligen und bindegewebszelligen Sarkomen zugehören, ist schwer zu unterscheiden.

Über angebliche Teilungserscheinungen (?) der Riesenzellen s. WURHAFF, RHEINSTEIN.

Ein von VIGI beschriebener Sarkomfall beim 26 Monate alten Kinde, der von der Portio auszugehen schien und schließlich das Becken ausfüllte, wird als Riesenzellensarkom bezeichnet.

Ich sah Riesenzellbildung in muskelzelligen Sarkomen etwa ebenso häufig wie in den übrigen Wandsarkomen: nämlich in annähernd 8 %. Ich rechne sie stets zu den Erscheinungen der Rückbildung. In kleinen Sarkomen fehlen sie.

Metastasen.

Metastasen gelten als selten, weil sie scheinbar nicht frühzeitig auftreten; die operierten Frauen haben oft keine Metastasen. Bei 33 Sektionen fand GESSNER 24 mal Metastasen meist in Lunge und Leber auf dem Wege der Blutbahn. Die Ovarien sind selten befallen (GESSNER, PEINE, v. FRANQUÉ, GERAUDEL). Retrograde Metastasen in Vagina, Vulva s. b. HECHT. Lange Geschwulstthromben in den Gefäßen „plexiform", wurmartig stecken auf langen Strecken in den Gefäßen im festen Zellverbande, ohne daher fortgeschwemmt zu werden. Gelegentlich haben sie einen Überzug des Gefäßwandendothels oder wie HEUNICKE beschreibt, sogar von anderen Gefäßwandteilen.

Die Metastasen der muskelzelligen Sarkome beweisen ihre Destruktionsfähigkeit. KRISCHES „Myoma malignum" machte besonders zahlreiche Metastasen mit diffuser Durchwanderung der befallenen Organe. Direkte Fortpflanzung von durchbrochenem Uterus auf das Ovarium durch Implantation (v. FRANQUÉ, SPIEGELBERG, AHLFELD, ALBRECHT). Lymphbahnmetastasen in retroperitonealen Lymphknoten ohne Erkrankung der Parametrien s. b. RITTER, GESSNER; in der Gravidität eignen sich die erweiterten Lymphbahnen besser zur Metastasierung (BORRMANN, HERZFELD).

Die Metastasen haben gleichen Bau wie die Primärtumoren, auch gemischtzellige und riesenzellige (MASTNY); nur HEINRICH gibt bei spindelzelligem Tumor Spindel- und Rundzellen (?) in den Metastasen an.

In einem Falle von BALTZER waren die Metastasen eines drüsenhaltigen gemischt- und riesenzelligen großen polypösen Korpussarkoms unter anderen in das Netz geraten und hier mit den Metastasen eines Ovarialkarzinoms zusammengeraten ein metastatischer Kollisionstumor.

HALTER nimmt in einem Falle von gemischtzelligem Sarkom im Uterus und im retroperitonealen Gewebe bei gleichartigem Bau beider Tumoren eine doppelte Anlage embryonaler Keime an ohne die Möglichkeit einer Metastase zu erörtern.

Wenn OPITZ bei Gelegenheit der Demonstration eines Uterussarkoms mit faustgroßen Metastasen um den Scheideneingang herum diesen Sitz sowohl bei Sarkomen wie bei Karzinomen als „in einer ganzen Reihe von Fällen" beobachtet bezeichnet, so kann ich das nicht bestätigen.

Sekundäre, regressive Veränderungen.

Die muskelzelligen Sarkome erleiden im allgemeinen wenig und spät regressive Veränderungen; leichtere Grade von Ödem, Verschleimung, hyaliner Degeneration gehören zu den ziemlich regelmäßigen Befunden.

Nekrosen und stärkere Grade der Erweichung pflegen in den muskelzelligen Tumoren erst bei ansehnlicher Größe aufzutreten, dagegen reichlich in den spindelzelligen und noch mehr in den rundzelligen Tumoren mit starker Abweichung in der Zellstruktur und Riesenzellen; diese sind stets mit regressiven Vorgängen verknüpft. In einem spindel- und polymorphkernigem apfelgroßen Sarkom, welches die Uteruswand diffus durchsetzt und die Schleimhaut völlig zerstört hat, ist der größte Teil gelatinös schleimig, fast zähflüssig erweicht. (Abb. 236 u. 237). Ein anderes Sarkom in einem submukösen orangegroßen Myom

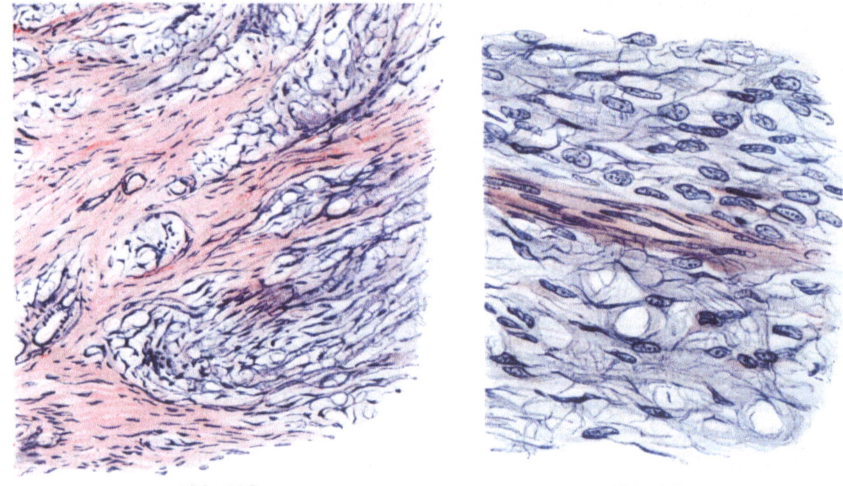

Abb. 236.   Abb. 237.

Abb. 236 und 237. Spindelzelliges Sarkom der Uteruswand im Korpus. Sogenanntes Gallertsarkom. Verschleimung des Sarkoms zwischen Muskelbundeln. Hämalaun Eosin Abb. 236 (Leitz Obj. 3, Ok. 3, Tub. 17,5, Abb. 237 Leitz Obj. 5, Ok. 3, Tub. 17,5.)

(Nr. 4427) einer 56jährigen Frau war in allen Teilen bis unmittelbar an die Grenze der myomatösen Partie gelatinös erweicht und nur mikroskopisch an den intramyomatös vorgeschobenen diffusen und knotig umschriebenen Herden kleinspindliger dichtgesäter Zellen als Sarkom kenntlich.

Erweichungsherde und Höhlen gehen immer noch gelegentlich als „zystische Sarkome"; so noch kürzlich in einem polymorph, rund-spindelzelligen Sarkom (Fall HALTER).

Nekrosen, oft mit Verfettung in einzelnen Zellgruppen dehnen sich allmählich auf größere Strecken aus mit Erweichungsherden; bei Polypen zuweilen mit Gangrän. Hämorrhagien, Thrombosen führen oft zur Zerstörung des größten Tumoranteils. Schleimige Degeneration (KOLDE) fand ich nur einmal mit typischer Muzinreaktion; s. a. VIRCHOW, RICKER, FINDLEY, v. FRANQUÉ, SCHULTES, RITTER, VOGLER, PICK, HEINZER, GUSSEROW, KUNDRAT, KABLÉ.

Hyaline Degeneration und Nekrose s. b. VOGLER, v. KAHLDEN, KABLÉ, v. FRANQUÉ, KLEINSCHMIDT, HEINZER.

Kavernöse Gefäße, Teleangiektasien: BREISKY, ASLANIAN, v. FRANQUÉ, JOHANNOWSKY, JACUBASCH, KURZ.

Lymphangiektasien kommen ebenso wie Hämangiektasien nicht nur infolge Stauung vor, sondern durch Beanspruchung seitens polypös eindringender Tumorteile; die Gefäßendothelien vermehren sich stark; anders könnten nicht die großen labyrinthischen Räume bekleidet sein (s. Abb. 233).

Lymphangiektatische Sarkome beschreiben MENGE, GESSNER, MÜLLER, v. KAHLDEN, HEGAR MORGENROTH, MORALLER, zum Teil unter dem Namen „lymphangiektatisches Angiosarkom". — Lymphzysten: W. MÜLLER, KÜHN. Die perivaskuläre Gruppierung der einzig gut erhaltenen Tumorzellen bei sonst starker Nekrose (s. Abb. 238) wird als Angiosarkom irrig gedeutet.

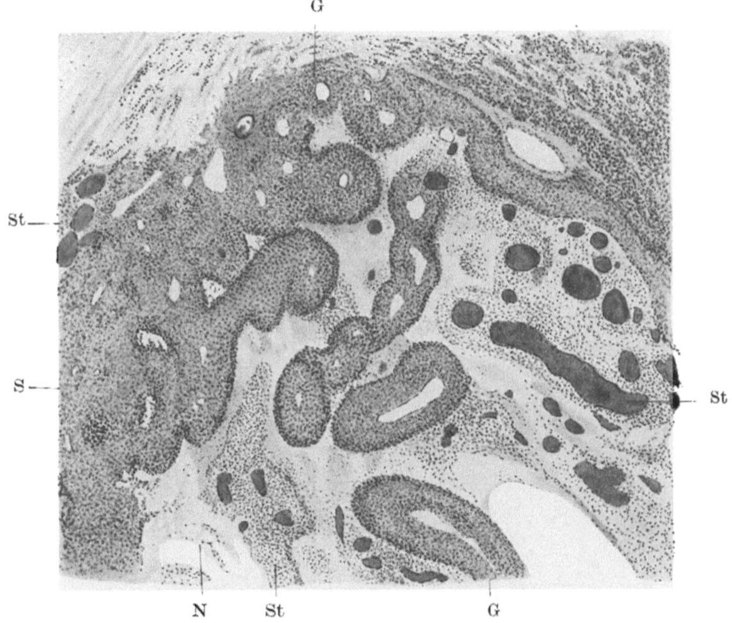

Abb. 238. Polymorphzelliges Sarkom mit Blutstauung und teilweiser Nekrose. Besser erhaltene Sarkomstelle S, Sarkom nur noch als Gefäßmantel erhalten G. Bei St sieht man Übergang dieser Gefäßmäntel in Nekrose N. (Schwache Vergrößerung.)

Besondere Formen von Wandsarkom.

Als Alveolarsarkome gehen unberechtigterweise Tumoren mit makroskopischen Septen (GEBHARD), ein Myosarkom (v. FRANQUÉ), ein Spindelzellsarkom der Portio mit Muskelbindegewebssepten (LERCHENTHAL), s. a. DRESSLER, POCHMANN, STERNBERG.

Es stellt sich bei genauerer Betrachtung immer deutlicher heraus, daß die alveoläre Form vom Standpunkte der Geschwulstgenese, eine ganz nebensächliche Erscheinung ist, namlich eine Folgeerscheinung in erster Linie rückschrittlicher Natur.

Die alveoläre Struktur tritt einmal — dahin rechne ich Fälle von BECKMANN und von DURET — bei Gefäßerweiterungen auf, namlich wenn erweiterte Gefäße netzförmig Sarkomzellgruppen weiter auseinander drangen und zweitens wenn erweichte Partien und gut erhaltene Partien einer Geschwulst aufeinander drücken. Letzteres geschieht wie bei Myomen dann, wenn perivasale Zellmäntel der Geschwulst langer gut erhalten bleiben als die weitere Umgebung.

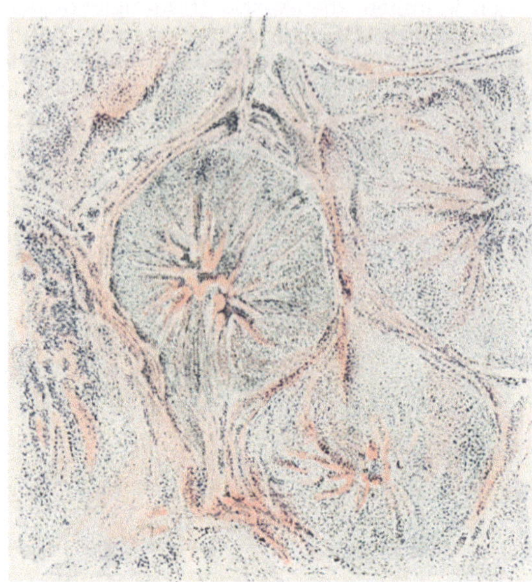

Abb. 239. Knollig abgeteiltes Sarkom mit radiärer Anordnung. (Zeiß Lupe a*.)

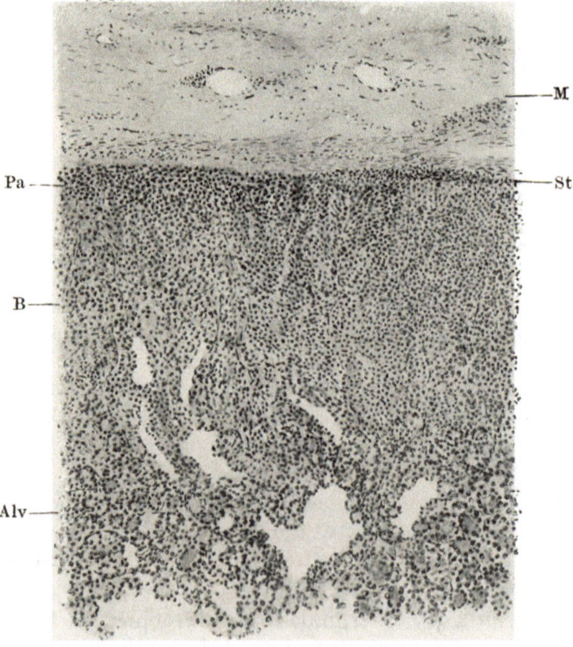

Abb. 240. Zystisches Uterussarkom peripher diffus, zentral alveolar geordnet, periphere Muskelschicht M, darunter eine Zone mit diffuser Vermischung von Parenchym Pa und Stroma St; weiter
zentral eine strangförmige Anordnung in Balkenform B mit sehr zarten Stromasepten. Schließlich
zentralwärts alveolare Partie Alv, vielfach adenomähnlich. (Zeiß A, Ok. 3.)

Eine eigenartige Form beschreibt R. Meyer; in strahlig gebauten mikroskopischen Knollen wechseln Streifen des sarkomatösen Gewebes mit ·hyalin degeneriertem fibrillären Gewebe wie Fächerstrahlen, während das Zentrum mehr netzförmig gebaut ist. Vielleicht ist die Struktur durch ein sekundäres Eindringen in die kleinknollige Myomform richtig erklärt (s. Abb. 239).

Ein „kleinalveoläres Sarkom" fand ALBRECHT stellenweise in einem sonst diffus rundzelligen Sarkom.

Auch ich habe ein teilweise „kleinalveoläres" Sarkom beschrieben (Abb. 240 u. 241), in dem die Gefäßanordnung nicht einen so nennenswerten Anteil an der alveolären Anordnung hat, daß man berechtigt wäre, an die Endotheliomdiagnose zu denken. — Keinesfalls stellt das Alveolarsarkom bisher eine wohlumgrenzte Gruppe dar; hier herrscht noch Unkenntnis. Man wird sogar VON HANSEMANN darin beistimmen dürfen, daß der Name „Alveolarsarkom" entbehrlich sei. Auch er weist auf die Gefäßanordnung als Ursache des alveolären Baues hin und zieht deshalb den Namen des Angiosarkoma vor.

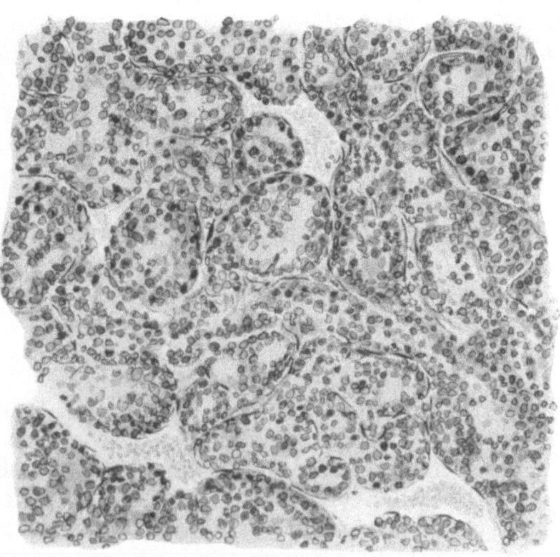

Abb. 241. Von demselben Falle wie Abb. 240 die alveolare, adenomähnliche Partie mit dilatierten, kapillären Blutraumen. (Zeiß DD, Ok. 3.)

Rhythmische Struktur in Sarkomen.

Es ist sehr fraglich, ob diese Tumoren irgendwie mit den Neurinomen zusammenhängen. Die Ähnlichkeit ist rein äußerlich. In einzelnen Sarkomen ist die Palisadenstellung der Kerne in parallelen Bändern, wie sie besonders in Neurinomen aber auch in Myomen und Sarkomen beschrieben worden ist (LAMBE, KRUMBEIN), durch den ganzen Tumor hindurch auffällig gut durchgebildet, besonders in einem Falle (Pr. 2616) meiner Sammlung bei einer

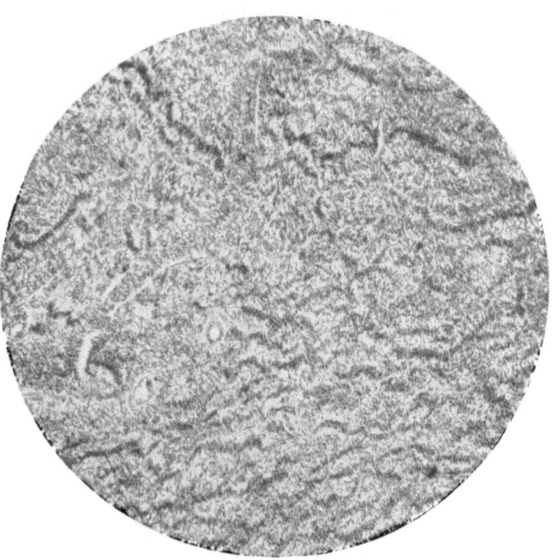

Abb. 242. Sarkom von durchwegs rhythmischer Struktur (Fall GEISLER, Virchows Arch. 128.) Man erkennt ,zahlreiche dunkle Linien, die stellenweise annahernd gleichsinnig verlaufen und senkrecht zu Lymphgefaßen. (Lichtbild, schwache Vergroßerung.)

48jahrigen Frau. Außer einigen erbsen- bis kirschkerngroßen Myomen findet sich eine ziemlich gut umschriebene weiche Geschwulst von der Größe eines halben Hühnereies intramural. Außerdem ein karzinomatöses Ovarialkystom.

Die kleine Uterusgeschwulst, ein spindelzelliges Sarkom ohne Kapsel, ohne
Gehalt an Muskelzellen zeigt in allen Teilen die gleiche Struktur wie in Abb. 242.
Der Fall ist von GEISLER genauer beschrieben worden. Einen ähnlichen Fall
sah BRAKEMANN, dessen sarkomatöse Natur schon durch die Durchsetzung
des Uterus, des Parametrium und des Ovarium klargestellt werden konnte.
Der Tumor ist stellenweise deutlich muskelzellig. In beiden genannten Tumoren
(GEISLER, BRAKEMANN) ist die Beziehung der Palisadenstellung der Kerne zu
den Lymphgefäßen ganz eindeutig, aber BRAKEMANN konnte außerdem auch
die Aufreihung der Bänder (Scheiben) um axial gelegene Blutgefäße nachweisen.
Außerdem fand er eigenartig große Zellen in radiärer Aufstellung als Mäntel
um Blutgefäße und xanthomartige Zellen. Außerdem sah ich die palisaden-
artige Kernstellung in langen Strecken in einem anderen Uterustumor des
Kollegen BRAKEMANN, der teils myomatös ist, teils aus unreifen spindligen
Zellen mit rhythmischer Struktur bestand. Diese Partien sind unscharf gegen
die Wand des Uterus abgesetzt.

Histogenese der Wandsarkome.

Die Umwandlung von fertigen Muskelzellen und besonders von Myomzellen
in Sarkomzellen (HEGAR, ROTHWEILER, RHEINSTEIN, v. KAHLDEN, WILLIAMS,
PICK, GLÄSER, ASCHOFF, GESSNER, MASTNY, PROCHOWNIK, STALLMANN, MOR-
PURGO, FRICKE, ULESKO STROGANOWA, HOHLFELD, BASSO, GEIST, OGOREK,
C. RUGE) wurde aus Übergangsbildern entnommen und häufig als „Metaplasie‘‘
bezeichnet, weil das merkwürdige Vorurteil bestand, eine Sarkomzelle sei eine
Bindegewebszelle im engeren Sinne.

Gegen die Umwandlung sprechen sich aus: RICKER, LUBARSCH, v. FRANQUÉ,
BORRMANN, HANSEN, ZIELER und FISCHER, R. MEYER, FRANKL, HOEVELS.
Genauere Darstellung siehe bei R. MEYER.

Jetzt neigt man allgemein zu der Ansicht, daß die Spindel- und Rundzellen
in den muskelzelligen Tumoren nicht bei der Teilung reifer Muskelzellen entstehen (GEBHARD, GESSNER, v. HANSEMANN), sondern umgekehrt, daß die unreifen runden und spindligen Vorstufen der Muskelzellen auch in den schnell
wachsenden „Sarkomen‘‘ stellenweise ausreifen (LUBARSCH, PAVIOT et BÉRARD,
BUSSE, R. MEYER).

Bei einer anderen Reihe von Fällen der Autoren waren die Sarkome zwar
auch Bindegewebssarkome, aber nicht durch Umwandlung von Muskelzellen
entstanden, sondern angeblich aus dem intermuskulären Bindegewebe der Myome;
man berief sich auf Teilungsvorgänge im interstitiellen Bindegewebe (RITTER) auf
„endotheloide‘‘ Zellen (RICKER), auf Sarkome, die ohne Myom zustande kamen
(WILLIAMS, VOGLER, v. FRANQUÉ, v. KAHLDEN, auf die fehlende „Umwandlung‘‘ von Muskelzellen in Sarkomzellen (ZACHERL, RODLER-ZIPKIN).

Die bindegewebige Sarkomgenese hatte viele Vertreter: VIRCHOW, v. WINI-
WARTER (CHROBACK), BIRCH-HIRSCHFELD, RICKER, LUBARSCH, v. KAHLDEN,
RITTER, HEINZER, GESSNER, VEIT, STÖCKLIN, BOMMER, v. WINCKEL, v. FRANQUÉ,
GLÄSER, BORRMANN, HANSEN, BORST, FLATAU, HOHLFELD, HYENNE u. a.

Auch jetzt noch werden Sarkome in Myomen oder ohne solche als Bindegewebssarkome gedeutet, weil keine „Umwandlung‘‘ von Muskelzellen in Sarkomzellen zu sehen ist (ZACHERL, RODLER-ZIPKIN). Während die Herkunft muskelzelliger Sarkome verhältnismäßig leicht nachweisbar ist, gelingt es schwer
einen Typus der bindegewebszelligen Sarkome abzugrenzen; noch weniger
gelingt es vorläufig für die Wandsarkome bestimmte Bindegewebselemente als
Ausgangspunkt festzulegen.

RITTER will Teilungsvorgänge im interstitiellen Bindegewebe nachweisen und allmählich zunehmendes Auftreten (?) von Zellhaufen und Muskelfasern. Nach RICKER liegen in inselartigen Zellhaufen des Bindegewebes bläschenförmige „endotheloide" Kerne zentral dicht gedrängt und peripher locker, so daß man die zarten Bindegewebsfasern aus der Umgebung in die Zellinseln hineintreten sieht.

Besonderer Beliebtheit als Ausgangspunkt der Sarkome erfreuen sich ebenso wie bei den Myomen die verschiedenen Elemente der Gefäße. Für FLATAU genügt die Gesamtnekrose des Sarkoms infolge Thrombose zur Annahme der Sarkomgenese aus der Intima der Gefäße!

Es werden von den Autoren beschuldigt die Wandungen kleiner Lymphgefäße (MENGE), der Kapillaren (MESLAY und HYENNE), das „Gefäßepithel" (CLEMENTE), die Gefäßwand im ganzen oder die Adventitia (KLEINSCHMIDT, AMANN, EPPINGER, VITRAC, PILLIET, MORALLER u. a.).

Der alte Fehler, die fertigen Geschwulstprodukte histogenetisch zu vergewaltigen hat auch neuerdings wieder CAPELLANI veranlaßt, ein Sarkom der Cervix uteri nicht aus einer Zellart, sondern aus Muskelbindegewebs- und Gefäßwandzellen zugleich entstehen zu lassen.

In dem Kapitel über besondere Sarkomformen haben wir bereits zum Ausdruck gebracht, daß den perivaskalen Anordnungen der Sarkomzellen meist eine unbegründete histogenetische Bedeutung zugemutet wird. Obgleich wir nach KLEBS die erste Entstehung der Sarkome in der Nachbarschaft von Gefäßen zugeben für einige Tumoren, so beweist das natürlich gar nichts für einen Zusammenhang der Sarkomgenese mit Elementen der Gefäßwand selbst.

Ferner ist es bei Neubildung kapillarer Gefäße gar nicht wunderbar, daß die schnell proliferierenden Sarkomzellen dem Endothel der Kapillare direkt anliegen, wie viele Autoren und ich selbst gesehen haben. Alles das erlaubt nicht, von Gefäßwandsarkomen zu reden. Wir haben bei den Endotheliomen und Angiosarkomen Gelegenheit, hierauf zurückzukommen. Für die Mehrzahl der Bindegewebssarkome gibt es keinerlei Anlaß, aus ihrem Aussehen Schlüsse auf ihre Mutterzellen zu ziehen. Nur erinnern zuweilen einzelne Wandsarkome so stark an Schleimhautsarkome, daß man Ursache hat, eine dem Schleimhautstroma ähnliche Grundlage anzunehmen, die sowohl auf angeborener als auch erworbener Schleimhautheterotopie als auch schließlich auf hyperplastischer Wucherung im intermuskulären und namentlich perivaskulären Bindegewebe beruhen kann.

Vorläufig muß man sich damit begnügen, überhaupt in einer Reihe von Sarkomen die bindegewebige Genese festzustellen, was im Einzelfalle nur durch das Moment der Ähnlichkeit mit anderen Bindegewebssarkomen und durch das der Unähnlichkeit mit den muskelzelligen Sarkomen möglich ist, wie wir namentlich bei dem spindelzelligen Bindegewebssarkom gezeigt haben (s. u. Sarkoma fibrofusicellulare).

Die Schwierigkeit kann bedeutend werden bei starken Abweichungen der Zellstruktur die muskelzellige Herkunft ausschließen. Die echten rundzelligen Sarkome sind fast immer Bindegewebssarkome. Reine Myoblastensarkome, also Sarkome in der ursprünglich runden Zellform der Muskelkeime sind noch nicht bekannt geworden; aber auch keine Falle mit größeren rundzelligen myoblastischen Partien.

Nach meinen Darlegungen (genauer a. a O.) ist die Annahme der Entstehung aus indifferenten Zellmaterial fahig alle Sarkomformen zu erklären; das muskelzellige Sarkom aller Reifegrade, das Bindegewebssarkom und die Mischformen. Indifferentes Zellmaterial kann mesenchymal sein, myoblastisch und fibroblastisch zugleich. Kleinste Reste solcher Gewebe können in Myomen wuchern, also Muskelzellsarkome, Bindegewebssarkome und Kompositionen beider im Myom liefern und können dieses durchsetzen und ersetzen. Daß ohne Myom im übrigen gleiche Geschwülste entstehen können, versteht sich von selbst (s. a. Borst). — Das kleinste Muskelzellsarkom (etwa $10 \times 2 \times 2^1/_2$ mm) fand ich in einem Uterus mit vielen kleinen und großen einfachen Myomen. Kenntlich als Sarkom durch einige Partien kleinster spindliger dicht gelagerter Zellen mit sehr geringer Faserbildung und durch diffuses Vordringen in die Umgebung unterschied sich das sarkomatöse Gewebe auch durch schwarzviolette Kernfärbung (Weigerts Eisenhamatoxylin) von den Muskel- und Myomzellen. Dennoch ist es als muskelzellig zu erkennen an deutlichen Übergängen, die ich weniger in einzelnen Zellen als in ganzen Partien sehe. Die etwas größeren Zellen sind länglicher und nehmen in geringem Grade den bräunlich gelben Farbenton an und ordnen sich auch mehr zu Bündeln an, zugleich liefern sie Fasern. — Das Eigentümliche des Befundes liegt darin, daß zwei kleine Myomknoten (1×2 mm und $2^1/_2 \times 4$ mm dem sarkomatösen Gewebe untermischt sehr starke, hyaline Rückbildung bereits erfahren haben. Die Sarkombildung ist offenbar jüngsten Datums. Histogenetisch ist sie der Myombildung gleichartig, ätiologisch bedarf sie einer besonderen Erklärung.

Ätiologie.

Ätiologisch wird von Kleinschmidt die Umwandlung von Myomen in Sarkome in einzelnen Fällen durch den Reiz erklärt, den eindringende gleichzeitig bestehende Uteruskarzinome hervorrufen.

H. Albrecht hat bereits auf einen Fall von Adreani hingewiesen, der für familiäres Vorkommen sprechen soll; die Patientin war erst 13 Jahre alt und zwei Schwestern von ihr sollen ebenfalls an Uterussarkom gestorben sein.

Der Einfluß des Alters ist ohne weiteres aus allen Angaben übereinstimmend ersichtlich. Das Sarkom im Myom wird vor der Menopause gefunden, nach Gal $61\,^0/_0$ unter 40 Jahren, nach Frankl $60\,^0/_0$ unter 50 Jahren, während das Sarkom ohne Myom meist ältere Frauen befallt, nach Gal $66\,^0/_0$ über 60 Jahre. nach Frankl $80\,^0/_0$ über 50 Jahre. Der Unterschied ist sicher bedeutsam, und zwar in gleicher Weise für die formale wie für die kausale Genese, deren scharfe Abgrenzung hier versagt. Wenn die Myome durch das Nachlassen der uterinen Ernährung (s. Myom, S. 235) zurückgebildet werden, so leuchtet es ein, daß sie aus gleichem Grunde späterhin keine Sarkombildung aufkommen lassen. Wenn sich nun trotzdem noch Sarkome im Uterus nach der Menopause bilden können, so muß den Geschwulstkeimen wohl eine besondere Wuchskraft innewohnen. Oder strömen ihnen nachdem sie so lange geruht haben, besondere Reize, Nährstoffe zu, die die verringerte uterine Ernährung mehr als ausgleicht? Oder wird die uterine Ernährung durch äußere Umstände aufrecht erhalten, wie wir es bei Ovarialtumoren der Greisinnen kennen. In diesem Falle würde man auch neben dem Sarkom auch ein Wachstum des ganzen Uterus zu erwarten haben.

Das Schleimhautsarkom.

Makroskopische Erscheinungen.

Durchbrechende Wandsarkome täuschen Schleimhautsarkome vor (Gessner, Williams); umgekehrt liegt der Schwerpunkt schleimhäutiger Sarkome nicht selten in der Uterusmuskulatur und darüber hinaus (Keller, Bommer, v. Franqué). Das Schleimhautsarkom ist viel seltener als das Wandsarkom

2 gegen 13 (v. FRANQUÉ), 8 gegen 68 = etwa $12^0/_0$ (R. MEYER), 1:6 (STEIN-
HARDT). PIQUANDS Statistik (97 umschriebene und 54 diffuse Schleimhautsarkome auf 174 Wandsarkome) beruht auf der früheren sehr häufigen Verkennung der letzten als „Myome". Die umschriebenen Tumoren sind knollig,
oft polypös gelappt, auch warzig und zottig bis zu faustgroßen Knoten, weich,
weiß markig auch glänzend speckig, später bröcklig und dunkler gefärbt, besonders durch Blutungen. Übergang auf die Wandung kennzeichnet sich durch
strafferen Bau tieferer Partien. Traubenform s. b. SPIEGELBERG, WINKLER,
KUNITZ, PICK, GESSNER, BÄCKER und MINICH, CONSTANTINI, FELLÄNDER,
R. MEYER.

Die Polypen bevorzugen die Cervix und Portio. Das diffuse Schleimhautsarkom meist im Korpus oft mit zerklüfteter Oberfläche, ist weit mehr zu
schnellem Übergreifen auf die Muskulatur geneigt, es ist ebenfalls weiß, weich,
markig, später glasig, schließlich oberflächlich mürbe, bröcklig (VIRCHOW) mit
teilweiser Abstoßung. Es vergrößert den Uterus gleichmäßig, zuweilen sehr
bedeutend (BECKMANN, JOUON et VIGNARD, TERILLON). Meist aber bleibt der
Uterus faustgroß.

Zervixtumoren s. b. LEOPOLD, HUNTER, DRESSLER, KALTENBACH; Portio:
BRAETZ, SCANZONI, v. ROSTHORN, WEIL, GRENZER, SOULIGOUX et MILION,
BOMMER, JEFFREYS. Die Ausbreitung des Sarkoms geschieht in Durchwucherung und Durchbrechung der Uteruswand und durch Metastasierung am häufigsten im Corpus uteri selber, sodann auf dem Peritoneum und
in den Lungen (GESSNER). Der Blutweg wird bevorzugt; KUNCZ und ZACHER
fanden nach $1^1/_2$jährigen Bestehen von „fibrösen Polypen" der Korpusschleimhaut große Tumormassen im Uterus, Tuben, Ligamenten und in einem
Kystoma ovarii mit Metastasen in Vena ovarica und spermatica und in den retroperitonealen Lymphknoten. Einmal sah ich große Metastasen in den inguinalen
Lymphknoten. Zervix und Scheide werden meist direkt ergriffen (GESSNER)
nicht durch Impfung, wie SPIEGELBERG und AHLFELD meinten: — Retrograde
Vaginalmetastase auf dem Blutwege s. b. GUSSEROW. Direkte Ausbreitung auf
die Tubenschleimhaut sah GRIFFITH, durch die ganze Tube hindurch SIMPSON.
Ebenso sind Fistelbildungen nach Blase und Mastdarm (AMANN) und Ureteren-
verschluß (KALTENBACH) seltene Ereignisse. Die sekundären Veränderungen
sind ähnlich wie bei den Wandungssarkomen und betreffen am meisten die oberflächlichen Schichten. Myxomatöse Erweichung, die ich in 3 Fallen sah, schildern
VAN HERFF, GEISSLER, DRESSLER, v. FRANQUÉ. Echte Myxosarkome und das
Sarcoma myxocellulare gehören mesenchymalen heterotopen Geschwülsten an,
s. d. —, Pyometra, Hämatometra, sind öfters beschrieben (ältere Literatur
bei VIRCHOW; s. a. Hämatometra bei VEIT, JOUON et VIGNARD, FAFIUS, TÉRILLON,
KÖTSCHAU). Pyometra s. b. GESSNER, KAY, MÉNIÈRE, WILLIAMS, AUBRY.
Inversion des Uterus: VIRCHOW, SPIEGELBERG, SIMPSON, WEIL, BEISHEIM,
MORESTIN, WILLIAMS, SCHÄMIG, HILLMANN. — Es ist nicht in allen diesen
Fällen sicher, ob es Scheimhautsarkome waren. —

Histologie der Schleimhautsarkome.

Die Schleimhaut ist oft zerstort, aber zuweilen gut erhalten an der Oberfläche.
Rund- und Spindelzellen treten meist gemischt auf, die Große der Zellen ist zwar
wechselnd, aber fast immer klein. Die Zellen liegen dicht, besonders die rundzelligen Partien. Neben den kleinzelligen, sollen nach C RUGE auch großzellige
Sarkome vorkommen mit rundlichen und spindligen Zellformen, ferner deziduazell-
ahnliche große spindelförmige Zellen. Riesenzellen werden genannt von G. VEIT,

AHLFELD, WILLIAMS, C. RUGE, TÉRILLON, SEEGER, v. KAHLDEN, EMANUEL, RIEDERER, ECKSTEIN, GESSNER, BECKMANN, KUNIKE, COLEMAN, R. MEYER, FELLÄNDER, in dem letztgenannten Fall spricht der Autor von „Elephantiasis endometrii fibrosarcomatosa gigantocellulare".

Rundzellen s. b. v. FRANQUÉ, TÉRILLON, DOLÉRIS, HOOPER, LERCHENTHAL, MARSH, STUMPF.

Rund- und Spindelzellen: PÉAN, COLEMAN, WILLIAMS, HAYDEN, R. MEYER, Spindelzellen: SIMPSON, GLÄSER, BECKMANN, CONSTANTINI.

Nach PIQUANDS Zusammenstellung wären die polypösen Sarkome mehr gemischtzellig, dann spindlig und rundzellig; umgekehrt beim diffusen Sarkom meist rundzellige, sodann gemischtzellige und selten spindelzellige.

Die sarkomatösen Polypen sind in drei von meinen Fällen gleichzeitig karzinomatös; das Sarkom setzt sich jedoch selbständig auf die Uteruswand fort. In den Polypen sind die Zellen größer, in einem Fall oberflächlich rundlich und in den tieferen Schichten spindlig; im anderen Falle unregelmäßig rundlich.

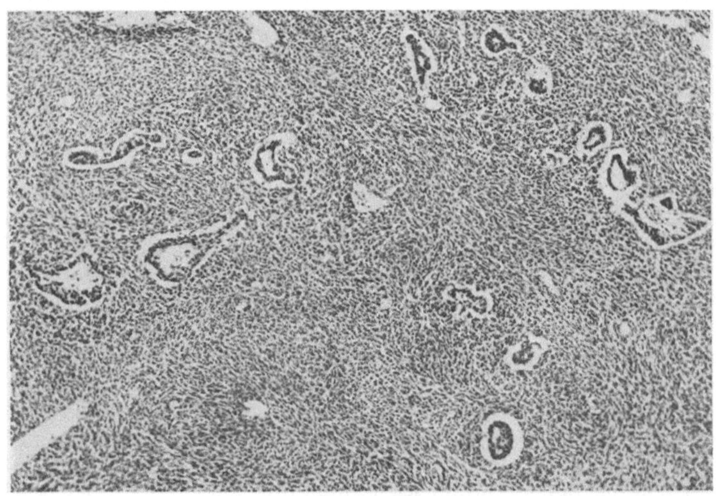

Abb. 243. Sarkom der Korpusschleimhaut einer 63jahrigen Frau (11823). Die Drusen der Schleimhaut sind noch zum Teil erhalten (auch das Oberflächenepithel) in dem Schabsel, doch erkennt man das „typische" Sarkom an der starken Neubildung des stromaahnlichen, kleinzelligen Gewebes und in der Degeneration des Epithels. (Lichtbild mittelschwacher Vergrößerung.)

Zwar kommen unter den diffusen Schleimhautsarkomen typische und atypische Formen vor, doch in den Polypen nur atypische. Typisch nenne ich die Form des Schleimhautsarkoms, dessen Zellen dem gewöhnlichen Schleimhautstroma des Corpus uteri am meisten ähnlich sind. Die Abweichung von dem gewöhnlichen Stroma kann so gering sein, daß zunächst nur die Menge der kleinen Zellen im Vergleich mit den Drüsen auffällt, die allmählich zerfallen (Abb. 243). Trotz anfänglicher Neigung sich diffus und flach über eine größere Schleimhautstrecke auszubreiten, besteht von Anfang an zugleich die Neigung zum Eindringen in die Muskulatur, so daß ich in dem jüngsten Falle dieser Art. der als Zufallsbefund im exstirpierten Uterus nur den oberen Teil der Korpusschleimhaut ringförmig in wenige Millimeter dicker Zone ersetzt hatte, doch schon Metastasen in den größeren Gefäßen tief in der Wand fand (s. w. u.).

In meinen Fällen von diffusem Schleimhautsarkom des Corpus uteri ist mir die typische wiederkehrende Form 6mal aufgefallen; der Übergang von Schleimhautstroma zum Sarkom ist nicht schroff, sondern ohne scharfe Unterscheidung unter

Überhandnahme des zelligen Gewebes und Auseinanderdrängung der teilweise gut erhaltenen Drüsen. Die Sarkomzellen sind nicht größer und kaum anders gefärbt als das Schleimhautstroma, nur gesellen sich reichlich kleine und kapilläre Gefäße hinzu, die in einem Falle das Bild des Angiosarkoms erzeugen. Das

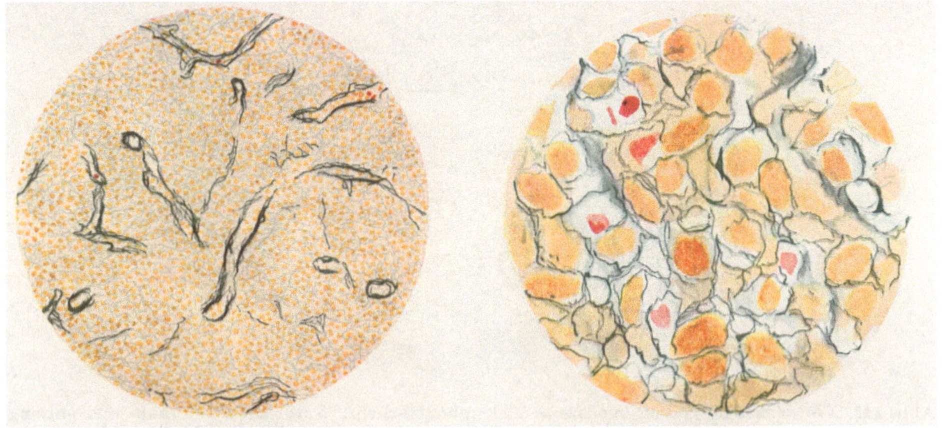

Abb. 244.   Abb. 245.

Abb. 244 und 245. Aus einem typischen Sarkom der Schleimhaut. Malloryfarbung. Feinfaseriges Retikulum mit eingestreuten Kernen. Abb. 244: Leitz Obj. 4, Ok. 1, Tub. 16. Abb. 245: Leitz Ölimmersion ¹/₁₂, Ok. 1, Tub. 16.)

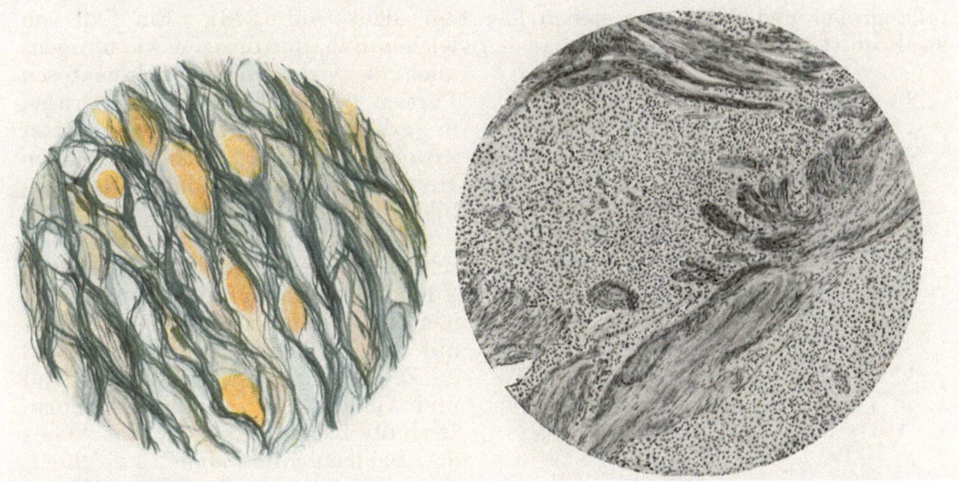

Abb. 246. Synzytiales Fibrillennetz eines muskelspindelzelligen Wandsarkoms. (Leitz Ölimmersion ¹/₁₂, Ok. 1, Tub. 16.)

Abb. 247. Typisches Schleimhautsarkom durchsetzt die Muskulatur und zersplittert sie. (Himmler Obj. 3, Ok. 1, Tub. 16.) (Vergl. Abb. 264.)

fibrilläre Stroma in der Umgebung der kleinen Gefäße setzt sich zwischen die Sarkomzellen fort mit zarten Fasern, die alle Zellen einzeln umspinnen und offenbar von den Sarkomzellen selbst geliefert werden (Abb. 244 u. 245). Im Vergleich zur Uteruswand sind die Fibrillen sehr zart und wenig, so daß die Kerne meist dicht beieinander liegen, sie sind jedoch immer noch viel erheblicher als im echten lymphozytären Gewebe; immerhin kann man auch hier von einem retikulären Stroma reden, welches mit dem der Gefäße zusammenhängt und in dessen Maschen die Sarkomzellen liegen.

Die sarkomatösen Partien des typischen Schleimhautsarkoms dringen ganz diffus in die Muskulatur und zersplittern diese (Abb. 247), teils senken sie sich in die Gefäße, worin sie große Haufen bilden, die schließlich mehrere Millimeter Durchmesser einnehmen. In der Muskulatur verändert sich in 4 von

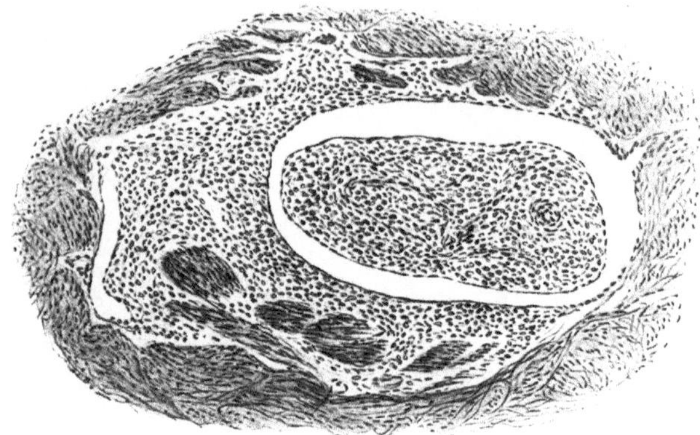

Abb. 248. Von einem polyposen typischen Schleimhautsarkom. Vordringen innerhalb und entlang von Gefäßen in der Uterusmuskulatur. (Leitz Obj. 3, Ok. 1, Tub. 20.)

meinen Fallen das sarkomatöse Gewebe kaum, in einem anderen werden die Kerne wesentlich größer. In den Gefäßlumina werden die Sarkomzellen ebenfalls größer und die Kerne stehen hier sehr dicht (Abb. 248). Ein Fall von sarkomatöser Adenomyosis hat den gleichen Bau, nur dringen wie übrigens auch an vielen nicht sarkomatösen Partien der Schleimhaut die Drüsen in sarkomatösem Gewebe eingebettet sowohl einzeln als auch in größeren Haufen in die Muskulatur ein (Abbildg. 249).

Diese kleinzelligen Sarkome einschließlich des auf dem Boden einer Adenomyosis uteri interna entstandenen Sarkoms haben große Ähnlichkeit mit dem Schleimhautstroma, nur daß die Zellkerne meist etwas kleiner sind und viel dichter aneinander stehen. Deshalb habe ich sie als den Typus des Schleimhautsarkoms bezeichnet. Neben diesen typischen Formen kommen Abweichungen vor, die aus jenen entstehen und außerdem gibt es besondere Formen, die dem Schleimhautstroma kaum ähneln und öfters in polypöser Form auftreten.

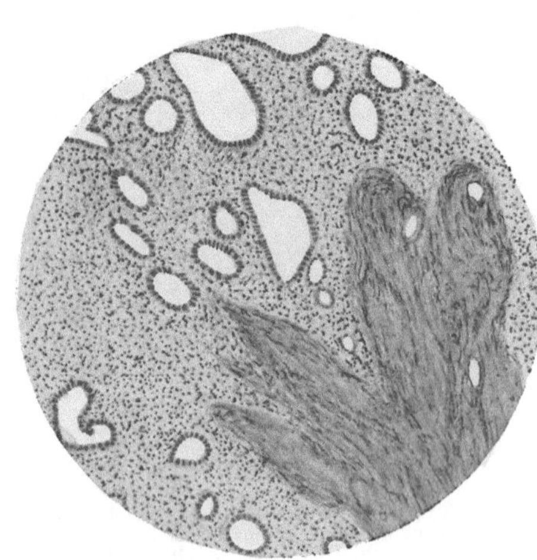

Abb. 249. Sarkomatose Adenomyosis. (Himmler Obj. 3, Ok. 4, Tub. 0.)

Das typische Schleimhautsarkom neigt wenig zur polypösen Form, sondern mehr zu zerstreutem Vordringen in die Muskulatur; außerdem neigt es wenig zu Atypien der Zellen, vielmehr bleibt die typische Struktur des Schleimhautstroma mehr gewahrt und schließlich neigt es weniger zur Rückbildung und Nekrose, weil es eine sehr reiche Gefäßversorgung hat, die nicht auf wenige Stämme beschränkt ist.

Die typischen Schleimhautsarkome bedürfen in Zukunft einer schärferen Abgrenzung, damit man sie auch dann erkennt, wenn sie tief in der Muskelwand vorgedrungen sind und nicht zum wenigsten, damit man sie auch in Probeschabseln erkennt. E. KAUFMANN kennt solche Fälle und einzelne andere Autoren auch, sie werden aber oft als Wandsarkome verkannt und einmal (CASLER) für gutartige Stromawucherung gehalten, die er „Adenomyome ohne Drüsen" nannte, weil er die Kernatypien vermißte. Doch besteht in den freundlichst überlassenen Schnittpräparaten weitgehende Zerstörung der Muskulatur. Deshalb betone ich das merkwürdig harmlose Aussehen der typischen Schleimhautsarkome.

Die Art der Zellen in den polypösen Sarkomen der Korpusschleimhaut ist zwar wechselnd, aber doch meist von atypischer und gemischter Form (Abb. 250 u. 251).

Wesentlich ist die Unterscheidbarkeit der polypösen von der diffusen Sarkomform des Schleimhautsarkoms im Korpus an der Art der Zellen und ihres Fasergehaltes. Die Zahl der Fälle ist zu klein um auch hinsichtlich der Metastasierung Endgültiges auszusagen, aber es scheint das typische kleinzellige und rundzellige Sarkom viel leichter in die Gefäße zu gelangen und zu metastasieren.

Die Erfahrung lehrt, daß die polypösen Schleimhautsarkome des Korpus sich von dem typischen kleinrundzelligem Schleimhautsarkom ebenso unterscheiden wie die Schleimhautpolypen von dem Endometrium corporis. Nämlich das typische Schleimhautsarkom des Corpus uteri hat das feine Retikulum des Endometrium und die polypösen Sarkome haben das fibrilläre Stroma und wie die

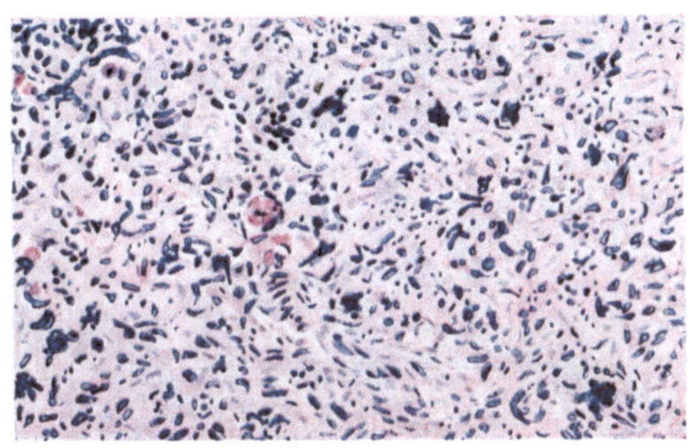

Abb. 250.

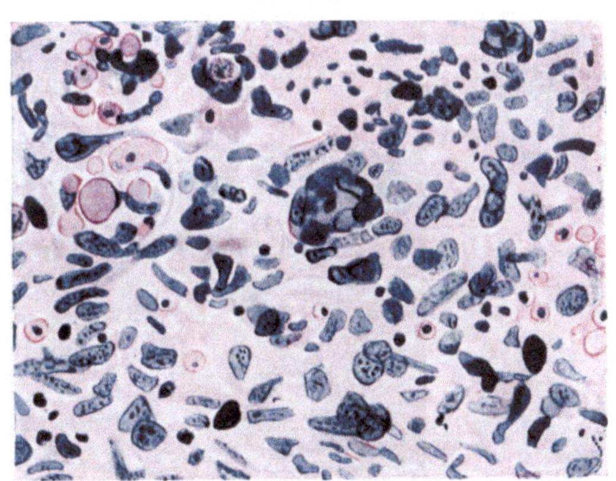

Abb. 251.

Abb. 250 und 251. Polyposes, gemischtzelliges Schleimhautsarkom des Corpus uteri. (Abb. 250: Leitz Obj. 3, Ok. 0. Abb. 251: Leitz Obj. 7, Ok. 0.)

gewöhnlichen Polypen die ursprünglich spindligen Zellen. Auch die Polypen mit atypischen Kernen lassen noch das gröbere fibrilläre Stroma erkennen.

Die Schleimhautsarkome des Korpus zeigen in den breitbasig und polypös vorragenden Teilen Neigung zu rückschrittlichen Veranderungen. Dieses zu wissen ist notwendig, weil die Ausschabung in solchen Fällen ein gar nicht sehr zellreiches Gewebe (Abb. 252) oder stark aufgelockertes Gewebe (Abb. 253) zutage fördert. Die gleichen oder ganz ähnlich aufgelockerten Sarkomteile kommen aber auch bei Zervixpolypen vor. Die sarkomatöse Natur solcher Tumoren ließ sich erst an dem destruktiven Vordringen in die Uteruswand beweisen, oder an Zerstörung ursprünglicher Teile des Polypen.

Einzelne Fälle zeigen durch und durch atypische Kernformen, z. B. in einem apfelgroßen breitbasigen Polypen im Corpus uteri einer 45jährigen

Frau, der sehr weich, teils nekrotisch, brüchig zerfließlich war. Die besser
erhaltenen Partien zeigen überall das gleiche buntscheckige Bild vielgestaltiger

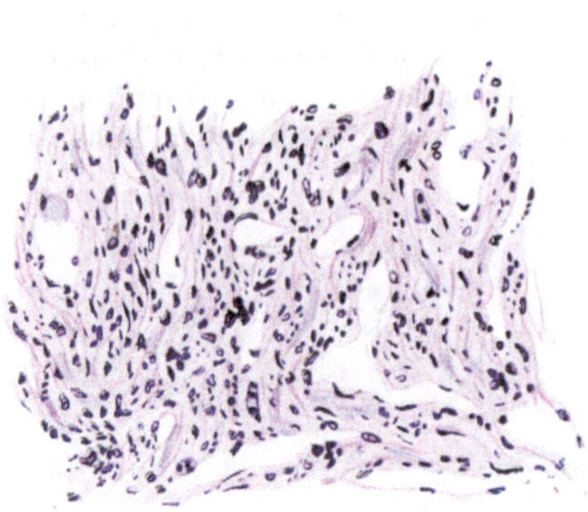

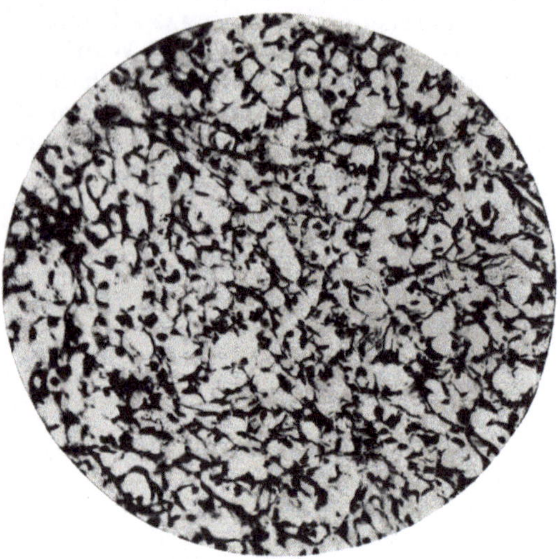

Abb. 252. Durch Ausschabung gewonnenes
Material eines Sarcoma polyposum mucosae
corporis uteri mit Neigung zu Zerfall, Blutungen. Nur wenige Stellen im Schabsel so
gut erhalten mit faserreichem Bindegewebe
und erweiterten Kapillaren. Spindelzellen.
Zahlreiche Kerne unregelmäßig geformt;
vergrößert mit klecksigem Chromatin. Der
exstirpierte Uterus zeigt ein breitbasig vor-
ragendes Sarkom der Schleimhaut im hamorrhagischen Zerfall. (50jähr. Frau 226,96.)
(Himmler Obj. 3, Ok. 4, Tub. 16.)

Abb. 253. Ein ähnlicher Fall wie Abb. 252 (Pr. 4193.
256,40). Schabsel aus dem Corpus uteri. Stark aufgelockertes faseriges Gewebe mit unregelmäßig spindligen Kernen, vielen Kernatypien. Es bestand ein
taubeneigroßes Sarcoma polyposum corporis bei der
50jährigen Frau. (Lichtbild mittelstarker Vergr.)

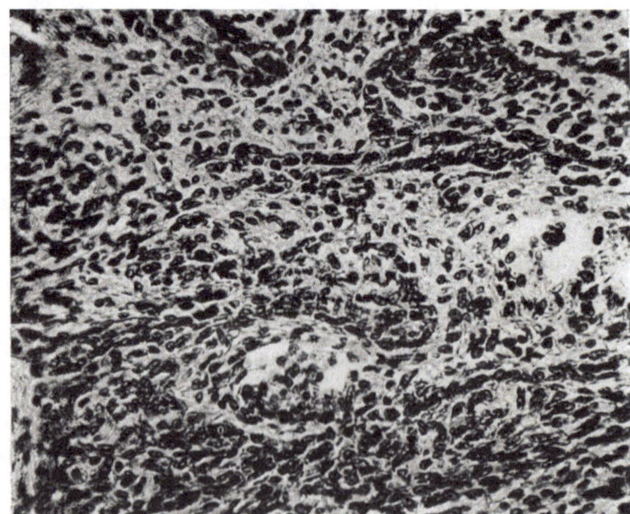

Abb. 254. Das zelldichtere Gewebe grenzt sich gegen die helleren durch Verflüssigung stark ge-
lockerten Partien alveolär mit einer basalen Zellreihe ab. (Lichtbild mäßig starke Vergrößerung.)
Abb. 254, 255 und 256. Aus einem Schleimhautsarkom des Uterus.

großer Kerne zum Teil mit Auflösung des Chromatins, zum Teil mit klecksigem
Chromatin. Nur ein Teil der Kerne läßt noch die ursprüngliche langspindlige
Form erkennen und alles liegt in einer gequollenen fibrillären Substanz, in
die das Protoplasma der Zellen übergeht.

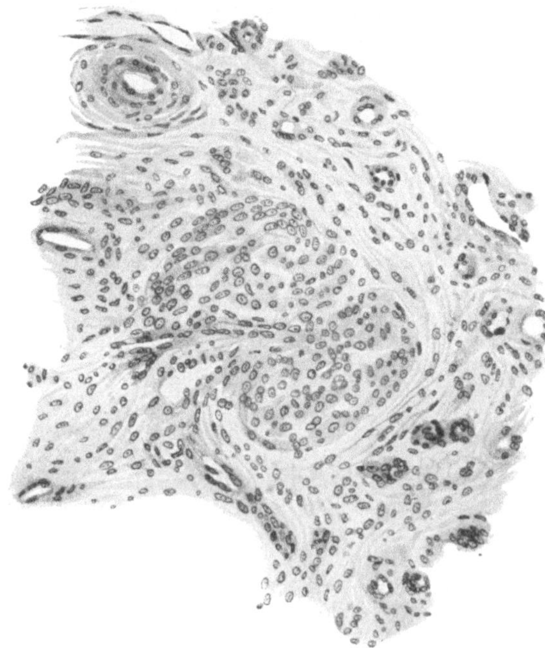

Abb. 255. In demselben Falle tritt in erweichten Partien der besser erhaltene Teil des Gewebes noch deutlicher hervor und bildet zum Teil Gefäßmäntel. (Zeichnung Leitz Obj. 6, Ok. 1, Tub. 0.)

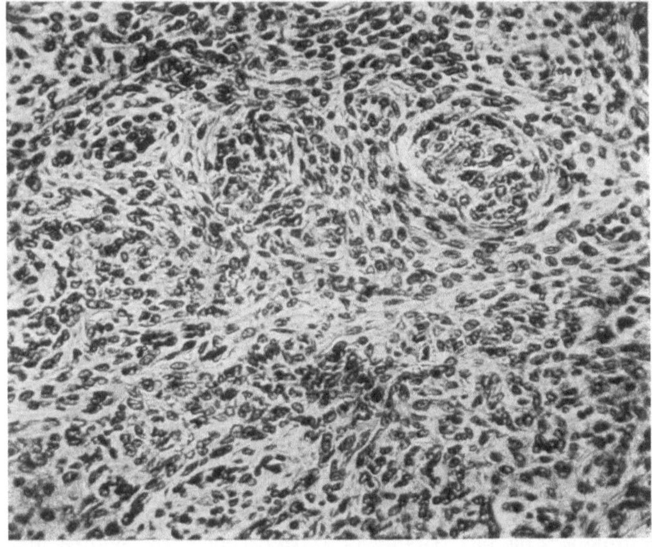

Abb. 256. Besser erhaltene Partie. Die Erweichung durchsetzt in den anfänglichen Graden in Form unregelmäßiger hellerer lockerer Straßen das Gewebe und grenzt zunächst unscheinbar die besser erhaltenen Teile in Form der „Alveolen" und perivasaler Zellmantel ab. (Lichtbild mäßig starke Vergrößerung.)

Kuncz und Zacher geben in dem bereits erwähnten Falle von polypösem Sarkom des Korpus mit meist undifferenten Zellen, teils auch faserigem und sehnigem Gewebe mit zellreichen und zellarmen Partien und mit vielen Gefäßen an, daß es dem Granulationsgewebe ähnlich sehe. Der Vergleich trifft manchmal zu, aber dann sind regressive Veränderungen im Spiele.

Auch in den Schleimhautsarkomen treten zuweilen auffällige Beziehungen des Geschwulstparenchyms zu den Gefäßen zutage, die oft leichthin gebraucht werden zur Diagnose Endotheliom oder Angiosarkom. In solchen Tumoren grenzen sich auch zelldichtere Partien gegen erweichte ab und es verbleiben Zellmäntel an den Gefäßen besser erhalten. Dabei tritt auch das hervor, was die Autoren gelegentlich als alveolare Struktur bezeichnen (Abb. 254, 255 u. 256).

Auch in der Zervix gibt es Schleimhautsarkome, die sich von den oben genannten Sarkomen der Zervixwand unterscheiden.

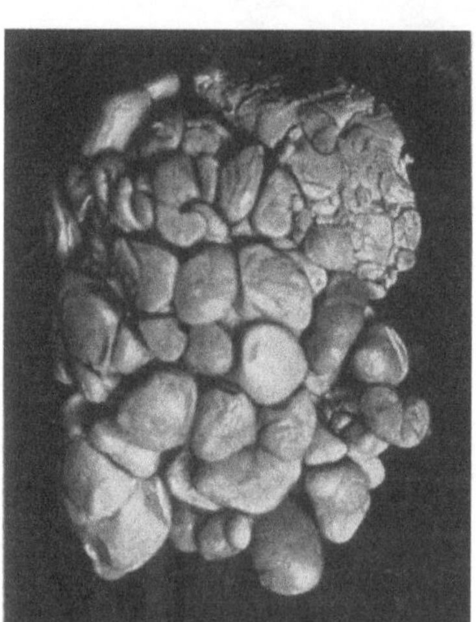

Abb. 257. Polypöses Sarkom der Zervix, knollig gekerbt, auch „traubig" genannt. (Lichtbild annähernd naturliche Große.)

Die Schleimhautsarkome der Zervix sind nicht nur polypös, sondern auch papillomatös und führen dann zu den traubenförmigen Sarkomen, die den Mischgeschwülsten meistens nahe verwandt sind durch gleiches oder ähnliches Anlagematerial. Man darf nicht mißverstehen, daß etwa alle polypösen, papillomatösen, traubigen Sarkome der Schleimhaut ursprünglich angehörten. Die Grundlage der Geschwülste kann vielmehr in der Wand liegen und polypös vordringen unter Verdrängung und Zerstörung der Schleimhaut. Schon bei den einfachen Polypen haben wir diesen Unterschied der örtlichen Herkunft gewahrt und haben bei den polypösen Myomen gesagt, daß sie nicht ihren Ursprung in der Schleimhaut selbst nehmen. Jedoch muß ich annehmen, daß ein Teil der sarkomatösen Polypen tatsächlich in der Schleimhaut nicht nur wurzeln, sondern ihrem Boden von Haus aus entspringen. Auch dann haben wir wie bei allen polypösen Tumoren der Schleimhaut zu fragen, wächst ein maligner Tumor aus Schleimhaut entstanden (Karzinom oder Sarkom) in polypöser Form oder entsteht in einem oder aus einem zunächst einfachen Schleimhautpolypen spater ein maligner Tumor. Die Frage hat natürlich allgemeinere Bedeutung — wir werden ihr z. B. beim Karzinom in Verbindung mit hyperplastischen Drüsenformen begegnen — sie ist auch als Frage nach der Art und Herkunft des Materiales von pathogenetischem und besonders histogenetischem Inhalt. Trotzdem bringe ich sie hier vor, um die Möglichkeit ihrer Beantwortung gleich in der Beschreibung eines bestimmten Falles eingekleidet darzutun:

Ein Polyp der Zervix von der eigenen Art in Abb. 257 des knollig papillomatösen Baues mit tiefen Kerben ist an der Oberflache und in den Buchten, in die Drüsen münden, abwechselnd bekleidet von zervikalem Schleimepithel und vielschichtigem Plattenepithel unter Verdrängung (Unterschichtung) des Schleimepithels. Die Drüsen mit zervikalem Schleimepithel sind teils von grobfibrillar gewelltem Bindegewebe, teils von Sarkomzellen begleitet und zum Teil von ihnen zerstort. Die Verteilung ist auf Übersichtschnitten durch den Polypen verfolgbar, da das Sarkom als zarteres lockeres Gewebe mit unregelmäßig verlaufenden feinen Fibrillen leicht kenntlich ist. Seine unregelmaßig geformten Zellen stehen miteinander in wirrer Verbindung durch die zarten Fibrillen etwa an Neuroglia erinnernd. Das zarte Gewebe ist reich an kleinen Gefaßen und hat eine erhebliche Zerstörungskraft. Es halt hauptsächlich die Peripherie des Polypen inne, durchsetzt aber in unregelmäßigen Ausläufern auch seine mehr zentralen Schichten, die wir als grobfibrilläre Grundlage mit großen Gefäßen und mit Drüsen kennen lernten. An einigen Stellen gelangt die Sarkomstreuung an die großen Gefäße und durchsetzt ihre Wand, um in zahlreichen

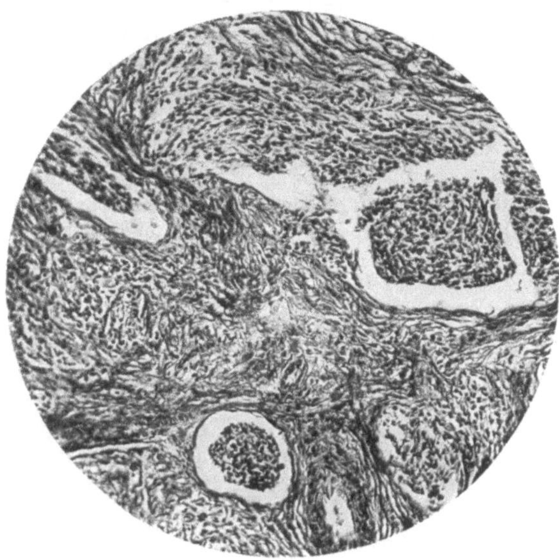

Abb. 258. Aus dem Polypen der Zervix (Abb. 257). Derbes Gefaßbindegewebe wird vom Sarkom zerstört; dieses ist an drei Stellen in Gefaßen zu finden. Perivasales Sarkom zart fibrillar, endovasales zelldichter. (Lichtbild mittlere Vergrößerung.)

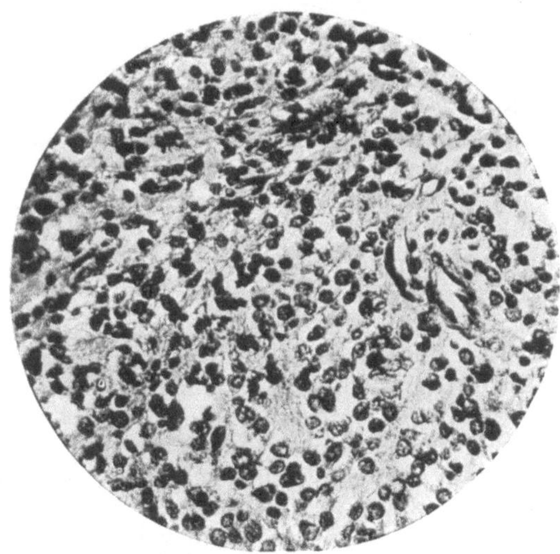

Abb. 259. Taubeneigroßes bindegewebszelliges Sarcoma polyposum cervicis uteri einer 60jahrigen Frau (5770. 256,16.) Das typische polypose Sarkom der Cervix uteri ist faserreich. die Zellen un-regelmaßig spindelig; die rundlichen Zellen sind quergetroffene Spindelzellen. (Lichtbild mittlerer Vergroßerung.)

Strangen (Abb. 258) sich endovasal fortzusetzen. Ebenso fallen sie die Drusen von der Seite an einigen Stellen an und zerstoren sie.

In solchen Fällen erkennt man gelegentlich die Entstehung von Sarkomen ebenso wie die von Karzinom auf dem Boden ursprunglich einfacher Polypen.

In Abb. 259 bringe ich aus einem kleinen sarkomatösen Schleimhautpolypen den überwiegend spindelzellig fibrillären Typus. Die spindligen Zellen haben viele unregelmäßige Kerne und viele aber zarte und nicht kollagene Fibrillen. Man könnte an Fibrom denken, wenn nicht das destruktive Vordringen in die Muskulatur beweisend wäre. Auch lassen viele Kernatypien schon die sarkomatöse Natur erkennen. Drüsen sind hier nicht neugebildet und auch keine erhalten geblieben, wohl aber kann man stellenweise das Oberflächenepithel noch erkennen.

Einen sarkomatösen Polypen der Zervix den ich unter Vorbehalt zu den Adenomyomen rechnete, bringe ich in Erinnerung als Zeichen dafür, daß nicht jeder Polyp der Schleimhaut angehört, denn es ist trotz der sehr äußerlichen Lage ein muskelzelliges Sarkom mit Schleimepithelzysten.

Weitere Fälle von Schleimhautsarkomen wollen wir als besondere Formen weiter unten aufzählen und hier nur noch die schon großenteils erwähnten regressiven Erscheinungen kurz besprechen, die wir bei den bisher genannten häufigeren Formen der Schleimhautsarkome kennen. „Schleimige" Erweichung (van Herff, Geissler, Dressler, von Franqué) nicht myxomatöser Geschwülste (s. w. u.), ist meist keine echte Schleimbildung, sondern mehr ödematöse Durchtränkung. Das typische Schleimhautsarkom neigt wie alle „typischen" Tumoren weniger zu Hämorrhagien und Nekrose; zum typischen Bau gehört unbedingt gute Gefäßversorgung, also gute Ernährung.

Die oberflächlichen Partien des Schleimhautsarkoms sind immer am meisten geschädigt, ödematös, hämorrhagisch und sehr oft nekrotisch, und zwar zuweilen in so starkem Maße, daß ausgeschabte große Bröckel aus Mangel an Zellen der Diagnose große Schwierigkeit bereiten.

Je mehr die Zell- und Kernform und Größe von der normalen Stromazelle abweicht, desto mehr werden Atypien der Kerne und zugleich Ernährungsstörungen, Erweichung, Nekrose bemerkbar.

Die ödematöse Erweichung der weniger typischen Sarkome mit nicht retikulären, sondern gröberen Zell- und Interzellular-Fibrillen bringt eigenartige Bilder zuwege, die der Diagnose Schwierigkeiten machen können. Es sieht auch gelegentlich dem aufgelockerten Granulationsgewebe ähnlich.

Auch sonst hat die Diagnose des Sarcoma uteri allerhand Schwierigkeiten zu gewärtigen, die hier nur angedeutet werden können. Verwechslungen sind schon genügend vorgekommen, selbst wenn der ganze Uterus vorlag, so mit diffusem Karzinom, Chorionepitheliom, dezidualer Adenomyosis, Lues, Myohyperplasie und zellreichen Myomen, ganz besonders in Myomen mit regressiven Veränderungen, darunter wieder namentlich mit Kernatypien regressiver Art. Nur in großen Massen sind diese maßgeblich, wie erwähnt wurde. Auch jugendliche zellreiche Partien werden gar zu leicht als Sarkom gedeutet. Die vorläufig mehr wissenschaftlich bedeutsame als praktisch verwendbare Unterscheidung der Sarkomzellen von anderen und insbesondere von Karzinomzellen stützt sich auf die Veränderung an der feineren Zellstruktur; es sollen die Sarkomzellen und Karzinomzellen verschiedenartige Chondriokonten haben; vielleicht würde es möglich sein, daraus Kapital zu schlagen für die Erkennung echter Karzinosarkome. In Sarkomzellen sollen nach Porcelli-Titone leicht gewundene Chondriokonten im Protoplasma verschieden verteilt sein. In Zellen der Karzinome sind die Chondriokonten feiner, kürzer, mehr gradlinig und weniger leicht färbbar als im Sarkom; außerdem sind sie seltener und gleichmäßiger verteilt.

Auch die besonderen Methoden der Fibrillenfärbung können uns oft nicht unmittelbar aus der Verlegenheit helfen, ob Karzinom oder Sarkom vorliegt, wenn nicht einwandfreie andere Stellen darüber hinweghelfen. Vom einfachen Myom unterscheidet sich das muskelzellige Sarkom durch Aufgeben der straffen geflochtenen Struktur der Muskelbündel zugunsten einer wirren Durchkreuzung, wodurch eine gewisse Unruhe im mikroskopischen Bilde entsteht; ferner durch größere Partien jugendlicher kleiner spindliger Zellen.

An Probeteilchen ist die Diagnose nur besonderer Erfahrung zugänglich. Das typische Schleimhautsarkom ohne Zellatypien ist nur kenntlich an der großen Zellmasse mit auffallend wenig Drüsen, wie schon E. KAUFMANN bemerkt hat, für den Geübten nicht schwer zu erkennen, zumal sich meist Zerstörung der Drüsen zeigen läßt. Die ungleiche Gewebsdichte (E. KAUFMANN) ist bei den atypischen Formen der Schleimhautsarkome von uns bei den regressiven Erscheinungen vermerkt worden, doch bieten auch sie nur dem Geübten brauchbaren Anhalt; wichtiger ist die Abweichung des zelligen Gewebes selber vom typischen Stroma. Das Stroma kann auch wie gesagt dem Granulationsgewebe ähnlich sehen, des öfteren jedoch wird Granulationsgewebe irrtümlich für Sarkom gehalten. Seltenere Veränderungen wie Lues, Plasmazytom (s. o. S. 198) geben ebenfalls Möglichkeiten zu Irrtümern. Am wenigsten praktisch verläßlich ist die von EVANS betonte große Zahl von Mitosen.

Über alle Schwierigkeiten hilft nicht die Betrachtung der einzelnen Zellen, sondern der Überblick über größere Teile mit schwachen Vergrößerungen.

Besondere Formen des Schleimhautsarkoms.

Lymphatische Sarkome.

Über die Namengebung s. Einleitung. Die zu unrichtigen Vorstellungen führende Bezeichnung Lymphosarkom, unter der diese Blastome meist angeführt werden, werden wir vermeiden müssen. — Die bekannt gewordenen Fälle (WILISCHANIN, WAGNER, LERCHENTHAL, GOW, JANVRIN, SCHLAGENHAUFER) sollen nach WAGNER von einem besonders reichlich entwickelten „adenoiden" Gewebe ausgehen, nach SCHLAGENHAUFER aus Lymphfollikeln der Schleimhaut. Es liegt nahe wie für die ähnlichen Tumoren anderer Organe mit GHON eine mesenchymale Mutterzelle anzunehmen.

SCHLAGENHAUFER erkennt übrigens außer dem eigenen nur WAGNERs Fall an; lymphatische Zellen liegen in retikulärer Grundsubstanz. — LERCHENTHALs Fall deutet SCHLAGENHAUFER nicht mit Recht als leukämische Infiltration; nach persönlicher Mitteilung von BAUMGARTENs ist es ein „Lymphosarkom".

Von den drei Reifegraden (GHON) scheint nur das lymphozytäre Sarkom im Uterus beobachtet worden zu sein. — Möglicherweise sind manche Schleimhautsarkome atypische Formen lymphatischer Sarkome.

„Traubige Sarkome".

Traubige Sarkome sind zum Teil gewöhnliche Sarkome, zum Teil gehören sie den Mischgeschwülsten an. In einem Falle von Herrn Dr. PROCHOWNIK bei einem 19jährigen Mädchen sind in walzenförmigen, papillären zum Zervixkanal herausragenden Wucherungen die Sarkomzellen ganz diffus unregelmäßig im Gewebe verbreitet; sie beschränken sich meist auf die Papillen und besonders dicht an deren Oberfläche und auf die Umgebung der Zervikaldrüsen und dringen zerstreut in den Lymphgefäßen sehr wenig auffällig in die Tiefe (Abb. 260 und 261).

Der Primärtumor hat kleine unregelmäßige Zellformen mit feinen fibrillären Ausläufern und ganz vereinzelte Riesenzellen, das Rezidiv im Becken (Obduk-

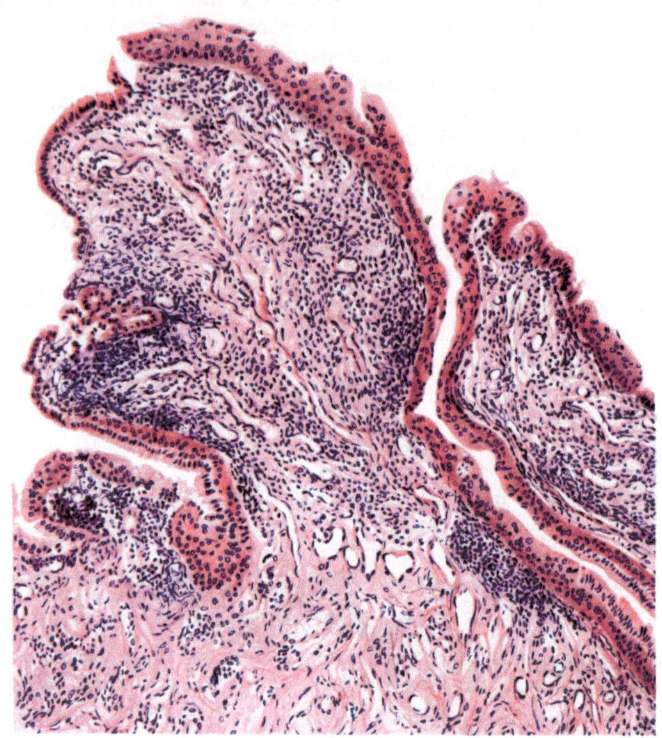

Abb. 260.

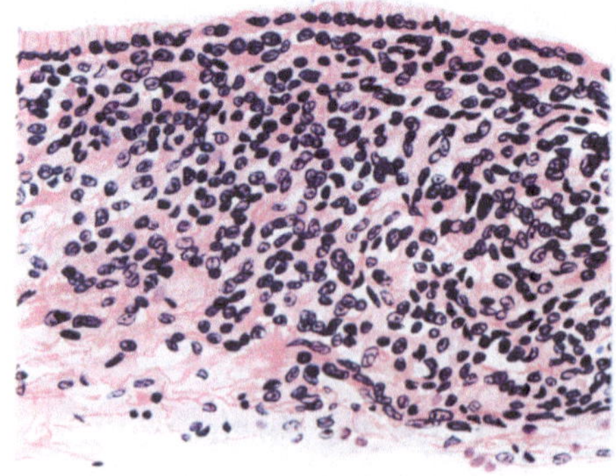

Abb. 261.

Abb. 260 und 261. Papillomatöses (oder traubiges) Sarkom der Zervix von einem 19jährigen Mädchen. (Abb. 260: Leitz Obj. 3, Ok. 3, Tub. 16,5. Abb. 261: Leitz Obj. 5, Ok. 3, Tub. 16,5.)

tion: Simmonds, Hamburg) enthielt viele Riesenzellen und starke Schleimbildung, die im Primärtumor nur eben stellenweise angedeutet war.

Von einem ähnlichen nach mehrfachen „Rezidiven" zum Tode führenden
Falle verdanke ich Herrn Kollegen BRAKEMANNs Material. Auch dieser traubige
polypöse Tumor einer 56jährigen Frau hatte keine heterologen Bestandteile.
Ein ziemlich zellreiches Bindegewebe mit zarten Fibrillen (Abb. 262 u. 263)
hatte an den meisten Stellen die Drüsen und das Oberflächenepithel in Angriff
genommen und zerstört.

Man muß doch mit der Möglichkeit rechnen, daß solche histologisch unscheinbaren und in ihren Folgen sehr bösartigen Tumoren zu den heterologen Geschwülsten nahe Beziehung haben und daß sie als solche nicht eigentlich zu

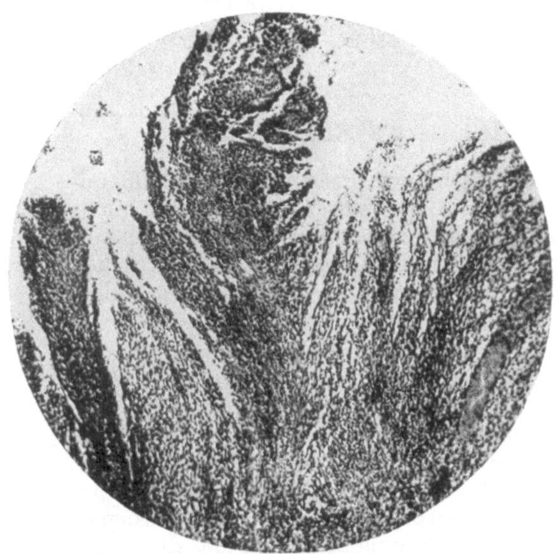

Abb. 262.

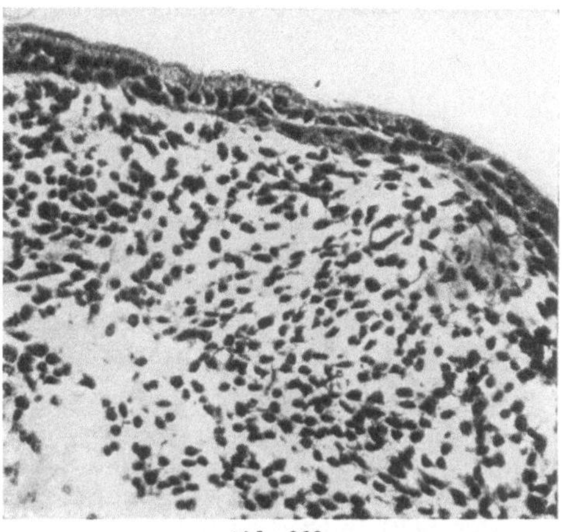

Abb. 263.

Abb. 262 und 263. Rezidivierendes „traubiges" Sarcoma polyposum der Cervix uteri
von einer 56jährig. Frau (Dr. BRAKEMANN).
(Lichtbilder schwacher und mittlerer
Vergrößerung.)

den Schleimhautsarkomen gehören. Auch das wiederholt gemeldete jugendliche
Alter der Kranken läßt auf eine Besonderheit schließen. Eine scharfe Abgrenzung
läßt sich indes zur Zeit noch nicht vornehmen.

„Melanosarkome".

Als „Melanosarkome" (JOHNSTON, SEEGER, HERTEL, SCHICKELÉ) sind
scheinbar blutig imbibierte Sarkome beschrieben worden. Im Falle WILLIAMS
würden die Gehirnmetastasen als „Primärtumor" umgedeutet die Sachlage
wahrscheinlicher machen.

In SCHICKELÉs Beobachtung handelt es sich um einige kleine schwärzliche
Flecke der Portio, worin pigmentierte Zellen mit feinen Ausläufern als Melano-
sarkom aufgefaßt wurden. Die Obduktion einige Tage nach der Exstirpation
des Uterus ergab außer ähnlichen Knötchen von der Größe eines Stecknadel-
kopfes in der Blasenschleimhaut, im paravaginalen und parametranen Bindegewebe keinen anderen Tumor. Von Augen und Gehirn ist nichts erwähnt.

Hierbei muß erwahnt werden, daß BABES am Prolapsuterus einer sonst gesunden Frau
in schwarzen Flecken der Portio vaginalis uteri besonders in den Basalzellen des Epithels
und innerhalb der Papillen in den zwischen die Baselzelle vordringenden Chromatophoren

ein melanotisches Pigment ohne Eisenreaktion fand. In dieser und einer ähnlichen Beobachtung BABES an einem Polypen halte ich einen künstlichen Niederschlag nicht für ausgeschlossen.

„Adenosarkome".

Sog. „Adenosarkome" könnten wohl ähnlich den bekannten Mischtumoren der Niere vorkommen, die veröffentlichten Fälle sind jedoch scheinbar nur glanduläre und karzinomatöse Polypen mit sarkomatösem Stroma, von denen es zweifelhaft ist ob ihnen die Bedeutung von Adenomen zukommt (s. WINCKEL, AMANN, GESSNER, FRÖSCHMANN). Die neuerdings von mir beschriebene Adenomyosis sarcomatosa (Abb. 249) wurde bereits erwähnt, darf jedoch nicht als „Angiosarkom" bezeichnet werden.

Histogenese der Schleimhautsarkome.

Wie aus dem oben Gesagten hervorgeht, dürfen wir unser „typisches Schleimhautsarkom" des Corpus uteri als stromatogen betrachten, und müssen nicht nur aus allgemein pathologischen Meinungen, sondern schon wegen der Seltenheit der Fälle bei der außerordentlich häufigen Inanspruchnahme zur postmenstruellen Regeneration annehmen, daß nur besonders jugendliche unreife Stromazellen zur Sarkombildung unter unbekannten Allgemeinstörungen neigen.

Die polypösen Schleimhautsarkome des Corpus uteri sind anders gebaut; ich kenne keine mit typischer Stromaform. Liegt hier ein anderes, ein ortsungewöhnliches Zellmaterial zugrunde? Etwa eines, das nur in ursprünglich gutartigen Polypen vorkommt? Diese wurzeln ja auch oft in den basalen Lagen der Schleimhaut und beziehen Stroma und Gefäße unterhalb der Schleimhaut. Zu dieser Frage kann ich nur bemerken, daß die polypösen Sarkome des Corpus uteri meist keine Drüsen haben, während die gewöhnlichen Polypen der Korpusschleimhaut drüsenreich sind. Es ist also kein Beweis erbracht, daß die sarkomatösen Korpuspolypen ursprünglich einfache oder diesen wenigstens ähnliche Schleimhautpolypen sind. Bis zur Klärung der Frage halte man in der Bezeichnung an der Unterscheidung fest: „polypöse Sarkome der Schleimhaut" und „sarkomatöse Schleimhautpolypen". Das soll heißen in einem Falle werden Sarkome polypös, wie es ja auch Wandtumoren (Myome) werden können und dann bleibt zu erörtern ob die polypösen Sarkome aus der Schleimhaut selber stammen oder aus tieferer Wandschicht. Im anderen Falle soll es heißen: ein zunächst bestehender Schleimhautpolyp wird später von irgendeiner Stelle aus sarkomatös.

Die letztgenannte Art, den „sarkomatösen Schleimhautpolyp" glauben wir wie oben gezeigt (S. 378f.) zu kennen. Aber auch in der Zervix gibt es Sarkome, bei denen wir die polypöse Form als untergeordnet, sekundär anzusehen haben. Ein Teil von ihnen hat eine den mesenchymalen Tumoren verwandte Grundlage.

Über die gewebliche Herkunft der ungewöhnlichen Sarkomform haben wir im einzelnen berichtet. Besonders wichtig würde es sein, die Fälle von lymphatischen Sarkom des Uterus und die typischen Schleimhautsarkome des Corpus uteri in Vergleich setzen zu können, namentlich unter Berücksichtigung des Lymphapparates im ganzen Körper. Die Verwandtschaft ist vielleicht nicht näher und entfernter als die des gewöhnlichen „zytogenen" Stromas und des lymphatischen Gewebes. Wenn man jedoch mit GHON auch die Tumoren mit anastomosierenden Zellen zu den lymphatischen Sarkomen rechnen darf, dann rücken die beiden Formen einander schon näher. In ihrem Verhalten sind sie jedoch zweifellos verschieden, sowohl histologisch wie in der Art der Ausbreitung. Die Histogenese der Schleimhautsarkome hat die Autoren in der vorliegenden Literatur wenig beschäftigt. Man sagt, daß das Sarkom meist nicht in den oberflächlichen Schleimhautschichten, sondern in der Tiefe (KELLER, v. KAHLDEN) entsteht, oder vielleicht gar nicht in der Schleimhaut, sondern submukös (PAVIOT und BÉRARD)? Die Entstehung aus Gefäßwandelementen ist oft diskutiert; wir verweisen auf das mehrfach Gesagte, daß die zirkumvaskale Anordnung die Entstehung des Sarkomparenchyms aus Gefäßelementen anzunehmen nicht gestattet.

Die Metastasen der Uterussarkome[1].

Die meisten Angaben über Metastasen beziehen sich auf die Wandsarkome; doch ist zweifelhaft, wie viele Schleimhautsarkome darunter waren, über deren örtliche Ausbreitung wir schon oben gesprochen haben (S. 378).

Bemerkenswert ist in unserem oben erwähnten Falle von typischen Schleimhautsarkom eine kleine Metastase subserös im Tubenwinkel des Uterus.

Die Uteruswandsarkome gelten für relativ harmlos, weil sie langsam wachsen. Daß es sich nicht etwa dabei nur um Myome handelt, die später sarkomatös werden, geht aus einzelnen Fällen hervor, so in einem Falle von VEIT, in dem nach Exstirpation eines sarkomatösen Zervixpolypen Rezidiv nach 10 Jahren auftrat.

GESSNER gibt an, in 33 Sektionsfällen von Wandungssarkom nur 9mal Metastasen vermißt zu haben. Die Lungen waren 15mal befallen, Leber 10, Darm 8, Netz 5, Nieren 5, Pleura pulmonalis 5, retroperitoneale Lymphknoten 4, Herz, Perikard, Mesenterium, Ovarium je 3mal; Scheitelbein, Dura mater, Gehirn, Wirbelsäule, Pleura parietalis, Peritoneum parietale, Rippen, Harnblase, Musc. psoas je 2mal; Oberschenkelmuskulatur, Haut, Beckenknochen, Milz, Nebenniere, Pankreas je 1mal.

Die Embolie erfolgt also meist auf dem Blutwege. Die verhältnismäßig seltene Metastasierung in den Ovarien wird neuerdings beschrieben von PEINE, v. FRANQUÉ, auch GERAUDEL fand Ovarialmetastasen, die er, allerdings unter Widerspruch von LETULLE und BENDER für Metastasen von Uterusfibrom hält. Einer von unseren Fällen (T 1846) von spindelzelligem Sarcoma corporis setzte Metastasen in den linken Adnexen, auch im Ovarium und im paraurethralen Gewebe. HECHT beschreibt Metastasen in Scheide, Bartholinscher Drüse und Harnblase; SCHOTTLÄNDER in retroperitonealen Lymphknoten und Nebenniere. Lungenmetastasen (AMANN, GEORGIODIS, KLEIN). Beckenperitoneum (GOLDSTEIN).

Die wurmartige (,,plexiforme") Ausbreitung in den Blutgefäßen haben wir bereits erwähnt; die Sarkomstränge sind dabei nicht ganz selten noch von Endothel überzogen, das zusammenhängend in das Endothel der locker anliegenden Gefäßwand übergeht. In einem solchen Falle von LAHM blieb es zweifelhaft, ob es sich um intravaskuläres Myom oder Sarkom handelte; in diesem Falle geschah die Ausbreitung in den Lymphgefäßen der Uterusmuskulatur und in den Venenstämmen des Ligamentum latum (Vena spermatica).

---

[1] Die Schilderung der Metastasen übernehme ich wegen des besonderen Interesses für den pathologischen Anatomen aus meiner Bearbeitung der Sarkome aus dem Handbuche von VEIT-STOECKEL, 3. Aufl.

Man sieht sehr häufig die durchaus fest zusammenhaftenden sarkomatösen Thromben auf langen Strecken in den Gefäßen, ohne daß es zu Embolien gekommen wäre; ja zuweilen haben die intravasalen Stränge nicht nur einen endothelialen Überzug, sondern, wie HENNICKE beschreibt, auch noch andere Gefäßwandschichten, mit denen bedeckt sie intravasal weit vordringen; also ohne Durchbrechung der Gefäßwand einfach polypös. Natürlich ist in jedem Einzelfalle zu erwägen, ob es sich in solchen Fällen um Sarkom handelt, jedoch sind es gerade die kleinzelligen spindelzelligen unzweifelhaften Sarkome, die mit Endothel bedeckt in den Gefäßen vordringen (vgl. Adenomyosis). In ALBRECHTS Fall fanden sich Geschwulstthromben in den Venen und ein sarkomatöser Embolus in einer Arterie des rechten unteren Lungenlappens.

Eine auffallende Tatsache ist die, daß die Sarkome, obgleich sie oft früh in die Blutbahnen eindringen, doch verhältnismäßig spät metastasieren. Die muskelzelligen Sarkome kommen sogar meist schon wegen ihrer Größe zur Operation, bevor sie metastasieren; das gilt für die größte Mehrzahl meiner eigenen Beobachtungen, so daß ich Metastasen in Ovarien in nur drei Fällen gesehen habe.

Selten sind Fälle wie der von PEHAM, in dem ein Jahr nach Exstirpation eines nußgroßen Sarkoms des Fundus uteri Tod infolge Metastasen eintrat.

GESSNER macht auf den Unterschied aufmerksam zwischen den Schleimhautsarkomen, die wahrscheinlich erst nach Durchbruch in die Parametrien metastasieren sollen und den Wandungssarkomen, bei denen in zwei Fällen (RITTER, GESSNER) die retroperitonealen Lymphknoten Metastasen enthielten, ohne daß die Parametrien ergriffen waren. Wenngleich die seitlichen Parametrien jedenfalls die hauptsächlichsten Lymphbahnen enthalten, so ist doch wohl anzunehmen, daß das Schleimhautsarkom genau so gut, wie das Wandungssarkom auf dem Lymphwege metastasieren kann, wenn, wie in den Fällen von RITTER und GESSNER, die vordere oder hintere Uteruswand bereits durchwuchert sind (s. Metastasen bei Schleimhautsarkom).

Von Einfluß auf die Metastasierung scheint manchmal die Gravidität zu sein; in BORRMANNS Fall von Zervixsarkom waren die Lymphgefäße erweitert; das Sarkom war in ihnen zusammenhängend in die retroperitonealen Lymphknoten und in die Lig. lata gewachsen und längs der Tuben bis in die Ovarien, die in große Sarkommassen verwandelt waren. Auch Lungenhilusdrüsen waren infiltriert, doch in den Lungen fanden sich keine Metastasen.

Ähnlich verlief ein Fall von HERZFELD, während bei BAJARDIN und bei FRÄNKEL die Gravidität keinen solchen Einfluß ausübte.

Wenngleich die muskelzelligen Sarkome spät metastasieren, so kommen auch hier ausgedehnte Metastasierungen vor; besonders bemerkenswert ist das für die sog. malignen Leiomyome; in KRISCHES Fall: Knochen, Herz, Lunge, Dünndarm, Dickdarm, Magen, Lymphknoten. Leber, Nieren, Muskulatur, Haut, Zwerchfell, Netz, Pleura, Epikard.

Ich halte es im Falle KRISCHE für sehr bedeutungsvoll, daß die Metastasen zum Teil diffus im Gewebe vordringen, weil dies zeigt, daß die Embolie des malignen Myoms nicht nur zufällig infolge von örtlich herabgesetztem Gewebswiderstand an umschriebenen Gefäßwandstellen zustande kommt, sondern, daß die leiomyomatöse Neubildung ungehemmt wuchert und destruiert. Dieses muß ich hervorheben, weil einige Autoren geneigt sind, die Metastasierung der Muskelzellensarkome als beiläufig oder zufällig anzunehmen, als Folge einer zufälligen Gefäßwandzermürbung (Usur) und Fortschwemmen von Myomzellen. Freilich kann man sich diese zufällige Art der Embolisierung als möglich vorstellen, zumal im Anblick der kleinen intravasal vordringenden Myomteile

(s. Myom, S. 219), aber ich mache erneut darauf aufmerksam, daß die Fälle von Metastasierung muskelzelliger Geschwülste, soweit sie genauer untersucht und ausführlich beschrieben worden sind, niemals einfache, d. h. gut ausgereifte Myome betroffen haben. Die sog. metastasierenden Myome sind ausnahmslos sehr zellreiche, unreife Myome und bei genauerer Untersuchung finden sich vermutlich stets, wie in dem Falle KRISCHE, an einzelnen Stellen die Atypien der Kerne, die man früher mehr als heute zur Bedingung für die Bezeichnung „Sarkom" machte.

Es kommt nicht darauf an, mit welchen Namen wir die Dinge belegen, und sie werden sich niemals den Bedingungen unterordnen, die wir zum Maßstabe schulgerechter Einteilung erheben. Vielmehr haben wir festzustellen: wie sind die Geschwülste gebaut, die Metastasen setzen? Darauf lautet bei den muskelzelligen Tumoren des Uterus die Antwort: sie sind — soweit bekannt — ausnahmslos unreife Tumoren.

Es besteht kein Zweifel, daß die Tumoren um so leichter metastasieren, je unreifer sie sind, nicht notwendigerweise in allen Teilen, sondern es genügt die lokale Unreife zur Auflösung, Durchbrechung der Gefäßwand und zum Losreißen von Geschwulstteilen.

Ferner kann als unbestreitbar möglich angesehen werden, daß von dem polypösen Vordringen der „intravaskulären" Myomknötchen bis zur „destruktiven" Begabung der metastasierenden Tumoren eine fließende Grenze besteht. Aber nicht die Möglichkeiten sind maßgeblich. Es gilt festzustellen, ob durch und durch reife Myompartien embolisiert werden. Solches ist bisher unbekannt. Teilweise Ausreifung der unreifen muskelzelligen Metastasen wird dagegen zugegeben, so gut wie in den Primärtumoren.

In Kürze: Die metastasierenden muskelzelligen Tumoren mag man Sarkome oder maligne Myome nennen, oder wie man will — es metastasieren nur die unreifen Partien, denen die histolytische Fähigkeit der Durchbrechung der Gefäßwand eigen ist und die so locker — weil zellreich und faserarm — sind, daß Teile von ihnen leicht losgerissen und fortgeschwemmt werden. Beweis: Zellreiche Stellen im Haupttumor und Destruktionskraft der Metastasen.

Örtliche Ausbreitung, sog. regionäre Metastasierung in die Parametrien ist nicht selten, wie bereits oben erwähnt; sie führt zuweilen zur Ureterkompression (KATZ, STALLMANN, KURZ); wenig häufig werden die Ovarien durch kontinuierliche Sarkomentwicklung ergriffen, wie bei BORRMANN, ALBRECHT. Ich habe in drei Fällen durch direkten Durchbruch eines sarkomatösen Myoms das festanliegende Ovarium in sarkomatöse Massen verwandelt gefunden. Man kann mit v. FRANQUÉ diese Art der Ausbreitung als spontane Implantationsmetastase auffassen; er fand in einem ähnlichen Falle zugleich solche Implantationsmetastasen in der Vagina und auf dem Ovarium.

GESSNER gibt eine Zusammenstellung der Metastasen der Schleimhautsarkome, woraus hervorgeht, daß Lungen und Peritoneum am häufigsten befallen werden; es folgen die Organe der Bauchhöhle und sehr selten sind auch hier wieder die Metastasen auf dem Lymphwege. In einem unserer Fälle fanden sich große Metastasen in den inguinalen Lymphknoten. Die sehr haufige Beteiligung der Scheide faßt GESSNER mit Recht meist als kontinuierliche Ausbreitung auf, entgegen SPIEGELBERG und AHLFELD, die Impfmetastase annehmen. Daß auch echte Metastasen auf dem Blutwege in der Vagina vorkommen, ist wohl zweifellos (GUSSEROW).

Eine Metastase in der Operationsnarbe (WARNEKROS) kann als Impfmetastase gelten. Bedingung für diese Deutung ist zum mindesten, daß keine weiteren Metastasen noch Tumorreste (Rezidiv) bestehen.

Auch v. FRANQUÉ beschreibt ähnlich wie SPIEGELBERG, AHLFELD, ALBRECHT, Impfmetastasen in der Vagina. Wenn OPITZ bei Gelegenheit der Demonstration eines Uterussarkoms mit faustgroßen Metastasen um den Scheideneingang herum diesen Sitz sowohl bei Sarkomen wie bei Karzinomen als „in einer ganzen Reihe von Fällen" beobachtet bezeichnet, so kann ich das nicht bestätigen. HALTER nimmt in einem Falle von gemischtzelligen Sarkom im Uterus und im retroperitonealen Gewebe bei gleichartigen Bau beider Tumoren eine doppelte Anlage embryonaler Keime an, ohne die Möglichkeit einer Metastase zu erörtern.

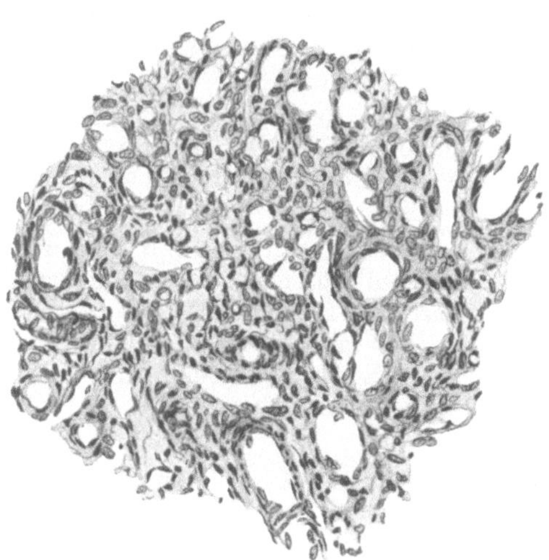

Abb. 264. Gefaßreiche Metastase subseros im Tubenwinkel von einem Schleimhautsarkom (vgl. Abb. 247 desselben Falles). Der Primartumor ist nicht so auffallend gefaßreich.

Als metastatischen Kollisionstumor kann man einen merkwürdigen Fall von BALTZER bezeichnen; die Metastasen eines drüsenhaltigen gemischt- und riesenzelligen großen polypösen Korpuskarzinoms waren unter anderen in das Netz geraten und hier mit den Metastasen eines Ovarialkarzinoms zusammengeraten.

KUNCZ und ZACHER fanden nach $1^{1}/_{2}$ jährigem Bestehen von „fibrösen Polypen" der Korpusschleimhaut große Tumormassen im Uterus, Tuben, Ligamenten und in einem Kystoma ovarii mit Ausbreitung in der Vena ovarica und spermatica und in den retroperitonealen Lymphknoten.

Diese metastasierenden Polypen gehören offenbar zu den Schleimhautsarkomen, wie vermutlich manches andere, das als Wandsarkom ging.

Was den Bau der Metastasen anbetrifft, so stimmen sie darin meist mit den primären Tumoren genauestens überein; da die zusammenhängenden Tumormassen in den Gefäßen gleichsam polypös vordringen, so wird auch das Stroma mit embolisiert. Ganz besonders auffällig ist es deshalb, wenn die Metastasen als anders geartet angegeben werden; so fand HEINRICH außer den Spindelzellen des Haupttumors in den Metastasen an der Tube auch Rundzellen. Es ist anzunehmen, daß im Haupttumor mindestens früher Rundzellen vorhanden waren, da diese sich wohl in Spindelzellen umwandeln, aber schwerlich umgekehrt. Es sei denn, daß statische Unterschiede den Zellen verschiedene Ausdehnungsmöglichkeit bieten. Auch die Kreislaufbedingungen sind zu berücksichtigen, einschließlich Ödem und schließlich darf man nicht frische Metastasen mit alten Stellen des Primärtumors vergleichen. — Eine weitere Frage ist es, ob die „Rundzellen" nicht etwa Querschnitte durch Spindelzellen waren.

Auch bei mir ist ein kopfgroßes rein bindegewebszelliges fein retikuläres Sarkom der Uterushinterwand und Fundus (T. 7318, 286, 25) mit Ausdehnung auf die Parametrien und Tubenansätze zur Untersuchung gekommen und kurz hinterher ergab die Obduktion große metastatische Knoten in den Lungen der 42 jahrigen Frau. Diese zeichneten sich ebenfalls auf den ersten Blick durch die mehr rundliche Form der Zelle, insbesondere der Kerne aus. Der Primartumor hatte mehr aufgelockertes Gewebe mit flüssigen Maschen in denen die Kerne sich spindlig und unregelmaßig rundlich verlieren. In den Lungenmetastasen liegen die spindligen und rundlichen Zellkerne viel enger aneinander, aber durch ein Netz von Lymphspalten abgetrennt in Strangen und Haufen. Bei näherem Zusehen finden sich ebensolche Partien im Primärtumor, andererseits auch aufgelockerte Partien in den Metastasen.

Man muß also die Wachstumsbedingungen berücksichtigen und nicht frische Stellen an den Metastasen mit vorgeschrittenen oder regressiv veränderten Teilen der Hauptgeschwulst vergleichen und ebensowenig umgekehrt.

In einem Falle von typischem Schleimhautsarkom des Corpus uteri fand ich wie erwähnt, eine kleine Metastase im Tubenwinkel des Uterus subserös. Sehr auffällig ist im histologischen Bilde (Abb. 264) der Metastase der starke Reichtum an neugebildeten Kapillaren und doch kann man daraus keine wesentliche Verschiedenheit vom Primärtumor entnehmen. Es finden sich in beiden gefäßreiche und scheinbar weniger gefäßreiche Stellen, je nach dem Gefäßkaliber, das durch örtliche Schwierigkeiten im Stromlaufe bedingt wird, und je nach dem Alter der einzelnen Stellen. Auch im Primärtumor wechseln Partien mit äußerst feinen Kapillaren in riesiger Menge, die gar nicht auffallen, sondern nur bei aufmerksamer Betrachtung zu finden sind, und andere Partien, in denen zwar enge, aber doch dickwandige Gefäße in Haufen vorherrschen und wieder andere Stellen mit erweiterten Kapillaren.

Diese Beobachtungen seien erwähnt, um bei der Vergleichung von Metastase und Primärtumor schärfere Kritik zu empfehlen. Die Metastasen können keine Eigenschaften entfalten, die nicht im Primärtumor enthalten sind und im allgemeinen sind die örtlichen Bedingungen für die Entwicklungsmöglichkeiten der Metastasen von Uterussarkomen keine wesentlich anderen. Auch im Ovarium, das z. B. durch die starke Bindegewebswucherung beim sekundären Magenkarzinom (KRUKENBERG) ausgezeichnet ist, zeigen die Metastasen des Uterussarkoms keine wesentlichen Abweichungen vom Primärtumor.

Sehr wichtig für die histogenetische Betrachtung ist, daß in einzelnen Fällen PAVIOT und BÉRARD, BUSSE) die Metastasen ebenso wie der Primärtumor alle Übergänge zwischen Rundzellen, Spindelzellen und Muskelzellen enthalten, auch Riesenzellen in einem Falle MASTNYS.

Sekundäre Sarkome im Uterus.

Sarkommetastasen von primären Sarkomen anderer Organe in den Uterus scheinen sehr selten zu sein. Ein als „Lymphogranulom" gedeuteter Fall, von K. M. WALTHARD beschrieben, ist scheinbar primär im extraduralen Raum des Spinalkanals gelegen. Ein weicher weißlicher Knoten mit Blutungen erwies sich histologisch dem Primärtumor gleich gebaut als Gewirr von Fibroblasten mit Lymphzysten, Epithelzellen und den STERNBERGschen Riesenzellen, im ganzen das typische Granulationsgewebe der Lymphogranulome.

Die Melanosarkome des Uterus, von denen wir schon beim primären Uterussarkom sprachen, sind zum Teil sicher sekundär, vor allem eine von SCHMORL beschriebene Metastase eines Melanosarkoms in einem Uterusmyom und auch der erwähnte Fall von WILLIAMS gehört hierher.

XXV. Malignes Endotheliom und Angiosarkom.

Einleitung.

Ein dunkles Gebiet, genährt von Theorien, mangelhaften Beobachtungen, unklaren Bezeichnungen, wird das maligne Endotheliom sein kümmerliches Dasein weiter fristen, bis durch neue Methoden eine Feststellung möglich sein wird, welche normale und pathologische Wandlungsfähigkeiten die Endothelzelle hat. Die Embryohistologie gibt zur Zeit und ebensowenig die Gewebskultur genügend klare Antwort auf die Frage nach Herkunft und Wandlung des normalen Endothels. Der klaren Lösung stehen Voraussetzungen entgegen, nach denen dem Endothel Ähnlichkeit einmal mit dem Epithel, ein andermal mit dem Bindegewebe oder drittens eine Zwischenstellung eingeräumt wird. Je nachdem erwartet man vom Endothel mehr epithelähnliches oder mehr bindegewebsartiges oder von beiden gemischtes Aussehen der Endotheliome und deutet Geschwülste unklaren Aussehens entsprechend willkürlich.

Die Bezeichnungen „Endotheliom" und „Angiosarkom" sind in der Anwendung oft unklar. Man versteht unter Endotheliom ohne weiteres eine bösartige Geschwulst, während das Wort als solches hierzu ebenso wenig Berechtigung gibt wie das Wort Myom oder Fibrom. Epithelgeschwülste sind Epitheliome mit reifen und unreifen Formen und Endotheliome sind Geschwülste von Endothelzellen ebenfalls in reifen und unreifen Formen. Adenom und Angiom sind reife, gutartige Geschwülste, dem unreifen Epitheliom (Karzinom) entspricht das unreife Endotheliom (Endothelioma malignum)

Die reife und unreife Form, das gutartige (angiomatöse) und das bösartige Endotheliom kann man sich zunächst theoretisch als Tumor für sich allein und in Mischung oder Bindung mit anderen Tumoren vorstellen.

Die folgende Einteilung der Geschwülste mit Beteiligung des Endothels am Parenchym ist rein theoretisch aufgestellt von R. Meyer.

I. Reife Formen des Endothelioms = Angiom.

1. Die echten „Angiome", als reifste Form des Endothelioms, etwa wie das tubuläre Adenom (Mamma, Parotis usw.) die reifste Form der Epitheliome ist.

2. Die Angio-Fibrome, Myome-, Sarkome, also Mischgeschwulste des reifen Endothelioms mit einem der genannten Geschwulstarten.

II. Unreife Formen, maligne Endotheliome.

3. Die unreife Form des malignen Endothelioms, in der die unreifen Endothelzellen nur wenig Neigung haben, Gefaße zu bilden und in atypische diffuse Wucherung geraten mußten, dazu sie freilich ein Stroma benotigen, da sie selber kein Stutzgewebe hervorbringen. Sie sollte Endothelioma destruens = malignum heißen.

4. Die unreife Form der Mischgeschwulst.

a) Endothelio-Sarkom, eine in beiden Parenchymteilen der Mischgeschwulst bösartige destruierende Mischgeschwulst, die dem Karzino-Sarkom entsprechen würde.

b) Die Mischgeschwulst ist nur in der endothelialen Wucherung bösartig und wachst in einem Fibrom oder Myom u. a., wie es auch beim Karzinom als zufallige Mischung vorkommt.

Unter den Bezeichnungen sind „angioblastische" und „angioplastische" Sarkome besonders geeignet, Mißverstandnisse hervorzurufen. Der Wortbildung entspricht in Blastom der Sinn von „Ursprung", so daß man früher unter Angioblasten den Gefäßbildner verstanden hat. Die Wortbildung plastas, plastos usw. deutet auf Formen, ausarbeiten, umgestalten und wurde früher, besonders von v. Recklinghausen in diesem Sinne auf die Anreizung des Gewebes zur Mitwucherung durch Tumoren angewendet. Das „desmoplastische" „osteoplastische" Karzinom bedeutet selbstverstandlich nichts für die Entstehung des Karzinoms, sondern für seine besondere Wirkung auf die Umgebung. In gleicher Weise sollte man unter „angioplastischem Sarkom" ein Sarkom verstehen, das die Umgebung zur Gefaßbildung besonders anregt. Die Gefaßbildung ist in diesem Sinne eine abhängige Wucherung und bedeutet nichts für die Genese des Tumors. Es scheint mir nützlich, den ursprünglichen Sinn der Worte beizubehalten.

In der Pathologie kann es nur verwirrend wirken, wenn man den „Angioblasten" nicht streng dem Zellmaterial vorbehalt, das Endothel und rote Blutkorperchen liefert; demnach wäre ein „angioblastisches Sarkom" ein aus Angioblasten bestehender Tumor, der nur daran zu erkennen sein würde, daß sich seine indifferenten Keime stellenweise ausdifferenzieren zu Endothelrohren und roten Blutkörperchen.

„Angioblastogene" Geschwülste würden von Angioblasten a b s t a m m e n; je nach ihrer Differenzierung könnten sie Angioblastome (Angiom) oder bei abnormer Differenzierung diffuse Blastome sein, deren Struktur nicht theoretisch vorausgesagt werden kann, sondern nur aus Fallen zu erschließen sein würde, in denen einzelne Teile des Parenchyms sich zu Endothelrohren und Blutkörperchen differenzieren, ob sich das mit Sicherheit erkennen ließe, ist eine andere Frage.

Nebenbei sei bemerkt, daß ein sarkomatöser Tumor WALTHARDs von ALBERTINI als „Erythroblastom" bezeichnet worden ist. Freundlich gestattete Einsichtnahme in Präparate des Falles laßt mir die Deutung nicht angebracht erscheinen; es ist ein durchblutetes Sarkom.

Die n o r m a l e Histologie erlaubt kein endgültiges Urteil, doch scheint das Endothel nicht blastisch, sondern plastisch an der Bildung der übrigen Gefäßwand beteiligt. Der Gefäßmantel bildet sich auf Anspruch des Endothels entwicklungsgeschichtlich durch Differenzierung aus Mesenchym und in den Geschwülsten vom Material der Stammgefäße. Auch der extremste Unitarier MAXIMOW, der in allen Fragen der Zellbildung im späteren Leben mit weitgehender Indifferenz namentlich perivasaler Zellen rechnet, hält die Endothelzellen nach der ersten Bildung aus indifferenten Blutzellen für einseitig differenziert.

Es gibt kaum eine Tumorart, die nicht schon als Endotheliom beschrieben worden wäre, und nur wenige Strukturen und Ausscheidungsprodukte, die nicht für „Endotheliome" besonders bezeichnend sein oder doch darin vorkommen sollen. (Literatur s. b. R. MEYER und O. FRANKL). — „Endotheliom" ist der Sammelplatz für alle Blastome unbekannter Histogenese, obgleich wir nicht einmal die Endothelgenese selbst kennen. Eines ist klar: „Angioblasten", welche Endothel und rote Blutkörperchen bilden, scheiden für die größte Mehrzahl der „Endotheliome" aus; im Uterus sind überhaupt keine beschrieben worden. Ob Endothelien aus Mesenchym entstehen [1] oder sämtliche Gefäße des Körpers aus dem primitiven Angioblast [2], wissen wir nicht sicher. Gefäßneubildung aus den Endothelsprossen vorhandener Gefäße ist bekannt; ebenso, daß die Endothelrohre sich ihre übrigen Wandungselemente aus dem umgebenden Mesenchym holen. So ist auch niemandem eingefallen, bei den Angiomen anzunehmen, die Gefäßmäntel stammten aus den Endothelien selbst. Deshalb ist es vorläufig zu beanstanden, daß man in anderen Tumoren den Endothelien z. B. Faserbildung zumutet und fibromartige Endotheliome annimmt.

Die größte Schwierigkeit liegt in dem Nachweise, ob Fibrillen gebildet werden können. BORST u. a. setzten dieses voraus und BORST erörtert danach die theoretische Möglichkeit der fibromähnlichen Endothelien, wie schon KLEBS die endotheliale Abstammung der Fibrome annahm. Ferner ist zu beanstanden, daß man, was sehr oft geschieht, in destruierenden Tumoren die Endothelien und die umgebenden Geschwulstzellen für identisch hält. Wenn die Gefaßrohre wirklich einen hervorragenden selbständigen Anteil an der Neubildung haben und von Tumorzellen umgeben sind, so liegt es stets näher, eine Mischgeschwulst anzunehmen, Kapillarangiosarkome und Angiosarkome mit ausgereiften Gefaßwandelementen, in denen das Angiom vom Endothel, das Sarkom von einem beliebigen Mesenchymteil geliefert wird.

Nur wenn in Blastomen gleichartige Zellen Gefäßröhren, Strange und Zellmassen ohne Faserbildung liefern, könnte man an Endotheliom denken   Die

---

[1] Eine Übersicht über die Ansichten der Anatomen über Endothelgenese s. b. FLORENCE. Ergebn. d. Anat. u. Entwicklungsgesch. Bd. 21. S. 1. 1913.

[2] WASSILIEF u. a. gebrauchen den Ausdruck angioplastisch anstatt angioblastisch; im angiobla tischen Sarkom sind die Angioblasten das Parenchym, im angioplastischen Sarkom reizt das (beliebige) Sarkom das Stroma zu reichlicher Gefaßneubildung.

Autoren sprechen dann irreführend von Angiosarkom, worunter wir eine Doppelgeschwulst verstehen. Nach MALLORY, der ebenfalls die Faserbildung leugnet, entstehen aus dem Endothel zwei Geschwulstformen, die Hämangioendotheliome und Lymphangioendotheliome, die ersteren in kapillarer und kavernöser Form. Die Endothelzellen bilden nach MALLORY manchmal mehrere Lagen um die Gefäßlichtungen, seltener auch papilläre Wucherungen in die Lumina hinein bis zum Verschluß. Wenn nachträglich die kollagenen Fasern des bindegewebigen Stromas zwischen die Tumorzellen einwachsen, so entsteht Ähnlichkeit mit Bindegewebssarkom, doch fehlt dem Tumorparenchym die Fibroglia, ein Standpunkt MALLORYs, den ich in seinem letzten Teile nach zahlreichen Malloryfärbungen der Uterussarkome und einiger „Endotheliome" völlig teile. Von diesem Standpunkte aus läßt sich der „histogenetische Schlendrian" (LUBARSCH) aus der Endotheliomfrage allmählich herauskehren. Zu diesem Schlendrian gehören willkürlich aufgestellte diagnostische Kennzeichen, wie Anordnung der Zellen in Reihen, Perlschnüren, Netzen, Kanälen, intravaskulär, perivaskulär, sog. Übergangsbilder zu Endothelzellen, Polymorphie, hyaline Kugeln usw., wie ich unter kritischer Würdigung der Kasuistik in VEITS Handbuch der Gynäkologie und in einer anderen Arbeit (1922) ausführlich gezeigt habe. Auch SPERBER hat die Endotheliomdiagnose beanstandet. Dagegen hatte FERRONI in 6 Myosarkomen Endotheliom und BARLOW unter 243 malignen Tumoren der weiblichen Genitalien 10 % Endotheliome gefunden. Die Zahl der Veröffentlichungen von Endotheliomen hat seit meiner Arbeit (1908) erheblich abgenommen, wie FRANKL richtig bemerkt, der meinen Standpunkt teilt; ähnlich KAUFMANN, STOLZ, SCHOTTLÄNDER und KERMAUNER. Je ein Fall von GARKISCH (FRANKL) und von SCHOTTLÄNDER und KERMAUNER sind als Endotheliome beschrieben ohne ersichtlichen Grund. Ebensowenig wie in den größten Wiener Frauenkliniken ist in unserer Sammlung ein malignes Endotheliom vorhanden.

MURPHEY (1923) ist dagegen der Meinung, der Uterus sei häufiger befallen, als aus der Literatur hervorgehe, besonders die Cervix uteri; auch endotheliomatöse Degeneration von Myomen sei häufig. Aus diesen beiden Angaben und daraus, daß das Endotheliom des Uterus besonders haufig zu Metastasen führen soll, kann man entnehmen, daß MURPHEY keine kritischen Ansprüche an die histologische Beurteilung stellt.

Ein neuerer Fall (SCHUGT 1924) betrifft einen Tumor in hochgradiger Erweichung und hyaliner Degeneration und mit Atrophie der Tumorzellen, wie ich an freundlich überlassenen Präparaten sah, gänzlich ungeeignet zu histogenetischer Betrachtung.

Ein ähnlicher Fall von schwerer Rückbildung in Myom ist kürzlich von KLEE beschrieben worden, eine schnell gewachsene teils erweichte, teils hyalin derbe Geschwulst, die der Autor als Kollisionstumor durch zufälliges Zusammengeraten zweier unabhängiger Geschwulstarten, Myom und Endotheliom auffaßt. Solche Verwechslungen sind sehr häufig. ULESKO-STROGANOWA (1925) bezeichnet 6 Falle von Uterustumor als Endotheliom, ohne frühere Kritiken zu beachten. Weder die Abbildungen noch die Beschreibung rechtfertigen die Bezeichnung. Auch diese Praparate habe ich durch die Güte der Verfasserin zu sehen Gelegenheit gehabt. Jedes Karzinom kann, sobald es in hyalinem Bindegewebe liegt, durch den Druck der Umgebung in schmalen auch einreihigen Strängen in Netzform von kleinen dichtgedrangten Zellen für Endotheliom gehalten werden.

Es ist widersinnig Histogenese zu treiben an Geschwulstteilen, die irgendwelche regressive Erscheinung tragen. Da fängt die Geschwulst nicht an sich zu bilden, sondern zu verbilden.

In einer besonderen Arbeit habe ich (1922) ausführlich die Frage des Endothelioms und Angiosarkoms behandelt und namentlich auch die Schwierigkeit der Deutung der histologischen Befunde weitläufig erörtert. Daraus ist besonders zu entnehmen, daß eine auch noch so innige Nachbarschaft des Sarkomgewebes zu den in ihm nackt gelegenen Endothelröhren keine genetische Bindung anzunehmen erlaubt. Die Sarkomzellen versehen die Rolle des Stützgewebes.

Die innige Beziehung von bindegewebigen Sarkomzellen zu den Endothel-röhren neugebildeter Gefäße ist so bedeutend (Abb. 265 und 266), daß nur unter aller größter Sorgfalt vermieden werden kann, Sarkomzellen für Gefäßzellen zu halten. Das Gefäßrohr ist der Kristallisationspunkt für dichtere Zellvermehrung

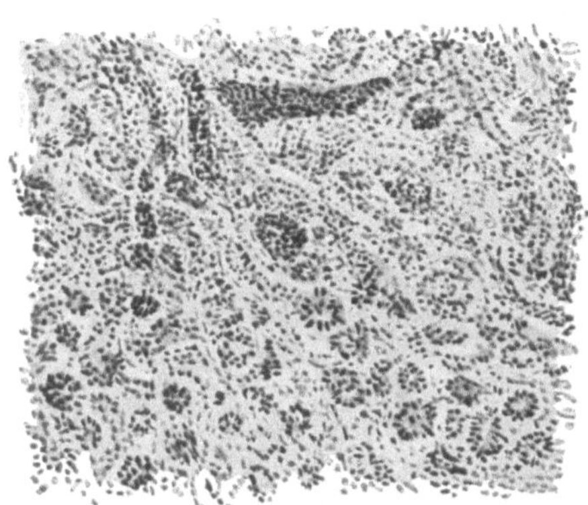

Abb. 265. Sarcoma globicellulare. Kapillare in engstem Zusammenhang mit den Sarkomzellen. (Leitz 5, Ok. 1.)

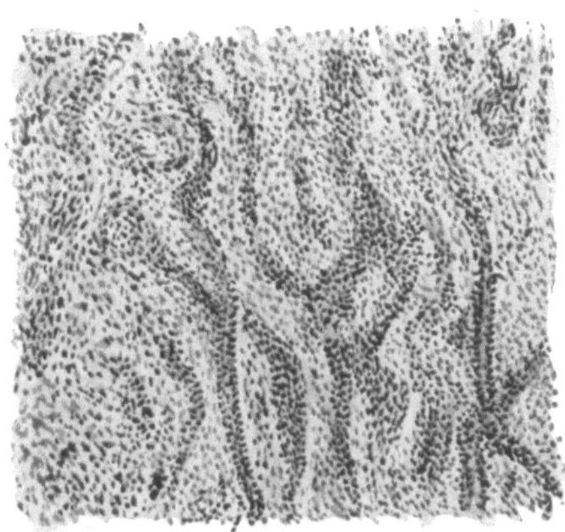

Abb. 266. Aus kleinspindelzelligem Sarkom eine Stelle mit zahlreichen Kapillaren, denen das Geschwulstparenchym besonders dicht anliegt. Die Gefäße im Langsschnitt. (Leitz Obj. 3, Ok. 1.) (Pr. 2373. 119,49.)

und später für Fibrillenbildung. Die Sarkomzellen überlagern in Flach- und Schräg-schnitten geringsten Schnittwinkels die Endothelzellen; sie können auch möglicherweise in die Gefäße durchbrechen. Je dünner der Schnitt, desto eher machen sich Zerreißungen des Gewebes störend bemerkbar, je dicker er ist, desto mehr häufen sich die Möglichkeiten optischer Täuschung. Sind die Endothelzellen noch jung und stehen dicht gedrängt, so können sie den Tumorzellen ähneln, meist sind diese jedoch größer. Sind die Endothelzellen älter, haben sie einen großen flachen Zelleib, so können Kerne fast ganz oder gänzlich in der Schnittebene fehlen und die dicht anliegenden Tumorzellen werden für Gefäß-rohrbekleidung gehalten, namentlich auf Querschnitten. Längsschnitte täuschen ihrerseits an den Enden der Röhren durch Übergang in Flachschnitte. Die Schwierigkeit der Deutungen wird in der Endotheliomdiagnostik auf der ganzen Linie erheblich unterschätzt.

Das sichere Kennzeichen der endothelialen Wucherung wird wohl immer die Proliferation in die Lichtung der Röhren sein unter Voraussetzung des sicheren Ausschlusses von Täuschung durch Eindringen fremder Zellen (Karzinom, Sarkom) in die Lichtungen. Es ist gar nicht verständlich, wieso die geschwulstig wuchernden Endothelzellen nur nach außen in das Stroma wachsen sollten und nicht in die Lichtungen in Richtung des geringeren Widerstandes.

Das „Angiosarkom" bedeutet eine Mischgeschwulst. Viele gefäßreiche Sarkome erschweren die genaue Abgrenzung und führen ihren Doppelnamen mit Unrecht. Dagegen geben Gefäßerweiterungen, Teleangiektasien und Gefäß-wandveränderungen, welche in die Augen fallen, zu Unrecht Anlaß zur Diagnose

Angiosarkom (s. a. BORST). Als Angiosarkom der Wand gehen Fälle von AHL-
FELD, HEGAR, JOHANNOWSKY, JACUBASCH, v. KAHLDEN-LOEBELL, REINICKE,
KURZ, WEBSTER, POLANO u. a. und als Angiosarkome der Schleimhaut Fälle
von KEZMARSKY, BARNES, R. WILLIAMS, die beiden letzteren bei Kindern.
In den Fällen von BECMKANN und von DURET entstand durch netzförmige
Kapillarverzweigung eine alveoläre Struktur; ähnliches habe ich in einem
polypösen Schleimhautsarkom gesehen, eine histogenetische Beziehung der
Sarkomzellen zu den Endothelrohren fehlte jedoch (s. d. Abb. 254—256).

Als Angiosarkome gehen auch Tumoren mit auffällig perivaskaler Ausbreitung, meist an präformierten Gefäßen, auch „Peritheliom" genannt in rein
morphologischem Sinne. Oder die perivaskale Tumorschicht bleibt infolge
günstigerer Ernährung länger erhalten in dem nekrotisierenden Sarkom (GESSNER

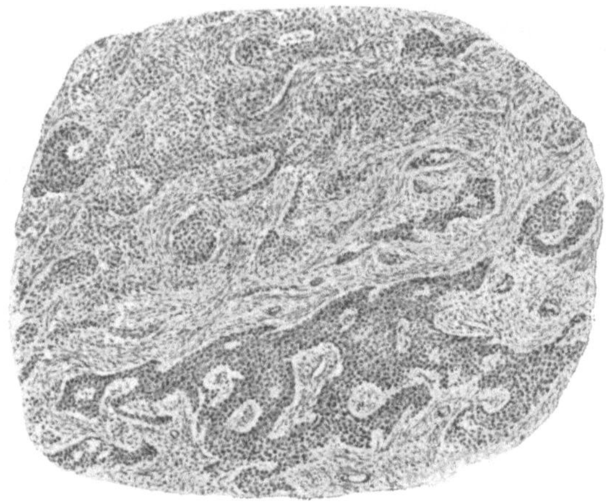

Abb. 267.

BORST, R. MEYER, H. ALBRECHT), übrigens auch in Karzinomen (R. MEYER).
Ein solcher Irrläufer ist in v. HANSEMANNs „Mikroskop Diagnose", 2. Auflage,
Abb. 31 mit Angiosarkom bezeichnet.

Auch können in die nekrotischen Teile von außen junge, von Sarkomzellen
begleitete Gefäße einwachsen (STEINHAUS), was nicht selten zu beobachten ist.

Besonders wirksam erscheinen mir einige Fälle, die nur teilweise angiomatös
oder doch gefäßreich sind, zum größeren Teil aber einen muskelzelligen, spindelzelligen oder rundzelligen, diffus sarkomatösen Bau haben (Abb. 265) und noch
mehr ein Fall von einfachem spindelzelligen Sarkom der Uteruswand, von dem
eine Metastase subserös im Tubenwinkel gesessen, teilweise eine angiomatöse Struktur (Abb. 264) hat. Solche Fälle scheinen mir sehr für den Mischgeschwulst-
charakter der Tumoren zu sprechen. Erscheinen in Abb. 265 die Sarkomzellen
im innigen unlösbaren Zusammenhang mit den Endothelrohren fast als Wandbekleidung, so haben die Gefäße in Abb. 264 ihre eigene typische Auskleidung.

Als Besonderheit mag folgender Fall gelten (Abb. 267, 268 und 269). In
einem submukösen Myom eines mit noch mehreren reinen Myomen durchsetzten
Uterus wird das myomatöse Gewebe rücksichtlos aufgefasert und aufgezehrt
von einem sarkomatösen Teil. Dieser zeigt zwei Gewebsarten, die stellenweise
sich wie Parenchym und Stroma verhalten, während das Stroma an anderen
Stellen fließend in das Parenchym übergeht und auch selbständig destruierend
in dem Myom weiterwächst. Mit anderen Worten, ein Teil des Geschwulst-

parenchyms differenziert sich mehr zu Bindegewebszellen mit Fibrillen aus und dient dem unreiferen teils alveolär diffus wachsenden Teile als Stroma ohne seine destruierende Proliferationsfähigkeit einzubüßen (Abb. 267). An manchen Stellen überwiegt der angiosarkomatöse Charakter (Abb. 269), dessen Quasistroma ebenfalls destruktive Fähigkeit behält. Die Wandzellen der Gefäße

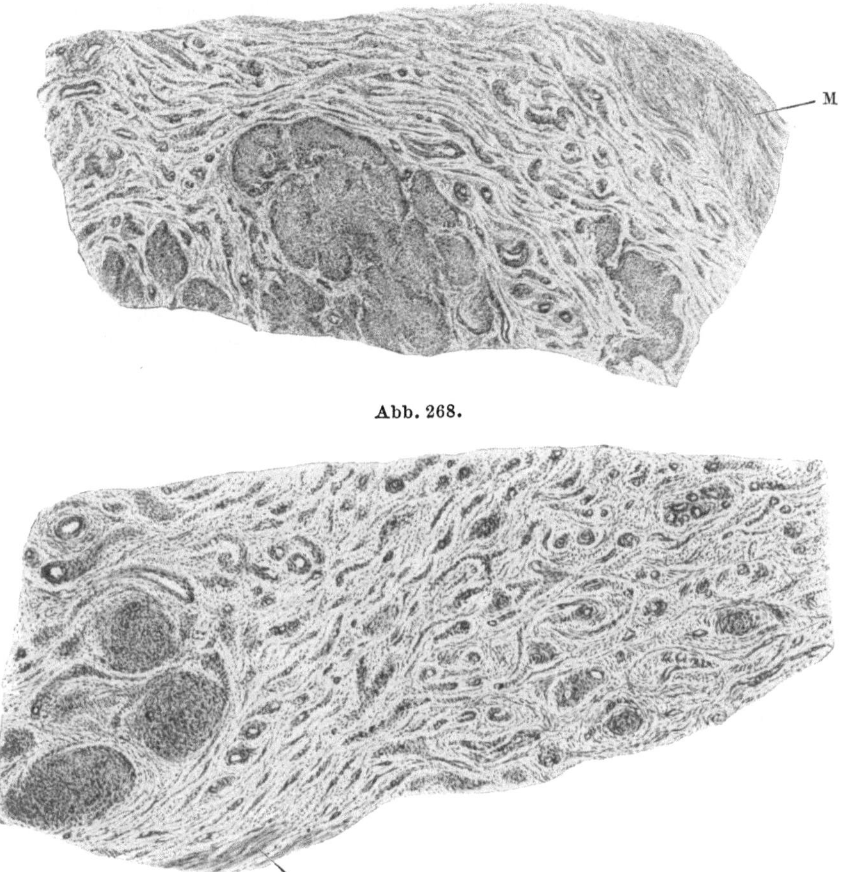

Abb. 268.

Abb. 269.

Abb. 267, 268 und 269. Aus einem Mischtumor „Myo-Sarkom", jenes in den außeren Schichten rein muskelzellig, wird von den innen gelegenen spindel- und polygonalzelligem Sarkom angegriffen. Das Sarkom bildet (267) teils zusammenhangende, karzinomahnliche Balkenwerke, teils unregelmaßige „Alveolen" (268), teils kleinere Knoten (269). Diese als Sarkomparenchym erscheinenden Teile werden von einem Stroma begleitet, das stellenweise und besonders in der Peripherie der Geschwulst (269) uberwiegt. Das zartere feinfibrillare Stroma erscheint als selbstandiger Geschwulstanteil mehr „angiomatos" und drmgt ohne auffallige Gefaße zerstorend in das Myomgewebe. (Abb. 267 und 269 Leitz Obj. 3, Ok. 0, Tub. 14, Abb. 268 Zeiß Lupe 10, Ok. 0, Tub. 24.)

gehören offenbar dem Sarkomparenchym an. Wie weit das die Endothelien betrifft, läßt sich nicht entscheiden. Abb. 268 zeigt bei schwacher Vergrößerung beide Wachstumsarten und einen Teil des Myoms.

Es mehrt sich die Zahl der Fälle, in denen im Myom völlig anders geartete Tumoren destruierend wachsen und damit gewinnt die Möglichkeit an Boden, daß ein gemeinsamer, abnormer gemischter Keim der Geschwulst zugrunde liegt, etwa ein Endothelmesenchymkeim, aus dem die myoblastischen Teile zum Myom ausreifen, während die endothelialen und bindegewebigen Blasten vom Myom umwachsen erst später in Wucherung geraten. So können verschiedenartige Mischgeschwülste entstehen (s. d.) je nach der Zeit und dem Grade der Ausreifung der einzelnen Bestandteile.

In einem scheinbar verwandten Falle von Backhaus sind in den Venen und in der Wand eines „diffus myomatösen" Uterus linsengroße Herde gelegen, die aus kleinsten Gefäßen mit zwischenliegenden, dichtgedrängten Spindelzellen bestehen. Diese wuchern auch diffus sarkomatös und ordnen sich zu Gefäßzügen an. Präparate des Falles habe ich leider nicht gesehen.

Kurz „Angiosarkome" und andere verwickeltere Mischgeschwülste des Uterus sind bekannt; viele Tumoren tragen indes diesen Namen mit Unrecht. „Endotheliome", in denen das endotheliale Blastem selbst außer Gefäßen noch andere Formationen lieferte, insbesondere faserbildende Zellen, sind nicht annähernd sichergestellt.

Zum Schlusse: wenn man „mesenchymale" Keime für besonders geeignet hält zur Bildung von Endotheliomen und Angiosarkomen, so sollte man sie am ehesten im Bereiche der histogenetisch mesenchymal und mesodermal bedingten Geschwülste erwarten, die als einfache und verwickelte heterologe Tumoren im nächsten Kapitel zur Sprache kommen sollen. — Die Literatur jedoch kennt nichts derart.

XXVI. Mischgeschwülste des Uterus[1].

Heterologe Gewebe im Uterus und seinen Geschwülsten.

Einteilung, Bezeichnungen der Mischgeschwülste.

Mehrere Parenchymarten einer Geschwulst können auf verschiedene Weisen zusammengehörig werden, für die ich als allgemeine Bezeichnungen vorgeschlagen habe:

1. „Kollisionstumoren" gehen hervor durch zufälliges Zusammentreffen und Durcheinandergeraten zweier unabhängig entstandener Geschwulstarten; Vermischungsgeschwülste. Karzinom im Myom, Karzinom im Sarkom.

2. In „Kombinationstumoren" haben die verschiedenen blastomatösen Bestandteile eine histogenetische Gemeinsamkeit, eine gemeinsame Stamm- oder Ahnenzelle. Kombination im Sinne einer Bindung mit wechselnden Möglichkeiten.

3. In „Kompositionstumoren" besteht gewebliche Zugehörigkeit bzw. Abhängigkeit, wie Parenchym und Stroma, die beide blastomatös wuchern.

Eine weitere Einteilung der Mischgeschwülste ergibt sich aus den zusammengesetzten Gewebsarten, die einheimisch oder ortsfremd (heterolog), unter Umständen auch gemischt sein können, und zwar wohl im wesentlichen durch Kollision, wie z. B. Übergreifen eines Schleimhautkarzinoms auf eine heterologe Geschwulstart der Uteruswand.

1. In die Klasse der „einheimischen Mischgeschwülste" — wollte man Wert darauf legen sie aufzufüllen — ließen sich manche einfügen aus der Reihe der oben angeführten Bindesubstanzgeschwülste namentlich der angiomatösen. Begnügen wir uns bis zu besserer Einsicht in ihre Histogenese mit dem Hinweise, daß a) unter den „einheimischen" gut- und bösartige Bindesubstanzgeschwülste abzuteilen sind von den b) gemischt fibro-epithelialen

---

[1] Auch von diesem Abschnitte findet sich eine breitere Darstellung in Veit-Stoeckel, Handbuch der Gynäkologie, 3. Aufl. 1929.

Geschwülsten, die ihrerseits auch gutartige bergen wie Adenofibrome (Polypen), echte Adenomyome und bösartige wie Karzinosarkome. Die Voraussetzung der Beteiligung von mindestens zwei Gewebsarten an der geschwulstartigen Wucherung, also zwei Arten von Geschwulstparenchymen darf nicht übersehen werden. Auch hier begnügen wir uns mit der theoretischen Forderung, die fibroepithelialen Tumoren den Mischgeschwülsten einzufügen, wenn ihre wahre Natur als zwiefach parenchymatöse Geschwülste einwandfrei festgestellt sein wird. Manches wird dabei einer Verständigung anheimzustellen sein.

2. Wenden wir uns den ortsfremden Gewebsarten zu, so bleibt manches auch hier der theoretischen Erkenntnis leichter zugänglich als der einwandfreien Einteilung des in der Literatur niedergelegten Materials, das wegen seiner Seltenheit in vielen Händen zerstreut keiner einheitlichen Sammlung zugänglich ist. Es ist nämlich des öfteren der Brauch, fremdartige Gewebe als Osteome, Lipome, Chondrome, Rhabdomyome zu bezeichnen ohne überhaupt den Nachweis geschwulstartigen Wachstums der heterologen Gewebe für geboten zu halten. Es ist ebenso üblich von Mischgeschwülsten zu sprechen, wenn sich in einfachen Tumoren andersartige geringfügige Einlagerungen besonders solche von heterologer Art finden. Wir unterschieden oben Myome mit epithelialen Einschlüssen von Adenomyomen und müssen Gelegenheitseinschlüsse jeder Art in Tumoren so kennzeichnen, daß die Bezeichnung der Geschwulst nicht das Mißverständnis einer echten Mischgeschwulst aufkommen läßt. Zur Durchführung dieses Planes bedarf es einer genaueren histologischen Musterung.

Es muß zunächst festgestellt werden, daß nicht alle Gewebefehler, nicht einmal die mit Unterdifferenzierung einhergehenden Störungen im Gewebe unbedingt Geschwulstbildung mit sich bringen und außerdem, daß heterologes Gewebe nicht notwendig einen Grad von Unterdifferenzierung besitzt, der es zum Geschwulstwachstum besonders geeignet macht.

Die besondere Bösartigkeit der „heterologen" Mischgeschwülste hat die unzulässige Verallgemeinerung veranlaßt in heterologen Geweben eine unbedingte Gefahrenquelle zu sehen.

Kurz: heterologe Gewebe sind weder Tumoren, noch sind heterologe Tumoren von vornherein Mischgeschwülste, noch sind Tumoren mit heterologen Einschlüssen und heterologe Mischgeschwülste unbedingt bösartig.

Unter Hinweis auf die oben im Abschnitte II gegebene Darstellung nachweislich angeborener Gewebefehler sind wir genötigt weiter unten auf heterologe Gewebe im Uterus hinzuweisen, die keine Geschwulstbildung zur Folge hatten.

Weiter werden wir auf heterologe Einlagerungen zu achten haben in einfachen Geschwülsten. Wenn man derartiges findet, so ergibt sich daraus nicht das Recht, der Geschwulst als solcher eine heterologe Herkunft nachzusagen. Die Möglichkeit dazu liegt zwar vor und die Richtigkeit der Annahme liegt zuweilen auf der Hand, aber nicht ohne weiteres. Das vermeintliche Recht zur Annahme der heterologen Geschwulstbildung bei Befunden von Fremdgewebe in Geschwülsten wurde entnommen aus der Theorie der „Versprengung" fremder Gewebe. Die Vorstellung von der Gewaltsamkeit eines solchen Vorganges stellt an entwicklungsgeschichtliche Möglichkeiten unerfüllbare Anforderungen; sie ist deshalb der Anschauung einer „illegalen Gewebsverbindung" gewichen, deren einfachste Formen recht häufig nachweisbar sind und deren seltenere Formen sich ungezwungen einfügen (R. MEYER). Der Vorgang ist dahin zu verstehen, daß die ursprüngliche Nachbarschaft ganz wie in der normalen Entwicklung besteht, daß jedoch durch geringstes unregelmäßiges Ineinandergreifen einzelner Zellen zwei Gewebsarten miteinander in Verbindung bleiben, deren reinliche Scheidung in der normalen Entwicklung vorgesehen ist. So kann eine Spur von Gewebe A als Gast mit dem Organ B als Wirt und umgekehrt in ungesetzlicher Verbindung bleiben, wenn die beiden Teile ihre ursprüngliche Nachbarschaft aufgeben. Die ungesetzliche Verbindung ein Gewebefehler dieser Art kann theoretisch besehen sehr verschiedene Folgen haben, die man von der Versprengungstheorie her geblendet nicht einseitig nur vom Gesichtswinkel der Ortsfremdheit aus betrachten darf. Bei der illegalen Gewebsverbindung sind beide Teile zu berücksichtigen, nicht nur der Gast A, der von fremdem Boden günstig, ungünstig oder gar nicht beeinflußt sein kann. Aber auch dem Wirtsgewebe B kann es in gleicher Weise geschehen, daß er von dem Gaste günstig, ungünstig oder gar nicht beeindruckt wird. Zunächst der heterologe, vom fremden Gewebe übernommene Bestandteil kann früher oder später gänzlich untergehen unter der Ungunst des Ortes; er kann lebend bleiben, ganz oder teilweise falls pluripotent, indifferent, sonst unreif bleiben und kann in seinen indifferenten [1] oder unreifen Teilen geschwulstartig wuchern. Diese Wucherung kann das ganze indifferente oder unreife Material beherrschen, aber es kann auch dabei zur Ausdifferenzierung und Ausreifung einzelner Bestandteile kommen, also zur Abspaltung von Nebenprodukten, insoweit solche nicht geschwulstartig wuchern.

Die hier zuletzt ausgesprochenen Betrachtungen sind wohl einfach genug um selbstverständlich zu erscheinen, dagegen bedarf es eines ausdrücklichen Hinweises darauf, daß bei einer ungesetzlichen Gewebsverbindung auch das Gewebe des Wirtsorganes leiden kann. Auch dieses könnte durch die fremde Bindung aus einer Differenzierung oder Ausreifung behindert zur Geschwulstbildung vorgeneigt sein. Zunachst nur eine Theorie, die jedoch bei der Auslegung der Geschwülste und gerade der Geschwülste mit heterologen Teilen besonders berücksichtigt werden müßte. Es soll hiermit nichts geringeres gefordert werden, als bei jeder einzelnen sowohl echten als auch sog. Mischgeschwulst, also bei Tumoren mit nichtgeschwulstigen Einschlüssen dem Nachweise mehr Sorgfalt zuzuwenden, ob tatsächlich die fremden Gewebe und das Geschwulstparenchym gleiche Herkunft verraten.

Man möge dieses nicht auffassen, als ob der WILMSschen Theorie der Boden entzogen werden soll. Aber man soll nicht verkennen, daß von der Theorie beeindruckt der Beweis für die Abstammung der fremden Gewebeteile und der sarkomatösen Wucherung aus einem gemeinsamen Keimgewebe in seiner Schwierigkeit verkannt werden könne. Ausgehend von einzelnen Fällen der einfachen Geschwulstbildung wie Myom mit Einschluß von wenig Fettgewebe oder Sarkom mit einem kleinen Knorpelteilchen kann man nicht an der Frage vorübersehen, ob das Sarkom oder das Myom nicht aus dem rechtmäßigen Bestande uterinen Gewebes entsprungen sei und wird daran die Frage knüpfen müssen, ob der fremde Bestandteil zufälligen Einschluß in der Geschwulst bedeutet, oder ob seine Einfügung in das embryonale Grundgewebe des Uterus eine Störung in der Differenzierung der nächsten Umgebung des Fremdherdes und dadurch eine Geschwulstbildung uterinen Gewebes veranlaßt hat. Wenn wir diesem Gedanken bei den Myomen, deren Domäne der Uterus ist, besonders leicht folgen, so verpflichtet uns dieses auch zur strengen Prüfung der übrigen Tumoren mit heterologen Einschlüssen und der Mischgeschwülste auf gleiche oder ähnliche Möglichkeit ihrer Entstehung zum mindesten solcher Tumoren, deren Bau nicht aus dem histologischen Rahmen der gewöhnlichen Uterusgeschwülste fällt. Gleiten wir mit dieser Erörterung auf das Gebiet der Histopathogenese, so hat sie doch der Einteilung und Bezeichnung voraufzugehen, um ihnen brauchbare Grundlage zu geben. Die Bezeichnung „mesodermale

---

[1] Wir weisen auf die Unterscheidung von indifferent und unreif S. 351.

Mischgeschwülste" ist derart eingebürgert, daß sie der übrigen Betrachtung vorzugreifen droht. Die Erfahrung lehrt, daß man mit festgelegten Bezeichnungen allmählich zu weitherzig umgeht. In unserem Sonderfalle stehen wir der einen Möglichkeit gegenüber, die Mischgeschwülste abzuhandeln und alles, was nicht echte Mischgeschwulst ist, anderen Abschnitten der Darstellung zu überlassen. Es erscheint uns aber wichtiger, besonders unter Berücksichtigung pathogenetischer Fragen, die Grundlagen kennen zu lernen, die unter Umständen zur Bildung von Mischgeschwülsten hinneigen, ohne daß sie stets dazu führen müssen. So werden wir unter diesen Gesichtspunkten auch im folgenden Befunde kennen lernen, die nicht echte Mischgeschwülste sind, sondern einfache heterologe Geschwülste. Andererseits besteht die Möglichkeit, die ganze Frage vom Standpunkte der Histogenese aus aufzubauen. Man faßt wie gezeigt, die ungewöhnlichen Gewebe ins Auge und fragt was aus ihnen wird. Der Bezeichnung der „mesodermalen oder heterologen Mischgeschwülste" liegt keineswegs eine Beschränkung zugrunde. Es gibt auch andere Mischgeschwülste und es ist wie gesagt, der Nachweis besonders nötig, daß nicht nur heterologe Teile vorhanden sind, sondern daß das Geschwulstparenchym selber aus ihnen hervorgegangen sei.

Daneben ist bei den ortsfremden, heterologen aber einfachen Geschwülsten eine Scheidung grundsätzlich nötig, in gutartige und bösartige, um so mehr, als sie scheinbar häufig besonders bösartig sind. Es besteht nicht nur für die theoretische, sondern auch für die praktische klinische Beurteilung Gefahr, alle ortsfremden Geschwülste und besonders Mischgeschwülste von vornherein als bösartig anzusehen. Es gibt auch gutartige heterologe Mischgeschwülste und vielleicht wird ihre Zahl bald sich mehren, wenn man nicht nur die klinisch bösartigen Fälle, sondern auch gutartige Tumoren genauer auf heterologe Teile hin untersuchen wird.

Wir werden das Karzinom des Uterus für sich behandeln so weit es einheimisch ist und werden unter Berücksichtigung der Funde heterologer Gewebseinschlüsse im tumorfreien Uterus und in Tumoren die heterologen Geschwülste und Mischgeschwülste vorüberziehen lassen.

Karzinosarkom.

Karzinosarkome sind teils epitheliale, teils bindegewebige, in beiden Teilen bösartige Geschwülste. Wir verwenden die Bezeichnung im histogenetischen Sinne. Als Kombinationsgeschwulst ist das Karzinosarkom im Uterus noch nicht bekannt; als Kollisionsgeschwulst ist es öfters beobachtet, während die „Kompositionsgeschwulst" nur selten genau als solche festgelegt werden kann. Am häufigsten scheint das Karzinosarkom in Polypen vorzukommen, von denen einige zunächst als einfache glandulare Polypen (Fehlbildungen), andere als Adenofibrome seltener Adenomyome bestanden haben mögen. Diese karzinosarkomatösen Adenofibrome habe ich in 4 Fallen als birnen-, apfel-, orangegroße, meist mehrfache Polypen gefunden.

Es darf nicht unerwahnt bleiben, daß mir des öfteren „Karzinosarkome" vorgelegt worden sind, die vorgetauscht wurden durch diffuse Ausbreitung von reinen Karzinomen, namentlich durch Ausbreitung in Lymphbahnen um solide Krebsalveolen. Außerdem werden auch alte lymphozytare Infiltrate, wenn die Lymphozyten quellen und polygonale Form annehmen in Durchmischung mit Karzinom zuweilen als Sarkome gedeutet.

Das diffuse „sarkomahnlich" wachsende Karzinom, eine im Uterus sehr häufige Erscheinung, ist so oft verkannt worden [Albrecht (1928) führt 51 Fälle auf; ältere Literatur s. b. KLEBS], wie bereits frühere Autoren bemerkten (HOFMEIER, KELLER, WEIL, LERCHENTHAL), daß GESSNER das Karzinosarkom überhaupt in Abrede stellte und meinte, die rein karzinomatösen Metastasen machten die Annahme unwahrscheinlich; so in den Fällen von RABL-RÜCKHARD und ROSENSTEIN, deren Beschreibungen allerdings nicht genügend sind (v. KAHLDEN, GESSNER)[1]. Als echte Karzinosarkome gelten ein Fall von GEBHARD, ferner ein „Adenocarcinoma gelatinosum sarcomatodes" der Zervix (AMANN), welches erst als sarkomatöses Adenom auftrat und erst im Rezidiv karzinomatös befunden wurde. Hier scheint also eine Kompositionsgeschwulst

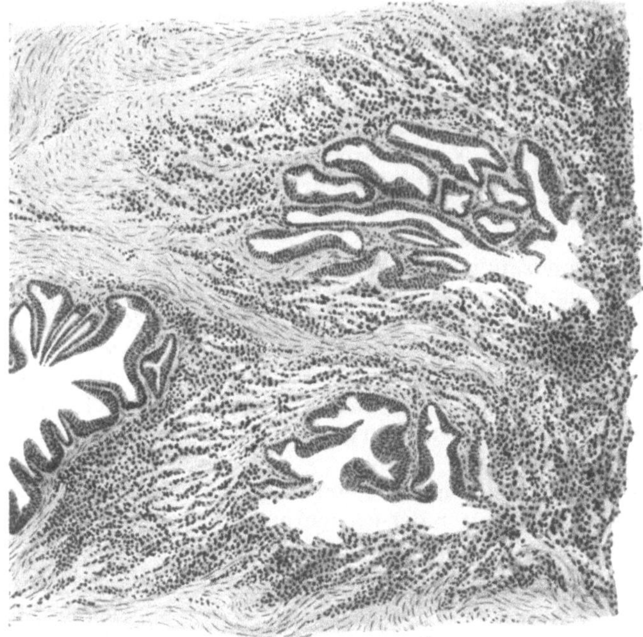

Abb. 270. In einer Mischgeschwulst (Kollisionsgeschwulst) der Korpusschleimhaut zerstört das Sarkom ein Adenokarzinom. (Leitz Obj. 3, Ok. 4, Tub. 10.)

vorzuliegen, während das sekundäre Übergreifen benachbarter Schleimhautkarzinome auf einen sarkomatösen Polypen, wie in den Fällen von SCHALLER, RIEDERER, BALLIN nahegelegt wird, wenn das Karzinom oberflächlich sitzt oder wenn es nur die Basis des Polypen erreicht wie in einem Falle NEBESKYs, oder wenn der Schwerpunkt der karzinomatösen Neubildung an anderer Stelle liegt und nur einige karzinomatöse Stellen im polypösen Sarkom gefunden werden wie im Falle OPITZ. OPITZ erwähnt Fälle von RABL-RÜCKHARD, G. KLEIN, NIEBERGALL u. a., die schwer nachzuprüfen sind. Es scheint sich in diesen Fällen um eine Durchmischung zu handeln, eine Möglichkeit, auf die

---

[1] Es ist wiederholt versucht worden, durch Gitterfaserfarbung differentialdiagnostisch das Sarkom vom Karzinom bzw. beide von echten Karzinosarkomen zu unterscheiden. Das Ergebnis meiner eigenen Untersuchungen hat mich ebenso wenig befriedigt, wie die anderer Autoren. Bei den einfachen Karzinomen benötigen wir die Gitterfasern ebensowenig wie bei den meisten Sarkomen, dagegen in den Fallen diffuser Karzinomausbreitung im Uterusgewebe versagt die Methode vollig. Zu diesem Ergebnis führt meines Erachtens auch eine neuere Arbeit von EDELMANN. — Die oben erwahnten Angaben von LEIDENIUS u. a. an den feineren Zellstrukturen Sarkom und Karzinom zu unterscheiden können nur auf die weniger atypischen Mischtumoren vielleicht Einfluß gewinnen.

noch andere Fälle hinweisen, so die von EMANUEL, MONTGOMERY, V. FRANQUÉ, SEHRT, NEBESKY, SPENCER, SCHMORL, RITTER, HENKEL, FRANKL, V. STRASSER, beobachteten Fälle von getrenntem Vorkommen beider Geschwulstarten in einem Uterus. Einzelne dieser Fälle betrafen Wandsarkome.

Einbruch des Karzinoms in sarkomatöse Polypen beschreiben ferner R. MEYER, FORSSNER, KUBINY (mit getrennten Metastasen), während umgekehrt ein Sarkom in das Karzinom eindringt (Abb. 270) und es teilweise zerstört bei R. MEYER, ALBRECHT, FORSSNER. Karzinomatöse Nester im Sarkom zerstreut fand OBERNDORFER. BENTHIN beschreibt Karzinom mit Zylinderepithel und Verhornung mit riesenzelligem Sarkom gemischt. Ich bemerke, daß Riesenzellen ganz unberechtigterweise leicht zur Sarkomdiagnose verführen. Weitere Fälle s. b. FRÄNKEL, H. SPENCER, SALTYKOW, GAERTNER.

Wenn man von dem Schleimhautüberzug her karzinomatose Stränge oberflächlich in das Sarkom verfolgen kann, so ist das Karzinom wahrscheinlich nachträglich entstanden. So fand SCHALLER eine kraterförmige adeno-karzinomatöse Ulzeration im Corpus uteri, welches stellenweise oberflachlich auf einen sarkomatösen Polypen übergreift. Hierher scheint auch der Fall von RIEDERER zu gehören, da teilweise im vorwiegend spindelförmigen Sarkomgewebe Zellgruppen lagen, die an Drüsenwucherungen oder Endothelproliferation erinnerten, ferner Epithelperlen von verhornenden Plattenepithelien und Gruppen von Plattenepithelien. RIEDERERs Ansicht, daß die Plattenepithelien aus der Vagina in das Corpus vorgedrungen seien, ist bereits von LUBARSCH (1899) bestritten worden.

In BALLINS myxomatös degeneriertem Karzinosarkom des Uteruskorpus enthielt das Sarkom hauptsächlich große Rundzellen und war mit „Adenokarzinom" sehr reichlich durchsetzt. Seine Annahme, daß in Drüsenpolypen Epithel und Stroma gleichzeitig „maligne degenerierten", ist natürlich nicht erweislich. Auch in diesem Falle saß die karzinomatose Drüsenwucherung ziemlich oberflächlich. In einem Falle NEBESKYs fanden sich an der Basis eines polypösen Sarkoms der Korpusschleimhaut Krebsalveolen und Sarkom nebeneinander in üppiger Wucherung.

FRÄNKEL demonstrierte ein Adenokarzinom des Uteruskorpus mit großzelligem Sarkom vermischt und OPITZ karzinomatöse Drüsen in cinem polypösen Spindelzellensarkom bei gleichzeitigem Adenokarzinom des Korpus. In einem Falle von ALBRECHT greift ein polypöses Uterussarkom auf die Wand über und mischt sich mit einem Adenokarzinom.

In FORSSNERs Fall wächst ein Rundzellensarkom in ein „Adenokarzinom" der Korpusschleimhaut ein. In einem zweiten Falle fand er ein zentrales Riesenzellensarkom und ein „Adenokarzinom"; das Sarkom faßt er ursprünglich als Polypen auf.

FORSSNER glaubt, daß nur in GEBHARDs Falle das Sarkom aus dem Stroma des Karzinoms entstanden sei.

Eine besondere Geschwulstdisposition liegt in zwei Fällen R. MEYERs zugrunde: Fall 1 Karzinosarkom des Uterusscheitels nebeneinander und ineinander greifend mit Übergriff des Adenokarzinoms auf die Oberfläche eines Polypen, während das Sarkom nur die Basis des Polypen erreicht. Karzinommetastasen im Tubenwinkel. Unabhängig von den Uterusblastomen ein kleines Myom und ein kleines Sarkom als schmalbasige Polypen des Ligamentum latum medial neben dem Ovarium, deren Grundlage ich für Mißbildungen (abgetrennte Ovarialteile) halte.

Fall 2: Mannskopfgroßes Uterusmyom mit lipomatösen Einsprengungen. Walnußgroßes polypöses Adenom und mehrere kleinere Schleimhautpolypen, von denen einige Karzinom teils in adenomatöser, teils in alveolärer Form enthalten. Rein sarkomatöses Stroma mit und ohne Karzinom in einigen Polypen (Abb. 271). Riesenzellbildung deutlich dem Karzinom angehörig. Neben diesem echten Karzinosarkom außerdem stellenweise diffuses Karzinomwachstum, also Pseudokarzinosarkom. Die Sarkomzellen produzieren Fibrillen.

Karzinosarkomatöse Adenomoyme sind unter Adenomyom erwähnt. Die Karzinosarkome des Uterus sind bisher nur als homologe Geschwülste bekannt. In den heterologen Mischgeschwülsten (s. w. u.) sind karzinomatöse Beimengungen bisher nicht als heterologe erwiesen. Eine scheinbar echte Misch-

geschwulst im Sinne der Kollisionstumoren ist ein Chondrokarzinom Gebhards; s. a. den Fall von Schröder und Hillejahn. In einem Falle von Karzinom des Gartnerschen Ganges in der Cervix uteri (R. Meyer) war das Stroma
im Primärtumor zweifelhaft, dagegen in einer Vaginalmetastase stellenweise
sarkomatös.

Als metastatischer Kollisionstumor wird von Baltzer eine Netzmetastase
bezeichnet, deren sarkomatöser Teil aus dem Uterus, der karzinomatöse aus
dem Ovarium stammt.

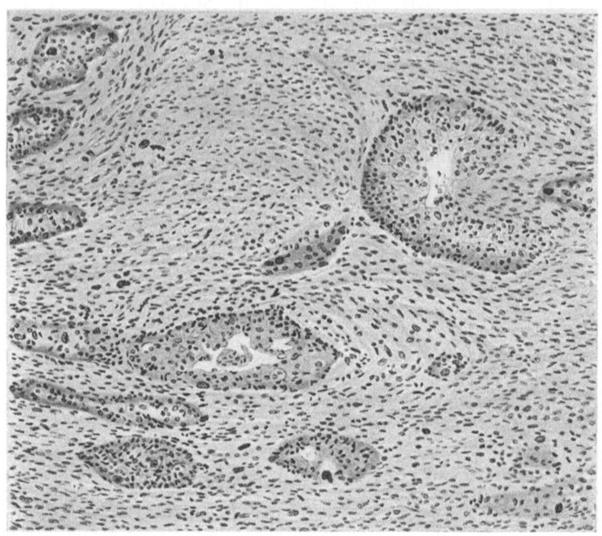

Abb. 271. Zu Fall 2 im Text. Echtes Karzinosarkom. Weigerts Eisenhàmatoxylin. (Leitz Obj. 3,
Ok. 4, Tub. 10.)

Heterologe Gewebe ohne Geschwulstbildung im Uterus und in einfachen Geschwülsten des Uterus.

Fremde Gewebsarten können angeboren im Uterus liegen; einige solche
sind bekannt. Zu den einfachen Verlagerungen ohne Geschwulstbildung gehört
quergestreifte Muskulatur (s. w. u. Rhabdomyomen, S. 411), ein Herd
osteoiden Gewebes im fetalen Uterus (R. Meyer), und ein Ganglion
mit Nervenfasern im Uterus der Neugeborenen (R. Meyer).

Knorpel wird zuweilen umschrieben herdweise gefunden, z. B. in einem
polypösen Uterustumor „einem aus reinem Knorpel bestehenden Schnitt" ohne
nähere Beschreibung von Orth. Ferner ohne Tumor: von H. O. Neumann im
Uteruskorpus, von Brakemann in der Zervixschleimhaut, von H. O. Neumann
in der Portio und von R. Meyer im Fundus uteri. Die Herde sind jedoch nur in
meinem Falle von ziemlicher Größe (kirschkerngroß). Sie sind scharf umschrieben mit einer Art Perichondrium versehen, sie sind nicht voll ausdifferenziert, neigen aber dazu und zu allmählicher Verkalkung. Die Knorpelinseln
zeigten keine Neigung zur Geschwulstbildung. Auch E. Kaufmann hat Knorpel
im Schabsel gefunden. — Die übrigen genannten Herde außer meinem Falle
sind mikroskopische Funde. — Jakubowitz hat einen bohnengroßen Knorpel-
herd subserös gefunden in einem schwangeren Uterus.

Schleimgewebe inselförmig in der Muskulatur eines Corpus uteri hat R. MEYER (1929) beschrieben.

Unter dem Namen Hypernephrom wird von JOSSELIN DE JONG ein kleiner gelber Knoten an der linken Tubenecke des Uterus beschrieben; offenbar die seltene Anlagerung eines ungewöhnlich tief gelegenen Nebennierenrindenteiles, keine Geschwulst.

Heterologe Geschwülste der Bindegewebsreihe.

Unter den heterologen Geschwülsten kann man einfachere von den mehr verwickelten abtrennen.

Einfache homologe Geschwülste, teils gutartige, teils bösartige, haben wir bei den Myomen, Sarkomen und Endotheliomen erwähnt, von denen manche als Kombinationsblastome zählen müßten. Hier trennen wir nicht scharf die Geschwülste nach einfacheren und kombinierten, sondern wir stellen die Heterologie in den Vordergrund. Das einigende Band der Heterologie ist jedenfalls stärker als das trennende Moment, zumal die einfacheren Tumoren in sich wieder sehr verschieden sind, insofern sie teils Mischgeschwülste ebensogut wie die mehr verwickelten sind, teils nur homologe Blastome mit einzelnen nicht blastomatösen heterologen Bestandteilen darstellen. Auch in den komplizierteren Geschwülsten ist nicht jeder einzelne Teil blastomatös gewuchert; wenigstens differenzieren manche sich teilweise zu unbedeutenden Mengen reifer heterologer Gewebe aus. Es läuft also einiges unter, was richtig zu benennen und zu gruppieren zur Zeit mehr schwierig als gewinnbringend sein würde. Das Wesentliche ist die Heterologie, wie PFANNENSTIEL betont hat, dem wir die erste Sammlung der Kasuistik 1892 verdanken. Der erste gut beobachtete Fall stammt von WEBER (1867). — Weitere Sammlungen s. b. GESSNER 1899, WILMS „PIQUAND 1905, KEHRER 1906.

Das Hauptverdienst in der Erkenntnis der Mischgeschwülste gebührt WILMS. Das Wesentliche seiner Arbeiten liegt in der Erkenntnis der Heterologie als einer Entwicklungsstörung, einer Heterotopie, die es ermöglicht, die verschiedensten heterologen Geschwulstarten histogenetisch zusammenzufassen.

Über den Mechanismus der „Versprengung" hatte er irrtümliche Anschauungen (R. MEYER), doch das ist, obgleich WILMS großen Wert darauf legt, weniger wichtig. Sein Grundsatz von den tridermalen Teratomen über die „mesodermalen Mischgeschwülste" zu den einfacheren Geschwülsten Brücken zu schlagen, ist bis zum gewissen Grade berechtigt. Jedenfalls ist auch ein Teil der homologen Geschwülste ähnlichen Entstehungsbedingungen unterworfen.

Einfache Tumoren mit heterologen Teilen.
Lipome.

Die Literatur über Uteruslipome wurden zusammengestellt von SEYDEL 1903, BIRKLEIN 1907, STARRY 1925. Einige seitdem erschienene Fälle finden sich weiter unten vermerkt.

Reine Lipome (MERKEL, ORTH, SCHOINSKI, R. MEYER, THALER, KRÜGER) sind seltener als „Lipomyome" oder „Lipofibromyome" (BRÜNINGS, CHIARI und v. JAKOBSON, v. FRANQUÉ, KNOX, LEBERT, MERKEL (2 Fälle), PETERSEN, POLLACK, SEEGER, KUTASSOW, LEY, SMITH, STARRY, KAUFFMANN, ELLIS, PULSCH, LAHM, DWORZAK, PREISSECKER, PLONS, BIER, SPRINGER (Sarkom?)

Die Tumoren waren kirschkern- bis kindskopfgroß, in einem Falle THALERs und einem von PULSCH fast mannskopfgroß; ein Uteruslipom bei einer Kuh

(LUND) wog 75 kg. Sarkomatöse Entartung eines Uteruslipoms zugleich mit Lipomyom der Niere s. bei BENEKE-WALKHOFF. Auch SITZENFREY beschreibt ein Lipomyosarkom.

Lipomatöse Zervixpolypen lagen vor bei ORTH, v. FRANQUÉ im Korpus, ein Portiopolyp bei SCHOINSKI. Sonst saßen die Tumoren meist intramural, 1 mal in der Zervikalwand, seltener submukös, einmal subserös, fast immer nahe dem Fundus oder den Tubenecken (PREISSECKER). Im gleichen Uterus wurden außer dem Lipom gefunden Myome (CHIARI, v. JACOBSON, MERKEL, KRÜGER, PREISSECKER), Schleimpolypen (v. FRANQUÉ), Adenoma malignum (SEYDEL), Karzinom (KUTASSOW). Das Fettgewebe tritt als umschriebener Knoten selbständig oder in Myomen auf oder sie durchsetzen diffus die Myome. In die umschriebenen Lipome treten aus den Myomen Muskelstränge in Septenform ein, oder direkt aus der Uteruswand wie im Falle MERKELS. Auch in der muskulären Umgebung der Lipome treten einzelne Fettzellen auf (KNOX, MERKEL); das gleiche findet man in der Umgebung lipomatöser Knoten im Myom.

In den Mischgeschwülsten überwiegt das Myom zuweilen bedeutend (JACOBSON), in anderen das Lipom (STARRY).

Als Begleiterkrankungen werden Myome (CHIARI, v. JACOBSON, MERKEL), Schleimpolyp (v. FRANQUÉ), Pyosalpinx (R. MEYER) und Adenoma malignum (SEYDEL) vermerkt. Im Falle SMITH saß ein taubeneigroßes Lipom völlig eingebettet in einem am Fundus uteri gestielt hängenden Myom. Auch reine Myome im selben Uterus sind wiederholt beobachtet worden.

Das Bindegewebsgerüst der Lipome ist zuweilen hart, meist aber derber und enthält außer Bindegewebszellen und Fibrillen zuweilen auch Muskelzellen; es scheidet das Fettgewebe in kleinere oder größere Haufen und Läppchen ein. In einzelnen Fällen, so besonders bei v. JACOBSON und in einem eigenen, überwiegt stellenweise die Muskulatur über das Fettgewebe.

Meine 11 eigenen Fälle sind sehr verschiedenwertig; subseröse kleine Lipomknoten, einmal als Lipomyom benachbart einem kleinen Myom im karzinomatösen Uterus, ein andermal aus reinem Fettgewebe, in einem dritten Falle eine linsengroße, umschriebene Fettgewebsinsel in muskelzelligem Sarkom. —

Ein gestieltes, subseröses Myom der Hinterwand des Corpus uteri enthielt einen erbsengroßen Lipomknoten.

In der Zervix saß ein polypöses Fibrolipom etwa kirschgroß.

In der Portio fand sich in einem etwa kirschgroßen Myom eine geringe Menge Fettgewebe zerstreut meist im perivaskulären Bindegewebe. Ferner ein Fibrolipom der Portio ohne Muskelzellen enthält nur mäßige Mengen Fettgewebe.

Zwei Fälle von großem Lipomyom, in welchem stellenweise das Fettgewebe bedeutend überragt; in dem einen Falle ein fast reines Lipom neben einem Lipomyom. Einen Fall von Lipomyosarkom habe ich a. a. O. ausführlich beschrieben und einen Fall von Lipomknoten in großem Myom mit adenomatösen und karzinosarkomatösen Schleimhautpolypen oben unter Karzinosarkomen erwähnt. In den drei letztgenannten Fällen fand ich Lipoblasten und Übergänge zu den reifen Fettzellen, wie a. a. O. ausführlich beschrieben und abgebildet. Das gleiche wies KUTASSOW nach in einem Myolipom bei Karzinom des Korpus, und SITZENFREY in einem Myoliposarkom; nach seiner Meinung gingen Fettgewebszellen und Sarkomzellen aus den Lipoblasten hervor; das gleiche hat früher BENEKE zur Annahme gemacht.

Der Fall BENEKES, ein walnußgroßer Tumor intramural im Fundus uteri einer 81 jährigen Frau hatte an der Peripherie im interstitiellen Gewebe meist spindlige sarkomatöse Zellen und mehrkernige Riesenzellen. BENEKE nimmt eine Wucherung der Fettzellen an, die er als embryonale Keime deutet.

Es ist jedenfalls auffallend, daß Lipoblasten fast nur in den komplizierteren Tumoren, hauptsächlich zugleich mit Sarkom gefunden werden; mit anderen Worten die frühzeitig zur völligen Gewebsreife kommenden Lipome werden nicht maligne, ebensowenig wie völlig ausgereifte Myome; nur läßt sich das bei den Lipomen leichter mikroskopisch feststellen. Nur Lahm spricht in seinen kleinen Zervixpolypen mit Fettgewebe von einigen „granulierten Zellen, die an Hypernephromgewebe oder Lipoblasten erinnern", ein nicht recht klarer Befund. — Auch Starry gibt in einem mit Zügen von Bindegewebe und Muskelzellen durchsetzten Lipom des Corpus uteri bei einer 64jährigen Frau an, die Fettzellen gingen aus indifferenten Zellen hervor, ohne dieses näher zu schildern.

Kurz man hat den indifferenten Fettzellen eine bessere Aufmerksamkeit zuzuwenden, namentlich in Rücksicht auf ihren Zusammenhang mit Sarkombildung, aber keineswegs vorurteilig, denn Lipoblasten und jugendliche Fettzellen in großen Mengen bedeuten an sich noch kein Sarkom. So findet man im Omentum Knotenbildung besonders nach Operationen mit Adhäsionen und in Netzhernien zahllose jugendliche Fettzellen ohne Tumorbildung; eine Hyperplasie auf Grund entzündlicher Reizung.

Ein Myolipoma polyposum uteri in Kollision mit Adenomyosis. Diesen von mir bereits ausführlich geschilderten Fall erwahne ich wegen seiner Seltenheit besonders. Bei der 40jährigen Kranken war ein schon 8 Jahre zuvor entnommener myomatöser Polyp von C. Ruge als beobachtenswert bezeichnet. Der nunmehr breitbasig vom Fundus uteri aus fingerartig bis in die Zervix ragende lipomatose Polyp enthält reifes Fettgewebe und unreife Muskulatur. Er fußt mit 2 cm Durchmesser submukós in der Muskulatur festverankert ohne nachweisbaren Übergang zwischen diesen reifen und jenen unreifen Muskelzellen. Des weiteren erstreckt sich aus der Uteruswand in die Mitte der Polypenbasis ein typischer Herd von Adenomyosis, dessen Muskulatur mit der des Uterus zusammenhangt und sich gegen die jugendlichen Muskelzellen des Polypen nicht ringsum scharf abgrenzt, sondern auf einer Seite von ihr unregelmaßig durchsetzt und wie es scheint verdrängt oder vielmehr ersetzt wird, ohne daß ich aus diesem immerhin gewebslösenden Vorgange eine „maligne" Wucherung der jugendlichen Muskulatur entnehme, für die auch strukturelle Besonderheiten und Destruktion der übrigen Basis fehlen. Diese histologische Beurteilung der klinischen Bedeutung ist nicht unbedingt zuverlässig, aber doch eine praktisch anwendbare Prognose. Zur Zeit $^5/_4$ Jahre nachher, ist die Frau völlig gesund mit normaler Menses laut gefalliger Mitteilung von Prof. Schäfer, dem ich das Präparat verdanke.

Es besteht in diesem Falle einer polypösen Wucherung, die seit 8 Jahren besteht, eine muskelzellige Unreife, die mit einer geringen Destruktionsfähigkeit ausgestattet zu den Sarkomen überleitet, ohne klinisch Bösartigkeit zu verraten.

Die Diagnose aus Kürettagematerial ist bei unmittelbar submukösen und bei den Zervixpolypen wohl zu stellen, doch ist auch an Fettgewebe des Netzes oder der Appendices epiploicae zu denken, die sich in den perforierten Uterus verirren, wie ich beobachtet habe.

Als Rückbildungserscheinungen sieht man Erweichung und hyaline Sklerosierung in dem Bindegewebe bzw. in den myomatösen Partien. Eine Verkalkung im Falle E. Krügers scheint durch Drucknekrose der subserösen Funduslipome entstanden. Derselbe Fall zeichnet sich aus durch ein benachbartes „Fibrom", von dem freilich die Beschreibung fehlt.

Degenerationszustände der Muskulatur oder am Bindegewebsgerüst der Tumoren beschrieben Knox, Merkel, Seydel und in der Umgebung eines kleinen Lipoms fand R. Meyer entsprechend den starken entzündlichen Erscheinungen (Pyosalpinx) auch mikroskopisch leukozytäre Infiltrate und Degenerationsriesenzellen in der Muskulatur.

Übergange zwischen Lipomyom und Sarkom betreffen, wie oben wiederholt bemerkt wurde, teils den muskelzelligen Anteil, der stellenweise destruierend wuchert. Andererseits lernten wir auch Lipomyome kennen, in denen das lipomatöse Gewebe in seinen unreifen Teilen sarkomatös ausartete.

Schließlich ist noch der Übergang zu den mehr verwickelten Tumoren durch ein Beispiel zu belegen. Ein offenbar gutartiges umschriebenes, submuköses Lipom des Corpus uteri (Petersen) enthielt Knorpelzellhaufen und Streifen glatter Muskulatur; es leitet über zu den komplizierten Tumoren.

Nachträglich sind Mitteilungen über Fettgewebe in Myomen und Lipome des Uterus von Askanazy bekanntgegeben worden. (Rev. méd. Suisse rom., 25. Okt. 1929, No. 12.)

Chondrome und Osteome.

Im Myom fand Feuchtwanger Knorpel und Knocheneinsprengungen. Ein Fall von Kleinschmidt, dessen Zwischensubstanz stellenweise an Knorpel

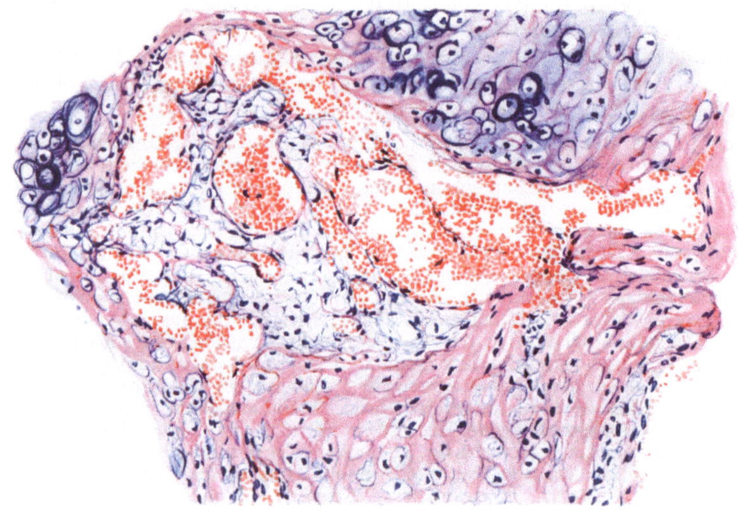

Abb. 272. Chondrosarkom des Uterus. Gefäßbindegewebe mit weiten Kapillaren und lockerem kernarmen Gewebe (in der Mitte des Bildes) wandelt unter Einlagerung streifiger hyaliner Grundsubstanz in Knorpel ab. (Leitz Obj. 5, Ok. 0, Tub. 0.)

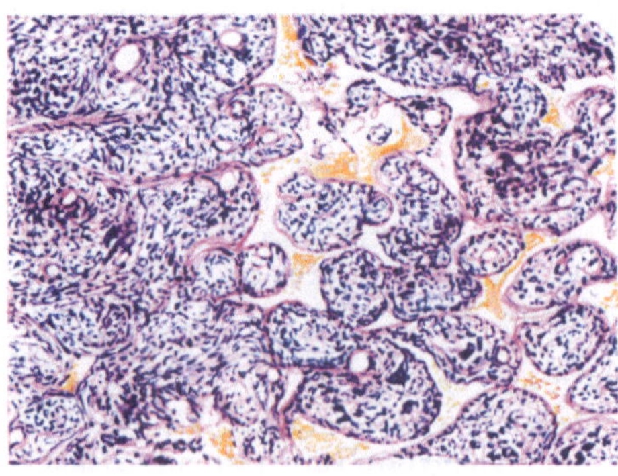

Abb. 273. Von demselben Falle wie Abb. 272. Diffus wuchernde und durch Kapillare alveolär abgeteilte indifferente Sarkomzellen. (Leitz Obj. 3, Ok. 0, Tub. 0.)

erinnert (Amann), wird von Kehrer u. a. zu den Mischgeschwülsten gezählt; mit Unrecht. Zur Warnung diene ein makroskopisch nach Konsistenz und Aussehen sehr stark an Knorpel gemahnender Knoten, den ich im Myom fand; es bestand aber nur hyaline Degeneration stärksten Grades im Myom (s. b. Myom). Ascher erwähnt zu kurz ein verknöchertes Enchondromyom. „Osteomyome" sind meist nichts anderes als verkalkte Myome selten mit Knochengewebsbildung; in zahlreichen Fällen ist es mir nicht einmal gelungen, darin echten Knorpel zu finden.

„Einen aus reinem Knorpel bestehenden Schnitt aus einem polypösen Uterustumor" erwähnt Orth.

Herrn Prof. HENKEL (Jena) verdanke ich von dem Rezidiv eines „Portiosarkoms" bei einer 28jährigen Frau entfernte Bröckel, die zum Teil überwiegend knorpelig, zum andern Teil weich, sarkomatös sind. Der hyaline Knorpel besteht aus einigen wenig differenzierten Inseln mitten im Sarkomgewebe, in der Hauptsache ist er jedoch ausgewachsener, zur Verkalkung neigender Knorpel, von einem zarten Gewebe mit erweiterten Kapillaren durchsetzt und perichondral umgeben. Dieses Gewebe (Abb. 272) verwandelt sich teilweise unter diffuser und streifiger Einlagerung homogener wenig körniger Zwischensubstanz in Knorpel, der somit peri- und endochondral wächst; teils wuchert es geschwulstartig, indem die Zellen kleiner und sehr viel dichter zu stehen kommen (Abb. 273) und diffus oder von meist erweiterten Kapillaren durchsetzt abgeteilte, zuweilen kreisrunde Felder in Alveolen bilden. Die Kerne dieser sarkomatösen Wucherung, anfangs mehr rundlich werden weiterhin ganz unregelmäßig und neigen in den Zentren der alveolar abgeteilten Herde zu Atypien, Verklumpung, Zerfall. Der Zelleib ist zart durchsichtig, verhältnismäßig groß mit deutlicher Zellmembran. — Ein reines Chondrosarkom, Sarcoma chondrocellulare. Präparate des Primärtumors standen nicht zur Verfügung

Einen eigenartigen Befund (STADE) von Knochen und Knorpel im Uterus einer jungen Frau habe ich a. a. O. beschrieben. Ein sehr harter Knoten $(2 \times 2,5 \times 4\,\text{cm})$ füllte die Uterushöhle, saß breit auf der Vorderwand. Es war zwar kein Übergang von Knorpel in Knochen nachweisbar, aber ein Stück des Knorpels saß auf dem Knochen ähnlich wie eine Epiphyse auf der Diaphyse mit vertikaler Aufreihung der Knorpelkapseln. Sonst mit Perichondrium scharf umkapselt, ist der Knorpel gegen den Knochen unscharf durch einen Perioststreifen begrenzt. Der Knochen hat sehr regelmäßige Anordnung von Lamellen. Das ganze erscheint sehr viel mehr ein Organoid als eine Geschwulst. — Nachträglich ist ein sehr ähnlicher Fall von W. MANN [Virchows Arch. **273**, 663 (1929)] erschienen. Man vergleiche meine Mitteilungen in Festschrift f. LUBARSCH in Virchows Arch., Jan. **1930**.

Myxom, Rhabdomyom.

Ein „myxomatös degeneriertes" Sarkom (SIEDAMGROTZKY) scheint ein echtes Myxosarkom gewesen zu sein; es enthielt Spindel- und Sternzellen und nach dem Tode an Rezidiv wurde die Bauchhöhle mit großen myxomatösen Massen erfüllt gefunden.

Myxosarkome siehe ferner bei RIEDERER, DOBROWOLSKI (Kind von 3 Monaten).

Myxomatöse Erweichung (s. oben) in Sarkomen wird häufig als „Myxosarkom" bezeichnet; doch ist es deshalb nicht berechtigt, mit MALLORY diese Tumorart zu leugnen.

Zwei Fälle von SPIEGELBERG gelten wegen ihrer Traubenform in der Literatur zu den Mischgeschwülsten, doch enthielten sie außer Schleimgewebe mit verzweigten Zellen keine heterologen Gewebe. Die Bösartigkeit ergab sich durch Ausbreitung auf den Mastdarm bzw. das retrovaginale Gewebe.

Die Mehrzahl der Myxosarkome sind jedoch kompliziertere Mischgeschwülste (s. d.). Das gleiche gilt für die Rhabdomyome, zu deren Verständnis noch gesagt werden muß, daß auch ohne Tumorbildung quergestreifte Muskulatur im Uterus beschrieben ist von GIRODE, NEHRKORN, SCHLKOWSKY.

Neurome.

Ein Fibrom mit Ganglienzellen und marklosen Nervenfasern stellt BORST den amyelinischen Neuromen nahe.

Ein Fall von SCHRÖDER und HILLEJAHN von Uterusgeschwulst mit Fettgewebe, Knorpel, Nerven, Ganglienzellen, Gliagewebe, Karzinom und einem gemischten Sarkom (eizellenähnliche Zellen) bedarf der Nachprüfung (siehe

Teratom). Beträchtliche neurofibrilläre Hyperplasie in der Außenschicht des Uterus ohne Tumorbildung erwähnt R. Meyer.

L. Pick beschreibt ein „Ganglioma embryonale sympathicum" des Uterus mit Metastasen bei einem $2^1/_4$ jährigen Kind mit peritheliomartigen Bildungen und feinen Nervenfasern.

Auch von Lemeland und Durante wird ein Tumor des Uterus als Sympathikoblastom von einer 27 jährigen Frau beschrieben.

Kubische und polygonale Zellen mit dickem hellen Kern und mehrere Nukleoli bildenn Haufen ahnlich Metastasen eines Plattenepithelkarzinoms. Im Zentrum des Herdes sind die Zellen mehr polygonal und spindlig. In der Nachbarschaft der Gefäße stehen sie radiär zum Lumen, bilden einen Strahlenkranz indem sie sich bedeutend verlängern. Einige dunkler gefärbte Tumorzellen neigen dazu die übrigen Zellen zu umgeben, einzuwickeln. Andere Zellen haben ein schwammiges Aussehen. Größere polynukleare Plasmodien sind zuweilen vaskuolisiert.

Zahlreiche Haufen runder dunkler Kerne vom Aussehen der Lymphzysten durchsetzen das Stroma nach Art entzündlicher Infiltrate, aber immer nur im engen Zusammenhange mit dem Tumor, nicht in der muskularen Umgebung. Epitheloide Zellen umhüllen in radiärer Anordnung Gefäße. Endlich lange spindlige azidophile Zellen mit Bildung langer Fasern.

Diese Schilderung stimmt in wesentlichen Zügen mit der zuerst von L. Pick gegebenen überein.

Die komplizierteren Tumoren.

Das „Sarcoma colli uteri hydropicum papillare", „traubenförmiges Zervixsarkom" der früheren Autoren umfaßte die heterologen Kombinationstumoren und einfache Sarkome. Die Traubenform ist nicht das maßgebliche, und gutartige Polypen können traubig sein (Schirokauer), während heterologe Geschwülste auch in nicht polypöser diffuser Form (Wagner, Geisler, Kaufmann, Azzola) beobachtet werden.

Diese Geschwülste gehen jetzt allgemein als „mesodermale Kombinationsgeschwülste", seltener als „mesodermale Teratome". Die Zervix wird zwar bevorzugt, aber auch im Corpus uteri sind die Tumoren nicht so selten, wie Kehrer durch Zusammenstellung von 9 Fällen zeigte, dem ich 11 Fälle von Geisler, Laewen, Hunziker, Hofbauer, Gaebelein, Murray und Littler, Pietzold und die Rhabdomyosarkome von Geisler, Laewen, Grieger, Robertson anreihe. Tumoren in einem Falle zugleich im Corpus uteri, Portio und Vagina faßt Gräfenberg ohne besonderen Grund als multiple Primärgeschwülste auf.

Die Polypen sind oft traubig, lappig, schleimig, besonders in den äußeren Schichten weich, zuweilen an Blasenmole erinnernd (Kunitz). Die Traubenform tritt zuweilen erst im Rezidiv auf (Weber, Pfannenstiel, Gaymann, Benzel, W. Müller, Peham, Pietzold).

Als sekundär wurde die Traubenform schon von v. Kahlden, v. Franqué bezeichnet; sie ist in der Tat etwas untergeordnetes, hat aber trotzdem die Autoren zur Ergründung der Ursache gereizt (Pick, Gessner, Mönckeberg). Wir müssen hier nochmals der Meinung entgegentreten, als ob die Mischgeschwülste, mit heterologen Geweben ohne weiteres bösartig sein müßten. Den Ruf besonderer Bösartigkeit verdienen sie gewiß in vielen Fällen; doch darf man darüber nicht übersehen, daß die heterologen Gewebe an sich nicht bösartig sind, sondern nur ihre unreifen oder undifferenzierten (embryonalen) Vorstufen. Wir haben gesehen, daß einfache heterologe Geschwülste oft gutartig sind; wir haben ferner erfahren, daß sich geringe Beimengungen heterologer Gewebe in gutartigen Tumoren, Myomen, Polypen finden und ohne Tumoren.

Diese Tatsachen sind um so mehr zu beachten, als sehr viele kleine heterologe Gewebsinseln in einfachen Tumoren und Polypen, ebenso im Uterusgewebe übersehen werden, weil sie nicht aufdringlich wachsen. — Kurz die Ortsfremdheit der embryonalen Fehlanlage bedeutet noch keine Verurteilung zur Geschwulstbildung, geschweige denn zur Bösartigkeit.

So mögen außer den Geschwülsten mit einem einzigen fremden Gewebsteile auch solche mit mehreren als gutartig durchgehen. Als solcher ist ein Fall von PETERSEN zu beachten, den er als leicht ausschälbaren rundlichen Tumor von 10 cm Durchmesser, ölig gelblichen Aussehen submukös fand, darin Fettgewebe, Bindegewebe, Knorpelzellhaufen und Streifen glatter Muskulatur. Trotz der einfachen Ausschälung des Tumors war die 54jährige Frau nach 2 Jahren gesund.

Kurz: es gibt auch gutartige Mischgeschwülste heterologer Natur. Die große Mehrzahl scheint aber bösartig zu sein.

Die Ausbreitung im Zervixgewebe geschieht in Form markig derber Knoten mit schnellem Übergreifen auf Parametrien und Beckenbindegewebe, seltener einschließlich der Lymphknoten (REIN).

Ebenso haufig geht die Wucherung diffus auf die Portio und Vagina über, auch hier zu Polypenbildung geneigt. Die direkte und indirekte Metastasierung der meist sarkomatösen Neubildung geht in der Blut- und Lymphbahn vor sich und besetzt das Uteruskorpus, das perivesikale Bindegewebe und Blasenwand (SPIEGELBERG, PERNICE), Lig. sacro-uterinum (AZZOLA), rektovaginales Gewebe und Mastdarm (SPIEGELBERG); ferner die Tuben (JESSUP), das Mesenterium (KOCH, WILMS), Beckenperitoneum (PEHAM), Rippen (KUNERT), Lungen (WAGNER), Pleura (HEDDÄUS). Bauchwand (DURANTE und ROULLAND), Tibia (DELAGENIÈRE und BEAUCHEF). — SPIEGELBERGs Fälle gelten zwar — nebenbei bemerkt — zu den Mischtumoren, aber außer Schleimgewebe wurden keine heterologen Teile gefunden.

Die lokale Destruktion mit sehr häufigem tödlichen Ausgange steht im auffallenden Gegensatze zur Seltenheit der Fernmetastasen. Die Bevorzugung der Blutbahnen seitens gewöhnlicher Sarkome wird hier vermißt; nur einmal wurde eine ungewöhnlich reiche Metastasierung eines Rhabdomyosarkoms durch Einbruch in die Blutbahn nachgewiesen (GRIEGER). Einbruch in die Venen sah AZZOLA.

Im Rezidiv ist die Zusammensetzung des Tumors oft viel komplizierter als zuvor.

Mikroskopisch: Den Hauptbestandteil der Tumoren macht selten Myom oder Fibrom aus, sondern fast immer sarkomatöses Gewebe von Rund- und Spindelzellen. Die Rundzellen sollen an der Peripherie vorherrschen (PFANNENSTIEL, WILMS). WILMS zeigte, daß sich aus diesem rundzelligen „Keimgewebe" allerhand andere Gewebsarten herausdifferenzieren; er vergleicht es dem Schleim- und Granulationsgewebe. Rundzellengewebe beschrieben ebenso THIEDE, REIN, PFANNENSTIEL, SEYDEL, DUCHINOFF, SPULER, KEHRER, PIETZOLD.

Das destruierende sarkomatöse Gewebe ist rund- und spindelzellig (PFANNENSTIEL, WILMS, MURRAY und LITTLER, HOFBAUER, PIETZOLD, GAEBELEIN, KRZYSZKOWSKI u. a. Spindlige Sarkomzellen sahen PETERSEN, BÄCKER und MINICH, MALAPERT und MORICHAU in den Rezidiven.

In AZZOLAs Fall waren die Zellen polymorph und vielgestaltig, zum Teil flügelförmige mehrkernige Riesenzellen mit amitotischer „Kernteilung".

Riesenzellen sahen ferner PENKERT, JESSUP, DUCHINOFF, DELAGENIÈRE und BEAUCHEF, SCHRÖDER und HILLEJAHN; s. a. die oben erwähnten Riesenzellen bei den scheinbar einfacheren traubenförmigen Sarkomen. — Im ganzen sind die Riesenzellen nicht bedeutsam.

Nach BERKA sind die „Rundzellen" nicht rund, sondern sternförmig. Alveoläre Anordnung fanden KUNERT, PFANNENSTIEL, BERKA, PENKERT.

Das Stroma, welches nach WILMS ebenfalls von der Geschwulst geliefert wird, besteht aus Fibrillen, elastischen Fasern und wird auch als „Myxomgewebe" bezeichnet.

Zuweilen erscheint der Tumor zuerst als einfaches Fibromyom oder als Schleimpolyp und erst im Rezidiv wird außer Sarkom Myxomgewebe und Knorpel gefunden, z. B. bei BÄCKER und MINICH, ferner bei MALAPERT und MORICHAU.

Größere Mengen von elastischen Fasern fanden KOCH und WILMS, SPULER, PIETZOLD, HEDDÄUS, BERKA, der sie nicht als dem Geschwulstgewebe unmittelbar zugehörig betrachtet.

Hyalinen Knorpel: WAGNER, THIEDE, REIN, W. MÜLLER, PERNICE, ORTH, GEBHARD, PEHAM, KOCH-WILMS, GEISLER, KAUFMANN, PENKERT, KEHRER, HOFBAUER, HOCHE und MICHEL, JESSUP, MURRAY und LITTLER, SCHRÖDER und HILLEJAHN; meist mit Übergängen zu Rundzellen.

Knorpel und Knochen in einem Adenomyom mit Sarkom erwähnt KAUFMANN; ähnlich ist ein Fall von DELAGENIÈRE und BEAUCHEF. „Adenomyochondrosarkom" und „Epitheliochondrosarkom" je einen Fall s. b. CHAVANNAZ et NADAL.

Knorpel meist mit Schleimgewebe: GAEBELEIN, KRZYSZKOWSKI, HEDDÄUS, AUGIER, PIETZOLD, PUECH und MASSABUAN, DURANTE et ROULLAND, PERLSTEIN, WIENER, AZZOLA, letzter auch osteoides Gewebe. WILMS beschreibt die Entwicklung des Schleimgewebes zu Knorpelinseln; ähnlich SEYDEL, PFANNENSTIEL, KEHRER, WAGNER. Ob diese Deutung richtig ist, mag fraglich sein. Wahrscheinlich differenzieren sich wie auch in anderen Chondromen (MERKEL) hyaliner Knorpel und Schleimgewebe, beide aus gemeinsamem Keimgewebe.

KAUFMANN erwähnt ein Myxosarcoma enchondromatosum uteri, das im Schabsel nachgewiesen wurde. In einem dicken grauroten in allgemeinen ganz weichen Geschwulstbrocken waren zierliche knorrige Knorpelmassen zu sehen und zu fühlen. In einem anderen Falle fand er makroskopisch Knorpelstückchen.

Die Menge des Knorpels wechselt sehr; oft tritt er nur in kleinen zerstreuten Inseln auf, umgeben von rundzelligen spindelzelligen, sarkomatösen, myxomatösen und anderen Gewebsarten oder von einem richtigen Perichondrium eingehüllt, ähnlich wie embryonaler Knorpel.

Meist ist der Knorpel gefäßlos, doch legen sich Knorpelinseln und Spangen zuweilen den Gefäßen an (SEYDEL), ohne daß es zur Ossifikation kommt.

Bei der „Neubildung von Knorpel aus Schleimgewebe" ist stets darauf zu achten, ob nicht etwa Knorpel schleimig degeneriert (VIRCHOW, BORST); doch ist MERKELs oben erwähnte Auffassung der unabhängigen Entstehung beider Teile Knorpel und Schleimgewebe aus gemeinsamen Grundgewebe in vielen Tumoren sehr beachtenswert.

Ein Befund von mir, 2 miliare kleine Knorpelinseln scharf umschrieben mit einem Perichondrium im fibrillaren Gewebe eines bindegewebszelligen Uterussarkoms gaben mir a. a. O. Veranlassung die Frage aufzuwerfen, ob ebenso wie Myome auch Sarkome aus einheimischem Uterusgewebe entstehen und nur beiläufig heterologe Inseln enthielten oder ob anderenfalls die heterologe Natur von Uterussarkomen verkannt wird, wenn die heterologen Einschlüsse ganz zerstört werden, oder wenn man sie übersieht.

Knorpel und Knochen: Übergang von Knorpel in Knochen: BECKMANN, LOCKYER, KEHRER, FEUCHTWANGER, VAN HOEVEN, PETERSEN, AZZOLA fand Knorpel und osteoides Gewebe.

Fettgewebe: KOCH-WILMS, KUTASSOW, SPULER in geringen, GEBHARD in großen Mengen, SCHRÖDER und HILLEJAHN. R. MEYER in einem Sarkom der Portio.

Glatte Muskelfasern: KOCH-WILMS, SPULER, SEYDEL, KUTASSOW, PETERSEN. In BERKAs Fall lagen die glatten Fasern im Gegensatz zu den quergestreiften nicht in inniger Beziehung zum Sarkomgewebe, sondern mehr selbständig, so daß ihre Herkunft aus gleichen Mutterkeimen wie jene, fraglich erscheint, ebenso wie ihre aktive Beteiligung am Aufbau der Geschwulst

Quergestreifte Muskulatur: WEBER, ANDERSON und EDMANSSON, KUNERT, W. MÜLLER, PERNICE, RICHTER-BRAUN, ORTH, v. FRANQUÉ, PENKERT, BYSTROUMOFF-ECKERT, PEHAM, SPULER, LAEWEN, KEHRER, BABES, HUNZIKER, GLYNN und BELL, ROBERTSON, BERKA, GRIEGER, der 16 Fälle von Rhabdomyosarkom des Uterus tabellarisch zusammengestellt hat. Jugendliche Zellstadien beschreiben: WILMS, SPULER und abnorme oft kuglige Formen: BERKA, NEHRKORN, LAEWEN (MARCHAND), GLYNN und BELL, HUNZIKER, COX and BENISULER. Auch die „Myeloplaxen" von ANDERSON und EDMANSSON gehören hierher (LAEWEN). — Nach den Beschreibungen von WILMS und SPULER geht auch die quergestreifte Muskelfaser aus dem rundzelligen Keimgewebe hervor. Die quergestreiften Muskelfasern sind lockerer gebaut, als normale, die eliptischen Kerne liegen meist peripher den Fasern auf, selten zentral (BERKA). Meist wurden neben vollentwickelten quergestreiften Muskelfasern auch jugendliche Stadien, embryonale Muskelzellen nachgewiesen, also große Spindelzellen mit Längsstreifung oder beginnender Querstreifung und mehreren Kernen. Sarkolemm wurde ebenfalls beschrieben (BERKA u. a.) und wird von SPULER durch besondere Farbung (Kochenille — Eisessig — Eisenalaun) nachgewiesen, weil RIBBERT das Sarkolemm als aus Bindegewebsfibrillen entstanden ansehen wollte.

Genauere Beschreibung der ungewöhnlichen Formen, in denen die quergestreifte Muskulatur auftritt, insbesondere die kugeligen Muskelfasern, große runde Kugeln mit radiärer Streifung und mehrkernige Riesenzellen, die als mißbildete Zellen gelten, findet man bei BERKA, NEHRKORN und besonders bei LAEWEN (MARCHAND).

Endothel, Adventitiazellen.

Den Anhängern der Endotheliogenese vieler Geschwulstarten, und namentlich auch der Entstehung von gefäßreichen Bindegewebstumoren, „Angiofibromen", „Angiosarkomen" aus indifferenten Zellen (Mesenchymzellen), sollte es obliegen zu erklären, warum in unseren Mischgeschwülsten die Gefäße, oder auch nur die Endothelzellen eine so geringfügige Rolle spielen, keinesfalls eine führende. Die Literaturangaben sind dürftig.

Das Endothel ist zuweilen in den Lymphgefäßen lebhaft proliferiert. BERKA wird durch „epitheloide" Zellen um Gefäße herum an Adventitiazellen erinnert und PFANNENSTIEL glaubt, daß sich die Endothelzellen der Lymphspalten in Rundzellen umwandeln. Nach dem oben über „Endotheliome" Gesagten, kann man diesen Deutungen nur mit großem Mißtrauen begegnen. Das Endothel ist in vielen anderweitigen Arbeiten PFANNENSTIELs bevorzugt und GEBHARDT ein Freund der Endotheliom-Deutung bringt diese auch für seine Mischgeschwulst vor unter Berufung auf den Befund von konzentrisch geschichteten Zellkugeln in den alveolaren Sarkomknoten. — Das ist alles. —

Epitheliale Bestandteile entstammen der Schleimhaut: THIEDE (R. MEYER), PERNICE, ANDERSON, v. FRANQUÉ, MURRAY und LITTLER, HOFBAUER, PUECH et MASSABUAN, WIENER, PERLSTEIN, NICHOLSON (nach WIENER) und AZZOA. — Namentlich die Polypen der Zervix aber auch die des Korpus enthalten Epithel in Form von Spalten, Buchten, Drüsen, die kaum auf aktive Beteiligung schließen lassen. Angaben über „Epithelchondrosarkom" und „Adenochondrosarkoma" und ähnliches (PUECH und MASSABUAN, HOFBAUER,

CHAVANNAZ et NADAL, MURRAY und LITTLER), einzelne Drüsen in einem
Korpuspolypen von GAMPER mit quergestreifter Muskulatur, jugendliche glatte
Muskulatur, schleimgewebsähnlichem Bindegewebc, kleinen Knorpelinseln lassen
keine aktive Wucherung des Epithels erkennen, geschweige denn fremd-
artiges Epithel. Das gleiche gilt für drüsige Inseln in einem Fibromyxochondro-
sarkom von (WIENER), „epitheliale Alveolen" in einem knorpelhaltigen Sarkom
(JESSUP) und andere oben genannten Falle von PERLSTEIN, NICHOLSON und
in den älteren Fällen von PERNICE, ANDERSON, V. FRANQUÉ, THIEDE.

KEHRER fand Plattenepithel auf der Schleimhautoberflache des Tumors und
den Übergang von zylindrischem „Flimmerepithel" in mehrschichtiges Plattenepithel in einer isolierten Zyste. In PENKERTs Tumor war das rundzellige Gewebe WILMS
Keimgewebe teils zerstreut, teils in umschriebenen Zugen angeordnet, so daß er in Zweifel
gerat, ob es Karzinom oder Sarkom bedeute. Epitheliale Neubildung wurde jedoch nicht
nachgewiesen.

Karzinosarkom mit Knorpel: AUGIER, JESSUP. Selbständige Karzinome
mit Mischgeschwulst zugleich: PENKERT, LAEWEN, FELS.

Es ist sicher in manchen Fällen von verwickelten Geschwülsten sehr schwer
die Frage der Karzinombildung zu beantworten. Die meisten Falle drüsiger, wie
überhaupt epithelialer Beteiligung kann man kaum zu den eigentlichen Bestandteilen der Kombinationstumoren rechnen. Es sind mehr oder weniger zufällige
Mischungen.

Nervöse Bestandteile sind selten. In einem mannigfaltigem Gewebe
fanden R. SCHRÖDER und HILLEJAHN außer Sarkom, Karzinom und verschiedenen Zellarten auch Nerven, Ganglienzellen und Glia (?).

Gliomartiges Gewebe wird auch von DELAGENIÈRE angegeben. Auch das
bedarf sorgsamer Nachprüfung.

Der bunte Zug verschiedenartiger Gewebe und Gewebs-Zusammensetzung
ist kurz vorübergezogen. Unter den Fallen, so wie sie bisher in der Literatur
aufmarschieren, sind kaum 2—3 Falle einander gleich. Es wechselt die Beteiligung der heterologen Gewebsarten von 1 bis etwa 7 an der Zahl, dazu ihre
verschiedenen Reifegrade, es wechselt ferner die Menge der einzelnen Teile,
schließlich sind einige an der sarkomatösen destruierenden Wucherung beteiligt
unter Bildung pathologischer Zellbildung, während die übrigen heterologen
Gewebe als Nebenprodukte durch Ausdifferenzierung aus dem Keimgewebe
und teils auch durch volle Ausreifung mehr zurücktreten. Nicht die Fremd-
artigkeit des ortsungewöhnlichen Gewebes sondern ihre Geschwulstwucherung
hat für die Ausbreitung und den Ausgang des einzelnen Falles die besondere
Bedeutung. Histogenetisch betrachtet sind jene uns nicht minder wichtig.

Histogenese.

WILMS hat sich bemüht, im einzelnen die Entstehung der heterologen Gewebe durch verzweigte Differenzierung eines Teiles des indifferenten „sarkomatösen" Keimgewebes zu beweisen und es wird allgemein anerkannt, daß
ihm das teilweise gelungen ist. Andererseits hat er die vor ihm lebhaft befür-
wortete Metaplasie in Abrede gestellt.

An anderer Stelle habe ich ihn darin unterstützt. Diese Fragen gehören
in das allgemein pathologische Gebiet; zugegeben, daß in der Mehrzahl der
Mischgeschwülste, besonders in den komplizierteren Fällen alle heterologen
Bestandteile durch Keimversprengung ihre Erledigung finden, so bleiben doch
einige einfachere Fälle übrig, in denen das Knochengewebe, vielleicht auch
Fettgewebe, metaplastisch oder „prosoplastisch" entstanden sein könnte; man
darf das jedoch nur auf unbedeutende Einsprengungen beziehen; ein blasto-
matöses Wachstum ist bei dieser „Metaplasie" noch niemals nachgewiesen.

Fettgewebe kann sehr wohl aus Bindegewebszellen entstehen, die im Embryonalleben teilweise Bindegewebszellen, teilweise Fettzellen zu liefern hatten. Im Uterus pflegt kein Fettgewebe vorzukommen; das zum Aufbau des Uterus beitragende Bindegewebe könnte trotzdem wohl, gelegentlich die Fähigkeit der Fettzellenbildung aus dem Embryonalleben bewahrt haben. CHIARI und v. JACOBSON nehmen dies nur für Myome an, v. FRANQUÉ für das Uterusbindegewebe überhaupt, BRÜNING sogar für Muskelzellen. SEYDEL dagegen meint, die Bindegewebszellen müßten erst eine fremde spezifische Eigenart erwerben um metaplastisch Fettzellen zu liefern.

Die degenerative Umwandlung der Bindegewebszellen in Fettzellen möge auch zugegeben werden, ein großes Lipom kann aber auf diese Weise nicht erklärt werden; denn die degenerierenden Zellen proliferieren nicht. Daß aber ein billardkugelgroßes Lipom (MERKEL, JOLLY) oder gar ein 75 kg schweres Lipom bei einer Kuh (LUND) aus fettig degenerierendem Gewebe entsteht, wird kaum jemand glauben.

Die Lipome sind auch bisher immer nur solitär gefunden im Gegensatz zu den Myomen und während man die ganz großen Lipome wie gesagt nur als proliferierende Tumoren auffassen kann, so sind die ganz kleinen völlig reinen Lipome (z. B. meine eigenen Fälle) erst recht nicht als degeneriertes Myom erklärlich. Fettig degenerierende Myome, wie CHIARI und v. JACOBSON beschreiben, nehmen nicht den lappigen Bau echter Lipome an. Man kann wohl mit KEHRER daran denken, daß unter dem Fortfall der Ovarialfunktion bei älteren Frauen die Lipombildung begünstigt werde; aber nichts erlaubt uns Tumorbildung an Orten zu suchen, wo nicht Fettzellen vorkommen. Eine fettige Degeneration des Bindegewebes macht niemals einen Tumor. Kurzum, im Gefolge von Ernährungsstörung als Degenerationserscheinung kann in Myomen wohl Knochen vielleicht auch Knorpel und Fettgewebe gebildet werden, aber kein proliferierender Tumor.

WALKHOFF weist auf die theoretisch im allgemeinen selbstverständliche Möglichkeit der Tumorentstehung auch aus postfetaler Zellverlagerung, aber gerade bei den Lipomen paßt seine Annahme nicht gut, daß die Subserosa des Uterus kein Fettgewebe enthält.

Besonders für die intramuralen und submukösen Lipome kann nur embryonale Fettzellverlagerung in Frage kommen.

Die bisher bekannten Lipome sind jedenfalls zum großen Teil echte Fettgeschwülste und als solche ebenso wie echte Enchondrome nur aus echten Fettzellen und Knorpelzellen oder deren Vorstufen entstanden anzusehen.

Die von mir wiederholt gefundene Entwicklung des Fettgewebes aus Lipoblasten ist ausschlaggebend für die progressive Natur der Lipome.

Die sekundäre Knochenbildung kommt in Myomen sicher vor (s. Kapitel Myom); die Knorpelbildung ist durch KWOROSTANSKYs Fall einigermaßen wahrscheinlich gemacht, während in dem bekannten Falle FEUCHTWANGER die Metaplasie in Knochen und Knorpel von LUBARSCH bestritten wird, weil in dem umgebenden Gewebe Verkalkung fehlt. FEUCHTWANGER nimmt allerdings primare Verknorpelung und sekundare Verknöcherung an. Jedenfalls fehlt es noch an gut beschriebenem Nachweis der metaplastischen Verknorpelung im Uterus, während dieser Nachweis bei den Chondromen überhaupt nicht zu erbringen ist. Dagegen ist, wie oben geschildert, das Entstehen des Knorpels aus indifferenten Zellen durch WILMS und SEYDEL sehr einleuchtend in den komplizierteren Mischgeschwülsten dargestellt und selbst DUCHINOFF, ein Anhanger der Metaplasielehre sah ein polymorphes kleinzelliges Sarkomgewebe unmittelbar in Knorpelmetaplasien, vermißt aber trotz alledem „embryonales Gewebe", „indifferente Zellen".

Netzknorpel (DIENST) gehört natürlich in das Bereich der Teratome und ist als Metaplasie (KEHRER) undenkbar.

Die sog. Osteome und Osteomyome oder Osteochondromyome sind also zum Teil keine Kombinationsgeschwülste sondern degenerierte Myome. Die Unterscheidung von echten Kombinationsgeschwülsten könnte aber gelegentlich schwer werden, da auch solche degenerieren können.

Man hat quergestreifte Muskulatur aus der glatten ableiten wollen. Die vermeintlichen Übergangsbilder geben natürlich zu recht erheblichen Täuschungen Anlaß, und da sowohl die quergestreiften wie die glatten Muskelzellen jugendliche Spindelzellen und Rundzellenstadien durchmachen und beide Arten durcheinander gemengt liegen, so ist eine Verwechslung mit den gleichen Jugendformen der glatten Muskelzellen sehr leicht möglich (WOLFENSBERGER, WILMS, SEYDEL). Auch in dem Falle NEHRKORNs, der ebenso wie GIRODE, im puerperalen Uterus quergestreifte Muskelfasern ohne Tumorbildung sah, waren runde Zellen im interstitiellen Bindegewebe als die primitiven Vorstufen erkennbar.

Die Verwandtschaft der glatten mit der quergestreiften Muskulatur ist ontogenetisch bestritten (WILMS, SEYDEL) und kann phylogenetisch (MARCHAND für Auge und Darmkanal) noch weniger herangezogen werden; auch hier handelt es sich um Ersatz, aber nicht aus gemeinsamem Keimgewebe. Für die Verlagerung quergestreifter Muskelfasern in das Corpus uteri habe ich auf den Cremaster internus aufmerksam gemacht, der zuweilen bis nahe an den Uterus gefunden wird.

Seitdem ist sogar ein kleiner Knoten am Ansatze des Lig. rotundum am Uterus gefunden, darin Züge quergestreifter Muskelfasern inmitten glatter Muskelzellen (SCHLKOWSKY). AICHEL fand am oberen Drittel des Lig. rotundum einen Knoten etwa 10 mal so dick als das Ligament bei einem neugeborenen Mädchen; die „Geschwulst" wird gebildet durch Vermehrung der quergestreiften Muskulatur des Kremasters.

Sind die einfachen heterologen Geschwülste allenfalls noch überhaupt der Erörterung der Metaplasielehre zugänglich zu machen, so schwindet diese Möglichkeit mehr und mehr bei den verwickelten Geschwülsten. Je mehr verschiedene heterologe Bestandteile in einem Tumor nachzuweisen sind, desto unwahrscheinlicher wird die Metaplasie.

Für die komplizierten Mischgeschwülste hat man ja von jeher die COHNHEIMsche Theorie der Keimversprengung bevorzugt, doch wurde auch hier, insbesondere durch PFANNENSTIEL, die Metaplasie herangezogen, indem man die Schleimhaut selbst als das Muttergewebe der Geschwulst ansah. Seit den Untersuchungen von WILMS kommt für die komplizierteren Tumoren eine andere Entstehung als aus embryonalen Keimen kaum mehr ernstlich in Betracht. Es sind nicht nur nicht die ortsfremden Gewebe, zumal sie in mehreren Qualitäten auftreten, metaplastisch erklärbar, sondern der embryonale Zellcharakter der quergestreiften Muskelfasern, des hyalinen Knorpels, zuweilen auch des Schleim- und Fettgewebes sind ohne weiteres ersichtlich. Wenn nun WILMS das rundzellige Gewebe als die Vorstufe der verschiedenen jugendlichen Gewebsarten erkannt hat, so wird man ihm unbedingt zustimmen müssen, wenn er sie als ein embryonales Keimgewebe auffaßt.

Das Bedenken der Gegner, es könnten embryonale Keime nicht lange Jahre unbenützt liegen, ist hinfällig gegenüber der Tatsache, daß physiologischerweise das gleiche vorkommt (Zahnung, Geschlechtsreife). Auch muß man bei der Metaplasierungsfähigkeit mit ebenso langen schlummernden oder doch zurückgehaltenen Potenzen rechnen.

Erst durch die Theorie von WILMS, daß ein gemeinsamer heterologer Bestandteil alle einzelnen Gewebsarten erklären könne, wurde Klarheit angebahnt.

Die „Versprengung" der heterologen Gewebe wurde vor WILMS auch schon angenommen, aber meist im Sinne COHNHEIMs als Versprengung der einzelnen Bestandteile. Eine wesentliche Stütze hat WILMS Theorie in meinen Nachweisen der embryonal versprengten Gewebe, besonders von gemischten Geweben in der Vagina, Knochen im Uterus u. a. gefunden. Die umschriebenen Inseln von osteoidem Gewebe, Knorpel, Schleimgewebe ohne Tumor, die wir oben erwähnten, lassen keinen Gedanken von Metaplasie aufkommen; sie sind scharf umrissen eingefügt ohne Übergänge. Die Verlagerung fremden Gewebes in den Uterus wird anerkannt. Wir haben also Grund genug das Muttergewebe der heterologen Mischgeschwülste in embryonalen Gewebsversprengungen zu suchen, die teils differenziert einfache heterologe Tumoren und zum anderen Teil als indifferente Keime fähig sind, wenn sie in Proliferation geraten, als solche weiter zu wuchern und den mehr oder weniger indifferenten Zelltypus von Rundzellen und Sarkomzellen zu bewahren, aber auch gleichzeitig sich in verschiedene differenzierte Gewebsarten zu sondern, wie WILMS an den jüngeren und älteren Geschwulstteilen unterscheiden konnte. Nach meinen Befunden und Darlegungen a. a. O. ist es auch wahrscheinlich, daß ein Teil des indifferenten Keimgewebes sich nach und nach in verschiedene Komponenten ausdifferenziert und ein anderer Teil liegen bleibt und später einen Tumor bilden kann. Gerade diese Erfahrung zeigt, daß aus ursprünglich komplexen Keimversprengungen schließlich auch einfachere Tumoren entstehen können. Auch scheint es wichtig hervorzuheben, daß nicht alle Bestandteile einer Kombinationsgeschwulst aktive Komponenten sein müssen, sondern auch passive Einschlüsse sein können. Gerade die Ausdifferenzierung zu reifen Geweben bedeutet Aufhören der blastomatösen Wucherung.

Ferner sei hier noch darauf verwiesen, daß nicht etwa alle Mischgeschwulste des Uterus Kombinationsgeschwülste sind, deren Komponenten sich alle aus einem gemeinsamen Keime heraus differenzieren. So habe ich ein Lipomyosarcoma intramurale und Adenoliposarcoma polyposum in einem Uterus oben erwähnt. Für diesen Fall habe ich nicht mit WILMS einen gemeinsamen Keim für alle Geschwulstkomponenten angenommen, sondern die Hypothese aufgestellt, daß die ortsfremden Bindegewebsfettkeime sich in der Uteruswand mit Muskelkeimen, in der Schleimhaut dagegen mit Schleimhautkeimen zu komplexen Geschwulstkeimen verbunden haben, aus welchen Kompositionsgeschwülste (im Gegensatz) zu den kombinierten entstanden.

Wir müssen uns noch mit dem Vorgang der Keimversprengung selbst beschäftigen. Dies habe ich an der oben genannten Stelle ausführlich getan und möchte hier nur noch kurz darüber berichten, weil diese rein theoretischen Dinge gar zu sehr in das Gebiet der allgemeinen Pathologie führen.

WILMS hat als Mutterboden („das Mesoderm der hinteren Körperregion") hinter der Nierenanlage angesehen, weil die Zervix und Scheidengeschwülste im Gegensatz zu den Nierengeschwülsten kein Drüsenkanälchen enthalten und glaubt, daß der WOLFFsche Gang bei seinem kaudalwärts erfolgendem Wachstum die Keime in die Genitalregion verschleppt. WILMS nimmt eine primäre Ausschaltung von Keimen an und eine sekundäre Versprengung durch den WOLFFschen Gang. Ich habe diese WILMSsche Theorie in mehreren Punkten abändern zu müssen geglaubt, indem ich seine Annahme von der Verschleppung primär ausgeschalteter Keime durch das Herunterwachsen des Urnierenganges bzw. des MÜLLERschen Ganges (SEYDEL) als topographische und entwicklungsmechanische Unmöglichkeiten erkannte. Nach meiner Annahme einer „illegalen Zellverbindung" wird jede den Versprengungstheorien anhaftende mechanische Gewaltsamkeit vermieden; meine durch Befunde gestützte Theorie läuft hinaus auf eine wenn auch ortsungehörige so doch organische Zellverknüpfung an undifferenzierten Grenzgebieten: die ortsungehörige Verknüpfung geschieht zunächst ohne jede gröbere Verlagerung in kritischen Zeitpunkten der Entwicklung durch an sich sehr unbedeutende Unstimmigkeit im Entwicklungstempo, im vorliegenden Falle im Wachstum des Urnierenganges (einer im Bereiche der Norm häufig nachweisbaren Schwankung).

Erst infolge der ungewohnten nachbarlichen Beziehung bleibt das ortsfremde Gewebe teilweise oder ganz undifferenziert. Nach meiner Annahme sind nicht wie bei WILMS die „Keime" von Haus aus in allen Fällen gleichwertig „mesodermal" sondern ungleich und ihre Ungleichheit steigert sich weiter dadurch, daß sie teilweise ausdifferenzieren, wie ich nachgewiesen habe. Dadurch erklärt sich die Ungleichheit der Geschwülste mit heterologen Geweben von den einfachsten mesenchymalen bis zu den kompliziertesten mesodermalen Formen. Die Theorie der illegalen Zellverbindung hat allgemein Zustimmung gefunden und für die Uterustumoren insbesondere auch von FRANKL.

Schließlich komme ich auf meine in der Einleitung gemachte Bemerkung zurück, daß die Theorie von WILMS nur für solche Fälle von Mischgeschwülsten Berechtigung hat, in denen eine gemeinsame Abstammung der heterologen Gewebe und des „sarkomatösen" oder andersartigen Geschwulstparenchyms annehmbar gemacht werden kann. Aus einer Reihe solcher Nachweise, wie sie von WILMS versucht worden sind, kann man weiterzig auch ähnliche Geschwülste gleichartig auffassen ohne den Gedanken einschlafen zu lassen, daß außer dem Gewebe des Fremdlings auch das des Wirtes durch die ungesetzliche Verbindung in seiner Differenzierung oder Reifung gehemmt zur Geschwulstbildung vorgeeignet sein kann. Als Vergleich eignet sich das Ovarialteratom. Wir haben, abgesehen von der größeren „prospektiven Potenz" der Keime ähnliche Verhältnisse auf ihrem Wege zur Geschwulstbildung: Ausdifferenzierung in Produkte von drei Keimblättern, ohne Geschwulstbildung, Verluste von „Potenzen" bis zu kümmerlichen Resten und Rückbildungserscheinungen bereits ausdifferenzierter Gewebe auf der ganzen Linie. Ferner Geschwulstbildung auf den verschiedenen Stufen der Differenzierung vom indifferenten Gewebe bis zur Geschwulst aus Organgeweben; gutartige und bösartige Geschwülste, die in das Ovarium einwuchern und hier Stroma anlocken können. Schließlich Tumoren aus dem Ovarium selber, in Verbindung mit einfachem nicht geschwulstigem Teratom.

Wie bei den Teratomen des Ovarium, so werden wir auch bei den Mischgeschwülsten des Uterus die meisten Arten und Fälle von Geschwülsten der fremden Einlage zuschreiben, aber auch auf die fremden Einlagerungen in einheimischen Uterusgeschwülsten zu achten haben. Ganz besonders gilt das für die typische Uterusgeschwulst, das Myom mit fremden Einschlüssen. Diese können zwar auch zufällig in Myome geraten, aber auch Anreiz zur Myombildung im obigen Sinne geben. Demzufolge haben wir noch darauf zu fahnden, ob nicht auch Sarkome mit heterologen Einschlüssen wie mein Fall von Sarkom mit einzelnen Knorpelinseln als einheimische Geschwülste zu gelten haben. Diese Frage verdient nähere Berücksichtigung.

XXVII. Epitheliale Tumoren.
Gutartige Epitheliome.
Adenom, Papillom.

Die gutartigen epithelialen Blastome sind schwer abgrenzbar. Ein Teil
der häufig „Adenome" genannten Polypen gehört sicher zu ihnen, ohne daß
eine scharfe Abgrenzung gegen die einfachen Fehlbildungen möglich ist. Hamar-
tome gehen in Hamartoblastome über. Diffuse „Adenome" der Literatur sind

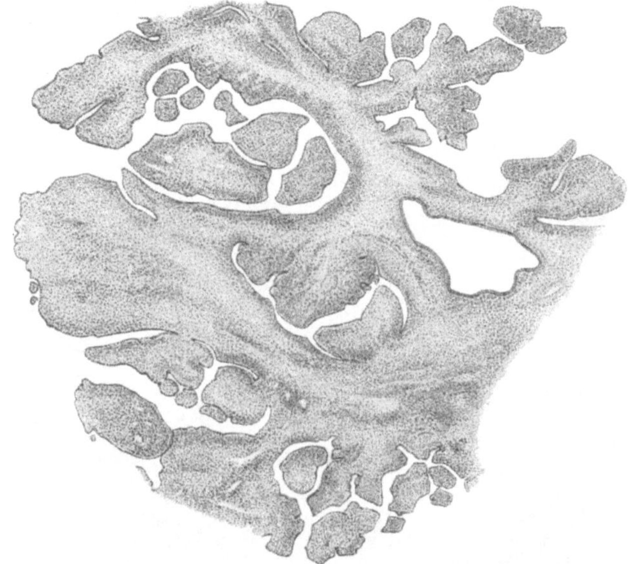

Abb. 274. Papillomatöses gestieltes Gebilde der Zervix mit intrakanalikularen Fibromknotchen
(s. Text). Zeiß Lupe a*, Ok. 0, Tub. 0.)

meist einfache Hyperplasien; zum Teil gehören sie in den Bereich der heterotopen Epithelwucherung mit und ohne nennenswerte Beteiligung der Muskulatur und des Bindegewebes. Knotige Adenome von blastomatösem aber gutartigem Charakter sind wenig bekannt. FRANKL schildert einen Fall von gutartigem Adenom der Portio, in dem Zysten und Drüsenschläuche sehr eng
benachbart liegen. Das Epithel ist außerordentlich niedrig. Der Tumor ist
flach prominent, etwa bohnengroß mit einzelnen Zystchen besetzt, und soll
nach persönlicher Mitteilung Schleim enthalten haben. Ähnliches habe ich wiederholt gesehen und für breitbasige, den Polypen nahestehende Hyperplasien mit
Heterotopie gehalten, nicht für echte Blastome. Auch die erwähnte follikuläre
Hypertrophie VIRCHOWs kommt diesen Gebilden nahe, wenigstens unterscheidet sie sich nur hinsichtlich der größeren Ausdehnung von den mehr
umschriebenen Gebilden. Ein heterotopes Tiefenwachstum gesellt sich gelegentlich zu beiden.

Die Papillome des Uterus stellen keine einheitliche Gruppe dar. Im Corpus
uteri scheinen sie meist bösartig zu sein, obgleich sie anfanglich rein oberflächlich (exophytisch) wachsen und einschichtiges Epithel haben können. Von
der Schleimhaut des Zervikalkanals mit einem Stiel ausgehende gutartige

Papillome (Walz, R. Meyer) stehen den Polypen so nahe, daß sie kaum abgrenzbar sind.

In dem Falle von Walz hing faustgroß ein gestieltes Papillom aus der Zervix in die Vagina, stark zerklüftet, grob papillär, nach Art der spitzen Kondylome, jedoch mit zervikalem Schleimepithel ausgestattet. In größeren zystischen Räumen lagen Knötchen, die an die intrakanalikulären Adenofibrome der Mamma und des Ovarium erinnern. Das gleiche fand ich in einem (Abb. 274) papillomatös zerklüfteten gestielten Gebilde der Zervix, das den Übergang

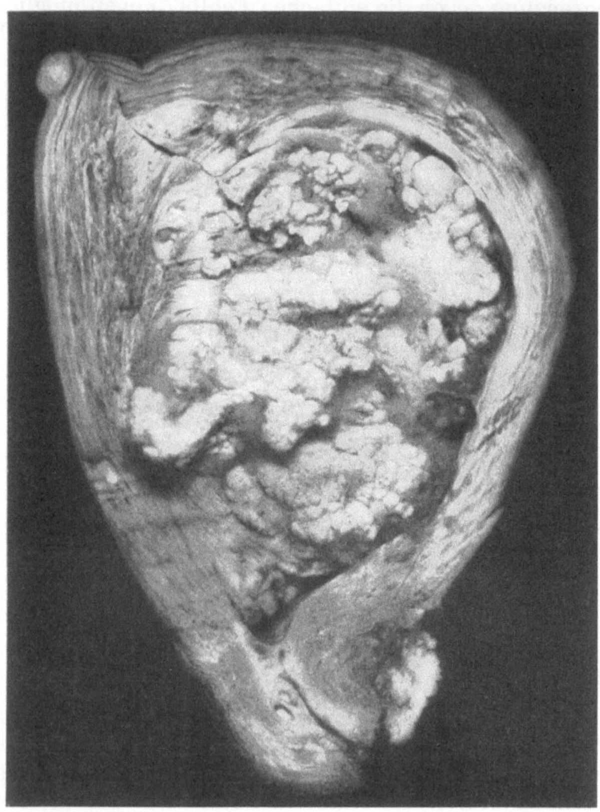

Abb. 275. Papillomatoser Tumor des Corpus uteri (Fall Schmechel) mit Korpusepithel, zervikalem Schleimepithel und geschichtetem Plattenepithel. (Lichtbild etwa ⁴/₅ naturl. Große.)

von dem Papillom (Walz) zu den ebenfalls oft zerklüfteten polypösen Adenofibromen der Zervix darstellt. Das Epithel in diesem Falle ist nur stellenweise zervikal, sonst mehr korporal; meist einschichtig, teils mit basaler indifferenter Zellage, teils mehrschichtig. Durchwegs zellreiches Stroma in erheblicher Menge, stellenweise derart dicht und großzellig, daß Sarkomcharakter entsteht.

Eine diesen beiden Fällen ähnliche aber im Korpus haftende besondere Geschwulst beschreibt Schmechel (1927) als „gutartiges Papillom des Korpus". Der fast faustgroße Tumor füllt die Uterushöhle aus und haftet an zwei Stellen der hinteren Korpuswand, während die Zervix frei ist, auch mikroskopisch.

„Der Tumor zeigt schon makroskopisch stark papillomatöse, baumartige Verzweigung mit geringer Bildung von Zysten, die mit einer schleimig-gallertigen Masse ausgefullt sind. Auch sonst findet sich im Korpus eine reiche Schleimentwicklung. Der Tumor ist scharf von der Uteruswand abgegrenzt, zeigt kein destruierendes Wachstum und ist auf dem frischen Schnitt von weißlicher Farbe." „Es findet sich histologisch ein typisch bindegewebiger Aufbau mit deutlich papillärer, baumartiger Verzweigung, das Stroma zeigt regelmäßige Anordnung von Bindegewebszellen. In dem Bindegewebe selbst finden sich vereinzelt drüsige Einlagerungen vom Typus des Adenoms. Jedoch herrscht durchweg der papillomatöse Charakter vor. Das Epithel besteht aus Zylinderzellen mit Schleimabsonderung." Den sehr seltenen Tumor (Abb. 275) hatte ich Gegelegenheit zu untersuchen und trage nach, daß er unmittelbar auf der Muskulatur angeheftet ist, die nur in die basalen Teile des Papilloms einbezogen ist. Im übrigen verlaufen in den durchwegs schmalen Septen der adenomatösen Bildung die axialen Gefaße, mit starker Begleitung kollagener und elastischer Fasern, von denen sich nur diese in die Wand der epithelialen Gebilde ganz

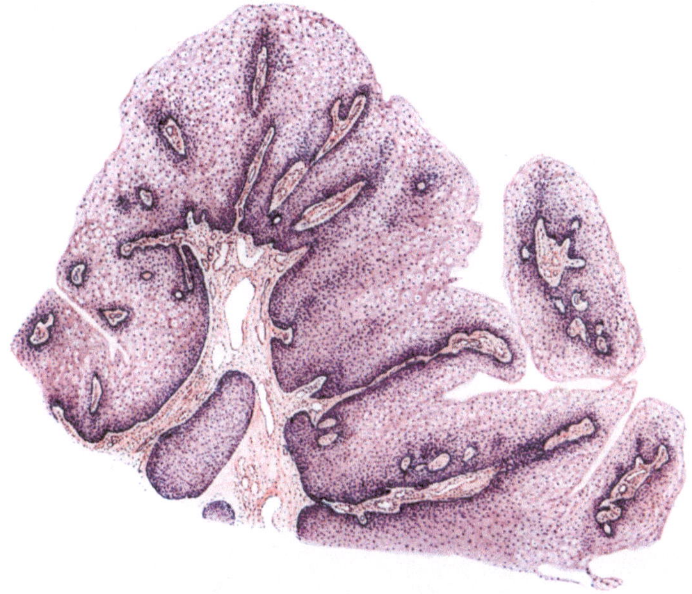

Abb. 276. Papillare Wucherung der Portio vereinzelt und scharf umschrieben, im ubrigen und histologisch von den spitzen Kondylomen nicht unterschieden. 27 jahrige Frau wahrend eines Abortes von 4 Monaten ohne Gonorrhoe. Papillen nicht hoch; stark geschichtetes Epithel gut ausdifferenziert ohne Verhornung. Hamalaun-Eosin. (Zeiß Lupe a* 10, Ok. 1.)

fein verzweigen. Es ist namlich hervorzuheben, daß alle epithelialen Raume eine verhaltnismaßig sehr dicke Wand feinen fibrillaren Bindegewebes haben, das an vielen Stellen zu intrazystischen Fibromknollen auswachst. Durch die auffallende Eigenwand der Raume entsteht im ganzen eine „organoide" Bildung. Vom Epithel selber ist wesentlich zu sagen, daß es in 3 vorhandenen Arten auftritt, namlich 1. einschichtig als zylindrisches Epithel mit hohen pallisadenartigen Kernen, wie im Corpus uteri, 2. als schleim-sezernierendes Epithel, dessen Protoplasma typische Schleimreaktion gibt, mit kleineren Kernen, 3. vielschichtiges polygonales zum Teil auch plattgedrucktes Epithel, das in Form umschriebener kugliger Knotchen unter den beiden anderen Epithelarten oder an deren Stelle in großeren Partien auftritt, ganze Raume erfullt und dann unter Quellung zur Abstoßung kommt. Die 3 Epithelarten treten ohne besondere Anordnung auf, doch sind enge zylindrische schlauchformige Ausstülpungen der Raume namentlich an der Außenseite des Tumors zu finden vom Typus des Korpusepithel, das jedoch auch nicht scharf abgegrenzt ist, sondern in das Schleimepithel ubergeht.

Dieser Fall eines sehr großen aber organoiden und gutartigen Adenofibroms von papillomatösem Bau ist als eine Fehlbildung anzusehen, deren Epithel die drei Epithelarten des Uterus birgt. Danach zu urteilen scheint die indifferente Grundlage einer frühen Entwicklungszeit zu entstammen, eine Seltsamkeit in

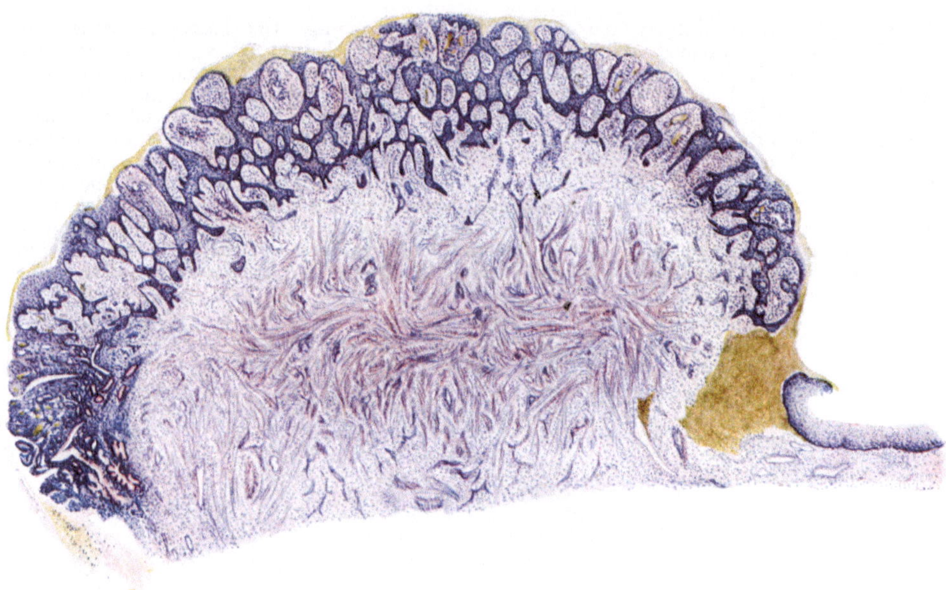

Abb. 277. Übersicht. Rechts Übergang zum normalen Plattenepithel der Portio kunstlich unterbrochen; links Übergang in hyperplastische Drusenwucherung zum Zervikalgewebe am äußeren
Muttermunde. (Lupe.)

Abb. 277—279. Von einem Papilloma verrucosum portionis uteri einer 20jahrigen Virgo.
Durchmesser an der Basis des Gebildes 9—10 mm; es uberragt die Oberflache um 6 mm.

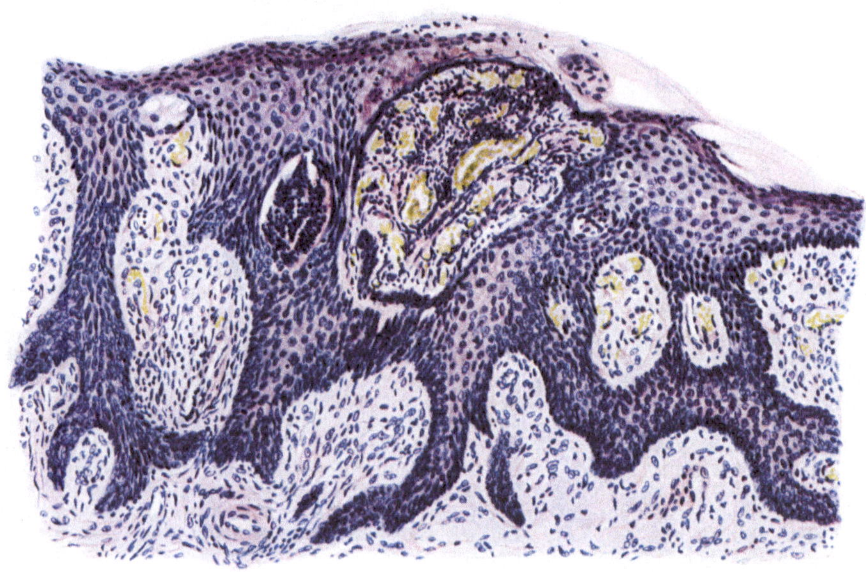

Abb. 278. Von der rechten Seite der Abb. 277. Das wenig geschichtete, oberflachlich zur
Verhornung neigende Plattenepithel in Strangform zwischen den Papillen. Erweiterte Kapillare.
Infiltration mit Lymphozyten. (Leitz Obj. 5, Ok. 0, Tub. 0.)

Rücksicht auf das vorgeschrittene Alter der Frau und frühere normale Funktion des Uterus.

Die von der Außenfläche der Portio entspringenden „Papillome" sind zum Teil diffuse papilläre Wucherungen (SCHULTZ, R. MEYER), zum Teil kleine umschriebene Papillomknötchen (Abb. 276) (KLEEMANN, R. MEYER, MÖHNLE).

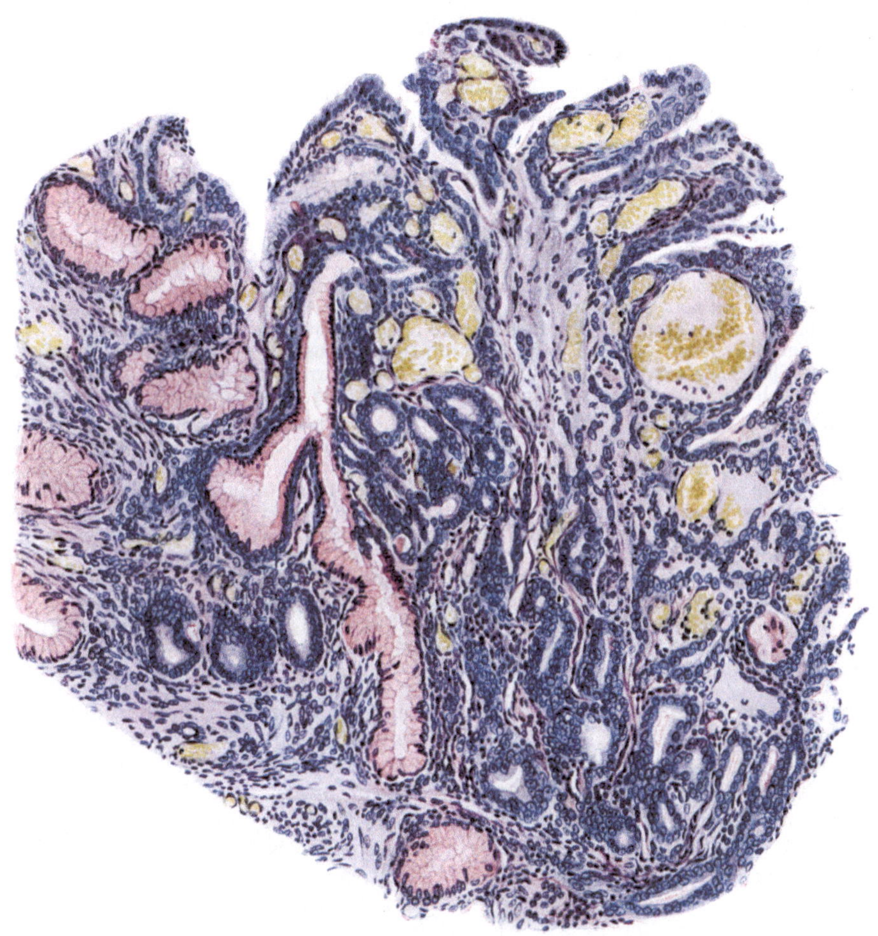

Abb. 279. Von der linken Seite in Abb. 277. Oben rechts geschichtetes indifferentes Epithel auf Papillen geht nach links in einschichtiges ebensolches uber und geht an vielen Stellen der Tiefe in die Drusenwucherung mit indifferentem Epithel uber. Zervikaldrusen mit Muzin (rot) stehen ebenfalls mit den indifferenten Drusen in Verbindung. (Leitz Obj. 5, Ok. 0.)

Beide Arten ätiologisch durch entzündliche oder ähnliche Reize erklärlich, stehen in ihrer Struktur den spitzen Kondylomen sehr nahe, die an der Portio ebenso wie in der Vagina auch in der Form größerer papillomatöser Gewächse vorkommen. Ihre Stellung unter den Blastomen ist zweifelhaft. Von den Karzinomen unterscheiden sie sich durch weitgehende Ausdifferenzierung eines stark geschichteten Plattenepithels, das meist nicht verhornt, keine Körnchenschicht, zuweilen mäßig, zuweilen sehr gut entwickelte Epithelbrücken hat und dichtgedrängte Papillen von plumper Form bildet, in denen die bindegewebige Achse einen verhältnismäßig geringen Raum beansprucht. Rundzelleninfiltrat in wechselnder Menge gehört zu ihnen regelmäßig. Hervorhebenswert scheint mir das Vordringen der Epithelzapfen in Schleimepitheldrüsen, weil letztere zeigen, daß an der Stelle der papillomatösen Wucherung früher eine glanduläre Erosion bestanden hat. Man vergleiche die spitzen Kondylome der Vagina und Vulva. Ähnliche Beziehung zur glandulären Erosion nimmt Lahm an, dessen einfaches Papillom jedoch nicht, wie er glaubte, zu den gleich zu erwähnenden warzigen Papillomen (Heitzmann) gehört.

Als seltene Besonderheit gelte ein Fall von „Papilloma verrucosum portionis", das in Heitzmanns Falle deutliche Neigung zu karzinomatöser Umwandlung verriet und ein zweiter Fall, den R. Meyer als gutartig ansieht Diese „Warze" (Abb. 277, 278 u. 279) war verbunden mit einer hyperplastischen Drüsenwucherung von indifferentem Epithel.

Der kleine Knoten, 9—10 mm Durchmesser, überragt knopfformig mit breiter Basis um etwa 6 mm die Oberflache, ist sehr derb und hat eine fast glatte Oberfläche. Erst mikroskopisch fallen die dicht gelagerten kurzen plumpen Papillen auf, deren Epithel nicht wie bei den früher genannten papillären Wucherungen hoch geschichtet ist, sondern flache Säume bildet, mit denen die Papillen untereinander verbacken erscheinen. Das Epithel zeigt keinerlei Atypien, könnte jedoch durch die Netzbildung, welche die interpapillären Säume auf Flachschnitten zeigen, zur Annahme eines Karzinoms verleiten. Ich halte diese Deutung nicht für angängig, wie an anderer Stelle ausfuhrlich erortert worden ist [1].

Eine besondere Eigentümlichkeit lernen wir hierbei kennen. An der dem Muttermund zugewendeten Seite der Peripherie geht das Plattenepithel in einschichtiges uber und dieses in das Zervikalepithel, das papillär gewulstet ist, wie man es bei etwas hyperplastischer Zervixschleimhaut kennt. An dieser Grenze hangt einerseits mit dem Epithel der Neubildung, andererseits mit dem des Zerxikalkanals eine hyperplastische Drusenwucherung mit indifferentem Epithel zusammen. An der entgegengesetzten Seite, weit abgelegen von der Zervixschleimhaut, geht ebenfalls von der Tiefe der papillaren Neubildung ein ahnlicher kleiner Epithelschlauch ab, so daß hiermit die Fahigkeit eines indifferenten Epithelkeimes zur drüsigen und warzigen Wucherung zugleich erwiesen scheint.

Wenn nun auch das jugendliche Alter und die fehlende Zellatypie gegen Karzinom sprechen, so muß doch mit der Möglichkeit gerechnet werden, daß solche Warzen spaterhin karzinomatös werden können.

Seit jener Veröffentlichung (1921) habe ich einzelne kleine umschriebene Papillome gesehen, davon eine in Verhornung der oberflächlichen Epithellagen mit einem breiten Stratum granulosum und mit Stachelzellschicht. Diese und das Stratum basale senden spitze lange Zapfen aus, so daß lange schmale Papillen zwischen ihnen stehen, ohne daß die Oberfläche gerieft ist. Das ganze Gebilde überragt die Oberfläche als schmalbasiger Kopf nur mit etwa 2 mm Durchmesser. Das verhornte Epithel setzt sich weiter fort auf einer Seite der Umgebung. Nirgends atypisches Epithel. Das Gebilde interessiert auch klinisch, weil es an der Portio einer 68 jährigen Frau gefunden wurde.

Auf diesem Gebiete ist Klärung erwünscht. Eine schulgemäße scharfe Abgrenzung vom Karzinom scheint nicht angängig, doch liegt kein Grund vor. gutartige Epitheliome des Uterus auszuschließen.

---

[1] Arch. Gynäk. **115**, H. 1.

XXVIII. Carcinoma uteri.

Einleitung.

Das Karzinom des Uterus ist infolge seiner großen Häufigkeit klinisch gut bekannt; ätiologisch wissen wir nichts von Bedeutung, histogenetisch nur das gröbste und das nur unsicher, so daß die Morphologie immer noch bei weitem im Vordergrunde der Betrachtung in den pathologischen Arbeiten steht, und besonders für die rechtzeitige Erkennung des Leidens von größter Wichtigkeit ist. Das Verdienst, die „Stückchendiagnose" auf diesem Gebiete durchgesetzt zu haben, gebührt in erster Linie C. RUGE und L. VEIT und RUGES Schülern. Historische Daten werden in den einzelnen Kapiteln eingeflochten, sie fallen zum Teil mit der Geschichte der Karzinomliteratur im Allgemeinen zusammen.

Die nach wenigen Jahrzehnten zählende Geschichte des malignen Adenoms kann als Beispiel für die Schwierigkeit einer Verständigung gelten auf allen Gebieten, in denen Theorie und Praxis, Begriffsbestimmung und Benennung aneinandergeraten. Die Benennung eines Befundes kann nicht immer auf die Festlegung eines Begriffes, die Praxis kann nicht auf die theoretische Einigung warten. Die vorauseilende Benennung wird vorurteilig für schwankende Begriffe festgelegt und somit der Verständigung ein Riegel vorgeschoben. Die ältere Erfahrung, daß destruierende epitheliale Neubildungen unter dem Bilde solider (alveolärer) Haufen aufzutreten pflegen, hemmte vorurteilig die Erkenntnis, daß die gleiche Bedeutung auch Neubildungen von „adenomatösem" Aussehen innewohnen kann. Die an sich einfache Tatsache, daß diese destruierende adenomatöse Neubildung jederzeit durch Mehrschichtung des Epithels sich nachträglich in solide epitheliale Haufen umwandeln kann, hätte Klärung bringen müssen, wenn dies nicht zu Anfang an der Benennung gescheitert wäre.

Das zweite Vorurteil lag und liegt auch zuweilen jetzt noch praktisch in dem Verlangen des Nachweises des destruierenden Vordringens in die Muskulatur. Sehen wir gänzlich von der sehr wichtigen praktischen Bedeutung dieses Nachweises ab, so darf man nicht vergessen, daß der Begriff des destruierenden Vordringens schon dann gegeben ist, wenn die epitheliale Neubildung das Schleimhautstroma destruktiv angreift. Dann sind bereits die natürlichen Grenzen überschritten. So betont auch BORST, daß die drüsigen Formen der Membrana propria entbehren und somit bereits in beliebigen Bindesubstanzräumen liegen. Wenn die ältere Erfahrung gelehrt hatte, daß die bösartige epitheliale Neubildung solide Zellhaufen bildet und die Umgebung zerstört, so zieht man daraus ohne Vorurteil nur die Lehre: wir erkennen mit Sicherheit den bösartigen Charakter erst aus diesen beiden Zeichen, nicht aber, der bösartige Charakter wohne nicht schon der Neubildung inne, bevor diese groben äußeren Erfahrungen befriedigt werden. Es ergibt sich das praktische Bedürfnis, Zeichen der Bösartigkeit schon vorher zu finden. Die Diagnose wird daher besondere Besprechung finden.

Der Name „malignes Adenom" wird von KNAUSS und CAMERER (1896) FÖRSTER zugeschrieben, bei dem ich ihn nicht finden konnte, sondern erst bei EBERTH-GUSSEROW (1870); sodann bei WYDER (1877), der die Abgrenzung des malignen Adenoms gegeben sieht in der das ganze Bild beherrschenden Verschlingung und Verfilzung der Drüsenschläuche zu unentwirrbaren Knäueln, auch dann, wenn noch Zylinderepithel in einfacher Schicht vorhanden ist.

Die Drüsenräume liegen so unmittelbar aneinander, daß das Bindegewebe dazwischen völlig zurücktritt und außerdem wuchern sie in die Muskulatur. Damit war die Differentialdiagnose erstmalig aufgestellt. L. Fürst (1877) spricht sich ähnlich aus über die „destruierende glanduläre Hyperplasie", die er klinisch für verdächtig hält, auch wenn die soliden Zapfen zur einwandfreien Diagnose „Adenokarzinoma" noch fehlen.

Als „Übergang" zur Malignität wird von Maslowsky (1882) Mehrschichtung und destruierendes Übergreifen in einer sonst einfachen adenomatösen Neubildung bezeichnet und C. Schröder (1884) spricht den stark verschlungenen Drüsenknäueln bereits den Charakter des malignen Adenoms zu.

Größte Bedeutung gewannen C. Ruges Arbeiten (1888, 1890), in denen das „Adenoma malignum" als eine abweichende Form den „Karzinomen" gleichgestellt und die Möglichkeit der Diagnose aus dem kürettierten Material als eine Sache der Übung bezeichnet wird; seine Schilderung nähert sich der von Wyder. Ebenso faßt Pozzi (1890) das Adenoma malignum als Anfangsstadium des Karzinoms, als „glanduläres Karzinom" oder „Adenokarzinom" auf. Die Differentialdiagnose gegen die gutartigen „Adenome" sieht auch er in dem Schwunde des interstitiellen Bindegewebes und in der Verwischung der sonst scharfen Grenze zur Muskulatur. Ähnlich äußern sich Cushing (1891), Uter, Breisky, Coe (1893).

Die Frage der Bezeichnungen wurde dadurch verwickelt, daß Virchows Lehre von der Entstehung des Krebses aus Bindegewebe entgegen Thiersch, Waldeyer u. a. noch von vielen Autoren, u. a. von Ruge und Veit für die soliden (alveolären) Karzinome zunächst festgehalten wurde. Einfach und klar widerspricht Williams (1896) diesen Autoren mit der Forderung von „Krebs" nur im Sinne bösartigen Neubildungen epithelialer Herkunft zu sprechen. Damit wurde der heute am meisten gültigen Anwendung der Worte „Karzinom" oder Krebs, oder Kanzer einheitlicher Sinn zuteil. Aber Willilams und viele andere hielten doch eine namentliche Unterscheidung der Krebse je nach ihrer Herkunft vom Zylinderepithel oder vom Plattenepithelkrebse für geboten. Während wir heute unter „Kankroid" meist nur die Hornkrebse verstehen, bedeutete es früher alle vom „Plattenepithel ausgehenden" Krebse, während die vom Zylinderepithel entstandenen bösartigen Neubildungen „Karzinom" heißen sollten. Die Voraussetzung dieser Einteilung hat heute keine Gültigkeit, weil man mehr und mehr von der Entstehung der bösartigen Neubildung aus mehr oder weniger „unreifen" Zellen überzeugt ist und bei ortsungehörigen Karzinomen (z. B. Schleimepithel oder verhornendes Plattenepithel) und namentlich bei mehrseitig entwickelten Formen auch „indifferente" Zellen als Ausgangspunkt voraussetzt. Damals ging das „Karzinom" des Uteruskörpers ganz selbstverständlich vom Zylinderepithel aus und so gab es dort nicht nur Drüsenkrebse, die sog. Adenokarzinome, sondern auch Hornkrebse oder Plattenepithelkrebse, die vom Zylinderepithel des Korpus samt der Cervix uteri „ausgingen" und deshalb Karzinome hießen.

Ein nicht geringer Teil der Sprachverwirrung wurde eben dadurch verursacht, daß man bei ungenügender Kenntnis der Histogenese trotzdem von ihr ausging, während man andererseits bemüht blieb, zugleich dem morphologischen Ergebnis der Wucherungen gerecht zu werden.

Den Hornkrebs des Uteruskörpers nannte man in Frankreich „Epitheliom", das nach heutigem Sprachgebrauch eigentlich nur Epithelgeschwulst bedeutet.

Ein Teil der Streitfrage dreht sich um die Epithelschichtung in den adenomatösen Krebsformen. Während ganz besonders C. Ruge die Einschichtigkeit betont, legen andere Nachdruck auf das Vorhandensein oder fordern den Nachweis von mehrschichtigem Epithel (AMANN 1897, KRUKENBERG 1897, ABEL 1900, HOFMEIER 1901). Von den Fachpathologen hat E. KAUF-MANN (1898) das maligne Adenom im Sinne C. RUGEs als eine besondere Krebsform anerkannt, deren hochorganisierter Charakter in der starken Neubildung von Drüsen liege. Ähnlich äußert sich SALBERG (1900) und HANSE-MANN (1900), der in den Übergängen zum Carcinoma adenomatosum und zum Carcinoma medullare eine zunehmende Anaplasie des von vornherein „destruierenden Adenoms" erblickte und das gleiche Verhalten der Tumoren in anderen drüsigen Organen damit verglich. BORST hielt zunächst (1902) an der formalen Auffassung des Namens „Karzinom" als einer atypischen Zellwucherung fest.

RIBBERTs Bezeichnung Carcinoma tubulare statt Adenoma malignum trifft nur für einzelne Fälle zu, ebenso wie GEBHARDs Carcinoma glandulare. „Carcinoma adenomatosum" (WINTER, ASCHOFF, R. MEYER u. a.) ist allgemeiner anwendbar, während FRANKLs „drüsiges Karzinom von hoher Reife" den Kern der Sache trifft, nämlich das „Adenoma malignum" als reifste Form des Carcinoma adenomatosum; die reinere tubuläre, glanduläre Form weicht bald der komplizierteren mangelhaft drüsigen Nachahmung. Viele andere Autoren nannten die Schleimhauthyperplasie „Adenom", wieder andere verstanden darunter Polypen. So stand der Verständigung die Namengebung im Wege, um so mehr als einerseits „Adenom" etwas unbedingt gutartiges bedeutete — so nennt noch O. FRANKL das „Adenoma destruens" (v. HANSEMANN) eine Contradictio in adjecto — andererseits gutartige Adenome des Uterus überhaupt nicht anerkannt wurden. Ja, für einige Autoren (z. B. STONE) ist das „Adenom" stets bösartig. Die Sache wäre daher sehr einfach zu schlichten, wenn man gutartige und bösartige „Adenome" zuließe, wie man niemals Anstoß genommen hat, gutartige und bösartige Myome anzuerkennen. Diesem Standpunkte haben sich wenige Autoren angeschlossen. (Vergleiche S. 535 Nachtrag.)

GEBHARD nannte das maligne Adenom ein dem Karzinom an Bedeutung gleichwertiges Adenom, das zum „Adenokarzinom" degeneriere — morphologisch gesprochen. CARL RUGE nennt es einen Drüsenkrebs. Auch SCHOTT-LÄNDER und KERMAUNER erkennen die Einschichtigkeit des Epithels als vorübergehendes Stadium an (Fall 1).

Sehr ablehnend verhalten sich die Franzosen gegen die Bezeichnung Adenoma malignum. Mit dem Ausspruche „bei uns ist man entweder karzinomatös oder nicht" kennzeichnet PETIT die engere Auffassung des Klinikers.

Andererseits haben HARTMANN, D'ALLAINES et SURMONT zusammen in einem Adenom des Kollum „den Beginn der karzinomatösen Umwandlung" „gesehen" (1924). Solches haben wir natürlich öfters gesehen, ohne deshalb sagen zu dürfen, in welchem Stadium die Bösartigkeit begonnen hat. Auch französische Pathologen (u. a. MASSON) sprechen von Epithélioma cylindrique adénoïde für unser „Adenoma destruens". Andere sprechen von Epithéliome cylindrique typique d'origine glandulaire" (SIREDEY) im Gegensatze zu atypique (s. a. FAURE).

SPENCER (1926) spricht von Carcinoma adenomatodes: der Ausdruck ist vieldeutig, geht bei Virchow im Sinne einer Doppelgeschwulst (Carcinoma sarcomatodes statt Karzino-Sarkom) oder später als Umwandlung einer Geschwulst in eine andere Art z. B. eines Myoms in ein Sarkom = „Myoma sarcomatodes". SPENCER meint ein den Adenomen ähnliches Carcinoma adenomatoides oder auch adenomatosum. Das Karzinom kann eben tubulären, drüsigen oder auch mehr abweichenden adenomatösen oder adenomatoiden Bau haben. Die Ähnlichkeit mit Drüsen, Schlauchen, mit gutartigen Adenomen kann mehr oder wenig auffallend sein, deshalb bleibt es seinem Wesen nach doch ein Krebs im Sinne einer destruierenden epithelialen Geschwulst. Bei uns bemüht man sich mit Orth „Karzinom“ als allgemeinste Bezeichnung für die sämtlichen bösartigen Geschwülste epithelialer Herkunft und von epithelialem Aussehen anzuwenden.

Im Gegensatze zu Orth spricht man aber von „Kankroid“ nicht nur bei Hornkrebsen der Haut, sondern auch von verhornenden Krebsen des Uteruskörpers. Die „Kanzeres“ (Orth) für die indifferentielligen Karzinome sind unsere basalzelligen Karzinome (nicht histogenetisch, sondern morphologisch gesprochen „basalzellig“ s. w. u.). Die „anaplastischen“ Formen der Krebse sollten endlich fallen, da der Name gegen den Willen von Hansemanns nicht die Abartung, sondern die Rückbildung der Zellen trifft und keinenfalls den Ursachen des Krebses gerecht wird.

Mit dem Streit um die Benennung hat sich die Sachlage mehr verwirrt als geklärt. Wenn man das „Karzinom“ als morphologischen Begriff festgelegt hält für die solide alveoläre Zellwucherung, so muß eben diese Form der bösartigen Neubildung mit anderen zusammen einem allgemeineren Begriff, z. B. „Krebs“ untergeordnet werden, aber „Karzinom“ durfte nicht als aprioristisch einzige Krebsform der Erkennung und Benennung anderer Krebsformen hinderlich werden.

Bis zu einer klaren Einsicht in das Wesen der Zellveränderungen und in die allgemeineren und lokalen Bedingungen der Krebsentstehung haben wir in unseren Benennungen nur eine vorläufige Vereinbarung zu treffen; für unsere Beschreibung genügt „Karzinom“ (gleichbedeutend mit Krebs) zur Benennung aller destruktionsfähigen epithelialen Neubildungen, wobei der Nachdruck auf der abnormen Funktion, insbesondere der Destruktionsfähigkeit, ruht. Der praktisch bedeutungsvolle Wunsch, den Krebs zu diagnostizieren, auch wenn er nicht oder bevor er seine Destruktionsfähigkeit erkennen läßt, begegnet sich mit dem theoretischen Verlangen, unsere mangelhafte Erfahrung nicht als Richtschnur für die vorurteilige Festlegung von Begriffen hinzunehmen.

Die morphologischen Wachstumsformen des Krebses sind drüsige, solide und diffus wachsende. Die drüsige Form geht mindestens stellenweise, aber meistens bei genügend langem Bestande überwiegend in die solide Form über.

Die aus beiden gemischte Form ist die häufigere und besteht oft von vornherein. Man muß sich zu der Einsicht bekennen, daß zwischen den malignen Adenomen und dem Carcinoma adenomatosum keinerlei histogenetischer Unterschied besteht. Der formale Unterschied, daß die gleiche maligne Neubildung einmal mehr oder länger den adenomatösen Charakter beibehält als andere Fälle (Carcinoma adenomatosum), mag sie nun in dem Differenzierungsgrade der Mutterzellen oder in der funktionellen Beziehung zur Umgebung und zur allgemeinen Konstitution bedingt sein, rechtfertigt nicht eine schroffe Gegenüberstellung. Die fließenden Übergänge von Fall zu Fall und auch in ein und demselben Falle verbieten das gründlich.

Die Bezeichnung Carcinoma solidum ist nicht glücklich und wird verschieden gebraucht, entweder dem Namen entsprechend zur Unterscheidung von hohlen Gebilden, oder zur Unterscheidung weniger typischer von mehr den normalen ähnlichen Strukturen. Erschwerend wirkt, daß solide Stränge sich aushöhlen und Hohlgebilde sich füllen können. Zuweilen findet man den Ausdruck Carcinoma solidum nur auf Körperstellen angewendet, wo man drüsige Karzinome erwarten sollte, und kommt damit bei den Kollumkarzinomen in große Verlegenheit. Es wäre daher immer richtiger die Ausgangszellart zu nennen. Doppelgeschwülste aus mehreren Arten an verschiedenen Orten entstanden und zusammengeraten bleiben trotzdem 2 Geschwülste und sollten wie Karzinomyom auch z. B. Adenokankroid ein Adenom und ein Kankroid im Verein bedeuten. Dagegen wird der Ausdruck Adenokankroid des Uterus für einen Tumor gebraucht, dessen Parenchym teils adenomatöses teils verhornendes Karzinom zeigt. Carcinoma uteri partim adenomatoides partim cancroidale.

Die diffuse sarkomähnliche Wucherung geht aus der soliden hervor ohne Unterschied, ob diese von vornherein solide war oder aus der drüsigen entstanden ist. Die diffuse Form tritt meist nur stellenweise auf, seltener überwiegt sie alles. Die Bezeichnungen Carcinoma adenomatosum, solidum, diffusum genügen und können zusammengesetzt gebraucht werden. Das Carcinoma adenomatosum muß zwar nicht, aber kann doch kürzere oder längere Zeit die rein adenomatöse Form bewahren; ob man diese Form besonders mit malignem Adenom bezeichnen soll, darf nicht mehr im Vordergrunde der Frage stehen, wenn man beim Karzinom nicht am alten morphologischen Begriff festhält, sondern ihn im funktionellen Sinne als eine destruktionsfähige epitheliale Neubildung auffaßt.

Man hat sich wenig beschwert gefühlt dadurch, daß zuerst eine reifere Form des Karzinoms entsteht und diese sich in eine unreifere umwandelt. Bei Besprechung der Umwandlung des primär drüsigen Krebses in sekundär solide erwähnen zwar SCHOTTLÄNDER und KERMAUNER, daß aus dem reifen adenomatösen ein solides unreifes Karzinom werde, und wenn aus dem Adenoma ein Plattenepithelkrebs wird, so nennen sie das mittel- bis reifes Karzinom und glauben sich durch den Zusatz „formal gesprochen“ aus der Verlegenheit helfen zu können. Es gibt aber keine formale, sondern nur eine biologische Reife. Wenn die Reife nur durch Zellformen vorgetäuscht wird, dann muß die Bezeichnung fallen, aber das trifft nicht zu. Die Reife zeigt sich auch funktionell (Leberkrebs u. a.) und die Plattenepithelbildung läßt noch weniger Zweifel an einem reifeartigen Zustande zu, als die nicht so typische Reifung zu drüsenartigen Bildungen. Wird also wirklich ein reifes drüsiges Karzinom zu einem unreifen soliden und dann möglicherweise wieder zu einem reiferen Plattenepithelkarzinom umgewandelt? Nein, keine Umwandlung im Sinne einer Verjüngung der einzelnen oder vieler Zellen, sondern nur eine Verwandlung, ein Umbau der Geschwulst als Ganzes. Es sind nicht etwa die gleichen Zellen, die zunächst reifen und später im Reifegrade zurückgehen, sondern es verbleiben immer neben bzw. unter den ausgereiften auch unreife Zellen zurück, die bei der allmählich schneller fortschreitenden Teilung unreif bleiben und die reiferen verdrängen. Besonders deutlich ist das bei dem drüsigen Zervixkarzinom durch die Muzikarminfärbung darstellbar, aber auch bei Korpuskarzinomen läßt sich die Verdrängung der ausgereiften Zellen der drüsigen Bildungen durch Unterschichtung mit unreifen Zellen oft und leicht nachweisen.

Einen ähnlichen Standpunkt vertritt auch neuerdings KROMPECHER, der deshalb den Namen „Basalzellenkrebs“ oder „Basaliom“ jetzt histogenetisch anwendet, während er ihn früher nur morphologisch verstanden wissen wollte.

Zwischen den stärksten Graden der Hyperplasie der Schleimhaut und dem Karzinom ist es nicht möglich, morphologisch eine scharfe Grenze zu ziehen. Es kommt hinzu, daß die destruierende Neubildung multizentrisch entsteht, so daß wir nicht in der Lage sind, sie gänzlich aus dem Rahmen anderer epithelialer Neubildungen zu heben, so wenig wie wir das Myom und Sarkom scharf voneinander trennen können.

Die destruktive „Ausartung des Wachstumstriebes ins Unmaß“ soll man nicht Degeneration nennen (RÖSSLE), die „Entartung“ als Verlust hochwertiger Arteigentümlichkeiten oder als Ersatz für vollwertige durch qualitativ mindere (LUBARSCH) und die Abartung im Sinne der Fehlbildung kommen ebenfalls in den Krebszellen vor. Die Entartung wird besonders unter

Anwendung von v. Hansemanns Ausdruck „Anaplasie" als wesentlichster Punkt oft in den Vordergrund gestellt, während sie sich in Rössles Auffassung hinzugesellt, wie ich ebenfalls vertreten habe.

Man vergleiche meinen Nachtrag zu diesem Abschnitt auf S. 535.

Häufigkeit und Alter.

Das Karzinom des Uterus hat seine Bedeutung durch die verhältnismäßig sehr große Häufigkeit gewonnen; es macht etwa 15% aller Krebsfälle aus (Kaufmann). Statistiken über die Zahl der Uteruskrebse im Verhältnis zu den Krebsen im ganzen und zu den Todesfällen siehe bei Takahashi (1914).

Eine Unterscheidung der Zahlen von Krebsdiagnosen und Krebsobduktionsfällen (Schamoni) ergibt Verschiedenheiten. Ebenso sind die Krebsstatistiken nach Operations- und Obduktionsmaterial unterschieden, jede für sich unzuverlässig. Eine richtige Statistik kann nur die Zahl der Krebserkrankungen zum Maßstabe nehmen unabhängig vom Ausgang. Schamoni gibt 27% aller Karzinome als Uteruskrebs an.

Im allgemeinen Krankenhaus zu Wien starben $0,9\%$ aller Kranken an Uteruskrebs (Klob). Das Uteruskarzinom macht nach Schottländer und Kermauner $81—86\%$ aller Krebse der weiblichen Genitalien aus.

Beachtenswert sind ferner Zusammenstellungen über das Alter der Erkrankten. Klob errechnet aus älteren Angaben auf 20—25 Jahre $0,9\%$; 25 bis 30 Jahre $4,7\%$; 30—40 Jahre $27,1\%$; 40—50 Jahre $39,2\%$; 50—60 Jahre $19,5\%$; 60—70 Jahre $5,9\%$ und über 70 Jahre $1,1\%$ von 446 Uteruskrebsen. Das Durchschnittsalter ist 48 Jahre bei Gaifami. Vgl. die Angaben von Gurlt, Gusserow, Schröder, Bürger, Sibley, Rieck, Takahashi, Morosowski, Ashton, Bäcker, Schamoni mit ähnlichen Ergebnissen.

Das dritte Lebensjahrzehnt wird nach diesen Autoren nur selten befallen, etwa in 3% aller Uteruskarzinome. Das zweite Jahrzehnt noch seltener, nach Gusserow in $0,08\%$; einzelne Fälle, meist 17—20 Jahre s. b. Eckardt, Spinelli, Cragin, Ayers, Bumm.

In unserem klinischen Material — das private ist ungeeignet, weil ausgesucht — ist unter 31 Fällen des dritten Lebensjahrzehnts das Kollumkarzinom in mehr als 3%, das Korpuskarzinom dagegen nur in 1% etwa. zu finden. Uteruskrebse im Kindesalter sind ganz selten, Bertkau (7 Monate), Rosenstein (2 Jahre), ebenso Liebmann, Glöckner, R. Meyer (7 Jahre), Ganghofer (8 Jahre), Rössle (10 Jahre), zweifelhaft, ob Sarkom oder Karzinom (s. Hoffmann). Ein Zervixkarzinom mit 13 Jahren (Bonner).

Über 15 Jahre: die von Brennecke angeführten Fälle von Simpson, Guersant, Spencer Wells gelten als unsicher. Hoffmanns Zusammenstellung (von 1901—1911) umfaßt nur 11 maligne Uterustumoren von 14—20 Jahren, meist Sarkome und Chorionepitheliome.

Literatur über Karzinom bei Jugendlichen s. Engelhorn 1909, Rhein 1921.

Das Korpuskarzinom ist eine ausgesprochene Alterserkrankung (Gebhard), das durchschnittliche Alter beträgt 53,7 Jahre (Krukenberg), 54,5 Jahre (Hofmeier); die meisten betreffen Frauen von 55,65 Jahren (Kampermann) ähnlich Frank. Das Uteruskarzinom befällt meist die Zervix einschließlich der Portio vaginalis, während das Korpuskarzinom selten ist; 6% Gebhard, Frank $6,2\%$, Kampermann 16%, Mattmüller $17,4\%$. Die Angaben der Autoren (s. Winter, Frankl) belaufen sich durchschnittlich auf $11—12\%$.

Allgemein heißt es, die Nichtgebärenden seien selten befallen; besonders das Kollumkarzinom betreffe Mehrgebärende. Zu dieser auch bei uns bestätigten

Tatsache steht die Meinung AUG. MEYERs in einigem Widerspruch, wonach die an Uteruskrebs erkrankten Frauen oft spät menstruiert seien, also die Disposition in Dysfunktion zu suchen sei. — Nach FRANK ist die Geburten- und Abortzahl bei Kollumkarzinom 5,75, beim Korpuskarzinom hingegen nur 3,95 im Durchschnitt.

In Übereinstimmung mit der Angabe von SCHOTTLÄNDER und KERMAUNER wurde bei uns das Carcinoma adenomatosum im höheren Alter vergleichsweise häufiger gefunden. Doch konnten Zusammenhänge zwischen den Reifegraden des Karzinoms und dem Alter im Gegensatze zu SCHOTTLÄNDER und KERMAUNER, FRANKL undKRAUL bei uns nicht mit Sicherheit nachgewiesen werden (BALLIN). Die Aussagen über die nur an einigen Stellen vorgenommenen Untersuchungen erlauben keine statistische Verwertung.

Einteilung der Uteruskarzinome.

VIRCHOW unterschied mit seinen Vorgängern gegenüber der (nichtmalignen) „einfachen Papillargeschwulst" (FRERICHS, LEBERT) die kankroiden und die krebsigen Geschwülste. Auf diesem Boden steht auch KLOB, die gutartige und bösartige Papillargeschwulst seien makroskopisch nicht zu unterscheiden. Die bösartige Form befalle Portio, Zervix und höchst selten das Corpus uteri. Das Kankroid trete umschrieben und diffus mit geschwürigem Zerfalle auf. Die Karzinome sind bei KLOB nach der Konsistenz eingeteilt in den Skirrhus und den Medullarkrebs, von denen der erste regelmäßig in die zweite Form übergehe. Auch WAGNER fand mikroskopisch meist die Mittelform. Der Skirrhus ist nach ORTH sehr selten, der Plattenepithelkrebs (Hornkrebs) häufig. So leitete die Einteilung nach der äußeren Form über zur histologischen. Nach den äußeren Formen (älterer Autoren) stellt GEBHARD zusammen: Blumenkohl, infiltrierende Form, das karzinomatöse Geschwür, das flache Geschwür = Ulcus rodens und im Corpus uteri das Carcinoma tuberosum, papillare und villosum. — Wenn man einmal in der Lage sein wird, Wachstumsprobleme unserem Verständnisse näher zu bringen, so wird man von den Veränderungen in den Krebszellen und ihrem histoiden Zusammenhange mit dem Stroma in Abhängigkeit von allgemeiner und daher auch örtlicher Konstitution ausgehen, daraus die geweblichen und endlich auch die makroskopischen Unterschiede der Wachstumsformen ableiten. Deshalb wird man auch nicht achtlos an der groben Erscheinung vorübergehen, die von den alteren Autoren ROKITANSKY, CLARKE u. a.) zum Ausgange der Einteilung gebraucht wurden. GUSSEROW, v. WINCKEL, HART, BARBOUR, POZZI haben sich damit beschäftigt (s. Fl. D'ERCHIA 1898).

SCHOTTLÄNDER und KERMAUNER wollen den verschiedenen Wachstumsformen mit exophytischen, endophytischen und oberflächlich wachsenden gerecht werden. Die Beschaffenheit des Bindegewebes und seine Beteiligung am Geschwulststroma sind maßgeblich für die außere Form (GEBHARD), die übrigens oft sekundäre Erscheinung ist. Sie stehe also im Hintergrunde. Nebenbei geht allgemein die topographische Einteilung in Karzinome des Corpus uteri, der Zervix und Portio, die beide auch als Kollumkrebse (WINTER, SCHOTTLÄNDER und KERMAUNER u. a.) zusammengefaßt werden. RUGE und VEIT trennten (1882) noch die tiefen „Knoten" im Kollum ab (s. a. VEIT 1895), wovon man allmählich zurückkommt. Die theoretisch berechtigte Unterscheidung von Karzinomen der Zervixschleimhaut und des Portioepithels erleidet praktische Schwierigkeiten einerseits durch das Übergreifen des Plattenepithels auf die Zervikalschleimhaut mit Entwicklung eines Plattenepithelkarzinoms, andererseits in selteneren Fallen durch Adenokarzinombildung aus

heterotopen Zervikalepithel an der Außenfläche der Portio. Die Autoren haben
daher auf die topographische Unterscheidung verzichtet, die überdies für die
meisten Fälle wegen der Überschreitung des äußeren Muttermundes schwierig
ist (SEELIG, KUNDRAT, BRUNET, SCHAUTA, PANKOW, BAISCH, HEINRICIUS,
SCHINDLER, V. ROSTHORN und SCHOTTLÄNDER, OBATA).

Nur bei einzelnen Fällen geringer Ausbreitung ist die Unterscheidung möglich (SCHEIB). Solche Fälle habe ich wiederholt gesehen, ich lege aber gar keinen
Wert darauf und betone die morphologische Unterscheidung der Kollumkarzinome mit den meisten neueren Autoren als die wichtigere.

Andere formale Einteilungen berücksichtigen das mikroskopische Bild.
BORST unterscheidet das Carcinoma glandulare adenomatosum einschließlich
des Adenoma malignum und das Carcinoma glandulare solidum vom Carcinoma
simplex.

Die Einteilung RIBBERTs nach Art der Zellen und Zellanordnung, ebenso
die neuere von ORTH ist nur in der Benennung der einzelnen Formen verschieden. Die formale Einteilung liegt auch der Monographie von SCHOTTLÄNDER
und KERMAUNER über den Uteruskrebs (1912) zugrunde; sie unterscheiden:
1. primär solide, 2. primär drüsige Formen, 3. Kombinationen. Die primär
drüsigen (Adenoma malignum) können solide Nester bilden.

Man darf nicht vergessen, daß wir immer nur ein morphologisches Augenblicksbild des Tumors erhaschen, und außerdem finden wir meist gemischte
Formen, so daß Adenoma malignum, Adenokarzinom, Carcinoma solidum
(alveolare, medullare), Plattenepithelkrebs (Hornkrebs) nur den überwiegenden Anteil des augenblicklichen Baues darstellen. So spricht auch ASCHOFF
von „vorwiegend drüsigen oder drüsenähnlichem Aufbau" usw.; SCHOTT-
LÄNDER und KERMAUNER benennen nach dem Differenzierungsgrade die soliden Krebse reife, wenn deutliche Riffzellen, mittelreife mit meist polygonalen
Zellen und unreife mit überwiegend kleinen Zellen, wenn Riffzellen fehlen,
einerlei, ob Horn gebildet wird oder nicht. Auch wir teilen nach Reifung ein,
um dem Bedürfnis der Klinik zu helfen, die eine stärkere Beeinflußbarkeit
der unreiferen Formen durch Strahlenbehandlung zu beobachten glaubt. Ohne
Willkür geht es bei dieser Einteilung nicht ab; auch scheint mir die Verhornung
dem Begriffe der Unreife schwer einfügbar. — Der Grad der Reifung kann
aber außerdem mit „atypisch" zubenannt werden.

Auch FRANKL und KRAUL sprechen von wenig ausgereiftem Plattenepithelkarzinom, wenn die Zellen überaus kleinzellig sind, mit kaum nachweisbaren
Zellgrenzen. Mittlere Reife wird gesagt, wenn Zellgrenzen deutlich und Ansätze zur Bildung von Interzellularbrücken vorhanden sind. Die Kerne sind
weniger tief gefärbt. Hohe Reife bei deutlicher Differenzierung der Schichten
mit Verhornung.

Der unreifen Form entsprechen KROMPECHERs Basalzellenkrebse, die er
als wenig oder gar nicht differenziertzellige den differenziertzelligen Kankroiden,
Zylinderzellenkrebsen und Drüsenzellenkrebsen gegenüberstellt. Der Name ist
unglücklich weil man gewöhnt ist, nur beim Plattenepithel von Basalzellen
zu sprechen. Dieses ließe sich vielleicht abändern in der Verallgemeinerung
auf die auch im Zylinderepithel basal an einzelnen Stellen verstreut eingelagerten
unreifen kleinen Zellen, aber der Name Basalzellenkarzinom hat gegen KROM-
PECHERs anfänglichen Willen histogenetische Auffassung (z. B. V. HANSE-
MANN) hervorgerufen. In der Beschränkung auf das formale genügt der
Name nicht, weil die unreifen Zellen sehr verschiedene Formen annehmen
und nur selten die Basalzellenform beibehalten; wenn KROMPECHER $75^0/_0$
aller Uteruskarzinome dahin rechnet, so überschreitet er sehr bedeutend

die Zahl der Fälle, in denen auch nur einige Ähnlichkeit mit Basalzellen verbleibt. Nach der Differenzierung betrachtet ist der Hornkrebs im Uterus prosoplastisch, ebenso wie die Plattenepithelkrebse im Uteruskorpus; oder die Verhornung ist katabiotisch.

Histogenetische Bedeutung gewinnt KROMPECHERs Einteilung der Korpuskarzinome, weil er hier den Basalzellenkrebs aus basal unter den Zylinderzellen der Drüsen gelegenen plasmaarmen Zellen hervorgehen läßt. Umgekehrt segelt die beliebte Einteilung in Oberflächenepithel- und Drüsenepithel-Krebsen, denen neuerdings MANUAF HEURLIN wieder die schon von RUGE und VEIT für die Knotenform berücksichtigte dritte Form, die aus heterotopen Epithel entstandenen, zufügte, gerne unter histogenetischer Flagge, schrumpft aber zur topographischen Bezeichnung, wenn man nicht den Nachweis erbringt, daß die verschieden gelagerten Epithelien histogenetisch und funktionell verschiedene Bedeutung haben, daher verschiedene Krebsformen liefern. Das ist allgemein eine grundlose Voraussetzung und trifft für die stets regenerierende Korpusschleimhaut am wenigsten zu. Auch für die Zervixschleimhaut ist die gleiche Warnung angebracht. Die hochdifferenzierten Plattenepithelkarzinome derselben gehen meist von dem Scheidenteil des Uterus aus, vom Plattenepithel; hier können nur verlagerte oder hinübergewachsene indifferente Zellen des Zervixepithels Drüsenkarzinome liefern.

Eine scharfe Einteilung der Kollumkrebse macht außer vom topographischen auch vom histogenetischen Standpunkte aus Schwierigkeiten, die noch dadurch wachsen, daß die Ausdrücke „unreif" und „indifferent" oder „undifferenziert" gleichbedeutend gebraucht werden; ebenso die Worte „reif" und „differenziert".

Man sollte bemüht sein, dieses Hindernis der Verständigung zu beseitigen.

Unter „indifferent" sind Zellen zu verstehen, die unter Voraussetzung keiner Verluste an Qualitaten fähig sind nach zwei oder mehreren Seiten verschieden (different) zu arten; sie stehen den „embryonalen Zellen näher. Es ist möglich, daß sie unter bestimmten Einwirkungen die mehrfachen „Potenzen" einbüßen, aber an sich haben sie mehrseitige Potenz und können sie unter Umstanden zur Geltung bringen. Die indifferente Zelle des MÜLLERschen Ganges kann Tuben-, Korpus-, Zervix-Vaginalepithel hervorbringen. Diese 4 Arten der Fähigkeit können örtlich eingeschränkt werden, z. B. in der Tube auf Tuben- und Korpusepithel, im Korpus auf Korpus- und Zervixepithel, in der Zervix auf Zervix- und Vaginalepithel. In diesem Falle sind sie immer noch „indifferent". — „Different" sind sie erst dann, wenn sie nur noch eine der vier Möglichkeiten haben. Dadurch sind sie jedoch noch nicht „reife" Zellen, sondern bleiben zunächst unreif, wie sich aus der Entwicklung des fetalen Uterus ergibt. Wenn im ausgereiften Plattenepithel basale Zellen in Vorrat (Reserve) liegen bleiben, so sind es für gewöhnlich unreife Plattenepithelzellen, die auf Anspruch nur zu geschichtem Plattenepithel ausreifen. — Wenn ausnahmsweise „indifferente" Zellen zurückbleiben, so könnten sie unter gegebenen Umstanden auch zu Zervixepithel, oder zu beiden sich differenzieren — und ausreifen. — Nach der Erfahrung auf dem Gebiete der Erosion scheint dieser Fall selten. — Dagegen kommen wir ohne diese Deutung bei den Kollumkarzinomen nicht aus. Hier sind zweierlei Zellvorräte anzunehmen, unreife Zervixepithelien und indifferente Zellen mit der zweifachen „Potenz" (Fähigkeit) Schleimepithel- und Plattenepithel zu bilden.

Also wir können bei den Kollumkarzinomen die Einteilung in solche der Portio vaginalis und die der Zervikalschleimhaut nur unter Verzicht auf morphologische und histogenetische Berücksichtigung rein topographisch anwenden. Ferner hat man wie gesagt, zu berücksichtigen, daß differente Zellen mehr oder weniger reif sind, daraus wieder unter sich verschiedene Strukturen und deren Mischungen sich ergeben. Mit der Annahme, daß die einen aus zervikalem Schleimepithel, die anderen aus dem Plattenepithel hervorgehen, trifft man nicht die Mitte. Unreife Zellen können zum Teil in der reifen Form drüsiger Bildungen auftreten, dann aber auch in solider Form, auch beides zu gleicher Zeit. Zellen von embryonaler Indifferenz können sogar Zervikalepithel und Portioepithel liefern. Die soliden Krebsformen unterscheiden sich zwar meistens voneinander, je nachdem sie vom unreifen Zervixepithel oder vom Portioepithel ausgehen, aber nicht immer. So kann das Zervixepithel Karzinome bilden, die teilweise adenomatös sind und in ihren soliden Teilen den reifen Plattenepithelkarzinomen der Portio gleichen, sogar in der Form des sogenannten Adenokankroid.

Deshalb wolle man reif und different ebenso auseinanderhalten, wie unreif und indifferent.

Grobe Morphologie der Uteruskarzinome.

An der Portio unterscheiden schon ältere Autoren (ROKITANSKY u. a.) diffuse und knotige, flache und papilläre Formen (CLARKE). Letztere, der Zottenkrebs, ist nicht histologisch einheitlich, sondern betrifft meist Kankroide und zuweilen Zylinderzellkrebse, Medullarkrebs. Der papillare Tumor, sogenannter Blumenkohl, hängt zuweilen tief in die Scheide, wird bis faustgroß; die Papillen sind von schmutzig grauroter Farbe, oft ziemlich derb und grob. Meist sieht man schon größeren Zerfall der papillären Massen oder nur Reste um einen geschwürig zerfallenen Krater, denn es bleibt nicht dauernd beim oberflächlichen Wachstum. Andere Fälle verschonen sogar von vornherein die Außenfläche der Portio, durchsetzen gleich die tieferen Schichten, und treiben einseitig oder ringsum die Portio zu unformlichen Knoten auf, in denen später oberflächlich nach der Außenfläche oder auch nach dem Zervikalkanal zu Zerfall eintritt. Die inneren Schichten um den Zervikalkanal können zuweilen lange unversehrt bleiben, ja das Karzinom kann einseitig oder ringsum keilförmig nur die mittleren Schichten der Portio durchsetzen (Abb. 280).

Karzinome, die zuerst an der Innenfläche der Zervix erscheinen, vermögen ebenfalls unter langer Schonung der Schleimhaut knotig einseitig oder ringsum die Wand zu verdicken. Sie können kirschgroß und noch großer werden ohne die Oberfläche zu durchbrechen. Die Beobachtungen von RUGE und VEIT wurden schon oben erwähnt; mir sind nur ganz vereinzelte Falle bekannt. Ein kleiner primärer Knoten ist in Abb. 281 wiedergegeben. Da man immer geneigt war eine besondere Art von Karzinomen (z. B. vom GARTNERschen Gang) in den Wandknoten zu sehen, so ist der vorliegende Fall lehrreich. Es handelt sich zunächst um eine Erosio portionis glandularis; man erkennt ferner, daß der Knoten mitten im Bereiche der drüsigen Neubildung entstanden ist oder doch sich darin ausgebreitet und sie verdrängt hat. Durch Probeexzision aus dem Vorsprung wurde der Knoten erkannt aber für ein oberflächliches beginnendes Karzinom gehalten. Der Bau ist der eines gewöhnlichen Plattenepithelkarzinoms, nur ist wie gewöhnlich in solchen umschriebenen Knoten — ebenso wie in Metastasen — die Neubildung zusammengeballt. Die Alveolen liegen gedrängt mit weniger Zwischengewebe. Der Knoten wächst zunächst in sich unter Verdrängung der Umgebung, natürlich nicht ausschließlich. — Kurz die Knotenform als solche erlaubt keine histogenetischen Schlüsse.

In anderen Fällen erscheinen die Karzinome gleich auf der Schleimhaut höckerig, zottig oder unter schnellem geschwürigen Zerfalle. Zentraler Zerfall in den Knoten erfolgt selten; meist wird er von der Oberfläche her eingeleitet. Meist ist der Krebs weich, saftreich; seltener skirrhös.

Der zur Verhornung neigende Plattenepithelkrebs zeichnet sich durch glänzend weißliche Färbung aus und makroskopische alveol re Nester in der Tiefe.

Oberflächlich betrachtet dringt der Kollumkrebs gewöhnlich nur bis zum inneren Muttermund vor, dagegen ist die Vagina namentlich beim Portiokrebs mitbefallen (s. w. u. Ausbreitung).

Das Plattenepithelkarzinom kann seinen primären Sitz in der Schleimhaut des Zervikalkanales haben. Überzeugend war mir ein Fall (258,6) von kleinem umschriebenen Plattenepithelkarzinom im Zervikalkanal als einziger Befund im sonst nicht karzinomatösen Uterus einer 44jährigen Frau. Der Fall ist insofern bemerkenswert, als keine sonderliche Erosio portionis bestand und deren Oberflächenepithel als einfaches geschichtetes Epithel sich in Streifenform seitlich in den Zervikalkanal erstreckt] und erst am oberen Teile des Streifens in Karzinom in Gestalt geringer Zellstreifen übergeht.

Hier in diesem Falle stammt also das Karzinom des Zervikalkanals vom Plattenepithel der Portio; wir haben jedoch vereinzelte Male kleine Plattenepithelkarzinome in Kürettagen aus dem Zervikalkanal gesehen, die am exstirpierten Uterus keinen Zusammenhang mit dem Portioepithel zu haben schienen.

Karzinomatöse Polypen der Zervix sind selten. Man hat unter ihnen zuunterscheiden adenokarzinomatöse Polypen scheinbar aus besonderer Anlage hervorgegangen, zumal das Stroma zuweilen sarkomatös ist (s. Karzinosarkom unter Mischgeschwülsten) und gewöhnliche Schleimhautpolypen auf die ein Karzinom übergreift.

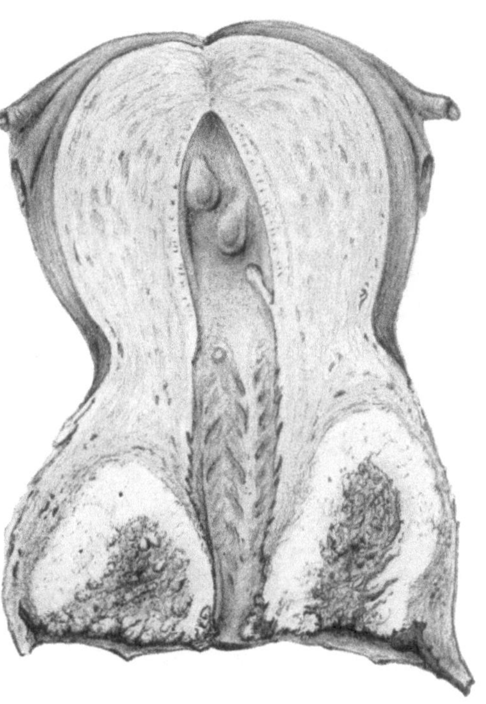

Abb. 280. Carcinoma colli uteri dringt von der Außenflache der Portio rings um den Zervikalkanal in die Zervikalwand nach oben keilformig vor. (Etwa ⁴/₅ naturlicher Große.)

Das Korpuskarzinom ist in den Anfängen zuweilen umschrieben, nicht ganz selten schon frühzeitig multipel (Abb. 282), mit buckliger Vorragung oder polypös, meist aber sieht man es flächenhaft über einen größeren Teil oder über die ganze Schleimhaut ausgebreitet. Zunächst ist es von den stärksten Graden der Hyperplasie nicht leicht zu unterscheiden, da die Grenze zur Muskulatur einige Zeit scharf bleiben kann. Es ist gegen die Muskulatur „verschieblich" (ASCHOFF). Später sieht man das unregelmäßige Eindringen in die tieferen Wandschichten, besonders im oberen Teile des Korpus und Fundus. Im Gegensatze zur Zervix ist die knollige „tuberöse" Form selten, die zottige Form des Adenokarzinoms häufig. Man unterscheidet bei dieser ohne Not die warzenartige „papilläre" Form mit stumpfen kürzeren Papillen von der „villösen" mit langen dünnen dichtstehenden Papillen, die durch Gefäß-

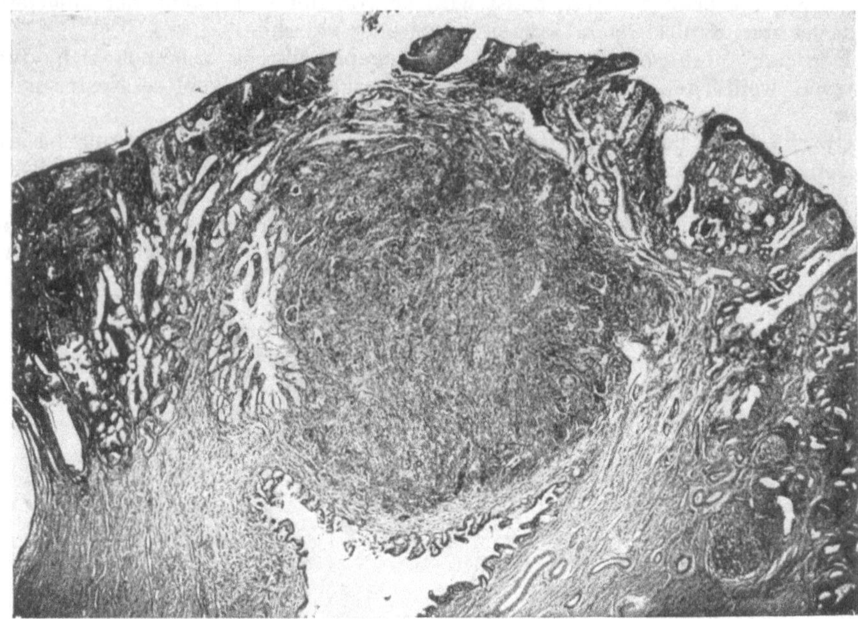

Abb. 281. Kleiner primärer Karzinomknoten unter der außeren Oberfläche der Portio im Gebiete einer Erosio glandularis (s. Text). (Übersichts-Lichtbild, schwache Vergroßerung.)

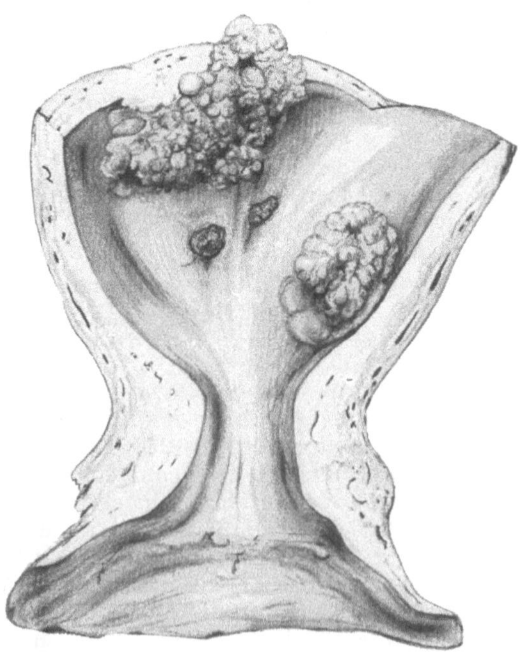

Abb. 282. Mehrfache kleine Karzinome von papillarem Bau, oberflächlich gelegen im Korpus einer 70jahrigen Frau. (Etwa $^5/_6$ naturlicher Große.)

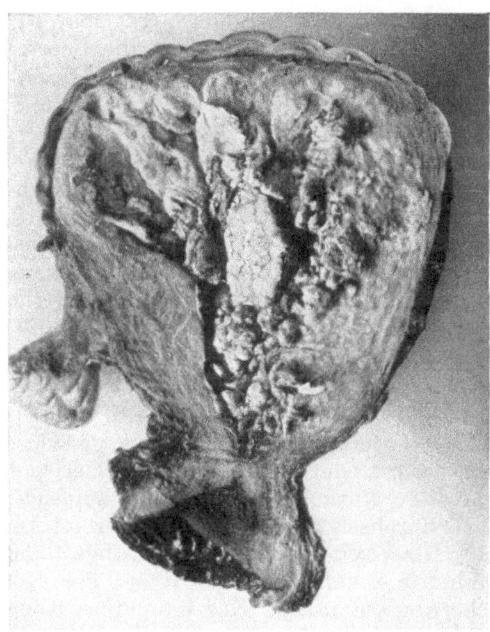

Abb. 283. Karzinom des Korpus von besonderer Größe, pseudopapillär zerfallen. (Lichtbild etwa
$^1/_2$ natürlicher Größe.)

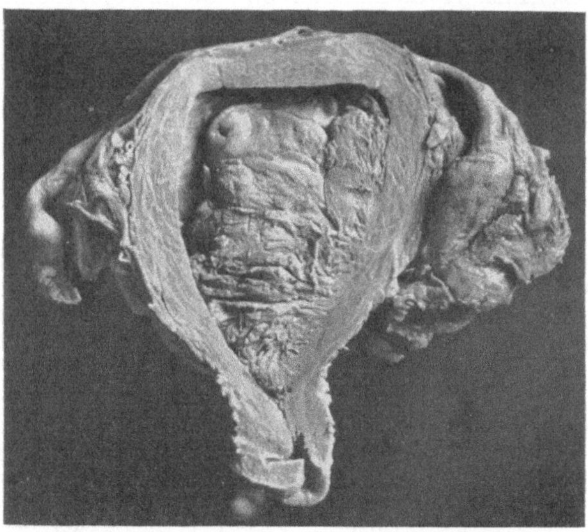

Abb. 284. Breitbasig polypöse Form des Korpuskarzinoms dehnt die Zervixhöhle zum Teil mit
aus. (Lichtbild etwa $^2/_3$ natürl. Große.)

reichtum ausgezeichnet weiche Konsistenz und rötliche Färbung haben. Schleimig dickrahmiger Saft umhüllt die Zotten. Meist erst spät wird die ganze Uteruswand derart durchsetzt, daß bucklige Knollen die Serosa vortreiben.

Einen seltenen Fall gebe ich im Kapitel „Metastasen" wieder von früher subseröser Knollenbildung des Korpus mit stark blutgefüllten Gefäßen, bei dem jedoch eine ungewöhnliche Karzinomform vorliegt. Einen äußerlich ähnlichen Fall sah ich in der Sammlung des Krankenhauses Charlottenburg-Westend (DIETRICH). — Die papilläre Form wird oft vorgetäuscht durch oberflächlichen Zerfall (Abb. 283). Geschwürige Kraterbildung deutet gewöhnlich auf längeren Bestand. Von den zottigen Adenokarzinomen unterscheidet sich der stark zur Verhornung neigende seltenere Plattenepithelkrebs durch markige, grauweiße Beschaffenheit mit Bildung kleinster und größerer Knoten und unscharfer Begrenzung. Die sogenannten flächenhaften Korpuskarzinome sind fast ausnahmslos der oberflächlichen Ausbreitung von Plattenepithelkarzinomen der Zervix zuzuschreiben. C. RUGEs Bezeichnung „Zuckerguß" ersetzt weitere Schilderung (s. a. GEBHARD, SCHAUENSTEIN, ZEROWSKI).

Bei einzelnen Fällen unserer Sammlung ragen große zur Nekrose neigende Karzinommassen mit breiter oder mehr gestielter Basis polypös in die Korpuslichtung und weiten diese stark aus (Abb. 284); zugleich ist jedoch auch oft die Uteruswand stark durchsetzt. Ähnliches beschreibt LORENZ. — So fanden auch DESMARETS et DIAMANT-BERGER einen abgestoßenen karzinomatösen Polypen, dessen Anheftungsstelle eine die Wand des Korpus durchbohrende karzinomatöse Wucherung entsprach. Karzinomatöse Korpuspolypen ohne Beteiligung der übrigen Schleimhaut s. b. GESSNER, WEINBRENNER, OPITZ, bei letztem mit Plattenepithel. In meinem Material befinden sich breitbasige Karzinomknoten der Korpusschleimhaut, die erst mikroskopisch als frühere adenomatöse Polypen kenntlich wurden (s. u. Histologie).

Die Muskulatur des Korpus antwortet auf die die Uterushöhle erweiternden knotigen und polypösen, papillomatösen Formen mit allgemeiner Hypertrophie. Etwas anderes bezeichnet v. RECKLINGHAUSEN mit „myoplastischem Karzinom", indem sich Muskelwucherung an die einzelnen tiefei vordringenden Krebsstränge anschließt.

Histologie der Karzinome.

Die Mannigfaltigkeit der Formen, die in unseren Abbildungen nur zu einem mäßigen Teile zum Ausdruck kommt, ist histogenetisch begründet durch die Wandelbarkeit des zugrunde liegenden MÜLLERschen Epithels und die Variationsmöglichkeit die durch seine gleichzeitige mehrseitige Ausdifferenzierung gegeben ist. Dazu kommt der morphologische Ausdruck verschiedener funktioneller Zustände in ihrer Abhängigkeit von dem Reifegrad der Zellen und von der Art und von dem Grade der pathologischen Abwandlung, die man mit „Entartung" (ROESSLE) oder Regression benennt und die ihrerseits von den allgemeinen und örtlichen Ernährungsverhältnissen vorgeschrieben wird. Dazu der wechselnde Einfluß der unter sich verschiedenen Krebszellen auf das übrige Gewebe, der Widerspruch: einerseits Neubildung von Gefäßbindegewebe zu Gewebsverbänden von wechselnder Form andererseits destruierendes Vorgehen des Karzinoms in Gestalt des Gewebsverbandes oder in aufgelöster Ordnung und schließlich der Einfluß der entzündlichen Abwehr. Alles in allcm das individuell wechselnde und zeitlich veränderliche vom Altruismus zur Vernichtung führende Gegenseitigsverhältnis des Tumors zum Wirte.

Früher galt das Kankroid als der häufigste Uteruskrebs, er wird aber vom weichen Drüsenkrebs bei weitem übertroffen, sagt ORTH. Zu beachten ist, daß einfache Plattenepithelkrebse oft ohne Grund Kankroid genannt wurden, auch noch von GEBHARD. Der weiche Drüsenkrebs „kommt sowohl am Korpus wie vorzugsweise an der Zervix und auch nicht selten am Scheidenteil vor" (ORTH).

Nach der Häufigkeit bemessen steht vom morphologischen Standpunkte aus beim Korpuskarzinom die primär drüsige, adenomatöse Form und beim Kollumkarzinom die primär solide Form bei weitem voran. WILLIAMS vertrat (1890) noch die entgegengesetzte Meinung. Als ungefähr maßgeblich können die Zahlen von SCHOTTLÄNDER und KERMAUNER gelten: $82^0/_0$ primär solide und $17,1^0/_0$ primär drüsige Krebse, die man bei einiger Übung leicht voneinander unterscheiden kann. Doch ergeben sich Schwierigkeiten, wenn Drüsen stehen geblieben vom Karzinom umwachsen werden (KEITLER). Auch kann das Carcinoma solidum entlang den Wänden eines präformierten Gewebsspaltraumes als Belag fortwachsen und das Lumen besetzen.

Die sekundäre Lumenbildung in primär soliden Krebssträngen ist bezeichnet durch ein Vorstadium der Zellvakuolisation, nämlich Protoplasmaaufhellung, Radiärstellung der Epithelien unter Abrücken der Kerne an die Basis; so entstehen aus soliden Strängen fortschreitend tubuläre Bildungen, die nach KEITLER sekundär auf die Oberfläche münden können. Größe, Form und Aussehen der Krebszellen wechseln in vielen Karzinomen und spotten oft jedem Versuche der Unterbringung in eine bestimmte Gruppe. Die lokal wechselnden Ernährungsbedingungen sind maßgeblich (OFFERGELD). In der Gravidität nimmt das Karzinom besonders durch das Ödem (GAIFAMI) veränderte Formen an. Auch beim Übergreifen auf anders gebauten Boden ändert sich oft der Bau, so z. B. nach den Parametrien hin oder beim Übergang von der Zervix auf das Korpus oder umgekehrt (R. MEYER, LIEGNER). Selbst zwischen der Oberflächenausbreitung des Plattenepithelkarzinoms und den von ihr ausgehenden Strängen besteht oft ein morphologischer Unterschied; in der Tiefe werden die Zellen schneller atypisch.

Die Bezeichnung „alveolär" hat nur Sinn in der Beziehung auf die Maschen des Bindegewebes, in denen die Karzinomstränge liegen, obgleich keine „Alveolen" = Höhlungen vorhanden sind. Allgemein wird jedoch der Ausdruck „Krebsalveole" angewendet, und zwar unterschiedslos auf solide und hohle Quer-Schrägschnitte durch Krebsstränge, also auf das Epithel anstatt auf den Raum, in dem es liegt.

A. Kollumkarzinom.

Wenn man von Portiokarzinom und von Zervixkarzinom spricht, so ist das eine rein topographische Unterscheidung, die zunächst mit der Epithelart gar nichts zu tun hat und nicht unbedingt Plattenepithel beim Portiokarzinom und zervikales Zylinderepithel beim Zervixkarzinom vorauszusetzen hat. — Wenn wir jedoch von Portioepithel und Zervixepithel sprechen, so bedeutet es das normale Plattenepithel der Portio und das normale Zylinderepithel der Zervix, eine rein histologische Unterscheidung, ebenso wenn wir Portioepithelkarzinom und Zervixepithelkarzinom sagen.

Krebse des Zervikalkanals und der Portioaußenfläche werden, wie gesagt, zusammengefaßt, weil die beiden Grundformen an beiden Stellen vorkommen. Die eine ähnelt dem Zylinderepitheltypus. des Zervixepithels mehr oder weniger je nach dem Reifegrade, dessen höchster Grad adenomatös oder sogar tubular ist, die andere solide Form steht dem Plattenepithel genetisch und strukturell nahe oder gleicht ihm bei hoher Differenzierung. Die geringeren Reifegrade des drüsigen Typus können zum Teil oder in größter Ausdehnung dem

soliden Karzinom der Portio ähnlich sein oder werden und sogar teilweise ver-
hornen, ohne daß man zwei verschiedene Ausgangspunkte annehmen müßte.
Das von vornherein zum soliden oder gar Plattenepithelkarzinom heranreifende
Geschwulstgewebe bringt kein zervikales Schleimepithel, keine drüsigen Formen
zuwege. — Es ist also zu beachten, daß zwar alle adenomatösen Formen jenen
Mutterzellen entstammen, die zur Bildung von Zervixepithel bestimmt waren,
daß aber aus demselben Epithel von vornherein solide Karzinomstränge ohne
Drüsen entstehen können, weil die Reifung ausbleibt. Es gehören daher nicht
alle durchwegs soliden Kollumkrebse nur dem Portioepithel an, sondern zum
Teil auch dem Zervixepithel. Im allgemeinen lassen sich jedoch die Portio-
epithelkarzinome erkennen, selbst wenn sie weniger reif sind. Das solide Zervixepithelkarzinom zeichnet sich oft durch besondere Zellformen aus, wie wir sie
in den soliden Strängen der teilweise adenomatösen Krebse kennen, und sie
verraten zuweilen noch geringe Neigung zur Schleimbildung. KROMPECHER
schildert ebenfalls von den Zervix- und Erosionsdrüsen ausgehende „Basalzellen-
karzinome“ mit oft schlauchartigen und grobzystischem Bau und hieraus
hervorgehenden Strängen.

Die Einteilung in solide und adenomatöse Formen und Zwischenformen
läßt sich nach diesem äußerlichen Gesichtspunkte durchführen, sie entspricht
aber nicht der histogenetischen Forderung. Die solide Karzinomform umfaßt,
wie gesagt, zwei histogenetisch verschiedene Typen, die sich nicht immer unterscheiden lassen.

Eine dritte Karzinomart, die den Portio- und Zervixepithelkrebs zusammen-
faßt, das Adenokankroid, kann man entstanden ansehen aus einer embryonalen
gemeinsamen Stammzelle für Zervix- und Portioepithel; es sei denn, daß man
den indifferenten Zellen des Zervixepithels eine pathologische Prosoplasie zu-
billigt oder Katabiose, die zur Verhornung führt. — Es versteht sich, daß auch
zwei Krebsarten zufällig zusammenstoßen können; Kollisionskarzinome. Um
Wiederholungen zu vermeiden, sei zusammenfassend gesagt, daß die Plattenepithelkarzinome naturgemäß mehr die Portio vaginalis betreffen, die adenomatösen wie überhaupt die zylindroepithelialen Karzinome die Zervixschleimhaut also den Zervikalkanal bevorzugen, daß aber der entgegengesetzte Aus-
gangsort für beide Arten vorkommt.

Carcinoma solidum colli.

Papillom. Hornkrebs. Plattenepithelkrebs. Carcinoma alveolare,
plexiforme. Reife, mittelreife, unreife solide Karzinome.

Die papillomatöse Krebsform des Kollum ist, wie gesagt, nicht an bestimmte
histologische Typen vergeben; ebenso wie die Plattenepithel- und Hornkrebse
können auch adenomatöse Krebse vom zervikalen Epitheltypus mit reichlicher Schleimsekretion papillomatöse Form annehmen (Abb. 285).

Karzinomatöse Polypen haben meist adenomatöse Formen, nur
in einem Falle (14584) fehlten Drüsen völlig. In dem nur bohnengroßen teilweise
erodierten und ulzerierten Polypen ging das wenig differente Plattenepithelkarzinom scheinbar von der Oberfläche des Polypen selbst aus. Im ganzen sind
polypöse Karzinome der Zervix selten, Fehldiagnosen um so häufiger. Auch
SALTYKOW hat einen Plattenepithelkrebs der Portio polypös gefunden; die
Stielung muß sehr dünn gewesen sein, denn der taschenuhrgroße Polyp wurde
mit der Hand entfernt. Das Bett des Stieles war frei von Karzinom und die
Kranke wurde gesund.

Der solide Typus des Kollumkarzinoms ist im übrigen der häufigste. Nach
der Zellreifung unterschieden steht der primäre Hornkrebs der Häufigkeit

nach hinten an. Nach den ausgesprochenen Fällen zu urteilen scheint er meist von der Außenfläche der Portio auszugehen, von wo er schnell auf die Vagina übergreift, so daß der Ausgangspunkt zweifelhaft werden kann.

Da jedoch Plattenepithel im Zervikalkanal in unmittelbarer Fortsetzung von der Außenfläche der Portio her, und auch inselförmig gefunden wird, so ist das echte Plattenepithelkarzinom als Primärtumor im Bereiche der Zervikalschleimhaut wenn auch selten zu finden. Noch seltener der typische primäre Hornkrebs im Zervikalkanal, von dem, wie es scheint, der erste Fall von PFANNENSTIEL (1893) erkannt wurde.

In einem meiner verhältnismäßig frühen Fälle von Hornkrebs zeigt die Außenfläche der Portio auf einer größeren Strecke eine mächtige, 2 mm dicke Epithellage mit hohen schmalen Papillen und großen, an der Oberfläche zur Verhornung neigenden Plattenepithelzellen. Der größere Teil der Neubildung besteht aus einem 4—5 mm dicken Oberflächenbelag von typischem Hornkrebs. Die Alveolen mit zentraler Verhornung des Epithels sind groß, die kleineren peripheren Stränge zeigen nur die beginnende Verhornung. Dieser Hornkrebs hatte makroskopisch keine Zottenform, die überhaupt nicht für den Zellcharakter maßgeblich ist.

Eine primär in Form des Papilloms auftretende Neubildung (Abbildg. 286) bei einer 70jährigen Frau mit Prolaps zeigt geringere Neigung zu Verhornung als der obengenannte Fall. Hier hebt sich mit einer Basis von etwa 1 cm der nach außen sich verbreiternde papillomatöse Anteil der Geschwulst weit über die Oberfläche und zieht das Bindegewebe nach sich in die bis zu $^1/_2$ und 1 cm

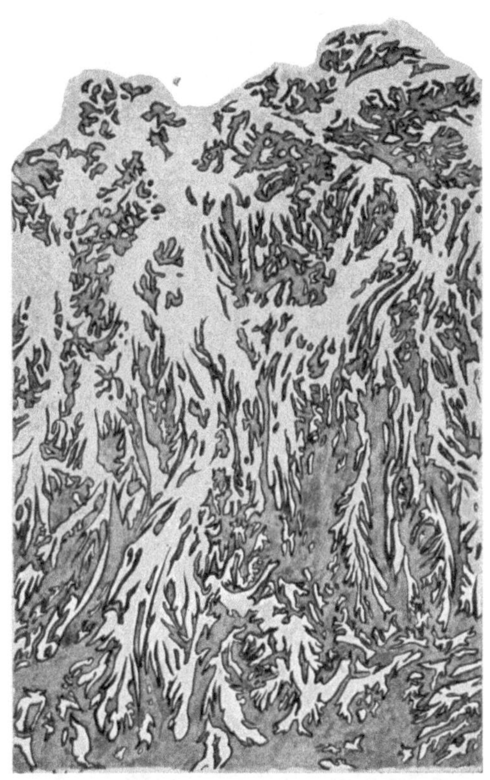

Abb. 285. Papillomatöses Kollumkarzinom von zervikalem Epitheltypus bis in das Korpus reichend (2650). (Zeiß Lupe a*, Ok. 1, Tub. 0.)

hohen Zotten. In den meist großen Epithelkolben zwischen den Papillen ist die Verhornung ausgesprochen, an der Oberfläche ebenfalls. Rings um die Basis des Papilloms zeigt das die Portio bekleidende Epithel weithin tiefe Ausläufer der basalen Schichten von meist schmaler, zuweilen auch ganz unregelmäßiger Form, in denen die Zellen oft unregelmäßiges Aussehen haben und nur stellenweise Spuren von Neigung zur Verhornung zeigen.

In anderen Fällen ist der Charakter des Hautkankroids nicht dermaßen ausgesprochen. Außer vielen kleinen und kleinsten Alveolen und Strängen mit weniger differenzierten Zellen findet man größere, in denen die zentralen Teile sehr große Zellen haben mit Neigung zur Verhornung (Abb. 287). Ausgesprochene zwiebelschalenförmige Hornperlen sind nur vereinzelt. Von solchen Fällen findet man Übergänge zu den weniger differenziertzelligen Karzinomen.

Keineswegs ist Verhornung allein auf die reifen Formen des Plattenepithelkarzinoms angewiesen, sondern befällt auch die weniger reifen und atypischen Formen aber nicht in so typischer Weise und meist mit geringerer Neigung zur

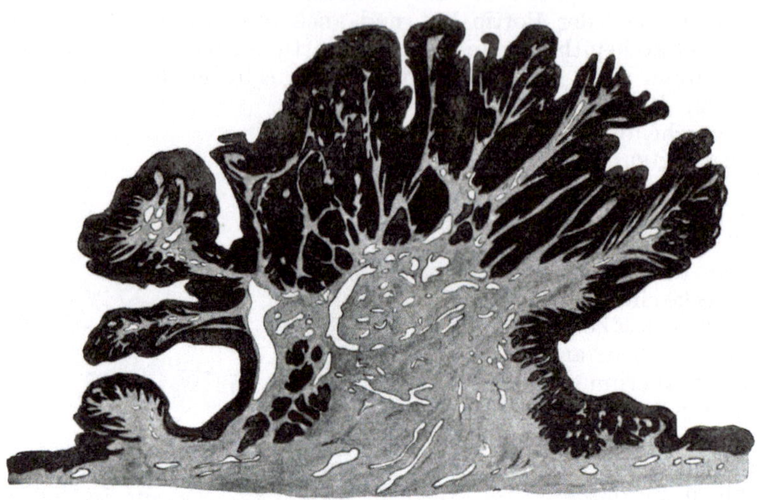

Abb. 286. Carcinoma papillomatosum vom Plattenepithel mit geringer Verhornung von der Portio vaginalis bei Prolaps des Uterus einer 70jährigen Frau (222,87). (Etwa 4 : 1 naturlicher Größe.)

Bildung von Hornperlen. Die Verhornung ist nicht angewiesen auf die Bildung einer Keratohyalinschicht. Auch Stachelzellen fehlen fast immer, oder sind nur stellenweise angedeutet. In den gutartigen Neubildungen wie den Papillomen und bei der sog. Leukoplakie finden sich stets ausgezeichnete Stachelzellen in breiten Schichten.

Zuweilen ist beim Plattenepithelkarzinom eine basale Zellreihe ausgesprochen, die mehr oberflächlichen Lagen dagegen und ebenso die zentralen Schichten in den Alveolen entsprechen den mittleren Lagen des normalen Plattenepithels, von dem eine Unterscheidung stellenweise unmöglich ist (s. Diagnose). Zapfen dringen von der Oberfläche her in die Tiefe, wobei auch die inneren Zelllagen der Zapfen mehr dem Basalzelltypus genähert sind. Das Bindegewebe ist hier ohne Besonderheiten, zuweilen auch stärker infiltriert. Mehr in die Tiefe vorgeschrittene Plattenepithelkarzinome treiben kolbige Abzweigungen, die, wenn im Querschnitt getroffen in „Alveolen"

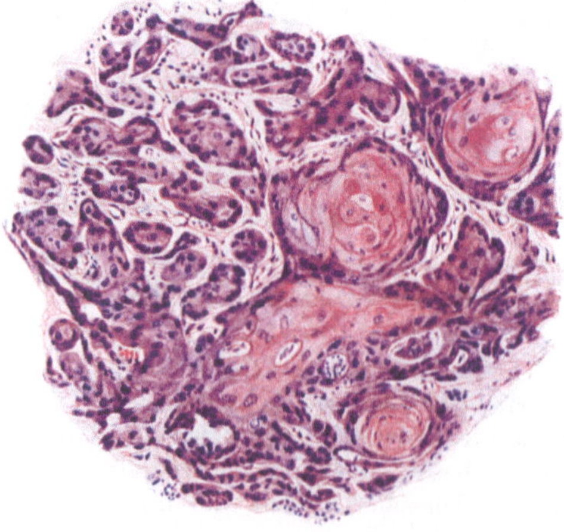

Abb. 287. Plattenepithelkarzinom der Portio teils in großen Alveolen mit Kankroidperlen, teils in schmalen Strängen (110,3). (Leitz Obj. 3, Ok. 1, Tub. 200.)

erscheinen. Je reifer die Zellen, desto vielschichtiger sind sie meist, desto umfangreicher sind entsprechend die Alveolen, während die schmalsträngigen Formen gewöhnlich weniger differenzierte Zellen haben. Man kann groß-, klein- und gemischtalveoläre (SCHOTTLÄNDER und KERMAUNER) unterscheiden, von denen die letztere zahlenmäßig überwiegt. Wesentlichen Einfluß auf die Form und Größe der Alveolen hat auch die Umgebung, und die jüngsten Stränge haben natürlich geringeren Umfang. Strafferes Bindegewebe bedingt schmalere Zellstränge.

Eine Form, die man als mittelreif bezeichnen kann, ist sehr häufig; an der Oberfläche die oberen Zellagen bzw. in den Alveolen die zentralen bestehen aus kleinen Zellen, die wenig Neigung verraten, zu ausgesprochenen Plattenepithelien heranzureifen; hierdurch von den reifen Formen unterschieden, haben sie vor den ganz indifferentzelligen eine ausgesprochene basale Zellreihe voraus, die den typischen Charakter der kleineren dunklerkernigen kubischen Basalzelle mehr oder weniger gut bewahrt. Häufig sind 2—3 Zellreihen den basalen ganz ähnlich, zuweilen schließen sich über einer ausgesprochenen

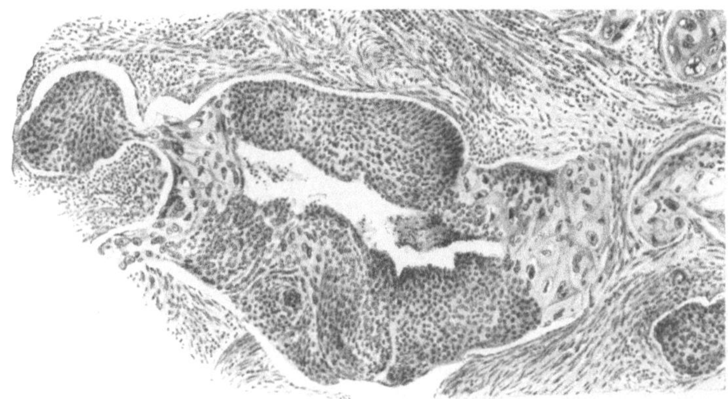

Abb. 288. Plattenepithelkarzinom geringer Reife der Portio vaginalis geht fast unvermittelt in große Plattenepithelzellen über, an vielen Stellen. (Leitz Obj. 3, Ok. 1.)

basalen Reihe sogleich größere helle Zellen an, so daß die basale Reihe kleiner kubischer Zellen die Konturen betont.

Die unreife Karzinomform tritt stellenweise oder durchgehend auf. Strengeren Ansprüchen an den reinen Basalzellentypus (KROMPECHER) genügt kaum ein Fall (SCHOTTLÄNDER und KERMAUNER); nur selten zeigen einige Stellen mehrere Schichten von Basalzellentypus. Die Unreife der Zellen ist das gemeinsame, aber die Zellformen sind zu wechselnd und unregelmäßig. Auch unter meinen Fällen sind die rein basalzelligen Karzinome verschwindend gering an Zahl. Diese sowie überhaupt die Karzinome geringer Reife haben sich am Collum uteri nicht als weniger bösartig herausgestellt wie die Karzinome höherer Reife.

Ein unter den sekundaren Karzinomen des Uterus zu erwähnender Fall (Abb. 353) wurde zuerst für primares Karzinom des Kollum gehalten.

Die im allgemeinen als verhaltnismaßig gutartig angesehenen basalzelligen Tumoren wachsen im Uterus nicht in umschriebener Knotenform, sondern aufgelöst. Teilweise Ausreifung zeigen die Zellen zuweilen in den axialen Teilen. Unreif sind meist die Zellen wenn die sog. plexiforme Ausbreitung zur Geltung kommt. Im allgemeinen sind wie gesagt die Karzinome mit dünnen Strängen mehr vom unreifen Zelltypus, aber auch dieser Zelltypus bringt größere dickere Stränge zuwege. Nach den Angaben von SCHOTTLÄNDER und KERMAUNER, die FRANKL und KRAUL bestätigen, uberwiegt das Uteruskarzinom mit geringerer

Differenzierung in jüngeren Jahren, im höheren Alter dagegen mit höheren Reifestadien.

Eine sekundäre Aushöhlung der Stränge durch Zugrundegehen zentraler,

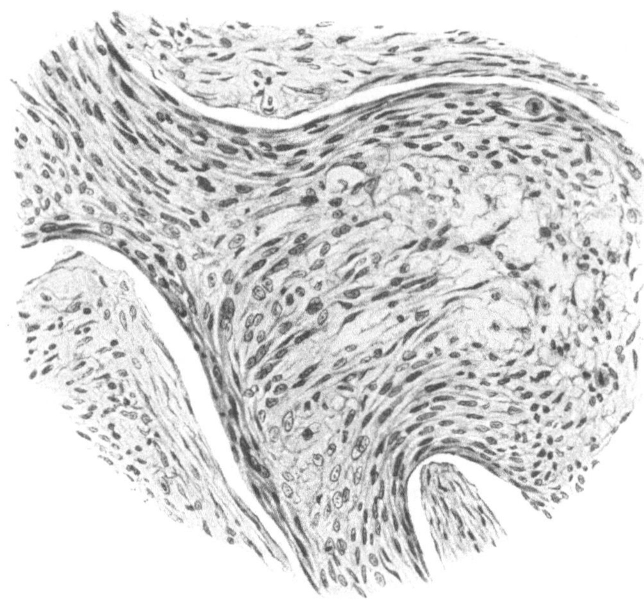

Abb. 289. Carcinoma solidum colli. Plattenepithel an vielen Stellen spindelzellig. Leitz Obj. 5, Ok. 1, Tub. 18.)

axialer Teile der Neubildung gehört zu den rückschrittlichen Erscheinungen. Diese kann soweit gehen, daß drüsenartige Schlauchbildungen und Zysten mit dünnem, ja sogar einschichtigem Epithelbelag zurückbleiben. Durch wandständige Bekleidung erweiterter Lymphräume kann dieser Pseudodrüsentypus ebenfalls entstehen, doch ist das selten.

Ebenfalls rückschrittlicher Natur sind Befunde von atypischen helleren Zellen, die einzelne Teile der Stränge oder diese ganz befallen (s. Kapitel regressive Erscheinungen). In den zentralen Teilen der Stränge (Alveolen) sind die Zellen sehr häufig größer als in den basalen Reihen, zuweilen ziemlich unvermittelt; es ist nicht ratsam, in diesem Falle von „Dimorphie des Epithels" (A. Seitz) zu sprechen.

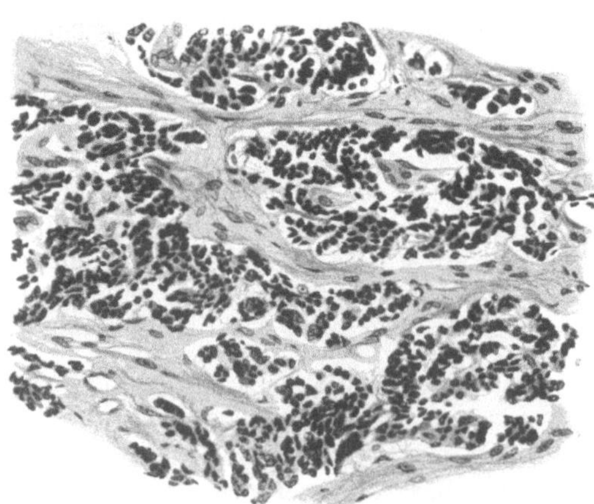

Abb. 290. Atypisches Carcinoma cervicis einer 73 jährigen Frau (227,95). (Leitz Obj. 5, Ok. 0.)

Ein ungewöhnliches Bild des Plattenepithelkrebses (Abb. 288) entsteht dadurch, daß großzelliges Plattenepithel unvermittelt zwischen weniger differenziertem an ganz beliebigen Stellen, nicht zentral auftritt.

Eine allgemeine Atypie der Zellen beherrscht aber zuweilen das ganze Bild; nirgends findet man ein typisches Plattenepithel oder an Basalzellen erinnernde Krebspartien, sondern von vornherein auch in den jüngsten Partien sind die Zellen ganz unregelmäßig geformt, sie sind spindlig mit chromatinarmen Kernen in den axialen Teilen blasig aufgequollen oder gleichmäßig spindlig (Abb. 289). Dieser Befund ist wichtig, weil er mit Sarkom Ähnlichkeit hat; es ist das die Karzinomform, die zuweilen als Spindelzell-Karzinom bezeichnet wird, die jedoch keineswegs besondere Zellen zum Ausgangspunkte hat.

In anderen Fällen sind die Zellen rundlich polygonal, locker gelagert mit kleinen unregelmäßig chromatinreichen Kernen ohne sichtbares Kernkörperchen mit Neigung zu diffuser Ausbreitung. Letzteren Typus fand ich einige Male bei Greisinnen (Abb. 290).

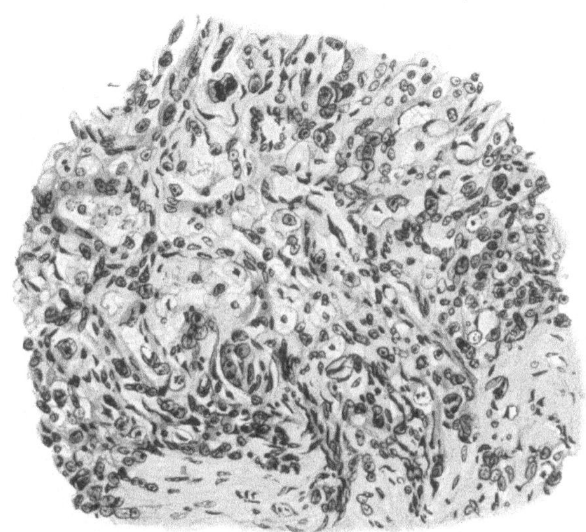

Abb. 291. Carcinoma colli atypicum vom 7 monatigen Kinde (BERTKAU-BUMM 1903). (Leitz Obj. 5, Ok. 0, Tub. 17,5.)

Zuweilen sind fast alle Zellen atypisch von sehr unregelmäßiger Form; es sind das meistens Karzinome mit starker rückgängiger Neigung. Die Zellkerne, Chromatingehalt, Kernkörperchen, Mitosen sind sehr wechselreich; auch hierbei besteht oft diffuse Ausbreitung. In besonders starkem Grade fand ich die Atypie der Karzinomzellen in einem ausgedehnten Krebse des Kollum und der Vagina bei einem Kinde von 7 Monaten (Fall BERTKAU) mit Neigung zur Vakuolisation der Krebszellen und mit diffusem Wachstum (Abb. 291).

Die mehrfach erwähnte diffuse sarkomahnliche Ausbreitung der Karzinome ist durch die Befunde APOLANTs („Karzinosarkom" bei Mausen) auch in der menschlichen Pathologie sehr beachtet worden, war aber insbesondere beim Zervixkrebs schon bekannt (KELLER 1890, HOFMEIER 1895, GESSNER 1896, KAUFMANN 1898, GEBHARD 1899). VIRCHOWs Carcinoma sarcomatodes, GUSSEROWs häufigen Falle von Karzinom und Sarkom der Uterusschleimhaut gehören wohl zum größten Teil auch hierher; ebenso viele Einzelfalle aus der Kasuistik. Auf diese Tauschungsmöglichkeit haben schon KELLER, HOFMEIER, MOENCH u. a. hingewiesen.

Als Ursache der diffusen Wachstumsart wird Schwund der bindegewebigen Septen, insbesondere beim Carcinoma adenomatosum angesehen (GESSNER,

Gebhard, D'Erchia). D'Erchia gibt aber auch diffuses Wachstum von vornherein an. Tatsächlich kann die diffuse Wucherung jederzeit einsetzen und auch bei reichlich vorhandenem Zervixgewebe. Ödem begünstigt dies, namentlich bei Gravidität. — Inmitten einer „glandulären Erosion" der Portio fand ich ein kleines Karzinom von etwa 3 mm größter Ausdehnung (Serienschnitte) oberflächlich gelegen, das von wenigen kurzen Plattenepithelzapfen ausgehend sogleich diffuse atypische Zellausbreitung nahm.

Die diffuse Ausbreitung der Karzinomzellen findet man gelegentlich bei jeder typischen alveolären strangförmigen Karzinomform jeden Reifegrades, meist jedoch werden die atypischen Karzinome davon betroffen. Abb. 292

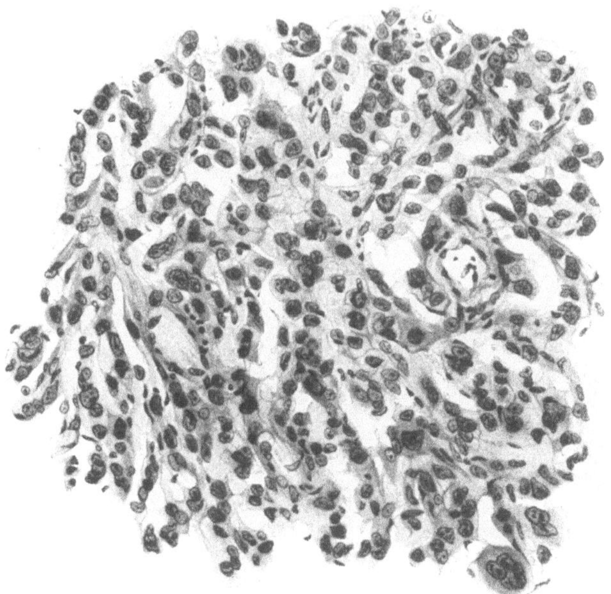

Abb. 292. Teilweise etwas diffuse Ausbreitung eines im ubrigen alveolaren Plattenepithelkarzinoms des Collum uteri (7546). (Leitz Obj. 3, Ok. 3, Tub. 175.)

zeigt stellenweise mäßige Neigung zu diffuser Ausbreitung eines an anderen Stellen „alveolären" Plattenepithelkarzinoms des Kollum. In anderen Fällen, und zwar hauptsächlich bei atypischen Zellformen beherrscht die diffuse Ausbreitung das ganze Bild und kann namentlich im Probestückchen Verlegenheit bereiten durch ausgesprochene Sarkomähnlichkeit, die gerade beim Kollumkarzinom haufig unterläuft, weil namentlich oft die Spindelzellform angetroffen wird.

Praktisch wichtiger als die Unterscheidung des Karzinoms vom Sarkom, besonders in Probestückchen, ist die Unterscheidung von den Epidermisierungen der Oberfläche und der Buchten und Drüsen bei der Ausheilung der Erosionen, ferner bei Polypen und Zervixkatarrhen, wie oben erwähnt. Denn auch das Karzinom bildet im Frühtstadium kleine unregelmäßige Zapfen, an denen das Epithel gelegentlich eine gewisse Unruhe in der Gestalt und Stellung oder geringe Schichtung der basalen Zellen aufweist.

Es ist jedoch nicht immer möglich zu sagen, ob die ersten Anfange von Carcinom vorliegen; z. B. fur die Abb. 293 ist es zum mindesten sehr zweifelhaft.

Dieses Bild stammt von der Portio uteri und steht im unmittelbaren Zusammenhange mit einem einwandfreien Oberflächenkarzinom von etwa 2 mm Durchmesser. Mit der Bezeichnung präkanzeröses Stadium ist hier nicht geholfen.

Nicht immer ist die Deutung möglich. Des öfteren sehen wir nach Ulzeration der Oberfläche infolge Strahlenbehandlung eine Neubesiedlung mit karzinomatösem Epithel von der Peripherie her, ein Prozeß, der der Oberflächenausbreitung der Zervixkarzinome auf die Korpusschleimhaut (Zuckerguß) ähnelt. Die Epithelzapfen sind zwar zuweilen ziemlich mächtig, aber sie unterscheiden sich weder hierdurch, noch durch Epithelatypien von Erosionsheilungen, so daß man in größte Verlegenheit kommen kann. Viel öfter wird jedoch irrtümlich Karzinom angenommen, als umgekehrt ein solches verkannt; namentlich

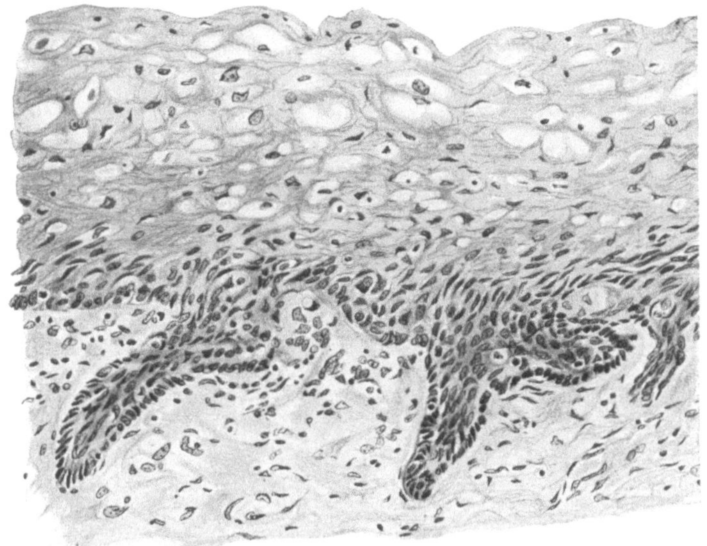

Abb. 293. Aus der unmittelbaren Nachbarschaft eines alveolären Plattenepithelkarzinoms der Portio vaginalis uteri (241,1). Zweifelhafte Epithelzapfen. (Leitz Obj. 5, Ok. 1, Tub. 75.)

bei der oben erwähnten harmlosen und überaus häufigen Epidermisierung der Zervixschleimhaut, der Polypen und Erosionen.

Es ist nämlich wichtig zu beachten, wie wir noch weiter unten bei Besprechung der Diagnose ausführen werden, daß auch das Plattenepithelkarzinom von der Oberfläche her genau wie bei der gutartigen Epidermisierung in den Zervikaldrüsen zwischen dem Bindegewebe und dem Drüsenepithel sich vorschiebt, dieses abhebt, ersetzt und unter Aufschichtung zu vielschichtigen Plattenepithelkolben zunächst nur Reste des Schleimepithels, schließlich nichts davon übrig läßt. Die Unterscheidung von der gutartigen Epidermisierung ist nur aus der Zellart möglich und an der Form der Kolben (s. Diagnose). Diese Bilder werden immer wieder verkannt, neuerdings von Huggins.

Das solide Karzinom dringt frühzeitiger und ausgedehnter in den Lymphgefäßen vor (nicht selten sehr frühzeitig Abb. 294) als das adenomatöse.

Glykogen findet sich nicht in den mehr unreifen und schnell proliferierenden Zellen der Plattenepithelkarzinome, sondern in den ausreifenden und ausgereiften Zellschichten. Diese neigen zwar zur Nekrose und Abstoßung, doch ist hieraus kein Grund zu entnehmen bei Glykogenbildung von einer besonderen

Entartung (Degeneration) zu sprechen, für die es überhaupt wenig Beispiele
gibt (RÖSSLE). — Es ist auch richtig, daß sich Glykogen in untergehenden
Zellen nach Bestrahlung findet (OKI), daraus ist jedoch ebenfalls nicht auf eine
besondere Degeneration zu schließen. Man müßte denn beim normalen geschichteten Plattenepithel die Glykogenbefunde ebenso bezeichnen wollen.
OKI meint, das Erscheinen des Glykogens im Plattenepithelkarzinom des Uterus
sei die Folge einer Störung des Zuckerstoffwechsels. — Bei den reifen Tumoren
fand OKI das Glykogen in den mittleren Zellagen aber nicht in den basalen
Lagen noch in den Hornperlen. Bei den mittelreifen und unreifen Karzinomen
mehr im Zentrum der Stränge. Das stimmt mit meinen Befunden überein,
vorausgesetzt, daß sich hier größere gequollene Zellen finden, die auch zuweilen
unregelmäßig angeordnet auftreten.

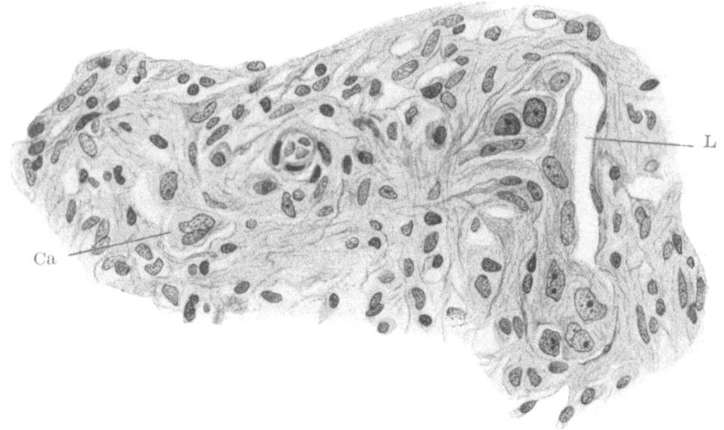

Abb. 294. Ausbreitung eines winzig kleinen Plattenepithelkarzinoms in Lymphgefaßen L. Das
Endothel teilweise noch erhalten; in demselben Gefaße stellenweise Endothel zerstort. Ca kleiner
Strang aus wenigen Karzinomzellen (177,42).

Die feinere Zellstruktur des Karzinoms am Collum uteri hat an frischem
Operationsmaterial durch LEIDENIUS sorgfältige Bearbeitung gefunden (1928).
Er findet, daß alle in normalen Epithelzellen bekannten Strukturen zwar in
mancher Hinsicht verändert, aber doch stets in den Karzinomzellen vorhanden
sind. Das Mikrozentrum hat meist zwei große Zentriolen und färbt sich stärker
als normale. Die Zentriolen haben einen deutlichen hellen Hof. Nur in 5 Fällen
fanden sich mehrere Zentriolen bis zu 10, und zwar in großen aufgeblasenen
einkernigen Zellen oder in Riesenzellen, also bei besonderen Abweichungen von
der normalen Zellform. Bei den Krebsen mit höherer Reife sind die vermehrten
Zentriolen zahlreicher als bei denen mit niederer Reife. Es wird jedoch kein
besonders Zeichen von Malignität hieraus ersehen. Das Mikrozentrum ist bei
Zylinderepithelkarzinomen gewöhnlich zwischen den Kernen der Basalmembran
gelegen. Bei Plattenepithelkrebszellen ist kein bestimmter Platz bemerkbar.
Das Mikrozentrum ist nicht an der amitotischen Kernteilung beteiligt. Das
Zytoplasma zeigt deutliches Netzwerk von Fäden in der Längsrichtung der langgestreckten Zellen und in den rundlichen Zellen parallel der Oberfläche und rings
um den Kern. Dicht um den Kern ist das Plasma heller und enthält keine
Chondriosomen. Diese kommen in allen Karzinomzellen auch in den degenerierten
in Form von Fäden, Stäbchen, Körnchen reichlich vor wie in normalen Epithelzellen, nur sind möglicherweise die Körnchen reichlicher vertreten, diese liegen

stets in den Knotenpunkten des Fadennetzes. Die Interzellularbrücken nehmen Chondriosomenfarbe an, bei Degeneration schwindet die Farbe von Fäden und es bilden sich größere Tröpfchen ohne Abhängigkeit vom Fadennetz. Die Körnchen liegen oft gehäuft nahe dem Kern. Wenn die Nukleolen nicht intensiv rot gefärbt sind, fehlen die Chondriosomen. Auch bei mitotischer Teilung fehlen die Chondriosomen in der Spindel. Bei Silberimprägnierung konnte der Golgi-Apparat nicht gefunden werden in den Karzinomzellen. Die nächste Umgebung des Mikrozentrums zeigt oft ein sternförmiges Vieleck von schwarzen Fäden. Die degenerierten Zellen der Tumoroberfläche zeigen kleine schwarze Pünktchen an der Zellperipherie aufgereiht. Während im ganzen diese Befunde mit denen in Sarkomzellen (CASTRÉN) übereinstimmen, so fand dieser in den Sarkomzellen stets bei allen Zelltypen Mikrozentra mit mehr als zwei Zentriolen, sowohl bei lebhafter Wucherung der Zellen als auch bei Degeneration. Die Veränderungen der Chondriosomen bei der Zelldegeneration scheinen bei Karzinom und Sarkom übereinzustimmen.

Am Schlusse dieses Abschnittes sei nochmals hervorgehoben, bevor wir uns den zylinderzelligen, hauptsächlich adenomatösen Formen zuwenden, daß die Unterscheidung von Carcinoma solidum und adenomatosum nicht den Kern trifft, daß vielmehr auch die adenomatösen Formen in solide übergehen. Das wesentliche ist der verschiedene Ausgangspunkt der ersten Krebszellen selber und deren durch örtliche und allgemeine Einflüsse bedingte Möglichkeiten der Entwicklung. Die Morphologie des Krebses wechselt je nach dem Differenzierungszustande und dem Reifegrade. Sind die ersten Krebszellen einseitig differenziert zu Plattenepithel, so hängt die Struktur wesentlich nur von ihrer Möglichkeit zur geringeren oder stärkeren Ausreifung — basalzelliges, mittelreifes, reifes, prosoplastisches Epithel — und von dem Grade der pathologischen „Entartung", der Abweichung von der normalen Zellfunktion ab, die nicht Ursache, sondern Folge der Krebsbildung ist. Lassen sich somit die verschiedenen Bilder des Plattenepithelkarzinoms, soweit morphologisch faßbar, auf wenige Bedingungen, Reifung und Entartung zurückführen, so ist damit schon ein großer Teil der morphologischen Mannigfaltigkeit gegeben. Es erübrigt sich fast zu sagen, daß die Reaktion des Bindegewebes mitbestimmt. Im allgemeinen verhält es sich passiv, abgesehen von seiner Teilnahme an entzündlicher Reaktion. Bedeutender auf die Formenbildung wirkt der Widerstand derber und lockerer (und entzündlich infiltrierter) Beschaffenheit des Bindegewebes.

Damit aus der Auswahl der Abbildungen, von denen im Abschnitte Diagnose noch etliche folgen werden, kein falscher Eindruck erweckt werde, sei gesagt, daß der Menge nach die mittelreifen Plattenepithelkarzinome und die unreifere Form häufiger sind als die basalzelligen und die prosoplastischen. Beide sind selten, das rein basalzellige ebenso selten wie der echte Hornkrebs mit vielen Kankroidperlen. — Atypien der Zellstruktur sind verhältnismäßig selten in frühen Stadien anzutreffen und beherrschen nur in wenigen Fällen das ganze Bild. Ebenso ist die aufgelöste diffuse Ausbreitung der Karzinomzellen im Vergleiche zur geschlossenen Form in Strängen selten und nur ausnahmsweise von vornherein gegeben, und zwar im granulierenden Gewebe.

Carcinoma adenomatosum colli.

(Carcinoma cylindrocellulare, Carcinoma glandulare s. tubulare. Adenoma malignum s. destruens Carcinoma mucocellulare, Schleimkrebs.)

Wie schon weiter oben und auch am Schlusse des vorigen Abschnittes hervorgehoben wurde, liegt der Nachdruck bei der Unterscheidung der Karzinomformen im Collum uteri auf der verschiedenen Art der beiden Epithele, also der

Abstammung des Carcinoms aus Grundzellen, die (s. im vorigen Abschnitte) bei normaler Entwicklung geschichtetes Plattenepithel geben und aus anderen Grundzellen, die normalerweise die Zervixdrüsen bilden. Von diesen Zellen entstehen Karzinome, die zwar meistens drüsige Formen annehmen, aber auch völlig solide und gemischte Formen. — Der Nachdruck soll also nicht auf die Abgrenzung des Carcinoma adenomatosum vom Carcinoma solidum gelegt werden, sondern auf die des Plattenepithelkarzinoms vom meist adenomatösen aber auch solidem Zylinderepithel — oft Schleimepithelkarzinom. —

Die destruierenden epithelialen Neubildungen, also „Karzinome" des Collum uteri, die meist drüsige Schläuche und drüsige Gebilde, „Drüsenimitationen" bilden, treten meist als sog. Carcinoma adenomatosum auf, also drüsige Gebilde gemischt mit vielschichtigen soliden Partien in Alveolen, und zwar entweder von Anfang an oder unter späterer Vielschichtung des ursprünglich einschichtigen Epithels. Wir fassen, wie oben gesagt, die reineren drüsigen Formen als den reiferen Typus auf, die mehr oder weniger solide Strangform als den unreiferen. Das Carcinoma adenomatosum habe ich in 2 Fällen in Gestalt kleiner Knoten auf der Außenfläche der Portio völlig abgeschlossen für sich ohne andere Knoten gefunden.

Das „maligne Adenom" des Kollum wurde von Ruge und Veit (1882) zuerst in klarer Form beschrieben. Der Streit, ob es reine „maligne Adenome" gebe, geht mehr um den Namen als die Sache. Es ist einwandfrei erwiesen und wird allseitig anerkannt, daß die rein drüsige Neubildung destruierend wächst, bevor sie durch Mehrschichtung den von vornherein alveolären Karzinomen mehr oder weniger ähnlich wird. Dieses allein rechtfertigt den Namen für die Frühstadien. Die Tatsache dagegen, daß nur ausnahmsweise in kleineren Tumoren, in einem meiner Fälle sogar von Kirschgröße nirgends eine Mehrschichtung auftritt, ist von untergeordneter Bedeutung, da erfahrungsgemäß in älteren Fällen stets wenigstens stellenweise Mehrschichtung nachweisbar ist. So wird es also bei den auch jetzt noch aus der Literatur anerkannten reinen Fällen von „Adenoma malignum colli" eine offene Frage bleiben, ob eine hinreichende Untersuchung das Fehlen einer Mehrschichtung ergeben haben würde. Bei zwei kleinen Neubildungen ist mir dieser Nachweis auf Serienschnitten gelungen. Wichtiger bleibt aber, wie gesagt, die Tatsache, daß die Destruktionsfähigkeit also Malignität bereits den rein drüsigen einschichtigen Epithelneubildungen innewohnt. In diesem Sinne beginnt das Carcinoma adenomatosum in seiner reifsten Form als „Adenoma malignum", deren Kenntnis von großer praktischer Bedeutung ist (vgl. Einleitung).

Seitdem Gebhard (1895) den reinen Fällen von Ruge-Veit, Williams, Bröse zwei eigene hinzugefügt hat, sind andere Fälle von Sänger (1896), Krukenberg (1897), Smith (1897), Hofert (1897), Eckart (1898), Klinger (1908) hinzugekommen, denen jedoch stellenweise Mehrschichtung anhaftet.

Reine Fälle werden dagegen von Knaus und Camerer (1896), Keitler (1900), Eberle (1901), Schidkowski (1906), Cullen (1909), Fitz Gerald (1911), Schottländer und Kermauner (1912), Obata-R. Meyer (1913) angegeben. Die Zusammenstellung der Literatur von Ryss (1913) enthielt 25 Fälle von malignen Uterusadenomen. Dazu 1 Fall Spencer (1926), den er als ein reines „Carcinoma adenomatodes" dem „Adenokarzinom" gegenüberstellt.

In der Literatur wird öfters erwähnt, es gäbe nur 7 Fälle von „Schleimdrüsenkarzinom", so auch noch von Reeb 1928, dessen Tumor jedoch außer den drüsigen Partien auch „epitheliale Zellgruppen" im Bindegewebe, also solide Stränge enthielt. Das reine Adenom ist offenbar selten. Eine genaue Sichtung der Literatur auf die Reinheit des „malignen Adenoms" hat jedoch nach unserer Stellungnahme keine wesentliche Bedeutung. — Es ist mir unverständlich,

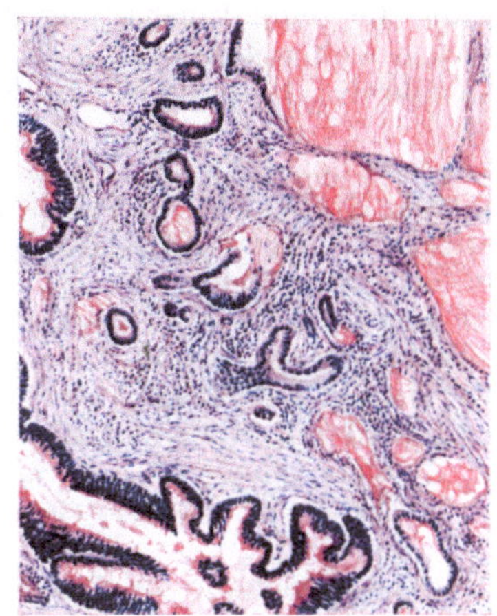

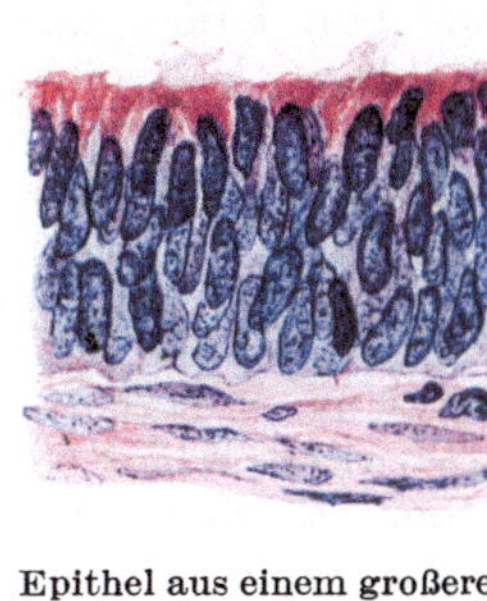

Abb. 296. Epithel aus einem größeren Drüsenraum der Abb. 295, die obere Lage mit Schleimproduktion aus einem Carcinoma glandulare cervicis (2247). (Leitz Obj. 7, Ok. 3, Tub. 18.)

Abb. 295. Carcinoma adenomatosum mit meist engen, unregelmäßigen Kanälen mit niedrigem, teilweise noch schleimgebenden, einschichtigem Epithel. Dazwischen näher der Oberfläche einige größere Räume mit stellenweise zwei- bis dreischichtigem Epithel, dessen obere Lage Schleim bildet. Einige Schleimzysten ohne Epithel. (Muzikarmin. Leitz Obj. 3, Ok. 1, Tub. 150.) (1118.)

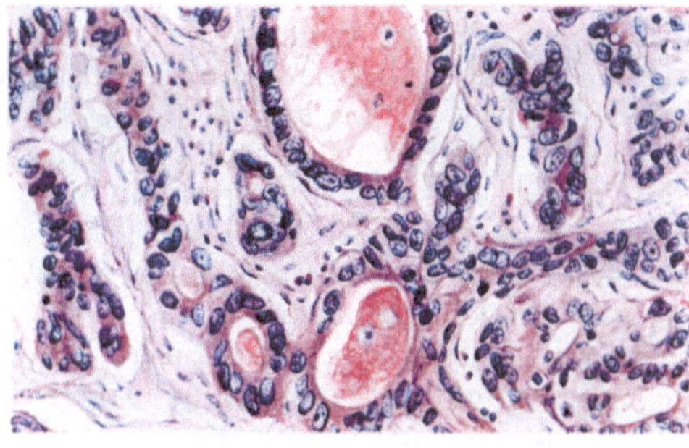

Abb. 298. Atypisches Carcinoma adenomatosum cervicis. Solide Epithelstränge und Haufen, stellenweise mit Lumina. Schleimbildung geringen Grades. Muzikarmin. (Leitz Obj. 5, Ok. 1, Tub. 17.) (7805.)

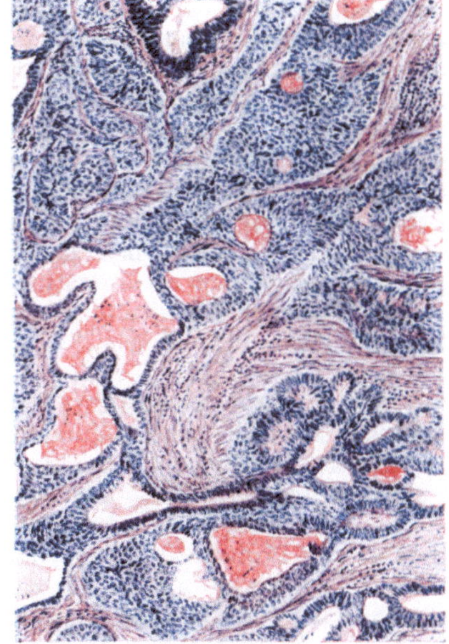

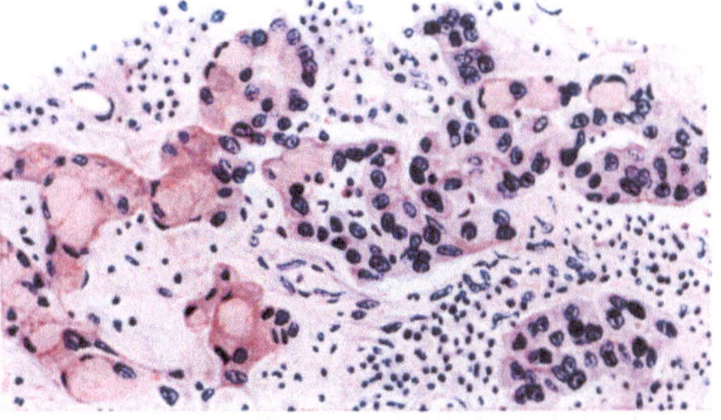

Abb. 297. Carcinoma adenomatosum. Zylindrische schleimgebende Zellen bilden Schläuche. Kubische und polygonale Zellen verdrängen sie und wachsen selbständig in Strangform weiter. Muzikarmin. (2551.) (Leitz Obj. 3, Ok. 3, Tub. 0.)

Abb. 299. Rezidiv eines Carcinoma cervicis in unregelmäßigen Strängen von polygonalen Zellen, die zum Teil schleimhaltig aufgebläht den Kern an der Peripherie tragen. Siegelringform. (222,16.) Muzikarmin. (Leitz Obj. 5, Ok. 1, Tub. 1.)

warum das Schleimepitheldrüsen-Karzinom der Zervix als selten gilt, da ich viele Dutzende von Fällen kenne. Selten ist nur die reine Innehaltung der drüsigen Neubildung ohne solide Partien, davon ich jedoch auch 6 Fälle gesehen habe. — Etwas ganz anderes wird oft als „Schleimkrebs" bezeichnet, eine Erscheinung von Rückbildung (s. w. u.).

Das adenomatöse Karzinom geht meist von der Schleimhaut des Zervikalkanals aus, gelegentlich auch von der Portio vaginalis (Ruge und Veit, Schidkowski, Klinger) aus, und zwar aus „Erosionsdrüsen" oder verlagerten Drüsen, jedenfalls aus zum zervikalen Epitheltypus vorbestimmten Zellen.

Wenn man zuweilen liest, der Charakter von Zervikaldrüsen sei unzweifelhaft beibehalten (E. Schwarz), so darf man keine strengen Anforderungen stellen; es genügt, daß die buchtige Gestalt der Drüsen annähernd, wie teilweise in Abb. 295, oder noch weniger nachgeahmt wird mit Schleimerzeugung in den Epithelien. In solchen Fällen sind auch Zylinderzellen von ganz ähnlichem Aussehen wie die Zervixepithelien vorhanden mit basalem Kerne und hellem Plasma, aber ohne Schleim.

Man darf nicht sagen, daß diese Epithelzellen die Schleimproduktion erst besitzen und dann verlieren, wenngleich es manchmal den Anschein hat, sondern sie haben die Fähigkeit hierzu, hier von vornherein nur in geringerem Grade oder gar nicht. Auch in Abb. 295 ist ein kleiner Teil der Drüsennachahmung durch buchtige Gestalt und Schleimepithel drüsenähnlich, während der die ganze knotig verdickte Zervixwand durchsetzende Hauptteil der adenomatösen Neubildung aus den im gleichen Bilde ersichtlichen engeren Kanälchen mit niedrigem nur zum Teil schleimgebenden Epithel besteht. Dazu gesellen sich Schleimzysten, die teilweise oder ganz ihr Epithel einbüßen, ein Vorstadium des sog. Schleimkrebses.

In den bisher genannten Fällen sind solide Stränge nicht vorhanden, aber die Mehrschichtung setzt mehr oder weniger ein. Diese kann sehr lange ausbleiben, so in einem Falle, der die Zervixschleimhaut von oben bis unten befallen hat. Die Mehrschichtung geschieht gewöhnlich durch unregelmäßige polygonale Zellen, seltener durch mehr zylindrische Zellen (Abb. 296). Der ursprüngliche Zellbelag wird dadurch abgehoben und nach der Lichtung zu verdrängt, bis diese ganz verschlossen wird. Dieser Vorgang kehrt in gleicher Weise so regelmäßig wieder, daß ich nicht die Annahme für berechtigt halte, es könnten breitere solide Zellstränge nachträglich durch Schleimproduktion ausgehöhlt werden. In Abb. 297 sieht man eine gemischt solide und adenomatöse Karzinombildung. Die anfänglich schleimhaltigen Zellen weichen dem geschichteten nicht schleimproduzierendem Epithel.

Die Aufschichtung des Epithels in den drüsigen Bildungen der Zervixkarzinome habe ich in einer großen Zahl von Fällen unter Anwendung der Muzikarminfärbung an vielen oder wenigen Stellen immer wieder gefunden. Selbst in solchen Fällen, die durch fast ausschließlich solide mehrschichtige Stränge bei Nichteingeweihten die Deutung indifferentzelliges Plattenepithelkarzinom hervorzurufen pflegen, kann man stellenweise noch in den zentralen Teilen eine zylindrische Zellreihe mit Muzikarmin rot färben. Je mehr der drüsige Bau gewahrt bleibt, desto mehr Schleimzellen findet man. Mit zunehmender Hochschichtung schwinden sie. Gewiß, ich habe die Schleimzellen in einigen Fällen nicht nachweisen können, aber dadurch darf man sich nicht täuschen lassen über die Entstehung der Karzinome in der Zervixschleimhaut. Wir werden hierauf noch zu sprechen kommen im Abschnitt über die Histogenese. Nur muß ich hier hervorheben, daß ich eine Umwandlung von vorher bestehenden Schleimepithelien in normalen Drüsen zu vielschichtigem Epithel niemals habe finden können.

Es muß betont werden, daß die Muzikarminfärbung nur dann als maßgeblich für die Bezeichnung Schleimepithel gelten darf, wenn es ausgesprochen rot ist, was freilich von der Art des Leitungswassers abhängig ist. Rotfärbung des Drüsen- oder Zysteninhalts darf allein nicht als Schleim gedeutet werden, weil eingedicktes eiweißartiges Sekret jeder Art die gleiche Färbung gibt.

In selteneren Ausnahmefällen werden (Abb. 298) schleimhaltige Zellen auch in Form solider Stränge mit teilweiser Lichtung gefunden. In den anderen Fällen dagegen bilden die unterschichteten Zellen keinen Schleim und eine spätere Differenzierung zu Schleimzellen widerspricht der Erfahrung, daß mit fortschreitendem Wachstum der Krebse die Differenzierung abnimmt.

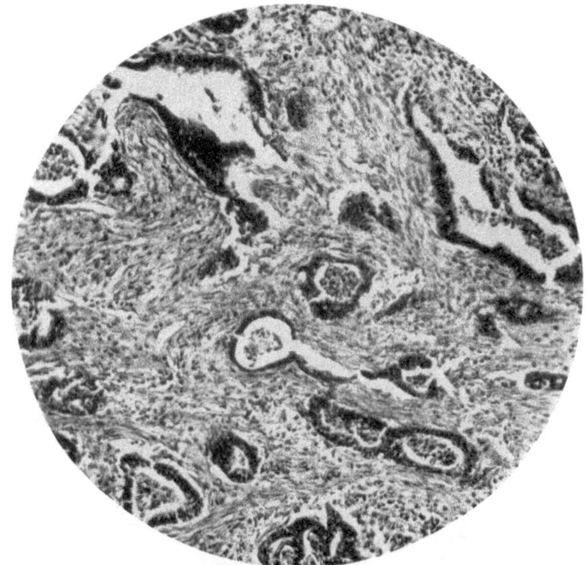

Abb. 300. Carcinoma cervicis uteri glandiforme atypicum. 52jahrige Frau mit senil atrophischem Corpus uteri (Pr. 2209. 258,41). Ausbreitung des Karzinoms in Lymphgefäßen, darin stellenweise das Epithel noch Schleim gibt. (Lichtbild mittlerer Vergrößerung.)

Noch seltener ist die Bildung schleimartiger „Siegelringzellen" in einem primären Karzinom der Zervix (Abb. 299) mit durchwegs soliden Strängen. Letztere geben zugleich ein Bild des ganz soliden Zervixepithelkarzinoms ohne Schleimbildung; die Stränge haben weder in der Form noch in den Zellen Ähnlichkeit mit den unreifen Plattenepithelkarzinomen der Portio. Es sei deshalb nochmals auf die Unterscheidung hingewiesen.

Die adenomatöse Form ist nicht gerade selten wenig ausgesprochen, insofern die Schläuche sehr eng und unregelmäßig sind und an vielen Stellen in schmale solide Epithelstränge von ein oder zwei Zellreihen (auf dem Längsschnitte) übergehen, die in den Lymphspalten sich verbreiten. Daraus erklärt sich zum Teil die in einzelnen Fällen höchst auffällige Unregelmäßigkeit der Schläuche. Das Epithel kann stellenweise noch Schleim liefern, die Zellen werden jedoch in Gestalt und Stellung ganz unordentlich, haßlich. Die Ausbreitung nach der Tiefe zu geschieht zuweilen in sehr weit auseinander liegenden Einzelschläuchen, deren Vordringen in Lymphgefäßen in Begleitung der großen Blutgefäße tief in der Wand leicht kenntlich ist. Es war in der kleinen Zahl von 5 solcher Fälle die innere Oberfläche des Kollum, zuweilen auch die Portio bereits stark zerfallen, bevor sie in Beobachtung kamen, so daß nicht beurteilt werden kann, wie das Karzinom zunächst ausgesehen haben mag, doch kenne ich Fälle, in denen der Prozeß weniger weit vorgeschritten auf Herkunft von adenomatösen Karzinomformen hinweist, die mit geringer Zellreife des einschichtigen auch leicht geschichteten Epithels ziemlich unregelmäßig verzweigte Schlauchformen bilden. Immerhin weichen diese in den Probestückchen von gewöhnlicher Schleimhaut so wenig ab, daß besondere Erfahrung und Aufmerksamkeit erforderlich ist, sie nicht zu verkennen. Die Abb. 300 stammt vom

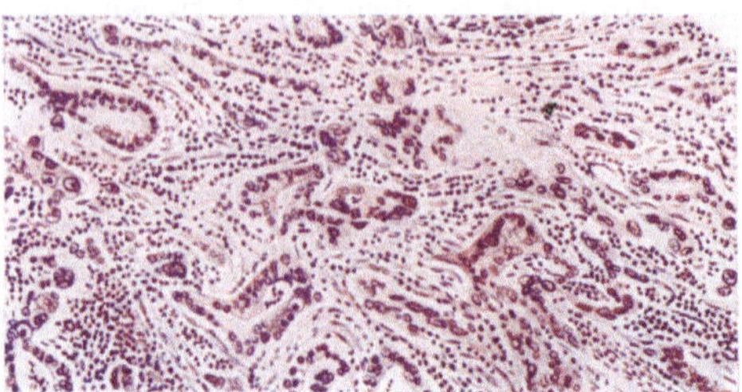

Abb. 301. Adenomatoses Zervixkarzinom mit geringer Ausbildung der Schlauche, die an anderen Stellen ganz soliden schmalen Strangen weichen, nur wenige größere Drusenräume bilden (222,65). Ausbreitung in entzundetem Bindegewebe. (Leitz Obj. 3, Ok. 1, Tub. 17,5.)

Uterus einer 52jährigen Frau (Pr. 2209 Dr. Hoeck, Potsdam) mit starkem Zerfall des Collum uteri und bis in die äußeren Schichten des senil atrophischen Corpus uteri vordringender Neubildung. Das Bezeichnende dieser Fälle ist, daß die Neubildung sich auf die unregelmäßige Schlauchbildung beschränkt und die Lymphgcfäße mit dem unregelmäßigen Epithel bekleidet ohne Verlust der Lichtungen. — Die Abb. 301 zeigt uns einen vorgeschrittenen Grad der

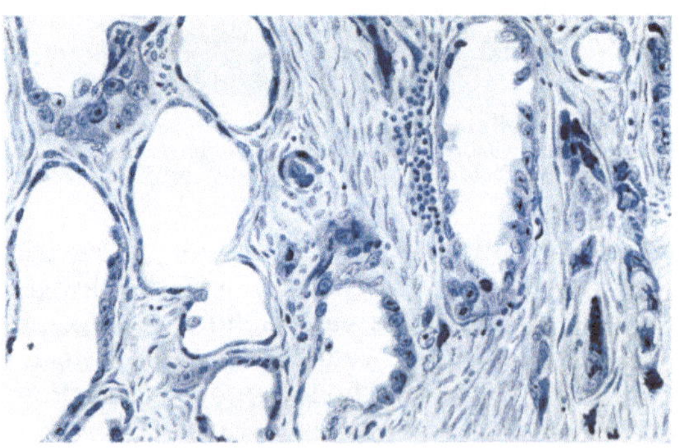

Abb. 302. Atypische unregelmaßige Form der Zellen eines Carcinoma cervicis, die zum Teil in Strangen und zum Teil in unregelmaßigen Zysten mit flachem Epithelsaume angeordnet sind. Schwache Schleimproduktion. (Von anderer Seite als Endotheliom beschrieben.) (80,23.) (Leitz Obj. 5, Ok. 1, Tub. 18.)

atypischen Schlauchbildung mit Neigung zur soliden Strangform in wenigen Zellreihen, im lockeren, mäßig entzündlich infiltrierten Bindegewebe. Von solchen Fällen einerseits zu denen mit größeren adenomatösen Räumen und andererseits zu denen mit größeren soliden Partien gibt es allerhand Übergänge.

Ungewöhnlich ist (Abb. 302) ein Fall von Zervixkarzinom, der als Endotheliom in der Literatur geht, weil in vielen erweiterten Schläuchen das einreihige Epithel abgeplattet ist. Man kann leicht erkennen, daß cin Teil des mehrschichtigen Epithels abgestoßen wird. Dieser Fall ist in der Zellform atypisch.

Es sei erwähnt, daß KNAUS und CAMERER (1896) ein malignes Zervixadenom mit zylindrischen „nicht richtig zervikalem" Epithel als Übergang zu den Zystosarkomen bzw. Fibroadenomen (Fibrosarcoma phyllodes) auffassen, weil das Stroma kräftig entwickelt war. In der Tat ist das Stroma, wie ein vergleichender Blick über unsere Abbildungen lehrt, sehr wechselnd in der Fibrillen- und Zellmenge, von zartesten in Abb. 298 und 299 bis zu dem gröbsten in Abbildung 295, ohne daß sich für alle Fälle bestimmte Beziehungen zu den Verschiedenheiten des Epithels ergeben. In den beiden erstgenannten Fällen scheint das Stroma gänzlich neugebildet, in den anderen scheint das alte Bindegewebe erhalten und zum Teil hyperplasiert. In anderen Fällen kommt eine mittlere Form zur Anschauung.

Die Schleimproduktion artet zuweilen aus, es entstehen ·größere Zysten (Abb. 295), deren Epithel schließlich zugrunde geht; dann tritt auch Schleim in das Bindegewebe über. In einem anderen Falle bei einer 51jährigen Frau (St. 17648) war die Aufnahme des Schleimes in die Lymphgefäße nachweisbar.

Bei großer Ausdehnung des Schleimaustrittes spricht man von Schleimkrebs, Carcinoma gelatinosum; dabei ist nur selten die verdickte Wand in eine schleimig gallertige Masse mit zahllosen Zysten verwandelt (FITZ GERALD), während andere Fälle nur mikroskopisch erkannt wurden. MILLER, der nur vier Fälle fand (LEBERT, AMANN, MENGE, WINTER), beschreibt als Schleimkrebs einen Fall von „Adenocarcinoma gelatinosum" mit Zylinderzellen, und einen Fall von Plattenepithelkarzinom, in welchem die schleimige Entartung sich auf Partien von Basalzellenkarzinom oder Spindelzellenkrebs beschränkt, nicht aber auf deutliches Pflasterepithel ausdehnt. Dieser Fall bedeutet vielleicht eine Differenzierung in zwei Richtungen, wie oben gesagt. Das „Basalzellenkarzinom" würde dann dem zervikalen Epitheltypus angehören.

Auch das Carcinoma adenomatosum kann in zerstreute Verbreitung von Einzelzellen ohne Drüsenbau übergehen, meist aber nur in den Fällen mit teilweise soliden Partien. An der Peripherie kann die Zerstreuung skirrhusähnlich werden. Seltener zeigen auch die reineren adenomatösen Formen die Ausbreitung in schmalen Strängen, aber nicht in sarkomähnlicher dichter Form. Die Karzinomzellen nehmen bei diffuser Ausbreitung ebenso wie in den soliden Krebsen jede beliebige Form an.

Im Vorstehenden sind wir schon wiederholt Karzinomen begegnet, die gemischt adenomatös und solide sind. Auch überwiegend solide Zylinderzellkarzinome mit geringer Neigung zu Drüsenbildung haben wir kennen gelernt.

Gemischte solide und adenomatöse Formen des Zervixkrebses haben immer besondere Beachtung gefunden, obgleich sie nach meinen Befunden gar nicht selten sind; nur mit echtem Plattenepithel verbundene adenomatöse Formen, wie sie von KEITLER, MILLER angegeben werden, und die sog. Adenokankroide (KEHRER, SCHEYER) sind selten.

LIMBOECK (1886) läßt in einem typischen Drüsenkrebs trotz deutlicher Übergänge zu Hornkrebs unentschieden, ob eine Durchwachsung zweier Karzinome vorliegt. KEITLER hält in seinem Falle eine doppelte Entstehung für gegeben.

Zu beachten ist, daß manche Fälle von Vielschichtung des Zylinderepithels zu Unrecht Plattenepithel genannt werden und daß eine kollaterale Wucherung des Plattenepithels (s. Abb. 303) fälschlich als Karzinom gedeutet wird.

Über doppelte Karzinome des Uterus von verschiedener geweblicher Herkunft und solche von verschiedenem Sitze s. w. u.

Ein kurzer Blick auf die Zylinderzellkrebse der Zervix zeigt, daß ihre sehr verschiedene Gestaltung auf wenige — soweit morphologisch zutage liegende — Bedingungen zurückführt. Die mehr oder weniger, aber nie ganz typische Struktur des Schleimepithels in verschiedenen Reifegraden äußert sich in annähernd normalen Schleim produzierenden oder nichtfunktionierenden Zylinderzellen oder in Abartungen der Zellform und regressiven Veränderungen. Je nachdem bilden sich den normalen Zervixdrüsen mehr oder weniger angenäherte Formen von einzelnen Schläuchen und Zysten (Abb. 295 u. 303) oder wirre labyrinthische „adenomatöse" Formen (Abb. 285). Zum anderen: die aus den tubulären Formen hervorgehenden teils in Gewebsspalten beengten (in Abb. 301) oder zystisch erweiterten Schläuchen (Abb. 302) mit wenig gereiften und atypischen Zellen und die Auskleidung von Lymphgefäßen mit zum Teil noch funktionierenden, aber meist abweichenden Zellen (Abb. 300). Schon bei geringer Reifung neigen die Zylinderzellen zur Schichtung (Abbildg. 296) und liefern entweder von vornherein mehr oder weniger solide Zellmassen (Abb. 297) mit Drüsenbildungen gemischt, oder die Drüsenbildungen werden durch Aufschichtungen nachträglich zu soliden Strängen und Haufen.

In anderen Fällen führt das von vornherein vom Typus stärker abweichende Epithel mit geringer Fähigkeit zur Schleimproduktion zu der ganz atypischen Ausbreitung in Strängen (Abb. 298 u. 299).

Sehr wesentliche Mitbestimmung für die Formen hat das Bindegewebe, insofern es durch Neubildung den mehr typischen Epithelstrukturen willig folgt oder unwillig auseinanderweicht. Den ersten und letzten Ausschlag gibt die Versorgung mit Gefäßen.

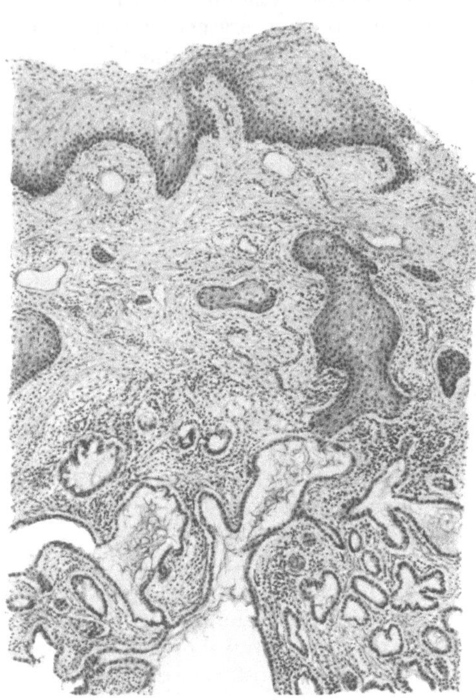

Abb. 303. Carcinoma tubulare et adenomatosum colli mit meist einschichtigem, zum großen Teil schleimgebenden Epithel, breitet sich zerstreut in der Tiefe aus, dringt in der Portio gegen die Oberfläche vor. Kollaterale Tiefenwucherung des Plattenepithels (kein Karzinom). (7805.) (Leitz Obj. 3, Ok. 3, Tub. 0.)

Die von Fall zu Fall und von Ort zu Ort wechselnden Bedingungen, deren allgemeine Ursachen nicht zu erörtern sind, geben den Untergrund für die Mannigfaltigkeit der Bilder, von denen hier nur ein kleiner Teil vorliegt. — Die entzündliche Reaktion ist im ganzen gering und hat nur zuweilen (Abb. 301) nennenswerten Einfluß.

B. Histologie des Carcinoma corporis uteri.

Einleitend wurde geschildert, daß die solide Krebsform im Corpus uteri seltener ist und daß die adenomatöse Form zahlenmäßig voransteht. Die Abtrennung rein solider Formen ist nicht streng maßgeblich, da beide ineinander übergehen und im Gegensatze zu den Kollumkrebsen (mit später zu erwähnenden Ausnahmen) nur eine Mutterzellart haben. Das Korpuskarzinom wird von GEBHARD in 88% als primär drüsig angegeben, von denen die Hälfte sekundär solide werde; er nennt deshalb das Adenoma malignum eine Vorstufe des Karzinoms. Nach neuerer allgemeiner Erfahrung bleibt niemals bei genügend langer Dauer die adenomatöse Form rein erhalten.

Carcinoma adenomatosum corporis.

Die adenomatösen Formen des Korpuskarzinoms gleichen nur in den Anfängen zuweilen den normalen Korpusdrüsen oder doch den hyperplastischen. Späterhin und in vielen anderen Fällen weichen die drüsigen Formen derart vom normalen Typus ab, daß man von Drüsennachahmungen spricht. Diese sind nicht nur viel größer und geräumiger, sondern oft labyrinthisch verwirrt, durch starke Faltung und papilläre intrazystische Bildungen des Epithelsaumes. Einzelne Bilder, die mit überraschender Gleichförmigkeit in vielen Fällen wiederkehren, werden von C. RUGE und GEBHARD folgendermaßen geschildert: dicht nebeneinanderliegende Drüsen senken sich von der Oberfläche ein, oder es sprossen aus einem Drüsenstamm nach allen Richtungen sekundäre Abzweigungen entweder kurz und plump mit traubenartigen Gruppen oder schlank und dünn in paralleler lichter Anordnung oft mit Verbindungen untereinander. Ferner wachsen unter Erweiterung der Drüsen lanzettförmige Vorsprünge nach der Lumenachse vor, Adenoma malignum invertens mit rosettenartigen Querschnittbildern oder die Lichtung stülpt sich mit zahlreichen Buchten aus, Adenoma malignum evertens.

Nach GEBHARD bleibt auch beim „Adenokarzinom" der evertierende Typus kenntlich, wenn vom gemeinsamen Hauptstrang ausgedehnte epitheliale Nebenstränge ausgehen, und der invertierende, wenn durch allmähliche Anfüllung der erweiterten Drüsenlichtungen mehr großalveoläre Formen entstehen.

RUGE und VEIT wollen die drüsigen Karzinome (malignen Adenome) nicht schematisch in evertierende und invertierende Formen einzwängen, da beide vereint nebeneinander vorkommen. SCHOTTLÄNDER und KERMAUNER erklären die beiden Formen für bedeutungslos und gelegentlich wird eingeworfen, Ausstülpung und Einstülpung ergänzen sich wie Berg und Tal, es sei also willkürlich, von welchem Punkte man ausgehe. Das ist nicht richtig, wie die schematischen Bilder RUGES lehren; je nachdem wo an den Falten der Bindegewebsgrundstock breiter ist, erscheint ihre Basis einmal innen, das andere Mal außen. Im ersteren Falle erscheint ein enges Lumen mit Ausstülpungen (evertierend), im anderen Falle erscheint ein großes Lumen, in welches papilläre Bildungen hineinragen (invertierend).

Das wechselnde Formenspiel ist insofern nicht belanglos, als in ihm sich das wechselnde Verhältnis von Proliferation und Funktion ausdrückt. Maßgeblich ist die Sekretion der Zellen und ihre Vermehrung sowie ihr desmoplastischer Einfluß. Die hierdurch bedingte Weite der Lichtungen und die Breite der bindegewebigen Vorsprünge erzeugt den Bildwechsel. Tatsächlich kommen jedoch die Bilder nicht selten durcheinander vor oder sind kaum angedeutet. Als nicht gleichbedeutend mit Eversion und Inversion unterscheiden SCHOTTLÄNDER und KERMAUNER exophytische und endophytische. Exophytische haben „relativ schmale bindegewebige Leisten", die in ihrem Verhältnis zu dem ihnen aufsitzenden Epithel unregelmäßiger sind als bei den Papillomen. Wenn man von der sekundären Pseudopapillenbildung durch Gewebszerfall absieht, ist ein echtes exophytisches Wachstum keinesfalls als wesentliche Sonderart von den Papillomen abgrenzbar (s. w. u.).

GEBHARDT unterscheidet noch ein Carcinoma glandulare simplex, einfaches Drüsenkarzinom, wobei er annimmt, daß keine Hyperplasie vorauf-

gegangen sei; die einfachen und erweiterten Drüsenschläuche sind mit mehrschichtigem Epithel bekleidet oder vollständig ausgefüllt; es endet mit groß-
alveolärem Karzinom. Auch wie bei Zervixtumoren ähnlicher Art besteht die
Neigung zu lymphatischer mormoraderartiger Ausbreitung.

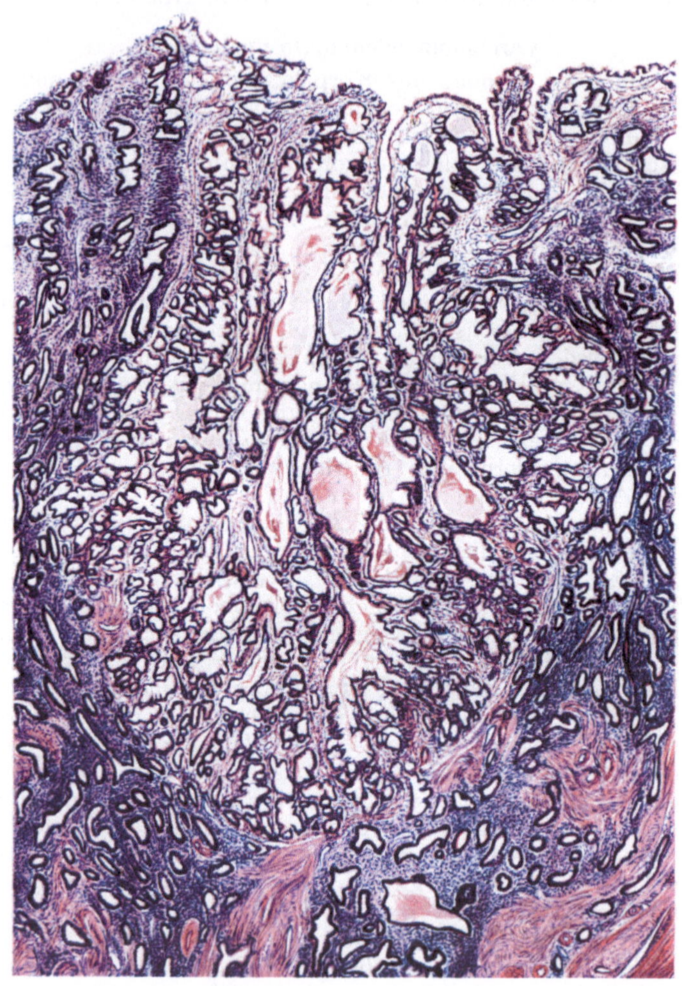

Abb. 304. Carcinoma tubulare in hyperplastischer Korpusschleimhaut mit gutartiger heterotoper
Schleimhautwucherung alteren Bestandes. (228,23.) (Zeiß Lupe a* 10, Ok. 1, Tub. 165.)

Die Bezeichnung „glandulär" wird von Kaufmann abgelehnt und sie wird
auch in verschiedenem Sinne angewendet. Die genetische Bedeutung (Abstammung von Drüsen, Borst) kommt in dem Worte keineswegs zum Ausdruck,
sondern nur die Form. — Schottländer und Kermauner, die zwar auch
die Herkunft von den Drüsen im Gegensatze zum Oberflächenepithel bevorzugen, legen doch den Nachdruck auf die formale Auffassung. Sie bezeichnen
die in der Tat seltenere glanduläre Form als Abart, während ich sie als reifste
Form des Zylinderzellenkrebses ansehe, die sich genetisch unmittelbar an die
Drüsenhyperplasie anschließt, ohne daß ich zwischen Oberflächen- und Drüsenepithel einen formbildenden Unterschied anzunehmen für berechtigt halte.

Beim **Carcinoma glandulare** s. tubulare wird die Schlauchform gewahrt, ja sogar die einfache Schlängelung und die sägeförmigen Konturen der funktionierenden Drüsen werden nachgeahmt und in einem Falle fand ich die Dreischichtung der Schleimhaut angedeutet in einem Karzinomknoten und sogar Glykogenbildung darin in ganz ähnlicher Art und Menge wie in den übrigen normalen Partien der im prägraviden Stadium befindlichen Schleimhaut. Doch sind die Schläuche viel stärker und unregelmäßig verzweigt, ihr Verlauf

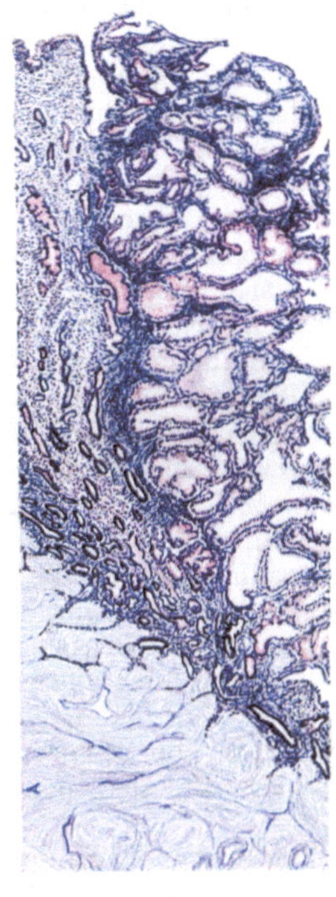
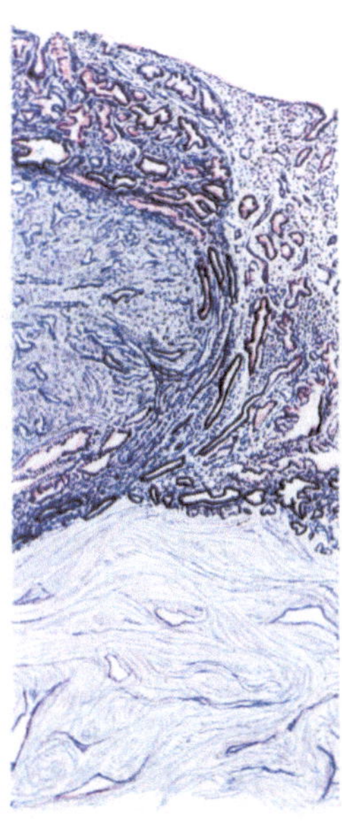

a   b

Abb. 305a und b. (41jährige Frau mit Uterus myomatosus.) Von einem oberflächlichen Knoten von 1 cm größter Ausdehnung ist links und rechts die Grenze zur normalen Schleimhaut wiedergegeben. Die Schleimhaut in mäßiger prägravider Vorbereitung (Glykogen rot) wird von dem Karzinomknoten etwas verdrangt und umgreift ihn ein wenig mit der basalen Schicht an der Grenze zur Muskulatur. Der Knoten selbst ist rechts „adenokarzinomatös" und links mehr tubular; die Schlauche unterscheiden sich hier von den benachbarten normalen durch starkere Aufweitung und verwickeltere Lichtungen; das Epithel produziert aber auch hier Glykogen. Bisher keine Durchbrechung der Muskelgrenze. (Lupenvergroßerung.)

unregelmäßiger, verwickelter und viele haben erweiterte Lichtung. Man könnte in Zweifel sein über den Charakter der Neubildung, wenn diese nicht rücksichtslos auf Kosten der Umgebung wüchse und überdies in die gewöhnliche Form des adenomatösen Karzinoms überginge. Der in Rede stehende Fall besteht aus einem umschriebenen kleinen Knoten in der sonst normalen Schleimhaut, deren lockeres Stroma er durch wesentlich dichteren Kerngehalt überbietet; er ist ungewöhnlich, insofern er den Charakter der Korpusschleimhaut einschließlich der Sekretbildung am getreuesten bewahrt, aber sicher nur vorübergehend und nur in einzelnen Teilen. — In einer neueren Arbeit sprechen auch FRANKL und KRAUL von niederer Reife, wenn die drüsigen Gebilde ihre Selbständigkeit aufgeben und gefensterte oder solide Zellmassen entstehen. Mittlere Reife wird angenommen, wenn das Krebsnest rings von Bindegewebe umgeben zwar atypisches und vielschichtiges Epithel trägt, immerhin den drüsigen Bau einigermaßen nachahmt. Von hoher Reife ist die Rede, wenn einschichtige Drüsenschläuche erkennbar sind mit annähernd typischem Epithel.

Anders folgende Fälle von glandulärem Karzinom, die sich auf nicht funktionierender hyperplastischer Schleimhaut entwickeln. So z. B. ein Fall umschriebener Karzinombildung auf dem Boden einer stark hyperplastischen Schleimhaut (Abb. 304) mit starker heterotoper Epithelwucherung, deren Stroma sehr dicht ist und kollagene Fasern bildet. Im Vergleich zur Schleimhaut ist das Stroma des kleinen Karzinomknotens mehr locker und zarter. Die Drüsen haben teilweise sägeförmigen Kontur, verlaufen in leidlicher Ordnung von der Oberfläche zur Tiefe, sind aber in der Tiefe stark verzweigt. Das Epithel sezerniert in einigen erweiterten Drüsen ein schleimartiges Sekret (keine Schleimreaktion). Auch hier ist die tubuläre Form gewahrt und der bösartige Charakter nur durch stellenweise rücksichtslose Ausdehnung erwiesen. Dagegen fehlt in diesem Falle von tubulärem Karzinom der Übergang zur gewöhnlichen Form des adenomatösen Karzinoms und nur hier und da ist das Epithel leicht geschichtet. — Während es sich hier um einen mehr umschriebenen Knoten handelt, geht in anderen Fällen die hyperplastische Schleimhaut diffus an mehreren oder vielen Stellen in maligne Wucherung über.

In einem Fall fand ich in einer unregelmäßig gewulsteten, fast durchwegs hyperplastischen Schleimhaut (zugleich Myohyperplasia uteri der 50jährigen Frau) zahlreiche ganz einwandfreie Übergänge von den Bildern der gewöhnlichen Drüsenhyperplasie zu tubulärer Karzinombildung, die ihrerseits stellenweise durch verwickeltere Räume und Vielschichtung des Epithels sich dem Typus des gewöhnlichen Carcinoma adenomatosum nähern. Es ist in diesem Falle ein multizentrisches Entstehen des tubulären Karzinoms aus der hyperplastischen Schleimhaut ganz sichergestellt. Besonders lehrreich ist, daß zahlreiche Anfänge dieses Prozesses nur im Vergleiche mit den klaren Übergängen als gleichwertig anerkannt werden können, woraus Verf. (a. u. O.) die Berechtigung entnahm, auch in wenigen anderen Fällen von Hyperplasie einzelne Stellen mit ähnlichen Veränderungen, besonders an der Schleimhautbasis, als karzinomatös im Beginne anzusehen.

Eines weiteren Falles von tubulären oder glandulären Karzinom wird weiter unten Erwähnung getan werden wegen der Ausbildung besonderer „Plattenepithelknötchen“. An diesem wie an den meisten glandulären Karzinomen gesellt sich früher oder später die verwickeltere adenomatöse Bauart hinzu z. B. in folgendem Fall (Abb. 305a und b).

In einem Durchmesser von etwa 15 mm spielt sich die oberflächliche Ausbreitung eines Carcinoma adenomatosum ab, und zwar abgesehen von zwei oder drei Drüsenfundi ausschließlich in der Schleimhaut in nur etwa 2 mm Dicke[1]. Im linken Teile der Abbildung (Abb. 305a) enthält die Schleimhaut noch einige Drüsen von ganz normaler Schlauchform, durch niedriges Epithel und enges Lumen gekennzeichnet, dazwischen jedoch etwas unregelmäßiger gestaltete und gelichtete Schläuche mit höherem Epithel. Diese stehen im Zusammenhang mit der mittleren Partie des Bildes, die nur solche und stärker dilatierte und unregelmäßiger verzweigte Schläuche enthält. Auch das Oberflächenepithel beider Partien ist ganz verschieden, links niedrig, in dem mittleren Bildteile höher zylindrisch. Nur in diesem Teile stehen die abnormen Drüsenverzweigungen durch einige Ausführgänge mit der Oberfläche zusammen. In der mittleren Partie ist das Stroma zart fibrillär wie in der übrigen Schleimhaut,

---

[1] Nur die beiden Seitenteile von der Abbildung des kleinen Knotens sind hier wiedergegeben.

sogar ödematös aufgelockert. Die geringe Modellierung der Oberfläche wird nach rechts hin allmählich lebhafter, immerhin herrscht auch hier noch der Eindruck einer einfachen hyperplastischen Schleimhaut vor; erst im rechten Teile (Abb. 305b) geht die Neubildung in ein labyrinthisches Gewirr dicht gedrängter epithelialer enger Räume über, die an zahlreichen Stellen mit der Oberfläche im Zusammenhang stehen. Sofort tritt hier das Stroma sehr zellreich auf mit rundzelliger Infiltration. Diese adenokarzinomatöse Neubildung erhebt sich mit einzelnen makroskopischen Wülsten über die Oberfläche. Nach rechts hin flacht die Neubildung ab und endigt als einfache Oberflächenepithelbekleidung einer ganz atrophischen Schleimhaut ohne Drüsen mit subepithelialer lymphozytärer Infiltration.

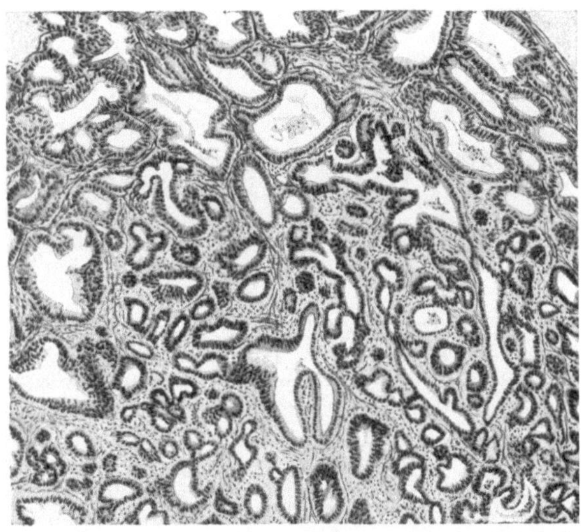

Abb. 306. Teilweise tubuläres Karzinom auf hyperplastischer Korpusschleimhaut. (Vgl. Text.) (222,52.) (Leitz Obj. 1, Ok. 3, Tub. 175.)

Ein zuverlässiges Maß für die Ausdehnung an der Oberfläche ist nicht anzugeben, nur erscheint auch noch weit jenseits der subepithelial infiltrierten Zone das Oberflächenepithel viel zu hoch zylindrisch, als daß es der völlig atrophierten Schleimhaut angehören könnte.

Es zeigt sich in diesem kleinen außerordentlich oberflächlichen Karzinom die adenomatöse Form mit der einfachen glandulären vereint. Diese tritt in der Form hyperplastischer Schleimhautwucherung auf, die jedoch auch in den weit peripheren Teilen durch auffallende Epithelzellen und Drüsengestalt maligne erscheint.

In einem anderen Falle (Abb. 306) von sehr ausgedehntem und tiefgreifendem Korpuskarzinom ist zum Teile das labyrinthische Gewirr ausgesprochen, an vielen Stellen aber auch eine reinere tubuläre Form gewahrt, die ihrerseits zwei etwas verschiedene Schlaucharten durcheinander zeigt; die eine mit weiteren Lichtungen höherem Epithel mit Neigung zur Schichtung und Wucherung in das Lumen hinein, hellerem Plasma, größerem Zelleib, hellerem Kern, faserreicherem dichterem Stroma mit wenig Lymphozyten; die andere Partie mit engeren Schläuchen hat niedrigeres dunkleres Epithel geringerer Schichtung, zarteres lockeres Stroma mit mehr Lymphozyten. Beide Partien durchsetzen einander und gehen ineinander über.

In einem Falle (Abb. 307) geht die aus teils engen, teils stark erweiterten Schläuchen bestehende Neubildung unvermittelt in eine ziemlich diffuse Wucherung zerstreuter einreihiger Stränge im stark aufgelockerten Stroma über. Hier besteht jedoch keinerlei Ähnlichkeit mehr mit der normalen oder hyperplastischen Schleimhautdrüse weder in der Form noch in dem ganz atypischen Epithel.

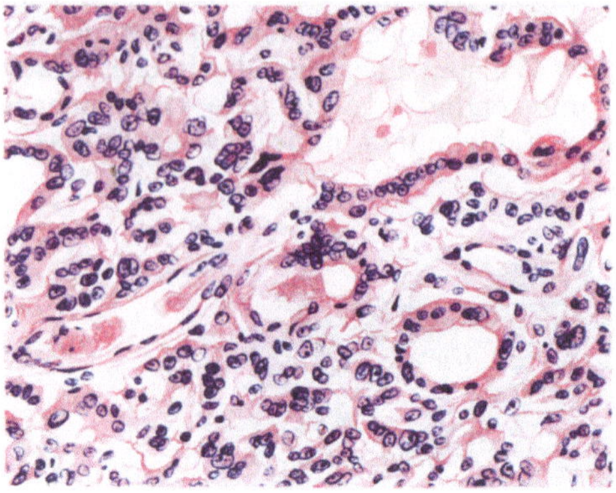

Noch mehr abweichend ist ein anderer Fall (Abb. 308). Die Schläuche haben nur ganz geringe Lichtungen, der Epithelsaum hat innen und außen unscharfe Abgrenzung, sie sind mehr geknickt als gewunden und gabeln sich fingerförmig. Das Epithel ist unverhältnismäßig hoch in Anbetracht der Lichtung, so daß oft mehr zylindrische Strangform entsteht. Dazu kommt Vielschichtung des Epithels mit zahlreichen engen Lumina, um die die Zellen radiär stehen, mit basalen Kernen. Glykogen tritt namentlich in den basalen Teilen der Zellen auf.

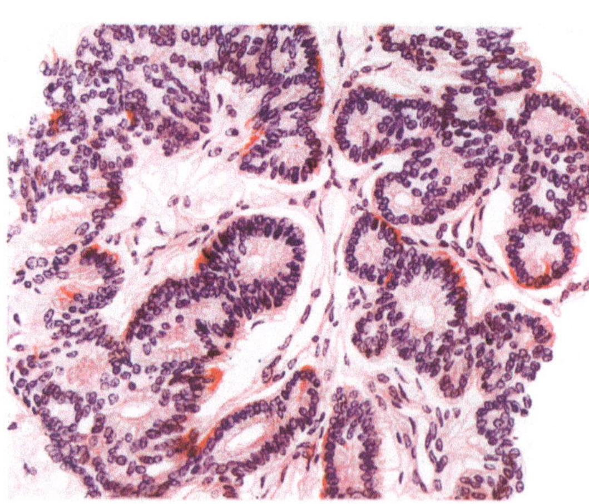

Abb. 307. Teils tubulares, teils diffuses Carcinoma polyposum corporis uteri. (S. Text.) (7589.) (Leitz Obj. 5, Ok. 1, Tub. 165.)

Eine scharfe Abgrenzung der tubulären (glandulären) gegen die labyrinthischen (adenomatösen) Karzinomformen ist nicht zulässig, wie wir schon aus einigen Fällen ersahen. Auch die überwiegend adenomatösen Formen gehen nicht selten mit Bildung enger Schläuche einher, die zuweilen bei Schlängelung (Abb. 309) perlschnurartig gereihte Lumina zeigen.

Zuweilen fängt das adenomatöse Karzinom mit einfachen gestreckten Schläuchen an, die weiterhin sich verzweigen, erweitern, falten und höchst komplizierte Räume bilden. Bei der einfachen glatten Faltung stülpen sich die Epithelien nach außen und täuschen Drüsenschläuche vor; in Wirklichkeit sind es tiefe Falten, die alle von einem in anderen Schnitten sichtbaren Lumen ausgehen. In Abb. 309 sind die Faltungen viel unregelmäßiger, nicht glatt, son-

Abb. 308. Ungewöhnliche Form eines Carcinoma corporis adenomatosum mit Glykogen. (217,45.) Leitz Obj. 5, Ok. 1, Tub. 160.)

dern stärker modelliert. Es tritt das Bild einzelner Haupträume mehr zurück zugunsten zusammenhängender labyrinthischer Bildungen.

Je mehr das Stroma zurücktritt gegenüber der epithelialen Bildung desto mehr wird es unmöglich von einer evertierenden oder invertierenden Form zu sprechen. Hier ist ein allgemeines Durcheinander, so daß von innen und außen nicht gut die Rede sein kann. Mit der Zunahme der Drüsen tritt ihre dos à dos-Stellung (C. RUGE) ein.   In allen Fällen stärkerer Faltenbildungen sowohl der invertierenden als der evertierenden Form des adenomatösen (labyrinthischen) Karzinoms tritt bald Epithelschichtung auf.   RUGE und VEIT (1882) haben diese „Verwandlung" des Zylinder-epithels in „epidermoidales" bereits beobachtet.   GEBHARD, WINTER deuteten dies noch als „Durchwachsung" zweier von verschiedenen Mutterböden stammender Tumoren und HOFMEIER, KAUFMANN als gleichzeitiges Nebeneinander.   KROMPECHER läßt solche Fälle als das „Bindeglied" zwischen den Basalzellen und Zylinderzellkrebsen aus diesen durch Mehrschichtung des „Basalepithels der Drüsengänge" entstehen.   Ebenso könnten sie von den Basalzellen normaler Drüsen ausgehen, da an der Basis der Zylinderzellen plasmaarme Zellen mit runden oder ovalen und länglichen intensiv färbbaren Kernen vereinzelt zerstreut liegen. Dieses habe ich ebenfalls beobachtet und stimme KROMPECHER vollkommen zu.

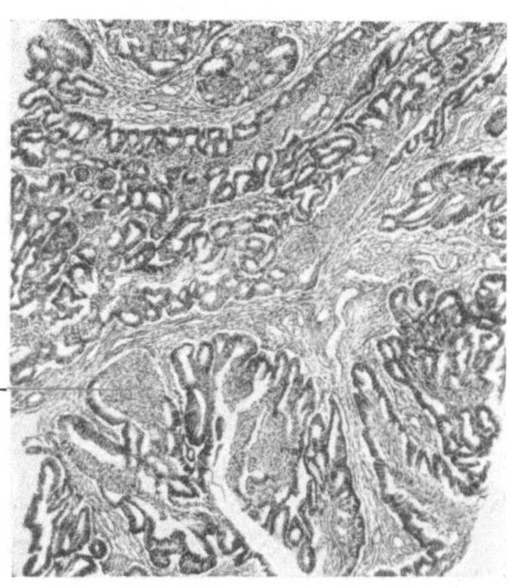

Abb. 309. Teils tubulares, teils adenomatoses, teils papillomatöses Karzinom des Korpus. Bei a Mehrschichtung. (198,95.) (Zeiß a* 10, Ok. 3, Tub. 165.)

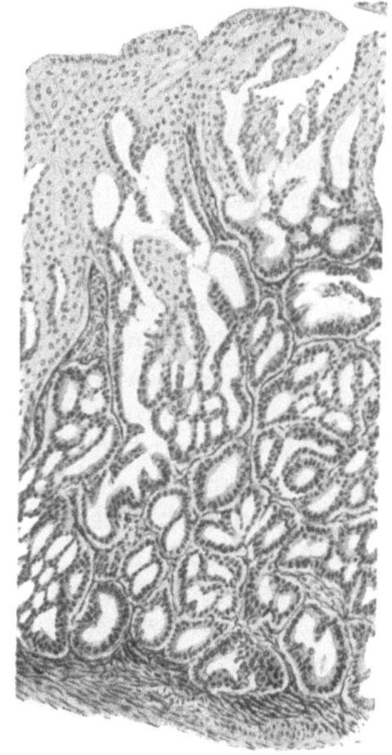

Abb. 310. Tubular adenomatoses Karzinom des Korpus. Die noch erhaltene Oberflache besteht aus soliden Plattenepithelmassen, die in die „Drusen" vordringen.(177,58.) (Leitz 3 Ok. 0, Tub. 14.)

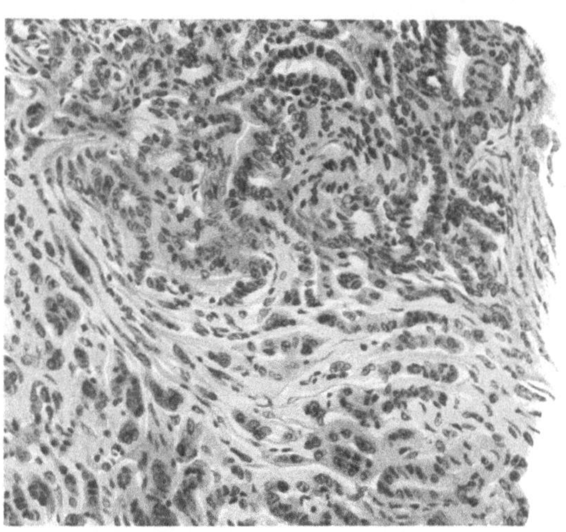

Abb. 311. Carcinoma adenomatosum corporis. Schlauche und Strange gehen in diffuse Wucherung uber (103,53). (Leitz 5, Ok. 0, Tub. 175.)

Die Epithelschichtung kann von vornherein einsetzen (KAUFMANN), ohne daß die reine adenomatöse Form voraufgegangen wäre. Die Auffüllung der Lumina geschieht nur zuweilen von allen Seiten gleichförmig massiv, sonst durch Sprossenbildung von vielen Einzelpunkten aus, die sich mit ihren

Nachbarn und Gegenüber durch Brücken verbinden, so daß zunächst Hohl-räume, Fenster, Maschen im Epithel übrig bleiben, deren Auffüllung sich oft nur langsam vollendet (Ruge, Gebhard u. a.).

Die Auffüllung der Räume greift meist in den tieferen Buchten zuerst Platz, scheinbar seltener ist der in Abb. 310 dargestellte umgekehrte Fall, daß von der noch völlig erhaltenen Schleimhautoberfläche her breite Epithelmassen nach der Tiefe zu vordringen. Eine verschiedene Genese beider Epithelarten aus dieser Lagerung zu entnehmen ist nicht nötig. Ebensogut kann man an-nehmen, die oberflächliche Lage befähige die gleichen Krebsmutterzellen zur Vielschichtung.

Seltener geht die adenomatöse Form auf dem Wege schmaler, teils aus-gehöhlter, teils solider Stränge (Abb. 311) in ganz diffuse Wucherung über, wobei die Zellen die typische Gestalt zugunsten jeder beliebigen Form auf-geben. Da hierbei die Stromazellen zuweilen ebenfalls lebhaft proliferieren und große Kerne verschiedener Gestalt hervorbringen, so entsteht leicht die Täuschung eines Karzinosarkoms oder eines Sarkomes. Einzelne Fälle derart beschreiben Garkisch, Moench u. a.; sie sind jedoch gar nicht selten.

Auch die Muskelzellen quellen auf und haben starken Chromatingehalt der Kerne, ähnlich wie bei sarkomatösen Neubildungen.

Eine besondere Form der teilweisen Auffüllung der Lichtungen teils einfach tubulärer, teils verwickelt adenomatöser Korpuskarzinome habe ich früher gelegentlich meiner Schilderung der gutartigen Plattenepithelknötchen im hyperplastischen Endometrium corporis (1921) vorgezeigt. Es handelte sich um ein sehr großes Korpuskarzinom, in dem kleine geschichtete Epithelhaufen knotig in die Lichtungen der drüsigen Bildungen vorspringen, und zwar überall in dem großen Tumor. Unter den wenigen Fällen derselben Art habe ich einen Fall (5871) von Carcinoma tubulare adenomatosum gesehen, in dem ähnlich wie bei gutartiger Hyperplasie (Abb. 73, S. 179) von der Oberfläche her zusammenhängende Plattenepithelstränge nur an einer umschriebenen Stelle einwucherten, ohne jedoch tief vorzudringen. — Daraus geht die Notwendigkeit hervor, bei den Karzinomen ebenso wie bei der Hyperplasie durch Serienschnitte nachzuweisen, ob die scheinbar sprunghaft erscheinenden Epithelknötchen nicht doch wenigstens teilweise einen durch geschlängelten Verlauf der Beobachtung in Einzelschnitten entgehenden Zusammenhang haben. — In den Schnitten äußert sich die Vielschichtung des Epithels in gleicher Weise, wie in Kapitel „Epidermisierung" in hyperplastischen Schleimhäuten als gutartig geschildert wurde, dadurch, daß kleine, subepithelial gelegene Knötchen sich teilweise im Bindegewebe ausdehnen und Drüsen miteinander verbinden, teils auch in die Lumina knopfförmig vorstülpen und einen Teil derselben überbrücken. Im Stroma verbreiten sich diese jedoch im Gegensatz zu den gutartigen Fällen auch in den Lymphbahnen in Form ganz schmaler und unregelmäßig breiter Stränge. In diesem Falle, der ebenfalls zu den in Form diffuser Schleimhaut hyperplasie entstandenen Karzinomen gehört, sind die geschichteten Epithel-zellen von höchst unregelmäßiger Gestalt und Größe und haben die Eigen-tümlichkeit, bei Hämalaun v. Gieson einen mehr bräunlichen Farbenton anzunehmen, einzelne aufgetriebene „Plattenepithelzellen" sogar pikringelbe. Doch läßt sich weder Keratohyalin, noch Eloidin feststellen, wie auch Strong in einem offenbar ganz ähnlichen Falle hervorhebt. Er betont, daß nicht eine „indirekte Metaplasie" (Schridde) vorliege, sondern ein „unmittelbarer Über-gang vom Zylinder- zum Faserepitheltypus", daher er zwei in ihren ersten Anfängen ganz verschiedene Zelltypen, embryonale Zellen als Grundlage annimmt. Das bezeichnende dieser Geschwulstart liegt in dem scheinbar sprunghaften unvermittelten Auftreten der Plattenepithelherde in den tubulären und adenomatösen Partien, die von subepithelialen indifferenten Zellherden ihren Ausgang nehmen. Das gleiche findet sich in den Metastasen. Orsós glaubt aus den Bildern eines „Adenocarcinoma papillare diffusum" entnehmen zu sollen, daß das karzinomatöse Zylinderepithel sich in verhornendes krebsiges Plattenepithel metaplasiere, also echte Epithelmetaplasie in einer bösartigen Geschwulst vorkomme:

1. weil in allen Tiefen des Geschwulstgewebes einzelne Zellen und kleine Zellnester mitten in dem Drüsenepithel eingefügt liegen,

2. dasselbe auch in den Metastasen vorkommt und die Übergänge an den Grenzen des Zylinderepithels zum geschichteten Epithel einwandfreie sind.

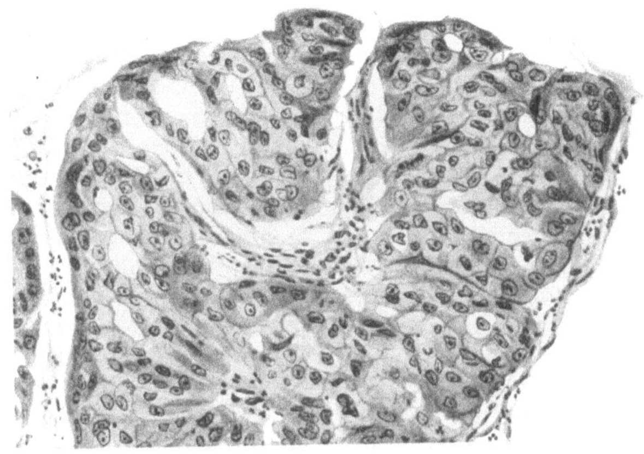

Abb. 312. Besonders große Zellen eines sekundar soliden Carcinoma adenomatosum corporis (241,12). (Leitz 5, Ok. 1, Tub. 160.)

Mönckeberg hielt Osrós entgegen, daß die Zylinderepithelien nur gequollen seien, aber dieser ist doch von einer echten Metaplasie überzeugt.

Diese theoretische Deutung ist nicht zu beweisen, dagegen ist sehr oft leicht nachweisbar, daß die Zylinderepithelien noch teilweise auf den „Plattenepithel"-Herden liegen.

Im allgemeinen besteht Schriddes Meinung zu Recht, daß das vielschichtige Epithel der sekundär soliden adenomatösen Korpuskarzinome kein echtes Faserepithel sei, weil Epithelbrücken fehlen, ebenso Riffzellen und Verhornung. Für die primär soliden gilt das gleiche. Gestalt und Größe der vielschichtigen Epithelzellen wechselt sehr erheblich. Die Zylinderzellform wird zuweilen ziemlich lange gewahrt, in anderen gleichen die Zellen mehr Krompechers Basalzellkarzinomen und in vielen quellen die Zelleiber gleich mehr auf zu größeren kubischen und rundlichen Zellen, seltener auch zu flachen. Bei diesen Fallen reden die Autoren oft von Plattenepithelkarzinomen und diese sind es auch, welche zur Deutung von Doppelentstehung benutzt werden.

Die Vielschichtung der adenomatösen Karzinome zu sogenanntem Plattenepithelkrebs wird in einzelnen Fällen von Engelhorn, Frank, Fränkel und Wiener, Mandelbaum, Ssamgin, Stein, Schridde u. a. beschrieben, doch muß ich Hitschmann und Lubarsch zustimmen, daß dieser Befund bei ausgiebiger Untersuchung gar recht oft erhoben wird.

Selten erreichen die Zellen bei der sekundaren Aufschichtung im adenomatösen Karzinom solche Größe wie in Abb. 312; man erkennt noch Reste von

30*

Lichtung. — Noch seltener sind hornperlenartige Schichtungen und Übergang zu Kankroiden (KAUFMANN-EKHARD, HOFMEIER, HUNZIKER, LUBARSCH, SCHMIT, STIEDA, BLAVET DI BRIGA, GUSNAR), ebenso Verf. in einem Falle (s. Kapitel Histogenese und Metaplasie). Die sekundär soliden Partien können selbständig weiter wuchern und ebenso wie die adenomatösen Partien das normale Gewebe zerstören. Im allgemeinen spricht man dann von „Adenokankroid‟, obgleich es keine Doppelgeschwulst ist, sondern ein Carcinoma partim adenomatoides partim cancroidale oder ähnlich.

Viele Fälle von Epithelschichtung sind ganz gemischt, teils dem zylindrischen, teils dem Plattenepithel ähnlich. Auch sind zuweilen die unteren Lagen mehr zylindrisch, die oberen mehr polyedrisch und platt. — An der freien Oberfläche erleidet die oberste Lage des vielschichtigen Epithels zuweilen endothelartige Abflachung und synzytiale Gestaltung, wie ich KROMPECHER bestätigen kann, aber nicht selten ist die freie Oberfläche keine ursprüngliche, sondern durch Zerfall entstanden und es haftet eine dünne Reihe Stromazellen der vielschichtigen Epitheloberfläche an, die plattes Epithel vortäuscht.

Im übrigen läßt sich über die Epithelzellen der tubulären und adenomatösen Karzinome keine allgemeine Aussage machen, die sie durchwegs von normalen Zellen unterscheiden ließe. Es treten eben auch in den nichtmalignen Schleimhautveränderungen, besonders bei der einfachen Hyperplasie, haufig Epithelveränderungen ähnlicher Art auf, nur nicht in solcher Ausdehnung. Nur wo noch normale Schleimhaut zum Vergleiche steht, kann man dann ihre Zellen von den karzinomatösen leicht unterscheiden. Meist stehen die letzten unregelmäßig, sind dichtgedrängt, zweizeilig mit wechselnder Kernstellung, und einzelne kleinere dunklere plasmaarme Zellen liegen dazwischen oder basal. Auch die Zahl der Mitosen ist nicht zuverlässig. Schwere Atypien der Zell- und Kernform, des Chromatingehaltes und der Mitosen, wie sie allgemein bekannt sind, und die regressiven Veränderungen (usw.) kommen zur Erkennung früher Stadien nicht in Betracht. In einzelnen Fällen sind schon in früher Zeit die Karzinomzellen größer als die normalen mit stärkerer Sekretion, in anderen Fällen gerade umgekehrt.

Auch das Stroma hat nicht durchgehend bestimmte Eigenart. Der Zellgehalt wechselt von Fall zu Fall. In schnell wachsenden adenomatösen Karzinomen ist es immer sehr zart und oft sehr spärlich nur in dünner Bekleidung der Gefäße. Bei diffusen Wachstum fehlt oft eigenes Stroma oder es ist zuweilen sarkomähnlich.

Ungewöhnliche Formen des adenomatösen Korpuskarzinoms sind Schleimepithelkrebse. In einem meiner Fälle bestand zugleich ein solides, vielerorten ganz diffus wachsendes Plattenepithelkarzinom der Portio. Der Schleimgehalt des Epithels beschränkt sich auf einzelne Partien des Krebses und in den Zellen auf den oberen Teil des Leibes. Die Drüsenlichtungen sind schleimgefüllt, meist eng, einzelne erweitert. Die Schleimsekretion in den Zellen ist meistens überall geringfügig und die Zellen in den mehrschichtigen Partien entbehren des Schleims. Die Neubildung ersetzt einen großen Teil der Schleimhaut und wächst tief in die Muskulatur.

In einem anderen Falle ist die Neubildung ebenfalls auf die Korpusschleimhaut beschränkt, ebenfalls abwechselnd mit schleimlosen Partien. Hier geben manche Zellen im ganzen Leibe Schleimreaktion, selbst dort, wo das Epithel zwei- bis dreizeilig wird. Die Lichtungen, besonders größere Räume, zeigen schleimigen Inhalt in streifiger Zeichnung. Auch hier hört die schleimige Sekretion in den dichter wachsenden und mehrschichtigen Partien auf.

Seitdem wir auf Schleimproduktion in den adenomatösen Karzinomen unser Augenmerk richten, weisen wir durch Muzikarmin nicht ganz selten mehr oder weniger ausgedehnte Schleimsekretion der Korpuskarzinome nach. Die Sache hat praktische Bedeutung bei Untersuchung von Probeausschabungen, weil der Kliniker (STOECKEL) eine viel ausgedehntere Operation macht, wenn es sich um Zervixkarzinome handelt. — Die Entscheidung gelingt mir nicht immer. — MOGLIA fand ebenfalls in einem „Adenoma malignum" auffallend viel Schleimbildung.

Glykogenbildung in größeren Mengen habe ich (a. a. O. 1911) in adenomatösen Karzinomen bei alten Frauen beschrieben. Den gleichen Befund habe ich seitdem des öfteren, aber auch bei nicht so alten Frauen z. B. bei einer 45jährigen (St. 15312) gesehen (s. a. DE BONNEVILLE). — In gutartigen adenomatösen Polypen findet sich jedoch auch Glykogen.

Als ungewöhnlich in der Form kann schließlich das adenomatöse Karzinom (Abb. 313) eines 6jährigen Kindes gelten (vgl. GLOECKNER); in dem Probestückchen fand ich teils einschichtiges, teils mehrschichtiges Epithel in unregelmäßigen Schläuchen und Hohlräumen. Die adenomatösen Gebilde haufen sich an vielen Stellen zu größeren Gruppen mit verschwindend geringem Zwischengewebe. Die Mehrschichtung wird nirgends bedeutend. In dem Rezidiv und in Metastasen der Leistenbeuge und der Unterbauchhaut fand ich bei der Obduktion 6 Jahre später die Neubildung in der Form des Adenoms wenig verändert; nur traten die solideren Partien mehr hervor. Das ungewöhnliche des Bildes liegt nur in der Zellform begründet, die nirgends zylindrisch ist, sondern mehr rund-

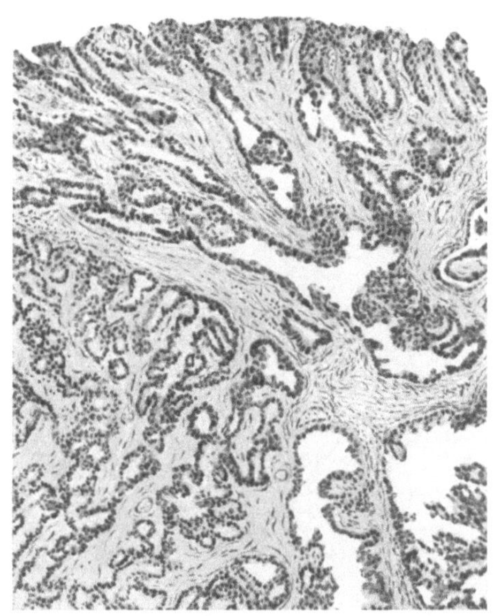

Abb. 313. Carcinoma adenomatosum vom 6 jahrigen Kinde (s. Text). (103,60). (Leitz 3, Ok. 1. (Tub. 175.)

lich, wodurch der unruhige rauhe Saum entsteht. Das zarte fibrilläre Stroma hat keine Besonderheiten.

Eine andere Abart des Zylinderzellkrebses des Korpus ist die papillomatöse Form (RIBBERT), die wohl nur in Frühstadien rein oberflächlich (exophytisch SCHOTTLÄNDER und KERMAUNER) auftritt. Verf. hat zwei solche Fälle beschrieben, in einem Falle ein kleines Papillom (Abb. 314), in dem die in Form und Größe und Art der Faltung unregelmäßigen Papillen in erheblichen Abständen voneinander locker liegen. Der reichgefaltete Epithelsaum der größeren Papillen hat meist einschichtiges, an vielen Stellen auch zweischichtiges zylindrisches Epithel ohne besondere Zelltypien. Ein Beweis der Bösartigkeit dieses Falles war nicht zu erbringen, diese kann vielmehr nur daraus entnommen werden, daß gutartige Papillome des Uterus sonst nicht bekannt sind.

Ebenfalls fast rein exophytisch mit geringer Andeutung von Wachstum unter der Oberfläche ist ein wenig größeres Papillom (Abb. 315) mit plumperen enger liegenden Papillen mit stark gefaltetem Epithelsaum, dessen Zellen ursprünglich einschichtig, hoch zylindrisch sich auf die Umgebung des Papilloms fortsetzen und im Hauptbereich des Tumors vielschichtig werden,

indem die Zylinderzellform meist bald unter Aufquellung und Aufhellung des
Zelleibs der polygonalen Zellform weicht. Auch die Kerne büßen hierbei an
Färbbarkeit ein. Dabei ist das vielschichtige Epithel noch durch zahlreiche
kleine Fenster durchbrochen, wird aber allmählich zu einem völlig soliden
hohen Epithelbelag der Papillen umgewandelt, dessen oberste Lage endothelartig flach, fast synzytial ist. Im übrigen ist die papillomatöse Form
als Begleiterscheinung der vorgeschritteneren adenomatösen Karzinome öfters
nachweisbar.

Das primär solide Korpuskarzinom.

Bei den meisten soliden Korpuskarzinomen läßt sich, wenn nicht ihre Entstehung aus der drüsigen oder adenomatösen Form, so doch mindestens eine
teilweise adenomatöse Beimengung nachweisen. Es ist ganz sicher, daß in

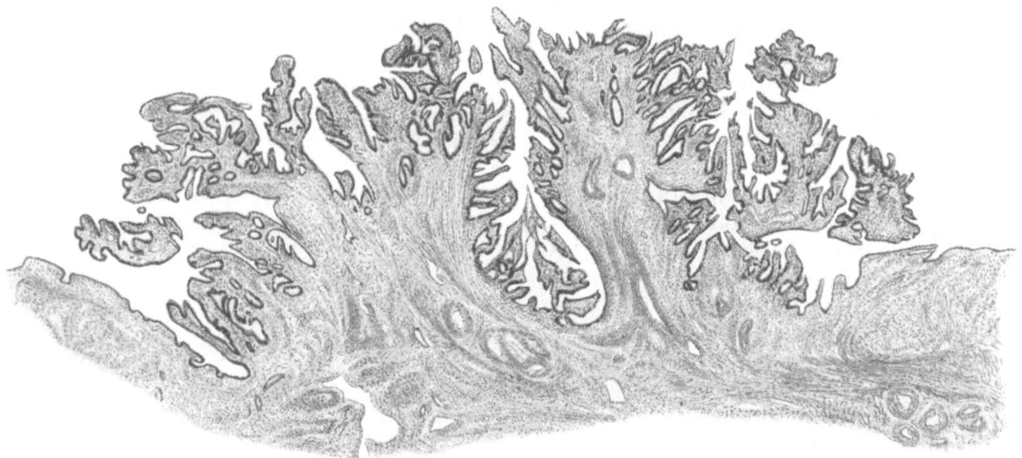

Abb. 314. Kleinster papillomatöser Tumor basal 7 mm breit, oben 10 mm breit, 3—4 mm hoch,
die Oberfläche der atrophischen Schleimhaut überragend. 40jährige Frau, vor 8 Jahren kastriert
(322,24). (Leitz.) (Zeiß Lupe a*, Ok. 1, Tub. 150.)

einzelnen Fällen von vornherein solide Partien zugleich mit den adenomatösen
entstehen, dagegen schränkt sich die reine primär solide Form auf wenige Fälle
ein. Die sogenannten Zuckergußkrebse scheiden aus, wenn zugleich ein Kollumkrebs (s. d.) besteht.

Hitschmann läßt „nach Ausscheidung der mit Metaplasien einhergehenden
Drüsenkarzinome" als reine Plattenepithelkarzinome nur 15 Fälle (Schauta-
Piering, Rosthorn, Hofmeier, Gebhard, Emanuel, Flaischlen, Löhlein,
Benckiser, Gellhorn, Pfannenstiel, Hitschmann) gelten. Der erste be-
kannte Fall scheint von Piering (1887) beobachtet worden zu sein.

Skeptischer noch urteilt Manu af Heurlin, weil entweder ein Knoten in
der Portio vorhanden war oder Plattenepithel im Zervikalkanal gefunden wurde
und viele Fälle zu weit vorgeschritten waren, um ihre primäre Gestaltung erkennen zu lassen. Als sichere Fälle (Gebhard, Hofmeier, v. Rosthorn, Kaufmann, Zablotzky, Flaischlen) könnten umschriebene tiefgreifende Herde
gelten — meint Mann af Heurlin.

Hitschmann konnte in zwei Fällen von reinem Plattenepithelkarzinom
einen unmittelbaren Zusammenhang des Oberflächenplattenepithels im Korpus
mit dem in der Cervix uteri nachweisen. Auch wenn bei Zervixkarzinom im
Korpus Plattenepithel auftritt, hält er dies für bösartig. Er spricht aber nicht

von Ausbreitung, sondern er läßt die bösartige Plattenepithelbildung gleichzeitig im Korpus und Zervix entstehen. Dieser Annahme kann man nicht zustimmen, wenn der unmittelbare Zusammenhang nachweisbar ist. — Das gleiche
gilt für einen Fall von W. Schmitt, der Übergang vom flächenhaft im Corpus
uteri ausgebreitete Plattenepithelkarzinom in ein nicht nachweisbar malignes
mehrschichtiges Plattenepithel im ganzen unteren Uterusabschnitt fand; es
bestand zugleich flächenhaftes Karzinom der Vulva und Vagina. Es muß
besonders betont werden, daß es fast immer äußerst schwierig ist, die oberflächliche Ausbreitungsform des Plattenepithels richtig einzuschätzen. Die

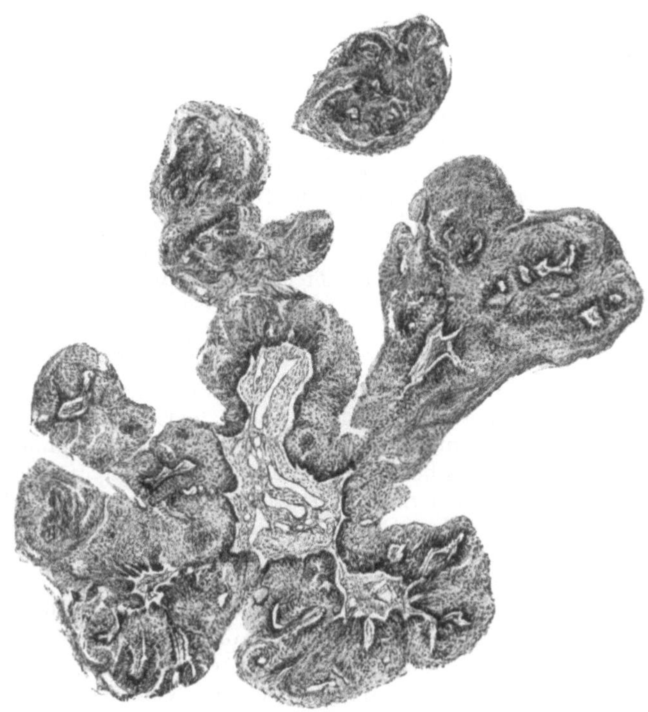

Abb. 315. 61jährige Frau. Kleines, papillomatoses Carcinoma corporis, an der Basis 15 mm größter
Durchmesser, bei 12 mm größter Höhe, fast rein exophytisch. Engstehende Papillen mit
vielschichtigem Epithelsaum (198,95). (Vgl. Text.) (Zeiß Lupe a* 10, Ok. 3, Tub. 165.)

derbere Wand der Zervix und des isthmischen Teiles läßt vielleicht das Tiefenwachstum nicht im gleichen Maße zu, wie die muskelreiche Innenschicht des
Korpus.

Durchwegs solide Korpuskarzinome sind mir selten begegnet; ihre histogenetische Zugehörigkeit zu den Zylinderepithelkrebsen ist meist außer Zweifel.
Zuweilen besonders bei älteren Frauen sind die Zellen atypisch, rundlich, polygonal. Echter Plattenepitheltypus, von Schridde bestritten (s. o.), wird gewiß ganz selten erreicht. Eindeutig kommt er nur in Kankroiden zur Beobachtung.

In einem Falle fand ich im tiefausgedehnten Hornkrebs makroskopisch
sichtbare große verhornte Felder mit typischer Reaktion der Hornlamellen.
Die starke rundzellige Infiltration der Umgebung geht an einer Stelle in einem
Wandabszeß von Erbsengröße über.

In einem anderen Falle fällt neben den Stellen typischer Verhornung in konzentrisch lamellärer Anordnung größerer Herde außerdem auf, daß zwischen den übrigen Plattenepithelzellen einige nach VAN GIESON sich orangegelbbraun färben, in denen der Kern stark vortritt, eine unvollkommene Verhornung.

Die primär soliden Karzinome wachsen gelegentlich diffus in die Umgebung; ebenso die adenomatösen Karzinome, letztere aber meist auf dem Umwege über die solide Form. Im allgemeinen ist die Destruktionskraft der soliden Karzinome der der adenomatösen überlegen und am durchschlagendsten wirkt die diffuse Wucherung in breiten Zellmassen. Die soliden und diffusen Krebsmassen zerstören ihrerseits die adenomatösen Partien.

Basalzellige Karzinome nicht im genetischen Sinne, sondern im Sinne einer ungewöhnlichen Indifferenz der Zellen sind selten. Als solche bezeichne ich 3 Fälle, in denen ein kleiner Knoten in und unter der Schleimhaut des Korpus die Oberfläche nur in geringem Grade vortrieb, dagegen das sehr kleinzellige fast an Sarkom erinnernde Epithel in unregelmäßigen Zügen ganz zerstreut in die Tiefe wuchs. In einem Falle von Herrn Kollegen Dr. PRAHL in Lübeck) konnte die Diagnose von mir sehr frühzeitig aus dem Schabsel gestellt werden. Der Tumor im exstirpierten Uterus war erst bohnengroß. Ein rein basalzelliges Carcinoma corporis (P. 6757) und ein teilweises zylinderzelliges sonst basalzelliges hatten die gleiche Tiefenwucherung.

Stroma der Korpuskarzinome.

Das Stroma der Karzinome wechselt an Zell- und Fasermenge von Fall zu Fall. Bei den adenomatösen Formen ist es meist zarter. Die Unterscheidung des neugebildeten vom alten Bindegewebe ist nicht immer leicht. Sowohl adenomatöse Herde, als besonders solide umgeben sich zuweilen mit einem Hof von feinfaserigem Stroma mit kleinen kurzen Spindelzellen, das sich deutlich vom alten Gewebe abhebt. Oft aber dringen beide Krebsformen in großen Mengen in die Tiefe ohne eigenen Stromahof. Im Korpus ist das leichter festzustellen als im Kollum wegen des größeren Muskelgehaltes, der allerdings auch durch hyaline Degeneration schwer kenntlich werden kann. Breitere Zwischenräume im Krebsgewebe bedeuten fast immer ursprünglichen Bestand an Zwischengewebe; auch die größeren Gefäße in den Septen sind alt. Ebenso ist es mir in vielen Fällen sehr zweifelhaft, ob der Bestand von kollagenen Fasern dem Karzinomstroma angehört. Diese Fasern bleiben besonders in der Umgebung der Gefäße oft sehr lange gut erhalten, aber auch zwischen den Krebsnestern. Besonders in einigen diffus verbreiteten sarkomähnlichen Karzinomen liegen die Krebszellen in kleinsten Gruppen und einzeln derart von Fibrillen umsponnen, daß eine Zusammengehörigkeit vorgetäuscht wird. Nur in dem starken Wechsel des Fibrillengehaltes, eingestreuten Reste von Muskelbündeln und in der an Bruchstücken kenntlichen Auflösung der Fibrillen (Abb. 316a und b) sind Mittel gegeben, den wahren Sachverhalt aufzuklären. Auch größere Fibroblasten im Gemisch mit Karzinomzellen erschweren die richtige Deutung.

Selbst in den völlig die Oberfläche überragenden papillomatösen Karzinomen enthalten die Papillen bis nahe an die Gipfel einen axialen Bestand von alten Gefäßen, Bindegewebe und sogar Muskelbündeln, die aus der Unterlage passiv einbezogen worden sind.

Durch voraufgegangene gutartige heterotope Schleimhautwucherung im Korpus und ebenso im Kollum wird ein bindegewebiges Stroma neugebildet, das ebenfalls leicht als dem Karzinom zugehörig betrachtet wird, wenn es von ihm befallen ist.

Skirrhus wird vorgetäuscht durch zerstreutes Vordringen der Krebszellen aus dem Korpus in das Kollum.   Echte fibroplastische Krebse sind selten.

Elastische Fasern gehören nicht dem Krebsstroma an. Auch SCHOTTLÄNDER und KERMAUNER bezweifeln es. In Karzinomherden trifft man elastische Fasern ganz unabhängig vom Krebsstroma mitten in den Alveolen und stets in Auflösung begriffen.

Die neugebildeten Gefäße sind durchwegs klein, meist kapillar, nicht selten dilatiert, ähnlich wie bei jungem Granulationsgewebe. Das Endothel proliferiert lebhaft. „Endothelzellbänder“ in und an den Krebsnestern werden von BORST, SCHOTTLÄNDER und KERMAUNER angegeben.

Um kein Mißverständnis hervorzurufen, muß ich betonen, daß die Karzinome auch eigenes Stroma hervorrufen, oft sogar in sehr anschaulicher Menge und daß dieses Stroma bei längerem Bestande auch kollagene Fasern bilden kann;

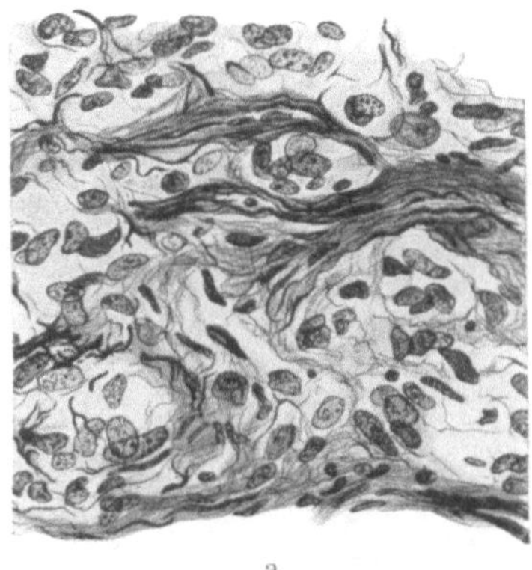
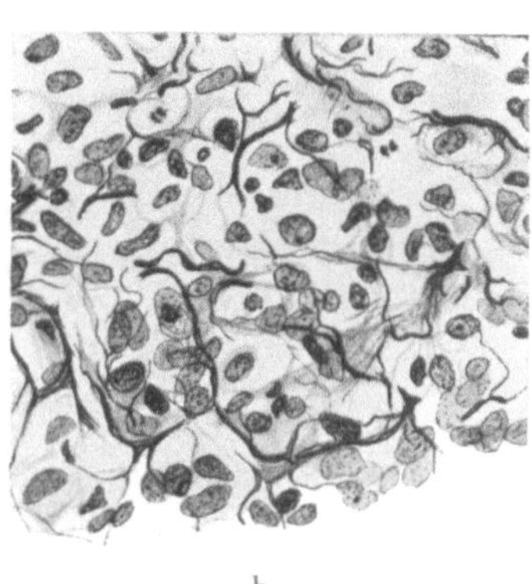

a   b

Abb. 316a und b. Aus einem soliden Carcinoma corporis mit diffuser Verbreitung. Auflösung der Bindegewebsfibrillen. (Fibrillendarstellung nach DEL RIO.) (Leitz 5, Ok. 3, Tub. 20.)

es soll nur darauf hingewiesen werden, daß man bei der Beurteilung des Stromas den alten Bestand des Wirtsgewebes nicht übersehen soll, der sogar mit in die Karzinomformen einbezogen werden kann, die überwiegend die Schleimhautoberfläche überragen.

Karzinomatöse Korpuspolypen.

Die karzinomatösen Polypen des Corpus uteri (vgl. oben: grobe Morphologie) sind in meinen Fällen meist adenomatös. In einem zweifelhaften Falle ist der Typus hyperplastischer Schleimhaut gewahrt: in einem anderen ist die adenomatöse Form etwas ungewöhnlich, insofern Epithelhaufen zahlreiche Zysten enthalten, mit schleimahnlicher Absonderung. Diese Neubildung (Abb. 317) durchbricht die kapselartige Oberflache und die Basis des Polypen. — Ein riesiger adenomatöser Schleimhautpolyp ist in einem anderen Falle nur an einigen Stellen oberflächlich karzinomatos. Nur in einem Falle war das polypöse Karzinom durchwegs solide und drang an der Basis tief in die Wand ein ohne jede adenomatöse Bildung. Das Stroma der karzinomatösen Korpuspolypen scheint nach einzelnen eigenen Befunden weit mehr vorgeeignet zu sarkomatöser Wucherung als die normale Schleimhaut.

Die ursprünglich ganz oder teilweise gutartig gewesenen Polypen zeigen oft noch bei vorgeschrittener Umbildung zu Karzinom Reste eines Adenofibroms oder eine gut erhaltene Basis oder eine Außenzone ähnlich einer Kapsel.

In einem kürzlich beobachteten Falle (Pr. 8176) hatte ich aus dem Uterusschabsel von einer 61jährigen Frau solides Karzinom entnommen. Im exstirpierten Uterus fand sich ein walnußgroßer Polyp, Adenofibroma, der auf einer Seite nahe der Basis noch eine ansehnliche Masse des selben soliden Karzinoms enthielt, das jedoch nur in ganz geringem Maße sich auf die übrige Oberfläche des Korpus fortsetzte. Im übrigen war von der Schleimhaut nur die gewöhnliche Lage der Basalis vorhanden. Würde man den Befund von dem Operationsmaterial allein zu betrachten haben, so würde man sagen, das Karzinom sei von dem Polypen ausgegangen. Da jedoch die ganze übrige Schleimhaut ausgeschabt war und sich im Schabsel nur Karzinom, gar keine Drüsen fanden, so muß man schließen, daß die Schleimhaut auch karzinomatös erkrankt war, und zwar nur oberflächlich, ebenso wie der Polyp. Wenngleich an diesem die Karzinombildung tiefer greift, ist dennoch nicht die Ausgangsstelle des Karzinoms feststellbar.

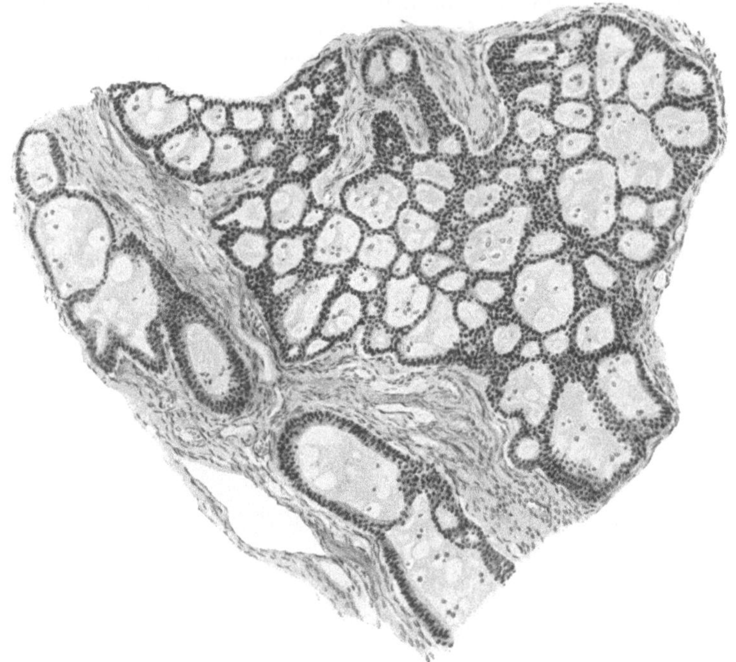

Abb. 317. Karzinomatöser Korpuspolyp (2625). (Vgl. Text.) (Leitz Obj. 3, Ok. 3, Tub. 17,5.)

Man muß unterscheiden gewöhnliche Schleimhautpolypen und polypöse Myome, die von einem Karzinom der benachbarten Schleimhautpartien her befallen werden, ferner Schleimhautpolypen, deren eigene Drüsen, oder deren Oberflächenepithel früher oder später karzinomatös werden und Polypen, die von vornherein karzinomatös sind, polypöse Karzinome zum Unterschiede von den karzinomatös ausartenden und karzinomatös befallenen Polypen. — Dazu kommen die Adenomyompolypen, die in gleicher Weise, wie eben geschildert, primär und sekundär karzinomatös werden können.

C. Doppelkarzinome des Uterus.

Unter den Doppel- oder Mehrfachkarzinomen sollen nur primäre Mehrfachanlagen zur Geltung kommen, die überdies räumlich genügend weit getrennt sind, um wenigstens zunächst gesonderte Tumoren zu bilden. Bei gleichgeartetem Anlagematerial ist natürlich kein sehr wesentlicher Unterschied zwischen diesen und den plurizentrisch entstandenen einfachen Tumoren. Besonderes Interesse finden daher verschieden geartete örtlich getrennte Mehrfachkarzinome, zumal die Autoren den Befund von mehrfachen Strukturen im Einzeltumor zum Ausgangspunkte von Meinungsverschiedenheiten genommen haben (s. Pathogenese, Polymorphie).

Eingehende Kritik der Literatur bis 1890 bei HOFMEIER, bei PFANNENSTIEL (1893), der nur 11 Fälle anerkennt und neuerdings ausführlich bei KEITLER (1918); s. a. KÜHL (1921).

Die in der allgemeinen Pathologie bestehenden Maßstäbe für primäre Mehrfachkarzinome (BILLROTH, LUBARSCH u. a.) werden als bekannt vorausgesetzt.

Zugegeben, daß auch ortseinheitliche Tumoren gelegentlich aus der Verschmelzung ursprünglich getrennter Anlagen hervorgehen können, so ist doch die Umwandlung der verschiedenen morphologischen Strukturen in Einzeltumoren oft so deutlich, daß wir auf sie hier keine Rücksicht zu nehmen brauchen. Die räumlich getrennten Karzinome des Uterus, deren Literatur man bei KEITLER (1918) gesammelt findet, sind entweder histologisch gleichartig oder ungleichartig. Bei räumlich geringer Trennung oder gar Durchwachsung ist Vorsicht am Platze. Doppelkarzinome in der Zervix werden meist als einheitlich entstanden aufgefaßt werden müssen, besonders, wenn sich die Knoten in der Vorderwand und Hinterwand gegenüberliegen, wie ich in einem Falle geschildert habe. Selbst wenn solche Knoten verschieden gebaut sind, Adenom und solides Karzinom, wie in einem Falle von SCHOTTLÄNDER und KERMAUNER und einem von BÜTTNER, bleibt die primäre Multiplizität zweifelhaft, wenn auch selbstverständlich leicht möglich. So schildert KEITLER ziemich glaubhaft ein „primär dimorphes doppeltepitheliales Portiokarzinom".

Auch im Corpus uteri sind Doppel- und Mehrfachkarzinome beschrieben worden (SCHAUENSTEIN u. a.), auch verschieden gebaute, „dimorphe" (SITZENFREY). — In den gleichgearteten Doppelkarzinomen denken SCHOTTLÄNDER und KERMAUNER an Implantationsmetastasen, was RIBBERT, BORRMANN, KAUFMANN, OFFERGELD bestreiten. Durch instrumentelle Untersuchung kann man sich die Implantationsmöglichkeit erleichtert vorstellen. Immerhin sind solche Vorkommnisse schwerlich zu beweisen (RIBBERT, HELLENDAL). Das multizentrische Auftreten kann auch makroskopisch vorgetäuscht sein oder durch Eiterung, Nekrose sekundär entstehen (SCHOTTLÄNDER und KERMAUNER).

Es liegt mir fern, die Möglichkeit der Implantation in Abrede zu stellen, besonders wenn ausschließlich an unmittelbar gegenüberliegenden Stellen zwei kleine Krebsknoten liegen. Man darf es jedoch nicht dabei bewenden lassen. Es wäre denkbar, daß die mitogenetische Strahlung (GURWITSCH) bei den Karzinomen eine besonders starke wäre und unter anderen unbekannten Mitbedingungen weitere Karzinombildung förderte. Diese Frage ist experimenteller Forschung zugänglich.

Keineswegs sollte das multizentrische Vorkommen des Karzinoms gar zu skeptisch angesehen werden, nur weil es tatsächlich vorgetäuscht werden kann.

Weniger Einwänden begegnen Karzinome, die im Korpus und Zervix zugleich vorkommen, weil sie oft verschieden gebaut sind. Die gleichartig gebauten, von WINTER anerkannten Fälle werden von SCHOTTLÄNDER und KERMAUNER bestritten. Die häufigsten Beobachtungen betreffen Pattenepithelkarzinome und Kankroide des Kollum zugleich mit Adenokarzinomen des Corpus uteri (ELISCHER, BONNEY, HOFBAUER, EISENBERG, LUBARSCH, FLORENZE D'ERCHIA, BONDI, LUBARSCH, WARSTAT, SANTI). Dazu zwei eigene Fälle. Das umgekehrte Verhalten ist seltener: Carcinoma solidum des Korpus mit drüsigem Karzinom des Collum uteri. Der Fall GELLHORN wird angezweifelt von EMANUEL, FISCHER-LUBARSCH. Solides „Adenocarcinoma" corporis mit malignem

Adenom der Cervix uteri (ECKHARDT). HOFMEIERs Fall betraf ein malignes Adenom der Portio und ein „Adenokarzinom" des Fundus uteri; dazu ein eigener gleichartiger Fall.

In einem Falle von Gallertkarzinom des Collum uteri deutet MEYER-WIRZ ein gleichzeitiges Adenokarzinom der Korpusschleimhaut für überimpft, ohne überzeugende Tatsachen dafür zu erbringen.

Wenn das Karzinom in Zervix und Korpus im Zusammenhange steht, aber in beiden verschiedene Struktur hat (GELLHORN), so stehen mehrere Möglichkeiten offen, die von LUBARSCH, EMANUEL, GEBHARD, LEHMANN, HITSCHMANN erörtert werden. Ohne eigene Anschauung solcher Fälle ist keine Entscheidung möglich, ob zwei verschiedene Krebse verschmelzen oder ob nur Umwandlung vorliegt; aber auch dann können Zweifel bestehen bleiben.

So läßt es LIMBÖCK (1886) unentschieden, ob eine Umwandlung oder gegenseitige Durchwachsung vorliege in einem Portiokrebs mit deutlichen Übergängen von drüsigen und verhornten Karzinompartien.

Schließlich werden Fälle, in denen die Krebsknoten im Korpus und am Collum uteri gleichartig waren, von PIERING (1887), PFANNENSTIEL (1893) beschrieben und von letzterem als Impfmetastase aufgefaßt. In PIERINGs Falle ist jedoch die übrige Schleimhaut mit Plattenepithel überzogen; er wird deshalb von SCHOTTLÄNDER und KERMAUNER mit Recht nicht als sicher anerkannt.

Ähnliche Fragen und Bedenken wie bei den Doppelkarzinomen des Uterus werden von den Autoren erhoben gegenüber den gleichzeitig im Uterus und Vagina auftretenden Karzinomen. Als einzigen unzweifelhaften Fall läßt HOFER nur seinen eigenen gelten von gewöhnlichem soliden Karzinom der Portio und typischem Kankroid der Vagina und auch dieser würde nicht gelten, wenn man LUBARSCHS Forderung nach ganz verschiedenen Epithelarten streng durchführen will.

Um es nochmals hervorzuheben, so ist zum Nachweis des doppelten Karzinoms in allererster Linie völlig getrennte Lage notwendig. — Wenn nur eine einzige zusammenhängende Masse besteht, so ist der Zusammenfluß ursprünglich getrennter Knoten gleicher Art wohl möglich und im Grunde nicht wesentlich anders zu bewerten als das von vornherein multizentrische Entstehen eines Einzelknotens. — Der gleichartige Bau mehrerer Knoten ist weder ein Beweis für noch gegen mehrfache Entstehung. Die Wahrscheinlichkeit der Metastasierung wächst, wenn außer einem ortsgewöhnlichen Karzinom z. B. Plattenepithelkarzinom der Portio oder schleimzelligen Carcinoma adenomatosum des Kollum ein gleichartiger Knoten im Korpus gefunden wird.

Die Annahme getrennter Entstehung gewinnt mit zunehmender Verschiedenheit im Bau mehrfacher Knoten.

Die Verschmelzung von zwei verschieden gebauten Tumorknoten zu einem gemeinsamen wird wahrscheinlich gemacht, wenn nur in der Zone der Vereinigung eine Mischung der beiden Strukturen vorliegen, während diese im übrigen Bereiche der Knoten rein erhalten sind.

Die Aufzählung theoretischer Möglichkeiten erschöpft sich in der Sicherheit, daß zwei getrennte Knoten genetisch zusammengehörig (Metastase) oder — auch bei gleichem Bau — getrennt entstanden sein können. Und ferner darin, daß zwei ursprünglich getrennte Knoten nicht nur von gleichem, sondern auch von verschiedenem Bau sich mischen können. — Es ist demgegenüber recht belanglos, ob sich das in jedem einzelnen Befunde sicherstellen läßt oder nicht. Viel wichtiger ist, daß sich langsam aber sicher die Kenntnis von der Moglichkeit gemeinsamer Entstehung verschiedener Strukturen aus einfacher Anlage überzeugend durchgesetzt hat. Diese Kenntnis eines in seiner Häufigkeit und Gewöhnlichkeit noch immer weit unterschätzten Vorkommens, auf dessen verschiedenartige Deutung wir im Abschnitte „Pathogenese" zurückkommen werden, ist wie wir oben sahen, schwer durchgedrungen, obgleich sie an sich sehr einfach ist. Jedenfalls ist so viel klar geworden, daß die Verschiedenartigkeit der Struktur an sich nicht zur Deutung der Karzinomentstehung aus verschiedenen Zellen, geschweige denn aus örtlich getrennten Knoten verwertbar ist.

Regressive Veränderungen in den Uteruskarzinomen, spontan und künstlich erzeugt.

Die regressiven Vorgänge in den Uteruskarzinomen unterscheiden sich natürlich nicht von denen der Karzinome in anderen Organen. Als eine Art von Heilungsversuch wird die Einschmelzung und Erdrückung des Krebsparenchyms durch rundzelliges Infiltrat, durch Granulationsbildung, Fibroblasten, und durch narbenartige Sklerosierung der Bindegewebsfibrillen angesehen. Wenn das Karzinom in sklerotischem Bindegewebe gelegen ist oder hineindringt — letztes ist gewiß selten und scheint mir nur in einem sehr kleinen oberflächlich gelegenen Plattenepithelkarzinom der Portio (258, 38) erwiesen — so werden die Karzinomzellen nicht nur durch den schlechten Nährboden, sondern offenbar auch durch den starken Gegendruck des harten Bindegewebes atrophisch. Meist schmale Stränge sehr kleiner dicht aneinander liegender Zellen von ganz indifferentem Aussehen durchsetzen netzförmig das narbige Gewebe. Es ist dabei kaum mehr ein Unterschied zwischen Plattenepithelkarzinom und Carcinoma adenomatosum zu machen. Letzteres begegnete mir in einem vom Karzinom der Korpusschleimhaut durchsetzten Myom (252, 94). — Es sind das Fälle, die immer wieder als Endotheliom beschrieben werden, obgleich es widersinnig ist, die Entstehungsgeschichte eines Tumors ausgerechnet aus seinen Rückbildungserscheinungen erkennen zu wollen. — Man kann in diesen Fällen von Ernährungs- und Druckatrophie des Karzinoms sprechen.

Der nekrotische Zerfall, später die Zersprengung und Erdrückung der Krebsnester wird nach allgemeiner Ansicht durch Strahlenbehandlung besonders stark hervorgerufen. Die nekrotische Einschmelzung unter lebhafter kleinzelliger Infiltration durch Strahlenwirkung ist zwar erheblich wirksamer und nachhaltig, betrifft jedoch das Stroma ebenfalls und kann deshalb gefährlich werden. — Auslesende Abtötung der Krebszellen allein gelingt trotz ihrer anerkannten Empfindlichkeit nach bisheriger Erfahrung ebensowenig wie die Vernichtung der Krebszellen durch auslösende Reizung zur Bindegewebswucherung, die überdies nach Untersuchungen an unserem Materiale in Zweifel gestellt wird (P. HÄNDLY) und als sekundär gelten muß. — Entgegen MOENCH muß ich behaupten, daß aus den zwar nicht spezifischen, aber doch der Menge und Verbreitung nach auffallenden Veränderungen meist ein bestrahltes Karzinom leicht von unbestrahlten zu unterscheiden ist. Voraussetzung ist ausreichende Bestrahlung, die schichtenweise verschiedene Schädigung, oberflächliche Nekrose, Nekrobiose, Infiltrationszone oder Granulationsgewebe und darüber hinaus in der Tiefe Schädigung der Krebszellen zur Folge hat.

Weiter unten sprechen wir noch von der rundzelligen Infiltration nach Bestrahlung.

Eine umfangreiche Literatur beschäftigt sich bereits spezialistisch mit der Frage der Röntgenwirkung auf das Karzinom, besonders das des Uterus. Sie ist von LUBARSCH und WATJEN kritisch bearbeitet worden[1]. Man muß diesen Autoren darin zustimmen,

---

[1] LUBARSCH und WATJEN: Allgemeine und spezielle pathologische Histologie der Strahlenwirkung. Handbuch der gesamten Strahlenheilkunde. Biologie, Pathologie und Therapie. 1, Lief. 2. Munchen: J. F. Bergmann 1928.

daß spezifische Veranderungen nicht bestehen. Die gleichen Erscheinungen finden sich auch spontan. Nur die Nekrose ist stárker ahnlich der bei Verbrennungen. Vor allem kennen wir keine Veränderungen der Krebszellen selber, die nicht auch spontan vorkommen. Eine „elektive" Beeinflussung lehnen Lubarsch und Watjen ab. Diesen Standpunkt habe ich ebenfalls (1912) eingenommen und vertrete ihn noch (s. a. Haendly).

Die Veranderungen, die auf Bestrahlung folgen, werden gerne in einzelne Stadien abgeteilt; sie sind je nach der Tiefe verschieden. Auch die Art der Veranderung ist nicht immer von typischem Ablaufe, wie es sich wohl aus der Art der Bestrahlung verstehen laßt. Nach Clunet (1910), Lubarsch und Wätjen) folgen auf die Zerfallserscheinungen der Karzinomzellen atypische Verhornung derselben, Phagozytose durch polynukleare Leukozyten, Makrophagen und Plasmazellen. Zuletzt wuchern Fibroblasten und es kommt zur Vernarbung. Lubarsch und Watjen finden diese Deutung übereinstimmend mit den Erscheinungen bei spontaner Rückbildung bei Bestrahlung experimentell implantierter Karzinome. Die Befunde von Haendly, O. Frankl und Amreich, von Holger, Pavlovsky und Widakovich, Dustin u. a. weichen nur in unwesentlichen Punkten voneinander ab.

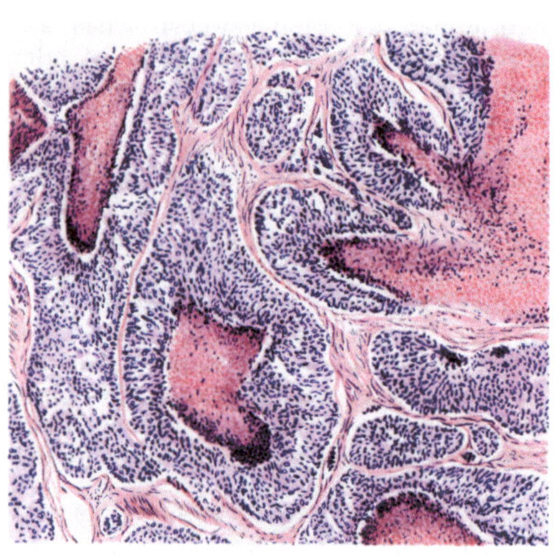

Abb. 318. Carcinoma corporis solidum mit indifferenten Zellen. Starke zentrale Nekrose, eosinrot gefarbt, deren peripherer dunkler Rand viele Kerntrummer enthalt. Keine rundzellige Infiltration. Dieser Krebs durchsetzt die ganze Uteruswand und buckelt die Serosa vor. (Ahnlich Abb. 330.)
(Leitz 3, Ok. 1, Tub. 180.)

Auch die besonders starke Anhäufung von eosinophilen Leukozyten (Aschoff) finden sich gelegentlich spontan. Der Epithelzerfall scheint sie anzulocken (W. Fischer 1912).

Aschoff hat auf prosoplastische Epithelveränderungen in Karzinomen nach Bestrahlung hingewiesen. Soll man sie regressiv nennen? Bei Verhornung von Plattenepithel ließ sich kaum etwas dagegen einwenden.

Zu den spontanen regressiven Erscheinungen gehören axialer Zerfall der Karzinomstränge, zentraler Zerfall in den „Alveolen" (Abb. 318), so daß sekundäre Lichtungen auftreten, mehrere kleinere oder eine große. Die peripheren Schichten können gut erhalten sein, seltener bleibt nur eine einzige Zellage übrig, so daß drüsige Formen entstehen, doch folgt der Zerfall der Zellen zuweilen der Proliferation so schnell, daß ein derartiges Karzinom auch in seinen jüngsten Partien schlauchförmig weiter zu wachsen scheint. Es versteht sich, daß sekundäre Schlauchbildungen ebenso wie primäre bei Gewebszerfall auf die neue Oberfläche münden können (Gaifami). Auch die sekundär soliden adenomatösen Karzinomalveolen unterliegen oft sehr schnell zentralem Zerfall.

Die Zellen zeigen oft schon frühzeitig verwaschene Grenzen des mit Eosin gut färbbaren Leibes und schwach färbbare Kerne (Kaufmann). In den zentral, axial zuerst dem Untergange geweihten Karzinomzellen und ihren Kernen treten oft Fetttropfen auf, die in frischeren Partien meist fehlen, und zwar besonders in reiferen Plattenepithelkarzinomen. Nur wenige Worte über die Lipoide. Wir haben in einer kleinen Zahl von Karzinomen (16 Fälle, davon 4 des Korpus, 12 des Kollum) methodisch die bekannten Darstellungsmethoden der Lipoide angewendet. Sudanfärbung war in jedem Falle am ergiebigsten, besondcrs in den Karzinomzellen selber, wenn auch in sehr verschiedener Menge. Auch die Verteilung in den Kernen und im Zellplasma ist starkem Wechsel unterworfen. Staubförmige Pünktchen, Tröpfchen, seltener größere Tropfen finden sich scheinbar launisch verteilt. Doppelbrechung wurde in keinem Falle im Epithel und nur 2mal im Bindegewebe gefunden. FISCHLERs Färbung ergab nur einmal unter 12 Versuchen einen positiven Fund. — Auch in den Stromazellen und Rundzellen, in blutpigmenttragenden Bindegewebszellen, ergab Sudanfärbung die stärksten Lipoidmengen. Am stärksten jedoch war stets die Färbung in zentral-nekrotischen Partien der Krebsstränge und in abgestoßenen Epithelzellen in Drüsenlichtungen. Das einzige Uteruskarzinom, das gar kein Lipoid enthielt, war ein metastatisches Karzinom vom Magen (sog. Krukenberg). — Auch in den Gefäßwänden wurde 1mal Lipoid gefunden. —

F. BURGHEIM gibt neuestens (1929) an, nach der Methode von SCHULTZ in bösartigen Tumoren (auch Uteruskarzinomen) große Mengen von Cholesterin im Gegensatze zu gutartigen Tumoren gefunden zu haben. Er stellt Mitteilung chemischer Analysen in Aussicht, die ergeben, daß das Cholesterin im Karzinom sich in einem anderen physikalischen oder chemisch-physikalischen Zustande finde, als in gutartigen Geschwülsten. — Im Zusammenhange mit der Erfahrung, daß Fütterung mit Cholesterin das Tumorenwachstum fördert (BORST u. a.) meint BURGHEIM, daß in dem Cholesterin der „Wachsstoff" gegeben sei. — Es ist jedoch nicht angegeben, ob die chemische Untersuchung im Karzinom größere Mengen Cholesterin ergeben hat, als in gutartigen Tumoren und normalen Geweben gleicher Art. Meine oben angeführten Fettfärbungen der Uteruskarzinome liegen längere Zeit zurück, ich muß daher meine damals gewonnene Ansicht, daß es sich lediglich um Rückbildungserscheinung (Phanerose) handle, unter Berücksichtigung künftiger Ergebnisse chemischer Analysen im Vergleiche mit histologischen Untersuchungen als offene Frage hinstellen. Dagegen ist es mir ganz eindeutig, daß der größte Teil der sudanophilen Lipoide in den regressiven Geschwulststellen sich findet. Wenn auch BURGHEIM angibt, daß er nur Tumoren verwendet hat, die keinen Zerfall zeigten, so besagt dieses nichts gegen meine Befunde und deren Deutung, weil die regressiven Partien inmitten der im ganzen gut erhaltenen Tumorteile gelegen sind.

Meine neueren Untersuchungen der Karzinome nach der ausgezeichneten Methode von ROMEIS (Sudan — 40% Alkohol, 24 Stunden Zimmertemperatur) sind nicht zugunsten der Angaben von BURGHEIM ausgefallen.

Jedenfalls bedarf es weiterer Untersuchung der Karzinomlipoide.

Kolloidtröpfchen habe ich einige Male in adenomatösen Zervixkarzinomen gesehen.

Die Schleimbildung in Zervixkarzinomen ist funktionell. Die in den Fällen von Korpuskarzinom offenbar auch. Die übermäßige Schleimbildung in einigen Fällen mit Untergang der Karzinomzellen ist dagegen regressiv; namentlich wird die „schleimige Entartung" des Plattenepithelkarzinoms als solche von MILLER bezeichnet s. a. einen solchen Fall von LAHM. Der alveoläre Gallertkrebs des Uterus (ROKITANSKY, LEBERT) ist bereits von WAGNER und KLOB als eine schleimige Umwandlung erkannt worden, doch scheint mehr eine schleimige Entartung des Stromas gemeint zu sein.

Nach MILLER kann Schleimkrebs vorgetäuscht werden bei fettiger und hydropischer Entartung durch Hämatoxylinfärbung. Während AMANN die schleimigen Veränderungen in den peripheren Teilen der Krebsnester eines adenomatösen Karzinoms fand, gibt MILLER umgekehrt die zentralen in seinem Falle als zuerst befallen an. Als Schleimkrebse führt MANU AF HEURLIN noch Fälle von HENKEL und ALBRECHT an. Gallertkarzinome ohne nähere Angaben s. b. MEYER-WIRZ, BROHL. — Ein adenomatöses Gallertkarzinom beschreibt POP am Collum uteri.

Es bedarf nur eines kurzen Hinweises auf die Muzinproduktion in den Karzinomen der Zerxiv, aber auch des Korpus, die zuweilen zu Zystenbildung, Verlust des Epithels, Eindringen des Schleims in das Bindegewebe führt. — Etwas ganz anderes ist die schleimige Verflüssigung des Bindegewebes und des Plattenepithels in den soeben erwähnten Karzinomen, die durch Ernährungsstörungen leiden, erweichen und nekrotisieren.

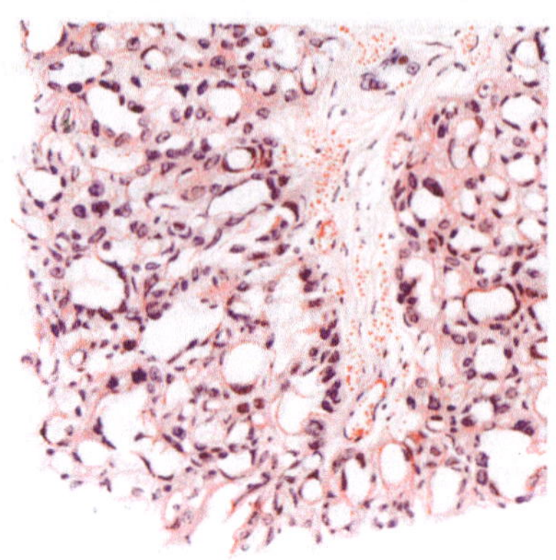

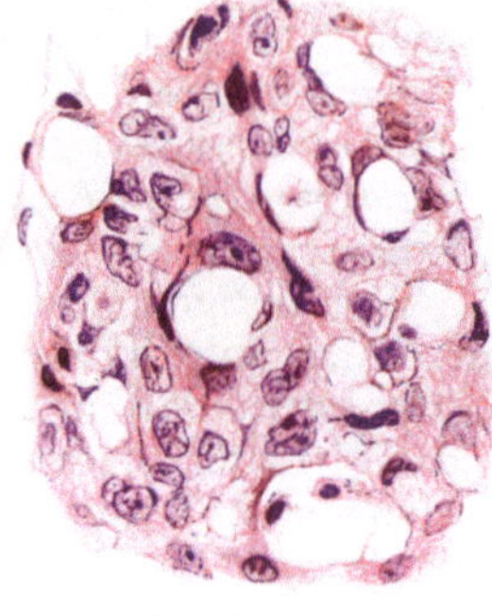

Abb. 319 a.   Abb. 319 b.

Abb. 319a und b. Carcinoma colli uteri et vaginae von 7 monatigem Kinde. Atypisches Platten-epithelkarzinom mit ausgedehnter Vakuolisation der Zellen (226,3). (Vgl. Abb. 291.)
(Abb. 319a Leitz Obj. 3, Ok. 3, Tub. 0, Abb. 319b Leitz Obj. 5, Ok. 3, Tub. 200.)

Die ödematöse Aufquellung und völlige Verflüssigung größerer Teile des Karzinoms ist gar nicht selten; nach GAIFAMI besonders in der Gravidität.

K alkbildung in den Krebsnestern selber ist selten, doch ist entgegen von HANSEMANNs Ansicht die epitheliale Verkalkung sehr deutlich. Auch SCHOTT-LÄNDER und KERMAUNER haben sie beobachtet (s. w. u. Abb. 325).

Alle Zeichen intrazellulärer Entartung, die morphologischen, die physikalisch-chemischen (tropfige Entmischung, vakuoläre Entartung) und die chemischen (RÖSSLE) sind in allen Graden regressiver Vorgänge nachweisbar. Die vakuoläre Quellung der Zellen ist in manchen Fällen derart ausgedehnt, namentlich in Zervixkarzinomen, daß man kaum noch gut erhaltenes Parenchym findet. In einem Carcinoma colli et vaginae von 7 monatigem Kinde ist die Vakuolisation der einzelnen Zellen und Zusammenfließen der Zelleiber sehr ausgedehnt (Abb. 319a u. b); nur wenige Karzinompartien sind nicht davon betroffen. Die Kerne werden an die Peripherie gedrängt. Der Zellinhalt ist flüssig, nimmt keinerlei Farbe an.

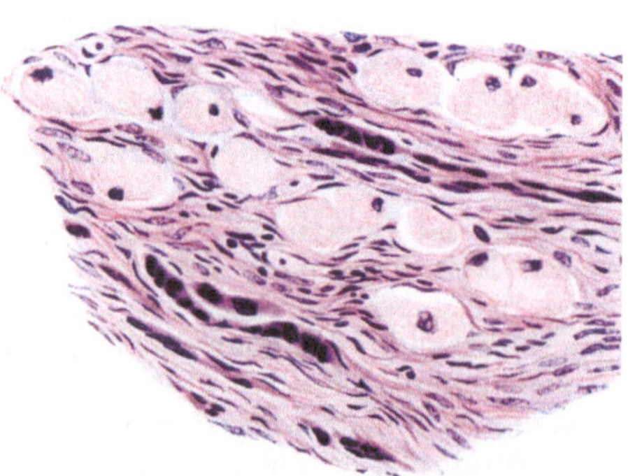

Abb. 320. Aufblähung der Karzinomzellen mit feinwabigem Zellplasma im szirrhosen Carcinoma cervicis (183,64). (Leitz 5, Ok. 1, Tub. 200.)

In einem Karzinom der Zervix (Abb. 320) mit starker Ausbreitung in der Tunica vasculosa und in der Subserosa des Korpus finden sich bei vorwiegender

Bildung polymorpher Zellen mit skirrhösem Stroma zerstreut große aufge-
blühte Zellen mit wabigem Plasma und rundlichem Kern, der nur hier und da
an die Peripherie gedrängt wird, Siegelringzellen. Einzelne Zelleiber nahmen
leichte Muzikarminfärbung an.

Die Vakuolisation der Karzinomzellen tritt in manchen Fällen sprunghaft auf an beliebigen Stellen der Stränge, nicht zuerst in den axialen Partien.

Die „synzytialen" Karzinomzellen (GEBHARD, D'ERCHIA) sind stets
regressive Symplasmen; den letzteren bestreitet MOENCH die Zugehörigkeit zu
den Riesenzellen, während sie SCHOTTLÄNDER und KERMAUNER ebenso SCHILLER
dazu rechnen.

Durch künstliche Reize hervorgerufene Veränderung, namentlich auffallende in der Gestalt der Zellen, findet man nach Verbrennung, Verschorfung

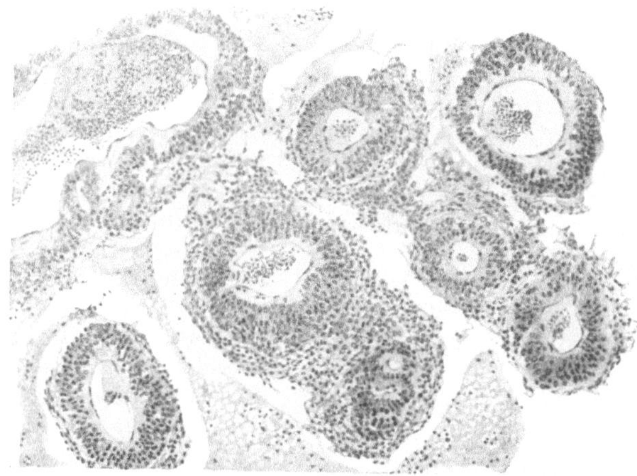

Abb. 321. Carcinoma adenomatosum corporis uteri (Auskratzung). Pseudoperitheliom. Perivaskulär
gut erhaltenes Karzinom und Stroma bei Nekrose der weiteren Umgebung (110,42). (Leitz 3, Ok. 1,
Tub. 175.)

der Umgegend (HOLZAPFEL) und die ganze Reihe der Kern- und Zellzerfalls-
erscheinungen bei Strahlenbehandlung, die von ASCHOFF, RÖSSLE, DÖDER-
LEIN, HAENDLY, LAHM, WERNER, LUBARSCH und WÁTJEN u. a. geschildert
worden sind. MOENCH hebt hervor, daß die regressiven Bildungen hierbei nur
quantitativ von den unter natürlichen Bedingungen entstehenden unterschieden
sind (s. oben). —

Die spontan und künstlich auftretenden Auflösungen und Zerfallserscheinungen der Kerne, ebenso wie die abnormen Mitosen und Zelleinschlüsse haben
bei den Uteruskarzinomen kein anderes Aussehen als in anderen Krebsen.
Karyorhexis und Chromatolyse sind entgegen v. HANSEMANNs Ansicht
durchaus als regressive Erscheinungen anzusehen. Frische Karzinompartien
sind frei davon; auch von den sog. parenchymatösen Riesenzellen. Oder will
man alle regressiven Erscheinungen anaplastisch nennen? Oder soll man den
Begriff der Anaplasie als nicht wahrnehmbare jenseits der äußeren Erscheinung
stehende Veränderung fassen. Mit LUBARSCH sehe ich die sichtbaren Veränderungen nicht als Ursache, sondern als Folge des Verlustes gewisser Zelleigen-
schaften an (s. a. B. FISCHER-WASELS).

Die degenerativen, regressiven Erscheinungen (RÖSSLEs „Entartung") beruhen auf Ernährungsstörung, die so gut wie sicher im abnormen Ablauf lebens-

notwendiger Funktionen, Gleichgewichtsstörungen des Zellstoffwechsels, also in den Krebszellen selber begründet sind, aber außerdem ist die Abhängigkeit der Krebszellen von dem Kreislauf, also von der Aufnahme der Nahrung und Abfuhr der Stoffwechselprodukte in den Karzinomen sehr deutlich kenntlich (Abb. 321). Die durch Zellschichtung am weitesten von dem Gefäßbindegewebe entfernten Zellen entarten und sterben am schnellsten ab. In normalen Geweben finden sich die physiologischen Seitenstücke hierzu. Wie weit ist es erlaubt, die Veränderungen regressiv, degenerativ oder „Entartung" zu nennen? — Nicht jeder Stoff, der in den nekrotisierenden Zellen gefunden wird, muß notwendig ein Zeichen von Entartung sein; er kann schon vorher bestanden haben. Dieses gilt insbesondere vom Fett und Glykogen. Eine scharfe Grenze zwischen erlaubten und unerlaubten Mengen der Stoffe an der Grenze zur Degeneration ist im übrigen nicht angängig. Es ist auch nicht der Platz zu Erörterungen, wie weit man Verhornung zu den degenerativen Prozessen rechnen soll, wie es im allgemeinen geschieht, während P. Ernst geneigt ist, in der Aufspeicherung großer Hornmassen bei gewissen Keratosen eher einen progressiven Vorgang zu erblicken. — Für einige Falle von Hornkrebsen des Collum uteri in meinem Materiale ist diese Frage angebracht. Oberflächliche Hornschichten von 4 bis 5 mm Dicke und mit verhornten Massen ausgefüllte Räume (Krebsalveolen) bis zu 8—10 mm Durchmesser bedeuten freilich eine verhältnismäßig riesige Überproduktion. Dennoch scheint es mir in diesen Fällen richtiger von Degeneration zu sprechen. Das fortschrittliche (progressive) liegt in der Neubildung der wenigen basalen Zellreihen, die nicht degenerieren, ähnlich wie beim Cholesteatom.

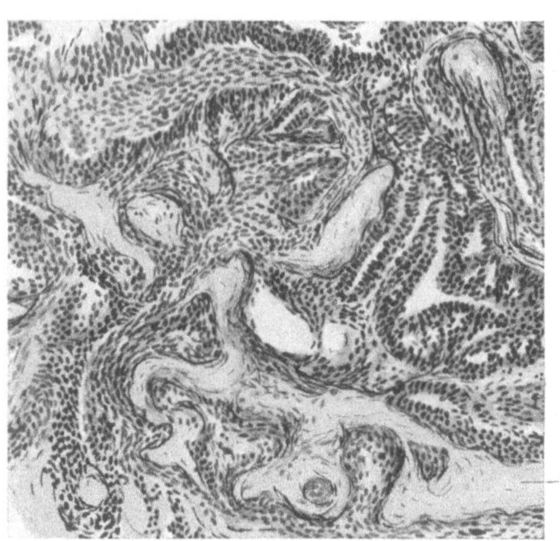

Abb. 322. Stellenweise starke hyaline Sklerosierung des Bindegewebes B in einem Carcinoma adenomatosum corporis (C. 83). (Leitz 3, Ok. 3.)

Die regressiven Stromaveränderungen, Ödem, Verschleimung, Verfettung, fallen zum Teil mit denen des Parenchyms zusammen. In einigen Karzinomen fand ich Fetttröpfchen ausschließlich in den Stromazellen. Die Fibrillen erleiden namentlich bei bindegewebsreichen Karzinomen oft hyaline Quellung, starke Sklerosierung, doch gehört ein Teil derselben dem ursprünglichen Gewebe an. Das gleiche betrifft die Gefäße. Verkalkung ist seltener. Die regressiven Stromaveränderungen treten bei Strahlenbehandlung verstärkt auf, einerseits bis zur Verflüssigung und Nekrose, andererseits bis zu starker Sklerosierung.

In Abb. 322 ist die hyaline Stromasklerosierung eines adenomatösen Karzinoms des Korpus an vielen Stellen besonders stark ausgeprägt, sog. Zylindrom. Ähnlich sah ich es bei Portiokarzinomen (s. a. Friedländer). Die spontane Verschleimung und Verflüssigung betrifft nur selten vorwiegend das Stroma bei noch leidlich gut erhaltenem Parenchym, wie in einem adenomatösen Karzinom des Corpus uteri (Abb. 323). Auch in einem soliden alveolären Karzinom des Collum uteri nach Radiumbestrahlung geht die Stromaverflüssigung voraus, die des Parenchyms folgt nach. In einem mit Radium bestrahlten Falle von alveolärem Kollumkrebs war die Verflüssigung des Stromas auffallend stark; man wird in diesem Bilde (Abb. 324) an Verschleimung von Zervikalepithel (vgl. Abb. 295) erinnert, doch liegt hier solches nicht vor.

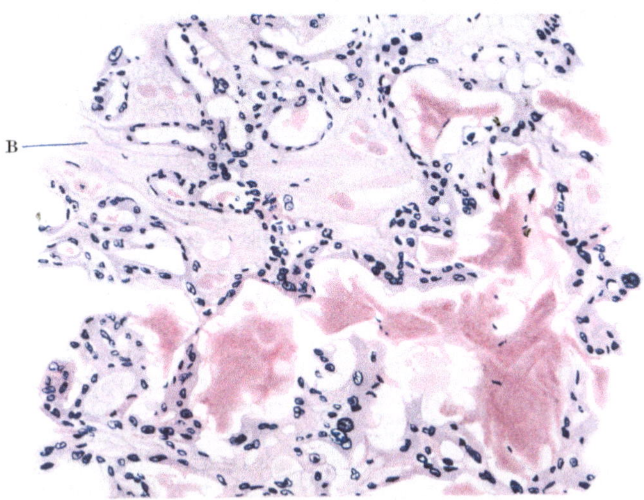

Abb. 323. Auffallende Verflussigung des Bindegewebes B in einem Carcinoma adenomatosum corporis (3520). (Leitz 3, Ok. 3, Tub. 175.)

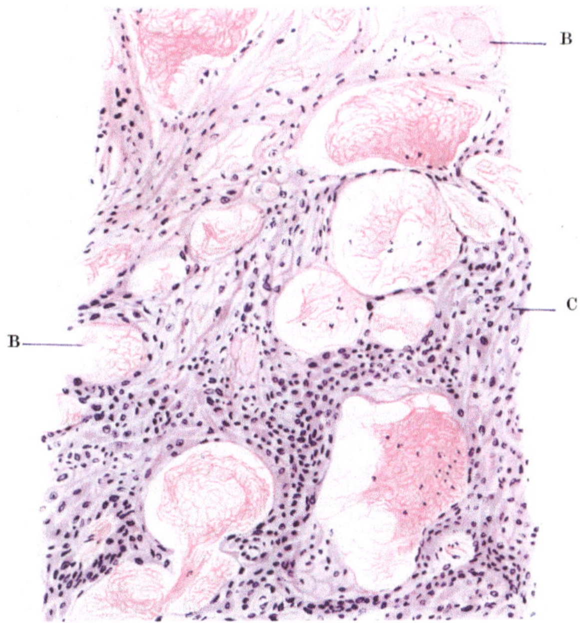

Abb. 324. Starke Stromaverflussigung (B) im Carcinoma solidum (C) colli. Bestrahlung mit Radium (7801). (Leitz 3, Ok. 3, Tub. 0.)

Zervixdrüsen fehlen, die Verschleimung betrifft alle, auch die tiefen Teile des Karzinoms und man erkennt den Beginn der Bindegewebsverschleimung bei B ganz deutlich.

Die Verkalkung befällt außer dem Epithel das Stroma im Anschluß an hyaline Degeneration und Nekrose oder ziemlich unvermittelt in frisch erhaltenen Karzinomen. Teilweise Kalkeinlagerung im Stroma und in den Krebsalveolen zugleich wie in einem Zervixkarzinom vorgeschrittener Zellreifung erschwert zuweilen die erste Ablagerungsstätte zu erkennen (Abb. 325). — „Psammokarzinome" besser „Carcinoma psammosum" sollte man nur diejenigen Fälle nennen, bei denen der Kalkgehalt schon als sandige fühlbare Beimengung auffällt; eine wesentliche Unterscheidung von den geringeren, meist nur mikroskopischen Kalkniederschlägen ist nicht nachgewiesen. Wichtiger wäre es wohl, auf allgemeinere Stoffwechselbedingungen bei den Patientinnen mit kalkreichen Tumoren zu fahnden. Einzelne Fälle von psammösen Karzinomen s. b. LUBARSCH und seinen Schülern SCHMIT und STIEDA (s. a. LEWISOHN). LUBARSCH fand in allen drei Fällen im adenomatösen Karzinom Kankroidperlen.

Knochenbildung und osteoides Gewebe im hyalin degenerierten Stroma eines Adenokankroids des Corpus uteri, an einer kleinen Stelle sogar mit Knochenmark will BLAVET DI BRIGA durch Umwandlung von Bindegewebszellen in Osteoblasten erklären. — Es möge nicht unerwähnt bleiben, daß Knochen im verkalkten Bindegewebe leicht vorgetäuscht wird. Nachweis typischer Knochenzellen ist notwendig.

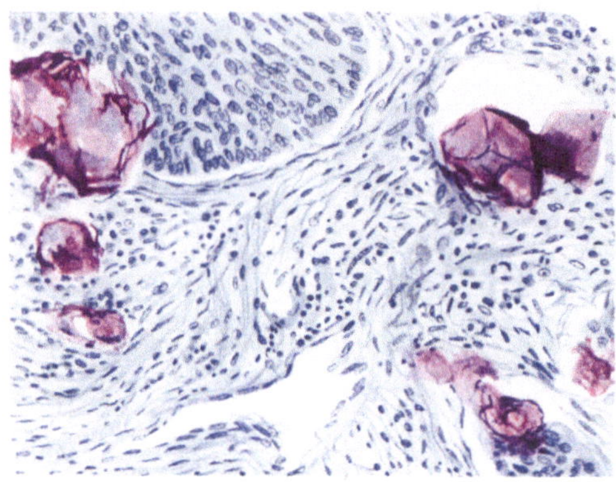

Abb. 325. Kalk im Bindegewebe und Epithel eines Plattenepithelkarzinoms der Zervix (7790.) (Leitz 5, Ok. 0, Tub. 0.)

Die Infiltration des Stromas mit Lymphozyten ist sehr wechselnd, oft sehr erheblich und wächst meist bei Bestrahlung. Die Herkunft der Lymphozyten aus den Gefäßen wird allgemein für die ausschließliche gehalten, doch scheint mir dies für die in einigen Fällen zu beobachtenden Lymphfollikel mit Keimzentren nicht immer zuzutreffen. Sie mögen schon vorher bestanden haben. Das zellige Infiltrat beschränkt sich nicht auf das eigentliche Krebsstroma und macht es dadurch oft schwierig, dieses von dem alten Gewebe zu unterscheiden.

Plasmazellen haben SCHOTTLÄNDER und KERMAUNER meist mehr an der Peripherie der Infiltrate zerstreut gefunden. In sehr auffallender Anzahl sah ich sie nur einmal in einem bestrahlten Falle (7614).

Stärkere Leukozytenauswanderung geht mit Eiterabsonderung einher; bei den medullären Karzinomen haben SCHOTTLÄNDER und KERMAUNER mehr eosinophile gefunden als beim Skirrhus.

WEIL glaubt im Portiokarzinom eosinophile Leukozytenentstehung aus Lymphozyten gesehen zu haben, die WEIDENREICH annimmt. LIEGNER gibt an, manchmal auffallend viele eosinophile Zellen gesehen zu haben in dem das normale Gewebe auseinanderdrängenden Infiltrat. Bei Plattenepithelkarzinom ist lokale Eosinophilie von besonderer Bedeutung (W. FISCHER, PRZEKOWSKI, LEWY, MENETRIER, CULLEN, SCHOTTLÄNDER und KERMAUNER), sie kommt aber auch im adenomatösen Karzinom vor (NOESSKE).

Nekrotische Einschmelzung geht zwar durchaus nicht immer, aber oft sowohl spontan als nach Bestrahlung (ASCHOFF) mit starker eosinophiler Leukozytenansammlung einher; SCHOTTLÄNDER und KERMAUNER fanden letztere auch mehr in nekrotischen, NOESSKE dagegen mehr in frischen, ebenso FELDBAUSCH nach W. FISCHER (s. a. E. SCHWARZ). Nach Bestrahlung fand ich zuweilen eine enorme Menge von Leukozyten in großen Zellen des Plattenepithelkarzinoms bis zu 20 in einer Zelle.

Einen breiten Infiltrationswall an der Grenze der Neubildung trifft man verhältnismäßig selten; namentlich selten bei den adenomatösen Karzinomen des Corpus uteri.

Die Riesenzellen vom Langhanstypus trifft man bei nekrotisierender Rückbildung; ihre Deutung als Heilungsversuch wird nur bedingt anerkannt, da sie nur totes Material aufnehmen (W. FISCHER). Sie finden sich hauptsächlich bei Plattenepithelkarzinomen, insbesondere bei Kankroiden und in der Umgebung anderer schwer resorbierbaren Materiales (Literatur bei W. FISCHER, SCHOTTLÄNDER und KERMAUNER, MOENCH).

Blutungen in das Krebsgewebe führen nur selten zu stärkerer Rückbildung umschriebener Partien; öfter blutet es in bereits nekrotisierende Krebsmassen. In die Gefäßschicht der Uterusmuskulatur vordringende Karzinome rufen in einzelnen Fällen erheblichere Hämorrhagien hervor.

Durch bakterielle Infektion wird Verjauchung der älteren Karzinome oft hervorgerufen mit Thrombose der Gefäße, die sich auch auf die Schenkelvenen und durch die Vena iliaca fortsetzt. Stärkere Grade der Einschmelzung sind zufällige Beigaben durch bakterielle Entzündung oder durch zu starke Bestrahlung mit Bildung von Blasen- und Rektumfisteln, Kloake bis zur völligen Nekrose aller Beckenorgane.

Im allgemeinen sind die reparativen Vorgänge im Bindegewebe von höchst fragwürdigem Werte im Sinne der Heilung. Das Granulationsgewebe ist meist ein Füllsel der durch Nekrose entstandenen Lücken, auch bei Strahlenbehandlung. Hyaline Sklerose der Bindegewebsfibrillen in stärkeren Graden kann lokale Erstickung von Karzinomzellen bewirken, wobei mangelhafte Ernährungszufuhr mitspricht.

Zusammenhängende und sprunghafte (kontinuierliche und metastatische) Ausbreitung des Karzinoms.

Die Meinung, daß die Ausbreitung des Karzinoms durch fortschreitende Umwandlung der Nachbarschaft erfolge, wird nur noch selten vertreten und zwar von PRONAI, weil keine scharfe Grenze zwischen den oberflächlich fortkriechenden Karzinomzellen und dem gesunden Oberflächenepithel nachweisbar ist.

Diese Tatsache habe ich sehr oft beobachtet, lege ihr aber gar keine Bedeutung mehr bei; sowohl beim Plattenepithel- als auch beim Zylinderepithelkrebs können die jüngst gebildeten Karzinomzellen den normalen zum Verwechseln ähnlich sehen. Die Verdrängung und Ablösung des normalen Epithels der Oberfläche kann man nur selten klar beobachten. Ebensowenig verwandelt sich das Zylinderepithel des Korpus in Plattenepithelkrebs (C. RUGE) in Fällen, wo dieser aus der Zervix nach oben fortschreitet. Auch der zugunsten der appositionellen Krebsausbreitung von SCHOTTLÄNDER und KERMAUNER angegebene Befund von Krebsinseln im Epithel der Nachbarschaft kann nur durch Serienschnitte bewiesen werden, und auch nur, wenn multizentrische Entstehung auszuschließen ist.

Fl. D'ERCHIA (1927) stützt sich in Erinnerung auf eine bekannte ältere Arbeit (1898) auf Übergangsstellen zwischen normalem und karzinomatösem Epithel, die mit FLEMMINGscher Lösung dargestellt werden. — Unter den meisten

Beobachtern stoßen weder Übergangsstellen noch irgendwelche Färbemethoden auf Gegenliebe. Der Ersatz des normalen Epithels durch das karzinomatöse täuscht Übergänge vor.

Auch W. Schiller glaubt aus der zur Oberfläche schief stehenden Grenzebene zwischen karzinomatösen und normalen Oberflächenepithel eine krebsige Umwandlung entnehmen zu dürfen. Die Sache liegt aber doch wesentlich anders und einfacher, nämlich so, daß zunächst die basalen Zellreihen des karzinomatösen Oberflächenbelages in das normale Plattenepithel vordringen und dessen basale Lage ersetzen, wie in Abb. 326. Dieses Bild zeigt ein frühes Stadium von Plattenepithelkarzinom (Pr. 4930 von Herrn Dr. Hallauer operiert) der Portio uteri, am Probestückchen aus der Unreife des Epithels

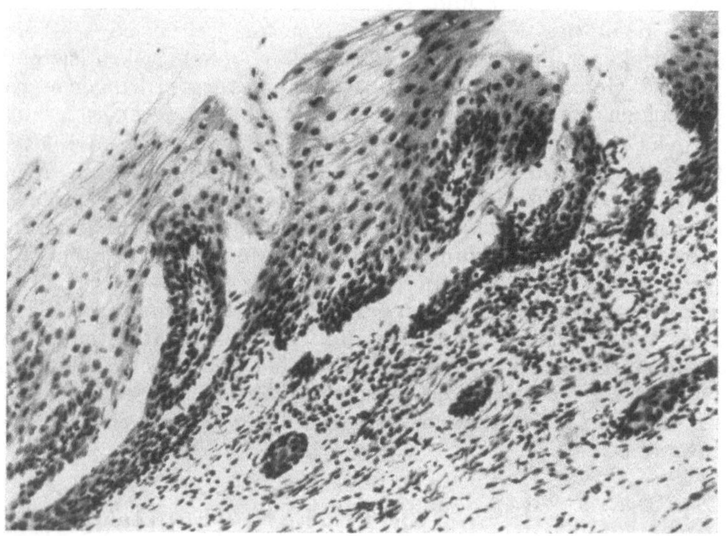

Abb. 326. Fruhes Stadium des Plattenepithelkarzinoms, das sich auf eine nicht wesentlich größere Strecke als die im Bilde dargestellte ausdehnt. Der Abriß des Epithels ist kunstlich bei der Operation erfolgt. Man erkennt die oberen Lagen normalen geschichteten Plattenepithels und die basalen Lagen als Karzinom. Die Deutung siehe im Text (Pr. 4930). (Lichtbild mittelstarker Vergrößerung.)

erkannt und am exstirpierten Uterus durch das Vordringen der Epithelzapfen unter der Oberfläche bestätigt. Das karzinomatöse Epithel dringt mit wenigen Zellreihen (im Bilde an den dunklen dicht gelagerten Kernen kenntlich) oberflächlich auf dem Bindegewebe in der Nachbarschaft unter dem normalen Epithel vor, dessen basale Zellreihen es bereits zerstört, ersetzt hat. Es wird dadurch der Eindruck erweckt, als ob entweder die oberen ausgereiften Plattenepithelzellen zum basalen Karzinomepithel gehörten, indem dieses so hoch ausreift, oder als ob die basalen Zellagen eines normalen Plattenepithels sich fortschreitend in Karzinom umwandelten. Keines von beiden ist der Fall, sondern das basale Lager des normalen Epithels wird von dem von rechts im Bilde vordringenden Epithel des Karzinoms ersetzt.

In der Abb. 327 sehen wir die Grenze zwischen einem kleinen Plattenepithelkarzinom der Portio mit geringer Epitheldifferenzierung (links) und dem Oberflächenepithel der Portio (rechts). Das Plattenepithelkarzinom ersetzt zuerst die tieferen Lagen des normalen Plattenepithels; jenes ist infolgedessen oberflächlich (in der Mitte des Bildes) noch von den (zum Teil künstlich abgehobenen) normalen Plattenepithelien bedeckt. Die Grenze ist in diesem Falle etwas ungewöhnlich, weil das Karzinom gerade an einer Bindegewebspapille des Oberflächenepithels angelangt ist und diese zunächst nicht brüsk durchbricht, sondern den Vormarsch an der Oberfläche bevorzugt. — Von anderer Stelle (links) her ist das Karzinom bereits mit einem Strange in das Bindegewebe unter der Oberfläche vorgetragen.

Wo keine Papillen das Bild der Ausbreitung stören, sieht man in der Tat die schiefe Grenze zwischen normalem und karzinomatösem Plattenepithel, und kann dieses leicht verstehen, wenn man bedenkt, daß es die basalen Zellreihen des Plattenepithelkarzinoms sind, die sich auf Kosten des normalen Epithels ausbreiten. Dann erst schichtet sich das basale Epithel des Karzinoms

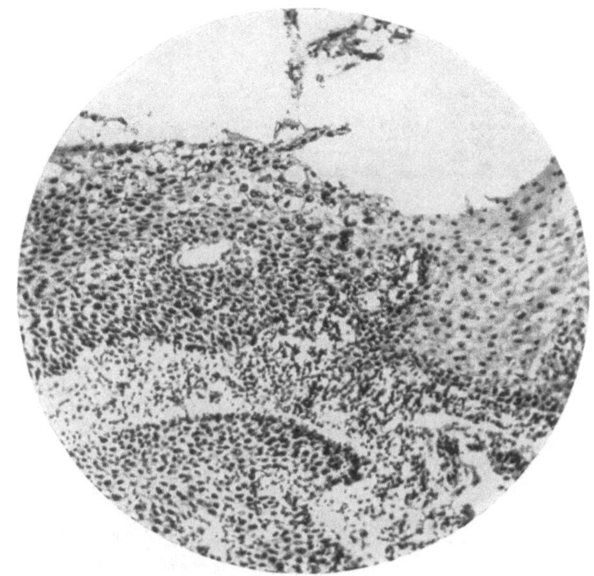

Abb. 327. Aus dem Grenzgebiete eines mikroskopisch kleinen Karzinoms der Portio uteri (Pr. 4950). aus Probestückchen (s. Abb. 328), am unreifen Epithel erkannt und am exstirpierten Uterus an dem destruktiven Vordringen bestatigt, davon man links unten im Bild einen Krebszapfen sieht. An der Oberflache links das Karzinom im Vordringen in und unter dem normalen Plattenepithel rechts. Naheres siehe im Text. (Lichtbild mittlerer Vergrößerung.)

hoch. Aus diesem Grunde findet man stets die basalen Reihen der Neubildung im Bereiche des alten Gewebes und auf seine Kosten weiter vorgeschritten, als die oberen Schichten der krebsigen Neubildung. Ganz das gleiche ist übrigens bei dem Vordringen sowohl der krebsigen als auch der einfachen gutartigen Epidermisierung der Drüsen nachweisbar, ohne daß man an Umwandlung des Zylinderepithels in gut- oder bösartiges Plattenepithel denken dürfte. — Wenn ich im Vorstehenden und auch weiter oben die Möglichkeit bestreite aus zusammenhängenden Teilen des Karzinoms ein appositionelles Wachstum durch Umwandlung normaler Nachbarzellen ablesen zu können und wann ich auch in unzusammenhängenden Teilen viel eher „multizentrische" also unabhängige Krebsentstehung an mehreren Stellen erblicke, so muß man dennoch die Möglichkeit weiter im Auge behalten, daß eine Beeinflussung der Nachbarschaft im Sinne krebsiger Ausartung stattfinden könnte. Befunde irgendwelcher Art, die diesen Schluß nahelegen, sind zur Zeit nicht bekannt in den Spontantumoren. Ich erwähnte trotzdem schon weiter oben, daß die „Kontaktmetastasen" vielleicht keine Übertragung und Einpflanzung von Karzinomzellen sein müssen. Die Beeinflussung könnte man sich durch mitogenetische Strahlung vorstellen. Auch an dieser Stelle scheint es mir angebracht auf die experimentelle Erforschung hinzuweisen. Voraussetzung würde die Empfänglichkeit gewisser Zellen sein. — Mit diesen Gedanken könnte man an Heidenhains und andere künstliche Erzeugung von Tumoren ebenfalls herangehen. — Wenngleich alle die künstlich erzeugten Tumoren keinen Anlaß geben, ein lebendes Virus als Kontagium anzunehmen, so würde man dieser Theorie möglicherweise durch den Nachweis der Beeinflussung mittels mitogenetischer Strahlung den Boden vollends entziehen.

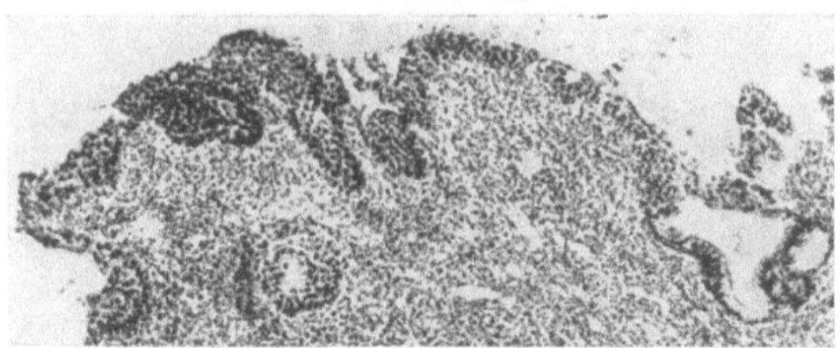

Abb. 328 a.

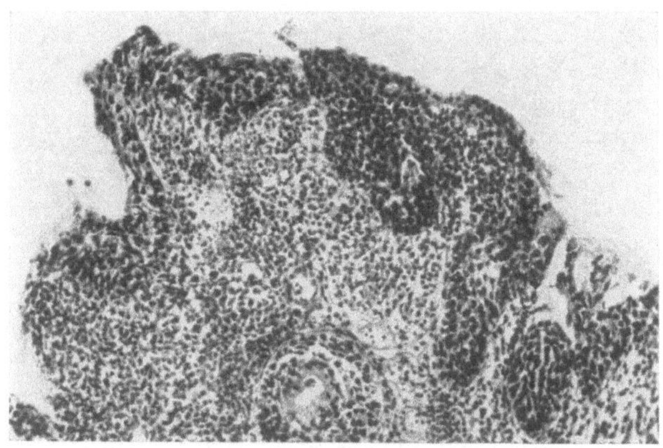

Abb. 328 b.

Abb. 328a und b. Aus den Probeteilchen zu demselben Falle wie Abb. 327 (s. Text). (Lichtbilder schwacher [a] und mittlerer [b] Vergroßerung.)

Wenn wir die Befunde im Uterus betrachten, so müssen wir sagen, daß zu ihrer Erklärung diese Theorie ebensowenig wie andere notwendig erscheinen und daß sich alles als unmittelbare Ausbreitung des Karzinoms auffassen läßt.

In frühen Stadien der Neubildung neigt das Plattenepithelkarzinom der Portio zum Wachstum auf der Oberfläche und, was diesem gleichkommt, in etwa vorhandene Erosionsdrüsen. — Die erste Ausbreitung hängt im übrigen von mehreren Bedingungen ab; zum Teil von der Art der Karzinomzellen selber.

Eines der kleinen Karzinome meiner Beobachtung ist in Abb. 328a und b dargestellt aus der Probeexzision (Kollege Dr. Hallauer) aus einer Portio uteri. In Abb. 328a erkennt man rechts eine Erosionsdrüse. Bei mittelstarker Vergrößerung desselben Bildes Abb. 328b sieht man, daß das Epithel der Oberfläche und der Zapfen ein völlig atypisches Verhalten hat. Die Zellen haben unregelmäßige Form, sind vergleichsweise unordentlich zusammengesetzt im lockeren Verbande — man vergleiche den strafferen Zellverband in Abb. 345 — und sie neigen früh zu zapfenförmigem Vordringen in das stark lymphozytäre infiltrierte Bindegewebe. Es ist ein Frühfall, der nach der bald vorgenommenen Exstirpation des Uterus (Dr. HALLAUER) bei ausgiebiger histologischer Untersuchung nur eine ganz geringe Oberflächenausdehnung des Karzinom und einige in die Tiefe vorgedrungene dünne Zapfen zeigte (Abb. 327). Der größere Teil war mit der Probeexzision entfernt worden.

So viel sich aus einer immerhin kleinen Zahl von Fällen entnehmen läßt, neigt das typische Plattenepithelkarzinom höherer Reife zunächst zu festerem Gewebsverbande und damit zur Ausbreitung auf der Oberfläche, zuweilen als flacher Belag bis in das Korpus (RUGES „Zuckerguß"). — Die von Anfang an

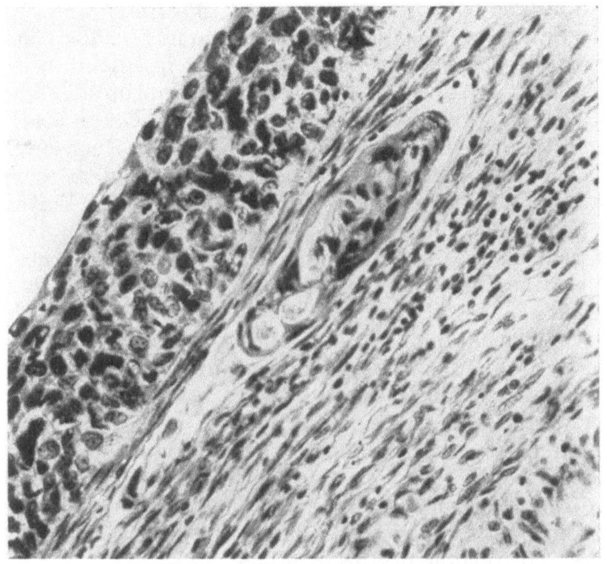

Abb. 329. (Pr. 4858.) Bei Probekurettage des Corpus uteri wurde atypisches Plattenepithel gefunden und die Diagnose auf Carcinoma colli uteri gestellt. Nahe dem äußeren Muttermunde findet sich am exstirpierten Uterus das gleiche atypische Epithel als glatter Überzug der Oberfläche ohne Papillenbildung, fast ohne Zapfenbildung. Nur an einer Stelle ist ein solcher in ein Lymphgefäß geraten, das man parallel zur Oberfläche gerichtet sieht. Der Zusammenhang des Epithels im Lymphgefäß mit dem der Oberfläche konnte auf anderen Schnitten verfolgt werden.

wenig typischen Karzinomzellen neigen, wie es scheint, von vornherein mehr als die typischen Formen zum Eindringen in das Bindegewebe. — Eine weitere wesentliche Bedingung gibt offenbar die Art des Bodens ab. Das Eindringen in lockeres Bindegewebe und in Granulationsgewebe ist zweifellos leichter. — Da nun das atypische Plattenepithelkarzinom sich des öfteren an der schon vorher erodierten und ulzerierten Portio findet, so wird dadurch mein erster Hinweis auf die Atypie der Karzinomzellen als eine Bedingung für die Art der Ausbreitung in Frage gestellt. Es ist nämlich zu berücksichtigen, daß möglicherweise die Zellatypie bereits durch die Art des Bodens (Entzündung) hervorgerufen wird. — Auf diese Dinge lohnt es sich weiter zu achten.

Sicherlich findet auch das typische Karzinom und auch das von vorgeschrittener Zellreife bald seinen Weg in die Tiefe, aber es ist hier nur von den jüngsten Stadien die Rede.

Auch sehen wir in Abb. 329 atypisches Karzinom auf der Oberfläche glatt ausgebreitet, doch ist in solchen Fällen zu berücksichtigen, ob wie in SCHILLERS

Fallen eine Probeabschabung vorgenommen worden ist. Auf der frischen
Wandfläche hat das Karzinom gute Möglichkeit zur Ausbreitung; es braucht
— sozusagen — nicht in die Tiefe zu wachsen. —

Wenn wir soeben erwogen haben, daß Karzinom im lockeren und entzündlichem Bindegewebe guten Boden zur Ausbreitung finde, so muß ich doch Fälle
mit schwer eiternden Ulzerationen ausnehmen. —

Hier sind die wesentlichsten Bedingungen genannt, die auf die Ausbreitung des Karzinoms zunächst von Einfluß sind. Narbiger Boden kommt
nur ausnahmsweise in Betracht. Die Ausbreitung geschieht selbstverständlich
nach der Seite geringsten Widerstandes und bester Ernährungsmöglichkeit, also
von Fall zu Fall und je nach obigen Bedingungen von Stelle zu Stelle verschieden.

Kurz wenn das Plattenepithelkarzinom der Portio die Wahl der Ausbreitung
hat einerseits oberflächlich gegen normales Plattenepithel, andererseits in
Erosionsdrüsen vorzugehen, so sind diese in meinen Fällen stets bevorzugt.
Aber auch ein erodierter und ulzerierter Boden gibt bei nicht zu starker Eiterung
oder Vernarbung eine gute ·Möglichkeit zur Ausbreitung in die Tiefe.

Besondere Beachtung verdient das schon durch Orth und Gebhard bekannte Vordringen des Karzinoms in Drüsen der Portio. Ebenso wie bei Erosionsheilung wird das Drüsenepithel abgehoben und nach dem Lichtungszentrum
zu verdrängt, aber zum Unterschiede von jener wird das Epithel auch durchbrochen.

Es ist nicht richtig, daß die kontinuierliche Ausbreitung um so eher statt-
habe (Klebs), je reiner die epidermoidale Krebsart, je weniger Zylinderepithel
daran beteiligt sei.

Liegner vertritt noch mit Hauser und v. Hansemann die Ansicht, daß
die Karzinomzellen amöboid wandern und dadurch neue Herde bilden könnten.
Dieses ist weder gesehen noch durch Serienschnitte wahrscheinlich gemacht
worden, also nicht anzuerkennen.

Im allgemeinen trifft es zu, daß der innere Muttermund der Karzinomausbreitung nach oben oder unten oft eine Grenze setzt. Fraglos bevorzugt das
Portiokarzinom, wie schon Ruge und Veit bemerkten, die Fortsetzung
nach der Vagina zu, so daß einzelne andersartige Fälle (Piering, Stratz, Elischer) besondere Erörterung erfahren haben.

Das Portiokarzinom kann sich in der Vagina subepithelial (Henkel, Scheib)
unter der Schleimhaut und tief in die Substanz infiltrierend fortkriechen, das
Vaginalrohr ringsum wallartig ergreifen und das paravaginale Gewebe kontinuierlich erobern. Die Zervixkrebse verhalten sich ebenso wie die der Portio.
Unter 180 Fällen fand Scheib 44 mal vaginale Ausbreitung unter Bevorzugung
der Hinterwand. Auch kleine Krebsknoten der Zervix schlagen den vaginalen
Weg ein (v. Rosthorn, Brunet-Mackenrodt, Seligmann, Scheib). Das
Oberflächenepithel der Portio und der Vagina bleibt oft lange verschont; Aufspaltung der mittleren Portioschichten in Keilform einseitig oder ringsum
ist eine häufige Art der Krebsverbreitung (Abb. 280).

Der Übergriff des Zervixkarzinoms auf das Corpus uteri (C. Ruges Zuckerguß), s. a. Benckieser (1891), Hofmeier (1892), Gebhard (1892), Emanuel
(1895), Gellhorn (1897), Opitz (1899), Zerowski (1903), ist häufiger, als
früher allgemein angenommen wurde; nach Schottländer und Kermauner
in mehr als 50%, nach Scheib 14 : 180, und zwar besonders bei Kankroiden.
Die oberflächliche Ausbreitung erfolgt, womit eine Streitfrage sich erledigt,
zu allererst rein flächenhaft (Pronai, Zerowski) und dann erst mit Sprossenbildung (Borst, Schauenstein).

Der Zusammenhang kann durch Eiterung [Schottländer und Kermauner,
Flaischlen (1895)] und nekrotischen Zerfall unterbrochen werden; geringere

Entzündung mag die Verbreitung hingegen eher unterstützen. Auch die menstruelle Schleimhautabstoßung im Korpus kann einer schnellen Verbreitung auf der Wundfläche Vorschub leisten. — Dagegen ist es erstaunlich in 2 von meinen kleinsten Karzinomen der prämenstruell funktionierenden Korpusschleimhaut (Zufallsbefunden im myomatösen Uterus) zu sehen, daß diese zunächst seitlich verdrängt wird ähnlich wie in der Umgebung eines jungen Eies, oder daß sie das Karzinom umwächst (s. Abb. 305a und b). —

Eine Verimpfung von Zervixkarzinom auf die Korpusschleimhaut wird für einzelne Fälle von WINTER anerkannt. Die Ausbreitung von der Zervix kann außerdem auf dem Wege der Lymphbahnen in der Muskulatur des Korpus vor sich gehen, aber nur bei vorgeschrittenen Zervixkarzinomen (v. FRANQUÉ), nach SCHOTTLÄNDER und KERMAUNER in der Hälfte der operierten Fälle, und zwar längs der größeren Gefäße in den mittleren und äußeren Muskelschichten bis in den Fundus uteri wie schon SEELIG und KAUFMANN gezeigt haben. Durch größere Neigung zum Fortschreiten in den Lymphgefäßen ist das Zervixkarzinom nach allgemeiner Erfahrung dem des Korpus weit voraus.

Das Korpuskarzinom breitet sich wie gesagt gerne flächenhaft aus und in die Uteruslichtung (HOFMEIER, ASCHOFF und viele andere Autoren), besonders die adenomatöse Form. Das späte Eindringen in die Muskulatur ist um so auffallender, als gutartige heterotope Schleimhauttiefenwucherung im Korpus so häufig ist.

Früher wurde Überschreitung des inneren Muttermundes durch Korpuskarzinome von KLOB, neuerdings auch von MANU AF HEURLIN geleugnet. KLOB meinte, die Kranken stürben zu früh für eine solche Möglichkeit. Die Überschreitung ist selten (SCHEIB, GARKISCH, SCHAUENSTEIN). In zwei Fällen konnte ich adenomatöses Karzinom der Korpusschleimhaut aus Probeexzisionen der Portio erkennen, was durch Uterusexstirpation bestätigt wurde; in beiden Fällen war die Ausbreitung unmittelbar zusammenhängend.

Die zusammenhängende Krebsentwicklung überschreitet den Uterus außer auf vaginalem Wege auch auf dem parametralen Bindegewebe, und zwar besonders der Zervixkrebs (WALDEYER, SEELIG, PEISER, PUPPEL, KERMAUNER und LAMÉRIS, KRÖMER, PANKOW, BRÜNET, SCHINDLER, SCHEIB).

Nach KERMAUNER und LAMÉRIS bevorzugen die Kankroide kontinuierliches Wachstum im Bindegewebe, Drüsenkrebse die Lymphwege. Vom Bindegewebe aus setzt sich der Krebs fort auf die Blasenwand und das submuköse Blasenbindegewebe, so daß die Schleimhaut zunächst bullöses Ödem, später zottig vorragende Krebsmassen zeigt (KLOB). Schließlich folgen breit zerfallende Durchbrüche, Fisteln.

Ebenso wird zuerst das Septum rectovaginale befallen, — in einem Falle SITZENFREYs auf einen divertikelartigen Hohlraum im hinteren Scheidengewölbe — und dann das Rektum ebenso wie die Blase. Durchbruch in beide Organe ergibt Kloakenbildung.

Vom Beckenbindegewebe aus setzt sich zuweilen der Krebs ununterbrochen auf das Zellgewebe der Beckenwand, die Muskulatur, Periost und Knochen fort, die in einigen Fällen zu sulzig fibrösen Massen völlig erweichen, ohne Spuren von Kalk zu hinterlassen. In solche Mitleidenschaft geraten Darm- und Kreuzbein, auch die unteren Lendenwirbel. In äußerst vorgeschrittenen Fällen besteht die ganze Beckenhöhle aus einer großen Tumormasse, in der die einzelnen Organe kaum mehr oder gar nicht kenntlich sind.

Die unmittelbare Fortsetzung des Korpuskarzinoms auf die Tube (KLOB, SCHOTTLÄNDER und KERMAUNER u. a.) ist nach meinen Erfahrungen selten und auf dem Umwege über das Parametrium zur Tube (GARKISCH) nur in vorgeschrittenen Fällen zu erwarten. Direkte Fortsetzung auf die Tubenschleimhaut durch das Ostium uterninum hindurch ist mir nur einmal begegnet. Sitzen-Frey sah freiliegende Krebsteile in den Tuben, Schottländer und Kermauner bezweifeln indes, ob auf diesem Wege, wie Millner meint, auch die Ovarien befallen werden können (s. w. u. sprunghafte Metastasen).

Die Beurteilung des Weges, den die Karzinome des Corpus uteri zur Ausbreitung auf die Ovarien wählen, ist auch für die „Endometriosis"-Frage in Angriff genommen worden. Sampson meint, wenn Karzinomteile aus dem Corpus uteri durch die Tuben frei hindurchwandern, dann könne man gleiches auch für die menstruell abgestoßene Schleimhaut erwarten. Doch sind Ovarialmetastasen überhaupt selten auch bei Frauen im geschlechtsreifen Alter (Novak), und doch sah er von 7 Fallen mit Ovarialmetastasen nur 2 Falle im geschlechtsreifen Alter. Der karzinomatöse Inhalt müßte eigentlich besonders geeignet sein zur Erregung von Zusammenziehungen des Uterus, die zur Austreibung von Teilen durch die Tuben führen sollten, wenn diese so leicht passierbar wären. wie Sampson sich vorstellt (Novak). Diese Fragen sind natürlich infolge der verwickelten Zustände schwer zu beantworten, aber es ist Novak darin beizupflichten, daß der lymphatische Weg der Metastasierung in das Ovarium der häufigste ist. — Immerhin ist die direkte Ausbreitung möglich; und nicht selten. In einem Falle Häggströms war außer der Tube auch eine Parovarialzyste vom Korpuskarzinom ergriffen und die Wand durchbrochen.

Direkte Einbeziehung der Ovarien in die Krebsmassen fand Blau unter 93 obduzierten Fällen 25mal.

Bei dieser zusammenhängenden Ausbreitung des Uteruskrebses auf das parametrane Gewebe werden oftmals zugleich die Lymphgefäße befallen. Als seltenes Ereignis sind von beiden Seiten des Uterus längs der Spermatikalgefäße an den Lendenwirbeln bis zum Zwerchfell hinaufziehende fingerdicke knotige Lymphgefäßstränge (Hourman) zu erwähnen.

Krebsige Ausbreitung längs der Nerven ist altbekannt (Klob, neuerdings Ernst, Kundrat, Brunet, Schottländer und Kermauner). Colomiatte will unter 22 Fällen von Uteruskarzinom 17mal krebsige Infiltration in den sympathischen Nerven des Uterus gefunden haben, vorzugsweise im Perineurium, selten im Endoneurium (nach Birch-Hirschfeld).

Beachtenswert erscheint die gar nicht seltene perivaskuläre Ausbreitung des Karzinoms (Abb. 321), weil ähnliches beim Sarkom in genetischer Hinsicht zu falschen Schlüssen verleitet, sog. Peritheliom und Angiosarkom. Es betrifft ein adenomatöses Karzinom des Korpus mit diffuser Ausbreitung, in dessen nekrotisch verflüssigten Partien Karzinom und Stroma rings um erweiterte Gefäße gut erhalten sind. Hervorzuheben ist, daß der Abbildung ein Schabsel zugrunde liegt, so daß es sich um ziemlich oberflächliche Teile handelt. Gleiches habe ich auch in der Probeexzision bei einem noch sehr kleinen adenomatösen Kollumkarzinom gesehen. In vorgeschrittenen Fällen ist das gleiche häufiger. Nach Puppel bevorzugt das Zervixkarzinom bei Ausbreitung auf das Korpus die perivaskulären Lymphbahnen der Tunica vasculosa (vgl. auch einen Fall von Moench). — Der Ausbreitung in Lymphgefäßen der Uteruswand begegnet man sehr oft; es ist mir namentlich häufig bei rezidivierenden Kollumkarzinomen begegnet, sowohl nach Strahlenbehandlung als nach Uterusexstirpation in der vaginalen Narbe. Dabei ist das Endothel häufig erhalten. Das Karzinom ist dann „plexiform", auch wenn es im ursprünglichen Tumor nicht so erschien, Auf dem Lymphwege werden auch die äußeren Schichten des Uteruskorpus, das Perimetrium und Peritoneum erreicht (Blau, Dietrich), wobei sich die Außenfläche buckelt. Meist geschieht dieses nur bei sehr vorgeschrittenen Karzinomen unter Beteiligung der Parametrien und der Adnexe und ausgedehnter Lymphknotenbeteiligung mit Netz und Darmadhasionen. Doch habe ich in zwei Fällen eine auffallend frühe Beteiligung der Außenschichten des Corpus uteri gesehen, einmal bei einem Korpuskarzinom und in einem anderen Falle bei einem Portiokarzinom, Abb. 330, das unter Schonung der Innenschichten die äußeren Muskelschichten des Korpus, Tunica vasculosa und Perimetrium ergriffen hatte. Erbsengroße und noch größere Buckel, dazwischen erweiterte kleine Gefäße zieren namentlich den Fundus des im ganzen verdickten Uterus, ähnlich einem Rhinophyma. Auch die Ligamente sind derb infiltriert und die Ovarien in den peripheren Schichten

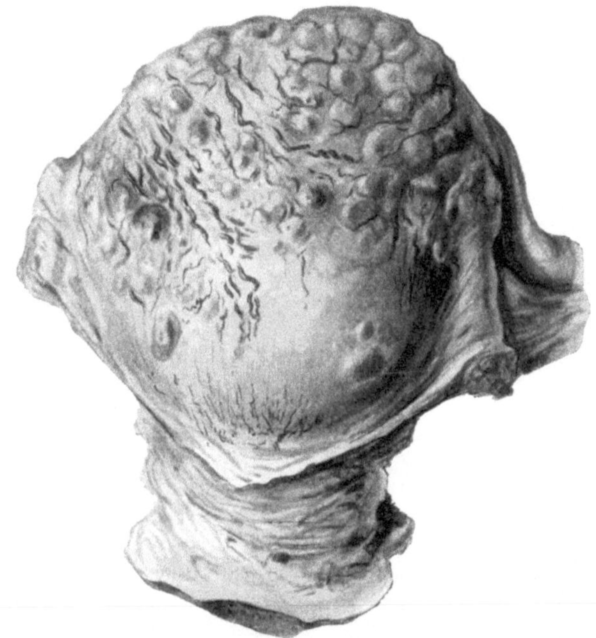

Abb. 330. Kleinfaustgroßer Uterus (T. 545) hat an der Portio eine 2—5 mm dicke Lage Plattenepithelkarzinoms von vorgeschrittener Reife mit reichlichem Glykogengehalt. Schleimhaut der Zervix und des Korpus sind frei. Das Karzinom hat sich nur ausgebreitet in den äußeren, namentlich subserosen Wandschichten, die sie auf 1 cm verdickt und bucklig vortreibt. Zwischen den Buckeln in der Serosa erweiterte, geschlangelte Blutgefäße. (³/₄ naturl. Große.)

befallen. Der Tumor, ein Plattenepithelkarzinom hat großenteils skirrhöses Aussehen und breitet sich unter Vernichtung und Ersatz des Endothels oftmals einreihig, aber auch mehrschichtig in den erweiterten Lymph- und Blutgefäßen aus (Abb. 331 und 332), ein intravaskuläres Endotheliom vortäuschend. Polymorphe Zellen von größter Mannigfaltigkeit, von kleinen, spindelförmigen bis zu großen aufgeblasenen, teilweise glykogen- und schleimhaltigen Zellen, zeichnen das histologische Bild aus.

In einem anderen Falle, äußerlich ganz ähnlicher Art mit buckliger Vortreibung der Serosa, Gefäßerweiterungen und Blutungen in der Subserosa handelte es sich um Ausbreitung umfangreicher Stränge eines mehr indifferentzelligen Karzinoms des Collum uteri ebenfalls in den Blutgefäßlichtungen und in den Lymphgefäßen zugleich. Diese Art der Ausbreitung scheint daher die eigenartige äußere Erscheinung hervorzurufen.

Nebenbei bemerkt ruft das sehr tief vorgedrungene Carcinoma adenomatosum corporis ebenfalls Buckel der Subserosa hervor.

Lessing beschreibt Ausbreitung eines „primären" Carcinoma adenomatosum uteri bis unter das Perimetrium angeblich mit „Implantationsmetastasen" auf dem Ovarium; es bestand übrigens im anderen Ovarium ein Kystom mit „primärem Sarkokarzinoma".

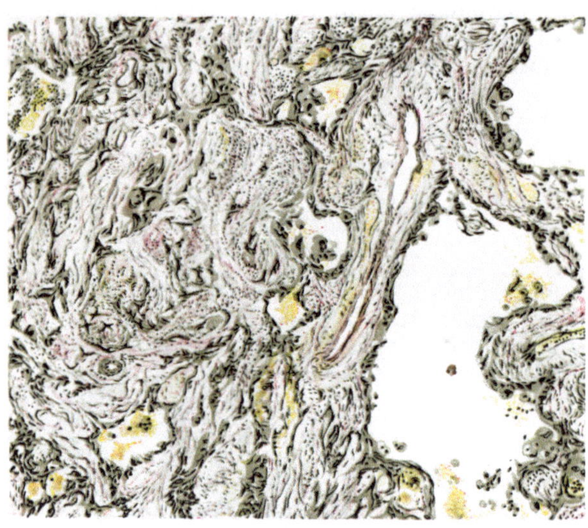

Abb. 331.

Abb. 331 und 332. Das Plattenepithelkarzinom der Portio (aus Abb. 330) breitet sich in der Sub-serosa des Korpus in Strangen (szirrhusartig) und in den erweiterten Lymph- und Blutgefäßen aus, deren innere Wandung sie bekleidet. ein „Endotheliom" vortauschend. (Abb. 331 Leitz 3, Ok. 1, Tub. 150; Abb. 332 Leitz 5, Ok. 1, Tub. 0.)

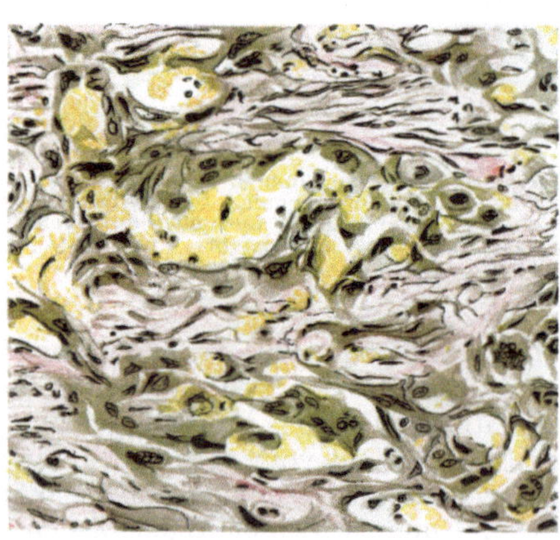

Abb. 332.

Kontinuierliche Ausbreitung in den Blutgefäßen sah ich wiederholt auffallend frühzeitig bei ganz oberflächlichen kleinen Kollumkrebsen in den inneren Muskelschichten, namentlich wenn starke Ulzeration bestand; bei Ausdehnung des Karzinoms in die äußeren Zervixschichten ist es gar nicht selten. Zuweilen ist dieses bei Portiokarzinom in Gefäßen mit gut erhaltenem Endothel zu sehen. Oft ist die peri- und intravasale Karzinomausbreitung schwieriger zu erkennen, weil das Endothel verloren gegangen, die Gefäßwände hyalin degeneriert und infiltriert und vom Krebs teilweise angenagt sind. Unter solchen Umständen und namentlich, wenn das Karzinom von der Lichtung her die Gefäßwand angreift, was oft geschieht, wird die intravasale Ausbreitung leicht verkannt. Das Eindringen des Krebses in die Blutgefäße des Uterus, besonders in die Venen, wurde von Seelig, Scheib, Schottländer und Kermauner, Askanazy u. a. beobachtet.

Besondere Aufmerksamkeit hat Askanazy den tödlichen Blutungen zugewendet, unter anderen auch bei zwei Krebsen der Cervix uteri. In beiden

Fällen hat zwar das Karzinom die Gefäßwände von Arterien ergriffen, aber die tödliche Blutung entstand nicht daraus, sondern aus nekrotisierender und entzündlicher Einschmelzung der Gefäßwandung im Grunde geschwürigen Zerfalls; in einem Falle unter starker aneurysmatischer Erweiterung eines Astes der Art. uterina. —

Die metastatische sprunghafte Krebsverbreitung.

Die Angaben über die Häufigkeit der Metastasen sind recht verschieden WERTHEIM 35,7%, GUTFELD 28,7%, dagegen LIEGNER 55,5%, ähnlich PANKOW, KERMAUNER und LAMÉRIS (57,5%).

Die sprunghafte Ausbeitung durch Embolie geschieht meist auf dem Lymphwege nicht selten retrograd (ORTH), und zwar im Uterus selber, auch in der Schleimhaut und in der Uteruswand (SEELIG, PUPPEL, BLAU). SCHEIB fand in den Lymphgefäßen des Uterus metastatische Nester in 10 unter 180 Fällen, als Embolien. — Embolien in den Lymphgefäßen habe ich überwältigend häufig bei Kollumkarzinom, ganz selten bei Korpuskarzinom gesehen. — Eine makroskopische Metastase in der Wand des Uterushorns bei Carcinoma adenamotosum corporis (Pr. 3725) ist in meinen Befunden als Seltenheit gebucht, doch fehlt die systematische Durchsuchung des Materials.

Die Schleimhautmetastasen im Korpus von Zervixkrebsen werden von WINTER (1908) zusammengestellt und nur einzelne Fälle (ABEL, ZWEIFEL, PFANNENSTIEL, PAASCHEN, WINTER) unbeanstandet gelassen; die von Portiokarzinomen hält er nicht für einwandfrei. PUPPEL beschreibt solche nur bei sehr vorgeschrittenen Fällen.

Bei „Adenokarzinom" mit Hornkrebs des Korpus fand KAUFMANN einen Krebsknoten mit Hornperle im Lymphgefäß der Uterusmuskulatur. Das Korpuskarzinom metastasiert auf die Zervix (FLAISCHLEN, HOFMEIER, PFANNENSTIEL, ein eigener Fall), auf die Portio (SCHAUTA-PIERING), auf die Vaginalschleimhaut nicht selten (HESSE, AMANN, FISCHER, BALLERIN; weitere Literatur s. b. WINTER), zuweilen auch peri-paraurethral und am Orificium urethrae (AMANN 6, Fälle, HELLENDAL, ZIRINSKI).

Die Metastasen im Ovarium: Die Häufigkeit der sprunghaften Metastasierung auf die Ovarien ist eine für den Operateur sehr wichtige Frage, da von ihr die Wahl der Operation abhängt. Gegenüber der Angabe von THIES, daß sie selten seien, führt E. SCHMID (bei WALTHARD) die Angaben anderer Autoren auf, die von 2,4% bis 26% steigen. (SCHOTTLÄNDER und KERMAUNER 2,25%, VON MIELUKI 2,4%, MOROSOWSKI 2,9%, WERTHEIMER 4,0%, NOVAK 50/0, LITTAUER 15,0%, DYBOWSKI 18,0%, BLAU 76,0%). E. SCHMID selber gibt unter 115 obduzierten Fällen von Carcinoma uteri 19mal also 16,5% Ovarialmetastasen an, die sich wie in der Mehrzahl aller Literaturangaben verhältnismäßig sehr viel häufiger bei den Korpuskarzinomen fanden. Besonders zu bemerken ist die große Häufigkeit doppelseitiger Ovarialmetastasen. Selbst im Operationsmaterial von 240 gut operablen Frühfällen von Uteruskarzinom fand E. SCHMID schon 3,75% Ovarialmetastasen.

Sprunghafte Metastasierung des Karzinoms auf die Ovarien habe ich bei Obduktionen als einzige Ausbreitungsstelle nur viermal gesehen bei Korpuskarzinomen; (s. a. LITTAUER, REICHEL); bei Zervixkarzinomen ist sie augenscheinlich selten (GEBHARD, STONES, LÖHLEIN, GOTTSCHALK, REICHEL, OFFERGELD, FRANK, KERMAUNER und SCHOTTLÄNDER). In OFFERGELDs Zusammenstellung von 1520 Sektionsfällen war das Ovarium nur in 7 Fällen erkrankt, um so auffallender wirkt es, wenn MEIGS unter 44 operierten Fällen 5mal das Ovarium befallen fand, freilich nur auf Korpuskarzinome berechnet. Man muß jedoch sehr großen Unterschied machen zwischen den nur makroskopisch und den mikroskopisch gefundenen Metastasen machen (PFANNENSTIEL). — Ebenso verschieden fallen die Zahlen aus, wenn man nur Karzinome des Korpus oder des ganzen Uterus berechnet. Noch erheblicher wird der Unterschied zwischen Operationsmaterial einerseits und Obduktionsmaterial andererseits.

Als Seltenheit sei ein Fall BORRMANNs erwähnt von Metastase eines Plattenepithelkarzinoms der Portio in ein Ovarialkystom.

Es wurde schon erwähnt, daß sprunghafte Metastasierung auf das Ovarium vom Uteruskarzinom durch das Tubenlumen also durch Implantation von MILLNER angenommen und von SCHOTTLÄNDER und KERMAUNER bezweifelt worden ist. Neuerlich hat SAMPSON diesen Weg als einen häufigen bezeichnet; wie er ja auch die normale Schleimhaut bei der Menstruation durch die Tube Teilchen hindurchwandern läßt. Beim Karzinom ist eine solche Metastasierung an sich gar nicht so unwahrscheinlich, wenn das Karzinom die Schleimhaut in dem interstitiellen Tubenteile ergreift, so daß die enge Passage zunächst zusammenhängend durchwachsen wird. Im Tubenlumen selber ist dann eine Ablösung von Teilen und Weitertransport wohl denkbar. Zum Beweise solcher Annahme gehört freilich der Beweis der Implantation unter Ausschluß der lymphatischen Embolie. SAMPSON, der in 4 Fällen den tubaren Weg der Implantation vom Korpuskarzinom in Tuben, Ovarien, Bauchhöhle für gegeben ansieht, erspart sich jeden anderen Beweis als den der Ähnlichkeit. In seinem vierten Falle ist aus der Abb. 47 ganz sicher ein typisch ovarielles karzinomatöses Kystopapillom kenntlich.

Wenn man der noch unbewiesenen Voraussetzung SAMPSONs folgen wollte, daß normale und karzinomatöse Uterusepithelien durch die Tuben in die Bauchhöhle wandern, so müßte es sehr auffallen, daß die karzinomatöse Implantation nicht die gleichen Stellen einnimmt wie die Adenofibrosis, nämlich hauptsächlich den DOUGLAS und das Dorsum uteri und die übrigen oben (Kap. XX) erwähnten Stellen.

Bei gleichzeitigem Karzinom im Uterus und Ovarium kann die Entscheidung im Einzelfalle schwierig sein, aber im allgemeinen kann man G. BURCKHARD darin beistimmen, daß der primäre Tumor öfters das Uteruskarzinom sein wird. Die Lymphgefäßverbindung ist strittig, dagegen ist die venöse klappenfreie Gefäßverbindung in der Richtung des Blutstromes der Metastasierung vom Uterus in das Ovarium günstig. Retrograder Transport nicht ausgeschlossen (BURCKHARD). — Die Ähnlichkeit des histologischen Baues der Karzinome in beiden Organen erlaubt nicht für jeden Fall die metastatische Zusammengehörigkeit vorauszusetzen.

Warum z. B. ALFIERI bei gleichem Bau an beiden Stellen zwei selbständige Tumoren annimmt, wird nicht genügend begründet. Schon 1837 fand HOURMAN die Lymphgefäße der Tube und Ovarien karzinomatös gefüllt.

Die Ausbreitung des Uteruskarzinoms auf die Tuben ist seltener sprunghaft als fortlaufend; diese Unterscheidung wird nicht genügend beachtet. KIWISCH hat von 78 Fällen die Tuben 18mal, KUNDRAT unter 80 Kollumkrebsen keinmal, unter 24 Korpuskarzinomen zweimal, DITTRICH unter 40 Fällen viermal und WERNER unter 374 Fällen viermal sekundär erkrankt gefunden. Übereinstimmend wird dies Ereignis ebenso wie bei den Ovarien häufiger bei Korpuskarzinomen, selten bei Kollumkrebsen angegeben.

In einem Falle (258, 56) von Metastase eines adenomatösen Carcinoma corporis in die Tubenwand konnte ich den Lymphweg leicht nachweisen.

Auch auf die Parametrien und auf deren nächstliegende Lymphknoten metastasiert das Uteruskarzinom gerne sprunghaft (WALDEYER, J. VEIT u. a.).

Dieses wird als häufiger angesehen von Brunet, Scheib gegenüber der kontinuierlichen Ergreifung des Parametrium im Gegensatze zu Pankow, Schottländer und Kermauner.

Es ist zu beachten, daß die Lymphknotenmetastasen bei vorgeschrittenem Karzinom fehlen und bei noch beginnendem Karzinom in den iliakalen und hypogastrischen Knoten sehr bedeutend sein kann. Meist werden die nächstgelegenen Lymphknoten zuerst befallen, seltener übersprungen (Kermauner und Laméris).

Die Metastasen in den Parametrien sind vielleicht öfter an Lymphknoten gebunden, als kenntlich ist; so fand sie Oehlecker zweimal mikroskopisch in winzig kleinen Lymphknoten, die tatsächlich zuweilen nur aus einem oder wenigen Follikeln bestehen und schnell zugrunde gehen können. Es ist Kundrat und Oehlecker beizupflichten, daß nur selten die Metastasen in den Lymphgefäßen selbst entstehen.

Die regionären Lymphknoten fanden Schottländer und Kermauner unter 65 soliden Karzinomen 29mal, unter 11 drüsigen 5mal befallen. — In der Statistik der Metastasen von 115 Obduktionen bei Uteruskarzinom von E. Schmid (Zürich) finden sich in 52,1% Metastasen in Lymphknoten, darunter in den regionären Lymphknoten in 40%. — Zusammenstellung der Statistiken über Metastasierung in Lymphknoten und Einzelheiten von mehr klinischem Interesse s. b. Scheib, Schottländer und Kermauner. Nach Winters Berechnung aus 17 Statistiken ergibt sich ein Durchschnitt von etwa 33% krebsiger Lymphknoten bei Kollumkrebs.

Am häufigsten erkranken die Iliakal- und Sakralknoten, seltener die Lumbal-, Inguinal- und zuletzt die Coeliakalknoten, allerdings im Einzelfalle nicht immer in der gleichen Folge. Am häufigsten metastasieren die Zervixkarzinome, seltener die Portiokarzinome und am wenigsten die Korpuskarzinome, letzte meist in die lumbalen Lymphknoten. Nach Döderlein und Krönig hatten 34 Korpuskarzinome einmal inguinale, zweimal iliakale und zweimal lumbale Lymphknoten befallen. Eine Inguinalmetastase nach Uterusexstirpation gilt in unserem Material als seltener Fall.

Die Metastasen in den inguinalen Lymphknoten sind selten (Klob); während sie E. Schmid bei Obduktionen in 4,3% fand. Die Zahl der Gesamtfälle ist jedoch nicht groß genug.

Bei vorgeschrittenen Krebsen sind die retroperitonealen Lymphknoten, die mediastinalen und schließlich die am Halse gelegenen ebenfalls metastatisch erkrankt. Nach den bekannten Untersuchungen von Bartels über die Lymphgefäße können fast alle Organe der Bauchhöhle direkt oder retrograd in Mitleidenschaft gezogen werden (Mönckeberg). Der Ductus thoracicus ist ein seltener Platz für Metastasen (Kaufmann, E. Schmid).

In den Lymphknoten liegen die Metastasen meist mehr an der Peripherie, seltener am Hilus oder völlig zentral; letzteres erfolgt auch auf retrogradem Wege (Krömer). Zu beachten ist, daß Lymphknoten auch auf dem Blutwege ergriffen werden können. Die Metastasierung auf dem Blutwege (v. Franqué, Krömer, Brunet, Cigheri, Scheib) wird seltener beobachtet und spät (Winter); nach Schottländer und Kermauner, weil die Blutgefäße widerstandsfähiger sind und leicht frühzeitig thrombosieren. Letztes ist richtig, doch macht das gegenteilige Verhalten bei Sarkomen es wahrscheinlich, daß verwandtschaftliche Anziehung bei den Karzinomen keine solche Rolle spielt, wie bei jenen.

Nach der Zusammenstellung meines Materiales von 60 Fällen operierter Uteruskarzinome mit Lymphknotenmetastasen (in einer Dissertation von P. Schröder) war der lymphatische Weg 33mal, in 13 Fällen dagegen der Blutweg eingeschlagen worden, während die übrigen 14 Fälle meist wegen zu großer Ausdehnung kein einwandfreies Ergebnis liefern. Unter den 60 Fällen waren nur 4 Korpuskrebse, die alle den Lymphweg gewählt hatten, während bei den Zervix- und Portiokrebsen kein prozentualer Unterschied hinsichtlich des Metastasenweges bestand. Die adenomatösen Formen des Kollumkrebses haben verhältnismäßig ebenso häufig den Blutweg beschritten wie die soliden Krebsformen.

Über den Bau der Metastasen in den Lymphknoten wird wenig berichtet. Meist sind sie nicht auffällig unterschieden vom Primärtumor. Ein Kankroid der Portio gefiel sich im Lymphknoten in netzförmiger Ausbreitung feiner Epithelstränge mit Verhornung in den etwas größeren Knotenpunkten des Netzes, ein anderes Kankroid dagegen hatte gewaltige Hornmassen im Lymphknoten hervorgebracht.

Beim Zervixkarzinom habe ich karzinomatöse Embolien der Blutgefäße öfters gesehen, selten beim Korpuskarzinom. In den Venen der Uteruswand fanden Metastasen v. Franqué, Scheib. Am Sektionsmaterial sah Kaufmann in einem Drittel aller Fälle entfernte Organe befallen, am häufigsten Leber und Lunge, was der allgemeinen Erfahrung entspricht.

Die Lungen werden auf dem Wege über die Venae spermaticae karzinomatös embolisiert (Orth); nach Offergeld hämatogen und lymphogen in $5-7^0/_0$.

Offergeld fand Lebermetastasen bis zu $15^0/_0$; hämatogen und lymphogen; auch retrograd nach Passage durch den Lungenkreislauf. Leber, Milz und Knochenmark leisten durch fermentative Fähigkeit langen Widerstand (Offergeld).

Die Gehirnmetastasen gehören zu den Ausnahmen (Orth, Lorenz, Bulliard, Champy et Douay, E. Schmid. Literatur bei Offergeld 1908). Metastasen in den Drüsen mit innerer Sekretion s. b. Offergeld 1908 und 1909.

In der Haut, Unterhaut (Montanelli, Jaboulay, Ballerini) an der Lippe (Kaufmann) am Nabel (Lorain, Garbrecht, der im Anschluß an einen von mir beobachteten Fall von Nabelmetastase die Literatur zusammengestellt hat), am Oberarm (Ballerini), am Bein (Clairmont). In den Knochen fand E. Schmid im Züricher Obduktionsmaterial 7mal ($= 6{,}1^0/_0$) Metastasen angegeben, davon die Beckenknochen 2mal, Femur und Tibia 2mal, Rippe 1mal. Zu erwähnen sind ferner einzelne Fälle, wie Schädelkapsel (Katz, Verfasser), Ellenbeuge (Ferrari), Femur und Kniegelenk (Kaufmann, Schiller), Fußwurzelknochen (Fabricius), Wirbelsäule (Kaufmann), Sternum (Reither, Monod). In der Haut der Lendengegend machte ein Portiokarzinom eine Metastase (Patientin lebt noch). — Eine riesige Metastasierung entlang und in der Tibia und Fibula von einem indifferentzelligen soliden Karzinom der Portio in meinem Material führte zur Amputation (5208). Metastasen vom Korpuskarzinom in Vagina und Vulva (2 Fälle, Spencer) ist selten; ebenso in der Bartholinischen Drüse von einem Korpuskarzinom her (Pfeifer). Ein adenomatöses Zervixkarzinom unseres Materiales machte 5 Wochen nach Exstirpation des Uterus eine nußgroße Metastase an der (nicht verletzten) Kommissur der Labien.

Die selteneren Metastasen haben durch Offergeld besondere Bearbeitung erfahren. — Die letzte ausführliche prozentuale Berechnung der Metastasen des Uteruskrebses s. b. Kitain (1922). Das Obduktionsmaterial ergab in 49 Fällen Metastasen, in 26 keine Metastasen, also in etwa $33^0/_0$ (der Autor schreibt irrtümlich $57{,}1^0/_0$). Die Metastasen betrafen hauptsächlich die Lymphknoten ($40{,}8^0/_0$), die entfernteren Lymphknoten in $8{,}2^0/_0$, die örtlichen und entfernteren in $14{,}3^0/_0$. Peritoneum $8{,}2^0/_0$; Pleura $6{,}1^0/_0$; Netz $4{,}1^0/_0$; Perikard $2{,}0^0/_0$; Leber $12{,}2^0/_0$; Lunge $2{,}0^0/_0$; Niere und Darm je $4{,}1^0/_0$; Milz, Nebenniere,

Zwerchfell, Knochenmark, Gehirn, Dura mater, Harnblase, Tuben je 2%; Pia mater 1%. — Die übrigen Organe hatten keine Metastasen.

Ganz diffuse Metastasierung im Peritoneum und Netz bei einem Portiokankroid (5020) halte ich für einen selteneren Fall. Ebenfalls selten: Metastase eines Korpuskarzinoms in der BARTHOLINschen Drüse (PFEIFER). —

Eine eigenartige Angabe über isolierte Lungenmetastase 8 Jahre nach Exstirpation des Uterus mit Portiokarzinom findet sich bei SIGNORELLI. Die Spätrezidive des Portiokarzinoms bis zu 10 Jahren sitzen nicht lokal, sondern an der Beckenwand. Das Korpuskarzinom dagegen rezidiviert innerhalb von 3 Jahren (WEIBEL). Es sind demnach auch Spätmetastasen nach Operation zu erwarten. In einem Falle von Lungenmetastasen eines Zervixkarzinoms unseres Obduktionsmaterials. (S. 651) war die Ausbreitung auf dem Lymphwege sehr deutlich.

Die zahlenmäßigen Angaben über die Häufigkeit der Metastasen und der einzelnen Örtlichkeiten ließen sich natürlich aus der internationalen Literatur erheblich vermehren, ohne daß hierdurch viel zu gewinnen sein würde.

Implantations- oder Impfmetastasen entstehen durch direkte Berührung gegenüberliegender Stellen. Auffällige Befunde dieser Art habe ich einige Male im Korpus, aber nur einmal in der Portio bei kleinen Karzinomen gesehen, während bei schon größeren die Möglichkeit der Embolie zu berücksichtigen ist. Das implantierte Karzinomgewebe kann von der Schleimhaut reflexaähnlich überwachsen werden (SCHOTTLÄNDER und KERMAUNER); vermutlich ähnlich wie in den von mir oben (S. 460 u. 461) erwähnten Fällen kleiner primärer Karzinome. — Außer der Embolie kommen auch primär multiple Karzinome in Frage (OBERNDORFER). Plattenepithel an der Kuppe eines Polypen ist als gutartige „Epidermisierung" gar zu häufig, als daß man es ohne weiteres für eine „Kontaktmetastase" (CHAUVIN et ROUX) halten dürfte.

Impfmetastasen von der Zervix in das Korpus nehmen an: PFANNENSTIEL, PAASCHEN und umgekehrt (HOFMEIER, PFANNENSTIEL; Literatur s. b. WINTER).

Die Möglichkeit künstlicher Implantation bei Operationen wird allseitig zugegeben; teils durch Ausdrücken von Korpuskarzinom durch die Tuben in die Bauchhöhle, teils durch Übertragung mit den Instrumenten in die frischen Wunden. In der Berliner Universitätsfrauenklinik in Berlin sind auffallende Beispiele dieser Art beobachtet worden, so z. B. eine Metastasierung in die Bauch- und Damm-Operationswunden (SIPPEL).

Nicht alle postoperativen Narbenrezidive müssen künstliche Impfmetastasen sein. Narben können als weniger gut vaskularisierte Stellen die in den Kreislauf geratenen Geschwulstteilchen leichter abfangen.

Die Metastasen haben meist gleiche Struktur, sei es, daß typische oder atypische Krebsformen vorliegen. So z. B. ein Hornkrebs der Portio mit ausgedehnter Verhornung als großer zentraler Herd in einem Lymphknoten unter Verdrängung der lymphatischen Substanz nach außen oder ein adenomatöses Karzinom des Korpus im Mesovarium und im Hilus ovarii mit auffälliger sprunghafter Bildung von Plattenepithelknötchen genau wie in der Muttergeschwulst. In einer offenbar ganz ähnlichen Geschwulst fand STRONG eine Ovarialmetastase ebenso geartet.

Geringere Strukturabweichungen in den Metastasen ergeben sich oft durch die Besonderheiten des neuen Mutterbodens, meist mehr mechanischer Art. Angaben über stärkere Abweichungen, wie Auftreten von Riesenzellen in Lymphknotenmetastasen (SCHEIB), abweichende Differenzierungsgrade, drüsige Bildungen bei solidem Primärtumor (SCHOTTLÄNDER und KERMAUNER) sind mit Vorsicht zu betrachten, weil es schwierig ist, den Primärtumor genügend genau

32*

zu untersuchen. Die letztgenannte Angabe kann auch durch selbständige Krebsentstehung in den Lymphknoten aus den bekannten epithelialen Schläuchen
erklärt werden (vgl. Ligamente).

Regressive Veränderungen in den Metastasen stimmen zuweilen mit denen
im Primärtumor auffallend überein. Das Stroma ist meist ähnlich, oft auch
unähnlich, je nachdem es mitverschleppt wurde oder nicht. Auch rufen die
Metastasen in den Lymphknoten zuweilen starke entzündliche Abwehr hervor,
auch Abkapselung und Nekrose. Stärkere Eiterung läßt auf besondere Infektionen schließen (Krömer). Progressive Veränderungen können das Stroma
betreffen. In einem Falle von Karzinom des Gartnerschen Ganges fand ich
in der Vaginalmetastase sarkomatöses Stroma, was im Primärtumor nicht ausgeprägt war. — A. Seitz beschreibt metastatische Karzinomnester in der Wand
einer mit Plattenepithel bekleideten tauben- bis hühnereigroßen Zyste im
Beckenbindegewebe, die er ebenfalls für metastatisch hält. Es wäre erwägens-
wert, ob nicht eine Zyste des Gartnerschen Ganges vorlag. Immerhin ist eine
Verflüssigung in einem größeren Krebsknoten möglich. Die histologische Struktur der Wand ließe vielleicht eine Entscheidung erwarten.

Lokale Nachbarschaftsveränderungen beim Uteruskarzinom.

Die rundzellige Infiltration, Ödem, Stauung im Blut- und Lymphgefäße,
Hämorrhagien in unmittelbarer Nachbarschaft des Karzinoms gehören zu den
lokalen Ernährungsstörungen. Bei Karzinom des Korpus ist aber auch die
Schleimhaut und innere Muskelschicht der entfernten Stellen und insbesondere
der gegenüberliegenden Wand lymphozytär infiltriert. Dem Alter dieser Kranken
entsprechend ist die Schleimhaut meist atrophisch. Hyperplasie der Schleimhaut
haben wir als gelegentliche Vorstufe des Karzinoms im Korpus kennen gelernt.
Als Folgeerscheinung des Karzinoms bei älteren Frauen habe ich keine Hyperplasie gefunden. — Eine erhebliche Ulzeration der gegenüberliegenden Schleimhaut und schwere Entzündung bis an die Serosa habe ich nur in einem Falle
von Carcinoma adenomatosum corporis gefunden. — Xanthomzellen (Lipoidzellen) fand Dubs in der Uterusschleimhaut bei 2 Fällen von Funduskarzinom
ohne lokale Störung des Gewebes und ohne Cholesterinämie.

Die Schleimhaut des Korpus bei Zervixkarzinom ist ebenfalls oft entzündet,
zuweilen hyperplastisch; die hierbei auftretende harmlose Wucherung oder Vergrößerung der Stromazellen von Landau und Abel, Waldeyer für Sarkom gehalten, hat lebhaften Streit hervorgerufen (Fränkel, Eckhardt, Hofmeier,
Orth, Ruge, Saurenhaus, Williams, Uter, Curatolo, Elischer, Bierfreund,
Resch, Orthmann, Leopold, Grammaticati). Diese Frage ist abgetan. —
Kraus hält Oberflächenwucherungen im Korpus bei Zervixkrebs für beginnendes Karzinom; offenbar ist es eine Hyperplasie. Bei vorgeschrittenen Zervixkarzinomen kann es zum Verschluß der Höhle kommen mit Sekretverhaltung;
ebenso bei Korpuskarzinomen. Die Folgen sind Hydrometra (Klob, Orth).
Pyometra (Klob mit älterer Literatur, Kaufmann, Kunze, Amann, Wilkens (Statistik), Mintrop, Möglich, Lemon, Maurel, Döderlein, Oberndorfer mit Perforation, Schottländer und Kermauner) ist in geringeren
Graden nicht so selten, besonders in der Menopause, nach Lemon sogar in $6^0/_0$
aller Fälle. Mukometra bei später alveolärem „Zervixadenom" (Birnbaum
und eigener Fall). Unter den wenigen Fällen von Hämatometra (Schottländer und Kermauner) ist erwähnenswert einer mit doppelseitiger Hämatosalpinx und mit eigenartiger Trabekelbildung der arbeitshypertrophischen
Muskulatur, ähnlich der Balkenblase (Goldberg-Geipel).

Bei der Ausbreitung des Kollumkrebses unter der Portiooberfläche begegnet
man einer zuweilen recht kräftigen Reaktion des Oberflächenepithels, einer

„kollateralen" Tiefenwucherung, die bei soliden Karzinomformen zu histogenetischem Irrtume und bei adenomatösen Karzinomen zur Annahme doppelter Tumorbildung führen kann. Abb. 333 zeigt ein Beispiel der letzten Art; das adenomatöse Karzinom tritt an zahlreichen Stellen mit der kollateralen Oberflächenepithelwucherung in Verbindung. In der Mitte des Bildes dringt das Plattenepithel zwischen zwei adenomatösen Karzinomherden besonders tief vor, ohne irgendwelche Zellatypien. Beim Kollumkarzinom kann eine ausgeheilte Erosion nach Ausfüllung der Drüsen mit Plattenepithel eine kollaterale Wucherung vortäuschen; das ist hier nicht der Fall. Eine derartige Anziehungskraft auf das normale Oberflächenepithel habe ich beim Korpuskarzinom nicht gesehen (vgl. Abb. 303).

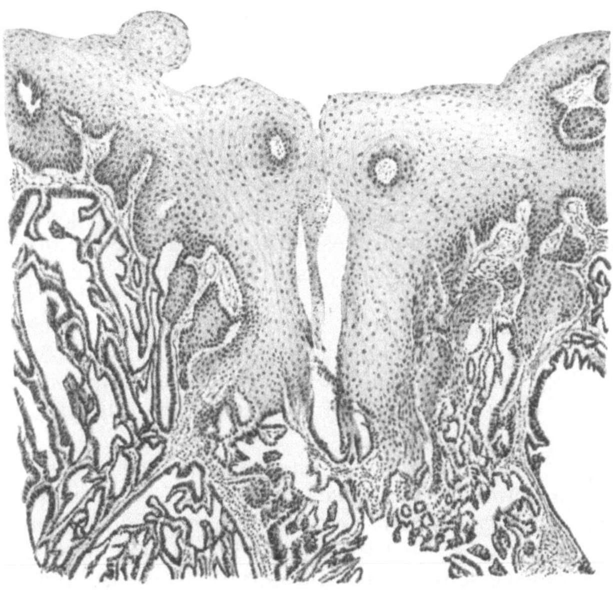

Abb. 333. Kollaterale Plattenepithelwucherung von der normalen Portiooberfläche entgegen einem adenomatosen Zervixkarzinom (3410) (s. Text). (Leitz Obj. 3, Ok. 0, Tub. 0.)

Das abfließende Sekret des Korpuskrebses ruft in den tieferliegenden Teilen der Korpusschleimhaut und in der Zervix Entzündung hervor, sowie Erosion und Ulzeration auf der Portio und Vagina, wobei das Vaginalepithel zuweilen, von SCHWARZ zu Unrecht „multiple Epitheliombildung" genannte, papilläre Wucherungen liefert.

Die Muskulatur des Uterus, abgesehen von den Fällen mit Sekretverhaltung, ist bei Korpuskarzinomen zuweilen verdickt (THEILHABER und HOLLINGER); meist wohl als selbständige Myohyperplasie, nicht so oft als arbeitshypertrophischer Folgezustand. Die Verdünnung der Muskulatur ist auf Rechnung der Destruktion zu setzen und bei alten Frauen als senile Atrophie häufig.

Auch die heterotope Epithelwucherung, namentlich die der Korpusschleimhaut (nach SCHOTTLÄNDER und KERMAUNER in $50\,^0/_0$), ist keine Folge des Karzinoms, sondern geht ihm voraus, meist ohne ursächlichen Zusammenhang.

Die Inversio uteri carcinomatosi scheint recht selten zu sein im Vergleiche zum Sarkom, was sich aus der verschiedenen Geschwulstform mechanisch begreifen läßt. Eine Inversio uteri bei Funduskarzinom s. b. WILLIAMSON a. ABERCROMBIE.

Pathogenese des Uteruskarzinoms.

Ätiologie, Histogenese, Metaplasielehre.

Die „kausale" Genese ist ganz dunkel. Die Erblichkeit ist nicht nur volkstümlich, sondern auch bei den Ärzten anerkannt. GAIFAMI gibt seinen hierauf gerichteten Bemühungen statistischen Ausdruck dahin, daß $16,6\%$ seiner Fälle von Carcinoma colli und 26% von Carcinoma corporis erblich, d. h. familiär waren. Alle derartigen Zahlenangaben aus kleinem Material werden einer großzügigen amtlichen Statistik weichen müssen.

Mehr als Kuriosum, denn als brauchbares Beweismaterial verdient ein Bericht von HALLIDAY CROOM Erwähnung von eineiigen Zwillingsschwestern, die am gleichen Tage erstmalig und bis zum 30. Jahre normal menstruierten, dann Menorrhagien und Ausfluß hatten, mit 50 Jahren in die Menopause traten und mit 53 Jahren beide ein Carcinoma adenomatosum und Myoma corporis uteri bekamen.

Das von einzelnen Autoren (W. A. FREUND, JOSEPHSON, PICK, HÖHNE, MINTROP u. a.) und auch mir in einigen Fällen bekannt gewordene Zusammentreffen von Karzinom bei Uterusmißbildungen kann, weil viel zu selten, nicht für angeborene Grundlage herangezogen werden. — Im Gegensatz zu ROESSLE findet PIETRUSKY das Karzinom des Uterus und der weiblichen Genitalien überhaupt verhältnismäßig selten mit „Fehlbildungen" in den Organen vergesellschaftet.

Über Karzinom im Uterus und zugleich Karzinom anderer Organe, ein offenbar seltenes Zusammentreffen siehe die Literatur bei SIEBKE. Einzelne Fälle stechen hervor, so einer von GUSNAR von Adenokankroid und gutartigem Polyp der Schleimhaut und Myomen im Corpus uteri mit Sarkom des Ovarium und eine Ovarialzyste.

Die Annahme eines ursächlichen Zusammenhanges von Carcinom mit Myom gründet sich auf die verhältnismäßig häufige Beteiligung myomatöser Uteri an dem Korpuskarzinom im Vergleich mit dem Kollumkarzinom. Mechanische Reizung durch den Druck seitens der Myome auf die Schleimhaut (FLAISCKLEN) Gewebsverschiebungen (MOENCH) u. a. sollten die Karzinomentstehung begünstigen. Ein Zusammenhang wird auch darin gesucht, daß Nulliparae sowohl zu Myom als auch zu Korpuskarzinom mehr geneigt sein sollen als andere Frauen (VON CARLOWITZ). — Der Wert dieser Meinungen verliert sehr, wenn man die im Abschnitt Myom erwähnten Zählungen (ALBRECHT) beachtet. Das Myom als örtliche Ursache von Reizung mag Beachtung verdienen, dagegen sind konstitutionelle Gemeinsamkeit bei beiden Erkrankungen nicht gut vereinbar.

Die Bevorzugung gewisser Altersklassen (s. o. S. 432), die Bevorzugung der weißen (domestizierten) Rassen, der auch in unserem Material häufige Reichtum an Fettgewebe der Kranken mit Uteruskarzinom kann nur kurz erwähnt werden.

Von allgemeinen Ursachen müssen wir im übrigen absehen und sie der allgemeinen Pathologie überlassen. An örtlichen Reizen fehlt es am Uterus so wenig, daß ihnen nur unter langer Dauer und unter weiteren Bedingungen der Teil von Bedeutung zugesprochen werden kann, den sie ernstlich haben. — Prostituierte mit reichlicher Gelegenheit zu örtlichen Reizungen sollen nicht vom Uteruskarzinom bevorzugt sein. — Das Gewicht dieses Einwandes scheint mir nicht groß in Hinsicht auf unsere Befunde. — Traumen, besonders viele Geburten (GUSSEROW, HEGAR und KALTENBACH, W. A. FREUND, C. SCHRÖDER), Reize, die von Myomen ausgehen, Entzündung, namentlich Erosion der Portio sind oft genannte „Ursachen"; daß sie nur selten zu Karzinnome führen können, geht aus ihrer Alltäglichkeit hervor, doch habe ich in 11 Fällen von schwerer, ausgedehnter Erosion und Ulzeration der Portio, die sicher schon längere Zeit bestanden, sehr kleine Karzinome von der Oberfläche herrührend gesehen. — Die für die Beziehung zwischen Ulkus und Karzinom des Magens aufgeworfene Prioritätsfrage kommt für meine Fälle an der Portio sicher nicht in Betracht, da nur an ganz kleinen Stellen großer ausgedehnter Erosionen und Ulzerationen das Karzinom bestand. (Lit. über Magenulkus und Karzinom s. b. MOSZKOWICZ.) REEL beschreibt Karzinomentwicklung in einem alten Zervixriß.

Eine Beobachtung von SCHOENHOLZ ist sehr auffällig: ein Ulkus der Portio, das auf die Vagina übergriff, führte zu einem hühnereigroßen Tumor. Es wurde nur Granulationsgewebe in dicker Lage gefunden mit vielen Plasmazellen. Erst 9 Monate später wurde am Rande des Ulkus beginnendes Karzinom gefunden.

Die lokale Reizung kann unbedingt als eine wichtige Bedingung der Karzinomentstehung gelten, namentlich für die chronisch entzündlichen Reize. Immerhin stößt die ätiologische Bewertung im Einzelfalle auf größere Schwierigkeiten. Die Menge der Fälle soll es zeigen.

Das Kollumkarzinom soll bei Frauen mit Geburten in $60^0/_0$ gegenüber $47^0/_0$ bei Nulliparae vorkommen; auch soll die größere Zahl der Geburten zur Vermehrung der Krebsfälle führen (FELLNER), (s. a. die Angaben in der Einleitung). SCHOTTLÄNDER und KERMAUNER haben schon auf die Neigung der ektropionierten Schleimhaut zu Karzinombildung aufmerksam gemacht.

Zu den krebserzeugenden Reizen gehört möglicherweise auch die Strahlenbehandlung (BUMM, VOGT), da man im Anschluß an Fälle von Ovarialbestrahlung etwa 2 Jahre später Korpuskarzinom fand.

Die chronische Reizung wird ätiologisch auch bei Inversio uteri (KIWISCH) und bei Prolaps (LITTAUER) geltend gemacht, wenn auch verhältnismäßig selten, so daß sie von ORTH geleugnet wird. Auch ich habe ein Karzinom der Portio bei Prolaps beschrieben, doch dürften einzelne Fälle wenig beweisenden Wert haben.

Bei aller Sicherheit der Überzeugung vom Werte der chronischen Reizung für die Entstehung von Karzinomen, die wir namentlich beim Portiokarzinom durch den Nachweis alter „glandulärer Erosion" stützen können, muß man doch davor warnen aus kleinen Unregelmäßigkeiten des Epithels im Gebiete chronischer Entzündung ein Karzinom zu diagnostizieren. Wir werden im Abschnitte „Diagnose" hierauf zurückkommen, doch lenke ich hier die Aufmerksamkeit auf Abb. 293 von einer Stelle aus der unmittelbaren Nachbarschaft eines Plattenepithelkarzinoms der Portio. Trotz dieser Vorkenntnis kann ich die Bildung unregelmäßiger Epithelzapfen in dem entzündlich leicht infiltrierten Bindegewebe nicht als beginnendes Karzinom gelten lassen, weil ich gleiches viel zu häufig an ganz unverdächtigen vaginalen Portionen des Uterus gesehen habe in meinen früheren systematischen Untersuchungen über Erosion an großem Material. So viel Karzinome gibt es gar nicht.

Doch ändert dieses nichts an der Tatsache, daß chronische Reizung durch Entzündung Karzinomentstehung begünstigt. — Nur nicht immer, sondern unter weiteren Vorbedingungen.

Die Beziehung der Syphilis (MARTIN) zur Karzinomentstehung wird kaum noch erwähnt.

Zu den örtlichen Reizen gehören auch besondere Karzinomerreger, namentlich Blastomyzeten (V. MÜLLER 1895, PIANESE 1896, LEOPOLD 1896). Die in der italienischen Literatur wie überhaupt, so auch in Uterustumoren eine große

Rolle spielten, wurden schon von Rosenthal (1896) als Degenerationserscheinungen in Krebszellen erkannt. Eine umfangreiche Literatur hat sich angeschlossen. Es ist nur wenig mehr die Rede davon; viel weniger als in der allgemeinen Krebsliteratur.

Tuberkulose in der Ätiologie des Karzinoms.

Von jeher hat das Zusammentreffen mit Tuberkulose die Frage der ursächlichen Verbindung rege erhalten. Literatur bei Wallart, Ahlefelder, E. Schmidt, Guillon, Strachan. Während v. Hansemann zufällige Kombination annimmt, erblicken andere in der Tuberkulose Reizwirkung auf Krebsentstehung (Ribbert, Hegar, v. Franqué, Stein). Meist handelt es sich um Krebs der Portio mit teils käsiger, meist miliarer Tuberkulose (Schottländer und Kermauner). — M. Albrecht glaubt für ihren Fall darzutun, daß eine alte Tuberkulose durch das Karzinom zu neuer Blüte angeregt wird. Es bleibt jedoch unerörtert, ob der Reiz des Karzinoms die Tuberkelbazillen auffrischen oder den Gewebswiderstand schwächen soll. Während in einigen Fällen Tuberkulose und Karzinom örtlich vereint auftreten (G. Hirsch), so sind sie in anderen Fällen räumlich getrennt (Nassauer, v. Franqué, Bass, Stein, Strachan, Matzdorff, R. Meyer). Gewöhnlich ist die Kombination so, daß bei Portiokrebs die Schleimhaut des Korpus oder auch der Zervix tuberkulös befunden wird und in einem Falle faßt Stein (Lubarsch) das Sekret einer Tuben-Korpus-Tuberkulose als Reiz auf die Portio auf, ebenso Matzdorff. So könnte man auch die Lymphknotentuberkulose bei Uteruskarzinom (Gutfeld) umgekehrt als sekundär ansehen, doch liegen allen genannten Arten des Zusammentreffens keine klaren Bedingungen zugrunde, die ein ätiologisches Urteil erlaubten.

Entgegen Stein und Matzdorff (s. o.) glaubt Bersch die Annahme von Lubarsch unterstützen zu sollen, daß die abnormen Stoffwechselstörungen verschiedener Art, so auch die der Geschwülste den Boden für Tuberkulose bereite. Doch bringt er kein eigenes Material vor. — Man vergleiche auch die Abschnitte über Tuberkulose, Adenomyosis (Adenomyom).

Drüsige Hyperplasie der Schleimhaut und Carcinoma adenomotosum.

Der von mir oben betonte, wenn auch recht seltene Zusammenhang von Hyperplasie und Karzinom (s. a. Orth, Gebhard), verdient aus allgemein-pathologischen Belang mehr Beachtung; so auch in pathogenetischer Bedeutung, weil die Hyperplasie im Klimakterium ihrerseits hormonalen Einflüssen zugeschrieben wird. Man kann sich jedoch vorstellen, daß der dauernde Proliferationsreiz, durch welchen wir uns die Entstehung der Hyperplasie erklären, schließlich zu einer Ausartung der Zellvermehrung führt, ein wichtiger Faktor der Krebsgenese. Die Karzinombildung bei glandulärer Hyperplasie geschieht offensichtlich in sehr ausgesprochener Weise multizentrisch.

Der von Aschoff bestrittene Zusammenhang dürfte durch 11 von mir beobachtete Fälle doch als tatsächlich nicht allgemein aber doch für einzelne Fälle bestehend gelten und Manu af Heurlins Einwand, daß er in der Umgebung von Korpuskarzinomen Drüsen nicht hyperplastisch, sondern eher atrophisch fand, ist gewiß nicht stichhaltig. Die meisten Fälle von Korpuskarzinom betreffen senile Frauen mit atrophischer Schleimhaut. Nicht jedes adenomatöse Karzinom geht aus Hyperplasie hervor, sondern nur einzelne, meist tubulär beginnende. Überdies trifft man selbst bei vorgeschrittener seniler

Atrophie noch diffuse und umschriebene Reste von Hyperplasie. Von meinen Fällen kommt nur ein derartiger in Betracht, die anderen 10 betreffen sämtlich Frauen im beginnenden Klimakterium mit diffuser Hyperplasie. Die gewöhnlichen Fälle von Carcinoma adenomatosum corporis zur Zeit noch bestehender Geschlechtsreife betreffen Schleimhäute verschiedenster Art, teils ganz normale in bester Funktion, teils hyperplastische, von der Entzündung zu schweigen, die bei einiger Größe der Karzinome sekundär sein kann, wie denn überhaupt nur jüngere Stadien des Karzinoms in solchen Fragen zu Rate gezogen werden dürfen. Es kann auch aus meinen 11 Fällen ätiologisch keine Verallgemeinerung entnommen werden, da die Hyperplasie im Klimakterium überaus häufig harmlos abläuft. Wir ersehen nur fließenden Übergang zu Karzinom in meist besonders schweren Fällen von Hyperplasie als eine immerhin seltene Möglichkeit.

Ebenfalls selten ist die bereits oben erwähnte Beziehung der Polypen zu Karzinomen, was namentlich bei der außerordentlichen Häufigkeit der Zervixpolypen auffallen muß. In zwei Fällen von umschriebenen kleinen Karzinomen an der Basis von kleinen Polypen schien mir eine maligne Neigung von vornherein zu bestehen, während ich in zwei anderen Polypen mit Karzinom an der Kuppe bei freier Basis die irritative Ätiologie mit zu berücksichtigen für nötig halte. Ich unterscheide Polypen, die von vornherein karzinomatös wachsen als polypöse Karzinome von den anfänglich gutartigen Polypen, die nachträglich karzinomatös werden, und zwar entweder aus eignem Epithel a) oberflächlich, b) im Inneren oder durch Übergreifen eines benachbarten Schleimhautkarzinoms. Das Entstehen aus gutartigen Polypen erkennt man nicht selten an Resten einfacher adenofibromatöser Stellen, an der Basis oder an der Peripherie, je nachdem von welcher Stelle aus die karzinomatöse Umwandlung erfolgt. In einzelnen Fällen war noch der größte Teil des gutartigen Polypen erhalten. Dr. Iseki hat über 17 Fälle aus unserem Material genauer berichtet (1924).

In der Pathogenese des Krebses spielt ein „präkanzeröses Stadium" eine große Rolle. Der Begriff, ursprünglich als Summe der vorbereitenden Veränderungen innerhalb und außerhalb des Epithels gedacht, kann ätiologisch aufgefaßt werden oder auch als ein Zustand, der entweder zum Krebs führen kann oder muß. — In dieser Wahl liegt das Verhängnis. In den weitesten und internationalen Kreisen der Kliniker ist der Ausdruck „präkanzerös" auf das Epithel allein beschränkt worden. Die Verwirrung wird dadurch erhöht, daß manche dieses Stadium für ein frühes Karzinom halten, andere ein möglicherweise früher oder später zum Karzinom führendes Stadium der Epithelveränderung bezeichnen wollen. Es kommt auf das gleiche hinaus, ob nur die vorausgehende Epithelveränderung, oder auch die der Umgebung in den Begriff „präkanzeröses Stadium" einbezogen wird. Er wird unfaßbar bleiben, so lange nicht vereinbart wird, ob es zum Krebse führen muß oder nur kann.

Der Ausdruck „präkanzeröses Stadium" ist das Eingeständnis der Verlegenheit. Im Sinne eines obligatorischen, krebspflichtigen Frühstadium bedeutet er die persönliche oder allgemeine Unfähigkeit solches zu erkennen. Will man dagegen ein fakultativ krebsiges also krebsfähiges Epithel mit dem Namen präkanzerös treffen, so wird damit der allgemein zugestandenen Annahme Rechnung getragen, daß außer der örtlich bedingten Gewebs- oder Epithelveränderung noch allgemeine dem Wesen nach unbekannte Bedingungen zur Krebsbildung hinzukommen müssen. Die gleichen Gewebs- oder Epithelveränderungen liefern bei einer Person Karzinom, bei der anderen nicht, oder bei derselben Person jetzt nicht aber vielleicht später oder umgekehrt. Sind die Epithelzellen zur Zeit krebsfähig, so können sie bei Ausbleiben der allgemeinen Bedingungen und beim Nachlassen der lokalen Reizung möglicherweise oder wahrscheinlich ihre Krebsfähigkeit wieder verlieren. Bei starker allgemeiner Krebsdisposition würde schon geringe Epithelveränderung und bei schwacher allgemeiner Krebsdisposition würde erst starke Epithelveränderung etwa nach besonders langer Reizung zum Karzinom führen. Danach wäre überhaupt nicht feststellbar, wann eine Epithelveränderung präkanzerös im Sinne von „krebspflichtig" ist. — Diese Frage habe ich a. a. O. etwas ausführlicher behandelt. Sie ist außer für weiteres Eindringen in die Pathogenese besonders wichtig für die Stellungnahme zur praktischen Krebsdiagnose.

In diesem Zusammenhange ist erwähnenswert, daß unter den Augen der Klinik ein fast faustgroßes Karzinom der Portio in 14 Tagen entstand bei einer Frau, die regelmäßig beobachtet wurde (FORST). Auch MIBAYASHI schildert die Entstehung eines faustgroßen, wegen parametraner Infiltration inoperablen Plattenepithelkarzinoms in 1 Monat der Beobachtungspause. Ich hatte Gelegenheit ein bohnengroßes Karzinom der Portio zu untersuchen (Pr. 1693), das während der Behandlung eines Zervixkatarrhes in 14 Tagen zutage trat. Das Wachstum der Korpuskarzinome ist im allgemeinen langsam; $^1/_2$ Jahr nach Diagnosestellung auf Carcinoma adenomatosum corporis fanden sich bei der Operation nur wenige bis erbsengroße Knoten oberflächlich ohne die Muskulatur zu ergreifen. In einem Falle blutete die 65jährige Patientin mit freilich die Muskulatur bis zur Serosa durchsetzenden Carcinoma adenomatosum corporis bereits über 3 Jahre lang.

Histogenese.

Wir wissen also wenig von der kausalen Genese des Uteruskarzinoms und nach allen Erfahrungen scheint es besonderer Bedingungen zu bedürfen, die unter Abweichung vom normalen Zellwachstum zu uneingeschränkter Vermehrung führen, Bedingungen, die nur zum Teil von Haus aus in den Zellen liegen. Hier begegnen sich kausale und formale Genese. Die Histogenese hat nicht so sehr nach der örtlichen Herkunft der Karzinomzellen zu fragen als nach dem Differenzierungsgrade der Ursprungszellen und ihrer Reifestruktur, nach angeborenen und erworbenen Zellanomalien. Die Histogenese umfaßt einen Teil der Metaplasiefrage, insofern die mehrfache verschieden gerichtete Ausdifferenzierung der Karzinome (Dimorphie) meist „Metaplasie" genannt wird. Die allgemein pathologischen Theorien über Krebsentstehung können hier nicht Platz finden, doch spielt die Geschichte der formalen Karzinomgenese vielfach auf dem Gebiete des Uteruskrebses, deshalb seien nur kurz einige Erinnerungen gegeben. CRUVEILHIER ließ das Uteruskarzinom aus den Venen hervorgehen (nach KLOB), VIRCHOW bekanntlich aus dem Bindegewebe; bemerkenswert ist auch, daß er von der richtigen Einschätzung der „Papillargeschwülste" (Warzen, Kondylome, papilläre Ovarialkystome) als gutartig ausgehend auch den oberflächlichen papillären Teil der Kollumkarzinome für unwichtig hielt, weil ihm nur die tieferliegenden Alveolen als Krebs galten. Als Anhänger der desmoiden Genese sind hervorzuheben WAGNER und KLOB. KÖSTER erweiterte v. RECKLINGHAUSENs „Endotheliom" auf die Krebsentstehung überhaupt. Der epithelialen Krebsgenese (WALDEYER, THIERSCH, 1872) schlossen sich für den Uteruskrebs die Autoren nur sehr allmählich an. WALDEYER erklärte den größten Teil der Uterus- und Vaginalkarzinome als gleichartig mit den vom Rete Malpighi der Haut ausgehenden Krebsen.

KLEBS (1873, 1889) als Anhänger der neuen Lehre hält es doch für möglich, daß die epithelialen Krebszellen die Bindegewebszellen zur karzinomatösen Umwandlung infizieren, was AMANN (1892) entschlossen bestreitet. Auch RUGE und VEIT, in deren Arbeit (1878) der Stand der damaligen Streitfrage zu klarer

Darstellung kommt, vertreten in ihren Untersuchungen über das Zervixkarzinom VIRCHOWS Meinung, geben aber für die „glanduläre" Krebsform die drüsige Entstehung zu. Auch 1882 stehen sie noch auf dem gleichen Standpunkt, billigen jedoch für die Krebsentstehung an der Portio WALDEYERs Meinung. Die Häufigkeit des schleimhäutigen Ausgangspunktes der Zervixkrebse bestreiten sie gegenüber LIEBMANN.

Die Lehre vom desmoiden Krebs erhielt ihre hauptsächlichste Nahrung daraus, daß man die Krebsalveolen für selbständige Gebilde hielt, deren tiefe Lage in der Wand keinen Zusammenhang mit der Schleimhaut erkennen ließ. CORNIL, WILLIAMS, ORTH u. a. lehnten den Bindegewebskrebs entschieden ab.

In der epithelialen Krebsgenese fragte man zunächst — und das geschieht noch jetzt — nach der örtlichen Herkunft der Tumorzellen; namentlich für die drüsigen adenomatösen Krebse. Es kamen in Betracht für die Zervix das Drüsenepithel, und zwar ausschließlich (RUGE und VEIT, WILLIAMS) und das Oberflächenepithel (AMANN u. a.). schließlich beide (GEBHARD, WINTER). GEBHARD gibt aber zu, daß die Herkunft bei vielen, besonders bei vorgeschrittenen Fällen nicht festgestellt werden kann.

RUGE und VEIT (1882) unterschieden noch die unter der Schleimhaut entstehenden Krebsknoten, die erst sekundär die Schleimhaut erreichen und durchbrechen, die jedoch nach ORTH aus tiefgreifenden Drüsen oder abgeschnürten Zysten hervorgehen. — Hieran läßt sich der neuzeitlich bekannt gewordene Zusammenhang zwischen Karzinom und der heterotopen Epithelwucherung bei der „Adenometritis" anschließen, den Verf. (1906) als ein Nebeneinander gezeigt hat. Aus der von C. RUGE (WINTER) gegebenen Zeichnung (Abb. 27) kann man keine genetische Zusammengehörigkeit der beiden Prozesse beweisen, obgleich sie sehr wohl möglich erscheint. Auch PFORTE, LÖHLEIN, LANDERER nehmen genetischen Zusammenhang an, mit Recht, wenn in der Tiefe eine adenomyotische Wucherung in Karzinom übergeht (s. Kap. XX). Von den embryonalen Verlagerungen des MÜLLERschen Ganges und Resten des WOLFFschen oder GARTNERschen Ganges ist in einem besonderen Kapitel zu berichten.

Ein wichtiger Streitpunkt behandelt die Entstehung des Kollumkrebses aus der Erosion. Man hat sogar den Ausdruck „Erosionskrebs" ohne Unterschied für die drüsigen und Plattenepithelkrebse angewendet, meistens auf die letzten. Was RUGE und VEIT als solches (in ihrer Abb. 44) (1882) geben und beschreiben, ist sicherlich kein Karzinom, ebensowenig der Fall von ERICH MEYER. Das Erosionskarzinom wird verteidigt von GEBHARD, LIMBÖCK, FRANKL, KLIEN und besonders von GOTTSCHALK, während KEITLER die Fälle nicht für eindeutig hält. KEITLER selbst glaubt jedoch, daß bei der Auffüllung der Erosionsdrüsen mit Plattenepithel ein Regenerationsexzeß zu Karzinom führen könne. HUGGINS, der keine Kenntnis der Erosionsvorgänge hat, spricht von präkanzerösen Zuständen. — KEITLERs Annahme ist sicher berechtigt (ISRAEL, GOTTSCHALK sind seine Vorgänger), unberechtigt bleibt die Verallgemeinerung anderer Autoren aus Unkenntnis.

In unserem Material von Probeexzisionen aus der Portio finden wir sehr häufig das Plattenepithelkarzinom von der Oberflache her in Drüsen vorgedrungen, die ihrer Lage nach kaum anders als „Erosionsdrüsen" genannt werden können; Eversion ist freilich auch in Betracht zu ziehen. Aber es fehlt häufig oder meist der Nachweis einer Krebsentstehung im unmittelbaren Anschluß an die Entzündung; dieses glückte mir nur in 5 Fällen von ganz ungewöhnlich kleinen Karzinomen. Zum Beweise gehört unmittelbarer Anschluß jugendlicher Karzinome an stark chronisch entzündete Umgebung mit deutlicher Regeneration des Plattenepithels unter Aufhebung des Schleimepithels von seiner Unterlage, wie im Kapitel Erosion geschildert.

Für die folgenden Fragen ist es von Wichtigkeit, festzustellen, daß man in der Karzinomgenese, abgesehen von der besonderen embryonalen Keimverlagerung Cohnheims, sich im allgemeinen an die im normalen Epithelverbande liegenden Zellen hielt. Die Ähnlichkeit des karzinomatösen Epithels mit dem ortsgehörigen entschied für die Herkunft; so wie auch die Ähnlichkeit mit den ortsgehörigen Drüsenformen die Entstehung aus den Drüsen begründen soll (neuerdings noch bei Schwarz).

Größere Schwierigkeit fand man in der genetischen Deutung des ortsungewöhnlichen (heterologen) Krebsgewebes, das immer besonderes Aufsehen erregt hat, weniger am Kollum, wo Plattenepithel und Schleimepithel zusammenstoßen oder wie bei Ektropium (Ruge und Veit, Amann) und Erosion durcheinanderliegen und ineinandergreifen. Weit mehr beschäftigte sich die Diskussion mit dem Plattenepithelkarzinom im Korpus und hier wieder ganz besonders mit der häufigen Vereinigung der adenomatösen zylinderzelligen Karzinomform mit der mehrschichtigen (Dimorphie, Polymorphie). Die Hauptfragen lauteten: primäre oder sekundäre Polymorphie? Und: primäre oder sekundäre Metaplasie? Ohne diese glaubte man überhaupt nicht auskommen zu können. Erst neuerdings sind geringe Ansätze zu bemerken, der Metaplasie zu entraten, während man ohne grundsätzliche Auseinandersetzung hierüber die Frage gar nicht erörtern kann. Beim Plattenepithelkarzinom des Corpus uteri sollen die sog. Zuckergußkarzinome außer Betracht bleiben, da sie nur oberflächliche Fortsetzung eines meist zervikalen Plattenepithelkarzinoms sind [Piering-Rosthorn, Benckiser, Pfannenstiel, Hitschmann, Schauenstein, Keitler (Lit.)]. — Das auf dem Uteruskörper beschränkte solide Karzinom ist nur selten ein echtes Plattenepithelkarzinom (Schridde) und ganz ausnahmsweise ein Kankroid. Meist kann man in den soliden Alveolen noch den Zylinderepitheltypus erkennen (Gebhard, Schottländer und Kermauner). Es ist jedoch nicht erlaubt, deswegen in allen Fällen ein primär adenomatöses sekundär solides Karzinom anzunehmen, vielmehr kann aus dem gleichen Epithel ein adenomatöses, ein von Haus aus solides oder ein von vornherein gemischtes Karzinom hervorzugehen.

Die Histogenese der primär soliden, insbesondere der Plattenepithelkarzinome des Uteruskörpers wurde zuerst allgemein dahin aufgefaßt, daß sich das Zylinderepithel der Oberfläche in mehrschichtiges Pflasterepithel (Kaufmann, Orth, Gebhard) umwandle, zuweilen unter Verhornung der obersten Lagen und daß es von hier aus mit soliden Epithelzapfen in die Tiefe dringe, teils mit, teils ohne Verhornung. Emanuel (1901) konnte hiergegen einwenden, daß der Zerfall der ursprünglichen Oberfläche infolge Eiterung Flaischlen, Gebhard) und Nekrose ein solches Urteil nicht erlaube.

Wurde schon beim „Plattenepithelkarzinom" des Korpus die Frage der primären oder sekundären Metaplasie laut, um wie viel mehr erst bei den dimorphen Karzinomstrukturen nicht nur im Korpus, sondern auch in der Zervix. Zunächst wurden Mehrfachkarzinome, dann „multizentrische" Entstehung aus Drüsen und metaplasiertem Deckepithel des Korpus (Kaufmann) vorgeführt. Später glaubte Kaufmann annehmen zu müssen, daß außer der primären auch eine Metaplasie im Zylinderepithelkrebs selbst hinzukomme.

Die multizentrische Entstehung des Uteruskrebses fand Stütze bei Gebhard, der eine „karzinomatöse Metaplasie" sowohl im Kollum, als besonders im Corpus uteri an dem Drüsenepithel in einiger Entfernung vom Karzinom beobachten wollte, wobei die Zellen auffällig größer würden, als bei der anderen Art von Krebsbildung. Es darf nicht vergessen werden, daß solches nur an Serienschnitten sichergestellt werden kann.

Ferner wurde die multizentrische Entstehung mit primärer Dimorphie begünstigt durch ORTH, der eine sekundäre Metaplasie des Zylinderepithels im Karzinom zu Plattenepithel für ganz ungewöhnlich hielt. Eine Täuschungsmöglichkeit sah er beim Nebeneinander von einfachem Zylinderepithel und mehrfachem Plattenepithel darin, daß Plattenepithelkarzinom in normale Drüsen vordringe. Ähnliches wurde auch von WILLIAMS, GEBHARD, ABEL-LANDAU, AMANN schon beobachtet und darf als etwas ganz gewöhnliches gelten. Es muß aber erneut darauf hingewiesen werden, daß gar zu leicht die gutartige Epidermisierung, Verdrängung des Schleimepithels in den Erosionsdrüsen und Zervixdrüsen (RUGE, ERICH MEYER, SCHAUENSTEIN, BENTHIN und viele andere) oft mit Karzinom verwechselt worden ist. C. RUGE selbst hat neuerdings eingehend diese Tatsache dargelegt, ebenso MANU AF HEURLIN. Metaplasie kommt dabei nicht in Frage. Als Verteidiger der primären Dimorphie durch multizentrische Entstehung seien genannt: KAUFMANN, SITZENFREY, KLIEN, HAUSER, BÜTTNER, dieser besonders für die Zervixkrebse.

Gegen die primäre Umwandlung wendeten sich GEBHARD, EMANUEL, HITSCHMANN u. a. EMANUEL hielt in keinem Falle einen doppelten Ausgang der gemischtförmigen Karzinome vom Drüsen- und Deckepithel für erwiesen; stets sei die Drüsenwucherung das primäre, deren Zellen sich durch Metaplasie in Plattenepithel umwandle und dieses könne dann in Form von Plattenepithelkarzinom und Kankroid selbständig weiterwuchern. Diese Ansicht hat sich nur allmählich Bahn gebrochen. hat aber schließlich der Lehre von der primären Metaplasie des gesunden Epithels mit nachfolgender Krebsbildung und der doppelten Entstehung der dimorphen Karzinome den größten Boden entzogen, so daß KEITLER nur noch den Fall LIMBÖCKs (Portio) und den Fall SITZENFREYs (Korpus) als doppelt entstandenen ansieht. Die einheitliche Entstehung wurde namentlich deutlich von HITSCHMANN (1903) vertreten. Die Frage der multizentrischen Karzinomentstehung ist dadurch nicht berührt, sondern nur die der Entstehung aus mehrfachen ungleichen Anlagen. Den Ersatz des Oberflächenepithels durch „Plattenepithel" habe ich bei Schleimhauthyperplasie öfters gesehen, zuweilen auch in den Drüsen.

Die Annahme HOFMEIERs nebenbei bemerkt, daß die vom Plattenepithel ausgehende Karzinombildung in der Tiefe drüsigen Bau annehme, ist nicht zu weiterer Aufnahme gekommen.

Einen Ansatz zu mehr weitherziger Auffassung begegnet man bei HITSCHMANN, der jeder Zelle des uterinen Epithels die Doppelfähigkeit der Bildung von Platten- und Zylinderzellenkrebs wegen der gemeinsamen Herkunft beider Zellarten aus gemeinsamem Stamme (MÜLLERscher Gang) zuschreibt, ohne jedoch die Differenzierungsstufe zu berücksichtigen. Fertiges Zylinderepithel bringt kein echtes Plattenepithel und letzteres niemals Zylinderepithel hervor. Es wurde oben schon erwähnt, daß weder Eleidin noch Keratohyalin nachgewiesen werden konnte, und daß Riffzellen und Epithelbrücken fehlen.

Um echtes „Faserepithel" (SCHRIDDE) zu bilden, dazu bedarf es scheinbar indifferenter Zellen, und solche finde ich nur in KROMPECHERs Ansicht von den Basalzellenkrebscn. Er hat unter dem Epithel der Drüsen besondere „Basalzellen" gesehen, wie Verf. ebenfalls schon im Kapitel Erosion geschildert hat. Diese Befunde überheben der Schwierigkeit, den gänzlich ungeklärten und unbewiesenen Begriff der Metaplasie auf differenzierte und reife Zellen anwenden zu müssen. Die Doppelfahigkeit indifferenter Zellen hingegen, sei es, daß sie im Epithelverband oder darunter liegen, machen die Dimorphie der Karzinome leicht verstandlich. Im allgemeinen gehorchen sie der „Funktion des Ortes"; unter abnormen Verhältnissen dagegen können sie ihre von Haus aus mehrfache Potenz zum Ausdruck bringen. Es ist nun ziemlich

gleichgültig, ob man das Plattenepithel aus der einen, das Zylinderepithel aus
der anderen Zelle (polyzentrisch) hervorgehen läßt, oder beide aus einer Stammzelle. Irgendwann vereint die indifferente Zelle beide Qualitäten. Die mono-
zentrische, sogar unizellulare Entstehung ist keinesfalls auszuschließen. Andererseits ist die zweifellos häufige plurizentrische Entstehung der adenomatösen
Korpuskarzinome kein zwingender Grund, die Dimorphie für alle Fälle plurizentrisch zu erklären; vielmehr können auch bei vielen Zentren beide Qualitäten
in dieser oder jener oder in allen Zellindividuen vereinigt sein. Lokale Bedingungen können wirksam werden, der einen oder der anderen Differenzierungs-
richtung zu entscheidendem Siege zu verhelfen. Die schon vielen Autoren auf-
gefallene Mittelstufe der Zellen bedeutet unentschiedene Differenzierung. Nur
frühzeitig ausgesprochene Plattenepitheldifferenzierung an der Portio führt
zu Kankroiden, während die meisten primär soliden Karzinome des Korpus
sehr viel mehr dem Zylinderepitheltypus zuneigen, als dem echten Faserepithel.
Der zahlenmäßig überragende Teil der Korpuskarzinome ist zunächst adenomatös, dagegen der der Kollumkarzinome von vornherein solide gebildet;
darin kommt zum Ausdruck, daß der ortsgehörige Zelltypus vorherrscht, wobei
zu berücksichtigen ist, daß erst zur Zeit der Pubertät das zervikale Plattenepithel, vom Schleimepithel verdrängt, Reste unter diesem hinterläßt. Dagegen
kommt das selten beobachtete Plattenepithel im Korpus des Uterus der Neugeborenen und Kinder gar nicht in Frage, da es oberflächlich liegt und bei
der Menstruation mit abgestoßen wird, von der Abstoßung bei Geburten zu
schweigen. Bei der postmenstruellen Regeneration der Korpusschleimhaut von
dem stets indifferenten Drüsenepithel der basalen Schleimhautschicht her hat
man jederzeit mit der Möglichkeit zu rechnen, daß indifferente Zellen auch
in die oberen Schleimhautlagen und auf die Oberfläche gelangen. Der Kernpunkt in dieser Auffassung liegt darin, die völlig unbewiesene Metaplasie dif-
ferenzierter Zellen möglichst auszuschalten. Auch in der normalen Entwicklung
und bei der Regeneration entsteht das geschichtete Epithel jeder Art aus
basalen Zellen. Zunächst erfolgt einreihige flächenhafte Ausbreitung, dann
Schichtung in verschiedenen Graden. Differenzierung ist keine Metaplasie.
Ersatz durch Verdrängung bedeutet nicht „Umwandlung". Anfänglich drüsige
Bildung und sekundäre Schichtung geschieht auf zwei Wegen. In einem Falle
ist Zylinderepithelcharakter im Karzinom ausgesprochen; Mehrschichtung geht
hervor aus zwischen- oder untergelagerten (basalen) indifferenten oder unreifen
Zellen unter Verdrängung, Abhebung, Zerstörung des Zylinderepithels. Im
anderen Falle ist die Ausreifung des Zylinderepithels unausgesprochen, unvollkommen; von vornherein äußert sich dies in frühzeitiger stellenweiser Neigung
zur Mehrschichtung. Auch hierbei kann das übrige einschichtige Epithel stellenweise verdrängt, erdrückt werden. Die Mehrschichtung zylindrischen Epithels
hat in der normalen Histologie genügend Beispiele. Die Ortsungewöhnlichkeit
im Uterus erlaubt nicht von Metaplasie zu sprechen, sondern nur von heterologer
oder abnormer Differenzierung.

KROMPECHER ist in der Frage der Metaplasie dei Karzinomen mit ungewöhnlichem Epithel auf Grund seiner Basalzellenbefunde zu gleichen Ansichten
gekommen, die ich unter Erwähnung von indifferenten oder unreifen Zellen
unter den Zylinderzellen bei der Faserepithelbildung im Uterus als einen regelmäßigen Befund schon früher ausführlicher erörtert habe (Erg. d. Pathol. 14, 1).
Auch der ausgesprochene drüsige Schleimkrebs der Zervix hat zuweilen mitten
in den Schleimepithelien eingeschobene Plattenepithelpartien, deren Ausgang
von ursprünglich subepithelial gelegenen Zellen oft sehr leicht nachweisbar ist.

Die zweite Gruppe der primär drüsigen Karzinome leitet unversehens über
zu den seltenen von Haus aus durchwegs soliden aus fakultativem Zylinder-

epithelmaterial hervorgehenden Karzinomen. Fließende Übergänge zwischen allen genannten Fällen und die gemischten Formen stören nicht, sondern bestärken nur unsere Auffassung. Wir benötigen nicht die plurizentrische Entstehung aus verschiedengradig differenzierten oder verschieden differenzierungsfähigem Anlagematerial, aber sie kann natürlich gelegentlich mitwirken. Es genügt jedoch zur Erklärung der primären und sekundären Polymorphie ein einziges Anlagematerial, dessen Zellnachkommen je nach lokalen und allgemeinen Einflüssen primär oder sekundär ortsungewöhnlich abwandeln. Es handelt sich hierbei nur um ein früher oder später; es entfällt völlig die Notwendigkeit der Annahme plurizentrisch verschiedenen Anlagematerials.

In Fällen von wirklich ortsfremden Epithelarten wie echtem Faserepithel oder Schleimepithel kommen indifferente Zellen in Frage, die aus besonderem Anlasse nur das ortsfremde Epithel hervorbringen oder auch sich zu diesem und zugleich zu ortsgehörigem Epithel „differenzieren".

Für die Bildung solider Zellstränge aus Zylinderepithel ist weder die Annahme der Metaplasie noch die Annahme von Haus aus besonders gearteter Zellen notwendig. Dasselbe Epithel, das Drüsenschläuche liefert, kann mehr oder weniger abarten; es schichtet sich, weil die Stromabildung nicht Schritt hält, zu soliden Strängen; dieses sogleich von Anbeginn der Wucherung oder später in anfänglicher Drüsenbildung. Der Mangel normaler Fähigkeit und Gewebebildung als eine Teilerscheinung der Abartung kann nämlich früher oder später zur Geltung kommen. — Allgemein gesprochen erklären sich die verschiedenen Formen der Karzinome an ein und demselben Orte des Uterus nur zum geringsten Teile aus ortsungewöhnlicher Differenzierung besonders indifferenter Keime. — Die übrigen Abweichungen vom drüsigen Typus sind teils vom Reifegrade der einseitig differenzierten Zellen, teils von ihrer pathologischen Unfähigkeit bedingt, den ortsgewöhnlichen Gewebsverband einzugeben. — Metaplasie ist in keinem Falle notwendig anzunehmen. —

Einige Schwierigkeiten machen der Hornkrebs und das Schleimepithelkarzinom des Corpus uteri, sofern sie primär sind; inwieweit hier eine angeborene Disposition, embryonale Indifferenz — ich denke an einen gutartigen Polypen mit Zervixepithel im Korpus — als Ausnahmefall in Erwägung zu ziehen ist oder eine besondere Auslösung, bleibe dahingestellt. Die schleimige Sekretion des normalen Korpusepithels während der Funktion und die Verhornungsmöglichkeit des normalen Vaginalepithels bei Austrocknung erleichtern die Annahme einer prosoplastischen Entwicklung normaler Zellpotenzen und besonderen Ernährungsbedingungen. Auch die Glykogenbildung in den adenomatösen Karzinomen alter Frauen deuten in diese Richtung. Wie weit diese heterologen Zellarten kataplastisch aufzufassen sind, muß von Fall zu Fall entschieden werden.

Diagnose des Uteruskrebses.

Man könnte über die Berechtigung, die Diagnose hier kurz zu besprechen, streiten. Es ist eine Frage der Praxis. Immerhin arbeiten wir auch sonst mit den Augen und versuchen uns über Bilder zu verständigen, wenngleich die Verständigung Grenzen hat. Der durch viele Tausende von Fällen erbrachte Nachweis, daß eine große Erfahrung berechtigt, die Karzinomdiagnose am Probematerial zu stellen, beweist zugleich, daß das Karzinom schon zu einer Zeit vorhanden ist, in der die Zellen nur wenig ausgereift sind jedoch weder Zellatypien bestehen noch nennenswerte Tiefenwucherung. Zellindifferenz und abnorme Drüsengestaltung sind oft unsere einzigen Waffen.

Es ist hier nicht der Platz, die Mehrschichtung, die Gestaltsveränderungen der Zellen, die Anomalien der Kerne und der Mitosen nochmals einzeln hervorzuheben (s. SCHAUENSTEIN, SCHOTTLÄNDER und KERMAUNER). Das ist Sache der allgemeinen Geschwulstlehre. AMANN, GEBHARD haben sich besonders mit den Mitosen beschäftigt und hinsichtlich der Richtung der Teilungsachse sich mit VON HANSEMANN in Widerspruch gebracht. Mit der Kenntnis der allgemeinen karzinomatösen Zell- und Gewebsveränderungen muß man vertraut sein, soll aber darüber hinaus die besonderen, namentlich die früheren Veränderungen erkennen können, denn im allgemeinen treten Kern- und Mitosenanomalien viel zu spät auf, um des öfteren diagnostischen Wert zu haben.

Eine besondere Literatur über die Diagnose des Uteruskrebses wie bei keinem anderen Organe beweist die Wichtigkeit, aber auch die Schwierigkeit derselben. An der Spitze stehe, daß zwar der Geübte meistens die „Stückchendiagnose" leicht stellen kann, daß aber auch er gelegentlich unüberwindliche Schwierigkeiten findet. Das Material ist oft ungünstig; kleine Bröckel durcheinandergewürfelt, mazeriert, unglückliche Schnittrichtung, mangelhafte Technik und manches andere gesellt sich zu den auch unter günstigeren Vorbedingungen nicht zu bestreitenden Grenzen des Könnens. Eigene Technik, gewöhnte Bedingungen, in jedem zweifelhaften Falle Serienschnitte oder doch Stufenschnitte, Unabhängigkeit von Tageslaunen durch wiederholte Betrachtung führen zur Berücksichtigung von Einzelheiten, die sonst entgehen. Die Beobachtung von Patienten ist in Zweifelsfallen unerläßlich. Nur daraus kann man lernen. — Die von mir geübte Praxis jeden einzelnen schwierigen Fall, der nicht zur Operation kommt, über Jahre hinaus zu beobachten, erlaubt eine Sicherung und Verbesserung der Diagnostik. Darüber hinaus geht die Forderung, einerseits in jedem auf Grund der Karzinomdiagnose exstirpierten Organ diese zu beweisen und die für gutartig erklärten Fälle in großen Mengen nach einigen Jahren nachzuuntersuchen. Dieser Aufgabe haben sich in unserer Klinik FUSS, KAUFMANN und HOECK, HINTZE, HIRSCH-HOFFMANN, MACK unterzogen. Zusammenfassend habe ich darüber (1928) berichtet, um den einzigen praktisch gangbaren Weg zur Prüfung und Verbesserung der Diagnostik zu zeigen.

Streitfragen in der Literatur lassen erkennen, daß die Schwierigkeiten der Diagnose zum Teil unter-, zum Teil überschätzt werden (s. z. B. MÖHNLE, LIEGNER mit anschließender Diskussion). Gegenüber LUBARSCH, HENKE betonte neuerdings noch SCHOTTLÄNDER die Unbrauchbarkeit des Tiefenwachstums. Dieses bekommen wir meist gar nicht zu Gesichte. Die im Vergleiche mit Hyperplasie „mehr einheitliche Geschwulstmasse" (KAUFMANN), das destruierende Tiefenwachstum — man vergesse nicht die gutartige Drüsenheterotopie — ist zwar theoretisch, aber meist nicht praktisch brauchbar und fehlt beim frühen adenomatösen Karzinom zunächst oft gänzlich.

Daher war es das große und bleibende Verdienst C. RUGES[1], die strukturellen Veränderungen in den Vordergrund der Betrachtung gerückt zu haben, unbeschadet der anfänglichen Überschätzung einzelner Zeichen, insbesondere der Mehrschichtung und Atypien. Neuerdings hat RUGE selbst betont, daß man die Quantität der Veränderungen zu berücksichtigen habe, da der Unterschied zwischen gut- und bösartig graduell sei. Es hat trotz der Kürze der Zeit nur noch historisches Interesse, daß HEGAR, ABEL und LANDAU (1889), UTER (1891) die Stückchendiagnose ablehnten und daß KNOWSLEY (1895) u. a. die Zuverlässigkeit der mikroskopischen Untersuchung bezweifelten. GESSNER, GEBHARD traten lebhaft für sie ein und sie ist bald Allgemeingut geworden. In dem

---

[1] In einer Gedenkschrift (Nekrolog) für CARL RUGE (24. Mai 1926 i. d. Verhandl. d. Ges. f. Geburtsh. u. Gynäkol. in Berlin) habe ich die Anfangsgeschichte der Stückchendiagnose" geschildert (R. MEYER: Das Lebenswerk KARL RUGES, Z. Geburtsh. **90** (1926).

letzten Jahrzehnt sind nur einzelne Irrtümer laut geworden. Man darf diese nicht außer acht lassen, muß aber eine Verallgemeinerung entschieden ablehnen. Werden doch ganz einwandfreie Karzinome der Korpusschleimhaut durch Probekurettage gänzlich ausgetilgt. Mir sind solche einwandfreie Fälle nur dreimal im Korpus und zweimal an der Portio begegnet. Außerdem fand ich im kurettierten Uterus in zwei Fällen kleinste Reste im Korpus, und OPITZ bestätigte in einem weiteren Falle am exstirpierten Uterus nur mit ausgiebigster mikroskopischer Untersuchung meine vorangegangene Diagnose. Ähnliche Beobachtungen s. b. GESSNER, V. FRANQUÉ, HUNZIKER, BENTHIN, KIEFER, VASSMER, STRATZ (V. HANSEMANN), SCHEIB (V. FRANQUÉ), GELLER, HIRSCHBERG, FLAISCHLEN. Es liegen in der Literatur eine Reihe von meist viel zu kurzen Mitteilungen ohne Abbildungen vor, die die Unerfahrenheit der Autoren, aber nicht die Unbrauchbarkeit der Stückchendiagnose beweisen. In manchen Fällen konnte ich das durch Nachuntersuchung feststellen, in den anderen Fällen erhielt ich keine Antwort! Wenn die Diagnose erhebliche Schwierigkeiten machte, so würde unser Material von jährlich 2000 Probeuntersuchungen doch öfter einige Fehldiagnosen ergeben müssen. In ganz außerordentlich seltenen Fällen — ich entsinne mich aus 30jähriger Tätigkeit nur einzelner Fälle — mußte Abwarten und erneute Probeexzision empfohlen werden (s. Plattenepithelknötchen).

In der Literatur werden die einzelnen Veränderungen in ihrem diagnostischen Wert gegeneinander gestellt, bald dieses und bald jenes bevorzugt. Zum malignen adenomatösen Tumor werden von AMANN, ABEL, HOFMEIER, KRUKENBERG teils Tiefenwucherung, teils Mehrschichtigkeit gefordert, von letztem sogar Polymorphie der Zellen. Man hat nicht immer die Wahl. So ist das Tiefenwachstum praktisch oft von geringem Interesse, namentlich im Korpus. Eher kommt es in Probestückchen der Portio zur Beobachtung, bei welcher Gelegenheit wiederholt auf den gutartigen Plattenepithelersatz längs der zervikalen Drüsen hinzuweisen ist. Namentlich wird hierbei Tiefenwachstum durch erhebliche makroskopische Lappung, Kerbung und Buchtenbildung an der Zervixschleimhaut und noch mehr an Polypen vorgetäuscht durch unglückliche Schnittrichtung. Mitten im Schnitte erscheinende Spalten und Räume können an Schnittreihen zur Oberfläche verfolgt werden. Das Vordringen in Lymphspalten ist natürlich ausschlaggebend, ich erinnere jedoch an die „Plattenepithelknötchen" in der hyperplastischen Korpusschleimhaut die das Stroma durch Dehnung auseinanderdrängen.

Künstliches Abrücken des Epithels in ungünstig fixiertem Material vom umgebenden Bindegewebe täuscht Lymphgefäße vor, wenn die nächstgelegenen Bindegewebszellen durch den Druck dem Endothel ähnlich werden.

Die gutartige heterotope Wucherung der einfachen Zervixdrüsen ist alltäglich; ohne Kenntnis bestimmter Abweichungen im Drüsenbau ist keine Diagnose möglich s. w. u. Im Korpus ist die gutartige Drüsenheterotopie in der Muskulatur anfangs mit einem zelldichten eigenem Stroma versehen, das später mehr und mehr schwinden kann. Auch hier entscheidet selbst am herausgenommenen Uterus nur Drüsengestalt und Epithelveränderung. Es ist zwar ganz richtig, daß die adenomatöse Wucherung, wenn sie in dichten Haufen ausgedehnt auftritt und die Muskulatur aufsplittert, meist (!) bösartig ist, aber damit ist uns nicht gedient. Sie kann auch ganz zerstreut mit einzelnen Schläuchen vordringen und trotzdem bösartig sein. Die von den Autoren aufgezählten Zeichen der Bösartigkeit haben eben alle Geltung, wenn sie gehäuft sind. Die praktische Diagnostik verlangt aber mehr. Die Selbständigkeit der Drüsenwucherung in der Schleimhaut äußert sich auch durch sehr geringfügige Stromabildung; eine besondere Hülle kann fehlen. Das Fehlen der „Membrana propria" wird diagnostisch von ORTH, CORNIL, BORST betont. Das ist nicht gleichbedeutend mit „Durchbrechung" der Grenzmembran; letztere wird ja erst gar nicht gebildet. Wird der Durchbruch wirklich nachgewiesen, so gilt das nach C. RUGE als sicheres Karzinomzeichen, was MANU AF HEURLIN als verwertbar beanstandet. Natürlich muß entzündliche Zerstörung der Membran ausgeschaltet werden, was in angeblich beginnenden Karzinomen SITZENFREYS scheinbar nicht berücksichtigt worden ist. Außerdem wird man den Durchbruch nur selten beobachten, da fast ausnahmslos die adenomatösen Formen einschließlich des Stromas bereits neugebildet sind und von vornherein der Membran entraten können.

Die geringe Menge des Stromas ist gleichbedeutend mit dichter Drüsenlagerung, die in den meisten Fällen im Korpuskarzinom vorhanden ist, RUGES „dos à dos Stellung". Nach Entzündung und längerem Stauungsödem kann das Stroma auch erheblich schrumpfen; die Drüsen rücken nicht nur näher zusammen, sondern erleiden auch passive Gestaltsveränderungen, die jedoch nicht leicht verkannt werden sollten, wenn man nur daran denkt. Nicht nur Drüsenreichtum entscheidet, sondern die Gestalt, die Verzweigung, die schon bei mehr als dreifacher Abzweigung von GEBHARD als sehr verdächtig bezeichnet wird. Das gleiche tritt jedoch auch bei Hyperplasie auf. Die spitzwinkligen Abknickungen das Kreuz- und Querziehen, die Unmöglichkeit, die einzelnen Drüsenindividuen zu sondern, die Verschlingung unentwirrbarer Drüsenknäuel (GEBHARD), kurz, labyrinthische Drüsennachahmungen sind in ausgesprochenen Formen sehr leicht kenntlich und ich stimme SCHOTTLÄNDER vollständig bei, daß einige wenige solcher Formen, auch wenn sie ganz isoliert ausgekratzt werden, ohne Mühe erkannt werden können — nebenbei bemerkt, wenn man es gelernt hat. Aus Büchern kann man es aber nicht lernen, sondern nur durch scharfe Beobachtung und längere Übung. GEBHARDS Aussage, der Durchmesser der karzinomatösen Drüsen sei größer, läßt sich nur gegenüber normalen, nicht immer aber gegenüber hyperplastischen Drüsen verwerten. In der polypösen Hyperplasie wird unserem Erkennen aus der Drüsenform in einzelnen Fällen eine Grenze gesetzt; es sind aber auch wirkliche Grenzfälle darunter.

CARL RUGE macht ferner auf die auch von mir beschriebenen gutartigen kleinen Invaginationen und Inversionen aufmerksam, die er „intraglanduläre Wucherung" nennt; solche beobachtet man namentlich bei Hyperplasie mit folgender Schrumpfung, aber auch ohne Hyperplasie. Das völlig harmlose Aussehen des einreihigen meist niedrigen wenig sezernierenden, glykogenfreien Epithels entscheidet.

Die starke Vergrößerung und Schlängelung der Drüsen sogar mit dos à dos Stellung in der Schwangerschaft wird zuweilen mit Karzinom verwechselt, zumal hierbei das Epithel in den vorspringenden Büscheln für mehrschichtig gehalten werden kann. Dem Geübten kann das nicht unterlaufen; die starke Sekretion (Glykogen) entscheidet. C. RUGE bildet Schwangerschaftsdrüsen ab („GEBHARD-OPITZsche Drüsen"), die auf einer Seite nicht sezernierendes Epithel tragen; der Kontrast zum funktionierenden Epithel kann wirklich verführen, eine pathologische Wucherung anzunehmen. In solchen Fällen liegt meist beginnende Rückbildung nach Abort vor, zuweilen auch Außerfunktionsetzung einzelner Drüsen durch geringfügige Hyperplasie.

Zu den mehrfach beobachteten Irrtümern gehören Fälle, die in der Literatur (s. b. BABES) einiges Aufsehen erregt haben, z. B. der oft zitierte Fall (Dr. HESS), den v. HANSEMANN irrtümlich für Karzinom hielt und von dem die Abb. 334 aus einem mir überlassenen Schnitte stammt. Auch BENTHIN schildert in einem solchen Fall, den er irrtümlich für Karzinom hielt, mit folgenden treffenden Worten das Ergebnis einer Probeabrasion, die bezeichnenderweise nur mäßige Schleimhautmengen ergab: „Das engmaschige mit lymphozytären

Elementen durchsetzte Stroma ist recht zellreich. Die Drüsen treten an Masse zurück und sind im ganzen nur spärlich entwickelt. Sie haben ein enges schmales Lumen und weisen zumeist eine relativ niedrige, einzellige Epithelbekleidung auf. Vereinzelt findet man Invaginationen. Sehr verschieden von diesen (s. Abb. 2) vorherrschenden Bildern ist das Aussehen an anderen Stellen, die schon durch ihre intensivere Färbung auffallen. Nur mit Mühe gelingt es, sich in dem Zellgewirr zurecht zu finden, um so mehr, als die Drüsen hier eng aneinandergepreßt, zerknittert, bizarr geformt liegen und sich die protoplasmareichen, deziduaähnlichen Stromazellen kaum von den gewucherten Drüsenbelegzellen unterscheiden. Die Drüsen selbst tragen ein

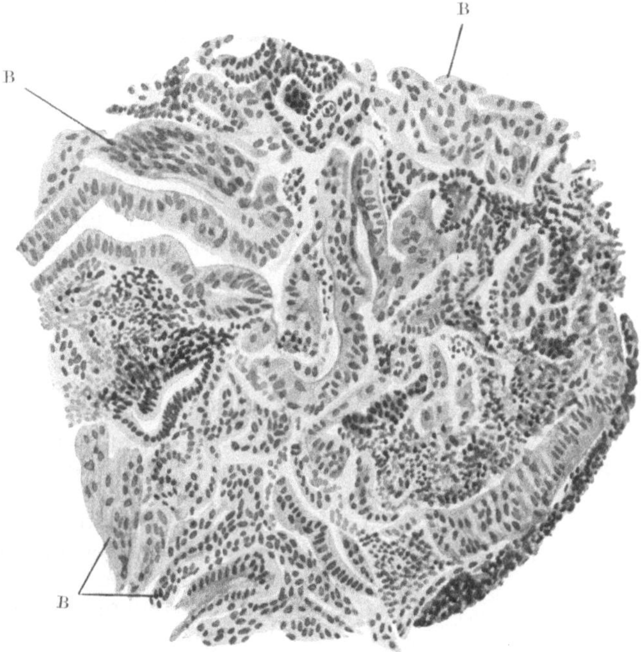

Abb. 334. Irrtumliche Diagnose „Karzinom" aus einem Schabsel im Falle von HESS. Teilweise Aufquellung des Bindegewebes B. Epithel ebenfalls etwas gequollen, nur scheinbar geschichtet, kunstlich durcheinander gewürfelt. (Himmler Obj. 7, Ok. 1, Tub. 0.)

ganz unregelmäßig geschichtetes Epithel, das ziemlich niedrig, häufig kubisch geformt ist. Der Kern steht meist nicht basal, sondern vielfach ausgesprochen zentral und hat eine verschiedene Größe. Er ist bläschenförmig. Sein Chromatingehalt ist verschieden. Das Protoplasma färbt sich stark. Mitosen sind nicht erkennbar. Eine Abgrenzung gegen das Stroma ist an vielen Stellen nicht deutlich vorhanden, so daß die Drüsenzellen in das Stroma übergehen. Zuweilen findet man, durch markantere Färbung abgesetzt, Zellschläuche mitten im Stroma liegen. Daneben sieht man andererseits blasser gefärbte Zellkomplexe von epithelialem Charakter. Die Zellen sind größer und zeichnen sich durch einen größeren, chromatinärmeren Kern aus. Sie ähneln am ehesten den Plattenepithelien". Der exstirpierte Uterus ergab nichts Verdächtiges. — Die ausführliche Wiedergabe der treffenden Schilderung ersetzt die meinige, da ich sie nicht anders bieten könnte für das ausgesprochene Bild einer entzündlichen und schrumpfenden Schleimhaut in unregelmäßiger Abstoßung, bei der wie in allen solchen Fällen die Ausschabung und Fixierung des Materials ein künstliches

Durcheinander ergibt. Dasselbe wie in Benthins Abb. 2 sieht man sehr häufig, so auch in v. Hansemanns Falle Hess (s. Abb. 334). Solche Fälle unterscheiden sich voneinander nur in Einzelheiten; in manchen ist noch die entzündliche Infiltration wahrnehmbar, wobei die Epithelien mehr gequollen und zuweilen geschichtet sind. Durch die Quellung werden sie blasser, dagegen zuweilen unter dem Einflusse des Blutplasmas dunkler. Ebenso das Stroma, welches beim Nachlassen der Entzündung schrumpft. Hierbei wird es dunkler, dichter, viele Stromazellen gehen atrophisch zugrunde, bilden schrumpfige Massen unter Verzerrung der Drüsengestalt. Der Geübte wird stets, zuweilen freilich nur mit Mühe, die gequollenen Bindegewebs- und Epithelzellen unterscheiden können, er wird auch ausgesprochene Drüsenimitationen des adenomatösen Krebses dann erkennen, wenn

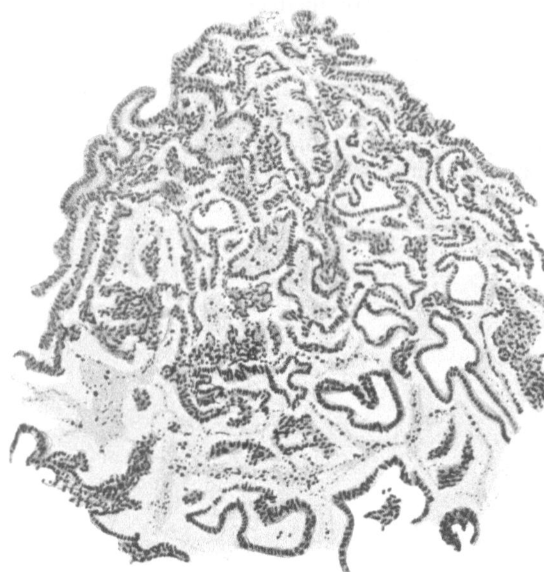

Abb. 335. Unregelmäßige spontane menstruelle Abstoßung bei einem 13 jährigen Mädchen (207,24). (Leitz Obj. 3, Ok. 1, Tub. 16.)

sie losgelöst im Blute und Fibrin liegen (Schottländer), der weniger Geübte hüte sich, isolierte Epithelstreifen diagnostisch zu verwerten, die mit Stromafetzen willkürlich gemischt oder im Blute liegen. Die künstlichen Mißstaltungen, das willkürliche Ineinandergreifen der freien Enden der Epithelstreifen, ihre Zusammenpressung, Zerknitterung ergeben tatsächlich ein bizarres Gewirr, sind aber bei einiger Aufmerksamkeit kein unüberwindliches Hindernis.

Die sehr häufige verzögerte menstruelle Abstoßung, die sich bis 14 Tage und länger hinzieht und sich in vielen Fällen monatlich wiederholt, zeigt (im Schabsel) ein arges Durcheinander nekrobiotischer zum Teil stark geschrumpfter, zusammengesinteter Partien mit hyalinen Thromben im Zusammenhang mit lebendem

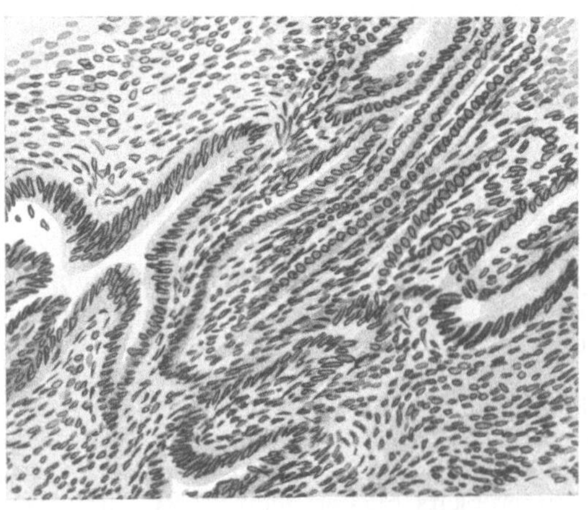

Abb. 336. Wirre Epithellagerung nach Menstruation (siehe Text) (103,33). (Zeiß DD, Ok. 2.)

Gewebe, in dem man teils bereits Regeneration der Oberfläche und enge Schläuche des Intervallstadium, aber überwiegend Schleimhautteile findet, in denen die basal stehen gebliebenen Reste der „Funktionalis" eine mangelhafte Rückbildung zum Ruhestadium erkennen lassen, zusammengefallene ursprünglich sägeförmige Drüsen mit Resten von Sekretion (Glykogen). Das Bindegewebe ist sehr unregelmäßig geschrumpft, teils auch gequollen. — Nicht ganz selten wird mir solches mit der Anfrage „Karzinom" geschickt.

Abb. 335 entstammt spontan abgestoßenen Teilen der stark aufgelockerten Schleimhaut eines 13 jährigen Mädchens, das seit einem Jahre regelmäßig, vor 5 Wochen zum letzten Male menstruierte. Keine Spur von Malignität.

In Abb. 336 ist aus einer unmittelbar nach den Menses kurettierten Mukosa eine Partie dargestellt, in welcher die abnormen Drüsenfiguren und die einreihigen Epithelstränge auf Karzinom gedeutet werden könnten. Solche Bildungen werden durch die menstruelle Abstoßung im ersten Stadium der Regeneration hervorgerufen, besonders wenn sie wie hier eine durch Schrumpfung und Endometritis

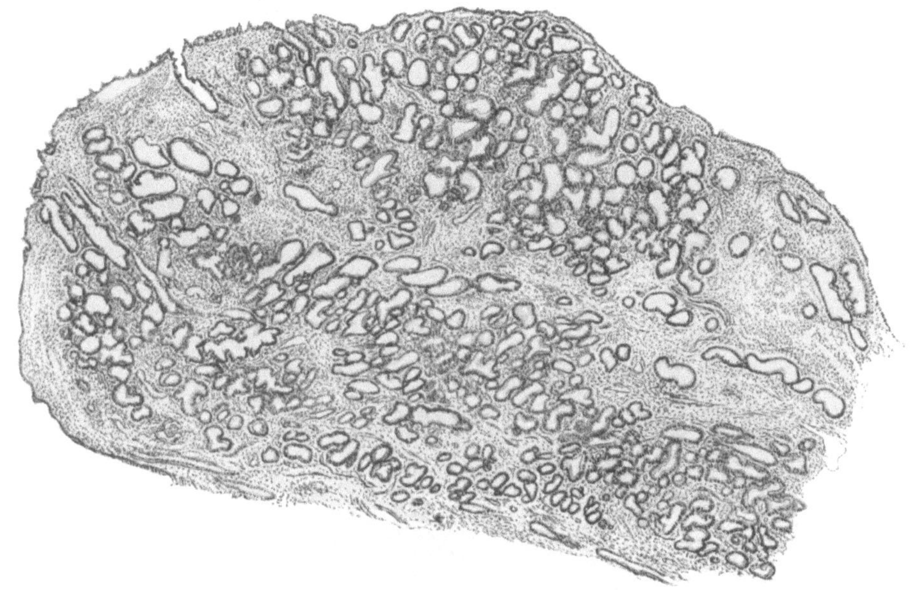

Abb. 337. Polyp der Korpusschleimhaut mit oberflächlicher „Compacta" mit mäßig starkem Drüsenreichtum bei sog. „fungoser" Hyperplasie. Durchaus gutartig, dauernd gesund geblieben (217,78). (Leitz Obj. 1, Ok. 1, Tub. 75.)

stark verunstaltete Schleimhaut betrifft. Nur der Vergleich mit zahlreichen anderen Stellen ermöglicht die richtige Auffassung solcher Stellen.

Die größten Schwierigkeiten machen die glücklicherweise nicht häufigen Grenzfälle und wirklichen Übergänge von Hyperplasie der Korpusschleimhaut zum Karzinom; die Grenzfälle sind vorläufig unüberwindlich, in den Übergangsfällen können die deutlicher bösartigen Stellen in den tiefen Schichten liegen, die im Schabsel entgehen. Das mehrschichtige Epithel der Schläuche ist nicht immer ausgesprochen, ebensowenig wie bei den gewöhnlichen adenomatösen Karzinomen. Hier leiten nur die meist auf wenigen Schnitten gar nicht übersehbar üppige Verzweigung der Schläuche und ihre abnorme Lagerung und die Unregelmäßigkeiten der Lichtung zur Diagnose Karzinom. Die vorgeschritteneren karzinomatösen Partien der tubularen Form lassen sich natürlich ebenso wie bei den gewöhnlichen adenomatösen Karzinomen aus den Epithelveränderungen erkennen.

Die gewöhnliche Form des adenomatösen Karzinoms ist selbst bei Einschichtigkeit des Epithels oder geringer Mehrschichtigkeit meist mit Leichtigkeit

zu erkennen. Hier steht obenan die Aufgabe der einfachen geschlängelten
Schlauchform zugunsten der drüsenartigen Nachahmungen mit sehr oft wechselndem Lumen, Ein- und Ausstülpungen. Die Einzelheiten können hier nicht
wiederholt werden. Nur sei nochmals hervorgehoben, daß in Polypen die Diagnose
mit erheblichen mißgestalteten Drüsenräumen als gutartig zu rechnen hat,
die in der glatten Schleimhaut bei einiger Ausbreitung Bedenken erregen müßten
(vergl. Kap. Polypen).

Dieser Punkt bedürfte eines ausgedehnten Sonderabschnittes, sollte ich
einigermaßen der persönlichen Erfahrungen gerecht werden. Was alles an
wildesten Verzerrungen des Drüsentypus und äußerst starker Wucherung der
Drüsen bei der allgemeinen Schleimhauthyperplasie geleistet wird, das wird

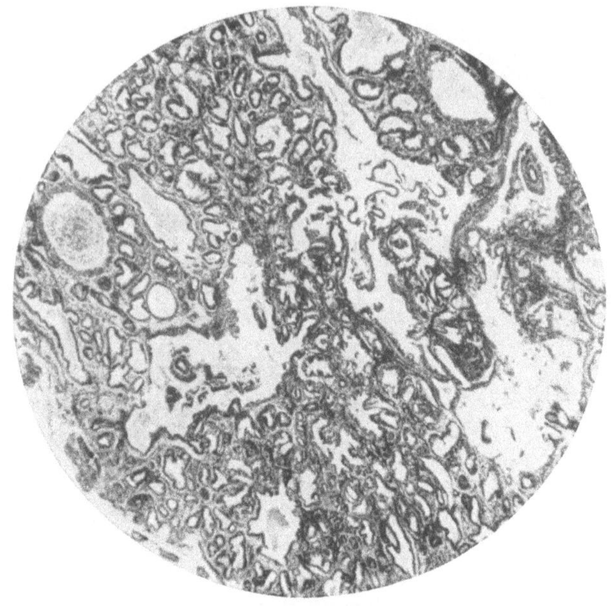

Abb. 338. Starker Grad teilweise polypöser Hyperplasie des Endometrium. Kein Karzinom. Nach
Ausschabung des Uterus dauernd gesund geblieben. (Lichtbild bei schwacher Vergroßerung.)

vielfach überboten durch die Drüsenwucherung in Polypen ohne bösartig zu
sein. Wie kann man das beweisen? Der klinisch gutartige Verlauf des einzelnen
Falles beweist gar nichts, denn es könnte ja der karzinomatöse Polyp mit Stumpf
und Stiel ausgekratzt worden sein, in der Menge der Fälle jedoch — etwa
20 Polypen der Korpusschleimhaut im Jahre, die wir als gutartig diagnostizieren
— müßte doch wohl in einem gewissen Teile das Karzinom vom Polypen
auf die Uteruswand übergreifen. Das Karzinom in Polypenform ist im Uterus
überhaupt selten. — Damit nicht genug, habe ich den häufigen Befund von
Polypen der Korpusschleimhaut in exstirpierten Uterus zur Beobachtung hinzugezogen. Das Ergebnis war das gleiche: selbst lebhafte Wucherung der Drüsen
greift nicht über auf die Korpusschleimhaut.

Die Sache wäre nun sehr einfach, wenn man in jedem Falle den Polypen
als ganzes vor sich hätte und aus der Form oder aus dem Verlaufe der Drüsen,
aus dem Nachweis einer Außenschicht, Kompakta mit einem Oberflächenepithel ringsum den Polypen erkennen könnte wie in der Abb. 337 eines aus dem
Corpus uteri herausgeschnittenen Polypen.

Die Kürette zerstört jedoch den Zusammenhang des Polypen und aus dem wirren Drüsenbau seiner Bruchstücke den gutartigen Polypen wiederzuerkennen, wie in vorliegenden Abb. 338 und 339. Klinisch gutartig verlaufener Fälle, das läßt sich nur durch Übung erreichen, ohne die keine Diagnostik bestehen kann. Kurzum die Erfahrung lehrt, daß die gleichen Bilder sehr dicht ineinander gelegener Drüsen von sehr unregelmäßiger Form und mit leicht geschichtetem Epithel in Polypen gutartig zu bewerten sind, während wie bei diffuser Ausbreitung Karzinom bedeuten.

Die morphologischen Strukturen sind eben an sich nicht ausnahmslos maßgeblich für die Diagnose; ebenso wie der Ort ist auch das Alter zu berücksichtigen. So habe ich vor 16 Jahren bei einem 19jährigen nie menstruiertem Mädchen aus

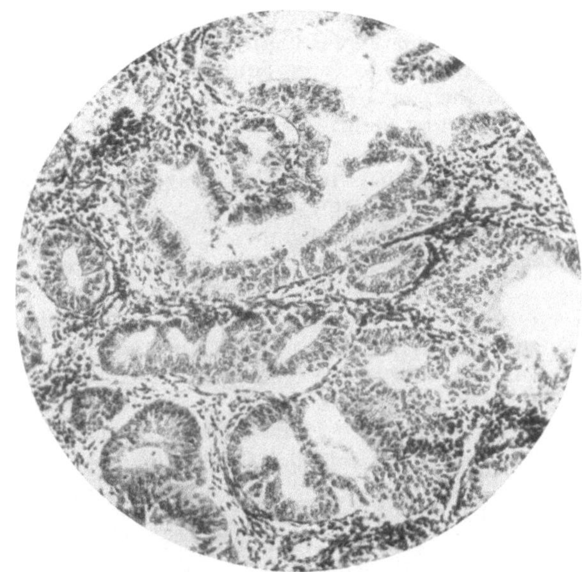

Abb. 339. Ebenso wie in Abb. 338. (Mittlere Vergroßerung.)

einigen Stellen die Diagnose Carcinoma adenomatosum gestellt, die bei jeder älteren Person zweifellos richtig wäre. Abgesehen von den außerordentlich unregelmäßigen weit verzweigten Räumen bestärkte mich die Vielschichtigkeit des Epithels darin. Die übrige sehr reichliche schwammige Masse zeigte allerorten eine außerordentliche Hyperplasie, die man nur stellenweise verdächtigen konnte. Der exstirpierte Uterus war in seiner Muskulatur hypoplastisch, die zurückgebliebenen Schleimhautteile nicht maligne. Die Ovarien sehr groß ohne Corpora lutea, ohne Corpora albicantia ohne Reste von Follikelsprungnarben, also funktionsminderwertig. Meine Vermutung, daß möglicherweise trotz der morphologischen Kennzeichen eines adenomatösen Karzinoms die Diagnose falsch war, gründete sich auf die Theorie, daß die unvollkommene Entwicklung der Ovarialfollikel hier eine ungewöhnliche Hyperplasie der Schleimhaut hervorrief; eine Vermutung, die bestärkt wird durch eine scheinbar ahnliche (?) Beobachtung beim 19jährigen Mädchen von GRAD. Es bleibe vorläufig unentschieden, ob es sich um Karzinom handelte oder nicht. Das Alter gibt zu denken, aber es entscheidet nicht. — Nochmals sei betont, daß das mehrfach geschichtete Drüsenepithel an einzelnen Stellen nicht unbedingt beweisend für Karzinom ist, wie man früher annahm (C. RUGE, GEBHARD u. a.); es kommt auf die Menge an.

So sei hier auch nochmals auf die oben beschriebenen gutartigen „Plattenepithelknötchen" in der hyperplastischen Korpusschleimhaut hingewiesen.

Auf geringere Schichtung des Oberflächenepithels im Korpus haben Landau,
Borst, Bulius, Schottländer, Hengge u. a. aufmerksam gemacht; wirklich
ist solche bei Hyperplasie gar nicht so selten, dazu gesellen sich sogar kleine
papillenähnliche, meist aber breitbasige Erhebungen. Auch die normale Schleimhaut zeigt im vorgeschritteneren Funktionsstadium zuweilen oberflächliche
Büschel mit gedrängtem, allerdings nur zweizeiligem Epithel. Das von mir beobachtete Plattenepithel der Oberfläche bei Karzinom ist dagegen sehr selten
nachweisbar.

Ebenso ist Hyperplasie mit Epithelschichtung in den Korpusdrüsen verbunden; zwei Epithelschichten findet man häufig, mehr jedoch nur stellenweise.
„Scheinbar solide Zellhaufen mit leichten Nekrosen" bei Entzündung in einem
Falle von scheinbar irrtümlicher Krebsdiagnose erklärt Lubarsch als künstliche
Einpressung durch die Kurettage, was Schottländer mit Recht bestreitet,
obgleich es an sich möglich ist. Bei Mazeration infolge lebhafter Entzündung
oder bei schlechter Fixierung kann Abstoßung der Epithelien Mehrschichtung
vortäuschen. Vielleicht handelt es sich aber auch in dem fraglichen Falle
um eine Proliferation des Epithels infolge Entzündung, wie wir sie besonders
stark und ausgedehnt bei Gonorrhöe fanden.

So viel weiß ich aus persönlicher Erfahrung, daß die künstliche Abstoßung
mazerierten Epithels nicht selten für „solide Epithelnester" und deshalb als
Karzinom angesehen wird.

Während Hitschmann noch gutartige Plattenepithelbildung im Korpus
für unbewiesen hielt, hat Sitzenfrey solche in mehreren Fallen bei Endometritis nachgewiesen, legt aber dem Vordringen desselben in die Tiefe und dem
Auftreten in Drüsen malignen Charakter bei. Aus seinen Abbildungen geht die
Berechtigung zur Frühdiagnose des Karzinoms nicht hervor.

Irrtümer der Deutung sind reichlich vorgekommen. Die Verwechslung
von Drüsenflächenschnitten mit Mehrschichtung ist Sache der Ungeübten.
Gebhard und Amann haben gelehrt, die Mosaikzeichnung und das Fehlen der
Kerne in einigen Reihen der schräg durchschnittenen Epithelzellen zu beachten.
Dazu kommen die scharfen Konturen der quergeschnittenen Zellen und der
Kernmembran, und bei Benutzung der Mikrometerschraube, das tropfenartige
Aufleuchten der Kerne und die verschiedene Höheneinstellung einzelner Partien.
Das sind Kunstgriffe, die jeder Erfahrene unbewußt ausübt.

Diagnose des Portiokarzinoms.

Das Plattenepithelkarzinom der Portio zu diagnostizieren erfordert
besondere Erfahrung. — Die erwünschte Tiefenwucherung fehlt bei ober-
flächlicheu Probeentnahmen und kommt als Beweisstück praktisch oft gar
nicht in Betracht.

Besondere Schwierigkeit hat von jeher die Unterscheidung des gutartigen
Plattenepithels gemacht, wenn es das Schleimepithel in Zervix- oder Erosionsdrüsen und an Zervixpolypen ersetzt. — Diese „Epidermisierung" (C. Ruge)
an Polypen zuerst von Oeri (Kaufmann) beschrieben, von mir und anderen
oft mit Warnungszeichen besonders hervorgehoben, ist die häufigste Veranlassung
der Fehldiagnosen. — Meine und meiner Schüler (Hirsch-Hoffmann und
Hintze) Nachuntersuchungen an nicht operierten Fällen haben die Gutartigkeit
der Epidermisierung und die Möglichkeit sie vom Karzinom zu unterscheiden
an genügend großem Materiale ergeben, um die Bezeichnungen „beginnende

karzinomatöse Entartung" (FOURNEUX et GEORGES) oder „präkanzerös" (HUGGINS) als irreführend abzutun. — Der Mißdeutung der Epidermisierung bei Erosio portionis an der Zervixschleimhaut und an Zervikalpolypen fallen noch heute in der ganzen Welt Hekatomben von Uteri zum Opfer.

Hier ist der Hinweis auf unsere obige Schilderung der Erosio portionis und der Polypen angebracht.

Die Literatur ist oben besprochen. Vom diagnostischen Standpunkte haben sich SCHAUENSTEIN, SCHOTTLÄNDER und KERMAUNER, C. RUGE, R. MEYER, FRANKL, SCHILLER u. A. in dieser Frage bemüht. Wenn eine normale Elastika unter dem Plattenepithel der Portio vorhanden, so ist dies zwar wichtig (ORTH), aber eine ausgedehnte Zerstörung ist bei Erosion häufig (R. MEYER). Die kleinzellige Infiltration besagt gar nichts. Die Heterotopie ist sowohl der Tiefe als besonders auch dem Breitendurchmesser nach bei gutartiger Plattenepithel- eroberung der Erosionsdrüsen beschränkt, ohne daß sich bestimmte Grenz- maße angeben ließen. „Losgetrennte Nester" (HENKE) sind nicht maßgeblich; sie sind, wenn sie überhaupt beim Krebs vorkommen, nur auf Schnittreihen nachweisbar. Eher kommen sie aber bei gutartigen Erosionsdrüsen vor, die trotz ihrer Abschnürung von der Oberfläche bei der Heilung zuweilen schon Plattenepithel enthalten und allmählich mit letzterem ganz erfüllt werden.

Leider ist mit Behauptungen, daß man auch ohne Tiefenwachstum die Krebs- diagnose aus dem Oberflächenepithel (SCHOTTLÄNDER) diagnostizieren könne, der Allgemeinheit nicht gedient. Mir persönlich gelingt das auch meistens leicht genug und ist bei starker Zellatypie oder bei ganz unreifen Zellen in allen Epithelschichten oft gar nicht schwer. Aber — der Pferdefuß hinkt hinterdrein — nach Entzündung bieten die geringeren Grade des Tiefenwachstums und die unreifen Zellformen in frischen Graden des regenerierten Epithelersatzes durch Plattenepithel zuweilen ganz bedenkliche Schwierigkeiten, zumal das Karzinom ebenfalls den bequemen subepithelialen Weg in den Drüsen einschlägt. Doch gelingt zuweilen der Nachweis, daß dann das Schleimepithel der Drüsen brüsk durchbrochen und aufgelöst wird, anstatt hochgehoben zu werden.

Wenn die Oberfläche und die Erosionsdrüsen von solchem jugendlichen Plattenepithel erfüllt sind, gelingt es manchmal, hauptsächlich aus der Form der Kolben ihre Herkunft zu erschließen. Durch Muzinfärbung entdeckt man noch zentrale Reste von Schleimepithel, wenn solche noch vorhanden sind.

Aus dem mehr passiven Vordringen des gutartigen Plattenepithels in die Drüsenräume, deren Schleimepithel vorher geschwächt ist, vergleichbar dem nachströmenden Wasser bei geöffneter Schleuse und andererseits aus der Aktivität des bösartigen Epithels, vergleichbar dem die Schleusen einreißenden und Dämme überflutenden Hochwasser ergeben sich Unterschiede in der Form der Plattenepithelkolben und Zapfen. Die harmlose Epidermisierung füllt die Drüsenräume aus, ohne die ursprüngliche Form allzusehr zu verändern. Dieses ist namentlich wichtig in den frühen Stadien, in denen das neugebildete Platten- epithel durch seine geringe Differenzierung noch Bedenken erregen könnte. Oft finden sich ganze Wolken zusammengeballter kleiner Kolben als Über- bleibsel der azinösen Drüsenform, namentlich in den Polypen. Man vergleiche die Kolbenformen stets mit benachbarten noch erhaltenen Drüsenformen! Dagegen wächst das Karzinom in den ursprünglichen Drüsenhöhlen weiter, weitet sie auf und verandert ihr Form, bringt größere unformliche Kolben zuwege, die zuweilen unten besonders breit sind, oder sich in mehrere Spitzen gabeln oder im ganzen zuspitzen. Die Beachtung der Einzelheiten, wird immer Sache der Übung bleiben. Wenn größere Kolben durchwegs indifferentes Epithel enthalten, so bedeutet das Karzinom, wie denn neben den Ver- änderungen der geweblichen Struktur selbstverständlich den Anomalien der

Zellstruktur, wenn sie sich darbieten, besondere Beachtung zu schenken ist. —
Im allgemeinen sind die jungen Krebszellen größer, besonders die Kerne und
chromatinreicher, als die jungen Zellen bei der gutartigen Epidermisierung. —
Die stärkeren Zellatypien und regressiven Veränderungen, wie sie unter anderem
SCHAUENSTEIN zur Diagnose herbeizieht, bedürfen hier keiner Erwähnung.
Es muß jedoch unter allen Umständen die Wachsamkeit aufrufen, wenn viel
Kerne durch Größe und Hyperchromatie hervorstechen und sei es auch in den
oberen oder mittleren Lagen des Plattenepithels, also nicht in den basalen.
Solches fällt oft schon bei schwachen Vergrößerungen auf. Aber erst der Nach-
weis vieler solcher Kernatypien in großer Ausdehnung berechtigt zur Krebs-
diagnose. Auf die Anomalien der Mitosen kann man nicht warten; sie fehlen

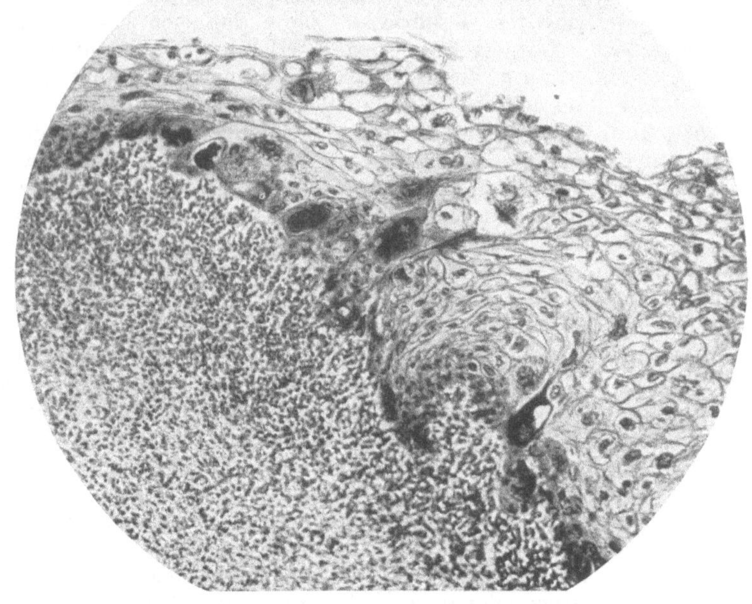

Abb. 340. Regressive Abweichungen der Kernstruktur im oberflachlichen Plattenepithel der Portio
bei Erosion; von einem 20 jahrigen Madchen. Gutartig. Dauernd gesund geblieben.
(Lichtbild starkerer Vergrößerung.)

oft lange Zeit. Zuweilen werden alle Kerne auffallend groß. Das Protoplasma
wechselt sehr an Färbbarkeit.

Die jünsgten Stadien der Plattenepithelkarzinome unterscheiden sich bereits
voneinander durch die verschiedene Art der Zellreifung. Sie zeigen schon
die Neigung auszudifferenzieren, prosoplastisch weiter zu reifen über das ortsgewöhnliche hinaus, auch zu verhornen. Nicht in dem Sinne, daß nicht auch
in späteren Stadien Verhornung vorkäme; diese ist jedoch meist wenig typisch,
während das typische Kankroid schon in Frühfällen ausgesprochen sein kann.
Im Gegensatze hierzu zeigen einige Fälle sogleich in kleinsten Wucherungen
die völlige Indifferenz der Basalzellkarzinome, in wieder anderen den lockeren
Verband atypischer unregelmäßig polygonaler Zellen. Aus einer winzigen
Spur solcher Zellmassen, die sich in Probeexzisionen und gelegentlich bei
Kürettagen des Korpus zufällig aus dem Zervikalkanal unterlaufen, läßt sich
das Karzinom erkennen. So in einem meiner Fälle Pr. 1956, in dem diese
Zellatypie besonders deutlich in einem einzigen Zellhaufen zutage trat unter

den ausgeschabten Endometriumsstücken. Im Zervikalkanal des exstirpierten Uterus fand sich makroskopisch nichts Auffälliges, dagegen mikroskopisch eine in Abb. 329 dargestellte Partie des atypischen Epithels auf die Oberfläche beschränkt, von der ein Einbruch in ein Lymphgefäß zu sehen ist. Der Zusammenhang mit der Oberfläche ist auf anderen Schnitten nachgewiesen. Ohne diesen Einbruch würde man vielleicht die Ausartung zu Karzinom bezweifeln, aber für den einigermaßen geübten Diagnosten genügt vollkommen eine so weitgehende Zellatypie in allen Lagen des geschichteten Epithels ohne nachweisbare Tiefenwucherung. —

Natürlich wächst die Schwierigkeit, je geringer solche Atypien sind und es muß mit starkem Nachdruck betont werden, daß sie alle Zellschichten beherrschen muß. So stammt z. B. Abb. 340 von der Erosio portionis eines 20jährigen

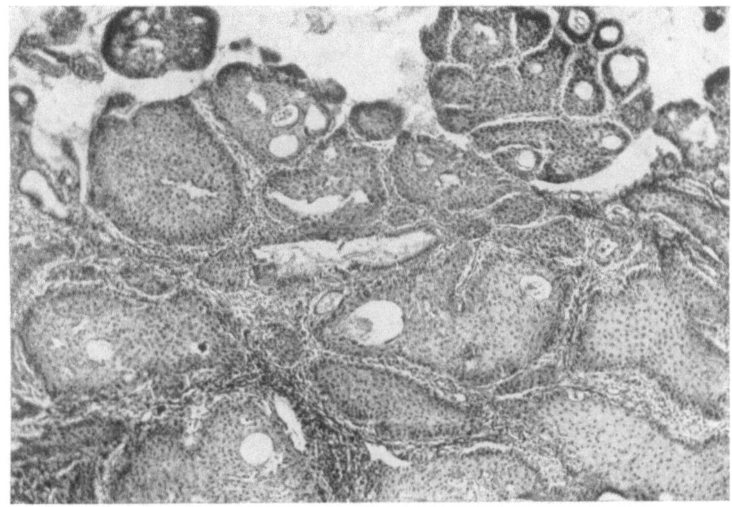

Abb. 341. Aus einem Probeschabsel der Zervix (17,834) von anderer Seite irrtumlich als Karzinom bezeichnet. (Vgl. Text.) Epidermisierung mit vorgeschrittener Prosoplasie des Plattenepithels. Ohne Operation geheilt. (Lichtbild mittlerer Vergroßerung.)

Mädchen. Rechts im Bilde ist das Plattenepithel noch vollauf erhalten; weiter nach links ist es mehr und mehr von dem lymphozytären Infiltrat zerstört, so daß nur noch die obersten platten Zellen erhalten sind. — Die Degenerationsformen einiger Zellen mit großen klexigen Kernen haben gar keinen diagnostischen Wert.

Nicht selten fällt neben der unreifen Zellform und der ebenfalls nicht einwandfrei verwertbaren unregelmäßigen Stellung der basalen Zellreihen eine besonders gute Färbbarkeit mit Kernfarbstoffen und Eosin in der bösartigen Plattenepithelneubildung auf. Auch dieses Zeichen ist mit Vorsicht zu behandeln und insbesondere kann sie durch Aufnahme von Blutpigment bei Hämorrhagien im angrenzenden Bindegewebe vorgezaubert werden.

Riffzellen können weder für noch gegen Karzinom sprechen. Selbst in einem auf den ersten Blick so bedrohlichen Bilde (wie in der Abb. 341 und 342), das vorher von zwei geübten Pathologen für Karzinom gehalten worden ist und in zahlreichen ähnlichen Fällen zur unnötigen Uterusexstirpation führt, handelt es sich um eine Ausbreitung gutartigen hoch differenzierten Plattenepithels in Erosionsdrüsen. Der gutartige Verlauf ohne Operation hat

es bewiesen. — Von diesen kann man noch die Reste in Gestalt von Hohlräumen
mit Schleim und untergehendem Schleimepithel nachweisen. Die Stachelzellen
sind übrigens in den epidermisierten Erosionsdrüsen in der Minderheit. Meist
handelt es sich in ihnen um weniger differentes Epithel, das zur falschen Krebsdiagnose führt. Dagegen sind Stachelzellen in den oben (S. 182) beschriebenen
Wucherungen in Warzenform und Fleckenform (Leukoplakie) an der Portio
und seltener im Zervikalkanal, zumal in den plumpen scheinbar tiefgelegenen
Epithelkolben ein gewöhnlicher Befund. — Auch hier wird besonders bei Nachweis lebhafter mitotischer Teilung aus der Probeexzision irrigerweise Karzinom
diagnostiziert. Die regelmäßigen Epithelbrücken der Stachelzellen sprechen
aber viel eher gegen Karzinom — an diesen Stellen — wohlgemerkt nicht für alle
anderen Stellen ohne Stachelzellen aus demselben Präparate. — Namentlich

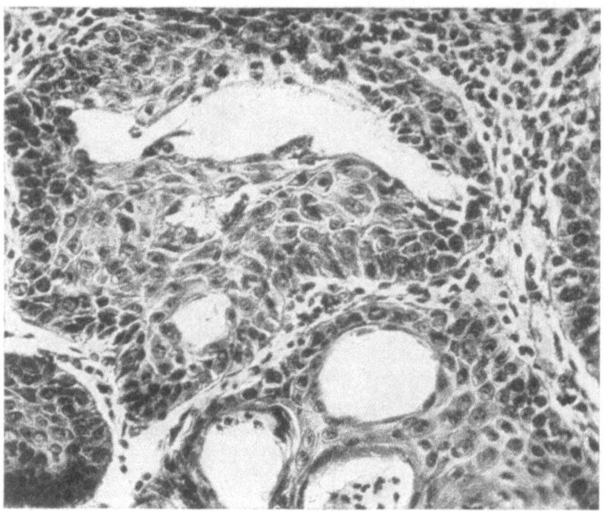

Abb. 342. Von demselben Falle (s. 341) das prosoplastische Epithel bei starkerer Vergroßerung.

die unglückliche Schnittführung flach zur Oberfläche zeitigt hier Unheil. Man
beachte dann die einigermaßen regelmäßige Form und Verteilung der quer-
getroffenen Papillen als gutes Zeichen. —
     Aber wie gesagt, es gibt auch Karzinome der Portio mit vorgeschrittener
Reifung und Andeutung von Stachelzellbildung, wenn auch nicht in solcher
Regelmäßigkeit nach dem Abbilde des normalen Plattenepithels der Epidermis.
Das Vorkommen solcher Fälle ist am exstirpierten Uterus leicht unter Beweis
zu stellen an der Bildung von unförmlichen Epithelkolben, die in die Tiefe
unregelmäßig verzweigt vordringen. Aber an der oberflächlichen Probeexzision
sind sie verzweifelt schwierig zu erkennen. Die Unregelmäßigkeit in der Gestalt
der Kolben — sie sind vergleichsweise mit den Leukoplakien und mit der
Epidermisierung der Erosionsdrüsen weniger scharf begrenzt, nicht so elegant —
und die doch nur rudimentäre Stachelzellbildung können hier (Abb. 343 u. 344)
allenfalls auf die richtige Spur helfen. Die beiden Abbildungen stammen aus der
Probeexzision von der Portio. Die Wucherung in die Tiefe in Gestalt der unregelmäßigen Kolben genügte in diesem Falle zur Diagnose; jedoch bei oberflächlicher Probeabschabung würde die Diagnose aus den Zellen allein unmöglich
sein. — W. Schiller will die Abschabung nicht auf die oberen Epithelschichten
der Portio beschränkt wissen, sondern verlangt die Abschabung des ganzen

Epithelstreifens. Aus dem Epithel allein könne man die Diagnose stellen. Dieses müssen wir nach dem oben gesagten dahin einschränken, daß der Geübte es in den meisten Fällen kann — aber durchaus nicht in jedem Falle. Es versagt darum , weil das Oberflächenepithel selbst beim Karzinom oft sehr hoch ausgereift ist, und in einzelnen Fällen auch sogar trotz Tiefenwucherung außerordentlich hoch und nahezu typisch ausgereift sein kann, während bei gutartiger Erosionsheilung die Epidermisierung höchst verdächtige geringe Reifung zeigen kann und auch auf narbigem Boden das gutartige Epithel zuweilen auffallend schwer ausreift.

W. Schiller bekräftigt durchaus meinen Standpunkt, daß das Verlangen, das Tiefenwachstum nachzuweisen, unhaltbar ist. Es bedarf jedoch auch hier der deutlichen Dämpfung der Begeisterung. — In den meisten Fällen bedarf es nicht dieses Nachweises. Der Rest der Fälle macht die Frage, welche Methode der Probeentnahme vorzuziehen sei, fast überflüssig. Es kann sich nur um die Frage handeln, welche unschädlicher sei. Die Methode mit kalter Kaustik Stückchen auszuschneiden macht jede Besorgnis, das Karzinom in Gefäße

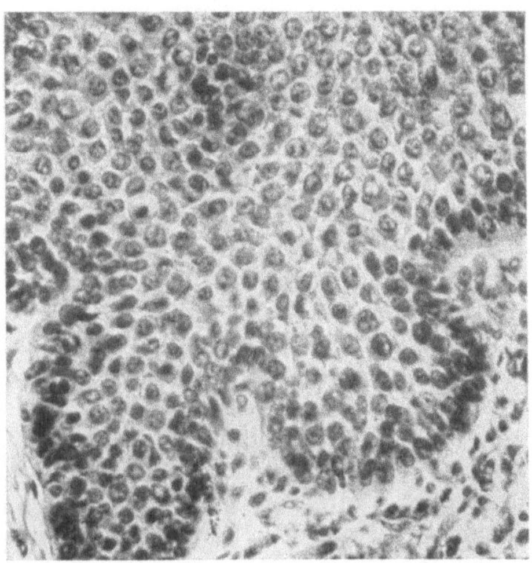

Abb. 343. Aus einer kleinen Probeexzision (241,75). Unregelmäßige Kolbenbildung eines Plattenepithelkarzinoms in vorgeschrittener Reifung. (Lichtbild mittlerer Vergroßerung.)

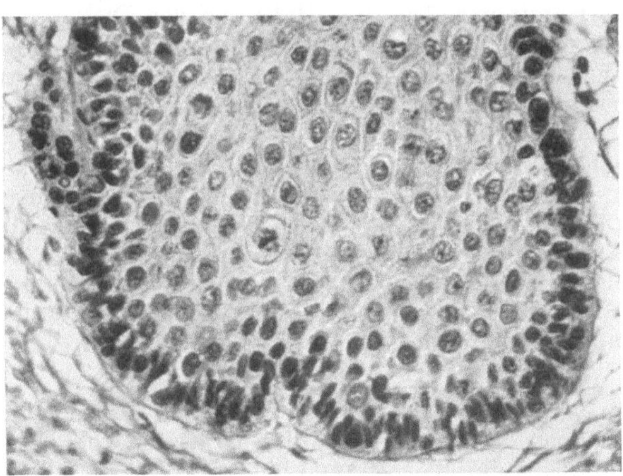

Abb. 344. Von demselben Falle (s. 343), das karzinomatose Epithel vorgeschrittener Reifung mit sehr geringer Andeutung von Stachelzellen (Lichtbild starkere Vergroßerung.) Diagnose: Karzinom durch Uterusexstirpation bestatigt.

zu drücken, durch die sofortige Koagulation überflüssig, während der Kratzlöffel durch Bloßlegung einer oberflächlichen Wundfläche sicher nicht schonender genannt werden kann, als eine gewöhnliche Exzision. —

Noch bedenklicher kann die Diagnose bei Verhornung des Plattenepithels werden.

Verhornung der Zellen ist bei anderen Zuständen als Karzinom an der Portio nicht häufig, doch kommt sie gelegentlich ausgedehnt an der Oberfläche selbst im altersatrophischen Epithel vor, ferner bei Prolaps, und besonders bei der „Leukoplakie" und selten an einzelnen warzigen Ursprüngen. Also ist Verhornung nicht ohne weiteres ein Zeichen für Krebs.

Auch in Erosionszysten (NABOTHEIERN) habe ich Verhornung gesehen.

Selbst einzelne Hornperlen sind bei den gutartigen Wucherungen des Plattenepithels, wenn auch selten, anzutreffen, wie ich SCHOTTLÄNDER und KERMAUNER bestätige. In größeren Mengen finden sie sich in solchen Karzinomen, die man auch ohnehin an der Eigenart der Verzweigungen von Epithelstrangen mit taillenartigen Einschnürungen und am unregelmäßigen Epithel erkennt.

Man hat neuerdings versucht, der Diagnose des Portiokrebses mit Nachweis von Glykogen beizukommen (LAHM, SCHILLER, PREISSECKER). Dieses beruht auf der Tatsache, daß die jugendlichen Zellen die Basalzellen kein Glykogen enthalten. Der Versuch ist von vornherein zu verwerfen, weil auch die jugendlichen Zellen bei Epidermisierung der Erosionsdrüsen kein Glykogen produzieren, und weil sie nicht selten in vielen Reihen geschichtet sind. Andererseits geben die größeren Zellen des Plattenepithelkarzinoms regelmäßig die Glykogenreaktion. Die Unbrauchbarkeit für die Diagnostik und zugleich eine Übersicht über die Häufigkeit des Vorkommens von Glykogen in den verschiedenen Karzinomformen erhellt aus OKIS Untersuchungen (1927) an 100 Fällen, davon 95 soliden Karzinomen des Collum uteri. — OKI fand Glykogen in $60^0/_0$ dieser Fälle, nämlich in 6 Fällen unter 7 reifen Karzinomformen, in 42 von 50 mittelreifen und in 15 von 38 unreifen Karzinomen. Also das Glykogen nimmt zahlenmäßig nur in der unreifen Form bedeutend ab. Wollte man sich auf den Mangel an Glykogen diagnostisch verlassen, würde man $60^0/_0$ der Karzinomfälle verkennen, und zahlreiche heilende Erosionen für Karzinome halten.

Das gleiche gilt für D'ERCHIAs Versuch den Mangel der Reduktion von Osmiumsäure in Karzinomzellen zum Maßstabe der Diagnose zu machen.

W. SCHILLER, der die Jodpinselung hauptsächlich befürwortet hatte, beschränkt sie nur auf das Auffinden makroskopisch verdächtiger Stellen, und hält für ausschlaggebend allein den mikroskopischen Nachweis der Atypie der Zellen und der Polymorphie des Epithels. —

Ehe wir diesen Abschnitt über die diagnostische Verwertbarkeit des Epithels selber verlassen, darf man sagen, daß trotz aller weiter oben erhobenen Einschränkungen die Art des Epithels, namentlich die ausgesprochene Indifferenz der Zellen, die ausgesprochene Zellatypie und zuweilen die zur Verhornung führende Prooplasie für den Geübten das wichtigste Erkennungsmittel bleibt. Die Unterscheidbarkeit von gutartigen Wucherungen ist deshalb so wichtig, weil auch diese in der Tiefe liegen.

Das Tiefenwachstum des Plattenepithels der Portio und im Zervikalkanal und an Polypen der Zervix ist in den Drüsen sowohl der harmlosen wie der karzinomatösen Neubildung eigen und in erster Linie an der Art des Epithels, an zweiter Stelle nur zuweilen an der Form der Epithelkolben unterscheidbar.

Das Tiefenwachstum des Plattenepithels außerhalb von Drüsen, unmittelbar im Bindegewebe ist meist, ja fast immer Karzinom. Nur ist der Nachweis der unmittelbaren Einwucherung in das Bindegewebe nicht stets ohne weiteres zu erbringen und es können Täuschungen unterlaufen. Die Täuschungen nicht allein durch Füllung der Drüsen mit harmlosen Plattenepithel, sondern auch durch die Epithelkolben verdickten Plattenepithels und Epithelreste eines durch Entzündung teilweise zerstörten Epithelbelages. Beides vereint ist noch mehr geeignet zu täuschen, so daß wir kurz darauf einzugehen haben. — Solche unregelmäßige Zacken und völlig abgetrennte Teile des Epithels finden sich in anderen Fällen oft in ausgeprägtem Maße. Es ist grundsätzlich falsch, wenn derartige unregelmäßige Vorsprünge des Epithels ohne weiteres als Tiefen-wucherung aufgefaßt werden. Man wird gar nicht selten vor die Entscheidung gestellt, ob es sich um stehengebliebene Reste des an anderen Stellen durch Entzündung aufgezehrten Oberflächenepithels handelt, oder ob es sich um Tiefenwucherung handelt. Wenn in einigen Fällen die Entscheidung spielend leicht zu treffen ist — der klinische Erfolg hat es bestätigt — so kann sie außerordentlich schwer werden, wenn das Plattenepithel bereits vorher auf dem Gebiete einer heilenden Erosion in die Drüsen kolbig vorgedrungen war oder wenn es wie bei der Leukoplakie grobe oder spitze Kolben gebildet

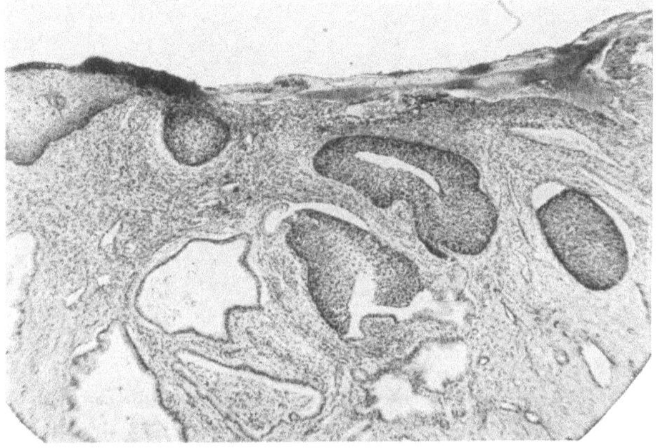

Abb. 345. Kleines Karzinom der Portio (285,81) im Bereiche einer Erosio glandularis. Das Karzinom wachst in die Drusen. (Lichtbild schwacher Vergroßerung.)

hat. — Wenn solche durch schwere Entzündung in Auflösung geraten und Reste stehen bleiben, dann kann die Diagnose arges Kopfzerbrechen machen. In solchen Fällen achte man stets darauf, ob an den wirklichen oder schein-baren Tiefenwucherungen basale Zellreihen vorhanden sind oder nicht. Diese werden vom entzündlichen Infiltrat zuerst angefressen und aufgezehrt. Das Karzinom ruft zwar oft lebhafte Infiltration hervor, aber nur selten wird das Epithel des Plattenepithelkarzinoms davon angegriffen. In den wenigen Fällen, in denen ich eine lebhafte Zerstörung des Karzinoms durch rundzelliges Infiltrat gesehen habe, handelte es sich überwiegend um eosinophile Leukozyten bei verhältnismäßig wenigen Lymphozyten und zuweilen vielen Plasmazellen; letzt-genanntes nur in einem Falle.

Kurz man kann im allgemeinen die Bedeutung unregelmäßiger Zapfen im stark kleinzellig infiltrierten Gewebe wohl dahin zusammenfassen, daß die entzündliche Einschmelzung meist nur gutartiges Epithel trifft.

Eines der kleinsten Karzinome in meiner Sammlung ist in Abb. 345 dar-gestellt. Im Gegensatz zu Abb. 343 ist die Anordnung der Zellen straffer; die Zellen sind nicht so unregelmäßig, mehr länglich, besonders in den unteren Schichten der karzinomatösen Kolben, die teils im Bindegewebe, teils in den Erosionsdrüsen in die Tiefe wachsen. Das Karzinom ist gegen das normale Plattenepithel der Oberfläche leicht abzugrenzen. In Abb. 346 ist ein Teil des Kolbens in der Mitte des Bildes 345 bei stärkerer Vergroßerung dargestellt,

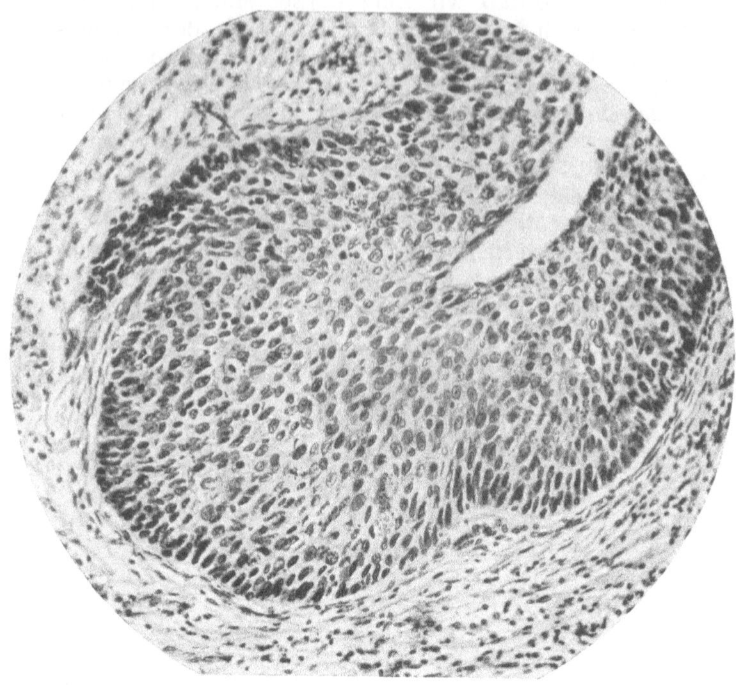

Abb. 346. Von demselben bei starkerer Vergroßerung das Epithel geringer Reifung; links im Bilde ein unregelmaßiger spitzer Auslaufer von dem großen Kolben. (Vgl. Abb. 345.)

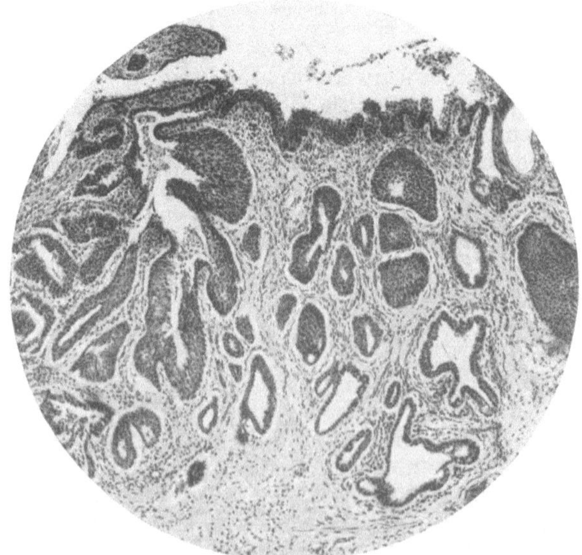

Abb. 347. Kleines Plattenepithelkarzinom auf dem Boden einer Erosio glandularis wächst in die Drusen und beginnt sie aufzufullen.

daran man eine Abzweigung des karzinomatösen Epithels in das Bindegewebe (links) erkennen kann, während der Kolben im ganzen sich in einer Erosionsdrüse ausgebreitet hat. Diese Art der Ausbreitung ist wie gesagt sehr häufig und kommt in einem anderen ebenfalls noch kleinem Karzinom der Portio Abb. 347 gut zur Geltung. Die Ausbreitung geht ebenso wie bei der Epidermisierung in Erosionsdrüsen vor sich. Die Differentialdiagnose ist nur an der auffallenden Unreife der Karzinomzelle möglich, die nicht nur die Basalzellreihen, sondern die Epithelkolben durch·und durch beherrscht. Außerdem sprengt das Karzinom die ursprüngliche Drüsenform, indem die Kolben im ganzen wachsen und ungewöhnliche Formen annehmen oder einzelne Seitensprossen in das Bindegewebe senden wie in Abb. 346 aber auch in Abb. 347.

Schließlich muß kurz erwähnt werden, daß im Korpus und im Collum uteri gequollene Bindegewebszellen irrtümlich für Epithel gehalten werden.

Verwechslung von Deziduazellen mit Plattenepithel ist nicht ganz selten einmal bei mangelhafter Rückbildung in geringen Resten, namentlich am Eibett, ferner bei Deziduazellbildung im Collum uteri, einschließlich der Portio und in Polypen.

Eine merkwürdige Verwechslung mit Karzinom ergibt sich auch, wie ich mehrfach zu berichtigen Gelegenheit hatte, bei entzündlichen Veränderungen des Stromas. Namentlich in tieferen Lagen ulzerierter Portionen nimmt das Stroma in seltenen Fällen auffallend epitheloide Gestalt an, und zwar herdweise und zuweilen sogar scharf abgesetzt gegen das spindelzellige Bindegewebe. Die Fibrillenbildung unterbleibt in diesen offenbar neugebildeten Bindegewebszellen. Nur aufmerksame Betrachtung lehrt den Übergang zum gewöhnlichen Bindegewebe. Auch in der Korpusschleimhaut wird das Stroma bei Schrumpfungszuständen nach Entzündung nicht selten gruppenweise abgesetzt. Eine Verwechslung mit Karzinom ist in diesen Fällen große Unachtsamkeit, während die unter der ulzerierten Portio gemachten Befunde gelegentlich geübte Untersucher getäuscht haben. Sogar Querschnitte durch Muskelbündel, die von reichlichen interfaszikulären Bindegewebe umgeben sind, werden für Karzinomalveolen gehalten und dann über Unzuverlässigkeit der Diagnostik geklagt.

Schluß.

Erscheint es nach Beanstandung der Einzelheiten als durchschlagendes Kennzeichen etwa dem Ungeübten unmöglich, eine sichere Karzinomdiagnose zu stellen, so trifft das in der Praxis des Geübten wirklich nur selten zu. Nach der Literatur und Kenntnisnahme von privaten Diagnosestellungen wird freilich der gutartige Plattenepithelersatz noch viel zu häufig verkannt, und das zu vermeiden läßt sich mit einiger Gewissenhaftigkeit lernen. Bei den meisten der Portiokarzinome genügt, worin ich C. RUGE und den älteren Autoren, sowie SCHOTTLÄNDER und KERMAUNER beipflichte, die abnorme Struktur des Epithels, wie sie im obigen beschrieben, völlig zur Diagnose.

Alles in allem muß man im Anschluß an die früheren Autoren (C. RUGE, GEBHARD u. a.) und neuerdings SCHOTTLÄNDER und KERMAUNER in der Stückchendiagnose die Beurteilung der Gestalt der drüsigen Bildungen und der Veränderungen des Epithels in erster Linie pflegen, ohne darüber die Tiefenwucherung, wo sie sich darbietet, zu vernachlässigen. Der Klippen sind so viele, daß es unter heute bekannten Bedingungen nur der aufmerksamen Betrachtung des geübten Untersuchers gelingen wird, die schwierigeren Fälle richtig zu beurteilen. Die Alltagsdiagnose kann jeder erlernen. Die ungewöhnlichen Formen der Drüsenräume und die Anomalien des Epithels, wenn sie auf größeren Strecken auftreten, sind unverkennbar.

Die Grenze der optischen Diagnose ist gegeben durch die Unkenntnis der allgemeinen Krebsbedingungen und der „metastrukturellen" Bedingungen in den Zellen. Für die praktische Diagnose kommt dieses nicht in Betracht. Hier liegt die Grenze wesentlich in der persönlichen Erfahrung. Die obigen kurzen Hinweise enthalten etwa hundert negative Punkte zu einem positiven. Die positiven Handhaben scharf abzugrenzen ist schier unmöglich. Diagnostik bleibt Erfahrungskunst, die gelehrt und gelernt werden muß. — Die allermeisten Schwierigkeiten sind schon heute überwindbar. Das Gefühl der Verantwortung wird die letzten auch noch überwinden. Auch dieses muß gelehrt und gestärkt werden.

Karzinome des Uterus aus embryonalen Gewebsresten.
GARTNERscher Gang. Dystopien des MÜLLERschen Ganges.

Die Zusammenstellung der beiden Teile ist mehr äußerlich, da es sich um von Haus aus ganz verschieden zu wertende Dinge handelt. Während vom MÜLLERschen Gange Dystopie, das heißt Epithelverlagerung, Versprengung vorausgesetzt

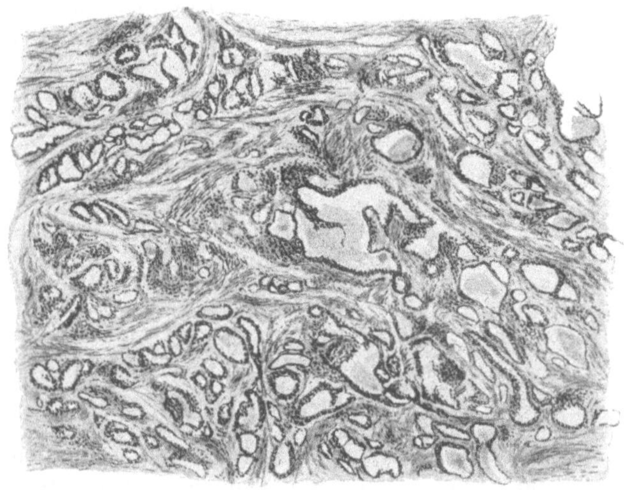

Abb. 348. Von dem zweiten Falle (R. MEYER) von Karzinom des GARTNERschen Ganges. Gewundene Kanälchen mit zum Teil niedrigem, zum Teil gewuchertem Epithel. (In Z. Geburtsh. 59.) (Leitz Obj. 3, Ok. 1.)

wird, um ein in der Muskelwand tiefer gelegenes Karzinom ohne Zusammenhang mit der Schleimhaut zu erklären, so handelt es sich beim GARTNERschen Gange um eine fast physiologische Persistenz. Der MÜLLERsche Gang als Anlagematerial des Uterusepithels kann auch in seinen versprengten Teilen keine anderen Epithelformen hervorbringen als in der Uterusschleimhaut. Höchstens könnte etwa ortsungewöhnliche Differenzierung, wie in unseren Fällen von ausgesprochenen Schleimepithelkarzinom vom Charakter des Zervixepithels im Korpus und ähnliches zu erwarten sein. Der GARTNERsche Gang als Rest des Urnieronganges mit seiner Ampulle und deren drüsigen Verzweigungen im Collum uteri hat dagegen einen ganz anderen Bau. Von ihm wird man eher abweichende Bilder bei Karzinombildung vermuten dürfen, jedoch ist es vorläufig wichtiger, einzelne

Fälle sicher zu stellen durch ihren Zusammenhang mit dem typisch gelagerten
Kanal, als leichte Abweichungen im Bau tiefer gelegener Karzinome zur Diagnose
zu verwerten. In zwei Fällen konnte ich den Zusammenhang deutlich nachweisen.

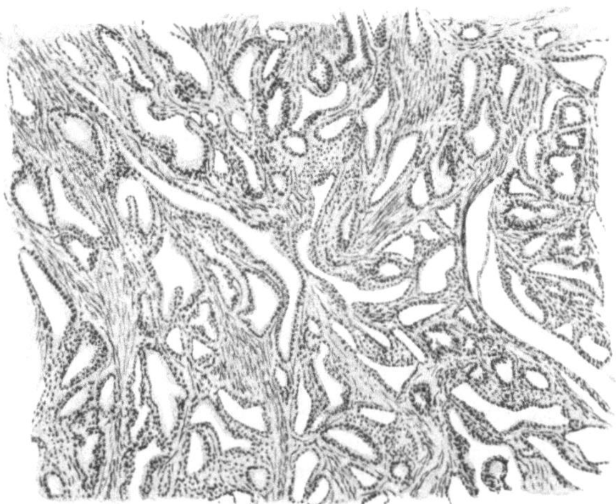

Abb. 349. Von demselben Fall wie Abb. 348. Schlauche zum Teil erweitert mit wuchernden
Epithelien. (Leitz Obj. 3, Ok. 1.)

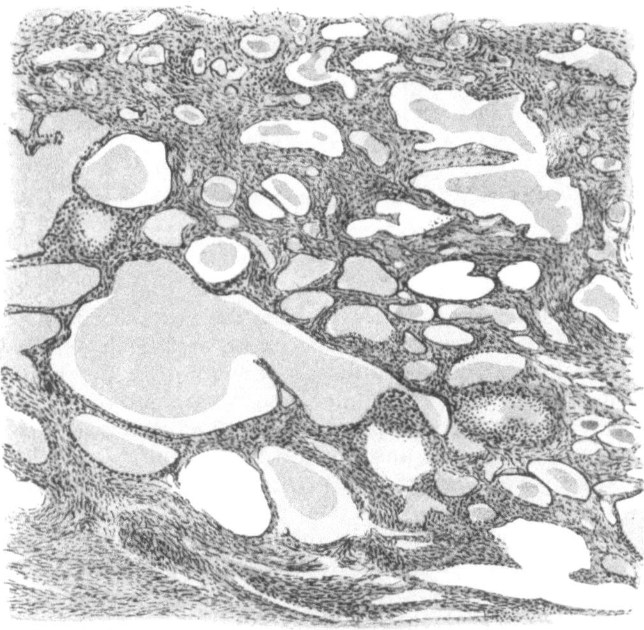

Abb. 350. Von demselben Fall wie Abb. 348. Schlauche und Zysten mit sehr niedrigem Epithel;
zum Teil wie dilatierte Kapillare aussehend. (Zeiß Obj. A, Ok. 1.)

Es handelte sich um ausgedehnte Zervixkarzinome mit großer Mannigfaltigkeit
der mikroskopischen Bilder, die sich jedoch alle auseinander ableiten und auf die
einfache Form drüsiger Kanäle zurückführen lassen, wie wir sie bereits in

den Adenomen des Gartnerschen Ganges kennen gelernt haben. Enge
stark verzweigte und durch kurzwellige Schlängelung ausgezeichnete Kanäle
mit kleinen kubischen hellen Epithelien werden durch geronnenes Sekret zystisch
erweitert unter außerordentlich weitgehender Abplattung des Epithels; andererseits führt die Proliferation zylindrischen Epithels zu papillomatösen Bildungen
von einer Seite ausgehend, die die zystischen Räume ganz ausfüllen und makroskopische Ausdehnung annehmen können (s. Abb. 348—351). Diese intrazystischen Papillome werden durch Mehrschichtung schließlich zu soliden
karzinomatösen Massen. Ebenso gehen die einfachen Schläuche in solide epitheliale Stränge und „alveoläre" Partien über, die als solide Partien weiter
wachsend ihrerseits die adenomatösen Stellen überwuchern und zerstören können.
In beiden Fällen fand ich die adenomatösen Partien im oberen Teile der Zervix

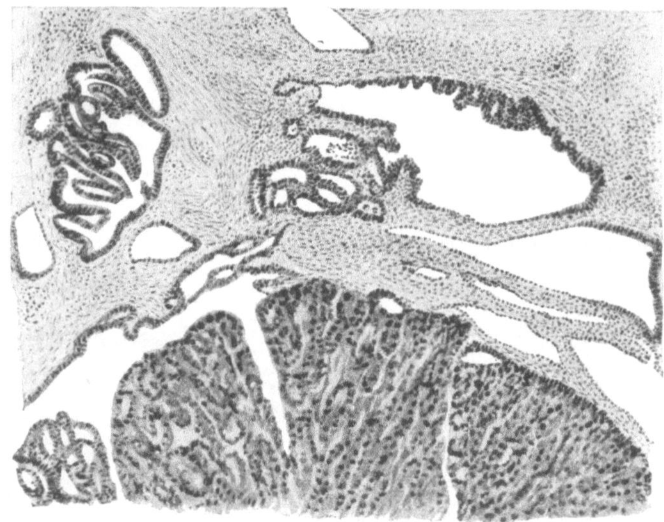

Abb. 351. Von demselben Fall wie Abb. 348. Oben Zysten mit beginnender Papillenbildung, unten
ein Teil eines intrazystischen Papilloms. (Leitz Obj. 3, Ok. 1.)

und in dem oberen Teile der Vagina, dagegen die vorgeschritten papillomatösen
Stellen auf der zwischenliegenden Strecke im unteren Teile der Portio also dort,
wo die Ampulle des Gartnerschen die ausgedehntesten Verzweigungen besitzt.
Eine Vaginalmetastase in einem Falle hatte sarkomatöses Stroma.

Die drüsigen und adenomatösen Bilder sind genügend gekennzeichnet,
um daraus gelegentlich schon aus der Probeexzision die Diagnose stellen zu
können. Im allgemeinen bedarf es aber vorläufig noch des topographischen
Nachweises vom Zusammenhang mit dem Gartnerschen Gange. Krebsknoten,
die neben der Portio oder außerhalb des Vaginalgewölbes liegen (v. Herff)
oder im Korpus (Höhne) sind keine Anwärter. In einem Falle von Klein
ist zwar die Annahme eines Gartnerschen Ganges nicht abzuweisen, dagegen ist die geringe Mehrschichtung u. a. nicht als pathologisch anzuerkennen
(R. Meyer). Lit. s. b. Bumke. — Ein (1929) von Wagner vorgezeigter Fall
hat dagegen mit meinen beiden Fällen ziemlich weitgehende Ähnlichkeit.

In einem Falle von diffus die Muskulatur infiltrierendem Karzinom mit
Schleimhautheterotopien wird von Stein kongenitale Verlagerung vom Müllerschen Gang angenommen, eine Ansicht, die ich nach dem unter Adenomyosis
uteri Gesagten mir nicht zu eigen machen kann. Jedoch mögen tiefer gelegene

Karzinome auf diese Weise entstehen. Abweichender Bau ist dafür nicht ohne weiteres maßgeblich.

Sekundäre Karzinome des Uterus.

Im Vergleiche zum primären Uteruskrebs ist der sekundäre ziemlich selten, wird aber doch unterschätzt. In OFFERGELDs Zusammenstellung von 22 Fällen war 18mal das Myometrium aller Uterusabschnitte und 4mal das Endometrium nur des Korpus sekundär befallen; bei den ersten meist auf dem Lymphwege, bei den letzten mindestens zur Hälfte auf dem Blutwege durch arterielle Embolie, während der lymphatische Weg hier überhaupt nicht sichergestellt werden konnte. In der Halfte aller Fälle waren zugleich Ovarialmetastasen erwiesen.

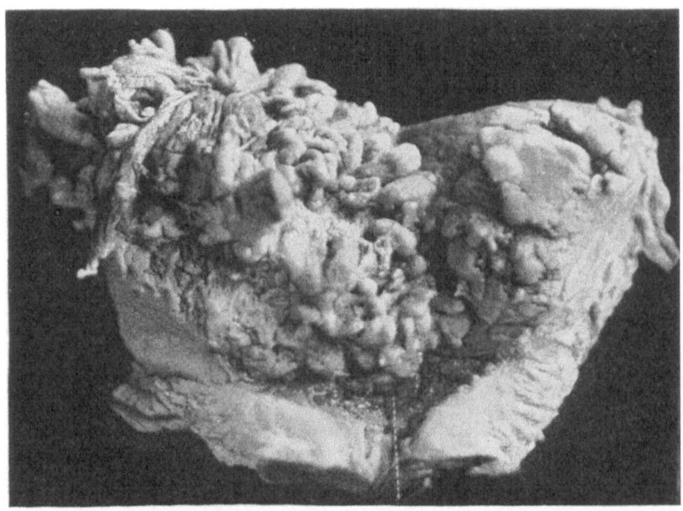

Abb. 352. Sekundäres Uteruskarzinom bei papillarem Ovarialkarzinom. Die ganze Uterushöhle mit großen papillaren Massen gefullt. (Lichtbild 3 : 4.)

Von Ovarialkarzinomen werden Uterusmetastasen genannt bei BRAUN, REICHEL, KLEINHANS, GLOCKNER, RÖMER, FRANKL, WARSTADT, WERNER, GOLDBERG (Psammokarzinom) ferner KÜSTNER, LESSING, NOVAK, HALTER, KLÖPPER, SCHMELZ, H. O. NEUMANN, selten auf dem Blutwege (ARZT, KÜSTNER). Ausführliche Angaben mit Literatur findet man bei O. FRANKL, H. O. NEUMANN (bzw. KLÖPPER, SCHMELZ). Metastasen vom Psammokarzinom des Ovarium in der Portio wurde von mir in einem Falle (241,96) leicht als sekundär erkannt, die meist auf dem Lymphwege entstehen. Warum LINDQUIST die papillomatösen gleichartigen Tumoren in seinem Falle als multiple primäre deuten zu dürfen glaubt, ist nicht recht faßlich. Außer kleineren Metastasen von adenomatösen Ovarialkarzinomen in je 2 Fällen in der Wand des Korpus und der Cervix uteri habe ich ausgedehnte papillomatöse lymphatische Metastasierung auf der Uterusinnenwand bei Carcinoma papillomatosum ovarii einmal gesehen (Abb. 352).

Ununterbrochene lymphatische Ausbreitung vom karzinomatösen Ovarialkystom auf das Corpus uteri wird in einem Falle von STEINER geschildert.

Implantation auf der Uterusschleimhaut von einem Kystadenoma carcinomatosum ovarii auf dem Wege durch die Tubenlichtung nehme ich in einem Falle (5644) nicht nur wegen der histologischen Übereinstimmung an, sondern auch, weil unter dem kleinen Knoten in ganzer Ausdehnung die basale Schicht der atrophischen Korpusschleimhaut noch erhalten ist.

In einem Falle von zweifellos primärem tubulären Carcinoma ovarii fanden sich auch einige diffuse Partien von indifferentzelligen namentlich perivaskulären Zellhaufen, ebensolche in den Beckenlymphknoten und in der Portio des ein halbes Jahr vorher exstirpierten Uterus, so daß zunächst primäres Uteruskarzinom angenommen wurde (Abb. 353).

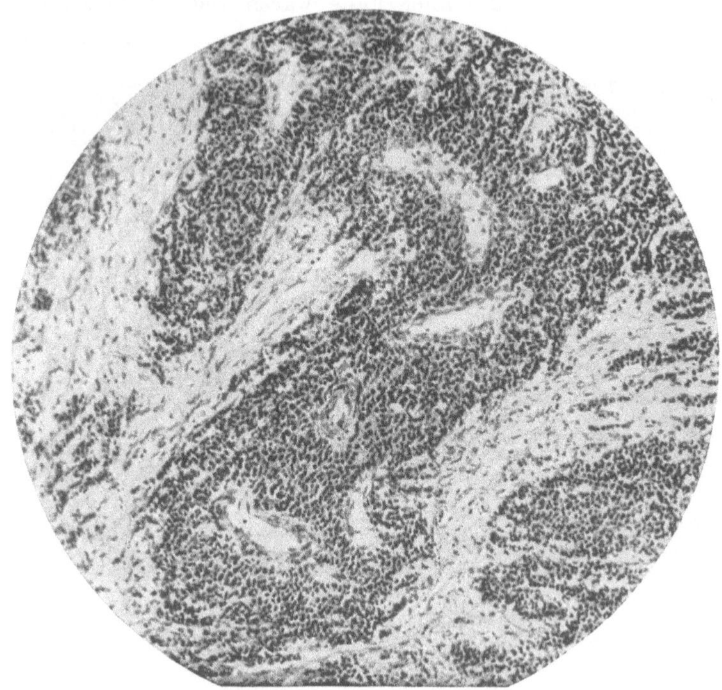

Abb. 353. Metastase eines im Ovarium großtenteils tubularen, nur stellenweise indifferentzellig diffus wachsenden Karzinoms in der Portio uteri.

Direkte Implantation in das Korpus von der Serosa her bei Durchbruch karzinomatöser Ovarialtumoren (Braun u. a.) ist dagegen in unserem Materiale viel häufiger. Kitain fand unter 15 Ovarialtumoren bei Obduktionen nur einmal Metastasen im Ovarium.

Tubenkarzinommetastasen im Uterus s. b. Knoop, v. Franqué, Falk, Doran, Schottländer und Kermauner, Kittler.

Krebsmetastasen vom Magen und Darm her s. b. Couvelaire, Pincsohn, Lenormant, Kleinhans, Heinemann (mit Literatur bis 1914) Schenk und Sitzenfrey, Römer und besonders bei Frankl, der eingehende Studien darüber anstellte und zeigte, daß der Uterus im Vergleich mit den Ovarien keinen guten Boden für das metastatische Magendarmkarzinom abgibt. Es ist besonders auffällig, wie schwer das die Uterusserosa dicht besetzende metastasierende Magendarmkarzinom in die Muskulatur des Uterus vordringt. In einem meiner Fälle waren die Metastasen in der Serosa völlig verschleimt, dagegen in der Muskulatur ohne Schleimabsonderung. Der Druck der Umgebung scheint hierbei eine Rolle zu spielen.

Von der Gallenblase her s. HEINEMANN (Lit.).

Von der Mamma her s. CHIARI, KANTOROWICZ, ZALEWSKY, GEIPEL. In 2 eigenen Fällen fiel mir das Karzinombild dadurch auf, daß die epithelialen Zellen in einreihigen Strängen in Abständen druckzeichenähnlich zwischen den Muskelfasern längs verliefen. Es handelt sich um markig adenomatöses Mammakarzinom. In einem dritten Falle waren kleine markige Herde aus Reihen und schmalen Strängen mit sehr zartem spärlichen Stroma in der Portio uteri recht bezeichnend für das Mammakarzinom.

Vom Bronchialkarzinom aus: KAUFMANN, VON LENGEN, SCHAPER.

Vom Rektum und Blasenkrebs her geschieht kontinuierliche und sprunghafte Ausbreitung auf den Uterus ziemlich selten (FÖRSTER), ebenso vom Peritoneum her (KLOB). Literatur bei HEINEMANN, WERNER).

In einzelnen Fällen werden maligne „Hypernephrome" des Ligamentum latum, beschrieben die kontinuierlich in den Uterus durchbrechen (HERTZ mit Lit.). Metastasen von hypernephroiden und karzinomatösen Nierentumoren in den Uterus werden in der Statistik von KÜSTER in 4 Fällen unter 204 metastasierenden Tumoren angegeben, während LUBARSCH (in diesem Handbuch) keine solche fand.

Primäres Uteruskarzinom von Nebennierenrinde?

Außer den eben erwähnten Metastasen und sekundären Durchbruch von Tumoren aus Nebennierenrinde des Lig. latum wird auch ein primäres Epitheliom des Uterus vom Typus „Corticosurrénalome" beschrieben (HARTMANN et PEYRON), der oberflächliche Ähnlichkeit haben mag; Text und Abbildung erlauben kein Urteil darüber, es ist jedoch von vornherein entwicklungsgeschichtlich so gut wie ausgeschlossen, daß sich Nebennierenrinde in den Genitalstrang verliert, zudem sie keine annähernden topographischen Beziehungen hat. Vielleicht hätte Muzinfärbung des Tumors genügt, ihn als Schleimepithelkarzinom zu erkennen. Ähnliche Bilder habe ich übrigens wiederholt bei vorgeschrittenen Karzinomen der Zervix mit Neigung zu Zerfall gesehen. Metastasen von „hypernephroiden" Tumoren oder Karzinomen sind in der Vagina auch bekannt.

Literatur bei: H. HARTMANN et A. PEYRON: Un cas d'epitheliome uterin, présentant les caractéres typiques du corticosurrénalome. Gynec. et obstetr. 1, 1 1920.

Zur Bezeichnung „Adenoma malignum" s. destruens und „Myoma malignum" s. destruens.

(Ein Nachtrag zu dem Abschnitte „Einleitung" auf S. 427—432.

Eine Unterlassung, die gewichtige Stimme LUBARSCHs hören zu lassen aus der Anfangszeit der oben geschilderten Wirrnis in der Bezeichnung der Tumoren und der daraus ersichtlichen Anschauungen jener Zeit gibt mir willkommene Gelegenheit nochmals auf die Frage „Malignes Myom" und „Malignes Adenom" in ihrer Gegenüberstellung einzugehen.

LUBARSCH hat im Jahrgang VII der „Ergebnisse der Pathologie" den damaligen Stand der Frage (1900—1902) scharf geformt. Er will zwar von destruierenden Myomen, aber nicht von destruierenden Adenomen sprechen, „weil das destruierende Wachstum sie ohne weiteres in die Gruppe der Karzinome einreiht", dieses „aus rein formal logischen Gründen", während im histologischen Sinne die destruierenden Adenome ebenso Karzinome mit fehlender Anaplasie seien, wie die destruierenden Myome, Sarkome mit fehlender Kataplasie seien. — LUBARSCH schlug daher den Namen „Karzinom mit erhaltenem Drüsentypus" vor oder Carcinoma adenomatosum, den wir bereits oben (S. 43) empfohlen haben.

Diese an sich den damaligen Begriffen in scharfer Weise Rechnung tragende Formulierung ist uns heute schon etwas fremd geworden, weil wir den Begriff der Anaplasie keineswegs auf sichtbare Strukturen der Zellen anwenden, wenn man ihn nicht überhaupt als ursächlich notwendigen Faktor in der Geschwulstbildung ablehnt. — Bei der Vergleichung einerseits muskelzelliger, andererseits epithelzelliger Tumoren muß der Vergleichspunkt unverrückt derselbe bleiben und darf weder durch anfechtbare Deutung der Bilder noch durch Hineinbringen noch mehr anfechtbarer theoretischer Begriffe (wie des der „Anaplasie") verändert werden. Wir vergleichen entweder die Zellen oder die Gewebsstrukturen miteinander, aber nicht etwa die Zellen des Myoms mit den drüsenähnlichen Bildungen des Adenoms. Wir halten heute die Unreife der Zellen, aus denen Geschwülste entstehen, für sehr wesentlich und sind uns klar darüber, daß wir von den darüber hinausgehenden oder vorausgegangenen, zur rücksichtslosen Wucherung führenden Veränderungen der Zellen (B. FISCHER-WASELs „Metastrukturen") gar nichts wissen.

Die uns zugänglichen, immerhin groben Veränderungen in den Zellen sind erstens keine nur den bösartigen Tumoren zukommenden Zeichen und gewähren außerdem keinerlei Einsicht in die Ursachen des Wachstums der Geschwulst. Die Theorie einer Anaplasie darf sich niemals auf die sichtbare Struktur stützen. Man kann heute nicht mehr von einer „fehlenden Anaplasie" sprechen. Die sichtbaren Veränderungen in der Zellstruktur sind überdies in Muskelzellen nicht anders aufzufassen als in Epithelzellen, nämlich „katabiotisch" oder „kataplastisch". Außerdem ist die Voraussetzung der fehlenden Kataplasie in den destruierenden Myomen irrig, wie ich besonders hervorgehoben habe. Aber die Kataplasie hat mit der kausalen Genese der Geschwülste nichts zu tun und kann deshalb nicht der (übrigens theoretischen) Anaplasie gegenübergestellt werden. Der Begriff der Destruktion kann nicht ein anderer sein, ob wir ihn auf Myome oder auf Adenome anwenden, weder im formalen noch im histologischen Sinne. Sowohl das muskelzellige Sarkom wie das epithelzellige „Carcinoma adenomatosum" sind destruierende Tumoren, also auch biologisch gleichzustellen. Deshalb lautet die Frage, was hat die früheren Autoren veranlaßt, trotzdem die Bezeichnung „malignes Myom" als formal richtig anzuerkennen und die Bezeichnung „malignes Adenom" abzulehnen? Nach LUBARSCH treffender Aussage offenbar deshalb, weil das „destruierende Wachstum" des „Adenoms" ohne weiteres für eine Zugehörigkeit zum Karzinom sprach, also keiner besonderen Abtrennung von diesem bedurfte. Wenn man demnach früher das „destruierende Myom" glaubte von den Sarkomen abtrennen zu müssen, so geschah dies logisch betrachtet offenbar, weil dieses nicht ohne weiteres seine Zugehörigkeit zu den Sarkomen bezeugen sollte. Warum nicht? Logische Folgerung, weil es kein destruierendes Wachstum zeigte. Ein „malignes Myom" ohne destruierendes Wachstum nahm man jedoch trotz der Metastasierung irrigerweise an, weil man sich damals von den „kataplastischen" und „anaplastischen" Veränderungen gefangen nehmen ließ, von denen diese ein theoretischer Begriff sind und jene mit der Genese der Tumoren gar nicht im Zusammenhang stehen.

Der Fehler der vergleichenden Betrachtung lag in der irrigen Deutung der reifen Muskelzellen in den „malignen Myomen". Die reifen Muskelzellen destruieren nicht, sondern die ungereiften, und zwar ganz unabhängig von der Anwesenheit kataplastischer Veränderungen. Ein Vergleich mit den „malignen Adenomen" war falsch, weil diese als Ganzes destruierend wachsen, während in den „malignen Myomen" nur ein kleinerer oder größerer Teil der muskelzelligen Wucherung, nämlich der unreife oder sogar indifferentzellige Anteil destruiert. Ein Vergleich ist deshalb nur möglich zwischen dem „malignen Myom" einerseits und einer epithelialen Wucherung andererseits, in der ein Teil gutartig ausreift, ein anderer destruierend wächst, wie ich es von den auf dem Boden der hyperplastischen Wucherung im Endometrium entstehenden Karzinomen geschildert habe oder in den adenomatösen Polypen des Endometrium corporis et cervicis uteri, in denen ein Karzinom entsteht.

Demnach — könnte man mir erwidern — sollte man das „maligne Myom" überhaupt nicht mit dem „malignen Adenom" zusammenstellen. Es fehle hierzu die Berechtigung, indem im ersten Falle ein Teil, das andere Mal das Ganze im Vergleich zueinander träten. Auch das ist nicht einwandfrei. Wie es auf der einen Seite ausschließlich destruierende Adenome gibt ohne gutartige Hyperplasie oder Polypen, so gibt es auch ausschließlich „destruierende Myome" ohne reife Muskelwucherung. Will man sie nicht „Myome" nennen, weil sie keine reifen Muskelzellen enthalten, wo bleibt dann die Grenze in der fließenden Reihe?

Wenn man schon nicht Adenoma destruens oder malignum sagen will, dann sage man erst recht nicht Myoma malignum oder destruens — weil nicht das Myom in der Auffassung eines reifen muskelzelligen Tumors destruiert, sondern nur der dem Myom beigegebene unreife Anteil.

Mit der Bezeichnung „Carcinoma adenomatosum" bin ich, wie oben (S. 431) gesagt wurde, völlig einverstanden und empfehle — um weitere Mißverständnisse zu vermeiden — mit dem „Adenoma malignum" zugleich das „Myoma malignum s. destruens" zu versenken und Sarcoma myocellulare zu sagen usw. s. S. 350.

XXIX. Teratome des Uterus.

Nur mit allem Vorbehalte sind tridermale Teratome des Uterus zu bedenken. Einige ältere von WAGNER und von KLOB zitierte Fälle, die über Haare im Uterus und in Uteruspolypen, sowie über Talg und Haare im Uterus berichten, sind wahrscheinlich meist durchgebrochenem Ovarialteratom zuzuschreiben. Der von KLOB aus der Kopenhagener Sammlung erwähnte Fall (BAILLIE) ist dort gänzlich unbekannt, wie mir auf meine Anfrage von Herrn Prosektor DJÖRUP mitgeteilt wird. — KLOSS (1838) behauptet, MECKEL hatte ein Teratom des Uterus beobachtet; ich habe den Fall nicht aufgefunden.

KIWISCH erwähnt kurz ein kindskopfgroßes Dermoid mit Haar und Zahnbildung an der Innenfläche der Gebärmutter und WAGNER fand ebendort eine gestielte Dermoidzyste als Geburtshindernis. Der ausführlich beschriebene Tumor 7 × 8 cm enthielt Haare, Talgdrüsen, Schweißdrüsen der Haut, Knochen und Zähne. Der später entfernte Stiel war hühnereigroß und enthielt nur Bindegewebe, keine Muskelfasern. LEE berichtet einen Fall (von GUIST und SAVIARD) in dem Fett und Haare und gelatinöse Massen enthaltende Zysten innerhalb von fibrösen Uteruspolypen gesessen hätten. Die von LEBERT angegebene ältere Kasuistik betrifft drei nur kurz erwähnte Fälle, die mit dem von WAGNER beschriebenen Falle gemeinsam haben, daß sie nach Geburten zutage traten; ein Fall von SAMPSON, BIRCH und TYSON enthielt schleimige Massen in einer Zyste, Haut, Haare, Knochen, Zähne. MECKELs kindskopfgroße Zyste enthielt fingerlange Haare. In OSIANDERs Zyste wurde Knochen mit Zähnen, Fett und Haare gefunden.

DE SINÉTY erwähnt ohne jede nähere Angabe das Vorkommen von Dermoidkystomen des Uterus und SHOEMAKER ein offenbar verkalktes Myom unter dem Titel „Uterin dermoid". Man muß in solchen Fällen in Zukunft beachten, ob sie nicht etwa einen Zwillingsparasiten oder dem Amnion angehören. Fälle mit langen Haaren und Zähnen sprechen natürlich für „koätane" Teratome der Mutter. Alles in allem genommen scheinen solche vorzukommen, nur besteht ein großer Mangel darin, daß noch kein Fall in situ bekannt ist. Bei vielen Fällen wird man damit rechnen müssen, daß die Teratome aus dem Ovarium oder dem Ligamente stammen und in die durch entzündliche Prozesse eingeschmolzene Uteruswand durchgebrochen sind. Zwei Fälle solcher teilweisen Einbeziehung eines Pseudomuzinkystoms in die Uteruswand habe ich unter Adenomyosis (S. 285) erwähnt. In einem dieser Falle war eine sehr erhebliche Einschmelzung der Uteruswand erfolgt. Ebenso deute ich mit Fug und Recht einen Fall von H. KÜSTNER (GOMBERT) als ein in die Uteruswand durch Entzündung einbezogene, Pseudomuzinkystom, das die Autoren für eine Zyste des GARTNERschen Ganges hielten. In dieser Hinsicht ist ein Fall von SCHÖNHOLZ wichtig.

Durch die entzündliche Einschmelzung von Uteruswand können Ovarialtumoren die Täuschung erwecken, ihr zu entspringen; auch können sie in die Uterushöhle durchbrechen. Auch der Befund eines rein bindegewebigen Stieles (WAGNER) läßt die Möglichkeit eines Durchbruches von außen her zu.

SCHRÖDER und HILLEJAHN beschreiben als „heterologen Kombinationstumor" eine Uterusgeschwulst mit Fettgewebe, Knorpel, Nervengewebe, Ganglienzellen, Gliagewebe, gemischtem Sarkom, darunter Chondrosarkom und Liposarkom, Karzinom. Die Beschreibung erlaubt keine Beurteilung der histologischen Einzelheiten und fordert eine Nachuntersuchung der Geschwulst heraus, die bei Bestätigung als Teratom gelten müßte. „Gliagewebe", Ganglienzellen und die im Sarkomgewebe gefundenen „eiähnlichen Zellen", deren Epithelcharakter von den Autoren erwogen wird, bedürfen genauerer Beschreibung.

Nach der Drucklegung ist ein Fall von W. MANN beschrieben worden [Virchows Arch. 27,3 H. 3, 663 (1929)], ein dreikeimblattriges solides Teratom, vorherrschend entodermal und mesodermal, aber auch mit Haut und Haaren, undifferenziertem nervösen Gewebe u. a. Der kleinapfelgroße Tumor saß breitbasig in der linken Tubenecke halbkugelig in der Höhle des Uterus einer 31 Jahre alten Frau, die 11 Jahre vorher geboren hatte. Der Verfasser erwähnt einen Polypen des Uterus mit einem Haar, den BRUNINGS vorgezeigt hat. (Zbl. Gynäk. 1899, 1278.)

Schrifttum.

I. Gröbere Mißbildungen und Entwicklungsfehler.

ASCHNER: Die Blutdrüsenerkrankungen des Weibes und ihre Beziehungen zur Gynakologie und Geburtshilfe. Wiesbaden 1918. — AVERETT, LEONARD: A case of accesory uterus with arrested pregnancy. Amer. J. Obstetr. 15, Nr 1, 113 (1928).

BAB, H.: Uterus duplex und Hypertrichosis. Z. Geburth. 1918, H. 2, 364. — BAER, WALTER: Vollkommene angeborene Aplasie beider Ovarien, infantiles Genitale, viriler Habitus. Zbl. Gynak. Nr 51, 3241 (1927). — BALFOUR- MARSHALL: Kongenital absence of vagina, partial development of right Müllers duct. Ectopie left kidney. J. Obstetr. 1913, Nr 4. — BALLOWITZ: Über angeborenen einseitigen vollkommenen Nierenmangel. Virchows Arch. 141, Nr 7 (1895). — BAYER: Über einen Fall von Schwangerschaft in der verschlossenen Halfte eines Uterus septus haemiatreticus. Diss. Königsberg 1915. — BECKMANN, IRMGARD: Uterusverdopplung und Zwillingsschwangerschaft. Diss. Breslau 1921. — BECKMANN, W.:

Weiterer Beitrag zur Gravidität im rudimentären Uterushorn. Z. Geburtsh. **68**, 600 (1911). — Benthin: (a) Zwillingsschwangerschaft im atretischen rudimentären Horn bei Uterus duplex. Zbl. Gynäk. **6**, 203 (1921). (b) Zur Kenntnis der Hemmungsbildungen am Urogenitalapparat. Zbl. Gynäk. **1915**, Nr 40, 699. — Berblinger: Die genitale Dystrophie in ihrer Beziehung zu Störungen der Hypophysenfunktion. Virchows Arch. **228**, 151 (1920).— Bertlich: Schwangerschaft und Geburtsstörungen bei Mißbildung des Uterus usw. Wien. klin. Rdsch. **1914**, Nr 21. — Best und Gruber: Beiträge zur Frage der Bauchspaltenbildung (I. Angeborenen, Bauch-Darm-Blasenspalte und Rachischisis). Virchows Arch. **236**, 146 (1922). — Blair Bell: An anusual malformation of the uterus. North of England Obstetr. a. gynaec. Soc. 19. Dezember 1913. Ref. J. Obstetr. **25**, 49 (1914). — Blanc: Cloisonnement transversal incomplet du col de l'utérus. Arch. Tocolog. **16**, 359 (1889). Bockstaele, van: Un cas d'absence de l'utérus. J. amer. Inst. Homöopat. **5**, Zbl. ges. Gynäk. **2** (1913). — Brandes, Th.: Geschwulstbildung und Tuberkulose am mißbildeten Uterus. Z. Geburtsh. **89**, H. 2, 341 (1925). — Brehmenthal: De obliquitate uteri quoad formam et situm. Inaug-.Diss. Bonn 1853. — Bucura: Vorzeitige Diciduaausstoßung bei Uterus bicornis usw. Wien. klin. Wschr. **1911**, Nr 39. — Budin: Du cloisonnement transversal incomplet du col de l'utérus. Progrès méd. **1887**, Nr 14, 267, 2. April. — Busch, W. H.: Über das Geschlechtsleben des Weibes. Leipzig 1841—44.

Carus: Zur Lehre von Schwangerschaft und Geburt. Bd. 2, S. 28. 1824. — Las Casas dos Santos: Mißbildungen des Uterus. Z. Geburtsh. **14** (1888). — Cassan: Recherches anatom. et physiol. sur les cas d'uterus double et de superfétation. Thèse de Paris **1826** — Chrobak und v Rosthorn: Die Erkrankung der weiblichen Geschlechtsorgane. 2. Teil. Wien und Leipzig 1908. — Clark: Uterus in the hernial sac of an hermaphrodite. Amer. J. Obstetr. **25**, Nr 2, 91 (1914). — Cloquet: Bull. Soc. Méd. Paris **7**, 66. Ref. von Le Fort. — Cruveilhier: Anatomie pathologique. Tome 1. (Maladie de l'utérus).

Daniel: Kongenitale Nierenanomalien und Mißbildungen der weiblichen Geschlechtsorgane. Mschr. Geburtsh. **20**, Nr 31, 678 (1904). — Dannreuther, W. T.: Dextroversion of the uterus with congenital absence of left Fallopian tube, ovary, broad ligament, round ligament, kidney and ureter. Amer. J. Obstetr. **6**, Nr 1, 51 (1923). — Davies, J. L. und Cellan- C. L. Jones: Ein Fall von Uterus didelphys mit abwechselnder Schwangerschaft in zwei Hörnern. Lancet **212**, Nr 19, 971 (1927). Ref. Zbl. Gynak. **52**, Nr 27, 1749 (1928). — Deutschmann, K.: Histologische Untersuchungen infantilistischer Uterusschleimhaute. Diss. Breslau 1925. — Diesing, Fr.: Ein Fall von malignem Hypernephrom mit Entwicklungsstörungen im Genitalapparat. Inaug.-Diss. Göttingen 1918. — Dubreuil-Chambardel, L.: Classification des utérus et des vagins doubles. Province méd. 25. März 1911. Zbl. Anat. **18**, 186.

Eismayer, Gottfried: Über Uterusmißbildung bei kongenitalem Mangel einer Niere. Z. urol. Chir. **11**, H. 5/6, 191 (1923). — Engel: Geburt bei doppelten Geschlechtsteilen und doppelter Harnblase und Harnrohre. Arch. Gynak. **29**, H. 1, 43 (1886). — Ennike: (a) Über Hernia uteri inguinalis bei unvollkommener Entwicklung des Genitales. Zbl. Chir. **1916**, Nr 8, 147. (b) Weiteres über Hernia uteri et ovarii inguinalis bei unvollkommener Entwicklung des Genitales. Zbl. Gynäk. **1918**, 553.

Falk: Zur Kasuistik von Geschwulstentwicklung und Doppelbildung von Gebarmutter. Zbl. Gynak. **22**, Nr 52, 1418 (1898). — Farre, A.: In R. Tood Cyclopedia of anatomy Suppl. p. 678. — Felix: Die Entwicklung der Harn- und Geschlechtsorgane. In Keibel und Mall Handbuch der Entwicklung des Menschen. Bd. 2, S. 732/955. Leipzig 1911. — Findley, P.: Schwangerschaft im Uterus didelphys. Amer. J. Obstetr. **12**, 308—315 (1926).—Fischer, B.: Hypophysis und Akromegalie. Frankf. Z. Path. **11**, H. 1, 130 (1912). (b) Hypophysis, Akromegalie und Fettsucht. Wiesbaden: Bergmann 1910. — Foerster: Geschlechtsorgane. Pathol. Anat. Bd. 2. Leipzig 1863. — Fort, Le L.: Des vices de conformation de l'utérus et du vagin et des moyens d'y remédier. Thèse de Agrég. Paris **1863**. — Fränkel, A.: De organorum generationis deformitate rarissima. Inaug.-Diss. Berlin 1825. — Frankl, O.: (a) Über Mißbildungen der Gebarmutter und Tumoren der Uterusligamente usw. Klin. Vortr. N. F. **5**, Nr 363, 1/32 (1903). (b) Über stielgedrehte Genitaltumoren. Gynak. Rdsch. **11**, H. 3/4, 7 (1917). (c) Das runde Mutterband. Denkschr. Akad. Wiss. Wien, Math.-naturwiss. Kl. **74** (1902). — Franqué, O. v.: Seltene Mißbildung der inneren Genitalien. Gynak. Rdsch. **8**, Nr 6. 199 (1914). — Freund, M. B.: Die Lageentwicklung der Beckenorgane usw. Klin. Beitr. Gynak. H. 2. Breslau 1864. — Freund, Richard: Abnorme Behaarung bei Entwicklungsstorungen. Beitr. Geburtsh. **3**, 181. — Frohlich, A.: Ein Fall von Tumor der Hypophysis cerebri ohne Akromegalie. Wien. klin. Rdsch. **1901**, Nr 47. — Fürst, L.: Über Bildungshemmungen des Uterovaginalkanals. Mschr. Geburtsh. **30**, 97 u. 161.

Gomoll and Paterson: Duplication of Bladder uterus and vulva etc. J. Obstetr. **23**, 25 (1913). — Graetzer: Inaug.-Diss. 1837. — Guérard: Doppelte Schwangerschaft bei Doppelbildung des Uterus und zweien durch ein frontales Septum getrennten Scheiden.

Mschr. Geburtsh. 7, H. 3, Nr 3, 288 (1898). — Gunnett: Über Myombildung bei doppeltem Uterus. Beitr. Geburtsh. 3, 201 (1900). — Gusserow: (a) Reisebericht über den gegenwartigen Stand der Geburtshilfe und Gynakologie in Großbritanien und Irland. Mschr. Geburtskde 24, H. 4, 256. 14. Juni 1864. (b) Uterus duplex rudimentarius solidus. Vagina rudimentaria. Mschr. Geburtskde 30, H. 2, 130 (1867). (c) Zwei Mißbildungen. Z. Geburtskde. 21, 36. — Hangseth: Ein Fall von Uterus bicornis duplex cum ragina septa. Norsk Mag. Laegevidensk. 79, 781 (1918). Zbl. Gynak. 1920, 1270.

Harter: Die Entwicklungsstörungen am weiblichen Körper bei Doppelmißbildung des Genitaltraktus. Inaug.-Diss. Freiburg 1902. — Hegar: Beitrag zur Kenntnis des infantilen Uterus und zur Würdigung seiner klinischen Bedeutung. Beitr. Geburtsh. 12, 88 (1908). — Herrmann, E.: Die klinische Bedeutung der Veranderungen am weiblichen Genitale beim Status hypoplasticus. Gynàk. Rdsch. 1914, 14. — Herterich: Zwei seltene Mißbildungen der Urogenitalorgane. Inaug.-Diss. Würzburg 1908. — Hirsch, O.: Uterus bicorn. bicoll. mit Hemiatresie des einen Horns. Vag. susepta u. Lig. recta vesicale. Inaug.-Diss. München 1901. — Hoeck, Werner: Eine seltene Portiomißbildung als geburtshilfliches Hindernis. Zbl. Gynak. 49, Nr 1, 61/62 (1925). — Hollander: Über eine bisher noch nicht beschriebene Uterusanomalie (Uterus accessorius). Berl. klin. Wschr. 1894. — Holzapfel: Retroflexio der nicht graviden Halfte eines Uterus didelphys als Geburtshindernis. Zbl. Gynak. 17, Nr 38 (1893). — Holzbach: Zur Genese kombinierter Nieren-Uterus-Mißbildungen. Mschr. Geburtsh. 32, H. 4, 406 (1910). — Honigsberg: Ein Fall von angeborener Mißbildung des Urogenitaltraktes. Mschr. Geburtsh. 15, Nr 40, 762 (1902).

Israel: Ein Fall von symmetrischer Bildungshemmung der weiblichen Genitalien. Charité-Ann. 11, 824. Lit. 1866—1884.

Jeannin et Wilhelm: Malformation utéro-annexielles, ectopie inguinale des annexes droites. Bull. Soc. Obstétr. Paris. 8. Nov. 1910. — Josephson: Über Neoplasmen der mißbildeten Gebarmutter. Arch. Gynak. 64, 376 (1901). — Jung, Martin: Über den Begriff des Uterus pseudounicornis. Mschr. Geburtsh. 75, H. 1/2, 131, 143 (1926).

Keibel: Zur Entwicklungsgeschichte des menschlichen Progenitalapparates. Virchows Arch. 1896. — Keller, R.: Rechtsseitige angeborene Hydronephrose als Ursache einer Mißbildung der inneren weiblichen Genitalien. Beitr. Geburtsh. 16, 439 (1911). — Kermauner: (a) Genese, entwicklungsgeschichtliche und teratologische Bedeutung des Ligamentum rotundum uteri und des Gubernaculum Hunteri. Arch. mikrosk. Anat. 81 I, 174 (1912). (b) Die Fehler in der Verschmelzung der Müllerschen Gànge. Z. Geburtsh. 72, Nr 30, 724 (1912). (c) Mißbildungen der weiblichen Geschlechtsorgane. Schwalbes Morphologie der Mißbildungen. Bd. 3, Lief. 2. 1909. (d) Fehlbildungen der weiblichen Geschlechtsorgane des Harnapparates und der Kloake. Fragliches Geschlecht. Biologie und Pathologie des Weibes von J. Halban und Seitz. Lief. 7. Bd. 3, S. 281. Berlin-Wien 1924. — Kiparsky, R.: Kasuistischer Beitrag zur Achsendrehung des schwangeren Uterus und zur Diagnose desselben. Zbl. Gynak. 1924, Nr 5, 169. — Klaatsch: Über den Descenduels testiculorum. Morph. Jb. 16 (1890). — Kneringer und Louros-Lainz: Seltene Mißbildung der Müllerschen Gange bei einem Falle von Hermaphroditismus externus. Wien. klin. Wschr. 1924, Nr 49 u. 50. — Kreis, J.: Etude anatomique des ovaires apparent à des malformations importantes des dérivés mullériens. Rev. franç. Gynéc. 23, 433 (1928). — Krieger: Einige Bemerkungen uber Atresia ani und Uterus bicornis. Mschr Geburtskde 12, H. 3, 172 (1858). — Kussmaul: Von dem Mangel der Verkümmerung und Verdoppelung der Gebärmutter usw. Wurzburg 1859. — Kustner, O.: Schwangerschaft und Geburt bei Mißbildungen des Uterus und der Vagina. Döderleins Handbuch der Geburtshilfe. Bd. 2. Wiesbaden 1917.

Landau und Rheinstein: Über das Verhalten der Schleimhaute in verschlossenen und mißbildeten Genitalien und über die Tubenmenstruation. Arch. Gynak. 42, H. 2, 273 (1892). — Lichtenstein: Beobachtungen zur Ätiologie der Doppelmißbildungen der weiblichen Genitalien. Zbl. Gynàk. 1921, Nr 27, 949. — Lindquist, E.: Ein Fall von Aplasia uteri et vaginae totalis. Acta obstetr. scand. (Stockh.) 6, H. 3, 337—347 (1927). Ref. Zbl. Gynak. 52, Nr 27, 1751 (1928). — Lythi: Über angeborene Epitheleinschlusse in Lymphknoten. Virchows Arch. 250, H. 1/2, 30 (1924).

Makas: Hernia uteri inguinalis bilateralis. Z. Chir. 106, H. 4/6, 401 (1910). — Mansfeld: Inversio uteri bei Hypoplasie. Mitt. Frauenkl. ung. Univ. Budapest. 2, H. 1, 149 (1912). — Martinolli, Aldo: Schwere Nachgeburtsstorung in einem Falle von Doppelbildung des Uterus mit Myom. Clin. ostetr. 1926. Ref. Zbl. Gynak. 52, Nr 27, 1749 (1928). — Mayer: Über Verdoppelungen des Uterus usw. Grafer J. 13, H. 4. — Mayer, A.: Ein Beitrag zur Lehre von der Hyperplasie der Genitalien usw. Beitr. Geburth. 12, 343 (1908). Meer, A. v.: Beitrag zur Geburt bei Uterus bicornis bicornis, cum vagina duplice et atresia vaginae dextrae. Beitr. Geburtsh. 3, 273 (1900). — Meissner: Lehrbuch der Frauenkrankheiten 1842. — Mettenheimer: Unvollkommene Duplizitat der Geschlechtsorgane usw. Arch. Gynäk. 50, H. 2, 221 (1896). — Meyer, R.: (a) Über die fetale Uterusschleimhaut. Z. Geburtsh. 38, H. 2, Nr 10, 234 (1898). (b) Zur Entstehung des doppelten Uterus. Z. Geburtsh. 38, 16 (1898). (c) Zum Mangel der Geschlechtsdrüsen mit und ohne zwittrige Erscheinungen. Virchows Arch. 255, H. 1/2, 33 (1925). — MICHOLITSCH, TH.: Schwangerschaft und Geburt bei hypoplastischem Uterus. Abdominaler Kaiserschnitt. Zbl. Gynäk. 1924, Nr 36, 1967. — MINTROP, H.: Ein Fall von Uterus bicornis mit Myom, Karzinom des Fundus und Pyometra. Inaug.-Diss. Straßburg 1912. — MOENCH, G. L.: Uterus duplex bicollis, vagina simplex und superfoetatio. Amer. J. Obstetr. 13, 60—64 (1927). — MÖLLER, ESSEN: Beitrag zur Kenntnis von der Hämatometra im Nebenhorn. Nord. med. Arkiv. (schwed.) 1904, I, H. 2, Nr 7. — MORGAGNI: De sedibus et causis morbis 1719. — MOTILOFF, LEW: Beitrag zur Uterusleistenhernie. (Mit Bericht eines eigenen Falles). Diss. Berlin 1929. — MÜLLER: Über Divertikelschwangerschaft. Gynäk. Ges. Dresden, 20. Jan. 1921. Zbl. Gynäk. 1921, Nr 26, 936. — MÜLLER, P.: Billroth-Lückes Handbuch der Frauenkrankheiten. Bd. 1. 1885. — MÜLLER, JOH.: Bildungsgeschichte der Genitalien. Düsseldorf 1830.

NATANSON: Zur Anatomie und Entwicklungsgeschichte des Uterus unicornis. Mschr. Geburtsh. 20, Nr 53, 1195 (1904). — NORDENFELD, OLOF: Zwei Falle von Kloakenbildung mit kongenitaler Hydrometra und Hydrokolpos. Acta obstetr. scand (Stockh.) 5, H. 1. 1—23 (1926).

OLIVET, J.: Über den angeborenen Mangel beider Eierstöcke. Frankf. Z. Path. 29, H. 3, 477 (1923). — ORTHMANN: Fetale Peritonitis und Mißbildung usw. Mschr. Geburtsh. 25, H. 3, Nr 2, 302. — OTTOW, B.: (a) Ein Uterus unicorporeus bicollis cum vagina septa. Zbl. Gynak. 52, Nr 50, 3204 (1928). (b) Die forensische Bedeutung der zentralen Cervixscheidenverletzungen und ihrer Folgeerscheinung der Fistula cervicis laquoatica. Dtsch. Z. gerichtl. Med. 6, H. 6, 609 (1926).

PALTAUF, A.: Zur Kenntnis des Uterus unicornis. Med. Jb. Ges. Ärzte Wien 1885. — PATERSON and EMRYS: A Case of Ectopia viscerum, associated with Spina bifida and other Abnormalitics. J. Anat. a. Physiol. 40, IV, 332. (1906). — PATTON: Aplasia of the uterus. J. amer. med. Assoc. 1. Jan. 1910. — PETZOLD: Artefiziell-traumatische Uterusperforation in frühen Monaten der Schwangerschaft. Arch. Gynak. 112, 291 (1920). — PFANNENSTIEL: Breite der unteren Rumpfhalfte. Festschr. dtsch. Ges. Geburtsh. 1894. — PFLEIDERER, HERRM.: Die Beziehungen der Uterushemmungsmißbildungen zu Körperbau und Geschlechtstatigkeit. Oberrhein. Ges. Geburtsh. Sitzg 13. Marz 1927 Baden-Baden. Zbl. Gynak. 1927, Nr 38, 2432. — PICK: (a) Über Dystrophia adiposo-genitalis bei Neubildungen im Hypophysengebiet. Dtsch. med. Wschr. 1911, Nr 42/45. (b) Zur Anatomie und Genese der doppelten Gebärmutter. Arch. Gynak. 57, H. 3, 596 (1899). — PIQUAND: Les utérus doubles, anatomie et developpement. Rev. de Gynec. 1 f, Nr 5 (November 1910). — POLFYN: Descript. anat. de deux enfants etc. Leide 1708.

RENSCH, W.: Kongenitaler Nierendefekt bei Mißbildungen der weiblichen Geschlechtsorgane. Ein Beitr. zur Genese des MÜLLERschen Ganges. Z. Gynak. 40, Nr 50, 971 (1916). — RIEBELING: Uterus bicornis veranlaßt durch rechtsseitige Hydronephrose. Straßburg 1911. — ROKITANSKY: (a) Über Atresie des Uterus und der Vagina bei Duplizitat derselben. Z. Ges. Ärzte Wien 1859, Nr 33 u. 1860, Nr 31. (b) Über die sog. Verdoppelungen des Uterus. Österr. Jb. 17, 1 (1838). (c) Abnormitaten der Arterien. Handbuch der pathologischen Anatomie Bd. 2, S. 527. 1842. — ROSENHAUPT: Eine seltene Mißbildung (Bauchblasenschambeinspalte mit Beteiligung des Darmes, Vorlagerung einer Niere, Fehlen der rechten Nabelarterie und Uterus separatus duplex). Arch. Kinderheilk. 41, H. 5/6, 361 (1905). — ROSENTHAL, S.: Über die kombinierten Nieren-Uterusmißbildungen. Inaug.-Diss. Heidelberg 1913. — RÖSSLE: Uterus bicornis bicollis mit Ligam. rectovesicale bei einem $1^1/_2$jahrigen Kinde ohne andere Mißbildungen. Münch. gynak. Ges. 13. Juli 1911.

SADLER: Familial error of sexual development. Australas med. Gaz. Bd. 34, S. 407. 1913. Ref. Jahresber. f. Geburtsh. u. Gynakol. 1914. S. 105. — SAMSON: Ein kasuistischer Beitrag zu den Entwicklungsstorungen der MÜLLERschen Gange. Mschr. Geburtsh. 52, H. 3, 190 (1920). — SARNOFF, JACOB: Hernia of the uterus and tubes, through the inguinal canal with case report. Amer. J. Obstetr. 15, H. 5 704 (1928). — SCANZONI: Lehrbuch der Krankheiten der weiblichen Sexualorgane. Wien. 1857. — SCHAEFFER: Bildungsanomalien weiblicher Geschlechtsorgane aus dem fetalen Lebensalter usw. Arch. Gynak 37, 199 (1890). SCHLUTIUS: Uterus semibipartitus cum vagina duplice. Zbl. Gynak. 1898, Nr 17, 436. — SCHMIDBAUER, FRITZ: Über einen Fall von Uterus bicornis subseptus cum vagina septa. Inaug.-Diss. Munchen 1926. Ref. Zbl. Gynak. 52, Nr 27, 1750 (1928). — SCHOTTLANDER: Uterus bicornis (subseptus) unicollis cum vagina subsepta. Zystenbildung und Drusenwucherung im Bereich des linken uterinen und vaginalen Gartnergangabschnittes. Doppelseitige Tuboovarialzysten. Arch. Gynak. 81, H. 1, 221 (1907). — SCHULLER: Hypophysenadenom mit Dystrophia adiposo genitalis. Inaug.-Dissert. Bonn 1914. — SCIPIADES, E.: Interessantere Falle auf dem Gebiet der Geburtshilfe und Gynakologie. (Dystrophia adiposo genitalis. Ovosképzés (ung.) 1921. Festschr. f. TAUFFER) Ref. Zbl. Gynak. 1922,

Nr 16, 639. — SEYERLEIN: Über Verdoppelung der Gebärmutter mit besonderer Berücksichtigung des Uterus septus. Leipzig 1906. — STERNBERG, C.: (a) Zur Kasuistik der Nierendefekte und Mißbildungen des Urogenitalapparates. (b) Demonstration eines Falles von Uterus bipartitus mit rudimentarer Vagina. Verh. dtsch. path. Ges. 12, 296 (1908). — STIGLBAUER, R.: Beckenniere und Genitalaplasie. Zbl. Path. 44, Nr 4, 105 (1928). — STOL-BERG: Haematometra in cornu rudimentario uteri bicornis. Inaug.-Diss. Leipzig 1905. — STÓLER, PHILIPP: Über Mißbildung der weiblichen inneren Generationsorgane mit und ohne Blutverhaltung. Inaug.-Diss. Würzburg 1917. — STOLTZ: Note sur le développement incomplet d'une des moitiés de l'utérus et sur la dépendence du développement de la matrice etc. de l'appareil urinaire. Straßburg 1860. Mschr Geburtsh. 16, H. 2, 159 (1860). — SUWALKI, W.: Über Verdoppelung des Uterus mit Berücksichtigung des Uterus bicornis unicollis. München 1911.

TANGL, FRANZ: Beiträge zur Kenntnis der Bildungsfehler der Urogenitalorgane. Virchows Arch. 118, H. 3, 441 (1889). — TANUR, MORITZ: Über den Uterus bicornis unicollis mit rudimentarem Nebenhorn. Inaug.-Diss. Breslau 1927. — THIERSCH: Bildungsfehler der Harn- und Geschlechtsorgane eines Mannes. Münch. illustr. med. Z. 1, 1 (1852). — THILO: Uteri bipartiti descriptio adjectaeque observationes. Inaug.-Diss. Halle 1848. — THOMAE: Ein Fall von Uterus bicornis septus cum vagina septa. Inaug.-Diss. Leipzig 1904. — TIEDEMANN: Von den DUVERNEYschen, BARTHOLINIschen oder COWPERschen Drüsen des Weibes und der schiefen Gestaltung und Lage der Gebärmutter. 1840. — TRAJAN, MIHAI-LESCO: Uterusmißbildungen und ihre Komplikationen. (6 eigene Falle). Rev. mens. gynéc. 15, Nr 3 (1927). Ref.: Zbl. Gynak. 1928, Jg. 52, Nr. 27, 1748. — TRAPET: Über Schwangerschaft und Geburt bei doppeltem Uterus. Inaug.-Diss. Bonn 1906. — TRINKLER, N. P.: Ein seltener Fall von Doppelbildung der Organe. Chir. Arch. v. Welijaminow. St. Petersburg 1911. Russ. Zbl. norm. Anat. u. Mikrotech. 9, H. 12 (1912). — TROPP: Ein Fall von ausgetragener Schwangerschaft im rudimentaren Horn eines Uterus bicornis. Inaug.-Diss. Bonn 1907.

UNTERBERGER: Die spontane Ruptur des rudimentären Nebenhorns infolge einer Hamatometra. Mschr. Geburtsh. 48, H. 4, 256 (1918).

VIRCHOW: Fall einer Schwangerschaft in einem rudimentaren Gebärmutterhorne. Mschr. Geburtsh. 15, H. 3, 177 (1860). — VISCHER, A.: Ausgetragene Gravidität in der verschlossenen Halfte eines Uterus bilocularis usw. Z. Geburtsh. 80, H. 2, 406 (1918). — VOLCKMANN, HANS: Über Uterus bicornis infra simplex, unter besonderer Berücksichtigung eines Falles von Evolutio spontanea. Inaug.-Diss. Greifswald. Ref. Zbl. Gynak. 52, Nr 27, 1748 (1928).

WERTH: (a) Die Extrauterinschwangerschaft. In v. Winckels Handbuch der Geburtshilfe. Bd. 2. 1904. (b) Beitrag zur Kenntnis der Nebenhornschwangerschaft. Arch. Gynäk. 76, 48. — WIECHERS: Ein Uterus bicornis septus cum vagina septa. Inaug.-Diss. Gottingen 1879. — WIESE, C. F.: Der Uterus bicornis duplex cum vagina septa beim menschlichen Weib. Inaug.-Diss. Hamburg 1926. Ref. Zbl. Gynak. 52, Nr 27, 1750 (1928). — WILLIAMS: Beitrage zur Histologie und Histogenese des Uterussarkoms. Prag. Z. Heilk. 15, 141 (1894). — WINCKEL, v.: Über die Einteilung, Entstehung und Benennung der Bildungshemmungen, der weiblichen Sexualorgane. Volkmanns Slg. klin. Vortr. 1899, Nr 251/2, 1555. — WINTZ HERRMANN: Gibt es eine echte Menstruation nach Eintritt der Schwangerschaft? Mschr. Geburtsh. 69, 303 (1925).

ZILLESEN: Hamatometra in dem verschlossenen rudimentaren Horne eines Uterus bilocularis. Inaug.-Diss. Jena 1899.

II. und IV. Die embryonalen Gewebsanomalien im Uterus.

Stenose, Atresie, Dilatation, Divertikel.

BALDY: Atresie des Uterus. Sitzg 15. Nov. 1900. Verh. Sekt. Gynäk. College physicians Philad. Mschr. Geburtsh. 13, 540 (1901). — BOIVIN et DUGÊS: Traité prat. des malad. de l'utérus. Paris 1833. Tome 1, p. 44. Zit. nach KUSSMAUL. — BREUS: Über wahre epithelführende Zystenbildung in Myomen. Leipzig u. Wien 1894. — BREISKY: Billroth-Lückes Handbuch der Frauenkrankheiten. Bd. 3. S. 593. 1886. — BROSE: Über Uterusruptur am Fundus uteri. Diskussion. Ges. Geburtsh. 12. April 1889. Z. Geburtsh. 17, 326. (1889). — BROTHERS: Gynaecology and Gynaecologists in Europe. Med. Rec. 20. Jan. 1900, Nr 3, 98. — BRYK: Zur Diagnose der Atresien weiblicher Geschlechtsorgane. Wien. med. Wschr. 1865, Nr 11/18. — BULIUS: Über Atresia vaginalis congenita. Verh. dtsch. Ges. Gynäk. 1901. Zbl. Gynak. 25, Nr 25, 723 (1901). — BULLARD, A.: Occlusio cervicis und teilweise Obliteration der Uterushöhle im Anschluß an Sepsis. Zbl. Gynak. 1914, Nr 6, 250. — BUMM: Grundriß zum Studium der Geburtshilfe. Wiesbaden. — BUZZONI, RENZO: Sopra un caso di fistola stercoracea utero-intestinale. Arch. ostetr. 40, Nr 9, 126 bis 131 (1926).

Cranwell: Hydrocolpos congénital. Rev. gynaec. 9, H. 4, 635 (1905).

Dieterlen: Über kongenitales Ektropion und Erosion usw. Inaug.-Diss. München 1903.
Dohrn: Über die Gartnerschen Kanäle beim Weibe. Arch. Gynak. 21, H. 2, 328 (1883).
d'Erchia, Fl.: Sul restringimento valvolare congenito del collo dell'utero. Atti Soc. ital.
Ostetr. Pavia. 20. Congr. 1920.

Esser, M.: Beitrag zur Kasuistik der Pyometra. Mschr. Geburtsh. 77, H. 3/4, 217 (1926).

Ferroni: Note embryologiche ed anatomiche sull'utero fetale. Ann. di Obstetr. 24, Nr 6, 8, 10, 11 (1902). — Fischel: Beitrag zur pathologischen Histologie der weiblichen Genitalien. Arch. Gynäk. 24, 119 (1884). — Fleck: Ein Fall von Hämatometra und doppelseitiger Hämatosalpinx bei Mangel der Scheide. Mschr. f. Geburtsh. 13, Nr 23, 419 (1901). — Forssner: Ein Fall von kolossaler Hydrometra. Hygiea 1916, 378. Ref. Mschr. Geburtsh. 46, 444 (1917). — Frank: Ein Fall von Pyokolpos nach vaginaler Atresi. Zbl. Gynäk. 17, Nr 36, 836 (1893). — Fromme: Ein weiterer Beitrag zur Lehre von den Gynatresien. Z. Geburtsh. 54, 482 (1905).

Gartner: Det kongelige Dansk Videnskabernes Selsk. Naturvid. og. math. Afhandl. 1. Dael Kjöbenhavn 1824. — Geinitz, R.: Zum Thema: Verwachsungen in der Cervix uteri nach Kurettagen. Zbl. Gynäk. 28, 1793 (1927.) — Gerich, O.: Intermittierende Pyometra. Zbl. Gynäk. 1923, Nr 27, 1108. — Godard: Pyometra infolge von Zervikalatresie bei einer Virgo. Policlinique 1900. Nr 17. Ref. Zbl. Gynak. 25, Nr 2, 60 (1901). — Gombert, K.: Ein Fall von großer Uteruszyste usw. Inaug.-Diss. Breslau 1918.

Halban: (a) Zur Therapie der Gynatresien. Z. Geburtsh. 49, Nr 2, 23 (1903). (b) Atresia uteri nach Kurettement. Geburtsh.-gynäk. Ges. Wien 12. Dez. 1916. Zbl. Gynäk. 41, Nr 5, 131 (1917). — Hartmann und Renaud: Gestieltes Adenofibrom des Collum uteri. Bull. Soc. Anat. Paris 1921, Nr 1. Ref. Zbl. Gynak. 45, Nr 47, 1724 (1921). — Hengge: Über den distalen Teil der Wolffschen Gänge beim menschlichen Weibe. Inaug.-Diss. München 1900. — Hinselmann, Hans: Eine Talgdrüse in der Portioschleimhaut. Zbl. Gynäk. 52, Nr 30, 1926 (1928). — Hoehl: Abnorme Epithelbildungen im kindlichen Uterus. Mschr. Geburtsh. 13, H. 1, Nr 5, 61 (1901). — Holzbach: Placenta accreta und Uterusdivertikel. Oberrhein. Ges. Geburtsh. 8. Marz 1925. Zbl. Gynäk. 1926, Nr 21, 1398.

Ivens, Fr.: Endometrio-myoma of the uterine wall. J. of Obstetr. 32, Nr 2, 344 (1925).

De Josselin de Jong: Ein Hypernephrom (Grawitz) des Uterus. Verhandl. d. Niederl. Gynakol. Ges. 30. April 1911.

Katz: Über Blutanhaufungen bei doppelten Genitalien mit Verschluß einer Seite. Arch. Gynäk. 74, H. 2, 349 (1905). — Kehrer: Das Nebenhorn des doppelten Uterus. Inaug.-Diss. Heidelberg 1899. — Klein: Zur normalen und pathologischen Anatomie des Gartnerschen Ganges. Mschr. Geburtsh. 6, 118 (1897). — Kuliga: Zur Genese der kongenitalen Dünndarmstenose und Atresien. Beitr. path. Anat. 33, 481 (1903).

Löfqvist: Beobachtungen von kongenitalem Defekt des untersten Teiles der Vagina. Mitt. gynäk. Klin. Engstrom 3, H. 3, 261 (1901). — Luthy: Über angeborene Epitheleinschlüsse in Lymphknoten. Virchows Arch. 250, H. 1/2, 30 (1924).

Maudach, v.: Beitrag zur Anatomie des Uterus von Neugeborenen und Kindern. Inaug.-Diss. Bonn 1899. Virchows Arch. 156, 94 (1899). — Meckel: Zur Morphologie der Harn- und Geschlechtswerkzeuge der Wirbeltiere. 1848. Zit. nach Kussmaul. — Menge: Bildungsfehler der weiblichen Genitalien. Veits Handbuch der Gynäkologie. 2. Aufl., Bd. 4, 2. Halfte, S. 907. 1910. — Meyer, Robert: (a) Über die fetale Uterusschleimhaut. Z. Geburtsh. 38, H. 2, Nr 10, 234 (1898). (b) Zur Ätiologie der Gynatresien auf Grund der einschlägigen Kasuistik. Z. Geburtsh. 34, H. 3, Nr 15, 456 (1896). (c) Über Hamatosalpinx bei Verschlussen doppelter Genitalien. Z. Geburtsh. 36, H. 2, Nr 7, 310 (1897). (d) Zur Kenntnis der normalen und abnormen embryonalen Gewebseinschlüsse und ihrer pathologischen Bedeutung. Z. Geburtsh. 71, Nr 8, 221 (1912). (e) Über die Genese der Zystadenome und Adenomyome des Uterus. Verh. Ges. Geburtsh. 37, H. 2, 327 (1897). (f) Über epitheliale Gebilde im Myometrium bei Feten und Kindern. Berlin: S. Karger 1899. (g) Über embryonale Gewebseinschlusse in den weiblichen Genitalien und ihre Bedeutung fur die Pathologie dieser Organe. Erg. Path. 9, H. 2 (1905). (h) Über einen Fall von teilweiser Verdoppelung des Wolffschen Ganges bei einem neugeborenen Madchen. Verh. Ges. Geburtsh. 1901. Z. Geburtsh. 46, H. 1, 103 (1901). (i) Einmundung des linken Ureters in eine Uterovaginalzyste des Wolffschen Ganges. Z. Geburtsh. 47, H. 3, 401 (1902). (k) Über einen Knochenherd in der Zervix eines fetalen Uterus. Virchows Arch. 167, 81 (1902). — Meyer-Ruegg, H.: (a) Über Haematometra cervicalis. Zbl. Gynak. 1923, Nr 27, 1095. (b) Über eine besondere Form klimakterischer Blutungen. Zbl. Gynak. 1907, Nr 22, 629. — Moukaye, Formosa: Gutartige Adenome des Corpus uteri von dezidualem Typus. Gynécol. et d'obstétr. 1921. Nr. 4. Ref. Zbl. Gynak. 45, Nr 47, 1723 (1921).

Nagel: Zur Lehre von der Atresie der weiblichen Genitalien. Z. Geburtsh. 34, H. 2, 384 (1896) u. Veits Handbuch der Gynakologie. — Natanson: Über das Vorkommen von

von Plattenepithel im Uterus von Kindern. Mschr. Geburtsh. **26**, H. 3, Nr 4, 350 (1908). — NEUMANN, H. O.: Eine Knorpelinsel im Fundus uteri. Arch. Gynäk. **126**, H. 1, 1 (1925). — OLSHAUSEN: Abdominale Exstirpation eines schwangeren Uterus, der ein Kind mit Sakraltumor enthielt. Verh. Ges. Geburtsh. Berlin 27. Juni 1902. Z. Geburtsh. **48**, 170. — PISHACEK: Über Uterusdivertikel und ihre Beziehung zur Schwangerschaft. Gynäk. Rdsch. **8**, H. 1, 1 (1914). — POTOSCHNIG: Zur Frage der kongenitalen Exzeßbildung des Uterus und der Scheide. Zbl. Path. **29**, 297 (1918).

RAUSCHER: Über Hämatosalpinx bei Gynatresien. Z. Geburtsh. **49**, H. 3, Nr 18, 417 (1903). — RIEDER: Über die GARTNERschen (WOLFFschen) Kanäle beim menschlichen Weibe. Virchows Arch. **96**, 100 (1884). — RÖSSLE: Steinbildung im Uterus. Münch. gynak. Ges. 13. Juli 1911. Ref. Zbl. Gynäk. Nr 2, 55.

SCHICKELE: Schwangerschaft in einem Uterusdivertikel. Beitr. Geburtsh. **8**, Nr 2, 267 (1904). — SCHNEIDER: Ein Fall von Pyometra senilis. Ein Beitrag zur Lehre der Epithelmetaplasien. Inaug.-Diss. Heidelberg 1906. — SCHOTTLÄNDER: Uterus bicornis (subseptus) unicollis cum vagina subsepta. Zystenbildung und Drüsenwucherung im Bereiche des linken uterinen und vaginalen GARTNERschen Gangabschnittes. Arch. Gynak. **81**, H. 1, 221 (1907). — SCHUGT, P.: Spontanruptur des Uterus im vierten Monat der Schwangerschaft. Zbl. Gynäk. **1926**, Nr 17, 1135. — SICHOFF: Über einen Fall von Hamatometra im verschlossenen Nebenhorn eines Uterus bicornis unicollis. Inaug.-Diss. Marburg 1906. — STACDE, C.: Zur Schwangerschaft in einem Uterusdivertikel. Frauenarzt **1912**, H. 1, 3. — STEFFECK: Siehe unter Verletzungen Kap. V. — STOEHR: Über Mißbildung der inneren weiblichen Generationsorgane mit und ohne Blutverhaltung. Inaug.-Diss. Würzburg 1917. — STÜBLER: Uteruszysten. Zbl. Gynak. **1923**, Nr 26, 1068.

TANGL: Beitrage zur Kenntnis der Bildungsfehler der Urogenitalorgane. Virchows Arch. **118**. — TÉDENAT, M.: Kystes papillaires de la portion utéro-vaginale du canal de Wolff. Réunion obstetr. et gynéc. de Montpellier 3. Juni 1925. — THUMIN: Über die adenomatóse Hyperplasie am zervikalen Drüsenanhang des GARTNERschen Ganges. Arch. Gynak. **61**, 15 (1900). — TONGEREN, F. G. VAN: Verschluß des Ostium uteri internum nach Kurettage. Zbl. Gynäk. **1928**, Nr 2, 114—116.

VAGEDES: Zur Ätiologie der Gynatresien. Inaug.-Diss. Breslau 1903. — VASSMER: Über einen Fall von Persistenz des GARTNERschen Ganges im Uterus und Scheide. Arch. Gynak. **60**, 1 (1900). — VEIT, J.: Erkrankungen der Vagina in Veits Handbuch der Gynakologie. Wiesbaden 1896. — VELDE VAN DE: Geburtsstorungen durch Entwicklungsfehler. Msch. Geburtsh. **43**, 135 (1916). — VENNEHAL: Zitiert von K. HEGAR.

WEIBEL: Zur Ätiologie der gleichzeitigen Mißbildungen des weiblichen Harn- und Geschlechtsapparates. Mschr. Geburtsh. **31**, 197 (1910). — WERNER: Über Graviditat in der verschlossenen Halfte des Uterus bilocularis. Beitr. Geburtsh. **9**, 345 (1905). — WINCKEL, V.: Über die Einteilung, Entstehung und Benennung der Bildungshemmungen der weiblichen Sexualorgane. Volkmanns Slg klin. Vortr. **1899**, Nr 251/52, 1538. — WINDSHEIMER, G.: Über Hypertrophie der Portio bei Neugeborenen. Diss. Munchen 1920. — WOLFF: Verwachsungen in der Cervix uteri nach Kurettagen. Zbl. Gynäk. **1926**, Nr 19, 1247. — WOLFF, SIEGFRIED: Ein Fall von großer Uteruszyste. Diss. Heidelberg 1922.

III. Anomalien der Lage, Haltung und Lichtung des Uterus.

ALBANO: Sull'inversione puerperale dell'utero. Contributo statistico-clinico ed etiopatogenetico. Ann. Ostetr. **45**, 94 (1923). — ASHWELL: (a) Lehrbuch der Krankheiten des weiblichen Geschlechts nach der 3. engl. Aufl. von HÖLDER: Stuttgart 1853. (b) A practical tractise on the diseases of women. London 1845. (c) Praktisches Handbuch über die Krankheiten des weiblichen Geschlechts. Deutsch von KOHLSCHÜTTER und FRITSCH. Leipzig 1854.

BALLANTYNE: Congenital prolapsus uteri. Arch. Méd. Enf. März 1898. Amer. J. obstetr. **35**, 161 (1897). — BARDELEBEN: Über die Lage der weiblichen Beckenorgane. Anat. Anz. **3**, 535 (1888). — BECKMANN: Zur Ätiologie der Invasio uteri post partum. Z. Geburtsh. **31**, Nr 14, 371 (1895). — BECKMANN, W.: Einige Bemerkungen über die puerperale Uterusinversion. Zbl. Gynak. **38**, Nr 18, 649 (1914). — BENNEKE: Weibliche Genitalien. Bruning und Schwalbes Handbuch der Pathologie des Kindesalters. Bd. 2, S. 628, 1913. — BERNUTZ et GOUPIL: Clin. méd. sur les mal des femmes. Tome 1. Paris 1860. — BIRNBAUM: Beitrag zur Kenntnis der Hernia uteri inguinalis und der histologischen Veränderungen verlagerten Ovarien. Berl. klin. Wschr. **1905**, Nr 21, 629. — BOHM, STEPHAN: Todlicher Gebarmuttervorfall. Zbl. Gynak. **1925**, Nr 48, 2715. — BOYD, G. N.: Complete Inversion of the uterus and vagina. Amer. J. Obstetr. **1912**, Nr 65, 1026. — BRAUN V. FERNWALD: Lehrbuch der Gynäkologie. Wien 1881. — BREISKY: Billroth-Luckes Handbuch der Frauenheilkunde. Bd. 3, S. 642. 1886. — BRESCHET: Beobachtung einer Vorwartsbeugung und Zusammenfaltung eines jungfraulichen Uterus. Harloss, Rhein. Jb. Med. u. Chir. **5**, Stück 3, 100 (1822). — BÜRGER: Zur Ätiologie des Prolapsus uteri. Arch. Gynak. **73**, 407 (1904).

CALLMANN: Ein Fall von Achsendrehung eines myomatösen Uterus. Geburtsh. Ges. Hamburg, 7. Nov. 1916. Zbl. Gynäk. 1917, 84. — CAMPBELL: Journ. americ. med. assoc. Bd. 76. S. 1396. 1921 (zitiert nach PHANEUF). — CHIARLEONI: Ematometra per chiusura acquista del muso di tancia. Gazz. Osp. 9, 139. Milano 1888. — COHEN: Boston med. J. 186, 352 (1922) (zitiert nach PHANEUF). — COHNSTEIN: Die Lage und Gestaltsveränderungen des Uterus. Grundriß der Gynäkol. Stuttgart 1876. — CORNER: The contents of irreducible inguinal hernia in female subjects and true hermaphroditism. Brit. med. J. 4. Jan. 1908. S. 17. — CRANWELL: Les hernies inguinales de l'utérus. Rev. Gynéc. 12, Nr 5 (1908). — CRUVEILHIER: Traité d'anatomie path. gén. 1849. Nr. 2, S. 732. — COURTY: Bull. Soc. Obstétr. Paris 1925, Nr 2, 158. — CULBERTSON, CAREY: Surg etc. 30, 315 (1920). Zitiert nach PHANEUF.

DANTIN: Gynécol. et obstétr. Tome 6, p. 310. 1922. Zitiert nach PHANEUF. — DAY: Boston med. J. 167, 361 (1912). Zitiert nach PHANEUF. — DEPAUL: (a) Du traitement des déviations uterines etc. Gaz. Méd. et Chir. 1, 535 (1853, 1854). (b) Discussion sur les déviations de la matrice dans les séances de l'académie médicale à Paris 1854. Vgl. Camstatts Jber. 4, 272 (1854). — DOLÉRIS: Iconographie des zervikalen Ektropion. La gynécol. Jan. 1920, 36. — DUBREUIL: Hématométrie. Rev. de Chir. Aug. 1899, 677.

EBELER: Prolaps und Spina bifida occulta. Festschrift d. Akad. f. prakt. Med. Koln 1915. — EBELER und JUNKER: Der angeborene Prolapsus uteri bei einem mit Spina bifida behafteten Neugeborenen. Z. Geburtsh. 77, 1 (1915). — EWANS: Surg. etc. 37, 461 (1923). Zitiert nach PHANEUF.

FEHLING: Lehrbuch der Frauenkrankheiten. Stuttgart 1893. — FERRE: Deux cas d'inversion utérinec hez des vaches. Bull. Soc. Obstétr. Paris 1913, Nr 6. — FEYERABEND: Resultate der Interpositio uteri (SCHAUTA) beim Prolaps. Mschr. Geburtsh. 43, 527 (1917). — FINDLEY, P.: Prolapse of the uterus complicating pregnancy. J. Amer. med. Assoc. 57 (1912). Ref. Jber. Geburtsh. 1912, 580. — FLEISCHMANN, C.: Totale Uterusinversion bei einer 70jährigen Greisin. Zbl. Gynäk. 1923, Nr 3, 121. — FORBES, I. G.: Case of inversion of the uterus after parturation. Med.-chir. trans. Lond. 35, 127 (1852). — FORNERO, A.: Kongenitale Lateropositio des Uterus begleitet von Schiefstellung der Blase und Vagina. Anat. Anz. 60, Nr 3, 79 (1925). — FRANCESA: Richerche istologiche sulla mucosa di un utero invertito. Arch. ital. Ginecol. 1899. — FRENCH: Journ. amer. med. Assoc. 81, 1598 (1923). Zitiert nach PHANEUF. — FREUND, H.: Neue Prinzipien der Prolapsbehandlung usw. Arch. Gynäk. 107, H. 2, 165 (1917). — FREUND, M. B.: Die Lageentwicklung der Beckenorgane usw. Betschlers klin. Beitr. Gynäk. 1863, H. 2, 85. — FRITSCH: Die Lageveranderung der Gebarmutter. Stuttgart 1881. S. 32. — FRÜHINSHOLZ: Bull. Soc. Obstétr. Paris 1925, Nr 3, 257.

GAIFAMI: Über das Bestehen einer fetalen Gebärmutterreflexion und über kongenitale Anteflexio. Folgyn. Vol. 14, H. 1, 1921. Ref. Zbl. Gynäk. 1923, Nr 33, 1355. — GEBHARD: Pathologische Anatomie der weiblichen Sexualorgane. Leipzig 1899. — GOADINO: Semana med. 2, 227 (1924). Zitiert nach PHANEUF. — GRAF: Atresie der Scheide mit abnormen Menstrualwegen. Virchows Arch. 19, H. 6, 548 (1860). — GRAF, R.: Über den kongenitalen Prolaps. Ein Beitrag zur Ätiologie der weiblichen Genitalprolapse. Mschr. Geburtsh. 34, H. 6, 645 (1911). — GRAFF: Zur Ätiologie des Prolapses. Verh. dtsch. Ges. Gynäk. Heidelberg 1923. — GRAFF, ERWIN: Die Prolapsbildung als Maß der Konstitution. Z. Konstit.lehre 11, H. 2/5, 170 (1925). — GRENSER: Die Rückwartslagerungen der Gebarmutter bei Jungfrauen und Nulliparen, nebst Bemerkungen zur Retroflexio uteri congenita. Arch. Gynäk. 77, H. 1, 145 (1877). — GRIFFITH, W. S. A.: Pyometre. Trans. Obstetr. London. 29, 398 (1887). — GOTTSCHALK: Über die spontane durch Geschwülste bedingte Gebarmutterumstülpung. Arch. Gynäk. 48, H. 2, 324 (1895).

HANSSEN: Prolapsus uteri totalis bei einer Neugeborenen. Spina bifida. Münch. med. Wschr. Nr 38, 1040 (1897). — HART: The structural anatomy of the female pelvie floor. Edinburg 1880. — HAYNES, L. W.: Acute complete inversion of the uterus. J. Michigan State med. Soc. 22, 75 (1923). — HEGAR, K.: Beitrag zur Anatomie und Ätiologie der Hyperanteflexio uteri congenita. Beitr. Geburtsh. 14, 141 (1908). — HEIL: Ein Fall von angeborenem Prolapsus uteri et vaginae incompletus. Arch. Gynäk. 48, 155 (1894). — HEINRICIUS: Über die Kolpohysterotomia post. bei Inversio uteri. Prakt. Erg. Geburtsh. 2, I 68 (1910). — HEITZMANN: Lageveranderungen. Compend. der Gyn. Wien 1891. — HENKEL: (a) Fall von Inversion des einen Hornes eines Uterus bicornis und unicollis. Ges. Geburtsh. Berlin 14. April 1905. (b) Prolaps des retroflektierten, im 3.—4. Monat der Schwangerschaft befindlichen, inkarzerierten Uterus, durch einen Riß der hinteren Scheidenwand. Zbl. Gynäk. 1929, Nr 5, 287. — HENNIG: Über die Atresie der Gebarmutter. Z. Med., Chir. u. Geburtsh. 5, 22 u. 91 (1866). — HEYMANN: Gangran des Uterus bei Prolaps einer Nullipara. Ges. Geburtsh. 22. Juni 1923. Z. Geburtsh. 87, H. 1, 218 (1924). — HEYNEMANN, TH.: Zur Ätiologie des Prolapses. Zbl. Gynäk. 1924, Nr 3, 62. — HILLMANN: Über Inversio uteri. Mschr. Geburtsh. u. 59, H. 1/2, 45 (1922). — HIRSCH, H.: Prolapsinversion des Uterus. Zbl. Gynak. **1925**, Nr 30, 1672. — Hodge: On diseases peculiar women. 2. Edit. Philadelphia 1868. — Hofmeier: Demonstration eines neugeborenen Kindes mit fast totalem Uterusprolaps. Rektumprolaps und Meningozele, 2. Ut. mit Andeutung von Bikorni- tat, Hamatometra usw. Munch. med. Wschr. **1907**, Nr 34, 1700. — Hohl: Bemerkungen uber 4 Flexionen des Uterus mit einem Geburtsfall. Dtsch. Klin. **1851**, Nr 44. — Hormann: Demonstration eines neugeborenen Madchens mit Hydrozephalus usw. Zbl. Gynak. **1907**, Nr 5, 1607 u. Mschr. Geburtsh. **27**, 642 (1908). — Hueter, V.: Die Flexionen des Uterus. Marburg 1870. — Huntington: Boston med. J. **184**, 376 (1921). Zitiert nach Phaneuf.

Jaschke, v.: (a) Klinisch-anatomische Beiträge zur Ätiologie des Genitalprolapses. Z. Geburtsh. **74**, H. 23 (1913). Zbl. ges. Gynak. **3**, H. 10, 678 (1913). (b) Über puerperale Uterusinversion. Zbl. Gynak. **1915**, Nr 32, 557. (c) Der Genitalprolaps im Lichte der Konstitutionspathologie. Verh. dtsch. Ges. Gynak. Heidelberg **1923**. — Jaworski: Senkung und Prolaps von Uterus und Scheide als Folge ungenugender Ernahrung. Z. Geburtsh. **41**, 708 (1917). — Jensen: J. amer. med. Assoc. **75**, 310 (1920). Zitiert nach Phaneuf. — Jentter, H.: Ein Fall von Zervixtorsion. Zbl. Gynak. **1928**, Nr 17, 1074. — Jolly: Über Inversio uteri. Verh. Ges. Geburtsh. 14. Nov. 1913. Z. Geburtsh. **76**, 230 (1917). — Jones: (a) Surg etc. **16**, 632 (1913). Zitiert nach Phaneuf. (b) Amer. J. Obstetr. **59** (1914). Zitiert nach Phaneuf. — Jones, W. C.: Inversion of the uterus. Surg. etc **16**, 632 (1913).

Kiwisch: (a) Klinische Vortrage über spezielle Pathologie und Therapie der Krank- heiten des weiblichen Geschlechtes. Klin. Vortr. Prag **1845**, 92. (b) Trennung des Korpus vom Vaginalteil. Klin. Vortr. **1847**, 1, 167, § 77. (c) Beitr. Geburtskde Würzburg 1848. 2. Abt., S. 134 u. Klin. Vortr. **I, 1851**, 1. Halfte, 96. — Klebs: Die Lageveranderungen des Uterus. Handbuch der pathologischen Anatomie. Bd. 1, Abt. 2, S. 892. 1876. — Klob: Die Lageveranderungen der Gebarmutter. Pathologische Anatomie der weiblichen Sexual- organe. Wien 1864. S. 56. — Kolisko: Das polypose Sarkom der Vagina im Kindesalter. Wien. klin. Wschr. 1889. Nr 6/11. — Kolliker: Über die Lage der inneren weiblichen Geschlechtsorgane. Bonn 1882. — Konigsberger: Neuere Anschauung über Ätiologie und Therapie des Prolapses. Inaug.-Diss. Straßburg 1913. — Krause: Prolapsus uteri completus bei einem neugeborenen Kind. Spina bifida. Zbl. Gynak. **1897**, 422. — Kustner: (a) Die Entstehungsbedingungen der Retroversio-flexio und des Prolapses. Z. Geburtsh. **11**, Nr 14, 233 (1885). (b) Normale und pathologische Lagen und Bewegungen des Uterus. 1885. (c) Über die durch Tumoren erzeugte Achsendrehung des Uterus. Zbl. Gynak. **14**, Nr 44, 785 (1890). (d) Lateralflexion, Torsion und Achsendrehung des graviden Uterus. Mschr. Geburtsh. **36**, Erganz., 21 (1912). (e) Lage- und Bewegungsanomalien des Uterus und seiner Nachbarorgane. Veits Handbuch der Gynäkologie. 2. Aufl., S. 59. Wiesbaden 1907. (f) Anteversio flexio uteri gravidi et puerperalis. Döderleins Hanbuch der Geburts- hilfe. Bd. 2. Wiesbaden 1917. (g) Hernia uteri gravidi. Hysterocele gravidae. Döderleins Handbuch der Geburtshilfe. Bd. 2. Wiesbaden 1917. (h) Partielle Uterusobliteration nach Ausschabung. Zbl. Gynak. **19**, Nr 30, 809 (1895). (i) Über sekundare Verwach- sungen submuköser Myome mit den umgebenden Wandpartien des Genitaltraktus. Z. Geburtsh. **33**, Nr 9, 338 (1895). — Küstner, H.: Schwangerschaftveranderungen des Dammes und ihre Bedeutung fur die Entstehung des Descensus. Z. mikrosk.-anat. Forschg **10**, H. 3/4, 625 (1927).

Landau und Rheinstein: Über das Verhalten der Schleimhäute in verschlossenen und mißbildeten Genitalien und über die Tubenmenstruation. Arch. Gynak. **42**, H. 2, 273 (1892). — Langreuter, G.: Zur Ätiologie des Uterusprolapses. Inaug.-Diss. Gießen 1919. — Latour: Histoire philosophique et médic. des hémorrhagies. Tome 1, p. 299. Paris 1828. — Lee: Some practical remarks on pecular displacement of the women called retroflexion of the uterus. London med. Gaz. Juni **1848**. — Legueu: Pyonéphrose partielle. Soc. de Chir. 8. Juli 1908. Presse méd. 1. Juli **1908**, 447. — Legueu et Rais: Les ectopies ingui- nales de l'utérus et des annexes. La gynécol. September 1908. — Lewis: The influence of spina befida on prolaps of the genitalia. Illinois med. J. **23**, 56 (1913). — Leyden: Ad- hasive Implantation eines Uterusmyoms in den Zervikalkanal. Z. Geburtsh. **26**, Nr 14, 434 (1893). — Lint, de: De Inversio uteri in Nederland. Nederl. Tijdschr. Geneesk. **1917 I**, Nr 22, 1785. Ref. Jber. Geburtsh. **1917**, 190. — Lowe, G.: A Case of atresia of the uterine cervical canal; distention of the uterus; escape of the menstrual fluid between the walls of the vagina. Trans. Obstetr. **29**, 401. London 1887.

Mac Cullum: Inversion of the uterus. A report on thre cases and an analysis of 233 recently recorded cases. J. Obstetr. **32**, Nr 2, 280 (1925). — Mackenrodt: Partielle In- version bei Uterusmyom. Z. Geburtsh. **35**, 135 u. 145 (1896). — Martin, E.: (a) Die Neigung und Beugung der Gebarmutter usw. 2. Aufl. Berlin 1870. (b) Der Genitalprolaps. Mschr. Geburtsh. **39**, 96 (1914). — Mayer, A.: Über Gebarmutter und Scheidenvorfalle usw. Mschr. Geburtsh. **12**, 1 (1858). — Mayer, C.: (a) Erfahrungen über das neue von Kiwisch erfundene Instrument zur Behandlung der Gebarmutterinflexion. Verh. Ges. Geburtsh. **4**, 190. Berlin 1851. (b) Bemerkungen uber das Vorkommen der Retroflexion und uber die Entstehungsweise der Inflexionen der Gebärmutter. Verh. Ges. Geburtsh. 4, 198. Berlin 1851. — MECKEL: Von den Vorfällen. Handbuch der pathologischen Anatomie. Bd. 2, Abt. 1, S. 489. Leipzig 1845. — MEINERT: Über spontane Ruptur und spontane Perforation des nicht schwangeren Uterus. Verh. Ges. Gynäkol. (1895). — MEISSNER: Frauenzimmerkrankheiten. 1. Teil, 2. Hälfte. S. 782. Leipzig 1842. (b) Die Frauenzimmerkrankheiten. Bd. 1, S. 554 u. Bd. 2. S. 66. Leipzig 1843. (c) Encyclop. d. med. Wissenschaften. Bd. 5. S. 121. Leipzig 1822. — MENDE: Die Geschlechtskrankheiten des Weibes, fortgesetzt von BALLING. 2. Teil. S. 92. Göttingen 1836. — MEREDITH, W. A.: A case of haematometra associated with a degenerating fibromyoma etc. Trans. obstetr. 29, 422. London, 2. November 1887. — MEYER, R.: (a) Über die fetale Uterusschleimhaut. Z. Geburtsh. 38, H. 2, Nr 10, 234 (1898). (b) Zur Ätiologie der Gynatresien auf Grund der einschlägigen Kasuistik. Z. Geburtsh. 34, H. 3, 456 (1896). (c) Zur Begriffsbestimmung und Namengebung in der Lehre von den Uterusversionen. Zbl. Gynak. 1919, Nr 38. (d) Über Hamatosalpinx bei Verschluß doppelter Genitalien. Z. Geburtsh. 36, H. 2, 310 (1897). MEYERHOFER: Demonstration eines Säuglings mit angeborenem Uterusprolaps. Wien. klin. Wschr. 1914, Nr 18, 858. — MEYER-RUEGG: (a) Ein besonderer Befund bei Plazentalosung. Schweiz. med. Wschr. 1920, 726. (b) Wie entsteht ein Genitalprolaps? Schweiz. med. Wschr. 1922, Nr 8. — MICHOLITSCH, TH.: Zur Ätiologie der Uterusinversion. Z. Gynak. 1920, Nr 28, 758. — MIGINIAC: Gynéc. et obstétr. Tome 7, Nr. 1, p. 37. Paris 1923. Zitiert nach PHANEUF. — MULLER: Über utero-vaginale Atresien und Stenosen. Scanzonis Beitr. 5, 67, H. 1. London: Copemann 1868. Trans. Obstetr. 10, 246.

NEDELSKI: Über einen Fall von angeborenem Vorfall der hinteren Wand der Harnblase und des Mastdarmes. Ref. Frommels Jber. Geburtsh. 1904, 238. — NORTON MASON and PIERCE RUCKER: Inversion of the uterus after childbirth with report of a case. Amer. J. Obstetr. 10, Nr 5, 671 (1925). — NOYES, I. H.: Uterin perolapse associated with spina bifida in the newborn, with report of a case. Amer. J. Obstetr. 13, Nr 2, 209—213 (1927).

OLSHAUSEN: (a) Diskussion zu WINTERS Pathologie des Prolapses. Z. Geburtsh. 35, 316 (1896). (b) Demonstration einer Inversio uteri. Z. Geburtsh. 45, 378, H. 2 (1901). — (c) Demonstration eines schwangeren Uterus. Z. Geburtsh. 48, 170 (1903). — OLSSEN, KNUT: Ein Fall von chronischer Uterustorsion. Acta gynec. scand. 3, H. 4, 286. — OUI: Traitement de l'Inversion utérine. Ann. de Gynéc. 56, 287 (1901).

PAJOT (Velpeau): Über Inflexionen des Uterus. Gaz. Hop. Juli 1845, Nr 82. — PARKER: Inguinal hernia of uterus. Brit. med. J. 17. April 1909, 947. — PATRICK: Uterine Inversion. Montreal. Med. J. 57, 808 (1908). — PROCHOWNIK: Vaginaler Totalprolapsus entstanden durch Zusammentreffen von angeborenem Fehlen des Dammes und Doppelbildung der Genitalien. Arch. Gynak. 17, 326 (1881).

QUISLING: Prolapsus uteri completa bei einem neugeborenen Kinde. Arch. Kinderheilk. 12, 81 (1891). —

RAAFLAUB, W.: Kasuistischer Beitrag zur Frage der traumatischen Retroversioflexio. Zbl. Gynak. 1925, Nr 48, 2706. — RACIBORSKI: Traité de la menstruation. p. 526. Paris 1868. RADWANSKY: (a) Prolapsus uteri bei einer Neugeborenen. Münch. med. Wschr. 1898, Nr 2, 53. (b) Der angeborene ganzliche Prolapsus uteri bei einem mit Spina bifida behafteten Neugeborenen. Gynak. Rdsch. 7, 515 (1913). (c) Angeborener Totalprolaps des Uterus bei einer Neugeborenen mit Spina bifida. Przegl. lekarski 55, Nr 2 (1917). — RECLUS: Le prolapsus utérin des nullipares. Gaz. Hôp. 1908, Nr 30, 351. — REIFFERSCHEID, K. und G. KABOTH: Über die Lageveränderungen der weiblichen Genitalien. Beih. Med. Klin. 21. H. 5 (1925). — REUSCH: Geburtshilflich gynäkologische Seltenheiten. 1. Puerperale Uterusinversion. Zbl. Gynak. 1916, Nr 2, 33. — RIEBELIN, H.: Uterus bicornis veranlaßt durch angeborene rechtsseitige Hydronephrose. Straßburg 1911. — RIEDMEIER, G.: Über einen Fall von onkogenetischer Totalinversion des Uterus infolge Fundusmyom. Inaug.-Diss. Munchen 1913. — RÉMY: Prolapsus complet des organes genitaux internes. Arch. Tocol. et Gynec. 32, 904 (1895). — RIEFFEL: Traité d'anat. humaine v. POIRIER und CHARPY. Tome 5. Paris 1901. — RIGBY: (a) Über die Retroversion des nicht schwangeren Uterus. The med. Times. Nov. 1845. Vgl. SCHMIDTS Jb. 52, 189 (1846). (b) Laterodeviation, Veranderung bei Flexionen usw. Lehrbuch 3, S. 455 und Wien. allg. med. Z. 1859, Nr 17/18. — ROBINSON: Inguinal hernia of the uterus. J. Obstetr., 16, Nr 6, 378 (Dez. 1909). — ROSE: Über die Operation der Hamatometra. Mschr. Geburtsh. 29, H. 6, 401 (1867). — ROSENBERGER, A.: Seltener Fall von Incarceratio uteri gravidi retroflexi. Beitr. Geburtsh. 14, 485 (1909). — RUGE: a) Zwei Falle von Retroflexio uteri bei Neugeborenen. Z. Geburtsh. 2, S. 24 (1878). (b) Inversio uteri. Schröders Handbuch der Krankheiten der weiblichen Geschlechtsorgane. 1893. S. 259. — RUGE, C. II.: Über Gynatresien in der Graviditat. Arch. Gynak. 102, H. 2 (1914). — RUPPERT, L.: Supravaginale Selbstamputation eines durch Myom um seine Achse gedrehten Uterus. Wien. klin. Wschr. 1914, Nr 11. Zbl. Path. 1914, Nr 11. — RUSSEL: A congenital prolapse of the uterus with spina bifida. Trans. Obstetr. Soc. 88, 137. London 1902).

SÁXINGER (SEYFERT): Über Krankheiten des Uterus. Prag. Vjschr. 1. 93 (1866). — SCANZONI: (a) Beiträge. Velpeau Rev. med.-chir. Dez. 1849. (b) Beitrag zur Pathologie der Gebärmutterknickungen. Beitr. Geburtskde 1, H. 1, 40. Würzburg 1853 und 2, 161. Würzburg 1855. (c) Ein Fall von Hysterocele inguinalis mit hinzugetretener Schwangerschaft. Scanzonis Beitr. 7, 167, H. 1 (1873). — SCHAEFFER: Bildungsanomalien weiblicher Geschlechtsorgane aus dem fetalen Lebensalter mit besonderer Berücksichtigung der Entwicklung des Hymen. Arch. Gynak. 37, 244 (1890). — SCHÄFER, P.: Inversio uteri puerperae. Verh. Ges. Geburtsh. 14. Nov. 1913. — SCHAMIG: Inversio uteri. Inaug.-Diss. Würzburg 1911. — SCHAUTA: Ein Fall von Inversio uteri im 78. Lebensjahr. Arch. Gynäk. 43, H. 1, 30 (1893). — SCHIFFMANN: Zunahme der Prolapse als Kriegsschadigung der Frauen. Zbl. Gynak. 12 (1917). — SCHINDLER: Beitrag zur Achsendrehung des graviden Uterus. Mschr. Geburtsh. 50, H. 6, 409 (1919). — SCHMITT, W. J.: Über die Zurückbeugung der Gebärmutter bei Nichtschwangeren. Wien 1820. — SCHNAPKA, JOSEPH: Über die Inversio uteri puerperalis. Diss. Breslau 1923. — SCHRODER, C.: (a) Dreiteilung der Zervix. Krankheiten der weiblichen Geschlechtsorgane. S. 148 u. 149. (b) Über Ätiologie und intrauterine Behandlung der Deviationen des Uterus nach vorn und hinten. Volkmanns Vortr. 1872, Nr 37. — SCHULTZ, TH.: Baekkenband og Prolaps. Kjoebenhavn 1913. Ref. Mschr. Geburtsh. 38, H. 6, 583 (1913). — SCHULTZE, B. S.: (a) Die Pathologie und Therapie der Lageveranderungen der Gebarmutter. Berlin 1881. (b) Zur Klarstellung der Indikationen für Behandlung der Retroversionen und -Flexionen. Slg klin. Vortr. Nr 50, 176. (c) Über Versionen und Flexionen speziell uber die mechanische Behandlung der Rückwärtslagerungen der Gebarmutter. Arch. Gynäk. 4, H. 3, 373 (1872). (d) Über die pathologische Anteflexion der Gebarmutter und die Parametritis posterior. Mit Vorbemerkungen über die normale Lage der Gebarmutter. Arch. Gynäk. 8, H. 1, 134 (1875). (e) Zur Kenntnis von der Lage der Eingeweide im weiblichen Becken. Arch. Gynak. 9, H. 2, 262 (1876). (f) Zur Frage von der pathologischen Anteflexion der Gebarmutter. Arch. Gynak. 9, H. 3, 453 (1876). (g) Flexionen und Versionen des Uterus. Tagebl. Leipz. Naturforsch. Vers. 1872, 81. — SCHWEIGHAUSER: Über einige physikalische und praktische Gegenstande der Geburtshilfe. S. 251. Nürnberg 1817. — SCIPIADES, ELÉMER: Über die Lageveranderungen der Gebarmutter. Arch. Gynak. 133, H. 2, 345 (1928). — SELLHEIM: Anatomische Grundlage und Technik der Beckenbodenplastik. Mitteldtsch. Ges. Geburtsh. 20 I (1925). Zbl. Gynak. 1924, Nr 16, 868. — SEYFERT: Haematometra (Atresia vagina et uteri). Prag. Vjschr. 1, 132 (1854). — SIEBERS: Fall von supravaginaler Amputation usw. Torsion des Uterus. Inaug.-Diss. Jena 1888. — SIEBOLD, V.: (a) Hydrops ovarii dextri cum retroversione et supinatione uteri. J. Geburtsh. 8, St. 2, 554. Frankfurt 1828. (b) Von der Umbeugung der Gebarmutter im Wochenbett. Handbuch zur Kenntnis und Heilung der Frauenzimmerkrankheit. Bd. 2, Abschnitt 3, S. 341. Frankfurt 1826. — SIMPSON: On Retroversion of the unpregnated uterus. Selected obstetr. Works. 1, 681 (1871). — SODEN: Case of haemorrhagie from inversion of the uterus. Medicochir. transact. Vol. 35, p. 413. London 1852. — SOMMER: Beitrag zur Lehre von den Infrakt. u. Flexion. der Gebarmutter. Inaug.-Diss. Gießen 1850. — SPENCER, H.: Retroflexio of the uterus in a newborn child. Trans obstetr. Soc. Lond. 34, 25. — SPERLING: Ein primärer Fall von Hernia uteri gravidi inguinalis. Verslg dtsch. Naturforsch. Königsberg 1910. — STEINER: Ein Beitrag zur Kasuistik der Hamatometra. Wien. med. Wschr. 1871, Nr 29 u. 30. — STEPHAN, S.: Über die Ätiologie der Inversio uteri bei Prolaps. Z. Geburtsh. 78, H. 1, 260 (1916).

TANDLER und HALBAN: Zur Ätiologie und Anatomie der Genitalprolapse. Wien 1907. — THORN: Zur Inversio uteri. Samml. klin. Vortr. Leipz. 1911. Nr. 625. — THUME, R.: Falle von Retroflexio uteri gravidi. Inaug.-Diss. Leipzig 1919. — TIEDEMANN: Von den DUVERNAYschen, BARTHOLINIschen oder COWPERschen Drusen des Weibes und der schiefen Gestaltung und Lage der Gebarmutter. Heidelberg und Leipzig 1840. — TRACY, S. R.: A case of complete inversion of the uterus of 14 jears standing. Amer. J. Obstetr. Nr 7, 295. — TSCHAUSSOW: Über die Lage des Uterus. Anat. Anz. 1887.

UNTERBERGER, jun.: Drei Falle von Inversio chronica uteri. Mschr. Geburtsh. 36, 256 (1914).

VAUTRIN: Inversion utérine par tumeurs d'origine Fullerienne chez un enfant. Bull. Soc. Obstetr. Paris 15, 556 (1912). — VEIT: Zwei seltene Falle von vollkommenem Uterusvorfall. Z. Geburtsh. 2, 123 (1878). — VELPEAU: Über Inflexionen des Uterus. Gaz. Hôp. Juli 1845. Nr 82, mitgeteilt von PAJOT; vgl. Cannstatts Jber. 4, 398 (1845) u. Rev. med.-chir., Dez. 1849. Gaz. Hebdom 1854, Nr 40. — VIRCHOW: (a) Über die Knickungen der Gebärmutter. Verh. Ges. Geburtsh. 4, 80 (1851). (b) Über die Knickungen der Gebarmutter. Gesamm. Abh. Frankfurt a. M. 1856. (c) Über Vorfall der Gebarmutter ohne Senkung ihres Grundes. Gesamm. Abh. 842. (d) Über die Knickungen der Gebarmutter. Verh. Ges. Geburtsh. Berlin. 4, 80. Gesamm. Abh. Frankfurt 1865. Wien. allg. med. Z. 1859, Nr 4, 5, 6 u. 21. Verh. Ges. Geburtsh. Berlin 1858. (e) Über Lageveranderungen des Uterus. Mschr. Geburtsh. 13, 168 (1859). — VOGT, E.: (a) Achsendehnung des kreißenden

Uterus. Zbl. Gynäk. **1922**, Nr 5, 188. (b) Über die Invagination des Uterus. Arch. Gynäk. **120**, H. 1, 28 (1923).

Wallgren: Zur Kenntnis der Inversio uteri. Arch. Gynak. **63**, H. 3, 606 (1901). — Weeth: Über partielle Inversion des Uterus durch Geschwülste. Arch. Gynäk. **22**, H. 1, 65 (1884). — Welponer: Zur Statistik der Inversio uteri puerperalis. Zbl. Gynak. **42**, Nr 19, 318 (1918). — Winckel, F.: Lehrbuch der Frauenheilkunde. 1890. S. 334 u. 396 u. Pathologie der weiblichen Sexualorgane 1889.

Zangemeister: Über puerperale Uterusinversion. Dtsch. med. Wschr. **1913**, Nr 16. Ziegenspeck: Über normale und pathologische Anheftungen der Gebärmutter und ihre Beziehungen zu den wichtigsten Lageveränderungen. Arch. Gynäk. **31**, H. 1, 1 (1887).

Normal gebildeter Uterus im Bruchsack. (Nach Motiloff.)

Brunner, C.: Beitr. klin. Chir. 4 (1889). — Bylicki: Zbl. Gynàk. 1878, 611.

Chaupart et Désault: Traité de maladies chir. Tome 2, p. 305. — Corner: Brit. med. J. **1908**, Ref. Zbl. Gynàk. **1909**, Nr 19. — Cranwell: Rev. de Gynéc. de Chir. abdom. **1908**, 777.

Defontaine: Arch. Prov. de Chir. **1895**, Nr 5, 333. Ref. Zbl. Gynak. **1895**, 1125.

Farrar: Surg. etc. 17, Nr 5, 586 (1913). Ref. Amer. J. Obstetr. **69**, 368.

Gernez et Lamadier: Rev. franç. Gynec. 8, 31 (1922).

Hewitt: Amer. J. Obstetr. **5**, Nr 5, 530 (1923). — Hilgenrainer: Berl. klin. Wschr. **1906**. 319. — Hudson: Presse med. a. ginec. 21. Aug. **1895**, 186.

Jopson: Ann. Surg. **40**, 98 (1904).

Kriukow: Vestn. Chir. (russ.) 7, Nr 19 (1926). — Krug: Amer. J. Obstetr. **23**, 606 (1890) (kongenitale Hernie). — Krymow: Wojenno-med. J. Sept. **1900**. Ref. Hildebrandts Jber. 671.

Lallement: Memoir. Soc. méd. d'emulation 1816. — Laurent: Bull. Soc. méd. gand. **1901**. Ref. Frommels Jber. **1901**, 205. — Ludington Nelson, A.: N. Y. med. J. **111**, Nr 23, 986 (1920).

Müller: Zitiert nach Hilgenrainer.

Ogé: Thèse de Paris **1899—1900**.

Parker: Brit. med. J. **1909**, 947. 17. April. — Pfannenstiel: Veits Handbuch Bd. 3, S. 258. 1898.

Ribeiro: Gaz. Hosp. do Porto **1911**, 8. — Rosenberg: Russ. Chir. **1913**. Ref. Mschr. Geburtsh. **41**, 319.

Sorel: Osserv. 1503 della clin. de Sorel (illustr. da Bordeaux 1902).

Unterberger: Zbl. Gynak. **1917**, 521.

Mißbildeter Uterus im Bruchsack. (Nach Motiloff.)

Blair, Bell: Brit. med. J. 3. Juli **1909**.

De la Torre: Rev. de Gynéc. de Chir. abdom. 12, 728 (1908). — Deutschmann: N. Y. med. J. a. Med. Rec. 118, Nr 9, 570 (1923). Ref. Ber. ü. Geburtsh. 4, 57 (1924). — Diederich: Ann. Soc. Belg. Chir. 8, 239 (1900). Ref. Zbl. Gynak. **1900**, Nr 52, 1414.

Eunicke: Zbl. Gynak. **1916**, 147.

Ferguson: Amer. med. Rec. 9, 518 (1903).

Labadie-Lagrave et Legeun: (a) Traités med.-chir. Gynéc. 2. Edit. Paris. **1901**, 239. (b) Bull. Soc. anat. Paris **1897**, 303. — Latteri: Arch. ital. Chir. 7. H. 1. 39-112. — Leopold: Arch. Gynak. **14**, 378 (1879).

Magnanini: Hildebrandts Jber. **1903**, 734. Orig. Riv. Soc. med. argent., Juli-Aug. **1903**. — Makkas: Dtsch. Z. Chir. **106**, 401 (1910). — Maret: In Boivin et Duges: ,,Traité de maladies de l'utérus. Tome 1, p. 27. 1834: (Zitiert nach Brunner). — Maschka: Prag. Vjschr. 1878. (Zitiert nach Birnbaum). — Morrow: Amer. J. Surg. **25**. Nr 6, 198 (1911).

Nasi: Clin. chir. **1897**, 295. — Nystrom: (a) Engstroms Mitt. 7, H. 1, 114 (1906/07).

Olshausen: Arch. Gynak. 2, 41. Z. Geburtsh. **35**, 316.

Perondi: Mschr. Geburtsh. 17, 1097 (1903). — Potel: L'Echo médical du Nord. (Zitiert nach Latteri).

Robinson: J. Obstetr. 16, 378 (1909). — Rouffart: Bull. Soc. Belg. Gynéc. 8, 228 (1900). Ref. Zbl. Gynak. **1900**, 415. — Roux: Congr. franç. Chir. 5 Session Paris **1891**, 497.

Schwartz: Rev. de Chir. **1892**, 437. — Sgambati: Boll. Soc. Lancisiana degli Ospedali Roma **28**, H. 4 (1908).

Werth: Arch. Gynak. **12**, 132 (1877).

IV. Anomalien der Uteruslichtung.

Schrifttum siehe unter Kap. II. und III.

V. Uterus-Ruptur, Verletzungen.

AHLFELD: Abreißen der vorderen Muttermundlippe. Arch. Gynäk. **4**, 515 (1872). BANDL: Über Ruptur der Gebärmutter und ihre Mechanik. Wien 1875. — BAUEREISEN: Ein Fall von spontaner Uterusruptur, zugleich ein Beitrag zur Ätiologie der Uterusruptur. Arch. Gynäk. **96**, 11, H. 1 (1912). — BECKER: Über wiederholte Spontanruptur des Uterus. Z. Geburtsh. **71**, Nr 15, 423 (1912). — BENEKE: Zerreißung des Uterus mit Tod an Gasembolie. Ver. Ärzte Halle 4. Nov. 1914. Munch. med. Wschr. **1915**, Nr 5, 159. — BEYER: Ein Fall von spontaner Uterusruptur in der Schwangerschaft. Münch. med. Wschr. **1913**, Nr 1, 25. — BIRNBAUM: Über Mukometra, zugleich ein Beitrag zur Frage des Zervixadenoms. Zbl. Gynak. **1908**, Nr 49, 1573. — BLIND: Uterusruptur während der Schwangerschaft. Inaug.-Diss. Straßburg 1892. — BONDI: Über das Vorkommen von Plattenepithel bei Pyometra. Gynak. Rdsch. **1908**, Nr 23. — BRAUN, V.-FERNWALD: (a) Über Uterusperforation. Zbl. Gynäk. **31**, Nr 39, 1161 (1907). (b) Über Uterusruptur. Wien 1894. — BREUS: Zur Anatomie der geheilten Uterusruptur. Wien. med. Bl. **1883**, Nr 24, 723. — BROTHERS: Über Atresia vaginae mit Hamatometra usw. Gynak. Rdsch. **1900**, H. 24. — BRUNNER, K. E.: Über Mutterhalsscheidenfisteln nach Geburten und Fehlgeburten. Zbl. Gynak. **1921**, Nr 3, 113.

CHRISTOPHE: Des ruptures spontanées an segment inférieur de l'utérus dans la placenta praevia. Thèse de Lyon **1910**. — CRANFORD: Rupture of the Uterus. South. Med. J. **7**, 403 (1914). — CROSSEN: Amer. J. Obstetr. **12**, 45 (1908).

DENEUX: Essai sur la rupture de la matrice etc. Paris 1804. — DITTEL, V.: Zur Uterusruptur. Arch. Gynak. **1893**, Nr 44, H. 3, 393. — DUPARCQUE: Hist. compl. des ruptures etc. Paris 1836.

ENGSTROM: (a) Mitt. gynak. Klin. Helsingfors. **2**, H. 1/3. Berlin: S. Karger 1898/99. Unter Nr. 25: 5 Falle von erworbener, nicht puerperaler Gynatrcsien mit konsek. Retent. menstr. (b) Zur Frage der Uterusruptur nach vorausgegangenem Kaiserschnitt. Engstroms Mitt. **9**, H. 3, 383 (1911).

FEHLING: Über Uterusruptur. Volkmanns Slg. klin. Vortr. N. F. **1**, Nr 54, 507/22 (1890/94). — FORSSNER: Ein Fall von kolossaler Hydrometra. Hygiea **1916**, 378. Ref. Mschr. Geburtsh. **46**, 444 (1917). — FRAIPONT, H.: Peritonale Fissuren des Corpus uteri in Fallen von vorzeitiger Losung der normal sitzenden Placenta. Ann. de Gynéc. **1914**, 200. Ref. Zbl. Gynäk. **1916**, Nr 32, 672. — FRAIPONT, M.: Fissures peritonéales du corps utérine dans le cas de décollement inserré. Ann. Gynéc. et Obstétr. **9** (April 1914), — FRANQUÉ, V.: Die Entstehung und Behandlung der Uterusruptur. Würzburg. Abh. **2**. — FREUND, H.: Neuere Arbeiten über die Zerreißungen der Gebarmutter und des Scheidengewölbes. Z. Geburtsh. **65**, 735 (1909). — FREUND, R.: Uterusruptur. Biologie und Pathologie des Weibes (HALBAN und SEITZ) Berlin u. Wien 1927. — FREUND, W. A.: Zur Anatomie und Pathologie der Dehiszenz des graviden Uterus. — FREUND, H. W.: Die Mechanik und Therapie der Uterus- und Scheidengewolberisse. Z. Geburtsh. **23**, Nr 13, 436 (1892). — FREY, E.: Zur traumatischen Uterusruptur in der zweiten Hälfte der Schwangerschaft. Arch. Gynak. **121**, H. 1, 92 (1923).

GELLER, FR. CHR.: Über Drusengewebe in der Kaiserschnittnarbe der Gebarmutter. Z. Geburtsh. **88**, H. 1, 34 (1924). — GRAFF, E.: Fall von Fistula-cervico-vaginalis laquentica. Wien. klin. Wschr. **1922**, Nr 52. — GROSSER, OTTO: Trophoblastschwache und zottenarme menschliche Eier. Morphol. und mikroskopische Anatomie. Abt. 2. Z. mikrosk.-anat. Forschg **5**, 1926.

HAFNER: Über die Mechanik und Ätiologie der Spontanrisse des Uterus wahrend der Geburt. Inaug.-Diss. Breslau 1910. — HALBAN: Zur Kasuistik der Uterusperforationen. Zbl. Gynäk **1912**, Nr 16, 504. — HARTMANN, K. und LOOSCHKE, H.: Die Uterusnarbe nach suprasymphysärem extraperitonealem Kaiserschnitt. Gynak. Rdsch. **1913**, H. 10, 354. — HEINECK: Perforating wounds of the uterus usw. Surg. etc., Okt. **1908**. — HELLENDALL: Über die spontane Zerreißung der Gebarmutter in einem schwangeren septischen infizierten Uterusdivertikel. Arch. Gynak. **75**, H. 3, 686 (1905). — HELLENDALL, HUGO: Spontanruptur bei Querlage mit praedisponierenden entzundlichen Wundveranderungen. Zbl. Gynäk. **1925**, Nr 11, 606. — HILDEBRANDT: Ein Fall von spontaner Uterusruptur. Berl. klin. Wschr. **1872**, Nr 36, 436. — HORN, O.: Histologische Studien über den menschlichen Uterus usw. Berlin: S. Karger 1918.

IHL: Eine seltene Mißbildung des Urogenitalsystems eines totgeborenen Madchens. Z. Geburtsh. **55**, Nr 11, 373 (1905).

JEMTEL, LE: Intestine uterine fistulae. Amer. J. Obstetr., April **1910**. — JOLLY: Uterusruptur in der alten Kaiserschnittnarbe. Arch. Gynak. **97**, H. 2 (1912).

Kennedy: (a) Über die Ablösung des Muttermundes bei der Geburt. Frorieps Notiz 1839. 18. 11. B.R.F. (b) The Section of Midwifery. Brit. med. J. 17. Aug. 1872, 183. — Kerr: Ruptur of the uterus usw. Ref. Jber. Geburtsh. 1908, 647. — Kleff, Gustav: Ein Fall von vollständiger zirkulärer Abstoßung der Portio vaginalis sub partu. Zbl. Gynäk. 1928, Nr 50, 3227. — Klob: Lehrbuch der pathologischen Anatomie der weiblichen Sexualorgane. Wien 1864. — Knauer: Einige seltenere Fälle von Gebärmutterzerreißung. Zbl. Gynäk. 1903, 771 u. Z. Geburtsh. 17, 1297. — Kofranek, Jaroslav: Fistulae cervicovaginalis laqueaticae. Čas. lék. česk. 66,¹ Nr 36, 1411—1416 (1927). Ref. Z. Gynäk. 1928. — Kormann: Über die Uterusrupturen in forensischer Beziehung. Leipzig 1864. Siehe hierüber auch Fritsch: Gerichtl. Geburtsh. Stuttgart 1901.

Langes: Eine neue Methode der intraperitonealen Verkürzung der Ligam. rotunda. Zbl. Gynäk. 37, Nr 1, 15 (1913). — Langstadt: Inaug.-Diss. München 1909. — Lebram: Uterusruptur im Fundus uteri. Inaug.-Diss. Königsberg 1901. — Lederer, L.: Zur Frage der Ätiologie der Uterusruptur während der Geburt. Zbl. Gynäk. 1926, Nr 27, 1761. — Ledomsky: Sur la question de la pathogénie et du traitement des ruptures de l'utérus. J. d'Obstétr. Petersbourg 1909, 21. — Lewy: Zirkuläre Abstoßung des untersten Segmentes des Uterus. Schmidts Jb. 1852, Nr 12.

Mangold: Zwei Fälle von Gebärmutterriß. Mschr. Geburtsh. 8, H. 1, 1 (1856). — Maresch: Hochgradige senile Involutionen des weiblichen Genitales mit vollständiger Obliteration des Uterus und der Vagina. Geburtsh. u. Gynäk. Ges. Wien 20. Jan. 1914. Ref. Wien. Wschr. 1914, Nr 34, 1953. — Maudach, v : Ein Fall von spontaner durch hyaline Muskeldegeneration bedingter Uterusruptur. Arch. Gynäk. 103, H. 1, 50 (1914). — Mayer, A.: Die Unfallerkrankungen in der Geburtshilfe und Gynäkologie. Stuttgart: Ferd. Enke 1917. — Meyer- Ruegg: Uterusruptur. Gynäk. Rdsch. 1909, Nr 17. — Müller, M.: Spontane Uterusruptur bei exzentrischer Insertion des Eies, ein Beitrag zur Divertikelschwangerschaft. Zbl. Gynak. 1921, Nr 18, 638.

Nieberding: Ektropium und Risse am Hals der Gebärmutter. Würzburg 1879.

Oehlecker: Pfahlungsverletzung. Ärztl. Ver. Hamburg. 5. Oktober. Ber. Münch. med. Wschr. Nr 42, 1436. — Oelschlägel, B.: Abriß des hinteren Scheidengewolbes als Geburtskomplikation bei Hangebauch. Zbl. Gynak. 1926, Nr 9, 541. — Olshausen: Zur Ätiologie der fetalen Peritonitis. Arch. Gynak. 2, H. 2, 280 (1871). — Orthmann: Totale Peritonitis und Mißbildung. Uterus duplex separatus, Vagina duplex separata, Hydrometra et Hydrokolpos duplex congenita, Atresia vaginae et ani, Peritonitis foetalis, Ascites. Mschr. Geburtsh. 25, Nr 2, 302 (1907). — Ottow, B.: Die forensische Bedeutung der zentralen Zervixscheidenverletzungen und ihrer Folgeerscheinung der Fistula cervicis laqueatica. Dtsch. Z. gerichtl. Med. 6, H. 6, 609 (1926).

Petterson: Vollständige zirkulare Abreißung der Portio vaginalis in der Geburt. Mschr. Geburtsh. 63, H. 6, 315 (1923). — Piering: Querriß der Zervix. Prag. med. Wschr. 1888, Nr 24. — Pishacek: Beitrage zur Therapie und Kasuistik der Uterusruptur. Wien 1889. — Power: Über Ablösung der Vaginalport. Dublin Journ. September 1839. Frorieps. N. F. 1840. 7. 13. B.

Ritschel: Über die Heilung von Wunden des Magens, Darmkanals und Uterus mit besonderer Berücksichtigung des Verhaltens der glatten Muskeln. Virchows Arch. 109, H. 3, 507 (1887). — Ruge, C. II: Über Gynatresien in der Gravidität. Arch. Gynak. 102, H. 2, 264 (1914).

Sahler, I.: Zur Frage der Entstehung der Gebarmutterhalsscheidenfistel. Wien. klin. Wschr. 1926, Nr 18. — Schiffmann: Tuberkulose, Uterusatresie und Amenorrhöe. Arch. Gynak. 103, 1 (1914). — Schlank: Zwei Falle spontaner Blasenruptur bei gleichzeitiger Uterusruptur. Przegl. lek. 1916, Nr 3. Zbl. Gynak. 1919, 964. — Schroder, Hans: Über einen Fall von Fistula cervicovaginalis laqueaticae. Mschr. Geburtsh. 76, H. 4/5, 274 (1927). — Schroder, O.: Über Uterusruptur der Kaiserschnittsnarbe bei nachfolgender Schwangerschaft. Mschr. Geburtsh. 44, H. 3. Inaug.-Diss. Greifswald 1917. — Schugt, P.: Spontanruptur des Uterus im vierten Monat der Schwangerschaft. Zbl. Gynak. 1926, Nr 17, 1135. — Seitz: Trauma und Schwangerschaft. Handbuch der Geburtshilfe von Doderlein. Bd. 2. 1916. — Spitzel: Demonstration zweier Falle von Fistula cervicalis laqueaticae. Geburtsh. Ges. Hamburg 25. Juni 1926. Zbl. Gynak. 1926, Nr 44. 1842. — Staude: (a) Über Schwangerschaft in einem Uterusdivertikel. Der Frauenarzt 1912, H. 1. 3. (b) Berl. B. Geburtsh. 1, 144. — Staude, C.: Zur Schwangerschaft in einem Uterusdivertikel. Nordwestdtsch. Ges. Gynak., Nov. 1911 und Frauenarzt 1912, H. 1, 3. — Steffeck: Diskussion zu einer Demonstration von Jaquet: Fall von Ruptura uteri spontanea. Verh. Ges. Geburtsh. 12. Juli 1901; s. a. Zbl. Gynak. 1901, 1289. — Stoeckel: Lehrbuch der Geburtshilfe. Aufl. 2. 1923. — Strassmann, P.: Physopyometra. Verh. Ges. Geburtsh. 25. April 1913. Z. Geburtsh. 74. 995 (1913). — Streng: Zur Kasuistik der ringformigen Abreißung der Vaginalportion des Uterus. Prag. Vjschr. 1, 51 (1872).

Thaler: Zwei Falle von Uterusruptur. Gynak. Rdsch. 1912. Zbl. Gynak. 1913, 1783.

Veit: (a) Über Hämatosalpinx bei Gynatresie. Berl. klin. Wschr. 1896, Nr 16, 343. (b) Verwundungen und Zerreißungen des Uterus in der Schwangerschaft. In Müllers Handbuch der Geburtshilfe. Bd. 21, S. 143. 1889. — Voigt, I.: Zwei Falle von Abreißung der vaginifixierten Gebärmutter von der Anheftungsstelle. Zbl. Gynak. 1914, Nr 8, 306. — Vonnegut, F. A.: Zur Ätiologie der „Fistula cervicis uteri laquentica" bei Aborten. Zbl. Gynäk. 1925, Nr 11, 608.

Waldo: (a) Results at Lebanon Hospital of deferred operations for extrauterine pregnancy. Amer. J. obstetr. 62, 863 (1910). (b) Uterusruptur bei Blasenmole, Transact of the New York Obstetr. soc. Amer. J. Obstetr. Sept. 1910, 459 u. 486. — Weber, F.: Die kompletten Uterusrupturen der letzten 50 Jahre an der Münchener Frauenklinik. Beitr. Geburtsh. 15, 63 (1910). — Weil: Zur Frage der instrumentellen Uterusperforation. Inaug.-Diss. München 1910. Arch. Gynäk. 63. — Werboff, F.: Die Gebarmutter des Weibes, ihre normale Arbeit und ihre Zerreißungen wahrend der Geburt. Berlin: S. Karger 1913. — Wiczynski, T.: Konstitution als Erklärungsprinzip für Entstehungsmechanismus der zervico-vaginalen Fisteln. Fistulae cervico-vaginales laqueaticae). Zbl. Gynak. 1919, Nr 46, 937. — Winckel: Uteruswandemphysem bei Ruptur. Bericht u. Stud. a. d. Sachs. Entbindungsinstitute Dresden 1876. — Witt: Kasuistischer Beitrag zur instrumentellen Perforation des abortierenden Uterus. Gynak. Rdsch. 1912, Nr 5. — Wyss: Beitrag zur Uterusruptur nach Kaiserschnitt. Beitr. Geburtsh. 17, 337 (1912).

Zahn: Plazentarpolyp. Virchows Arch. 1884, Nr 96, 15. — Zweifel: Uterusruptur. In Döderleins Handbuch der Geburtshilfe. Bd. 2, S. 260. Wiesbaden 1916.

VI. Fremdkörper im Uterus und Echinokokkus.

Birch-Hirschfelds Lehrbuch der Pathologie.

Clarc: A note of a case of hydatid cyst of the uterus usw. Lancet, 6. Dez. 1909. — Cuzzi: Echinococcus. La Ginec. Vol. 7, p. 621. 1912.

Floris, M.: Ein Fall von primarer Échinokokkenzyste des Uterus. Riv. ital. Ginec. 2, H. 5, 497 (1924). — Freund: Gynak. Klin. 1, Straßburg 1885.

Gerschun: Zur Kasuistik der intrauterinen Fremdkorper. J. akusch. schenks. boles., Feb. 1912. Jber. Geburtsh. 1912, 95. — Gussakow: Echinococcus retrocervicalis usw. Zbl. Gynak. 1912, Nr 28, 424.

Hahn, G.: Über Uterussteinbildung. Zbl. Gynäk. 1921, Nr 25, 888. — Hislop: Hydatids of the uterus. Monthly J. April 1850, 326.

Kreusel: Fremdkorper in Vagina und Uterus. Inaug.-Diss. Greifswald 1903.

Lehmann, J. C.: Über den Echinococcus cysticus des weiblichen Genitales. Zbl. Gynak. Nr 8, 402 (1925).

Mallebrein: Demonstration eines Uterus mit Retention von fetalen Skeletteilen nach Abortausraumung. Oberrhein. Ges. Geburtsh. 1927. Zbl. Gynak. 1928, Nr 14, 908. — Mercadé: Les kystes de l'utérus. Rev. Gynéc. et Chir. abdom. 11, Nr 2, 217 (1907). — Murray, H. L.: Lancet 1, 911 (1926).

Neugebauer: (a) Tentamen abortus provocandi usw. Zbl. Gynak. 1912, Nr 28, 924. (b) Diè Fremdkörper des Uterus. Breslau 1897. — Nikolieff, L.: Über den Echinokokkus des Uterus und der Adnexe. Medizinsko Spissanie (bulg.) 1922, Nr 1, 1. Ref. Ber. ges. Gynäk. 6, H. 8, 443 (1925).

Pages Yves: Contribution à l'étude des kystes hydatiques pelviens chez la femme. Kystes hydatiques de l'utérus et des adnexes. Thèse de Paris 1913, Nr 272, 99. Zbl. ges. Gynäk. 1914, H. 9, 445.

Scanzoni, v.: Lehrbuch der Krankheiten der weiblichen Sexualorgane. 5. Aufl. Wien 1875. — Schatz: Beiträge mecklenburgischer Ärzte zur Lehre von der Echinokokkuskrankheit. 1885. — Schauta, F.: Echinokokkus als Geburtshindernis. Geburtsh.-gynak. Ges. Wien, 8. Juni. Gynäk. Rdsch. Nr 21/22, 359. Zbl. Gynäk. Nr 31, 545. — Schröder, R.: Die Echinokokkenerkrankungen in der Gynakologie und Geburtshilfe. Mschr. Geburtsh. 47, H. 6, (1918). — Sigwart: Tentamen abortus provocandi deficiente graviditate. Zbl. Gynäk. 1912, Nr 16, 500.

Tittel: Über einen seltenen Fall von Echinokokkus der Gebarmutter und der Eierstöcke. Arch. Gynak. 82, 180 (1907).

Vries, de: De Echinococcus in den Uterus. Inaug.-Diss. Amsterdam 1903.

Wiese, Clemens: Retention fetaler Knochen im Uteruslumen. Diss. Berlin 1921. — Wilton: Lancet 1840, Nr 19.

VII. Menstruation.

Adler: Über den Antagonismus zwischen Follikel und Corpus luteum. Zbl. Gynak. 1916, Nr 30, 585. — Adler, L.: Zbl. Gynäk. 1922, Nr 9, 766. Geburtsh.-gynak. Ges. Wien 14. Feb. 1922. — Allen, Edgar: The oestrous cyste in the mouse. Amer. J. Anatom. 30, Nr 3, 297 (1922). — Aschheim: (a) Zur Anatomie der Endometritis exfoliativa menstrualis. Arch. Gynak. 80, H. 2 (1907). (b) Über den Glykogengehalt der Uterusschleimhaut. Zbl. Gynàk. **1915**, Nr 5, 65. (c) Zur Histologie der Uterusschleimhaut. Über das Vorkommen von Fettsubstanzen. Z. Geburtsh. **77**, H. 2, 485 (1915). — Aschner: (a) Über brunstartige Erscheinungen (Hyperämie und Hämorrhagie am weiblichen Genitale) nach subkutaner Injektion von Ovarial- oder Plazentarextrakt. Arch. Gynäk. **99**, H. 3. (b) Die Konstitution der Frau und ihre Beziehungen zur Geburtshilfe und Gynäkologie. München 1924. — Askanazy, M.: Die Zirbel und ihre Tumoren in ihrem funktionellen Einfluß. Frankf. Z. Path. **24**, H. 1, 58. — Askanazy, M. und W. Brack: Sexuelle Frühreife bei einer Idiotin mit Hyperplasie der Zirbel. Virchows Arch. **234**, H. 1, (1921).

Bartel, J. und E. Herrmann: Über die weibliche Keimdrüse bei Anomalie der Konstitution. Mschr. Geburtsh. **33**, H. 2, 125 (1911). — Beigel: Dysmenorrhöe membr. Arch. Gynäk. **9**. — Benthin: Neue Forschungsergebnisse über Ovarien und innere Sekretion. Gynàk. Rdsch. **10**, 61 (1916). — Berberich und Jaffé: Der Lipoidstoffwechsel der Ovarien mit besonderer Berücksichtigung des Menstruationszyklus nebst Untersuchungen an Nebennieren und Mamma. Z. Konstit.lehre **10**, H. 1 (1924). — Blair Bell: (a) The pathology of uterine casts passed during menstruation. Surg. etc. **1913**, Nr 6, 651. (b) The cause of the non-coagulability of menstrual fluid and the pathological clatting. North of England obst. a. gynec. Soc. Meeting Manchester 19. Dez. 1913. Ref. Amer. J. Obstetr. **25**, Nr 1, 52. Orig. J. of Path. **18**, Nr 4, 462. — Blotevogel: Zu den zyklischen Veranderungen im Ganglion cervicale uteri der Maus. Anat. Anz. **63**, Nr 10/11, 169 (1927). — Blum, Adolf: Menstruelle Herpesrezidive. Zbl. Gynàk. **1926**, Nr 9, 540. — Bock, A.: Menstruationszyklus und Kalzium. Mschr. Geburtsh. **79**, H. 1/2, 9 (1928). — Boehm, E.: Zirbeldrüsenteratom und genitale Frühreife. Frankf. Z. Path. u. Inaug.-Diss. Heidelberg 1919. — Brohl: Zwei Ovarialkystome. Ges. Geburtsh. Köln a/Rh. 16. Feb. **1896**. Zbl. Gynäk. **1897**, Nr 4, 113. — Bulloch and Sequira: Trans. path. Soc. Lond. **56**, 189 (1905) (Zitiert nach Scheffey). — Butomo, W.: Zur Frage von den zyklischen Veranderungen in den Tuben (über Tubenlipoide). Arch. Gynàk. **131**, H. 2, 306 (1927).

Caminer: Über das Verhalten des weißen Blutbildes während des menstruellen Zyklus. Zbl. Gynak. **1921**, Nr 44, 1601. — Carlini, P.: Une nouvelle hypothèse sur la cause de la menstruation. Rev. franç. Gynéc. **20**, Nr 16, 467 (1925). — Christides et Besse: Le cycle dela muqueuse utérine. Korresp.bl. Schweiz. Ärzte **1915**, Nr 50, 1578. — Corner, George W.: (a) The relation between menstruation and ovulation in the monkey. J. amer. med. Assoc. **89**, 1838 (**1927**, Nov.). (b) Ovulation and menstruation in macacus rhesus. Contrib. to Embryol. Nr 75, Publication Nr 332 of the Carnegie Institution of Washington. p. 75/101. (c) Cyclic changes in the uterus and the ovaries of the sow usw. Contrib. to Embryol. Nr 64, Publication Nr 276, of the Carnegie Institution p. 117. — Curschmann, H.: Zur Korrelation zwischen Thyreoidea und dem weiblichen Genitale. Münch. med. Wschr. **1923**, Nr 28, 912.

Delfourd et Lucien: Tumeur ovarienne à type-cortico-surrénal chez une fillette à puberté précoce. Réunion obst. et gynéc. de Nancy 18. Màrz 1925. Bull Soc. Obstétr. Paris **14**, Nr 5, 423 (1925). — Derek, Stefan: Das zeitliche Verhalten von Ovulation und Menstruation. Diss. Breslau 1923. — Dessinowa Ssuscewskaja, Pauline: Zur Frage über die essentielle Thrombopenie und über den Einfluß des menstruellen Zyklus auf ihren Verlauf. Zbl. Gynak. **1928**, Nr 39, 2535. — Deutschmann, K.: Histologische Untersuchungen infantilistischer Uterusschleimhaute. Diss. Breslau 1925. — Dieckmann, H.: Über die Histologie der Brustdrüse bei gestortem und ungestortem Menstruationsverlauf. Virchows Arch. **256**, H. 2, 321 (1925). — Dierks, Klaas: Der normale mensuelle Zyklus der menschlichen Vaginalschleimhaut. Arch Gynak. **130**, H. 1, 46 (1927). — Driessen: (a) Endometritis, Folge abnormaler Menstruation, Ursache profuse Blutungen. Zbl. Gynàk. **1914**, Nr 17, 618. (b) Glykogenproduktion, eine physiologische Funktion der Uterusdrüsen. Zbl. Gynak. **1911**, Nr 37, 1308.

Ehrenfest: Endometritis exfoliativa — Dysmenorrhoe membran. Amer. J. Obstetr. Sept. **1908**. — Eicke: Laßt sich mikroskopisch eine Decidua menstrualis von einer Decidua graviditatis unter allen Umstanden unterscheiden? Z. Geburtsh. **65**, 403 (1909). — Eisler, M. J.: Über hysterische Erscheinungen am Uterus. Internat. Z. Psychoanal. **9**, H. 3, 266 (1923). — Engel, v.: Geburt bei doppelten Geschlechtsteilen. Arch. Gynak. **29**. — Eufinger, H. und M. Goldner: Die Veranderungen der Serumstruktur durch den monatlichen Zyklus. Mschr. Geburtsh. **73**, 62 (1926).

Fehling: Die Bedeutung der Lehre von der inneren Sekretion und ihre Nutzanwendung fur die praktische Gynakologie. Mschr. Geburths. **50**, H. 2, 143 (1919). — Fels, Erich: Die Sexualhormone im Blute. Arch. Gynak. **130**, H. 4, 606 (1927). — Fornero, Arturo: Interstitielle interne Sekretionszellen im Uterus. Anat. Anz. **58**, Nr 22/24, 553 (1921). — Fraenkel, L.: (a) Eierstockstatigkeit und Kriegsamenorrhoe. Zbl. Gynak. **1917**, Nr 44, 1033. (b) Die normale und pathologische Physiologie der Menstruation. Beih. med. Klin. **23**, H. 3, 53 (1927). — Frankl: Zbl. Gynak. **1922**, Nr 19, 766. Geburtsh. gynak. Ges. Wien 14. Feb. 1922. — Frankl und Aschner: Zur quantitativen Bestimmung des tryptischen Ferments in der Uterusmukosa. Gynak. Rdsch. **1911**, Nr 17. — Friedrich: Amenorrhoe und Phthise. Arch. Gynäk. **101**, H. 12, 376. — FROBOESE, C.: Die Verfettungen des Endometriums. Beitrag zur normalen und pathologischen Anatomie der Uterusschleimhaut. Virchows Arch. **250**, H. 1/2, 296 (1924).

GARLING, K.: Über das leukozytare Blutbild während der Menstruation. Dtsch. Arch. klin. Med. **135**, H. 5/6, 353 (1921). — GATENBY, J. BR.: Ovulation, menstruation and related phenomena in mammals, with special reference to the Women. Ir. J. med. Sci. VI. s. **1926**, Nr 6, 255. Ref. Ber. dtsch. Gynak. **10**, Nr 16/17, 862 (1926). — GEBHARD: Die Menstruation in Veits Handbuch der Gynäkologie. Aufl. 1, Bd. 3. 1898. — GENGENBACH: Precocious menstruation. J. amer. med. Assoc. **61**, Nr 8. — GEOFFROY ST. HILAIRE: Histoire génér. et part. des anomal. de l'organisation. Tome 3. 1836. — GRAFENBERG, E.: Beitrage zur Biologie der Scheide. Arch. Gynak. **120**, 120 (1923).

HALBAN: (a) Zur Symptomatologie der Corpus-luteum-Zysten. Geburtsh.-gynak. Ges. Wien **1915**. Ref. Wien. klin. Wschr. **1915**, 773. Zbl. Gynak. **1915**, Nr 24, 409. (b) Zbl. Gynak. **1922**, Nr 19, 766, Geburtsh.-gynak. Ges. Wien 14. Feb. 1922. — HALBAN und KOEHLER: Die Beziehungen zwischen Corpus luteum und Menstruation. Arch. Gynäk. **103**, H. 3, 575 (1914). — HANSEN: Über pràmentruelle Temperatursteigerungen. Beitr. Klin. Tbk. **27**, H. 3. — HARRIS, R. H.: Carcinomatous ovarian teratoma with premature puberty and precocious somatic development. Surg. etc. **41**, Nr 2, 191 (1925). — HARTMANN. HEINZ: Über Endometriumverfettungen außerhalb der Geschlechtsreife. Zbl. Gynak. **1926**, Nr 23, 1500. — HARTOCH, WERNER: Die Merkmale der sogenannten Dystrophie adiposogenitalis. Eine Kritik des endokrinologischen Schrifttums. Virchows Arch. **270**, H. 2, 561 (1928). — HAUPTMANN, A.: Menstruation and Psyche. Arch. f. Psychiatr. **71**, H. 1, 1 (1924). — HENKEL, M.: Konstitution und Menstruation. Z. Konstit.lehre **11**, H. 2/5, 337 (1925). — HENRY, J. R.: Les théories de la menstruation. Gynéc. **17**, Nr 6, 483 (1923). — HERMSTEIN, ALFRED: Über die Lipoide des Menstrualblutes. Arch. Gynäk. **130**, H. 1, 80 (1927). — HERRENBERGER, R.: Contribution à l'étude du follicule ovarique et du corps jaune chez la femme. Straßbourg méd. **80**, Nr 6, 85 (1928). — HERZOG: Ein Fall von allgemeiner Behaarung mit heterologer Pubertas praecox bei 3jahrigem Mädchen (Hirsutismus). Münch. med. Wschr. Nr 6. — HEYN, A. und K. HAASE: Über die Beziehungen der Ovarialfunktion zum Kalkgehalt des Blutserums. Arch. Gynak. **126**, H. 2/3, 646 (1925). — HIERONYMI: Die zyklischen Veränderungen im Genitale des weiblichen Saugetieres. Mschr. Geburtsh. **63**, H. 1, 1 (1923). — HIRSCH, G. und E. HARTMANN: Thrombozytenzahl in ihrer Beziehung zur Menstruation. Zbl. Gynak. **1926**, Nr 45, 2883. — HIRSCH, M.: Dysmenorrhoe in Beziehung zu Körperbau und Konstitution. Verh. dtsch. Ges. Gynak. Heidelberg **1923**. Berl. klin. Wschr. **1923**, Nr 52. — HIRSCHBERG, A.: Über die Beziehungen der Menstruation zur Haut. Zbl. Gynäk. **1924**, Nr 36, 1966. — HITSCHMANN: (a) Zur mikroskopischen Diagnose des Abortes. Zbl. Gynak. **1904**, Nr 32, 961. (b) Menstruation. Wien. med. Wschr. **73**, Nr 15, 685 u. Nr 27, 1249 (1923). — HITSCHMANN und ADLER: (a) Die Dysmenorrhoea membranacea. Mschr. Geburtsh. **27**, H. 1 (1908). (b) Der Bau der Uterusschleimhaut des geschlechtsreifen Weibes. Berlin: S. Karger 1908. (c) Ein weiterer Beitrag zur Kenntnis der normalen und entzündeten Uterusmukosen usw. Arch. Gynak. **100**. — HOFACKER: Fall von Frühreife mit Menstruation praecox. 70. Verslg dtsch. Naturforsch. Düsseldorf **1898**, Abt. Geburtsh. u. Gynak. — HOFBAUER, J.: Der hypophysare Faktor beim Zustandekommen menstrueller Vorgange und seine Beziehungen zum Corpus lut. Zbl. Gynak. Nr 3, 65 (1924). — HOFFMANN, GEORG: Anatomische Befunde bei Amenorrhoe wahrend der Kriegszeit. Diss. Breslau 1920. — HOFFSTATTER, R.: Konstitutionelle Gesichtspunkte bei der Prognose der Menstruationsstorungen. Z. Konstit.lehre **11**, H. 2/5, 350 (1925). — HOLLER, MELICHER und REITER: Menstruation und peripheres Blutbild. Z. klin. Med. **100**, H. 5, 564 (1924). — HOLLOR und EISENSTEIN: Die tuberkulose Ätiologie der Dysmenorrhöe usw. Gynak. Rdsch. 1907, H. 23, 901. — HORMANN, J.: Über Menstruatio praecox. Inaug.-Diss. Leipzig 1918. — HOSAKA, F.: On the coagulation time of circulating blood during the menstruation period. Jap. med. World **5**, Nr 7, 179 (1925).

IMCHANITZKY-RIES, M. und I. RIES: Die arsenspeichernde Funktion der Uterusdrusen als Ursache der Menstruation. Münch. med. Wschr. **1912**, Nr 20, 1084.

KAHLER: Über den Einfluß der Menstruation auf den Blutzuckergehalt. Wien. klin. Wschr. Nr 15, 417. — KAUFMANN, CARL: Lipoidstoffwechsel und Ovarialfunktion unter physiologischen und pathologischen Bedingungen. 90. Verslg dtsch. Naturforsch. Hamburg **1928**. Zbl. Gynak. **1928**, Nr 45, 2916. — KAUFMANN, CARL und OTTO MUHLBECK: Ovarialfunktion und Lipoidstoffwechsel. I. Mitteilung: Die Beziehungen zwischen Cholesterinstoffwechsel und Ovarialfunktion. Arch. Gynak. **134**, H. 3, 603 (1928). — KAUFMANN, CARL und Kurt RAETH: Der Fettstoffwechsel des Corpus luteum und seine Zusammenhange mit der Funktion. Arch. Gynak. **130**, H. 1, 128 (1927). — KELLER: (a) Gefaßveranderungen. Bd. 69. 1911. — (b) Zbl. Gynak. Nr 19, 766; Geburtsh.-gynak. Ges. Wien. 14. Feb. 1922. — **15**, 14. — KERN, MAXIMILIAN: The thyroid gland and menstrual disorders. Clin. med. a. surg. **35**, Nr 7, 473—476 (1928). — KING, L. JESSY: Menstrual Records and Vaginal Smears in a selected group of normal Women. (Extracted from Publication Nr. 363 of the Carnegie

Institution of Washington. p. 79. — KLAUS, KAREL: (a) Biochemische Vorgànge bei der Menstruation. Sborn. lék. (tschech.) 27, H. 1/2, 55 (1926). (b) Beitrag zur Biochemie der Menstruation. Biochem. Z. 185, H. 1/3, 3 (1927). — KLEMPERER, G.: Metrorrhagien aus Thrombopenie und ihre Behandlung. Mschr. Geburtsh. 75, H. 1/2, 35. — KNAUS, H.: Zur Korrelation zwischen Thyreoidea und dem weiblichen Genital. Münch. med. Wschr. 1923, Nr 21, 669. — KRASEMANN, E.: Zur Kenntnis der Menstruatio praecox. Mschr. Kinderheilk. 19, Nr 4, 317 (1921). — KRAUL, L.: Über die Ungerinnbarkeit des Menstrualblutes. Zbl. Gynäk. 1925, Nr 9, 471. — KUNDRAT, H. und G. J. ENGELMANN: Untersuchungen über die Uterusschleimhaut. Med. Jb. Ges. Ärzte Wien 1873, 135. — KUSSMAUL, A.: Über geschlechtliche Frühreife. Würzburg. med. Z. 3 (1862).

LABHARDT, ALFRED: Zur Frage des Menstruationsgiftes. Zbl. Gynàk. 48, Nr 48, 2626 (1924); Ref. Ber. ges. Gynàk. 7, H. 9, 522 (1925). — LAHM, W.: Zur Frage der Tubenmenstruation auf dem Boden einer endometroiden Fehlbildung ihrer Schleimhaut. Zugleich ein Beitrag zur Salpingitis pseudofollicularis. Arch. Gynak. 130, H. 1, 152 (1927). — LANZ, W.: Untersuchungen über den Einfluß der Menstruation auf den Gasstoffwechsel der Frau. Z. Geburtsh. 89, H. 1, 133 (1925). — LEINER, J. H.: Pubertas precox with especial attention to mentability. Endocrinology 4, Nr 3, 369 (1920). Ref. Ber. Physiol. 73, H. 3/4. — LENZ: Vorzeitige Menstruation, Geschlechtsreife und Entwicklung. Arch. Gynak. 99, H. 1, 67 (1913). Arch. bohèmes de Méd. 13, H. 2 (1912). — LEOPOLD: Studien über die Uterusschleimhaut wahrend der Menstruation, Schwangerschaft und Wochenbett. Arch. Gynak. 11, 110 (1887). — LEPAGE: Über die Diagnose der Dysmenorrhoea membranacea usw. Bull. Soc. Obstétr. Paris. 14. Februar 1910. Ref. Zbl. Gynak. 1910, Nr 36, 1194. — LEWITH, R.: Amenorrhöe als Folgezustand einer luetisch bedingten innersekretorischen Störung. Dermat. Wschr. 1927, H. 27, 943. — LEYDEN, ELSE V. D.: Zur normalen und pathologischen Anatomie der Menstruationsabgange. Z. Geburtsh. 59, 113, H. 1 (1907). — LINDEMANN: (a) Untersuchungen zur Lipoidchemie des Blutes bei Schwangerschaft, Amenorrhòe und Eklampsie. Z. Geburtsh. 74, 819 (1903). (b) Quantitative Gesamtfett-Cholesterin- und Cholesterinesterbestimmungen bei Eklampsie und Amenorrhöe. 15. Verslg dtsch. Ges. Gynàk. Halle a. S. — LINDEMANN, RUTH: Zur Frage der zyklischen Veränderungen der menschlichen Scheide. Z. mikrosk.-anat. Forschg 13, H. 3/4, 373—387 (1928). — LINDNER, KATE: Ergebnisse der histologischen Untersuchung der Menstruationsabgänge. Diss. Breslau 1921. — LOEB, LEO: Über die Bedeutung des C. l. für die Periodizität des sex. Zyklus beim weiblichen Saugetierorganismus. Dtsch. med. Wschr. 1911, Nr 1, 17. — LOESCHKE, H.: Über zyklische Vorgange in den Drüsen des Achselhöhlenorgans und ihre Abhängigkeit vom Sexualzyklus des Weibes. Virchows Arch. 255, H. 1/2, 283 (1925). — LOHLEIN: Zbl. Gynàk. 10, Nr 17, 264 (1886). — LYLE, G.: The Influence of menstruation on the Concentration of calcium in Bloodplasma. Arch. int. Med. 39, Nr 6, 780—786 (1927).

MALAMSED, THÉRÉSE: Calcémie et cycle menstruel. C. r. Soc. Biol. Paris 91, Nr 20, 26 (1924). — MALOMUD, F.: Calcaemie und menstrueller Zyklus. Rev. Assoc. méd. argent. Rev. Soc. argent. Biol. 37, Nr 231, 19. — MARCOTTY: Über Corpus luteum menstruationis und graviditatis. Arch. Gynàk. 103, H. 1, 63 (1914). — MAYER, AUG.: (a) Über Störung der Eierstocksfunktion bei Myom. Verh. oberrhein. Ges. Geburtsh. 8. Màrz 1914. Beitr. Geburtsh. 19, Ergänz., 115 (1915). (b) Über die blutstillende Wirkung des Follikelsaftes. Oberrhein. Ges. Geburtsh. Gynak. 20. Okt. 1918. Zbl. Gynak. 1919, 68. Mschr. Geburtsh. 49, H. 4, 218 (1919). — MESTRE, RAFAEL: Anatomie pathologique de l'apoplexie utéro-placentaire Gynécol. et obstétr. Tome 13, Nr 5, p. 332. 1926. Mit Literatur. — MEYER: Arch. mikrosk. Anat. 31 (1887). — MEYER, R.: (a) Gibt es beim Menschen und Affen Menstruation ohne Ovulation? Arch. Gynàk. 122, 585 (1929). (b) Über Funktion des Ovarium insbesondere des Corpus luteum. Ber. ges. Gynak. 13, H. 5, 241 (1928). (c) Sobre la función del ovario. J. med. Madrid, Okt. 1927. — MEYER-RUEGG: (a) Die Vorgange in der Uterusschleimhaut wahrend der Menstruation. Münch. med. Wschr. 1917, Nr 36, 1162. (b) Zum Aufsatz von Herrn Prof. W. LAHM: „Zur Morphologie und Biologie des Menstrualvorganges in der Uterusschleimhaut". Zbl. Gynàk. 1926, Nr 42; 51. Nr 4, 219 (1927). (b) Zur Anatomie der menstruierenden Uterusschleimhaut. Zbl. Gynak. 1927, Nr 22, 1357 u. 1928, Nr 42, 2703. — MEYER, R. und C. RUGE: Über Corpus luteum-Bildung und Menstruation in ihrer zeitlichen Zusammengehorigkeit. Zbl. Gynàk. 1913, Nr 2. — MILLER, I. W.: Corpus luteum, Menstruation und Gravidität. Arch. Gynàk. 101. — MOSKOWICZ, LUDWIG: Über den monatlichen Zyklus der Brustdrüse. 50. Tagg dtsch. Ges. Chir. Berlin 1926. Arch. klin. Chir. 2. Kongreßber. 1926, 374—418 u. 83—84. — MUELLER, P.: Handbuch der Frauenkrankheiten. Stuttgart 1885. Bd. 1. — MULON, C.: Über die Funktion des Corpus luteum. Ann. de gynéc. 2 (1917). — MUENZER: Pubertas praecox und psychische Entwicklung. Berl. klin. Wschr. Nr 10, 448.

NEUMANN: Mschr. Psychiatr. 60, 337 (1901), (zitiert nach SCHEFFEY). — NEURATH: Die vorzeitige Geschlechtsentwicklung. Erg. inn. Med. 4, 46 (1909). — NIDEREHE, W.: Beitrag zur Glykogenhypothese. Arch. Gynak. 119, H. 2, 261 (1923). — NIEDERMEYER: Menstruelle Herpesrezidive. Zbl. Gynak. 1925, Nr 48, 2694. — NORRIS and KEENE: Changes in the normal endometrium during menstrual life based upon the study of 100 cases. Surg. etc. **10** (Jan. 1910). — NOVAK und GRAFF: Beitrag zur Klinik und pathologischen Anatomie der Amenorrhöe. Z. Geburtsh. **83**, H. 2, 289 (1921). — NOVAK, EMIL: How far can recent Studies on the ovarian follicular substance be applied to the human? A brief discussion of the therapeutic aspects of the problem. Endocrinolog. **11**, Nr 3, 173 (1927). — NOVAK, EMIL, M. D. (Baltimore): The histologic interrelationship of menstruation and ovulation. Amer. J. Obstetr. **10**, Nr 6 (1925 Dez.). — NOVAK, EMIL and H. LAURAN, DARNER M. D. (Baltimore): Correlation of uterine and tubal changes in tubal gestation. Amer. J. Obstetr. **9**, Nr 3 (1925, Marz). — NOVAK, G. and R. W. TE LINDE: The endometrium of the menstruating uterus. J. amer. med. Assoc. **83**, 900 (1924). — NUERNBERGER: (a) Zur Anatomie und Physiologie des Isthmus uteri. Zbl. Gynak. **1922**, Nr 5, 196. (b) Zur Biologie des Isthmus uteri. Z. Geburtsh. **85**, H. 1 (1922). — NÜRNBERGER: Über den menstrualen Zyklus der Scheidenschleimhaut. Zbl. Gynäk. Mitteldtsch. Ges. Geburtsh. Sitzg 13. Mai 1928. Dresden. **52**, Nr 41, 2676 (1928).

OKEY, RUTH and STATIE E. ERIKSON: Studie of the metabolism of women. II. Cyclic variation in the uric acid and total non protein nitrogen content of blood. J. of biol. Chem. **68**, Nr 3, 687 (1926). — OKEY, RUTH and RUTH E. BOYDEN: Studies of the metabolism of women. III. variations in the lipoid content of blood in relation of the mensural cycle. J. of biol. Chem. **72**, Nr 1, 261 (1927).

PANKOW: Der Menstruationszyklus der menschlichen Scheide. 90. Verslg Ges. dtsch. Naturforsch. Hamburg. Zbl. Gynak. **52**, Nr 43, 2777 (1928). — PANKOW, O.: Über Uterusblutungen bedingt durch Regenerationsstörungen des Endometrium. Mschr. Geburtsh. **67**, H. 1/2, 71. — PFEIFFER und HOFF: Blutplättchenkurve und Menstruation. Zbl. Gynäk. 1922, Nr 44, 1765. — POLANO: (a) Myxosarkom des rechten Eierstockes von einem $1^{1}/_{2}$jährigen Kinde. Verh. dtsch. Ges. Gynäk. Heidelberg **1923**. (b) Untersuchungen über die zyklischen Veranderungen der weiblichen Brust wahrend der Geschlechtsreife. Z. Geburtsh. **87**, 363 (1924). — POÒR, FERENE: Die durch Störungen im weiblichen Genitalsystem hervorgerufenen Hautleiden. Orv. Hetil. (ung.) **68**, Nr 33, 542 (1924). Ref. Ber. ges. Gynak. 7, H. 1/2, 68 (1925). — POÒR, FRANZ, v.: Durch Funktionsstörungen des weiblichen Genitalsystems hervorgerufene Hauterkrankungen. Dermat. Wschr. **82**, Nr 9, 293 (1926). — POSCH: Über den Nachweis von Hämosiderin im Endometrium. Arch. Gynak. **123**, H. 2/3, 671 (1925). — PRATT, J. P.: Corpus luteum in its relation to menstruation and pregnancy. Endocrinology **11**, Nr 3, 195 (1927). — PROCHOWNIK: Kasuistische Mitteilungen. Arch. Gynak. **17**, 317 (1881). — PULFER, H.: Zur Klinik und Pathologie der Hypophysenerkrankungen und zur Frage der Beziehungen von Hypophyse und Genitale. Dtsch. med. Wschr. **1928**, Nr 35.

REUSCH: (a) Frühstadien der Corpus-luteum-Bildung beim Menschen. Arch. Gynak. **105**, H. 1, 262 (1916). (b) Das Verhalten der Menstruation nach gynäkologischen Eingriffen. Mschr. Geburtsh. **44**, 447 (1916). — RITTMANN: Blutkalziniumspiegel und Menstruation. Arch. inn. Med. 8 (nach R. SCHRÓDER). — RONA, ANDOR und ÓLGA WALDBAUER: Über chemische Untersuchung des Menstrualblutes. Zbl. Gynäk. **52**, Nr 16, 997 (1928). — ROSENMANN und BRAUN: Über eine fermentative Eigenschaft des Menstrualblutes. Zbl. Gynäk. **1922**, Nr 19, 766. Geburtsh.-gynak. Ges. Wien 14. Feb. 1922. — ROSENBURG, A.: Über menstruelle, durch das Corpus luteum bedingte Mammaveranderungen. Frankf. Z. Path. **27** (1922). — RÖSSLE, R.: Wachstum und Altern. Erg. Path. **20** II I, 594 (1923). — RUCKER, M. P.: Studie über den Hamoglobingehalt nach der Geburt usw. Amer. J. Obstetr. Juni **1921**. Ref. Zbl. Gynak. **45**, H. 50, 1821. — RUGE, CARL II.: Ovulation, Konzeption und willkürliche Geschlechtsbestimmung. Ges. Geburtsh. Berlin, 11. Jan. 1918. — RUNGE: Gynäkologie und Geburtshilfe in ihren Beziehungen zur Ophthalmologie. Leipzig 1908.

SAITO, OSAMU: Beiträge zum Studium der Uterusgefäßc. Okayama-Igakkai-Zasshi (jap.) **1926**, Nr 435, 431—469 (1926). — SCAGLIONE, S.: Osservazioni e ricerche sulle modificazione della tuba durante il ciclo menstruale. Riv. ital. Ginec. 7, H. 1, 107 (1928). — SCHÄFFER: Menstruation. Veits Handbuch der Gynakologie. Aufl. 11. 1908. — SCHEFFEY, LEWIS, C.: Sarcoma of the ovary in children and young girls. Amer. J. Obstetr. **9**, Nr 4, 490 (1925). — SCHICKERLE: (a) Die Beziehungen der Menstruation zu allgemeinen und organischen Erkrankungen. Erg. inn. Med. **12**, 385 (1913). (b) Die Ätiologie und kausale Therapie der Uterusblutungen. Mschr. Geburtsh. **39**, H. 3, 290. (c) Die Bedeutung der Keimdrüsen für das Auftreten der Brunstveränderungen. Z. exper. Med. 1, H. 6. — SCHIFF, E.: Frühzeitige Entwicklung der sekundären Geschlechtscharaktere bei einem 2jährigen Mädchen infolge eines Hypernephroms der rechten Nebenniere. Arch. Kinderheilk. **87**, 519. — SCHLIMPERT: Untersuchungen auf Cholesterin im Blut von geburtshilflichen und gynäkologischen Fallen. Freiburg. med. Ges. 18. Feb. Ref. Dtsch. med. Wschr. **39**, 583. — SCHLOSS, W.: Über einen Fall von schwerer Menorrhagie bei kongenitalem Myxödem. Wien. klin. Wschr. **25** (1927). — SCHMIDT, H. B.: Anatomische Untersuchungen zur Frage des unteren Uterinsegmentes. Z. Geburtsh. **85**, H. 2, 233 (1922). — SCHOTTLAENDER: (a) Diskussion zu HITSCHMANN und ADLER. Geburtsh.-gynak. Ges. Wien 14. Mai 1912. Ref. Zbl. Gynak. **1912**, Nr 52, 1765. (b) Dysmenorrhoea membranacea. Naturhistor. Ver.

Heidelberg 21. Feb. 1905. Ref. Münch. med. Wschr. 1905, Nr 16. — Schroeder, R.: (a) Über den Menstruationszyklus und die Menstruationsanomalien. Ein kritisches Sammelreferat über 1913 und 1914. Gynak. Rdsch. 10, H. 15 (1916). (b) Anat. H. 57, H. 171/173, 337 (1919). (c) Der Ovulationstermin. Zbl. Gynäk. 1918, 633. (d) Einige Bemerkungen zur Corpus-luteum-Funktion. Zbl. Gynäk. 1918, Nr 35, 589. — (e) Anatomische Studien zur normalen und pathologischen Physiologie des Menstruationszyklus. Arch. Gynäk. 104 (1915). (f) Über die zeitlichen Beziehungen der Ovulation und Menstruation. 15. Verslg dtsch. Ges. Gynäk. Halle a. S. (g) Neue Ansichten über die Menstruation und ihr zeitliches Verhalten zur Ovulation. Mschr. Geburtsh. 38, H. 1, 1 (1913). (h) Der normale menstruelle Zyklus der Uterusschleimhaut. Berlin: A. Hirschwald. (i) Über das Verhalten der Uterusschleimhaut zur Zeit der Menstruation. Mschr. Geburtsh. 39. (k) Über Anatomie und Pathologie des Menstruationszyklus. Zbl. Gynäk. 1914. (l) Über den zeitlichen Zusammenhang von Ovulation und Menstruation. (Zugleich ein Beitrag zur Corpus luteum Genese.) Arch. Gynäk. 101. (m) Die Pathogenese und Therapie der die chronische Endometritis charakterisierenden Symptome, Blutungen, Fluor und Schmerzen. Mschr. Geburtsh. 50, H. 2, 97 (1919). (n) Die Pathogenese der Meno- und besonders der Metrorrhagien. Arch. Gynak. 110, H. 3. (o) Der Ovulationstermin. Zbl. Gynäk. 42, Nr. 37 (1918). (p) Der mensuelle Genitalzyklus und seine Anomalien. (Das kritisch zusammengestellte Ergebnis der zugänglichen einschlagigen Gesamtliteratur der Jahre 1919 u. 1920.) Mschr. Geburtsh. 56, H. 3/4, 183 (1921). (q) Der mensuelle Genitalzyklus des Weibes und seine Störungen. In Veits Handbuch der Gynakologie. 3. Aufl. Herausg. v. W. Stoeckel. Bd. 1, 2. Halfte. (r) Die Pathologie der Menstruation in Halban und Seitz Biologie und Pathologie des Weibes. Berlin-Wien 1925. — Schultze, Gunter: Ovarialtatigkeit, Kalium-Kalziumgehalt des Blutserums und vegetatives System. Arch. Gynäk. 126, H. 1, 35 (1925). — Schweitzer, B.: Zu den Wechselbeziehungen zwischen Genital- und Mammafunktion. Zbl. Gynäk. 1923, 717, Nr 18. — Schwermann: Die Amenorrhöe ein Frühsymptom der Frauentuberkulose. Med. Klin. 1919, Nr 17, 412. — Sebening, W.: Zur Physiologie und Pathologie der Brustdrüse usw. Arch. klin. Chir. 134, H. 2/3, 464 (1925). — Sehrt: Die thyreogene Ätiologie und Therapie der hamorrhagischen Metropathien. Oberrhein. Ges. Geburtsh. 6. Juli 1913. Beitr. Geburtsh. 19, H. 2, 295 (1914). — Seitz: (a) Über die Ursachen der zyklischen Vorgange im weiblichen Genitale. Zbl. Gynäk. 1918, 838. (b) Münch. med. Wschr. 1914, Nr 30 u. 31. — Seitz und Wintz: Über die Beziehungen des Corpus luteum zur Menstruation. Mschr. Geburtsh. 49, H. 1, 1 (1919). — Seitz, Wintz und Fingerhut: Über die biologische Funktion des Corpus luteum, seine chemischen Bestandteile und deren therapeutische Verwendung bei Unregelmäßigkeit der Menstruation. Münch. med. Wschr. 1914, Nr 30, 1657 u. Nr 32, 1734. — Seitz, A.: (a) Der heutige Stand der Lehre von der Menstruation. Med. Klin. 1922, Nr 32, 1013. (b) Beiträge zur Pathogenese der Meno- und Menorrhagien. Arch. Gynäk. 116, H. 2, 252 (1922). — Sekiba, D.: Zur Morphologie und Histologie des Menstruationszyklus. Arch. Gynäk. 120, H. 1, 37 (1923). Sharlit, Hermann, James A. Coseaden and William G. Lyle: The Influence of menstruation on the Concetration of calcium in Bloodplasma. Arch. int. Med. 39 Nr 6, 780—786 (1927). Shaw, Wilfred: The relation of ovarian function to menstruation. J. of Physiol. 60, Nr 3, 193 (1925). — Siegel: (a) Wann ist der Beischlaf befruchtend? Dtsch. med. Wschr. 1915, 1251. (b) Weitere Beobachtungen zur Konzeptionsfahigkeit. Dtsch. med. Wschr. 1916, 1179; s. a. Münch. med. Wschr. 1916, 748 u. 1787. — Siegmund, Hermann: Der monatliche Zyklus und seine hormonale Beeinflussung. (Sein wellenformiger Ablauf und das Primat der Eizelle.) Wien. klin. Wschr. 1928, Nr 6. — Singer: Menstruation und Seelenleben. Mschr. Geburtsh. 50, H. 1, 67 (1919). — Sippel: Corpus luteum und Menstruation. Zbl. Gynak. 1918, 361. — Snyder, Franklin, F.: Changes in the human oviduct during the menstrual cycle and pregnancy. Bull. Hopkins Hosp. 75, Nr 399, 141 (1924). — Sones, J.: Is membranous dysmenorrhoea caused by endometritis? J. Amer. med. Assoc. 61, Nr 16 (1913). Zbl. ges. Geburtsh. 3 (1913). — Spee, Graf: Entwicklungsgeschichte in Doederleins Handbuch der Geburtshilfe. Wiesbaden 1915. — Spiegler, Rudolf: Kaliumblutspiegel im mensuellen Zyklus. Arch. Gynak. 134, H. 2, 322 (1928). — Stemshorn: Zur Frage des mensuellen Zyklus der menschlichen Vaginalschleimhaut. Zbl. Gynak. 52, Nr 37, 2387 (1928). — Stickel und Zondeck: Das Menstrualblut. Z. Geburtsh. 83, 1 (1921). — Stieve, H.: Die regelmaßigen Veranderungen der Muskulatur und des Bindegewebes in der menschlichen Gebarmutter in ihrer Abhangigkeit von der Follikelreife und der Ausbildung eines gelben Korpers, nebst Beschreibung eines menschlichen Eies im Zustand der ersten Reifeteilung. Z. mikrosk.-anat. Forschg 6, H. 2, 351 (1926). — Stolper: (a) Zur Urotropinbehandlung der Dysmenorrhoe. Wien. klin. Wschr. Nr 3, 46. (b) Ein Fall von Expulsio corporis lutei bei Laparotomie gefunden. Zbl. Gynak. 1922, Nr 19, 766. Geburtsh.-gynak. Ges. Wien. 14. Feb. 1922. — Sturmdorf: The functional metrorrhagies, their nature and control. J. amer. med. Assoc. 62, Nr 7, 507. — Szymanowicz, I.: Observations sur les conditions de la prolifération des glandes utérines chez la femme. Gynéc. et d'obstétr. 5, Nr 2, 129 (1922). Tamaguwa: Über die zyklischen Veranderungen der weiblichen Brustdrusen. Kinki

Fujinkwa Gakkwai Zassi (jap.) 8, Nr 4, 1 (1925). — TEN BERGE: Untersuchungen über den Bau und die Bedeutung des Bindegewebes. 5. Mitteil. Veränderungen im Stroma der Uterusschleimhaut im Zusammenhang mit dem menstruellen Zyklus. Nederl. Tijdschr. Verloskde 29, H. 4, 363 (1924). Ref. Ber. ges. Gynak. 5, H. 3/4, 121 (1924). — TERHALA, L.: Über Blutveranderungen wahrend der Geburt, Laktationsperiode und der ersten Menses post partum. Arch. Gynak. 103, H. 1, 115 (1914). — TERMEER: Ovarialgeschwülste im Kindesalter und Pubertas praecox. Arch. Gynäk. 127, H 2/3, 431 (1926). — TERRUHN: Über die morphologische Zellstruktur des Endometrium. Z. Geburtsh. 89, H. 3, 497 (1926). — THALER: Ovarialtumor bei Pubertas praecox. Verh. dtsch. Ges. Gynak. Innsbruck 1922. Zbl. Gynak. 1922, Nr 29, 1166. — THEILHABER: Die Ursachen und die Behandlung der essentiellen Uterusblutungen und des Ausflusses. Arch. Gynak. 102, H. 1, 165 (1914). — THOMS, H. and A. A. HERSHMAN: A case of sexual precocity. Amer. J. Obstetr. 6, Nr 3, 349 (1923). — TRIFAUD, L.: La menstruation est-elle d'origine endocrinienne ou anaphylactique? Rev. franç. Gynéc. 20, Nr 13, 401 (1925).

VAERTING, M.: Physiologische Ursachen geistiger Ursachen bei Mann und Weib. Abh. Sex.forschg 4, H. 1 (1922). — VIRCHOW: Der puerperale Zustand. Das Weib und die Zelle. Ges. Geburtsh. 11. Jan. 1848. Verh. Ges. Gynak. 3, 151.

WAKEHAM, G.: Basal metabolism and the menstrual cycle. J. of biol. Chem. 56, Nr 2, 555 (1923). — WALLART, I.: (a) Frühstadium und Abortivformen der Corpus luteum-Bildung. Arch. Gynak. 103, H. 3, 544 (1914). (b) Fibrinorrhoea plastica bei Myoma cavernosum und Endometritis chronica cystica. Z. Geburtsh. 53, 290 (1904). — WEGELIN, C.: Der Glykogengehalt der menschlichen Uterusschleimhaut. Zbl. Anat. 22, (1911). Z. Gynak. 22 (1922). — WERMBTER, F.: Über die Bindegewebsfibrillen der Uterusschleimhaut mit besonderer Berücksichtigung der Hyperplasie glandularis. Virchows Arch. 253, H. 3, 735 (1924). — WESTPHALEN: Zur Physiologie der Menstruation. Arch. Gynak. 52. — WHEELON: Precocious menstruation. Observations in two cases of pubertas precox. Endocrinology 9, Nr 5. — WHITEHOUSE, BECKWITH: Some problems of the menstrual function, with observations of the relation of the Graafian follicle and corpus luteum to pathological uterine haemorrhage. Lancet 212, Nr 25, 1275 (1927). — WICZYNSKI, TH.: (a) Zur Bedeutung des Corpus luteum fur den weiblichen Organismus. Zbl. Gynak. 1922, Nr 51. (b) Zagadnienie menstruaiji w swietie badan lat ostre. obditka z Polskij. Gaz. lek. 1923, Nr 44 u. 45 (Zur Menstruationsfrage). (c) Neueres über Menstruation. Polska Gaz. lek. 2, Nr 44, 741 u. Nr 45, 75 (1923). Ref. Ber. ges. Gynäk. 3, H. 7, 317 (1924). — WINTZ, HERMANN: Gibt es eine echte Menstruation nach Eintritt der Schwangerschaft? Mschr. Geburtsh. 69, 303 (1925).

ZAEPPRITZ: Zur Behandlung der Amenorrhöe. 15. Verslg dtsch. Ges. Gynak. Halle a. S. — ZANGEMEISTER: (a) Über den Termin der Eibefruchtung beim Menschen. Festschrift f. E. GASSER, S. 422ff. Berlin 1917. Z. angew. Anat. 3, 34 (1918). (b) Studien uber die Schwangerschaftsdauer und die Fruchtentwicklung. Arch. Gynäk. 107, 405 (1917). — ZIETSCHMANN, O.: Über Funktion des weiblichen Genitale bei Saugetier und Mensch usw. Arch. Gynak. 115, H. 2, 201 (1921). — ZONDEK, BERNHARD und S. ASCHHEIM: Hypophysenvorderlappen und Ovarium. Beziehungen der endokrinen Drüsen zur Ovarialfunktion. Arch. Gynak. 130, H. 1, 45 (1927).

VIII. Kreislaufstörungen.

ALY: Starke Blutung in die freie Bauchhohle im 9. Monat der Graviditat. Nordwestdtsch. Ges. Gynak. 21. Mai 1921. Z. Gynak. 1921, Nr 29, 1046. — ATABEKOFF, O. N.: Über Venektasie des Endometriums. Ref. Gynäk. Rdsch. 7, H. 24, 905 (1913).

BANIECKI, HELLMUTH: Menorrhagien als Folge mangelhafter Abstoßung des Endometriums. Zbl. Gynäk. 52, Nr 15, 955—961 (1928). — BENTHIN: Uterusinfarkte. Arch. Gynak. 132, Kongreßber. 1926, 343. — BOIJIE, K.: Ein Fall von Hämophilie. Tinska Läkaresallsk Handb. Bd. 59, S. 554. 1917. Ref. Mschr. Geburtsh. 53, 396 (1920). — BRAKEMANN, OTTO: Der hamorrhagische Totalinfarkt der weiblichen inneren Genitalien. Virchows Arch. 255, H. 3 (1926). — BUKOJEMSKY, F. W.: Die Gebarmuttersklerose (Arteriosklerose) uteri und deren Zusammenhang mit den Uterusblutungen. Arch. Gynak. 99, H. 3 (1913). — BUMM: Bluterin. Demonstration Ges. Geburtsh. Berlin 1918. Z. Geburtsh. 80, 706 (1918). — BUTTNER: Anatomische und klinische Untersuchungen über die Endometritis. Arch. Gynäk. 92. 1910.

CHIARI: Über einen weiteren Fall von echtem hamorrhagischen Infarkte des Uterus. Prag. med. Wschr. 1896, Nr 12. — COMPBELL: P. Müllers Lehrbuch 1888. — CRUVEILHIER: Anatom. pathol. Livre 24. — CURSCHMANN, H.: (a) Zur Korrelation zwischen Thyreoidea und dem weiblichen Genitale. Munch. med. Wschr. 1923, Nr 28, 912. (b) Klimax und Myxodem. Z. Neur. 41 (1918).

DALCHÉ: (a) Métrorrhagie des vierges. J. des Prat. 26 (1912). (b) Les métrorrhagies aprés la ménopause. Gaz. Hôp. 1912, Nr 1. — DANISCH, F.: Hamorrhagische Infarzierung des Uterus und der Adnexe durch Thrombose der Aorta abdominalis und der Beckenarterien. Zbl. Gynäk. **1926**, Nr 19, 1234. — Dessinowa, Ssuscéwskaja: Zur Frage über die essentielle. Thrombopenie und über den Einfluß des menstruellen Zyklus auf ihren Verlauf. Zbl. Gynäk, **1928**, Nr 39, 2535. — Deutsch, G.: Klimax und Myxödem. Münch. med. Wschr. **1919**. Nr 22.

Eross: Kasuistischer Beitrag zur Pathologie der genitalen Blutungen neugeborener Mädchen. Arch. Kinderheilk. **13**, 172 (1891).

Fleischmann, C.: Tödliche Menstrualblutung bei perniziöser Anàmie. Persistenz des Thymus und Hypoplasie bzw. Atrophie endokriner Drüsen. Geburtsh.-gynäk. Ges. Wien, Sitzg 13. Dez 1927. Zbl. Gynäk. Nr 40, 2605 (1928). — Forgue et Massabuan: Les métrorrhagies de la ménopause. Presse méd. 28. Sept. 1912. — Fraenkel, Eug.: Über den Uterus senilis, insbesondere das Verhalten in den Arterien in demselben. Arch. Gynäk. **83**, 640 (1907). — Frank: Recent views on inflammations of the endometrium and endometritis. N. Y. med. J. März **1912**, 627. — Frank, M.: Über den Zusammenhang von Uterusblutungen mit Vorgangen der inneren Sekretion. Ther. Gegenw. **1922**, H. 6. — Fränkel und Bohm: Genitalblutungen bei Hamophilie. Mschr. Geburtsh. **30**, Nr 1, 417 (1909). — Frankl, O.: Über Spätblutungen und post partum et abortum. Arch. Gynak. **129**, H. 1, 87 (1926). — Freund, R.: Diskussion zu G. F. Schneider.

Geppert: Totale Infarzierung des Uterus und der Adnexe. Geburtsh. Ges. Hamburg, Sitzg 15. März 1921. Zbl. Gynak. **1921**, Nr 20, 721. — Graefenberg: Beiträge zur Biologie der Scheide. Dtsch. Ges. Gynäk. Heidelberg 1923. Arch. Gynak. **120**, 120 (1923).

Halban, J.: Milzexstirpation bei Menorrhagia thrombopenica. Dtsch. Ges. Gynäk. 17. Kongr. Innsbruck **1922**. Arch. Gynäk. **117**, 289 (1922). — Hartmann, Heinz: Über Endometriumverfettungen außerhalb der Geschlechtsreife. Zbl. Gynäk. **1926**, Nr 23, 1500. — Have: Menorrhagie in virgins. Brit. med. J., 15. Juli 1911. — Henkel: Über die Wechselbeziehung zwischen Uterus und Ovarien usw. Munch. med. Wschr. **1911**, Nr 7. — Herrmann, E.: Letale Epithelblutung bei Purpura haemorrhagica. Zbl. Gynak. **1922**, Nr 41, 1648. — Herxheimer, K.: Echter hàmorrhagischer Infarkt im Gebiet der weiblichen Beckenorgane. Virchows Arch. **104**, (1886). — Heynemann: Uterinblutungen unter ovariellem. Einfluß Freie Vereinigung mitteldeutscher Gynäkol. Halle, 16. Juni 1910. Zbl. Gynäk. **1910**, Nr 10.

Kahlden, v.: Über die sog. Apoplexia uteri. Beitr. Path. **23**, 161, H. 1 (1898). — Kaji: Zur ovariellen Ätiologie uteriner Blutungen. Mschr. Geburtsh. **32** (1910). — Kaufmann, Carl: Intraperitoniale parenchymatose Blutung aus dem Uterus einer Gebarenden als Todesursache. Zbl. Gynak. **1926**, Nr 12, 752. — Kaufmann, Carl und Werner Hoeck: Vergleich histologisch gutartiger Befunde und Schabseln aus dem Uterus mit klinischen Erscheinungen. Z. Geburtsh. **90**, 594 (1926). — Knaus, H.: Zur Korrelation zwischen Thyreoidea und dem weiblichen Genitale. Münch. med. Wschr. **1923**, Nr 21, 669. — Küstner, H.: Vorzeitige Plazentalösung mit starker Durchblutung des Uterus. Zbl. Gynàk. **1927**, Nr 22, 1369.

Labhardt, Alfr.: Beitrag zur Kenntnis der anatomischen Grundlagen der Postpartumblutungen. Z. Geburtsh. **66**, 374 (1910). — Lieven, Fr.: Anatomische Untersuchungen über die vorzeitige Lösung der normal sitzenden Plazenta und die Atonia uteri. Mschr. Geburtsh. **51**, H. 6, 377 (1920).

Meier, L.: Über die fettige Degeneration des Uterus muscularis. Inaug.-Diss. Heidelberg 1912. — Mestre, Rafael: Anatomie pathologique del'apoplexie utéro-placentaire. Gynéc. et obstétr. **13**, Nr 5, 332—342 (1926). — Meyer, Robert: (a) Über die fetale Uterusschleimhaut. Z. Geburtsh. **38**, H. 2, Nr 10, 234 (1898). (b) Adenomyosis und anderes als Ursache unstillbarer Uterusblutung. Aussprache zum Vortrage von Czempin. Verh. Ges. Geburtsh. 8. Dez. 1899. Z. Geburtsh. **1899**.

Opitz: Über die Auffassung und Behandlung von Uterusblutungen und Zervikalkatarrhen. Münch. med. Wschr. **1910**, Nr 1.

Pankow: Über die Ursachen der Uterusblutungen. Z. Geburtsh. **65** (1909). — Perl, J. E.: Über inkomplette Formen des Myxodems. Z. Neur. **71**. — Pock, L.: Über Kriegsamenorrhoe. Zbl. Gynak. **1917**, H. 220. — Polano: Über die sog. Apoplexie uteri. Verh. dtsch. Ges. Gynak. Innsbruck **1922**, 185. Zbl. Gynak. **1922**, Nr 29, 1176. — Portes, L.: Pathogénie et traitement de la apoplexie utéro-placent. Gynéc. et obstétr. **7**, Nr 1, 56 (1923). — Posch, W.: Über den Nachweis von Hamosiderin im Endometrium. Arch. Gynak. 123, H. 2/3, 671 (1925). — Potocki: Apoplexie utéri-placentaire avec fissure utérine péritoneale. Bull. Soc. Obstétr. **12**, Nr 1, 8 (1923). — Prenters, Wilson: Apoplexia utero-placentaris. Surg. etc. **34**, Nr 1. — Pulfer: Zur Klinik und Pathologie der Hypophysenerkrankungen und zur Frage der Beziehungen von Hypophyse und Genitale. Dtsch. med. Wschr. **1928**, Nr 35.

Reinicke: Die Sklerose der Uterinarterien und die klimakterischen Blutungen. Arch. Gynak. **53**, 340, H. 2 (1897). — Rissmann, Paul: Ist das Zuruckbleiben von Deziduaresten stets ein gleichgultiges Ereignis? Zbl. Gynak. **1926**, Nr 9, 532. — Rossle, R.: Über

Myxödem bei totaler Thyreoaplasie. Med. Ges. 4. Feb. 1920. Münch. med. Wschr. **1920**, Nr 25, 735.

SCHICKELE: (a) Die kausale Therapie der Uterusblutungen jugendlicher Individuen. Med. Klin. 1914, Nr 28, 1171. (b) Die Beziehungen des Fettgehaltes und Funktion der Organe (mit besonderer Berücksichtigung der weiblichen Genitalorgane). Verh. dtsch. Ges. Path. **11** (1911). — SCHILLER, WALTER: Über Xanthomzellen im Uterus. Arch. Gynak. **130**, H. 2, 346—375 (1927). — SCHLOSS, WILHELM: Über einen Fall von schwerer Menorrhagie bei kongenitalen Myxödem. Wien. klin. Wschr. **40**, Nr 25, 821—822 (1927). — SCHNEIDER, G. F.: Ges. Geburtsh. Berlin 16. Nov. **1928**, wird in der Zeitschrift für Geburtshilfe und Gynäkologie erscheinen. — SCHRODER: (a) Pathogenese der Meno- und besonders der Metrorrhagien. Arch. Gynak. **110**, H. 3, 633 (1919). (b) Der mensuelle Genitalzyklus des Weibes und seine Störungen. Handbuch der Gynäkologie VEIT-STOECKEL. 3. Aufl. Bd. 1, 2. München: J. F. Bergmann 1928. — SCHULTZE, W. H.: Tödliche Menorrhagie in einem Falle von Thyreoaplasie mit Hauptzellenadenom der Hypophyse. Virchows Arch. **216**. — SEHRT: Zur thyreogenen Ätiologie der hämorrhagischen Metropathien. Münch. med. Wschr. **1913**, Nr 18. — SEITZ: Der konstitutionelle Faktor in der Pathogenese der gynäkologischen Blutungen. Verh. dtsch. Ges. Gynäk. Heidelberg **1923**. — SIMMONDS: Über Blutungen des Endometriums bei Sklerose der Uterinarterien. Münch. med. Wschr. **1900**, H. 2, 52. — STEPHAN, S.: Intraperitonealer Verblutungstod sub partu aus einem Varixknoten an der Uteruskante. Gynak. Rdsch. **7**, 357 (1913).

TERASAKI, O.: Beiträge zur Frage der Metrorrhagien. Beitr. path. Anat. **79**, H. 3, 819 (1928). — THALER, H.: Überlebendes fetales Knorpelgewebe in der Uterushohle nach Abort. Verh. geburtsh.-gynak. Ges. Wien. Ref. Zbl. Gynak. **1923**, Nr 46/47, 1784.

VEIT: Die Behandlung der Gebarmutterblutungen. Dtsch. med. Wschr. **1911**, Nr 43. — VOGT, E.: Über die Bedeutung des Aneurysmas der Uteringefäße nach der Beobachtung eines Aneurysma arteriovenosum der Arteria und Vena uterina infolge Fliegerbombenverletzung. Arch. Gynak. **116**, H. 1, 129 (1922).

WEINZIERL, EGON: Totale Gangran des Uterus im Wochenbette. Arch. Gynak. **130**, 521 (1927). — WERMBTER, FERDINAND: Ein Fall von Stauungsinfarkt des Uterus. Virchows Arch. **256**, H. 2, 390 (1925). — WHEELON, HOMER: Precocious menstruation. Observation on two cases of pubertas precox. Endocrinology **9**, Nr 5, 353 (1925). — WIELOCH, J.: Verblutungstod aus einem Varix der Zervix. Arch. Gynak. **124**, H. 3, 733 (1925). — WILLIAMS, J. W.: Premature seperation of the normally implanted placenta. Surg. etc. **21**, Nr 5 (1916). WITT: Über tödliche Metrorrhagie. Virchows Arch. **254**, H. 2, 483 (1925).

ZACHARIAS, E.: Genitalblutungen neugeborener Madchen. Med. Klin. **1914**, Nr 44.

IX. Hypertrophie = glanduläre Hyperplasie des Endometrium.

Zur Vermeidung von Wiederholungen ist das Schrifttum unter Kapitel X (Hypertrophia uteri) und XII (Endometritis) zu ersehen.

X. Hypertrophie.

ADLER, L.: (a) Die entzündlichen Erkrankungen des Uterus. Biologie und Pathologie des Weibes (HALBAN-SEITZ). 31. Lief. Bd. 4, 1927. (b) Die Atrophie des Uterus. Daselbst. (c) Hypertrophische und hyperplastische Zustände des Uteruskörpers, Metropathien und Verwandtes. Daselbst. (d) Hypertrophie der Cervix uteri. Daselbst. — AHREINER: Über die Blutungen bei der sogenannten chronischen Metritis. Arch. Gynäk. **85**, H. 2, 372 (1908). — ASCHNER: Die Blutdrüsenerkrankungen des Weibes und ihre Beziehungen zur Gynakologie und Geburtshilfe. Wiesbaden 1918. — ASCHOFF, L.: (a) Bemerkungen zur SCHUR-WIESELschen Theorie von der Bedeutung der Nebennierenmarkhypertrophie und die im Nebennierenmark vorkommenden Rundzellen. Dtsch. path. Ges. Kiel 24. April 1908. b) Über den Begriff der Nephrosen und Sklerosen. Dtsch. med. Wschr. **1917**, Nr 43. — ASSERETO: Contributo allo studio delle metrite parenchymatosa chronica. Fol. gynaec. **3**, H. 1. Pavia 1910.

BABES, AUREL: (a) Über die ovarielle Uterusschleimhauthyperplasie. Zbl. Gynak. **50**, Nr 41, 2639 (1926). (b) Uterusschleimhauthyperplasie und Ovarialgeschwülste. Arch. Gynäk. **131**, H. 1, 45 (1927). (c) Zur Ätiologie der uterinen Schleimhauthyperplasie. Arch. Gynak. **122**, 448 (1924). — BAYER: (a) Vorlesungen über allgemeine Geburtshilfe. Bd. 1, S. 96. (b) Zur Entwicklungsgeschichte der Gebarmutter. Dtsch. Arch. klin. Med. **73**. BECKMANN, MAX: Beitrag zur Frage der Hyperplasie und Hypertrophie der Uterusschleimhaut. Arch. Gynak. **135**, Nr 3 (1929).

CAGNETTO: Neuer Beitrag zum Studium der Akromegalie. Virchows Arch. **187** (1907). — CHALIER et BOVIER: Hypertrophische Verlangerung des Collum uteri bei einer 68jahrigen Jungfer. Lyon méd. **1913**, No 8. Ref. Zbl. Gynak. **1913**, Nr 44. 1632. — COVA, ERSOLE: La metrite emorrhagiche. Atti Soc. ital. obstetr. 20. Congr. **1920**.

Döderlein: Die Entzündungen der Gebärmutter. Veits Handbuch der Gynäkologie. 2. Aufl. Wiesbaden 1907. — Dubs, Irmgard: Xanthomzellenbildung in der Uterusschleimhaut bei Funduskarzinom. Zbl. Path. **34**, Nr 6, 145 (1923).

Ehrmann: Beitrag zur Kenntnis fettiger Gewebsveränderungen der Utrusmuskulatur. Z. Geburtsh. **69** (1919). — Finn: Über die Veränderungen des Muskel- und Bindegewebes bei chronischer Metritis. Zbl. med. Wiss. **1868**, Nr ·36, 564. — Fothergill: Corpus of much hypertrophies uterus. J. obstetr. April **1910**. — Fraenkel, L.: Multiple Lymphocytome der Uterusschleimhaut. Zbl. Gynäk. **51**, Nr 21, 1313—1314 (1927).

Gebhard, C.: Pathologische Anatomie der weiblichen Geschlechtsorgane. 1899. S. 51. — Gottlieb, Kurt: Die Pathologie der Dystrophia adiposo-genitalis. Erg. Path. II, **19**, 575 (1921).

Hartoch, Werner: Die Merkmale der sogenannten Dystrophia adiposo-genitalis. Eine Kritik des endokrinologischen Schrifttums. Virchows Arch. **270**, H. 2, 561 (1928). — Hegar, K.: (a) Beitrag zur Kenntnis des infantilen Uterus und zur Würdigung seiner klinischen Bedeutung. Beitr. Geburtsh. **12**, 88 (1908). (b) Anatomische Untersuchungen an nulliparen Uteris mit besonderer Berücksichtigung der Entwicklung des Isthmus. Beitr. Geburtsh. **13**, 30 (1909). — Herforth, H.: Kongenitale Hypertrophie der Portio vaginalis bei einem neugeborenen Kinde. Mschr. Geburtsh. **55**, H. 211, 125 (1921). — Heymann, F.: Gangran der Vagina und des Uterus bei Prolaps und enger Scheide. Verh. Ges. Geburtsh. 22. Juni 1923. — Hofbauer: Degenerationen des Myometriums. Verh. dtsch. Ges. Gynäk. **12**, 738 (1907). — Hueter: Über chronische Metritis. Arch. Gynäk. **87**, 643 (1909).

Isbruck, Fr.: Über Granulosezelltumoren der Ovarien, insbesondere älterer Frauen mit gleichzeitiger Schleimhauthyperplasie des Uterus. Zbl. Gynak. **1926**, Nr 2, 89.

Kaufmann, Karl und Werner Hoeck: Vergleiche histologisch gutartiger Befunde an Schabseln aus dem Uterus mit klinischen Erscheinungen. Z. Geburtsh. **90**, 594 (1926). Kohlbrugge: Der Einfluß der Spermatozoiden auf den Uterus. Z. Morph. u. Anthrop. **12**, H. 1. — Konschegg, Th.: Onkogener Riesenwuchs des Uterus. Virchosw Arch. **242**, 212 (1923). — Kovacs, Franz: Über die cystische Hypertrophie des Collum uteri. Zbl. Gynäk. **1928**, Nr 2, 748. — Krompecher: Über Ödem-Sklerose, namentlich auch bei Arteriosklerose. Zbl. Path. **22**, 630 (1911). — Kuhn, J.: Ein Beitrag zur follikulären Hypertrophie der Portio vaginalis uteri. Inaug.-Diss. Leipzig 1920.

v. Lorentz: Beitrag zur pathologischen Anatomie der chronischen Metritis. Arch. Gynäk. **70**, H. 2, 309 (1903).

Meier, L.: Über die fettige Degeneration der Uterusmuskularis. Inaug.-Diss. Heidelberg 1912. — Meyer, Rob.: (a) Über seltenere gutartige und zweifelhafte Epithelveranderungen der Uterusschleimhaut im Vergleich mit den ihnen ähnlichen Karzinomformen. 1. Endometritis, 2. Schleimhauthyperplasie, 3. Plattenepithelknötchen, 4. Polypen, 5. Papillome. Verh. Ges. Geburtsh. Berlin, 8. Juli 1921. (b) Pathologische Hypertrophie der Uterusschleimhaut im Gefolge von Ovarialtumoren, insbesondere in der Menopause. Zbl. Gynäk. **1925**. Nr 30, 1662. — Micholitsch, Th.: Schwangerschaft und Geburt bei hyperplastischem Uterus. Abdominaler Kaiserschnitt. Zbl. Gynäk. **1924**, Nr 36, 1967. — v. Miller, Richard: Dystrophia adiposo-genitalis bei Hypophysengangscyste. Virchows Arch. **236**, 207 (1922). — Moulonguet-Doléris P.: Les métrorrhagies après la ménopause causées par les tumeurs et les kystes de l'ovaire. Le phénomène de la ,,réactivation" utérine sénile de l'origine ovarienne. Gynéc. et obstétr. **9**, Nr 6, 493 (1924).

Neumann, Hans Otto: (a) Störungen des menstruellen Zyklus und pathologische Schleimhauthypertrophie bei Granulosazellkarzinomen. Zbl. Gynak. **1925**, Nr 48, 2695. — (b) Granulosazellkarzinome. Ein Beitrag zur Frage der Keimepithelblastome des Ovariums. Virchows Arch. **258**, H. 1/2, 284 (1925). — Novak, Emil and H. Martzloff: Hyperplasia of the Endometrium. A clinical Study. Trans. amer. gynec. Soc. **1924**. — Nurnberger, L.: Zur Kenntnis des Drusenschwundes im Endometrium. Virchows Arch. **254**, H. 2, 525 (1925).

Olshausen: Über chronische hyperplasierende Endometritis des Corpus uteri. Bd. 8, S. 97. 1875. — Oppenheimer, W.: Übermäßige Hyperplasie des Endometriums. Frankf. Z. Path. **26**, H. 2, 275 (1921).

Pankow, O.: (a) Die Metropathia haemorrhagica. Ein Beitrag zur Lehre von der chronischen Metritis und Endometritis. Z. Geburtsh. **65**, Nr 16, H. 2, 336 (1909). (b) Graviditäts-, Menstruations- und Ovulationssklerose der Uterus- und Ovarialgefäße. Arch. Gynäk. **80**, H. 2, 271 (1906). (c) Über die ovarielle Ursache uteriner Blutungen. Mschr. Geburtsh. **33**, Nr 6, 339 (1911). — Parhon et Goldstein: Des sécretions internes. Paris 1909. — Périer: Allongement hypertrophique de la portion sous-vaginale du col utérin. Bull. Soc. Anat. Paris, Mai **1909**, Ann. de gynéc., Sept. **1909**. Ref. Jber. Geburtsh. **23**, 66 (1909). — Pulfer: Zur Klinik und Pathologie der Hypophysenerkrankungen und zur Frage der Beziehungen von Hypophyse und Genitale. Dtsch. med. Wschr. **1928**, Nr 35.

Reineke: Die Sklerose der Uterinarterien und die klimakterischen Blutungen. Arch. Gynäk. 53, 340, H. 2 (1897). — Runge, H.: Alkalinekrose des Uterus und der Adnexe, ein bisher nie beschriebenes Krankheitsbild. Zbl. Gynak. 1927, Nr 25, 1562.

Scanzoni: Die chronische Metritis. Wien 1863. — Scheyer, Hans Egon: Beitrag zu den rezidivierenden Blutungen nach Röntgenkastration. Zugleich ein Beitrag fur Kasuistik der Granulosazelltumoren. Zbl. Gynak. 51, Nr 9, 523 bis 528 (1927). — Schikele, G. uud R. Keller: Über die sogenannte Metritis und die kleinzystische Degeneration der Ovarien; ihre Beziehungen zu den Uterusblutungen. Arch. Gynak. 95, H. 3, 609 (1912). — Schiffmann: (a) Postklimakterische Blutung und Ovarial- karzinom. Zbl. Gynäk. 1925, Nr 40, 2229. (b) Postklimakterische Blutung und Granulosazelltumor des Ovarium. Zbl. Gynäk. 50, Nr 16, 1065—1069 (1926). — Schnitzler: Zur Symptomatologie der Hypophsyentumoren. Dtsch. Z. Nervenheilk. 41, (1911). — Schröder, R.: Die Pathologie der Menstruation. Halban und Seitz' Biologie und Pathologie des Weibes. Berlin u. Wien 1925. — Seitz, A.: Beiträge zur Pathogenese der Meno- und Metrorrhagien. Arch. Gynak. 116, H. 2, 252 (1922). — Shaw: The Pathology of chronic metritis. J. Obstetr., Febr. 1907. — de Sinéty: Anatomie pathologique de la métrite chronique. Ann. de Gynéc. 10, 129 (1878). — Smith, L. W.: Uterine hemorrhage associated with hypertrophy and sclerosis of the uterine vessels. Amer. J. Obstetr. 69. Nr 2 (1914). Zbl. Ges. Gynak. 1914, H. 11, 534. — Speiser, Max: Hoch- gradige Deziduahyperplasie bei Tubargravidität. Zbl. Gynak. 1925, Nr 3, 133. — Szamek, Leo: Hyperplasia deciduae tuberosa bei ausgetragener Graviditat. Zbl. Gynäk. 1927, Nr 8, 496.

Teilhaber: (a) Ursachen, Symptome und Behandlung der Insuffizienz des Uterus. Münch. med. Wschr. 1902, Nr 11 u. 42. (b) Die sogenannte chronische Metritis, ihre Ur- sachen und ihre Symptome. Arch. Gynak. 70, 311, H. 2 (1903). (c) Die Ursachen der praklimakterischen Blutungen. Arch. Gynak. 62, H. 3, 415 (1901). — Teilhaber und Meier: (a) Zur Anatomie, Pathologie und Therapie der chronischen Endometritis. Arch. Gynak. 86, H. 3, 628 (1908). (b) Die Variationen im Bau des Mesometriums und deren Ein- fluß auf die Entstehung von Menorrhagien und von Fluor. Arch. Gynak. 66, H. 1, 1 (1902). — Terasaki, Okisuke: Beitrage zur Frage der Metrorrhagie. Beitr. path. Anat. 79, H. 3, 819 (1928). — Tixier, L. et E. Polosson: Fibromes utérines et tumeurs ovariennes chez les femmes âgées. Gynéc. et obstétr. 11, Nr 1, 1 (1925).

Unterberger: Über das Auftreten von Fetttropfchen in den Muskelzellen des Myo- metriums bei der sog. Metritis chronica. Arch. Gynak. 90, H. 3, 441 (1910). — Uthoff: 34. Verslg ophthalm. Ges. Heidelberg 1907. Ref. Klin. Mbl. Augenheilk. 2, 329 (1907).

Vignoli: Il tifo abdominale nella patogenese dell' utero piccolo. Riv. ital. Ginec. 1, H. 5, 497 (1923).

Wehse, Alfred: Verhalten der Uterusschleimhaut bei malignen Ovarialtumoren. Diss. Breslau 1924. — Weinbrenner: Eigenartige Drüsenhyperplasie mit Mehrschichtung des Epithels. Med. Ges. Magdeburg, 18. Dez. 1902. Münch. med. Wschr. 1903, Nr 5, 229. — Wermbter, Ferdinand: (a) Über den Fibrillengehalt in Uterusschleimhauten bei klinisch diagnostizierter Genitalunterfunktion. Zbl. Gynäk. 50, Nr 25, 1626—1630 (1926). (b) Über die Bindegewebsfibrillen der Uterusschelimhaut mit besonderer Berück- sichtigung der Hyperplasia glandularis. Virchows Arch. 253, 735 (1925). — Westphal, H.: Ein Fall von exzessiver zystischer Hyperplasie des gesamten Endometriums. Zbl. Gynäk. 1923, Nr 44, 1707. — Windsheimer, K.: Über Hypertrophie der Portio bei Neugeborenen. Diss. München 1920. — Witt: Über tödliche Metrorrhagie. Virchows Arch. 254, H. 2, 483 (1925). — Wolfring, O.: Fibrose Degeneration des Endometrium mit hochgradiger Kalkablagerung im Cavum uteri. Zbl. Gynäk. 52, Nr 37, 2357 (1928). — Wottke: Bei- trage zur Kenntnis des elastischen Gewebes in der Gebarmutter und im Eierstock. Beitr. Path. 27, 575 (1900).

XI. Atrophie.

Barberio: Über einen hochst seltenen Fall von Kalzifikation der Uteruswand. Z. Geburtsh. 60, 580 (1907). — Beneke: Zur Lehre von der hyalinen (wachsartigen) De- generation der glatten Muskelfasern. Virchows Arch. 99, 90 (1885).

Chiari: In Klinik der Geburtshilfe und Gynäkologie von Chiari, Braun und Späth. S. 271. Erlangen 1852.

Dittrich: Über das Verhalten der Muskulatur des puerperalen Uterus unter patho- logischen Verhaltnissen. Z. Heilk. 10, 15 (1889). — Dumontpellier: Traitement local de l'endométrite chronique. Gaz. Hôp. 1890. Nr 57, 521.

Fischer, B.: (a) Hypophysis und Adipositas hypogenitalis. Frankf. Z. Path. 11, H. 1, 145 (1912). (b) Hypophysis und Akromegalie und Fettsucht. Wiesbaden 1910. — Frankel, E.: (a) Demonstration eines Uterus einer 7jahrigen an Phlegmone des linken Unterschenkels verstorbenen Frau. Geburtsh. Ges. Hamburg 13. Marz 1888. Zbl. Gynak. 1888, Nr 21,

347. (b) Atherosklerose. Volkmanns Slg klin. Vortr. **1900**, Nr 283. — FROBOESE, C.: Ein neuer Fall von multiplem Myelom (Erythroblastom) mit Kalkmetastasen in Lungen, Nieren und der Uterusschleimhaut. Virchows Arch. **122**, H. 3, 291 (1916).

GRAFF und NOVAK: Regressive Drüsenveränderungen der Korpusschleimhaut bei Kriegsamenorrhöe. Z. Geburtsh. **83**, H. 2, 502 (1921).

KLOB: Volkmanns klin. Vortr. **1845**, 99.

LECORCHE: Du diabète sucré chez la femme. Paris 1886.

OGATA: Über Altersveränderungen des Uterus. Beitr. Geburtsh. **13**, 228 (1909).

PFEIFFER, R.: Zur Dystrophia adiposo-genitalis (Infundibulumtumor). Dtsch. med. Wschr. **1920**, Nr 47. — PICK, L.: Dystrophia adiposo genitalis und Hypophysis. Dtsch. med. Wschr. **1911**, Nr 42/45.

RICHTER, I.: Zur Regeneration der Uterusschleimhaut nach Ausschabung. Gynäk. Rdsch. **8**, 47 (1914).

SCHÄFFER: Demonstration von Praparaten. Zbl. Gynak. **15**, Nr 19, 383 (1891). — SCHMORL: Knochenbildung im Endometrium. Gynäk. Ges. Dresden 17. Mai 1906. Mschr. Geburtsh. **25**, H. 1 (1907). — SCHÜLLER, J.: Ein Hypophysenadenom mit Dystrophia adiposo-genitalis. Inaug.-Diss. Bonn 1914. — SIMPSON, I. Y.: Superinvolution of the uterus. Edinburgh med. J. Mai **1883**.

VEIT: Handbuch der Gynakologie und die Atrophia uteri. Aufl. 1, Bd. 2, S. 391/92. 1897 und Aufl. 2, S. 245/46. — VIRCHOW: Neue Beobachtungen über amyloide Degeneration. Virchows Arch. **11**, H. 2, 188 (1857).

WEINBERG et ARNAL: Étude de l'atrophie des organe gènitaux etc. Ref. Jber. Geburtsh. **1905**, 135. — WIESE, CL.: Retention fetaler Knochen im Uteruslumen. Inaug.-Diss. Berlin 1921.

ZWEIFEL: Eine per vaginam ausgeführte Fibromenukleation. Zbl. Gynàk. **12**, Nr 25, 408 (1888).

XII. Endometritis.

ADLER, L.: Die Uterusschleimhaut bei Blutungen. Verslg dtsch. Naturforsch. **1913**, Sekt. Gynak. u. Geburtsh. — ALBERT: Schwere eitrige Endometritis in der Schwangerschaft. Verh. dtsch. Ges. Gynak. Halle a. S. **1913**. — ALBRECHT, H.: (a) Zur Lehre von der chronischen Endometritis. Munch. med. Wschr. **1910**, Nr 23, 1260. (b) Pathologische Anatomie der Endometritis. Mschr. Geburtsh. **34**, H. 4, 397 (1911). (c) Zur Kritik der neuen Lehre von der Endometritis. Frankf. Z. Path. **2** (1908). (d) Die chronische Endometritis, Diskussion zum Vortrag von THEILHABER. Ärztl. Ver. München 30. Okt. 1907. Berl. klin. Wschr. **1907**, Nr 46, 1496. — AHLFELD: (a) Über Endometritis decidualis tuberosopolyposa. Arch. Gynäk. **10**, 168 (1876). Ferner Ber. u. Arb. geburtsh. Klin. **1**. (b) Über Befunde an der Decidua vera und reflexa reifer Eier. Arch. Gynäk. **11** (1878).

BECK, HANS: Puerperale Endometritis durch retrograde venose Infektion. Arch. Gynäk. **131**, H. 3, 701 (1928). — BERTEL: Beiträge zum Studium der Frage über die Menstruation und die uterinen Blutungen bei verschiedenen Typusformen. Inaug.-Diss. Petersburg 1881.— BECKEY, K.: Menstruations- und Schwangerschaftsstörungen nach Unfall (Verbrennung). Z. Geburtsh. **82**, H. 2 (1920). — BECKMANN: Die puerperalen Uterusgangrän. Z. Geburtsh. **42**, 423 (1900). — BECQUEREL: Traité clin. des maladies de l'utérus. Paris 1859. — BERCH: Über Herpes menstrualis. Msch. Dermatol. **10**, 1 (1890). — BINGOLD, K.: Der Nachweis des Bacillus phlegmones emphysematosae (E. FRAENKEL) im stromenden Blute bei den verschiedenen Formen der Gasbazilleninfektion. Virchows Arch. **246**, 13 (1923). — BISCHOFF: Gonorrhoe im Wochenbett. Inaug.-Diss. Basel 1901. — BRAKEMANN, O.: Veranderungen im weiblichen Genitale bei lymphatischer Leukamie. Z. Geburtsh. **86**, 23 (1923). — BRENNEKE: Zur Ätiologie der Endometritis fungosa speziell der chronischen hyperplasierenden Endometritis OLSHAUSENs. Arch. Gynak. **20**, 455 (1882). — BREUS: Über zystische Degeneration der Decidua vera (Endometritis decidua cystica). Arch. Gynàk. **19** (1882). — BRIDEUX: Contribution à l'étude histologique. Thèse de Paris 1909. — BRINK: Die Bakteriologie der weiblichen Genitalien. Sammelref. Gynak. Rdsch. **7**, 182 (1913). — BRÖSE. C.: Zur Ätiologie der weiblichen Gonorrhoe. Z. Geburtsh. **26**, H. 1. — BROSE und SCHILLER: Zur Diagnose der weiblichen Gonorrhoe. Berl. klin. Wschr. **35**, 580. — BRUTT, H.: Beitrage zur Kenntnis und zur chirurgischen Behandlung der puerperalen Gasbrandinfektion des Uterus (Physometra). Arch. Gynak. **116**, H. 1, 1 (1922). — BULIUS, G.: Über Endometritis decidua polyposa et tuberosa. Munch. med. Wschr. **1896**, 537. — BUMM, E.: (a) Zur Kenntnis des Eintagsfiebers im Wochenbett. Zbl. Gynak. **1897**, Nr 45, 1337. (b) Zur Ätiologie der Endometritis. Verh. dtsch. Ges. Gynak. **1895**, 186. (c) Gonorrhöe bei der Frau und ihre Behandlung. Die deutsche Klinik am Eingange des zwanzigsten Jahrhunderts 1902. S. 405. (d) Über die Aufgaben weiterer Forschungen auf dem Gebiet der puerperalen Wundinfektion. Arch. Gynak. **34**, 325 (1889). (e) Diskussion uber das Wochenbettfieber. Verh. dtsch. Gynak. **1882**. 301. (f) Die puerperale Infektion. Zbl. Bakter. 2, **34** (1887). (g) Beitrage zur Kenntnis der Gonorrhoe usw. Arch. Gynak. **23**, 327 (1884). (h) Histologische Untersuchungen über die puerperale Endometritis. Arch. Gynàk. **40**, H. 2, 39 (1891). — Bumm und Sigwart: Untersuchungen über die Beziehungen des Streptokokkus zum Puerperalfieber. Beitr. Geburtsh. **8**, 329 (1904). — Buettner: (a) Zur Endometritisfrage. Gynak. Rdsch. **1909**, Nr 14.   (b) Anatomische und klinische Untersuchungen über die Endometritis. Arch. Gynäk. **92**, H. 3, 781 (1910).

Calmann: Ein Fall von Achsendrehung eines myomatosen Uterus. Geburtsh. Ges. Hamburg 7. Nov. **1916**. Zbl. Gynak. **41**, Nr 3, 84 (1917). — Cornil: Leçons sur les métrites.   J. des connais méd. 5. April 1888. — Courty: Endometritis. Traité prat. des malad. des l'utérus. 3. Aufl. Paris 1881. — Couvelaire, A.: Esquisse de l'histoire de la „fièvre puerpérale". (Congres de la fièvre puerpérale Straßburg 1923). Gynéc. et Obstétr. **8**, Nr 1, 1 (1923).

Doederlein: (a) Über Vorkommen und Bedeutung der Mikroorganismen in den Lochien. Zbl. Gynak. **1888**, Nr 23 u. 28, 374 u. 452.   (b) Endometritis. Veits Handbuch der Gynakologie. Bd. 2. Wiesbaden 1897.   (c) Über das Vorkommen von Spaltpilzen in den Lochien. Leipzig 1887.   (d) Das Scheidensekret in seiner Bedeutung für das Puerperalfieber. Leipzig 1892. — Doléris: De l'endométrite et son traitement. Nouv. Arch. Obstétr. **1887**. — Dohrn: Eine Beobachtung von Hyperplasia deciduae polyposa. Mschr. Geburtsh. **31**, 375 (1868). — Driessen: (a) Endometritis als Folge abnormer Menstruation. Zbl. Gynak. **1914**, Nr 17, 618.   (b) De invloed der Rontgenstrahlen op de menstruatie. Nederl. Tijdschr. Geneesk. **1915**, Nr 26, H. 1.   (c) Menstruatie. Nederl. Mschr. Verloskde 3, Nr 7, 412 (1924). (d) Over de beteekenis van Glykogen in het normale baarmoederslijmvlies. Nederl. Tijdschr. Verloskde **1915**, 153.   (e) Sur le rôle du glycogène dans la mucqueuse utérine normale. Arch. mens. Obstétr. 11. Nov. **1915**. — Duffek, E.: Untersuchungen über die septische Thrombose. Arch. Gynak. **96**, 389 (1912).

Ellerbroek: Zur Lehre von der chronischen Endometritis. Zbl. Gynäk. **33**, Nr 20, 682 (1909). — Enke: Über Plasmazellen bei unvollkommenem Abort. Inaug.-Diss. Rostock 1910. — Essen Moeller: Zur Frage von der Behandlung der Endometritiden. 9. Verslg Nord. Chirurgenver. Aug. **1911**. Ref. Jber. Geburtsh. **1911**, 54.

Fassbender, H.: Geschichte der Geburtshilfe. Jena 1906. — Finn: Metritis chronica. Zbl. med. Wiss., Sept. **1868**, 564. — Fraenkel, E.: (a) Über Gasbrand der Gebärmutter. Virchows Arch. **241**, 352 (1923).   (b) Über die Ätiologie und Genese der Gasphlegmone, Gaszysten und Schaumorgane des menschlichen Körpers. Erg. Path. 7, H. 1, 403 (1902). — Frank: Recent views on inflammations of the endometrium and endometritis. N. Y. med. J., Màrz **1912**, 627. — Frankl: Diskussion. Geburtsh.-gynak. Ges. Wien 14. Mai 1912. Zbl. Gynàk. **1912**, Nr 52, 1765. — Franqué, v.: (a) Über Endometritis, Dysmenorrhöe und Abrasio mucosae. Z. Geburtsh. **38**, 35 (1898).   (b) Uterusabszeß und Metritis dissecans. Slg klin. Vortr. **1901**, Nr 316. — Freund, R.: Praktische Folgerungen aus der modernen Lehre der Endometritis. Zbl. Gynak. **33**, Nr 11, 388 (1909). — Frey, J.: Über Plasmazellen und ihr Vorkommen bei den Erkrankungen der weiblichen Geschlechtsorgane speziell des Endometrium. Z. Geburtsh. **65**, 388 (1909). — Fromme: Klinische und bakteriologische Studien zum Puerperalfieber. Arch. Gynak. **85**, 154 (1908).

Gardner: The endometrium and some of its variations. J. amer. med. Assoc. **53**, Nr 14 (1909). — Gebhard: Metritis dissecans Z. Geburtsh. **22**, 414 (1891). — Geipel: Zur Kenntnis der Veränderungen des Uterus bei Leukàmie. Gynak. Ges. Dresden 20. Nov. 1919. Zbl. Gynäk. **1920**, Nr 7, 176. — Goenner, A.: Über Mikroorganismen im Sekret der weiblichen Genitalien usw. Zbl. Gynàk. **11**, Nr 28, 444 (1887). — Gräfenberg: Ein Beitrag zur Kenntnis der Metritis dissecans puerperalis (Gangraena uteri puerperalis). Arch. Gynak. **84**, 273 (1908). — Guérin: De la métrite aigue. Arch. Gynéc. **2**, 1 (1874). Gusserow: Ein Fall von Endometritis decidualis tuberosa. Mschr. Geburtsk. **27**, 321 (1866).

Hagiwara: Über das Vorkommen von Plasmazellen in den verschiedenen Organen bei Infektionskrankheiten. Korresp.bl. Schweiz. Ärzte **45**, Nr 28, 865 (1915). — Hamm: Über die Notwendigkeit des anaeroben Kulturverfahrens usw. Zbl. Gynàk. **1910**, Nr 52. — Hamm und Jaquin: Über die Artenunterscheidung hamolytischer Streptokokken mittels Lezithinbouillon. Arch. Gynàk. **91**, 561 (1910). — Harrigan, A. H.: Intramuraler Abszeß des puerperalen Uterus. N. Y. med. J. **97**, Nr 9, 444 (1. Màrz 1913). — Hartje: (a) Zur Lehre von den hyperplastischen Veranderungen der Uterusschleimhaut. Zbl. Gynak. **1907**, Nr 47, 1465.   (b) Über die Beziehungen der sog. papillären Uterusdrusen zu den einzelnen Menstruationsphasen. Mschr. Geburtsh. **26**, 15 (1907). — Hartmann, Heinz: Zur Anatomie der Klinik der echten Endometritis. Arch. Gynàk. **131**, H. 2, 405—421 (1927). — Haussmann, D.: (a) Die Lehre von der Decidua menstrualis. Berl. Beitr. Geburtsh. **1**, 55 (1872).   (b) Die Parasiten der weiblichen Geschlechtsorgane. Berlin 1870. — Hegar: (a) Beitrage zur Pathologie des Eies (diffuse Endometritis decidualis hyperplastica). Mschr. Geburtsh. Frauenkrkh. **21**, Suppl. 1/66 (1863).   (b) Endometritis decidualis hyperplastica cystica. Virchows Arch. **52**. — Hegar und Maier: Beitrage zur Pathologie des Eies. Dezidualbildung. Hyperplasie der Dezidua. Virchows Arch. **52** (1871). — HEGAR, K.: Die Lehre von der Endometritis in ihren praktischen Folgerungen. Prakt. Erg. Geburtsh. Wiesbaden: J. F. Bergmann 1909. — HEIL, K.: Gasphlegmone eines Uterusmyoms (Physomyoma) nach Abortus. Zbl. Gynäk. **1924**, Nr 29, 1595. — HEIM: (a) Physometra. Verh. Ges. Geburtsh. u. Gynäk. Berlin 16. Nov. 1923. (b) Zwei Fälle von Physometra. Ein Beitrag zur Kenntnis der Gasbranderkrankungen. Z. Geburtsh. u. Gynäk. **87**, H. 1, 156 (1924). — HENKEL: Klinische und anatomische Untersuchungen über Endometritis. Zbl. Gynäk. **33**, Nr 6, 201 (1909). — WALTHARD und WILDBOLZ in Winkels Handbuch der Geburtshilfe. Bd. 3. 1906. — HEYNEMANN: Der E. FRAENKELsche Gasbazillus in seiner Bedeutung für die puerperale Infektion. Z. Geburtsh. **60**, H. 2. — HIESS: Knochenreste im Uterus. Geburtsh. gynäk. Ges. Wien 12. Juni 1923. Zbl. Gynäk. **1923**, Nr 46/47, 783. — HIMMELHEBER: Zur Bedeutung der glandulären Hyperplasie und Hypertrophie des Endometrium. Mschr. Geburtsh. **30**, 159 (1909). — HITSCHMANN: Endometritis. Verslg dtsch. Naturforsch. Salzburg 1909. — HITSCHMANN und ADLER: (a) Die Lehre von der Endometritis. Z. Geburtsh. **60**, 63 (1907). (b) Über den normalen Bau der Uterusmukosa und ihre Entzündung. Verh. dtsch. Ges. Geburtsh. Dresden, Mai **1907**. (c) Der Bau der Uterusschleimhaut des geschlechtsreifen Weibes mit besonderer Berücksichtigung der Menstruation. Mschr. Geburtsh. **27**, 1, Jan. **1908**. (d) Ein weiterer Beitrag zur Kenntnis der normalen und entzündeten Uterusmukosa usw. Arch. Gynäk. **100**, H. 2, 233. — HOECHSTENBACH: Über Metritis dissecans. Arch. Gynäk. **37**, H. 2, 175 1890 (1913). — HOERMANN, J.: Über Menstruatio praecox. Inaug.-Diss. Leipzig 1918. — VAN DER HOEVEN: Die Schleimhaut der Gebärmutter. Arch. Gynak. **95**, H. 3, 648 (1912). — VOM HOFE: Über Hyperplasie der Dezidua. Inaug.-Diss. Marburg 1869. — HOFMEIER: Folgezustande des chronischen Zervixkatarrhs und ihre Behandlung. Z. Geburtsh. **4**, 331 (1879). — HORNUNG, B.: Histologische Untersuchungen gravider und puerperaler Uteri, mit besonderer Berücksichtigung der Peroxydase. Zbl. Gynak. **1924**, Nr 40, 2170. — HUETER, C: Über chronische Metritis. Arch. Gynäk. **87**, 643 (1909).

IWASE: Über die zyklische Umwandlung der Uterusschleimhaut. Z. Geburtsh. **63**, 614 (1908).

KALTENBACH, P.: Diffuse Hyperplasie der Dezidua am Ende der Gravidität. Z. Geburtsh. **2** (1878). — KAMNIKER, H.: Über den Gasbrand des Uterus. Zbl. Gynäk. **1927**, Nr 37, 2341. — KAPLAN, A. L.: Über die Häufigkeit der Gonokokken in den Lochien im Puerperium. Münch. med. Wschr. **1926**, Nr 6, 241. — KASCHEWAROWA: Endometritis decidualis chronica. Virchows Arch. **54** (1868). — KEHRER: Zur sog. Endometritis deciduae tuberosa. Arch. Gynak. **119**, H. 1, 97 (1923). — KELLER: Die Lehre von der Endometritis. Z. Geburtsh. **65**, 252 (1909). — KJOEGOORD: Endometrie Undersoegelser. Kjoebenhavn 1913. Ref. Zbl. ges. Gynäk. **1**, 587 (1913). — KLOTZ: Zur Frage der Deziduome. Arch. Gynäk. **29** (1887). — KOHN, EUGEN: (a) Menstruation und Gravidität bei Typhus. Zbl. Gynäk. **1927**, Nr 12, 736. (b) Endometritis bei Typhus, Blutung. 1927. — KROENIG: Diskussion. Verh. dtsch. Ges. Gynäk. Wien **1895**, 498. — KROMPECHER: Über den Durchbruch von Pseudoxanthomzellen durch Zylinderepithelschichten. Verh. dtsch. path. Ges. München **1914**, 155. — KRONKE, P. U.: Über Anatomie und Klinik der echten Endometritis. Inaug.-Diss. Rostock 1920. — KUESTNER: (a) Beitrage zur Lehre der Endometritis. Jena 1883. (b) Deziduaretention-Deziduom-Adenoma uteri. Arch. Gynäk. **18** (1881).

LADWIG, A.: Untersuchung uber die Ausbreitung des lymphatischen Gewebes im Hinblick auf den Status lymphaticus. Virchows Arch. **232**, 392 (1921). — LAENSIMAKI: Endometritis gonorrhoica acuta, subacuta, chronica. Mitt. gynäk. Klin. Helsingfors **12**, H. 1/2. Berlin: S. Karger 1919. — LAMERS: Ein Fall von Sepsis im Wochenbett nach Abort durch Staph. aureus haemolyticus. Mschr. Geburtsh. **33**, H. 2. — LAUBENBURG: Über Leukamie und Schwangerschaft. Arch. Gynak. **40**, H. 3 (1891). — LEHMANN: Zur Kasuistik der puerperalen Metritis dissecans. Arch. Gynäk. **118**, 625 (1923). — LÉJARS, F.: Pyométrie et abcès de l'utérus. Semaine méd., Nr 20 (1914). Zbl. ges. Gynak. **1914**, H. 9, 419. — LEWY: Fall von Endometritis decidua polyposa. Z. Geburtsh. **1** (1877). — LIEPMANN: Diabetes mellitus und Metritis dissecans nebst einem Beitrag zur Pathologie der Metritis dissecans. Arch. Gynak. **70**, 426 (1903). — LOEFQUIST: Über die Histologie der Endometritis. Engstroems Mitt. **10**, H. 2 (1912). — LOHMANN: Über rhythmische Erscheinungen im Verlaufe von Augenerkrankungen. Munch. med. Wschr. **1920**, Nr 22, 625. — LOMER: Die Mikroorganismen der weiblichen Gonorrhoe. Dtsch. med. Wschr. **1885**, Nr 43, 734. — LORENTOWICZ: Die neuesten Anschauungen über die Endometritis. Medycya **1908**, Nr 8 (poln.). — LORENZ: Über Beziehungen zwischen Auftreten der ersten Menstruation und engem Becken. Inaug.-Diss. 1915.

MADLENER: Über Metritis gonorrhoica. Zbl. Gynak. **19**, Nr 50, 1313 (1895). — MAIER, RUD.: Über Geschwulstbildungen mit dem Bau des Deziduagewebes. Virchows Arch. **67** (1876). — MARCHAND, F.: (a) Über die sog. dezidualen Geschwulste. Mschr. Geburtsh. **1** (1895). (b) Über das maligne Chorionepitheliom. Z. Geburtsh. **39** (1898). — MARX: Über Veranderungen an der Oberflache des Uterus durch Gasbazillen. Zbl. Gynak. **1911**,

Nr 22, 773. — MARX, A. M.: Über Veranderungen an der Oberfläche des Uterus durch Gasbazillen. Zbl. Gynäk. **1921**, Nr 22, 773. — MASSIN, W. N.: Zur Frage über Endometritis bei akuten infektiösen Allgemeinerkrankungen. Arch. Gynak. **90**, 146 (1891). — MAUTHNER, E.: Das Verhalten des Kapillarsystems bei der zyklischen Wandlung der Uterusmukosa. Mschr. Geburtsh. **54**, H. 2, 81 (1921). — MAYER, A.: Über Störungen von Menstruation und Schwangerschaft durch psychische Alteration. Zbl. Gynak. **41**, Nr 24, 569 (1917). — MAYER, CARL: Vortrag über Erosionen, Exkoriationen und Geschwürsformen der Schleimhaut, des Zervikalkanales und der Muttermundslippen. Berlin 1861. — MEIXNER: Decidua menstrualis. Geburtsh.-gynäk. Ges. Wien, 9. Mai 1922. Zbl. Gynäk. **1922**, Nr 44, 1785. — MÉLIER: Consideration usw. Mém. Acad. de Méd. **2**, 330 (1833). — MENGE und KROENIG: Bakteriologie des weiblichen Genitalkanals. Leipzig 1897. — MEYER, R.: (a) Retention embryonaler Knochen im Uterus. Verh. Ges. Geburtsh. Berlin, 10. Juni 1921. Z. Geburtsh. **85**, H. 2, 410. (b) Über seltenere gutartige und zweifelhafte Epithelveränderungen der Uterusschleimhaut im Vergleich mit den ihnen ahnlichen Karzinomformen. 1. Endometritis, 2. Schleimhauthyperplasie, 3. Plattenepithelknötchen, 4. Polypen, 5. Papillome. Verh. Ges. Geburtsh. Berlin, 8. Juli 1921. — MITTELMANN: Über die Plasmazellen als Kriterium für die Diagnose der Endometritis. Inaug.-Diss. Halle 1910. — MOENCH: Über Rundzellenknötchen im Endometrium. Arch. Gynak. **108**, H. 2/3, 483 (1918). — DE MONCHY, M. M.: Ein Fall von puerperaler Uterusgangrän. Z. Geburtsh. **71**, 884 (1912). — MUELLER, PETER: Handbuch der Gynakologie.

NEUGEBAUER, V.: Neuere Anschauungen in der Lehre von der Endometritis. Gynak. Sekt. Warschau. Ärztl. Ges. Medyciyna **1908** (poln.). — NILSON, ADA: Der Zeitpunkt des Eintretens der Menstruation der Mädchen der Volksschulen. Hygiea (Stockh.) **1917**, S. 183. Ref. Zbl. Gynak. **41**, H. 30, 750 (1917). — NOEGGERATH: Die latente Gonorrhöe im weiblichen Geschlecht. 1872. — NOLTMANN: Uterusnekrose. Puerperale Metritis dissecans. Z. Geburtsh. **89**.

ORTH: Untersuchungen über Puerperalfieber. Virchows Arch. **58**, 437 (1873).

PANKOW: Über die Ursachen der Uterusblutungen. Z. Geburtsh. **65**. Munch. med. Wschr. **1909**, Nr 52, 2701. Verslg Naturforsch. Salzburg **1909**. — PÉREIRE: Des endométrites infectieuses. Thèse de Paris **1889**. — PHILIPP: Metritis emphysematosa. Verh. Ges. Geburtsh. Berlin 16. Nov. 1923. — PIELSTICKER, L.: Ein Fall von Uterusabszeß mit Durchbruch in die Bauchhohle. Z. Geburtsh. **79**, 67 (1917). Inaug.-Diss. Bonn 1916. — PINKUSS: Über die gutartigen Veranderungen des Endometriums. Z. Geburtsh. **33**, 221 (1895). — POSCH, W.: Über den Nachweis von Hamosiderin im Endometrium. Arch. Gynak. **123**, H. 2/3, 671 (1925). — POZZI: Stenosierende Metritis der Cervix uteri. 17. internat. Kongr. London **1913**.

RAUSCHENBERGER, F. W.: Über Metritis dissecans und Uterusabszeß. Inaug.-Diss. Berlin. 1914. — REISS, M.: Beitrage zur Hyperplasie der Dezidua am Ende der Graviditat syphilitischer Frauen. Inaug.-Diss. Gießen 1885. — RICHTER, GEORG: Uterusgangrän. Diss. Würzburg 1921. — RISCH: Metritis dissecans und Uterusabszeß. Med. Klin. **1911**, Nr 5, 173. — ROESSLE, R.: Über Myxödem bei totaler Thyreoaplasie. Med. Ges. Jena, 4. Feb. 1920. Münch. med. Wschr. **1920**, Nr 25, 735. — ROTTHAUS, ERICH: Metritis dissecans (Gangraena uteri puerperalis). Arch. Gynäk. **130**, (1927).

SACKENREITER: Die Erreger der putriden Endometritiden. Hegars Beitr. Geburtsh. **17**, 246 (1912). — SAENGER: Über die Beziehungen der gonorrhoischen Erkrankungen zu Puerperalerkrankungen. Verh. dtsch. Ges. Gynäk. **1**, 177 (1886). — SAUVÉ: Abscès puerpéraux de l'utérus. Thèse de Bourdeaux **1908**. — SAGE, E. C.: Report of a case of endometritis decidualis polyposa. Amer. J. Obstetr. **6**, Nr 2, 206 (1923). — SANGER: (a) Über Sarcoma uteri deciduo-cellulare und andere deziduale Geschwülste. Arch. Gynäk. **44** (1893). (b) Verh. Ges. Geburtsh. u. Gynäk. **33** (1895). — SCHEIDLER: Zur Kasuistik der Infektion mit dem Bacillus aerogenes capsulatus usw. Mschr. Geburtsh. **30**, H. 6, 714 (1909). — SCHIBKOW, A.: Ein Fall von Endometritis pseudomembranosa septica secundaria post abortum. Virchows Arch. **228**, 450 (1920). — SCHICK: Zur Kritik der Lehre von der Endometritis. Gynak. Rdsch. **1907**, H. 2. — SCHLAGENHAUFER, F.: (a) Über ammoniakalische Ausscheidungs-Endometritis. Arch. f. Gynäk. **111**, H. 3, 583 (1919). (b) Ein Fall von Chloroleukamie mit grünem Uterus. Arch. Gynak. **95**, H. 4, 1 (1912). — SCHOTTLAENDER: Diskussion. Geburtsh.-gynak. Ges. Wien, 14. Mai 1912. Zbl. Gynäk. **1912**, Nr 52, 1765. — SCHOTTMÜLLER: (a) Zur Bedeutung einiger Anaeroben in der Pathologie, insbesondere bei puerperalen Erkrankungen. Mitt. Grenzgeb. Med. u. Chir. **21**, H. 3. (b) Artunterscheidungen der Streptokokken. Münch. med. Wschr. **1903**, Nr 20 u. 21, 849 u. 909. (c) Streptokokkenaborte und ihre Behandlung. Ebenda **1911**, Nr 39. (d) Die Puerperalsepsis. Bekanntes und Unbekanntes. Münch. med. Wschr. **1928**, Nr 37, 1581 u. Nr 38, 1634. — SCHRÖDER und FRIEDA NEUENDORFF-VICK: Der mensuelle Zyklus bei akut- und chronischentzündlicher Adnexerkrankung zugleich ein Bild vom Verlauf der akuten und chronischen Endometritis „interstitialis". Arch. Gynäk. **115**, H. 1, 15 (1921). — SCHROEDER, R.: (a) Die Drüsenepithelveränderungen der Uterusschleimhaut im Intervall und Pramenstruum. Arch. Gynäk. **88** (1909). (b) Der Menstruationszyklus und seine Anomalien.

Mschr. Geburtsh. **53**, 207 (1920). — Schubert, R.: Über das Vorkommen des Fraenkel-schen Gasbazillus in der Vagina bei gesunden Frauen. Zbl. Bakter. **1928**, 339. — Schultze, W. H.: Zur Kenntnis der pathogenen Bedeutung des Bacillus phlegmonis emphysematosae. Virchows Arch. **193**, 419 (1908). — Schwab: Zur Histologie der chronischen Endometritis, Zbl. Gynäk. **31**, Nr 29, 899 (1907). — Schwarz: Die gonorrhoische Infektion beim Weibe. Slg klin. Vortr. **1886**, Nr 279. — Seitz, A.: Über anatomische Befunde am Endometrium bei Meno- und Metrorrhagien. Z. Geburtsh. **83**, 668 (1921). — Sekiba: Zur Morphologie und Histologie des Menstruationszyklus. Arch. Gynäk. **120**, H. 1, 37 (1923). — Seligmann, S.: Zur Ätiologie der endogenen Puerperalinfektionen. Z. Geburtsh. **75**, 548 (1914). — Semmelweiss: Ätiologie, Begriff und Prophylaxis des Kindbettfiebers, Pest, Wien und Leipzig 1861. — Silva, Camillo: Über traumatische Uterusabszesse. Estratto dall' Arch. di Ostetr. II. s. **14**, Nr 7 (1927). — de Sinéty: (a) Manuel de gynécol 2. Aufl. 1884. (b) Metritis chronica. Ann. Gynéc. **10**, 129 (1878). — Sitzenfrey: Über mehrschichtiges Platten-epithel der Schleimhautoberflache des Uterus benignen und malignen Charakters. Z. Ge-burtsh. **59**, 385 (1907). — Slavjansky: Endometritis decidualis haemorrhagica. Arch. Gynäk. **4**, 285 (1872). — Spruck, H. W.: Über menstruelle Blutungen während der Schwan-gerschaft. Inaug.-Diss. Marburg 1920. — Stammler: Untersuchung über Vorkommen und Bedeutung der histiogenen Mastzellen im menschlichen Körper unter normalen und patho-logischen Zustanden. Frankf. Z. Path. **25**, H. 3, 391 (1921). — Steinschneider: Über den Sitz der gonorrhoischen Infektion beim Weibe. Berl. klin. Wschr. **1887**, Nr 17, 301. — Stickel und Zondeck: Das Menstrualblut. Z. Geburtsh. **83**, H. 1, 1. — Strassmann, H.: Eigentümliche Hyperplasie der Dezidua. Mschr. Geburtskde **19**, 242 (1862).

Theilhaber: Die Variationen im Bau des normalen Endometriums und die chronische Endometritis. Münch. med. Wschr. **1907**, Nr 23, 1126. Verh. dtsch. Ges. Geburtsh. Dresden. Ärztl. Ver. München, 30. Okt. 1907. Berl. klin. Wschr. **1907**, Nr 46, 1496. — Theilhaber und Meier, A.: Zur Anatomie, Pathologie und Therapie der chronischen Endometritis. Arch. Gynak. **86**, 628 (1908). — Thorn: Zur chronischen Metritis und Endomctritis. Prag. med. Wschr. **1910**, Nr 2/3. — Traugott: Zur Frage der Bakteriologie und der lokalen Be-handlung des fieberhaften Abortes. Z. Geburtsh. **68**, H. 2. — Troescher: Über den Bau und Funktion des Tubenepithels beim Menschen. Mschr. Geburtsh. **45**, H. 3, 205 (1917). —

Uter: Zur Pathologie der Uterusschleimhaut. Z. Geburtsh. **25**, 217 (1893).

Vedeler: Endometritis decidualis tuberosa. Norsk. Mag. Laegevidensk. **24**, 263 (1870).— Veit, I.: Über Endometritis decidua. Volkmanns Slg klin. Vortr. **1895**, Nr 254. — Virchow: Über eine eigentümliche vielleicht syphilitische Veranderung der Decidua. Virchows Arch. **21**, 118 (1861). Mschr. Geburtsh. Frauenkrkh. **17** (1861). — Vogel, G.: Ein Fall von ex-zessiver Wucherung der Dezidua am Ende der Gravidität. Z. Geburtsh. **48** (1902).

Walthard: Bakteriologische Untersuchungen des weiblichen Genitalsekretes. Arch. Gynak. **28** (1895). — Walthard und Wildbolz: Das Kindbettfieber. Winkels Handbuch der Geburtshilfe. Bd. 3, S. 255. 1906. — Warén, E.: Zur Kenntnis der Menstruation in Finnland. Mitt. gynàk. Klin. Prof. Engstroem, Helsingfors. **11**, H. 3. Berlin 1918. — Warnekros: Bakteriologische Untersuchungen bei Fieber im Wochenbett und Abort und wahrend der Geburt. Zbl. Gynak. **1911**, Nr 28. — Wedeler: Uretrit oz Endometrit. Norsk. Mag. Laegevidensk. **5**, 1 (1889). Jber. Geburtsh. **1890**, 466. — Weinzierl, Egon: Totale Gangràn des Uterus im Wochenbett. Arch. Gynak. **130**, 521 (1927). — Weishaupt, E.: Zur Lehre von der Endometritis und der Bedeutung der Plasmazellen. Z. Geburtsh. **62**, 52 (1908). — Widal: Etude sur l'infection puerpérale. Thèse de Paris **1889**. — v. Winckel: Die Ätiologie der Endometritis. Kongr. dtsch. Ges. Gynak. München **1895**. — Winter, G.: Die Mikroorganismen im Genitalkanal der gesunden Frau. Z. Geburtsh. **14**, H. 2, 443 (1888). — Wolff, A.: Zur Kenntnis der Anatomie und Ätiologie der chro-nischen Endometritis. Inaug.-Diss. Heidelberg 1913. — Wyder, Th.: Tafeln fur den gynä-kologischen Unterricht. Berlin 1887.

Zacharias: Genitalblutungen neugeborener Madchen. Med. Klin. **1914**, Nr 44, 1643. — Zangemeister: Die Hamolyse der Streptokokken. Dtsch. med. Wschr. **1909**, Nr 10, 427 u. Nr 11, 477. — Zweifel: Soll man bei Fieber intra partum oder im Wochenbett eine Uterusspulung vornehmen? Dtsch. med. Wschr. **1926**, Nr 3, 113.

XIII. Erosion.

Adair: „Erosio" portionis vaginalis uteri. Surg. etc.. April **1910**, 337. — Aigner, H: Über tuberkulose Uterusabszesse. Inaug.-Diss. Munchen 1916. — Aron: Leçons cliniques sur les maladies de l'utérus. Paris 1860.

Bennett: Traité prat. de gynécol. **1864**, 142. — Boivin et Dugés: Traité pratique des maladies de l'utérus. Paris 1833. — Bouilly: Déchirure et ulcération du col de l'utérus. Semaine méd. 5. Sept. **1888**, 435. — Braun, C.: Med. Jb. **5**, 182. Wien 1861.

Courty: Traité prat. des malad. de l'utérus. Paris 1872 und 3. édit. Paris 1881. p. 1059.— Culbertson, Carey: Erosion of the cervix uteri, with observations on its causes, developments and results. J. amer. med. Assoc. 87, Nr 22, 1808—1811 (1926). — Cushman, B. Z.: The cantery of chronic cervicitis with histologic studies. Amer. J. Obstetr. 8, Nr 5, 628 (1924). Doderlein: Über die Histogenese der Erosionen der Portio vaginalis. Zbl. Gynäk. 1889, Nr 6.

Emmet, T. A.: „Surgery of the Cervix in connection with the treatment of certain diseases. Amer. J. Obstetr. 1, 339 (1869).

Fischl: (a) Ein Beitrag zur Histologie der Erosionen der Portio vaginalis uteri. Arch. Gynäk. 15, 76 (1879). (b) Beiträge zur Morphologie der Portio vaginalis uteri. Arch. Gynak. 16, 192 (1880). (c) Über den Bau und die pathologische Bedeutung der Erosionen an der Portio vaginalis uteri. Z. Heilk. 2, 259 (1881). (d) Die Erosion und das Ektropium. Zbl. Gynàk. 1880, Nr 18, 425.

Gallard: Leçons cliniques sur les maladies des femmes. Paris 1873. — Gosselin: De la valeur des ulcérations du col utérin. Arch. gén. Méd. 23 (1843). — Gottschalk: Über die Entstehung der Erosion der Portio vaginalis uteri. Verh. Ges. Geburtsh. 8. Jan. 1909 u. 12. Feb. 1909. Z. Geburtsh. 64, 647 (1909); 65, 218.

Hirsch-Hoffmann, H. U.: Statistischer und histologischer Beitrag zur Frage der mikro skopischen Diagnose: „Erosio portionis“. Zbl. Gynäk. 1928, Nr 32, 2013. — van der Hoeven: Die Ätiologie der Erosionen der Vaginalportio. Nederl. Tijdschr. Geneesk. 1, Nr 1 (1905). Jber. Geburtsh. 18, 75. Ref. Zbl. Gynak. 1905, 95. — Hofmeier: Folgezustände des chronischen Zervikalkatarrhs usw. Z. Geburtsh. 4, 331 (1879). — Holzschuh, J.: Ein Erythema exsudativum multiforme auf der Vaginalschleimhaut und auf der Portio vaginalis. Zbl. Gynäk. 49, Nr 1, 56 (1925).

Joulin: Pemphigus du col. utérin. Gaz. Hôp. 1861, 158.

Landau und Abel: Beitrage zur normalen und pathologischen Anatomic des Gebarmutterhalses. Arch. Gynak. 38, 199. — Lisfranc: Clin. chir. 1841/43. Vorlesungen über Diagnose und Behandlung der Krankheiten des Uterus. Deutsch v. Behrend: Leipzig 1849.

Meyer, Robert: (a) Diskussionsbemerkung zur Erosionsfrage. Z. Geburtsh. 65, 218. (b) Zur Genese und Bedeutung der Pseudoerosio congenita et acquisita portionis uteri usw. Geburtsh. Ges. Hamburg 28. Juni 1910. Zbl. Gynak. 1911, Nr 2. (c) Über Erosio portionis uteri. Verh. dtsch. path. Ges. Erlangen 1910. (d) Die Erosion und Pseudoerosion der Erwachsenen. Arch. Gynak. 91, H. 3. (e) Die histologischen Grundlagen der Karzinomdiagnose. 90. Verslg dtsch. Naturforsch. Hamburg 1928. Zbl. Gynàk. 1928, Nr 43, 2792. — Mörike: Die Uterusschleimhaut in verschiedenen Altersperioden und zur Zeit der Menstruation. Z. Geburtsh. 7, 84 (1881). — Münzberger, L.: Über das pathologisch-anatomische Substrat der Erosionen an der Portio vaginalis uteri. Inaug.-Diss Halle-Wittenberg 1881.

Neumann: Die Aphthen im weiblichen Genitale. Wien. klin. Rdsch. 1895, Nr 19 u. 20. — Nonat: Traité pratique des maladies de l'utérus. Paris 1860.

Roser: Das Ektropium am Muttermund. Arch. Heilk. 2, 97 (1861). — Ruge, C.: (a) Über die Erosion an der Vaginalportio sowie ein kritischer Überblick über deren Literatur. Z. Geburtsh. 8, 405 (1882). (b) Die Erosion und das Ektropium sowie uber die Herkunft des Zylinderepithels usw. Z. Geburtsh. 5, 248 (1880). (c) Zur Erosionsfrage; die Fischelsche Erosion. Z. Geburtsh. 7, 231 (1882). (d) Endometritis cervicalis usw. Verh. dtsch. Ges. Gynàkol. 6. Kongr. Wien 1895, 180. — Ruge, C. und J. Veit: Zur Pathologie der Vaginalportion. Z. Geburtsh. 2, 415 (1878).

Schottländer: Zur Histogenese der Portioerosionen. Mschr. Geburtsh. 26, 1 (1907).

Taylor Smith: (a) A memory on the pathology and treatment of leukorrhoea usw. Med.-chir. trans. 35, 377 (1852). (b) The pathology and treatment of leukorrhoca. London 1855.

Veit, J.: (a) Zur normalen Anatomie der Portio vaginalis uteri. Z. Geburtsh. 5, 232 (1880). (b) Über die Bedeutung der Erosionen der Vaginalportion. Arch. Gynak. 12, 270. (c) Zur Erosionsfrage. Z. Geburtsh. 8, 77 (1882). — Virchow: Geschwulstlehre. 1, 239 (Akne). — Vörner, H.: Zur Ätiologie und Anatomie der Erosio portionis vaginalis. Mschr. Geburtsh. 17, 1044 (1903).

Waltke: Beiträge zur Kenntnis des elastischen Gewebes in der Gebàrmutter und im Eierstock. Beitr. path. Anat. 27, 575 (1900).

XIV. Psoriasis uteri.

Ahlström, E.: A case of cancerlike changes in the endometrium. Acta gynec. scand. (Stockh.). 2, H. 2, 178 (1923). — Amann: Lehrbuch der mikroskopisch-gynakologischen Diagnostik. Wiesbaden 1897. — Aschheim: (a) Plattenepithelwucherung in der Uterusschleimhaut. Dtsch. gynäk. Ges. Verh. 18. Verslg Heidelberg 1923. Arch. Gynàk. 120, 300 (1923). (b) Gutartigkeit der Plattenepithelknótchen. Verh. dtsch. Ges. Gynak. Heidelberg 1923.

Benthin: Beginnendes Karzinom oder atypische Epithelwucherung. Z. Geburtsh. 81, H. 3 (1909). — Berka, F.: Zur Frage sogenannter Psoriasis uteri. Z. Geburtsh. 61, 515 (1908). — Bondi: Über das Vorkommen von Plattenepithel bei Pyometra. Gynäk. Rdsch. 1908, Nr 23. — Byörkenheim: Zur Kenntnis des Epithels im Utrovaginalkanal des Weibes. Anat. Anz. 28, 447 (1906).

Döderlein: Endometritis. Veits Handbuch der Gynäkologie. 2. Wiesbaden 1897. Engelhorn: Korpuskarzinom bei einer Dreiundzwanzigjährigen. Beitr. Geburtsh. 13, 278 (1909).

v. Ernst: Contribution à l'étude de la présence d'épithélium pavimenteux dans l'utérus. Gynec. helvet. 13, 313 (1913). — Esser, M.: Über das Tiefenwachstum bei Portioleukoplakien. Virchows Arch. 296, H. 3, 602 (1928).

v. Franqué: (a) Das beginnende Portiokankroid usw. Z. Geburtsh. 44, 173 (1901). (b) Über Leukoplakia und Carcinoma vaginae et uteri. Z. Geburtsh. 60, 237 (1907). (c) Über die Ausbreitung des Krebses vom Hals auf den Körper der Gebärmutter. Verh. dtsch. Ges. Gynak. 1899, 571. (d) Leukoplakie und präkanzeröse Veränderung des Plattenepithels. Zbl. Gynäk. 1927, Nr 15, 878. — v. Friedländer: Abnorme Epithelbildung im kindlichen Uterus. Z. Geburtsh. 38 (1898).

Gaifami: Il compartamento istologico in gravidanza della mucosa della portio. Ann. Obstetr. 1910. — Geller, Fr. Chr.: Über atypische Epithelwucherungen am Gebarmutterhalse. Zbl. Gynäk. 1923, Nr 10, 406.

Hengge: Beobachtungen von gutartiger Mehrschichtung des Epithels im Corpus uteri. Mschr. Geburtsh. 15. — Hinselmann, Hans: (a) Zur Kenntnis der präkankerösen Veränderungen der Portio. Zbl. Gynak. 1927, Nr 15, 901. (b) Über Portioleukoplakie. Wien. klin. Wschr. 41, Nr 15, 515—516 (1928). (c) Schichtungskugeln in dem Epithel der weißlichen Felder der Umwandlungszone der Portio. Zbl. Gynäk. 52, Nr 20, 1244 bis 1247 (1928). (d) Weiteres zur Diagnose der Portioleukoplakien. Zbl. Gynäk. 52, Nr 22, 1373—1376 (1928). — Hinselmann, Hans und M. Esser: Erzeugung von Portioleukoplakien durch Probeexzision in zwei Fällen. Zbl. Gynäk. 52, Nr 11, 686—688 (1928). — Hintze, Otto: Plattenepithelknotchen in hyperplastischen Drüsen der Korpusschleimhaut. Zbl. Gynäk. 1928, Nr 35, 2209. — Hitschmann, Fr.: Ein Beitrag zur Kenntnis des Korpuscarcinoms. Arch. Gynäk. 69, H. 3, 629 (1903). — Hofbauer: Leucoplacia uteri. Z. Geburtsh. 68 (1911). — Höhl, Erwin: Abnorme Epithelbildungen im kindlichen Uterus. Mschr. Geburtsh. 13, 61 (1901). — d'Holtmann de Villiers et Thérèse: Une forme peu commune d'altération épitheliale du col de l'utérus. Internat. Kongr. Gynäk. Genf 1896. — Hunziker, H.: Über Plattenepithel in der Schleimhaut des Cavum uteri. Frankf. Z. Path. 8, H. 1, 1 (1911).

Jayle et Bender: La Leucoplasie de la vulve, du vagin et de l'utérus. Rev. Gynéc. et chir. abdom. 1905.

Kaufmann, E.: Über metaplastische Vorgange am Epithel des Uterus, besonders Polypen. Sitz. med. Ges. Basel 1. Feb. 1906. Korresp.bl. Schweiz. Ärzte 1906. — Krompecher, E.: (a) Über Basalzellentumoren der Zylinderepithelschleimhaute mit besonderer Berücksichtigung der Karzinoide des Darmes. Beitr. path. Anat. 65, H. 1, 79 (1919). (b) Zur vergleichenden Histologie der Basaliome. Z. Krebsforschg 19, H. 1, 1 (1922). (c) Basalzellen, Metaplasie und Regeneration. Beitr. path. Anat. 72, H. 1, 163 (1923).

Laffont: Sur la syphilis tertiaire etc. Thèse de Paris 1908. Ref. Zbl. Gynäk. 1910, Nr 35.

Manu af Heurlin: Zur Kenntnis des Baues, des Wachstums und der histologischen Diagnose des Carcinoma corporis uteri mit Bemerkungen über die atypische Epithelwucherung der Uterusschleimhaut. Arch. Gynäk. 94, 402 (1911). — Menge: (a) Bakteriologie des weiblichen Genitalkanales. Leipzig 1897. — Meyer, H.: Plattenepithelbildung im Canalis cervicis uteri und an Zervikalpolypen mit besonderer Berücksichtigung karzinomähnlicher Bilder. Diss. Berlin 1923. — Meyer, Rob. (s. u. Erosionen). (b) Über embryonale Gewebseinschlüsse usw. Erg. Path. 9, H. 2, 548 (1905). c) Über seltenere gutartige und zweifelhafte Epithelveranderungen der Uterusschleimhaut. Verh. Ges. f. Geb. u. Gyn. Berlin, 8. Juli 1921.

Nagy: Über ein Sarkom der Gebarmutter, entstanden auf Grund einer infektiosen Granulombildung. Zugleich ein Beitrag zur Frage der Psoriasis und Leucoplacia uteri. Arch. Gynäk. 102, H. 3, 611. — Natanson, K.: Über das Vorkommen von Plattenepithel im Uterus von Kindern. Mschr. Geburtsh. 26, 350 (1907).

Oeri, R.: Über Epithelmetaplasie am Uterus, besonders an Polypen. Z. Gynäk. 57, 384 (1906). Diss. Basel 1906.

Pinkuss, A.: Über die gutartigen Veränderungen des Endometriums. Z. Geburtsh. 33. — Polano: Zur Pathologie des Uterus. Z. Geburtsh. 67, H. 2, 413.

v. Rosthorn: Über Schleimhautverhornung der Gebarmutter. Festschr. z. Feier des 50jahr. Jubil. Ges. Geburtsh. Wien 1894, 319. — Ruge, C.: I. Epithelveranderungen und beginnender Krebs am weiblichen Genitalapparat. Arch. Gynäk. 109, H. 1/2, 102 (1918).

SCHAUENSTEIN: Histologische Untersuchungen über atypisches Plattenepithel an der Portio und an der Innenflache der Cervix uteri. Arch. Gynäk. **85**, H. 3. 576 (1908). — SCHILLER, W.: Zur Frage des ektopischen Endometriums. Arch. Gynak. **127**, H. 2/3, 551 (1925). — SCHNEIDER: Ein Fall von Pyometra senilis, ein Beitrag zur Lehre der Epithelmetaplasien. 1906. — SITZENFREY, A.: (a) Multiple Plattenepithelkarzinomknotchen der Korpusdrüsen bei Adenometritis uteri. Gynäk. Rdsch. **1911**, H. 6, 221. (b) Über mehrschichtiges Plattenepithel der Schleimhautoberfläche des Uterus benignen und malignen Charakters. Z. Geburtsh. **59**, 385 (1907).

TEUTSCHLAENDER: Über das weitere Schicksal ortsfremder Plattenepithelbildungen. Eine vergleichende biologische Studie auf morphologischer Grundlage. Beitr. path. Anat. **77**, H. 2/3, 484—500 (1927). — THOMPSON, TH.: Sweeney. Leucoplacia uteri. Amer. J. Obstetr. a. Dis. Childr. **68**, Nr 2, 243. Aug. 1913. — TILLMANNS, J.: Ein Beitrag zur Kenntnis der „Plattenepithelknotchen" in hyperplastischen Drüsen der Korpusschleimhaut des Uterus. Inaug.-Diss. Berlin 1922. — TSCHIRISCHIN, W.: Über Veränderungen der Schleimhaut des Zervixkanales während der Schwangerschaft (russ.). Med. J. **1921**, Nr 8/9. Ref. Erg. Path. II, **21**, 468 (1926).

VERDALLE: Note sur la leucoplasie du col de l'utérus, ses rapports probables avec la syphilis et l'épithéliom. Bull. Soc. méd. hôp. Paris **1903**.

WEISHAUPT: Zur Lehre von der Endometritis und der Bedeutung der Plasmazellen. Z. Geburtsh. **62**, 52 (1908). — WERTHEIM: Über Uterusgonorrhöe. Verh. dtsch. Ges. Gynäk. Wien **1895**, 208.

ZELLER: Plattenepithel im Uterus. Psoriasis uteri. Z. Geburtsh. **2**, 56 (1885). — ZIMMERMANN, R.: Über Plattenepithelbefunde im Gebarmutterkörperkrebs. Arch. Gynak. **118**, 273 (1923).

XV. Tuberkulose.

v. ALBERTINI, A.: Kombination verschiedener maligner Tumoren mit Tuberkulose im selben Organ. Diss. Lausanne 1922. — ALTERTUM: Tuberkulose der Tuben usw. Beitr. Geburtsh. **1** (1898). — ASKANAZY: Die Pathogenese der weiblichen Genitaltuberkulose. Schweiz. med. Wschr. **1923**, Nr 30, 715.

BABÉS, A.: Die hypertrophische Form der Tuberkulose des Corpus uteri. (Pseudoneoplastische Tuberkulose.) Gynécologie. Jan. **1926**. — BALDOWSKY: Zur Lehre der weiblichen Genitaltuberkulose. Med. Obstetr. **1914**, Nr 6. Jber. Geburtsh. **1914**. — v. BAUMGARTEN: Experimente über die Ausbreitung der weiblichen Genitaltuberkulose im Körper. Dtsch. path. Ges. Breslau **1904**. — DE BELLA, E.: Solitare pseudoneoplastische Tuberkulose des Corpus uteri. Riv. ital. Ginec. **5**, 78 (1926). — BENNEKE: Experimentelle Studien zur aszendierenden Genitaltuberkulose. Verh. dtsch. Ges. Gynak. München **1911**, 312. — BERBLINGER: Genital-Tuberkulose. Dtsch. path. Ges. Wien **1929**. — BERTOLONI, G.: (a) Anatomisch-pathologische Beiträge zur weiblichen Genitaltuberkulose. Zbl. Gynäk. **1921**, H. 1, 1830. (b) Atti 21. Congr. Soc. ital. Ostetr. Trieste, Okt. **1921**. — BLAU: Über die Entstehung und Verbreitung der Tuberkulose im weiblichen Genitaltrakt. Berlin: S. Karger 1909. — BRANDES, TH.: Geschwulstbildung und Tuberkulose am mißbildeten Uterus. Z. Geburtsh. **89**, H. 2, 341 (1925).

CHATON: La tuberculose de l'utérus. Rev. Gynécol. et chir. abdom. **12** (1908). — COVA: Sopra alcune particolarita degli epiteli nella tuberculosi papillare dell' utero. Ginecol. Riv. prat. **4**, 193 (1907).

DANIEL, C.: Tuberculose du corps de l'utérus. Gynéc. et Obstétr. **11**, No 3, 161 (1925). — DANIEL, C. si A. BABES: Tuberculosa fongoasa a corpulni uterin. Soc. Gynéc. Bucarest 30. Marz 1924. — DEICHMANN, W.: Über einen Fall von primärer papillarer Tuberkulose der Portio vaginalis uteri. Inaug.-Diss. Leipzig 1910. — DEYMEL, PAUL M.: Uterustuberkulose alter Frauen. Zbl. Gynäk. **1927**, Nr 21, 1314. — DODERLEIN, GUSTAV: Entstehung, Erscheinung und Behandlung der weiblichen Genitaltuberkulose. Beitr. klin. Tbk. **63**, H. 6, 672 (1926).

EVERLING, K.: Beitrag zur Lehre von der papillaren Tuberkulose der Portio vaginalis. Berl. klin. Wschr. **1909**, Nr 31.

FISCHER, B.: Demonstration eines Falles von Uterustuberkulose mit Pyometra. Ärztl. Ver. Frankfurt a. M. 6. April 1914. Ref. Münch. med. Wschr. **1914**, Nr 22, 1256. — FRAENKEL, E.: Beitrag zur Lehre von der Uterustuberkulose. Jb. Hamburg. Staatskr.anst. **1893/94**. — v. FRANQUÉ: (a) Die Epithelveranderungen bei Tuberkulose. Verh. dtsch. Ges. Gynäk. München **1911**, 301. (b) Zur Histogenese der Uterustuberkulose. Sitzgsber. physik. Ges. Würzburg 3. März 1894. (c) Demonstration zur Diagnose der Genitaltuberkulose physik. Ges. Würzburg 3. Marz 1894. Prag. med. Wschr. **32**, Nr 16, 193 (1907). (c) Über das gleichzeitige Vorkommen von Karzinom und Tuberkulose an den weiblichen Genitalien usw.

GARKISCH, A.: Über Tuberkulose der Portio vaginalis. Prag. med. Wschr. **32**, Nr 17, 208 (1907). — GERICH, O.: Isolierte Uterustuberkulose. Mschr. Geburtsh. **70**, H. 5/6, 278 (1925). — GHON, A.: Genese der Genitaltuberkulose der Frau. Vorträge des I. ärztl. Spezialkurses in Franzensbad. Verl. des Stadtrates Franzensbad 1922. Zit. nach KAFKA. — GLOCKNER: Zur papillären Tuberkulose der Cervix uteri und Übertragung der Tuberkulose durch die Kohabitation. Beitr. Geburtsh. **5**, H. 3 (1902). — GRAEFE, G.: Über Tuberkulose des weiblichen Genitalapparates im Kindesalter. Inaug.-Diss. Halle 1914 u. Mschr. a. Geburtsh. **40**, 448 u. 574, H. 4/5.

HAULTAIN: Some rare uterine new-growths usw. Edinburgh med. J. **11**, Nr 3, 230 (1913). — HEESCH, O.: Über einen seltenen Fall von Uterustuberkulose. Zbl. Gynak. **1928**, Nr 9, 541. — HIRSCH, GEORG: Karzinom mit Tuberkulose des Uterus. Mschr. Geburtsh. **70**, 204 (1925). — HOFMEIER: Primare Tuberkulose der Portio. Mschr. Geburtsh. **50**, H. 1, 34 (1919). — HÜBSCHMANN: Pathologische Anatomie der Tuberkulose. Berlin: Julius Springer 1928.

JEANNENEY, G.: Tuberculose du corps de l'utérus limitée au myomètre. Bull. Soc. Obstétr. **17**, 709 (1928). — JUNG: (a) Über die Tuberkulose der Genitalien usw. Verh. dtsch. Ges. Gynäkol. München **1911**, 29. (b) Experimentelle Untersuchungen über den Infektionsweg bei der weiblichen Genitaltuberkulose. Verh. dtsch. Ges. Kiel **1906**, 195. — JUNG und BENNEKE: Experimentelle Untersuchungen über den Infektionsweg bei der weiblichen Genitaltuberkulose. Arch. Gynak. **80**, H. 1, 68.

KAFKA, VIKTOR: Die Genese der weiblichen Genitaltuberkulose. Die extrapulmonale Tuberkulose. **1925**, H. 4. — KAMANN: Tuberkulöse Dezidua. Verh. dtsch. Ges. München **1911**, 444. — KRAUS, EMIL: Die Tuberkulose des graviden und puerperalen Uterus. Z. Geburtsh. **52**, Nr 48, 1495 (1904). — KROEMER, P.: Zur Diagnose und Therapie der Genitaltuberkulose des Weibes. Dtsch. med. Wschr. **1911**, Nr 23, 1057. — KRÖNIG: Genitaltuberkulose. Verh. dtsch. Ges. Gynak. München **1911**. 206. — KRUKENBERG: Fall von papillarem tuberkulösem Tumor der Portio vaginalis. Mschr. Geburtsh. **30** (1909). — KUNDRAT: Über Genitaltuberkulose des Weibes. Arch. Gynak. **114**, H. 1, 5 (1920).

MEYER-RUEGG: Die Tuberkulose der weiblichen Genitalien. Schweiz. Rdsch. Med. **14**, 525 (1914). — MICHAELIS: Beiträge zur Uterustuberkulose. Beitr. Geburtsh. **3**, 1 (1900). — MONSA, P.: Tuberkulose der inneren Genitalorgane bei der Frau. Rev. Gynéc. **21**, 387 (1927). Ref. Ber. ges. Gynäk. **15**. H. 7, 450 (1929).

NEUWIRTH, K.: Isolierte Tuberkulose der Portio. Mschr. Geburtsh. **62**, 163 (1923). — NIEPOKOJCYCKA, H.: La tuberculose génitale chez la femme au point de vue de sa pathogénie. Inaug.-Diss. Génève 1912.

PANKOW, O.: Zur Diagnose und Therapie der Genitaltuberkulose. Wurzburg. Abh., N. F. 1, H. 2. — PERAZZI: Über einen nicht gewöhnlichen Fall von Tuberkulose des Collum uteri. Rass. Ostetr. **22**, No 11/12. Zbl. Gynak. **1914**, Nr 21, 791. — PESTALOZZA: La tuberculosi generale feminile. Riv. di Ostetr. **1921**, Nr 12, 509. — PETIT-DUTAILLIS: Tuberculose interstitielle de la portion vaginale du col. Gynéc. Febr. 1913.

SCHIFFMANN: Tuberkulose, Uterusatresie und Amenorrhöe. Arch. Gynäk. **103**, H. 1, 1 (1914). — SCHMIDT, H. R.: Portiotuberkulose und ihr Entstehungsmodus. Zbl. Gynäk. **1926**, Nr 11, 642. — SEITZ: Tuberkulose und Infantilismus. Inaug.-Diss. Freiburg 1909. — SELLHEIM: Die Tuberkulose in Gynakologie und Geburtshilfe. Der Frauenarzt **1912**, H. 6. — SIMMONDS: (a) Über Tuberkulose des weiblichen Genitalapparates. Arch. Gynäk. **88** (1909). (b) Über Ausscheidungstuberkulose. Med. krit. Bl. 1, 155 (1910). — SIPPEL, A.: Tuberkulose der Genitalien usw. Dtsch. med. Wschr. **1911**, Nr 30, 1387. — STOLPER, L.: Die Tuberkulose der weiblichen Geschlechtsorgane. Sammelref. Gynak. Rdsch. 7 142 (1913). — STRACHAU, G. J.: Combined carcinoma and tuberculosis of the uterus. J. Obstetr. **31**, Nr 2, 289 (1924).

TALIERCIO: Primare Tuberkulose des weiblichen Genitaltraktus. Arch. Obstetr. **3**, 3 (1912) (mit viel Literatur). — THOMSON: Tuberculosis of the uterus. Lancet **11**. Nr 14 (4. Okt. 1913). — TOURNEUX et VILLEMUR: Tuberculose du col de l'utérus. Bull. Soc. Anat. Paris 17. Juli 1914. Presse méd. **1914**, 560.

VOGEL: Beitrag zur Klinik der Portiotuberkulose. Klin. Wschr. **2**, Nr 5, 211 (1923).

WALLART: Über die Kombination von Karzinom und Tuberkulose des Uterus. Z. Geburtsh. **50**. 243 (1903). — WEBER, OTTO: Zur Beurteilung der traumatisch entstandenen tuberkulosen Meningitis mit einem Beitrag zur Kenntnis der großknotigen kasigen Uterustuberkulose (aus dem Gerichtsmed. Inst. Munchen). 1926. — WEIBEL, W.: (a) Die Tuberkulose des weiblichen Genitales. Wien. med. Wschr. **75**, Nr 11. 637 u. Nr 14. 811 (1925). (b) Tuberkulose des weiblichen Genitalapparates. Halbans-Seitz' Biologie und Pathologie des Weibes. Bd. 5, Teil 1. — WILLIAMS: Hopkins Hosp. Rep. 3 (1892); zit nach E. KAUFMANN. — WOLFF, ALBERT: Zur Kenntnis der Anatomie und Ätiologie der chronischen Endometritis. Inaug.-Diss. Heidelberg 1913.

XVI. Lues.

Barré: (a) Essai sur les ulcérations du col de l'utérus. 1876. — Barthélemy: La Syphilis **1905**, 685. (b) Discussion dans la Socièté de Dermatol. et de Syphiligraphie. 14. Nov. 1895. Ann. de Dermat. **6**, 1006, Nr 11 (1895). — Bennett: Traité pratique de l'inflammation de l'utérus usw. Paris 1850, Delaunay et Darré. — Billig, Hannah: A case of syphilis of the uterus. Lancet **214**, Nr 9, 443—444 (1928). Ber. ges. Gynak. **14**, H. 4, 233 (1928). — Boivin, R. et Dugés: Traité pratique des maladies de l'uterus. Paris 1833. — Brindeau: Demonstration eines vor der Geburt durch Nabelschnurverschlingung gestorbenen Fetus. Soc. Obstétr. Paris 19. Dez. 1902. Ref. Zbl. Gynàk. **1903**, Nr 22, H. 2, 672. — Bryant and Puck: Surg. nach Gellhorn.

Cappelani: Caso raro di lesione sifilitica su polipo uterino. Rinasc. med. **1**, Nr 1 (1924). — Carranza, F.: Leukoplasia des Uterushalses. Bol. Inst. Med. exper. **2**, Nr 10, 94—96 u. 97—99 (1926). — Chase, J. C.: An unwritten chapter in gynaecology: uterine and adnexal syphilis. Texas State J. Med. **3**, Nr 3 (1913). Ref. Jber. Geburtsh. **1913**. — Courty: Traité prat. des maladies de l'utérus etc. Paris. Delaunay et Darré. — Cron, Roland: Chancre of the cervix, with a report of two cases. Amer. J. Obstetr. **11**, Nr 3, 378—383 (1926). Ref. Ber. ges. Gynak. **10**, H. 9/10 (1926).

Dalché: Bull. méd. **1906**, Nr 51, 591. — Delaunay, P. et H. Darré: Klinische Diagnostik der Ulzerationen der Portio. Gaz. Hôp. **1905**, Nr 105. Ref. Zbl. Gynàk. **1906**, Nr 21, 614. — Despeyroux: Etude sur les ulcérations du col de la matrice et sur leur traitement. Paris 1872. — Després: Traité iconographique de l'ulcération du col de l'utérus. Paris 1870, Delaunay et Darré. — Doléris: Pathogénie et traitement des affections du colde l'utérus. Nouv. Arch. Obstétr. Paris **5**, 69 (1890). — Dreyer: Über Blutungen aus den weiblichen Genitalien bei Syphilis. Dermat. Z. **1906**. Geburtshilfl. Ges. Hamburg. — Duncan, H. A.: Gumma of the cercix uteri. N. Y. med. J. med. Rec. **118**, Nr 9, 550 (1923). — Dupar-que: Treatise on the functional and organic diseases of the uterus. Philadelphia 1837 transly by Warrington.

Falk: (a) Luetische Metrorrhagien. Ges. Geburtsh. Berlin. Sitzgsber. 18. Nov. 1907. (b) Demonstration eines luetischen Ulkus der Portio kombiniert mit luetischen Metrorrhagien. Zbl. Gynak. **1908**, Nr 10, 347. — Farkas, E.: Syphylis des Uterus und der Adnexe. Rev. Obstetr. **6**, Nr 4, 286—289 (1926). — Feodoroff: Om ulcerationes pa collum uteri. Akademisk afhandling Helsingfors 1866. — Findley-Palmer: Syphilis of the Uterus. Surg. etc. Marz **1916**, 234. — Förster: Wassermannreaktion in relation to cancer. Lancet 24. Juni **1911**, 1695. — Forster, Handbuch der speziellen pathologischen Anatomie. 2. Aufl. S. 448. 1863. — Fournier: (a) Leçons cliniques sur la Syphilis. Paris 1881. (b) Gomme du vagin. Ann. de Dermat. **6**, 1000, Nr 11 (1895). — Frankl: Beitrag zur Lehre von der Vererbung der Syphilis. Mschr. Geburtsh. **31**, H. 2, Nr 3, 173 u. 340. — Fronticelli, Enrico: Sifilide terziaria ignorata a carico del' utero e degli annessi. Clin. Ostetr. **29**, H. 10, 558—567 (1927). — Fuchs, Dora: Spirochaeta-pallida-Befund in der Zervix bei primärer Lues. Dtsch. med. Wschr. **1920**, Nr 42, 1165.

Gellhorn, George: (a) Malignant Syphilis of the Uterus. Interstate med. J. **25**, Nr 7 (1918). (b) The Role of Syphilis in Surgery. J. South. med. Assoc. Birmingham, Alabama, Moy. **11**, Nr 5, 369 (1918). (c) Secundary Syphilis of the Uterus. Surg. etc. Okt. **1919**, 374. (d) Syphilis in women. Amer. J. Syphil. St. Louis. **4**, Nr 3 (1920, Juli). (e) Syphilis of the cervix. J. amer. med. Assoc. **87**, Nr 22, 1812—1816 (1926). — Gellhorn, George und H. Ehrenfest: Syphilis der inneren Genitalorgane der Frau. Amer. J. Obstetr. **73**, Nr 5 (1916). — Gosselin: De la valeur symptomatique des ulcérations du col utérin. Arch. gén. Méd. IV. s. **2**, 129 (1843). — Gràfenberg: Der Einfluß der Syphilis auf die Nachkommenschaft. Arch. Gynak. **87**, H. 1, 190 (1909). — Guérin: Les maladies des org. génit. de la femme 1864 (Delaunay et Darré).

Heitzmann: In Oppenheims Atlas der venerischen Affektionen der Portio vaginalis und der Vagina. Wien 1908. — Herold, K.: Zur Frage der Primaraffekte an den inneren weiblichen Genitalien. Zbl. Gynak. **1923**, Nr 33, 1324. — Hinselmann, Hans: (a) Primaraffekt der Portio. Mschr. Geburtsh. Gynak. **77**, H. 1, 10—11 (1927). (b) Residuen eines Primàraffektes der Portio? Arch. Gynàk. **130**, H. 1 (1927). (c) Ein weiterer Fall von syphilitischer Veränderung der Portio. Zbl. Gynàk. **1928**, Nr 7, 412. — Hoffmann: Endometritis gummosa. Ges. Geburtsh. Berlin **69**, 26. Mai 1911.

Ivens: A case of chancre of the cervix uteri. J. Obstetr. **13**, Nr 4, 273 (1908).

Jaworski, J. v.: (a) Uterine Blutungen syphilitischen Ursprungs. Wien. klin. Wschr. **1911**, Nr 29. (b) Uterine Blutungen syphilitischen Ursprungs. V. internat. Kongr. Geburtsh. Petersburg **1910**. Zbl. Gynak. **1910**, Nr 45, 1450. S. a. Wien. klin. Wschr. **1911**, Nr 29. (c) Die Uterusblutungen syphilitischen Ursprungs. Internat. Kongr. Petersburg **1910**. Mschr. Geburtsh. **32** (1910).

KEHRER: Über Syphilis der Portio vaginalis. Mschr. Geburtsh. **63**, H. 2/3, 83 (1923). — KLINK: Schanker an der Portio vaginalis und im oberen Teile der Vagina. Rev. Sci. Méd. 15. April 1878; besprochen in Winckels Handbuch der Geburtshilfe. S. 611.

LAGNEAU: Traité prat. des maladies syphilitiques. **1**, 448. Bruxelles 1828. — LANTUÉ-JOUL: Der syphilitische Schanker der Portio Schwangerer. Gynéc. Obstétr. **2**. Ref. Zbl. Gynàk. **1921**, Nr 31, 1119. — LIEGNER: Primàraffekt an der Portio. Mschr. Geburtsh. **54**, H. 5, 298 (1921). — LINZENMEIER: Neue Untersuchungen über die Senkungsgeschwindigkeit der roten Blutkörperchen. Zbl. Gynàk. **1921**, Nr 10. — LOEVY: Métrorrhagies graves d'origine syphilitique. Bull. Soc. Chir. Paris 15. Okt. 1910. Progres méd.

MACKENZIE: Syphilitic disease of the placenta. Lancet. London, Nov. 1854 und Cannstadts Jber. **4**, 365 (1854). — MANDL, L.: Syphilis des Uterus. Geburtsh.-gynàk. Ges. Wien 12. Juni 1917. Ref. Wien. klin. Wschr. **1917**, 1151. — MC ILLROY and WATSON: The significance of the Wassermannreaction in gynaecological diagnosis, with special reference to uterine haemorrhagie. Brit. med. J. 18. Okt. **1913**, 1002. — MARCHAND: Über einen Fall von wahrscheinlich syphilitischer Endometritis des Uterus gravidus. Verh. dtsch. path. Ges. **5** (1902). — MARTIN: Hypertrophie exulcerative syphil. du col de l'utérus. Paris 1878 (NEUMANN). — MEYER, ROBERT: Zur Frage der Syphilis uteri. Ges. Geburtsh. 25. Juni 1920. — MEYER, P.: Kurzer Bericht uber die Syphilis der inneren Genitalien. Verh. Ges. Geburtsh. **73**, 322 (1912) u. Dtsch. med. Wschr. **1913**, 169. — MONCHOTTE: Spätsyphilis des Uterus und Metrorrhagien. Rev. franç. Gynéc. **1923**, Nr 1. Ref. Zbl. Gynàk. **1924**, Nr 7a, 404. — MORALLER: Demonstration: Patientin mit Primaraffekt der Portio. Z. Geburtsh. **62**, 159 (1908). — MORISANI: Beitrag zur Kenntnis der Spàtsyphilis des Uterus. Arch. Ostetr. **1901**, Nr 1. Ref. Zbl. Gynak. **1902**, Nr 2, 294. — MORRIS: Clinical contributions. Three cases of induration of the os and cervix uteri, the results of syphilis. Amer. J. Syphil. a. Dermat. **5** (1874). — MRACEK, FR.: (a) Über die syphilitische Initialerkrankung der Vaginalportion. Vjschr. Dermat. **8**, 47 (1881). (b) Über die syphilitischen Initialerkrankungen der Vaginalportion. Vjschr. Dermat. **13**, 47 (1881). — MURATOFF: Metrorrhagia syphilitica. Medizinsk Obosren 1907. Nr. 1; s. Zbl. Gynàk. **1907**, Nr 27, 830.

NAGY, TH.: (a) Über ein Sarkom der Gebärmutter, entstanden auf Grund einer infektiösen Granulombildung. Zugleich ein Beitrag zur Frage der Psoriasis und Leucoplacia uteri. Arch. Gynak. **102**, H. 3, 611 (1914). (b) Über die luetische Erkrankung der Gebàrmutterschleimhaut. Gyógyászat (ung.) **64**, Nr 28, 432 (1924). Ref. Ber. ges. Gynàk. **7**, H. 1/2, 74 (1925). — NEISSER: Die Syphilis der inneren Genitalien des Weibes. Dtsch. med. Wschr. **28**, H. 1, 169 (1913). Z. Geburtsh. **73**, 322 (1913). — NEUMANN: Der syphilitische Primaraffekt an der Vaginalportion des Uterus. Dermat. Z. **5**, 449. Wien. Selbstverlag 1898. — NEUMANN, J.: Über ungewöhnlichen Sitz des Primaraffektes an Haut und Schleimhaut. Wien. klin. Rdsch. **1902**, Nr 3. — NUNDIN: Contribution à l'étude des ulcérations du col de l'utérus. Paris 1885. — NUNEZ: Syphilitische Metrorrhagien. Ref. Münch. med. Wschr. **1910**, Nr 44.

OPPENHEIM: Atlas der venerischen Affektionen der Portio vaginalis uteri und der Vagina. Leipzig 1908. — ORTH: Lehrbuch der pathologischen Anatomie. S. 389. Berlin 1893. — OTIS: Mucous-tubercles of the os uteri and vagina. Illustr. Med. a. Surg. New York **2**, 185 (1883). — OZENNE: (a) Metrorrhagies d'origine syphilitique. Bull. Soc. Chir. Paris 14. Okt. 1910. Progrès méd. 29. Okt. 1910. (b) Syphilis de l'utérus et de ses annexes: trompes, ovaires, glandes mammaires. Paris: Mussonet Cie. 1920. Ref. Gynéc. et Obstétr. **11**, 89 (1920).

PALADINI, ARTURO: La sifilide tertiaria dell' utero. Contributo clinico ed istopatologico. Arch. Ostetr. **11**, Nr 3, 97 (1924). Ref. Ber. ges. Gynak. **7**, H. 5/6, 286 (1925). PATTI, FRANCESCO: Su alcuni casi sifilide terziario dell' utero Contributo clinico ed anatomico-patologico. Arch. Ostetr. **11**, Nr 4, 145 (1924). Ref. Ber. ges. Gynàk. **7**, H. 5/6, 286 (1925). — PINKUSS: Ulcus portionis. Z. Geburtsh. **57**, 289 (1906). — PIRILA, P. W.: Zur Kenntnis des luetischen Primaraffektes usw. Arb. path. Inst. Helsingfors **2**, H. 1/2. Jena 1919. Ref. Zbl. Path. **1920**, Nr 22, 670. — PODALIRI, P.: Due casi di sifilide dell' utero. Rass. Ostetr. **36**, Nr 3, 169 (1927) u. Riv. Ostetr. **8**, Nr 3, 157 (1926). — PORTIS, BERNARD: Syphilis of the uterus and the adnexe. Surg. etc. **37**, 37 u. 99 (1923). — PRENTISS: Syphilis of the uterus. Amer. J. Obstetr. **74**, 480 (1916).

RASUMOW: Haufigkeit von Ulcus syphiliticum an der Portio vaginalis. Verh. Ges. Ärzte Moskau. Ref. Zbl. Gynak. **1880**, Nr 23, 546. — RAVOGLI, A.: Syphilis. 1907, S. 89. — RICORD: Chancre larvé. Mém. Acad. Méd. **2** (1832). — RILLE: Zur Kenntnis der syphilitischen Veranderungen der Vagina und der Vaginalportion. Dtsch. med. Wschr. **1904**, 624. — RUNGE, E.: s. b. P. MEYER (Diskussion).

SAIAS: Contribution à l'étude des syphilitiques du col de l'utérus comme cause de dystocie. Thèse de Paris. Ref. Obstétr. **12**, Nr 5, 460. — SCHWARTZ: Études sur les chancres du col utérine. Paris 1873. — SHILLITOE: In POWER and MURPHY, System of Syphilis.

2. Edition Vol. 1, p. 239. London 1914. — SKUTUL: Ein Fall von primärer, syphilitischer Sklerose der Portio vaginalis. Russ. J. Obstetr. 1911, 943. Ref. Zbl. Gynak. 1912, Nr 52, 1781. — SLAVJANSKY: Endometritis placentaris gummosa. Prag. med. Vjschr. 1, 130 (1871).

THEOHARIDE, A. SI C. MAVRIANOPOL: Metroragie datorita sifilisului uterin tardiv. Gynec. si Obstetr. Bucarest 3, Nr 5/6, 32 (1924). — THIBIÈRGE: Sur le chancre syphilitique du col de l'utérus et en particulier sur une forme ulcéreuse; sa confusion possible avec l'épithéliome utérin. Ann. de Dermat. 5, No 2, 113 (1904). — TRUFFI, G.: Sifilide terziaria dei genitali interni e reazioni deciduo-simili extragravidiche di origine infiamatoria. Ann. Ostetr. 48, Nr 7, 396 (1926).

VIRCHOW: Geschwulstlehre. Bd. 2, S. 480.

WEGSCHEIDER: Diskussion. Z. Geburtsh. 73, 330 (1913). — WILE and SENEAR: Der Schanker der Cervix uteri. Surg. etc. 21, Nr 5, 643 (1915). — WINCKEL: Handbuch der Geburtshilfe. S. 751. Wiesbaden 1903. — WITHOUSE-BECKWITH: Syphilis in relation to uterine disease. J. Obstetr. 25, Nr 1, 13 (1914). Zbl. Ges. Gynak. 1914, Nr 11.

ZOMAKION, G. TH.: Ein harter Schanker der Portio vaginalis uteri und seine Diagnostik. Arch. f. Dermat. Orig. 16, H. 2, 329 (1913).

XVII. Aktinomykose.

BARTH, H.: Über Parametritis actinomycotica und ihre Entstehung. Arch. Gynàk. 134, 310 (1928).

CHRISTELLER: Aktinomykose der Portio uteri. Verh. Ges. Geburtsh. Berlin 11. April 1924.

HELWIG, FERDINAND, C.: Actinomycosis of the ovary and tube. Surg. etc. 40, Nr 4, 502 (1925). — HORWOOD: Polypoid tumor of cervix uteri tee to Bilharzia. Brit. med. J. 1, 557 (1906). — HÜFFER, E.: Über Aktinomykose der weiblichen Genitalien speziell des Uterus. Mschr. Geburtsh. 58, H. 3/4, 197 (1922); s. a. Literatur bei Aktinomykose der Parametrien.

MARCHAND: Aktinomykose des Uterus usw. Med. Ges. Leipzig 30. Jan. 1917. Ref. Munch. med. Wschr. 1917, Nr 24, 784. — MITRA, S.: Über Aktinomykose der weiblichen Geschlechtsorgane, besonders der Portio uteri. Z. Geburtsh. 88, H. 2, 249 (1924).

ROSENSTEIN: Über die Aktinomykose der weiblichen Adnexe. Arb. path. Inst. Tubingen 4, H. 3 (1904).

SCHMIDT, H. R.: Die Regeneration der Zervixschleimhaut insbesondere des Zervixepithels. Z. Geburtsh. 90, H. 1, 48 (1926).

VEROCAY: Aktinomykose der Beckenorgane eines 14jahrigen Madchens. Verh. path. dtsch. Ges. 9, 139 (1904).

XVIII. Polypen.

ASCHHEIM: Gutartigkeit der Plattenepithelknotchen. Verh. dtsch. Ges. Gynàk. Heidelberg 1923.

BABES: Verastelte Pigmentzellen in einem Polypen der Uterusmukosa. Ann. Anat. path. 4, H. 4 (1927). — BEUTTNER, OSKAR: Zur klinischen Bedeutung der Schleimhautpolypen des Uterus. Schweiz. med. Wschr. 56, Nr 29, 718—722 (1926).

v. ERNST: Contribution à l'étude de la présence d'epithélium pavimenteux dans l'utérus. Gynec. helvet. 13 (1913).

GAIFAMI: (a) Sulla istologia di alcuni polipi cervicali in gravidanza. La Ginec. Firenze 1909, H. 20. (b) A proposito di modificazione istologiche gravidiche de polipi cervicalis e a proprosito della derivazione degli elementi deciduali. Fol. gynaec. (Genova) 6, H. 3 (1912). — GELLER, FR. CHR.: Über atypische Epithelwucherungen am Gebärmutterhalse. Zbl. Gynak. 1923, Nr 10, 406. — GUSSEROW: In Handbuch von BILLROTH und LÜCKE. Bd. 2. 1886.

HEIDLER, H.: Beitrag zur Bedeutung der ruhenden Infektion für die Geburtshilfe nebst Bemerkungen über deziduale Veränderungen in Polypen der Portio. — HUNZIKER, H.: Über Plattenepithel in der Schleimhaut des Cavum uteri. Frankf. Z. Path. 8, H. 1, 1 (1912).

KAUFMANN: Metaplastische Vorgänge am Epithel des Uterus, besonders an Polypen. Med. Ges. Basel 18. Jan. 1906. Dtsch. med. Wschr. 1906, 608. — KEITLER: (a) Zur klinischen Dignitat der Zervixpolypen. Beitr. Geburtsh. 3, 309 (1900). (b) S. a. Karzinom. — KLOTZ: Gynakologische Studien über pathologische Veränderungen der Portio vaginalis uteri. Wien 1879. — KROMPECHER, E.: Über Basalzellentumoren der Zylinderepithelschleimhaute

mit besonderer Berücksichtigung der Karzinoide des Darmes. Beitr. path. Anat. **65**, H. 1
79 (1919). — Küstner: Notiz zur Metamorphose des Uterusepithel. Zbl. Gynäk. **1884,**
321.

Meyer, H.: Plattenepithelbildung im canalis cervicis uteri und an Zervikalpolypen
mit besonderer Berücksichtigung karzinomähnlicher Bilder. Diss. Berlin 1923. — Meyer, R.:
Über seltenere und gutartige zweifelhafte Epithelveränderungen der Uterusschleimhaut
im Vergleich mit den ihnen ähnlichen Karzinomformen. 1. Endometritis, 2. Schleimhauthyperplasie, 3. Plattenepithelknötchen, 4. Polypen, 5. Papillome. Verh. Ges. Geburtsh.
Berlin 8. Juli 1921.

Novak, E.: The significance of uterine mucosa in the tube with a discussion of the origin
of aberrant endometrium. Amer. J. Obstetr. **12**, Nr 4, 484 (1926).

Oeri, R.: Über Epithelmetaplasie im Uterus besonders an Polypen. Z. Geburtsh. **57,**
384 (1906).

Peters, H.: Ein seltener polypöser Anhang der Vaginalportion. Mschr. Geburtsh.
32, 573 (1910).

Reifferscheid: Endometrioma uteri polyposum. Verh. dtsch. Ges. Gynäk. **1925.** —
Ruge, C.: Das Mikroskop in der Gynäkologie und die Diagnostik. Z. Geburtsh. **20,** 178
(1890).

Schatz: Ein Fall von Fibroadenoma cysticum diffusum polyposum corporis et colli
uteri. Arch. Gynak. **22,** 456 (1884). — Schiffmann, J.: Exophytische Adenomyose des
Uterus und der Tuben. (Fibroadenoma cysticum diffusum et polyposum nach Schatz).
Arch. Gynak. **129,** H. 1, 97—114 (1926). — Schütze: Demonstration eines Falles von
Adenoma cysticum cervicis uteri. Mschr. Geburtsh. **29,** 659 (1909). — Spencer, H. R.:
A congenital deformity of the posterior lip of the cervix. J. Obstetr. **30,** Nr 2, 202 (1923). —
Strogenoff: Zur Frage von dem feinsten Bau des Deziduagewebes, seiner Histogenese,
Bedeutung und dem Orte seiner Entwicklung im Genitalapparat der Frau Arch. Gynak.
86, 542 (1908).

Weil, P : Gutartige Geschwülste als Bildungsstatten granulierter Leukozyten. Virchows
Arch. **227** Beih. (1920).

XIX. Myom (einschließlich Fibrom).

Abbe: N. Y. med. J. med. Rec., Nov. 1887, 606. — Ahlstroem, Erik: Über die Nekrose interstitieller Uterusmyome in Engstroems Mitt. gynak. Klin. Helsingfors. **11,** H. 1/2,
1017. — Albert: Zbl. Gynäk. **1902,** 131. — Allen, E. S. and C. C. Corson: Histological
changes in uterine myomata in their transformations into fibroid tumors. Univ. of Pennsylvania med. Bull. **19** (1. März 1906). Ref. Erg. Path. **12,** 392 (1908). — Amann: (a) Ein Fall
von Zervixmyom. Münch. med. Wschr. 1888, Nr 51. (b) Totale Inversion des Uterus
durch Myom. Zbl. Gynäk. **1902,** 26. (c) Uterus myomatosus mit doppelseitigen Ovarial-
dermoiden und Zysten des Wolffschen Ganges in der Zervix. Verh. dtsch. Ges. Gynäk.
8, 467. (d) Über das Wachstum und die Veranderungen des submukösen Myoms. Mschr.
Geburtsh. **23,** 54 (1906). (e) Zervixmyom. Zbl. Gynäk. **1900,** 424. (f) In Martins Krankheiten des Beckenbindegewebes. Berlin 1906. (g) Demonstrationen, multiple Fibroma
des Uterus und der Ovarien. Münch. gynak. Ges. 13. Jan. 1908. Mschr. Geburtsh. **28,**
H. 5, 601 (1908). (h) Demonstrationen. 3. Retroperitoneales Riesenmyom. 7. Submuköses
Uterusmyom in die Vagina geboren und mit ihr verwachsen. Gynak. Ges. München, 23. Jan.
1908. Mschr. Geburtsh. **28.** — Andry: Intraligamentäres Fibrom. Zbl. Gynak. **1891,** 842. —
Anitschkew: (a) Zur Lehre der Fibromyome des Verdauungstraktus. Virchows Arch.
205 (1911). (b) Zur Lehre der Fibromyome des Verdauungskanals, über Myome des Oeso-
phagus und der Kardia. Virchows Arch. **205,** H. 3, 443 (1911). — Anspach, E. M.: Pathology
of metrorrhagia-myopathica. Univ. Pennsylvania med. Bull. **18** (1905/06). Ref. Erg. Path.
12, 392 (1908). — Archambault et Pearce: Tuberculose d'un adénomyome de l'utérus.
Rev. Gynéc. et Chir. abdom. **1907,** Nr 1, 3. (b) Adénomyome de l'utérus avec tuberculose.
Arch. Gynéc. **1907.** — Archim: Das Verhaltnis der Myome zur Schwangerschaft. Inaug.-
Diss. München 1904. — v. Arx: Beitrag zur Frage des Myoma teleangiectodes uteri. Gynéc.
helvet. **13,** 285 (1913). Ref. Zbl. Gynak. **1914,** Nr 6, 247. — Ascher: Zur Kasuistik
der Myomoperation. Z. Geburtsh. **20.** — Aschner, Bernhard: Die Konstitution der
Frau und ihre Beziehungen zur Geburtshilfe und Gynakologie. Munchen u. Wiesbaden:
J. F. Bergmann 1924. — Aschoff: (a) Kursus der pathologischen Histologie. Wies-
baden 1900. (b) Geschwulste. Erg. Path. **5,** 73 (1898). Wiesbaden 1900. (c) Myomkeime des Uterus. Naturforsch.-Ges. in Freiburg i. Br. 13. Mai 1909. Dtsch. med. Wschr.
1909, Nr 22, 995.
Bablet: La sphacèle des fibroms utérins au cours de la grossesse. Rev. mens. Gynéc. et
Obstétr. et Pédiatr. **1911,** Nr 12, 660. — Baer (Philadelphia): Poliklinik **1886,** Nr 8. —
Balaban, R.: Über Zervixmyome. Mschr. Geburtsh. **35,** 576 (1912). — Barber: A case

of torsion of the pedicle of a subperitoneal myoma. North of England, obstetr. a. gynecol. Soc. 1. Marz 1913. Ref. Brit. med. J. 1913, Nr 2727, 717. — BARBOUTH, Aseptische Nekrobiose von Uterusmyomen. Rev. de Chir. 1912, Nr 10, 57. Ref. Frommels Jber. Geburtsh. 1912, 115. — BARDON, G.: Arterielle Gefäßversorgung der Uterusfibrome. Gynéc. et Obstétr. 4, H. 6 (1921). Ref. Zbl. Gynäk. 1922, Nr 31, 1292. — BARNES: Tumeurs fibreuses etc. Ann. Genéc. 1, 41 (1889). — BARROWS: Remarks on uterine fibroids with special reference to their relations to tumors of the thyreoid gland. Amer. J. Obstetr. a. Dis. Childr. 69, Nr 433, 33 (1914). Ref. Zbl. Gynak. 1914, Nr 18, 675. — BARSOTTI: Torsione assile di utero fibromatoso. Ginecol. 9, 721 (1913). — BASSO, G. L.: Sulla suppurazione dei fibromi uterini. Gynccol. 11 (1914). — BAUER: Zervikalmyom. Verh. geburtsh.-gynäk. Ges. Wien 27. Jan. 1917. Ref. Zbl. Gynäk. 1907, Nr 22, 638. — BAUEREISEN: Einbruch von Ovarialkarzinom in intramurales Fundusmyom. Münch. med. Wschr. 1905, 595. — BAZY: Adenomyome utérin. Presse méd. 1913, No 15, 144. — BECHER, E.: Beitrag zur Histogenese und Morphogenese der Uterusmyome. Inaug.-Diss. Gießen 1916. Z. Geburtsh. 78, H. 2, 281 (1916). — BECKH: Myxomatós degeneriertes Myom. Münch. med. Wschr. 1901. — BEHRENS: Über Vorkommen von Mastzellen im pathologischen Gewebe. Inaug.-Diss. Halle 1884. — BELL, W. B. and H. H. CLARKE: Angiomatóses Fibromyom? J. Obstetr. 10, Nr 5 (1906). — BENDER und BURTY: Nekrotisches Uterusfibrom, spontan durch die Uteruswand in das Gewebe des rechten Ligamentum latum ausgestoßen. Bull. Soc. Anat. Paris, Marz 1906. Zbl. Gynak. 31, Nr 13, 375 (1907). — BENTHIN, W.: Zur Ätiologie der Uterusmyome. Mschr. Geburtsh. u. Gynäk. 39, H. 4, 501/507 (1914). — BENZEL: Zur Kenntnis intraperitonealer Blutungen bei Uterusmyomen. Zbl. Gynäk. 1917, Nr 21, 497. — BERTELSMANN: Über das mikroskopische Verhalten des Myometriums. Arch. Gynak. 50, 178. — BIDDER: (a) Gynakologische Mitteilungen. Gratulationsschrift zur Feier des 50jahrigen Doktorjubiläums von Prof. F. H. Bidder. Berlin 1884. (b) Über fibröse Körper der Gebarmutter. Dorpat 1842. — BIRNBAUM und THALHEIM: Untersuchungen uber die chemische Zusammensctzung der Myome und der Uterusmuskulatur. Mschr. Geburtsh. 28, H. 5, 509 (1908). — BLAND, BR.: Uterine myomata and pregnancy with special reference to tumor necrosis. Surg. etc. 40, Nr 3, 367 (1925). — BLAND-SUTTON: Case of rotation and impaction of a myomatous uterus. Trans. obstetr. Soc. Lond. 41, 296 (1900). — BOIVIN et DUGÉS: Traité prat. des maladies de l'utérus. Paris 1833. — BOLDT: (a) Suppurating Fibromyom with large gas cyst. etc. Amer. J. Obstetr. 1902, 335. (b) Myomatosus uterus usw. Amer. J. Obstetr. a. Dis. Childr. 67, Nr 426, 1201 (1913). — BOLE: Über primare Uterustuberkulose. Inaug.-Diss. 1902. — BONAMY: Fibrome de l'utérus à pédicule tordu. Bull. Soc. Chir. Paris 13. Okt. 1911. Ref. Arch. mens. Obstétr. 1912, Nr 10, 271. — BORST, M.: Die Lehre von den Geschwülsten. Wiesbaden 1902. — BORREMANN: Ref. Zbl. Gynak. 22, 775 (1898). — BOSTOCK: On the chemical constitution of calcarous tumors of the uterus. Med.-chir. trans. 19, 83 (1835). — BRANT: Fibromyom und Krebs. Russki Wratsch 1913. Ref. Jber. Gynak. 1910, 200. — BRAUN: Vereiterung eines Myoms in der Graviditat. Zbl. Gynak. 1894, 986. — BREISKY: Klinische Erfahrungen über die großen interstitiellen Myome des Collum uteri. Z. Heilk. 1884. — BREUS: Über wahre epithelfuhrende Zystenbildung im Uterusmyomen. Wien 1892. — BRICKNER: Suppurating fibroid due to a criminal abortion. N. Y. obstetr. Soc. meet. Amer. J. Obstetr. 68, 99 (1913). — BRIGGS: Amer. J. Obstetr. 14, 108. (b) Apedunculated subperitoneal uterine fibroid etc. Brit. med. J. 1902, 1275. — BRITZE: Über dic Achsendrehung des Uterus bei Myom. Inaug.-Diss. Jena 1905. — BROESE: Diskussion zu Jolly, Myomverjauchung. Verh. Ges. Geburtsh. Berlin 26. Juni 1908. Z. Geburtsh. 63, 351 (1908) u. Zbl. Gynak. 33, Nr 4, 153 (1909). — BROUN: An eight-pound myomafibroma developed from the posterior wall of the cervix uteri. N. Y. Acad. Med. 27. April 1911. Amer. J. Obstetr., Aug. 1911. — BRUGNATELLI, E.: Grosso fibroma cistico a sviluppo sottoserioso. Contributo allo studio de fibromi della muscolature astrinseca dell' utero. Fol. gynaec. (Genova) 18, H. 4, 245 (1923). — BRUNET: Ein Fall von Adenomyom des Epoophoron. Z. Geburtsh. 53, 507 (1904). — BUCCO: Fibrosarcoma cistico con degenerazione colloide. La Nuova rivista clinica-terapeut. Napoli 1901. Anno 4, p. 285. — BULIUS: Der Eierstock bei Fibromyoma uteri. Z. Geburtsh. 23, 358.

CACKOVIC, M. v.: Ein Myom der hinteren Muttermundslippe von ungewöhnlicher Form. Zbl. Gynäk. 1904, Nr 44. — CALMAN: Demonstration von Myomen. Zbl. Gynäk. 41, Nr 3, 84 (1917). — CARAVAN et MERLE: L'adénome diffus des cornes utérines. Rev. Gynéc. et Chir. abdom. 21, Nr 4, 307 (1913). — CASSABOIS: Contribution a l'étude des fibromes utérins aberrants de la cavité abdominale. Thèse de Lyon 1899. — CASTANO, CARLOS: Neue àtiopathogenetische Auffassung des Myoms. Bol. Inst. Clin. quir. Univ. Buenos Aires. 1, Nr 2, 35—39 (1925). — CESARIS DEMEL: Ref. in Frommels Jber. 1900, 168. — CHAVANNAZ: Sur la nécrobiose des fibromes utérins au cours de la grossesse. Gynéc. et Obstétr. Sept. 1912, Nr 9, 513. — CHESTAKOFF: Fibromyoma lymphang. Ges. Geburtsh. Petersburg 1913. Ref. Gynéc. et Obstétr. 1914, H. 1, 53. Vgl. Jber. Geburtsh. 1914, 139. — CHIARI: Zwei seltene Falle sekundarer Veranderungen von Fibromyomen des Uterus. Wien. klin. Wschr. 1902, 665. — v. CHRZANOWSKI: Zwei Falle von sekundärer Verwachsung submukóser Myome mit der gegenüberliegenden Wand des Uterus. Z. Geburtsh. 35, 11. — CIOJA: Gazz. Osp. 1893, No 83. — CLAISSE: Recherches sur le développement des fibromyomes et des adénomyomes de l'utérus. Thèse de Paris 1900. — CLEMENTE, GIUSEPPE: Note istopatologiche su alcuni casi di miofibromi dell' utero con speciale riguardo alle genesi delle emmorrhagie. Arch. Ostetr. 112, Nr 1, 11 (1925). — COHN: Cholesterinbildung im Uterusmyom. Arch. Gynäk. 94, H. 2, 332 (1911). — COMBRIS: Coincidence des fibromes avec le cancer du corps de l'utérus. Thèse de Paris 1905. — COOKSON: Specimens from cases of abdominal section. Brit. med. J. 26. April 1913, 881. — CORDES: Über den Bau des Uterusmyoms. Inaug.-Diss. Berlin 1880. — CORNIL: Mercredi med. 1893, Nr 46. — CORRET: De la torsion des pédicules fibrouterus sous-séreux en dehors de la grossesse. Thèse de Lyon 1912, Nr 99. — CREERY, M.: Strangulation of uterine by torsion of the pedicule. Med. Rec. 80, Nr 14 (30. Sept. 1911). — CUIZZA TITO: Fibroma linfangiestasico gigante dell' utero a sviluppo intramesosigmoideo. Clin. Ostetr. 30, H. 3, 163—173 (1928). — CULLEN: Successful removal of an eigthy-nine-pound cystic myoma intact. J. amer. med. Assoc. 48, Nr 18, 1491 (1907). — CULLINGWORTH: Trans. obstetr. Soc. Lond. 36. CUPPIE: Obstetr. Journ. of Gr.-Brit. 2, 303.

DAELS: Beitrag zur Kenntnis der Myofibrillen im Uterus und in den Uterusgeschwülsten. Arch. Gynäk. 94, H. 3, 665 (1911). — DAMBRIN et BERNARD: Deux nouveaux cas de torsion axiale de fibromes utérines sans manifestation clinique. Bull. Soc. Obstétr. 12, Nr 7, 448 (1923). — DANIEL: De l'état des annexes dans les fibromes utérins. Rev. Gynéc. 1 u. 2 (1905). — DANNEGGER, ALOIS: Ein völlig intraligamentär gelegenes Zervixmyom von 2600 g Gewicht. Inaug.-Diss. München 1922. — DAVIDSOHN: Verh. dtsch. path. Ges. Breslau 1904. — DEAVER: A years work in hysterectomy. Amer. J. med. Sci. 145, 469 (1913). Ref. Zbl. Gynak. 1913, Nr 31, 1173. — DELAGE et GAUJOUX: Sur la suppuration des fibromes de l'utérus. Gaz. Hôp. 1907, Nr 50, 591. — DENNÉ: Veranderungen der Myome wahrend der Graviditat und Einfluß derselben auf die Geburt. Inaug.-Diss. med. Würzburg 1899. — DEVAUX: Lésions des annexes durant l'évolution des fibromes utérins. Thèse de Paris. Gaz. Hôp. 1903, Nr 88. — DICHTL, PETER: Über exzessives Wachstum von Myomen jenseits des Klimakteriums. Inaug.-Diss. München 1922. — DICKSON, T. G.: Tuberculous infection of a uterine myoma. Amer. J. Obstetr. 53 (1906). Ref. Erg. Path. 12, 393 (1908). — DOBBERTIN: Beitrag zur Kasuistik der Geschwülste. Beitr. path. Anat. 28. — DOCA: Ein Fall von diffusem Myom mit beginnendem Karzinom in der hyperplastischen Uterusschleimhaut. Z. Geburtsh. 58, 1 (1906). — DOEDERLEIN und HERZOG: Schwangerschaft in einem Adenomyom. Dtsch. med. Ges. Chicago 15. Febr. 1912. Ref. Münch. med. Wschr. 1912, Nr 30, 1692. — DOLÉRIS: (a) Arch. de Tocologie. 1883. (b) Fibrome après une hystérotomie etc. Soc. Obstétr. Gynéc. et Pédiatr. Paris 1901. — VAN DONGERN: De geraklen van inversio uteri etc. Nederl. Mschr. Verloskde 5, 299 (1916). Jber. Geburtsh. 1917, 189. — DORAN: Lond. obstetr. Soc. 30 (1888). — DUERCK: Malignes Myom. Verh. dtsch. path. Ges. 12, 1908, 144. — DUERCK, H.: Über ein kontinuierlich durch die untere Hohlvene in das Herz vorwachsendes Fibromyom des Uterus. Ärztl. Ver. München 13. Marz 1907. Münch. med. Wschr. 1907, Nr 23, 1154. — DUHLET, E.: Maligne Degeneration der Uterusmyome. Z. Krebsforschg 17, H. 3, 536 (1920). — DUHRSSEN: Stieldrehung. Zbl. Gynäk. 261. — DUJARIER et TOPORES, KHAN: Großes gestieltes subseröses Myom, vom Uterus abgetrennt und am S Romanum festsitzend. Bull. Soc. Anat. Paris 1920, Nr 1. Ref. Zbl. Gynak. 1921. — DUNCAN: Verschwinden vom Myomen vor der Menopause. Zbl. Gynàk. 1894, 222. — DUNKHASE, O.: Ein Fall von Myoma uteri mit hochgradigem Aszites. Zbl. Gynak. 1922, Nr 18, 709. — DURET: Fibrome utérin calcifié etc. Nord. méd. 1895. — DUVERGEY: Fibrome souspéritoneal de l'utérus avec abscès central. J. Méd. Bordeaux 25. Nov. 1919. Ref. Gynéc. et Obstétr. 1, 102 (1920).

EBERLIN: Zur Diagnose der Hamatometra bei Fibromyoma uteri bicornis. Z. Geburtsh. 31. — EBERT: Demonstration. Verh. Ges. Geburtsh. Leipzig, 555. Sitzg 29. April 1907. Ref. Zbl. Gynak. 1907, Nr 28 u. 31, 888. — EGLI, FR.: Über Multiplizitat von Geschwulsten. Korresp.bl. Schweiz. Ärzte. 44, Nr 15, 449 (1914). — EHRENDORFER: (a) Demonstration eines großen total verkalkten Fundusmyoms usw. Wiss. Ärzteges. in Innsbruck 10 Mai 1912. Ref. Wien. klin. Wschr. 1912, Nr 33, 1275. (b) Die primare karzinomatose Degeneration der Fibromyome des Uterus. Zbl. Gynàk. 1892, 513. (c) Über das gleichzeitige Vorkommen von Myofibrom und Karzinom der Gebarmutter. Arch. Gynak. 42, 255. — EHRLICH, S. L. und G. L. DERMAN: Zur Frage der neurogenen Fibrome in klinischer und pathologisch-anatomischer Beziehung. Virchows Arch. 258, H. 1/2, 405 (1925). — ELLENBROEK, N.: Über die Zervixtorsion des myomatosen Uterus. Arch. Gynak. 116, H. 1, 171 (1922). — ELSNER: The association of uterine grants with goitre, typical and atypical exophtalmic goitre. Amer. J. med. Sci. 137, 634 (1914). — ENGERT: Med. Rec. New York 1889, 640. — ERNST, P. und S. A. GAMMELTOFT: Zwei Falle von Fibromyom mit intraabdomineller Blutung. Acta ginec. scand. (Stockh.) 1, H. 1. Ref. Zbl. Gynak. 1922, Nr 49, 1971. — ESSEN-MOELLER: Klinisch und pathologisch-anatomische Studien zur Ätiologie des Uterusmyoms. Akad. Abh. Berlin: S. Karger 1899. Mschr. Geburtsh. 1901. — ESSER, M.: Zur Kasuistik der Uterussteine. Mschr. Geburtsh. 74, H. 5, 265 (1926). — Everett: Removal of a calcified fibroid of the uterus. Amer. J. Obstetr. 12, 700.

Faber: Die Pathogenese der Uterusmyome, sowie deren Beziehungen zu elastischen Geweben. Nord. med. Arch. VIII 1908, H. 2. — Fabricius: (a) Über Myome und Firbome des Uterus. Leipzig 1895. (b) Fibromyom der Portio. Geburtsh.-gynak. Ges. Wien 29. Jan. 1907. Z. Geburtsh. 31, Nr 22, 638 (1907). — Fairbairn: Necrobioses in Fibromyomata of the uterus. J. Obstetr. 4, 119 (1903). — Falkenberg: Beiträge zur Lehre von den Uterusmyomen. Inaug.-Diss. med. Berlin 1904. — Fehling: Lehrbuch der Frauenkrankheiten. — Ferguson: Demonstration eines großen Steines (calculus) in der Wand eines großen weichen myomatósen Uterus. Edinburgh obstetr. Soc. 14. Mai 1913, 435. — Ferroni: (a) Sul miofibroendotelioma dell' utero e su alcune altre forme di fibromiomi uterini. Ann. Ostetr. 1901. (b) Ancora sulla reazione deciduale negli adenomiomi del tratto genitale. Ann. Ostetr. 1911, Nr 7. — Feuchtwanger: Ein Uterusmyom mit Knorpel und Knochenbildung. Inaug.-Diss. Straßburg 1897. — Flatau: (a) Mschr Geburtsh. 15, 123. (b) Kopfgroßes Myom der hinteren Portio. Frank. Ges. Geburtsh. 27. Okt. 1905. — Fleischmann, C.: Myomentwicklung nach Ovarientransplantation. Zbl. Gynäk. 1921, Nr 3, 82. — Fleischmann, K.: Beitrag zur Klinik der Uterusmyome. Wien. klin. Wschr. 1924, Nr 17. — Fletscher, Shaw: Haemorrhages into an angioma, two fibromyoma of the uterus and atheroma of the uterine arteries. J. Obstetr. 24, Nr 1, 22 (1913, Juli). — Forster, A.: Handbuch der pathologischen Anatomie. Bd. 1. Leipzig 1865. — Fothergill, W. E.: Marsupalization of degeneration and infected fibroid. J. Obstetr. 26, H. 4—6, 234 (1915). — Fraipont: Uterusfibrom und Schwangerschaft. Rev. mens. Gynéc. et Obstétr. et Pédiatr. 1912, No 7. Ref. Zbl. Gynäk. 1912, Nr 49, 1679. — Fraenkel, E.: (a) Gasphlegmone eines Uterusmyoms nach Abortus (Phyomyome). Zbl. Gynäk. 1924, Nr 42, 2283. (b) Diskussion zu Duerck (s. d.). — Fraenkel, L.: Bau und Bedeutung der Myomkapsel. 88. Verslg dtsch. Naturforsch. Innsbruck 1924. Zbl. Gynäk. 1924, Nr 44, 2399. Z. Geburtsh. 88, 690 (1925). — Frankl: (a) Das runde Mutterband. Denkschr. Akad. Wiss. Wien 1902. (b) Beitrage zur Lehre vom Uterusmyom usw. Arch. Gynäk. 95, H. 1, 269 (1912). (c) Demonstration eines Myoms. Zbl. Gynäk. 35, H. 1, 30 (1910). — Frankl, O.: (a) Traubiges Myom. Wien. klin. Wschr. 1915, Nr 52, 1956. Zbl. Gynäk. 39, Nr 51, 905 (1915). (b) Zur Kenntnis der entzündlichen Veränderungen in Myomen. Mschr. Geburtsh. 76, H. 1, 27—31 (1927). — v. Franqué: (a) Zur Nekrose und Vereiterung der Myome. Z. Geburtsh. 60, 272 (1907). (b) Durchbruch eines odematós-zystischen Myoms in die Bauchhöhle. Prag. med. Wschr. 1903, Nr 50. (c) Salpingitis nodosa isthmica und Adenomyoma tubae. Z. Geburtsh. 42, 41. — Franz: Zur Kasuistik der Drehungen des myomatósen schwangeren Uterus um seine Längsachse. Zbl. Gynäk. 42, Nr 12, 207 (1918). — Freund: Myom. Ges. Geburtsh. 10. Dez. 1927. — Freund, H.: (a) Demonstration eines Uterus duplex unicollis bicornis. Oberrhein. Ges. Geburtsh. 23. April 1912. Beitr. Geburtsh. 17, 125 (1912). (b) Zur Ätiologie der Uterusmyome. Z. Geburtsh. 74, H. 1, 75 (1913). — Freund, H. W.: Über Leber- und Gallenblasenadhasionen bei Geschwülsten der weiblichen Geschlechtsorgane. Dtsch. med. Wschr. 24. — Freund, W. A.: Knochenbildung in Myomen. Beitr. Gynäk. 3, 150. — Frey: Über das Zervixfibromyom usw. Inaug.-Diss. Greifswald 1897. — Frey, J.: Über Plasmazellen und ihr Vorhandensein bei den Erkrankungen der weiblichen Geschlechtsorgane, speziell des Endometriums. Z. Geburtsh. 65, 388 (1909). — Friedrich: Demonstration einiger interessanter Myome. Gynäk. Ges. Breslau 29. April 1913. Ref. Mschr. Geburtsh. 38, H. 1, 115 (1913). — Fritsch: Die Krankheiten der Frauen. 10. Aufl. 1901. — Frommel: Über Achsendrehung des Uterus durch Geschwülste. Zbl. Gynäk. 22. — Furstenberg, A.: Über das Zervixmyom. Inaug.-Diss. Gießen 1908. — Fujuami: Virchows Arch. 160.

Garkisch, A.: Klinische und anatomische Beiträge zur Lehre vom Uterusmyom. Berlin: S. Karger 1910. — v. Gawronsky: Über Verbreitung und Endigung der Nerven in den weiblichen Genitalien. Arch. Gynäk. 47, 271. — Gerstenberg: Schwere intraperitoneale Blutung aus seitlichen Venen des Uterus bei subserósem Myom des Fundus. Zbl. Gynäk. 40, 759 (1916). — Giannettasio: Vereitertes Uterusfibrom. Riforma med. 1904, Nr 12. — Gift: Stieltorsion bei einem großen subserösen Myom. Inaug.-Diss. München 1902. — Glinska, Sophie: Les cellules plasmatiques et les cellules à grains métachromatiques dans le stroma des fibromyomes de l'utérus. Thèse de Genéve 1910. — Glöckner: Über Gebärmutterumstülpung bei Tumoren der Uterushöhle. Zbl. Gynäk. 1892, 907. — Gonnet: Lyon méd. 1912. — Gottschalk: (a) Über Histogenese und Ätiologie der Uterusmyome. Arch. Gynäk. 43, 534 (1893). (b) Zur Ätiologie der Uterusmyome. Volkmanns Slg klin. Vortr. N. F. 4, Nr 275, 17 (1900). — Goullioni: Wiederanwachsen einer Ovarialzyste und eines Uterusfibroms nach ihrer Abtrennung vom Ursprungsorte. Lyon méd. 1912, Nr 30. Ref. Zbl. Gynäk. 1913, Nr 6, 219. — Grabich, H.: Fall eines eingekeilten Zervixmyoms unter der Geburt, Kaiserschnitt und Totalexstirpation. Inaug.-Diss. München 1912. — Graebke, H.: Schnelle Entwicklung von Myomen im Uterus nach Röntgenkastration. Zbl. Gynäk. 1921, Nr 42, 1521. — v. Graff: Schilddrüse und Genitale. Arch. Gynäk.

102, H. 1, 109 (1914). — GRÜNBAUM, D.: (a) Adenomyoma corporis uteri mit Tuberkulose Arch. Gynäk. **81,** 383 (1907). (b) Das klinische Verhalten des Adenomyoms uteri. Arch. Gynäk. **86,** 387 (1908). — GUEISSAZ: Über das Myom der Portio. Mschr. Geburtsh. **66,** H. 6 (1921). — GUGGISBERG: Die Nekrose der Myome in der Schwangerschaft. Schweiz. med. Wschr. **1921,** Nr 17. Ref. Zbl. Gynäk. **1922,** Nr 49, 1969. — GUIBÉ: De la calcification des fibromyomes utérins. Paris 1901. — GUNSETT: Über Myombildung bei doppeltem Uterus. Beitr. Geburtsh. **3,** 201 (1900).

HAAG: Ein seltener Fall von teleangiektatischen hämatozystischem Uterusmyom. Inaug.-Diss. Straßburg 1902. — HALBAN: (a) Kindskopfgroßes Myom der vorderen Muttermundslippe. Wien. klin. Wschr. **1901,** 897. (b) Myomnekrose im Puerperium. Zbl. Gynäk. **1912,** Nr 50, 1710. (c) Zur Klinik der Myome. Zbl. Gynäk. **1921,** Nr 42, 1517. — HAMMERSCHLAG: (a) Anatomische Veränderungen interstitieller Myome im Wochenbett. Mschr. Geburtsh. **12,** 8 (1900). (b) Totalnekrose des interstitiellen Myoms. Verh. dtsch. Ges. Gynäk. Dresden **1907,** 398. — v. HANSEMANN: (a) Myom. Realenzyklopädie der gesamten Heilkunde. 4. Aufl. Bd. 10, S. 184. (b) Mikroskopische Diagnose der bosartigen Geschwülste. 2. Aufl. Berlin 1902. — HART: Histologisch benigne Metastasen vom Bau eines Adenomyoms, 22 Jahre nach Exstirpation eines Tumors der Genitalien. Frankf. Z. Path. **10,** H. 1 (1912). — HARTZ: Sammelreferate in Mschr. Geburtsh. **9, 13, 20, 21.** — HAULTAIN, F. W. N.: A clinical and anatomical study of 30 cervical removed by abdominal hysterectomy. Edinburgh med. J. **21,** Nr 4, 297 (1907). — HEALY: Fibromyoma uteri. N. Y. med. J. **97,** Nr 18, 922 (1913). — HEDRÉN, G.: (a) Zur Frage der Zerrung und spontanen Trennung des Uteruskörpers vom Collum uteri bei Uterusmyomen. Arch. Gynäk. **83,** 164 (1907). (b) Stieltorsion. Zbl. Gynäk. **1895,** 997. — HEGAR, K.: Zur sog. karzinomatösen Degeneration der Uterusmyome. Beitr. Geburtsh. **4,** 303 (1901). — HEIDENHEIN: Rückbildung eines Myoma uteri nach doppelseitiger Amputatio mammae. Berl. klin. Wschr. **1893.** Nr 40. — HEIL, K.: Gasphlegmone eines Uterusmyoms (Physomyoma) nach Abortus. Zbl. Gynäk. **1924,** Nr 29, 1595. — HEIMANN: (a) Wachstum und Genese der Myome. Z. Geburtsh. **78,** 713 (1916). (b) Demonstration: Ein Fall von ungewöhnlicher Topographie eines scheinbar retrovesikalen Myoms. Verh. Ges. Geburtsh. Berlin 24. Febr. 1922. — HEIMANN, FRITZ: (a) Zur Frage der Myomstruktur vermittels Myogliafärbung. Zbl. Gynäk. **1911,** Nr 19, 701. (b) Myom und Schwangerschaft. Mschr. Geburtsh. **54,** H. 5, 292 (1921). — HEINRICIUS: Ein Fall von Myom im rudimentaren Uterus bicornis unicollis. Mschr. Geburtsh. **12,** 419 (1900). — HENGGE: Varizenbildung bei Myom. Verh. Münch. gynäk. Ges. 6. Nov. 1907. Mschr. Geburtsh. **30,** H. 6, 796 (1909). — HENKEL: Demonstration eines Portiomyoms. Ges. Geburtsh. Berlin 10. Nov. 1905. — HENNICKE: Inaug.-Diss. Halle 1902. — HÉNOCQUE: Piere de l'utérus. Arch. de Physiol. **5,** 425 (1873). — HENSCHEL, H.: Über Durchbruch von Uterusmyomen, seine Ursachen und klinische Bedeutung. Inaug.-Diss. Berlin 1922. — HENTSCHEL: Ein Beitrag zur Statistik des Uterusmyoms. Inaug.-Diss. Würzburg 1896/97. — HERLITZKA: Über die Vereiterung der uterinen Gefaße. Riv. Ginec., Ostetr., Pediatr. e Med. gen. **18,** Nr 4, 58 (1923). Ref. Zbl. Gynäk. **1924,** Nr 7, 414. — HERRMANN, E.: Portiomyom. Geburtsh.-gynak. Ges. Wien 9. Marz 1926. Zbl. Gynäk. **1926,** Nr 45, 2916. — HERSCHAN, OTTO: Galaktorrhoe (Kolostrumsekretion) bei einer Virgo mit Uterusmyom. Dtsch. med. Wschr. **1927,** Nr 36. — HERTZ: Zur Struktur der glatten Muskelfasern und ihre Nervenendigungen in einem weichen Uterustumor. Virchows Arch. **46,** 235. — HEWITT, GRAILLY: Zbl. Gynäk. **1894,** 222. — HILLE, KARL: Bauchdeckentumor mit Bandstellen der Kerne. Z. Krebsforschg **23,** 399 (1926). — HOEHNE: Angiofibroma des Uterus. Verh. dtsch. Ges. Gynäk. **1901,** 532. — HOERMANN, K.: Demonstration eines doppeltmannskopfgroßen aus zahlreichen Knollen zusammengesetzten Uterustumors. Münch. gynäk. Ges. 21, Marz 1907. Mschr. Geburtsh. **27,** 389 (1908). — HOESLI: Über einen Fall von Fibromyoma intraligamentare adenomatosum. Zürich 1904. — HOFFMANN, R. ST.: Ein Fall von Uterusstein. Zbl. Gynäk. **1924,** Nr 24, 1305. — HOFMEIER: Ernahrungs- und Rückbildungsvorgange bei Abdominaltumoren. Z. Geburtsh. **5,** 96. — HOLMES-BAYARD: Myom des Ligamentum latum. Zbl. Gynäk. **1888,** 491. — v. HOLST: Torsion eines subserosen Myoms. Zbl. Gynäk. **1894,** 967. — HOMANS: An extraordinary case of twisting of the uterus as the pedicle of a large fibroid tumor of many years existance. Amer. J. Obstetr. **1891,** 339. — HORWITZ und OBOLENSKAJA: Zur Kasuistik der Riesengeschwülste der weiblichen Genitalphare. J. Akuscherstwa i Shenskich bolesnei **1913,** H. 11, 1528. Jber. Geburtsh. **1914.** — HUFSCHMIDT, AD.: Über Zervixmyom mit Totalprolaps, insbesondere über einen in der Frauenklinik beobachteten Fall mit totaler Inversion. München 1909. — HUGUENIN: (a) Über abnorme Kernbildungen in den glatten Muskelfasern sowie über Mast- und Plasmazellen in Leiomyomen des Uterus. Beitr. Geburtsh. **16,** 324 (1911). (b) Virchows Arch. **201.**

IHM: Die Myomnekrose wahrend der Schwangerschaft. Slg klin. Vortr., Abt. Gynak. **1912,** Nr 243/44. — IWASE, J.: Über das Verhalten der Uterusschleimhaut bei Myomen. Beitr. Geburtsh. **14,** H. 2, 311 (1909).

Jaboulay: (a) Fibromes uterins avec vaste cavité sanguine. Lyon méd. **1912**, Nr 3, 124. Ref. Zbl. Gynäk. **1913**, Nr 5, 192. (b) Evolution de fibromes utérus sous péritonéaux devenues libres dans la cavité péritonéale. Lyon méd. **1911**, 829. — Jacobson: Zur Kenntnis der sekundären Veranderungen in den Fibromyomen des Uterus. Z. Heilk. **23**, H. 4. — Jakobs, Fr,: Über einige adenomatöse Tumoren an den weiblichen Genitalorganen. Beitr. Geburtsh. **19**, H. 1, 143 (1913). — Jamain, J.: Fibromes utérins et puerperalite. Paris 1907. — Jansen: Uterusmyom und Karzinom. Petersburg. med. Z. **1914**, Nr 9, 111. Mschr. Geburtsh. **39**, H. 2, 207 (1914). — v. Jaschke, R. Th.: (a) Ungewohnliche Entstehung einer Hämatozervix (intraligamentares Myom), Achsendrehung des Uterus. Z. Geburtsh. **65**, 635 (1910) (b) Tödliche intraperitoneale Blutung bei Myom. Zbl. Gynak. **34**, Nr 19, 625 (1910). — Johnson: Das Wachstum des Uterusfibroids nach der Menopause. J. amer. Assoc. **1891**, 382. — Johnston: Osteofibromyoma of the Uterus. Amer. J. Obstetr. **18**, 305 (1901, April). — Jolly: Myomverjauchung. Z. Geburtsh. **63**, 320 (1908). — de Jong: L'ovaire chez les fibromateuses (Glande interstitielle). Ann. Gynéc. II. s. **11**, 277 (1914, Mai). Jores: Zur Kenntnis der Regeneration und Neubildung elastischen Gewebes. Beitr. path. Anat. **27**, 381. — Josephson: Über Neoplasmen der mißbildeten Gebärmutter. Arch. Gynak. **64**, 376 (1901).

Kamniker, H.: Ein Fall von submukösem Myom im Wochenbett. Zbl. Gynäk. **1926**, Nr 12, 757. — Kaufmann, E.: Lehrbuch der speziellen pathologischen Anatomie. 4. Aufl. 1907. — Kehrer: (a) Pathologisch-anatomische Beitrage zur sog. Salpingitis isthmica nodosa. Beitr. Geburtsh. **5**, 57 (1901). (b) Die Radiumbestrahlung bosartiger Neubildungen. Verh. dtsch. Ges. Gynak. **1920 II**, 3. — Keiffer: De la lipolyse des fibromyomes de l'utérus de femme. Rev. franç. Gynéc. Dez. **1919**, 45. — Kengyel, B.: Über eine bedeutsame Komplikation bei parametrischen Lymphongiektasien mit Uterusmyom. Virchows Arch. **270** (1928). — Kermauner, F.: Fehlbildungen der weiblichen Geschlechtsorgane. Biologie und Pathologie des Weibes von J. Halban u. L. Seitz. Lief. 7. Bd. 3, S. 281. 1924. — Klaften, E.: Über Eiterung in Moymen. Zbl. Gynak. **1927**, Nr 8, 474. — Klages: Ein Adenomyom in einer Laparotomienarbe usw. Z. Geburtsh. **70**, H. 3, 858 (1912). — Klebs: Metastasen bei Myomen. Beitr. path. Anat. **2**, 704. — Kleinhans: Zur Komplikation von Schwangerschaft mit Myomen. Prag. med. Wschr. **1894**, Nr 43/44. — Kleinwachter: Z. Geburtsh. **20**, 70. — Klob: Pathologie der weiblichen Geschlechtsorgane. — Knauer: Verkalkte Myome. Z. Gynak. **1902**, 1287. — Knipper, Th.: Über das Myom der Portio vaginalis. Inaug.-Diss. Gottingen 15. Juli 1919. — Knorr: Ungewohnliche Myomentwicklung am Uterus. Z. Geburtsh. **48**, 181 (1902). — Kolb, K.: Die Leiomyome der Muttermundslippe. Z. Geburtsh. **67**, H. 2, 399 (1910). — Konrich: Über zystöse Entartung der Uterusmyome. Inaug.-Diss. Berlin 1905 (s. Lit.). — Kostlin: Die Nervenendigungen in den weiblichen Geschlechtsorganen. Berlin 1915. — Kretschmer, H. L.: Report of a case a myoma of the female urethra. Trans, Chicago path. Soc. 8, Nr 6 173 (1911, Juni). — Krische: Fall von Fibromyom des Uterus mit multiplen Metastasen bei einer Geisteskranken. Inaug.-Diss. Göttingen 1889. — Kroeger, C.: Über subserose gestielte Myome und deren Stieldrehung. Inaug.-Diss. Rostock 1917. — Kruger: Über die Kombination von Myom und Karzinom an demselben Uterus. Inaug.-Diss. Konigsberg 1903 (Lit.). — Krull: De natura et causis tumorum fibrosorum uteri. Inaug.-Diss. med. Gröningen 1836. — Krumbein, C.: Über die Band- oder Pallisadenstellung der Kerne, eine Wuchsform des feinfibrillären mesenchymalen Gewebes. Zugleich eine Ableitung der Neurinome (Verocay) von feinfibrillärem Bindegewebe (Fibroma tennifibrillare). Virchows Arch. — Küster: Achsendrehung. Berl. Beitr. Geburtsh. **1**, 7. — Kustner: (a) Über sekundare Verwachsungen submuköser Myome mit den umgebenden Wandpartien des Genitaltraktus. Z. Geburtsh. **33**, 338. (b) Submuköses Myom von einem nach einer supravaginalen Amputation zurückgelassenem Zervixstumpf. Zbl. Gynäk. **1904**, 1519. — Küstner, O.: (a) Kindskopfgroßes Myom im rechten Horn eines Uterus bicornis unicollis. Gynak. Ges. Breslau 30. April 1918. Mschr. Geburtsh. **48**, H. 1, 69 (1918). (b) Schwangerschaft und Geburt bei Myom des Uterus. Döderleins Handbuch der Geburtshilfe. Bd. 2. Wiesbaden 1917. (c) Ein myomatöser Uterus eigentümlicher Konfiguration. 15. Verslg dtsch. Ges. Gynäk. Halle **1913**. Zbl. Gynak **1913**, Nr 25

Labhardt: Kongenitale Heterotopie der Uterusschleimhaut in das Kollumgewebe. Ein Beitrag zur Lehre der Adenomyome. Gynec. helvet. **11** (1913). — Lahm: Zur Frage des malignen Uterusmyoms. Z. Geburtsh. **77**, 340 (1915). — Lamers: Die Bedeutung der Hysterotomia vagin. anterior in der Geburtshilfe und Gynakologie. Jber. Geburtsh. **1912**. — Landau: (a) Anatomische und klinische Beiträge zur Lehre von den Myomen des weiblichen Sexualapparates. Berlin-Wien 1899. (b) Über eine bisher nicht bekannte Art des Gebarmutterverschlusses. Berl. klin. Wschr. **1901**, Nr 8. — Langerhans: Myoma laevicellulare malignum. Berl. klin. Wschr. **1893**, Nr 14. — Laroyenne et Bouysset: Greffe à la paroi abdominale antérieure d'un myome séparé de l'utérus. Lyon méd. **140**, Nr 47, 544—546 (1927). — Latteux, P.: Contribution à l'étude des myomes et fibromyomes kystiques de l'utérus. Livres d'or offert au Prof. Pozzi, Paris. Tome 3, p. 187. 1906. —

Latzko: Ein Fall von Abszessen in einem Myom. Gynäk. Rdsch. 1914, H. 1. Zbl. Gynäk. 1913, Nr 35, 1300. — Lauche, A.: Über rhythmische Strukturen in Geschwülsten. Verh. dtsch. path. Ges.\Würzburg 1925. — Lauwers: Deux cents observations d'histérectomie spra-vaginale pour fibromes. Bruxelles 1904. Ref. Zbl. Gynak. 1904, 1503. — Lecène: Necrobiose, suppuration et gangrène des fibromyomes utérius. Soc. Obstétr. Gynéc. et Pédiatr. Paris 12. Juni 1911. Ref. Arch. mens. Gynéc. et Obstétr. 1, 399 (1912). — Legueu: Des troubles urinaires par des fibromes du col utérins. J. d'Urol. 1, Nr 1, 33 (1912). Ref. Zbl. Gynäk. 1912, Nr 35, 1201. — Lehnert: Uterussteine. Z. Geburtsh. 3, 359. — Lennander: Myom des Uteruskörpers mit Trennung der Zervix vom Körper. Zbl. Gynäk. 1895, 159. — Leopold: (a) Die operative Behandlung der Uterusmyome. Arch. Gynäk. 38. (b) Myoma lymphangiectodes lig. rotundi. Arch. Gynak. 16. — Lewers: Lancet 17. Febr. 1900. — Ley, Gordon: Lipomatosis of a fibromyoma of the corpus uteri. Proc. roy. Soc. Med. 7, Nr 4. Zbl. ges. Gynäk. 1914, H. 13, 600. — Leyden, H.: Adhásion, Implantation eines Myoms in den Zervikalkanal. Z. Geburtsh. 26, 434. — Lhez: Rotation axiale et torsion de l'utérus fibromateux. Thèse de Toulouse 1911. — Lieber: Über Myome der Haut. Beitr. path. Anat. 60, H. 3, 449 (1915). — Liebmann: Ein Fall von Myokarzinom des Uterus. Zbl. Gynäk. 1889, 291. Virchows Arch. 117, 82. — Lindenberg, Fr.: Coincidence of fibroid tumor and exophthalmic goiter with the report of a case cured by X. ray castration. Amer. J. Obstetr. 16, 425 (1928. — Lindenheim: Über die durch Graviditat verursachte Zysten- bildung in Uterusmyomen. Inaug.-Diss. Leipzig 1906. — v. Lingen: Zur Kasuistik der Riesenzystomyome. J. Akuscherstwa i Shenskich bolesnei. 29. Zbl. Gynäk. 1913, Nr 30, 1109. — Lisfranc: Verkalktes Uterusmyom. Zit. in Nord. méd. 1895. — Lohlein: Carcinoma corp. uteri kombiniert mit Fibromyoma intramurale. Z. Geburtsh. 16, 151. — Lomer: (a) Über die Verkalkung der Fibromyome usw. Inaug.-Diss. Berlin 1901. (b) Myomatoser Uterus, dem ein kindskopfgroßes subseröses stielgedrehtes Myom aufsitzt usw. Geburtsh.- gynäk. Ges. Hamburg 15. Okt. 1912. Ref. Zbl. Gynäk. 1913, Nr 1, 23. — Lorey: Nerven im Myom. Dtsch. Klin. 1867, 194. — Lott: Selbstheilung eines Myoms in puerpera durch Vereiterung. Zbl. Gynak. 1894, 987. — Löwe: Stielgedrehter gravider Uterus myomatosus. Ärztl. Ver. Frankfurt a. M. 1911. Ref. Münch. med. Wschr. 1912, Nr 6, 335. — Lubarsch: Pathologie der Geschwülste. Erg. Path. 1895, 1899 u. 1901. — Luker, S. Gordon: Fibromyoma of uterus, rupture of capsule, with protusion of part of the tumor, with se- condary necrosis. Proc. roy. Soc. med. 20, Nr 10, Sect. obstetr. 18. Marz 1927, 39—41. — Luys: Occlusion intcstinale par fibrome à pédicule tordu. Bull. Soc. Anat. Paris 1898.

Mackenrodt: (a) Zur Frage der konservativen Myombehandlung. Ges. Geburtsh. Berlin 26. April 1912. Z. Geburtsh. 72, H. 2, 470. (b) Demonstration. Z. Geburtsh. 31, H. 2, 452 (1895). — Mäkinen, U.: Ein kontraktiles Myom. Acta obstetr. scand. (Stockh.) 6, H. 1, 1—8 (1927). — Mallory: A contribution to the classification of tumors. J. med. Res. 13, Nr 2 (1905). — Mallory, F. B. and Frederico Parker jr.: Retikulum. Amer. J. Path. 3 (5. Sept. 1927). — Mandl: Eine seltene Form von Myombildung des Uterus. Verh. geburtsh.-gynak. Ges. Wien 14 Febr. 1911. Zbl. Gynäk. 1911, Nr 25, 903. — Manton: The uterine myoma and malignancy. Sect. on gynec. a. obstetr. Michigan State med. Soc. 4. Sept. 1913. Ref. Jber. Geburtsh. 1913, 212. — Marek: Zur Behandlung der Uterus- myome. Mschr. Geburtsh. 34, H. 4, 472 (1911). — Martin, A.: (a) Kolossales zystisches Myom. Zbl. Gynäk. 1888, 90. (b) Puerperal verfettetes Myom. Z. Geburtsh. 26, 220. (c) Pathologie und Therapie der Frauenkrankheiten. (d) Großes puerperal verfettetes Myom. Zbl. Gynäk. 1893, 212. (e) Verh. dtsch. Ges. Gynak. (205 Myome, 8 zystisch) 1888. (f) Zbl. Gynak. 1888, 90. — Martin, A. und Jung: Pathologie und Therapie der Frauenkrankheiten. 1907, 248. — Masson, James, C.: Parasitie fibromyomata. Surg. etc. 43, Nr 5, 645 (1926). — Matlakowsky und Przewoski: Beitrag zur besseren Erkenntnis der Zystomyome des Uterus. Warschau 1891 (russisch). Ref. Frommels Jber. 1891. — Mauclaire et Cottet: Fibrome utérin en voie de dégénérescence sarcomateuse. Bull. Soc. Anat. Paris 12, 208. — Mauny: Ein Fall von brandigem Myom bei Schwangerschaft. Arch. prov. de Chir. 1907, Nr 7. Ref. Zbl. Gynak. 32, Nr 8, 277 (1908). — Mayer, A. und E. Schneider: Über Storungen der Eierstocksfunktion bei Uterusmyom und uber einige strittige Myomfragen. Münch. med. Wschr. 1914, Nr 19, 1. — Mazet: Intraligamentares Uterusfibrom usw. Lyon méd. 1912, Nr 20. Ref. Zbl. Gynäk. 1913, Nr 5, 192. — Meichon: Die Vereiterung der Uterusfibrome. Gynéc., Jan. 1910, 9. — Menge: Zwei Falle von Myo- sarcoma uteri lymphangiectaticum. Zbl. Gynak 1895, 453. — Mériel: (a) Corps fibreux éneulé d'un fibroma utérus et devenu libre dans la cavité pelvienne. Soc. Obstétr. Toulouse 5. Juni 1912. Ref. Bull. Soc. Obstétr. Paris 1912, Nr 7, 814. (b) Stieldrehung eines myo- matosen Uterus, Zerfall eines interstitiellen Myoms. Rev. mens. Gynéc. et Obstétr. et Pédiatr., Nov. 1911. Ref. Zbl. Gynak. 36, Nr 15, 486 (1912). — Meslay et Hyenne: Ann. Gynéc. 1898, Nr 7/8. — Metzger, Hermann: Diffuse Metastasierung eines Mammakarzinoms in den Uterus mit isoliertem Freibleiben eines intramuralen Myoms. Z. Krebsforschg 23, 229 (1926). — Meyer, Robert: (a) Zur Pathologie der Myome, insbesondere uber ihr Wachs- tum und uber ihre Histogenese. Ges. Geburtsh. 22. April 1907. (b) Die Myome des Uterus.

Veits Handbuch der Gynäkologie. Wiesbaden 1907. — Michel: Angiomyom. Gynak. Ges.
Breslau, Sitzg 17. Mai 1904. Zbl. Gynäk. 1904, 1520. — Mintrop: Ein Fall von Uterus
bicornis unicollis mit Myom, Karzinom, des Fundus und Pyometra. Inaug.-Diss. Straßburg
1912. — Moench, G. L.: (a) Beitrag zur Achsendrehung des fibromatösen Uterus und
gestielter Uterusfibromyome. Gynäk. Rdsch. 10, H. 1/2, 1 (1916). (b) Fibromyoma
lymphangiectodes. Zbl. Gynäk. 1916, Nr 20, 393. (c) Zur Pathologie des Karzinoms. Z.
Geburtsh. 80, H. 1, 1 (1917). — Möller: Klinisch und pathologisch-anatomische Studien
zur Ätiologie des Uterusmyoms. Berlin 1899. — Moskowicz: Doppelkopfgroße multilokuläre Zyste des Uterus. Zbl. Gynäk. 1899. — Motta, G.: Contributo alla conoscenza
della degenerazione pseudocistica dei miofibromi e dei miosarcomi dell' utero. Riv. ital.
Ginec. 7, H. 2, 155—171 (1928). — Moulonguet et Benda: Dégénerescence d'un fibromyome
utérin. Bull. Soc. Anat. Paris 95, Nr 8, 207 (1925). — von zur Mühlen, Fr.: Über einen
Fall von Portiomyom. Zbl. Gynäk. 51, Nr 39, 2483—2484 (1927). — Müller: (a) Das
Fibromyom des Klimakteriums. Verh. dtsch. Ges. Gynäk. 1891, 283. (b) Fibromyom im
Klimakterium. 4. Gynak.-Kongr. Bonn 1891. — Müller, Fr.: Spontanausstoßung sub-
muköser Myome. Inaug.-Diss. München 1913. — Müller, W.: Zur Kenntnis der zystoiden
Uterustumoren. Arch. Gynäk. 30, 249 (1887) (enthält Literatur über lymphangiektatische
und mit Erweichungshöhlen durchsetzte Myome). — Mundt: Über Karzinomentwicklung
in Fibromyomen des Uterus. Arb. path.-ant. Inst. Tübingen 3, 264 (1901). — Muretti,
Guilio: Le ovaie ed in particolare gli elementi ovarici endocrini, nella donne con fibromioma
dell' utero. Fol. gynaec. (Genova.) 21, H. 2, 185 (1925). — Murray: Red degeneration of
fibroids. North of England obstetr. a. gynec. Soc. 19. April 1912. Ref. Lancet 182, 1201
(1912). — Murray, H. L.: Case of calcified bodies in the uterine cavity. J. Obstetr. 30,
Nr 2, 220 (1923). — Murray, H. L. and Glynn: A case of complete Fibromyomatosis of
the corpus uteri. J. Obstetr. 31, Nr 3, 398 (1924).

Nestmann, F.: Zur Histologie der Neurinoma. Virchows Arch. 265, H. 2, 646 (1927). —
Neumann: Über einen Fall von Adenomyom des Uterus und der Tuben mit gleichzeitiger
Anwesenheit von Urnierenkeimen in den Ovarien. Arch. Gynak. 58, H. 3 (1899). — Nixon,
J. W.: Vereitertes Myoma uteri. J. amer. med. Assoc. 75, Nr 251 (1920). — Noble, Ch.:
Verh. brit. gynäk. Ges. 1901. Zbl. Gynak. 1903, 249. — Noto: Arch. Ostetr. 1897, Nr 9. —
Novogrodsky, B.: Beitrag zur Frage der Zervixmyome. Z. Geburtsh. 76, H. 2, 408 (1915).

Olshausen: (a) Beitrag zur konservativ-chirurgischen Behandlung der Uterusmyome.
Z. Geburtsh. 43, 1. (b) Veits Handbuch für Gynäkologie. Bd. 2, S. 607—814. Wiesbaden
1897. — Orth: Lehrbuch der speziellen pathologischen Anatomie. Bd. 2. — Orthmann:
Spontan geborenes großes submuköses Myom der Zervix. Verh. Ges. Geburtsh. Berlin
10. April 1908. — Oschmann, Br.: Über das gleichzeitige Vorkommen von Fibromyom
und Carcinoma uteri. Inaug.-Diss. Würzburg 1904. — v. Ott: Kurze Notiz über einen Fall
von Infarkt im Parenchym eines Uterusmyoms. Zbl. Gynak. 1888, 274.

Pape, R.: Über allgemein konstitutionelle Veranderungen bei Myoma uteri.   Kon-
stitut.lehre. 11, H. 2/5, 444 (1925). — Payr: Stenose des Rektums, bedingt durch ein verkalktes, ausgestoßenes Uterusmyom. Dtsch. Z. Chir. 81, 549 (1906). — Peham: Hyperplasie
des Endometrium bei Myom. Zbl. Gynäk. 1900, Nr 48. — Pelzer: Fall von Myomverjauchung. Zbl. Gynäk. 1894, 340. — Perner, A.: Degenerative Veranderungen der Myome
in der Schwangerschaft. Inaug.-Diss. Bonn 1912. — Pfister: Ein Fall von primaren Zervixmyom. Inaug.-Diss. München 1902. — Piccoli: Über den Glykogengehalt der Myome.
Arch. Ostetr., II. s. 16, Nr 2, 49 (1922). Ref. Zbl. Gynak. 1923, 360. — Pick: (a) Zur Anatomie und Genese der doppelten Gebarmutter. Arch. Gynäk. 57, 596 (1899). (b) Gebar-
mutterverdoppelung und Geschwulstbildung. Arch. Gynäk. 52, 408 (1896). — Pietrusky, F.:
Über das Zusammentreffen von Gewebsmißbildungen mit gutartigen und bösartigen Geschwülsten. Frankf. Z. Path. 28, H. 1/2, 360 (1922). — Piquand: Les dégénérescences des
fibro-myomes de l'utérus. Thèse de Paris 1905 (mit Lit.). — Polano, O.: (a) Über die Lymphbahnen der Myome. Z. Geburtsh. 75, 157 (1913). (b) Über die Lymphbahnen der Myome.
Zbl. Gynäk. 1913, Nr 25, 920. Münch. med. Wschr. 60, Nr 50, 2803 (1913). (c) Zur Pathologie des Uterus. Z. Geburtsh. 67, H. 2, 413 (1910). (d) Lymphbahnen der Myome. 15.
Verslg dtsch. Ges. Gynak. Halle 1913. (e) Über die Lymphbahnen der Myome. Zbl. ges.
Gynak. 3, H. 14 (1913). — Pollack, E.: Über das Verhalten der Gebarmutterschleimhaut
bei Myomen. Beitr. Geburtsh. 1, 405. — Possharissky: Über heteroplastische Knochenbildung. Beitr. path. Anat. 38, 135 (1905). — Poth: (a) Kasuistischer Beitrag zur Achsendrehung des myomatösen Uterus. Zbl. Gynäk. 1913, 1147. (b) Stieldrehung des Uterus
bei Stieldrehung eines submukösen Myoms. Verh. Ges. Geburtsh. Berlin 23. Mai 1913.
Ref. Zbl. Gynak. 37, Nr 48, 1756 (1913). — Poucher: A large calcarous fibroid with absence of ovaries and uterine ligament. Amer. J. Obstetr. 67, Nr 422, 333 (1913). — Pozzi:
Lehrbuch der klinischen und operativen Gynakologie. — Prochownik: (a) Zur Ätiologie
der Fibromyome. Dtsch. med. Wschr. 1892, Nr 7, 140. (b) Zur Ätiologie der Fibromyome.
Dtsch. med. Wschr. 1892, Nr 7. (c) Über die Entartung der Myome. Münch. med. Wschr.
1901. — Puccioni: Le cellule del connetivo nei fibromiomi uterini. Riv. ital. Ginec. 7,

H. 2, 172 (1928). — Puppel: Myom der hinteren Muttermundslippe. Mittelrhein. Ges. Geburtsh. 13. Nov. 1910. Ref. Mschr. Geburtsh. **33**, H. 3, 387 (1911). Quaas: Ein Beitrag zur Kenntnis der Kollummyome. Inaug.-Diss. Leipzig 1904. v. Rabenau: Ein Fall von multiplen Myomen der Portio vaginalis. Berl. klin. Wschr. 1882, 170. — Rabinovitz: Myoma of the cervix uteri. Surg. etc. **15**, Nr 6, 668 (1912). Ref. J. Obstetr. **23**, Nr 4, 248 (1913). — Rademacher: Ein Beitrag zu den Beobachtungen der karzinomatösen Degenerationen des Fibromyoma uteri. Inaug.-Diss. Greifswald 1895. — Reeb: Achsendrehung des Uterus um 360°, bedingt durch ein großes subseröses gestieltes Myom. Oberrhein. Ges. Geburtsh. 11. März 1906. Mschr. Geburtsh. **24**, 126 (1906). — Reel, Philipp: Fibromyomata of the cervix. Case report. Amer. J. Obstetr. **14**, Nr 3, 386—387 (1927). — Reich: Über die Mastzellen in Uterusmyomen bei Orth. Arb. path. Inst. Göttingen 216. Berlin 1893. — Reinecke, K.: Zur Nekrose der Myoma in der Graviditat. Dtsch. med. Wschr. 1908, 1630. — Rhomberg: Zur Kasuistik der Zervixmyome. Zbl. Gynäk. 1918, 175. — Ribbert: (a) Entstehung der Geschwülste. Dtsch. med. Wschr. 1895, Nr 1—4. (b) Geschwulstlehre. Bonn 1904. — Richardson: Parasitic myomata. Surg. etc., Sept. 1910. Ref. Amer. J. Obstetr., März 1911. — Ricker: Beiträge zur Ätiologie der Uterusgeschwülste. Virchows Arch. **117**, 193. — Rive, Th.: Über maligne Degeneration der Myome Inaug.-Diss Erlangen 1913. — Roblin: Contribution à l'étude des formations adénomyomateuses de l'utérus Thèse de Bordeaux **1912**, Nr 21. — Roche: L'ovaire des fibromateuses. Thèse de Bordeaux **1904** (Lit.). — Rokitansky: Lehrbuch der pathologischen Anatomie. Bd. 3. 1861. — Röhrig: Z. Geburtsh. **5**, 285 (1880). — Roesger: Über Bau und Entstehung des Myoma uteri. Z. Geburtsh. **18**, 131 (1890). — Rosenstein: Torsion des Uterus myomatosus um die vertikale Achse. Torsion des Uterus myomatosus um die horizontale Achse. Verh. gynäk. Ges. Breslau 23. Jan. 1912. Ref. Zbl. Gynak. **1912**, H. 4, 507. — Rosner, A.: Die Pathogenese der Myome und der konstitutionell gegebene Zustand der weiblichen Genitalorgane. Rev. mens. Gynéc. et Obstétr. et Pédiatr. **5**, Nr 5, 358 (1922). Ref. Zbl. Gynak. **1922**, Nr 49, 1971. — Rössle: Über die Kombination von Uterusgeschwülsten mit Tumoren anderer Organe, besonders Nierenkapselgeschwülsten. Ges. Geburtsh. München 13. Jan. 1908. Mschr. Geburtsh. **28**, 602 (1908). — v. Rosthorn: Demonstration von seltenen Formen von Myoma uteri. Mittelrhein. Ges. Gynak. Sitzg 2. Juli 1904. Mschr. Geburtsh. **20**, 1151 (1904). — Ruge, Carl: (a) Über die Kontraktion des Uterus in anatomischer und klinischer Beziehung. Z. Geburtsh. **5**, 149. (b) Winters Lehrbuch der gynäkologischen Diagnostik. Leipzig 1896. — Runge, C. F. F.: De musculorum vegetativorum hypertrophia pathologica. Inaug.-Diss. Berlin 1857.

Sachs: Große subserose Myome bei Uterus- und Peritonealtuberkulose usw. Nordostdtsch. Ges. Gynäk. 25. Nov. 1911. Ref. Dtsch. med. Wschr. **1912**, Nr 8, 389. — Sampson: (a) The influence of myomata on the blood supply of the uterus etc. Surg. etc. **16**, 144 (1913). Ref. Gynéc. **1912**, Nr 6, 378 u. Zbl. Gynäk. **1912**, Nr 32, 1065. (b) Der Einfluß der Myome auf den Blutzufluß zum Uterus mit besonderer Berücksichtigung der abnormen uterinen Blutungen auf Grund von 150 injizierten Uteri mit Myomen. Zit. Zbl. Gynäk. **1913**, Nr 5, 176. Verh. amer. Gynäk. Ges. Baltimore **1912**. — Salin und Wallis (Stockholm): Myomata uteri. Hygiea (Stockh.) **1886**. Zbl. Gynak. 1887, 296. — Sanger: (a) Zervixmyome. Zbl. Gynak. **1889**, 207. (b) Über Myosarcoma uteri. Zbl. Gynak. **1895**, 454. (c) Multiple verjauchte Myome. Zbl. Gynak. **1889**, 133. — Sänger, Hans: Über Myomkapselblutung. Zbl. Gynak. **51**, Nr 26, 1643—1645 (1927). — Samb: Inversio uteri ved polypöst fibromyom. Norsk Mag. Laegevidensk. **1900**, 109. Ref. Frommels Jber. **1900**, 148. — Sames: Beitrag zur Ätiologie der Uterusmyome und ihrer Histogenese. Inaug.-Diss. Berlin 1901. — Santi: (a) Su alcune minute particolarita di struttura dei miomi uterini. Arch. Ostetr. Napoli **1800**, 472. Ref. Frommels Jber. **1900**, 169. (b) Contributo alla conoscenza delle forme degenerative pin rare dei fibromiomi uterini. Fol. gynaec. (Pavia) **1**, 87 (1908). — Scalone, I.: Sull' istogenesi vascolare del leiomyoma dell' utero. Ann. Ostetr. Giuglio 1910. — Schaffer: Collummyom sarkomatös degeneriert. Zbl. Gynak. **1900**. — Schallehn: Demonstration. Myomatöse vordere Muttermundslippe. Wiss. Ver. Ärzte Stettin 3. Marz 1908. Berl. klin. Wschr. **1908**, Nr 25, 1206. — Schaper: Über eine Metastase eines primaren Lungenkrebses in ein interstitielles Uterusmyom. Virchows Arch. **129**, 61 (1891). — Schauta: (a) Retrovesikale Zervikalmyome. Allg. Wien. med. Ztg **1905**, Nr 6/7. (b) Über moderne Myombehandlung. Wien. med. Wschr. **1913**, Nr 1, 14. (c) Demonstrationen, Zervixmyome. Geburtsh.-gynak. Ges. Wien 8. Marz 1910. Zbl. Gynak. **1911**, Nr 1, 28. — Schenk, F.: Zur Nekrose der Myome in der Schwangerschaft. Zbl. Gynäk. **32**, Nr 7, 207 (1908). — Scheu, H.: Ein Fall von Stieltorsion bei Uterusmyom mit todlicher Blutung in der Bauchhöhle. Inaug.-Diss. Munchen 1916. — Schickele, G.: Klinische und topographisch-anatomische Studien über Zervixmyome. Z. Geburtsh. **75**, H. 4, 684 (1914). — Schiffmann: (a) Mechanische Ruptur der Myomkapsel usw. Zbl. Gynak. **1917**, Nr 21, 506. (b) Mechanische Ruptur der Myomkapsel gegen die freie Bauchhohle. Mschr. Geburtsh. **45**, 284. (c) Intraperitoneale Kapselruptur bei einem Myom. Zbl. Gynak. **21**, 506 (1917). — Schild, E.: Myom der Portio. Inaug.-Diss. Bonn 1913. — Schiller, W.: Untersuchungen zur

Entstehung der Geschwülste. 2. Teil: Uterusmyom. Virchows Arch. Sonderabdruck aus **263**, H. 2 (1927). Ref. Zbl. Path. **41**, Nr 7 (1928). — Schirokauer: Der traubige Schleimpolyp der Zervix. Inaug.-Diss. Breslau 1902. — Schlagenhaufer, Fr.: Pathologisch-anatomische Kasuistik. Arch. Gynak. **95**, H. 1, 1 (1911). — Schmal: Arch. de Tocol. **18**. — Schmidt, H. H.: Ungewöhnliche Myomfalle. Zbl. Gynak. **1923**, Nr 2, 75. — Schmittmann, P.: Über maligne Degeneration der Uterusmyome mit besonderer Berücksichtigung der Kombination von Karzinom mit Myom. Inaug.-Diss. Bonn 1912. — Schmorl: (a) Verh. dtsch. path. Ges. Breslau **1904**. (b) Demonstrationen. Gynak. Ges. Dresden 19. Jan. 1906. Zbl. Gynak. **30**, Nr 32, 916 (1906). — Schorler: Über Fibromyome des Uterus. Z. Geburtsh. **11**. — Schou, Jens: Ugeskr. Laeg. (dan.) **1904**, Nr 33. Ref. Mschr. Geburtsh. **22**, 707 (1905).— Schröder-Hofmeier: Handbuch der weiblichen Geschlechtsorgane. — Schulte, Fr.: Zur Achsendrehung des myomatosen Uterus in der Zervix. Gynak. Rdsch. **2**, H. 21, 1 (1908). Schultze, B. S.: (a) Über Achsendrehung des Uterus durch Geschwulste. Z. Geburtsh. **38**, 157. (b) Die Achsendrehung des myomatósen Uterus. Slg klin. Vortr. **1906**, 410. — Schutze: (a) Beitrag zur Kenntnis der diffusen Adenome im Myometrium. Z. Geburtsh. **59**, 16 (1907). (b) Über Nekrose des Myoms in Schwangerschaft und Wochenbett. Mschr. Geburtsh. **26**, 761 (1907). — Schwarz, E.: Untersuchungen über die elastischen Fasern des Uterus. Virchows Arch. **220**, 322 (1915). — Seitz, A.: Anatomische Befunde am röntgenbestrahlten Genitale. Verh. dtsch. Ges. Gynak. Innsbruck 7.—10. Juni 1922. Ref. Zbl. Gynak. **1922**, Nr 30, 1217. — Seitz, L. und H. Wintz: Die Röntgenbestrahlung bósartiger Neubildung. Verh. dtsch. Ges. Gynäk. **1920 II**, 172. — Semb: Über das Verhalten der Uterusschleimhaut bei Myomen. Arch. Gynak. **43**, 200. — Semmelink, H. B.: (a) Ein großes Fibromyom in der hinteren Portiolippe. Nederl. Tijdschr. Verloskde **17**, Nr 1/2. Ref. Mschr. Geburtsh. **22**, 398 (1907). (b) Großes Fibromyom in der hinteren Muttermundslippe. Nederl. Tijdschr. Verloskde **1906**. Nr 1/2. Ref. Zbl. Gynàk. **1907**, 168. — Senez: De la métaplasie conjonctive des fibres musculaires lisses étudié dans le fibrome uterin. Thèse de Montpellier **1911**. — Seyberth: Über ein verjauchtes Uterusmyom mit Ausgang in Septikopyamie. Inaug.-Diss. München 1905. — Seyler (Bonn): Histologisch typische und homologe Myome des Uterus mit „intravenósem" Wachstum. Virchows Arch. **233**, 277 (1921). — Sieber: (a) Zur Kasuistik der Portiomyome. Nordostdtsch. Ges. Gynàk. 7. Feb. 1914. Zbl. Gynak. **1914**, Nr 22, 800. (b) Demonstrationen. a) Kongenitaler Hautdefekt, b) Portiomyom. Mschr. Geburtsh. **39**, H. 4, 569 (1914). Zbl. ges. Gynàk. **1914**, H. 3. — Singer, A.: Einbruch eines Zervixkarzinoms in ein Myom. Inaug.-Diss. Leipzig 1908. — Singer, S.: (a) Ein Fall von Myosarkom des Uterus. Geburtsh.-gynak. Ges. Wien 16. Okt. 1923. Zbl. Gynak. **1924**, Nr 3, 181. (b) Ein Fall von Metastasen eines Hamangioendotheliom in einem Myofibrom des Uterus. Mschr. Geburtsh. **66**, H. 4/5, 235 (1924). — Sippel: Uterus mit stark hypertrophischer Muskularis, submukósem Kugelmyom der hinteren Korpuswand mit doppelseitiger Hamatosalpinx. Ärzt. Ver. in Frankfurt a. M. 15. April 1912. Ref. Münch. med. Wschr. Nr 22, 1247 (1912). — Sitzenfrey, A.: (a) Zur Bakteriologie fieberhafter Uterusmyome. Arch. Gynàk. **94**, H. 1, 33 (1911). (b) Über Venenmyome des Uterus mit intravaskularem Wachstum. Mittelrhein. Ges. Geburtsh. 13. Nov. 1910. Ref. Mschr. Geburtsh. **33**, H. 3, 390 (1911). (c) Über Venenmyome des Uterus mit intravaskularem Wachstum. Z. Geburtsh. **68**, H. 1, 1 (1911). — Skutsch: Stieldrehung. Zbl. Gynak. **1887**, Nr 41. — Smith: Dublin J. med. Sci., April **1898**. — Smith and Shaw: Red degeneration of uterine fibromyomata. J. Obstetr. **23**, 129 (1913). Jber. Geburtsh. **1913**, 217. — Spahn: Beitrag zur Frage der Histogenese der Adenomyome des Uterus. Inaug.-Diss. Heidelberg 1906. — Speransky-Bachmetew: Nekrose eines Fibroms der schwangeren Gebarmutter als atiologisches Moment der Undurchgangigkeit des Darmkanals. Zbl. Gynak. **33**, Nr 16, 553 (1909). — Stein, A.: (a) Two unusual cases of uterine myomata. N. Y. med. J. a. med. Rec. 20. Jan. 1912. (b) Todliche intraperitoneale Blutung bei Uterusmyom. Mschr. Geburtsh. **22**, 637 (1905). — Steinberg: Über 3 Falle von verkalktem Myom. Inaug.-Diss. Berlin 1906. — v. Steinbuehel: Über Komplikationen der Uterusmyome, speziell über Stieltorsion mit schwerer innerer Blutung. Wien. klin. Wschr. **1905**, Nr 37, 945. — Stemmelen, H.: Adenomyom im Septum rectovaginale. Straßburg 1913. — Stern, E.: Über die sog. Myomkapsel. Beitr. z. Geburtsh. **13**, 161 (1908). — Stewens: Trans. Obstetr. Soc. Lond. **36**. — Strassmann: Myom mit schalenförmiger Verkalkung. Berl. klin. Wschr. **1901**, Nr 52. — Stratz: (a) Amyloide Degeneration eines Uteruspolypen. Z. Geburtsh. **17** (1889). (b) Uterustorsion bei Myom usw. Z. Geburtsh. **1902**, 430. — v. Strauch: Das Myom der Fortpflanzungsperiode. Volkmanns Slg klin. Vortr. N. F. Nr 277. — Strauss, S.: (a) Uterusmyom. Inaug.-Diss. Berlin 1913. (b) Über Uterusmyome, insbesondere ihre Genese. Inaug.-Diss. Berlin 1893. — Studdiford, W. E.: Strangulated fibroid uterus. Amer. J. Obstetr. **67**, 133 (1913). — Sutton, I.-Bland: Fibroids of uterus. London 1913. — v. Swiecicki: Über Ausstoßung von Uterusmyomteilen durch den Darm. Arch. Gynak. **63**, 384 (1901).

Thaler, H.: Primares Tubenkarzinom bei Uterus myomatosus und Metastasierung in Ovarium und Appendix. Zbl. Gynak. **40**, Nr 24, 494 (1916). — Theilhaber: Die Ursache der Blutungen bei Uterusmyomen. Verh. dtsch. Ges. Gynäk. 10, 551. — THEILHABER und HOLLINGER: Die Ursache der Blutungen bei Uterusmyomen. Arch. Gynäk. 71, H. 2. — THIELE: Ein Fall von Fibromyom der hinteren Muttermundslippe. Inaug.-Diss. Greifswald 1897/98. — THOMA: Lehrbuch der allgemeinen pathologischen Anatomie 1894. — THOREL: Zur Frage der Dehnungsatresie der Zervix durch Uterusmyome. Frankf. Z. Path. 2, H. 2/3, 387 (1908). — THORN: Zur Kasuistik der Uterussteine. Z. Geburtsh. 98, 75. — TILLAUX: Collummyom bei einem 19jährigen Mädchen. Ann. Gynéc. 26, 241 (1886). — TIMES: Stieldrehung Trans. Obstetr. Soc. Lond. 1861. — TIMMERS: Torsie van den uterus door Fibromyomen. Inaug.-Diss. 1891. — TIXIER, L. et E. POLOSSON: Fibromes utérins et tumeurs ovariennes chez les femmes âgées. Gynéc. et Obstétr. 11, Nr 1, 1 (1925). — TODYO, R.: Über Lymphangiektasien bei Myoma uteri. Arch. Gynäk. 91, H. 3, 461 (1910). — TORGGLER: Fibromata uteri mit (primärer?) Uterotubartuberkulose. Ver. Ärzte Kärntens 1. April 1912. Ref. Die Heilkunde. 1912, Nr 10. — TOTH: Fibromyoma cysticum. Zbl. Gynak. 1898. — TRACY: Surg. etc. 6, 248 (1908). Zit. nach STEIN. — TRANCU, M.-RAINER: Ein Fall von Netzlymphangiektasien als Begleiterscheinung eines erweichten Uterusfibroms. Zbl. Gynàk. Nr 52, 1861 (1921). — TRIDONDANI: Contributo allo studio dell' istogenesi e patogenesi dei fibromiomi uterini. Atti Soc. di Ostetr. 1898. Ref. Frommels Jber. 1898, 131.

ULESKO-STROGANOWA: (a) Zur Histogenese der Uterusmyome. Mschr. Geburtsh. 39, H. 4, 587 (1913). Zbl. ges. Gynak. 1914, H. 5, 204. (b) Zur Histogenese der Uterusmyome. Mschr. Geburtsh. 40, 387 (1914). — UNGER, A.: Das elastische Gewebe in Fibromyomen der Gebarmutter. Zbl. Gynak. 37, Nr 5, 192 (1913). — UNTERBERGER: (a) Uterus duplex subseptus myomatosas. Nordostdtsch. Ges. Gynak. 20. Juni 1914. Mschr. Geburtsh. 40, H. 2, 317 (1914). (b) Inversio uteri chronica infolge eines kindskopfgroßen in der Scheide geborenen Myoms. Nordostdtsch. Ges. Gynàk. 29. Juni 1913. Mschr. Geburtsh. 39, H. 2, 256 (1913). (c) Myomata uteri mit Tuberkulose der Adnexe und des Peritoneums. Nordostdtsch. Ges. Gynak. 29. Juni 1913. Mschr. Geburtsh. 39, H. 2, 255 (1913). — UPSHUR: A case calcified fibroid of the uterus with remarks. Amer. J. Obstetr. 14, 108. — URBAN: Myoma uteri submucosa mit Inversio und Prolapsus uteri. Dtsch. med. Wschr. Ver. Beil. 1902, 202. — UTER: (a) Zur Pathologie der Uterusschleimhaut. Z. Geburtsh. 25, 2104 (1893). (b) Einiges zur Pathologie der Mucosa corporis uteri. Zbl. Gynak. 15, 689 (1891). (c) Zur Genese der fibrozystischen Geschwülste. Zbl. Gynak. 1892, 541.

VASSMER: Arch. Gynàk. 57. 1898. — VAUTRIN: (a) Du sphacéle des fibromes interstitielles de l'utérus. Ann. Gynéc. Aug. 1898. (b) Inversio uteri chronica. Gynéc. 1913, Nr 12, 705. — VERSÉ: Maligne Leiomyome des Uterus. Ärztl. Ver. Marburg 17. Dez. 1925. Münch. med. Wschr. 1926, Nr 6, 219. — VELITZ: Zwei Falle von Zervikalmyomen. Zbl. Gynak. 1888, 333. — VERTES: Zur krebsigen Erkrankung des fibromatósen Uterus. Budapest 1904. — VIANA: Il parto dei fibromi. Clin. Ostetr. 27, H. 9, 409 (1925). — VIRCHOW: Die krankhaften Geschwülste. Bd. 3. — VITRAC: Fibrom polykystique malin de l'utérus. Ann. Gynéc. 49. — VOGEL, J.: Icones hist. pathol. Zit. nach VIRCHOW 1843. — VORBECK, FR.: Über Zervixmyome unter besonderer Berücksichtigung der Portiomyome. Inaug.-Diss. med. Berlin 1904.

WALLART: Fibrinorrhoea plastica bei Myoma cavernosum. Z. Geburtsh. 53, 290 (1904). — WALTER: Über fibrose Körper der Gebarmutter. Dorpat 1842. — WALTHER: Fibrome calcifié complètement détaché de l'utérus et greffé sur le mésentère. Soc. Chir. Paris 20. Mai 1908. Ref. Rev. franç. Gynéc. 12, Nr 4 (1908). — WARD: Uterus duplex and double vagina complicated by interstitial fibroids. Amer. J. Obstetr. a. Dis. Childr. 71, 322 (1915). — WATHEN: Verkalktes Fibrom des Ligamentum latum. Rev. gén. Méd., Chir. Obstétr. 1893, Nr 6. — WEBER: Rhabdomyom. Virchows Arch. 39, 222. — WEDL: Grundzüge der pathologischen Histologie. Wien 1854. — WEHMEYER, E. et E. BURLANDO: Osservazioni sopra la natura e la constituzione chimica dei fibromiomi uterini. Arch. Ostetr. 1913, Nr 3. — WEINBERG: Über Achsendrehung gestielter Myome und myomatöser Uteri. Inaug.-Diss. Leipzig 1904. — WERTHEIM: Zbl. Gynak. 23, 176 (1899). — WERTHEIMER: Über die zystischen Uterusfibrome. Straßburg 1898. — WIENER: (a) 1. Myomata uteri um 180° um die Zervix gedreht. 2. Zervixmyome. Gynak. Ges. München 9. Juli 1908. Mschr. Geburtsh. 28, 726 (1908). (b) Im Puerperium vereitertes Myom. Munch. gynak. Ges. Mai 1907. Mschr. Geburtsh. 27, 639 (1907). — WILLEY: Histology of the smaller myomata. Proc. of roy Soc. Med. 14. Jan. 1909. Ref. J. Obstetr. 15, Nr 3, 211 (1909, Marz). — WILLIAMS, R.: Inversion of the myomatous uterus. Lancet 28. April 1900. — WILLIAMS, WHITRIDGE: Beitrage zur Histologie und Histogenese des Uterussarkoms. Z. Heilk. 15 (1894). — WIMMER: Myomatoser Uterus. Geburtsh.-gynak. Ges. Wien 12. April 1904. — v. WINCKEL: (a) Über Myome des Uterus. Volkmanns Slg klin. Vortr. Nr 32 (98). (b) Lehrbuch der Frauenheilkunde. — v. WINIWARTER: (a) Die Verteilung des Extraktivstoffes in der glatten Muskulatur des Uterus. Arch. Gynak. 100, H. 3, 530 (1913). (b) Eine seltene Form eines Karzinoms in einem fibromuskularen Korpuspolypen. Arch. Gynak. 98, H. 1, 1 (1912). — WINTER: (a) Gynakologische Diagnostik. Berlin 1896. (b) Die malignen und benignen Degenerationen der Uterusmyome. Z. Geburtsh. 57, 8 (1906). — WLADIMIROFF: Zur Ätiologie der Fibromyome. Slg klin. Vortr. 1911, Nr 621. — WOLFENBERGER: Über ein Rhabdomyom der Speiseröhre. Beitr. path. Anat. 14. — WOLFF: Innervation der glatten Muskelfasern. Virchows Arch. path. Anat. 20, 361. — WOLFF, A.: Cholesterin in durch Koagulationsnekrose zerstörtem Uterusmyom. Mittelrhein. Ges. Geburtsh. 19. Mai 1912. Mschr. Geburtsh. 36, H. 3, 353 (1912). — WULFING: Zur Pathologie der Geschwulstbildung im weiblichen Geschlechtsapparat. Z. Geburtsh. 44, 1 (1901). — WYDER: Die Mucosa uteri bei Myomen. Arch. Gynäk. 29. — WYLIE: Verkalktes Myom. N. Y. J. Gynec. 1894.

YAMAGIWA: Ein Fall von versteinertem Uterusmyom. Virchows Arch. 144, 197 (1896). — YOUNG: Adenomyoma of the uterus. Edinburgh obstetr. Soc. 10. Dez. 1913. Ref. Brit. med. J. 1914, Nr 2766, 28.

ZACHARIAS, P.: Eine seltene Form des Zervixmyoms. Z. Geburtsh. 53, H. 1, 182 (1904). — ZANGEMEISTER: Demonstration. Myome. Ärztl. Ver. Marburg 28. Jan. 1911. Münch. med. Wschr. 1911, Nr 13, 713. — ZIEGENSPECK: Vier Zystomyome usw. Naturforsch.-Verslg Halle 1891. Zbl. Gynäk. 1891, 946. — ZUELL, I.: Über Achsendrehung des myomatösen Uterus bei einer Greisin. Inaug.-Diss. Bonn 1919. — ZWEIFEL: Lehrbuch der Geburtshilfe. 5. Aufl. 1903.

XX. und XXI. Adenomyosis, Adenomyoma.

ABELL: Adenomyoma of uterus. Surg. Clin. N. Amer. 2, Nr 5 (1922). — ABOTT, C. R.: Implantation tumors of endometrical type Boston med. J. 191, Nr 25, 1159—1162 (1924). — ADLER: Diskussion, Demonstration geburtsh.-gynäk. Ges. Wien. Zbl. Gynäk. 1925, Nr 2, 658. — AHUMADA, J. C.: Endometriosis vom Ovarium. Buenos Aires. Las ciensias 1928. p. 78. — ALBRECHT: Aussprache zum Vortrag v. VOGT. Sitzgsber. bayer. Ges. Geburtsh. 11. Mai 1924. Mschr. Geburtsh. 1924. Aussprache zu den Vorträgen von KATZ u. VOGT. Zbl. Gynäk. 1924, Nr 44, 2402ff. — ALBRECHT und ARZT: Pseudometastasen. Frankf. Z. Path. 6 (1916). — ALFIERI, E.: (a) Di acune particolarità di struttura dell' endotelio peritoneale rivestente l'utero puerperale. Contributo all' anatomia microscopica dell' utero gestante. Ann. Ostetr. 25, 17 (1903). (b) Utero bicorne con adenomiomi Muelleriani multipli uterini e tubarici. Schola di ostetr. dell' univ. di Perugia. Fol. Ginec. 8, H. 2, 165 (1913). — ALLEN, EDWARD: Regurgitation of endometrial tissue trough Fallopian tube during operative prodedures. J. amer. med. Assoc. 90, Nr 7, 507 (1928). — AMANN, J. A.: (a) Über Fibroadenome fornicale. Serositis fibroadenomatosa recto-cervicalis. Mschr. Geburtsh 42, H. 6, 492 (1915). Münch. med. Wschr. 1915, Nr 27, 923. (b) Zyste im Uterus. Münch. gynäk. Ges. Sitzg 18. Jan. 1905. Zbl. Gynäk. 1905, Nr 50, 1541. (c) Über Zysten des WOLFFschen Ganges. Zbl. Gynak. 1896, 1093. (d) Demonstration von 3 Fallen von Adenomyositis recto-uterina. Bayer. Ges. Geburtsh. München 7. Juli 1912. Ref. Mschr. Geburtsh. 36, H. 5, 591 (1912). — AMOS: (a) Dezidua in Adenomyom und Bauchdeckentumor. Z. Geburtsh. 54, H. 1. (b) Wucherungen in der Laparotomienarbe. Z. Geburtsh. 54, 170 (1905). (c) Demonstration zystischer Adenomyome. Verh. dtsch. Ges. Geburtsh. Z. Geburtsh. 58, (1906). (d) Deziduabildung in den Schleimhautherden eines Adenomyoms und deziduaahnliche Umwandlung eines bindegewebigen Tumors der Bauchdecken. Z. Geburtsh. 54, 171. — ANDREWS, HENRY RUSSELL: A case of endometrioma of the umbilicus. J. Obstetr. 32, Nr 3, 545 (1925). — ANSCHUTZ, W. und KONJETZNY: Die Geschwülste des Magens. Dtsch. Chir. Lief. 46, 1921, H. 1. — ARENDT: Über Dezidua menstrualis tubarum. 77. Verh. dtsch. Naturforsch. Meran. Ref. Zbl. Gynäk. 1905, Nr 42. — ARNSPERGER: Über entzündliche Tumoren der Flexura sigmoidea. Mitt. Grenzgeb. Med. u. Chir. 21, 557 (1910). — ARTUSI: Über die kausale Genese der adenomyomatösen Wucherungen des weiblichen Genitalapparates. Arch. Gynäk. 122, H. 1, 114 (1924). — v. ARX: Über eine seltene Mißbildung des Uterus. Hypertrophie eines persistierenden distalen Teils des GARTNERschen Ganges. Z. Geburtsh. 79, 52 (1917). — ARZT: Zur Pathologie des elastischen Gewebes der Haut. Arch. Dermat. 118 (1913). — ASCHHEIM: (a) Adenomyosis uteri gravidi. Verh. dtsch. Ges. Gynäk. Heidelberg 1923. (b) Über das sog. Endometrioma ovarii. Ges. Geburtsh. Berlin 11. Jan. 1924. Z. Geburtsh. 88, Nr 1, 226 (1924). (c) Adenomyositis und Graviditat. Ges. Geburtsh. Berlin 27. Okt. 1922. — ASCHOFF, L.: Zystisches Adenofibrom der Leistengegend. Mschr. Geburtsh. 9, 25 (1899). — AVONI: Mioadenoma del legamento largo. Boll. Sci. med. Bologna, VIII. s. 12, (1912).

BABESIU: Über epitheliale Geschwülste in Uterusmyomen. Wien. allg. med. Z. 4, 5 (1882). — BABO: Ein Fall von kleinzystischer Entartung beider Ovarien. Virchows Arch. 161, 311 (1900). — v. BABO: Über intraovarielle Bildung mesonephritischer Adenomyome und Zystadenome. Arch. Gynäk. 61, 595 (1900). — BAER, W.: Heterotope endometrioide Wucherungen. Ber. wiss. Sitzg anläßl. Verslg westdtsch. Path. Düsseldorf 16. Okt. 1927. Zbl. Path. 41, Nr 11, 481 (1928). — BAILEY: Etiology, classification and life history of tumours of the ovary and other pelvic organs containing aberrant elements. J. Obstetr. 31, Nr 4 (1924). — BALASSANIAN: Klinischer Beitrag zur Histogenese der Serosa adenomyositis cervicis uteri et recti. Rectogenitale Serosa adenomyositis. Inaug.-Diss. Munchen 1913. —

Ballantyne and Williams: The structures of the mesosalpinx. Edinburgh 1893. — Ballin, Ludwig: Über ortsfremde Wucherungen vom Bau der Uterusschleimhaut im Eierstock. Z. Geburtsh. 90, H. 3, 542—599 (1927). — Ballin, Max: Menstrual fistulae of postoperative and endometrial origin Surg. etc. 46, Nr 4, 525 (1928). — Baltzer: Über heterotope endometrioide Wucherungen. Arch. klin. Chir. 147, 555 (1927). — Baltzer, Hans: Über heterotope endometroide Wucherungen, insbesondere am Nabel (Nabeladenom). Zbl. Gynäk. 53, Nr 2, 99 (1929). — Barabou: Zystomyome uteri multiloculaire bilateral symmetr. Rhône Méd. de Est. 1891. — Barbour: Demonstration of an uterus, in which there were endothelish ingrowth from peritoneum in to the uterine wallnot of carcinomatosous nature. Edinburgh obstetr. Soc. 14. Mai 1913. Ref. J. Obstetr. 23, Nr 6, 435 (1913). — Barker: Three cases of solid tomors of the umbilicus in adults. Lancet 2, 3 (1913). — Bauereisen: (a) Ein Fall von Cystadenoma uteri. Beitr. z. Geburtsh. 9, 57 (1904). (b) Ein bemerkenswerter Fall von Adenomyoma uteri sarcomatosum. Beitr. Geburtsh. 9, 313 (1904). — Bazy: Adenomyome uteria. Bull. Soc. Anat. Paris 7. Febr. 1913. Ref. Presse méd. 1913, Nr 15, 144. — Becker: Zwei Fälle von Adenomyositis uteri et recti. Zbl. Gynäk. 1920, Nr 19, 490. — Becker, C.: Karzinomatöse Degeneration heterotoper Epitheleinschlüsse am Uterus. Zbl. Gynäk. 1925, Nr 42, 2333. — Beer, Georg: Über Adenofibrosis in Bauchnarben. Inaug.-Diss. München 1926. — Beitzke: Zur Histologie der chronischen Gastritis. Verh. dtsch. path. Ges. 1914, 433. — Bell, Blair: Endometrioma and endometriomyoma of the ovary. J. Obstetr. 29, 443 (1922). — Berkeley, Comyns: Endometrialtumur of laparotomy scar. J. Obstetr. 33, Nr 4, 657 (1926). — Biehl, Max: Zur Adenomyosis (Endometrioisis) des Darmes. Virchows Arch. 264, H. 1, 71—85 (1927). — Bland-Sutton: On a case of adenomyoma of the uterus involving the rectum. J. Obstetr. 23, 402 (1913). — Bluhm, Agnes: Zur Pathologie des Ligamentum rotundum uteri, Arch. Gynäk. 55, H. 3 (1898). — Blumenthal, Bruno: Über Krebsentstehung in der Laparotomienarbe. Inaug.-Diss. Breslau 1927. — Blumer: A case of adenomyoma of the round ligament. Amer. J. Obstetr. 37 (1898, Jan.). — Boesel, J.: Über den strikturierenden tuberkulösen Tumor der Flexura sigmoida. Arch. klin. Chir. 86, 1071 (1908). — Bokelmann (Berlin): Beitrag zur Lehre der Adenomyositis rectovaginalis. Inaug.-Diss. Berlin 1920. Zbl. Gynak. 1921, Nr 47, 1724. — Bond: Die Menstruation der Tuben. Ref. Zbl. Gynak. 1898, Nr 46. — Bonney, Victor: A case in which endometrial tissue was accidently implanted. J. Obstetr. 33, Nr 4, 658—659 (1926). — Borst: (a) Echte Geschwülste. Aschoffs pathologische Anatomie. Bd. 1, S. 679. 1911. (b) Die Lehre von den Geschwülsten. Bd. 1, S. 214ff. Wiesbaden 1902. — Bortkiewitsch: Beitrag zur Kenntnis der sog. Adenomyome des weibl. Genitaltraktus. Arch. Gynäk. 101, H. 3, 620 (1914). — Bouchet, P.: Tumeur du ligamentum rotundum. Bull. Soc. Anat. Paris 1904, 215. — Bouney, V.: A further case, where endometrial tissue was accidently implanted. J. Obstetr. 35, Nr 1, 135 (1928). — Brady, Leo: An Adenomyoma of the vesico-vaginal septum and a supernumerary ovary. Bull. Hopkins Hosp. 36, 266 (1925). — Brahie: Les cystes du col de l'utérus. Thèse de Toulouse 1913. — Brakemann: Demonstration. Ges. Geburtsh. Sitzg 13. Juli 1923. — Breus: Über wahre epithelialführende Zystenbildung in Uterusmyomen. Wien 1894. — Brüggemann, A.: Kasuistische Mitteilungen zur Geschwulstlehre. Z. Krebsforschg 9, 344 (1910). — Brunet: (a) Über epitheliale Schlauche und Zysten in Lymphdrüsen. Z. Geburtsh. 56, 88 (1905). (b) Ein Fall von Adenomyom des Époophoron. Z. Geburtsh. 53, 507 (1904). (c) Lymphozytäre Knotchen ohne Kapsel mit Andeutung von Keimzentren. Z. Geburtsh. 56, 1 u. 58 (1905). — v. Brunn, M.: Zur Histologie der Epithelien der serösen Haute. Zbl. path. Anat. 41, 664 (1900). — Bumke: Epitheliale Neubildung im rectovaginalen Zwischengewebe beim Weibe. Ein Beitrag zur Pathologie des Gartnerschen Ganges. Inaug.-Diss. Berlin 1914. — Bungart, J.: Zur Frage der endometrioiden Epithelheterotopien und besonders der Entstehung der sog. „extraperitonalen" Wucherungen dieser Art. Arch. klin. Chir. 137, H. 3/4, 719—730 (1925). — Burkhardt: Zyste des linken Gartnerschen Ganges. Mschr. Geburtsh. 5, 616 (1897). — Busser, Fritz van der Horst et Drouhard: Endometrioma de l'ombilic. Bull. Soc. Anat. Paris 2. Febr. 1928. Ann. Anat. et Path. 5, Nr 2, 229 (1928).

Caffier, P.: Über Endometriumexplantation. Bisherige Ergebnisse, Wachstumsmechanik und Kritik. Zbl. Gynak. 1928, Nr 1, 63. — Calzavara, Domenico: Ein Fall von Knochenbildung im runden Mutterbande. Zbl. Gynäk. 1924, Nr 10, 579. — Caravan, J. et Pierre Merle: L'adénome diffus des cornes utérines. Rev. Gynéc. et Chir. abdom. 21, Nr 4, 307—326 (1913). — Carty, Mc. and Blackmann: Adenomyome. Ann. Surg. 1919. — Caruso: Contributo olla conoscenza del cistoadenoma del collo uterino. Atti Soc. Ostetr. 7 (1901). — Casler, De Witt B.: A unique diffuse uterine tumor, really an adenomyoma with stroma but no glands. Menstruation after complette hysteroectomy due to uterine mucosa in remaining ovary. Trans. amer. gynec. Soc. 46, 69—84 (1919). — Chalier: Große Zyste des Uterus, oberhalb eines umfangreichen Myoms. Lyon méd. 1914, Nr 8. Zbl. Gynak. 1914, 1261. — Chevassu, M.: Les tumeurs Wolffiens du ligament rond. Rev. Gynéc. et Chir. abdom. 14, 537 (1910). — Chiari: Zur pathologischen Anatomie des

Eileiterkatarrhs. Prag. Z. Heilk. 7 (1887). — Christopher, F.: Inguinal endometriosis. Ann. Surg. 86, Nr 6, 918—921 (1927). — Cohen: Beitrage zur Histologie und Histogenese der Myome des Uterus und des Magens. Virchows Arch. 158, 524 (1899). — Cohn, Fr.: Cholesterinbildung im Uterusmyom. Z. Geburtsh. 94, H. 2, 332 (1911). — Cole, P. B.: Muellerian origin of some broad ligament cyst. J. Obstetr. 21, 277 (1924). — Colloca: Sopra un caso di adenomioma del ligamentum rotundum. Gynéc. 15. Dez. 1908. — Comte, Henri et Louis Michon: „Les endométriomes ou adénomyomes du ligament rond". J. de Chir. 31, Nr 2, 182—204 (1928). — Cordua, R.: (a) Die Möglichkeit des Transportes intrauterinen Materials in die Tube. Zbl. Gynak. 50, Nr 12, 720—724 (1926). (b) Zur Frage der Schleimhautveränderungen am Tubenwinkel. Zbl. Gynak. 1928, Nr 37, 2371. — Cornil: Leçons sur les métrites. J. conn. Méd. 5. April 1888. — Courant: Adenomyom uteri diffusum. Mschr. Geburtsh. 34, 237 (1911). — Cova: Adenomiomi dell' utero associati a cisti dell' ovaio. Fol. Gynaec. (Genova) 1, H. 2, 123 (1928). — Cron, Roland and George Grey: The viability of the cast-off menstrual Endometrium. Amer. J. Obstetr. 13, Nr 5, 645 (1927). — Cullen: (a) Embryology, anatomy and diseases of the umbilicus. Philadelphia: Saunders & Co. 1916. (b) Adenomyom of the uterus. Philadelphia: Saunders & Co. 1908. (c) Umbilical tumours containing uterine mucosa or remaints of Muellers ducts. Surg. etc. Mai 1912. (d) Adenomyoma des Rectovaginalseptums. J. amer. med. Assoc. 62, Nr 11 (1914). Zbl. Gynäk. 1914, Nr 27. (e) Adenomyoma of the round ligament. Bull. Hopkins Hosp. 9, 1896, Mai-Juni. (f) Adenomyome des Uterus. Berlin: August Hirschwald 1903. (g) Adenomyoma corporis uteri. Bull. Hopkins Hosp. med. Soc. 3. Febr. 1908. Ref. Mschr. Geburtsh. 28, H. 1, 123 (1908). (h) Adenomyoma of the rectovaginal septum. J. Amer. med. Assoc. 67, H. 6 (1916). (i) Adenomyoma of the uterus. Philadelphia a. London: Saunders & Co. 1908. (k) Die Verbreitung der Adenomyome mit Uterusmukosa (Myom). Arch. Surg. 1 (1920). Ref. Zbl. Gynäk. 1922, Nr 31, 1294.

Danforth, C. (Evanston): Adenomyom der Bauchwand. Trans. amer. gynec. Soc. 50, 222 (1925). — Dambrin: Volumineux cyste polypoide du museau de tanche. Soc. Chir. Toulouse 19. Febr. 1913. Ref. Arch. Méd. Toulouse 1913, No 5, 57. — Danforth, W. C.: Adenomyoma of the abdominal wall. Amer. J. Obstetr. 10, Nr 5, 630—632 u. 730—738 (1925). — Davis and Cron: A contribution to the study of endometriosis. Amer. J. Obstetr. 12, Nr 4, 526 u. 623 (1916). — Dawidowsky, J. W.: Zur Frage über gutartige Metastasen des Epithelgewebes. Virchows Arch. 227, Beih. 230 (1920). — Dellapiane, Guiseppe: Endometriomiomi ovarici sperimentali. Riv. Path. sper. 2, No 6, 433—456 (1927). — Derocque, André: Endométriomes vaginaux et paravaginaux. Travail de la clin. gynécol. du Prof. I. L. Faure. Paris: Amédée Legrand 1926. — Diesterweg: Cystofibroma verum. Z. Geburtsh. 9, 234 (1883). — Dietrich, A.: Zur Adenomyombildung in Bauchnarben. Dtsch. gynak. Ges. Heidelberg 1923. Arch. Gynak. 120, 306 (1923). — Dillmann: Adenomyome des Uterus und ihre Beziehungen zum Krebs. Z. Krebsforschg 2, H. 3, 333 (1904). — Djakonow, W.: Zur Frage der Geschwülste der weiblichen Genitalsphäre von embryonalem Charakter. Kagan. med. J. 21, Nr 5, 608—617 (1925). Ref. Ber. ges. Gynak. 1925. — Dobbert: Virchows Arch. 123, 103 (1891). — Doederlein und Herzog: (a) Eine neue Art ektopischer Schwangerschaft in einem Adenomyoma uteri. Surg. etc. 16, 14 (1913). Zbl. ges. Gynäk. 4, 179 (1914). (b) A new type of ectopie gestation. Pregnancy in an adenomyoma uteri. (c) Schwangerschaft in einem Adenomyom. Münch. med. Wschr. 1912, Nr 30, 1692. — Doderlein, A.: Zwei Falle von Drüsenentwicklung in Myomen. Inaug.-Diss. Tübingen 1899. — Donald, A.: Adenomyoma of the rectovaginal space and its association with ovarian tumors containing tarry material. J. Obstetr. 30, 224—225 (1923). — Dongen, J. A. van und E. Hammer: Über endometriumartige Wucherungen. Nederl. Tijschr. Geneesk. 71 I, Nr 10, 1145—1156 (1927). — Dougal, D. (a) Adenomyom involving the veriform appendix. J. Obstetr. 30, Nr 2, 224 (1923). (b) Endometrium des Ovariums und kornuale Adenomyome nach doppelseitiger Salpingektomie. J. Obstetr. 33, Nr 3 (1926). — Douglass, M.: Endometrial tumors in abdominal scars. J. amer. med. Assoc. 90, Nr 25 (1928).

Edwards, Charles Reid and Hugh B. Spencer: Adenomyoma of the umbilicus. Arch. Surg. 11, Nr 5, 685—689 (1925). — Ehrendorffer: Hamorrhagisches Zystofibrom des Uterusfundus. Wien. klin. Wschr. 1902. — Eipper: Zwei Falle von Drüsenentwicklung im Myomen. Inaug.-Diss. Tübingen 1899. — Emanuell: Über die Tumoren des Ligamentum rotundum uteri. Z. Geburtsh. 48, 383 (1903). — Engelhardt: (a) Noch ein Fall von Adenomyom des Ligamentum rotundum uteri. Virchows Arch. 158, 556 (1899). — Ernst, O.: Zur Kenntnis des Adenomyoma uteri. Zürich 1908. (b) Beitrage zur Kenntnis des Adenomyoma uteri. Arch. Gynak. 85, H. 3, 712 (1908).

Fabricius: Über Zysten an der Tube, am Uterus und dessen Umgebung. Arch. Gynak. 50, H. 3, 385 (1896). — Falkner: Zur Frage der epithelialen Hohlraume in Lymphdrusen. Zbl. Gynak. 1903, Nr 50, 1496 (1913). — Felix, W.: Die Entwicklung der Harn- und Geschlechtsorgane. Keibels Handbuch der Entwicklungsgeschichte des Menschen. Bd. 2, S. 732. Leipzig 1911. — Fels, E.: (a) Endometriose der Portio. Zbl. Gynak. 1927, Nr 5, 285. (b) Endometriose der Portio. Diskussion. Zbl. Gynak. 1928, Nr 5. — Fellner,

Ottfried, O.: Zur Frage der Genese der Ovarialhàmatome. Arch. Gynàk. **129**, H. 2. — Ferraciu, Domenico: (a) Sul produzione sperimentale di endometriomi. Riv. ital. Ginec. **4**, H. 3, 235—252 (1926). (b) Sul trapianto di alcuni tessuti in rapporto alla genesi degli endometriomi. Clin. ostetr. **30**, H. 1, 1—14 (1928). — Ferrier: Les fongosités utérines, les cystes de la muqueuse du corps de la matrice et les polypes fibreux de l'utérus. Thèse de Paris 1854. — Ferroni: Note embriologiche ed anatomiche sull' utero fetale. Ann. Ostetr. **24**, No 6, 8, 10 u. 11 (1902). — Finsterer: Zur Kasuistik der Tumoren des Ligamentum rotundum uteri. Bruns' Beitr. **59**, H. 2 (1910). — Fischel: Wien. klin. Wschr. **1922**, Nr 16, 355. Diskussion geburtsh.-gynäk. Ges. Wien 1925. Zbl. Gynäk. **1925**, Nr 12, 661. — Fischzek, F. und P. Schmidt: Über Schokoladenzysten. Mschr. Geburtsh. **73**, 83—89 (1926). — Fletcher, Wm. Shaw: Adenomyoma of the round ligament, which menstruated through an inguinal incision. J. Obstetr. **32**, Nr 1, 121 (1925). — Föderl, V. (Wien): Ein echtes Nabeladenom. Ein Beitrag zur Frage der endometrioiden Heterotopien. Bruns' Beitr. **138**, 255. — Forgue et Crousse: De l'inclusion intraligamentaire. Gynéc. et Obstétr. **12**, No 3. Paris: Masson & Co. 1925. — Forgue et Massabuan: L'adénomyomatose diffuse de l'utérus et du rectum. Paris méd. **1913**, No 22, 525. — Forssner: Fall von einem sich zum Rektum erstreckenden Adenomyom. Frommels Jber. **1912**, 66 u. 77. — Forssner, H. J.: Die Ausbreitung der Urniere, mit besonderer Rücksicht auf die Genese der v. Recklinghausenschen Geschwülste. Acta gynaec. scand. (Stockh.) **1**, H. 1 (1921). — Frachtmann, K.: Ein Fall von Adenomyosis externa der Bauchhaut zwischen Nabel und Symphyse. Wien. klin. Wschr. **1928**, 50. — Frank: Kasuistische Beitrage zu den Mißbildungen der weiblichen Genitalorgane. Z. Geburtsh. **18** (1923). — Frankel, E.: Arch. Gynäk. **57**, 511. — Frankl: Die Mißbildungen der Gebärmutter und Tumoren der Uterusligamente im Lichte embryologischer Erkenntnisse. Volkmanns Slg klin. Vortr. **1903**, Nr 363. — Frankl, O.: (a) Adenomyosis uteri. Amer. J. Obstetr. **10**, Nr 5, 680—684 (1925). (b) Über Endometria ovarii. Mschr. Geburtsh. **62**, 93 (1923). (c) Über tumorartige Hyperplasien im Uterus. Gynak. Rdsch. **1914**, 623. (d) Adenomyoma ligamenti rotundi bei Uterus bicornis unicollis myomatosus. Geburtsh.-gynak. Ges. Wien 12. Dez. 1911. Zbl. Gynäk. **1912**, 652. (e) Adenomyoma ligamenti ovarii. Arch. Gynäk. **93**, 659 (1911). (f) Pathologische Anatomie und Histologie der weiblichen Genitalorgane. Leipzig: F. C. W. Vogel 1914. (g) Zur Klinik und pathologischen Anatomie der Adenomyosis. Zbl. Gynäk. **1923**, Nr 7, 241. (h) Uteruszyste mit Karzinom. Zbl. Gynak. **1912**, 603. (i) Uteruszyste. Arch. Gynàk. **93**, H. 3, 649 (1911). (k) Zur Kenntnis der Adenomyosis uteri. Geburtsh.-gynäk. Ges. Wien 10. Dez. 1912. Zbl. Gynak. **1913**, Nr 24, 907; **40**, Nr 24, 489 (1916). — v. Franqué: (a) Adenom in einer Laparotomiennarbe. Zbl. Gynak. **1916**, Nr 49, 953. (b) Adenomyoma cervicis aufs Rektum übergreifend. Zur Anatomie und Therapie der Myome. Prag. med. Wschr. **28**, Nr 50 (1903). (c) Über Urnierenreste im Ovarium, zugleich ein Beitrag zur Genese der zystoiden Gebilde in der Umgebung der Tube. Sitzgsber. physik.-med. Ges. Würzburg 1898 u. Z. Geburtsh. **39**, 499 (1898). (d) Salpingitis nodosa isthmica und Adenomyoma tubae. Z. Geburtsh. **43** (1902). (e) Vom Ovarium unabhangig retrouterine Teerzysten, nebst Bemerkungen zur Sampsonschen Theorie. Mschr. Geburtsh. **71**, 263—271 (1925). — Frass, E.: Über Adenomyombildung in der Bauchnarbe und Elongatio colli uteri nach Ventrofixur. Zbl. Gynak. **1919**, Nr 36, 751. — Freund: Demonstration einer Vaginalzyste. Geburtsh.-gynäk. Ges. Wien 8. März 1910. Zbl. Gynak. **1911**, Nr 1. — Freund, H.: Adenomyositis rectovaginalis. Oberrhein. Ges. Geburtsh. 16. Okt. 1921. Ref. Zbl. Gynak. **1922**, Nr 5, 191. — Freund, R.: (a) Adenomyositis rectovaginalis. Verh. Ges. Geburtsh. Berlin 11. Juli 1919. Z. Geburtsh. **83**, H. 1, 258. (b) Tumoren aus versprengten Keimen. Ein Adenomyom auf der Fimbria ovarica. Ges. Geburtsh. 18. Nov. 1907. Zbl. Gynak. **1908**, Nr 9, 303. (c) Adenomyositis rectovaginalis. Z. Geburtsh. **83**, 258 (1920). — Fries: Über 2 Falle von Adenomyositis uteri mit Übergreifen auf das rektale Gewebe. Inaug.-Diss. Heidelberg 1914. — Froeschmann: Sarcoma adenomatosum uteri. Z. Geburtsh. **81**, 623 (1919). — Fukushima, Kahoru: Große Uteruszyste. Zbl. Gynak. **1927**, Nr 35, 2238. — Funke: Beitrag zur klinischen Diagnostik der Tubenwinkeladenomyome. Dtsch. med. Wschr. **1903**, Nr 49. — Funke und Tilp: Zwei Falle von Adenomyom. Straßburger med. Ztg. 1910. — Futh: Erfordert die auf das Rektum ubergreifende Adenomyositis die Darmresektion? 84. Verslg dtsch. Naturforsch. Münster **1912**. Mschr. Geburtsh. **36**, 508 (1912). — Fùth, H.: (a) Beitrage zum klinischen Bilde und zur Diagnose der Adenomyositis uteri recti nebst Bemerkungen zu ihrer Behandlung mit Strahlen. Arch. Gynàk. **107**, H. 3, 387 (1918). (b) Beitrag zur Kasuistik der Adenomyome des Uterus. Zbl. Gynak. **1903**, Nr 21, 626. (c) Beitrag zur klinischen Bedeutung und operativen Behandlung der auf das Rektum ubergreifenden Adenomyome des Uterus. Frauenarzt **1910**. (d) Auf das Rektum übergreifendes Adenomyom. Gynak. Ges. Koln 20. Okt. 1909. Mschr. Geburtsh. **33**, 247.

Gaifami, P.: (a) Gli endometriomi ovarici e pelvici. Clin. ostetr. **26**, Nr 11, 417—426 (1924). (b) Adenomyoma cistico cervicale. Soc. pugliese di Ostetr. 14. Marz 1926. Riv. Clin ostetr. **1926**. — Geipel: (a) Zur Kenntnis des Vorkommens des dezidualen Gewebes in den Beckenlymphdrüsen. Arch. Gynak. **106**, 177 (1917). (b) Weiterer Beitrag zur Kenntnis des dezidualen Gewebes. Arch. Gynäk. **131**, H. 3, 650—700 (1928). — GEIST: Die senile Involution der Eileiter. Arch. mikrosk. Anat. **II 81** (1913). — GELLER: Über Drüsengewebe in der Kaiserschnittnarbe der Gebärmutter. Z. Geburtsh. **88**, H. 1, 34 (1924). — GERMAN, WILLIAM J.: Endometrial adenomata in abdominal following caesarean section. Surg. etc. **47**, 710 (1928). — v. GIERKE: Diskussion zu HENKE. — GIRARDI, L.: Des tumeurs extra-inguinales du ligament rond. Thèse de Paris **1905**. — GOEBEL: Die pathologische Anatomie der Bilharziakrankheit. Berl. klin. Wschr. **46**, Nr 27, 1245 (1909). — GOLDSCHMIED: Ein Fall von Adenomyosis uteri. Zbl. Gynak. **1923**, Nr 44, 1782. — GOLDSTINE, M. O.: Adenomyoma of the rectovaginal septum. Surg. etc. **38**, Nr 6, 753 (1924). — GOLDSTINE, M. T. and S. I. FOGELSON: Adenomyoma of the rectovaginal septum. Surg. etc. **38**, 753 (1924). — GOMBERT, K.: Ein Fall von großer Uteruszyste. Inaug.-Diss. Breslau 1918. — GORISONTOW, N. I.: Über tiefe diffuse Wucherungen der Uterusschleimhaut in die Dicke des Myometriums. Adenoma myometrii diffusum. J. Akuscherstwa i Shenskich bolesnei Jan. **1911**, 29. Ref. Zbl. Gynäk. **37**, Nr 11, 405 (1913). — GOSMANN: Über Tubenmenstruation. Inaug.-Diss. Leipzig 1904. Zbl. Gynäk. **1906**, Nr 7. — GOSSMANN: (a) Vaginales Adenomyom des WOLFF-schen Ganges. Mschr. Geburtsh. **11**, 460 (1900). (b) Adenomyosis im hinteren Scheidengewölbe. Gynäk. Ges. München. Sitzg 22. Nov. 1899. Mschr. Geburtsh. **11**, H. 1. — GOTTSCHALK: (a) Zystomyom Zbl. Gynäk. **1894**, 129. (b) Demonstration zur Entstehung der Adenome des Tubenisthmus. Z. Geburtsh. **1900**, 42. — GOULLIOUD, J.-F. MARTIN et L. MICHON: Les endométriômes des cicatrices de laparotomie. Gynéc et Obstétr. **17**, Nr 2, 106—115. — GRAEFE, M.: Zysten der Vagina. Z. Geburtsh. **8**, (1882). — GRAVES, W. P.: Relationship of ectopic, adenomyomata to the ovarian function. Amer. J. Obstetr. **10**, Nr 5, 665—670 u. 730—738 (1925). Trans. amer. gynec. Soc. **50**, 211—217 (1925). — GREENHILL, J. P.: A joung human ovum in situ. Amer. J. Anat. **40**, Nr 2, 315—354 (1927). — GROSS, FRITZ: Endometrioide Heterotopie am Colon sigmoideum im Stadium klimakterischer Rückbildung. Frankf. Z. Path. **33**, H. 2, 258—268 (1925). — GRUNBAUM: (a) Adenomyoma corporis uteri mit Tuberkulose. Arch. Gynäk. **81**, H. 2 (1907). (b) Das klinische Verhalten des Adenoma uteri. Arch. Gynäk. **86**, 387 (1909). — GUDIM-LEWKOWITSCH: Über zwei Fälle von Zysten des WOLFFschen Ganges. J. Akuscherstwa i Shenskich bolesnei. J. Geburtsh. **29**, 231 (1914). Ref. Zbl. Gynak. **1914**, H. 15, 698. — GUIBÉ, MAURICE: Les adénomes de l'ombilic. Rev. Gynéc. et Chir. abdom. **22**, Nr 4 (1922 u. 1914). Zbl. ges. Gynäk. **1914**, H. 8. — GUISTI, GUILIO: La Reazione deciduales sul collo dell' utero, sugli annessi es sul peritoneo pelvico durante la gravidanza uterina e suo modo di produzione. Ginec. **10**, No 23 (1914). Zbl. Gynäk. **1914**, Nr 13. — GULEKE und SCHICKELE: Zur Diagnose und Operation der Adenomyositis des Beckenbauchfells. Zbl. Gynak. **1903**, Nr 3, 47. Arch. Gynak. **107**, H. 3, 367 (1907).

HAARBLEICHER, E. B. M.: Intramural cysts of the uterus. J. Obstetr. Marz **1910**, 208. — HAEUBER, A.: Die heterotope endometrioide Epithelwucherung am weiblichen Genitale in dem anglo-amerikanischen Schrifttum. Mschr. Geburtsh. **68**, H. 2/3, 123—132 (1925). — HAEUSERMANN: Endometrioide Wucherung im Laparotomienarbengewebe nach Pertubation. Zbl. Gynak. **1928**, Nr 45, 2880. — HALBAN: (a) Großes Zystomyom des Uterus. Geburtsh.-gynäk. Ges. Wien 12. Juni **1917**, 806. (b) Hysteroadenosis metastatica. (Die lymphogene Genese der sog. Adenofibromatosis heterotopica.) Wien. klin. Wschr. **1924**, Nr 47. Arch. Gynak. **124**, H. 2, 457 (1925). (c) Diskussion geburtsh.-gynäk. Ges. Wien. Zbl. Gynak. **1925**, 655ff. — HALBAN, J.: Wucherung von Zervikaldrüsen im Scheidentricher nach Uterusexstirpation. Arch. Gynäk. **129**, H. 2. — HALTER, GUST: (a) Ein Fall von zyklischer Fistelblutung. Zbl. Gynäk. **1927**, Nr 43, 2739. (b) Polyzystischer Tumor am Uterus. Zbl. Gynak. **1928**, Nr 18, 1153. — HAMMER, E. und J. A. v. DONGEN (Amsterdam): Tubare Endometriosis (kombiniert mit isthmischer Schwangerschaft). Rev. mens. Gynéc. et Obstétr. et Pédiatr. **15** (1927). — HART, C.: Histologisch benigne Metastasen vom Bau eines Adenomyoms, 22 Jahre nach Exstirpation eines Tumors der Genitalien. Frankf. Z. Path. **10**, H. 1, 78 (1912). — HARTUNG: Über einen Fall von Mamma accessoria. Inaug.-Diss. Erlangen 1875. — HARTZ: Neuere Arbeiten über die mesonephritischen Geschwülste. Mschr. Geburtsh. **13**, 95 (1901); **20** (1904). — HASELHORST: Ein primäres, schleimbildendes Adenokarzinom der Tube. Arch. Gynäk. **134**, H. 3, 489 (1928). — HAUSCHTING, W.: Ein Fall von großer Uteruszyste. Inaug.-Diss. Berlin 1919. — HAUSER: Über das Vorkommen von Drüsenschlauchen in einem Fibromyom des Uterus. Münch. med. Wschr. **1893**, Nr 10. — HAVESTADT, A.: Ein Fall von Adenomyom der Cervix uteri. Inaug.-Diss. Erlangen 1912. — HEANY, N. SPRAAT: Adenomas of endometrial origin in the laparotomy scars following incision of the pregnant uterus. Amer. J. Obstetr. **10**, Nr 5, 265—630 u. 730—738 (1925). — HEDINGER: Uterindrüsenähnliche Wucherungen des Peritonealepithels in Laparotomienarben und am Nabel. Ges. Ärzte Zürich 7. Juni 1923. Ref. Schweiz. med. Wschr. **1923**, Nr 35. — HEER, O.: Fibrozysten des Uterus. Inaug.-Diss. Zürich 1874. — VAN HEERDEN, A. P.: Die sog. Adenomyome der Ovarien. Inaug.-Diss. Amsterdam: H. J. Paris 1923. — HEESCH, O.: Über einen seltenen Fall von Uterustuberkulose. Zbl. Gynäk. **1928**, Nr 9, 54. — HEIM, CONRAD: Die Frage nach dem Ursprung der endometroiden Heteropien beim geschlechtsreifen Weibe. Abh. Geburtsh. Beih. z. Mschr. Geburtsh. **1929**, H. 2, 105. — Heim, K.: (a) Beitrag zur Frage der heterotopen endometrioiden Wucherungen. Zbl. Gynäk. **1925**, Nr 31, 1759. (b) Beitrag zur Frage der Verschleppungsmöglichkeit und Wachstumsfähigkeit menschlicher Uterusschleimhaut. Zbl. Gynäk. **1927**, Nr 29. (c) Zur Frage der Endometriumkultur. Zbl. Gynäk. **1928**, Nr 15, 939. — Heimann, F.: Histologische Studien an Myomen des weiblichen Genitalapparates. Zbl. Path. **23**, 154 (1912). — Heine, S.: Ein Beitrag zur Entstehung der Adenomyome der weiblichen Genitalien. Inaug.-Diss. Berlin 1903. — Heineberg, A.: These use of radium in the treatement of endometrioma of the rectovaginal septum. Amer. J. Obstetr. **14**, 235 u. 267 (1927). — Heller, Jos.: Über Tumoren des Ligamentum rotundum uteri. Inaug.-Diss. Berlin 1913. — Hengge: (a) Über den distalen Teil der Wolffschen Gänge beim menschlichen Weibe. Inaug.-Diss. München 1900. (b) Zystisches Myom des Uterus. Mschr. Geburtsh. **20**, 117 (1904). — Henke, Fr.: Submuköses Uterusmyom mit schleimhautiger Innenfläche. Verh. dtsch. path. Ges. 12. Tagg **1908**, 140. — Henkel: Die Hypertrophia portionis cystica. Arch. Gynak. **113**, H. 2, 427 (1920). — Herby, L.: Adenomyoma of the rectovaginal septum; association with pregnancy, radium treatment; apparent recurrence; adenomyoma of the uterus; relation to malignancy. Surg. etc. **1924**, 626. — Herd, S. Bl.: An investigation of the abnormal development of endometrial tissue within the femal pelvis. J. Obstetr. **32**, Nr 4, 649—678 (1925). — Hermstein, A.: Durchbruch einer Ovarialendometriose in die Scheide. Zbl. Gynäk. **53**, Nr 3, 135 (1929). — Hermstein, A. und B. Neustadt: Über den intramuralen Tubenteil. Z. Geburtsh. **88**, H. 1, 43 (1924). — v. Herff: Über Zystomyome und Adenomyome der Scheide. Verh. dtsch. Ges. Gynäk. **7**, 188. Leipzig 1897. — Herzenberg, R.: Ein Beitrag zum wahren Adenom des Nabels. Dtsch. med. Wschr. **1909**, 889. — Herzog, M.: Adenomyometritis cysticy. Frankf. Z. Path. **29**, H. 3, 419–429 (1923). — Hesse: Kasuistischer Beitrag zur Kenntnis der Uteruszysten. Inaug.-Diss. Berlin 1913. — Hickel: Ein extraperitonealer Tumor des Ligamentum rotundum, abstammend von Resten des Wolffschen Korpers. Soc. Anat. **1923**, Nr 3. Ref. Zbl. Gynäk. **1924**, 1056. — Hinterstoisser, H.: Adenomyome des hinteren Scheidengewölbes. Zbl. Gynäk. **44**, 947. — Hiram, N.-Vineberg (New York City), Bericht über einen Fall von Streptokokkamie infolge Infektion eines submukösen Myoms. Amer. J. Obstetr. a. Dis. Childr., Sept. **1912**. Zbl. Gynäk. **36**, Nr 49, 1680 (1912). — Hoesli, Alexander: Über einen Fall von Fibromyoma intraligamentare adenomatosum mit Tuberkulose. Inaug.-Diss. Zürich 1904. — Höhne: (a) Untersuchungen der Pars interstitialis der Tube. Demonstration. Sitzgsber. nordwestdtsch. Ges. Gynäk. Zbl. Gynäk. **1924**, Nr 6, 233. (b) Zur Frage der Entstehung intramuskularer Abzweigungen des Tubenlumens. Arch. Gynak. **74**, 1. — Hollmann, W.: Über das Vorkommen von Uterusschleimhaut in der Leistenbeuge. Beitrag zur Theorie der Entstehung der heterotopen endometrioiden Wucherungen. Bruns' Beitr. **135**, H. 1, 84—95 (1925). — Holzbach: (a) Die Hemmungsbildungen der Müllerschen Gange im Lichte der vergleichenden Anatomie und Entwicklungsgeschichte. Beitr. Geburtsh. **14**. (b) Vergleichende anatomische Untersuchungen über die Tubenbrunst und die Tubenmenstruation. Z. Geburtsh. **61**. — Horálek, Franz: Salpingitis isthmica nodosa und die posttuberkulösen Adnexveränderungen. Eine histogenetische Studie mit 111 Abbildungen mit deutschem Hauptteile der Arbeit. Aus der Univ.-Frauenklinik Bratislava, Direktor Prof. Dr. Müller. Prag: F. Topic 1926. — Hueter, C.: Über entzundliche drüsenartige Neubildungen des Peritoneums (Peritonitis adenoides). Frankf. Z. Path. **21**, H. 2, 283 (1918). — Huguenin: Über multiple subperitoneale seröse Zysten des Uterus. Virchows Arch. **201**, H. 2, 270 (1910)

Iraeta, D.: Diffuses Endometrium von Rektum und Vagina. (Maternidad ,,Pedro. A. Pardo", Buenos Aires). Prensa méd. argent. **14**, 896—899 (1928). — Isbister, J. L. D.: Endometrioma. Med. J. Austral. **2**, 614—616 (1828). — Ivens, Frances: Endometriomyoma of the posterior wall. J. Obstetr. **32**, Nr 17, 354 (1925). — Iwanoff: Drüsiges, zystenhaltiges Uterusfibrom, kompliziert durch Sarkom und Karzinom. Mschr. Geburtsh. **7**, 295 (1898).

Jacobs, Fr.: Über einige adenomyomatose Tumoren an den weiblichen inneren Genitalien. Inaug.-Diss. Straßburg 1914. Beitr. Geburtsh. **19**, H. 1, 143 (1914). Zbl. ges. Gynak. **3**, H. 8 (1913). — Jaegerroos: Z. Geburtsh. **72**. — Jakubowitz, O.: Beitrag zur Klinik und Histologie der Adenomyosis (Adenomyohyperplasia) uteri interna. Inaug.-Diss. Berlin 1925. — Janney, J. C.: Report of three cases of a rare ovarian anomaly. Amer. J. Obstetr. **3**, 173—187 (1922). — v. Jaschke: Zystenbildung und Synechie im Uterus bei Adenomyometritis. Z. Geburtsh. **69**, 77, H. 1 (1911). — Jayle, F.: (a) Le solénome du ventre de la femme. Polype creux. Polype de la tumeur fibrocystique. Fibroide intra-utérine. Adénomyome. Adénomoysitis. Adénomyosis. Tumeur Wolffienne. Enclavome. Fibroadénomatosis seroepithelialis. Péritonite adénomateuse. Prolifération adénomateuse de la séreuse péritonéale. Prolifération épithéliale extra-génitale hétérotopique de structure de la muqueuse utérine. Adénomyome endométrioide. Endométriome etc. Rev. franç. Gynéc. **1**, No 5, 285—328 (1926). (b) Le solénome du ventre de la femme. Rev. franç. Gynéc. **22**, Nr 1, 1—83 (1927). — Jessup: Adenomyom des Septum rectovaginale. J. amer. med.

Assoc. Aug. **1914.** Ref. Zbl. Gynäk. **39,** Nr 22, 384 (1915). — JOHNSTONE, R. W.: Adenomyoma of the uterus with tuberculous infection. J. Obstetr. **31,** Nr 2, 243 (1924). — DE JOSSELIN DE JONG: (a) Subserose Adenomyomatose des Dünndarms. Virchows Arch. **211,** H. 1, 141 (1923). (b) Zur Kenntnis der peritonalen Adenomatose resp. Adenomyomatose des Darmes. Virchows Arch. **250,** H. 3, 611 (1924). (c) Zur Frage der Endometriosis resp. Deciduosis externa (peritonealis). Virchows Arch. **262,** H. 3, 735—748 (1926). (d) Drie bijzondere gevallen van endometriosis. Nederl. Tijdschr. Geneesk. **2,** Nr 7 (1927). (e) Het pathologisch uitbreidingsgebied van het endometrium (Endometriosen) en zijine-beteekenis voor de Cliniak. Nederl. Tijdschr. Geneesk. **22 II,** Nr 42, 5180 (1928). — DE JOSSELIN DE JONG und K. DE SNOO: Über Endometriosen des weiblichen Genitalapparates. Virchows Arch. **257,** H. 1/2, 23 (1925). — JUDD, E. S.: Adenomyoma representing as a tumor of the bladder. Surg. Clin. N. Amer. **1** (1921). — JUDD, E. S. and G. S. FOULDS: Adenomyomata involving the sigmoid. Surg. etc. **37,** 648—625 (1923).

v. KAHLDEN: (a) Über die kleinzystische Degeneration der Ovarien und ihre Beziehungen zu dem sog. Hydrops folliculi. Beitr. path. Anat. **31** (1902). (b) Über kleinzystische Degeneration der Ovarien. Beitr. path. Anat. **31.** Jena: Gustav Fischer 1902. — KAKUSCHKIN, N.: Zysten- und Drüseneinschlüsse des Tubenwinkels der Gebärmutter in einem Falle von kongenitalem einseitigem Mangel der Tube und des Ovariums. Arch. Gynäk. **133,** H. 2, 531 (1928). — KANTHER, H.: (a) Zur Genese der Adenomyome des Ligamentum rotundum. Mschr. Geburtsh. **73,** H. 6, 325 (1923). (b) Adenomyom des Ligamentum rotundum. Gynak. Ges. Breslau 20. Marz 1923. Zbl. Gynàk. **1923,** Nr 29, 1192. — KATZ, H. und A. SZENES: Untersuchungen über die Verpflanzung des Endometriums in die Peritonealhöhle beim Kaninchen. 88. Verslg Dtsch. Naturforsch. Innsbruck **1924.** Zbl. Gynäk. **1924,** Nr 44, 2400. Z. Geburtsh. **90,** H. 1, 74—88 (1926). — KAUFFMANN: Demonstration. Zystisches Adenomyom. Verh. Ges. Geburtsh. Berlin 3. April **1908,** 200. — KEENE, FLOYD E.: Perforating ovarian cysts (Sampsons) with invasion of the bladder wall; report of two cases. Amer. J. Obstetr. **10,** Nr 5, 619—625 u. 730—738 (1925). — KEENE, FLOYD E. and CHARLES C. NORRIS: Perforating ovarian cysts (Sampson) with invasion of the bladder wall; report of two cases. Trans. amer. gynec. Soc. **50,** 218—221 (1925). — KEHRER: Pathologisch-anatomischer Beitrag zur sog. Salpingitis isthmica nodosa. Beitr. Geburtsh. **5,** H. 1 (1901). — KEITHER: Über einen Fall von Nabeladenom. Mit Bemerkungen über vikariierende Menstruation. Mschr. Geburtsh. **64,** H. 3/4, 171 (1924). — KELLER, A.: Adenom in der Bauchnarbe. Z. Geburtsh. **49,** 116 (1908). — KELLOG, F. S.: Adenomyoma of the rectovaginal septum. Boston med. J. **176,** 22 (1917). — KERMAUNER: Diskussion Geburtsh.-gynak. Ges. Wien. Zbl. Gynàk. **1925,** Nr 12, 663. — KIRSCHNER, FR.: Über die Nabelgeschwulste. Berlin 1912. — KITAI, IKUHACHI: (a) Über einen Fall von Adenomyosis corporis uteri aus dem heterotopen Epithel eines mit dem Uterus verwachsenen Pseudomuzinkystoms. Arch. Gynak. **126,** H. 2, 527 (1925). (b) Über Adenomyohyperplasie (Adenomyosis) uteri externa und Teerzysten des Ovariums. Arch. Gynak. **126,** H. 2/3, 496 (1925). (c) Beitrag zur Anatomie und Genese der endometranen Adenomyosis (Adenomyosis uteri interna). Arch. Gynak. **124,** H. 1, 178 (1925). (d) Über den entzündlichen Ursprung der Atresie und der heterotopen Epithelwucherung in den Tuben. Arch. Gynak. **128,** H. 3, 413—441 (1926). — KLAGES, R.: Ein Adenomyom in einer Laparotomienarbe nebst Bemerkungen zur Genese dieser Geschwulstbildungen. Z. Geburtsh. **70,** 858 (1912). — KLEIN, G.: (a) Zyste des WOLFFschen Ganges. Z. Geburtsh. **18,** 82 (1890). (b) Die Geschwulste der GÄRTNERschen Gange. Virchows Arch. **154,** 63 (1898). — KLEINHANS, F.: Beitrag zur Lehre von den Adenomyomen des weiblichen Genitaltraktes. Z. Geburtsh. **52,** H. 2 (1904). — KNAUER: (a) Über einen Fall von Uteruszyste. Zbl. Gynak. **1885,** 498. (b) Beitrag zur Anatomie der Uterusmyome. Beitr. Geburtsh. Festschr. f. RUDOLPH CHROBAK. Wien 1903. — KOBLANCK: Epitheliale Neubildungen der Tube. Erg. Pathol. **7,** 23 (1900/01). — KOCH, C.: Über Psammomkörper im Ovarium. Arch. Gynàk. **94,** 833 (1911). — KORNER, J.: (a) Über den Ursprung des Pseudomyxoma peritonei und verwandte pathologische Prozesse (heterotope Gewebswucherungen). Zbl. Gynak. **1926,** Nr 2, 83. (b) Zur Sampsonfrage. Zbl. Gynàk. **1927,** Nr 27, 1702. (c) Die diffuse Peritonealendometriose. Med. Klin. **2,** 1817 (1928). — KÖHLER, R. (Wien): Adenomyosis des Nabels. Zbl. Gynäk. **1927,** Nr 35, 2201. — KOMOCKI, WITOLD: Ein Fall von Endometrioma. Frankf. Z. Path. **30,** 114—120 (1924). — KOSLOWSKI: Ein Fall von wahrem Nabeladenom. Dtsch. Z. Chir. **69,** 461 (1903). — KOSSMANN: (a) Zystisches Myom. Verh. Ges. Geburtsh. Berlin 26. Marz 1897. Z. Geburtsh. **37,** H. 1, 163. Zbl. Gynak. **1897,** 472. (b) Die Abstammung der Drüseneinschlüsse in den Adenomyomen des Uterus und der Tuben. Arch. Gynàk. **54,** 359 (1897). — KROEMER: (a) Über den Bau der menschlichen Tube. Leipzig 1906. (b) Die Lymphorgane der weiblichen Genitalien usw. Arch. Gynäk. **73,** — KUDOH, TAHEKI: Klinischer und anatomischer Beitrag zur Adenomyombildung im Uteruskörper. Inaug.-Diss. Würzburg 1905. — KUEHNER, H. G.: Recurrent adenomyoma of the uterus. Amer. J. med. Sci. **162,** 424—434 (1921). — KUNDRAT: Arch. Gynak. **69,** 355 (1903). — KÜSTNER, H.: Große Uteruszyste. Ein Beitrag zur Kenntnis der vom GÄRTNERschen Gange ausgehenden Neubildungen. Z. Geburtsh. **80,** H. 1, 666 (1918).

LABHARDT: Über einen Fall kongenitaler Heterotopie der Korpusschleimhaut in das Collum uteri. Beitr. Geburtsh. 15, 141. — LABHARDT, A.: Kongenitale Heteropie der Uterusschleimhaut in das Kollumgewebe. Ein Beitrag zur Lehre der Adenomyome. Z. Geburtsh. 66, 91 (1910). — LAHM: Uterus bicornis mit Adenomyomen des Tubenwinkels. Gynäk. Ges. Dresden 23. April 1914. Ref. Berl. klin. Wschr. Nr 24, 1142. — LAHM, W.: (a) Die pathologisch-anatomischen Grundlagen der Frauenkrankheiten. Dresden 1923. (b) Tubenwinkeladenom. Zbl. Gynäk. 1914, 1140. (c) Adenomyosis. Z. Geburtsh. 1923, 292. (d) Die kongenitale Ätiologie der Salpingitis isthmica nodosa. Zbl. Gynäk. 1921, Nr 4. (e) Schleimhautdurchwanderung durch die Tube. Zbl. Path. 36, Nr 2/3, 49 (1925). (f) Die Schleimhauthypertrophie und Endometritis glandularis des Uterus als gynäkologisches Krankheitsbild. Zbl. Gynäk. 49, Nr 13, 689—695 (1925). (g) Zur Adenomyosis des weiblichen Genitalapparates. Z. Geburtsh. 85, H. 2, 292 (1922). (h) Demonstration zur Adenomyosisfrage. Arch. Gynäk. 132, Kongreßber. 345—347 (1927). — LANDAU, L.: Anatomische und klinische Beitrage zur Lehre von den Myomen am weiblichen Sexualapparat. Berlin u. Wien 1899. — LANDAU und PICK: Über die mesonephrische Atresie des MULLERschen Ganges, zugleich ein Beitrag zur Lehre von den mesonephrischen Adenomyomen. Arch. Gynak. 64, 98 (1901). — LANDEVER: Ein Adenokarzinom des Korpus. Arch. Gynäk. 25 1893. — LATZKO: Adenomyoma ligamenti ovarii. Geburtsh.-gynàk. Ges. Wien 13. Dez. 1910. Zbl. Gynäk. 1901, 550. — LAUCHE, ARNOLD: (a) Zur Pathologie der Nabelgegend. Verh. dtsch. Ges. Göttingen 1923, 341. (b) Bemerkungen zu der Arbeit von Ulesko-Stroganowa über Dezidualbildung in der Scheide, zugleich ein Beitrag zur Diagnostik der Fibroadenomatose des Septum rectovaginale. Zbl. Gynàk. 1924, Nr 45, 2460. (c) Die Heterotopien des ortsgehörigen Epithels im Bereich des Verdauungskanals. Virchows Arch. 252, H. 1, 39 (1924). (d) Über die heterotopen Wucherungen vom Bau der Uterusschleimhaut. Ein kritischer Sammelbericht. Mschr. Geburtsh. 68, 113 (1925). (e) Zur Frage der Entstehung der heterotopen Wucherungen vom Bau der Uterusschleimhaut. Zbl. Path. 35, 676 (1924). (f) Die extragenitalen Epithelwucherungen vom Bau der Uterusschleimhaut (Fibroadenomatosis seroepithelialis). Virchows Arch. 243, 298 (1923). (g) Die Bedeutung der heterotopen Epithelwucherungen vom Bau der Uterusschleimhaut für die Gynäkologie und ihre neue Erklärung durch Autoimplantation von Endometrium bei der Menstruation in die Bauchhöhle (Sampson). Dtsch. med. Wschr. 1924, Nr 19, 595. (h) Kurze Bemerkung zu der Arbeit von BUNGART: Zur Frage der endometrioiden Epithelheterotopien und besonders der Entstehung der sog. extraperitonealen Wucherungen dieser Art. Arch. klin. Chir. 139, H. 4, 785 (1926). (i) Zystenbildung auf der Oberflache des Herzens nach Perikarditis. Zbl. Path. 30, 321 (1919). (k) Eine Wucherung von Uterusschleimhaut in einer Laparotomienarbe. Niederrhein. Ges. Naturkde. Dtsch. med. Wschr. 1921. Nr 30. — LECÉNE: Les adénomyomes de la portion inguinale du ligament rond. Ann. Gynéc, Dez. 1909. — LEGERLOTZ, FRITZ: Kasuistischer Beitrag zur Fibroadenomatose in Laparotomienarben. Zbl. Gynak. 53, Nr 12, 744 (1929). — LEGUEU et MARIEN et MARIEN: Des éléments glandulaires dans les fibromyomes. Ann. Gynéc. 47 (1897, Febr.). — LEISEWITZ, TH.: Reste des WOLFF-GÄRTNERschen Ganges im paravaginalen Bindegewebe. Z. Geburtsh. 53, H. 2, 269 (1904). — LEMON, WILLIS S. and ARTHUR E. MAHLE: (a) The differential diagnosis in cases of ectopic adenomyoma in the groin. Med. Clin. N. Amer. 8, Nr 4, 1125 (1925). (b) Ectopic adenomyoma: Postoperative invasions of the abdomina wall. Arch. Surg. 10, Nr 1, 150—162 (1925). — LICHTENSTERN: Beitrag zur Lehre von Adenomyoma uteri. Mschr. Geburtsh. 14, 308 (1901). — LINDAU, G. H.: (a) Ein Beitrag zur Kenntnis des wahren Nabeladenoms. Stud. Path. Entw. 1, 375 (1914). (b) (nach LAUCHE), Inaug.-Diss. Jena 1916. — LINDEN, H.: Über Adenomyome. Zbl. Gynäk. 1924, Nr 34, 1848. — LINDENTHAL: Über Decidua ovarii und ihre Beziehungen zu gewissen Veranderungen am Ovarium. Mschr. Geburtsh. 13 (1901). — LITTLEWOOD, H. and M. J. STEWART: Adenocarcinoma of the Body of the uterus in association with adenomyoma diffusum benignum. — LOCHRANE, C. D.: (a) Endometrial adenoma of abdominal wall following ventrisuspension of uterus. J. Obstetr. 30, Nr 2, 213 (1923). (b) Decidual reaction in diffuse endometrioma of the pregnant uterus. J. Obstetr. 39, Nr 3, 443. — v. LOCKSTÄDT: Über Vorkommen und Bedeutung von Drüsenschlauchen in den Myomen des Uterus. Mschr. Geburtsh. 7, (1898). — LOCKYER, C.: Fibroids and allieds tumors. New York 1918. — LOCKYER, C.: Adenomyome of recto uterine and recto vaginal septa. Med. Soc. sect. obstetr. 2. Jan. 1913. Lancet 1913, Nr 184, 243. — LOHLEIN: Eine adenomatose Erkrankung des Corpus uteri mit multipler Zystenbildung in der Korpuswand. Z. Geburtsh. 17 (1889). — LOMBARDI, ROBERTO: Contributo clinico-istologico su di un caso di tumore del ligamento rotondo dell' utero. Riforma med. 40, No 42, 991—993 (1924). — LUBARSCH: Geschwulste. Erg. Path. 6, (1901). LUDWIG, E.: Über ein malignes Adenomyom des Mesenteriums. Zbl. Path. 24, Nr 7, 289 (1913). — LUDWIG, E.: Über ein malignes Adenomym des Mesenteriums. Zbl. Path. 24, Nr. 7, 289 (1913). — LUTHY: Über angeborene Epitheleinschlüsse in Lymphknoten. Virchows Arch. 250, H. 1/2, 30 (1924).

MACZEWSKI, STANISLAW: Heterotope Wucherung der Gebärmutterschleimhaut im

vagino-rektalen Raum. Polska Gaz. lek. **5**, Nr 50, 943—944 (1926). — Mahle, A. E. and
W. C. Mac Carty: Ectopic adenomyoma of uterine type, a report of ten cases. J. Labor.
a. clin. Med. **5**, 218—228. Ref. Jber. Chir. **26**, 132 (1920). — Mandl, L.: Adenofibrosis
in einer Laparotomienarbe. Geburtsh.-gynäk. Ges. Wien 9. Dez. 1924. Zbl. Gynäk.
1925, Nr 12, 654. — Mantelli: Un caso di fibromyoma del ligamentum. Ginec. modern.
1909, Nr 7. — Maresch, K.: (a) Zur Kenntnis der sogenannten Tubenwinkeladenome.
Verh. dtsch. path. Ges. Dresden **1907**, 117. (b) Über Salpingitis isthmica nodosa. Berlin:
S. Karger 1908. — Mark, Hans: Über Bildungen vom Baue der Uterusschleimhaut in einer
Laparotomienarbe. Med. Klin. **21**, Nr 20, 744—745 (1925). — Mathias, E.: (a) Adenomyosis des Ligamentum rotundum. Zbl. Gynäk. **1921**, Nr 20, 712. (b) Ein Choristoblastom
des Nabels. Berl. klin. Wschr. **17**, 298 (1920). — v. Maudach: Beiträge zur Anatomie
des Uterus von Neugeborenen und Kindern. Inaug.-Diss. Bern 1899 u. Virchows Arch.
156, 94 (1899). — Mayer, A.: Über Parametritis und Paravaginitis posterior mit heterotoper Epithelwucherung. Adenomyositis uteri et recti. Mschr. Geburtsh. **42**, H. 2, 403
(1915). Ref. Zbl. Gynak. **39**, Nr 52, 925 (1915). — Meigs, J. V.: (a) Endometrial haematomas of the ovary. Boston med. J. **187**, p. 1—13 (1913). (b) Adenomyoma of the rectovaginal septum. A report of three cases treated by three different methods and their
results. Boston med. J. **196**, Nr 15, 601—606 (1927). — Melnikow-Raswedenkow, N. F.:
Adenomyoma uteri deciduale. Suppl.-Bd. zu Chirurgia. **15**, 104 (1904). Zit. nach Weinberg: Erg. Pathol. **10**, 13. — Menge: (a) Diskussion. Naturforsch.-Verslg Innsbruck
1924. Zbl. Gynak. **1924**, Nr 44, 2405. (b) Diskussion. Oberrhein. Ges. Geburtsh. Zbl.
Gynäk. **1925**, Nr 6, 327. — Mercadé: Les Cystes de l'utérus. Rev. Gynéc. et Chir. abdom.
11, Nr 2, 217 (1907, Jan.-Febr.). — Mériel: Volumineux cyste polypoide du museau de
tanche. Soc. Obstétr. et Gynéc. Toulouse 5. März 1903. Ref. Bull. Soc. Obstétr. et Paris
1913, No 4, 412. — Mestitz, W.: (a) Über Ursprung und Ausbreitungsweg des heterotopen
Uterusepithels. Arch. Gynak. **130**, H. 4, 665 (1927). (b) Heteroplasie der Tubenschleimhaut. Arch. Gynak. **131**, 166 (1927). — Mette, W.: Ein Tumor des Ligamentum uteri
rotundum von adenomyomatösem Bau. Zbl. Gynäk. **1923**, Nr 21, 858. Inaug.-Diss.
Breslau 1922. — v. Meyenburg, H.: Zur Frage der Auffassung subseroser Zystenbildung.
Virchows Arch. **234**, 510 (1921). — Meyer, J. G. V.: Über Adenomyoma uteri. Z. Geburtsh.
53, H. 1, 167 (1904). — Meyer, Robert: (a) Über epitheliale Gebilde im Myometrium.
88—93. Berlin: S. Karger 1899. (b) Über die Genese der Zystadenome und Adenomyome
(mit Demonstrationen). Verh. Ges. Geburtsh. Berlin 13. Mai 1897. Zbl. Geburtsh. **37**,
H. 2. (c) Über die fetale Uterusschleimhaut. Z. Geburtsh. **38**, H. 2. (d) Über Drüsen der
Vagina und Vulva bei Feten und Neugeborenen. Z. Geburtsh. **46**, H. 1. (e) Über Adenomyome uteri. Ges. Geburtsh. Leipzig 20. Juni 1904. Zbl. Gynäk. **1904**, Nr 37, 1109.
(f) Über einen Fall von teilweiser Verdoppelung des Wolffschen Ganges. Z. Geburtsh.
49, H. 1. (g) Einmündung des linken Ureters in eine Zyste des Wolffschen Ganges. Z.
Geburtsh. **47**, H. 3. (h) Adenofibrom des Ligamentum ovarii proprium. Z. Geburtsh.
48, H. 3. (i) Epitheliale Schläuche und Zysten in Lymphdrüsen. Z. Geburtsh. **49**, H. 3.
(k) Die subserösen Epithelknötchen an Tuben, Ligamentum latum, Hoden und Nebenhoden. Virchows Arch. **171**, 443. (l) Über die Beziehung der Urnierenkanälchen zum
Cölomepithel usw. Anat. Anz. **25**, Nr 1. (m) Über Ektodermzysten im Ligamentum latum,
am Samenstrang und Nebenhoden beim Fetus und Neugeborenen. Virchows Arch. **168**,
250. (n) Diskussion zu einem Vortrag von Emanuel: Über die Tumoren des Ligamentum
rotundum uteri. Z. Geburtsh. **47**, H. 1. (o) Über Adenom- und Karzinombildung an der
Ampulle des Gartnerschen Ganges. Virchows Arch. **174**, 270. Ges. Geburtsh. Berlin
9. Dez. 1904 u. 13. Jan. 1905. (p) Über embryonale Gewebseinschlüsse in den weiblichen
Genitalien und ihre Bedeutung für die Pathologie dieser Organe. Erg. Path. **9**, H. 2 (1905).
(q) Beitrag zur Kenntnis des Gartnerschen Ganges beim Menschen. Z. Geburtsh. **59**,
234. (r) Über entzündliche heterotope Epithelwucherungen im weiblichen Genitalgebiete
und über eine bis in die Wurzel des Mesokolon ausgedehnte benigne Wucherung des Darm-
epithels. Dtsch. path. Ges. Kiel **1908**. Virchows Arch. **195**, 487. (s) Über heterotope
Epithelwucherungen und Karzinom. Verh. dtsch. path. Ges. Stuttgart **1906**. (t) Nach-
nierenkanälchen mit Glomerulusanlage in der Leistengegend beim menschlichen Embryo.
Virchows Arch. **204**, 94. (u) Über Parametritis und Paravaginitis posterior mit heterotoper
Epithelwucherung. Ges. Geburtsh. 14. Mai 1909. Zbl. Gynäk. **1909**, Nr 26. (v) Über
sogenannte Urnierenreste und das nephrogene Zwischenblastem bei menschlichen Embryonen
usw. Charité-Ann. **33**. (w) Das Adenoma tubulare ovarii carcinomatosum und die Be-
ziehung des tubulären Ovarialadenoms zu embryonalen Organresten. Stud. Path. Entw.
(R. Meyer und E. Schwalbe) **2**, H. 1, 92 (1914). (x) Zur normalen und pathologischen
Anatomie des Markepithels und des Rete ovarii beim Menschen. Stud. Path. Entw.
(R. Meyer und E. Schwalbe) **2**, H. 1, 79 (1914). (y) Zur Kenntnis der embryonalen
Gewebseinschlüsse. Verh. dtsch. path. Ges. Straßburg **1912** und ausführlicher Z. Geburtsh.
71, 221. (z) Erfolge und Aufgaben im Untersuchungsgebiet der „embryonalen Gewebs-
anomalien". Stud. Path. Entw. **1**, H. 2 (1914). (aa) Über den Stand der Frage der Adeno-

myositis und Adenomyome im allgemeinen und insbesondere über Adenomyositis sero-epithelialis und Adenomyometritis sarcomatosa. Zbl. Gynäk. 1909, Nr 36, 745. (bb) Dezi-duabildung an ungewöhnlichen Stellen. Verh. Ges. Geburtsh. Berlin. Z. Geburtsh. 54, H. 2 (1905). (cc) Über die Bildung des Urnierenleistenbandes („Plica inguinalis") des Menschen. Arch. Gynäk. 113, H. 2. (dd) Zur Bildung des Urnierenleistenbandes und zur Adenomyomlehre. Arch. Gynäk. 115, H. 1. (ee) Zur Frage der Urnierengenese von Adeno-myomen. Zbl. Gynäk. 1923, Nr 15. (ff) Die Bedeutung der heterotopen Epithelwucherung im Ovarium und am Peritoneum. Zbl. Gynäk. 1924, Nr 14. (gg) Zur Frage der hetero-topen Epithelwucherung, insbesondere des Peritonealepithels und in den Ovarien. Virchows Arch. 3/4, 595 (1924). (hh) Ältere und neuere Gesichtspunkte über die Adenomyohyper-plasia uteri (Adenomyosis) und die extragenitale Fibroadenomatosis. Zbl. Gynäk. 1925, Nr 22, 1171. (ii) Über Blut- und Lympgefäßwucherungen in der Uterusmuskulatur. (Teleangiektasie und Hamangiome, Angiohyperplasie und Angioadenomyohyperplasia und Lymphangiozystofibrom des Uterus). Arch. Gynak. 126, H. 2/3 (1925). (kk) Adenomyome. Enzyklopädie für Geburtshilfe und Gynäkologie von Sänger und Herff. S. 15. Leipzig 1900. (ll) Über Drüsen, Zysten und Adenome im Myometrium bei Erwachsenen. Z. Geburtsh. 42, 43 u. 44 (1900 u. 1901). (mm) Über adenomatöse Schleimhautwucherungen in der Uterus- und Tubenwand und ihre pathologisch-anatomische Bedeutung. Virchows Arch. 172, 394 (1903). (nn) Eine unbekannte Art von Adenomyomen des Uterus mit einer kritischen Besprechung der Urnierenhypothese von Recklinghausens. Z. Geburtsh. 49, H. 3 (1903). (oo) Die Myome des Uterus in Veits Handbuch der Gynäkologie. 2. bis 3. Aufl. Wiesbaden 1907. (pp) Adenomyometritis an graviden Uteri von der Schleimhaut und von der Serosa ausgehend. Z. Geburtsh. 54, H. 1, 191 (1905). (qq) Über eine adeno-matöse Wucherung der Serosa in einer Bauchnarbe, Z. Geburtsh. 49, H. 1, 32 (1903). (rr) Zur Kenntnis des Gartnerschen oder Wolffschen Ganges, besonders in der Vagina und dem Hymen des Menschen. Arch. mikrosk. Anat. 73, 751 (1909). (ss) Adenomyom von dem Serosaepithel ausgehend. Z. Geburtsh. 54, H. 1, 193 (1905). — Meyer, Robert und Ikuhachi Kitai: (a) Beiträge zur Lehre von der Adenomyosis und Adenofibrosis der weiblichen Geschlechtsorgane. Verh. dtsch. path. Ges. Würzburg 1925. (b) Bemerkungen über endometrane Adenomyosis uteri in anatomischer Beziehung und insbesondere über die histolytische Wirkung der heterotopen Zellwucherung mit kurzer Bemerkung zur Theorie von Sampson. Zbl. Gynäk. 1924, Nr 45, 2449. (c) Beitrage zur Lehre von der Adenomyosis und Adenofibrosis der weiblichen Geschlechtsorgane. Z. Geburtsh. Verh. Ges. Geburtsh. Berlin 24. April 1924. — Michin: Zur Kenntnis der aus Resten des Ductus omphalomensentericus sich entwickelnden malignen Neubildungen. Virchows Arch. 1912, 4. — Michon, Louis: Production éxperimentale de l'adénomyome par auto-transplantation de muqueuse utérine sur l'ovaire chez la lapine. Lyon chir. 24, Nr 3, 313 bis 332 (1927). — Michon, Louis et Comte: Les adénomyomes de l'espace recto-vaginal. J. de Chir., April 1926. Zit. nach Derocque. — Mintz: (a) Das wahre Adenom des Nabels. Dtsch. Z. Chir. 51 (1899). (b) Das Nabeladenom. Arch. klin. Chir. 89 (1909). — Molloff: (a) Un cas de cystes multiples des couches superficielles de l'utérus. Thèse de Genève 1911. (b) Ein Fall von multiplen Zysten an der Oberfläche des Uterus. Inaug.-Diss. Genf 1911/12. Ref. Zbl. Gynäk. 1913, Nr 11, 405. (c) Un cas de cystes multiples des couches superficielles de l'utérus. Étude anatome-pathologique. Publ. Clin. obstétr. et gynéc. Univ. Genève. 5. Genève: Kundig, O. Beuttner 1912/13. — Moltzer: Bydrage to de kennis de tuba-menstruatie. Ref. Zbl. Gynak. 1903, 415. — Momigliano, E.: (a) Con-tributo allo studio del sarcoma primitivo del collo dell' utero. (Beitrag zur Kenntnis des primaren Sarkoms der Cervix uteri.) Clin. ostetr.-ginec. Univ. Roma. Arch. ital. Chir. 16, H. 1, 1—70 (1926). (b) Adenomiomi ed adenomiositi. Riv. ital. di ginecol. 3, H. 4, 527—569 (1925). — Morse and Perry: Diffuse pelvic endometrioma constricting the ureters. Amer. J. Obstetr. 16, Nr 1, 38 (1928). — Mouat, B. T.: Zwei Falle von Darm-striktur durch heterotopes Endometriumgewebe. Brit. J. Surg. 14, Nr 53 (1926). — Muller, J.: Endometrioide Adenomatose (Adenomyosis) und Cystadenomatose der Harn-blase. Chir. Univ.-Klin. Charité, Berlin. Arch. klin. Chir. 145, 394—434 (1927). — Müller, P.: Beitrag zur Frage des Blutaustritts aus der Tube wahrend der Menstruation. Zbl. Gynak. 1925, Nr 35, 1977.

Nadal: Adénomyome de la paroi postérieure du vagin. Bull. Assoc. franç. Étude Canc. 1911. — Nagel: (a) Beitrag zur Genese der epithelialen Eierstocksgeschwülste. Arch. Gynak. 33, H. 1 (1888). (b) Paroophoronzyste. Ges. Geburtsh. Berlin 23. Mai 1919. Z. Geburtsh. 83, 231. — Nebesky: Kasuistischer Beitrag zur Kenntnis der Adenomyome des Uterus. Arch. Gynak. 69, 339 (1903). — Neu, Maxim: Über entzündliche Schleim-hautwucherung mit epithelialer Mehrschichtung in der Tube. Z. Geburtsh. 67, 489. — Neugebauer: Eine Uteruszyste seltener Art. Zbl. Gynäk. 1899. — Neugebauer, Fr.: Schweißdrüsenadenome in Operationsnarben. Bruns' Beitr. 134, H. 3, 437 (1925). — Neumann: Über einen neuen Fall von Adenomyom des Uterus und der Tuben mit gleich-zeitiger Anwesenheit von Urnierenkeimen im Eierstock. Arch. Gynäk. 58 (1899). —

NEUMEISTER, O.: Zystadenom der Zungenbasis und der oberen Halslymphdrüsen. Ein Beitrag zur Kenntnis der epithelialen Wucherungen nicht metastatischen Charakters in Lymphdrüsen. Zbl. Path. **34**, Nr 10, 257 (1924). — NEUWEILER, W.: Beitrag zur Klinik der endometrioiden Wucherungen. Schweiz. med. Wschr. **56**, Nr 22, 545—548 (1926). — NICHOLSON, G. N.: Endometrial tumours of laparotomy scars. J. Obstetr. **33**, Nr 4, 620 bis 633 (1926). — VON NOORDEN, W.: Ein Schweißdrüsenadenom mit Sitz im Nabel und ein Beitrag zu den Nabelgeschwülsten. Dtsch. Z. Chir. **59**, 215 (1901). — NORRIS, CH. C.: (a) Ovary Primary ovarian pregnancy and the report of a case combined with intrauterine pregnancy. Surg. etc. **9**, 123 (1909). — NOVAK, EMIL: The significanca of uterine mucosa in the fallopian tube with a discussion of the origin of aberrant endometrium. Amer. J. Obstetr. **12**, Nr 4, 484 (1926). — NURNBERGER: (a) Zur Kenntnis der sogenannten Tubenanomalien. Zbl. Gynak. **1925**, 158. (b) Totalexstirpation des Uterus bei Blutungen post partum. Mitteldtsch. Ges. Geburtsh. 16. Mai 1926. Zbl. Gynäk. **1926**, Nr 37, 2388. — NYSTROEM, BR.: Zur Frage von der Entstehung sogenannter Teerzysten der Eierstöcke (Haematocystis picea ovarii). Acta gynec. scand. (Stockh.). **2**, 48 (1924).

OBERLING: Les endométriomes. Rev. critique. Ann. d'Anat. path. **1**, 541 (1924). — OBERLING et HICKEL: Le problème de l'endométriome. A propos de deux cas nouveaux (intestin et ombilie). Bull. Assoc. franç. Étude Canc. **10**, No 8, 691 (1927). — OEHLECKER: Drüsenuntersuchungen bei 7 Fällen von Uteruskarzinom. Z. Geburtsh. **48**, H. 2, 271 (1903). — v. OETTINGEN: (a) Zur Ätiologie der Luteinzysten. Zbl. Gynäk. **1922**, Nr 14. (b) Zur Frage der Luteinzysten. Erwiderung auf VOGT. Zbl. Gynak. **1924**, Nr 17. (c) Die Entstehung von Schokoladenzysten aus heterotopen Epithelwucherungen des Ovars. Zbl. Gynäk. **48**, Nr 21, 1129 (1924). (d) Die Herkunft mancher Schokoladenzysten aus heterotopen Epithelwucherungen vom Bau der Uterusschleimhaut. Oberrhein. u. mittelrhein. Ges. Geburtsh. 6. Juli 1924. Zbl. Gynak. **1925**, Nr 6, 325. (e) Klinische Beobachtungen bei heterotoper Epithelwucherung. Zbl. Gynak. **1927**, Nr 26, 1635. — v. OETTINGEN und H. LINDEN: Über die heterotopen Epithelwucherungen vom Bau der Uterusschleimhaut im Ovarium und ihre Beziehungen zu den Teer- oder Schokoladenzysten. Arch. Gynak. **122**, H. 3, 718—738 (1924). — OPITZ: (a) Adenomyom in Laparotomienarbe. Verh. dtsch. Ges. Geburtsh. **1911**. (b) Über Adenomyome und Myome der Tuben und des Uterus nebst Bemerkungen über die Entstehung von Ovarialgeschwülsten. Verh. Ges. Geburtsh. Berlin 23. Febr. 1900. Z. Geburtsh. **42**. (c) Diskussion in der oberrhein. Ges. Geburtsh. Zbl. Gynak. **1925**, Nr 6. (d) Über die Ursachen der Ansiedlung des Eies im Eileiter. Z. Geburtsh. **48**. (e) Sitzg d. mittelrhein. Ges. Geburtsh., Diskussion. Mschr. Geburtsh. **20** (1904). — ORLOFF: Zur Genese der Uterusmyome. Prag. Z. Heilk. **14**, 311 (1895). — ORTHMANN: Zur Pathologie des Corpus luteum. Verh. dtsch. Ges. Gynäk. Leipzig **1897**. — OTTO, Uteruszyste. Geburtsh. Ges. Hamburg, Sitzg 10. Dez. 1926. Zbl. Gynäk. **1927**, Nr 13, 813. — OUTERBRIDGE, GEO. W.: Cystic lesions of possible endometrial origin in the appendix. A report of four cases. Amer. J. obstetr. **10**, Nr 4, 545 (1925).

PALM: Ein Fall von Zystadenofibromyoma ecrvicis. Arch. Gynak. **53**. — PALMER, A. C.: Endometriomata of vulva and perineum. Proc. roy. Soc. Med. **18**, Nr 12, sect. obstetr. 4. Juni **1925**, 83. Ref. Ber. Gynak. **9**, H. 8, 416. — PANNING, EMIL: Zwei weitere Falle von Adenomyositis uteri. Inaug.-Diss. med. Bonn 1917. — PANKOW: Aussprache zu v. FRANQUÉ (s. o.). — DE PAOLI: Contributo alla pathologica della ligamentum rotundum. Un caso di fibromiadenoma. Arch. ital. Ginec. **6**, Nr 1 (1903). — PETERS: (a) Über pathologische Cölomepitheleinstülpung menschlicher Embryonen. Verh. dtsch. Ges. Gynäk. **1897**. (b) Über Heterotopien des Cölomepithels an der Urnierenleiste menschlicher Embryonen. Z. Anat. **86**, H. 3/4, 348 (1928). — PFANNENSTIEL: Über die Adenomyome des Genitalstranges. Verh. dtsch. Ges. Gynäk. **7**, 195 (1897). Handbuch v. VEITH. **4**, H. 1/2, 174/75. Wiesbaden 1908. — PFORTE, RICHARD: Über entzündliche Schleimhauteinsenkungen in der Gebarmutterwand. Inaug.-Diss. Berlin 1903. — PETITPIERRE, E.: De quelques cas d'hétérotopies épitheliales de caractère bénin. Thèse de Lausanne **1923**. — PICK: (a) Flimmerzystome. Verh. Berl. med. Ges. **1900**. (b) Ein neuer Typus des voluminösen paroophoralen Adenoms; zugleich über eine bisher nicht bekannte Geschwulstform der Gebarmutter (Adenomyoma psammopapillare) und über totale Verdoppelung des Eileiters. Arch. Gynak. **54**. (c) Die Adenomyome der Leistengegend und des hinteren Scheidengewölbes, ihre Stellung zu den paroophoralen Adenomyomen des Uterus und der Tubenwandung VON RECKLINGHAUSEN. Arch. Gynak. **57**, 461 (1899). (d) Über die epithelialen Keime der Adenomyome des Uterus und ihre histologische Differentialdiagnose. Arch. Gynak. **60** (1900). (e) Über Adenomyome des Epoophoron und Parovarium. Virchows Arch. **156**, 507 (1899). (f) Über besondere Formen des Adenoma ovarii: Adenoma testioculare und Adenoma endometrioides ovarii. Arch. Gynak. **76**, H. 2 (1905). (g) Über die endometrioide Adenomatose bzw. endometrioide Adenomyome des Darmes sowie der Appendix. Sitzg Berl. Ges. path. Anat. 13. Dez. 1923. Zit. nach SUZUKI. Virchows Arch. **250**, H. 3, 592 (1924). — PINCSOHN: Über Adenomyohyperplasie (R. MEYER) retrovaginalis und ihre Beziehung zum Myom. Zbl. Gynäk. **1923**, Nr 6, 231. — PISCHZEK und P. SCHMIDT:

Über Schokoladenzysten. Mschr. Geburtsh. **73**, 83 (1926). — PLAUT, ALFRED: Drüsengang in der Serosa des Wurmfortsatzes. Zbl. Path. **34**, Nr 8, 202 (1923). — POLANO, O.: (a) Das klinische Verhalten des Adenomyome corporis uteri. Z. Geburtsh. **54** (1905). (b) Ein besonderer Fall von Adenofibrose in einer alten Bauchnarbe. Zbl. Gynäk. **51**, Nr 16, 692—966 (1927). (c) Zur Pathologie des Uterus. Z. Geburtsh. **67**, H. 2, 413 (1911). — POLSTER, K. O.: Beiträge zur Kenntnis der heterotopen Wucherungen vom Bau der Uterusschleimhaut. Virchows Arch. **259**, H. 1, 96 (1926). — PRATT, J. P.: Adenomyoma or endomyoma or endometrial implants in the abdominal wall. J. Michigan State med. Soc. **26**, Nr 2, 82—85 (1927). — PRIBRAM, E.: Große Uteruszyste. Arch. Gynäk. **129**, H. 2, 271 (1926). — PRIESEL, A.: Über ein Tubenwinkeladenom mit Plattenepithel. Virchows Arch. **265**, H. 3, 630 (1927). — PURVES, ROBERT and J. A. HADLEY: Accessory breasts in the labia majora. Brit. J. Surg. **15**, Nr 58, 279—281 (1927).

RABINOWITZ: Die Pathogenese der Adenomyosalpingitis. Amer. J. Obstetr. Dis. Childr., Okt. **1913**. — RASCHDORFF, O.: Über zystische Tumoren im weiblichen Leistenkanal und dem Labium majus. Inaug.-Diss. Greifswald 1884. — RASPINI, M.: Sull adenomyositis dell' utero e del retto. Gynéc. **9**, 577 (1913). — v. REKLINGHAUSEN: (a) Adenomyom des Ligamentum rotundum. Zbl. Path. **1896**, 862. (b) Die Adenomyome und Zystadenome der Uterus- und Tubenwandung. Berlin: August Hirschwald 1896. (c) Über die Adenozysten der Uterustumoren und Überreste des WOLFFschen Ganges. Dtsch. med. Wschr. **1893**, 825. (d) Über die Adenomyome des Uterus und der Tuba. Wien. klin. Wschr. **1895**, Nr 29. (e) Diskussion ' zu einem Vortrag von FUNKE-TILP. — REIFFERSCHEID: Endometrioma uteri polyposum. Verh. dtsch. Ges. Gynäk., Juni **1925**. — RENISCH, H.: Ein Beitrag zur Adenomyositis uteri et recti. Inaug.-Diss. Berlin 1912. Aus dem Laboratorium der 2. gynäkologischen Klinik in München. Z. Geburtsh. **70**, H. 2, 585 (1912). — RICKER: Beitrage zur Ätiologie der Uterusgeschwülste. Virchows Arch. **142**. — RIECK, A.: Über ein menstruierendes Endometrium in der Bauchnarbe eines Latzkokaiserschnittes. Zbl. Gynäk. **52**, Nr 37, 2341 (1928). — RIES: (a) Nodular forms of tubal diseases. J. of exp. Med. **2** (1897). (b) Die Beckenlymphdrüsen bei Uteruskarzinom. Gynäk. Ges. Chicago 16. Jan. 1903. — RIMANN, H.: Über retroperitoneale Zystenbildung. Dtsch. Z. Chir. **129**, 521 (1914). Ref. Zbl. Gynak. Nr 37, 666. — RIVETT, L. C.: A calcified tumor of the rectovaginal septum. Proc. roy. Soc. Med. **16**, Nr 9, 81 (1923). — ROBIN, J.: Des formations adenomyomateuses de l'utérus. Bordeaux 1912. — ROBINSON, M. B.: A critique on the histogenesis of heterotopic endometrial proliferations. Surg. etc., Juli **1925**, 36. — ROLLY: Über einen Fall von Adenomyoma uteri mit Übergang in Karzinom und Metastasenbildung. Virchows Arch. **150**, 412. — ROSENBERGER: Die pathologischanatomische Diagnose der Salpingitis isthmica nodosa unter Zuhilfenahme der dezidualen Reaktion. Arch. Gynäk. **114** (1921). — ROSENSTEIN: (a) Über ein Adenom des hinteren Scheidengewölbes bei Erhaltung des WOLFF-GARTNERschen Ganges. Gynäk. Ges. Breslau 26. Okt. 1912. (b) Adenomyom des Ligamentum rotundum. Zbl. Gynäk. **1921**, Nr 20, 712. (c) Drei Fälle von Adenomyom. Gynäk. Ges. Breslau 21. Jan. 1908. Mschr. Geburtsh. **27**, 525 (1908). — ROSENTHAL: Ein Fall von intraparietaler Zyste des Uterus, aus dem GARTNERschen Gange stammend. Gynak. Sekt. Warschau. ärztl. Ges. 15. Màrz 1900. Ref. v. NEUGEBAUER. Mschr. Geburtsh. **14**, 796 (1901). — ROSINSKI, M.: Lymphangiektatisches Adenomyom des Ligamentum rotundum. Zbl. Gynäk. **1899**, 1545. — v. ROSTHORN: (a) Seltenere Formen von Myoma uteri. Mschr. Geburtsh. **20**, 1151 (1904). (b) Zur klinischen Diagnose der Adenomyome. Med. Klin. **1905**, Nr 9, 201. (c) Demonstration von Adenocarcinom der Schleimhaut des Corpus uteri usw. Mittelrhein. Ges. Geburtsh. 10. Nov. 1907. Mschr. Geburtsh. **27**, 373 (1908). (d) Demonstration von selteneren Formen von Myoma uteri. Mittelrhein. Ges. Gießen 1904. Mschr. Geburtsh. **20**, 1152. — ROTH: Über einige Urnierenreste beim Menschen. Festschrift zum Jubilaum der Universitat Wurzburg. Basel 1882. — RUGE, CARL I: Diskussion zur Adenomyosis. Z. Geburtsh. **83**, 1, 268 (1920). — RUGE, C. II: Kugeliges Myom mit schleimhautführender Zyste. Inaug.-Diss. Berlin 1910. — RULLÉ, P.: Rôle des hétérotopies endométroides en gynécologie et en chirurgie. Gynéc. et Obstétr. **17**, No 2, 116—128 (1928). — RUSSEL, WM. W.: Aberrant portions of Muellerian duct in the ovary. Bull. Hopkins Hosp. **10**, 8—10 (1899).

SAMPSON, JOHN, A.: (a) The escape of foreign material from the uterine cavity into the uterine veins. Amer. J. Obstetr. a. Dis. Childr. **78**, Nr 2 (1918). (b) Perforating hemorrhagic (chocolate) cysts of the ovary, calling attention to their importance and especially their relation to pelvic adenomata of endometrial type (adenomyoma of the uterus rectovaginal septum sigmoid). Amer. J. Obstetr. **2** (1921). (c) Ovarian haematoma of endometrial type (perforating hemmorrhagic cysts of the ovary) and implantation adenomas of endometrial type. Boston med. J. 6. April **186**, 445 (1922). (d) Intestina adenomas of endometrial type. Arch. Surg. **5**, 217 (1922). (e) The life history of ovarian haematomas (haemorrhagie cysts) of endometrial (Muellerian) type. Amer. J. Obstetr. **4**, Nr 5 (1922, Nov.) (f) Benign and malignant endometrial implants in the peritoneal cavity and their relation to certain ovarian tumors. Surg. etc. **38**, Nr 3, 287 (1924). (g) Endometrial carcinoma of the ovary arising in endometrial tissue in that organ. Trans. amer. gynec. Soc. **49**, 153 (1924). (h) Endometrial carcinoma of the ovary, arising in endometrial tissue in that organ. Arch. Surg. **10**, Nr 1, 1 (1925). (i) Inguinal endometriosis (often reported as endometrial tissu in the groin and adenomyoma of the round ligament). Amer. J. Obstetr. **10**, Nr 4, 462 u. 595 (1925). (k) Endometrial carcinoma of the ovary arising in endometrial tissue in that organ. Amer. J. Obstetr. **9**, Nr 1, 111 (1925). Gynec. a. Path. dep. Hosp. a. Med. coll. Albany. (l) Heterotopic or misplaced endometrial tissue. Amer. J. Obstetr. **10**, Nr 5, 649 u. 730 (1925). (m) Endometriosis of the sac of a right inguinal hernia, associated with a pelvic peritoneal endometriosis and an endometrial cyst of the ovary. Amer. J. Obstetr. **12**, Nr 4, 459 u. 623 (1926). (n) Metastatic or embolic endometriosis due to the menstrual dissemination of endometrial tissue into the venous circulation. Amer. J. Path. **3**, Nr 2, 93—109 (1927). (o) Peritoneal endometriosis due th the menstrual dissemination of endometrial tissue into the peritoneal cavity. Amer. J. Obstetr. **14**, Nr 4, 422 (1927). (p) Endometriosis following salpingectomy. Amer. J. Obstetr. **16**, Nr 4, 461 (1928). — SÄNGER, A.: Über einen Fall von Adenomyositis uteri gravidi und dezidualer Reaktion des zytogenen Gewebes. Inaug.-Diss. Berlin 1922. — SANTI: Su due casi di adenomioma dell' utero. Arch. ital. Ginec. **2**, 105. — SANTI, E.: Betrachtungen über die Adenomyome der Tube. Z. Geburtsh. **71**, 619 (1912). — SAYLOR, EDWARD L.: Pedunculated cystic adenomyoma of the uterus occluding the vagina. Amer. J. Obstetr. **15**, Nr 5, 650 (1928). — SCHÄFFER: Zur Ätiologie der Schwangerschaftsrupturen. Arch. Gynäk. **109**, H. 2, (1918). Zbl. Gynäk. **1918**, Nr 38. — SCHAUTA: Über die Diagnose der Frühstadien chronischer Salpingitis. Arch. Gynäk. **33**. — SCHEIB, A.: Klinische und anatomische Beiträge zur operativen Behandlung des Uteruskarzinoms. Arch. Gynäk. **87**, H. 1/2 (1909). (Erweiterter Sonderabdruck.) — SCHICKELE: (a) Les endométriomes du péritoine pelvien, de l'ovaire et du tissu paravaginal. Bull. Soc. Anat. Paris. **93**, Nr 7, 601—602 (1923). (b) Die Lehre von den mesonephrischen Geschwülsten. Zusammenfassendes Referat. Zbl. Path. **15**, 261 (1904). (c) Zystoadenomyome der Tuben. Virchows Arch. **169**, 44 (1902). (d) Weitere Beiträge zur Lehre der mesonephritischen Tumoren. Beitr. Geburtsh. **6**, 449 (1902). (e) Ein schleimhäutiges Adenomyom des Uterus. Oberrhein. Ges. Geburtsh. **22**. März 1908. Beitr. Geburtsh. **13**, 338. (f) Über die Herkunft der Zysten der weiblichen Adnexe, ihre Anhangsgebilde und die Adenomyome des lateralen Tubenabschnittes. Virchows Arch. path. Anat. **164**, 44 (1902). (g) Seltene Drüsenbildung im Beckenbindegewebe. Mschr. Geburtsh. **37**, H. 3, 382 (1913). — SCHIFFMANN, J.: (a) Zur Kenntnis der Bauchwandtumoren. Arch. Gynäk. **98**, 543 (1912). (b) Exophytische Adenomyose des Uterus und der Tuben. (Fibroadenoma cysticum diffusum et polyposum nach Schatz' Arch. Gynäk. **129**, H. 1, 97—114 (1926). — SCHIFFMANN, J. und W. SEYFERT: Ein Nabeladenom. Ein Beitrag zur Kenntnis der heterotopen Drüsen vom Bau der Uterusschleimhaut. Arch. Gynäk. **127**, H. 1, 208—225 (1925). — SCHILLER, W.: (a) Über regressive Metamorphose bei Adenomyom. Arch. Gynäk. **122**, Nr 1/2, 429 (1924). (b) Adenofibrosis im Douglas und im Ovarium. Geburtsh.-gynak. Ges. Wien 9. Dez. 1925. Zbl. Gynak. **1925**, Nr 12, 653. (c) Zur Frage des ektopischen Endometriums. Arch. Gynäk. **127**, H. 2/3, 544 bis 608 (1926). (d) Über endometrioide Blutungen in den Parametrien. Arch. Gynäk. **129**, H. 2, 425—447 (1926). — SCHINDLER, BR.: (a) Uterusschleimhaut in der Tube. Zbl. Gynak. **1925**, Nr 11, 582. (b) Zur Frage der Adenomyosis der weiblichen Genitalorgane, besonders des Eiersocks, zugleich über die endometrioide Fehlbildung der Tubenschleimhaut. Frankf. Z. Path. **32**, 128 (1925). — SCHLOFFER: Die Laparotomie im Dienst der Rektumexstirpation. Bruns' Beitr. **42**, 396. — SCHMID, H. H.: Blutaustritt aus der Tube wahrend der Menstruation. Zbl. Gynäk. **1925**, Nr 1, 44. — SCHMORL: Diskussion zu HENKE (s. o.). — SCHNEIDER, H.: Über einen Fall von Nabeladenom. Inaug.-Diss. Bonn 1913. — SCHONHOLZ, L.: Über angeborene Tubenanomalien. Z. Geburtsh. **87**, H. 1, 56 (1924). — SCHOTTLÄNDER: (a) Uterus bicornis subseptus, unicollis cum vagina subsepta. Zystenbildung und Drüsenwucherung im Bereich des linken uterinen und vaginalen Gartner-Gangabschnittes. Doppelseitige Tuboovarialzysten. Arch. Gynäk. **81**, H. 1, 221 (1907). (b) Über drusige Elemente in Fibromyomen des Uterus. Z. Geburtsh. **27**, 321 (1893). — SCHRIDDE: Die eitrigen Entzündungen des Eileiters. Jena 1910. — SCHRIDDE und SCHONHOLZ: Epitheliofibrose und Epitheliomyose der Eileiter. Frankf. Z. Path. **1924**, 338. — SCHÖDER: Lehrbuch der Gynakologie. Leipzig 1922. — SCHUBERT, M. E.: Zystenbildungen in der Cervix uteri. Z. Geburtsh. **69** (1911). — SCHÜTZE: (a) Beitrag zur Kenntnis der diffusen Adenome im Myometrium. Z. Geburtsh. **59**, (1907). (b) Eine seltene Kombination von Karzinom, diffusem Adenom und Tuberkulose nebst Bildung von Psammomkörpern im Uterus. Z. Geburtsh. **60** (1907). — (c) Über pathologische Drüsenwucherungen in der Wand des Korpus und der Cervix uteri. Ver. Wiss. u. Heilk. Königsberg 28. Nov. 1911. Dtsch. med. Wschr. **1912**, Nr 22, 1065. Z. Geburtsh. **69**, 77. — SCHWAB: Multiple Adenomyomata uteri in karzinomatöser Degeneration. Beitr. Geburtsh. **12**, 102 (1907). — SCHWARZ, E.: (a) Adenomyomas. New York Academy of med. Amer. J. Obstetr. **48**, 561 (1913, Sept.). (b) Untersuchungen über die elastischen Fasern des Uterus. Virchows Arch. **220**, 322 (1915). — SCHWARZ, O. H.:

(a) Submucosus adenomyoma. Amer. J. Obstetr. **1921**, Nr 8. (b) Endometrial tissue in the abdominal scar following cesarean section. Amer. J. Obstetr. **13**, Nr 3, 331 (1927). — Schwarz, O. H. and Grossen: Endometrial tissue in :he ovary. Amer. Obstetr. **7**, Nr 5, 505 (1924). — Schwarz, O. H. and Mc Malley: Diffuse adenomyoma of the uterus. Conditions influencing its development. Amer. J. Obstetr. **3**, Nr 5, 457 (1922). — Scibelli, Mario: Sulla istogenesi delle cisti dell' utero e specialmente di quelle della porzione vaginale. Arch. Ostetr. **12**, Nr 7, 315 (1925). — Seelig, M. G.: Endometrial adenoma (implantation) in the vemiform appendix. Amer. J. Obstetr. **11**, Nr 4, 461 (1926). — Segalin: Über Adenoma cysticum cervicis uteri. Inaug.-Diss. Halle 1913. — Seitz, A.: Über anatomische Befunde am Endometrium bei Meno- und Metrorrhagien. Z. Geburtsh. **83**, 668 (1921). — Sekiba: Zur Morphologie und Histologie des Menstruationszyklus. Arch. Gynäk. **121**, 36 (1923). — Seliga, M. (Preßburg): Multilokuläre Uteruszyste des Wolff-Gartnerschen Ganges. Bratislav. lék. Listy **5**, Nr 9 (1926). — Semb, C.: Heterotope „uterinschleimhaut-ahnliche" Proliferationen („Endometriosen") in den Ovarien und einzelnen anderen Organen (Uterusoberfläche, Dünndarm, Lig. rotundum). Norsk. Mag. Laegevidensk. **87**, Nr 44, 257 (1926). — Semelink und Josselin de Jong: Beitrag zur Kenntnis der Adenomyome des weiblichen Genitalapparates. Mschr. Geburtsh. **22**, H. 2, 234 (1905). — Shaw, Wm. Fl.: (a) Adenomyoma of the recto-vaginal space with recurrent polypi in the vagina. J. Obstetr. **32**, Nr 1, 118 (1925). (b) The distribution and significance of ectopic decidual cells. J. Obstetr. **34**, Nr 1, 28 (1927). — Shaw, Wm. Fl. and Addis: Adenomyoma of the rectogenital space associated with tarry cysts arising in islands of adenomyomatous tissue on the ovary. Amer. J. Obstetr. **29**, 452 (1922). — Shoemaker: Uterin dermoid. Amer. J. Obstetr. **1896**, 859. — de Sinéty: Manuel pratique de gynécologie et des maladies des femmes. p. 472. Paris 1879. — Sitzenfrey: (a) Miliare submuköse Myome auf dem Boden einer Adenometritis entstanden. Gynak. Rdsch. 2/3, H. 13, 469 (1909). (b) Das Übergreifen der Adenomyome des Uterus auf den Mastdarm. Z. Geburtsh. **64**, 538 (1909). (c) Über epitheliale Bildungen der Lymphgefaße und Lymphräume in Beckenlymphknoten beim Uteruskarzinom und bei karzinomfreien entzündlichen Adnexerkrankungen. Z. Geburtsh. **1906**, 419. (d) Drei seltene Geschwülste. Z. Geburtsh. **67**, 32 (1911). (e) Multiple Plattenepithelkarzinomknötchen der Korpusdrüsen bei Adenometritis uteri. Gynäk. Rdsch. **1911**, 223. — Sklarz: Über einen Fall von bilateral symmetrischen Tubenadenom des Uterus. Zbl. Gynäk. **1922**, Nr 31, 1293. — Spirito, Francesco: (a) Ulteriore contributo alla genesi degli endometriomi. Arch. Ostetr. II. s. **14**, No 7, 345—350 (1927). (b) Contributo sperimentale alla genesi degli endometriomi. Arch. Ostetr. II. s. **14**, Nr 1, 1—22 (1927). — Sproat, Heany: Adenomyome uterinen Ursprungs in Laparotomiewunden nach Eroffnung des schwangeren Uterus. Trans. amer. gynec. Soc. **50**, 224 (1925). — Stade: Demonstration eines Zystadenoms. Ärztl. Ver. Essen a. d. Ruhr 5. Nov. 1912. Ref. Berl. klin. Wschr. **1912**, Nr 49, 2338. — Stanca, Constantin: Uteruszyste. Zbl. Gynak. **1928**, Nr 40, 2602. — Stechlin, E.: Study of multiloculaer cystadenoma of retroperitoneal origin. Ann. Surg. **61**, Nr 3. Philad. Marz. — Steffen: Das Verhalten des Endothels seroser Haute. Inaug.-Diss. Freiburg 1880. — Steichele, H.: Über die heterotopen endometrioiden Wucherungen (Fibroadenomatosis). Münch. med. Wschr. **72**, Nr 50, 2141 (1925). — Stein: Über adenomatose Wucherungen der Tubenschleimhaut bei chronischer Tuberkulose und Gonorrhöe der Tube. Mschr. Geburtsh. **17**, 111 (1903). — Steinbüchel: Zur Frage der Tubenmenstruation. 77. Verh. dtsch. Naturforsch. Ref. Zbl. Gynak. **1905**, Nr 42. — Steiner, H.: Über einen Fall von kontinuierlichem Einwachsen eines Adenocarcinoma ovarii in einen adenomyotischen Uterus. Arch. Gynak. **127**, H. 1, 226 (1925). — Steiner, Herbert: Ein Nabeladenom. Zbl. Gynak. **1927**, Nr 44, 2796. — Stemmelen, H.: Ein Adenomyom im Septum rectovaginale. Inaug.-Diss. Straßburg 1913. Zbl. Gynäk. **1914**, Nr 27. — Sternberg: Diskussion. Geburtsh.-gynak. Ges. Wien. Zbl. Gynak. **1925**, Nr 12, 663. — Stevens: Adenomyom of the retrovaginalseptum. J. Obstetr. **27**, 150 (1915). — Stewart, Henry (Montreal): Ein endometrales Gewachs in dem rechten Labium majus. Surg. etc., Mai **1927**. — Stewart, Henry, J.: An endometrial growth on the right labium majus. With a discussion of the origin of this type of tumor. Surg. etc. **44**, Nr 5, 637—645 (1927). — Stilling: Beitr. path. Anat. **47**. — Stoeckel: (a) Ringformiges, das Darmlumen verengendes Adenomyoma recti. Zbl. Gynak. **1923**, 1496. (b) Adenomyomatosis des Ureters. Ges. Geburtsh. Leipzig 13. Juli 1925. Zbl. Gynak. **1925**, Nr 37, 2083. — Stoerk: Beitrage zur Pathologie der Schleimhaut der harnleitenden Wege. Beitr. path. Anat. **26**, 367 (1899). — Stratz: Demonstration. Verh. niederl. gynak. Ges. 14. Mai 1905. Zbl. Gynak. **1905**, Nr 42, 1303. — Strauss: Über Uterusmyome, insbesonders ihre Histogenese. Inaug.Diss. Berlin 1893. — Strong, L. W. (New York): Adenomyometritis, nicht Adenom des Uterus. Amer. J. Obstetr. Juni **1921**. Ref. Zbl. Gynak. **1921**, Nr 47, 1724. — Stubler: (a) Uteruszysten. Zbl. Gynak. **1923**, Nr 26, 1068. (b) Zur heterotopen Epithelentwicklung im Genitalapparat, insbesondere im Ovarium. Dtsch. med. Wschr. **50**, Nr 27, 908 (1924). (c) Die Bedeutung der Adenofibrosis und Adenomyosis des weiblichen Genitalapparates für die Chirurgie. Zbl. Gynak. **1924**, Nr 47. — Stubler und A. Haeuber: Die heterotope endometrioide Epithelwucherung im weiblichen Genitalapparat, insbesondere im Ovarium. Arch. Gynäk. **124**, H. 2, 305 (1925). — SUTTON, B. A.: Ovarian pregnancy with the report of a case. Amer. J. Obstetr. **7**, 1—15 (1924). — SUZUKI, S.: Über endometrioides Adenomyom und endometrioide Adenomatose des Wurmfortsatzes. Virchows Arch. **250**, H. 3, 579 (1924). — SZAMEK, L.: Über Endometrium in der Tube. Zbl. Gynäk. **1928**, Nr 13, 812. — SZENES, ALFRED: Adenomyosis interna bei schwerster Blutung in der Nachgeburtsperiode und post partum. Arch. Gynäk. **1928** (im Erscheinen). — SZILI, A.: Ein Fall von Adenofibrom des Ligamentum rotundum. Mschr. Geburtsh. **16**, H. 6, 979 (1902).

TERASAKI, OSHISUKE: Beitrag zur Kenntnis der Endometriosen. Virchows Arch. **269**, H. 3, 723 (1928). — THOMSON, A. P.: Malignat endometrioma with metastases in the lungs. Proc. roy. Soc. Med. **19**, Nr 3, sect. obstetr. 1, 1 (1925) u. 16—17 (1926). — THORN: Zur Frage der Tubenmenstruation. Zbl. Gynäk. **1904**, Nr 32. — THUMIM: Über die adenomatöse Hyperplasie am zervikalen Drüsenanhang des GARTNERschen Ganges. Arch. Gynäk. **61**, 15 (1900). — TIETMEYER: Zur Kasuistik der Adenomyome. Inaug.-Diss. Greifswald 1903. — TIETZE, KONRAD: Granulosazelltumor und heterotope Tiefenwucherung der Uterusschleimhaut. Z. Geburtsh. **91**, 111, 192. — TOBLER, TH.: (a) Über tumorartige entzündliche uterindrüsenähnliche Wucherungen des Peritonealepithels am Colon sigmoideum (Peritonitis adenoides Hueter). Frankf. Z. Path. **29** (1923). (b) Über tumorartige entzündliche uterindrüsenähnliche Wucherungen des Peritonealepithels in Laparotomienarben und über ebensolche Spontanwucherungen im Nabel. Frankf. Z. Path. **29** (1923). — TRAUTZ, HERBERT, F.: Adult human endometrium in tissue culture. Surg. etc. **47**, 334 (1928). — TSCHIRDEWAHN: Demonstration symmetrischer Adenomyome. Zbl. Gynäk. **1921**, 1518.

UNGERMANN: Demonstration eines Adenomyoms mit zentralem Schleimhautlumen. Mschr. Geburtsh. **27**, 154 (1908). — UNTERBERGER, R.: Durch Laparotomie gewonnene GARTNERsche Zyste. Mschr. Geburtsh. **29**, 587 (1909).

VASSMER, W.: (a) Zur Pathologie des Ligamentum rotundum uteri und des Processus vaginalis peritonei. Arch. Gynäk. **67**, 1 (1902). (b) Über Adenofibrose in Laparotomienarben. Arch. Gynäk. **123**, H. 1, 187 (1924). — VAUTRIN: (a) Frommels Jber. Geburtsh. **1912**, Nr 12, 216. (b) Considérations sur les tumeurs cystiques de l'utérus d'origine congénitale. Ann. Gynéc. II. s. **10**, 352 (1913). (c) Inversion utérine par tumeur d'origine Müllerienne chez un enfant. Réunion obstétr. et gynéc. Nancy 15. Mai 1912. Ref. Gynéc. **1912**, Nr 7, 421. — VAVALDO, F. R.: Sugli adenomiomi e cistadenomi dell' utero e delle tube. Ann. Obstetr. **27**, 618, Milano 1905. Ref. Frommels Jber. Geburtsh. **1905**. — VENUS: Demonstration. Zwei zystische Adenomyome des Ligamentum rotundum. Zbl. Gynak. **1911**, 525. — VERSÉ: Über Adenofibromatosis in Laparotomienarben. Ber. wiss. Sitzg anläßl. Verslg westdtsch. Path. Düsseldorf 16. Okt. 1927. Zbl. Path. **41**, Nr 11, 481 (1928). — VOGT, E.: (a) Zur Pathogenese der Corpus-luteum-Zysten. Zbl. Gynak. **1923**. (b) Theoretische und praktische Folgerungen aus der Lehre von den endometriumähnlichen Epithelwucherungen im Ovarium. Med. Klin. **20**, Nr 26, 884 (1924). (c) Über die Verschleppung von Geschwulstmaterial aus der Uteruskorperhöhle durch die Tuben. 88. Verslg dtsch. Naturforsch. Innsbruck **1924**. (d) Das Krankheitsbild der heterotopen endometriumähnlichen Epithelwucherungen nach der Theorie von Sampson und Lauche. Zbl. Gynäk. **1924**, Nr 34, 1837. — VOIGT: Über Drüsenbildung in Myomen. Mschr. Geburtsh. **3**, 9 (1896).— VOLK, FR.: Ein seltener Fall von Adenometritis uteri bei einer 25jahrigen Virgo durch Amputatio supravaginalis behandelt. Gießen 1912. Gynak. Rdsch. **6**, H. 9, 321 (1912).

WAEGELER: Zur Histogenese der Nabeladenome nebst einem kasuistischen Beitrag. Frankf. Z. Path. **14**, H. 3, 367 (1913). — WAEGELI, CH.: Les hétérotopies de la muqueuse utérine. Gynéc. Obstétr. **14**, Nr 3, 158—177 (1926). — WAGNER, G. A.: (a) Seltene Ovarialtumoren. Wiss. Ges. dtsch. Ärzte in Böhmen 7. Juni 1918. Wien. klin. Wschr. 1818, Nr 37, 1024. (b) Diskussion zu FELS. — WALKER: Virchows Arch. **107**, 72 (1887). — WALLART: Beitrag zur sog. Salpingitis isthmica nodosa. Z. Geburtsh. **66**, (1910). WALTHARD: (a) Mittelrhein. Ges. Geburtsh. 17. Nov. 1912. Beitrg Geburtsh. **1913**. (b) Zur Ätiologie der Ovarialadenome. Z. Geburtsh. **49** (1903). — WALZ, K.: Zur Frage der Entstehung der heterotopen Wucherungen vom Bau der Uterusschleimhaut. Zbl. Path. **37**, Nr 7, 290—299 (1926). — WEBSTER: (a) Die ektopische Schwangerschaft. Berlin 1896. Deutsch von A. EIERMANN. (b) Studie of specimen of ovarien pregnancy. Amer. J. Obstetr. a. Dis. Childr. **50**, 28—44 (1904). — WEISHAUPT: (a) Adenomyoma des Ligamentum rotundum. Arch. Gynak. **99**, 491 (1913). (b) Adenomyoma duodeni von Neugeborenen. Z. Geburtsh. **78**, 506 (1916). — WERTHEIM: Zur Kenntnis der regionären Lymphdrüsen beim Uteruskarzinom. Zbl. Gynäk. **1903**, 105. — WESTMANN: Beitrag zur Klinik und Pathologie der Adenomyome und Adenomyometritis. Arch. Gynäk. **116**, H. 2 (1922). — WHITE, R. J.: Report of a case of decidual reaction in adenomyoma of rectovaginal septum. Amer. J. Obstetr. **11**, Nr 1, 112 (1926). — WHITEHOUSE, H. B.: Endometrioma invading the bladder removed from a patient who never had menstruated. Proc. roy. Soc. Med. **19**, Nr 3, sect. obstetr. 15 (1926). — WICHMANN: Über die Entstehung der Urogenitalverbindung und die Bedeutung der MÜLLERschen Genitalgänge bei den Säugetieren. Anat. H. **45**, H. 137,

629 (1912). — Wieloch, J.: Beitrag zur Entstehung heterotoper Uterusschleimhaut und Dezidua. Arch. Gynäk. 124, H. 1, 53—66 (1925). — Wiener: Ein Adenomyom mit papillären Auflagerungen. Mschr. Geburtsh. 16, 131 (1902). — Williams: Hopkins Hosp. Rep. 3. Zit. nach Mm. Wood Russell, Bull. Hopkins Hosp. 10, 9. — Winestine, Fr.: Formation of decidua of pregnancy in adenoma endometrioides ovarii. Arch. Surg. 8, Nr 3, 772 (1924). — Winter: Veits Handbuch 3, Nr 2, 601. — Woelk, A.: Ein Fall von Uteruszyste. Inaug.-Diss. Breslau 1923. — Wolff, A.: Auf Nachbarorgane übergreifende Adenomyome. Mschr. Geburtsh. 39, 580. Sitzgsber. mittelrhein. Ges. Geburtsh. 14. Dez. 1913. — Wolff, Albert: Zur Kenntnis der Anatomie und Ätiologie der chronischen Endometritis. Inaug.-Diss. Heidelberg 1913. — Wolff, J.: Ein Fall von großer Uteruszyste. Inaug.-Diss. Heidelberg 1922. — Wright: Aberrant pankreas in the region of the umbilicus. J. Boston Soc. a. Sci. 1901. Zit. nach Ritter, Zum klinischen Bilde und Sitz versprengter Pankreaskeime. Bruns' Beitr. 1921, 171. — Wülfing, H.: Zur Pathologie der Geschwulstbildung im weiblichen Geschlechtsapparat. Z. Geburtsh. 44, 1 (1901).

Yamasaki, M.: Über Adenomyoma uteri. Z. Geburtsh. 66, 30 (1910).

Zieler, K. und B. Fischer: (a) Pathologie des Myoms. Erg. Path. 10, 700. (b) Leiomyom und Adenomyom. Erg. Path. 10, 704. — Zitronblatt, A.: Zur Kasuistik und Histogenese der Nabeladenome. Dtsch. med. Wschr. 1913, Nr. 8, 371.

XXII. Fibrom.

Die Literatur zu Fibrom siehe unter XIX. Myom.

XXIII. Angiom (Hämangiom, Angiofibrom, Angiomyom, Lymphangiom und Lymphokystofibrom).

Bauereisen: Ein Fall von spontaner Uterusruptur, zugleich ein Beitrag zur Ätiologie der Uterusruptur. Arch. Gynäk. 96, 11. — Di Bernardo, Amato Lucio: Angioma (Emangioma cavernosa delle portio). Riv. ital. Ginec. 1, H. 5, 477 (1923). — Boks: Angioma uteri. Arch. Gynäk. 107, 23 (1917). — Boldt: Cavernous angioma of the uterus. J. Obstetr. 19. Mai 1906.

Dubreuil, G. et E. Loubat: Anévrysme cirsoide de l'utérus. Étude anatomique-pathologique. Ann. d'Anat. path. 3, Nr 7, 697 (1926).

Edelmann, H.: Zur Frage der differentialdiagnostischen Verwendbarkeit der Gitterfaserfärbung bei Karzinoma und Sarkom. Virchows Arch. 258, H. 1/2, 317 (1925). — Ehnmark, Ernst: Ein Fall von Angiomyoma uteri. (Gynäk. Klin. u. path. Institut. Univ. Uppsala). Uppsala Läk.för. Förh. 34, H. 1/2, 219—228 (1928).

Falk: Über eine telangiektatische Veränderung fast der ganzen Cervix uteri. Mschr. Geburtsh. 8, H. 1, 41 (1898).

Graves, W. P. and G. van S. Smith: Cirsoid aneurysm of the uterus. Amer. J. Obstetr. 14, Nr 1, 30 (1927).

Halban: Über Phlebektasien des graviden Uterus und ihre klinische Bedeutung. Mschr. Geburtsh. 20, 313 (1904). — Halter, G.: Beitrag zur Kasuistik der zystischen Sarkome des Uterus und zystischen retroperitonealen Tumoren. Mschr. Geburtsh. 71, H. 1/2, 82 (1925). — Hirschberg: Haemangioma uteri. Zbl. Gynäk. 1923, Nr 36, 1467 u. 1924 u. Nr 18, 957. — Hoehne: Angiomyofibrom des Uterus. Verh. dtsch. Ges. Gynäk. 1901, 532.

Isbruck, F.: Ein Lymphzystom-Fibrom des Uterus. Zbl. Gynak. 51, Nr 3, 160 (1927).

Joschinaga, T.: Die embryologischen Streitfragen über die ursprünglichen Gefäßzellen bei den Amphibien. Acta Scholae med. Kioto. 3, H. 3 (1920). — De Josselin de Jong: Versl. nederl. gynäk. Ver. 12. April.

Kaufmann, Ed.: Über Phlebektasien des Uterus und seiner Adnexe. Z. Geburtsh. 37, 201 (1897). — Kelly and Cullen: Myomata of the uterus. Philadelphia a. London: K. W. B. Saunders & Co. 1909. — Kreuzer, Charlotte: Ein Fall von Lymphangiom des Uterus. Inaug.-Diss. München 1927.

Meyer, Robert: (a) Über eine unbekannte Fehlbildung, ein unter seroser Oberflächenhernie vorspringendes Hamartoma haemangiectaticum porporis uteri. Charité- Ann. 35. (b) Über Blut- und Lymphgefäßwucherungen in der Uterusmuskulatur (Teleangiektasie und Hamangiome, Angiohyperplasie und Angioadenomyohyperplasie und Lymphangiozystofibrom des Uterus). Arch. Gynak. 126, H. 2/3, 609 (1925). (c) Angioma endometrii. Z. Geburtsh. 87, 653.

Neumann, Hans Otto: Haemangioma uteri. Arch. Gynak. 131, H. 1, 50 (1927).

Pantzer: Angioma of the uterus bladder and brod ligament. Amer. J. Obstetr. a. Dis. Child. 64, 7 (1911). — Polano: Ein besonderer Fall von Adenofibrom in einer alten Bauchnarbe. Zbl. Gynäk. 16, 962 u. 1127.

Reuter: Gutartige mesenchymale Geschwulst des Uterus von sarkomähnlichen Bau. Frankf. Z. Path. 17, 345 (1915).

Vital, Azza: Ein Fall von „Uterusangiom". Siglosmed. 80, Nr 3853, 365 (1927). Ref. im Ber. üb. die ges. Gynäk. 14, H. 4, 234 (1928).

Walthard, M.: Zur Anatomie und Ätiologie der Placenta isthmica primaria. Arch. Gynàk. 118, H. 1, 101. — Wright, Fr. W.: Haemangioma of the uterus. Surg. etc. 43, Nr 3, 282 (1926).

Zakrzewski, A.: Lymphangiome de l'utérus. Prace Zakladow anat.-pat. Univ. Polsk. 1, H. 2, 172 (1924).

XXIV und XXV. Sarkom und Endotheliom.

I. Sarkom.

Abel: Arch. Gynäk. 32, 271 (1888). — Adreani, P.: Sarcoma endoteliale in utero bicorne. Margagni, pt. I. (Archivio) 65, Nr 5, 163 (1923). — Ahlfeld: (a) Großer sarkomatóser Polyp, Uterus und Scheide füllend. Exstirpation. Rezidive. Überimpfung auf gesunde Schleimhaut. Tod. Arch. Gynàk. 7, 301 (1875). (b) Diffuse sarkomatòse Entartung des Uterus und der Vagina. Arch. Heilk. 8, 560 (1867). — Alfieri: (a) Malignes Myom. Zbl. Gynak. 1908. — Amann: Über Neubildungen der Zervikalportion des Uterus. S. 25. München 1892. (b) Demonstration zweier Falle von Uterussarkom mit Metastasen in der Lunge. Gynäk. Ges. München 16. Dez. 1915. Münch. med. Wschr. 1916, Nr 4, 130. — v. Arx: Beitrag zur Frage des Fibromyoma teleangiectodes uteri. Gynaec. helvet. Herbstausgabe 1913. — Aschoff: Myome. Erg. Path. 5, 97. — Aslanian: Fibrosarcome télengiectasique de l'utérus. Marseille méd. 31, 585 (1894). — Aubry: Du sarcome diffus de la muqueuse utérine. Thèse de Paris. 1896.

Babés, A. A.: (a) Étude sur la pigmentation de la portion vaginale du col utérin. Rev. franç. Gynéc. 18, No 20, 585 (1923). (b) Cellules pigmentaires rameuses dans un polype de la muqueuse utérine. Ann. d' Anat. path. 4, No 4 (1927). — Bäcker, J. und K. Minich: Ein Fall von Sarcoma polyposum uteri. Beitr. Geburtsh. 14, 508 (1909). — Baldy: Small round-celled Sarcoma of Uterine Cavity. Amer. J. Obstetr. 33, 249. — Ballin: Über einen Fall von Karzinomsarkom der Uterusschleimhaut. Inaug.-Diss. Leipzig 1903. — Ballin, Max und I. W. Vaughan: Malignant Leiomyoma. A case report. N.Y. med. J. a. med. Rec. 91, Nr 6, 267 (1910). — Baltzer, H.: Über einen metastatischen Kollisionstumor. Virchows Arch. 259, H. 1, 252 (1926). — Bantock, Soft sarcoma. Brit. gynec. J. 6, 119—125. London 1890/91. — Basso, G. L.: Histologische Untersuchungen an einigen Fallen von Uterussarkom mit besonderer Berücksichtigung des Myomsarkoms. Mschr. Geburtsh. 25, 365 (1907). — Bauereisen: Ein bemerkenswerter Fall von Adenomyoma uteri sarcomatosum. Beitr. Geburtsh. 9, 313 (1904). — Bayer, N.: Welchen Anteil nehmen die Fibrillen am Parenchym und Stroma in Sarkomen. Diss. Berlin 1923 u. Virchows Arch. 251, 424 (1924). — Beck: Ein Fall von Schleimhautsarkom des Uterusfundus. Inaug.-Diss. Tübingen 1897. — Beckmann: (a) Zwei Falle von Uterussarkom. Z. Geburtsh. 41, 427 (1899). (b) Zur Histologie und Histogenese der Uterussarkome. Z. Geburtsh. 40, 287 (1899). — Beermann: Über Sarcoma uteri. Inaug.-Diss. Göttingen 1876 (Fall 1. C.). — v. Beesten: Myometastasen in Leber, Lunge und in der Muskulatur. Festschr. für Orth. Berlin 1903. — Begouin, P.: Sept. cas de sarcome de l'utérus. Soc. Obstétr. et Gynéc. et Pédiatr. Bordeaux 12. Dez. 1911. Ref. Rev. mens. de Obstétr. et Gynéc. et Pédiatr. 1912, Nr 9, 134. Jber. Geburtsh. 1912, 206. — Beisheim: Reines Spindelzellensarkom des Uterus mit Übergreifen auf Portio und Scheide nebst Histogenese. Inaug.-Diss. Würzburg 1891. — Bell and Clarke: Fibroma angiomatosum of the uterus. J. Obstetr. 9 (1906, Mai). — Beneke: Demonstration eines walnußgroßen intramuralen Tumors des Fundus uteri. Mschr. Geburtsh. 23, 122 (1906). — Bereitter, A.: Zur Frage der Haufigkeit maligner Uterusmyome. Zbl. Gynak. 1921, Nr 44, 1592. — Birch-Hirschfeld: Handbuch der pathologischen Anatomie. 2. Aufl. Bd. 2, S. 804. 1886. — Boks: Angioma uteri. Arch. Gynàk. 107, H. 1, 23 (1917). — Boldt: Cavernosus angioma of the uterus. Amer. J. Obstetr. a. Dis. Childr., Dez. 1893. — Bommer: Über das Uterussarkom. Inaug.-Diss. Zürich 1890. — Bondi, J.: Beitrag zur Kenntnis der Uterussarkome. Wien. med. Wschr. Nov. 1912, 1276. — Borrmann: Pathologie der Geschwülste. Erg. Path. 7, 833 (1900/01). — Borrmann, R.: (a) Ein diffuses Riesenzellensarkom der Cervix uteri mit Metastasen usw. Z. Geburtsh. 43, 264 (1900). (b) Mitt. Grenzgeb. Chir. u. innere Med. 6 (1900). — Borst: Die Lehre von den Geschwülsten. Wiesbaden 1902. (c) Einteilung der Sarkome. Beitr. path. Anat. 39, H. 3, 507 (1906). — Braun: Über die traubenförmigen Sarkome der Vagina und des Uterus. Inaug.-Diss. Greifswald 1896. — Breisky: Sarcoma teleangiectaticum uteri. Prag. med. Wschr. 1878, Nr 18. — Briggs: Sarcoma uteri with recurrence in the portio vaginalis three years after hysterectomie. Amer. J. Obstetr., Mai 1904. — Brown: Spindle and giant celles polypoid sarcoma of the uterus. N. Y. obstetr. Soc. 14. Marz 1916. Amer. J. Obstetr. a. Dis. Childr. 74, H. 1, 287. — van Buren Knott: Sarcoma of the uterus. Ann. Surg. 33, 137 (1901). — Busse: Über sarkomatose Entartung der Myome. Dtsch. med. Wschr. 1904, Nr 10.

CAPELLANI, S.: Über das Sarkom der Cervix uteri. Riv. ital. Ginec. 1, H. 1, 53 (1922). Ref. Zbl. Gynäk. 1924. — CASLER, DE WITT B.: A unique, diffuse uterine tumor, really an adenomyoma with stroma, but no glands. Menstruation after complette hysterectomy due to uterine mucosa in remaining ovary. Trans. amer. gynec. Soc. 1919. — CESARIS DEMEL: 1900. Ref. Frommels Jber. Geburtsh. 1900, 168. — CHROBAK: (a) Beitrag zur Kenntnis des Uterussarkoms. Arch. Gynäk. 4, 549. (b) Beitrag zur Kenntnis und Therapie der Uterusmyome. Mschr. Geburtsh. 3, 185 (1896). — CLEMENTE, G.: Note istopatologiche su alcuni casi di miofibroma dell' utero con speciale riguardo alla genesi della emorragie. Arch. Ostetr. 12, Nr 1, 1 (1925). — COLEMAN: A case of diffuse sarcoma of the mucouse membrane of the uterus. Amer. J. Obstetr. 28, 811—815. New York 1893. — CONSTANTINI: Un caso raro di sarcomatose totale dell' utero. Clin. chir. 21, H. 7, 1537 (1913). — COSTA, ANT.: (a) Maliguità e transformazione maligna del mioma (Leiomioma maligno della prostata). Tumori, II. s. 14, H. 2, 115. (b) Ancora sulla transformazione maligna del mioma. Commenti al lavoro di D. Rigano-Irrera e illustrazione di un mioma maligno dell' utero. (Weiterer Beitrag zur malignen Ausartung der Myome.) (Istit. di anat. pat., univ., Firenze.) Riv. ital. Ginec. 8, 270—278 (1928). — CULLEN: Sarcomatosis transformation of myomata. J. Amer. med. Assoc. 41, 1013 (1903). — CULLINGWORTH: Sarcoma of the uterus, showing extreme cystic degeneration. Trans. path. Soc. 44, 119. London 1893.

DAELS, FRANZ: Beitrag zur Kenntnis der Myofibrillen im Uterus und in Uterusgeschwülsten. — DAHLET: Maligne Degeneration der Uterusmyome. Z. Krebsforschg 17, H. 3, 536 (1920). — DAVIES: A acse of sarcoma of the cervix uteri. Brit. med. J. 1914, Nr 2817, 1100. — DEALE: Sarcoma fundi uteri circumscriptum. Amer. J. Obstetr. 31, 200. — DEAVEN: A year's work in hysterektomy. Amer. J. Sci. 145, 469 (1913). Zbl. Gynak. 1913, Nr 31, 1173. — DEPAYE: Uterussarkom bei einem dreijahrigen Kinde. Soc. belge Chir. Ref. Wien. klin. Wschr. 1902, 20. — DEUTSCH: Demonstration eines Sarcoma cervicis uteri fusicellulare. Wien. med. Wschr. 1915, Nr 3, 151. — DEVIE et GALLAVARDIN: (a) Sur un cas de fibromyome de l'utérus avec généralisation viscerale etc. Rev. de Chir. 1904, 1. (b) Contribution à l'étude du leiomyoma malin etc. Rev. de Chir. 1902, Nr 9. — DOBBERTIN: Beitrage zur Kasuistik der Geschwülste. Beitr. path. Anat. 28, 42 (1900). — DOLÉRIS: Sarcome diffus végétant de la muqueuse utérine; hystérectomie vaginale, hémostase avec la pince-clamp; guérison. N. Arch. Obstétr. 2, 276—278. Paris 1887. — DORAN: Myoma of the uterus becoming sarcomatous. Trans. path. Soc. 41, 206—212. London 1890. — DRESSLER: Über Uterussarkome. Inaug.-Diss. Halle 1890. (Fall 1, C., 2, 3 u. 4.) — DUNCAN: Trans. Obstetr. Soc. Lond. 1889, 2.

ECKLER: Uterussarkom. Geburtsh.-gynäk. Ges. Wien 12. Marz 1912. Ref. Zbl. Gynak. 1912, Nr 52, 1765. — ECKSTEIN: Ein Fall von Uterussarkom. Inaug.-Diss. Greifswald 1896. — EHRLICH: Fall von primarem Sarkom der Portio. Zbl. Gynäk. 1914, Nr 32, 1142. Gynäk. Ges. Dresden 23. April 1914. Arch. Gynak. 11, 17 (1920). — EMANUEL: (a) Über gleichzeitiges Vorkommen von Karzinom und Sarkom im Uteruskörper. Z. Geburtsh. 34, 1. (b) Mikroskopische Präparate von Sarcoma cervicis. Verh. Ges. Geburtsh. 36, 354. — EMMET: (a) Adenosarcoma of the uterus. Amer. J. Obstetr. 23, 394. New York 1890. (b) A case of grape-like sarcoma of the cervix uteri. Amer. J. Obstetr. 45, 386 (1902). — ENDERLEIN: Über zwei Falle von Sarcoma uteri nebst einem Fall totaler Atresie der Scheide. Inaug.-Diss. Erlangen 1897. — EPPINGER: Mitteilungen aus dem pathologisch-anatomischen Institut zu Prag. Prag. Vjschr. prakt. Heilk. 126, 9. — EVANS: Nach ALBRECHT und O. FRANKL. — EVELT: Drei Falle von Uterussarkom. Munch. med. Wschr. 1903. 1414.

FAFIUS: Über einen Fall von Sarcoma uteri, welcher eine Hamatometra vortauschte. Moskau. geburtsh.-gynak. Ges. 27. April 1893. Ann. Gynécol. 1894, 224. — FALLÄNDER, J.: Ein Fall von Elephantiasis endometrii fibrosarcomatosa gigantocellularis. Arch. Gynak. 83, 144 (1907). — FEHLING: (a) Über maligne Degeneration und operative Behandlung der Uterusmyome. Beitr. Geburtsh. 1, 485. (b) Maligne Degeneration von Myomen nach Kastration. Zbl. Gynak. 22, 1118 (1898). — FELLANDER, J.: Ein Fall von Elephantisais endometrii fibrosarcomatosa gigantocellularis. Arch. Gynak. 83, 144 (1907). — FLAISCHLEN: Supravaginale Uterusamputation bei verjauchtem Sarkom in toto durch die narbig verengte Scheide unmoglich. Tod an Sepsis. Zbl. Gynak. 1886, 141. — FLATAU: Über maligne Degeneration von Myomen. Munch. med. Wschr. 1901, 558. — FLEISCHMANN: Uterussarkom mit Scheidenmetastasen. Wien. med. Wschr. 1915, Nr 3, 149. Zbl. Gynak. 1915, Nr 11, 165. — FLESCH: Ein Fall von Uterussarkom. Berl. klin. Wschr. 1896, Nr 51. — FRANKEL: Ein Fall von Adeno-Karzino-Sarkom des Uteruskorpers. Mschr. Geburtsh. 14, 684 (1901). — FRANKL, O.: Über Koinzidenz und Interferenz von Uterustumoren. Arch. Gynak. 122, H. 3, 554 (1924). — v. FRANQUE: (a) Über Sarcoma uteri. Z. Geburtsh. 40, H. 2 (1899). (b) Über Myoma sarcomatodes parametr. etc. Festschrift fur RINDFLEISCH. Leipzig 1907. (c) Hyaline und myxomatose Degeneration in Uterussarkomen. Zbl. Gynak. 1893, 987. — FRATTIN: Di alcune modalitá anatom. e clin. di fibromiomi uterini. Riv. Veneta Sci. med. 2, 10—11 (1898). — FREUND: Beitrage zur Pathologie des doppelten Genitalkanals. Z. Geburtsh. 1, 231. — FREUND, R.: Puerperal verjauchtes Myosarkom.

Verh. Ges. Geburtsh. Berlin, 11. Febr. 1927. Z. Geburtsh. 91, 2, 454 (1927). — Fricke: Ein Beitrag zur sarkomatösen Umwandlung glatter Muskelzellen in Uterusmyomen. Inaug.-Diss. Kiel 1904. — Froschmann: Sarcoma adenomatosum uteri. Z. Geburtsh. 81, 623 (1909).

Gärtner, R.: Ein Fall von primärem Sarkom der Portio vaginalis uteri. Inaug.-Diss. Jena 1912. — Gál: Über das Sarkom der weiblichen Geschlechtsorgane. Arch. Gynäk. 127, H. 1, 122 (1925). — Galabin: Sarcoma of cervix uteri. Trans. Obstetr. Soc. Lond. 38, 120. — Ganghofer: Carcinoma uteri bei einem 8jahrigen Mädchen. Bayer. Z. Heilk. 9, H. 4/5 (1888). — Gebhard: Pathologische Anatomie der weiblichen Sexualorgane. Leipzig 1899. — Geisler: Über Sarcoma uteri. (Fall 1, 2, 4, 5, 6, 8. Fall 3, C.) Inaug.-Diss. Breslau 1891. — Geisler, Werner: Sarcoma corporis uteri mit durchweg „rhythmischer" Struktur. Arch. Gynak. 128, H. 3, 452 (1926). — Geist, S. H.: (a) A contribution to the histogenesis of sarcomatous change in uterine fibromyomata. Amer. J. Obstetr. a. Dis. Childr. 68, 1053 (1913). Zbl. Gynäk. 1914, Nr 14, 538. (b) The clinical significance of sarcomatous change in uterine fibromyomata. Amer. J. Obstetr. Dis. Childr. 69, Nr 5, 706 (1914). — Georgiodis: Lungenmetastasen bei Uterussarkom. Inaug.-Diss. München 1916. — Geraudel: Leiomyome malin d'origine utérin probable. Soc. Anat. Paris 4. Juni 1909. Ref. Presse méd. 12. Juni 1909. — Ghon, A. und A. Hintz: Über maligne Leiomyome des Intestinaltraktes. Beitr. path. Anat. 45, 89 (1909). — Girode: Présence de fibres musculaires striées dans une paroi utérine. C. r. 12. Nov. 1892. — Gläser: (a) Zur Histologie und Histogenese des Uterussarkoms. Virchows Arch. 154, 250. (b) Zur Histologie und Histogenese des Uterussarkoms. Festschrift für E. Ponfick. Breslau 1899. (c) Eine Geschwulst von eigentümlicher Bildung in Cavo uteri. Virchows Arch. 25, 422. — Godart: Dégénérescenses des fibromes etc. Policlinico 1899, 270. — Goldenstein, E.: Zystisches Sarkom des Beckenperitoneums, etwa 4 Jahre nach Sarkom des Uterus. Z. Gynäk. 94, H. 2, 300 (1911). — Gonillioud: Tumeurs aberrantes dans les fibromes utérins. Lyon méd. 10. April 1910, Nr 15, 834. — Gonin, B.: Tumeur métastatique du mésentère dans un cas de fibrome utérin. Lyon méd. 13. Marz 1910, Nr 11, 582. — Gottschalk: Der erste Fall von Myoperithelioma uteri malignum. Ein Beitrag zur malignen Entartung der Myome. Z. Geburtsh. 49. Berl. med. Ges. 1902 I, 141. — Gow: Trans. obstetr. Soc. Lond. 32, 374 (1890). — Grenser: Spindelzellensarkom der Portio vaginalis. Arch. Gynak. 6, 501 (1874). — Günther: Stieltorsion eines mit Sarkombildung komplizierten Uterusfibroms, Aszites, Heilung mittels Laparotomie. Inaug.-Diss. Jena 1892. — Gusserow: (a) Über Sarkome des Uterus. Arch. Gynàk. 1, 240. (b) Sarkome des Uterus. Handbuch der Frauenkrankheiten von Billroth. Bd. 2.

Haag: Ein seltener Fall von teleangiektatischem hämozystischem Uterusmyom mit Gravidität. Inaug.-Diss. Straßburg 1902. — Hackeling: Das Fibro-sarcoma canalis cervicalis uteri. Inaug.-Diss. Göttingen 1873. — Halban: Ruptur eines sarkomatos degenerierten Myoms. Zbl. Gynäk. 1915, Nr 20, 342. — v. Hansemann: (a) Die mikroskopische Diagnose der bösartigen Geschwülste. 2. Aufl. Berlin 1902. (b) Die Beziehung gewisser Sarkome zu den Angiomen. Z. Krebsforschg 1905. — Hardy: Dublin. J. 100 (1864, Mai) (angeführt nach Amann). — Hauber: Über sarkomatöse Degeneration von Uterusmyomen. Inaug.-Diss. München 1903. — Haultain: Pedunculated uterine Growths. Edinburgh med. J. 38 I, 253 (Fall 4). — Hecht: Wandungssarkom des Uterus mit Metastasen in der Scheide, der Bartholinischen Drüse und der Harnblase. Inaug.-Diss. Heidelberg 1909. — Hegar: Das Sarkom des Uterus (Fall 1—8). Arch. Gynak. 2, 29. — Heinrich: Beitrag zur Histogenese des Myosarcoma uteri. Inaug.-Diss. Leipzig 1903. — Heinzer: Über Myxosarcoma uteri. Inaug.-Diss. Würzburg 1893. — Henkel: Demonstration. Zbl. Gynak. 1911, Nr 2, 73. — Hennicke, H.: Über einen Fall von Sarcoma uteri mit ausgedehnter sarkomatöser Thrombose der Venae uterinae und der Vena spermatica. Inaug.-Diss. Halle 1902. — v. Herff: (a) Neubildungen des Uterus. Ref. Frommels Jber. Geburtsh. 1894, 155 u. 156. (b) Neubildungen des Uterus. Jber. Geburtsh. 8, 100 (1894). — Herlitzka: Primares perivaskuläres Sarkom der Uteruswand. Ann. Ostetr., Aug. 1904. Ref. Zbl. Gynäk. 1905, 1340. — Herrenschmidt, A. und P. Mocquot: Sarcome diffus du col de l'utérus. Ann. Gynéc. 9, 559 (1912). — Hertel: Zur malignen Degeneration der Uterusmyome. Mschr. Geburtsh. 36, H. 3, 325 (1912). — Hillmann: Über Inversio uteri. Mschr. Geburtsh. 59, H. 1/2, 45 (1922). — Hirschmann: Anatomie des Sarcoma mucosae uteri. Inaug.-Diss. Berlin 1898. — Hoevels, K.: Ein Fall von myoblastischem Sarkom des Uterus mit Lungen- und Nierenmetastasen. Frankf. Z. Path. 8, H. 3, 477 (1911). — v. d. Hoeven: Maligne tumores by Kinderen. Nederl. Tijdschr. Geneesk. 2, 71 (1904). Zit. Fommels Jber. Geburtsh. — Hohlfeld, A.: Über das Myoma uteri und seine sarkomatöse Degeneration. Inaug.-Diss. Leipzig 1900. — Hóhne: Subseröses Angiofibromyom des Uterus. Verh. dtsch. Ges. Gynäk. 9.Verslg 1901. — Hooper: Diffuse sarcoma of mucous membrane of the uterus; removed by vaginal hysterectomy. Austral. med. J. Melbourne. 16, 323—328 (1894). — Hornle: Sarkomatöse Degeneration der Uterusmyome. Inaug.-Diss. München 1894. — Huegel: Myosarkom des Collum uteri. Bull. Soc. Anat. Paris 1921, Nr 2. Ref. Zbl. Gynäk. 1921, Nr 47, 1726. — Hulisch: Über die Darstellung des Stützgerüstes der Sarkome mittels der Tanninsilbermethode von Achucarro-Ranke. Inaug.-Diss. München 1915. Beitr. path. Anat. 60, H. 2, 245 (1915). — Hunter: Sarcoma of the Cervix uteri. Amer. J. Obstetr. 17, 522. — Hyenne: Étude anatomo-clinique des principales dégénérescences des fibromyomes de l'utérus. Thèse de Paris 1898.

Imhäuser, Kurt: Häufigkeit und klinische Bewertung des Myosarcoma uteri. Arch. Gynäk. 123, H. 1, 12 (1924). — Irrera: Tre casi di sarcoma sviluppato in fibromioma del' utero. Arch. ital. Chir. 18, 538 (1927). — Iwanoff: Drüsiges zystenhaltiges Uterusfibrom, kombiniert durch Sarkom und Karzinom. Mschr. Geburtsh. 7, 295.

Jacquin, J.: Sarkom und malignes Myom des Uterus. Gynéc. et Obstétr. 1921, Nr 2/3. Ref. Zbl. Gynäk. 1921, Nr 47, 1726. — Jacquin, P.: A propos du sarcome et myome malin de l'utérus. Clin. d'accouchement et de gynécol. Strassbourg. Gynéc. et Obstétr. 3, No 2/3, 9 (1921). — Jacubasch: Vier Fälle von Uterussarkom. Z. Geburtsh. 7, 53 (1882). — Janvrin: Lymphosarcoma of the uterus removed by hysterectomy. Amer. J. Obstetr. 30, 105. — Jeffreys: Sarcomatous tumor of anterior wall of uterus, complicating labour. Lancet 1885, 1236. — Jessett: Case of a large polypoid growth in the uterus becoming sarcomatous. Lancet 1, 480 (1895). Brit. gynec. J. 10, 147. London 1894/95. — Johannovsky: Sarcoma teleangiectaticum uteri. Prag. med. Wschr. 3, 421. — Johnston: Melanotic sarcoma of the cervixuteri. Maryland. Med. J. Baltimore 20, 428 (1889/90). — Jones: Sarcoma of the cervix uteri. Proc. N. Y. path. Soc. (U. S. A.) 1889, 65 (1888). — De Josselin de Jong: (a) Myom und Myosarkom. Nederl. gynak. Vereenig. 16. Nov. 1902. Ref. Frommels Jber. Geburtsh. 1902, 164. (b) Demonstrationen. Verslg nederl. gynäk. Vereenig. Verslg 12. April 1908. Zbl. Gynäk. 1908, Nr 43, 1430. — Jouon et Vignard: Sarcome diffus de la muqueuse utérine. Oblitération de l'orifice externe du col. Transformation de la cavité utérine en un kyste sanguin. Hystérectomie totale. Guérison datant de 3 ans. Arch. prov. de Chir. 4, 742 (1895).

Kablé: Über sarcoma uteri. Inaug.-Diss. Würzburg 1893. — v. Kahlden: Das Sarkom des Uterus. Beitr. path. Anat. 14, 174. — Kaltenbach: Erfahrungen über Uterussarkom. Verh. gynäk. Sekt. 10. internat. Kongr. 3, 71 (1890). Zbl. Gynäk. 1890. Beil., 131 (Fall 4, 5, 7, C. Fall 6 = Dreßler, Fall 1). — Kathe: Zur Kenntnis des myoblastischen Sarkoms. Virchows Arch. 187, 265 (1907). — Katz: Ein Fall von Sarkom des Uterus. Inaug.-Diss. Kiel 1887. — Kaufmann: Lehrbuch der speziellen pathologischen Anatomie. Berlin 1923. — Kay: Uterine adeno-sarcoma with Pyometra. N. Y. med. J. a. med. Rec. 35, 346. — Keitler: Über traubenförmige Sarkome im Corpus uteri. Mschr. Geburtsh. 18, 231 (1903). — Keller: Zur Diagnose des Schleimhautsarkoms des Uteruskörpers. Z. Geburtsh. 20. — Kelly and Cullen: Myoma of the uterus. W. B. Sannders Company. Philadelphia and London 1909. — Kiehne: Zur Differentialdiagnose zwischen Portiokarzinom und Portiosarkom. Mschr. Geburtsh. 59, H. 5/6, 284 (1922). — Klein: Maligne Degeneration bei Uterusmyomen usw. Münch. gynäk. Ges. 15. Dez. 1911. Dtsch. med. Wschr. 1912, Nr 14, 687. — Kleinschmidt: (a) Über primares Sarkom der Zervix uteri. Arch. Gynak. 39, 1. (b) Vier Tumoren von gemischtem karzinomatösem und sarkomatösem Bau. Z. Krebsforschg 18, H. 1/2, 126 (1921). — Klien: Das Uterussarkom. Sammelbericht über die Arbeiten der letzten 3—4 Jahre. Mschr. Geburtsh. 7, 102 (1898). — Klob: Pathologische Anatomie der weiblichen Sexualorgane. Wien 1864. — Knieriem: Rundzellensarkom uteri polyposum. Inaug.-Diss. München 1905. — Koch: Zur Kasuistik der traubigen Sarkome der Cervix uteri. Inaug.-Diss. Gießen 1896. — Kolde: Über Myxosarcoma uteri. Arch. Gynäk. 101, H. 1, 181 (1913). — Kötschau: (a) Demonstration eines durch Laparotomie entfernten Sarkoms des Uterus. Berl. klin. Wschr. 1887, Nr 33, 379. (b) Demonstration eines Fibromyosarcoma uteri. Münch. med. Wschr. 34, 266. — Krische: Ein Fall von Fibromyom des Uterus mit multiplen Metastasen bei einer Geisteskranken. Inaug.-Diss. Göttingen 1889. — Krumbein, C.: Über die „Band- oder Palisadenstellung der Kerne", eine Wuchsform des feinfibrillären mesenchymalen Gewebes. Zugleich eine Ableitung der Neurinome (Verocay) vom feinfibrillaren Bindegewebe (Fibroma tennifibrillare). Virchows Arch. 255, H. 1/2, 309 (1925). — Kühn: Ein Fall von Spindelzellensarkom im Corpus uteri mit zystischer Degeneration. Inaug.-Diss. Greifswald 1896. — Kuncz, A. und P. Zacher: Sarcoma polyposum uteri. Arch. Gynäk. 123, H. 1, 211 (1924). — Kundrat: Über zwei Fälle von Fibroiden des Uterus, die in Sarkome übergegangen sind. Wien. med. Presse. 24, 475 (1883). — Kunert: (a) Über Sarcoma uteri. Arch. Gynäk. 6, 511 (Fall 1—4 [VI]). (b) Über Sarcoma uteri. Inaug.-Diss. Breslau 1873. — Kunike: Gynak. Ges. Breslau 13. Dez. 1904. Mschr. Geburtsh. 21, 408 (1905). — Küstner: Ektropium. Veits Handbuch der Gynakologie. 2. Aufl. Bd. 1, S. 405. 1907.

Lahm, W.: Zur Frage des malignen Uterusmyoms (Leiomyoma malignum). Gynäk. Ges. Dresden 19. Febr. 1914. Berl. klin. Wschr. 1914, Nr 14, 667. — Lamers: Neubildung des Uterus. Jber. Geburtsh. 1912, 114. — Landau: Zbl. Gynak. 1890, 673 u. 845. —

LANGENBECK: Präparat einer vollstandig invertierten sarkomatosen Gebärmutter. Mschr. Geburtsh. **15**, 173. — LANGERHANS: Demonstration eines metastasierenden Myoma laevicellulare. Berl. klin. Wschr. **1893**, Nr 14. — LANGNER: Fall von kleinzelligem Rundzellensarkom der Uterusschleimhaut. Verh. gynak. Sekt. 59. Verslg dtsch. Naturforsch. Berlin. Ref. Arch. Gynäk. **29**, 326. — LAUCHE, A.: (a) Über rhythmische Strukturen in Geschwülsten. Verh. dtsch. path. Ges. Würzburg 1925.   (b) Die rhythmischen Strukturen in weiblichen Geweben. Virchows Arch. **257**, H. 3, 751 (1925). — LAURENT: Fibromyomes et sarcomes utérins. Arch. Tocolog. et Gynéc. **21**, 69. — LEOPOLD: Über Sarcoma uteri C. Arch. Gynäk. **6**, 493. — LERCHENTHAL: Über Uterussarkom. Inaug.-Diss. Tübingen 1905. — LEWIS: Malignancy in uterine myomata. Ref. Z. Krebsforschg **4**, 172. — LÖBELL: Ein Fall von Sarkom der Uteruswand. Freiburg i. Br. 1888. — v. LOCKSTADT: Über das Vorkommen und Bedeutung von Drüsenschläuchen in den Myomen des Uterus. Mschr. Geburtsh. **7** (1898). (Sonderabdruck. Berlin 1898.) — LUBARSCH: Geschwülste. Erg. Path. **1**, 2. — LÜHMANN: Ein Fall von Spindelzellensarkom des Uterus mit multipler Metastasenbildung. Inaug.-Diss. Kiel 1902.

MAC LENNAN: A case of sarcoma of the uterus. J. Obstetr. **1904**, Nr 2. — MALINOWSKY: Über das Sarkom der Vaginalportion. Russki Wratsch. **1911**, Nr 13. Ref. Jber. Geburtsh. **1911**, 226. — MALLORY: (a) A contribution to the classification of tumors. J. med. Res. **13**, Nr 2 (1905).   (b) The histological classification of tumors, a course of lecture on tumors given under the auspice of the Cancer-Comm. of Harvard Univ. Medic. school of Harvard Univ. Boston 1909. — MAREK: Zur Behandlung der Uterusmyome. Mschr. Geburtsh. **34**, H. 4, 472 (1911). — MARSH: Sarcoma of the uterus. Brit. med. J. **27**. Sept. **1913**, Nr 2752, 782. — MARTIN: Supravaginale Uterusamputation bei Rundzellensarkom. Zbl. Gynäk. Nr 26. — MASTNY: Zur Kenntnis der malignen Myome des Uterus. Z. Heilk. **22**. N. F. **2**, H. 4 (1901). — MAUCLAIRE et COTTET: Fibrome utérin en voie de dégénérescence sarcomateuse. Bull. Soc. Anat. Paris. **12**, 208. — MAYER: Ein Fall von Exstirpation eines Medullarsarkoms aus der Gebarmutterhöhle. Verh. Berl. Ges. Geburtsh. **12**, 12 u. 14, 19. — MEINECKE: Ein Fall von Schleimhautsarkom des Uterus. Inaug.-Diss. Tübingen 1895. — MENGE: (a) Über zwei Falle von Myosarcoma uteri lymphangiectaticum. Zbl. Gynak. **1895**, Nr 17, 453.   (b) Mannskopfgroße Fibromyome des Uterus mit sarkomatösen Partien. Zbl. Gynäk. **1900**. — MÉNIÈRE: Sarcome de l'utérus et pyomètre consécutive à une atrésie sénile de l'orifice externe; ponctions successives: mort par péritonite. Gaz. Gynéc. **1**, 97—101. Paris 1885—1886. — MERMEL: Fibromyome uterin sousperitonéal téleangiectasique. Bull. Soc. Anat. Paris V. s. **10**, 71 (1896). — MESLEY et HYENNE: Ann. Gynéc. **1898**, Nr 7/8. — MEYER, ROBERT: (a) Zur Pathologie der Uterussarkome. Beitr. path. Anat. **42**, 85 (1907).   (b) Beitrage zur Pathologie des Uterussarkoms usw. Verh. Ges. Geburtsh. **60**, 354 (1907). (c) Über den Stand der Frage der Adenomyositis usw. Zbl. Gynak. **43**, Nr 36, 745 (1919). — MILLER: Die Beziehungen zwischen Sarkom und Myom in Rücksicht auf Röntgentherapie. Strahlenther. **2**, H. 1, 256 (1913). — MINKOWSKI: Myommetastasen in Lungen, Leber und Muskeln. Münch. med. Wschr. **1901**, Nr 33. — MONTGOMERY: Occitendal Med. Times Sacramento. Vol. 7, p. 310—317. 1893. — MORALLER: Über einen Fall von Wandungssarkom des Uterus usw. Mschr. Geburtsh. **13**, 551 (1900). — MORESTIN: Bull. Soc. Anat. Paris 9. März 1900. — MORGENROTH: Angiosarcoma uteri. Inaug.-Diss. Greifswald 1896. — MORPURGO: Über sarkomahnliche und maligne Leiomyome. Z. Heilk. **16**, 157. Prag 1895. — MOUCHY: Een bijzonder geval van fibro-sarcoma uteri. Inaug.-Diss. Leiden 1898. — MUNDÉ: (a) Sarcoma of the cervix and fibroid of body of the uterus, with double tuboovarian cyst. Amer. J. Obstetr. **30**, 545. New York 1894.   (b) Uterus with appendages removed entire by celiotomy for sarcoma of the body. Amer. J. Obstetr. **20**, 603—606. New York 1894.

NAGEL: Zystisch degeneriertes Myom. Ges. Geburtsh. Berlin 14. Dez. 1917. Z. Geburtsh. **80**, 764 (1918). — NEBESKY, O.: Über das gleichzeitige Vorkommen von Sarkom und Karzinom in Uterus. Arch. Gynäk. **73**, 653 (1904). — NEHRKORN: Quergestreifte Muskelfasern in der Uteruswand. Virchows Arch. **151**, 52 (1898). — NIEBERGALL: Sarkom, Karzinom, Myom und Schleimpolypen an ein und demselben Uterus. Arch. Gynäk. **50**, 129. — NIJHOFF: Uterus mit Sarcoma gigantocellulare. Nederl. Tijdschr. Verloskde **22**, H. 3, 261 (1913).

OGOREK: Postklimakterisches Myosarkom des Uterus. Arch. Gynäk. **99**, H. 1, 191. 1913. — OLOW, J.: Sur la présence simultane des myomes et de tumeurs malignes et de l'importance de cette coexistence sur la question du traitement des myomes. Arch. mens. Obstétr. et Gynéc. **4**, Nr 10, 369 (1915). — OPITZ: (a) Zwei ungewohnliche Uteruskarzinome usw. Z. Geburtsh. u. Verh. Ges. Geburtsh. Berlin. Zbl. Gynak. **10**, 815 (1886).   (b) Zwei Falle von Uterussarkom. Zbl. Gynak. **11**, 780.   (c) Ein Sektionspraparat von einem Uterussarkom. Oberrhein. Ges. Geburtsh. 8. Marz 1925. Zbl. Gynak. **1926**, Nr 21, 1395. — ORTHMANN: Durch Laparotomie gewonnenes Myosarcoma uteri intraparietale. p. 478. Mschr. Geburtsh. **3**, 164. — OTT: Fibromyome téléangiectasique de l'utérus. Dem. Soc. Obstétr. Petersbourg 11. Mai 1906. Rev. Gynécol et Chir. abdom. **11**, No 4, 714 (1907). — v. OTT: Dégénérescence sarcomateuse des fibromyomes de l'utérus et leur traitement. Ann. Gynéc. **44**, Gynäk. **49**, 169.

PANTZER: Angioma of uterus, bladder and broad ligaments. Raport of operation and cure. Amer. J. Obstetr. a. Dis. Childr. 64 (1911). — PAVIOT et BÉRARD: Sur cancer musculaire lisse etc. Arch. Méd. expér. Paris, Juli u. Sept. 1897. — PEHAM: Das traubenförmige Sarkom der Cervix uteri. Ges. Geburtsh. Wien 10. Febr. 1903. Mschr. Geburtsh. 18, 191 (1903). — PEINE: Zwei Fälle von primären Wandsarkom der Portio vaginalis, kombiniert mit doppelseitigen metastatischen Ovarialsarkom. Inaug.-Diss. München 1911. — PERGAMENT: Über die Sarkome des Uterus. Basel 1913. — PERRIN: Myome malin de l'utérus. Lyon méd. 17. April 1910. No 16, 867. — PICHEVIN: Dégénérescence maligne de fibromyomes utérins. Semaine gynéc. 1900, 1. — PICK: (a) Zur Lehre von Myoma sarcomatosum und über die sog. Endotheliome der Gebärmutter. Arch. Gynäk. 49, 1. (b) Zur Histogenese und Klassifikation der Gebärmuttersarkome. Arch. Gynäk. 48, 24. — PILLIET: Tribune méd. II. s. 24, 707. Paris 1892. — PIQUAND: (a) Les dégénérescences des fibromyomes de l'utérus. Thèse de Paris 1905. (b) Le sarcome de l'utérus. Rev. Gynéc. et Chir. abdom. 9, Nr 3/4 (1905). — PLAYFAIR: Sarcome of the body of the uterus removed by vaginal exstirpation. Trans. Obstetr. Soc. Lond. 37, 200. — POHARECKY, A.: Die Endothelgeschwülste des Uterus. Arch. Gynäk. 60, 252 (1900). — POLANO: Sarcoma uteri. Demonstration in Frank. Ges. Geburtsh. Ref. Zbl. Gynäk. 1904, Nr 2 u. 36. — POSCHMANN: Sarcoma uteri (Fall 1 C., 5. 7, 8, 10 C., 11, 12 C., 13, 14, 15, 16C., Fall 9 „Sarcoma desiduocellulare"). Inaug.-Diss. Halle 1897. — PROSCHOWNIK: (a) Über die Entartung der Myome. Münch. med. Wschr. 1901, 770. (b) Polypöses Sarkom der hinteren Muttermundslippe. Geburtsh. Ges. Hamburg 11. Nov. 1919. Zbl. Gynäk. 1920, Nr 2, 55.

QUENU: Bull. Soc. Chir. Paris, April 1902.

RAAB: Zellreiche Myome und Myosarkome des Uterus. Inaug.-Diss. Freiburg i. Br. 1913. Arch. Gynäk. 100, H. 2, 389 (1913). — RABL- RÜCKHARD: Sarcoma uteri carcinomatodes mit spontaner Ausstoßung. Berl. Beitr. Geburtsh. 1, 76. — RANKE: (a) Histologisches zur Gliomfrage. Z. Neur. Orig. 5, H. 5, 690 (1911). (b) Akad. Wien. Wiss. Math.-physik. Kl., Abt. B. 1913. — RAYMOND: Sarcomes du corps de l'utérus généralisés etc. Progr. méd. 9, 711. — REUNERT: Über Uterussarkome unter Mitteilung dreier neuer Fälle. Inaug.-Diss. München 1886. (Fall 1—3.) — RHEINSTEIN: Riesenzellensarkom des Endometriums. Virchows Arch. 124, 507. — RIBBERT: (a) Lehrbuch der allgemeinen Pathologie. Leipzig 1905. (b) Geschwulstlehre. Bonn 1904. (c) Beiträge zur Entstehung der Geschwülste. Bonn 1906. — RICKER: Beitrag zur Ätiologie der Uterusgeschwülste. Virchows Arch. 142, H. 2 (1895). — RIEDERER: Anatomisch-histologische Untersuchungen über einen Fall von Uterussarkom. Inaug.-Diss. Zürich 1894. — RITTER: Über das Myosarkom des Uterus. Inaug.-Diss. Berlin 1887. — RITTER, H.: Über das gleichzeitige Vorkommen von Karzinom und Sarkom im Uterus. Inaug.-Diss. Zürich 1902. — ROKITANSKY: Lehrbuch der pathologischen Anatomie. 3, 485 (1861). — RODLER-ZIPKIN: Demonstration von Uterusmyomen. Nürnberger med. Ges. 22. Mai 1913. Münch. med. Wschr. 1913, Nr 36, 2026. — ROSENSTEIN: Carcino-sarcoma uteri bei einem Kind von 2 Jahren. Virchows Arch. 92, 191. — v. ROSTHORN: Uterussarkome und zystische Myome. Münch. med. Wschr. 1904, Nr 33. Demonstration im Naturhistor. med. Ver. Heidelberg 10. Mai 1904. — ROTHWEILER: Über Sarkom des Uterus. Inaug.-Diss. Berlin 1886. — ROUTH, AMAND: Uterusmyom mit sarkomatösem Knoten im Zentrum. Trans. obstetr. Soc. Lond. 48, H. 1. — RUGE, C.: Winters Lehrbuch der gynäkologischen Diagnostik. Leipzig 1896 u. 2. Aufl. 1907.

SAGE, EARL C. and A. J. MILLER: Leiomyosarcoma of the uterus. Report of a case, with a brief review of the literature. (Leiomyosarkom des Uterus.) Amer. J. Obstetr. 16, 828—839 (1928). — SÄNGER: Demonstration eines hühnereigroßen Sarcoma corporis uteri. Sitzg geburtsh. Ges. zu Leipzig. Zbl. Gynäk. 1890, 352. — v. SCANZONI: Lehrbuch der Krankheiten der weiblichen Sexualorgane. 5. Aufl., S. 366. C. — SCHAEFFER: (a) Kollummyom sarkomatös degeneriert. Zbl. Gynäk. 1900. (b) Sarkomatöses Kollummyom. Z. Geburtsh. 44, 351 u. 46, 499 (1901). — SCHALLER: Gleichzeitiges Vorkommen von Adenokarzinom und Riesenzellensarkom im myomatosen Corpus uteri. Zbl. Gynäk. 1906, 260. Dtsch. med. Wschr. 1906, 959. — SCHÄMIG: Inversio uteri. Inaug.-Diss. Würzburg 1911. Zit. nach HILLMANN. — SCHAMONI, H.: Karzinome und Sarkome. Eine statistische Untersuchung. Z. Krebsforschg 22, H. 1, 24 (1925). — SCHARFE, E.: Über einen Fall von malignem Leiomyom. Halle 1910. — SCHICKELE: (a) Un mélanosarcome de l'utérus. Bull. Soc. Anat. Paris, VI. s. 20, 604 (1923). (b) Rezidivierende Zervixpolypen gutartiger Natur. Beitr. Geburtsh. 19, (1915). — SCHLAGENHAUFER: Myoma teleangiect. uteri mit reinen Myommetastasen in der Leber und den Lungen. Wien. klin. Wschr. 1902, Nr 20. — SCHLAGENHAUFER, FR.: (a) Ein Fall von Lymphosarkom des Uterus und der Adnexe. Arch. Gynäk. 95, H. 1, 3 (1912). (b) Pathologisch-anatomische Kasuistik. Arch. Gynäk. 95, H. 1, 1 (1911). — SCHLIMPERT und MILLER: Häufigkeit und Prognose des Uterussarkoms. Mittelrhein. Ges. Geburtsh. 16. Febr. 1913. Ref. Mschr. Geburtsh. 38, Erg.-H. 405 (1913). — SCHMIDT, H. H.: Ungewohnliche Myomfalle. Zbl. Gynak. 1923, Nr 2, 75. — SCHMITTMANN: Über maligne Degeneration der Uterusmyome. Inaug.-Diss. Bonn 1912. — SCHMORL: Gynäk. Ges. Dresden, 18. Jan. 1906. Zbl. Gynak. 1906, 916. — SCHOTTLÄNDER: (a) Kurzer

Bericht über die während der letzten $3^3/_4$ Jahre beobachteten malignen, blastomatösen Veränderungen der Uterusmyome. Ges. Geburtsh. Wien. Zbl. Gynäk. **1912**, Nr 20, 656. (b) Fünfeinviertel Jahre pathologisch-anatomische Tatigkeit im Laboratorium der 2. med. Univ.-Frauenklinik in Wien. Wien. med. Wschr. **1913**, Nr 45, 2897. — Schramm: Zbl. Gynak. **1898**, 1297. — Schreher: Über die Komplikation von Uterusmyom und sekundärer sarkomatöser Degeneration. Inaug.-Diss. Straßburg 1894. — Schroder: Uterus mit Sarkom. Z. Geburtsh. **12**, 460. — Schultze: Ein Beitrag zur Histogenese des Myosarkoms. Inaug.-Diss. München 1901. — Seeger: Über Sarkome des Uterus (Fall 1—3, 5). Inaug.-Diss. Berlin 1891. — Sehrt: Über Uterussarkom mit sekundarer multipler Karzinombildung. Beitr. Geburtsh. **10**, 43 (1905). — Selbach, M.: Das Sarkom des Uterus. Inaug.-Diss. Bonn 1898. — Shaw: Haemorrhagy into angiomatous fibromyoma of the uterus and atheroma of the uterine arteries. J. Obstetr. — Silberberg, M.: Ein Fall von Endothelioma uteri. Arch. Gynäk. **67**, 469 (1902). — Simpson: Sarcoma uteri. Contributions to obstetrics and gynecol. Edinburgh med. J., Jan. **1876** (Fall 2—4). 1880, 240. — Sippel, A.: Profuse Menorrhagien bei Uterusmyom. Dauernde Amenorrhoe durch Röntgenstrahlen. Mschr. Geburtsh. **44**, H. 2, 139 (1916). — Smith: Sarcoma and multiple mucous polypi of the uterus in a. childr. Amer. J. Obstetr. **16**, 555. — Souligoux et Milion: Bull. Soc. Anat. Paris, Jan. **1900**. — Spencer: Carcino-sarcoma uteri. Obstetr. Soc. Lond. 4. Okt. 1905. — Spieglberg: Zu den Sarkomen des Uterus und der Scheide. Arch. Gynäk. **4**, 334. — Spirito: Sarcoma iniziale della mucosa in utero fibromatose. Rinasc. med. **2**, Nr 22 (1925). — Stallmann: (a) Ein Beitrag zur Kenntnis des Uterussarkoms. Inaug.-Diss. Kiel 1895.   (b) Ebenda, Fall 1, 6—9. — Steinhardt, Bianca: Ein Beitrag zur Klinik und Statistik der Gebarmuttersarkome. Wien. klin. Wschr. **1924**, Nr 35 u. 36. — Sternberg: Alveoláres Sarkom des Corpus uteri mit metastatischer Infiltration der Meningen. Geburtsh.-gynak. Ges. Wien 12. Dez. 1905. Zbl. Gynäk. **1906**, 729. — Strasser, Max v.: Sarkomatose Degeneration in einem myomatösen Uterus mit ausgedehntem Adenokarzinom des Endometriums. Inaug.-Diss. Heidelberg 1923. — Strunk: Über ein Fibrosarkom des Uterus. Inaug.-Diss. Freiburg 1899. — Stumpf: Rundzellensarkom des Uterus. Gynak. Ges. Breslau 11. Febr. 1913. Ref. Mschr. Geburtsh. **37**, H. 5, 695 (1913). — Swayne, Walter, C.: Sarcoma of the body of the uterus with complete inversion. Trans. obstetr. Soc. Lond. **1902**, 366.

Targett: Haemorrhage in uterine fibroid. Trans. obstetr. Soc. Lond. **1907**. — Terrillon: (a) Sarcome de la muqueuse utérine et hématomètre. Bull. Soc. Chir. Paris N. s. 12, **1886**, 157—168.   (b) Sarcomes de l'utérus. Bull. Soc. Chir. Paris N.-s. 16, **1890**, 746—761. Bull. gén. Thér. etc. Paris **119**, 496—514 (1890). Gaz. Hôp. **63**, 1269. Paris 1890. (c) Sarcomes de l'utérus et leur traitement chirurgicale. Bull. gén. Thér. etc. **118**, 496—514. Paris 1890.   (d) Sarcomes de l'utérus. Progr. méd. **13**, 161—164. Paris 1891.   (e) Sarcome du fond de l'utérus. Bull. II. s. Soc. chir. Paris **15**, 667 (1889).   (f) Sarcome intra-pariétal de l'utérus; ablation par la laparotomie; pédicule rentré dans l'abdomen; guérison. Bull. Soc. obstétr. Paris 1888. **4**, 206—210 (1889). — Thiodoroff: Sarcome de l'utérus. Thèse de Montpellier. **1899**. — Thornton: Myoma of the uterus becoming sarcomatous. Brit. med. J. **1**, 1069. London 1890. — Tracy, S.: A report of one hundred consecutive cases of fibromyomata uteri subjected to operation. J. amer. med. Assoc. **67**, H. 17, 1213 (1916). — Treeb: Kasuistische Beiträge zur operativen Gynäkologie. Nederl. Tijdschr. Geneesk. **2**, 31 (1885). Ref. Zbl. Gynäk. **11**, 91.

Uleska-Stroganowa: (a) Malignes Uterusmyom. 7. Pirogowscher Kongr. Moskau. Russki Wratsch. **1902**, Nr 39 u. 40. Ref. Zbl. Gynäk. **1903**, Nr 4.   (b) Über das maligne Uterusmyom Leiomyoma malignum uteri. Mschr. Geburtsh. **18**, 357 (1903). (c) Ein Fall von multiplem Myom mit maligner Degeneration in einigen Knoten. Arch. Gynäk. **131**, H. 1, 34—39 (1927). — Ullmann: Ein Fall von sarkomatoser Degeneration eines Fibromyoms des Uterus. Wien. med. Presse. **1895**, 1385.

Veit: (a) Medullar-Sarkom der Gebärmutter in Krankheiten der weiblichen Geschlechtsorgane. **1867**, 413 C.   (b) Handbuch der Gynakologie. 1. Aufl. — Versé: Maligne Leiomyome des Uterus; Struma maligna. Demonstr. arztl. Ver. Marburg 17. Dez. 1925. Münch. med. Wschr. **1926**, Nr 5, 219. — Vertes, O. und P. Zacher: Das Sarkom des Gebärmutterhalses. Z. Geburtsh. **70**, 171 (1912). — Viana, O.: Leiomyoma maligno dell' utero. Clin. ostetr. **28**, H. 1, 23—28 (1926). — Vigi, F.: Contributo allo studio del sarcoma dell' utero nell' infanzia. Boll. Sci. Med. Bologna **2**, 750 (1924). — Vignard: Sarcome intrapariétal de l'utérus. Bull. Soc. Anat. Paris. **63**, 636—639 (1888). — Virchow: (a) Die krankhaften Geschwülste. Bd. 2, S. 350.   (b) Medullar-Sarkom des Uterus. Verh. Berl. Ges. Geburtsh. **12**, 22.   (c) Die krankhaften Geschwülste. **3**, 201.   (d) Über kavernóse (erektile) Geschwülste und Teleangiektasien. Virchows Arch. **6**, H. 4 (1854). — Vitrac: (a) Fibrome malin au fibrome-sarcome de l'utérus. J. Méd. Bordeaux. **1897**.   (b) Fibrome polycystique malin de l'utérus. Ann. Gynéc. **49**, Nr 1 (1898).   (c) Fibroma malin ou fibrosarcome de l'utérus. Gaz. Méd. Bordeaux 27. Febr. 1898. — Vogler: Über einen Fall von Uterussarkom. Bruns' Beitr. **21**, 173. Inaug.-Diss. Tübingen 1898.

v. Wachenfeldt: Eine vierte Serie von Myomlaparotomien. Mschr. Geburtsh. **58,** 187 (1922). — Wagner: (a) Der Gebärmutterkrebs. S. 129. Leipzig 1858. (b) Lymphosarcomatosis uteri. Verh. Ges. Naturforsch. 74. Verslg Karlsbad **1902.** — Waldeyer: Über den Krebs. Volkmanns Slg klin. Vortr. Nr **33,** 190. — Wallart: Fibrinorrhoea plastica bei Myoma cavernosum und Endometritis chronica cystica. Z. Geburtsh. **53,** 290 (1904). — Walthard: Rückenmarkserweichung bei Lymphgranulom im extrauralen spinalen Raum; Lymphgranulom des Uterus als Nebenbefund. Z. Neur. **97,** 1 (1925). — Walther: (a) Über Myosarcoma uteri. Z. prakt. Ärzte 1897, 41. (b) Ebenda. 6, Nr 2. — Webster: Amer. J. med. Soc. März **1895** (angeführt nach R. Williams). — Wegelius, W.: Postklimakterisches Myosarkom des Uterus. Zbl. ges. Gynäk. **2,** 622 (1913). — Weil: Sarcoma mucosae uteri. Inaug.-Diss. 1898. — Weinbrenner: Sarkomatöse Entartung der Zervix. Med. Ges. Magdeburg 26. Jan. 1911. Ref. Münch. med. Wschr. **1911,** Nr 17, 924. — Weishaupt, E.: Fibromyosarkom in zystischer Degeneration. Diskussion zu Nagel. Ges. Geburtsh. Berlin 14. Dez. 1917. Z. Geburtsh. **80,** 766 (1918). — v. Wenczel: Ein seltener Fall von Uterussarkom. Zbl. Gynäk. **1905,** Nr 49, 1501. — Whitridge-Williams: (a) Beitrage zur Histologie und Histogenese des Uterussarkoms. Prag. Z. Heilk. Fall 2 u. 3. **15,** 141 (1894). (b) Ebenda. Fall 1. — Wilischanin: Zur Lehre von den Geschwülsten des Korpers der Gebarmutter (Lymphoma malignum haemorrhagicum uteri). Arch. Gynak. **14,** 164. — Williams: Brit. J. Obstetr. **1897,** 103. — Williams-Roger: De l'histologie de l'utérus dans ses rapports avec ses tendances néoplastiques. Ann. Gynéc. et J. Obstétr., Mai **1896.** — Williamson: (a) Grape-like sarcoma of the cervix uteri. Trans. obstetr. Soc. Lond. **47, II,** 119 (1905). (b) On a case sarcoma of the uterus with inversion. Lancet, Nov. **1899,** Nr 3976, 1294. — Winckel: (a) Adeno-Myxosarcoma cervicis. Lehrbuch der Frauenkrankheiten. 1890. S. 482. (b) Zwei Falle von Uterussarkom (Fall 1). C. Arch. Gynäk. **3,** 297. (c) Exstirpation eines über 10 kg schweren retroperitonealen Fibroms mit zentralem Sarkom, drei Wochen nach der fünften Entbindung von einem lebenden Kinde. Genesung. Berichte und Studien. Bd. 2, S. 139. Leipzig 1878. — Winter: Die malignen und benignen Degenerationen der Uterusmyome. Z. Geburtsh. **57,** 8 (1906). — Wurhaff, E.: Über die Genese der Riesenzellen in einem großzelligen Sarkom des Uterus. Inaug.-Diss. Zürich 1899. — Wyder: Die Mucosa uteri bei Myomen. Arch. Gynak. **29,** 1.

Yoshinaga: Die embryologischen Streitfragen über die ursprünglichen Gefäßzellen bei den Amphibien. Acta Scholae med. Kioto. **3,** H. 3 (1920).

Zacherl: Beitrag zur Kasuistik der Wandsarkome des Uterus. Wien. klin. Wschr. **1913,** Nr 31, 1271. — Zieler und Fischer: Maligne Leiomyome. Erg. Path. **10,** 720. — Zweifel: Drei Falle von vaginaler Totalexstirpation des Uterus mit zwei Heilungen, darunter eine Operation bei einem 13jährigen Madchen wegen Sarkom. Zbl. Gynäk. **8,** 407 (1884).

II. Endotheliom.

Amann: Über Neubildungen der Zervixportion des Uterus. S. 31. München 1892. Barbour, A. H.: Two cases of uterine fibroid in which degeneration in the tumor. Perithelioma and necrobiosis caused difficulty in diagnosis. J. Obstetr. **24,** Nr 2, 61 (**1913,** Aug.). Beckhaus: Ein Blutgefaßendotheliom mit Ausbreitung in den erweiterten Gefaßen eines diffus myomatösen Uterus. Virchows Arch. **190,** H. 2/3 (1908). — Braetz: Ein Fall von Endotheliom der Portio vaginalis. Arch. Gynak. **52,** 1.

Cova: (a) Gli endoteliomi dell' utero. Arch. ital. Ginec. Napoli **1904.** Ann. 7, 81. (b) Endothelioma del collo dell' utero. Boll. Soc. Toscana Ostetr. Dez. **1902.** — Curtis et Vanverts: Endotheliom des Uterus lymphatischen Ursprungs mit vollstandiger Umklappung des Organs. Rev. mens. Gynéc. et Obstetr. et Pédiatr. 8, No 9. Zbl. Gynak. **1914,** Nr 11.

Donald: Specimen of endothelioma of the cervix etc. North of England obstetr. a. gynec. Soc. 19. Dez. 1913. Ref. Lancet 10. Jan. **1914,** Nr 4715, 107. — Doran and Lokyer: Two cases of uterine fibroid showing peritheliomatous changes etc. Obstetr. a. Gynec. sect. Soc. Med. 8. Okt. 1908. Lancet 24. Okt. **1908,** 128. — Duret: Tumeur intra-utérine de nature endothéliale. Bull. Soc. anat. Clin. Lille 30. Mai 1900. Nord. méd. 15. Juni 1900.

Engelhard, J. L. B.: Sarcoma adventitiae vasorum sanguineorum uteri (Myoperithelioma uteri). Nederl. Tijdschr. Verloskde en gynak. **32,** H. 2, 128—138 (1927).

Farland: A large round-cell sarcoma of the uterus. Med. news Philad. **65,** 632 (1884). — Ferf: Over het Knobbelvorming carcinoma cervicis uteri. Inaug.-Diss. Leiden. Ref. Frommels Jber. Geburtsh. **1902,** 202. — Ferroni: Sul miofibroendothelioma dell' utero etc. Ann. Ostetr. **1901,** Nr 3/6. — Florence, R.-Sabin: Der Ursprung und die Entwicklung des Lymphgefaßsystems. Z. Anat. **21,** 1 (1913). — Frankl, O.: Pathologische Anatomie und Histologie der weiblichen Genitalorgane. Liepmanns Handbuch der Frauenheilkunde. Leipzig 1914.

Gebhard: Pathologische Anatomie der weiblichen Sexualorgane. Leipzig 1899. — Gessner: Veits Handbuch der Gynakologie. 1. Aufl., Bd. 3, S. 2. Wiesbaden 1899. —

GRÁFE: Zwei Falle von Endo- bzw. Perithelioma ovarii und ein Fall von Endothelioma der Portio vaginalis. Arch. Gynak. 72, 373 (1904). — GRAPE: Ein Fall von Endothelsarkom des Uterus. Inaug.-Diss. Greifswald 1897.

HANNES: Perithelioma uteri. Gynäk. Ges. Breslau 21. Jan. 1908. Mschr. Geburtsh. 27, 523. — v. HANSEMANN: Ref. Krebsforschg 6, H. 3, 476. — HANSEN: Haemangioendothelioma intravasculare uteri. Virchows Arch. 171, 18 (1903). — HUIZINGA: Endothelioma portionis vaginalis uteri intravasculare. Nederland. Tijdschr. Verloskde en gynak. 1902. Ref. Zbl. Gynäk. 1904, 1632. — HURDON: Endothelioma of the uterus. Bull. Hopkins Hosp. 9, Nr 89 (1898).

KERMAUNER und LAMÉRIS: Zur Frage der erweiterten Radikaloperation des Gebarmutterkrebses. Beitr. Geburtsh. 5 (1901). — KIRCHGESSNER: Über Endothelioma cervicis uteri. Z. Geburtsh. 49, 196 (1903). — KLEE, FRANZ: Eine endotheliale Geschwulst des Uterus. Arch. Gynak. 133, H. 1, 186—192 (1928). — KROEMER: (a) Klinische und anatomische Untersuchungen über den Gebarmutterkrebs. Arch. Gynak. 65, H. 3 (1901). (b) Über die Lymphorgane der weiblichen Genitalien und ihre Veranderungen bei Carcinoma uteri. Mschr. Geburtsh. 18, 673 (1903). — KYDRYGROBOFF: Die Endotheliome der weiblichen Genitalien. Gelehrte Nachrichten d. Kais. Univers. zu Kasan. 1908. Nr. 4—6. Frommels Jber. Geburtsh. 1908.

LAZARUS-BARLOW: The diagnosis of Endothelioma. Glasgow med. J. 67, 265 (1907, April).

MEYER, R.: Das Endotheliom des Uterus. Veits Handbuch der Gynakologie. 11. Aufl. S. 503. Wiesbaden 1908. (b) Endotheliom oder Angiosarkom? Arch. Gynak. 116, H. 3 (1923). — MURPHEY, D.: Endothelioma of the uterus. Surg. etc., Aug. 1923.

NEWAN-DORLAND: Perithelial sarcoma of the uterus. J. amer. med. Assoc. 51, Nr 15 (1908).

PEPERE: (a) Sull' endothelioma dell' utero. Arch. ital. Ginec. Ann. (Juni 1903), 65. (b) Ancora sull' endothelioma dell' utero. Clin. moderna. 1903, No 50. Ref. Zbl. 1904, 156. — PHILIPPS: A case of endothelioma of the uterus arising in a fibromyoma and associated with glandular carcinoma of the endometrium. J. Obstetr. Febr. 1908. — POHARECKY: Die Endothelgeschwülste des Uterus. Arch. Gynak. 60, 261 (1900). — POSSHARISKI: Endothelioma lymphaticum uteri (russ.). Path.-anat. Kasuistik. Suppl. zu Chirurgia. 15, 103 (1904).

RADEMACHER: Ein Fall von Endothelioma cervicis uteri. Inaug.-Diss. Würzburg 1895. — RIMANN: Die Endotheliome des Uterovaginalschlauches Erwachsener. Inaug.-Diss. Breslau 1902. — ROBB: A case of endothelioma lymphangiomatodes of the cervix uteri. Amer. J. Obstetr. 38, 418 (1898).

SCHUGT, P.: Haemangioendothelioma malignum uteri. Mschr. Geburtsh. 65, H. 6, 363 (1924). — SELL: Ein Fall von Endotheliom des Uterus (Lymphangioendotheliom). Inaug.-Diss. München 1914. Z. Krebsforschg 14, H. 1, 27. — SHAW: Perithelioma of the uterus. J. Obstetr. 24, H. 4, 221. (1913, Okt.). — SILBERBERG: Ein Fall von Endothelioma uteri. Arch. Gynak. 67, H. 2, 469 (1902). — SPERBER, W.: Zur Kasuistik der sog. Uterusendotheliome nebst kritischen Bemerkungen. Inaug.-Diss. Leipzig 1904. — STARRY, ALLEN C.: Fatty tumors of the uterus. Surg. etc. 41, Nr 5, 642 (1925). — STOLZ: Endotheliom. Gynak. Rdsch. 4, 813 u. 851 (1910). — SVOBODA: Ein Fall von Endotheliom der Portio vaginalis. Leipzig 1903.

ULESCO-STROGANOWA, K.: Die Endotheliome des Uterus. Arch. Gynak. 124, H. 3, 802 (1925).

VEIT: Handbuch der Gynakologie. 1899.

WALTHARD: Zur Bedeutung der Vorbestrahlung für die Operabilitat maligner Tumoren. Gynak. Ges. dtsch. Schweiz. Baden 24. April 1927. Zbl. Gynak. 1927, Nr 36, 2297. — WASSILIEFF, J.: Zur Frage von Haemoendothelioma angioplasticum. Frankf. Z. Path. 7, H. 3, 427 (1911). — WATSON: Perithelioma of the uterus. Amer. J. Obstetr. a. Dis. Childr. 69, No 5, 806 (1914). — WILLEY: Endothelioma of the uterus removed from a. single woman. J. Obstetr. 25, Nr 6, 363.

XXVI. Mischgeschwülste.

ALBRECHT, H.: Über das Karzinosarkom des Uterus. Frankf. Z. Path. 2, H. 1, 191 (1908). — ALLEN, G. STARRY (Sioux City): Fatty tumores of the uterus. Surg. etc., Nov. 1925. — ANDERSON-EDMANNSSON: Nord. med. Arch. (schwed.) 1, Nr 4. S. Virchows-Hirschs Jber. 1 (1870). — ANDREWS, R.: Proc. Soc. Med. 14, 305 (1920/21). Zit. nach BRIDE. — ASCHER: Zur Kasuistik der Myomoperation. Z. Geburtsh. 20, 307 (1890). — AUGIER: Sarcomes de l'utérus et tumeurs à tissus multiples. Gynéc. Obstétr. 16, Nr 4, 213 (1912). — AZZOLA, F.: Ein Fall von Sarcoma uteri polymorphocellulare. Zbl. Gynak. 1924, Nr 42, 2285.

BABES: Beobachtungen über Riesenzellen. Bibl. med. Abt. C. Zbl. Path. H. 20. Stuttgart 1905. — BALTZER, H.: Über einen metastatischen Kollisionstumor. Virchows Arch. 259, H. 1, 252 (1926). — BÄCKER und MINICH: Ein Fall von Sarcoma hydropicum papillare.

Beitr. Geburtsh. 10, H. 3, 532 (1906). — Beckmann: Zur Lehre von den heterologen mesodermalen Neubildungen der Cervix uteri. J. Akuscherstwa i Shenskich bolesnei. 28, H. 9, 1122 (1913). Ref. Jber. Geburtsh. 1913, 382. — Beckmann, W.: Zur Kenntnis der heterologen mesodermalen Neubildungen des Gebàrmutterhalses. Z. Geburtsh. 1914, H. 3. Zbl. Gynàk. 1914, Nr 21. — Beckmann, W. G.: Zur Lehre der heterologen mesodermalen Neubildungen des Gebàrmutterhalses. Z. Geburtsh. 28, H. 9, 1123 (1913). (russ.). Ref. Zbl. Gynàk. 3, H. 9, 393 (1913). — Beneke: Demonstration eines intramuralen walnußgroßen Tumors des Fundus uteri. Mschr. Geburtsh. 23, 122 (1906). — Benthin: Zur Kenntnis des Carcinoma sarcomatodes des Uterus. Beitr. path. Anat. 60, H. 1, 163 (1915). — Berka: Zur Kenntnis der Rhabdomyome der weiblichen Geschlechtsorgane. Virchows Arch. 185, H. 3, 381 (1906). — Bettinger, I.: Des sarcomes du col de l'utérus. Paris 909. — Birklein, H.: Über lipoblastische Sarkome. Würzburg 1907. — Blair Bell: A case of raybdomyosarcoma of the uterus. Roy. Soc. Med. Obstetr. a. Gynec. sect. 4. Jan. 1912. Ref. Lancet 182, 227 (1912). — Bluhm: Ein Beitrag zur Kenntnis des Sarcoma botryoides mucosa cervicis infantilis. Arch. Gynak. 88, 236 (1903). — Bommer: Über das Uterussarkom. Inaug.-Diss. Zürich 1890. — Borst: Einteilung der Sarkome. Beitr. path. Anat. 39, H. 3, 507 (1906). — Brakemann: Knorpel im Uterus. Bayr. Gynàk. Ges. 6. Dez. 1925 in Nürnberg. Mschr. Geburtsh. 76, 367 (1926). — Braun, H.: Über die traubenförmigen Sarkome der Vagina und des Uterus. Inaug.-Diss. Greifswald 1896. — Bride, John Webster: A large fatty tumor of the uterus. J. Obstetr. 36, Nr 1, Sp. 83 (1929). — Brünings: Über Lypomyome des Uterus. Verh. dtsch. Ges. Gynàk. 8, 340 (1899). — Bystroumoff-Eckert: Rudnews Journal 1874, nach Kolessnikow, Pigmentierte Rhabdomyome. Virchows Arch. 68 (1876).

Chavannaz et Nadal: Tumeurs mixtes de l'utérus. Gynéc. et Obstétr. Jan. 1920, 36. Ref. Zbl. Gynak. 1920, 1330. — Chiari: (a) Lipofibromyom des Uterus. Ref. Münch. med. Wschr. 1902, 946. (b) Zur Kenntnis der sekundaren Veranderungen in den Fibromyomen des Uterus. Z. Heilk. 23. N. F. 3, 139. — Colomiatti: Contribuzione allo studio dei tumori dell' utero. Arch. Sci. med. 5, 1 (1882). — Cox, D. M. and W. L. Benischek: Mixed tumors of the cervix uteri „Sarcoma botryoides", with a report of two cases. Western reserve univ. school of med. a. Lakeside hosp. Cleveland. Amer. J. Obstetr. 16, Nr 1, 28—34 (1928). — Curtis, A.: Case of grape like sarcoma of the cervix uteri. Trans. Obstetr. 3, 320. London 1903.

Delagenière et Beauchef: Tumeur mixte de l'utérus avec métastase tibio-péronière. Ann. d'Anat. path. 4, No 6, 617 (1927). — Dobrowolski: Fall von Myosarcoma uteri bei einem dreimonatlichen Kinde. 1912. (Frommels Bericht ohne Quellenangabe.) — Duchinoff: Riesenzellensarkom des Uterus mit Knorpeleinschluß. Inaug.-Diss. Zürich 1902. — Durante et Roulland: Tumeur embryonnaire maligne mixte de l'utérus (myxochondrome). Bull. Soc. Obstétr. Paris. 13, No 1, 28 (1924). — Dworzak, Hans: Ein Beitrag zu den Lipomen des Uterus. Frankf. Z. Path. 34, H. 1, 20—36 (1926).

Edelmann, H.: Zur Frage der differentialdiagnostischen Verwendbarkeit der Gitterfaserfàrbung bei Karzinomen und Sarkomen. Virchows Arch. 258, H. 1/2, 317 (1925). — Elkin und Haythorn: Surg etc. 25, 72 (1917). (Zit. nach Bride). — Ellis, A. G.: Lipoma of the uterus. Surg. etc. Nov. 1906.

Feuchtwanger: Ein Uterus mit Knorpel und Knochenbildung. Inaug.-Diss. Straßburg 1897. — Flatau: Myoma sarcomatodes-carcinomatodes. Ärztl. Ver. Nürnberg 19. Okt. 1911. Ref. Münch. med. Wschr. 1912, Nr 2, 116. — Forssner: Das Karzinosarkom des Uterus. Arch. Gynak. 87, 445 (1909). — v. Franqué, O.: (a) Über Sarcoma uteri. Z. Geburtsh. 40, H. 2. (b) Zbl. Gynak. 1893, Nr 43, 987. (c) Lipofibromyom des Uterus. Verh. dtsch. Ges. Gynàk. 9, 491.

Gaebelein, M.: Eine heterologe Mischgeschwulst des Uterus. Myosarcoma myxomatodes et enchondromatodes polyposum uteri. Inaug.-Diss. Halle 1909. — Gamper, A.: Beitrag zur Kenntnis der mesodermalen Mischgeschwulste des Uterus. Arch. Gynak. 129, H. 3, 878 (1927). — Garkisch, A.: Demonstration zur karzinomatósen Degeneration der Myoma und zur Entstehung pseudosarkomatoser Partien in Uteruskarzinomen. Prag. med. Wschr. 1907, Nr 37, 475. — Gauthier: Contribution à l'étude des tumeurs mixtes du col de l'utérus. Thèse de Montpellier 1911. — Gaymann: Sarcome kistique en grappe de la muqueuse du col utérin. Thèse de Paris 1893. — Gebhard, C.: Pathologische Anatomie der weiblichen Sexualorgane. Leipzig 1899. (b) Eine Mischgeschwulst des Uterus. Z. Geburtsh. 48, 111 (1903). — Geissler: Über Sarcoma uteri. Inaug.-Diss. Breslau 1891. — Gessner: Veits Handbuch der Gynakologie. 3, II. — Girodes: Présence de fibres musculaires striées dans une paroi utérine. C. r. sc. méd. 12. Nov. 1892. — Glynn, E. and Blair-Bell: Rhabdomyosarcoma of the uterus. J. Obstetr. 25, No 1, 1—2 (1914). — Graeke, H.: Über das Uterussarkom. Inaug.-Diss. Jena 1913. — Grafenberg, E.: Zur Kenntnis der traubigen Schleimhautsarkome der weiblichen Genitalien im Kindesalter. Beitr. Geburtsh. 12, 272 (1907). — Grieger, S.: Die Rhabdomyosarkome des Uterus. Inaug.-Diss. Genf 1912.

612   ROBERT MEYER: Die pathologische Anatomie der Gebärmutter.

HEDDÄUS: Metastatischer Pleuratumor nach primärem, traubigem Zervixsarkom des
Uterus. Arch. klin. Chir. 94, H. 1, 117. — HEGAR, A.: Das Sarkom des Uterus. Arch. Gynäk.
2, H. 3, 45 (1871). — HEINZER, ALOIS: Über Myosarcoma uteri. Inaug.-Diss. Würzburg 1893. —
HELLER: Grape like sarcoma of the cervix uteri. Brit. med. J. 1914, Nr 2790, 1355. Lancet
1914, Nr 4738, 1752. — v. HERFF: Neubildungen des Uterus. Frommels Jber. Geburtsh.
1894, 155. — HERZOG, G.: Ein scheinbares Sarkokarzinom des Ösophagus. Verh. dtsch.
path. Ges. 1914, 346. — HOCHE et MICHEL: Sur un cas de tumeur chondro-sarcomateux
du col utérin, sarcome en grappe. Soc. Obstétr. de Gynéc. et Pédiatr. Paris 4. Febr. 1907.
Ann. Gynéc. et Okt. 1907. — VAN HOEVEN: Nederl. Tijdschr. Verloskde en Gynäk. 1906,
73. Ref. Mschr. Geburtsh. 1906, 219. — HOFBAUER: Rezidivierender Tumor der Korpusschleimhaut. Mschr. Geburtsh. 1906, 219 u. 29, 659 (1909). — HUNZIKER, H.: Die Rhabdomyome des Corpus uteri. Beitr. Geburtsh. 12, 317 (1907).

v. JACOBSON: Zur Kenntnis der sekundären Veränderungen in den Fibromyomen des
Uterus. Z. Heilk. 23, N. F. 3, H. 4 (1902). — JAFFÉ, R. H.: Sarco-carcinoma of the uterus.
Surg. etc. 37, H. 4, 472 (1923). — JAKUBOWITZ: Beitrag zur Klinik und Histologie der
Adenomyosis (Adenomyohyperplasie) uteri interna. Diss. Berlin 1925. — JESSUP, D. S.:
Mixed tumor of the uterus. Proc. New York path. Soc. 13, 81 (1913—1914). — DE JOSSELIN
et R. JONG: Ein Hypernephrom (GRAWITZ) des Uterus. Verh. niederland. gynak. Ges.
30. April 1911.

KAUFMANN: Lehrbuch der speziellen pathologischen Anatomie. 2. Aufl. Berlin 1901. —
KAUFFMANN: Demonstration. Verh. Ges. Geburtsh. Berlin 8. März 1907. Z. Geburtsh.
60, 312. — KEHRER: Über heterologe mesodermale Neubildungen der weiblichen Genitalien. Mschr. Geburtsh. 23, H. 5/6 (1906). — KEITLER: Über traubenförmige Sarkome am
Corpus uteri. Mschr. Geburtsh. 18, 231. — KLEE: Ein Karzinosarkom des Uterus. Zbl.
Gynak. 1922, Nr 5, 166. — KLEINSCHMIDT: Über primäres Sarkom der Cervix uteri. Arch.
Gynak. 39, 1 (1891). — KLEINSCHMIDT, R.: Vier Tumoren von gemischten karzinomatösem
und sarkomatosem Bau. Z. Krebsforschg 18, H. 1/2, 126 (1921). — KNOX-KELLY: Lipo-
myoma of the uterus. Bull. Hopkins Hosp. 1901, 318. — KOCH, R.: Zur Kenntnis der traubigen Sarkome der Cervix uteri. Inaug.-Diss. Gießen 1896. — KOHLER, R.: Myxochondro-
sarcoma uteri. Geburtsh.-gynak. Ges. Wien 10. Dez. 1918. Zbl. Gynak. 1919, 113. —
KOUTASSO: Études sur les tumeurs complexes hétérotopiques de l'utérus contenant de la
graisse. J. Akuscherstwa i Shenskich bolesnei. 26, Nr 12, 1639 (1911). Ref. Rev. Gynéc.
et Chir. abdom. 20, Nr 1, 110 (1913). — KRÜGER, EMILIE: Über ein Uteruslipom. Zbl.
Path 36, Nr 18/20, 493 (1925). — KRZYSKOWSKI: (a) Sarcoma hydropicum polyposum colli
uteri embryoid. Przegl. lek. 1901. Zbl. Path. 12, (1901). (b) Sarcoma hydropicum polyposum colli uteri embryoides. Przegl. lek. 1901, Nr 12—14. Ref. von STEINHAUS in Erg.
Path. 11, H. 2, 858 (1907). — v. KUBINIY: Beiträge zur Frage der sarkomatösen Entartung
der Gebärmuttermyome und des Zusammentreffens mit dem Korpuskarzinom nebst Beschreibung eines Falles von Sarkom des Uterus. Arch. Gynak. 97, H. 2, 237 (1912). —
KUNERT: Über Sarcoma uteri. Arch. Gynak. 6, 113 (1874). — KUNITZ, E.: Über Papillome
der Portio vaginalis uteri. Inaug.-Diss. Berlin 1885. — KUTASSOW: (a) Étude sur les tumeurs
complexes hétérotopiques de l'utérus, contenant de la graisse. J. Akuscherstwa i Shenskich
bolesnei. 26, Nr 12, 1639 (1911). Ref. Rev. Gynéc. Chir. abdom. 120, H. 1, 110 (1913).
(b) Zur Lehre über heterologe fetthaltige Kombinationsgeschwulste der Gebärmutter.
J. Akuscherstwa i Shenskich bolesnei, Dez. 1913. Ref. Frommels Jber. Geburtsh. 1911,
225. Zbl. Gynak. 1913, 406. — KWOROSTANSKY: Chondrofibrom des Uterus. Beitr. path.
Anat. 23, 117 (1902).

LAHM: Fettgewebe in Zervixpolypen. Gynak. Ges. Dresden 18. Okt. 1923. Zbl. Gynak.
1924, Nr 30, 1663. — LÄWEN, A.: Über ein Rhabdomyosarkom des Uterus mit drüsigen
Wucherungen. Beitr. path. Anat. 38, 177 (1905). — LEBERT: Traité d'anatomie pathologique.
Tome 1, p. 128. (Atlas Taf. 16, Abb. 11.). — LEITH, MURRAY, H. and MEREDITH LITTLER:
A case of mixed tumour of the uterus (adenochondrosarcoma). Vol. 25, Nr 1, p. 26. 1914. —
LEMELAND et DURANTE: Sympathome utérin. Bull. Soc. Obstétr. 1928, No 2, 138. —
LEVITZKY: Myosarcome arborescent du col utérin. Soc. Gynéc. et Obstétr. Kiew 1899.
Zit. nach KEHRER. — LEY: Fettansammlung in einem Fibromyom des Uteruskörpers.
J. Obstetr. 1914, Nr 1. Zbl. Gynak. 1914, Nr 18, 676. — LEY, G.: Lipomatosis of a fibro-
myoma of the corpus uteri. J. Obstetr. 25, Nr 1, 42 (1914). — LOBSTEIN: Sur l'organi-
sation de la matrice. No 15, p. 8 (nach KNOX). Paris 1803. — LOCKYER: Intra-uterine nodule
of embryonic origine resembling osteochondroma. Proc. roy. Soc. Med. Sect. obstetr. 6,
63 (1913). — LUND: Tiermed. Rdsch. 1888/89, 150. Zit. nach KASPER, Pathologie der
Geschwulste bei Tieren. Wiesbaden 1899.

MALAPERT et MORICHAU-BEAUCHANT: Bull. Soc. Anat. Paris, Mai 1905. — MERKEL:
Über Lipombildung des Uterus. Beitr. path. Anat. 1901, 29. — MERKEL, H.: Die feineren
Vorgange bei der schleimigen Umwandlung in Knorpelgeschwulsten. Beitr. path. Anat.
43, 485 (1908). — MEYER, ROBERT: (a) Knochenherd in der Zervix eines fetalen Uterus.
Virchows Arch. 167, 81 (1902). (b) Über embryonale Gewebseinschlüsse in den weiblichen

Genitalien und ihre Bedeutung für die Pathologie dieser Organe. Erg. Path. **9 II,** 518 (1894). Wiesbaden 1895. (c) Lipome der Genitalien. Z. Geburtsh. **57,** 463. (d) Zur Pathologie der Uterussarkome. Beitr. path. Anat. **42,** 85 (1907). (e) Die heterologen mesodermalen Kombinationstumoren sog. Mischgeschwülste des Uterus. Veits Handbuch der Gynäkologie. Bd. 3, S. 549. Wiesbaden 1908. — MÖNCKEBERG, J. G.: Über heterotope mesodermale Geschwülste am unteren Ende des Urogenitalapparates. Virchows Arch. **187,** 47 (1907). — MUNDÉ: A rare case of adenomyxo-sarcoma of the cervix. Amer. J. Obstetr. **22,** 129 (1889). — MURRAY and LITTLER: (a) A case of mixed tumour of the uterus (Adeno-chondrosarcoma). J. Obstetr. **25,** Nr 1, 26 (1914). (b) Ein Fall von Mischgeschwulst des Uterus. Adenochondrosarkom. J. Obstetr. **1914,** Nr 1. Zbl. Gynäk. **1914,** Nr 18, 677.

NEHRKORN: Quergestreifte Muskelfasern in der Uteruswand. Virchows Arch. **151,** 52 (1898). — NEUMANN, H. O.: (a) Knorpelinsel im Uterus. Verslg dtsch. Naturforsch. Innsbruck **1924.** (b) Eine Knorpelinsel im Fundus uteri. Arch. Gynäk. **126,** H. 1, 1 (1925).— NICHOLSON, G. W.: Guy's Hosp. Rep. **69,** 173. London 1918.

OBERNDORFFER: Demonstration eines Falles von Karzinosarkom. Münch. gynäk. Ges. 15. Dez. 1911. Zbl. Gynak. **1912,** 306. — ORTH: Lehrbuch der speziellen pathologischen Anatomie. Bd. 2, S. 485f., 494. 1899. — OZENNE: Sarcome kystique en grappe de la muqueuse utérine chez une femme de 48 ans. Rev. Obstétr. **10,** 188 (1894). J. Méd. Paris **1894,** 171.

PEHAM: Das traubige Sarkom der Cervix uteri. Mschr. Geburtsh. **18,** 191 (1903). Zbl. Gynak. **1903,** 770. — PENKERT: Eine teratide Mischgeschwulst des Uterus. Beitr. Geburtsh. **9,** H. 3 (1905). — PERLSTEIN, J.: Surg. etc. **28,** 43 (1919). — PERNICE: Über ein traubiges Myosarcoma stricellulare uteri. Virchows Arch. **113,** 46 (1888). — PETERSEN: Lipofibroma of the uterus. Transact. of the Chicago gynecol. soc. Amer. J. Obstetr. Marz **1904.** — PETERSEN, A. J.: Mixed tumor of the uterus. J. Labor. a. clin. Med. 8, Nr 6, 369 (1923). Ref. Ber. Gynak. **1923.** — PFANNENSTIEL: Das traubige Sarkom der Cervix uteri. Virchows Arch. **127,** 305 (1892). — PICK, L.: (a) Zur Histogenese und Klassifikation der Gebarmuttersarkome. Arch. Gynak. **48,** 24 (1895). (b) Das Ganglioma embryonale sympathicum (Sympathoma embryonale). Berl. klin. Wschr. **1912,** Nr 1/2. — PIETZOLD, G.: Zur Kasuistik des Vorkommens von Knorpelgewebe in Uterustumoren. Chondrosarcoma mucosae uteri. Inaug.-Diss. Leipzig 1910. — PIQUAND: Le sarcome de l'utérus. Rev. Gynéc. et Chir. abdom. **9,** No 3/4 (1905). — PLONKIER, M.: Über Uteruslipome. Ginek. polska. **6,** H. 1/2, 147 bis 153 u. franz. Zusammenfassung. 1927. S. 154. — POLLAK: Heterotopie im histologischen Aufbau eines fibrösen Uteruspolypen. Wien. klin. Wschr. **1905,** Nr 3. — PORCELLI-PITONE: Der Mitochondrienapparat in Geschwulstzellen. Beitr. path. Anat. **58,** 237 (1914). — PREISSECKER, E.: Zur Frage der Uteruslipome. Wien. klin. Wschr. **39,** Nr 2, 51. 7. Jan. 1926. — PROCHOWNICK: Polyposes Sarkom der hinteren Muttermundslippe. Geburtsh. Ges. Hamburg 11. Nov. 1919. Zbl. Gynak. **1920,** Nr 2, 55. — PUECH et MASSABUAN: Tumeur en grappe du col de l'utérus. Tumeur à tissus multiples (adéno-fibro-myxo-chondrosarcome). Ann. Gynéc. Mai **1908.** — PULSCH, MINNA: Ein Fall von Lipom des Uterus. Inaug.-Diss. Heidelberg 1922.

REEB, M.: Adéno-fibromatose diffuse partim cystique, partim ploypovilleuse de la muqueuse utérine avec début de transformation carcinomateuse du col. Gynéc. **24,** Mai-H., 257 (1925). — REGNIER, E.: Über eine ungewohnliche Form eines fibromyomatosen Korpuspolypen in einem Uterus myomatosus. Chroback-Festschrift 1903, S. 446. — REIN: Myxoma enchondromatodes arborescens colli uteri. Arch. Gynak. **15,** 187 (1880). — REUTER: Über eine gutartige mesenchymale Geschwulst des Uterus von sarkomahnlichen Bau. Frankf. Z. Path. **17,** 345 (1915). — RHEIN, K.: Uteruskarzinom bei Jugendlichen. Inaug.-Diss. Berlin 1921. — RIBBERT: Beitrage zur Kenntnis der Rhabdomyome. Virchows Arch. **130,** 249 (1892). — RICHTER, E.: Proliferierende Schleimpolypen. Inaug.-Diss. Greifswald 1892. — ROBERTSON, A. R.: Rhabdomyosarcoma of the uterus; with the report of a case. J. med. Res. **20,** Nr 3, 297 (1909). Ref. Zbl. Path. **1910,** 791. — ROSSLE: (a) Maligner Tumor des Uterus bei einem 10jahrigen Madchen mit großen Metastasen. Munch. gynak. Ges. 13. Juli 1911. Ref. Zbl. Gynak. **1914,** Nr 2. (b) Maligner Tumor des Uterus bei einem 10jahrigen Madchen mit großen Metastasen. Munch. med. Ges. 13. Juli 1911. Zbl. Gynak. **1914,** Nr 2, 56. — RUHL et MANABEAU: La province méd. **1908.**

SALTYKOW: (a) Beitrage zur Kenntnis des Karzinosarkoms. Verh. dtsch. path. Ges. **1914,** 351. (b) Beitrage zur Kenntnis des Karzinosarkoms: Karzinosarkom des Uterus. Gynak. helvet **1915,** 71. — SATO: Über einen Fall von retroperitonealen Ganglioneurom (Neuroma verum gangliosum myelinicum nervi sympathici). Arch. klin. Chir. **97** (1912). — SCHIROKAUER: Der traubige Schleimpolyp der Zervix. Inaug.-Diss. Breslau 1902. — SCHLEUSSNER: Proc. N. Y. path. Soc. **21,** 33 (1921). (Nach BRIDE). — SCHLKOWSKY, B. C.: Zur Frage über die Herkunft der quergestreiften Muskulatur im weiblichen Genitalapparat (russ.). J. Geburtsh. **1912,** 49. Ref. Zbl. Gynak. **1913,** Nr 17, 640. — SCHOINSKI: Chicago med. Rev. **1,** 469 (1880). — SCHRODER, C.: Handbuch der Krankheiten der weiblichen Geschlechtsorgane. S. 321. Leipzig 1887. — SCHRÖDER, R. und A. HILLEJAHN: Über einen heterologen Kombinationstumor des Uterus. Z. Geburtsh. **1920**, 1050. — SEEGER: (a) Z. Wundarzte u. Geburtsh. **5**, 24 (1853). Zit. nach KNOX. (b) Med. Korresp.bl. Württ. **5**, 1 (1852). — SEYDEL, O.: (a) Ein Enchondrom des Uterus. Z. Geburtsh. **45**, 237 (1901). (b) Lipomyofibroma myomatosum uteri. Ein Beitrag zur Kenntnis der fetthaltigen Uterusgeschwülste mit einem Zusatz von R. MEYER. Z. Geburtsh. **50**, H. 2 (1903). — SHAW, W.: Mixed tumors of the uterus and vagina. J. Obstetr. **35**, 498—513 (1928). — SIEDAMGROTZKY, K.: Ein seltener Fall von Myosarcoma uteri, beobachtet in der Frauenklinik in Jena. Inaug.-Diss. Jena 1906. — SITZENFREY: Drei seltene Geschwülste. Z. Geburtsh. **67**, 32 (1910). — SMITH: Trans. path Soc. **131**, 148. London 1861. Zit. nach KNOX. — SMITH, THOMAS: Amer. J. Obstetr. **1883**, 555. — SPENCER, H.: Carcino-sarcoma uteri. Proc. roy. Soc. Med. **10**, Nr 7 (1917); sect. obstetr. 82/88. — SPIEGELBERG: (a) Sarcoma colli uteri hydropicum papillare. Arch. Gynak. **14**, 178 (1897). (b) Ein weiterer Fall von papillarem Zervixsarkom usw. Arch. Gynak. **15**, 437 u. **16**, 124. — SPRINGER, A.: Lipofibromyosarcoma uteri. Zbl. Gynak. **1928**, Nr 13, 806. — SPULER: Zur Histologie des Rhabdomyoms. Zbl. Path. **16**, 337 (1905). — STADE, W.: Intrauteriner Mischtumor. Niederrhein.-westfal. Ges. Geburtsh. **7**, Nr 7 (1928). — STARRY, ALBU C.: Fatty tumors of the uterus. Surg. etc. **41**, Nr 5, 642 (1925). — SZASZ: Beitrag zur Kenntnis des traubenförmigen Uterussarkoms. Ref. Zbl. Gynak. **1904**, Nr 45.

THIEDE: Über ein Fibroma papillare cartilaginescens der Portio vaginalis. Z. Geburtsh. **1**, 460 (1877). — THOMAS: Pract. treat. on the dis. of women. London 1880. S. bei MUNDÉ.

VOGLER: Über einen Fall von Uterussarkom. Bruns' Beitr. **21** (1898).

WAGNER: Der Gebarmutterkrebs. Leipzig 1858. — WALKHOFF, E.: Über Liposarkombildung im Uterus. Festschr. v. RINDFLEISCH. Leipzig 1907. — WEBER: Über die Neubildung quergestreifter Muskelfasern usw. Virchows Arch. **3**, 216 (1867). — WIENER, S.: Mixed cell tumour of the uterus. Amer. J. Obstetr. **8**, H. 2, 211—215 u. 219 (1924). — WILLIAMSON, H. and BROCKMON: Proc. roy. Soc. Med., sect. obstetr. **13**, 136 (1920). Zit. nach J. W. BRIDE. — WILMS: Die Mischgeschwulste der Vagina und der Cervix uteri. H. 2. Leipzig 1900. — WINKLER: Ein weiterer Fall von Sarcoma papillare hydropicum cervicis et vaginae. Arch. Gynak. **21**, 309 (1883).

XXVII. Adenome.

Lehrbücher von KLOB, ORTH, KAUFMANN.

FRANKL, O.: Über das sogenannte Adenoma malignum der Gebarmutter. Mschr. Geburtsh. **48**, H. 3, 178 (1918).

HEITZMANN: Über Papilloma verrucosum der Portio vaginalis. Allg. Wien. med. Ztg. **1887**, 48.

KLEEMANN: Papillom der Zervix. Gynak. Ges. Breslau 22. Juni 1920. Zbl. Gynäk. **1921**, Nr 2, 85.

MEYER, R.: Zur Kenntnis des Papilloma portionis uteri, insbesondere des Papilloma verrucosum. Arch. Gynak. **115**, 176 (1921). — MOHNLE: Solitarer papillomatöser Tumor der vorderen Muttermundslippe. Nordwestdtsch. Ges. Gynak. 13. Mai 1922. Zbl. Gynäk. **1922**, Nr 37, 1492.

SCHMECHEL, ARTHUR: Zur Frage der Gutartigkeit der Papillome des Corpus uteri. Zbl. Gynak. **1927**, Nr 34, 2187 u. Gynàk. Ges. Dresden 19. Mai 1927. Zbl. Gynak. **1927**, Nr 40, 2564. — SCHULTZ, A.: Über zwei bemerkenswerte Tumoren der Portio vaginalis uteri usw. Inaug.-Diss. Tubingen 1917.

XXVIII. Karzinom.

ABEL, CARL: Über das Verhalten der Schleimhaut des Uteruskörpers bei Karzinom der Portio. Arch. Gynäk. **32**, 271 (1888). — ABEL und U. LANDAU: (a) Beitrage zur pathologischen Anatomie des Endometriums. Arch. Gynàk. **34**, H. 2, 165 (1889). (b) „Eigenartige" interstitielle Endometritis oder sarkomatöse Degeneration der Uterusschleimhaut. Zbl. Gynak. **14**, Nr 38, 673 (1890). (c) Sarcoma endometrii und Stückchendiagnose. Zbl. Gynàk. **14**, Nr 47, 845 (1890). — ADELHEIM, R.: Zur histologischen Frühdiagnose des Uteruskarzinoms. Med. Klin. **1923**, Nr 38/39, 1290. — AHLFELDER: Klinische und anatomische Beitrage zur Genitaltuberkulose des Weibes. Mschr. Geburtsh. **16**, 296 (1902). — ALBRECHT, MARGARETE: Über das gleichzeitige Auftreten von Karzinom und Tuberkulose an einem Organ. Z. Krebsforschg **17**, H. 3, 523 (1920). — ALFIERI: A proposito dell' oncologia dell' utero. Fol. gin. Pavia. Vol. **2**, H. 3. 1909. — AMANN: (a) Über Neubildungen der Zervikalportion des Uterus. Munchen 1892. (b) Über Kernstrukturen im Uteruskarzinom. Verh. dtsch. path. Ges. Gynäk. **6**, 755. (c) Demonstration von 6 Fallen von peri- und paraurethralen Metastasen von Korpuskarzinom. Ges. Geburtsh. München 7. Juli 1912. Munch. med. Wschr. **1912**, Nr 35, 1932. (d) Ein neuer Weg zur Exstirpation des karzinomatösen Uterus. Verh. dtsch. Ges. Gynäk. **9**, 152 (1901). (e) Über sekundàre Ovarialtumoren.

Münch. med. Wschr. **1905**, 50. (Nach E. SCHMID.) — ASCHHEIM: (a) Karzinom der Scheide bei achtmonatlichem Säugling. Ges. Geburtsh. Berlin 12. Feb. 1909. Z. Geburtsh. **65**, H. 1, 216. (b) Korpuskarzinom. Verh. Ges. Geburtsh. Berlin 8. Nov. 1912, 270. — ASKANAZY, M.: Die Pathogenese der tödlichen Blutungen aus Krebsen. Zbl. Path. **33**, 386 (1923). — AYERS, DANIEL, ROE: Carcinoma of the cervix at an early age. Amer. J. Obstetr. **69**, Nr 4 (1914). Zbl. Geburtsh. **1914**, H. 5.

BABES, A. jun.: Diagnosticul anatomo-patologic al curetajulei explorator. Ginec. si obstetr. Bucaresti Nr 1, Nov. 1921. — BABÈS, A. et M. PALTINEANU: Étude sur la possibilité de guérison du Carcinome de l'utérus à la suite d'un curretage explorateur. Gynéc. et Sem. gynéc. Paris 1926. — BABÉS, A. et PANTZO STELLA: Sur le cancer double de l'utérus (carcinome solide et adéno-carcinome). (Bibl.) Les Néoplasmes. Tome 5, No 6, p. 321. 1926. BALBERINI: Seltene Metastasen des Uteruskarzinoms. Ann. Ostetr., Juli **1912**. Ref. Mschr. Geburtsh. **36**, H. 6, 732. — BASS: Ein Fall von Karzinom und Tuberkulose des Uterus. Inaug.-Diss. Zürich 1899. — BASSANI: Über Kombination der bösartigen Geschwülste des Uterus und Eierstocks. Z. Gynak. **77** (1915). (Nach E. SCHMID.) — BENCKISER: Über eine seltene Art von sekundärem Karzinom des Uteruskörpers. Z. Geburtsh. **22**, 337 (1891). — BENTHIN: (a) Zur Diagnose des Carcinoma uteri. Dtsch. med. Wschr. **1913**, Nr 38, 1859. (b) Lymphdrüsen bei Erkrankungen der Gebärmutter. Med. Klin. **1919**, Nr 33, 809. (c) Beginnendes Karzinom oder atypische Epithelwucherung. Z. Geburtsh. **81**, H. 3, 593 (1909). — BERSCH, ERICH: Über die sekundare Ansiedlung von Tuberkeln in primar erkranktem Gewebe. (Tumor und Osteomalakie.) Zbl. Gynak. **1927**, Nr 50, 3170. — BERTKAU: Maligne Genitaltumoren bei Kindern. Ges. der Charitéarzte, 22. Juli 1909. Berl. klin. Wschr. **1909**, Nr 43, 1953. — BEYEA: Sur l'adénome malin du corps de l'utérus et son diagnostic. Académic de médic. de Philadelphia 1895. — BIRNBAUM, E.: Über Mukometra, zugleich ein Beitrag zur Frage des Crvixadenoms. Zbl. Gynak. **1908**, Nr 49, 1573. — BLAU: Inaug.-Diss. Berlin 1870. (Nach E. SCHMID.) — BLAVET DI BRIGA, C.: Un caso di adenocancroide del corpo dell' utero con ossificazione dello stroma. Arch. Sci. med. **46**, No 21, 357 (1924). — BONG, P.: Beitrag zur Lehre über das maligne Adenom des Uterus. Inaug.-Diss. Würzburg 1896. — BONNER, ADOLPH: Carcinoma of the cervix in a thirteen years-old patient. Amer. J. Obstetr. **14**, Nr 2, 175 (1927). — DE BONNEVILLE, H. É.: Über einige Falle von Carcinoma corporis uteri mit viel Glykogen. Virchows Arch. **204**, H. 2, 201 (1911). — BONNEY: Squamous celled carcinoma of the cervix coexistent with an adenocarcinoma of the body of the uterus. Lancet, Marz **1913**, Nr 4726, 892. — BORRMANN: Zur Metastasenbildung eines Tumors in einen anderen (Fall von Plattenepithelkrebs der Portio mit Metastase in einem Ovarialkystom). Verh. dtsch. path. Ges. 8, 80 (1904). — BORST: Lehre von den Geschwülsten. 1902. — BRANDES, TH.: Geschwulstbildung und Tuberkulose am mißbildeten Uterus. Z. Geburtsh. **89**, H. 2, 341 (1925). — BRAUN, M.: Ein Fall von Implantationsmetastase im Uterus nach primarem Ovarialkarzinom. Inaug.-Diss. München 1913. — BROHL: Carcinoma gelatinosum uteri. Ges. Geburtsh. Köln 13. Juli 1910. Mschr. Geburtsh. **34**, H. 3, 385 (1911). — BRUNET: Ergebnisse der abdominalen Radikaloperation des Gebarmutterscheidenkrebses usw. Z. Geburtsh. **56**, 1 (1905). — BUERGER: Karzinom bei jugendlichen Individuen. Inaug.-Diss. München 1893. — BUETTNER: Zur Histogenese der Adenokankroide des Uterus. Arch. Gynak. **94**, H. 3, 794 (1911). — BULLIARD, CHAMPY et DOUAY: A propos d'un cas de métastase cérébrale d'un cancer du col utérin traité par le radium. Bull. Soc. franç. Étude Canc. **13**, No 4, 238 (1924). — BUMKE: Epitheliale Neubildungen im rectogenitalen Zwischengewebe beim Weibe; ein Beitrag zur Pathologie des GARTNERschen Ganges. Virchows Arch. **217**, H. 1, 83 (1914). — BUMM: Diskussion zu GLOECKNER. Ges. Geburtsh. u. Gynak. Berlin 22. Mai 1908. — BURCKHARD, G.: Das gleichzeitige Vorkommen von Karzinom am Uterus und Ovarium. Z. Geburtsh. **87**, H. 2, 350 (1924). — BURGHEIM, F.: Über Beziehungen zwischen Krebs und Lipoidstoffwechsel. Klin. Wschr. 8, Nr 18, 828 (1929).

v. CARLOWITZ, W.: Myom und Korpuskarzinom an demselben Uterus. Diss. Breslau 1925. — CARUSO: Zit. bei KUSTER. — CHAJUTIN, D. M.: Zur Kenntnis der primar multiplen Karzinome der weiblichen Geschlechtsorgane. Z. Krebsforschg 1, H. 4, 263 (1928). — CHAUVAIN et ROUX: Kontaktmetastase eines Kollumkarzinoms auf einen Uteruspolypen. Bull. Soc. Anat. Paris, Marz **1920**. Ref. Zbl. Gynak. **1920**, Nr 46, 1330. — CHIARI: Zur Kenntnis der hamatogenen Geschwulstmetastasen im weiblichen Genitalapparat. Prag. med. Wschr. **1905**, 229 u. 246. — CIGHERI: Die Lymphdrüsen bei der Ausbreitung des Uteruskarzinoms. Mschr. Geburtsh. **24**, 182 (1906). — CLAIRMONT: Seltene Geschwulstmetastasen. Arch. klin. Chir. **89**, H. 2, 513 (1909). — CLARKE, J.: On the coliflower excrescence from the os uteri. Trans. of Soc. for the improv. of Med. a. Surg. Knowledge **3**, 321. 1809. — CLUVET: Recherches expérimentales sur les tumeurs malignes. Thèse de Paris **1910**. — COE: (Mir im Original nicht zuganglich.) N. Y. J. Obstetr. **1893**, 599. — COHN, FRANZ: Pathologie des Uteruskarzinoms. Sammelbericht 1911/12. Gynak. Rdsch. 8, H. 4, 136 (1914). — CORDUA, R.: Die Moglichkeit des Transportes extrauterinen Materials in die

Tube. Zbl. Gynäk. **1926**, Nr 12, 720. — CORNIL: Leçons sur l'anatomie pathologique des métrites, des salpingites et des cancer de l'utérus. Paris 1889. COUVELAIRE: Métastase utérine d'un cancer de l'estomac survenue au cours d'une grossesse. Soc. d'obstétr. de gynéc. et de péd. Rev. Gynéc. **1905**, Nr 5. Ann. Gynéc. Mai **1905**. — CRAGIN, E. B.: Case of carcinoma of the uterus in a girl 18 years old. Amer. J. Obstetr. a. Dis. Childr. **67**, 144 (1913, Jan.). — CUSHING: Vaginal hysterectomy for cancer; report of 21 cases (with 19 recoveries). Ann. Gynec. a. Pediatr. **1891**, 458.

DEHLER, HANS: Das gynäkologische Röntgenkarzinom. Arch. Gynäk. **130**, H. 2, 239 (1927). — DENGLER, RHEINHOLD: Zur histologischen Schnellerkennung bösartiger Geschwülste. Zbl. Gynäk. **53**, Nr 8, 457 (1929). — DESMARETS et DIAMANT-BERGER: Présentation d'un cas clinique polype sphacélé répondant anatomiquement à un cancer perforant du corps utérin. Soc. Anat. Paris 3. Feb. 1927. Ann. Anat. path. **4**, No 2, 201 (1927).—DIETRICH: Der Gebärmutterkrebs und seine Metastasen, besonders im Peritoneum. Inaug.-Diss. Erlangen 1904. — DOCA: Ein Fall von diffusem Myom mit beginnendem Karzinom in der hyperplastischen Uterusschleimhaut. Z. Geburtsh. **58**, 1 (1906). — DOEDERLEIN: (a) Röntgenstrahlen und Mesothorium in der gynäkologischen Therapie. Mschr. Geburtsh. **37**, 554 (1913). (b) Zwei Fälle von Zervixkarzinom mit Pyometra. Münch. gynäk. Ges. 15. Juli 1909. Mschr. Geburtsh. **31**, H. 2, 239 (1910). — DORAN: (a) Primary cancer of the Fallopian tube. Trans. path. Soc. Lond. **39**, 208 (1888). (b) Sequel to the case of primary cancer of the Fallopian tube reported in the 39. Volume of the Societys Transaction. Trans. pathol. Soc. Lond. **40**, 221 (1889). — DUBS, J.: Xanthomzellenbildung in der Uterusschleimhaut bei Funduskarzinom. Zbl. Path. **34**, Nr 6, 145. — DUSE: Nach E. KAUFMANN. Ann. Ostetr. **1908**. — DUSTIN: Comment les radiations agissentelles sur les cellules cancéreuses? Soc. belge Gynéc. Bruxelles 21. April. **81**, No 18, 493 (1928). — DWORZAK, H.: Ein Beitrag zu den Lipomen des Uterus. Frankf. Z. Path. **34**, H. 1, 20 (1926). — DYBOWSKI: Zur Statistik des Gebärmutterkrebses. Inaug.-Diss. Straßburg 1886. (Nach E. SCHMID.) — DYROFF, R.: Das histologische Heilungsbild des Karzinoms nach Röntgenbestrahlung. Mschr. Geburtsh. **80**, 153 (1928).

EBERLE, C.: Über malignes Zervixadenom. Inaug.-Diss. München 1901. — ECKHARDT: Zur Kasuistik mehrfacher maligner, epithelialer Neubildungen am Uterus. Arch. Gynäk. **55**, H. 1, 1 (1898). — EDELMANN, H.: Zur Frage der differentialdiagnostischen Verwendbarkeit der Gitterfaserfarbung bei Karzinomen und Sarkomen. Virchows Arch. **258**, H. 1/2, 317 (1925). — EDEN, T. W. and G. LEY: A demonstration of certain transition stages from benign to malignant conditions on the ovary, the uterus and the vulva. Amer. J. Obstetr. **1**, 11 (1920/21). — EISENBREY: Nach KEITLER. — EISENSTEIN: Genitaltuberkulose und Portiokrebs. Ref. Zbl. Gynäk. **1910**, Nr 1, 28. — ELISCHER: (a) Über Veranderungen der Schleimhaut des Uterus bei Karzinom der Portio. Z. Geburtsh. **22**, 15 (1891). (b) Adenocarcinoma corporis und Kankroid der Portio. Z. Geburtsh. **22**, 18 (1891). — EMANUEL: (a) Über einen weiteren Fall von Hornkrebs des Corpus uteri. Z. Geburtsh. **32**, 477 (1895). (b) Über gleichzeitiges Vorkommen von Drüsenkrebs und Hornkrebs im Uteruskörper. Z. Geburtsh. **46**, H. 3, 434 (1901). — ENGELHORN: Korpuskarzinom bei einer Dreiundzwanzigjahrigen. Beitr. Geburtsh. **13**, 278 (1909). — D'ERCHIA, F.: I primi stadii di sviluppo del cancro dell'utero. Riv. ital. Ginec. **6**, H. 4, 357—361 (1927). — D'ERCHIA, FL.: Beitrag zum Studium des primaren Uteruskrebses. Z. Geburtsh. **38**, 417 (1898).

FABRICIUS: Knochenmetastase eines Uteruskarzinoms. Diskussion zu einer Demonstration von LIHOTZKI. Zbl. Gynäk. **34**, Nr 49, 1782 (1913). — FALK: (a) Demonstration eines Tubenkarzinoms. Berl. klin. Wschr. **1896**, Nr 12, 261. (b) Zur Statistik des Gebärmutterkrebses. Z. Krebsforschg **10**, 267 (1911). — FAURE, I. L.: Cancer de l'utérus. Paris: Octave Doin 1925. — FELLNER, O.: Krebs, Eierstock und Plazenta. Munch. med. Wschr. **1925**, Nr 17, 676. — FERRARI: Cancer du col de l'utérus Wertheim. Pendant les suites de couches métastases multiples. Bull. Soc. Obstétr. Paris **3**, No 5 (1914). Zbl. ges. Gynäk. **1914**, H. 13. — FISCHER, W.: (a) Über die lokale Anhaufung eosinophiler gekörnter Leukozyten in den Geweben, besonders bei Krebs. Beitr. path. Anat. **55**, H. 1, 1 (1912). (b) Über Fremdkorperriesenzellenbildung in einem Karzinom der Portio vaginalis und in dessen Metastase. Arb. path. Inst. Tübingen (v. BAUMGARTEN) **6**, H. 3, 611 (1908). (c) Allgemeine Pathologie und pathologische Anatomie. Histologische Beurteilung von Geschwülsten. Fortschr. Zahnheilk. **5**, H. 1. — FITZ-GEROLD: A case of malignant cyst adenoma of the cervix utero. J. Obstetr., **20**. Nr 3, 239 (1911). Ref. Gynak. Rdsch. **1914**, H. 3, 118. — FLAISCHLEN: (a) Über den primaren Hornkrebs des Corpus uteri. Z. Geburtsh. **32**, 347 (1895). (b) Über Implantationsrezidiv der Vagina. Ges. Geburtsh. 12. Jan. 1912. Z. Geburtsh. **70**, H. 3, 899. (c) Zur Heilung des beginnenden Korpuskarzinoms des Uterus durch Abrasio. Dtsch. med. Wschr. **1925**, Nr 28. — FLEISCHMANN: Diskussion zu v. GRAFF. Ges. Geburtsh. Wien 14. Jan. 1913. Gynak. Rdsch. **7**, H. 22, 844 (1913). — FORST, W.: Beitrag zur Wachstumsschnelligkeit des Uteruskarzinoms. Zbl. Gynäk. **1922**, Nr 19. — FRANK, FR.: Statistische Untersuchungen über Uteruskarzinom und vorangegangene

Geburtenzahl. Diss. Breslau 1925. — Fraenkel, E.: Über die Veränderungen des Endometriums bei Carcinome cervicis uteri. Arch. Gynäk. **33**, 146 (1888). — Frankl, O.: (a) Über das sogenannte Adenoma malignum der Gebärmutter. Mschr. Geburtsh. **48**, H. 3, 178 (1918). (b) Zur Klinik und Pathologie der Adenomyosis. Zbl. Gynäk. **1922**, Nr 7, 241. — Frankl und Amreich: Zur pathologischen Anatomie bestrahlter Uteruskarzinome. Strahlenther. **11** (1920). — Frankl, O. und L. Kraul: Lebensalter und Reifegrad des Karzinoms. Wien. med. Wschr. **1925**, 34. — v. Franqué: (a) Das beginnende Portiokankroid und die Ausbreitungswege des Gebärmutterkrebses. Z. Geburtsh. **44**, 173 (1901). (b) Über Endometritis, Dysmenorrhöe und Abrasio mucosae. Z. Geburtsh. **38**, 35 (1898). (c) Zur Kenntnis der Lymphgefäße der Uterusschleimhaut und des Tubenkarzinoms. Verh. dtsch. Ges. Gynäk. **11**, 438 (1905). (d) Über die Ausbreitung des Krebses vom Halse auf den Körper der Gebärmutter. Verh. dtsch. Ges. Gynäk. **1899**, 565. (e) Über das gleichzeitige Vorkommen von Karzinom und Tuberkulose an den weiblichen Genitalien. Z. Geburtsh. **69**, 409 (1911). (f) Zur Histogenese der Uterustuberkulose. Sitzgsber. Würzburg. physik.-med. Ges. **1894**, Nr 3, 41. (g) Die Epithelveranderungen bei Tuberkulose der weiblichen Genitalien und ihre Beziehung zur Karzinomentwicklung, besonders in der Tube. Dtsch. Ges. Gynäk. München **1911**. (h) Über 'maligne Erkrankungen der Tube und Metastasenbildung im Uterus. Zbl. Gynäk. **25**, Nr 25, 730 (1901). — Freund, W. A.: Über Ausgangspunkte und Verbreitungswege des Karzinoms im weiblichen Becken. Virchows Arch. **64**, 1 (1875). — Friedlander: Über Geschwülste mit hyaliner Degeneration und dadurch bedingter netzförmiger Struktur. Virchows Arch. **67**, 181 (1876). — Fuerst: Über suspektes und malignes Zervixadenom. Z. Geburtsh. **14**, 352. (1887) — Funk: Über das gleichzeitige Vorkommen von Krebs der Gebarmutter und des Eierstocks. Inaug.-Diss. Tübingen 1901. (Nach E. Schmid.)

Gabrielian, G. G.: Über die Ätiologie des Gebarmutterkrebses. Z. Krebsforschg **27**, H. 4. — Gaifami, P.: (a) Osservazioni istologiche sul cancro primitivo dell' utero equalche nota clinica su di esso. Estratto dal Fol. gynec. (Genova) **3**, H. 1 (1910). (b) Brevi noti istologiche e clinice sul cancro dell' utero in gravidanza. Ginec. Firence **6**, Nr 2) (1910) u. Atti Accad. Roma **1909**. Jber. Geburtsh. **1909**, 104. — Garbrecht, A.: Ein Fall von seltener Metastasenbildung eines Uteruskarzinoms. Inaug.-Diss. Berlin 1921. — Garkisch: Demonstration zur karzinomatösen Degeneration der Myome und zur Entstehung pseudosarkomatoser Partien in Uteruskarzinomen. Prag. med. Wschr. **32**, Nr 37, 475 (1907). — Gebhard: (a) Über die vom Oberflachencpithel ausgehenden Karzinomformen des Utcruskorpers, sowie über den Hornkrebs des Cavum uteri. Z. Geburtsh. **24**, 1 (1892) (b) Über das sog. „Syncytioma malignum". Z. Geburtsh. **37**, 480 (1897). (c) Über das maligne Adenom der Zervixdrüsen. Z. Geburtsh. **33**, H. 3, 443 (1895). (d) Pathologische Anatomie der weiblichen Sexualorgane. Leipzig 1899. — Geipel: Karzinommetastase eines Mammakrebses in der Zervixschleimhaut. Gynak. Ges. Dresden 17. Marz 1921. Zbl. Gynak. **1921**, Nr 38, 1378. — Gellhorn: Zur Kasuistik der Hornkrebse der Gebärmutter. Z. Geburtsh. **36**, 430 (1897). — Gemmel: Adénome malin de l'utérus. Méd. chronic. **1897**. — Gessner: Über den Wert und die Technik des Probekurettements. Z. Geburtsh. **34**, 387 (1896). — Glockner: Über sekundare Ovarialkarzinome. Arch. Gynak. **72** (1904). (Nach E. Schmid.) — Gloeckner: Maligne epitheliale Neubildung an einem kindlichen Uterus. Ges. Geburtsh. Berlin 22. Mai 1908. Z. Geburtsh. **63** (1908). — Goldberg: (a) Primares Psammokarzinom beider Ovarien mit Metastasen in der Uterusschleimhaut. Gynak. Ges. Dresden 17. Marz 1921. Zbl. Gynak. **1921**, Nr 38, 1375. (b) Carcinoma cervicis uteri mit Hamatometra, Haematosalpinx duplex und eigentlicher Trabekelbildung der Uterusmuskulatur. Ges. Geburtsh. 15. Jan. 1920, Dresden. Zbl. Gynäk. **1920**, Nr 21, 554. — Gottschalk: Fall von metastastischem Carcinoma ovarii bei primarem Adenocarcinoma corporis uteri myomatosi. Verh. Ges. Geburtsh. Berlin, 26. Jan. 1899. Z. Geburtsh. **41**. — Grad, H.: Suspect ed carcinoma of the body of the uterus in a 19 years old girl. Sonderabdruck aus N. Y. Acad. med. **1913**, 859. Amer. J. Obstetr. a. Dis. Childr. **69**, Nr 5, 859. — v. Graff: Karzinomatoser Uteruspolyp. Gynak. Rdsch. **7**, H. 22 (1913). Geburtsh.-gynak. Ges. Wien 14. Jan. **1912**, 844. — Gusserow: (a) Über Sarkoma des Uterus. 1870. (b) Über Carcinoma uteri. Volkmanns Slg klin. Vortr. 121. Leipzig 1871. — Gussnar, V. Kurt: Über einen ungewohnlichen Fall von multipler primarer Tumorbildung im Uterus und Ovarium. Arch. Gynec. **130**, H. 2, 325—341 (1927). — Gutfeld: Die regionaren Lymphdrusen bei Carcinoma uteri mit besonderer Berucksichtigung der epithelialen Einschlusse. Inaug.-Diss. Berlin 1913.

Haendly: (a) Ausbreitung und Metastasierung des Uterus und Ovarialkarzinoms. Z. Gynak. **176** (1919). (b) Pathologisch-anatomische Ergebnisse der Strahlenbehandlung. Strahlenther. **12**, H. 1, 1 (1921). — Haggstrom, P.: Karzinom einer Parovarialzyste bei Carcinoma corporis uteri. Acta gynaec. scand. (Stockh.) **2**, 47, H. 1 (1923). — Halliday, Croom: Adenokarzinoma des Uterus, zugleich mit Myom bei Zwillingsschwestern. Edinburgh obstetr. Soc. **1912**. Ref. Gynak. Rdsch. 8, 140 (1914). (b) Adenocarcinoma complicating myomata of the uterus in twin sisters. J. Obstetr. **21**, 330 (1912). — Halter,

GUSTAV: Metastatisches Portiokarzinom. Zbl. Gynäk. 1926, Nr 35, 2269. — HANSEMANN: (a) Bemerkungen zu HESS: Heilung eines Falles von Carcinoma uteri nach Probeauskratzung. Dtsch. med. Wschr. 1913, Nr 22, 1040. (b) Über die Stellung des Adenoma malignum in der Onkologie. Virchows Arch. 611, H. 3, 345 (1900). — HARBITZ, FR.: Über das gleichzeitige Auftreten mehrerer selbstandiger wachsender multipler Geschwülste. Beitr. Path. 62, 503 (1916). — HARTMANN, H., D'ALLAINES et J. SURMONT: Adénome du col utérin avec début de transformation cancereuse. Gynéc. et Obstétr. 10, No 1, 1 (1924). — HASHIZUME, K.: Histologische Untersuchungen uber die Entwicklung des Portiokrebses. Ni Tujinkwa Gak. Z. Tokyo 16 (1921). Ref. Jap. J. Sci. Abstract. 1, Nr 3, 240 (1922). — HAUSER: Multiple primare Karzinome des weiblichen Genitalapparates. Arch. Gynak. 99, H. 2, 339 (1913). — HEIDLER, H.: Die Frühdiagnose des Kollumkarzinoms. Wien. klin. Wschr. 1928, Nr 24. — HEINEMANN, C.: Zur Frage der karzinomatösen Implantationsmetastase im Uterus (kasuistischer Beitrag). Virchows Arch. 215, H. 3, 462 (1914). — HEITZMANN: Über Papilloma verrucosum an der Portio vaginalis. Allg. Wien. med. Ztg 1887, 48. — HENGGE, H.: Beobachtungen von gutartiger Mehrschichtung des Epithels im Corpus uteri. Mschr. Geburtsh. 15, 786 (1902). — HENKEL, M.: Einige Falle von beginnendem Portiokarzinom. Verh. Ges. Geburtsh. 10. Nov. 1905. Z. Geburtsh. 57, 144. Zbl. Gynak. 1906, Nr 2, 58. — HERRMANN, ED.: Ein Beitrag zur Stellungsfrage des Adenoma malignum in der Onkologie. Mschr. Geburtsh. 15, 772 (1902). — HERRMANN, H.: Endometritis glandularis oder Adenoma malignum. Inaug.-Diss. Heidelberg 1905. — HERXHEIMER: Über heterologe Karzinome. Beitr. path. Anat. 41, H. 2, 348 (1907). — HINSELMANN: Die klinische Frühdiagnose des Portiokarzinoms. 90. Verslg Ges. dtsch. Naturforsch. Hamburg. Zbl. Gynäk. 52, Nr 43, 279 (1928). — HINTZE, OTTO: Die histologische Bewertung von Schleimhautpolypen des Uterus, nachgeprüft in 277 Fallen. Zbl. Gynak. 1928, Nr 38, 2439. (b) Plattenepithelknötchen in hyperplastischen Drüsen der Korpusschleimhaut. Zbl. Gynak. 1928, Nr 35, 2209. — HIRSCH, GEORG: Karzinom mit Tuberkulose des Uterus. Mschr. Geburtsh. 70, 205 (1925). — HIRSCH-HOFFMANN: Statistischer und histologischer Beitrag zur Frage der mikroskopischen Diagnose: „Erosio portionis". Zbl. Gynak. 1928, Nr 32, 2013. — HIRSCHBERG: Leistung der Stuckchendiagnose auf Karzinom. Zbl. Gynäk. 1925, Nr 23, 1284. Ges. Geburtsh. Leipzig 23. Febr. 1925. — HITSCHMANN: Ein Beitrag zur Kenntnis des Korpuskarzinoms. Arch. Gynak. 69, H. 3, 629 (1903). — HOEHNE: (a) Kombination von Karzinom und Tuberkulose des Genitalapparates (zwei Falle). Mschr. Geburtsh. 37, 688. (b) Zwei Kollumkarzinome bei Uterus unicornis. Mschr. Geburtsh. 37, H. 5, 686 (1913). (c) Kollumkarzinome bei Uterus bicornis unicollis (zwei Falle). Nordwestdtsch. Ges. Gynak. 9. Nov. 1922. Mschr. Geburtsh. 37, H. 5, 686 (1913). (d) Demonstration von Abbildungen eines subserosen Zystomyoms. Verh. Ges. dtsch. Naturforsch. Hamburg 1901. — HOFBAUER: Leukoplakia uteri. Z. Geburtsh. 68, 115 (1911) — HOFER, H.: Über gleichzeitiges primares Karzinom der Vagina und der Portio uteri. Schweiz. med. Wschr. 1920, H. 49. — HOFERT: Malignes Zervixadenom. Inaug.-Diss. München 1897. — HOFFMANN, P.: 8 Falle von primaren bösartigen Uterusneubildungen bei Kindern a. d. Lit. von 1901/1911. — HOFMEIER: (a) Zur Frage der Behandlung und Heilbarkeit des Carcinoma uteri. Münch. med. Wschr. 1890, Nr 42, 719 u. Nr 43, 738. (b) Zur Anatomie und Therapie des Carcinoma uteri. Z. Geburtsh. 32, 171 (1895). (c) Sarcoma endometrii und Stückchendiagnose. Zbl. Gynak. 1890, Nr 41, 721 u. 14, Nr 47, 850. — HOLGER, RUD.: Histologische Untersuchung eines durch Radium- und Rontgenbestrahlung geheilten Falles von Zervixkarzinom. Acta obstetr. scand. (Stockh.) 4, H. 1/2, 66—78 (1928). — HOLZAPFEL: Verbrennungserscheinungen am Epithel. Scheinbare Anaplasie von Krebszellen. Z. Geburtsh. 62, 276 (1908). — HOURMANN: Cancer de l'utérus. Vaisseaux lymphatiques, ovariques et tubaires pénétrés de matière encéphaloide. Rev. méd. Fér. 1837, 167. — HUEPER, WILLIAM C.: Carcinomas of the uterine cervix, their histologic structur, malignancy and prognosis. Arch. of Path. 6, Nr 6 (1928). — HUGGINS: Pre-cancerous conditions of the cervix uteri. Amer. J. Obstetr. 4, Nr 5, 552 (1922).

ISEKI, HISAHI: Über karzinomatöse Polypen und polypöse Karzinome. Arch. Gynak. 122, H. 3, 778 (1924).

JABOULAY: Krebs der Kollum- und Korpusschleimhaut. Metastase am Nabel. Lyon méd. 1912, Nr 38. — JOSSELIN DE JONG: Ein Fall von Carcinoma et Tuberculosis uteri. Nederl. Tijdschr. Verloskde 16, Nr 2. Ref. Mschr. Geburtsh. 23, 114 (1906).

KAMPERMANN: A study of two hundred and twelve cases of cancer of the uterus usw. Amer. Obstetr. 66, 596 (1912). — KANTOROWICZ: Zur Pathogenese der akuten allgemeinen Karzinomatose und zur Kasuistik seltener Krebsmetastasen. Zbl. Path. 1893, 817. — KATZ: Über das Vorkommen des Karzinoms bei Jugendlichen. Inaug.-Diss. Berlin 1910. — KATZ, H.: Metastase in der Schadelkapsel bei Carcinoma colli uteri. Geburtsh.-gynäk. Ges. Wien 12. Juni 1928. Zbl. Gynak. 1929, Nr 4, 231. — KAUFMANN: Krebsstatische Untersuchungen. Zbl. Gynäk. 1926, Nr 4. (Nach E. SCHMID.) — KAUFMANN, E.: (a) Untersuchungen über das sogenannte Adenoma malignum speziell dasjenige des Cervix uteri.

Virchows Arch. **154**, H. 1, 1 (1898). (b) Über Multiplizität des primären Karzinoms. Virchows Arch. **75**, H. 2, 317 (1879). (c) Eine eigenartige Form karizomatöser Entartung des Endometrium corporis uteri. Verh. schles. Ges. vaterl. Kultur **1894**. (d) Metaplastische Umwandlung in Adenokarzinome des Uterus und deren Verhältnis zu den „doppelten" oder „kombinierten" Karzinomen des Korpus. Virchows Arch. — KAUFMANN, KARL und WERNER HOECK: Vergleiche histologisch gutartige Befunde an Schabseln aus dem Uterus mit klinischen Erscheinungen. Z. Geburtsh. **90**, 593. — KEHRER, E. und H. O. NEUMAN: Uterusextirpation bei einem 1¹/₄jährigen Kind. Mschr. Geburtsh. **81**, H. 1, 68 (1929). — KEITLER, H.: Über Doppelkarzinome des Uterus. Mschr. Geburtsh. **47**, H. 4, 285 (1918). — KELLER, C.: Zur Diagnose des Schleimhautsarkoms des Uteruskörpers. Z. Geburtsh. **20**, 116 (1890). — KERMAUNER und LAMÉRIS: Zur Frage der erweiterten Radikaloperation des Gebarmutterkrebses. Beitr. Geburtsh. **5**, 87 (1901). — KITAIN: Zur Kenntnis der Häufigkeit und der Lokalisation von Krebsmetastasen mit besonderer Berücksichtigung ihres histologischen Baues. Virchows Arch. **238**, H. 2, 289 (1922). — KITTLER, EGON: Primäres Tubenkarzinom mit Impfmetastase auf dem Endometrium. Zbl. Gynak. **51**, Nr 16 (1927). —KLEIN, G.: Die Geschwülste der GARTNERschen Gänge. Virchows Arch. **154**, 63 (1897). — KLEINHANS: Über metastatisches und gleichzeitiges Vorkommen von Krebs in der Gebarmutter und in anderen Unterleibsorganen. Z. Heilk. **17**, H. 2/3 (1906). — KLIEN: Über das Karzinom des unteren Gebarmutterabschnittes im Anschluß an einen Fall von beginnender Papillargeschwulst. Münch. med. Wschr. **1894**. — KLINGER: Adenoma malignum portionis uteri. Z. Geburtsh. **63**, 56 (1908). — KLÖPPER: Ausbreitung eines Ovarialkarzinoms in dem Uterus per contiguitatem. Diss. Marburg 1927. (Nach H. O. NEUMANN.) — KNAUS und CAMERER: Adenoma cervicis malignum cysticum. Z. Geburtsh. **34**, 446 (1896). — KNOWSLEY, THORNTON: Die frühzeitige Diagnose von maligner Erkrankung des Uterus und deren Behandlung durch partielle oder totale Exzision. Meeting of the Brit. med. assoc. London 1895. Lancet 10. Aug. 1895. — KOHLMANN: Über die Disposition der Ovarien zur metastatischen Miterkrankung bei Karzinomen. Arch. Gynak. **79**. (Nach E. SCHMID.) — KONRAD: Klinischer Beitrag zum Kampfe gegen den Gebarmutterkrebs. Mschr. Geburtsh. **27**, H. 2, 216 (1908). — KRAUS: Über Wucherungen im Korpusepithel bei Zervixkarzinomen. Z. Geburtsh. **54**, 383 (1905). — KRAUS, E.: Über das Zustandekommen der Krebsmetastasen im Ovarium bei primarem Krebs eines anderen Bauchorgans. Mschr. Geburtsh. **14**, H. 1, 1 (1901). — KRIWSKY: Zur Frage der abdominalen Radikaloperation bei Uteruskarzinom. Zbl. Gynak. **36**, Nr 9, 272 (1912). — KROEMER: (a) Klinische und anatomische Untersuchungen über den Gebarmutterkrebs. Arch. Gynak. **65**, 626 (1902). (b) Die Lymphorgane der weiblichen Genitalien usw. Arch. Gynak. **73**, 57 (1904). (c) Über die Lymphorgane der weiblichen Genitalien und ihre Veranderung bei Carcinoma uteri. Mschr. Geburtsh. **18**, 673 (1903). — KROMPECHER: (a) Über Basalzellentumoren der Zylinderepithelschleimhaute mit besonderer Berücksichtigung der Karzinoide des Darmes. Beitr. path. Anat. **65**, H. 1, 79 (1919). (b) Der Basalzellenkrebs des Uterus. Z. Geburtsh. **81**, H. 2, 299 (1919). (c) Zur vergleichenden Histologie der Basaliome. Z. Krebsforschg **19**, H. 1, 1 (1922). (d) Basalzellen, Metaplasie und Regeneration. Beitr. Path. **72**, H. 1, 163 (1923). — KRUKENBERG: Zwei neue Falle von Adenoma malignum der Zervixdrüsen. Monatsschr. Geburtsh. **5**, H. 2, 138 (1897). — KUHL: Zur Frage des doppelten Uteruskarzinoms. Inaug.-Diss. Berlin 1921. — KUNDRAT: Über die Ausbreitung des Karzinoms im parametralen Gewebe bei Krebs des Collum uteri. Arch. Gynak. **69**, 355 (1903). — KUNZE: Ein Fall von zahlreichen Impfmetastasen eines primaren Plattenepithelkrebses der Zervix auf der Mukosa des Cavum uteri. Beitr. Geburtsh. **4**, 31 (1901). — KUSTER: Die Chirurgie der Nieren. Stuttgart: Ferdinand Encke 1896/1902. — KUSTNER, H.: Entfernung des Uterus wegen einer Metastase in der Zervix und Portio. Verh. dtsch. Ges. Gynak. Heidelberg **1923**.

LADINSKI-BOLDT: Contribution to the cure of cancer of the uterus by curretting for diagnosis. Surg. etc. **20** (1915, Marz). — LAHM: Gallertkarzinom, s. bei POP. — LAHM, W.: (a) Über den Einfluß von Radium-Mesothoriumbestrahlung auf das Zervixkarzinom. Mschr. Geburtsh. **39**, H. 3, 279 (1914). (b) Über den Glykogengehalt der Uteruskarzinome und der atypischen Plattenepithelwucherungen im Bereich der Os externum. (Vorlaufige Mitteilung.) Zbl. Gynak. **52**, Nr 35, 2254/55 (1928). (c) Zur Kasuistik des radiumbestrahlten Kollumkarzinoms. Untersuchungen an fortlaufenden Probeexzisionen uber die biologische Strahlenwirkung und Karzinomheilung. Strahlenther. **27**, H. 3, 422 (1927). — LANDAU und ABEL: Beitrage zur normalen und pathologischen Anatomie des Gebarmutterhalses. Arch. Gynak. **38**, 199 (1890). — LEBERT: Beitrage zur Kenntnis des Gallertkrebses. Virchows Arch. **4**, H. 2, 192 (1852). — LEIDENIUS, LAIMI: Über die Struktur der Zellen der Uteruskarzinome. Arb. path. Inst. Helsingfors, N. F. **5**, H. 3/4, 354 (1928). — LEMON: Die Pyometra beim Uteruskarzinom. Inaug.-Diss. Paris 1907. Ref. Jber. Geburtsh. **1908**, 383. — LENORMANT: Les métastases pelviennes des cancer de l'abdomen supérieur. Presse méd. **1910**, No 87, 811. — LEOPOLD: Untersuchungen zur Entstehung des Karzinoms. Mschr. Geburtsh. **4** (1896). — LESSING, A.: Metastasierung beim primaren und sekundaren

Ovarialkarzinom. Arch. Gynak. **116**, 621 (1923). — LEWISOHN: Über zwei seltene Karzinomfalle, zugleich ein Beitrag zur Metaplasiefrage. Z. Krebsforschg 3, H. 4, 528. — LIEGNER, B.: (a) Zur Histologie des Carcinoma cervicis uteri. Beitr. Geburtsh. **18**, H. 3, 329 (1913). (b) Zur Fruhdiagnose des Gebarmutterkrebses. Gynak. Ges. Breslau 16. Mai 1922. Zbl. Gynak. **1922**, Nr 42, 1702. — LIMBOECK: Zur Histologie des Karzinoms der Portio vaginalis. Prag. med. Wschr. **1886**. — LINDQUIST: Bidrag til kaennedomen om uteruspapillomets patolog och klinik. Uppsala 1909. Ref. Jber. Geburtsh. **1909**, 106. — LITTAUER: (a) Kolossalprolaps mit Karzinomentwicklung am außeren Muttermunde. Ges. Geburtsh. Leipzig 11. Marz 1912. Ref. Zbl. Gynak. **1912**, Nr 36, 1187. (b) Siehe HIRSCHBERG. (c) Krebs der Gebarmutter und des Eierstocks bei derselben Person. Zbl. Gynak. **15**, 68. (Nach E. SCHMID.) — LORENZ: Eigenartige Form und Ausbreitung eines Uteruskarzinoms. Arb. path. Inst. Tübingen **11**, 94 (1914). — LUBARSCH: (a) Die Entzündung. Aus Aschoffs pathologischer Anatomie. 3. Aufl. (b) Einiges zur Metaplasiefrage. Verh. dtsch. path. Ges. Stuttgart **1906**. (c) Pathologie des Karzinoms. Erg. Path. **10**, 850 (1904/05). (d) Arb. path. Inst. Posen **1901**. (e) Die Grenzen der pathologischen Anatomie und Histologie; neue Aufgaben und Fragestellungen. Jkurse arztl. Fortbildg, Jan. **1913**.

MANSFELD, O. P.: Zur Diagnose der Malignitat am Uterus. Z. Geburtsh. **60**, 369 (1907). — MANU AF HEURLIN: Zur Kenntnis des Baues, des Wachstums und der histologischen Diagnose des Carcinoma corporis uteri usw. Arch. Gynak. **94**, 402 (1911). — MASLOWSKY: Über die Entwicklung maligner aus nichtmalignen Tumoren. Tumoren des Uterus. Edinburgh. J. Jan. 1882. — MASSON, P.: Diagnostics de loboratoire II. Tumeurs-Diagnostics histologiques Paris 1923. — MATTMULLER: Beitrag zur Statistik der Genitalkarzinome. Z. Geburtsh. **85**, H. 1 (1922). — MATZDORFF: Die Kombination von Krebs und Tuberkulose am Uterus. Zbl. Gynak. **1927**, Nr 37, 2338. — MAUREL: La pyomètrie dans le cancer utérin. Thèse de Montpellier **1909**. — VAN MEERDERVOORT, POMPE: Papillome malignum corporis uteri. Ref. Z. Krebsforschg **1904**. — MEIGS: Adenocarcinoma of the fundus of the uterus. Amer. J. Obstetr. 4, 241 (1922). — MENGE: Über einen Fall von Carcinoma gelatinosum cervicis uteri. Zbl. Gynak. **19**, 452, Nr 17 (1895). — MERGELSBERG: Über Uteruskarzinom im Kindesalter. Inaug.-Diss. Berlin 1913. — METZGER, HERMANN: Diffuse Metastasierung eines Mammakarzinoms in den Uterus mit isoliertem Freibleiben eines intramuralen Myoms. Z. Krebsforschg **23**, 229 (1926). — MEURER: Carcinomatosus cervix-polyp. Nederl. Tijdschr. Verloskde **1909**, 323. — MEYER, ERICH: Über scheinbare metaplastische Veranderungen an Epithelien der Uterusdrusen. Virchows Arch. **166**, H. 2, 276 (1901). — MEYER, ROBERT: (a) Über heterotope Epithelwucherung und Karzinom. Verh. dtsch. Ges. Path. Stuttgart **1906**, 26. (b) Über adenomatose Schleimhautwucherungen in der Uterus- und Tubenwand und ihre pathologisch anatomische Bedeutung. Virchows Arch. **172**, H. 3, 394 (1903). (c) Über seltene gutartige und zweifelhafte Epithelveranderungen der Uterusschleimhaut und ihre karzinomatösen Seitenstücke. Verh. Ges. Geburtsh. Berlin Juli 1921. Z. Geburtsh. (d) Über Adenom und Karzinombildung an der Ampulle des GARTNERschen Ganges. Virchows Arch. **174**, 270 (1903) u. Verh. Ges. Geburtsh. Berlin **49**, 539. (e) Demonstration eines zweiten Falles von Adenom und Karzinom des GARTNERschen Ganges. Verh. Ges. Geburtsh. Berlin 9. Juni 1906 u. Z. Geburtsh. **58**, 527. (f) Beitrag zur Kenntnis des GARTNERschen Ganges beim Menschen. 1. Die Ampulle des Gartner und ihre kongenitalen Abnormitaten. 2. Über einen zweiten Fall von destruierendem Adenom (Karzinom) an der Ampulle des GARTNERschen Ganges. Z. Geburtsh. **59**, 242 (1907). (g) Über seltenere gutartige und zweifelhafte Epithelveranderungen der Uterusschleimhaut im Vergleich mit den ihnen ähnlichen Karzinomformen. 1. Endometritis, 2. Schleimhauthyperplasie, 3. Plattenepithelknötchen, 4. Polypen, 5. Papillome. Verh. Ges. Geburtsh. Berlin 8. Juli 1921. (h) Beitrag zur Kenntnis der Rontgenstrahlenwirkung auf die anatomische Struktur des menschlichen Uterus und der Ovarien. Zbl. Gynak. **1912**, Nr 17, 529. (i) Demonstration eines mit Röntgenstrahlen vorbehandelten Uteruskarzinoms. Verh. Ges. Geburtsh. Berlin 25. Okt. 1912. — (k) Zur Frage Tierexperiment und Frühdiagnose des Krebses beim Menschen. Z. Geburtsh. **91**, 464 (1927). (l) Die histologische Grundlage der Karzinomdiagnose. 90. Verslg dtsch. Naturforsch. Hamburg **1928**. Zbl. Gynak. **1928**, Nr 43, 2792. — MEYER-WIRZ: Gallertkarzinom des Collum uteri mit gleichzeitigem Adenokarzinom der Korpusmukosa. Beitr. zur Frage der Impfmetastasenbildung. Arch. Gynak. **110**, H. 2, 510 (1919). — MIELECKI: Anatomie und Kritik zu 560 Obduktionen mit bosartigen Geschwulsten (Nach E. SCHMID.) — MIHAYASHI, R.: Über die Wachstumsschnelligkeit des Kollumkarzinoms vom Uterus. Kinki Fujinkwa Gakkwai Zass. (jap.) 8, Nr 1, 20 (1925). Selbstbericht in Ber. ges. Gynak. **9**, H. 10/11, 573 (1926). — MILLER: Über den Schleimkrebs des Colli uteri. Arch. Gynak. **89**, 76 (1909). — MINTROP: Ein Fall von Uterus bicornis unicollis mit Myom, Karzinom des Fundus und Pyometra. Inaug.-Diss. Straßburg 1912. — MOENCH: Zur Pathologie des Karzinoms. Z. Geburtsh. **80**, H. 1, 1 (1917). — MOGLIA, GIOVANNI: Adenoma destruens seu malignum corporus uteri. (Sez. ginecol., istit naz. Vittorio Emanuele III p. lo studio e la cura del cancro, univers. Pavia.) Ann. Ostetr. **50**, 1063—1084 (1928). — MOHNLE: Solitarer papillomatóser Tumor der vorderen Muttermundslippe. Nordwestdtsch. Ges.

Gynäkol. 13. Mai 1922. Zbl. Gynäk. **1922**, Nr 37, 1492. — Mónckeberg, I. G.: Die Wege des Karzinoms im Abdomen. Düsseldorf: Verl. v. Schmitz u. Olbers. — Monod, Raoul: Métastases osseuses et viscérales dans un cancer du col utérin non irradié. Bull. Soc. nat. Chir. Paris **53**, Nr 17, 712—716 (1927). — Montanelli: Metastasi cutanei di carcinoma della portio. Soc. Toscanan Obstetr. 18. Juli 1910. Rass. Ostetr. **21**, No 2 (1911). — Morosowski, K.: Krebstatistik. Inaug.-Diss. München 1912. — Moukaye, K.: Néoplasie des glandes cervicales. Gynéc. et Obstétr. **5**, No 1, 39 (1922). — Mueglich: Sehr große Pyometra bei Zervixkarzinom. Nordostdtsch. Ges. Gynäk. 25. Nov. 1911. Dtsch. med. Wschr. **1912**, Nr 8, 389. — Müller, Vit.: (a) Über Parasiten im Uteruskarzinom. Arch. Gynäk. **48**, H. 2, 361 (1895). (b) Über Protozoenbefunde im Ovarial- und Uteruskarzinom. Mschr. Geburtsh. **1**, 561 (1896). — Muret: (a) De l'endométrite purulente sénile. Rev. Suisse Méd. **16** (1916). (b) Les surprises du curettage explorateur. Ann. Gynéc. XI, (1916/1917).

Nassauer: Ein Fall von beginnender Tuberkulose der Gebärmutterschleimhaut beim fortgeschrittenen Kankroid der Portio vaginalis. Inaug.-Diss. Würzburg 1894. — Neumann, H. O.: Zur Metastasierung primärer Ovarialkarzinome in dem Uterus. Z. Geburtsh. **92**, H. 2, 350 (1927). — Niguillon: Contribution à l'étude de la coexistence de la tuberculose et du cancer de l'utérus. Thèse de Paris **1912**. — Novak, Emil: Ovarian metastasis with cancer of the uterine body. Is transtubal implantation an important Factor? Amer. J. Obstetr. **14**, Nr 4, 470—486 (1927).

Obata, I.: Statistischer Beitrag zur Morphologie des Uteruskarzinoms. Arch. Gynäk. **99**, H. 3, 474 (1913). — Odenthal, W.: Plattenepithelkarzinom der Portio mit schleimiger Degeneration. Mschr. Geburtsh. **78**, H. 4/5, 294 (1928). Ber .Gynak. **14**, H. 6, 364. — Oehlecker, Fr.: Drüsenuntersuchungen bei 7 Fallen von Uteruskarzinom. Z. Geburtsh. **48**, 271 (1903). — Offergeld: (a) Metastasen in der Bauchhöhle, in Pleura, Lunge beim Uteruskarzinom. Arch. Gynak. **78**, H. 3, 299 (1909). (b) Hautmetastasen beim Uteruskarzinom. Mschr. Geburtsh. **29**, Erganz.-H. 870 (1909). (c) Metastasierung des Uteruskarzinoms in das Zentralnervensystem und die höheren Sinnesorgane. Z. Geburtsh. **63**, 1 (1908). (d) Über seltene Metastasen des Uteruskarzinoms, Muskulatur, Ureter, Drusen, Mediastinum. Mschr. Geburtsh. **29**, H. 2, 181 (1909). (e) Metastasen im Herzen bei Uteruskarzinom. Beitr. Geburtsh. **13**, H. 3, 430 (1909). (f) Über das sekundare Uteruskarzinom. Z. Geburtsh. **64**, H. 1 (1909). (g) Beteiligung des hamatopoetischen Systems an der Metastasierung beim Uteruskarzinom. Z. Geburtsh. **63**, H. 2, 217 (1909). (h) Metastasierung des Uteruskarzinoms in Organe mit innerer Sekretion. Arch. Gynak. **87**, H. 1, 144 (1909). — Oki, Tsunematsu: On the relation of glycogen and carcinoma of cervix of uterus. Jap. med. World **7**, Nr 4, 108—113 (1927). — Olivares, S.: D'adénome de l'utérus. Thèse de Paris **1901**. — Opitz: Zwei ungewohnliche Uteruskarzinome nebst Bemerkungen zur Theorie der bösartigen Geschwülste. Z. Geburtsh. **49**, H. 2, 169 (1903). — Orsós: Über Adenocarcinoma papillare diffusum corporis uteri metaplasticum. Verh. dtsch. path. Ges. **14**, 326 (1910). — Orth, J.: (a) Bericht über das Leichenhaus des Charité-Krankenhauses 1911. (b) Pathologisch-anatomische Diagnostik 1900.

Pankow: Vergleich der klinischen und pathologisch-anatomischen Untersuchungsbefunde beim Carcinoma uteri usw. Arch. Gynak. **76**, 337 (1905). — Paschen: Ein Fall von doppeltem Uteruskarzinom. Zbl. Gynak. **1895**, Nr 40, 1064. — v. Paulincu-Burla: Cancer incipient al colului uterin la o virgina de 19 anni. Gynec. si obstetr. No 2, p. 29. Bucaresti 1922. — Pavlovsky, A. J. und V. Widakovich: Zum Studium des Uteruskrebses. Semana méd. **33**, No 45, 1249—1269 (1926). — Peiser, E.: Anatomische und klinische Untersuchungen über den Lymphapparat des Uterus mit besonderer Berücksichtung der Totalexstirpation bei Carcinoma uteri. Z. Geburtsh. **39**, 259 (1898). — Petit: Über die Diagnose des beginnenden Uteruskarzinoms usw. Soc. Obstétr. et Pédiatr. Paris 13. Nov. 1905. Ref. Zbl. Gynak. **1906**, Nr 43, 1194. — Pfannenstiel: (a) Beitrag zur pathologischen Anatomie und Histogenese des Uteruskrebses auf Grund eines weiteren Falles von „doppeltem Karzinom an der Gebarmutter. Zbl. Gynak. **17**, Nr 18, 414 (1893). (b) Über das gleichzeitige Auftreten von Karzinom am Kollum und am Korper des Uterus. Zbl. Gynak. **1892**, 841. (c) Veits Handbuch fur Gynakologie. II. Aufl. Bd. 4, S. 188. — Pfeiffer, G.: Gebarmutterkrebsmetastase in der Bartholinischen Druse. Orv. Hetil. (ung.) **69**, Nr 4, 67 (1925). Ref. Ber. Gynak. **8**, H. 13/14, 708 (1925). (b) Metastase eines Korpuskarzinoms in der Bartholinschen Druse. Verh. dtsch. Ges. Gynak. Heidelberg **1923**. — Piering: Über einen Fall von atypischer Karzinombildung im Uterus. Z. Heilk. **8** (1887). — Pietrusky: Über das Zusammentreffen von Gewebsmißbildungen, gutartigen und bosartigen Geschwulsten. Frankf. Z. Path. **28**, H. 1/2, 371 (1922). — Pincsohn: Metastatisches Karzinom der vorderen Muttermundslippe. Gynak. Ges. Breslau 16. Nov. 1920. Zbl. Gynak. **1921**, Nr 20, 711. — Plaut, Alfred: Histologischer Befund und Prognose beim Kollumkarzinom, nebst Bemerkungen uber den Begriff der Malignitat. Zbl. Gynak. **50**, Nr 19, 1244—1247 (1926). — Pop, A.: Carcinoma gelatinosum des Collum uteri. Z. Krebsforschg **22**, H. 2, 129 (1925). — Pozzi, S.: Traité de gynécologie clinique et opératoire. Paris 1890. —

PREISSECKER, ERNST: Zur Frühdiagnose des Portiokarzinoms. Zbl. Gynak. **1920**, Nr 1. — PRONAI: Zur Lehre von der Histogenese und dem Wachstum des Uteruskarzinoms. Arch. Gynàk. **89**, H. 3, 596 (1909). — PUPPEL: Über die Ausbreitung des Gebarmutterkrebses in praformierten Lymphbahnen. Mschr. Geburtsh. **13**, 76 (1901).

REEB, MAURICE: Le cancer glandulaire mucipare du col de l'utérus. Gynéc. et Obstétr. **17**, No 1, 1 (1928). — REEL, PHILIPP I.: The danger of cervical erosion. Amer. J. Obstetr. **10**, Nr 1, 94 (1925). — REICHEL: Gleichzeitiges Vorkommen von Karzinom des Uterus und des Eierstocks. Z. Gynak. **15** (1888). (Nach E. SCHMID). — REITHER, H.: Ein Fall von echter Knochenmetastase bei Uteruskarzinom. Inaug.-Diss. München 1910. — RHEIN, K.: Uteruskarzinom bei Jugendlichen. Inaug.-Diss. Berlin 1921. — RIECK, H.: Krebsstatistik. Inaug.-Diss. München 1904. — RIES, E.: Eine neue Operationsmethode des Uteruskarzinoms. Z. Geburtsh. **32**, 266 (1895) u. **37**, 518 (1897). — ROCCO, W. R.: Über die Haufigkeit der weiblichen Genitalkarzinome (Korpus, Zervix, Portio, Vagina-Vulva) vor, wahrend und nach dem Kriege usw. Diss. Berlin 1921. — ROEMER: Über scheinbar primare in Wirklichkeit metastatische Krebserkrankung der inneren Geschlechtsorgane bei Tumorbildung in Abdominalorganen. Arch. Gynak. **66**, 144 (1901). — ROESSLE: (a) Über Bestrahlungswirkungen. Naturwiss. med. Ges. Jena, Sekt. Heilk. 22. Feb. 1917. Münch. med. Wschr. **1918**, 1018. (b) Demonstrationen. Gynak. Ges. München 13. Juli 1911. Münch. med. Wschr. **1911**, Nr 30, 1644. — RÒMER: Über scheinbar primàre, in Wirklichkeit metastatische Krebserkrankung der inneren Geschlechtsorgane bei Tumorbildung in Abdominalorganen. Arch. Gynak. **66**, H. 1 (1902). — ROSENTHAL: Über Zellen mit Eigenbewegung des Inhalts beim Karzinom des Menschen und über die sogenannten Zelleinschlusse auf Grund von Untersuchungen am lebensfrischen Material. Arch. Gynàk. **51** (1896). — v. ROSTHORN: Über Schleimhautverhornung der Gebàrmutter. Festschr. dtsch. Ges. Gynak. Wien **1894**. — RUGE, C.: (a) Das Mikroskop in der Gynakologie und die Diagnostik. Z. Geburtsh. **20**, 178 (1890). (b) Über das maligne Adenom und die verschiedenen Formen desselben. Z. Geburtsh. **31**, 471 u. 487 (1895). (c) Über Adenom des Uterus, die benigne und maligne Form desselben. Arch. Gynak. **32**, H. 3, 487 (1888). — RUGE, CARL I.: Epithelveranderungen und beginnender Krebs am weiblichen Genitalapparat. Arch. Gynak. **109**, H. 1/2, 102 (1918). — RUGE und VEIT: (a) Der Krebs der Gebarmutter. Z. Geburtsh. **7**, 138 (1882). (b) Zur Pathologie der Vaginalportion. Z. Geburtsh. **2**, 415 (1878). — RYSS, SARAH: Adenoma malignum colli uteri. Inaug.-Diss. Berlin, Dez. 1913.

SAENGER: Adenoma cervicis malignum. Verh. dtsch. Ges. Geburtsh. Leipzig 24. Feb. **1896**. Zbl. Gynàk. **20**, Nr 45, 115, 4 (1896). — SALTIKOW: Vollstandige Entfernung eines Uteruskarzinoms mit der bloßen Hand. Dtsch. med. Wschr. **1914**, Nr 26, 1316. — SAMPSON, J. A.: Benign and malignant endometrial implants in the peritoneal cavity and theit relation to certain ovarian tumors. Surg. etc. **38**, Nr 3, 287 (1924). — SANTI: Su di una forma di contemporaneo metrocarcinoma nel collo e nel corpo. Ginec. Firenze. **5**, H. 2 (1908). — SAUL, SEIDES, M. D.: Brocklyn N. Y. Early adenocarcinoma of uterine body completely removed by curretage. Amer. J. **17**, Nr 1, 17. — SAURENHAUS: Das Verhalten des Endometrium bei Karzinom der Portio vaginalis oder des Zervix. Z. Geburtsh. **18**, 9 (1890). — SCHAMONI, H.: (a) Karzinom und Sarkome. Z. Krebsforschg **22**, H. 1, 24 (1924). (b) Karzinome und Sarkome. Eine statistische Untersuchung. Z. Krebsforschg **22**, H. 2, 24 (1925). — SCHAUENSTEIN: (a) Histologische Untersuchungen über atypisches Plattenepithel an der Portio und an der Innenflache der Cervix uteri. Arch. Gynak. **85**, H. 3, 576 (1908). (b) Ein Fall eines primären Plattenepithelkarzinoms der Zervix mit flachenhafter Ausbreitung. Gynak. Rdsch. 1, H. 1, 17 (1907). — SCHAUTA: Zit. bei FALK. — SCHEIB: Klinische und anatomische Beiträge zur operativen Behandlung des Uteruskarzinoms. Arch. Gynäk. **87**, H. 1/2, 1 u. 233 (1909). — SCHEYER: Adenokankroid des Uterus. Zbl. Gynak. **1927**, Nr 40, 2561. Gynak. Ges. Dresden, Sitzg 19. Mai 1927. — SCHIDKOWSKI: Adenoma malignum portionis. Mschr. Geburtsh. **23**, 457 (1906). — SCHIFFMANN, J.: Zur Diagnose der Malignitat an der Portio. Zbl. Gynak. **52**, Nr 47, 2995 (1928). — SCHIFFMANN, J. und W. SEYFERT: Ein Nabeladenom. Ein Beitrag zur Kenntnis der heterotopen Drusen vom Bau der Uterusschleimhaut. Arch. Gynàk. **127**, H. 1, 208 (1925). — SCHILLER, W.: (a) Carcinoma corporis uteri. Gynak. Ges. Breslau 22. Jan. 1907. Mschr. Geburtsh. **25**, 953, H. 6 (1907). Frühdiagnose des Portiokarzinoms. 90. Verslg Ges. dtsch. Naturforsch. Ärzte in Hamburg. Zbl. Gynak. **52**, Nr 43, 2796 (1928). (b) Über Riesenzellen bei Uteruskarzinom. Arch. Gynàk· **126**, 19, H. 3, 315 (1914). — SCHMIDT, ERWIN: Tuberkelknötchen in einem Portiokarzinom. Beitr. Geburtsh. **19**, H. 3, 315 (1914). — SCHMIT: Zur Kenntnis des Karzinoma psammosum uteri. Mschr. Geburtsh. **11**, 280 (1900). — SCHMITT, W.: Über Plattenepithelkarzinom des Corpus uteri. Z. Geburtsh. **87**, H. 2, 373 (1924). — SCHOENHOLZ, L.: Ulcus rodens der Portio. (Esthiomène). Zbl. Gynàk. **1926**, Nr 38, 2433. — SCHOTTLAENDER: (a) Zur histologischen Diagnose bei Frühstadien von Uterustuberkulose. Mschr. Geburtsh. **21**, 53 (1905). (b) Über die von den Genitalgeschwülsten des Weibes ausgehenden metastatischen Geschwulste usw.

In „Die Erkrankung der weiblichen Genitalien in Beziehung zur inneren Medizin." Wien: Alfred Hölder. (c) Über histologische Geschwulstdiagnostik im Bereiche der Gebärmutter. Arch. Gynäk. **100**, 225 (1913). (d) Zur Histologie und Histogenese des Uteruskarzinoms. Verh. dtsch. Ges. Gynäk. **12**, 391 (1907). (e) In welcher Weise läßt sich die Frühoperation des Gebärmutterkrebses fördern? Wien. klin. Wschr. **25**, Nr 49 (1912). — SCHOTTLÄNDER und KERMAUNER: Zur Kenntnis des Uteruskarzinoms Berlin 1912. — SCHROEDER, K.: Das Adenom des Uterus. Zbl. Gynäk. **1**, Nr 1, 14 (1877). — SCHRÖDER, R.: Granulosazelltumor des Ovars mit Hyperplasie des Endometrium und beginnendem Karzinom. Zbl. Gynäk. **1922**, Nr 5, 195. — SCHROEDER, P.: Lymphknotenmetastasen auf dem Blut- und Lymphwege beim Uteruskarzinom. Inaug.-Diss. Berlin 1922. — SCHWARZ, E.: Die Lehre von der allgemeinen und örtlichen Eosinophilie. Erg. Path. **17**, 1 (1914). — SCHWARZ, EMIL: Ungewöhnliche Tumoren. Amer. J. Obstetr. a. Dis. Childr. Okt. **1913**. Zbl. Gynak. **38**, Nr 6, 248 (1914). — SCHWELZ: Das primare Ovarialkarzinom und seine lymphogene metastatische Aussaat in den Uterus. Inaug.-Diss. Marburg 1927. (Nach H. O. NEUMANN.) — SEITZ, A.: Eine eigenartige Form einer Karzinommetastase im Beckenbindegewebe, zugleich ein Beitrag zur Frage des dimorphen Zervixkarzinoms. Beitr. path. Anat. **69**, 395 (1921). — SELBERG: Über malignes Adenom. Virchows Arch. **160**, H. 3, 552 (1900). — SELIG, A.: Pathologisch-anatomische Untersuchungen über die Ausbreitungswege des Uteruskarzinoms im Bereiche des Genitaltraktus. Inaug.-Diss. Straßburg 1894. Virchows Arch. **140**, 80 (1895). — SIEBKE, H.: Über multiple Karzinome. Z. Krebsforschg **23**, H. 1, 66 (1926). — SIGNORELLI, E.: Isolierte Lungenmetastase 9 Jahre nach der Totalexstirpation eines karzinomatosen Uterus. Riv. ital. Ginec. **1**, H. 4, 581 (1923). Ref. Zbl. Gynäk. **1924**, Nr 24, 1278. — SINCLAIR: Über Adenoma malignum. Zbl. Gynak. **24**, Nr 4, 121 (1900). — SITZENFREY: (a) Über mehrschichtiges Plattenepithel der Schleimhautoberfläche des Uterus benignen und malignen Charakters. Z. Geburtsh. **59**, 385 (1907). (b) Über epitheliale Bildungen der Lymphgefäße und Lymphraume in Beckenlymphknoten bei Uteruskarzinom und bei karzinomfreien entzündlichen Adnexerkrankungen. Z. Geburtsh. **57**, 419 (1907). — SMITH: Ein Fall von malignem Adenom des Zervix. Med. moderne **1896**, Nr 69. Ref. Zbl. Gynak. **21**, Nr 2, 64 (1897). — SPENCER, H.: (a) Two cases of cancer of the body of the uterus with secondary growths in vulva and vagina. J. Obstetr. **30**, Nr 2, 197 (1923). (b) Carcinoma adenomatodes cervicis uteri. Proc. roy. Soc. Med. **19**, Nr 7, sect. obstetr. 4. Marz **1926**, 67—74 u. Lancet **1**, 12, 601 (1926). — SPIEGELBERG, Z.: Über das gleichzeitige Vorkommen von Myom und Karzinom am Uterus. Diss. Erlangen 1914. — SPINELLI: Un caso rarissimo di sviluppo precoce di cancero del collo dell' uteio in giovane di 28 anni. Riv. Clin. Univ. Napoli **1890**, 75. — STEIN: Beiträge zur Kenntnis der Entstehung des Gebarmutterkrebses. Mschr. Geburtsh. **17**, H. 2, 209 (1903). — STEINBACH: Über Carcinoma corporis uteri. Inaug.-Diss. Würzburg 1901. — STEINER, H.: Über einen Fall von kontinuierlichen Einwachsen eines Adenocarcinoma ovarii in einen adenomyotischen Uterus. Arch. Gynak. **127**, H. 1, 226 (1925). — STIEDA, A.: Über das Psammokarzinom des Uterus. Arb. path.-anat. Inst. Abt. hyg. Inst. Posen. S. 97. Wiesbaden 1901. — STONE: Malignant adenoma of the uterus. N. Y. med. J. **1895**. — STRACHAN, G. J.: Combined carcinoma and tuberculosis of the uterus. J. Obstetr. **31**, Nr 2, 289 (1924). — STRATZ, C. H.: (a) Heilung von Karzinom durch Probeauskratzung. Zbl. Gynak. **1913**, Nr 31, 1141. (b) Zur Diagnose des beginnenden Karzinoms der Portio. Z. Geburtsh. **13**, 89 1886). — STRONG: Über Heteroplasie bei Karzinom des Uterus. Arch. Gynak. **104**, H. 2, 189 (1915). — STRONG, J. W.: Diskussion zu Grad. S. GRAD.

TAKAHASHI: Uteruskarzinom im jugendlichen Alter. Inaug.-Diss. München 1914. — THIESS: (a) S. HIRSCHBERG. (b) Zur Operation der Uteruskarzinome. Münch. med. Wschr. **1924**. — THORNTON s. b. GESSNER 1896. Z. Geburtsh. **34**, 387. — TILLMANNS, I.: Ein Beitrag zur Kenntnis der „Plattenepithelknotchen" in hyperplastischen Drusen der Korpusschleimhaut des Uterus. Inaug.-Diss. 1922. — TILO: Zur Kenntnis der Implantationskarzinome im Abdomen. Berl. klin. Wschr. **1908**, Nr 25, 1180. — TOURNEUX et GEORGES (Toulose): Karzinomatose Entartung eines myomatosen Uteruspolypen. Bull. Soc. Anat. Paris, Marz **1920**. Ref. Zbl. Gynak. **45**, Nr 37, 1726 (1921). — TSUJI, T.: Über die Multiplizitat der Karzinome. Beitr. Geburtsh. **14**, 299 (1909).

UTER: (a) Zur Pathologie der Uterusschleimhaut. Z. Geburtsh. **25**, 216 (1893). (b) Einiges zur Pathologie der Mucosa uteri. Zbl. Gynak. **15**, Nr 34, 689 (1891).

VASSMER: Ist durch Abrasio eine Dauerheilung des beginnenden glandularen Uteruskarzinoms zu erzielen? Arch. Gynak. **75**, 668 (1905). — VEIT, J.: (a) Fall von Carcinoma cervicis mit Pyometra. Z. Geburtsh. **22**, 2. (b) Zur Anatomie des Carcinoma uteri. Z. Geburtsh. **32**, 496 (1895). Verh. Ges. Geburtsh. Berlin 26. April 1895. — VIRCHOW, R.: (a) Über Kankroide und Papillargeschwulste. Gesammelte Abhandl. 1856, S. 1015. Sitzgsber. physik. Ges. Wurzburg 4. Mai 1850. Verh. **1**, 106. (b) Die krankhaften Geschwulste. **1**, 66 u. 67 (1863). (c) Zellularpathologie. Aufl. 1, S. 407, Aufl. 4, S. 547.

WAGNER: Karzinom des GARTNERschen Ganges. Zbl. Gynak. **53**, Nr 21, 1329 (1929). 6. Tagg sudostdtsch. Ges. Geburtsh. Prag. — WAGNER, E.: Der Gebarmutterkrebs. Leipzig

1858.   (b) Die Nicht-Spezifitat des Gallertkrebses. Arch. Heilk. **2**, 143 (1862). — WALDEYER:
(a) Zusatz zum Artikel von ABEL und LANDAU. Zbl. Gynak. **14**, Nr 47, 849 (1890).
(b) Die Entwicklung der Karzinome. Virchows Arch. **55**, H. 1, 106 (1872). — WALTER, ALE-
XANDER: Ein Fall von Metastasen des Uteruskarzinoms in ein Nierenhypernephrom. Z.
Krebsforschg **27**, H. 5, 45 (1928). — WARSTAT, G.: Über seltene Kombinationen von Karzi-
nomen an den weiblichen Sexualorganen. Inaug.-Diss. Königsberg 1912. — WATJEN, J.:
Zur Pathologie der Strahlenwirkung beim Krebs. Strahlenther. **29** (1928). — WEIBEL, W.:
Das Verhalten der Ureteren nach der erweiterten abdominalen Operation des Uteruskarzi-
noms. Z. Geburtsh. **62**, H. 2, 184 (1908). — WEILL, P.: Über die Bildung von granulierten
Leukozyten im Karzinomgewebe. Virchows Arch. **226**, H. 2, 212 (1919). — WEINBRENNER:
Karzinomatòs entarteter Schleimhautpolyp. Med. Ges. Magdeburg 18. Dez. 1902. Münch.
med. Wschr. **1903**, Nr 5, 229. — WEINDLER: Unerwartete Heilerfolge bei inoperablen Uterus-
karzinomen. Zbl. Gynak. **1907**, Nr 22, 632. — WERTHEIMER: Metastasierung bestrahlter
und unbestrahlter Üteruskarzinome. Strahlenther. **12** (1921). (Nach E. SCHMID.) —
WILKENS: Das Verhältnis des Karzinoms des Corpus uteri in den Karzinomen der Portio
und Zervix usw. Inaug.-Diss. Berlin 1904. — WILLIAMS: Über den Krebs der Gebärmutter.
Deutsch von ABEL und LANDAU. Berlin 1890. — WILLIAMSON and G. F. ABERCROMBIE:
A case of inversion of the uterus caused by a squamous celled carcinoma of the fundus.
J. Obstetr. **30**, H. 4, 643 (1923). — WINTER: Uteruskarzinom. Veits Handbuch der Gynä-
kologie. Aufl. 1 u. 2, Bd. 3. 2. Halfte, S. 579. 1908.
    ŽABLOTZKY: Cancer à cellules plates du corps de l'utérus. Nouv. Arch. Obstétr. **10**. —
ZAHN: Beitrage zur Histogenese der Karzinome. Virchows Arch. **117**, 209 (1889). — ZALEWS-
KY: Karzinome des Genitaltraktus in ihren Beziehungen zur Metastasenbildung. Inaug.-
Diss. Freiburg 1910. — ZEROWSKI: Über das oberflachliche Karzinom des Corpus uteri.
Inaug.-Diss. Berlin 1903. — ZIMMERMANN, B.: Über Plattenepithelbefunde im Gebär-
mutterkörperkrebs. Arch. Gynak. **118**, H. 2 (1923). — ZIRINSKI: Paraurethral Metastasen
bei Korpuskarzinom. Inaug.-Diss. München 1913.

XXIX. Teratome.

    KIWISCH: Klinische Vortrage über die Krankheiten der Gebärmutter. 3. Aufl. S. 426. —
KLOSS, J. G. H.: Casus rarior ovarii puellae novem annorum crines, concrementa, ossa
et dentes consistentis. Inaug.-Diss. med. Heidelberg 1838.
    LEBERT: Des Kystes dermoides et de l'heterotopie plastique en général. Gaz. méd.
1852, Nr 52, 808. — LEE, TH. S.: Von den Geschwulsten der Gebarmutter und der übrigen
weiblichen Geschlechtsteile. Aus dem Engl. übersetzt. Berlin: A. Forster 1847.
    SCHRODER und HILLEJAHN: Über einen heterologen Kombinationstumor des Uterus.
Zbl. Gynak. **1920**, Nr 38, 1050. — SHOEMAKER: Uterin dermoid. Amer. J. Obstetr. **1896**,
859. — DE SINÉTY: Manuel pratique de gynécol. et des malad. des femmes. p. 472. Paris
1879.
    WAGNER, E.: Von den Geschwülsten der Gebàrmutter. Arch. Hcilk. **1857**, 247. N. F. **1**.

2. Mola hydatiformis (Blasenmole) und Chorionepithelioma malignum uteri.

Von

Robert Meyer - Berlin.

Mit 71 Abbildungen.

Einleitung und normale Plazentation.

Das Chorionepithelioma malignum ist eine Erkrankung des Eies und hängt so nahe mit der Blasenmole zusammen, daß aus praktischen Gründen beide zugleich besprochen werden müssen.

Als Erkrankung der Gebärmutter gehört das Chorionepitheliom zu den sekundären Krebsen. Dieses zu erwähnen erscheint heute angebracht, weil einzelne Bestrebungen darauf hinauslaufen, das Chorionepitheliom als eine Tumorbildung aus mütterlichen Gewebszellen darzustellen.

Zur Einführung in die Lehre vom Chorionepitheliom gehört ein kurzer Abriß der normalen Vorgänge bei der Einbettung und Entwicklung des Eies, der zur Vermeidung von Wiederholungen bei der späteren Darstellung der übrigen Erkrankungen der Plazenta hier zusammenhängend die gesamten normalen Vorgänge als Unterlage bringen soll. — Einzelheiten werden dort noch zur Sprache kommen.

Die normale Plazentation des Menschen grenzt in mancher Beziehung unmittelbar an pathologische Zustände. Außer in den bekannten Lehrbüchern der Geburtshilfe findet man eine vorzügliche Darstellung der anatomischen Vorgange in GROSSERs „Vergleichender Anatomie und Entwicklungsgeschichte der Eihäute und der Plazenta" (1909) und vom gleichen Verfasser „Vergleichende und menschliche Plazentationslehre" (1925) in „Biologie und Pathologie des Weibes" von HALBAN und SEITZ und in einer Monographie in „Deutsche Frauenheilkunde usw." (München 1907). Für das Verständnis der Pathologie der Plazentation genüge ein kurzer Überblick über die wichtigeren normalen Vorgänge, von denen uns einzelne wegen ihrer Bedeutung für die Pathologie mehr als andere beschaftigen werden. Das erste Stadium der Einbettung des Eies kann man laienhaft klarmachen durch Auflegen einer heißen Kugel auf eine Eisschicht; das Eis schmilzt, die Kugel sinkt ein. Während hier die Warme löst, ist dort die Schmelzung chemischer Art, die von der außeren Eischicht (Ektoblast, Epiblast) auf das mütterliche Gewebe ausgeübt wird. Der geloste mütterliche Gewebsanteil — in diesem Punkte hinkt der Vergleich — wird vom Ei aufgenommen, zum Wachstum verwertet, es erfolgt unter weiterer Zerstorung der Umgebung die Vergrößerung der Eikammer. Dieses findet seine Grenze einmal dadurch, daß das Ei mit zunehmender Vergrößerung seiner Höhle über die Oberfläche der Uteruswand mechanisch vorgetrieben wird und sodann dadurch, daß in diesem vorgetriebenen Teile die dünne mütterliche Kapselschicht bald aufgezehrt wird. Bleibt im mutterlichen Gewebe: der basale Eiteil, ein

Kugelsektor, die Plazenta, stecken, die die weitere Ernährung allein zu bewältigen hat. In diesem Stadium hört die Zerstörung des mütterlichen Gewebes mehr und mehr auf. Der zunehmende Ernährungsanspruch wird vom mütterlichen Blute aus durch Vergrößerung der in das Blut eingetauchten äußeren Oberfläche der Plazenta befriedigt, nämlich durch zunehmende Neubildung von Zotten. So unwahrscheinlich es im ersten Augenblicke erscheint, das Eibett und die bleibende Plazenta liegen fast ausschließlich in der „Compacta". Tieferes Vordringen ist nicht normal. Das Wachstum der Plazenta ist in der Fläche anfangs verhältnismäßig sehr groß, mit 2 Monaten ist mit 1 : 3 bis 1 : 2 schon fast die größte Flächenausdehnung im Verhältnis zur Uterusinnenfläche erreicht. — Unter starken Schwankungen von Fall zu Fall (mindestens 1 : 4, höchstens 4 : 5), ist durchschnittlich das Größenverhältnis im 3. bis 5. Monat 2 : 5, und bleibt annähernd so bis zu 5 Monaten (3 : 7). Dann bleibt das Flächenwachstum zurück, indem durch Fruchtwasserzunahme die Uteruswand stark gedehnt wird. Dem entsprechen die Angaben über die Gewichtszunahme der Plazenta, die bis zu 7 Mondmonaten etwa 100 g im Monat, vom 7. bis 8. Monat 60 g, vom 8.—9. Monat 40 g und vom 9.—10. Monat nur etwa 6 g betragen soll, so daß nach etwa 36 Wochen schon fast der Höhepunkt erreicht ist. Das Gewicht der reifen Plazenta beträgt etwa 500 g. Der Dickendurchmesser schwankt normalerweise von $1^1/_2$—$1^3/_4$ und höchstens 2 cm. Der Flächendurchmesser ist etwa 14—19 cm. Die Plazentafläche wird verhältnismäßig kleiner 1 : 3 und schließlich 1 : 4. In der 2. Hälfte der Schwangerschaft wächst die Plazenta erheblicher in der Dicke. Diese Angaben haben Bedeutung für die Auffassung des Plazentarwachstums, das sich im 2. Stadium normalerweise kaum nennenswert im Randgebiete durch Aufspaltung der umgebenden Dezidua vollzieht, sondern durch Mitwachsen der Plazentarstelle unter der Vergrößerung des ganzen Uterus.

Das geht daraus hervor, daß verhältnismäßig die annähernd größte Ausdehnung der Plazentarstelle schon mit 2 Monaten erreicht wird. Es ist auch ganz klar, daß jede spätere Einbeziehung der Randbezirke durch Deziduaspaltung eine Vergrößerung der Plazentarfläche über den Bezirk der basalen, plazentaren Chorionhaut, der „Chorionplatte" zeitigen muß; vgl. Placenta marginata.

Ist also das junge Ei rings von Zotten bedeckt, so bleibt später gewöhnlich nur der an der Basis gelegene Teil der Zotten als napfförmig anhaftendes Organ, die „Plazenta" erhalten, während der die Uteruswand überragende Kapselteil des Eies gewöhnlich keine sichtbaren Zotten hat und als „glatte Eihäute" und „Chorion laeve" bezeichnet wird. Durch Absonderung besonders aus dem Amnionepithel ist die Amnionhöhle so groß geworden, daß sie bald den ursprünglichen extraembryonalen, lockeren mesenchymalen Raum ganz einnimmt, so daß die dichteren Bindegewebsdecken der Amnionhaut und der Chorionhaut zusammenliegen und verkleben, aber bis zur Geburt leicht voneinander abgelöst werden können.

Es verbleibt nur zuweilen zwischen Amnion und Chorion ein wenig Flüssigkeit, die nur in seltenen Fällen krankhaft vermehrt ist. Die mit Flüssigkeit gefüllten amniochorialen Spalten und Hohlräume werden auf eine Art epithelialer Deckschicht auf der ursprünglichen mesodermalen Seite des Amnion zurückgeführt (Grosser).

Die gefäßlose, duchsichtige, zarte und elastische Amnionhaut kleidet demnach als innerste Lage die Eihöhle aus und überzieht auch die Plazenta und den aus dem Bauchstiel des Embryo durch Längenwachstum hervorgehenden Nabelstrang bis zum Nabel, wo sie in die Bauchhaut übergeht. Das Chorion laeve ist eine dünne Bindegewebshaut, die außen durch feine Fäserchen (atrophische Zotten) mit der allmählich schwindenden Decidua capsularis verbunden ist. In der Eikapsel gehen zugrunde: die Gefäße, die Chorionzotten, ein großer Teil der Chorionzellen, außen die meisten Deziduazellen. Die auf der Eikapsel nach Abstoßung aus dem Uterus noch vorhandenen Deziduafetzen entstammen der angewachsenen Decidua parietalis [1].

Wenn im Bereiche der Decidua capsularis Zotten erhalten bleiben, so können sie trotz zeitweiliger Verkümmerung wieder von neuem wuchern, wenn die Kapsel mit der Decidua parietalis verklebt, und sie können die Kapsel und Parietalis durchbrechen und zum Teil bis in die Muskulatur eindringen (STIEVE). Diese Annahme muß sehr behutsam abgewogen werden, da eine Verkümmerung nicht zuvor bestanden haben muß, auch keine Kapsel an diesen Stellen. In solchen Fällen ist es jedenfalls wahrscheinlicher, daß die Zotten von vornherein an mehreren Stellen der Uterusschleimhaut Fuß gefaßt haben, ohne einseitig in die Wand einzusinken.

Die basale zottige Chorionhaut deckt die normale Plazenta bis zu ihrem Rande und läßt sich nicht ohne gewaltsame Zerreißung von den Zotten trennen, die von ihr ausgehen. Auf der mütterlichen Seite der nach der Geburt losgelösten Plazenta sieht man Teile der Decidua basalis anhaften; sie sind im Vergleich mit den rötlichen Zotten mehr grauweiß. Die Zotten entspringen von der Chorionhaut als wenige Stämme, von denen zahlreiche feinverzweigte Äste abgehen.

Die Flüssigkeit in der Amnionhöhle ist klar gelblich, später durch Mekonium grünlich, etwas getrübt. Die ernährende Funktion des Amnionsekretes für den Embryo ist gewiß unbedeutend, die mechanische Funktion beruht auf dem Schutze des Fetus gegen äußere Einwirkungen und auf der Vorarbeit bei Geburtseröffnung des Mutterhalses.

Überblicken wir kurz die Vorgänge der Plazentation im einzelnen. Zunächst die Veränderung des Uterus und insbesondere der Schleimhaut und schicken die bekannte Tatsache voraus, daß je nach der kürzeren oder längeren Zeit, in der die Befruchtung der letzten Menstruation folgt, das Ei sich in eine mehr oder weniger vorbereitete (dezidual) entwickelte Schleimhaut einnistet.

Schwangerschaftsveränderungen der Gebärmutter.

Schleimhautveränderungen.

Die prägravide Uterusschleimhaut geht in die gravide Uterusschleimhaut allmählich über, so daß eine Schleimhaut ohne Gravidität in der vierten Woche nach Beginn der Menstruation eine mehr fortgeschrittene Entwicklung zeigen kann als die Schleimhaut in einer Gravidität im Alter von drei Wochen nach Beginn der Menstruation. Das ausgebildete Endometrium graviditatis, wie es heißen sollte, da es zunächst der Schwangerschaft dient, und erst nach dem Ablauf hinfällig wird, heißt allgemein „Dezidua". Die Bildung der Dezidua ist zunächst ein weiterer morphologischer und funktioneller Ausbau der prägraviden Schleimhaut. Der Nachweis, daß die Deziduazellen aus den Stromazellen der Uterusschleimhaut stammen, ist von KUNDRAT und ENGELMANN (1873) geführt worden. MARCHAND hat das Auftreten von Mitosen in den kleineren Deziduazellen, die Umwandlung und Vermehrung genauer beschrieben. FROBOESES Meinung, daß die Deziduazellen aus den Retikulumzellen entstehen, entbehrt der Begründung.

---

[1] Für die fruheren Bezeichnungen Decidua serotina, reflexa, vera sind durch die Baseler Nomenclatura anatomica die topographischen Ausdrucke Decidua basalis, capsularis und parietalis eingefuhrt.

Alle Mitteilung über Entstehung von Deziduazellen aus anderen als ortsansassigen Stromazellen stehen auf äußerst schwachen Füßen. Namentlich die aus eingewanderten Lymphozyten, Hystiozyten u. a. — Spätere Untersucher werden diese Annahme wohl nur aus der Strömung der Zeit verstehen. — Rundzellen in den tieferen Lagen sind, soweit nicht pathologische Hyperplasie von Lymphozyten vorhanden ist, wesentlich die jugendlichen Stromazellen der Schleimhaut selber. Lymphozyten sind immer vorhanden und sind in der Mucosa graviditatis oft vermehrt. Die prägravide Vorbereitung zur Bildung der Mucosa graviditatis läßt nirgends einwandfreie Neubildung aus Histiozyten erkennen. Der Vorrat an jugendlichen Stromazellen der basalen Schleimhautschicht ist kaum zu erschöpfen, wie die monatliche Regeneration und die pathologische Vermehrung ohne fremde Hilfstruppen bei Adenomyosis zeigt.

Die Abstammung der Deziduazellen aus lymphatischen und lymphartigen Zellen ist schon früher von mehreren Autoren, neuestens von Stieve, angenommen worden; doch trat schon früher Grosser dem entschieden entgegen und hebt hervor, daß die unreifen runden Zellen des Schleimhautstroma ebenso aussehen wie die Lymphozyten. Nur durch strengen Nachweis besonderen Verhaltens der Lymphozyten gegenüber den Stromazellen würde sich eine schrittweise Umwandlung beweisen lassen; dieses hat bisher niemand versucht.

Das zellige Stroma der oberen Schichten wird auch im mensuellen Zyklus mit etwa $3^1/_2$—4 Wochen im ganzen dezidual, auf Veranlassung des Corpus luteum also hormonal. Immerhin gibt das noch so junge Ei auf die nahere Umgebung einen örtlichen, nicht unerläßlichen Anreiz zu stärkerer dezidualer Entwicklung, während das Corpus luteum den wichtigeren unersetzlichen Anteil hat. Die Möglichkeit histologischer Unterscheidung der prägraviden und graviden Schleimhaut hat im Übergangsstadium eine Grenze, da nur quantitative Merkmale bekannt sind. Die Schleimhaut hypertrophiert als Ganzes und wulstet sich mit tiefen Furchen. Alle Schichten beteiligen sich an der Dickenzunahme, die Dreischichtung in Kompakta, Spongiosa und Basalis wird viel deutlicher. Die Stromazellen vermehren sich, namentlich in der Umgebung des Eies, die meisten quellen zu epitheloiden (mit Plattenepithel oft verwechselten) großen Zellen auf, die Glykogen enthalten, zuweilen sichtbare Fettstoffe (Aschheim). Bei Entzündung oder sonstwie bedingter Degeneration sind sie reichlicher. Aus den Deziduazellen schwindet erst beim Untergang das Glykogen und Lipoid tritt auf. Auch Froboese bringt ganz allgemein Lipoide in der Schleimhaut mit degenerativen Veränderungen in Zusammenhang. Huguenin dagegen fand Lipoid in der Dezidua und Muskulatur in der ersten Hälfte der Schwangerschaft und hält dieses für ein Zeichen von Funktion. H. Richter fand ebenso wie in den Plazentarzotten fuchsinophile Granula auch in einzelnen Zellkernen der Dezidua, besonders stark, wenn nicht überall, in nekrotischen Teilen, im Drüsensekret und in einzelnen Muskelkernen und -fibrillen. Die fuchsinophilen Granula sind im Anfang der Schwangerschaft gering, im 4. bis 5. Monat zahlreich, und die reife Plazenta enthält fast gar keine; außerhalb der Gravidität fehlen sie; sie werden für Kolloid gehalten, dessen Bedeutung für den Stoffwechsel unklar ist.

Zuerst liegen die Deziduazellen locker im feuchten Grunde; unter Zunahme der Zelleiber bedrängen diese sich, werden polygonal und stoßen mit scharf hervortretenden Zellgrenzen dicht aneinander. Die Drüsenmündungen bleiben eng, die Lichtungen sind im übrigen erweitert, die einzelnen Drüsen hypertrophieren mächtig und werden in der funktionierenden Schicht stark ausgebuchtet mit weit in die Lichtung „sägeförmig" vorspringenden Leisten und Büscheln, und stoßen fast aneinander mit wenig kleinspindelzelligem Zwischengewebe. Je tiefer in der Schleimhaut, desto geringer die deziduale Veränderung des Stromas. Die deziduale Umwandlung ist in der Umgebung der Gefäße am stärksten und erstreckt sich auch entlang derselben am tiefsten, lediglich eine Folge besserer Ernährung, nicht ein Zeichen der Entstehung aus besonders gearteten Zellen.

Nur in der tiefsten Schicht bleibt die Entwicklung der Drüsen mehr oder weniger zurück; nicht ganz selten geht jedoch die funktionelle Umwandlung in der oben genannten Art bis in die Drüsengründe.

Die Epithelzellen quellen auf, die Abgrenzung gegeneinander kann unscharf werden.

Durch die Ausbildung der Deziduazellen wird die Sonderung der oberen Schicht der Schleimhaut als Kompakta gegen die Spongiosa stärker ausgesprochen als in der prägraviden Schleimhaut.

Während die deziduale Schleimhautquellung noch zunimmt, werden die Drüsen mehr und mehr verändert. In der Kompakta beginnt das Epithel der Drüsen niedriger zu werden, die anfangs zylindrische oder doch noch schlauchartige Lichtung wird mehr und mehr in breite Spalträume mit kubischem niedrigen Epithel verwandelt, die ganz unregelmäßig, im ganzen aber mehr in schräge und in horizontale, zur Oberfläche der Schleimhaut gleiche Richtung parallel gelenkt werden. Auch in die Spongiosa setzt sich dieser Prozeß fort, indem die Leisten und Büschel ausgeglichen werden und die mit niedrigem Epithel bekleideten Spalten in parallel horizontale Stellung geraten. Die Schleimhaut wird im ganzen dünner. Mit der Wanddehnung hält das Schleimhautwachstum nicht Schritt. Verfettung und Nekrose sind schon in der zweiten Hälfte der Schwangerschaft bemerkbar. Die Form der Deziduazellen wird flach.

Die kurz beschriebene deziduale Umwandlung der Schleimhaut ist, vom Eisitz abgesehen, am stärksten ausgebildet im Fundus und oberen Korpusabschnitt und nimmt nach unten ab. Die stärker gequollene Schleimhaut des Korpus hängt nach dem Isthmus zu hinunter. An der dezidualen Schleimhaut unterscheidet man topographisch die Decidua basalis unter der Plazenta, die Decidua capsularis auf der die Wand überragenden Eioberfläche und die Decidua parietalis an der übrigen Uteruswand.

Außerdem unterscheidet man an dem Übergange der Decidua parietalis zum Plazentarrande eine Randdezidua: Decidua marginalis. Die veralteten Ausdrücke: Decidua serotina, reflexa, vera sind unbrauchbar. Bei außerhalb der Uterushöhle eingenisteten (ektopischen) Eiern ist stets eine Decidua parietalis ausgebildet.

Die Kapseldezidua ist nahe der Basis am stärksten (kann sogar stellenweise und ausnahmsweise einer fetalen Kapselplazenta als Nährboden dienen) und nach dem oberen Eipole hin wird sie schwächer. Nur in den ersten zwei Monaten ist die Kapseldezidua noch ansehnlich, sogar Drüsenmündungen können darin liegen. Die Eintrittspforte des Eies in der Kapsel werden wir weiter unten berücksichtigen. Unter Vergrößerung des Eies wird die Decidua capsularis namentlich im oberen Eiteile zusehends atrophisch.

Die Decidua basalis besteht bei jungen Eiern aus einer deutlichen, wenn auch dünnen Schicht Kompakta und der Spongiosa mit ihren reich entwickelten Drüsen und erweiterten Blutgefäßen. Ebensolche finden sich auch in der seitlichen Peripherie vom Eibett (Decidua marginalis). Das Blut ist in besonders weiten Gefäßen, die mit dem Ei in Berührung stehen, im lebenden Zustande geronnen. Die Decidua marginalis ist ebenso wie die Basalis und wird gleich dieser von den zerstörenden Vorgangen betroffen, die wir bei der Einnistung des Eies besprechen werden. Auch von der Durchsetzung der Decidua basalis mit Chorionzellen und Gefäßveranderungen und Einschmelzung werden wir später erfahren. Die Decidua parietalis nimmt anfangs unter Zellvermehrung [1] und besonders unter Vergrößerung der Dezidualzellen in der Kompakta und unter mäßiger Hypertrophie der Drüsenschicht an Dicke mehr und mehr zu. Aber schon nach drei Monaten werden die Zellen der Kompakta kleiner und wie es scheint unter dem Drucke des Eies flacher und parallel zur Oberfläche gestellt.

In der zweiten Hälfte der Schwangerschaft unter zunehmender Dehnung der Wand und Druck seitens des Eies werden die Deziduazellen kleiner und schwinden zum Teil. FROBOESE vermißt hierbei fettige Degeneration.

Die Gitterfasern bleiben auch in der Dezidua erhalten, um erst gegen Ende der Schwangerschaft mit den Deziduazellen gleichzeitig zu atrophieren. Nur durch die Chorionepithelien und Leukozyten werden sie zerstört. Die fetalen Ektoblastzellen bilden niemals Gitterfasern (TERASAKI).

Die Dezidua der Eikapsel = Decidua capsularis, soweit sie erhalten, liegt der Decidua parietalis eng an und verschmilzt mit ihr nach Untergang des Oberflächenepithels. Im dritten Monate ist die Sägeform der Drüsensäume mehr und mehr verloren gegangen, sowohl in der Basalis als auch in der Parietalis. Mit 4 Monaten ist die auffallende Drüsenveränderung allgemein. Der epitheliale Saum wird glatt, die Drüsenlichtungen erscheinen als weite Spalten in paralleler Stellung zur Oberfläche der Schleimhaut; die Umwandlung setzt sich von der Oberfläche nach der Tiefe allmählich fort. Die Epithelien werden niedriger, die Zellen kubisch, schließlich flach und degenerieren (nach FROBOESE fettig) und werden auf große Strecken abgestoßen. Schließlich verbleiben von den Drüsen nur parallele Spalten mit dünnen Septen.

Die Veränderungen der Schleimhaut im Isthmus sind unbedeutend im Vergleiche mit der im Korpus. Deziduazellen finden sich meistens, sie sind jedoch kleiner und die Drüsen kaum hypertrophiert.

Die Schleimhaut der Zervix ist hypertrophiert, namentlich im unteren Teile des Kanales; es kommt zu einer sehr lebhaften Schleimsekretion unter erheblicher Aufweitung der Drüsen, die ein Zurücktreten der bindegewebigen Septen und zum Teil eine Atrophie derselben zur Folge hat [2]. Eine wesentliche Drüsenvermehrung (STIEVE) findet jedoch nicht statt. Bei vorgeschrittener Schwangerschaft und namentlich bei wiederholten Schwangerschaften pflegt die Schleim-

---

[1] MARCHAND sah in den kleineren Zellformen Mitosen. FROBOESES Darstellung, daß aus den Retikulumzellen Deziduazellen neugebildet würden, ist, wie gesagt, nicht überzeugend.

[2] Schon im Jahre 1910 hat GAIFAMI fast gleichzeitig mit BALLERINI zu verschiedenen Zeiten der Schwangerschaft und in den ersten Tagen des Wochenbetts charakteristische Veränderungen der Portio nachgewiesen. Er hat vor allen Dingen die Vergrößerung der Drüsen und ihre Lageveranderung beschrieben, die starke Sekretion mit Abplattung des Epithels und ausgedehnter Vakuolisierung. Ferner Veranderungen der Zellen, Pyknose, Auflösung der Kerne, atypische Stellung der Kerne. Alles dieses hangt mit der Bildung des physiologisch wichtigen Schleimpfropfens zusammen. Auch die Bildung dezidualer Zellen hat er nachgewiesen, die gegen den 8. Monat der Schwangerschaft mindestens in 50 % vorkommen. Ferner die Hyperamie, das Ödem, die Hypertrophie und vielleicht auch die Hyperplasie der Muskelzellen sind haufig zu beobachten. REVOLTELLA hat in sorgfaltiger Methodik ein größeres Material von herausgeschnittenen Stuckchen der Portio vom 5. bis 9. Monat untersucht. In allen Fallen fand sich die ödematöse Durchtränkung der Portio, die in 25 % außerordentlich stark war. Hyperamie war in 65 % sehr auffallend. Muskelfasern waren außerordentlich sparlich in allen Fallen vorhanden. Namentlich in der Spatzeit finden sich kleine unregelmaßig verteilte Blutungen in der Nachbarschaft der Drusen oder mitten im Stroma, vermutlich kunstlich entstanden. Kleinzellige Infiltrationen, namentlich Plasmazellen, wurden mehr oder weniger ausgedehnt fast immer gefunden, besonders reichlich in nachster Nahe der Drusen und der Oberflache. Neuerdings sind diese Veranderungen namentlich von STIEVE beschrieben worden unter Betonung ihrer Bedeutung für die Vorbereitung des Collum uteri auf die Geburt.

haut der Zervix am äußeren Muttermunde leicht vorgestülpt zu sein. Im übrigen sind Unregelmäßigkeiten der Epithelgrenze wie Drüsen im Bereiche der Portioaußenfläche und Plattenepithel im Zervixkanal in der Schwangerschaft nicht wesentlich anders als sonst bei älteren Frauen, besonders solchen, die bereits früher geboren haben. Nur ist die rundzellige Infiltration im Bereiche von Erosionen in der Schwangerschaft erheblich stärker als sonst. Das Plattenepithel der Portio soll ebenso wie das der Vagina in seiner oberen Lage einer Einschmelzung unterliegen (STIEVE). Eine mäßige Abstoßung von der Zervixschleimhaut unter der Geburt wird allgemein angegeben; STIEVE sagt, ihr größter Teil gehe dabei zugrunde.

Funktion der Dezidua.

Die Funktion der Dezidua wird teils als Abwehr gegen die zerstörende Kraft des Eies, teils als Ernährungsmittel für das Ei betrachtet. Beide Teile der Funktion sind wichtig, doch begnügt sich das Ei gelegentlich auch mit anderen Quellen der Nahrung bei pathologischer Einnistung in der Tube oder im Bauchraume. Von den sichtbar zu machenden Stoffen ist Glykogen am auffälligsten, mehr kann man zur Zeit davon nicht sagen. Eine vergleichende chemische Untersuchung würde mehr Aufschluß geben.

Glykogen in der mütterlichen Plazenta wurde schon von CLAUDE BERNARD nachgewiesen und von ihm angenommen, daß es der Ernährung des Embryo diene. Das Glykogen der Uterusdrüsen und der Deziduazellen ist bekanntlich schon vor der Gravidität im Vorrate. Bei reifer Plazenta ist das Glykogen ebenfalls in der Dezidua nachweisbar, während das Glykogen in der Placenta fetalis abnimmt. Über die funktionelle Bedeutung herrscht keine Klarheit.

Die Dezidua enthält auch sichtbar zu machende Fettstoffe; es entbehrt der Begründung, diesen einen besonderen Wert beizumessen. Fettstoffe werden natürlich auch von den Zotten des Eies aufgenommen, aber es ist keineswegs bekannt, in welchem Zustande dieses geschieht. Im allgemeinen wird man dem sichtbaren Fette, wenn es in feinen Granula auftritt, sowohl in Drüsenepithelien als auch in Deziduazellen den Wert einer Speicherung für den eigenen Wachstumsbedarf kaum absprechen können, ob man jedoch sich berechtigt fühlen darf, in der prägraviden Ansammlung von Glykogen und Lipoid eine altruistische Funktion auf ein Ziel hin anzunehmen, bleibt Sache der persönlichen Auffassung. Jedenfalls macht sich das Ei alle Stoffe der zerfallenden Zellen nach Möglichkeit zunutze, auch die Nukleine und Proteide.

Die Veränderungen in der Muskelwand.

Die Muskulatur des Uterus ist im ganzen aktiv und passiv beteiligt, durch Vergrößerung und Vermehrung der Muskelfasern und, wie man bis vor kurzem glaubte, durch Dehnung, die sich in der allmählich zunehmenden parallelen Schichtung zeigen sollte. Wir werden bald die neuesten Ansichten hierüber mitteilen. Die Muskelzellen bilden nach STIEVE Synzytium. Die Kerne der Muskelzellen vergrößern sich nach ihm nur wenig.

Die Muskelzellen erreichen allmählich durchschnittlich eine etwa sechsfache Verlängerung, das Plasma der Zellen erscheint weicher, die Fibrillen werden mehr gestreckt, parallel gerichtet, so daß eine meist deutliche Längsstreifung bemerkbar wird, dagegen ist eine zuweilen angegebene Querstreifung (neuerdings auch von HOFBAUER) nicht vorhanden, vielmehr besteht diese Erscheinung auf einer nicht auf die einzelne Zelle, sondern auf ganze Bündel sich erstreckenden Wellung, die auf wahrscheinlich durch Fixationsmittel hervorgerufenen Kontraktionen beruht. Kernteilungsfiguren werden nach MORALLER, HOEHL,

R. Meyer in den ersten Schwangerschaftsmonaten beobachtet, Hofbauer gibt in den Muskelzellen der äußeren subserösen Schicht Kernteilungsfiguren an bis zum letzten Monate der Schwangerschaft. Stieve hat keine gefunden, gibt jedoch ebenso wie Hofbauer an, mehrere Kerne hintereinander gesehen zu haben. Stieve erschwert eine Verständigung dadurch, daß er jugendliche Muskelzellen als „Histiozyten" bezeichnet in der unbewiesenen Annahme, daß die Bindegewebszellen auch Deziduazellen und Muskelzellen liefern könnten. Er betont, in fertigen Muskelzellen mit Myofibrillen keine Kernteilung gesehen zu haben, eine allgemein unbedingt anerkannte Tatsache. Wir nennen jedoch Stieves „Histiozyten" jugendliche oder unreife Muskelzellen, die wir aus der Untersuchung der Myome besser kennen, als es in der normalen Histologie möglich ist, weil wir die jugendlichen Myomzellen nur zu Muskelzellen ausreifen sehen. Stieve geht noch weiter, indem er die erwähnten „Histiozyten" aus „Lymphozyten" hervorgehen läßt.

Die Beteiligung der Adventitiazellen an der Bildung von Muskelzellen wird auch von Stieve wie von früheren Autoren angenommen, aber außerdem noch von Perizyten, die aus perivaskulären Histiozyten oder Endothelzellen hervorgehen sollen. Diese Auffassung der Muskelgenese eilt der Möglichkeit sie histologisch greifbar zu machen, weit voraus, und gibt gerade hierdurch der Weiterarbeit auf diesem Gebiete gute Nahrung [1]. Am Ende der Schwangerschaft wird die Neubildung von Muskelzellen immer bedeutender. Es besteht nach Stieve ein bedeutsamer Unterschied zwischen der äußeren Muskelschicht, in der das Synzytium von Muskelzellen als abgegrenzte Schicht dauernd erhalten bleibt und zwischen den tieferen Lagen, in denen die Bindegewebsfasern sich bedeutend vermehren und sich auch in sehr viel stärkerem Grade Muskelzellen neu bilden.

Der geringe in der Uterusmuskulatur vorkommende Fettgehalt ist Gegenstand von Meinungsverschiedenheiten. Vertreter einer funktionellen Auffassung (namentlich Huguenin, auch Hofbauer, Bondi, Schickele) machen geltend, daß der Lipoidgehalt nicht bei Kindern und alten Frauen, wohl aber bei geschlechtsreifen Frauen und namentlich in der ersten Hälfte der Gravidität vorkomme. Über die Art der Funktion verlautet nichts.

Es ist des öfteren von einer interstitiellen Drüse der Uteruswand die Rede gewesen, die namentlich in der Schwangerschaft eine besondere Funktion habe. Ancel und Bouin haben sekretorische Zellen beim Kaninchen beschrieben und Fornero [2] neuerdings beim Menschen; es scheint mir sehr eindeutig, daß es sich meist um eingewanderte Chorionzellen und zum Teil um degenerierende Zellen des Bindegewebes und der Muskulatur handelt. Wir haben schon im Kapitel „Menstruation" davon gesprochen.

Nach Befruchtung der Eizelle erhält der Uterus nach Forneros Ansicht einen positiven Tropismus, der das Ei anzieht, nicht nur passiv aufnimmt (bekanntlich gelangen auch nicht befruchtete Eier in die Tuben und in den Uterus und ebenso auch Fremdkörper) und die interstitielle Drüse wächst bedeutend, besonders an der Plazentarstelle, mit Bevorzugung „der inneren und mittleren Schicht der muskel- und gefäßverbindenden Wandung". Die

---

[1] Zu unserem Abriß der normalen Histologie ist nachzutragen, daß sich nach Stieve in der innersten Lage der Muskulatur stets kleinere und größere Gruppen von Wanderzellen (Histiozyten) und kleinste Fibrozyten liegen, die in die Stromazellen der Schleimhaut ohne deutliche Grenze übergehen. Diese undifferenzierten Bindegewebszellen werden im mensuellen Zyklus allmählich größer und nach der Menstruation wieder kleiner. Nur in der Schwangerschaft werden sie zu Muskelzellen. Schon vor Stieve hat Joachimovicz auf die von ihm ganz richtig als Myoblasten gedeuteten Zellen aufmerksam gemacht, die im Zyklus anwachsen.

[2] Fornero, Anat. Anz. 58, Nr. 22/24 (1924).

Elemente sind stark vergrößert, riesig (nach den Abbildungen ganz zweifellos Chorionepithelien), sie enthalten neben allen anderen Fetten phosphorsaure Lipoide und nicht lipoide Substanzen. Am stärksten in der zweiten Hälfte der Schwangerschaft. Im allgemeinen nimmt die „Aktivität" (also der Gehalt an den genannten Stoffen, der als Aktivität aufgefaßt wird) noch bis 15 und 20 Tage zu. Dann tritt Ruhe ein. Es scheint mir fraglos, daß die beschriebenen Zellen Chorionepithelzellen sind.

Die Serosa des Uteruskörpers macht der Vergrößerung des ganzen Organes entsprechend die Hyperplasie und Hypertrophie mit, wird aber doch in letzter Zeit gedehnt und es kommt sogar gelegentlich zu kleinen Trennungen im Gewebsverband (Dehiszenzen). An solchen Stellen — nimmt man an — tritt Deziduabildung auf; die Zellen des serösen und subserösen Bindegewebes selber erinnern aber nicht selten besonders im Querschnitt durch ihre starke Vergrößerung an Deziduazellen; ebenso die subserösen Muskelzellen. HOFBAUER faßt einen Teil der Subserosa als ein Reizleitungssystem auf.

Der enge unterste Teil des Korpus, der sog. Isthmus wird von etwa drei Monaten der Schwangerschaft an aufgeweitet und in den Brutraum einbezogen. Während der Schwangerschaft wird der Isthmus jedoch nicht länger, solange er geschlossen ist. Angaben entgegengesetzter Art beruhen auf der irrtümlichen Deutung, daß der Isthmus zu allen Zeiten unter dem durch das Ei erweiterten Teile des Korpus beginne. Das Ei, wenn es wie meistens oben im Korpus sitzt, erweitert zunächst nur dieses und darunter kommt zuerst ein Teil des unerweiterten unteren Korpusabschnittes und dann erst der Isthmus. Nur bei Eröffnung wird der Isthmus gedehnt und bleibt nach mehreren Geburten länger als zuvor.

Die Zervix wird verdickt, zum geringsten durch anfängliche Hypertrophie der Muskulatur, die im Gegenteil späterhin unter zunehmender seröser Durchtränkung leidet. Diese ist es, der die ganze Zervix ihre Verdickung zu verdanken hat. Die Fasern werden, wie immer bei seröser Durchtränkung, auseinandergedrängt, weniger filzig. In der Bezeichnung „Verjugendlichung" des Bindegewebes (STIEVE), die SELLHEIM dem Einfluß der Schwangerschaft auf die Mutter zuschreibt, liegt viel Ritterlichkeit. Dabei kommt es zweifellos zu einer Vermehrung des Bindegewebes, wenigstens der Fibrillen und dadurch zu starker Auseinanderdrängung der Muskelbündel.

Die elastischen Fasern nehmen in der ersten Hälfte der Schwangerschaft an Menge und Dicke zu, und zwar besonders in den äußeren und mittleren Wandschichten, weniger in der inneren. Doch treten sie in der zweiten Hälfte der Schwangerschaft mehr und mehr zurück (MORALLER und HOEHL), dagegen vermehren sie sich nach STIEVE bis zum Ende der Schwangerschaft.

Die Nerven treten reichlicher hervor durch Vermehrung (MORALLER und HOEHL) oder durch stärkeres Längenwachstum (STIEVE).

Ektopische Deziduaherde.

Es wurde schon erwähnt, daß in der Serosa uteri, namentlich auf dem Rücken des Uterus deziduale Zellherde gefunden werden, die man auf „Dehiszenzen", kleine Einrisse, zurückgeführt hat. Dieses mag an manchen Stellen zutreffend sein, so auch an Stellen des Follikelsprunges im Ovarium. Die Folge ist Zellwucherung und das ist das Wesentliche an der Sache. An anderen Stellen, an denen keine mechanische Verwundung in Frage kommt, wird die Zellneubildung durch Entzündung hervorgerufen. In der Schleimhaut der Zervix, der Portio, am Ovarium, an der Tube und an übrigen Stellen der Bauchhöhle. Der Zusammenhang mit Entzündung wird zuweilen bestritten, weil man sie nicht nach Ablauf erkennt. Freilich sind oft genug Adhäsionen u. a. nachweisbar, die eigentlich schwer zu übersehen sind. Es kommt jedoch bei der Entzündung wie bei der Verletzung ätiologisch nicht auf den ersten Anstoß an, sondern auf Zunahme jugendlicher Zellen, die ähnlich wie das „adenoide" Stroma des Endometrium corporis begabt sind dezidual zu reagieren. Dazu gehören in erster Linie Zellen des Granulationsgewebes, aber auch die Zellen eines nur mäßig entzündlich gereizten Bindegewebes. Übergänge zu den kleinen Bindegewebszellen sind meist leicht erkennbar. Wir erinnern hier besonders an die ektopischen Herde von Deziduazellen, weil sie auch bei Blasenmole und Chorionepitheliom auftreten. Ihre Entstehung unter einem bestimmten hormonalen Reize (Ovarial- und Plazentar [?]-hormon) in normaler und pathologischer Gravidität steht außer Zweifel.

Die ektopischen Deziduazellen werden zuweilen mit Luteinzellen oder auch mit Chorionzellen verwechselt, dieses namentlich bei extrauteriner Gravidität. Makroskopisch erkennt man sie meist als weißliche Flecke in oder auf der Serosa. Am Ovarium hängen die Knötchen zuweilen pilzförmig über die Oberfläche des Ovars und wurzeln in der Albuginea. Im frischen Zustande sind sie auch rötlich, dann ist das zugrunde liegende Gewebe noch jung und stark vaskularisiert.

Mikroskopisch sind die „Deziduazellen" der ektopischen Herde der uterinen Dezidua weitgehend ähnlich, nur recht oft gequollen und dann weniger glykogenhaltig. Die Zellform wechselt, ebenso wie im Endometrium, das Zellplasma ist feinkörnig, auch feinwabig oder auch zuweilen gleichmäßig ohne sichtbare Struktur. Der bläschenförmige Kern ist rundlich oder unregelmäßig oval.

Getrennte Meinungen können nur von verschiedener Auffassung und Begriffsbestimmung in der Bezeichnung „Entzündung" ausgehen. Wenn man die Bildung von Granulationsgewebe zur Deckung von Lücken nach Follikelsprung als physiologische Regeneration unterscheiden will von pathologisch hervorgerufener „entzündlicher" Gewebsneubildung, so sind die Verschiedenheiten der Meinungen oder der Bezeichnungen schnell zu beseitigen, indem man zugibt, daß die ektopische Dezidua an Stelle des regenerierten Gewebes oder aus Neubildung von Zellen entsteht. An den Namen der „Entzündung" braucht man sich nicht zu klammern, um so weniger, als ihre Ursachen sehr verschiedenartig und ihr Ergebnis verschieden stark sein kann, in sinnfälligen groben Veränderungen und feinsten schwer wahrnehmbaren. Die wesentliche Voraussetzung ist immer die je nach äußerer Veranlassung geringere oder gröbere Veränderung des Gewebes durch Neubildung von Zellen.

Gefäßveränderungen.

Die Gefäßveränderungen in der Uteruswand während der Schwangerschaft sind viel beachtet worden; mit der steigenden Zahl der Schwangerschaften werden sie bedeutender. Zunächst wird eine Vermehrung der Gefäße angenommen, die aber wohl nur die Plazentarstelle betrifft; dagegen ist die Verlängerung der Gefäße und Erweiterung nicht auf diese Stelle beschränkt, sondern betrifft, wenn auch im geringen Grade, die Gefäße der ganzen Uteruswand. Von den Veränderungen der Gefäßwand ist namentlich die Verdickung der Intima aufgefallen; nach unseren Befunden (s. Wermbter in Virchows Arch. 257 mit Literaturangabe) ist auch ohne Schwangerschaft eine besondere Dicke der Intima ringsum oder nur einseitig zu finden; solche Polster, Klappen oder Ventile sind nicht spezifisch für Gravidität (Wermbter).

Die Media ist stets aufgelockert, ihre Zellen quellen auf, von außen her schieben sich Bindegewebsfasern zwischen die Muskelzellen. Auch Intima-

gewebe schiebt sich stellenweise zwischen die Mediafasern, während die übrigen
Partien durch eine elastische Lamelle begrenzt sind. Das Bindegewebe ersetzt
teilweise die Media. In der Intima und im perivaskulären Gewebe zeigt die
Zwischensubstanz mit Kresylviolett Metachromasie. Ebenso das in der Media
eingelagerte Bindegewebe. Aus dieser mukoiden Grundsubstanz geht die Neubildung elastischer Fasern vor sich (WERMBTER), die man in der stellenweise
oder ringsum verdickten Intima und im perivaskulären Bindegewebe findet.

Eine Zunahme der elastischen Fasern in den Gefäßwänden während der
Gravidität selber wurde zwar nicht genügend beobachtet, aber mit der Zahl
der Schwangerschaften wächst das elastische Gewebe an Menge. Außerdem
ist natürlich das zunehmende Alter beteiligt.

Mit zunehmender Dehnung der Uteruswand in vorgeschrittener Zeit der
Schwangerschaft erscheint im allgemeinen die Elastinmenge in den Gefäß-
wänden eher geringer als vermehrt. Auffallend ist noch das Wachstum der
Gefäße durch Neubildung und Erweiterung im Collum uteri. Unter zunehmender
Hyperämie gleicht schließlich die ganze Portio einem kavernösen Gewebe
(MORALLER und HOEHL). Nicht nur die Blutgefäße sind strotzend gefüllt,
sondern auch die Lymphgefäße, die ebenfalls vermehrt scheinen.

Neuerdings wird von STIEVE dieser „Schwellkörperbildung" in der ganzen
Zervix eine besondere Bedeutung für den Geburtsvorgang beigelegt; nämlich
sie soll den Verschluß des inneren Muttermundes des Zervixkanals unterstützen
während der Schwangerschaft und nach der Geburt.

Die mütterlichen Gefäße an der Plazentarstelle.

Unter der Plazentarstelle sind die Venen auch in der Muskulatur erweitert
und ihre Muskelwand geht derart unversehens in die übrige Uterusmuskulatur
über, daß die Gefäßlichtungen als bauchige „Sinus" der Uteruswand erscheinen.
Die Arterien der Dezidua werden in den tieferen Schleimhautschichten dickwandig, stärker geschlängelt und treten in kegelförmig nach der Oberfläche zu
verjüngten kompakten Deziduapfeilern unter Abgabe von Seitenästen bis in
die Kompakta, in der sie sich kapillar verzweigen. Die Venen neigen zu erheblichen Erweiterungen in der Nähe des Eies, den sog. „Sinus".

Die Eröffnung der Gefäße im Eibette geschieht auf dem gewaltsamen Wege
der Wandzerstörung durch die Zellen des Eies, von denen weiter unten zu sprechen
sein wird. Die Venen erweitern sich, ihr Endothel wird an den Einmündungs-
stellen in die Eikammer von einwachsendem fetalen, ektoblastischen Chorionepithel ersetzt, das die Blutgerinnung verhindert, solange es lebensfrisch bleibt.
Das arterielle Blut der Mutter strömt aus Kapillaren in den intervillösen Raum.
Die Arrosion der Venen geschieht auffallend leicht im Vergleich mit benachbarten Drüsen. Aber auch diese werden teilweise angefressen und ihre mit
Blut gefüllten Lichtungen in den intervillösen Raum einbezogen, unter Ersatz
des Epithels durch Chorionepithel. Diese einfache Tatsache hat übertriebene
Beachtung gefunden. Im ganzen grenzt sich der intervillöse Raum ziemlich
gut gegen das mütterliche Gewebe ab, so daß dessen Gefäße unter nur geringer
Erweiterung ein- und ausmünden.

Eine regelmäßige Anordnung, wie BUMM sie darstellte, wird nicht mehr
anerkannt. Immerhin ragen einige deziduale Pfeiler in die Plazenta vor, jedoch
nicht gerade wie BUMM meinte, zwischen den Kotyledonen. Die dezidualen
Pfeiler sind bis etwa zur Mitte der Schwangerschaft noch zu erkennen und
werden allmählich flacher und plumper. Es haften die Zotten an ihnen ebenso
wie an der übrigen „basalen" Dezidua und ihre Gefäße spielen kaum eine besondere Rolle. Die Pfeiler bestehen aus kompakter Dezidua und entsprechen,

wie es scheint, den vorgebildeten auch außerhalb der Gravidität stets vorhandenen Gefäßpfeilern der Schleimhaut. Meist werden sie schon in den ersten Monaten aufgebraucht. Hiermit haben die großen „Septen" zwischen den Kotyledonen nichts zu tun; sie bestehen aus fibrinoid geronnenen Massen, denen die Zotten anliegen und die choriale Epithelien enthalten, und wohl auch Deziduazellen. Nach Grosser entstehen sie durch Doppelung der Basalis bei der Kotyledonenbildung.

Mütterliche Blutlakunen in der Umgebung des Eies und bei jungen Eiern sind in beschränkter Größe normal, in stärkerem Grade abnorm, wie man bei Aborteiern oft sieht.

Es wird viel von einem venösen Randsinus der Plazenta gesprochen, der keinesfalls als ein besonderer einheitlicher mütterlicher Gefäßraum anzusprechen ist, sondern als der Randteil des Zwischenzottenraumes, der zum Teil nach außen von mütterlichen Gefäßwänden abgegrenzt wird, von Gefäßen, die zum Teil sich durch Gewebsspannung am Plazentarande leicht zirkulär anlegen. Von einem einheitlichen Randgefäße kann keine Rede sein. Im „Randsinus" ist der Kreislauf offenbar besonders erschwert, da es leicht zur Gerinnung des Gewebes kommt, das streifenförmig einen kleineren oder größeren Teil des Plazentarandes umgibt. Die Ausschaltung des Randgebietes aus dem plazentaren Kreislauf ist eine nicht seltene Erscheinung des Alterns und ist bei der Loslösung der Plazenta vielleicht nicht unwichtig.

Eine besondere Umwandlung erfahren allmählich viele Gefäße unter der Plazentarstelle, sowohl in der Schleimhaut als auch in der Muskulatur dadurch, daß das Chorionepithel in ihre Wandung eindringt und stellenweise auch in die Lichtung; hierauf werden wir zurückkommen.

Die Lymphgefäße der Dezidua bilden ein Netz kapillarer, aber stark erweiterter Bahnen (Schick).

Der uteroplazentare Blutkreislauf ist ziemlich einfach. Der Druck in den mütterlichen Arterien genügt, um Blut in den Zwischenzottenraum einströmen zu lassen, eine Überfüllung wird durch den intraamniotischen Druck verhindert. Geringer Überdruck der Blutfüllung bewirkt auch ohne saugende Kraft der Venen Rückfluß in diese. Die Mitwirkung von „Wehen" kann man sich in normaler Schwangerschaft in ihrer statischen Wirkung kaum vorstellen, auch fehlen Wehen oft sehr lange (Wagner).

Für die Bewegung des Blutes im Zwischenzottenraum wird außer dem mütterlichen Blutdruck auch Bewegung der Zotten infolge Pulsation verantwortlich gemacht (Hofbauer, Wagner, von Mikulicz-Radecki, R. Schröder).

Verschiebung der Muskelschichten und Muskelbündel gegeneinander in der Schwangerschaft.

Die Frage der statischen Veränderungen in der Muskelwand durch die Weiterstellung der Lichtung in der Schwangerschaft kann nur kurz erörtert werden. Bis vor kurzem wurde die statische Veränderung in der Muskulatur so aufgefaßt, daß unter starker Vermehrung des kollagenen und elastischen Gewebes und unter Hyperämie mit seröser Durchfeuchtung der Wand eine Aufblätterung erfolge durch die anatomische Netzstruktur der Muskulatur selber unter mechanischer Streckung und Verschiebung der einzelnen Schichten gegeneinander bei der Weiterstellung der Uteruslichtung. Die Auffassung geht wesentlich dahin, daß eine Streckung hauptsächlich in der Längsrichtung erfolge. So wird es auch von Terruhn (1927) dargestellt. Eine Dehnung der Muskelfasern erschien dabei unvermeidlich.

Neuestens scheint sich vielversprechend eine bessere mechanische Vorstellung anzubahnen.

Das faserige Bindegewebe in der Muskelwand erfährt eine starke Zunahme und Aufweichung, wie neuerdings besonders von STIEVE geschildert wird. Dadurch wird eine Veränderung in der Lage der Muskelfasern ermöglicht, die nach neuester Darstellung von K. GOERTLER selbst bei weitgehender Verschiebung niemals zu einer Dehnung führt, und deshalb auch nicht zu Kontraktionsreizen. Die Muskelfasern verlaufen spiralig, alle in einem für jeden Uterusabschnitt bestimmten Winkel gegen die Horizontale (Uterusquerschnitt).

Plazentation, Plazenta.

„Plazentation" ist eine Reihe von Vorgängen, die beim Menschen 1. zur Einverleibung des Eies in mütterliches Gewebe unter inniger Verwachsung dieses mit dem Chorion und 2. zur Vaskularisation des Chorion führen („Zur Vermittlung der Atmung und Ernährung des Embryo und zur Abfuhr der von ihm gebildeten Zersetzungsprodukte" nach GROSSER).

In der Entwicklung der Frucht ist das Material für Chorionepithel, der „Trophoblast" sehr fruh, wohl schon in den allerersten Teilungen, gesondert vom Embryoblast, dem Material zum Aufbau des Embryo mit Mesoderm, Amnionektoderm, Dottersack, Allantois (Bauchstiel). Der Trophoblast ist das Epithel der äußeren Eihülle oder Chorionhaut, kurz das Chorionepithel, es liegt also am weitesten außen. Sobald der Trophoblast die Fähigkeit gewonnen hat, das mütterliche Gewebe anzudauen, erreicht das junge Ei seine Einbettungsreife. In diesem Augenblicke nistet sich das Ei ein, wo immer es sich befindet, in der Bauchhöhle, in den Tuben, im Uterus bis herunter zum inneren Muttermund, wenn nicht gar bis darunter. Unter Einschmelzung des mütterlichen Gewebes, Histolyse, senkt sich das Ei unter die Gewebsoberfläche, gewöhnlich im Corpus uteri. Wie tief diese Einsenkung vor sich geht, ist allenfalls strittig und von D'ERCHIA wird mit Recht darauf hingewiesen, daß junge Eier zunächst die Oberfläche oft überragen, so daß er auf die Reflexa-Theorie zurückgreift, das heißt: eine kapsuläre Überwachsung des in Falten der Dezidua oberflachlich anliegenden Eies durch Dezidua. Die oberflächliche Lage beweist indes nichts, weil die Schleimhaut von Anfang bemüht ist das Ei vorzutreiben, so wie es mit Zysten u. a. ebenfalls geschieht. Außerdem sind auch Drüsen in der Kapsel vorhanden und werden beiseite gedrängt. Andererseits ist die Arrosionskraft des Eies auch im weiteren Verlaufe seines Wachstums sehr deutlich und die lösende Kraft des Chorionepithels wurde an Serumplatten erprobt (POLANO, GRÄFENBERG, CAFFIER u. a.). Diese Experimente sind auch bemerkenswert, weil sie den Nachweis erbringen sollen, daß das Lösungsvermögen namentlich den Einzelzellen des Chorionepithels eigen ist, weniger dem Synzytium, dem die Resorption zugeschrieben wird (GROSSER).

Die Einbruchspforte in der Schleimhaut schließt sich uber dem Ei mit einem „Verschlußpfropf", dessen von Fall zu Fall wechselnde Ausdehnung in der Fläche und in der Dicke sowie seine an Menge wechselnde Zusammensetzung aus Chorionzellen, Deziduazellen und ihren fibrioniden Gerinnseln, sowie aus Blutfibrin den Embryologen in letzter Zeit ausgiebigen Stoff zu Meinungsverschiedenheiten bietet. Das Prinzip ist gegeben in der starkeren oder schwächeren Entwicklung und des Lösungsvermögens des Trophoblasten (Chorionepithels) und der hiermit zusammenhängenden schnelleren und tieferen oder langsameren und oberflachlicheren Einnistung, ebenfalls ein strittiger Punkt. Im letztgenannten Falle ist eine breite Öffnung in dünner Eikapsel schwieriger

zu verschließen als im erstgenannten Falle eine kleine Öffnung in dicker Eikapsel. Innerhalb dieser beiden äußersten Möglichkeiten kann man sich Zwischenstufen ausmalen. Das weitere Schicksal der Einbruchspforte und der Eikapsel
hängt ebenfalls von den genannten Bedingungen ab. Mag die Einschmelzung
von geringerer oder größerer Fremdheit zwischen Mutter und Frucht abhängen,
eine einzelne Bedingung, die im ganzen weiteren Verlauf der Vorgänge der
Beachtung bedarf, für das Verhalten der Eikapsel und der Einbruchspforte
ist immer die ursprüngliche Dicke der dezidualen Kapsel maßgeblich. Die
Pathologie der Entwicklung, sowie eine Reihe von Anomalien hängen teilweise
hiermit zusammen. Eine dickere Eikapsel kann dem verdauenden Einflusse
des kapsulären Trophoblasten größeren Widerstand bieten, weil sie, von mütterlichen Gefäßen ernährt, auf den Reiz mit Anbau ebenso, wenn auch nicht in
so starkem Grade, antworten kann wie die Dezidua an der Basis des Eies. Je
dünner und gefäßarmer die Schleimhautkapsel und je geringer also ihre Regene-
rationsmöglichkeit ist, desto schneller ihr Verbrauch durch den Trophoblasten
und desto geringer auch die Möglichkeit, sich an der Pfropfbildung zum Ver-
schlusse der Einbruchspforte zu beteiligen. Diese ist bei oberflächlicher Einbettung des Eies seicht, bei tieferer kraterartig. Auch das Oberflächen- und
Drüsenepithel kann gelegentlich in den Verschlußpfropf einbezogen werden.
Bei normaler Plazentation ist der Verschluß der Einbruchspforte trotz kleiner
Verschiedenheiten soweit gewährleistet, daß für die Haftung des Eies kein
Schaden entsteht.

In den Erörterungen über den Verschluß der Eikammer ist die Hauptfrage
schwer zu beantworten, inwieweit eine breite Öffnung in der Dezidua gedeckt
werden kann und ob Eier mit umfangreicher Einbruchspforte ausgetragen
werden oder abortieren. Im ganzen kann man sich wohl H. Peters anschließen,
der eine kleine Einbruchspforte für die Regel und eine nachträgliche Deckung
breiter Pforten durch überwachsende Dezidua für wahrscheinlich oder doch
möglich hält. So würde in einzelnen Fällen die Decidua capsularis wenigstens
teilweise doch eine „Decidua reflexa" sein. In vergleichender Betrachtung
einerseits der auf fremdes Nährmaterial angewiesenen Chorionepithelien und
andererseits der dezidualen Wachstumsbereitschaft wird man kaum eine irgendwie nennenswerte Beteiligung des Chorionepithels an der Bedeckung der Einbruchspforte als Dauereinrichtung ansehen können.

Der Trophoblast bildet am jungen menschlichen Ei zunächst eine sehr
beträchtliche äußere Hülle. Zwischen ihr und dem Embryo hat sich eine größere
Masse von Mesoderm differenziert, das bald eine dichtere Lage unter dem
Trophoblast bildet und ebenso die Embryonalanlage dichter umgibt, während
im Raum zwischen beiden zahlreiche Lücken im Mesoderm auftreten, die weiterhin zusammenfließen. Der anfänglich von mesoblastischen Zellen gefüllte
Chorionraum wird auf diese Weise mehr und mehr zu einem von Mesoderm-
fäden (Magna reticulare) gespinstartig durchzogenem Hohlraume. In diesem
liegt die Embryonalanlage exzentrisch und bleibt zunächst exzentrisch mit der
Amnionhaut dicht an dem Chorion und zumeist an der Basis des Eies (der
späteren Plazentarstelle) angelagert, von der sie bald durch Ausbreitung des
Magmaraumes (extraembryonales Zölom) abgelöst wird, bis auf die dauernd
bestehen bleibende Verbindung der Chorionhaut mit dem kaudalen Ende des
Embryo durch den „Haftstiel", die später dünner und länger werdende Nabelschnur. In diesen mesodermalen Haftstiel — seine äußere Umhüllung fällt
dem Amnionepithel zu — wächst aus der entodermalen Allantois eine Ausstülpung ein, die weiterhin schlauchförmig ausgezogen ist, aber keine Allantoisblase bildet. Der Magmaraum enthält einige stärkere Stränge, in denen gelegentlich Kanäle gefunden werden, die vom Dottersackentoderm, Amnion und

Trophoblast ausgehen. Der Raum gilt als Nährspeicher für den Embryo, solange das Ei vom aufgelösten Muttergewebe lebt. Der Magmaraum verschwindet erst später fast völlig, wenn das von dem Embryonalektoderm abgespaltene Amnion durch Flüssigkeitsabsonderung zu einer so großen periembryonalen Höhle auswächst, daß das außenliegende Amnionbindegewebe mit dem nach innen liegenden Bindegewebe der Chorionhaut dicht aneinander zu liegen kommen. Der Dottersack hat für die menschliche Plazentation pathologisches Interesse, wenn ausnahmsweise bei Mißbildungen (Sirenen) seine zuführenden Gefäße die Verbindung zwischen Embryo und Plazenta übernehmen. Bei normaler Entwicklung entstehen die Gefäße im Haftstiel und im Chorionmesoderm selbständig und treten erst dann mit den intraembryonal entstandenen großen Gefäßen durch den Haftstiel in Verbindung.

Diese wenig zweckmäßig „anallantoidale Plazentation" genannte Vaskularisation des Chorion ist von der allantoidalen nur im Ausgangspunkte, aber nicht im Enderfolg verschieden, denn die Nabelgefäße des Menschen sind die Begleitgefäße zwar nicht eines allantoidalen Kanales und Sackes, aber doch des allantoidalen Bindegewebes, also allantoidal. Nur bei Mißbildungen (Sirenen) ist die Vaskularisation vitellin, unzweckmäßig „omphaloid" genannt, denn auch die Haftstielgefäße sind omphaloid, soll heißen Nabelgefäße.

Die beiden in der Einleitung aufgezählten Teile der „Plazentation": 1. Einverleibung des Eies in mütterliches Gewebe, Vereinigung desselben mit dem Chorion und 2. Vaskularisation des Chorion, stellen zeitlich zwei Zeitfolgen in der Ernährung des Eies dar, die zuerst vom aufgelösten mütterlichen Gewebe und erst später vom mütterlichen Blute erfolgt. Man spricht deshalb von den Ernährungsstoffen als „Embryotrophen" und als „Hämotrophen". Die Unterscheidung ist unglücklich; beide ernähren den Embryo; man kann nur die Ernährungsweise, die Versorgung des Embryo als histiotrophisch und hämotrophisch gegenüberstellen oder man müßte dem Embryo zur Zeit der Vaskularisation einen anderen Namen geben.

Nach dem Grade der Gewebsvereinigung von Ei und Muttergewebe in der Tierreihe unterscheidet GROSSER: Plazenta 1. epithelio-chorialis, 2. syndesmochorialis, 3. endothelio-chorialis, 4. haemo-chorialis [1].

Die letzte Art, der stärkste Abbau mütterlichen Gewebes betrifft den Menschen: er hat im fertigen Zustande eine Placenta haemochorialis. Diesen Abbau des mütterlichen Gewebes müssen wir zunächst betrachten; er geschieht wie gesagt unter dem zerstörenden lösenden Einfluß des Chorionepithels (Fermentation).

Vorangestellt sei der Satz, daß es nur einen einzigen Ursprung aller Chorionepithelien gibt, so daß Synzytien (Plasmodien) und Einzelzellen (Langhanszellen) nur verschiedene Differenzierungsformen des gleichen Epithels sind.

Die Bezeichnung „Synzytium" (BOUVET) wird für verschmolzene, ursprünglich einzelne Zellen, dagegen „Plasmodium" für die nach Kernteilung im Zusammenhang bleibenden Plasmamassen verwendet. In Deutschland spricht man von chorialem Synzytium, im Auslande mehr von Plasmodium (GROSSER). Es steht noch nicht sicher fest, wie weit Zellverschmelzung, also Synzytium beteiligt ist, aber es kann als überzeugend sicher gelten, daß die meisten vielkernigen Zellmassen ungeteilte „Plasmodien" sind. Am einwandfreiesten sieht man diese in späterer Zeit an den Ausknospungen des Zottenüberzuges.

PETERS hat bereits auf den Einfluß des Blutes auf die Entstehung der Plasmodien hingewiesen. Es ist zu jeder Zeit ersichtlich, daß der Zwischenzotten-

---

[1] Diese Reihenfolge ist jedoch nicht zur Aufstellung einer aufsteigenden Linie in der Entwicklung der Arten verwertbar.

raum in allen Teilen und zu allen Zeiten von Plasmodialstreifen abgegrenzt wird. In dem als „Trophoblastschale" bezeichneten Zustande des Eies, wovon weiter unten noch die Rede sein wird, tritt eine starke Vermehrung der Chorionzellen ein und das mütterliche Blut tritt in die Lücken der Zellmassen. Um diese Zeit kann man die Oberflächenabgrenzung der Einzelzellmassen gegen das Blut gut sehen. Es ist mir nicht gelungen und anderen Untersuchern auch nicht, zu zeigen, daß die oberste Lage der Einzelzellhaufen sich durch Verschmelzung in Synzytium umwandle.

Dagegen sieht man jetzt sehr dünne synzytiale Fäden mit flachen langgestreckten Kernen auf der Oberfläche der Zellhaufen ausgebreitet, ähnlich wie man es bei Regenerationsprozessen beobachtet, daß das Epithel sich zunächst in sehr flacher niedriger Gestalt auf der Oberfläche ausbreitet.

Aber nicht nur das Blut, sondern auch andere Flüssigkeit wirkt im gleichen Sinne auf die Entwicklung vielkerniger Plasmamassen ein. Da auch in pathologischen Wucherungsformen die beiden Formen des Trophoblasten zu beobachten sind und in gleicher Weise von der Berührung mit Flüssigkeit abhängen, so bedarf für uns die Feststellung einheitlicher Herkunft und Umwandlungsfähigkeit, sei es im Entstehen oder nachträglich, besonderer Beachtung. Florian (1928) sieht alle Plasmodien des Trophoblasten als Zusammenfluß von Einzelzellen an, gibt jedoch die Möglichkeit einer amitotischen Kernvermehrung in den Plasmodien zu.

Die sekundäre Natur der Plasmodien geht hervor aus der Tatsache, daß der Ektoblast zunächst zellig ist und erst im mütterlichen Gewebe plasmodiale Form annimmt. Die ältere Auffassung der Entstehung der Plasmodien aus mütterlichem Gewebe ist beseitigt [1]. Jüngste Eier zeigen die plasmodiale Außenzone scharf getrennt vom mütterlichen Gewebe, das zunächst völlig schmilzt, in Lösung geht. Erst allmählich macht sich ein Nachlassen der Lösungskraft geltend, indem die Chorionzellen unter dauernder Vermehrung in das mütterliche Gewebe eindringen, so daß sie mit ihm vermischt sind und es langsamer lösen.

Das Ei wird jetzt nicht mehr von einer flüssigen Zone abgesondert, sondern es ist durch eine fortlaufende Masse seiner Chorionepithelien im mütterlichen Gewebe verankert. Auf eine Zone des Detritus folgt nach außen die vom Chorionepithel durchsetzte Zone mütterlichen Gewebes, „Durchdringungszone" (Grosser), früher unzweckmäßig „Umlagerungszone" genannt. Auch in dieser Zone finden sich bei jungen Eiern Einzelzellen und dort, wo sie in Gefäße vordringen, Plasmodien. Die Einzelzellen innerhalb des mütterlichen Gewebes ähneln wenig den Langhanszellen, die in den Haufen innerhalb des intervillösen Raumes gefunden werden. Diese sind rundliche oder mehr polygonale, locker gefügte helle Zellen von ziemlicher Gleichmäßigkeit des Aussehens; auch der rundliche Kern ist wenig gefärbt. An der Durchdringung ist nicht nur die Decidua basalis passiv beteiligt, sondern auch die das junge Ei seitlich umgebende Decidua marginalis, deren weitere Aufspaltung in Kapseldezidua und basale Decidua

---

[1] Auch neuerdings wird gelegentlich noch versucht, eine Umwandlung des mütterlichen Endothels in „Synzytium" glaubhaft zu machen. An jungen Eiern läßt sich auf Serienschnitten stets nachweisen, daß nirgends in mütterlichen Gefäßen Plasmodien vorhanden sind außer in unmittelbarem Zusammenhang mit den Chorionepithelien des Eies. Die degenerativen Symplasmen mütterlichen Endothels lassen sich leicht von den echten Plasmodien unterscheiden. Das Vordringen schmaler plasmodialer Chorionstreifen in den Gefäßen kann bei vorurteilsloser Betrachtung nicht tauschen. Außerhalb des Zusammenhanges mit dem Ei haben die mütterlichen Gefäße keine plasmodiale Innenbekleidung.
Für die Umwandlung der Zellen in Synzytium sind teils die Ernährungsbedingungen und in der Muskulatur für die Riesenzellbildungen auch mechanische Bedingungen maßgeblich (R. Meyer, Friedheim).

hierdurch eingeleitet wird. Diese Durchdringung ist auch schon im Stadium der Trophoblastschale zu sehen.

Gegen den Blutraum grenzen sich die Haufen von Einzelzellen durch plasmodiale Streifen ab, deren weitere Vermehrung ebenfalls in plasmodialer Form erfolgt, solange die neugebildeten Teile im Blute oder verflüssigten Gewebe (Plasma) liegen. Wenn jedoch die neuen Abkömmlinge des Plasmodium, das die neue mütterliche Gewebsoberfläche des Eibettes und die dezidualen Gefäße begrenzt, in die Spalten des noch nicht gelösten mütterlichen Gewebes vordringen, so geschieht dies wieder in Form der vorgenannten Einzelzellen, aber mit viel dunkleren Kernen als die „Langhanszellen" und mit sehr wechselnder der gezwungenen Lage angepaßter Zellform. Erst wenn auch das Gewebe der Durchdringungszone aufgelöst wird, entfalten sich die Zellen wieder freier. Es ist eine durch nichts gerechtfertigte Annahme, daß die Chorionepithelien durch amöboide Bewegungen in die Schleimhautlücken einwandern. Ebenso wie bei Tumoren geschieht das Vordringen der Chorionepithelzellen durch Teilung und Vermehrung. Ein zusammenhangloses Einwandern der Einzelzellen durch Eigenbewegung findet nicht statt. Dieses festzustellen ist auch für die späteren Plazentationsstadien und für das Chorionepitheliom von Bedeutung.

Durch BIELSCHOWSKYsche oder andere Fibrillenfärbung kann man zwar in jungen Eistadien (Primitivstreifenstadium) an den Bindegewebsfasern die Grenze erkennen (KEIBEL), aber die Einzelzellen des Trophoblasten überschreiten oft in solchen Massen die Grenze und wirken derart zerstörend, daß auch dieses Unterscheidungsmittel schon frühzeitig versagen kann. Bei guter Erhaltung erkennt man die Zellen leicht, bei fibrinoider Gerinnung sind sie allmählich schwieriger zu erkennen.

Die histiotrophische (embryotrophische) Periode wird von GROSSER eingeteilt in fünf Einzelzeiten, in denen der Trophoblast 1. zellig (Implantationstrophoblast) ist, dann 2. eine erste Synzytiumgeneration und Beginn der Zottenbildung zeigt (Implantationssynzytium), 3. Rückbildung des letztgenannten zugleich mit zweiter Generation des Zytotrophoblasten, 4. starke Wucherung dieses mit Ausbildung einer Trophoblastschale, 5. Schwinden der letztgenannten mit stärkerem Hervortreten einer zweiten Generation des Synzytiums, des Resorptions- oder Zottensynzytiums, Übergang zur hämotrophischen Phase. Die schematische Einteilung wird sich starke Einschränkungen gefallen lassen müssen.

Von wesentlicher Bedeutung ist, daß das mit dem Choriongewebe unmittelbar zusammenhängende Chorionepithel an jüngeren Eiern stets einzellig ist, und daß in allen Stadien Synzytium sich nur in unmittelbarer Berührung mit den flüssigen Nahrungsstoffen bildet.

FLORIAN (1927) betrachtet GROSSERs Implantationssynzytium als Langhanszellen und deren in die Dezidua eingedrungenen Nachkömmlinge. Die synzytiale Umbildung hält er für eine besondere Form der Degeneration. Mir scheint diese Auffassung richtiger. Man kann im wesentlichen die Zellvermehrung und das aktive Vordringen unter Zerstörung des mütterlichen Gewebes den Einzelzellen zuschreiben und die synzytiale oder plasmodiale Bildung stets als sekundär auffassen. Ihre hauptsächlichste Funktion ist an richtiger Stelle die Resorption der Nahrung, anderenfalls Degeneration. Zuerst zeigt das Synzytium wenig Degenerationserscheinungen; es bildet unregelmäßige Blatter, die, schwammartig aufgebaut, in den Lücken blutgefüllt sind. Das Blut stammt aus den eröffneten mütterlichen Gefäßen. Auch Gewebsdetritus liegt in den Lücken, den sog. „Lakunen" des Trophoblasten. Ein mütterlicher Blutkreislauf ist jedoch noch nicht nachweisbar. Die Trophoblastschale ist verschieden stark von Fall zu Fall und an einigen Stellen stärker als an anderen [1]. Basal ist sie fast immer stärker als kapsulär. Die zweite Einzelzellgeneration und die aus ihr hervorgehende zweite Synzytiumgeneration werden später zur Bekleidung der Zotten verwendet. Auch sie enthält Lakunen, die als Vorstufen des Zwischenzottenraumes gelten.

GROSSER macht auf die Verschiedenheit des Trophoblasten in seiner stärkeren Zerstörung im Randgebiete des Eies und seiner Basis aufmerksam. Hier hört sie viel früher auf als dort. Es bleibt unverstanden, warum im Randgebiete

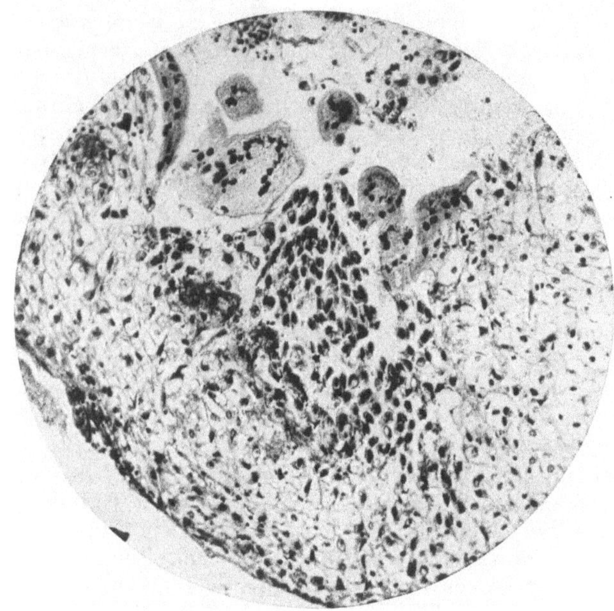

Abb. 1. Aus einem jungen Abortei (6062). 55 Tage nach der letzten Menstruation. In der Dezidua, deren Zellen unter Odem gequollen sind (rechts im Bilde) hat der Trophoblast vom intervillosen Raum her (oben) eine große Lücke gebrochen. Das deziduale Gewebe reagiert nur mit geringer fibrinoider Koagulation. Die Einzelzellen des Trophoblast dringen zwischen den Deziduazellen in der Tiefe einzeln vor. Man erkennt sie an den dunklen Kernen und an der radiaren Stellung in der Fortsetzung der Hauptmasse. Rechts und links von der Einbruchsstelle liegen plasmodiale (synzytiale) Massen auf der Dezidua als Abgrenzung gegen den intervillosen Raum, in dem noch weitere Plasmodien, Einzelzellen und Trummer des zerstorten Gewebes kenntlich sind.

die fibrinoide Rückbildung des Gewebes der Zellwucherung nicht ebenso Halt gebiete wie an der Basis; vermutlich hängt es mit der verschiedenen Art der Gefäßversorgung zusammen, denn im Randgebiete stellen sich immer neue Teile der oberflächlichen Schleimhautschicht dem vordringenden Trophoblast zur Verfügung. Die Lösung dieser Frage ist auch für die Ausbreitung des Chorionepithelioms von Bedeutung.

Die „Durchdringungszone" ist ursprünglich mütterliches Gebiet, das, wie gesagt, vom Chorionepithel zum großen Teile eingeschmolzen ist. In der Umgebung des jungen Eies findet sich ziemlich reichliche Ausbreitung von Leukozyten; sie wird als Abwehr angesehen, mag jedoch durch die Nekrose des Gewebes angelockt erfolgen (DELPORTE). Die Durchsetzung des Trophoblasten

---

[1] Trophoblastschwache Eier fuhren leicht zu Abort; der Embryo ist dabei oft mißbildet (GROSSER).

mit Leukozyten ist an gesunden Eiern sehr begrenzt; ein Teil von den Leukozyten entstammt der Blutung arrodierter Gefäße. Größere Leukozytenmengen sind an Aborteiern zu finden, jedenfalls pathologisch. Die Trophoblastschale verschwindet größtenteils, nur ein kleiner Teil bleibt übrig. Aus den Einzelzellen der Trophoblastschale wird die Langhansschicht der Zotten entnommen und außerdem bleibt von ihr das Epithel der „Zellsäulen" bestehen.

Die Ausbildung der Zotten geschieht im allgemeinen ringsum am Chorion, doch bleibt der Kapselteil meist benachteiligt, sowohl in der Dichte der Zotten,

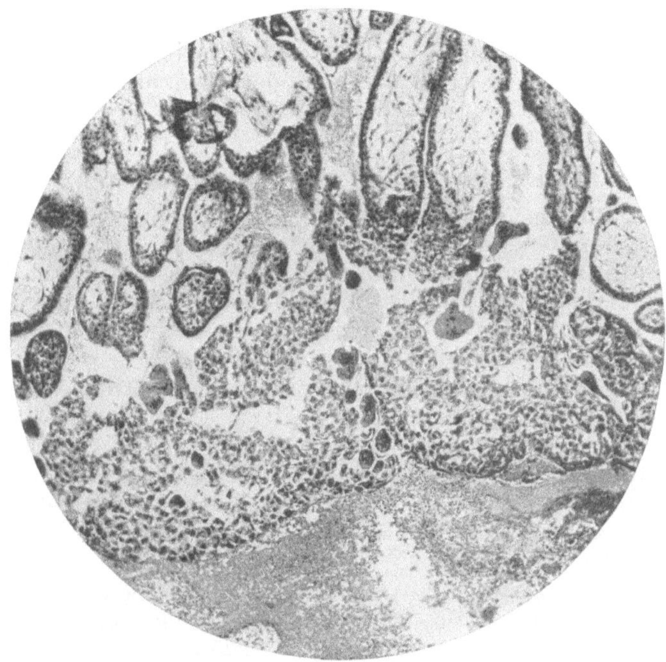

Abb. 2. Plazentation im Stadium der Trophoblastschale. 47 Tage nach der Menstruation. Von oben (im Bilde) strahlen die Zotten gegen die Uteruswand; die Zellsäulen an den peripheren Enden der Zotten vereinen sich in dem mächtigen Zellager, „Trophoblastschale", darin die meisten Einzelzellen sind. Die großeren dunklen Synzytien (Plasmodien) liegen mehr frei von Flüssigkeit und mütterlichem Blute umspült, das im unteren Teile des Bildes in und auf der Dezidua liegt und zwischen den Zotten. Die Zotten haben doppelten Epithelüberzug.

als besonders in der Länge und Verzweigung. Verschiedenheiten sind übrigens schon bei den jungen Eiern mit beginnender Zottenbildung nachweisbar. Der Beginn liegt schon in der Zeit der ersten Synzytialbildung (Stadium des Implantationssynzytiums) und zur Zeit der Trophoblastschale sind schon ansehnliche Zottenstämme mit Verzweigungen zu sehen (Abb. 2). Im zweiten Monate sind die Zotten noch rings am Ei gut entwickelt (Chorion frondosum totale). Je dünner im dritten Monate die Eikapsel wird und je mehr das Ei über die Basis hinaus in die Gebärmutterhöhle vorragt, desto mehr bilden sich die Zotten des Kapselteiles zurück, es entsteht das Chorion laeve. Es verbleiben an ihm nach außen eine lockere Epithelschicht, eine fibrinoide mit Zelltrümmern durchsetzte Verbindungszone mit immer spärlicher werdenden Resten der Kapseldezidua, die namentlich an der oberen Hälfte des Eies schließlich ganz schwindet, so daß das Chorion laeve unmittelbar die Decidua parietalis berührt.

41*

In jungen Eiern können die von der Chorionhaut unmittelbar abgehenden Zotten, die Stammzotten dadurch an Zahl wachsen, daß die Stämme der Zotten bis über ihre ersten Teilungsstellen hinaus in die Inhaltsvermehrung der Eihöhle gedehnte Chorionhaut einbezogen werden (GROSSER), ein in der Entwicklung nicht allein stehender Vorgang. Dann geht das weitere Wachstum durch Gabelung der Zottenäste vor sich. Mit zunehmender Teilung werden die Zotten immer kleiner. Jüngere Eier haben wenige große, schwach verzweigte Zotten dagegen haben ältere Plazenten zahllose kleine Verzweigungen. Das Nahrungsbedürfnis des wachsenden Fetus regelt die Oberflächenvergrößerung seines Aufnahmeorgans.

Während im Stadium der Trophoblastschale die größte Mehrzahl der Zotten mit ihr zusammenhängt, so daß, wie GROSSER mit Recht sagt, fast nur Haftzotten bestehen, so nimmt die Zahl der Stammzotten verhältnismäßig wenig zu, dagegen die der freien Zotten unermeßlich.

Bindegewebe und Gefäße der Zotten.

Sowohl das Bindegewebe als auch das Epithel der Chorionplatte setzt sich auf die Zotten fort. Anfänglich ist das Stroma sehr zart, weitmaschig netzförmig verzweigt mit sternförmigen Zellen. Nur unmittelbar nahe den Gefäßen legt es sich in Gestalt von Fibrillen dichter zusammen und unter dem Epithel bildet es ein Grenzhäutchen. Das Fehlen von Gefäßen ist nur in allerjüngsten Stadien der Plazentation sicher.

In den Chorionzotten sind intra- und interzelluläre Gitterfasern, erst feinere, später gröbere und zuletzt kollagene Fasern zu sehen (TERASAKI).

Wenn die Gefäße in den Zotten zunehmen, so wird das Bindegewebe beengt, aber nicht erdrückt; Täuschungen hierüber hängen von der Blutfüllung der Zottengefäße und diese von der Zeit der Abbindung der Nabelschnur bei der Geburt ab. In älteren Plazenten enthalten die Zotten stets kollagene Fasern und spindelige Kerne.

Im Stroma der jüngeren Zotten sind einzelne größere Zellen aufgefallen, die man HOFBAUERsche Zellen nennt, und HOFBAUER faßt sie als Histiozyten oder Retikulumzellen auf. Sie sind etwa $20-25\,\mu$ im Durchmesser haltende, rundliche Zellen mit gequollenem, meist vakuolisiertem Protoplasma und chromatinreichem, exzentrisch gelegenen, rundlichem, zuweilen doppelten Kern. Bei Blasenmole will HINSELMANN Kernteilung gesehen haben. Doppelte Kerne sind zwar nicht selten, aber Mitosen fehlen. Schon MARCHAND hatte die großen Zellen als aufgequollene degenerierte Stromazellen erkannt und wenn man von der durch Fixation künstlich bedingten Einbeziehung von Synzytium in das Zottenstroma absieht, so scheinen tatsächlich die seltenen größeren Zellen des Stromas nur rückschrittliche Bildungen zu sein und sie haben weder mit Blutbildung (HOFBAUER), noch mit Bindegewebsproliferation (HINSELMANN) etwas zu tun. Man kann mit Leichtigkeit die Übergangsformen von gewöhnlichen Bindegewebszellen zu etwas größeren und zu den großen gequollenen Stromazellen finden. Die Braunfärbung nach GIESON, die NEUMANN als bezeichnend für die epitheliale Natur seiner Zellen ansah, findet sich auch in den degenerierenden Bindegewebszellen.

Da man ihnen in der Pathologie der Blasenmole besondere Wichtigkeit zuschreibt, so scheint es am Platze, der neueren Beobachtungen noch kurz Erwähnung zu tun. Man findet diese Zellen übrigens hauptsächlich bei Aborteiern, dagegen sind sie bei lebensfrisch operiertem Material, soweit ich gesehen habe, viel seltener.

H. RICHTER konnte in den HOFBAUERschen Zellen keinen Schleim nachweisen, noch Fett, und die Plasmazellenfärbung versagte auch. Van Giesonfärbung färbt die Zellen bräunlich, die typischen Bindegewebszellen mehr rot. Die Herkunft der HOFBAUERschen Zellen konnte nicht erwiesen werden; in den Kapillaren fand er keine. Es wird Beziehung der Zellen zum Wassertransport vermutet. TEN BERGE hat neuerdings die Zellen genauer beschrieben als pathologisch degenerierte, fetthaltige Bindegewebs- und Endothelzellen mit fibrillären Ausläufern, körnigem, retikulärem vakuolären Plasma. Sie treten in regressiv veränderten Zotten, besonders bei Infarkt und Thromben auf und bei Blasenmole. Eine Funktion ist daher abzulehnen.

Beweisend für die rückschrittliche Bedeutung ist, daß nach FROBOESE das Fett am stärksten in den kernlosen Zellen des Zottenstroma angesammelt ist. Solche Zotten pflegen den Epithelüberzug bereits eingebüßt zu haben, oder wenigstens stark geschädigt zu zeigen.

LEWIS hat die Zellen durch vitale Färbung mit Neutralrot als beständigen Befund im Zottenstroma vom 2. Monat bis zur reifen Plazenta erwiesen. Im Zottenstroma wird kein Fett gefunden (FROBOESE). Eisenkörnchen finden sich dagegen nach HOFBAUER im Stroma ebenso wie im Epithel und sie scheinen aus mütterlichen roten Blutkörperchen zu stammen, die an der Oberfläche des Zottensynzytium liegen.

Die Form der Zotten verdient beachtet zu werden; die Unterscheidung von pathologischen Formen ist wichtig genug. Die Zotten sind an jungen Eiern von der Chorionhaut ab breite strauchförmige Büschel (LAZICH) oder auch mit baumartig langem Stamme verzweigt (GROSSER).

Für die Beurteilung von Blasenmole ist es wichtig zu wissen, daß bei jungen Plazenten kolbig aufgetriebene und plumpe Zotten vorkommen, die auch den Durchmesser jäh wechseln und eingeschnürt erscheinen. Im allgemeinen verschwinden diese Unregelmäßigkeiten später, bleiben aber zuweilen stellenweise bestehen (s. Abb. 15).

Mit fortschreitender Schwangerschaft wächst die Zahl kleiner Zottenauswüchse.

Das Chorionepithel.

Dieses hat für die Pathologie besondere Bedeutung.

Historisch und für das Verständis früherer Arbeiten über das Chorionepithel belangreich ist es, die älteren Anschauungen über die Herkunft des Epithels zu kennen. Die Wandlungen in der Beurteilung der normalen Plazentation spiegeln sich in der Pathologie wieder, weil die Tumorbildung einer gesteigerten Proliferation der Chorionepithelien zu verdanken ist. Wie der Zottenüberzug von den früheren Forschern jeweilig aufgefaßt wurde, erhellt am deutlichsten aus einer von WALDEYER (1890) verfaßten Zusammenstellung der Ansichten:

1. Das sog. Zottenepithel ist einfach und fetalen Ursprungs; es ist ein echtes Epithel: KÖLLIKER, HEINZ u. a.

2. Es ist einfach und mütterlichen Ursprungs, d. h. vom Uterusepithel abstammend: TURNER.

3. Es ist (in späteren Stadien) einfach mütterlichen, bindegewebigen Ursprungs, von Deziduazellen gebildet: ERCOLANI.

4. Es ist doppelt, fetalen Ursprungs mit einer inneren Schicht bindegewebiger Zellen (Zellschicht, LANGHANS) und einer äußeren epithelialen (ektodermalen): LANGHANS.

5. Es ist doppelt; die innere Lage ist fetales Epithel, darüber zieht das Endothel der mütterlichen dilatierten Plazentargefäße: WINKLER, WALDEYER.

6. Es ist doppelt; die innere Lage ist mütterlichen, bindegewebigen, dezidualen Ursprungs; die äußere ist das mütterliche Gefäßendothel: Tafani, Romiti.

7. Es ist doppelt; die innere Lage ist epithelialen und fetalen Ursprungs, die äußere stammt von dem mütterlichen Epithel der Uterindrüsen ab, in welche die Zotten hineinwachsen: Jassinski.

8. Es ist doppelt, beide Lagen sind aber fetalen ektodermalen (epithelialen) Ursprungs, die äußere Lage ein Synzytium: Kastschenko, A. Sedgwick Minot, die äußere Lage mit Flimmerbesatz: Kupffer, Spee.

9. Es ist dreifach; zu einer doppelten fetalen Schicht kommt noch das mütterliche Gefäßendothel: Keibel.

10. Es ist dreifach geschichtet, alle Schichten sind aber mütterlichen dezidualen Ursprungs: Schröder van der Kolk.

Ich habe die Zusammensetzung eines so ausgezeichneten Literaturkenners wörtlich hier hergesetzt, weil in der Lehre vom Chorionepitheliom gerade an die Ansichten von der Genese des Zottenüberzuges oft unrichtige Autornamen geknüpft werden, die erst an zweiter und dritter Stelle zu nennen wären. Später kam noch, nebenbei bemerkt, die vom Grafen Spee vertretene Ansicht hinzu, das Synzytium stamme von mütterlichen Knochenmarksriesenzellen [1].

Die mütterliche Abstammung des Chorionepithels ist noch später von einer Reihe von Bearbeitern verteidigt worden, hat jedoch durch eine große Reihe ausgezeichneter Beschreibungen früher Stadien der Plazentation jeden Boden verloren, so daß das neuerliche Zurückgreifen auf die frühere Ansicht in der Lehre vom Chorionepitheliom (Bostroem) nicht auf Zustimmung rechnen konnte.

Wir verfolgen nunmehr in kurzen Zügen den weiteren Ausbau, darin das Epithel verhältnismäßig stark zurückgeht; es bekleidet den intervillösen Raum und verfällt im übrigen der fibrinoiden Rückbildung.

Das Epithel der Plazenta ist der Rest und die Nachkommenschaft des Trophoblasten; es kleidet den ganzen Zwischenzottenraum als eine Art von gerinnungshemmendem Endothel aus, setzt sich von der Chorionplatte auf die Zotten und von den Haftzotten stets über deren Zellsäulen (stellenweises Fehlen ist Kunsterzeugnis) auf die Oberfläche des mütterlichen Gewebes zwischen den Haftzotten fort und dringt teilweise in die mütterlichen Gefäße. Das Chorionepithel ist an der Chorionhaut erst nur zweireihig, später normalerweise mehrschichtig, mindestens als dünne Schichtung von Einzelzellen und darauf außen eine plasmodiale (synzytiale) Lage; oft ist hier die Zellschichtung bedeutend. Auf den Zotten findet sich bis zu etwa 2 Monaten eine doppelte Zellage; zunächst dem Stroma die einreihige Langhansschicht, die an den Haftzotten zu den Zellsäulen übergeht und außen das „Synzytium". Die Langhansschen Einzelzellen sind rundliche oder unregelmäßig kubische, große, hellplasmatische, in den Zellsäulen auch polyedrische Zellen mit großen Kernen, darin unregelmäßige Strukturen. Der plasmodiale (synzytiale) Überzug ist im Plasma dunkler gleichmäßiger gefärbt, dichter, undurchsichtiger, die Kerne sind von sehr ungleichmäßiger Form und Verteilung, anfangs rundlich, später bequemen sie sich der Lage an, sie sind stark färbbar. Die Grenze zwischen beiden Epithelschichten ist nicht glatt, vielmehr reichen einzelne Stellen des Synzytium bis

---

[1] Die Übersicht ist nicht ganz vollständig. Virchow (1853) hatte noch gegen die Ansicht von Goodsir (1845) anzugehen, der vier Schichten unterschied. Sowohl er wie auch Schröder van der Kolk gaben schon eine innere und eine äußere Epithellage der Zotten an, es ist aber fraglich, was sie damit meinten. Virchow kannte nur eine Lage Epithel, da das jüngste von ihm untersuchte Ei mit einem Fetus von etwa 4 cm Lange wohl keine Doppelepithellage mehr besaß.

an die Basalmembran und zuweilen liegen Einzelzellen im Synzytium. Eine trennende Schicht besteht nicht zwischen beiden Epithellagen, jedenfalls nicht in den lebensfrischen jungen Plazenten. Später auftretende fibrinoide Streifen sind bereits als Zeichen von Rückbildung zu deuten. An den Synzytien wird keineswegs regelmäßig ein „Bürstenbesatz" gefunden; vielleicht nur in bestimmten Funktionszuständen (Resorption nach GROSSER). Später verschwinden die Härchen.

Die Kenntnisse vom feineren Bau des Chorionepithels sind kümmerlich. Im Synzytium sind stäbchenförmige Mitochondrien beschrieben. Kleine blasenförmige Gebilde auf dem Synzytium werden als Zeichen der Resorption oder auch der Sekretion aufgefaßt.

Feine Lipoidkörnchen unter dem Bürstenbesatz und Vakuolen sind ebenfalls in ihrer Funktion nicht eindeutig. Es finden sich (nach WOLFF) Granula mit Oxydasereaktion mehr oberflächlich im Synzytium.

Färbung mit polychromsaurem Methylenblau ergibt fuchsinophile Granula in den Kernen der Zottenepithelien und in einzelnen Stromazellen und außerdem freie (H. RICHTER).

Glykogen findet sich besonders viel in den Einzelzellen, namentlich der Zellsäulen, und auch in den synzytialen Knospen, weniger im Zottenbelag. Das Glykogen scheint mit dem Wachstum des Epithels selber zusammenzuhängen. Später schwindet es mehr und mehr.

Von der Plasmodiumschicht gehen kolbige Ausläufer, auch etwas längere rankenförmige Streifen in den Blutraum vor. Ob sie eine Funktion haben, ist ungewiß, doch mögen sie in früher Zeit als Vorreiter neuer Zottenbildung aufzufassen sein, wenngleich sie dieses Ziel nicht immer, vor allem in späterer Zeit nicht mehr erreichen, sondern bei einiger Größe zu Aushöhlungen und Untergang neigen, zum Teil auch abgelöst und mit dem Blutstrom in die Lungen verschleppt werden.

Die Langhansschicht der Zotten ist schon im zweiten Monat stellenweise undeutlich, schwindet mehr und mehr und ist nach 4 Monaten nicht mehr nachweisbar, so daß das Stroma dem Plasmodium anliegt. Die Einzelzellen können wohl stellenweise als Ersatz untergehenden Plasmodiums eintreten, aber die Annahme, daß sie allgemein in diese überträten, entbehrt der Begründung, vielmehr scheinen sie einfach zu atrophieren, denn man sieht in einer fortgesetzten Zellreihe des Zottenüberzuges im 4. Monat die einzelnen Zellen kleiner, niedriger und ganz flach, endothelähnlich werden, mit Unterbrechungen.

Auf dem mütterlichen Gewebe, soweit es nicht vom Trophoblast der Ektoblastschale verzehrt ist, verbleibt ein Rest von diesem basal zwischen den Haftzotten als Bekleidung der Schleimhaut gegen den Zwischenzottenraum.

Dieses „basale Ektoderm" ist meist mehrschichtig und bildet eine mit den Zellsäulen der Haftzotten mehr oder weniger zusammenhängende mehrschichtige Lage, deren Erhaltungszustand von Fall zu Fall verschieden ist und mit dem Alter besonders in der zweiten Schwangerschaftshälfte schadhaft wird durch fibrinoide Gerinnung. Dieses Chorionepithel geht über in die Durchdringungszone, in der es zwischen Dezidualzellen unter fibrinoider Gerinnung mit diesen ein im einzelnen oft kaum entwirrbares Gemisch eingeht. Die fibrinoide Schicht nennt man NITABUCHschen Streifen.

Der Rest der Ektoblastschale, der zwischen den Haftzotten und ohne Zottenstroma inselweise verbleibt, geht zugrunde. Ausnahmsweise bleiben die Zellinseln besonders lange bestehen.

Die „Zellinseln" im Zwischenzottenraum sind „Trophoblastknoten" und hängen mit dem Epithelüberzug von Zotten zusammen; sie wachsen wohl zum Teil auch später. Ausnahmsweise nehmen sie einen großen Raum ein und bleiben einige Monate erhalten. Meist werden sie bald fibrinoid zurückgebildet und werden durch Niederschlag von Fibrin aus dem Blute vergrößert und geben schließlich den Grundstock der meisten Fibrinknoten oder „weißen Infarkte", in die auch Zotten einbezogen werden können. Die aufgequollenen Zellen der Inseln werden oft für Deziduazellen gehalten. Es kommen zwar nicht oft, aber doch gelegentlich auch Deziduainseln als Reste der dezidualen Pfeiler vor. Überall wo Chorionepithel zugrunde geht, liefert es eine homogene „fibrinoide" (Grosser) Masse, die, wie schon gesagt, auf der mütterlichen Plazentarfläche als Nitabuchscher Streifen und an den Zellinseln als weiße Infarkte bekannt sind. Man spricht auch von einem Rohrschen Streifen, der unmittelbar an den intervillösen Raum grenze; dieser ist keineswegs regelmäßig von dem Nitabuch-schen abgrenzbar.

Alle diese Gebilde ebenso wie der choriale Schlußring werden durch Blut-fibrin verstärkt. In dem Rohrschen Streifen finden sich wenige kleine Zotten-reste, in dem Nitabuchschen Streifen oft sehr viele. Auch sie verfallen der Rückbildung. Rote Infarkte gehören wohl ausnahmsweise in das Gebiet pathologischer Blutungen in den intervillösen Raum.

Der sog. „subchoriale Schlußring" (Waldeyer) wird erst bei reiferen Pla-zenten deutlich; es ist eine zellige Ansammlung unter dem Rande der Chorion-platte, wurde früher als dezidual, wird aber von Grosser u. a. als chorioepi-thelial angesehen. Eine deziduale Ansammlung ist hier in Wahrheit kaum zu verstehen; nur durch Aufspaltung der Randdezidua könnten Deziduazellen oberflächlich aufgespart werden, aber diese werden nach dem Beispiele der ausgesprochenen Placenta marginata nicht der Chorionplatte anliegen, sondern dem Chorion laeve. Die Chorionzellen des Schlußringes setzen sich an der Unterseite der Chorionplatte fort.

Die Chorionhaut der Plazenta oder Chorionplatte (s. weiter unten) besteht aus fibrillärem Bindegewebe, das etwa in der ersten Hälfte der Schwangerschaft in der dem intervillösen Raume nächstgelegenen äußeren Lage Kapillaren enthält. Solche finden sich nur selten auch noch später in reifen Plazenten. Die innere rauhe mesodermale Seite ist, wie oben gesagt, mit dem Amnion verwachsen. An der Außenseite der Chorionplatte gegen den Zwischenzotten-raum sind Chorionepithelien (früher für Dezidua gehalten) als eine Epithel-platte von sehr wechselnder Dicke vorhanden, sie setzt sich in den Waldeyer-schen Schlußring fort. In dem Epithel bilden sich durch Verflüssigung zuweilen echte epitheliale Zysten.

Es wurde oben schon die fibrinoide Gerinnung der Gewebe wiederholt erwähnt; sie gehört zu den Rückbildungserscheinungen, die teils im Kampfe der fetalen und mütterlichen Teile, teils als Zeichen der Altersbegrenzung auf-treten. Als erstere haben wir den Nitabuchschen Streifen kennen gelernt. Ferner tritt die fibrinoide Gerinnung an der Chorionplatte auf als Langhans-scher Fibrinoidstreifen und in den Zellinseln, die zu den weißen Infarkten werden. Grosser, der diese Vorgänge genau geschildert hat, legt mit Recht Wert auf die Unterscheidung des körnig-fädigen Blutfibrins und des homogenen oder scholligen, mit Leichen von Zellen durchsetzten Fibrinoids. Das Fibrinoid tritt zuerst an den Zellgrenzen und zwischen den Zellen des Chorion auf. Nach fibrinoider Gerinnung der Chorionzellen an der Basis der Plazenta sowie an der Chorionplatte und in den Zellinseln schlägt sich aus dem mütterlichen Blute Fibrin nieder und verdickt die geronnenen Massen.

Auch das Langhanssche Zottenepithel geht, wie gesagt, zugrunde. Dadurch ist die Lebensdauer der Plazenta beschränkt. Zwischen den fibrinoid geronnenen Massen der mütterlichen Oberfläche — „Basalplatte" — liegen auch Zotten in verschiedener Menge eingeschlossen, deren Stroma degeneriert, so daß sie oft nur als hellere Flecke an der Form erkennbar sind, zuweilen auch noch an dem allseitig ausstrahlenden Kranze chorialer Epithelien. Zu den Alterserscheinungen der Plazenta gehören die allmähliche Rückbildung des Chorionepithels, Vergrößerung des Zottenstromas, namentlich in den größeren Stämmen, Ablagerung von Fibrinoid, Fibrin, Fett, gelegentlich Kalk im Blutfibrin; ferner wurde von WEHEFRITZ eine mit dem Alter zunehmende chemische Veränderung nachgewiesen.

Altersbestimmung.

Die Altersbestimmung der Eier ist in gewissen Grenzen möglich, das Stadium der Implantation dauert etwa bis zum 18. Lebenstage, das der Trophoblastschale etwa bis zum 19. Tage. Das hämotrophische Alter beginnt etwa mit 20 Tagen. Im 2. Monat sind die Zotten büschelförmig oder strauchförmig, wenig verzweigt, plump und groß. Das Stroma ist zart, stark durchfeuchtet, der Epithelüberzug ist doppelt. Die chorialen Zellmassen sind noch reichlich, besonders die Einzelzellen.

Allmählich werden die freien Zotten sehr viel zahlreicher, stärker verzweigt, ohne Einschnürungen, weniger plump, mehr walzenförmig. Das Stroma wird deutlich fibrillär. Die Langhansschicht der Zotten wird schon im Anfange des 3. Monats stellenweise unterbrochen und weiterhin zum 5. Monate immer undeutlicher. Die überschüssigen Massen der Langhanszellen (Zellinseln) werden wesentlich geringer, sie degenerieren zu fibrinoiden Knoten. Unter der Chorionplatte ist die fibrinoide Degeneration bereits erheblich vorgeschritten. Kernhaltige Erythrozyten sind bis zu 3 Monaten als einzelne Blutzellen, in Zottengefäßen auch bei älteren Feten nachweisbar; bei Feten von 7 Monaten habe ich sie nicht gesehen.

Die zahlreichen kleinen freien Zotten der reifen Plazenta haben nur ein Synzytium als Überzug und dieser ist ungleich, mit sehr vielen flachen Knöpfen. Die Kerne sind unregelmäßig verteilt und gestellt, chromatinreich, klecksig.

Die forensische Beurteilung des Alters der Plazenta ist wegen zahlreicher Unregelmäßigkeiten in Einzelheiten nur in weiten Grenzen und bei genügender Masse des Untersuchungsmateriales angängig.

Sitz der Plazenta, Form, Kotyledonen.

Die Plazenta sitzt meistens im Korpus oben an der hinteren oder vorderen Wand des Uterus, reicht zuweilen in den Fundus hinauf, seltener sitzt sie seitlich. Zuweilen werden die Tubenecken oder der innere Muttermund von einem Kapsellappen der Plazenta überdeckt. Echte Anhaftung des basalen Teiles der Plazenta im Isthmus, am inneren Muttermund und sogar bis in das Collum uteri hinein sind von schweren Schädigungen gefolgt und gehören in das Gebiet der Pathologie.

Der Sitz der Plazenta ist von Belang, weil je nach Art der örtlichen Verhältnisse und besonders der dezidualen Ausbildung sowohl die Plazentaform als auch die Reaktion des Uterusgewebes verschieden ausfällt.

Die Form der Plazenta ist in der Regel rundlich, napf- oder tellerförmig mit etwa 16 cm Durchmesser und 2 cm Dicke.

An der normalen Plazenta ist die ganze innere Oberfläche bis zum äußeren Rande von der Chorionhaut oder Chorionplatte bedeckt, in der die großen Äste der Nabelgefäße verlaufen, und zwar unter Verzweigung auch bis zum Rande. Die Versorgungsgebiete der einzelnen Zweige stellen sich in der äußeren (mütterlichen) Lage als etwa 20 Lappen dar, die nach der Ausstoßung zum großen Teile mit den „Kotyledonen" zusammenfallen. Es ist nunmehr unbestritten, daß diese Lappen gesonderte Gefäßbezirke sind, wenngleich sie näher der Chorionhaut untrennbar zusammenfließen (s. Abb. 3).

Aber nicht selten sind die einzelnen Gefäßbezirke lockerer gefügt, so daß sie fast bis zur Chorionhaut völlig getrennt sind; dieses findet man jedoch ganz deutlich mehr in den Randpartien der Plazenta. Von hier zu den zerstreuten Lappen der sog. Plazenta succenturiata findet man alle Übergänge.

Es ist sicher richtig, daß die „Kotyledonen" der ausgestoßenen Plazenta in der abgegrenzten Form von Lappen künstliche Gebilde sind (Kermauner), die bei Ablösung der Plazenta unter Kontraktion der Muskelwand entstehen, denn bei uneröffneter Eihöhle fehlen die Kotyledonen (Frommolt, von Mikulicz-Radecki). Das tut jedoch der Tatsache keinen Abbruch, daß die „Kotyledonen" mit den Gefäßbezirken zusammenfallen, wie Grosser, R. Meyer u. a.

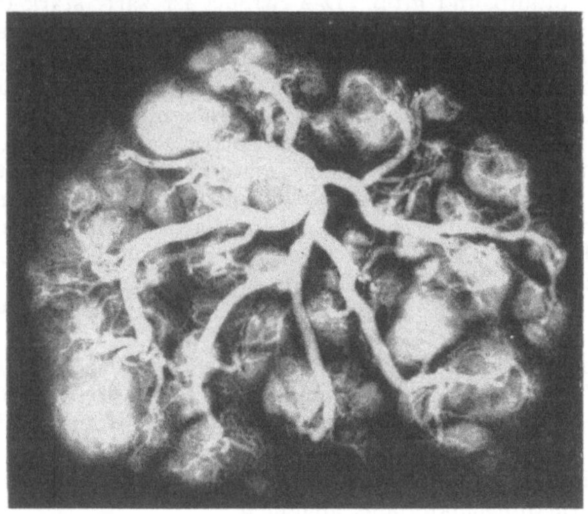

Abb. 3. In einer ausgetragenen Plazenta ergibt sich im (verkleinerten) Rontgenbilde die Übereinstimmung der Kotyledonen mit den Versorgungsgebieten der einzelnen größeren Gefäßaste.

gezeigt haben. Die Lappenbildung erfolgt während der Ablösung der Plazenta von der sich zusammenziehenden Muskelwand. Die statischen Bedingungen, wie Aufhören der Blutzirkulation in den Zotten, intraamniotischer Druck, aktive Wirkung der Muskelkontraktion sind im einzelnen nicht erforscht.

Die Lappenbildung erfolgt jedoch nicht, wie Kermauner meinte, erst nach dem Aufhören des intraamniotischen Druckes, sondern ist auch bei unverletzter Eihaut vorhanden. Die Lappung tritt erst bei Plazenten etwa von 6 Monaten deutlicher auf, wenn die Plazenta mehr im Dickendurchmesser zugenommen hat; erst dann grenzen sich auch die einzelnen Gefäßbezirke gegeneinander in der tieferen Schicht schärfer ab.

Die mütterliche Plazenta nennt man den der fetalen Plazenta anliegenden Teil der Schleimhaut, die Decidua basalis, deren Kompakta zum Teil von Chorionepithelien durchsetzt und als fibrinoid geronnene Schicht mit abgestoßen wird.

Die mütterliche Plazentaseite besteht aus Decidua compacta, an die sich in sehr verschiedenem Grade im Ganzen geringe Teile der Spongiosa anschließen. Nach Abstoßung verbleiben bei normaler Plazentation stets die Drüsenfundi in nicht geringer Zahl übrig. Fehlen von solchen auf größeren

Strecken ist kaum als physiologisch zu bezeichnen. Wichtiger für uns ist die Uteruswand an der Plazentarstelle.

Amnion.

Vom Amnion und Bauchstiel war schon oben kurz die Rede; dieser wird zur Nabelschnur.

Das Amnion verklebt, nachdem die Amnionhöhle bedeutend gewachsen ist, die Chorionhöhle dagegen zurückbleibt, mit der Chorionhaut. Das Bindegewebe beider Häute liegt dicht aneinander. Das Amnion bildet Falten und Zotten. Das Amnionepithel ist zuerst sehr niedrig, mit etwa 4 Monaten ist es kubisch und später oft zylindrisch mit Stäbchen besetzt und mit Granula, die als Zeichen der Sekretion gelten. Der plazentare Teil des Amnion hat offenbar bessere Ernährungsbedingungen.

Der Blutsee unter der Chorionplatte ist nach SCHMIDT die Veranlassung zur besonderen Fruchtwasserausscheidung an dieser Stelle.

Das Epithel des Amnion ist am Plazentarrande hoch, der Kern steht in der Mitte der Zellen; EMGE hat Mitochondrien dargestellt. Gegenüber der Plazenta am freien Pol wird das Epithel des Amnion immer niedriger. Auf der Plazenta selbst ist das Epithel hoch, der Kern steht nahe dem freien Rande; das Epithel ist zuweilen geschichtet oder doch zweireihig. Das höhere Zylinderepithel zeigt feine Fettröpfchen um den Kern. Sekrettröpfchen werden abgesondert. Die Einzelheiten des Epithels sind von MANDL, POLANO, FORSELL u. a. geschildert worden. MANDL (1905) hat an den Amnionepithelzellen einen basalen Teil unterschieden, der schmale Vakuolen enthält, so daß er längsgestreift erscheint und einen kuppenartig gewölbten Teil des Zelleibes hat; unter dieser Oberfläche sammeln sich eine Reihe von Körnchen. Der Kern liegt oft dicht darunter, steht auffallend hoch. Die Amnionepithelzellen sind auch zuweilen aufgefasert oder es finden sich kleine körnige Auflagerungen an der Kuppe. Die Zellen sezernieren zweifellos, sie enthalten auch Glykogen.

NIZZA (1927) verwendet vitale Färbung an der frisch ausgestoßenen Plazenta. Das Zytoplasma des Amnion färbt sich hierbei hellblau, der Kern bleibt anfangs farblos, erst nach $^1/_2$ Stunde wird er gefärbt und ist von einem dunkleren Plasmahofe umgeben. Das ist eine Entartungserscheinung. Das Zellplasma ist schaumig mit einem unregelmäßigen Maschennetz, darin die Granula liegen in wechselnder Zahl. Wenn es viele sind, so sind sie klein, sonst groß und tropfig; diese liegen dann nicht überall zerstreut wie die kleinen, sondern peripher. Nur bei Hinzufügen von Sudan färben sie sich gelbrötlich, mit Nilblau zuweilen himmelblau. Auch die extrazellulären Tropfen und Granula färben sich ebenso, sind aber scheinbar Produkte der künstlichen Zellzerstörung. Die Befunde sind ganz gleich in den letzten Monaten und am Ende der Gravidität. Vakuolen fand NIZZA nicht wie die früheren Beobachter. Auch bei Hydramnion fand er das gleiche, nur spärlicher. Er hält die Granula für Lipoide. Eine trophische Bedeutung wird ihnen zugeschrieben.

Angebliche Schleimzellen im Amnionepithel sind zweifelhaft. Lipoidtröpfchen finden sich nicht nur im Bindegewebe und Epithel des Amnion, sondern auch im Fruchtwasser, zu dem sich Kot des Fetus und seine Hautabsonderung mengen. Mit der Funktion des Amnion hat sich besonders POLANO beschäftigt; das vom Amnion gelieferte Sekret, namentlich Fett geht durch die Haut und durch den Verdauungskanal in den Fetus (POLANO).

Auswanderung fetaler und mütterlicher Leukozyten.

Für die Kenntnis der Leukozyten in der Plazenta und Nabelschnur sind namentlich in Hinsicht auf die pathologischen Anhaufungen von Leukozyten

(Placentitis) wichtig Arbeiten von Gräff und Ikeda (Aschoff). Nach Gräff ist die Auswanderung fetaler Leukozyten im Bereiche der Eihäute und der Nabelschnur immer in der Richtung auf die Amnionhöhle gegeben, daher nimmt er einen von den Beimengungen gegebenen chemotaktischen Reiz an, wobei die Leukozyten zu dem Orte der erhöhten Konzentration von Wasserstoffionen wandern. Die mütterlichen Leukozyten treten gleichfalls innerhalb der Plazenta in die Chorionplatte und Amnionhaut. Zu gleichen Ergebnissen kommt Ikeda. Von mehr allgemeiner Bedeutung wird von den Autoren unter Voraussetzung, daß die fetalen Gefäße keine Nerven hätten, eine rein chemophysikalische Reaktion gefolgert; man vergleiche die Angaben Mabuchis über Nerven in den Gefäßen unter Nabelschnur.

Nabelschnur und große Gefäße der Plazenta.

Die Nabelschnur ist ein unregelmäßig zylindrischer Strang mit Windungen und einzelnen Knickungen an Stellen ungleichen Wachstums der Arterien. Die Oberfläche wird von fest anhaftendem Amnion überzogen, das in die Bauchhaut am Nabel übergeht. Die Nabelschnur setzt oft exzentrisch und nicht selten am Rande der Plazenta an (Insertio funiculi umbilicalis marginalis).

Das saftreiche Bindegewebe (Whartonsche Sulze) des Nabelstranges, das die Fortsetzung chorialen Gewebes ist, bildet konzentrische schützende Hüllen um die zwei dickwandigen Arterien und die ebenfalls kräftige, aber schlaffere Vene und alle drei teilen sich an der Plazenta oder kurz darüber (Insertio furcata) in die größeren Äste. Die Muskulatur der Gefäße ist hauptsächlich ringförmig angeordnet, nur in den großen Stämmen der Nabelschnur finden sich auch die Längsbündel, die bei Kontraktion als Polster nach innen vorragen. Kollagene Fibrillen und weite Interzellularräume lockern netzförmig die Muskulatur auf (Schaffer).

Die Vene in der Nabelschnur hat Muskellücken. Ausführlich hat sich besonders Florian 1922/23 mit dem Bau der Nabelschnurgefäße beschäftigt. Das Bindegewebe der Arterien enthält sternförmige und spindelige Zellen. Die Muskelzellen haben einen Kern, Sarkoplasma, eine sarkomaplasmatische Umhüllung, Myofibrillen und eine bindegewebige Hülle, die sich in das reichliche interstitielle Bindegewebe fortsetzt. Nach innen von der Muskulatur zur Intima hin finden sich ,,Übergangszellen", aus denen die Myofibrillen hervorgehen sollen, während die sarkomaplasmatische Hülle aus violett gefärbten Fibrillen (Mallory) entsteht. Florian beschreibt ausführlich den Werdegang der Muskelzellen.

In den Venen ist die Elastica interna manchmal verdoppelt (Henneberg), das Bindegewebe der Intima besteht aus nur 2—3 Zellreihen unter dem Endothel. Unter der Elastica interna beginnt gleich die Muskulatur, aber auch hier sieht man ,,Übergangszellen".

In den aufgeteilten großen Plazentargefäßen sind die Muskelschichten der Venen und der Arterien etwa gleich stark. Elastin fehlt (Hartmann). Besondere Aufmerksamkeit verwendet Skordania auf die Gefäßverteilung und ihre Beziehungen zur Entwicklung der Frucht. Schon äußerlich fällt an den Plazenten eine Verschiedenheit auf, einmal eine größere Reihe dünnerer Gefäße, das andere Mal eine geringe Menge größerer Gefäße. Sie werden als disperse und magistrale Form unterschieden. Im ersten Falle teilen sich die Grundäste schon bei der Annäherung an die Plazenta. Im letzten Falle ziehen die Hauptäste erst eine Strecke weit auf der Plazenta einher. Durch Röntgenbilder wird die weitere Aufteilung verfolgt. Es wird dabei ein gewisses gesetzmäßiges Verhältnis mit den Eigentümlichkeiten in der Entwicklung der Frucht festgestellt. Bei dem dispersen Typ der Plazentargefäße sind Gewicht, Länge und Brustumfang der Frucht geringer, der Index PIGNETs (Länge — Gewicht + Brustumfang) ist aber größer als beim magistralen Typ. Das Gewicht der Plazenten ist beim magistralen Typ größer als beim dispersen. Mit der Zunahme zum magistralen Typ bessert sich der Index im Entwicklungsgrade der Frucht. Die Entwicklung der Früchte bei allen Typen des Gefäßbaues der Plazenten bessert sich mit zunehmender Geburtenzahl und dem Alter der Mutter und hängt auch von dem Allgemeinzustand der Mutter ab. Es ist jedoch auffallend, daß bei wiederholten Entbindungen sich der Typus der Gefäßveränderung nicht wesentlich ändert. Die Eigentümlichkeiten der Gefäßverteilung werden von der Mutter vererbt. Soweit die Mitteilungen SKORDANIAS.

Es teilt sich meist die Vene unmittelbar an dem Austritt aus dem Nabelstrang in zwei Äste. Diese beiden venösen Gefäße versorgen meist deutlich gesonderte Plazentarteile, wenn auch nicht gerade Plazentarhälften. Von der amnialen Seite aus gesehen verlaufen die Arterien fast immer oberflächlicher als die Venen. Nach Einsenkung der geschlängelten größeren Äste in die Zottenmasse verzweigen sie sich in sehr viele kleine Gefäße, die Anastomosen zeigen.

Die Gefäße verteilen sich bis in die einzelnen Endzotten mit 2 arteriellen und 1—2 venösen kleinen Ästen, die sich in ein oberflächliches Kapillarnetz auflösen. An den Gefäßen der Plazentarzottenstämme und der Nabelschnur werden schon in der Mitte des dritten Monats Nerven mit freien Enden in der Media von MABUCHI nachgewiesen, die nach anderen Autoren jedoch fehlen.

RUNGE und HARTMANN untersuchten die Gefäße der Plazenta und stellten fest, daß sich die Muskulatur der Vene beim Übergang von der Nabelschnur auf die Plazenta dahin ändert, daß die eigenartigen Saftlücken zwischen den Muskelfasern fast vollkommen verschwinden. Dabei werden Arterie und Vene einander immer ähnlicher. Beide sind sehr muskelstark, haben jedoch keine elastischen Fasern. In spitzen Winkeln teilen sich die Gefäße sehr schnell. Anastomosen zwischen Arterien und Venen konnten nicht gefunden werden bei Versuchen, eine rote und eine weiße Zelluloidmasse zu injizieren, die nicht in die Kapillaren vordringt. Die Muskulatur geht bis zu Gefäßen von $80—100\,\mu$ Kaliber. Die Füllung der Zottengefäße ist viel stärker, wenn man sofort nach Geburt des Kindes abnabelt; infolgedessen liegen die Zotten dann viel näher aneinander, als wenn das Reserveblut der Plazenta in das Kind übergeht. In der reifen Zotte sind sehr viel mehr Gefäße als in der jugendlichen. Das saftreiche embryonale Bindegewebe tritt mit der Zeit zurück. Die Verff. sind der Ansicht, daß die Plazenta keine aktive sekretorische Funktion ausübt, weil sie mit der ALTMANNschen Granulafärbung zwar bei junger Plazenta reichlich Granula in dem Epithel finden konnten, jedoch nicht in den reifen Zotten. Sie stellen sich daher den Stoffaustausch in der reifen Plazenta als einen passiven Vorgang vor.

Dottersack, Allantois.

Der Dottersack des Embryo hinterläßt ein unbedeutendes Bläschen zwischen den Eihäuten der Plazenta. Die Allantois hinterläßt zuweilen Spuren des epithelialen Kanales und Gefäßreste im Nabelstrang (vgl. S. 38).

Das Chorionepithel in der Uteruswand.

Das Vordringen des Chorionepithels in die Uteruswand noch über die Zeit der histiotrophischen Versorgung des Eies muß uns besonders beschäftigen.

Die intramural gelegenen Chorionzellen sind für die Pathologie besonders wichtig. Sie bilden im Endergebnis eine dritte Form von Chorionepithelien, indem sie weder den Langhanszellen noch den Plasmodien (Synzytien) besonders ähnlich sind und durch ihre Lage in der Schleimhaut und in der Muskulatur ausgezeichnet sind.

Es wurde bereits gesagt, daß an der Plazentarstelle das mütterliche Gewebe an seiner Oberfläche teils durch die Zellsäulen der Haftzotten besetzt ist und dazwischen durch „basales Ektoderm" (Chorionepithel) gegen den Zwischenzottenraum abgegrenzt ist. Es besteht natürlich kein Unterschied zwischen den Zellen des basalen Ektoderms und denen der Zellsäulen und beide beteiligen sich an der Durchdringung des mütterlichen Gewebes, anfänglich im gleichen Maße, später mehr das Epithel der Zellsäulen. Dieser merkwürdige Vorgang hat stets Aufmerksamkeit wachgerufen.

Es bestanden Meinungsverschiedenheiten über den Anfang und das Ende der Durchdringung, über die Herkunft der Zellen, über die Art, wie sie in die Tiefe vordringen, über ihre funktionelle Bedeutung, sowie über die diagnostische Abgrenzung des gutartigen Eindringens (Invasion) gegen die bösartige Form. Aus diesem Grunde muß dem normalen Vorgange aufmerksame Betrachtung geschenkt werden. Wie gesagt, ist der ganze Prozeß zu allen Zeiten der Schwangerschaft grundsätzlich als einheitlich aufzufassen. Die auflösende Kraft des jugendlichen Trophoblast ist so bedeutend, daß zunächst keine Durchmischung der fetalen und mütterlichen Zellen sichtbar wird. Erst später, sei es beim Nachlassen der fermentativen Kraft oder bei erhöhter Widerstandsfähigkeit des mütterlichen Gewebes oder durch beide Bedingungen vereint, erscheinen mütterliche und choriale Zellen vermischt, zunächst im jüngsten Stadium noch zum Nachteil des mütterlichen Gewebes und erst allmählich — wie es scheint — macht sich mehr und mehr die Gegenwirkung bemerkbar, und die chorialen Zellen erleiden ebenso wie die Deziduazellen Gerinnung, „fibrinoide Koagulation".

Es tritt nämlich in der Grenzzone, wie schon oben gesagt, Nekrose auf und zwar an beiden Zellarten sowohl mütterlichen wie fetalen, besonders am Synzytium. Es bildet sich eine unregelmäßige Fibrinoidschicht, die als Nitabuchscher Streifen eine neue unvollkommene Grenze darstellt. Unvollkommen nicht nur, weil die mütterlichen Gefäße ihn durchsetzen, sondern auch weil er dem weiteren Vordringen der fetalen Zellen keinen Wall entgegensetzt. Dieses sei erwähnt, weil von einer Schutzwehr zuweilen gesprochen wird, die in der Zwecksetzung einen altruistischen Selbstmord der oberen Dezidualschicht voraussetzt und in der Wirkung eine ungenügende Abwehr bedeuten würde. Die Fibrinoidschicht ist individuell sehr verschieden dick und sargt auch ganze Zotten ein. Übrigens ist sie kein Vorrecht der gewöhnlich ebenen Oberflächenschicht, sondern auch an Stellen unregelmäßigen Vordringens von Zottenkomplexen innerhalb der peripheren Randgefäße oder in der Tiefe der Uteruswand ist die Gerinnung des Gewebes zu beachten, ebenso wie in der Kapseldezidua.

Wie gesagt, in allen Zeiten, zuweilen schon zur Zeit der Ektoblastschale oder doch mindestens bei Beginn ihrer Rückbildung finden wir die das mütterliche Gewebe durchsetzenden chorialen Epithelien, die man Wanderzellen genannt hat oder „serotinale Riesenzellen", wie sie früher allgemein hießen, neuerdings auch „synzytiale Riesenzellen" genannt, wohl mehr in der Annahme, daß sie vom Synzytium stammen, als wegen der immerhin nur sehr entfernten Ähnlichkeit.

Wenn wir gleich dazu bemerken, daß diese hauptsächlich im mütterlichen Gewebe gelegenen Zellen zum Teile gar nicht sehr groß und sehr oft einkernig sind und außerdem zum großen Teile aus den Zellsäulen hervorgehen, aber keinesfalls aus der dezidualen „Serotina", so lassen wir zweckmäßig die irreführenden Bezeichnungen fort. Das gleiche gilt für den sehr viel gebrauchten Ausdruck „choriale Wanderzellen", welcher der Annahme entspricht, daß die Zellen infolge amöboider Bewegung in das mütterliche Gewebe einwandern. Davon kann aber gar keine Rede sein, vielmehr gelangen sie unter Zellteilung und Vermehrung innerhalb der Gewebsspalten in die Tiefe genau wie die Zellen einer karzinomatösen oder sarkomatösen Wucherung. Es bedarf keiner Erörterung, daß — wie von anderen Autoren und auch von mir wiederholt geschildert worden — die Chorionepithelien auch vom intervillösen Raum geradewegs in die Gefäße verschleppt werden; wenn jedoch J. Vᴇɪᴛ die choriale Invasion als Verschleppung in „minimale Kapillaren oder Spalträume" in Analogie zur Verschleppung chorialer Teile in Venen treten läßt, so geschieht das seinerseits nur, weil er die Zerstörung mütterlichen Gewebes durch kindliche Zellen, diese Analogie zu bösartigen Tumoren, für einen dunklen Vorgang hielt, von

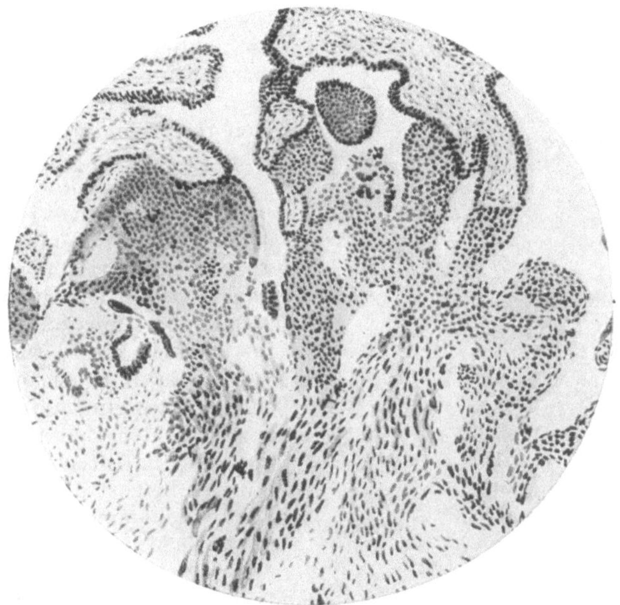

Abb. 4. Aus einem wegen Portiokarzinom exstirpierten Uterus in Schwangerschaft von uber 4 Monaten. Von den Zotten (oben im Bilde) gehen Zellsaulen aus, die mit großen Zellmassen an einer Stelle tief in die Schleimhaut einbrechen.   Die Chorionzellen werden nach unten in der Schleimhaut großer und spindelig. (Zeichnung Leitz, 3, Ok. 0.)

dem er sich nicht überzeugen konnte. Er nahm deshalb an, daß die chorialen Elemente in präformierte Bindegewebslücken oder in Kapillaren vordringen. Die Analogie zur Verschleppung auf dem Blutwege ist unzutreffend, weil es sich um eine ununterbrochene (kontinuierliche) Ausbreitung der Chorionzellen in der Uteruswand handelt. Vᴇɪᴛ nahm Anstoß an dem zerstörenden Vordringen der Gewebslösung. Diese betrifft jedoch nur die erste Phase der Einbettung. Die spätere, besonders die in der Muskulatur erfolgende Chorionepithelinvasion bedeutet zwar eine Sprengung des mütterlichen Zellverbandes, aber zum großen Teile zunächst ohne wesentliche Schädigung der mütterlichen Zellen selber. Das gleiche sieht man ja oft genug auch anfänglich bei der Ausbreitung von Karzinomen und Sarkomen. Im übrigen ist die normale Durchsetzung der Uteruswand mit Chorionepithel das Vorbild anderer gutartiger Heterotopien mit geringem Zerstörungsvermögen, wie sie z. B. bei der Adenomyohyperplasia (Adenomyosis) bekannt ist.

An der basalen Ektodermbekleidung der Decidua basalis spalten sich, wie es scheint, die Synzytien auf zu mehrkernigen und einkernigen Einzelzellen, aber wesentlich zahlreicher dringen die Langhanszellen von den Zellsäulen unter starker Veränderung der Zellform in die Tiefe vor, gelangen auch in die Gefäßwände bis unter das Endothel (Abb. 4) und nach dessen Durchsetzung in die Lichtungen der Gefäße. Gerade die Gefäße haben eine besondere Anziehungskraft auf die Chorionzellen. Auch dort, wo die Zotten an den Wänden innerhalb von Gefäßen festhaften, sieht man das Eindringen der Zellen von innen her in die Gefäßwand. Dieses kann man namentlich auch bei intramuskulären Zotten beobachten.

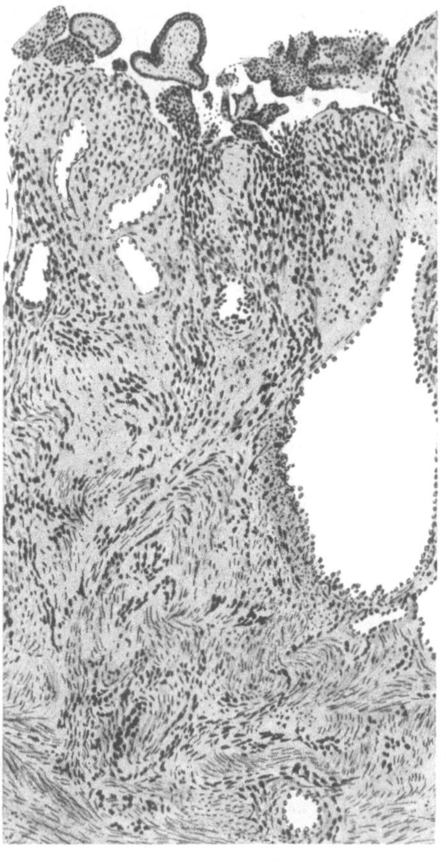

Nur nebenbei soll erwähnt werden — weil die gleichen Zellen auch in der Geschichte der Histogenese des Chorionepitheliom eine große Rolle gespielt haben —, daß die Autoren als Mutterzellen der fremdartigen Elemente der Reihe nach jede einzelne Zellart der Uteruswand angesprochen haben. Einige Autoren sehen sich sogar genötigt, verschiedene Mutterböden anzunehmen, weil sie an der örtlichen Entstehung der eigenartigen Zellen an ihrer Fundstelle festhalten zu müssen glaubten.

Ausschlaggebend für die chorioepitheliale Herkunft ist in einigen Fällen der sichtbare einwandfreie Zusammenhang mit den Zellsäulen der Zotten (Abb. 4); die Untersuchung auf Serienschnitten belehrt über die ganz willkürliche örtliche und quantitative Verteilung in der Muskulatur, längs der Gefäße und in der Gefäßwand. Diese ungleichmäßige Verteilung ist bei der Auffassung als „Schwangerschaftsreaktion" mütterlichen Gewebes nicht verständlich zu machen. Ebenso sind der offenkundige Durchbruch der Gefäßwände und andere Zeichen der Zerstörung mütterlichen Gewebes nur aus der histolytischen Kraft des Chorionepithels zu begreifen. In den letzten 3 Monaten der Schwangerschaft läßt die choriale

Abb. 5. Aus einem normalen Uterus gravidus II mens. wegen Lungentuberkulose exstirpiert. Vom intervillosen Raume her (oben) brechen große Massen Chorionepithelzellen in die Schleimhaut und Muskulatur. Alle dunklen Kerne sind Chorionzellen. (Zeichnung Leitz, 3, Ok. 0.)

Zellinvasion nach und verschwindet in der ersten bis dritten Woche des Wochenbettes bzw. nach Ausstoßung des Eies, außer wenn Plazentarteile zurückbleiben.

Die choriale Zellinvasion durchsetzt in persönlich sehr verschiedenem Grade die Serotina und die ihr anliegende Muskulatur; wodurch diese gradweisen Verschiedenheiten bedingt sind, entzieht sich der Beurteilung, doch ist es von Belang, schon jetzt darauf hinzuweisen, daß in kranken Uteri die choriale Zellinvasion besonders starke Grade annimmt (s. Abb. 4, 5 und 6), wie früher R. MEYER, SCHICKELE u. a. beschrieben haben. Es scheint eines ganz sichergestellt, nämlich, daß die normale dicke Dezidua eine bedeutend bessere Abwehr gegen die einwuchernden Chorionzellen abgibt als andere Gewebe, insbesondere die Muskulatur, denn fehlende oder atrophische Schleimhaut, ungeeignete Schleimhaut an den Tubenecken am Isthmus uteri und in der Zervix (ASCHOFF, DÖDERLEIN, NÜRNBERGER) haben eine ebenso ungewöhnlich reichliche Durchsetzung der Muskulatur zur Folge, wie die intramuskulären Graviditäten und die Schwangerschaft im uterinen Tubenteil. Die Angaben über Chorionepithelioma malignum tubae sind demnach mit Vorsicht zu verwerten. Während ROFFO die Ausbildung der Dezidua bei der Einwucherung der Chorionzellen

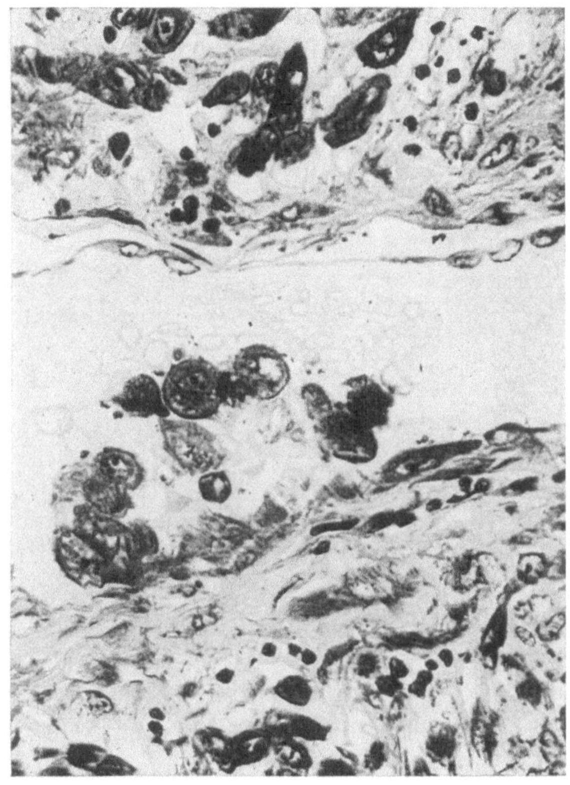

Abb. 6. Chorionzellen in der Schleimhaut unter der Plazentarstelle eines Uterus gravidus III mens. Die großen Zellen in der Dezidua (oben im Bilde und ganz unten) sind Chorionzellen, die oben gegen die Wand eines erweiterten kapillaren Blutgefaßes vordringen. Das Endothel ist hier abgehoben, seine Zellen in Degeneration. Gegenuber ist das Epithel bereits zerstort, die Chorionzellen sind in das Blutgefaß eingedrungen.
(Lichtbild von ungefarbtem Schnitt bei Olimmersion in ultraviolettem Lichte.)

für belanglos hält, will STÄMMLER mit mangelhafter dezidualer Reaktion die Placenta increta („destruens") erklaren. Nach ROFFO sollen tuberkulöse Frauen, was ich nicht bestätigen kann, eine besondere Disposition zur chorialen Infiltration haben.

Die eingewucherten Zellen werden schon von KÖLLIKER (1878) erwähnt und der Schilderung MARCHANDS (1895) entspricht völlig die meinige (1906), die insbesondere die Regelmäßigkeit des Vorganges und die zuweilen große Massenhaftigkeit und Tiefenwucherung hervorhebt. In meinen Fällen überwog die Herkunft von den Langhanszellen ganz bedeutend; in viel geringerem Grade stammen sie von dem Synzytium. Eine Unterscheidung dieser Zellen nach Herkunft ist dagegen niemals möglich, sobald die ersten Zellen im mütterlichen Gewebe liegen. Die Gestalt der Zellen wechselt ebenso wie die Größe mit dem Alter der Zellen, ihrer Umgebung und dem Ernährungszustande.

Im allgemeinen nimmt ihre Größe von der Grenzzone nach der Tiefe der Uteruswand zu (Abb. 4). Aus den kleinen rundlichen Zellen werden etwas größere polygonale, auch spindlige und große epitheloide, schließlich unförmige klumpige und vielkernige Riesenzellen (Abb. 6 und 7).

Die spindlige Form überwiegt. Am auffälligsten werden die Zellvergrößerungen in der Muskulatur. Im Vergleich mit dem dunklen, fast glänzend homogenen, oft vakuolisierten Protoplasma des Synzytiums mit seinen schönen, gleichmäßig dunkel gefärbten Kernen haben die intramuralen chorialen Riesenzellen fädig-körniges Protoplasma, unscharfe Konturen, keine oder wenige kleine

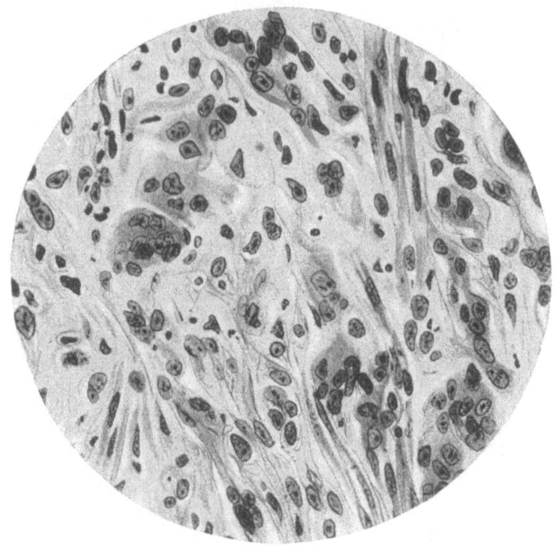

Abb. 7. Chorionepithelien in der inneren Schicht der Muskulatur eines Uterus myomatosus gravidus III mens. Große Mengen von Einzelzellen und einzelnen mehrkernigen Plasmodien liegen zwischen den Muskelfasern. (Zeiß, Ölimmersion 3,0 mm, Apert. 130. Compens. Ok. 4.)

Vakuolen; ihre Kerne, zu Haufen zusammengedrängt, haben viel spärlicheres, oft an die Kernmembran angelagertes Chromatin. Die einkernigen Zellen haben ähnliche Kerne, die oft plump, klumpig, klexig aussehen, ohne daß man darin Einzelheiten erkennen könnte; in anderen Zellkernen ist das Chromatin in groben Körnern und Fäden verteilt. Wir werden sehen, daß die wesentlichen Einzelheiten des Chorionepithels in seinen drei Zellformen bei den malignen Tumoren wiederkehren.

Besondere Bedeutung wird dem Eindringen der Chorionzellen in die Gefäßwand zugesprochen, weil sie dazu beiträgt, die Rückbildung im Wochenbett einzuleiten. Die Chorionzellen findet man dann von Stelle zu Stelle in sehr verschiedener Menge, einzeln oder dicht gelagert in der Wand der Gefäße jeder Größe, und auch das Kapillarendothel wird durchbrochen. Schon bei der Annäherung der Chorionzellen degeneriert das Endothel, es wird abgehoben, durchbrochen und die Chorionzellen gelangen in die Lichtung und können diese nicht nur von Kapillaren, sondern auch von größeren Gefäßen verstopfen

Die Gefäße der Decidua basalis erleiden unter dem Einfluß der von außen her an sie herantretenden und in ihre Wandung hineindringenden Chorionepithelien erhebliche Veränderungen. Ihr Bindegewebe quillt stark (hyalin) auf unter Verlust der Kerne. Die Chorionzellen können große Teile der Wand fast ganz ersetzen, gehen jedoch allmählich zugrunde. Sowohl nach Aborten als auch nach Geburten findet man die Chorionzellen am längsten in den Gefäßwänden erhalten, namentlich an den Arterien. Die hyaline Rückbildung der Gefäße setzt sich nach der Geburt fort bis zum völligen Schwunde der Lichtungen, doch scheinen engere Lichtungen zuweilen neugebildet.

In neuerer Zeit hat man versucht, durch Gewebskultur der Frage des Wachstums der Chorionepithelien näherzukommen. Nach FRIEDHEIM wachsen in Kulturen die Einzelzellen und wandeln sich in Synzytium; dieses wächst jedoch nicht selbständig weiter. Die Langhanszellen sind aktiv beweglich. Die hieraus entnommenen Analogien zum physiologischen Geschehen sind immerhin mit Vorbehalten zu versehen.

Embolie von Chorionepithel und von Zotten in den mütterlichen Kreislauf.

Die einzelnen Chorionzellen gelangen, wie geschildert, vom mütterlichen Gewebe aus in die Blutgefäße und außerdem tauchen die Zotten in die Venen, meist nur oberflächlich, pathologischerweise tiefer ein, unter besonderen Umständen (Placenta increta) sehr tief in die Venen der Muskelwand. Der Abbau erfolgt in dem Blute durch ein besonderes Ferment (ABDERHALDEN).

Zottendeportation. Zuerst von SCHMORL beschrieben, nicht tiefes Vordringen in den Gefäßbahnen der Uterusmuskulatur (VEIT), sondern Abreißung und Fortspülen, Embolie von Chorionzotten (SCHMORL), wird von POTEN und HITSCHMANN für belanglos gehalten, weil die Zotten ohnehin im mütterlichen Blute liegen. Jedoch ist gerade der Untergang der freien Zotten wohl kaum belanglos in der Blutbahn, während innerhalb der Plazenta absterbende Teile durch einen kräftigen Fibrinniederschlag aus dem Blute heilsam abgegrenzt werden. Die Zottendeportation gilt als seltenes Ereignis und kommt bei schwierigen Geburtsverhältnissen zustande. Die Muskelkontraktionen der Uteruswand mögen hierbei eine Rolle spielen. Die Zottenembolie würde ihre pathologische Bedeutung für die Mutter am meisten bei Placenta increta erweisen müssen. Es ist darüber nichts bekant. Dagegen ist Chorionzellenembolie sehr häufig, nach SCHMORL in $80^0/_0$ der Geburten; auch nach frühem Abort sollen sie häufig sein, aber nicht oder doch selten im Verlaufe der normalen Schwangerschaft. Auch LUBARSCH bespricht dieses Vorkommen mit den übrigen Parenchymzellenembolien zugleich als ein in den Folgen belangloses Ereignis.

Veränderungen der Gebärmutter im Puerperium.

Gleich nach der Geburt, bei der durch Zusammenziehen der Muskelwand die größeren Gefäßöffnungen zusammengedrückt werden, beginnt die Rückbildung mit Thrombose der Gefäße, seröser Ausschwitzung an die Oberfläche der Plazentarstelle, Abstoßung einiger an die Plazentarstelle und namentlich an der übrigen Wand übriggebliebenen nekrotisierenden Deziduateile, Neubekleidung der Wundfläche mit Epithel von den stehengebliebenen Drüsenenden.

Leukozyten und, nach HORNUNG, histiogene Granulozyten (Oxydasereaktion) finden sich schon während der Schwangerschaft und besonders im Wochenbett sowohl in der Schleimhaut wie in der Muskulatur. Die in puerperalen Uteri

auftretenden „Lipoide" werden von LUGI, FROBOESE mit Recht als nicht doppel-
brechend, daher als Myeline bezeichnend. Nur bei septischer Entzündung
fanden sich doppelbrechende Lipoide.

Die chorialen Epithelien in der Schleimhaut und in der Muskulatur an der
Plazentarstelle gehen in etwa 14 Tagen zugrunde, ebenso in den Gefäßwänden,
die schon gegen Ende der Schwangerschaft beginnen, hyalin zu degenrieren,
nicht ausschließlich, aber doch zum Teil unter dem Einfluß der eingelagerten
Chorionepithelien. Es ist noch sehr fraglich, ob hierdurch die Gefäßverschließung
leidet oder begünstigt wird. Jedenfalls geht der weitere Verschluß der untätig
gewordenen mittleren und größeren Gefäße an der Plazentarstelle unter zunehmender hyaliner Sklerosierung im Laufe der folgenden 4—8 Wochen vor
sich. Nach 4 Wochen sind die meisten Gefäße verschlossen. Wenngleich die
Zusammenziehung der Gefäßwände für den ersten Verschluß sehr wirksam ist,
so ist ein Dauerverschluß nur unter hyaliner Rückbildung möglich. Durch
die Aufquellung der Wand wird die Lichtung eingeengt und schließlich verschlossen. Dort, wo die Gefäße sich nicht durch Zusammenziehung schließen,
gerinnt das Blut nach ASCHOFFs Meinung unter dem Einfluß von Fermenten,
die aus regressiven Geweben stammen. Dieser zu den normalen Vorgängen
gehörige Stauungs- oder Gerinnungsverschluß (Stagnations- und Koagulations
thrombose), seltener eine langsame Ausscheidungsthrombose, sind der Infektion
leicht zugänglich (s. unter Entzündung).

Die Media der Gefäße degeneriert unter Quellung. Als Ausgleich dieser
Rückbildung hypertrophiert die Intima, und zwar bei herdförmiger Media-
degeneration in Ringform als gleichmäßige Intimaverdickung unter Durchsetzung mit Lamellen aus elastischen Fasern, durch deren Verbindung breitere
elastische Säume gebildet werden. Etwa nach 5 Geburten ist eine breite elastische
Bandmasse auch im Bindegewebe um die Gefäße herum gelagert. Es handelt
sich um einen nach und nach eintretenden Umbau der Gefäßwand, an dem die
Media passiven, die Intima und das perivaskuläre Bindegewebe aktiven Anteil
hat. Es findet nicht, wie GOODALL meint, nach jeder Gravidität eine völlige
Neubildung der Gefäße statt.

Nach dem Puerperium bleibt die Elastinmenge größer als vor der Schwangerschaft, so daß bei öfterer Wiederholung der Elastingehalt im ganzen zunimmt,
freilich auffallend nur an den Gefäßen, nicht intermuskulär.

Nach jedem Abort und besonders nach ausgetragener Schwangerschaft
finden sich hyalin gequollene dicke Gefäße zum Teil in Obliteration. Auch
die von der chorialen Epithelinvasion besonders heimgesuchten Partien in den
tiefen Schleimhautlagen und in den oberflächlichen Muskelschichten unterliegen
hyaliner Degeneration, deren Ausdehnung von physiologischer Erträglichkeit
(Resorption) bis zur pathologischen Steigerung und nekrotischer Abstoßung
ohne scharfe Grenze ist. In den hyalin degenerierten Gefäßen bilden sich oft
neue Lichtungen.

Eine Neubildung von Gefäßen der Plazentarstelle habe ich nur dort gesehen,
wo entzündliches Granulationsgewebe entsteht, sonst nirgends. In der Muskulatur fallen viele kleine Gefäße mit dicht stehenden Endothelkernen auf
(Abb. 8.)

Auch in der Tiefe der Muskelwand, unabhängig von der Plazentarstelle,
hinterläßt die Schwangerschaft, namentlich bei öfterer Wiederholung gewisse
Gefäßveränderungen, die ihre Einleitung in den oben beschriebenen Schwangerschaftsveränderungen finden. Der Ausgang ist Elastinvermehrung in der verdickten Intima und im perivaskulären Gewebe. Die Veränderung erinnert an
den Ausgang der Endarteritis obliterans. Da die erwähnte Metachromasie
der Zwischensubstanz verschwindet und an seiner Stelle elastische Fasern auf-

treten, so nimmt WERMBTER mit HUECK, SCHULZ u. a. eine Fasernneubildung aus der homogenen Grundsubstanz an.

Fettinfiltration in der Gefäßmedia haben wir nicht in der Gravidität, sondern nur im Puerperium gesehen, so daß sie zu den Rückbildungserscheinungen zu rechnen ist. Doch bleiben die Gefäße im ganzen verdickt und es gesellen sich zu den rings gestellten Muskelfasern innen und außen längs verlaufende Bündel.

Die Muskulatur der Uteruswand kehrt auf den früheren Umfang annähernd zurück. Schon in den letzten 2 Monaten der Schwangerschaft wird diese Rückbildung der hypertrophierten Korpusmuskulatur eingeleitet, ohne Auftreten

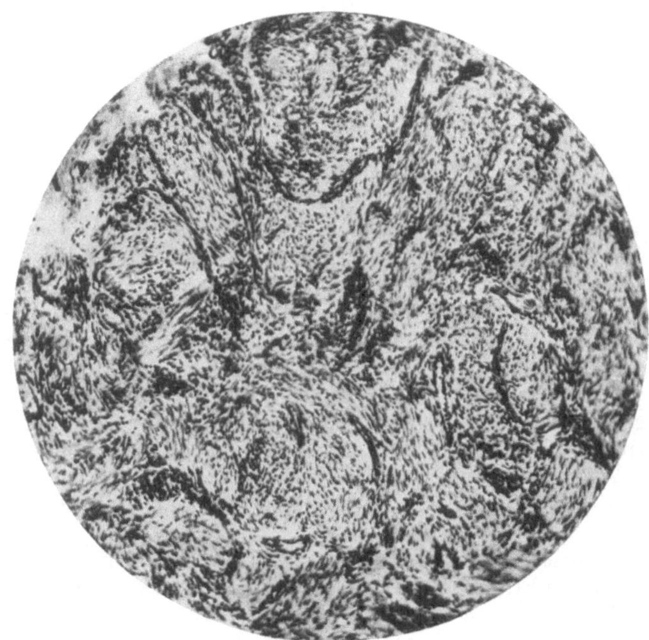

Abb. 8. Enge Gefäße in der Muskulatur unter der Plazentarstelle 3 Wochen nach Geburt fallen durch dichtstehende Endothelzellen und zellige Begleitung auf. (Lichtbild mittlerer Vergroßerung.)

von Fett in den Muskelzellen. Die Muskelzellen erleiden im Wochenbett eine starke Rückbildung zur normalen Größe, die mit fettiger Infiltration einhergeht (SÄNGER u. a.). Die oben erwähnte fibrilläre Längsstreifung der Muskelfasern läßt nach, dagegen nimmt die Erscheinung querer und schrager Wellenbildung zu, so daß die längsgeschnittenen Muskelbündel geradezu geknickt aussehen.

Die Vermehrung der Muskelzellen und Bindegewebszellen während der Schwangerschaft muß wieder rückgängig gemacht werden. Nach STIEVEs Meinung sind es die neugebildeten Zellen, die unter fettiger Degeneration zugrunde gehen. Die alten Zellen bleiben bestehen. Nach STIEVE wandern Lymphozyten aus den Gefäßen und vermehren sich durch Teilung. Während sie in der Schwangerschaft zu Histiozyten, Fibrozyten und Muskelzellen werden sollen, wandeln sie sich im Wochenbette in Monozyten um; ebenso die Gefäßwandzellen. Monozyten und Makrophagen nehmen die Zerfallsbestandteile in sich auf und gehen unter unbekannten Umständen zugrunde.

Die Regeneration der Schleimhaut erfolgt, wie schon gesagt, von basalen Schleimhautresten her, die normalerweise stets als Drüsenfundi vorhanden sind. Die krankhaften Veränderungen sind unter Endometritis geschildert worden.

Funktion der Plazenta.

Chemismus.

Die Funktion der Plazenta in allgemeinsten Zügen ist Stoffaustausch zwischen Mutter und Kind, kurz Atmung, Ernährung, Exkretion der Frucht. Im einzelnen beginnt sich eine Forschung eben erst anzubahnen mit histologischen, histochemischen, chemischen und biologischen Methoden. Es sind drei zeitliche Abschnitte zu berücksichtigen, die anfängliche oder histiotrophische Zeit, dann der hauptsächlichste Abschnitt von etwa 2—8 Monaten, der der Ernährung aus mütterlichem Blute (hämotrophisches Stadium) und zuletzt die allmählich beginnende Rückbildung als Vorbereitung zur Geburt.

Größere Zusammenstellungen der Literatur unter persönlicher Stellungnahme in Frage der Funktion liegen neuestens vor in den Verhandlungen der Deutschen Gesellschaft für Gynäkologie in Leipzig 1928, von A. Mayer, E. Voigt und L. Seitz, sowie zahlreiche Mitteilungen in der Aussprache hierzu; (s. a. Guggisberg Bericht 1926.) Aus der großen Menge wenig gesicherter Ergebnisse können nur wesentliche Einzelheiten wiedergegeben werden. Der Sauerstoffverbrauch ist gering, 0,7 ccm in der Minute nach Rechs Untersuchungen an der künstlich durchbluteten reifen Plazenta. — Zu einem anderen Ergebnisse kommen H. Küstner und Siedentopf. Sie „finden für den Sauerstoffverbrauch der Plazenta mit 12,07 ccm pro Minute und Kilogramm einen Wert, der innerhalb der für andere Organe des Warmblüterorganismus gefundenen Zahlen liegt. Am meisten gleicht er dem für Darm und Leber gefundenen Wert." — „Es ist also allein aus dem Sauerstoffverbrauch zu schließen, daß dieses Organ nicht als eine Art bindegewebiger Scheidewand zwischem mütterlichem und kindlichem Kreislauf eingeschaltet ist, sondern eine beträchtliche Eigenfunktion besitzen muß."

Es ist nicht festgestellt, ob außer Diffusion auch noch ein besonderes Oxydationsferment in Frage kommt; dagegen soll die Kohlensaure rein durch Diffusion abgegeben werden (Zuntz). Die Plazenta enthält scheinbar an die Zellen gebundene Fermente zur Spaltung des Eiweiß (Pepsin? Trypsin? Erepsin?). Arginese wurde von Wehefritz nachgewiesen. Außer Abbau des Eiweiß in der Plazenta wird Aufnahme von Aminosäuren aus dem mütterlichen Blute für möglich gehalten (A. Mayer).

Für Spaltung der Kohlehydrate sprechen Diastase in großer Menge, die aus dem mütterlichen Blute aufgenommen wird, Laktase, Invertase, Karboxylase (Maeda u. a.). Glykogen entstammt dem mütterlichen Blute. Als aktiv regulierende Funktion der Plazenta wurde bisher die Tatsache angesehen, daß der Blutzucker bei Kind und Mutter in verschiedener Menge gefunden wird. Die reife menschliche Plazenta enthält weniger als 0,1 % Glykogen, unabhängig von der Art der Ernährung. Dagegen kann durch Zuckergabe an die Mutter der Zuckergehalt in der Nabelarterie gegenüber dem in der Nabelvene bedeutend erhöht werden. Daraus und aus anderen Experimenten schließen Runge und Kessler auf eine freie Diffusion des Zuckers von Mutter auf Kind.

Das Fett wird anfangs vom mütterlichen Gewebe, dann vom Blute aufgenommen. Der Überzug Langhansscher Zellen enthält kein Fett, dagegen in den Zellsäulen und den meist nach 2 Monaten verschwindenden Zellinseln des Chorionepithels wird Fett gefunden als Zeichen der Rückbildung. In den

Synzytien ist nach übereinstimmender Angabe einer Reihe von Untersuchern reichlich Fett nachweisbar, nach FROBOESE ohne Doppelbrechung. Am Ende der Schwangerschaft findet sich aber das Fett nur an degenerierenden Zotten.

Feine Fetttröpfchen treten nach HOFBAUER im Synzytium sowohl oberhalb der Kerne auf, als ganz besonders zahlreich in dem basalen Teile. HOFBAUER entnimmt daraus eine Fettresorption, während BALLERINI auf die großen Ungleichheiten in der Verteilung und Größe der Fettkörnchen und Tröpfchen aufmerksam macht. Auch wendet er gegen HOFBAUER ein, daß der anfängliche stärkere Fettgehalt mit dem Alter der Plazenta abnimmt und gegen Ende ganz abhanden kommt. GOLDMANNs Experimente ergeben Übergang sudangefärbten Fettes in die fetale Plazenta. Während ASCHOFF in dem Stroma der Plazenta viel Fett fand, hat FROBOESE bei lebenswarm fixiertem Material keines gefunden (vgl. Ref. von GUGGISBERG). Es ist jedenfalls nicht angängig, aus der Sichtbarkeit des Fettes weitgehende Schlüsse auf die Funktion zu ziehen. Das Zottenstroma enthält auch nach den sorgsamen Untersuchungen FROBOESEs nur Fett bei regressiven Zuständen, die inselweise in jeder Plazenta vorkommen und namentlich bei Aborten. Auch in dem Fibrinniederschlag auf untergehenden Zotten findet sich Fett. Die Fette werden vermutlich vom Zottenepithel verarbeitet, die Art ist nicht klargestellt.

Die Spaltung der Fette durch Monobutyrase, Tributyrase, Lipase scheint einigermaßen gesichert: nach MAEDA entstünde die Lipase in der Plazenta selber. Der Gehalt an Lipase läßt sich an den vergleichenden Untersuchungen von ANSELMINO und HOFFMANN durch Extraktion (MAEDA) und durch manometrische Untersuchung des Zellstoffwechsels von Gewebsschnitten (RONA und LASNITZKI) mit der letztgenannten Methode viel genauer feststellen. Danach steigt der Gehalt an einer (wenig giftempfindlichen) Lipase in der ersten Hälfte der Schwangerschaft und sinkt gegen Ende auf etwa die Hälfte des Ausgangswertes.

Oxydase ist im Gewebsschnitte von A. WOLFF u. a. nachgewiesen. Auch Dopa-Oxydase (MAEDA, HOFBAUER u. a.). Der Gesamtgehalt der Plazenta an Lipoiden vermindert sich im Laufe der Schwangerschaft, namentlich an Phosphatiden (BIENENFELD). WEHEFRITZ fand eine mit dem Alter der Plazenta zunehmende Menge von Phosphor und Lipoidphosphor, dagegen Abnahme des Arginin.

Eine Reihe von Arbeiten beschäftigt sich mit dem Kalkgehalt der Plazenta. Früher wurden nur untersucht die degenerativen Kalkablagerungen im mütterlichen Anteil der reifen Plazenta. Durch die Blutkalkuntersuchung an Mutter und Kind wurde auf die wichtige Stellung der Plazenta im Kalkstoffwechsel hingewiesen. Neuerdings fand WEHEFRITZ bei chemischen Analysen von Plazenten verschiedenen Alters in der Mitte der Gravidität einen höheren Kalkgehalt als am Ende. Er nahm an, daß es sich hierbei um biologisch wichtigen Kalk im Gegensatz zu Degenerationskalk in reifen Plazenten handle. Die Abnahme des Kalkes wird allgemein zugegeben.

Im mikroskopischen Präparat gelang es SCHÖNIG durch Darstellung des Kalziums als Ca-Oxalat und Besichtigung der Kristalle im polarisierten Licht bereits im 4.—6. Monat der Schwangerschaft Kalzium festzustellen.

Es finden sich feine nadelförmige Kristalle, subepithelial gelagert im Stroma der Zotten, dicht unter der Glashaut des Epithels liegend. Bevorzugt sind Zotten mit retikulärem und gefäßarmem Stroma. Die Durchtränkung mit Kalziumsalzen ist viel weiter verbreitet als mit den gebräuchlichen Methoden bisher feststellbar war. In zwei Arten kommt Kalzium vor in der Plazenta:

1. im 4.—6. Schwangerschaftsmonat findet sich in den normalen Zotten der für den Aufbau des Fetus gebrauchte Transportkalk.

2. Findet sich mit dem Alter der Plazenta zunehmend Kalk in nekrobiotischen Anteilen (dystrophische Verkalkung) (SCHÖNIG).

Die Aufnahme von Kalk aus dem mütterlichen Blute erfolgt durch Tätigkeit des Zottenepithels, nicht durch Osmose, weil der Kalkgehalt im Blute der Mutter niedriger ist. Der Kalkgehalt der Plazenta ist sehr groß, der Fetus nimmt in den letzten 4 Monaten besonders viel Kalk auf.

SCHULTZ-BRAUNS und derselbe zusammen mit L. SCHOENHOLZ haben die Schnittveraschung verwendet, um den Ort der Kalkablagerung in den einzelnen Teilen der Plazenta festzustellen. Sie kommen im Gegensatz zu WEHEFRITZ und SCHÖNIG zu den Ergebnissen, daß in reifen Plazenten der in einigen Fällen beobachtete, besonders starke Kalkgehalt in erster Linie das Epithel betrifft. Auch unreife Plazenten können schwere Veränderungen einzelner Gewebsbestandteile zeigen. Vor allen Dingen stellen sie fest, daß auch in unreifen Plazenten die Kalkvermehrung nicht physiologisch ist, wie WEHEFRITZ und SCHÖNIG meinten, sondern daß auch in unreifen Plazenten es sich um Schädigung des Epithels handele.

Hämoglobin geht aus zerfallenen roten Blutkörperchen der Mutter in die Zotten so reichlich, daß ihr Epithel sich mit Eosin stärker färbt, auch mit WEIGERTs Hämatoxylin-Säurefuchsin. Eisen wurde von HOFBAUER auf dem Wege vom Chorionepithel zu den Zottengefäßen nachgewiesen.

Der Eisengehalt der Plazenta steigt mit ihrem Alter, indem mehr mütterliches Blut zerfällt. Bei Übertragung der Frucht versagt diese Einrichtung (HILGENBERG).

Der Harnstoffgehalt der Plazenta beträgt 17—25 mg$^0/_0$, bei Eklampsie 40—80 mg $^0/_0$. Als Ursache der Giftwirkung wird teilweise Umlagerung des Harnstoffes in Ammoniumzyanat angesehen (WEHEFRITZ). Die Vermehrung des Harnstoffs in der Plazenta bei Eklampsie kann auch histochemisch gezeigt werden (STÜBEL). Im allgemeinen nimmt der Schwefelgehalt der Plazenta mit dem Wachstum der Frucht bis zum 6. Graviditätsmonate zu, um dann gleichzubleiben (MADRUZZA).

Von einzelnen Plazentarstoffen gibt HARODA folgende an: Xanthin, Adenin, Hypoxanthin, Arginin, Histidin, Cholin, Lysin, Uracil, Leucin, Alanin, Prolin, Glutaminsäure, Phenylalanin (?) und d-Milchsäure, die bei der Autolyse der menschlichen Plazenta eine bedeutende Zunahme erfährt. Aus der Plazenta kann Karotin (in Petroläther löslich) und Lutein (in Alkohol-Azeton löslich) gewonnen werden; eine Beziehung zur Entgiftung wird angenommen (B. ZONDEK).

Von den zahlreichen an der Plazenta durch chemische Zertrümmerung gewonnenen Einzelstoffen, von deren Zusammensetzung und Zusammenarbeit im lebenden Organ man keine leise Ahnung hat, fällt Cholin durch sehr große Mengen in der reifen Plazenta auf (SIEVERS), die jedoch nach KOTTLORS nicht auf die Geburt hinwirken, da die Mengen schon im 3. Monate verhältnismäßig die gleichen sind. Die Ansicht von SIEVERS ist zwar nicht bewiesen, wird jedoch durch KOTTLORS nicht entkräftet, da es vielleicht auf die absolute Menge des Cholins ankommen könnte.

Der Wassergehalt der Plazenta wird nach WEHEFRITZ in der letzten Zeit kleiner (ebenso BIENENFELD).

Die chemische Methodik und ihre Anwendung ohne besondere fachmännische Hilfe gebietet bis auf weiteres vorsichtige Bewertung der Ergebnisse.

Die Hormone der Plazenta.

Von den Hormonen der Plazenta kommt ein dem „Ovarialhormon" gleichwirkendes Hormon in Betracht und ein dem Hormon des Hypophysenvorderlappens gleichendes.

„Ovarialhormon" in der Plazenta.

Unter sehr verschiedenen Namen geht das Ovarialhormon, über das ich bereits (1927/28) zusammenfassend berichtet habe. Es ist nach voraufgegangenen Untersuchungen, namentlich durch ALLEN und DOISY bekannt geworden, die als biologisches Testobjekt die weiße Maus einführten, an der das auch anderweitig aber besonders aus dem Ovarium und namentlich aus dem Follikelsaft von Mensch und Tieren gewonnene Hormon die Brunstreaktion hervorruft.

Diese wird am einfachsten im Scheidensekret an der überwiegenden oder ausschließlichen Bildung von Schollen erkannt. Die Produktion von Ovarialhormon erreicht beim Weibe den Höhepunkt im prägraviden Stadium (Prämenstruum). Es wird zum geringen Teile an das Blut abgegeben, von dem aus es die übrigen Geschlechtsorgane beeinflußt und wird durch den Urin ausgeschieden und auch im Menstrualblute gefunden. Dieses enthält erheblich mehr Hormon als das Körperblut, ein Zeichen, daß es zum großen Teile aus der zerfallenden Decidua menstrualis stammt.

Die genaueren Kenntnisse über das Vorkommen des Hormons nach Zeit und Ort verdanken wir zum wesentlichsten Teil den Arbeiten von ZONDEK und ASCHHEIM.

Das Ovarialhormon ist im Corpus luteum auch in den ersten Monaten der Schwangerschaft beim Weibe enthalten, fehlt dagegen im Blute, wird also nicht mehr ausgeschieden. Dann nimmt es im Corpus luteum ab, wird aber auch in den sog. „interstitiellen Zellen", das sind die gewucherten Thekazellen atresierender Follikel, gefunden, woraus SEITZ den Schluß zieht, daß diese Zellen vikariierend für das Corpus luteum eintreten. Die Voraussetzung, daß sie selber das Hormon liefern, ist freilich nicht bewiesen, denn unter Nachlassen der Produktion durch das Corpus luteum tritt vom 5. Monate eine allmählich bedeutend steigende Menge in der Plazenta auf (LAQUEUR u. a.), zugleich auch wieder im Blute und im Urin. Nach der Geburt wird das Hormon durch den Urin, durch das uterine Blut, die Lochien und die Milch ausgeschieden und verschwindet aus dem Blutkreislaufe.

Die Wirkung des „Ovarialhormons" auf den Körper der schwangeren Mutter ist noch wenig bekannt. Nach Experimenten von BANIECKI bringt das künstlich eingeführte Ovarialhormon sowohl bei kastrierten wie bei nicht kastrierten weiblichen, nicht schwangeren Tieren in der Hypophyse die Veränderung hervor, die wir als bezeichnend für Schwangerschaft halten. Das Ovarialhormon geht auf den Fetus über, wie der Nachweis im Fruchtwasser (ZONDEK und ASCHHEIM) und im Nabelschnurblute (FELS und LOEWE) zeigt und äußert sich in der starken Einwirkung auf die Entwicklung des Uterus, der Prostata und der Mammae der Neugeborenen, wie zuerst von HALBAN angenommen worden ist.

Es liegt hier nicht im Plane, über alle Stätten des Körpers zu berichten, an denen das die Brunsterscheinungen der Maus hervorrufende Hormon gefunden wurde. Es geht uns hier nur das gleichwirkende Hormon in der Plazenta an, das von ZONDEK und ASCHHEIM und LAQUEUR u. a. nachgewiesen worden ist und auch im Blute der Schwangeren nicht fehlt (LOEWE, FRANK, ASCHHEIM und ZONDEK, FELS u. a.). Für die Frage, ob das Brunsthormon in der Plazenta selber hervorgebracht wird, scheint es bedeutsam, daß es hier in besonders großer Menge zu der Zeit erscheint, wenn es im Corpus luteum nicht mehr gefunden wird. Immerhin ist hiermit nicht der Beweis erbracht, ob es dann wirklich nicht dennoch im Corpus luteum entsteht und nur schneller infolge besserer Gefäßbildung an die Blutbahn abgegeben wird.

Freilich ist die Menge des Hormons in der Plazenta sehr groß (Allen und Doisy, Glimm und Wadehn, Dohrn). E. Vogt stellt sich unbedingt auf den theoretischen Standpunkt von J. Halban, daß die Plazenta das Hormon selber liefere. Er stützt sich dabei hauptsächlich auf einen Fall von Amati, in dem 165 Tage vor der Entbindung einer Frau die beiden durch Dermoide völlig funktionsunfähig gewordenen Eierstöcke entfernt worden waren und trotzdem 3 Tage nach der Geburt mit dem Blutserum der Wöchnerin die Brunsterscheinungen bei jungen Meerschweinchen hervorgerufen werden konnten. Die Schlußfolgerung ist ohne weiteres abzulehnen, weil die Tiere nicht kastriert waren. Ihre Ovarien zeigten alle Stadien der Follikelreifung. Ob diese durch Hypophysenvorderlappenhormon hervorgerufen wurden, ist vielleicht nicht mehr einwandfrei klarzustellen, zumal auch nicht die Plazenta selber auf Hormone untersucht wurde. Als Beweis für die Anwesenheit von Ovarialhormon in der Plazenta kann daher dieser Fall nicht gelten.

Es soll hiermit nicht die Möglichkeit bestritten werden, daß Halbans Theorie richtig sein könne, aber der Beweis wird in künftigen Fällen von doppelseitiger Kastration in früher Zeit der Schwangerschaft nur erbracht werden können, wenn man die Plazenta auf Hypophysenvorderlappenhormon und Ovarialhormon gesondert untersucht.

Neuere Arbeiten machen es notwendig nachzutragen, daß das aus dem Follikelsafte gewonnene Hormon, das, wie berichtet, auch in der Plazenta gefunden wird, das „Brunsthormon" nicht das einzige Ovarialhormon ist. Corner hat ein Luteohormon aus dem gelben Körper hergestellt, das eine besondere Wirkung auf das Wachstum und die Funktion des Endometrium (bei Kaninchen) ausübt. Ob dieses in der Plazenta ebenfalls vorkommt, ist nicht bekannt.

„Prolan", das Hormon des Hypophysenvorderlappens in der Plazenta.
Das Primat der Geschlechtsfunktion.

In der Plazenta ist durch den Tierversuch ein in der Wirkung des Hypophysenvorderlappens gleiches Hormon nachgewiesen worden, insbesondere von Zondek und Aschheim. Die wichtige Frage, ob es in der Plazenta gebildet werde, oder hier nur gespeichert, ist wiederholt, so besonders von Kraul und Rippel, Philipp u. a. erörtert worden. Die Pathologie wird hier vielleicht vorläufig das letzte Wort zu sprechen haben (s. weiter unten). Das Hormon des Hypophysenvorderlappens wird von Zondek „Prolan" genannt, zunächst unter Hintanstellung der Frage, ob eine stoffliche Übereinstimmung zwischen dem Hormon der Plazenta und dem des Hypophysenvorderlappens besteht oder nur in der biologischen Wirkung auf die Ovarien unter unbekanntem Zusammenspiel mit den übrigen Organen.

In diesem Abschnitt sollte von der Funktion der Plazenta die Rede sein, aber die Gleichheit in der biologischen Wirkung eines Plazentarhormons mit der des „Prolan" im Hypophysenvorderlappen macht es notwendig, auf die theoretische Deutung des Tierexperimentes einzugehen.

Ein Zurückgreifen auf unsere kurzen Ausführungen über die Ovarialfunktion läßt sich hierbei nicht gut vermeiden. In früherer zusammenfassender Arbeit (1927/28) habe ich bereits Stellung zu der Frage genommen, wieweit es erlaubt sei, aus dem Experimente Schlüsse auf das normale Geschehen zu ziehen und es liegt eine kritische Zusammenstellung der hauptsächlichen Arbeiten in dem bereits erwähnten Referate von L. Seitz (1929) vor.

Geschichtlich ist zu bemerken: Evans und Long (1921 und 1922) erzeugten mit dem Hypophysenvorderlappen mächtiges Wachstum aller Organe und zahlreiche große Corpora lutea bei infantilen Tieren. Zondek und Aschheim (1926) (bald darauf auch Smith) konnten durch das Hypophysenvorderlappenhormon bei unreifen Mäusen sexuelle Frühreife auslösen. Dieselbe Wirkung wurde in meist schwächeren Graden erzielt durch Decidua parietalis in den ersten Schwangerschaftsmonaten, im Corpus luteum graviditatis, in der Plazenta vom 2. Monat bis Ende der Schwangerschaft, im Blute der Schwangeren vom zweiten Monate bis kurz nach der Geburt, zuweilen im Nabelschnurblute und ebenso nur zuweilen in der Tubenschleimhaut, und besonders reichlich im Urin von Schwangeren, spätestens in der 6. Woche bis in die ersten Tage des Wochenbettes. An welchen von den genannten Stellen das „Prolan" nur gespeichert, bzw. ausgeschieden und an welchen hervorgebracht wird, ist nicht ohne weiteres zu unterscheiden. Die Ausscheidung mit dem Urin wird als sicher angenommen.

In weiterer Arbeit (1927 und 1928) erklärten Zondek und Aschheim das Ovar der infantilen Maus als spezifisches Testobjekt für das Hypophysenvorderlappenhormon und weiterhin entwickelten sie die Wirkung des Urins auf die Mäuse zu einer spezifischen Schwangerschaftsreaktion, die sich bei anderen Untersuchern und bei uns ausgezeichnet zur Feststellung der Schwangerschaft bewährt hat. Die oben genannten Ergebnisse von Zondek und Aschheim wurden bestätigt von Fels, Ehrhardt, Biedl, Siegmund und Mahnert, Schuitze-Ronhoff und Niedental, Roessler, Steinach.

Die Wirkung des „Prolans", namentlich vom Hypophysenvorderlappen (Transplantat und Extrakt), sowie von der Plazenta und ebenso vom Urin der Schwangeren, äußert sich an Mäusen in der Beeinflussung der Follikel, die in unregelmäßiger Weise lutinös werden, meist ohne Ausstoßung des Eies, oft unter Blutung in die Follikelhöhle. Da diese Reaktion durch Implantation von Hypophysenvorderlappen und Plazenta und deren Extrakte auch an den Ovarien junger unreifer Tiere nachweisbar ist und da das Hormon des Vorderlappens auch von senilen Frauen und ebenso von Männern wirksam ist, so bezeichnen Zondek und Aschheim das Prolan als Motor der Geschlechtsfunktion. Damit wird der Eizelle der Anstoß zu den geschlechtlichen Funktionen, das „Primat" abgesprochen, zumal bei Abtötung der Eizellen durch Röntgenstrahlen (Parkes, von Schubert) die Brunst zyklisch weiterging und rudimentäre Corpora lutea entstanden.

L. Fränkel und Fels haben die Gleichstellung der künstlich erzeugten Luteinbildung mit den natürlichen Vorgängen auf Grund der histologischen Verschiedenheiten beanstandet und ich habe 1927/28 auf das Fehlen der rhythmischen Funktion im Experimente mit „Prolan" und auf das Fehlen der Befruchtungsreife hingewiesen und vor der Übertragung der Ergebnisse bei der Maus auf den Menschen gewarnt. Darauf werden wir sogleich zurückkommen und es soll noch erwähnt werden, daß auch Siegmund und Mahnert, L. Seitz u. a. die Ovarialveränderung usw. der Tiere nicht als echte geschlechtliche Fruhreife anerkennen. Dazu kommt, daß das Hypophysenvorderlappenhormon vor und nach der Geschlechtsreife, also bei ruhender Funktion unwirksam vorhanden ist (Schultze-Ronhoff und Niedental, Siegmund und Mahnert, Ehrhardt und Seitz, Ehrhardt und Wiesbader) (Literatur bei R. Meyer und bei L. Seitz).

Das Wesentliche in der Deutung der experimentellen Ergebnisse von Zondek und Aschheim ist, daß sie das Hypophysenvorderlappenhormon als das „übergeordnete und allgemeine Sexualhormon" bezeichnen und die funktionelle Bedeutung der Eizelle im zyklischen Geschehen in den Hintergrund stellen.

Diese Deutung der Experimente erstreckt sich auch auf das normale zyklische Geschehen im Ovarium. Deshalb muß ich hier einschalten, daß ich die Theorie vom Primat des Hypophysenvorderlappens ablehne. Es ist von mir nie bezweifelt worden, daß die Eizelle zu ihrer Reifung besonderer Stoffe aus dem Körper, besonders aus den Inkreten der übrigen Organe bedarf, wie aus dem Ausfall der Ovarialfunktion bei Erkrankungen der Inkretdrüsen schon früher hervorging. Zunächst versteht es sich von selbst, daß auch die funktionelle Entwicklung des Hypophysenvorderlappens nur im Einklang mit den übrigen Inkretorganen erfolgen kann. Experimente nach dieser Richtung (Kiyonari) durch Ausschaltung von Inkretdrüsen müßten an möglichst jugendlichen Tieren fortgesetzt werden. Es scheint mir von vornherein verfehlt, in das Abhängigkeitsverhältnis der morphologischen und funktionellen Entwicklung der Organe ein Primat zu bringen, es sei denn, daß man in die phylogenetisch graueste Vorzeit zurückgleitet. Die Bezeichnung „Primat der Eizelle" hat Aschner für meine Anschauung vom Wesen der Geschlechtsfunktion geprägt und der Ausdruck würde gut verwendbar sein, wenn man ihn nicht wortkritisch zerlegt, sondern mit ihm einen festgelegten Begriff verbindet. Nach meiner Anschauung sollte, wie oben im Abschnitt „Menstruation" kurz geschildert worden ist, als das Wesentliche der zyklischen Vorgänge in den weiblichen Geschlechtsorganen die Eireifung voranstehen. Von der Eireifung sollte die Umwandlung des Follikels in ein Corpus luteum abhängig sein und von diesem einerseits die Hemmung zur weiteren Eireifung und Follikelbildung, andererseits die funktionelle Vorbereitung der übrigen Geschlechtsorgane ausgehen, besonders die des Uterus auf eine etwaige Schwangerschaft. Die beiden letzten Teile der Anschauung über das Corpus luteum sind anerkannt und waren schon früher vorbereitet gewesen (vgl. mein Referat 1928). Es bleibt die Frage bestehen, ob im normalen funktionellen Geschehen die Bildung des Corpus luteum von der Reifung einer Eizelle abhängig ist, oder umgekehrt die Reifung der Eizelle von der Luteinbildung ausgeht oder ob beides zusammen von einem übergeordneten Wirken, etwa von Prolan, abhängig ist. Die Mitwirkung des Prolans bei der Luteinbildung kann als gesichert betrachtet werden, nicht nur im Tierexperiment, sondern auch durch pathologische Erfahrung am Menschen, auf die wir im Abschnitt Blasenmole und Chorionepitheliom zurückkommen werden, im Hinblick auf die wir hier besonders die Frage mit berühren. Im übrigen lassen wir das künstliche Erzeugnis der Luteinbildung bei Tieren und das pathologische beim Menschen in keiner Weise als Gegenstand eines Vergleiches mit dem normalen zyklischen Geschehen von vornherein gelten. Man könnte ebensogut die künstliche Parthenogenese (Loeb) auf die normale Befruchtung in allen ihren Einzelheiten beziehen, also den Einfluß des Sperma leugnen.

Aber nicht in theoretischer Voreingenommenheit, sondern auch in Einzelheiten ist der Vergleich des Experimentes mit der Funktion abzulehnen. Die Luteinbildung im Tierexperiment ist, wie oben gesagt, sehr verändert gegen die physiologische und es bleibt außerdem die Wirkung auf Befruchtbarkeit aus.

Ferner wirkt das Prolan im Experiment und besonders bei Blasenmole und Chorionepitheliom wahllos auf Luteinbildung an zahlreichen Follikeln. Also wahllos, ziellos und im Erfolge abnorm. Selbst Aschheim (1928) anerkennt eine weitgehende Ähnlichkeit der im Ovarium der Maus experimentell erzeugten Luteinbildungen mit den pathologischen Veränderungen im Ovarium bei Blasenmole und Chorionepitheliom. Eine Vergleichung mit den normalen Vorgängen ist nicht einmal bei der Maus, geschweige denn bei den Menschen zu weitgehenden Folgerungen auf das normale zyklische Geschehen verwertbar, wie auch L. Seitz u. a. hervorheben. Wenngleich hiermit der Vergleich abgelehnt wird, so bleibt dennoch die Mitwirkung des Prolans bei der Luteinbildung im normalen Geschehen unangetastet, nur nicht in der Gegenüberstellung von Primat der Eizelle vom Primat des Prolan. Nicht der Motor, sondern der Brennstoff der Funktion ist das Prolan. Voraussetzung bleibt die Eireifung. Weder die Auswahl von nur einzelnen Follikeln im natürlichen Geschehen, noch das zyklische Auftreten der Funktion geht vom Prolan aus, das zu jeder Zeit in die Blutbahn abgegeben wird und weder in der Hypophyse noch in anderen Organen gespeichert und zyklisch ausgeschüttet wird, noch zur Zeit der Ovarialfunktion vermehrt ist. Das Prolan trifft keine willkürliche Auslese, sondern beeinflußt nur die der Befruchtungsreife nächststehenden Eifollikel.

Es ist in der Kette zahlreicher nicht näher bekannter innensekretorischer Bedingungen die Prolanbildung der letzte Anstoß zur Luteinbildung unter unbedingt notwendigem Einflusse einer der Befruchtungsreife nahen Eizelle. Es ist aber nicht Ursache, am allerwenigsten einzige oder auch nur erste Ursache der Eireifung selber.

Der Kernpunkt der biologischen Auffassung kann nicht die Fragestellung sein, welche von den Bedingungen einen quantitativen Vorrang hat, da sie alle mehr oder weniger unentbehrlich sind, und noch weniger kommt ein zeitlicher Vorrang in der Reaktionskette als besonders wichtig in Betracht.

Wollte man einem Punkte der zeitlichen Folge das Primat zuschreiben, so würde man nicht im Leben des Individuums Halt machen können, sondern bis auf den Anfang des Lebens und weiter zurückgehen müssen. Die Theorie vom „Primat" der Eizelle hat jedoch nicht einen Zeitbegriff zum Inhalte, sondern sie zielte in bewußt finaler Denkform auf die Einsicht in das Gesamtgeschehen der Geschlechtsfunktion hin, eine Einsicht, die damals durch eine Nebensache — bald wird es vergessen sein —, nämlich durch die zeitweise zufällig in den Vordergrund gedrängte Menstruationslehre abgelenkt wurde von der heute selbstverständlich gewordenen Einsicht, daß die Gesamtfunktion obenan der der Befruchtung und der Schwangerschaft, also der Erhaltung der Art und nicht der Menstruation gelte. Es lag niemals in der Theorie vom Primat der Eizelle einbegriffen, daß die Eireifung autokratisch oder gar autarkisch, also unabhängig von anderen biologischen Funktionen, von Entwicklungsstoffen sei.

Kurz, das Hypophysenvorderlappenhormon, „Prolan", wirkt biologisch nicht wahllos noch zyklisch, sondern nur auf die Follikel mit annähernd reifem Ei, unter dessen Vorherrschaft auf die Granulosa des eigenen Follikels.

Diese Abschweifung war teils als Nachtrag zur Lehre von der Menstruation, teils als Ergänzung zum Verständnis der Wirkung des Prolans in der normalen und pathologischen Plazenta notwendig, freilich hauptsächlich für ein zukünftiges Verständnis, denn die Wirkung der Massenproduktion von Prolan in der Plazenta (oder ihrer Speicherung) ist zunächst unklar. Die bei Tieren und in der Pathologie erzeugte Massenentwicklung von Luteinzellen hat höchstens ein bescheidenes Vorbild in den Ovarien bei normaler Schwangerchaft, nämlich in Wucherung der Theka atresierender Follikel und dieses hat scheinbar geringen Funktionswert, jedenfalls keinen entscheidenden, da die Eierstöcke in der Schwangerschaft schadlos ausgeschaltet werden können. Andere Wirkungsweisen des Prolans auf den mütterlichen oder kindlichen Körper sind nicht bekannt. Die Wirkung eines Plazentarinkretes in wässeriger Plazentaremulsion hatten MURATI und ADACHI schon durch intraperitoneale Injektion bei Nagern erwiesen. Schon jugendliche Tiere zeigten an den Ovarien und den Genitalien Reifeerscheinungen und erwachsene Tiere hatten bis zu 100 Stück Corpora lutea meist mit zentraler Blutung, mit und ohne Eizelle, geplatzt und ungeplatzt, meist größere als normale. Die gleiche Wirkung erzielten sie mit Blasenmole und Chorionepithelioma malignum. Sie schließen aus ihren Experimenten auf eine schützende Wirkung des Plazentarinkretes auf das Corpus luteum der Gravidität. Offenbar haben die Autoren das dem Hypophysenhormon in der Wirkung gleiche Hormon der Plazenta (Prolan) erprobt. Aber erst durch die Untersuchungen von ZONDEK und ASCHHEIM ist dieses klar geworden.

Das Wachstum der Mammae in der Schwangerschaft und ihre Funktion ist ebenfalls mit dem Plazentarhormon in Zusammenhang gebracht (HALBAN) und ist wahrscheinlich von dem Ovarialhormon in der Plazenta abhängig.

Vitamine.

Über den Wert der einzelnen Ergebnisse hinaus führen neuere Betrachtungen über die Spezifität der Hormone und deren Beziehungen zu den Vitaminen, über die E. VOGT (1929) in übersichtlicher Zusammenstellung mit besonderer Berücksichtigung der Plazentarhormone berichtet hat. Übergang von Hormonen der Plazenta auf das Fruchtwasser und Durchdringung der fetalen Haut sind darin erwogen worden. Vitamine A, D und E sollen in der Plazenta nachgewiesen sein. Ihre Beziehung zu den Hormonen ist aber äußerst dunkel.

Schluß.

Dieser kurze Abriß der Plazentarfunktion enthält sich absichtlich breiterer Darstellung der zahlreichen Mitteilungen und widerspruchsvollen Meinungen auf dem noch jungen und aussichtsvollen Gebiete der Forschung. Die oben genannten Berichte geben breite Darstellung der einschlägigen Fragen.

Wieweit die normale Ausbildung und Funktion der Plazenta von örtlichen Bedingungen in der Uterusschleimhaut und von dem mütterlichen Stoffwechsel abhängt, ist wenig erforscht. Die funktionelle Abhängigkeit der Plazenta vom lebenden Fetus ist ebenfalls nur in allgemeinster Form bekannt. Sie ist indes nicht unbeschränkt, wie wir aus der Wirkung überlebenden Plazentargewebes, namentlich vom Chorionepithelioma wissen.

Die Bedeutung ähnlicher hormonaler Erscheinungen ohne Schwangerschaft.

Die Pathologie fördert oft auf Umwegen die normale Physiologie. Wir erfuhren, daß die Frage offensteht, ob die Plazenta „Prolan" hervorbringt oder speichert. Da man die Hypophyse bisher nicht ausschalten kann, sind wir auf Vermutungen und auf die Erfahrungen der Pathologie angewiesen, mit denen das biologische Experiment nicht wetteifern kann, die sie jedoch zu unterstützen berufen ist.

Die Wege der hormonalen Wirkung sind wenig bekannt. Umwege über verschiedene Inkretdrüsen sind wahrscheinlich. In dieser Richtung ist ein von G. A. WAGNER beschriebener Fall sehr bedeutsam. Eine 34jährige Frau, die vor 6 Jahren einmal geboren hatte, vermißte seit 4 Monaten die Menses. In den Brüsten war reichlich Kolostrum. Die bläuliche, geschwollene Vagina und der vergrößerte weiche Uterus und ein Adnextumor führten wegen Annahme einer Graviditas extrauterina zur Operation, bei der sich große zystische lutinöse Tumoren beider Ovarien genau so fanden wie sonst bei Blasenmole und Chorionepitheliom bekannt. Eine Schwangerschaft bestand nicht. Nach der Operation begann unter starker Spannung der Mammae die Milchsekretion wie nach einer Geburt und die Frau hatte heftige Schweiße wie im Wochenbette. In der Schleimhaut des Uterus wurde Dezidua gefunden ebenso auf der Serosa; die Uteruswand zeigt die für Schwangerschaft typische Auflockerung und das verdickte Vaginalepithel hat eine starke verhornte Schicht. Als Ursache aller genannten für Schwangerschaft bezeichnender Veränderungen fehlt weiter nichts als die Schwangerschaft, dagegen wurde auf Grund von Röntgenbildern und von klinischen Erscheinungen des Zentralnervensystems und von Augenuntersuchung ein gutartiger Hypophysentumor angenommen.

Unter Voraussetzung der Richtigkeit dieser Diagnose betrachten wir die pathologische, unmäßig gesteigerte Luteinzellenwucherung in den Ovarien als mittelbar oder unmittelbar hervorgerufene Wirkung der gesteigerten Funktion der Hypophyse, und die Schwangerschaftszeichen an Uterus, Vagina, Mamma als unmittelbare oder auch mittelbare Folge. Diese Reaktionen werden hier ohne Vorhandensein einer Plazenta hervorgerufen, in einem Maße, das sonst nur bei pathologischem Wachstum des Chorionepithels erreicht wird. Die Sekretion der Hypophyse allein genügte in diesem Falle, die Luteinwucherung zu erzeugen.

Dieser Befund WAGNERs und seine Deutung verpflichtet uns also der Frage nachzugehen, inwieweit auch normalerweise die hormonale Wirkung der Schwangerschaft über die Hypophyse auf die Ovarien und über diese auf die Geschlechtsorgane einschließlich der Mamma vor sich geht.

Die verstärkte Tätigkeit der Hypophyse ist in WAGNERs Falle nicht durch Schwangerschaft hervorgerufen, diese ist also nicht unerläßlich zur Herausbringung der genannten Erscheinungen. Daher ist der Befund WAGNERs auch von nicht zu unterschätzender Bedeutung für die Frage, ob die Plazenta selber das „Polan" liefert oder nur die Hypophyse. Wir werden im Abschnitte über Blasenmole und Chorionepitheliom darauf zurückkommen, wollen aber schon hier darauf hinweisen, daß die hochgradige Wucherung der Luteinzellen bei diesen Erkrankungen nicht geeignet ist, die Annahme einer Erzeugung von „Prolan" im Chorionepithel selber zu beweisen, weil die gleichen Ovarialveränderungen auch ohne Plazenta im Falle WAGNERs zustande kommen.

Mit Recht setzt G. A. WAGNER seinen Befund in Vergleich mit den Fällen von Persistenz des Corpus luteum, die ebenfalls ohne vorhandene Befruchtung eines Eies mit den histologischen und funktionellen Erscheinungen der Schwangerschaft am Corpus luteum und Uterus einhergehen.

Die Luteinzellenwucherung genügte allein ohne Schwangerschaft, die hormonale Wirkung auf die Geschlechtsorgane einschließlich der Mammae hervorzurufen und WAGNER ist überzeugt, daß die in der Eile des Notfalles versäumte Schwangerschaftsreaktion positiv ausgefallen sein würde. Die Reaktion auf Hypophysenvorderlappenhormon, das wohl so gut wie sicher die Luteinwucherung hervorgebracht hatte, wäre freilich auch nach der Totalexstirpation, am Platze gewesen, da die Hyperplasie oder der gutartige Tumor der Hypophyse weiter bestand. Man sollte deshalb in Zukunft auch bei einfacher Persistenz des Corpus luteum von so langer Dauer, wie in einem Falle WAGNERs und ganz besonders bei pathologischen Wucherungen der lutinösen Zellen ohne Gravidität die Schwangerschaftsreaktion mit Urin (ASCHHEIM-ZONDEK) versuchen. Der schöne Fall von WAGNER gibt aber auch ohne Reaktion, gerade durch die Veränderung im Ovarium, Gewißheit, daß die Hypophyse ohne Schwangerschaft, also ohne Plazenta enorme Mengen von Hormon hervorbringen kann.

Unser Schluß hat zu lauten: es ist bis heute der Beweis nicht erbracht, daß die Hormone von der Plazenta gebildet werden, wenn auch die Möglichkeit nicht abzuweisen ist, und mit Recht sagt L. SEITZ: die Chorionepithelien versehen die Funktion so vieler späterer Organe, daß man ihnen bei ihrer geringen Differenzierung auch die hormonale Funktion zutrauen könnte.

Blasenmole. Mola hydatiformis.

Namengebung, Vorkommen und Ablauf der Blasenmole.

Blasenmole und Traubenmole, die bei uns gebräuchlichen Bezeichnungen entsprechen der Mola vesicularis (s. cystica) und Mola botryoides. Von der alten Anschauung, daß es sich um tierische Parasiten handle, stammt die Bezeichnung „Mola hydatidosa", die in der besseren „Mola hydatiformis" anklingt [1].

Blasenmole beruht auf Vergrößerung der Zotten. — Die Angaben über die Häufigkeit der Blasenmole, auf Geburtenzahlen berechnet, schwanken beträchtlich (von 0,05 bis 3,7 pro Mille). Wenn ich zu den Angaben von Essen-Möller (1912) aus der Literatur und seinem eigenen Materiale (18 mal bei etwa 6000 Geburten) noch einige Zählungen (Galabin 1:2000, Brücke 1:1780, v. Szathmáry 1:1347) hinzufüge, so kommen auf über 60 000 Geburten 66 Blasenmolen. Einen brauchbaren Maßstab kann man aus diesem klinischen Materiale nicht entnehmen. Die außerklinischen Fälle sind nicht faßbar und außerdem fehlen in den Angaben die viel wichtigeren Vergleichszahlen über Aborte und Fehlgeburten. —

Das Alter der Frauen mit Blasenmole ist nach der Zusammenstellung von Essen-Möller nicht maßgeblich. In die Zeit der größten Gebärfähigkeit (21—40 Jahren) fallen die meisten Blasenmolen, nämlich von 181 Fällen 84,5 %. Es fehlt jedoch ein brauchbarer Vergleich in Zahlen, der die Aussagen anderer Autoren völlig entkräften könnte, daß das höhere Alter im Verhältnis zur Geburtenzahl doch bevorzugt sei. — So berechnet Gies aus 30 Beobachtungen ein 7mal häufigeres Vorkommen nach dem 40. Lebensjahre als vorher [2]. Essen-Möller bestreitet auch die Häufigkeit der Blasenmole bei Vielgebärenden (Remmelt) als Besonderheit, wenngleich Beispiele wiederholter Blasenmolen im einzelnen bekannt sind, meist nur 2—3 mal, aber auch 6 mal (Hermont), 11 mal (Maier) und sogar 18 mal (Essen-Möller). In einem Falle (Bazan) kam wiederholt Blasenmole zwischen normalen Geburten vor. — Nicht selten folgen auf Blasenmole später normale Geburten (Sunde). — Die klinischen Erscheinungen besprechen wir soweit wie nötig in dem Abschnitte über die Pathogenese.

Die Erkrankung endet oft mit spontaner Ausstoßung, nicht selten mit teilweiser Zurückhaltung und in einigen Fällen mit Chorionepitheliom (s. weiter

---

[1] Man kann auch „hydatidiformis" sagen, wenn man die Ähnlichkeit mit den Blasenwürmern hervorheben will, während hydatiformis nur blasenförmig bedeuten soll. Die Geschichte der Blasenmole von Aetius bis Marchand siehe bei Kossmann und bei Essen-Moller, Briquel, Kleinwächter. Alte Literatur siehe bei Boivin et Dugès (1833) und in Virchows Onkologie. Seit dem Altertum bekannt, wird die Blasenmole von Schenck von Grafenberg als eine besondere Form der Mole genannt. Auch bei Sunde (1911) ist ein kurzer geschichtlicher Überblick gegeben. Neuere zusammenfassende Arbeiten und Referate siehe auch bei Hinselmann, Lahm (Literatur 1913—1924) und O. Frankl (1927), R. Meyer 1930 im Handbuche der Gynäkologie von Stoeckel Bd. VI. Nach Kossmanns Angabe hat bereits Hippokrates die Blasenmole richtig erkannt. Der Volksmund spricht von Sonnenkind, Teufelsbrut, Windei, Mondkalb (Boit), um das Widernaturliche zu kennzeichnen. Lange Zeit hielt man die Mole fur einen tierischen Parasiten. Ruysch (1691) erkannte die Zugehörigkeit zur Plazenta. Naheres uber die Namen siehe bei Essen-Moller in einem Anhang des Philologen Prof. Tegnér.

[2] Es ist L. Zeiss auffallig, daß von seinen 7 Blasenmolenpatientinnen 4 im jugendlichen Alter von 16—21 Jahren stehen, 2 Frauen dagegen 40 bzw. 50 Jahre alt sind. Nur eine Frau steht mit 35 Jahren in der Mitte. Man ersieht hieraus nur den Unwert kleiner Zahlen.

unten). Die Blasenmole soll nach KEHRER im 4. und 5. Monat am häufigsten ausgestoßen werden, doch sind Fälle vom 2. und 3. Monat ebenso wie im 6. bis 9. Monat nicht selten. Übertragung bis 11 und 14 Monate kommt dagegen nur in vereinzelten Fällen zur Beobachtung. GAIFAMI gibt sogar 17 Monate an.

ESSEN-MÖLLER berechnet aus 78 Fällen, daß in etwa $^5/_6$ der Fälle die Blutung schon in den 3 ersten Monaten der Schwangerschaft und etwa bei $50^0/_0$ der Fälle im 2. Monate zuerst auftritt. Er glaubt nach dem geringen Materiale mit brauchbaren Angaben sich zu der Warnung berechtigt, daß frühzeitige Blutungen auf Chorionepitheliom Verdacht erregen müsse. — Die Blutungen können in regelmäßigen Zwischenräumen auftreten, ähnlich wie Menstruationen.

Trotz der durch teilweise Ablösung von der Uteruswand bedingten Blutungen kann die Blasenmole lange Zeit im Uterus zurückgehalten werden. Mit der allmählichen Ablösung hängt es zusammen, daß nur von Zeit zu Zeit unbedeutende Blutungen erfolgen und daß selbst sehr große Blasenmolen, wie in einem Falle von RHENTER nahe dem Ende der scheinbaren Gravidität fast ohne Blutung ausgestoßen werden können; sie liegen eben schon größtenteils abgelöst im Uterus. Die Ablösung erfolgt mechanisch, durch die Vergrößerung der Haftzotten, durch die Schwere und Uteruskontraktionen.

ESSEN-MÖLLER bringt aus der Literatur einige Fälle, in denen die Retention der Blasenmole im Uterus 7—14 Monate dauerte, einmal sogar 17 Monate (GAIFAMI). (Siehe auch HALLAUER, KERMAUNER, O. FRANKL.)

Die größeren Blasenmolen werden meist in vielen Einzelteilen geboren. Zuweilen gehen der Geburt oder der Ausräumung in längeren oder kürzeren Pausen Teilentleerungen voraus. Jedenfalls ist das natürliche Bestreben des Uterus darauf gerichtet, sich der Blasenmole zu entledigen. Steht die Blasenmole mit der Chorionhaut noch in gutem Zusammenhange, so kann sie im ganzen oder doch zum größten Teile im Uterus zurückbleiben, wenn sie auch größtenteils abgelöst ist und nur an einer Stelle an der Uteruswand festhaftet, wo die Zotten tiefer in den Uterusgefäßen vorgedrungen sind. — Die größeren oberflächlich haftenden Zotten lösen sich durch die Schwere und durch unverhältnismäßiges Anwachsen ihrer ursprünglichen Haftfläche ab.

Die äußere Form der Blasenmole.

Es gibt vollständig blasig entartete Plazenten und teilweise. Man spricht dann von totaler und partieller Blasenmole (GREGORINI, ESSEN-MÖLLER); in diesem Falle ist ein kleinerer oder größerer Teil der Plazenta erhalten mit normalen Zotten. Die blasige Entartung beschränkt sich auf einzelne zerstreute Stellen oder viele Stellen. Solche Fälle sind schon lange (s. VIRCHOW) bei Aborteiern bekannt, und nach STORCH soll VILLERS (1841) das gleiche geschildert haben (s. auch GIERSE 1847).

MARTIN (1867) zeigte zerstreut blasige Zotten bis zu Kirschgröße in sonst normalen Plazenten bei normalen Feten von 3 und 8 Monaten und STORCH (1878) solche an einer ausgetragenen Plazenta, und zwar ausdrücklich an der zu einem lebenden Kinde gehörenden Plazenta, nicht an einer Zwillingsplazenta, von der er auch einen Fall beschreibt.

Ein Fall von R. MEYER ist bemerkenswert, weil die Blasenzotten im extrachorialen Randgebiete einer Placenta marginata mit 22 cm langem Fetus ebenso zerstreut lagen wie im übrigen zentralen Teile der Plazenta. Der extrachoriale Randteil entsteht nämlich nachträglich nach der ersten Bildung der Zotten im unmittelbaren Anschluß an die Zottenhaut. Für die Pathogenese der Blasenmole ist dieser Fall zu beachten. Außer Einzelblasen oder zerstreuten

Blasen in sonst normalen Zottengebieten werden auch bestimmte größere Abschnitte, einzelne Gefäßbezirke wie Kotyledonen oder größere Teile wie Quadranten der sonst normalen Plazenta völlig blasig entartet gefunden (Ruysch, Virchow, Kehrer).

Ungewöhnlich ist ein Fall von „zirkulärer Blasenmole" (R. Meyer), die kranzförmig als äußere Zone einen gesunden zentralen Teil umgibt bei normal ausgetragenem Kinde.

Bei sonst normaler Plazenta wurden Blasenzotten im Bereiche des Chorion laeve allein gefunden in einzelnen Fällen von Michael, Winogradow, Melcieul, v. Franqué. — Die blasige Entartung hängt hier wie auch in Aborteiern mit dem Absterben durch mangelhafte Ernährung zusammen.

Bedauerlicherweise werden die Bezeichnungen „partielle" und „totale" Blasenmole noch in anderem Sinne verwendet als in den eben geschilderten Fällen von teils blasiger, teils gesunder Plazenta. Totale Blasenmole werden nämlich auch solche Fälle genannt, in denen die Blasen angeblich das ganze Ei ringsum, also auch im Bereiche der Eikapsel besetzt halten (Kehrer, Boit). Wenn es sich nicht um junge Eier handelt, dürfte diese Art schwer zu erkennen sein. Nach Kaufmann fehlen in solchen Fällen Eihöhle und Embryo. An Eiern von 3 Monaten Alter ab dürfte wohl die Entscheidung schwierig sein.

Selbst bei sehr junger Blasenmole vermißte andererseits van der Hoeven Blasenzotten an der Eikapsel.

Partielle Blasenmole kann vorgetäuscht werden durch Zwillingsplazenten mit einem normal ausgetragenen Kinde und einem früher abgestorbenen Kinde, dessen blasige Plazenta als Anhängsel der normalen Plazenta oder getrennt von ihr erscheint.

Zwillingsschwangerschaft mit einer normalen Plazenta und einer Blasenmole ist öfters beschrieben worden. Kehrer (1894) hat 10 Fälle zusammengestellt. Essen-Möller kennt etwa 20 Fälle solcher Zwillingsschwangerschaften mit nur einer Blasenmole aus der Literatur. Herrgott sammelte (1909) bereits 30 Fälle. Frankl gibt auch Drillingsfalle mit einer Blasenmole aus der Literatur an. In mehreren dieser Fälle von Zwillingseiern lebt das eine Kind und ist normal. Ich habe zwei solcher Fälle mit unmittelbar aneinander grenzenden Plazenten gesehen, von denen die eine ganz normal ist, die andere völlig blasig. In einem meiner Fälle war das Kind völlig ausgetragen, ebenso wie bei Falgowski. — Die Fälle führen jedoch oft ebenfalls zum Abort im 4. und 5. Monat (Anni Vogels, Günther), in einem Falle Birnbaums im 6. Monat. Besondere Beachtung verdient ein Fall von Bernutz und Goupil, in dem ein normales Ei im Uterus und eine Blasenmole in der Tube gefunden wurde. Einzig ist ein Fall von Ausstoßung einer Blasenmole einige Monate vor der Geburt eines normal ausgetragenen Kindes (Boivin).

Abgesehen von Zwillingsschwangerschaft, bei der ein Fetus der normalen Plazenta anhaftet, ist ein der Blasenmole selber zugehöriger Fetus recht selten beobachtet worden. Essen-Möller kennt aus der Literatur nur die Fälle von Meyer, Hildebrandt (?), Bamberg (?), Kreitmair (?), Schröder, Gottschalk. R. Meyer führt außerdem Fälle von Spirito, Mücke, O. Frankl, Devraigne und Ségny (partielle Blasenmole) und 2 eigene an. Die Feten sind 8—23 cm lang, totfaul, zuweilen ödematös gequollen. Doch werden die Feten auch als „normal" bezeichnet von O. Frankl (8 cm). Meist stirbt der Embryo frühzeitig ab. In einem sehr jungen Ei von $5,5 \times 5 \times 4,4$ mm Durchmesser mit Blasenzotten, darüber wir noch sprechen werden, berichtet Todyo (Schmorl) über eine 0,8 mm lange lebensfrische Embryonalanlage, die nur eine Amnion- und Dottersackhöhle ohne weitere Organanlagen hat und mit der

Chorionhaut durch einen epithelialen Strang mit wenigen Bindegewebszellen verbunden ist.

Die Größe der Blasenmole kann bis zu mehreren Litern betragen. Doch kommt bei der Gewichtsangabe (4750 g in einem Falle von KEHRER) Blutgerinnsel mit in Rechnung.

Bei älteren Blasenmolen ist der äußere Anblick unverkennbar bezeichnet durch die locker gelagerten zur Absonderung voneinander und zur Ablösung geneigten durchscheinend hellen weißlichen, auch bläulich schillernd-weißen Blasen. — Eine Verwechslung mit Traubensarkom kann vorkommen.

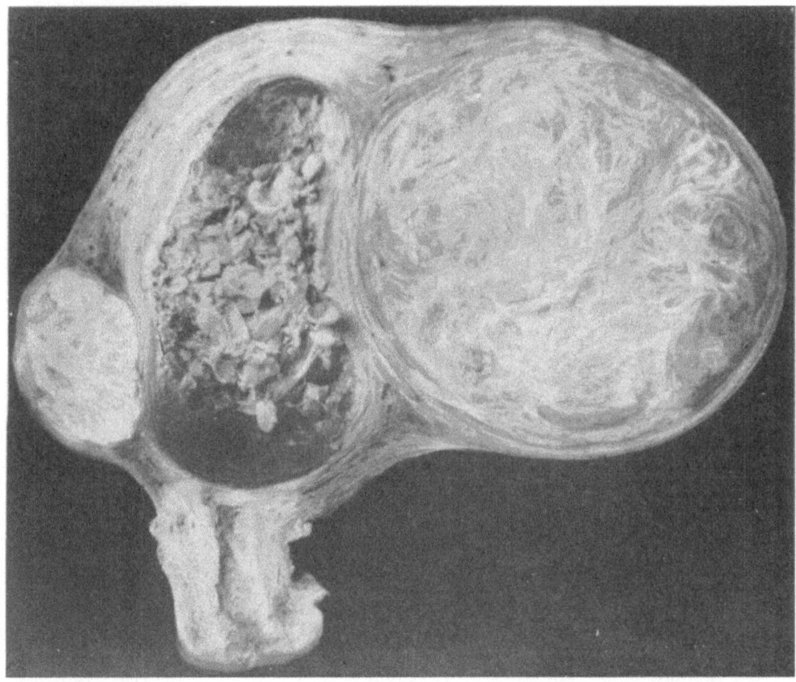

Abb. 9. Mannskopfgroßer Uterus mit Myom einer 44jährigen Frau. 5 Monate nach der letzten Menstruation durch Operation entfernt. Sagittalschnitt durch den Uterus. Lichtbild etwa $^1/_2$ naturl. Große. (Aus R. MEYER in Festschrift fur MORPURGO 1927.)

Die Blasen können zwar mikroskopische Ausdehnung behalten, aber im ausgeprägten Falle erreichen sie von Stecknadelkopf- bis Kirschgröße, selten darüber, meist etwas eiförmig, wie die Beeren vom spanischen Wein. Die ganze Masse sitzt der Chorionhaut auf. Zahllose Beeren hängen dicht gedrängt an langen bis zu mehreren Zentimeter langen oder kurzen fadendünnen Stielen in mehr oder weniger großen Doldenhaufen zusammen, zuweilen hintereinander rosenkranzartig gereiht.

Die der Dezidua näherliegenden, peripheren Zottenblasen sind meist am größten. v. D. HOEVEN schließt daraus, daß die näher der Chorionhaut gelegenen Zotten sich noch vermehren. Dieser Schluß ist keinesfalls berechtigt, zumal dieses Größenverhältnis die Regel ist, auch wenn die der Chorionhaut anliegenden Zotten ebenfalls blasig sind. Die peripheren Zotten werden eher blasig oder sie nehmen mehr Nahrung auf, weil sie der Blutquelle näher liegen. — Ich muß aber ausdrücklich hervorheben, daß ich recht oft die peripheren Blasen kleiner gefunden habe.

MARCHAND (1895) beschrieb als erster ausführlicher die Blasenmole im Zusammenhange mit dem Uterus. Frühere Fälle hielt VIRCHOW nicht für zuverlässig.

Von 5 Uteri mit festhaftender Blasenmole, die ich untersuchte, wurden 2 wegen falschen Verdachtes auf eine bösartige Geschwulst (Sarkom oder Karzinom) exstirpiert, 2 wegen tatsächlich vorhandener Myome. Es läßt sich

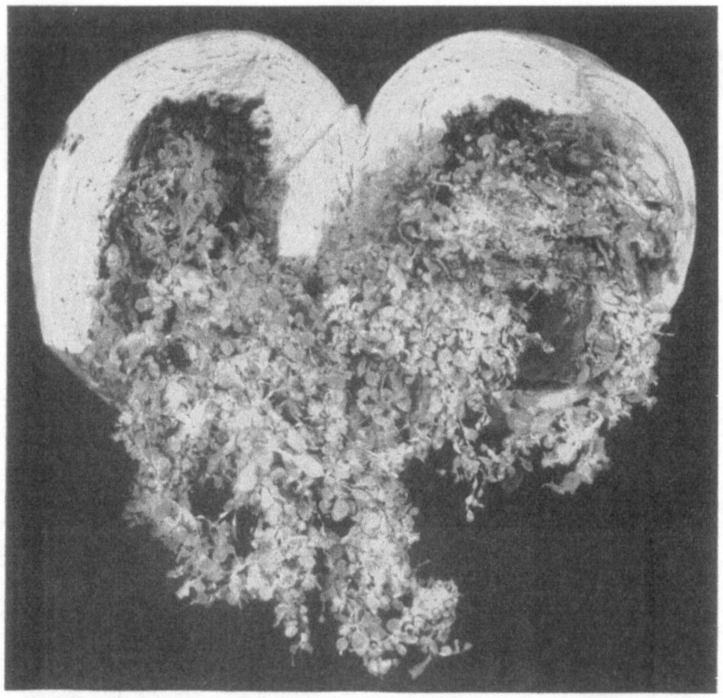

Abb. 10. Uterus supravaginal amputiert (Dr. LASERSTEIN, Pr. 4502). 45jahrige Frau. (Aus meiner Arbeit 1927, Fall 2.) Blasenmole einer 45jahrigen Frau, 7$^{1}/_{2}$ Wochen nach der letzten Regel. Kindskopfgroßer Uterus. Etwa 200 ccm der Blasenmole sind bei Eröffnung des Uterus durch supravaginale Amputation bereits herausgefallen. Die festhaftende Masse hat zackig unscharfe Grenze. Zotten sind in die Blutgefaße tief vorgedrungen mit lebhafter Epithelwucherung, die in die Umgebung zerstörend einwachst. Chorionepithelioma malignum. Heilung dauernd. Urin negativ.

daraus zahlenmäßig nichts entnehmen. Im allgemeinen scheinen Uteri mit Blasenmole und Chorionepitheliom selten zugleich andere Geschwülste zu enthalten. Die Entstehung von Blasenmole hat demnach keine Beziehung zur Eiimplantation auf oder über einem submukösen Uterusmyom (Fälle von SCHRÖDER, GOTTSCHALK, R. MEYER). Das sind Zufälle und ich habe wiederholt normale Plazentation über myomatösem Boden gesehen.

Der Uterus bei Blasenmole wird oft als verhältnismäßig vergrößert angegeben im Vergleiche mit normaler Schwangerschaftszeit, zuweilen jedoch als verkleinert bezeichnet. Dieses hat unberechtigtes Erstaunen hervorgerufen. Die Blasenmole hat natürlich ein größeres Volumen als die normale Plazenta, ihr Wachstum ist aber beschränkt, weil sie abstirbt, und zwar sehr oft vor Ablauf der ersten Hälfte der Schwangerschaft; es fehlt außerdem das Fruchtwasser,

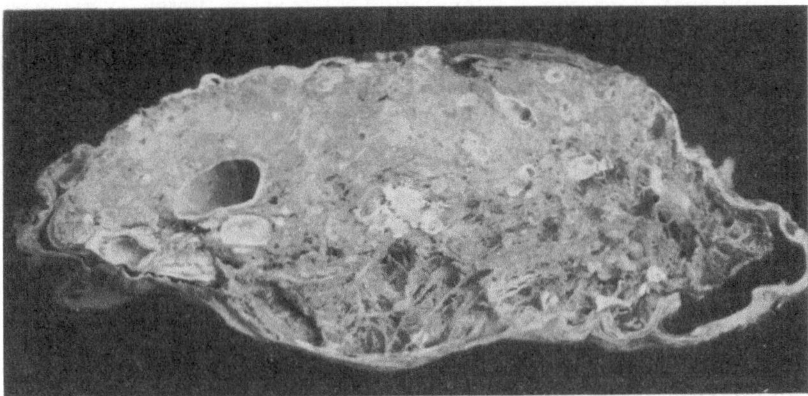

Abb. 11. Angeblich 4 Monate alte Hämatom-Blasenmole. In einer stark geronnenen Blutmasse (durch Retention und Formalin farblos geworden) sieht man auf dem Durchschnitt einige große und viele kleine Blasenzotten, zum Teil wie Zysten mit weißlich, schwach bläulich glatter Wand. Die Masse ist von derber Eihaut umgeben, Eihöhle kaum angedeutet. (Lichtbild etwa $^1/_2$ naturl. Große.)

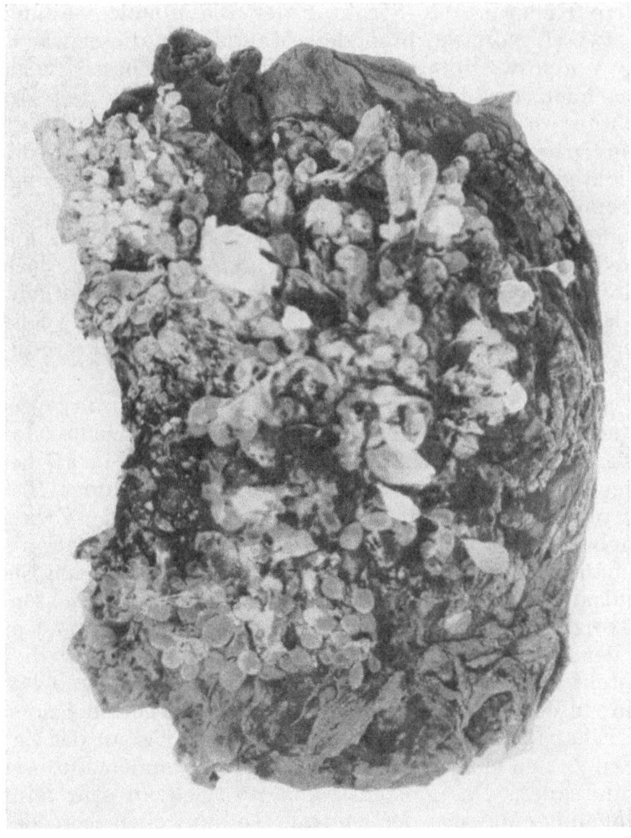

Abb. 12. Blasenmole mit Hämatom 5 Monate nach Beginn der Schwangerschaft ausgestoßen. Das dunkle geronnene Blut liegt zum Teil zwischen den Zotten und bildet hauptsächlich außen (rechts im Bilde) eine derbe Mantelschicht. (Lichtbild etwa $^4/_5$ naturl. Große.)

und so bleibt spätestens vom 5. Monat ab der Uterus im Vergleich zur normalen Schwangerschaft klein. — Die Form des Uterus gleicht etwa der bei gewöhnlicher Schwangerschaft. Seine Innenfläche ist zuweilen gar nicht abweichend, manchmal aber sehr uneben oder, wie Schweitzer bei Blasenmole in situ angibt, höckerig mit Vorsprüngen, richtiger mit Vertiefungen.

Als Hämatomblasenmolen werden Fälle beschrieben (Gaifami, Krömer, Stoeckel, Hallauer, R. Meyer), die bei längerer Zurückhaltung im Uterus intra- und retroplazentare Blutungen veranlassen. In solchen Fallen findet man die Blasen an der mütterlichen Seite mit Dezidua besetzt, mit Blutkoagula und Fibrin vermengt, so daß besonders nach längerer Zurückhaltung im Uterus ein unentwirrbares Gemenge entsteht. Die starke Durchsetzung der Plazenta mit Hämatomen ist Folge der Retention ebenso wie bei anderen Eiern. Die teilweise erfolgte Ablösung der Plazenta, die Unfähigkeit des Uterus, sich zusammenzuziehen, bedingt Blutungen in den Zwischenzottenraum bis unter die Chorionhaut. Durch Absterben des gerinnunghemmenden Synzytiums der Zotten kommt es zur sog. „Infarcierung".

Struktur der Blasenmole.

Die neuere Kenntnis der Struktur der Blasenmole verdanken wir nächst Eva Chaletzky (Langhans) besonders Marchand; dieser war es auch, der die Anschauung Virchows vom „Myxom" der Zotten beseitigt hat. Es handelt sich hauptsächlich um hydropische Aufquellung des Zottenstromas und um längeren Bestand und Wucherung des Epithels der Zotten und der peripheren Zellmassen, Zellsäulen, Trophoblastschale — um das Wichtigste vorwegzunehmen. Die Epithelwucherung fehlt oft an älteren Blasenmolen. — Junge sind wenig bekannt.

Auch findet sich die epitheliale Wucherung im gleichen Falle stellenweise sehr verschieden stark, zuweilen scheinbar ganz willkürlich, doch bei genauerer Betrachtung ist sie an den peripheren Teilen des Eies, namentlich an den basalen Haftzotten länger erhalten. Die Rückbildung der Epithelwucherung läßt sich oft als unregelmäßig dicke Zone in allen Graden der Nekrose unter Verfettung und Vakuolenbildung auf den Zotten nachweisen.

Jüngere Stadien von Blasenmolen sind wenig bekannt, wenn man absieht von der Tatsache, daß bei gewöhnlichem Abort oft einzelne oder auch mehrere Zotten blasig entarten. — Die Epithelwucherung ist in solchen Fällen nicht gesteigert gegen die Norm. — Todyo fand eine sehr junge Blasenmole, deren Embryo wir oben erwähnt haben, und er glaubte, daß der Zwischenzottenraum durch Epithelwucherung beengt sei und gibt an, daß die Blutlakunen fehlten. — Doch kann man beides nach Kenntnisnahme neuerer Fälle von Eiern im Stadium der Trophoblastschale nicht gerade als pathologisch betrachten. — Immerhin ist das Ei (Todyo) wegen seiner geringen Größe (5,5 × 5 × 4,4 mm) erwähnenswert. Nach der Beschreibung Todyos ist die Membrana chorii dicker als gewöhnlich und besteht aus besonders zahlreichen feinen Fasern mit länglichen, spindligen Kernen; in der Membran gelegene Lücken enthalten Schleim. Die Zotten sind an der Eikapsel wenig und im übrigen nicht viel an der Zahl und im Vergleich mit den Zotten eines etwa gleichaltrigen normalen Eies auffallend plump, gedrungen und kurz. Das Zottenstroma ist reich an sehr feinen Fasern, dazwischen schleimige Massen; der zentrale Teil zuweilen leer, also offenbar verflüssigt, umgeben von feinkörnigem Gerinnsel. Die Stromazellen sind normal. Kapillare Gefäße scheinen unzweifelhaft in den größeren Zotten vorhanden zu sein. In den blasigen Zotten sind Stromakerne in Zerfall begriffen. Der Epithelüberzug der Chorionhaut und der Zotten ist normal zweischichtig ohne besondere Knospenbildung des Synzytiums, doch ist die Peripherie von einer großen Menge Chorionepithel umkapselt, die sich nach des Verfassers Meinung durch eine besonders starke Beteiligung an Synzytien auszeichnet. Das Chorionepithel grenzt sich durch einen Fibrinstreifen gegen die Dezidua ab, aber es dringen in diese auch Chorionzellen ein.

Nach der Größe des Eies scheint es in seiner Entwicklung zurückgeblieben zu sein, doch fehlt manches in der Beschreibung, was zur pathogenetischen Wertung wissenswert sein würde, namentlich Angaben über die Gefäßbildung im Chorion, Bauchstiel und Dottersack.

Die übrigen Kenntnisse über den Bau der Blasenmole beziehen sich größtenteils auf die Fälle vom 3. Monat aufwärts.

Das Epithel der Blasenmole.

Das choriale Epithel der Blasenmole ist naturgemäß im Ursprunge nicht anders als das gewöhnlicher Eier, auch zeigt es, abgesehen von späteren Erscheinungen der Rückbildung, keine nachweisbare Änderung im Wesen, sondern nur einen Unterschied hinsichtlich der Menge. Es bleibt jedoch reichlich zweifelhaft, ob das Epithel von vornherein vermehrt ist. Wir sehen hier ab von den zerstreuten Einzelblasen der Aborteier und auch von den umschriebenen oder Teilblasenmolen, die, wie es scheint, verhältnismäßig spät durch örtliche Ernährungsstörung bedingt sind. Vielmehr sprechen wir von den jungen Eiern, die offenbar schon frühzeitig im ganzen zur blasigen Umwandlung verurteilt sind. Die jüngste Blasenmole (TODYO) zeigt den gewöhnlichen zweireihigen Überzug der Zotte nund auch PENKERT vermißte die Wucherung des Epithels im 2. Monat. An der Blasenmole unterscheiden wir ebenso wie an normalen Eiern das Epithel als Überzug der Zotten, die intervillösen Zellmassen und die intramuralen Chorionepithelien in der Schleimhaut und Muskulatur des Uterus.

Das Zottenepithel ist anfänglich zweischichtig (Abb. 13) und bleibt so in vielen Fällen oder doch an manchen Stellen längere Zeit als gewöhnlich erhalten. Auch in Blasenmolen mit lebhaft gewuchertem Zottenepithel tragen einzelne Zotten nur den gewöhnlichen Doppelbelag. Man hat auch zu beachten, daß ein Teil der Zotten in jeder Beziehung mehr der Norm ähneln oder gleichen und daß diese gewöhnliche Epithelbedeckung haben, während die blasig veränderten Zotten lebhafte Epithelwucherung zeigen. — Diese fällt bei vielen Fällen derart auf, daß sie von den Autoren als das Wesentlichste des ganzen Vorganges betrachtet wird (EVA CHALETZKY, MARCHAND, KAUFMANN, L. FRÄNKEL, V. FRANQUÉ, J. NEUMANN, L. PICK, DURANTE, SÉGALL, RISEL u. v. a.).

Im histologischen Bilde ist die Epithelwucherung neben der Blasenbildung das Wichtigste, doch ist sie gerade in jungen Eiern (TODYO, PENKERT) nicht immer vorhanden. Auch ich habe bei junger Blasenmole den Epithelüberzug der Zotten durchwegs zweireihig gefunden.

Man kann den Befund des Epithels im Einzelfalle nicht als Maßstab anlegen, sondern muß viele Fälle vergleichen. Im ganzen stellt sich dann heraus, daß der Epithelüberzug der Zotten anfänglich und an den nicht blasig veränderten Zotten auch später gar keine oder nur geringe Veränderungen zeigt. Höchstens ist auffällig, daß er seine Zusammensetzung aus LANGHANS-Schicht und Synzytium wesentlich länger bewahren kann als gewöhnlich und daß die LANGHANS-Schicht zuweilen besonders gut ausgebildet ist.

Die Wucherung des Zottenepithels an den blasigen Zotten erscheint demnach nicht sicher primär, sondern ist vermutlich ein Folgezustand. In den
meisten Fällen geht mit der Wucherung auch Rückbildung einher oder folgt
ihr doch bald. Auch hierin sind individuelle und örtliche Verschiedenheiten
sehr auffallend. Sehr guter Erhaltungszustand des gewucherten Zottenepithels
ist nicht die Regel und verdächtig, um so mehr je älter die Blasenmole ist. —
Starke Vermehrung und Vergrößerung der synzytialen Massen ist immer mit
Rückbildung vergesellschaftet. Dicke Auswüchse und Rankenwerke der Synzytien an den Zotten stehen oft im Vordergrunde des Bildes. Auf das Epithel

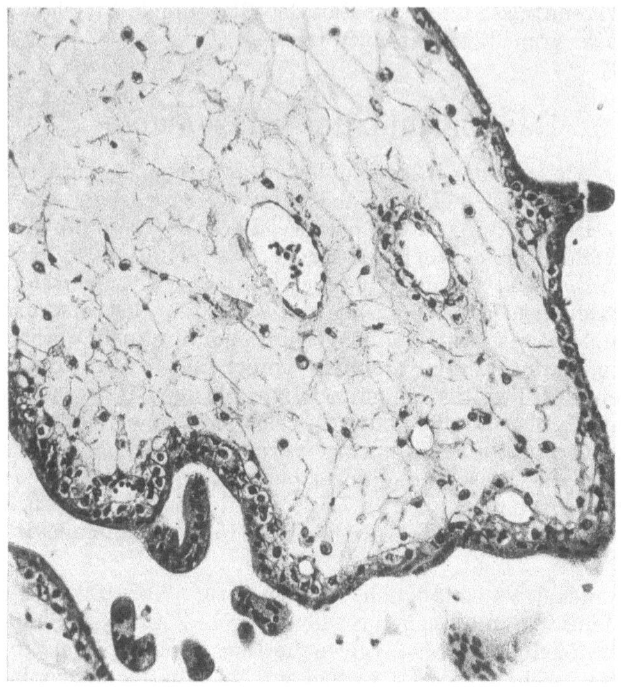

Abb. 13. Junge Blasenmole bei Tubargraviditat. Die Erweichung ist (im oberen Teile des Bildes)
in dem Inneren der Zotte vorgeschritten. Deutliche Gefaße in allen Schichten mäßig erweitert.
(Lichtbild mittelstarke Vergroßerung.)

werden wir im einzelnen bald zurückkommen und zunächst noch feststellen,
daß auch das zwischen den Zotten gelegene und hauptsächlich peripher der
Uteruswand anliegende Zellmaterial des Chorionepithels in sehr verschieden
starkem Maße an der Vermehrung teilnimmt. Das heißt: wir finden das Stadium
der Trophoblastschale zum Teil ungewöhnlich lange, sei es erhalten geblieben
oder neu erstanden. — Es muß wohl mit der Zufuhr frischen mütterlichen
Blutes an der Peripherie des Eies zusammenhängen, daß hier — wie ich namentlich an den mit der Uteruswand noch zusammenhängenden Blasenmolen fand —
die Epithelwucherung besonders lebhaft ist. Sie kann in den inneren Teilen
der Blasenmole fehlen und in der Außenschicht zwischen den Zotten und an den
Haftzotten sehr stark sein. — Das Stadium der Trophoblastschale erscheint
hier noch über die Norm gesteigert — besonders wenn man die wesentliche
Vergrößerung im Vergleich mit jungen Eiern berücksichtigt —.

Dem Einfluße frischen Blutes ist es auch zuzuschreiben, daß die Chorion-epithelien an der Peripherie des Eies zu starker Vergrößerung der Zellen neigen unter Vergrößerung und Chromatinvermehrung der Kerne und daß diese Hyper-trophie leicht zur Überernährung und damit zum Tode führt. Die Färbbarkeit der Zellen und der Kerne nimmt zu, der Farbton wird mit allen Färbungs-methoden dem der Erythrozyten ähnlicher und dann sterben die Zellen ab. Die Art des kausalen Zusammenhanges ist mit dieser Angabe nicht ausgedrückt. Es scheint aber die Überernährung in unmittelbarem Zusammenhange mit dem Absterben sicher zu sein, wenn auch nicht als einzige Ursache. Das Epithel ist stets am meisten an den Zotten gewuchert, die in die mütterlichen Blut-gefäße ragen, ein ganz regelmäßiger Befund bei anhaftender Blasenmole.

Ein grundsätzlicher Unterschied besteht nicht in der Struktur des Zotten-epithels und der intervillösen und basalen Zellschicht des Chorion. Nur ist das Zottenepithel zunächst in größerem Umfange dem mütterlichen Blute aus-gesetzt, das jedoch später fehlt. Alle individuellen und örtlichen Verschieden-heiten sollten stets im Zusammenhang mit der Ernährung beurteilt werden.

An frischen Synzytien ist ebenso wie bei normaler Plazentation früher Stadien ein „Bürstenbesatz", ein Saum feiner Härchen von regelmäßiger An-ordnung zu sehen. An größeren Synzytialmassen fehlen die Härchen. Mitosen werden von ESSEN-MÖLLER selbst an lebenswarm fixierten Blasenmolen ver-mißt, werden dagegen von MARCHAND und KAUFMANN angegeben. Sie sind wirklich selten und neigen leicht zu Zerfall.

Die Dauer der Lebensfähigkeit des Epithels und auch ihrer Wucherungs-fähigkeit ist begrenzt, namentlich örtlich, die Rückbildung der anfänglichen Wucherung ist daher von Stelle zu Stelle verschieden, so daß man nicht aus dem Zustande des Epithels ohne weiteres auf ursprüngliche Ruhe und daraus auf „sekundäre Blasenmole" (HINSELMANN) schließen kann. — Zuweilen erstaunt uns die Lebensfähigkeit des Epithels, wie auch der Zotten in lange zurück-gehaltenen Blasenmolen. Auch ohne frische Bluteinfuhr, scheinbar durch seröse Ausschwitzung bleibt das Epithel und auch das Zottenstroma leidlich frisch. — HALLAUER sah sogar stellenweise gewuchertes Chorionepithel 6 Monate nach Aufhören des Wachstums einer Blasenmole, 10 Monate nach der letzten Regel.

Die Erscheinungen von Rückbildung fehlen mindestens an einzelnen Stellen in keinem noch so frischen Falle. Die Zellen quellen auf und auch die Kerne der LANGHANS-Zellen vergrößern sich beträchtlich, wie MARCHAND feststellte. ESSEN-MÖLLER hebt hervor, daß der Unterschied zwischen den beiden Schichten des Epithelüberzuges des öfteren nicht deutlich sei.

Eine Verdickung des synzytialen Zottenbelages ist ebenso wie die zellige Knotenbildung zwischen den Zotten der Vakuolisierung ausgesetzt, die die gleiche physiologische Bildung im Trophoblastostadium junger Eier erheblich an Menge übertrifft. — Sie ist ein Zeichen der Rückbildung, und zwar einer hydropischen Degeneration und Verfettung (KAUFMANN). Die Vakuolisierung wird schließlich so hochgradig, daß ein Wabenbau oder Schaum entsteht, an dessen Peripherie noch einzelne solide synzytiale Knospen liegen. Die Kerne, zunächst noch gut erhalten, quellen auch bald auf, bei stärkerer Wabenbildung werden sie jedoch durch Druck stark entstellt und schließlich verschwinden sie ganz. Die Zell-schicht beteiligt sich an der Rückbildung durch bedeutende Quellung der Zellen und Kerne. Auch fibrinoide Entartung trifft man inselweise zwischen den Zotten; in diesen Fibrinoidknoten erkennt man hier und da noch klumpige Zellmassen.

Öfters findet man den ganzen unregelmäßig zackigen und knospigen Syn-zytialmantel in eine fast kernlose, klumpige, homogene, fibrinoide Masse ver-quollen, das gerinnende Blut schlagt sich darauf nieder, mehrere oder viele

Zotten verbacken zu einem kleineren oder auch größeren Haufen, wie schon Marchand beschrieben hat. Dieser Zustand kann ganz große Teile der Blasenmole betreffen, so daß man schon makroskopisch die Blasen auf Durchschnitten durch die geronnenen Massen erkennen kann. (Abb. 11 u. 12.)

Im ganzen geht das Bild der Epithelwucherung auf die allgemein als richtig anerkannte Beschreibung von Marchand zurück. Wir müssen nur bemüht bleiben, die von Fall zu Fall und örtlich verschiedenen Bilder auf das Alter der Molen und die Ernährung zurückzuführen. — Ein Fall von H. Kauffmann scheint mir in dieser Beziehung beachtenswert, nämlich eine sehr tief in die Gefäße vorgedrungene Blasenmole (s. weiter unten ,,destruierende Blasenmole"). Die Mole war 3 Monate nach der letzten Menstruation ausgeräumt und hatte noch leidlich erhaltenes Stroma mit Gefäßresten sowie durchwegs einen doppelten Besatz von Zottenepithelien und üppige Einzelzellhaufen und Zellsäulen, während die nach weiteren $5^1/_2$ Monaten in die parametranen Venen vorgedrungenen Blasenzotten nur noch geringen peripheren Stromarest und fast nur synzytiale Bekleidung in Form von gewuchertem Balkenwerk hatten. Die Zotten waren also langsam in Rückbildung geraten, trotzdem sie in Gefässen lagen.

Die oben als dritte Form des Chorionepithels bezeichnete Einwucherung in die Schleimhaut und Muskulatur des Uterus werden wir im folgenden noch erwähnen müssen, zumal sie in der Lehre vom destruierenden Chorionepitheliom besondere Beachtung gefunden hat.

Die Uterusschleimhaut wird zuweilen bei Blasenmole in frühem Stadium der Gravidität noch als dicke Dezidualschicht gefunden (Seitz), später wird sie meist sehr dünn; die fibrinoide Degeneration der Dezidua ist oft ausgesprochen stark, doch ist das kein qualitatives Vorrecht bei Blasenmole. Die Fibrinoidschicht der Dezidua kann an Stelle starker chorialer Einlagerung fehlen; auch die Dezidua fehlt oft, so daß die Zellmassen direkt mit der Muskulatur in Verbindung treten. Teils unmittelbar vom intervillösen Raume, doch zu viel größerem Teile auf dem Umwege der Gewebsspalten und durch die Gefäßwände hindurch dringen die Chorionzellen wie auch bei normaler Gravidität in die Gefäße und brechen in die Lumina ein, um sie schließlich auszufüllen.

Oft ist die choriale Zellinvasion in der Decidua basalis und auch in der anliegenden Muskulatur vermehrt (Marchand, L. Fränkel, Neumann, v. Franqué, Schmorl, Durante, Ségall), doch in anderen Fällen nicht in stärkerem Maße oder kaum so ungewöhnlich stark, wie man es auch bei anderen meist pathologischen Uteri findet. Langhans vermißte sogar die hauptsächlich von Marchand hervorgehobene choriale Zellinvasion. Frankl fand sie ebenfalls nicht bedeutend. Auch die ausführliche Beschreibung von Essen-Möller ergibt in den Einzelheiten nichts, das sich nicht an der Anhaftungsstelle auch normaler Plazenten nachweisen ließe.

Für den Durchschnitt der Fälle kann man mit einer etwas gesteigerten chorialen Zellinvasion in die Uteruswand und einer vermehrten Koagulationsnekrose in dieser rechnen, die einem auf das Mehrfache verdickten Nitabuchschen Streifen der normalen Plazentation entspricht.

Das Stroma der Blasenmole.

Vor den Arbeiten von Langhans und Eva Chaletzky und namentlich von Marchand galt zwar nicht unbestritten, aber im allgemeinen anerkannt die Lehre Virchows vom ,,Myxom" der Zotten, das er nicht nur als hyperplastische Wucherung, wie des öfteren behauptet wird, sondern als Geschwulst-

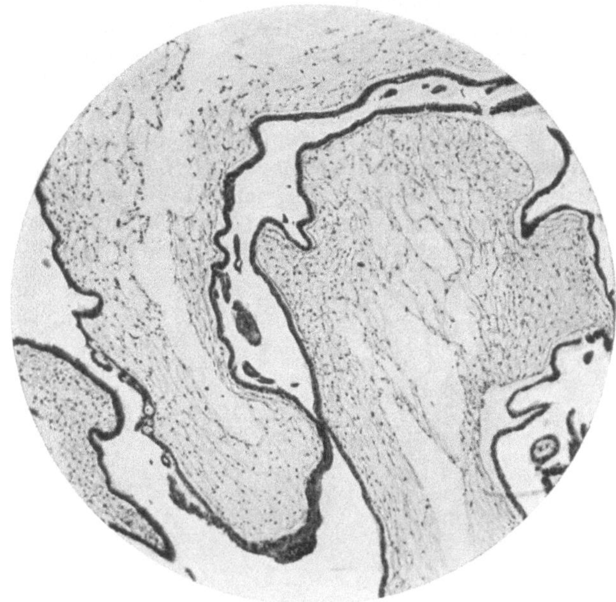

Abb. 14. Blasenmolenzotten mittleren Grades. Die Erweichung betrifft unregelmäßig mehr die inneren Teile der Zotten. Keine auffallige Epithelwucherung. Vakuolare Degeneration des Zottenuberzuges links im Bilde. (Lichtschwache Vergroßerung.)

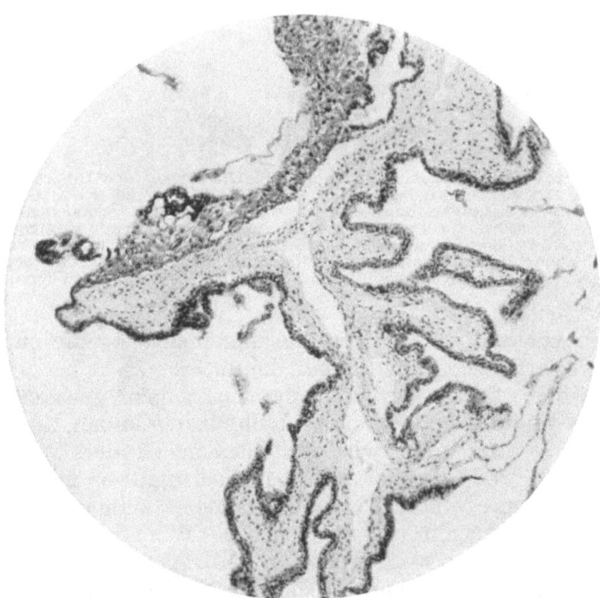

Abb. 15. Unregelmaßige Zottenverzweigung bei Blasenmole. Das Stroma ist in der Mitte der Zotten (axial) verflussigt. Auf der einen Seite der Zotte (oben im Bilde) ist das Chorionepithel gewuchert, aber in Zerfall, die dunkleren Stellen ebenso in Ruckbildung begriffenes Synzytium. (Lichtbild schwache Vergroßerung.)

bildung betrachtete, eine Wucherung des embryonalen Schleimgewebes. Nun werden wir zwar weiter unten einige Fälle von Blasenmole kennen lernen, die nicht nur im frühen, sondern auch noch im vorgeschrittenen Stadium eine deutliche Bindegewebswucherung in den Zotten erkennen lassen, aber im allgemeinen fehlt die Wucherung des Bindegewebes oder tritt sehr erheblich zurück. Besonders beachtenswert ist der Befund, daß man sehr oft zwischen den blasigen Zotten noch gut erhaltene Zotten trifft, deren Bindegewebe keine Wucherung erkennen läßt, und solche, in denen die Verflüssigung des Stromas ohne jede Wucherung beginnt (Abb. 13 und 14). Es gilt daher mit Recht die Lehre für die große Mehrzahl aller Blasenmolen, daß die Vergrößerung der

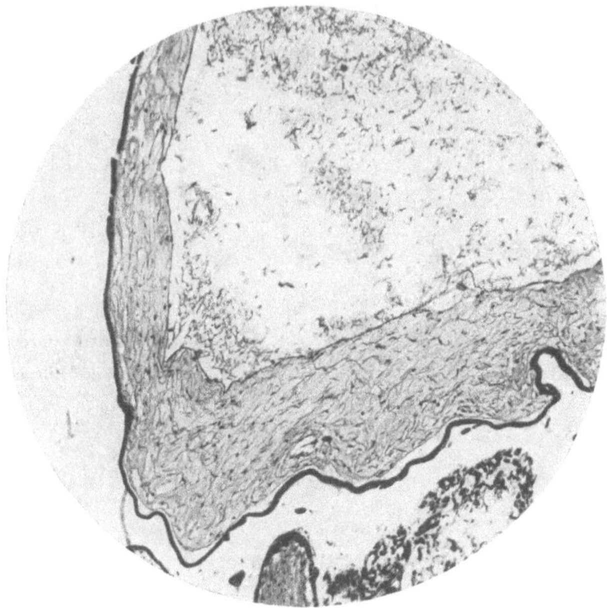

Abb. 16. Aus einer großen Blasenmole III mens. Verflussigung des Inneren einer mittelgroßen Blasenzotte (nur die Kuppe ist wiedergegeben). Die Hohle enthalt Flussigkeit und Zelldetritus und korniges Gerinnsel. Die Außenschichten des Stromas sind noch verhaltnismaßig in dicker Lage erhalten, mit getrubtem, stark durchweichtem Grundgewebe, darin nur wenige Fasern und Kerne schlecht erhalten sind. Das Oberflachenepithel ist fast uberall einschichtig, synzytial. Unten im Bilde eine Kuppe mit stark getrubtem Stroma einer nicht vergroßerten Zotte. Daneben zerfallende Reste von reichlichen Mengen Chorionepithel. (Lichtbild schwacher Vergroßerung.)

Zotten eine rein rückschrittliche Veränderung bedeutet, die man schrittweise bis zur völligen Verflüssigung verfolgen kann.

Einzelne größere Zotten in Blasenmolen zeigen gelegentlich besondere Kerbungen, Verzweigungen und enge Abschnürungsstellen, ähnlich wie junge Plazenten (Abb. 15) und man wird erheblichen Graden von Kerbung und Lappung der Zotten größeren Wert als bisher beizumessen haben. — Es scheint in Reaktion auf die Lehre Virchows und in Überschätzung der Epithelwucherung in pathogenetischer Hinsicht die gelegentliche Wucherung des Bindegewebes übersehen oder unterschätzt worden zu sein. — Immerhin hat selbst Marchand, dem wir die Kenntnis der Blasenmole sehr wesentlich verdanken, eine „gewisse regellose Wucherung" des Stroma zugegeben, obgleich ihm die Quellung im Vordergrunde des Bildes erschien.

Es muß besonderes Gewicht darauf gelegt werden, daß in den jugendlichen Stadien der Blasenmole (z. B. Neumann, Todyo und eigener Fall) die Stromazellen nicht vermehrt gefunden wurden. Die Vergrößerung der Zotten geht hier von vornherein mit Verflüssigung einher. In der größten Mehrzahl aller Blasenmolen enthalten kleinere Zotten annähernd normales Bindegewebe, dessen fibrilläre Grundsubstanz jedoch namentlich im Zotteninnern bald aufquillt, so daß die Verästelung der spindligen und sternförmigen Zellen zunächst deutlicher wird als an normalen Zotten. Die Quellung nimmt zu bis zur Verflüssigung besonders im Inneren der Zotten, bis das faserige Gewebe nur noch in den äußeren Schichten unter dem Epithel zu finden ist. Schließlich verschwindet es fast gänzlich unter zunehmender Verflüssigung und damit einhergehender starker Vergrößerung der Zotten. Einzelne Faserreste verbleiben als oft undeutliche, seltener deutliche Reste im Inneren der Zotte. Die Flüssigkeit enthält oft Detritus und sie zeigt Neigung zu leichter feinkörniger Gerinnung (Abb. 16).

Die Verflüssigung hat eine Abnahme der Muzinreaktion zur Folge (ESSEN-MÖLLER). Die Muzinmenge soll in größeren Zotten abnehmen, wie GSCHEIDLEN durch chemische Analyse nachgewiesen hat. Früher nahm v. FRANQUÉ eine Absonderung von Schleim aus den von ihm für mesodermal gehaltenen LANGHANS-Zellen an und stützte diese Ansicht durch die bessere Schleimreaktion der äußeren subepithelialen Stromaschicht. In der Tat kann diese dunkler gefärbt werden, weil sie durch die verflüssigten inneren Schichten stärker zusammengedrückt wird. — Die Verflüssigung beginnt nämlich sehr oft in der zentralen Achse der Zotten und bedrängt das noch nicht verflüssigte umliegende Stroma derart, daß dessen innerste Zellage wie eine Endothelbedeckung der verflüssigten Zone anmutet (DAËLS, HINSELMANN). Dieser Umstand hat einige Autoren (GOTTSCHALK, FRANKL, LAHM) verleitet, eine anfängliche Erweiterung axialer Zottengefäße anzunehmen. Die schrittweise Erweichung der zentralen Partien, die zunächst gar nicht scharfe Grenzen hat, und ihre allmähliche Fortsetzung auf die äußeren Stromamassen lassen den Irrtum leicht erkennen. Da kein Blut in den zentralen Räumen liegt, sondern ebenso wie in den verflüssigten anderen Stellen oftmals Gerinnsel, so ist die Deutung als erweiterte Gefäße abzulehnen. Auch physikalisch würde die Stauung nicht verständlich sein, da keine Zirkulation vorhanden ist in den Gefäßen. Übrigens fehlen die zum Eintritt einer Stauung nötigen zusammenhängenden Gefäße und ganz besonders in den zentralen Teilen der Zotten bei Blasenmole, worauf wir zurückkommen werden.

In den „Stielen" und dünnen Verbindungsstrecken zwischen den Blasen ist das Stroma dicht und fest. Außerdem ist bei älteren Fällen von Blasenmolen in den einzelnen nicht vergrößerten Zotten ähnlich wie in normalen Plazenten das Stroma mehr derbfaserig, kollagen und selbst hyalin gequollen und verhärtet.

Als besondere Arten von Zellen im Stroma sind größere Zellformen und „Riesenzellen" bekannt, die nicht regelmäßig (RIESEL, M. B. SCHMIDT, MARCHAND), aber in geringer Anzahl öfters, in größerer Zahl seltener gefunden werden (Abb. 19—24). Solche Falle wurden beschrieben von EVA CHALETZKY, NEUMANN, SCHMORL, L. PICK, GOTTSCHALK, C. RUGE, O. FRANKL, ESSEN-MÖLLER, HOFBAUER, HINSELMANN, TEN BERGHE, H. R. SCHMIDT, WEINZIERL, R. MEYER u. a. Indem hier die von den Autoren verschieden bewerteten Zellen in Bausch und Bogen zusammengefaßt werden, wird ihre von NEUMANN, FRANKL, HOFBAUER bestrittene Wesensgleichheit vorweggenommen. In der Tat muß ich aus eigener Kenntnis der Praparate NEUMANNs bestreiten, daß er „epitheliale" Zellen (Wanderzellen) im Stroma gefunden habe. MARCHANDs Kritik an den NEUMANNschen Zellen halte ich für voll berechtigt und sehe mit HINSELMANN, WEISS u. a. auch die HOFBAUER-Zellen nicht als verschieden an von den NEUMANN-Zellen. Man spricht viel von „HOFBAUER-Zellen", obgleich die oben erwähnten Autoren schon die gleichen Zellen beschrieben haben. Auch mit

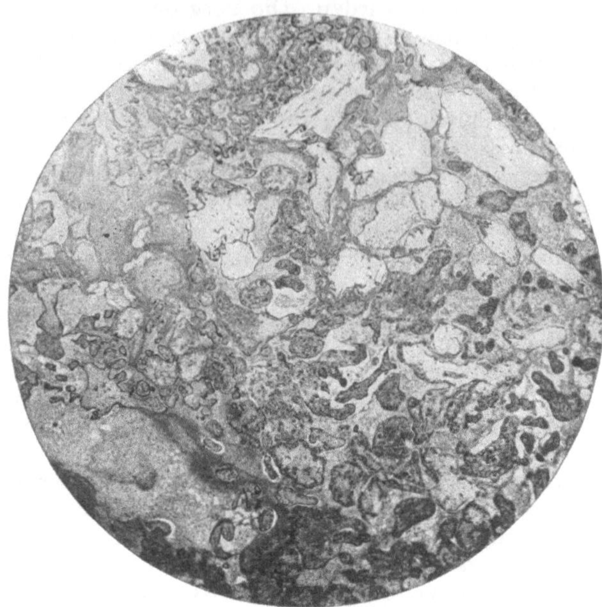

Abb. 17. In einer Plazenta von 5 Monaten finden sich an mehreren Stellen mitten zwischen den meist
dem Alter entsprechenden Zotten einzelne hellere größere Zotten (rechts im Bilde) mit aufgequollenem
kernarmen Stroma und Mangel an Gefäßen, während die übrigen Zotten deutliche Gefäße
und kernreiches Stroma haben.   (Lichtbild schwacher Vergroßerung.)

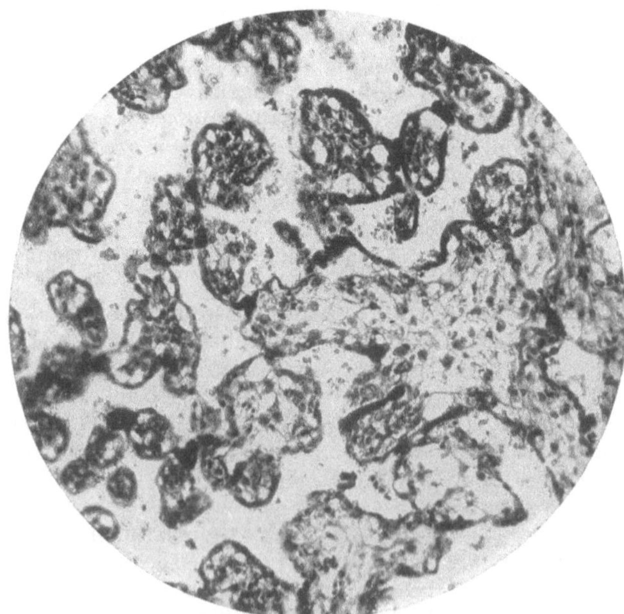

Abb. 18. Aus der Plazenta einer Frucht mit 35 cm langem mazerierten Embryo. Einzelne Zotten
haben starke Verzweigungen mit engen Abschnurungsstellen wie bei jungeren Plazenten. Das Stroma
ist zum Teil derb, zum Teil mehr flussig. (Lichtbild schwacher Vergroßerung.)

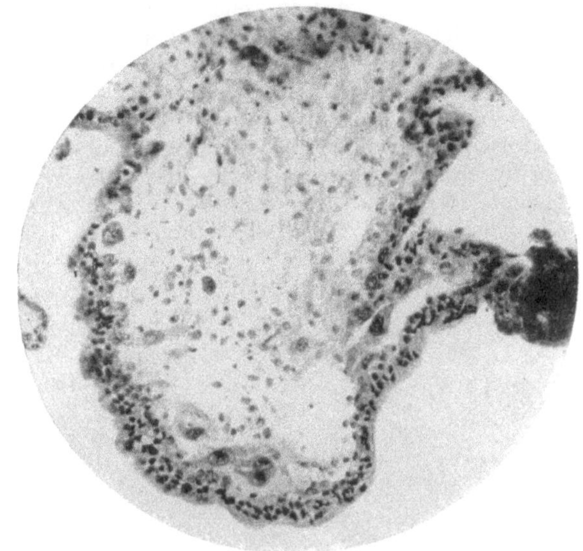

Abb. 19.

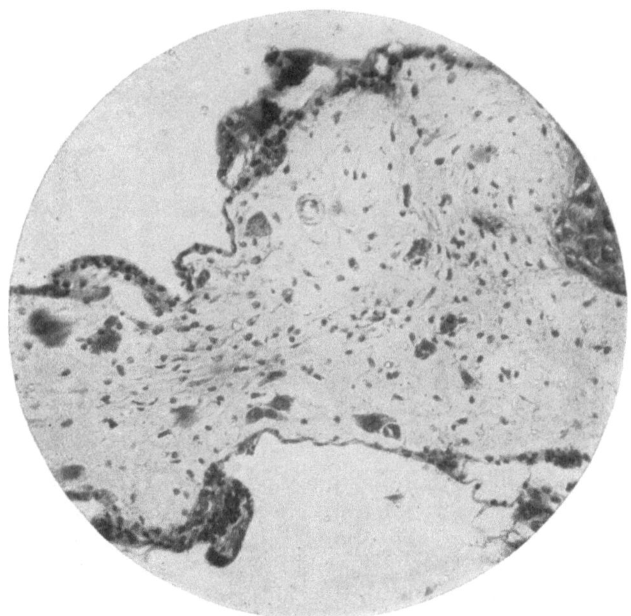

Abb. 20.

Abb. 19 und 20. Aus einem kleinen Abortei längere Zeit im Uterus zurückgehalten mit subchorialen alten Hämatomen. Nur einzelne Zotten sind blasig aufgetrieben. Sehr viele Stromazellen sind groß mit großen Kernen; einzelne sind besonders groß mit dunklen Kernen. Ein Teil der großen Zellen liegt dicht unter dem Epithel der Zotten. Durch unregelmäßige Schrumpfung (Formalin) ist der Epithelüberzug unscharf; außerdem ist er zum Teil schief geschnitten und täuscht Mehrschichtung und Einlagerung vor. (Lichtbilder schwacher und starkerer Vergroßerung.)

der Bezeichnung „Neumann-Hofbauer-Zellen" (wie Hinselmann, Weiss, Weinzierl sagen) wird der Entdeckung durch Chaletzky nicht Rechnung getragen. Neumann hat sie nur unrichtig gedeutet und Hofbauer hat ihnen eine unbewiesene Funktion zugesprochen. Hofbauer lehnt die Gleichheit ab mit Neumanns Zellen.

Wenn wir von Kunstprodukten durch Schrumpfung absehen und von Fehldeutungen von quer durchschnittenen Faltungen der Zottenoberfläche, so sind einwandfreie Epithelien (Neumann, L. Fränkel, O. Frankl) nicht bisher gezeigt worden, am wenigstens „synzytiale Wanderzellen". Das gleiche gilt

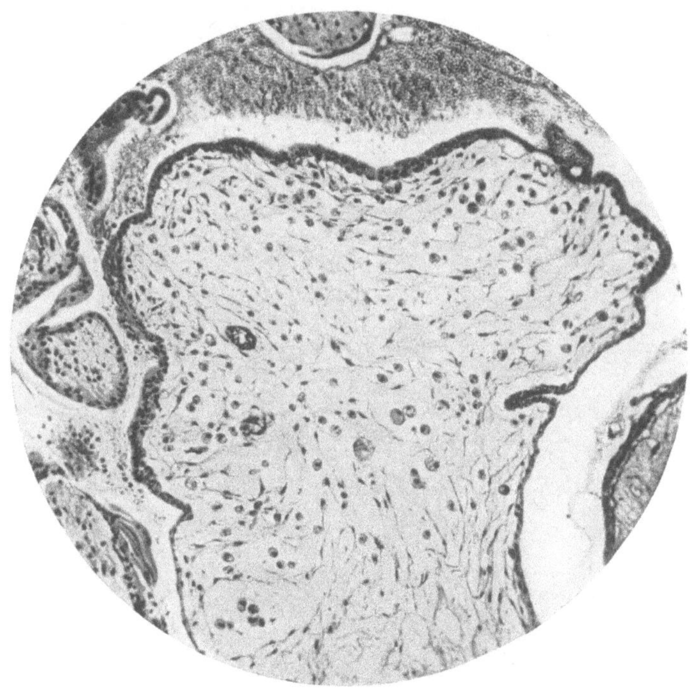

Abb. 21. Aus einer Blasenmole. Mittelgroße Zotte wenig aufgetrieben, Stroma noch leidlich erhalten mit vielen Übergangen von den gewöhnlichen bis zu den größeren Bindegewebszellen. Epithel wenig verandert an einer Knickstelle (rechts) faltig eingezogen, erscheint wie eine Einsenkung und kann auf senkrecht durch die Bildebene gelegten Schnitten eine Epithelinsel im Stroma vortäuschen. (Lichtbild mittelstarker Vergroßerung.)

für die angeblichen „Epithelräume" im Zottenstroma von Hinselmann und Lahm, die durch Einfaltungen sehr oft vorgetäuscht werden können.

Die besondere Bedeutung, die Neumann den „synzytialen Wanderzellen" im Zottenstroma zusprach als Zeichen bösartiger Wucherung, ist bereits von O. Frankl durch klinische Beobachtung entkräftet und ebenso durch Essen-Möller.

Die von Hofbauer beschriebenen Zellen sind meiner Meinung nach nichts anderes, als was Chaletzky und zum Teil auch Neumann gesehen haben, und was sich, wie beschrieben, auch im Zottenstroma anderer Plazenten findet, und zwar besonders in Zotten, die regressive Erscheinungen zeigen wie bei Infarkten und anderem (Ten Berghe). Eine Funktion erscheint deshalb unannehmbar.

Die Zellen sind meist trübe gequollen, das Zytoplasma ist körnig oder netz-förmig und enthält auch nicht selten kleine Vakuolen. Plasma und Kern sind bei der üblichen Hämalaun-Eosinfärbung nach allen Autoren stärker gefärbt als die übrigen Zellen.

Es ist auffallend, daß diese Zellen, denen man eine besondere Funktion zusprechen will, grade bei degenerativen Prozessen gehäuft auftreten. In blasig degenerierten Zotten eines kleinen Eies mit chorialen Hämatomen habe ich die Zellen in ganz außerordentlicher Menge gesehen, so daß sie in einzelnen Zotten die größte Mehrzahl aller Zellen oder überhaupt alle ausmachen, in anderen Zotten dagegen nur vereinzelt auftreten mit sämtlichen Übergängen zu sternförmigen Zellen. — Auch die Endothelzellen der Zottengefäße quellen

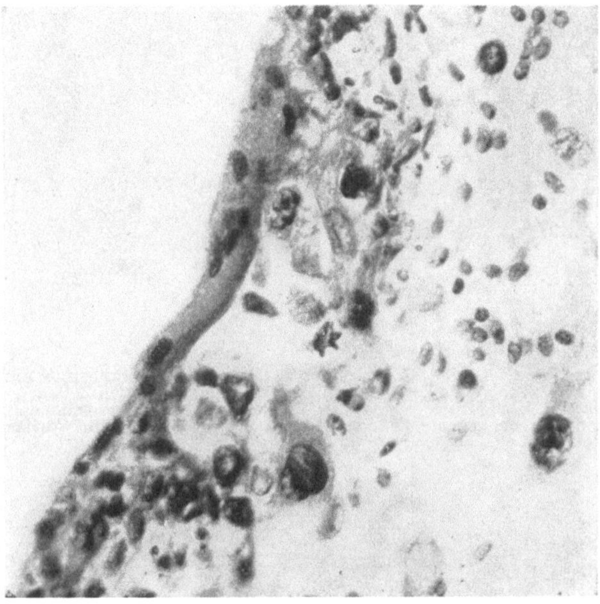

Abb. 22. Die NEUMANNschen Zellen in der Blasenmole von einem Originalpraparat NEUMANNs (1897). Deutliche Stromazellen, identisch mit denen von CHALETZKY und HOFBAUER. (Lichtbild mittel-starker Vergrößerung.)

an vielen Stellen in gleicher Weise auf. Die Kerne liegen nicht selten stark exzentrisch. An dem degenerativen Zustande ist schon deshalb nicht zu zweifeln, weil regelmäßig diejenigen Zotten die gequollenen Zellen enthalten, im ganzen zur Quellung neigen, während die frischen Zotten derselben Plazenten frei davon sind. Bei zunehmender Quellung gehen die großen Zellen unter Pyknose, Chromatolyse der Kerne zugrunde.

Doppelte Kerne sind zwar nicht ganz selten in diesen Stromazellen, aber die amitotische Kernteilung geht ja dem Absterben oft krampfhaft voraus. HINSELMANNs Angabe von Mitosen muß ich deshalb in Frage stellen.

Die Beteiligung von Endothel an der Bildung der großen CHALETZKY-Zellen scheint mir beachtenswert, weil sie an subepithelialen Kapillaren isoliertes Epithel (NEUMANN) vortäuschen können. Serienschnitte entscheiden. Die Her-kunft auch von Endothelzellen wurde bereits von GOTTSCHALK und TEN BERGHE angegeben, während HINSELMANN die endotheliale Genese zwar nicht leugnet, aber doch nicht für bewiesen hält.

WEINZIERL konnte ,,diese großen runden oder polygonalen Zellen mit feinen bis großen Vakuolen, die Rosetten- oder Siegelringform geben können, mit

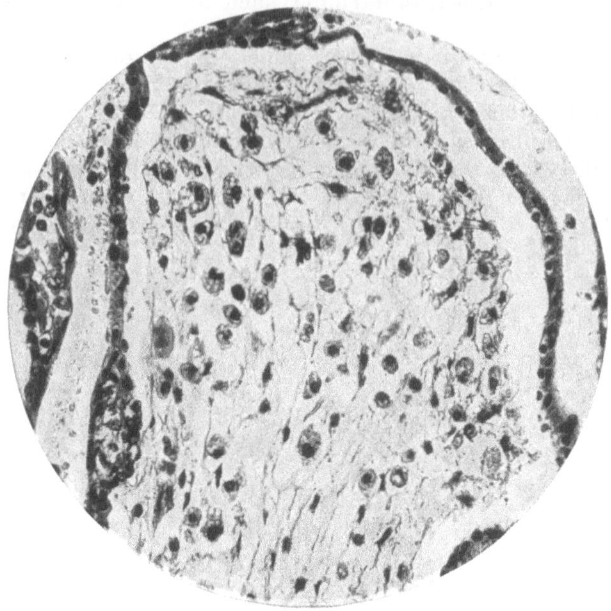

Abb. 23. Leidlich gut erhaltene Zotten aus einer Hamatom-Blasenmole mit Embryo. Ein großer Teil der Bindegewebszellen in vielen Zotten ist in Umwandlung zu großen Zellen (sog. Hofbauerzellen) begriffen. Man erkennt namentlich rechts den doppelten Überzug abgehobenen Chorionepithels. Nirgends Zusammenhang der großen Zellen mit dem Epithel. (Lichtbild starkerer Vergroßerung.)

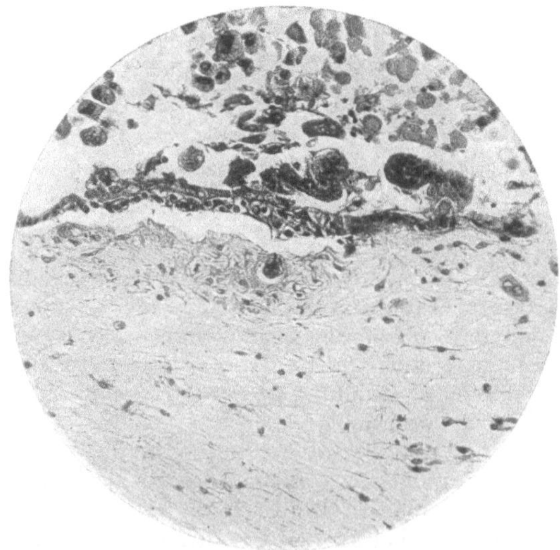

Abb. 24. An der Oberflache einer Blasenzotte gewuchertes Chorionepithel großtenteils im Untergange. Das Stroma in den Innenschichten stark aufgeweicht, in den außeren dichter. Das Chorionepithel ist an sehr vielen Stellen vieler Zotten gehauft, geht jedoch zugrunde. Man erkennt Auflosung des Chromatins. Der Zottenuberzug selber ist mit zwei Schichten ziemlich gut erhalten. An zwei Stellen sieht man oberflachlich scheinbar im Stroma, in Wirklichkeit in kunstlich eingezogenen Nischen Zellen vom Epithel abgelost. Diese beiden Epithelstellen liegen außerhalb der Grenzmembran an der Oberflache der Zotte.

1—2 großen meist exzentrisch gelagerten Kernen deutlich nachweisen. In 3 Fällen fehlten sie ganz, 9 mal waren sie selten, aber doch regelmäßig, in 4 Fällen reichlich zu finden. In 3 Fällen sah er sie massenhaft, das ganze Gesichtsfeld beherrschend". Kurz, MARCHANDs Deutung der großen Zellen als rückschrittliche Bildung scheint mir gesichert.

Die Zottengefäße.

Schon frühzeitig wurden in den Zotten der Blasenmole Gefäße vermißt oder nur in Bruchstücken gefunden. Diesen Mangel hat HENNIG (1872) dahin gedeutet, daß die Zotten nicht die Zeit gefunden hätten, mit dem Schleimgewebe auch die Gefäße aus der Allantois aufzunehmen.

Auch nach einer neueren Theorie NIJHOFFs dringen entweder keine Nabelstranggefäße in die Zotten, oder die Verbindung zwischen den embryonalen und ektoembryonalen Gefäßbildungen — die, wie in der Einleitung geschildert wurde, unabhängig entstehen — unterbleibt.

Wir wissen heute, daß die Gefäßanlagen im Chorion und im Embryo getrennt angelegt werden und können daher den Mangel an zusammenhängenden Gefäßen überhaupt als eine Hemmung in der Entwicklung verstehen.

Der Zusammenhang der Epithelwucherung mit Mangel an Gefäßen ist übrigens schon von GOTTSCHALK angeführt, aber von anderen (KASTSCHENKO, HOFMEIER) bestritten worden.

Auch MARCHAND ist der Mangel an Gefäßen aufgefallen; er fand nur einzelne Reste von kleineren leeren Gefäßen und von etwas dickeren Gefäßwänden.

Der Mangel an zusammenhängenden Gefäßen ist allgemein aufgefallen (ESSEN-MÖLLER, HINSELMANN, R. KELLER); nur in den Stielen findet man leichter die Gefäßreste (MARCHAND, HILLEBRAND u. a.). Auch in jungen Eiern mit blasigen Zotten fällt der Gefäßmangel auf (KELLER), während TODYO Kapillare fand.

Unter 19 Fällen konnte WEINZIERL in 15 keine Gefäße nachweisen, dreimal waren spärliche Gefäße, vornehmlich in den Stielen, sicherzustellen, in einem Falle aber bestanden reichlich mächtig entwickelte, zum Teil erweiterte Gefäße.

Tatsächlich ist das Verhalten wechselnd, jedoch ist eine strenge Unterscheidung durchzuführen, ob es sich um allgemeine Blasenmole oder um zerstreute Blasenbildung in sonst gewöhnlicher Plazenta handelt. In den kleinen blasigen Zotten der Aborteier sind noch Gefäße erhalten, wie ich ESSEN-MÖLLER bestätigen kann. Aber schon in mittelgroßen Zotten verschwinden sie meist bis auf Spuren, auch bevor es zur zentralen Verflüssigung kommt. Die Gefäße werden mit dem noch besser erhaltenen Stroma durch die zentrale Verflüssigung in die peripheren Schichten gedrängt. — Eine Proliferation des Endothels wird im allgemeinen nicht gefunden, abgesehen von den besonderen unten zu schildernden Fällen von Wucherung des Stroma.

Die ursprünglich vorhandenen, wenn auch unzusammenhängenden Gefäßanlagen scheinen noch insofern mangelhaft, als meist keine Erythrozyten in ihnen gebildet werden, wie in den normalen selbständig angelegten Gefäßbezirken. Nur zuweilen finden sich erweiterte Blutgefäße bruchstückweise erhalten, mit Erythrozyten gefüllt. Ich habe niemals Fibrinablagerung noch Thrombenbildung darin gefunden. D'ERCHIA spricht nämlich von „thrombosierten" Gefäßen.

Der Bildung von Erythrozyten muß künftig mehr Beachtung zugewandt werden. Der Befund von Erythrozyten bedeutet vermutlich eine spätere Schädigung, ebenso die Ausbildung stärkerer Gefäßwandung.

Blasenmole mit Hyperplasie des Stroma.
Fibroma villorum chorii hydatiformis.

Es wurde erwähnt, daß VIRCHOWS Ansicht, es gehe stets eine Wucherung des Bindegewebes in den Blasenzotten vorauf („Myxoma"), nicht anerkannt werden könne, daß jedoch einzelne Fälle sich besonders auszeichnen durch mehr oder weniger lebhafte Stromawucherung. Ob VIRCHOW selber solche gefunden hat, ist nicht bekannt. ESSEN-MÖLLER berichtet, daß er in großblasiger Mole von gewöhnlichem Aussehen das Stroma „in einigen Zotten" gewuchert fand. Der Epithelüberzug wird als normal bezeichnet, nur das Bindegewebe macht

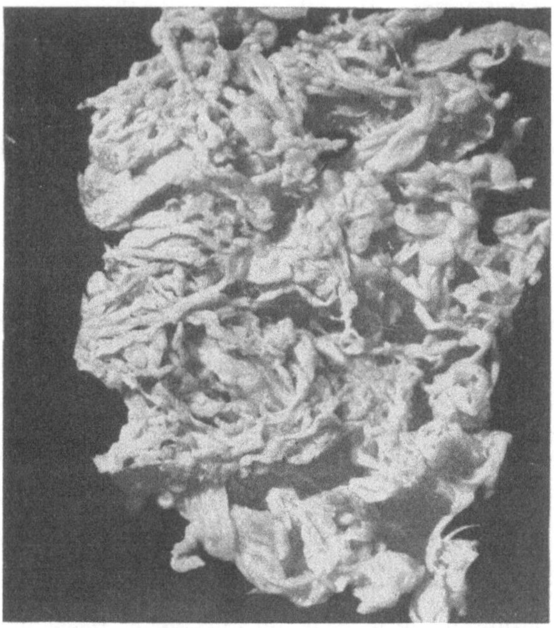

Abb. 25. Fibroma villosum chorii hydratiforme. Ein Stück der Blasenmole von ESSEN-MÖLLER. (Etwa $^2/_3$ naturl. Große.)

Vorsprünge in mit Endothel bekleidete Spalträume, die, wenn auch blutleer, doch für Blutgefäße gehalten werden. Der Vorsprung erinnere an die Zustände im Fibroadenoma intracanaliculare. Auch das Endothel scheine zu wuchern, und es wird die Bezeichnung „Fibroangioma villorum chorii" vorge- schlagen.

ESSEN-MÖLLER verdanke ich das Material eines Falles, den ich [1] ausführ- licher beschrieben habe. Einen anderen Fall von geringerer Bildung fibromatöser Stromawucherung habe ich [2] geschildert und habe seitdem einen neuen Fall gesehen, der noch geringere Grade im mikroskopischen Präparat erkennen läßt.

Die klinischen Erscheinungen in den bisherigen 4 Fällen lassen keine auf- fallenden Gemeinsamkeiten erkennen.

Der Fall von ESSEN-MÖLLER betrifft eine 40jährige viertgebärende Frau im 9. Monat nach der letzten Regel. Ein Fetus war nicht vorhanden. Nach

---

[1] Festschrift für MORPURGO. 1927,
[2] Handbuch der Gynakologie. Herausgeg. von W. STOECKEL. Bd. VI/1. München: J. F. Bergmann 1930.

4 Jahren hatte sie einen gewöhnlichen Abort. Bei einer anderen Patientin, einer 29 jährigen drittgebärenden Frau, war ein 28 cm langer toter Fetus mit nur teilweiser Blasenmole vorhanden. Der Befund wird als ähnlich dem vorgenannten Falle bezeichnet.

Zu dem von mir in STOECKELs Handbuch geschilderten Falle (Pr. 9179) habe ich nachträglich erfahren, daß bei der 18jährigen Erstschwangeren 41 Tage nach der letzten Menstruation unregelmäßige starke Blutungen begannen, die nach weiteren 25 Tagen wegen ihrer Heftigkeit zur Aufnahme in die staatliche Klinik in Dresden führten. Nach freundlichem Berichte des Herrn Dr. W. GEISLER war der Uterus so groß wie im 5 Monate der Schwangerschaft, der Mutterhals für einen Finger durchgängig. Ausräumung der über faustgroßen Blasenmole mit Hämatom. Heilung.

In meinem letzten Falle (Pr. 12 306) hatte die 38jährige Frau 1 Abort im 5. Monat und 2 Geburten durchgemacht, die letzte mit Kaiserschnitt wegen Eklampsie. In der jetzt seit 108 Tagen bestehenden Schwangerschaft trat wiederum Eiweiß auf und heftige Kopfschmerzen. Deshalb künstliche Unterbrechung ohne voraufgegangene Blutung. Daher unterscheidet sich dieser Fall durch scheinbar einfache Blasenmole ohne Hämatom von den vorigen.

Nur in einem Falle von ESSEN-MÖLLER war ein Fetus vorhanden.

Die Fälle unterscheiden sich also klinisch hauptsächlich durch das längere Bestehen der Schwangerschaft in den beiden Fällen von ESSEN-MÖLLER von meinen beiden Fällen. Die Ausbildung eines Fetus läßt auf nur teilweise Molenbildung schließen, während in meinen Fällen die ganze Plazenta blasig erschien mit eingestreuten kleineren Zotten.

Makroskopisch ist der Fall ESSEN-MÖLLER, soweit er mir zur Verfügung stand, sehr eigenartig (Abb. 25) und unverkennbar. Man sieht ein wurzelartig verschlungenes Gestrüpp. Es besteht aus ziemlich derben, unregelmäßig zylindrischen und platten, nicht blasigen Strängen von etwa 2 mm Durchmesser; sie haften dicht gedrängt auf der mütterlichen Seite an einer 2—3 mm dicken glatten, derben Schicht. Diese peripheren riesigen Haftzotten gehen nach $^1/_2$—1—2 cm Länge zentralwärts in blasige Zottenteile über, die mehr und mehr die Form der gewöhnlichen, wenn auch großenteils etwas derben Blasenzotten annehmen.

Die übrigen Fälle sind makroskopisch ziemlich belanglos und erst durch besonderes Augenmerk ist es mir gelungen, im letzten Falle die Derbheit einiger größerer kolbiger Zotten zu erkennen.

Histologisch (Abb. 26—33) stellt sich die Besonderheit so dar, daß in einem kleineren oder größeren Abschnitte der Blasenmole einzelne oder viele Zotten stark vergrößert sind durch eine ungewöhnliche Menge von Stroma, jugendlich zartes Bindegewebe und reichliche erweiterte Gefäße, und daß diese gleich naher zu schildernde Wucherung zur Rückbildung geneigt ist, insbesondere zur Verflüssigung des Stroma und zum Verschluß der Gewebe und daß nur ausnahmsweise die Wucherung fortschreitet und solange bestehen bleibt, wie in dem Falle von ESSEN-MÖLLER. In den von mir beobachteten Fällen sind einige oder viele Zotten mit gewuchertem Stroma nicht nur kolbig vergrößert, sondern auch gelappt. Die starke Lappung der Zotten wird auch auffällig einerseits in den Angiofibromen des Chorion, andererseits auch gelegentlich in sonst normalen jugendlichen Plazenten. Es wird also darauf ankommen, an größerem Materiale diesem Punkte die Aufmerksamkeit zuzuwenden.

Die Lappung der Zotten ist so bedeutend, daß die einzelnen Vorsprünge dicht aneinandergedrängt die mit Epithel bekleidete Oberfläche in Form von Spalten gepreßt auf Querschnitten oder Schrägschnitten abgeschnürte Epithelräume im Stroma erscheinen lassen (Abb. 30). Diese nicht nebensächliche

Beigabe der Lappenbildung findet sich in geringeren Graden auch in anderen Blasenmolen und ist, wie oben erwähnt, wiederholt verkannt worden.

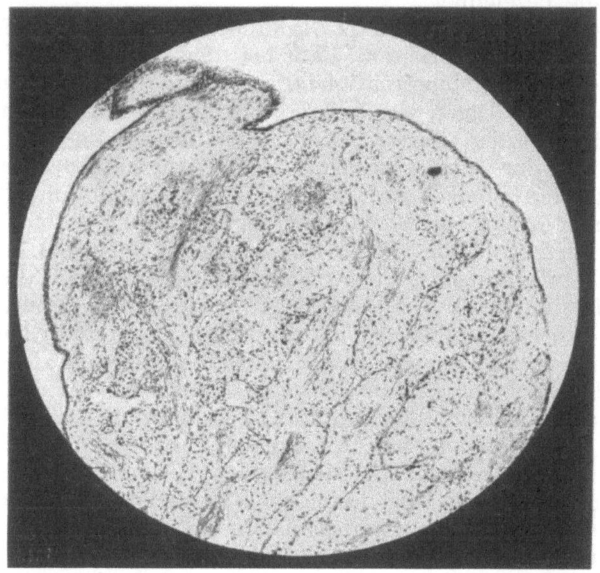

Abb. 26.

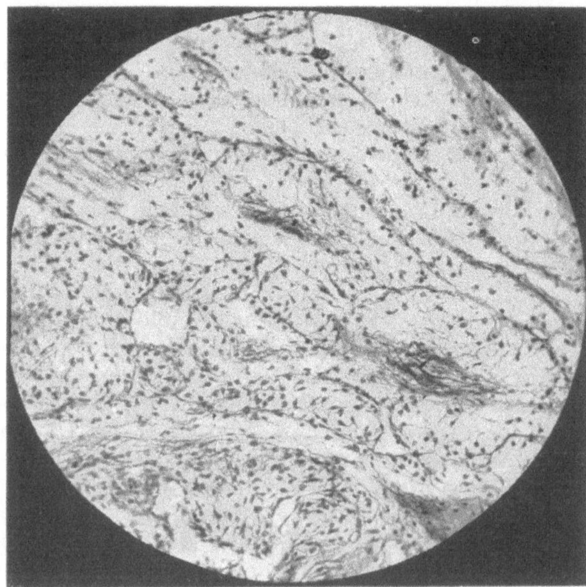

Abb. 27.

Wohl das auffälligste Zeichen der Bindegewebswucherung ist die Ausbildung erweiterter Gefäße, in die sich intravasale Fibromknötchen vorstülpen (Abb. 29 und 33).

Ich lasse eine kurze Schilderung meines letzten Falles (Pr. 12306, 207, 53) folgen:

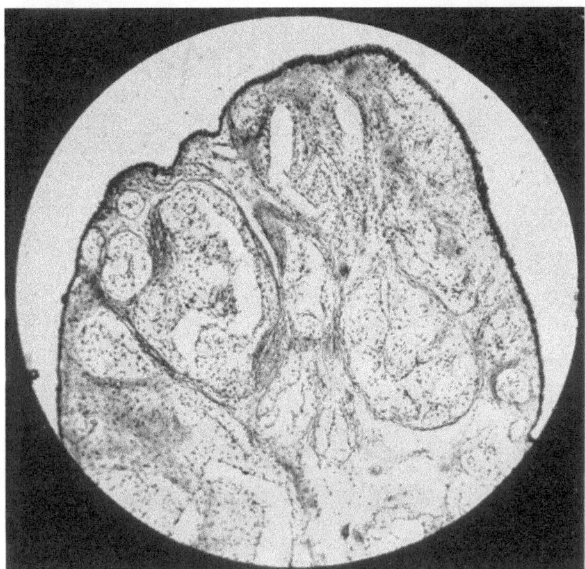

Abb. 28.

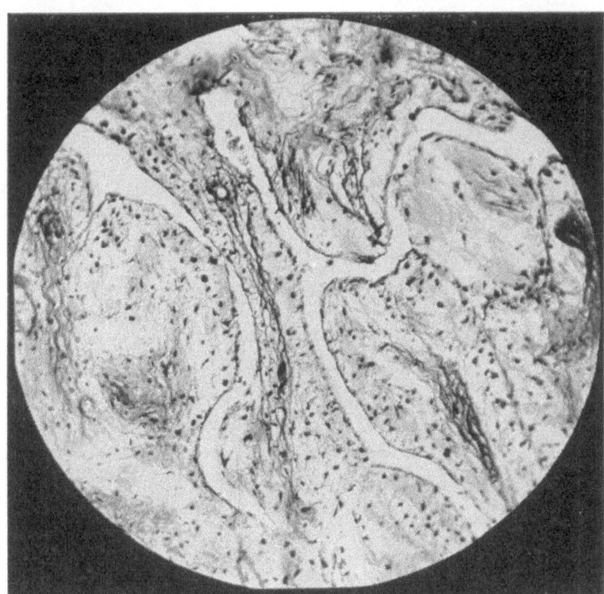

Abb. 29.

Abb. 26—29. Mikroskopische Bilder von dem Falle Essen-Moller (Abb. 25). (Lichtbilder schwacher und mittlerer Vergroßerung.) Erlauterung im Text.
(Abb. 25—29 stammen von R. Meyer aus der Festschrift fur Morpurgo 1927.)

In den Zotten fallt zunachst auf, daß sie selbst bei einer Vergrößerung bis auf 5 mm Durchmesser nur geringe Neigung zur Verflussigung zeigen, sondern von meist lockerem

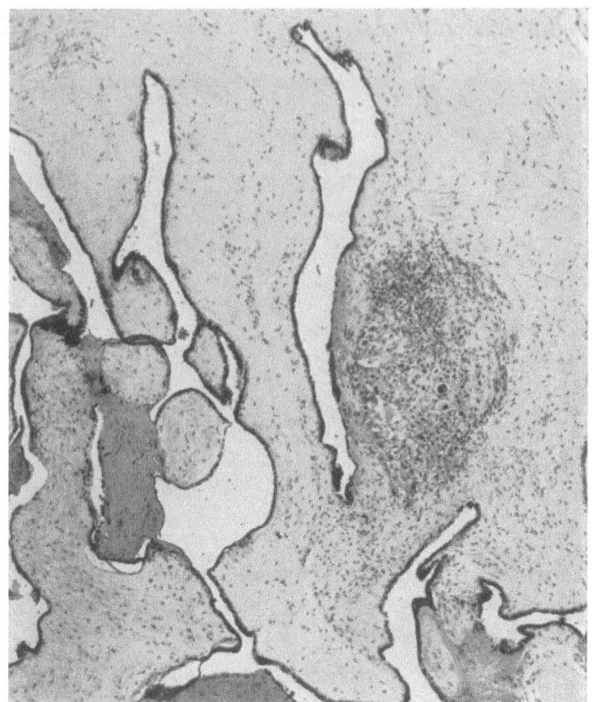

Abb. 30.

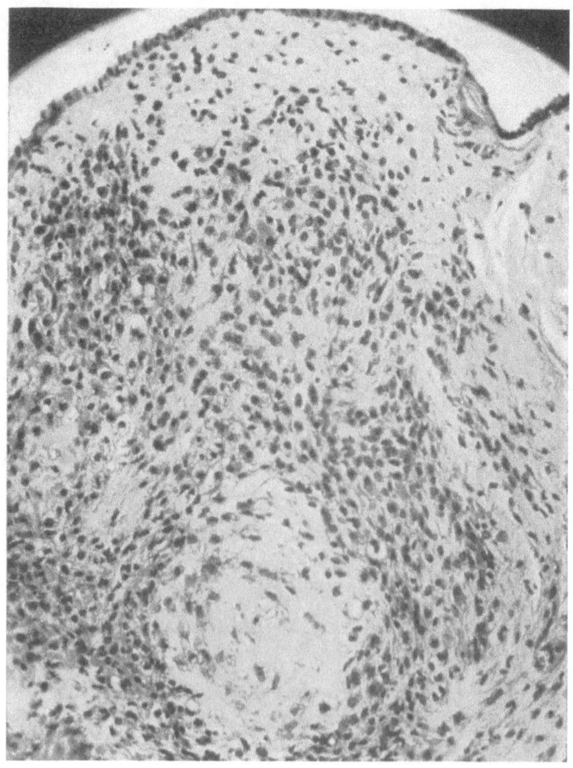

Abb. 31.

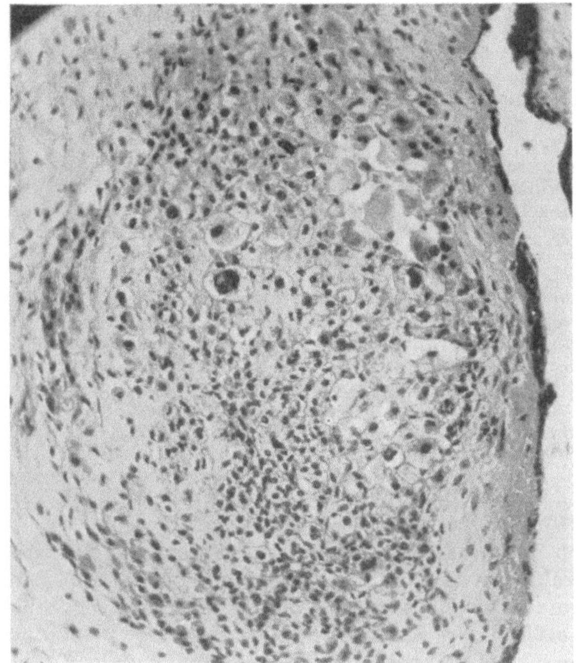

Abb. 32.

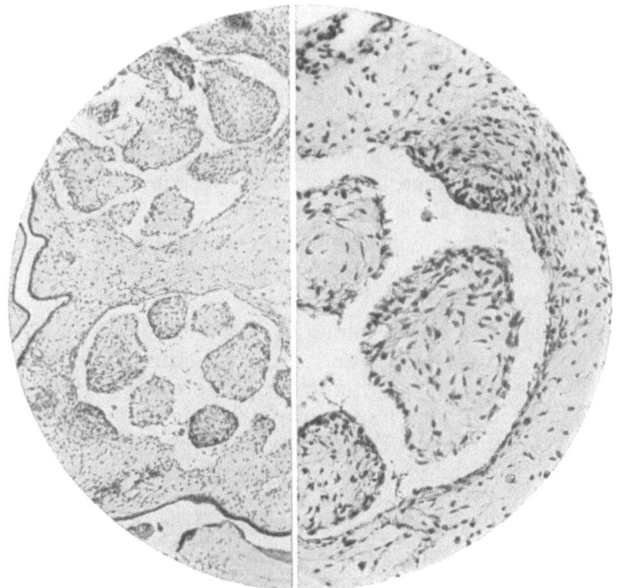

Abb. 33.

Abb. 30—33. Eigener Fall von „fibroser Blasenmole mit geringer Bildung von Fibromknoten"
(Pr. 9179, 307, 15). Erläuterung s. im Text (Lichtbilder).

Abb. 30 schwache Vergroßerung; Abb. 31 mittlere Vergroßerung; Abb. 32 mittelstarke Vergroßerung;
Abb. 33 aus zwei Bilderhalften zusammengesetzt, von schwacher und mittlerer Vergroßerung.

Bindegzwebe gleichmäßig erfullt sind. Auch die Gefaße sind namentlich in dem durchwegs besser erhaltenen peripheren Schichten sehr gut erhalten. Ein anderer Teil der Zotten zeigt indes Verflüssigung bis zur vollstandigen Aushöhlung und Blasenbildung. Hierbei ist der Verlust der Kerne und das Verschwinden der Gefaße sehr beträchtlich. Es ist nur auffallig, daß selbst bei diesem höheren Grade der Erweichung kollagene Fasern in ziemlicher Menge, wenn auch in lockerer Verteilung, nachweisbar sind. Kleinere Zotten enthalten besonders viele kollagen gequollene Fasern.

In einzelnen größeren Zotten fallt eine Menge von unregelmaßig erweiterten Gefaßen auf, die nur eine Endothelbekleidung haben. In diese Gefaßraume stulpt sich das Bindegewebe in Form unregelmäßiger Knòtchen vor an vielen Stellen, wo die Lichtungen stärker erweitert sind. Diese Knòtchen werden unter Erweichung des Bindegewebes mit Verlust der Zellen allmàhlich so groß, daß sie die Lichtungen ganz oder fast ganz ausfullen, so daß das Gewebe nur noch von einem Spaltnetz durchzogen scheint. Die Zotten werden in sehr ungleicher Weise von diesem Vorgange heimgesucht, einzelne in allen Teilen des Stromas, andere nur stellenweise. Das Epithel der Zotten ist an vielen Stellen nur von Synzytium bekleidet, an anderen Stellen ist die Langhans-Schicht noch sehr deutlich, nur wenige Zotten haben Epithelwucherung geringeren Grades an der Oberflache. Zwischen den Zotten wird keine Ansammlung von Epithel angetroffen. Wucherung des Epithels betrifft ungleichmaßig manchmal stellenweise Zotten mit starker Faserbildung, an anderen Stellen Zotten mit zahlreichen Gefäßerweiterungen, an den kleineren Zotten ist keine Epithelwucherung nachweisbar. Bei vorgeschrittener Verflussigung ist der Anblick der Zotten nicht wesentlich verschieden von dem der gewöhnlichen Blasenmole, nur erkennt man doch noch an den Spalten die fruhere Wucherung des Bindegewebes und der Gefaße. Ein Teil der feinen Fibrillen in besserem Erhaltungszustande sind argentophil.

Auch in den anderen Fällen ist der Bau der Zotten im Grunde genommen gleichartig. Einzelne kleinere Zotten sind auch in meinem früheren Falle annähernd von normaler Größe, während die Hauptmasse vergrößert ist, und zum Teil auffallend gelappt. In diesem Falle ist auch in vielen Zotten das Bindegewebe als solches gar nicht besonders zellreich, sondern seine Vermehrung wird erst kenntlich, wenn man die starke Vergrößerung der Zotten ohne stärkere Grade der Erweichung berücksichtigt. Auch die Gefäße sind nicht in allen Zotten vermehrt, sondern nur in einigen und hier sind sie ganz launisch verteilt, einzelne mit kernlosen Erythrozyten. In diesem Falle tritt (Abb. 30 und 31) in einzelnen größeren Zotten stellenweise ziemlich unvermittelt eine sehr dichte Anhäufung von Zellen auf, die von der gewöhnlichen Form der Stromazellen zu mehr unregelmäßigen und zu den Neumann-Hofbauer-Zellen (Abb. 32) überleiten, in ganz unzweifelhafter Weise. — Die meisten der größeren Zellen zeigen einen ungewöhnlichen Grad von Rückbildung, teils bis zur völligen Auflösung des Zellplasmas und schließlich auch der Kerne.

Die zellreichen Herde sind nicht scharf umgrenzt, bilden jedoch geschlossene Haufen von rundlicher oder ovaler Form. Die Lage der Herde ist bald mehr innen, bald mehr außen in den Zotten.

Das wichtigste Zeichen der besonderen Art von Blasenmole, nämlich die Vermehrung des zelligen Stromas und Knotenbildung unter dem Endothel der erweiterten Gefäße und Einstülpung der Knoten in die Gefäßlichtung ist ebenso wie in dem vorgenannten Falle auf die Minderheit der Zotten und meist auf größere Zotten beschränkt. Auch hier erleiden die intravasalen Knoten an manchen Stellen Rückbildung der Zellen unter Aufquellung der zarten Fasern. Hierbei vergrößern sich die Knoten, sie verlieren den Überzug von Endothel, kommen dicht aneinander zu liegen und füllen die Hohlräume so aus, daß nur kleine Spalten übrig bleiben oder die Lichtungen der Gefäße völlig verschwinden. Auch das Endothel kann hierbei ziemlich verloren gehen, so daß bei vorgeschrittener Erweichung der Knoten die ursprüngliche Bildung unkenntlich wird.

Im ganzen unterscheiden sich auch die übrigen Zotten dieser Fälle ohne intravasale Fibromknoten von denen der gewöhnlichen Blasenmolen dadurch, dass sie weniger stark zur Verflüssigung neigen.

Von meiner Beschreibung des Falles Essen-Möller, der den stärksten Grad der Wucherung des Stromas zeigt, weil er oder obgleich er ein älteres Stadium darstellt, gebe ich einen kurzen Abriß. Auch in diesem Falle sind viele Zotten blasig, aber namentlich die peripheren Zotten, die zum nicht geringen Teile noch mit einer aus Dezidua und fibrinoid geronnener Masse verbunden sind, sind trotz ihrer riesigen Größe nicht blasig, sondern sehr auffallend bindegewebsreich, namentlich in den äußeren Schichten und stark gelappt. Dabei besteht an vielen Stellen eine deutliche nachbarliche Beziehung der Wucherung zu den Gefäßen.

Vergleicht man die leichteren und stärkeren Grade dieser zelligen Begleitung der Gefäße, so läßt sich die Entwicklung kurz so darstellen, daß zuerst eine, dann einige Reihen dichter gestellter Stromazellen dem Gefäßendothel sich außen anschließen, dann unter ungleicher Schichtung knotig in die Gefäßlichtung vorspringen, in der sich gegenüberliegende Knoten mit den Kuppen berühren oder durch Ausweichen „alternierend" ineinander greifen. Manche Gefäß-lichtungen werden auf diese Weise äußerst verengt, andere bleiben weit und die zelligen Knoten können warzenförmig oder polypös hineinragen. Das Endothel wird hierbei nicht nur nicht gedehnt, sondern hat dicht gedrängte Kerne, wuchert also auch mit. — Es folgt Fibrillenvergröberung, Aufquellung, Verdichtung, Verhärtung (hyaline Sklerose) unter Kernverlust, zunächst an der Gefäßwand, dann auch in den Knoten und manchmal auch im Inneren der Zotten, doch neigt dieses häufiger zur Verflüssigung, namentlich in den größeren Zotten.

Das Epithel der Zotten steht in diesen Fällen nicht im Vordergrunde des Bildes. In keinem der 3 Fälle ist es lebhaft gewuchert, das Synzytium wenig auffällig, die Langhans-Schicht stellenweise deutlich erhalten, nicht nur bei den jüngeren Fällen, sondern auch in Essen-Möllers Falle.

In meinem eigenen ersten Falle fanden sich auch Zellknoten zwischen den Zotten, aber in schlechter Erhaltung bis zu völliger fibrinoider Verklumpung unter Einschluß untergehender Zotten.

Essen-Möller hat in seinem Falle von Fibroangioma villorum chorii hydatiforme gesprochen, worauf wir bei Besprechung der Pathenogenese noch zurückkommen werden. Die eigenartige Bildung ist wirklich eine scheinbar seltene Abart der Blasenmole, doch wird man geringere Grade der Bindegewebs-wucherung wohl öfters finden, wenn man darauf achtet, namentlich große gelappte und gekerbte Zotten mit gut erhaltenem Stroma.

Viel auffälliger ist natürlich die intravasale Knotenbildung des zelligen Bindegewebes und die ihr voraufgehende umschriebene Zellwucherung an den Gefäßen, sowie deren starke Erweiterung. In stärkerem Grade als sonst scheint mir auch die Neigung des Bindegewebes in den weniger großen Zotten zur Ausbildung kollagener Fasern und deren hyaliner Aufquellung.

Man darf die Blasenmole von Tieren nur in bedingtem Maße mit der des Menschen vergleichen, weil schon die normale Plazentation erhebliche Unterschiede aufweist. Immerhin gibt gerade die oben beschriebene ungewöhn-liche Form der Bindegewebswucherung bei menschlicher Blasenmole Ver-anlassung der Blasenmole bei Tieren zu gedenken, die in seltenen Fällen vor-kommt und nur beim Rinde einigermaßen bekannt ist. Sie zeigt wesentliche Unterschiede von der des Menschen, insofern keine Besonderheit des Zotten-epithelüberzuges vorkommt entsprechend der geringen Angriffskraft des normalen Chorionepithels; ferner ist in den vergrößerten Zotten nach Mühlenbruch das Stroma hyperplastisch. Die Zellen und Fasern sind vermehrt. „Überall verlaufen zugleich mit den Bindegewebsbündeln zahlreiche Blutgefäße nach den peri-pheren Teilen. Hier liegt oft Blutgefäß neben Blutgefäß." In den dichteren fibrillären Partien liegt eine Unmenge Kapillare zwischen den Fasern. Hämorrhagien treten auf und eine Menge Rundzellen. Die vergrößerten Zotten sind zuerst derb und werden erst allmählich vom Zentrum her verflüssigt. Selbst die faustgroßen Blasen lassen ein feines, netzförmig verzweigtes Gefäßsystem durchscheinen. Man trifft Gefäße an, deren Wandung aus mehreren Lagen Bindegewebsfibrillen und elastischen Fasern bestehen. Die Gefäße sind auch bei vorgeschrittener Verflüssigung des Stromas noch ohne Zusammenhang mit ihm inselweise zu sehen. Solche Blasenmolen wurden nach der Geburt normaler Kälber gesondert ausgestoßen. (Literatur außer in den Lehr- und Handbüchern der Tierheilkunde und Tierpathologie bei Mühlenbruch.)

Intravenöse Ausbreitung der Blasenzotten, „destruierende Blasenmole."

Als „destruierende Blasenmole" (Boivin [1827], Volkmann [1867]) werden einige seltene Fälle bezeichnet, in denen die Zotten die Uteruswand tief durchsetzen und sogar über diese hinaus in den Ligamenten liegen (Volkmann, Jarotzky und Waldeyer, Krieger, J. Neumann, Macaigne, Monod et Chabry, Herz, Solowij und Krzyszkowski, Gottschalk, Dunger, Huguenin, König, H. Kauffmann, Kouwer, Curtis et Oui, Pauline Gottschall, Amann, Pestalozza (s. Posa), Hammerschlag, Sachser, Lord, Voigt, Moth, Essen-Möller, v. Franqué, Nevermann, Waldo, M. B. Schmidt, H. R. Schmidt, R. Meyer, Amreich, Rosenstein, Maiss, Johansson, de Bella [1] [dieser möglicherweise eine Metastase], L. Fraenkel).

Die sog. Mola destruens beruht auf zusammenhängender (kontinuierlicher) Ausbreitung der Zotten in den Venenlichtungen, zuweilen bis an die Serosa und unter Zermürbung der Wand durch die Serosa (Abb. 34) (Boivin, Volkmann, Jarotzky-Waldeyer, Waldo, Hammerschlag, Krieger, Johansson; die Kasuistik führt noch Fälle von Lord, Moth, Wilton an) oder bis in das Parametrium (Amann, H. Kauffmann). — Selbst in die Vasa spermatica dringt die Blasenmole vor und kann natürlich von hier aus ebenso wie von normaler Stelle aus embolisch werden (Solowij und Krzyszkowski). — Das Präparat von Kauffmann habe ich freundlicherweise erhalten. Die intrauterine Blasenmole führte durch eine nur schmale Zottenverbindung (Abb. 35) zwischen den geringen Resten einer $5^1/_2$ Monate vorher ausgeräumten intrauterinen Blasenmole durch die Uteruswand hindurch zu einem größeren intraligamentär gelegenen Blasenmolenhaufen, und zwar durchwegs intravenös ohne Epithelwucherung. Es handelt sich hier im Falle Kauffmann nicht um eine „Verschleppung", wie Essen-Möller im Anschluß an Veits Bezeichnung sich ausdrückt, sondern um ein zusammenhängendes Zottengebilde innerhalb der mütterlichen Gefäße von der Uterushöhle bis in das Ligament.

Die gleiche stielartige Durchsetzung der Uteruswand bis in das Parametrium fand H. R. Schmidt, aber im Gegensatze zum Falle Kauffmann, mit destruierendem Chorionepithelioma malignum, das selbständig ohne Zottenstroma weiterwuchert.

---

[1] Die Falle von Waldo, Nevermann, Moth, Lord fuhre ich nach Essen-Möller an; sie werden zum Teil schon von Marchand, v. Franqué, Veit u. a. zitiert. Ein Fall von Ballantyne und Joung wird kurz als „destruierende Blasenmole" referiert, ist mir aber nicht im Original bekannt; er scheint maligne gewesen zu sein, da er uberschriftlich als „fatal case" bezeichnet wird. Ein Fall von Brooke Bland scheint nach der kurzen Beschreibung ein malignes Chorionepitheliom im Becken nach perforierender intravasaler Blasenmole gewesen zu sein.

Die Bezeichnung destruierende Blasenmole ist irreführend, insofern die Mehrzahl der bekannten Fälle sich streng in den Lichtungen der Venen hält und zuweilen zu nur geringer Ausschwärmung des Epithels durch die Gefäßwandung Anlaß gibt — nicht anders als bei gewöhnlichem Vordringen der Zotten in den Gefäßen bei Tubargravidität oder Placenta increta.

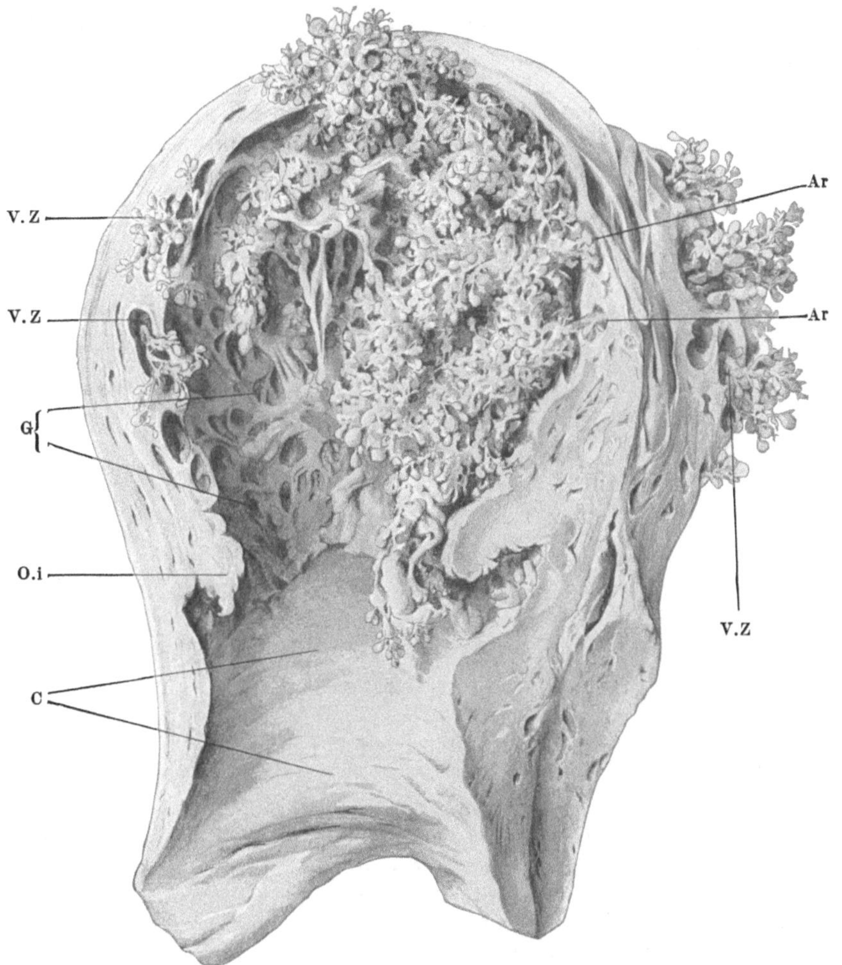

Abb. 34. Aus BUMMs Grundriß der Geburtshilfe. (VOLKMANNs Fall von „destruierender Blasenmole".) Ar Arrodierte Stellen des Uterus. C Cervix. O.i Orific. intern. G Eröffnete Gefäße der Dezidua. V. Z Venen mit Zotten.

Nur in wenigen Fällen intravenöser Zottenausbreitung der Blasenzotten besteht wie im Falle H. R. SCHMIDTs ein Chorionepithelioma malignum (M. B. SCHMIDT, R. MEYER, JOHANSSON, vielleicht auch im Falle MAISS). — Als maligne betrachtet ESSEN-MÖLLER, wie mir scheint, ohne Berechtigung, die Fälle von VOIGT, H. MEYER, GOTTSCHALK. In einem Falle ESSEN-MÖLLERs fanden sich die Blasenzotten bis nahe an die Serosa und in der Zervix ohne Verbindung mit dem Zervixkanal. Eine in das Ligamentum latum reichende Blasenmole mit einer angeblichen Metastase (Fall AMREICH) erlaubt wegen ungenügender Beschreibung keine Beurteilung.

Schon ORTH vertritt die Meinung, daß bei der destruierenden Blasenmole ein Exzeß der normalen Vorgänge und nicht eine Geschwulstbildung vorliege, und auch v. FRANQUÉ hat schon 1903 die strenge Unterscheidung von „destruierender Blasenmole" und Chorionepitheliom gefordert.

Auch M. B. SCHMIDT, der ebenso wie andere Autoren die choriale Epithelwucherung einer Blasenmole in situ fand, bestreitet, daß die ähnlichen Fälle (NEUMANN, VOIGT) maligne waren. — Selbst für den Fall von SOLOWIJ und KRZYSZKOWSKI ist es nicht sicher erwiesen, daß die von den Blasenzotten in den Lungengefäßen ausgehende choriale Infiltration der Umgegend malignen Charakter hatte. Auch von P. GOTTSCHALL wurde bei einer die Uteruswand völlig durchsetzenden Blasenmole die choriale Invasion der Umgebung der

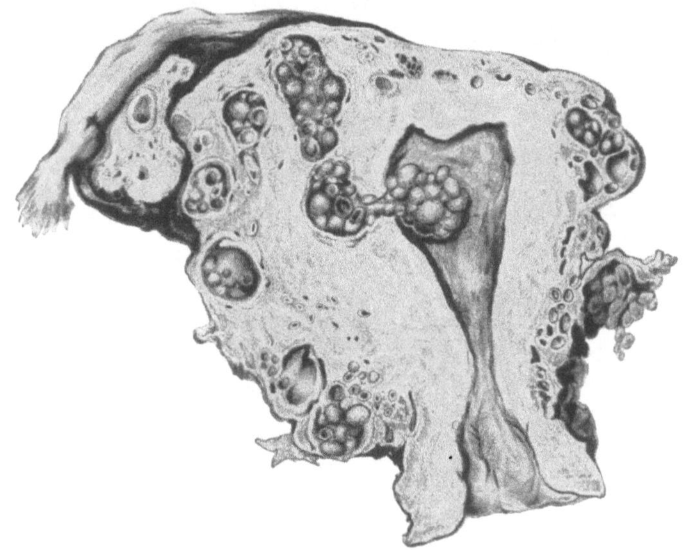

Abb. 35. KAUFFMANNS Fall von „destruierender Blasenmole". (Zeichnung von Dr. VON SZATHMÁRY.)

Zotten gefunden. Es muß jedoch hervorgehoben werden, daß der epitheliale Anteil der Neubildung in allen diesen Fällen nicht so ausgesprochen war wie beim gewöhnlichen Chorionepitheliom. — So kommen wir bei vorsichtiger Wertung der sogenannten „destruierenden Blasenmole" zu dem Ergebnis, daß der destruktive Charakter in den allermeisten Fällen nicht vorliegt und daß eine fortschreitende autonome Neubildung über den gewöhnlichen Rahmen der Zottenverzweigung hinaus seitens des Zottenstromas überhaupt nicht in Frage kommt. Auch kann man nicht zugeben, daß bei der Blasenmole im Falle KAUFFMANN eine „myxomatöse Stromawucherung ohne Epithelbeteiligung" (C. RUGE) im Spiele sei. Die blasige Quellung der Zotten führt zur Umfangsvergrößerung, aber eine Vergrößerung durch Zellvermehrung oder auch nur Zellvergrößerung ist nicht vorhanden. Auch muß ich RISEL beistimmen, wenn er die von POTEN und VASSMER als Kernteilungsfiguren gedeuteten Bilder im Zottenstroma eines retinierten Blasenmolenteiles nicht als solche anerkennt, sondern als Degenerationszeichen ansieht.

Das Bindegewebe des Chorion ist in keinem Falle aktiv an der Wucherung beteiligt, es destruiert nicht.

Aus der Literatur kann ich nicht mehr als etwa $10\,^0/_0$ der intravasalen Blasenmolen mit Chorionepithelioma malignum verknüpft anerkennen, so daß der Unterschied gegenüber gewöhnlicher Blasenmole nicht groß erscheint. — Sehr zahlreiche Blasenmolen dringen stellenweise in die Uterusvenen genügend tief ein, um die häufige Zurückhaltung verständlich zu machen. An 5 Blasenmolen in situ fand ich dieses regelmäßig. Man ersieht hieraus, daß die intravenöse Ausbreitung nicht immer bösartig sein kann. Doch ist es nicht unwahrscheinlich, daß der intravasale Aufenthalt der Zotten allein schon durch die längere Lebensfrist und andauernde Speisung mit frischem Blute die maligne Ausartung begünstigen kann, wenn die allgemeineren Bedingungen erfüllt sind.

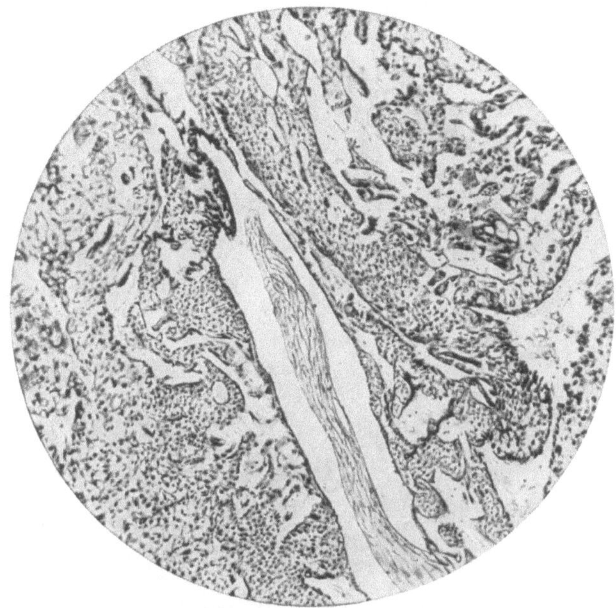

Abb. 36 (Pr. 3572). Bei einer 51jährigen Frau wurde unter Verdacht eines bösartigen Tumors der stark vergrößerte Uterus entfernt. Eine Blasenmole scheint im zweiten Monate der Schwangerschaft entstanden zu sein und weitere 3 Monate bestanden zu haben. Die Blasenzotten sind in hochgradiger Rückbildung. Nur Haftzotten sind zum Teil gut erhalten; am besten einzelne tief in die mütterlichen Gefäße vorgedrungene Zotten mit gut erhaltenem Stroma und sehr starker Chorionepithelwucherung in der „typischen“ Zusammensetzung mit synzytialer Oberflachenbekleidung von Spalten zwischen den LANGHANS-Zellen. Die Epithelwucherung dringt in die Uteruswand, aber ohne Stroma. (Lchtbild mittlerer Vergroßerung.)

Gegenüber von FRANQUÉ und ESSEN-MÖLLER muß ich hervorheben, daß die Blasenzotten nicht in die Muskulatur vordringen oder, wie ESSEN-MÖLLER sagt, die ganzen Zotten sich in die Muskulatur hineingraben, sondern ausschließlich in den Gefäßlichtungen liegen. Eine Täuschung hierüber kann nur dadurch erfolgen, daß das Epithel der Zotten die Gefäßwände zerstört, wie solches namentlich bei gleichzeitigem malignem Chorionepitheliom vorkommt.

Nicht aufgeklärt ist es, was die Zotten veranlaßt, in den Gefäßen ungewöhnlich tief vorzudringen. Ich habe schon früher auf die zuweilen ungewöhnlich starke Ausbreitung intravasaler Zotten bei gewöhnlicher Plazenta hingewiesen. Die normale Ausbreitung der Zotten in den Gefäßen, namentlich in der Randdezidua findet eine besondere Verstärkung in der Ausbildung einer extrachorialen Zone „Placenta marginata“. Auch nach der Tiefe zu wachsen die Zotten zuweilen tiefer als normal in den Gefäßen vor und führen zu einer

Dickenzunahme der Plazenta. Der Nahrungsbedarf des Fetus ruft Zottenvermehrung hervor, wo immer sich Nahrungsquellen bieten. Man darf jedoch nicht jede Placenta increta dahin erklären, daß die Zotten einen großen Teil oder die ganze Uteruswand innerhalb der Gefäße durchsetzen. Der Placenta increta liegen oft Verdünnungen der Muskelwand und atrophische Schleimhaut, Wanddefekte, Narben von Rissen und Kaiserschnitten, seltener Divertikel zugrunde.

Bei sogenannter „interstitieller", besser intramuraler Gravidität liegt das Ei von vornherein in der Muskulatur und in solchen Fällen kann auch eine Blasenmole leichter als gewöhnlich in die Gefäße dringen (MARCHAND, J. VEIT [1]).

Ein Teil der Blasenmolen kann ebenso wie die gewöhnliche Plazenta increta oder interstitiales in abnormer Einbettung (Abb. 38) zur intravasalen Durchsetzung der Uteruswand führen, jedoch trifft dieses nicht die Mehrzahl der Fälle

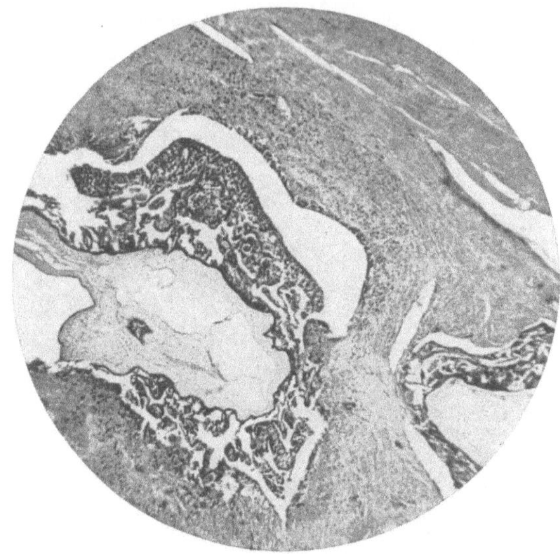

Abb. 37 (Pr. 4654). Im Uterus einer 36jahrigen Frau, 18 Tage nach Ausraumung exstirpiert finden sich Blasenzotten, die nur vereinzelt innerhalb der Gefaße in die Wand des Uterus tief eingedrungen sind. Nur hier bildet das Chorionepithel um die Zotten dicke Mäntel, haftet an den Gefäßwanden und dringt von hier ohne Stroma destruierend in die Umgebung der Gefaße. Die Frau ist 1½ Jahre später an Metastasen zugrunde gegangen. (Lichtbild schwacher Vergroßerung.)

von intravasaler Ausbreitung der Blasenmole. Die Uteruswand ist hier nach der Beschreibung der Autoren nicht in gleicher Weise defekt wie bei Placenta increta, sondern oft sind es nur einzelne Züge von Gefäßen, in denen die Blasenzotten vordringen.

Auch J. VEITs Annahme, daß malignes Chorionepitheliom die Durchsetzung der Wand mit Zotten veranlasse, trifft höchstens einzelne Fälle.

Endlich die „Zottenverschleppung" in den Gefäßen (J. VEIT). Unter Verschleppung würde man eine Embolie verstehen, aber in der Mehrzahl der Fälle scheint es sich nicht um Embolie zu handeln, sondern um zusammenhängende Ausbreitung der Blasenzotten in den Venen.

---

[1] Neben den älteren Fallen VOLKMANN, WILTON (s. VEIT) ist ein Fall von HENKEL zu den interstitiellen zu rechnen, und WEST hat eine Blasenmole bei Tubargraviditat beschrieben mit Vordringen der Zotten in den Fundus uteri und in das Ligamentum latum. Es mag also VEIT recht haben, daß einige Falle nicht extrauterine Graviditaten betrafen, aber das ändert nichts daran, daß auch bei den „interstitiellen" Graviditaten die Ausbreitung der blasigen Zotten intravenös erfolgt und daß sie in die Uteruslichtung durchbrechen können.

Es bestehen Meinungsverschiedenheiten, ob die Einbeziehung der Blasenzotten in die Gefäße passiv erfolge (J. VEIT), oder ob ein aktives Einwuchern nötig sei. v. FRANQUÉ machte gegen J. VEIT geltend, daß die Erweiterung der Gefäße und Rarefikation der Uterusgewebe nicht passiv verständlich zu machen seien. — Demgegenüber scheint mir meine Beobachtung wichtig, daß die tiefsten Teile der intravenös eingedrungenen Zotten (Abb. 36) zuerst nicht blasig sind. Sie werden erst später blasig, erweitern die Gefäße (Abb. 37) und bedrängen die Uterusmuskulatur.

So erklärt es sich auch, wie $5^1/_2$ Monate nach der intrauterinen Ausräumung eine intraligamentäre Blasenmole bemerkt wurde im Falle KAUFFMANNs. Die

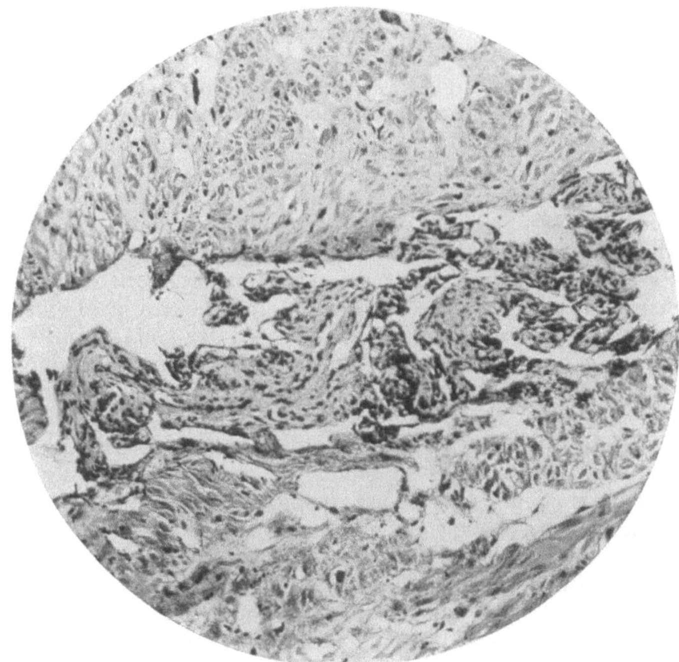

Abb. 38. Placenta acereta. Massenhaftes Vordringen intravenos in der Muskulatur des Uterus unter der Plazenta nach Geburt. Das Vordringen der Zotten ist viel massiger als bei intravasaler Blasenmole und ohne nennenswerte Wucherung des Epitheluberzuges an den gut erhaltenen Zotten.

Zotten durchsetzten die ganze Uteruswand bis in die parametranen und intraligamentären Gefäße. — Diese Beobachtung läßt sich in Übereinstimmung mit meinen Befunden am einfachsten dahin erklaren, daß die intravasal vorgedrungenen Zotten erst normal sind und spater blasig werden.

Wenn es durchaus möglich erscheint. daß die Zotten der Blasenmolen, die in ihren peripheren Teilen am besten erhalten sind, sich aktiv durch weiteres Wachstum intravasal ausbreiten, so ist doch auch bis zu einem gewissen Grade mit der Ansaugung in die Venen zu rechnen. Ein Einwachsen in die Arterien kommt überhaupt nicht vor.

Schließlich sei darauf hingewiesen, daß die gewohnliche Blasenmole häufig zu Zottenembolie führt, dagegen die Embolie und Metastasenbildung bei der intravasalen Blasenmole vergleichsweise selten. Auch scheint mir ein Fall von AMANN (1916) lehrreich für unsere Frage. weil bei einer „destruierenden Blasenmole" mit reichlicher chorioepithelialer Wucherung bei der Entfernung eines im Parametrium sitzenden faustgroßen Geschwulstteiles ein Teil an der Beckenwand zurückgelassen werden mußte und dennoch Heilung eintrat. — Ebenso sind einige andere Fälle zur Ausheilung gelangt (Essen-Möller, Polano).

Im ganzen betrachtet erscheint mir die schon im Namen „destruierende Blasenmole" zum Ausdruck kommende verallgemeinernde Auffassung der Malignität nicht begründet und geeignet der sie begleitenden Invasion von Chorionepithelien durch die Gefäßwand hindurch in die Uterusmuskulatur eine übertriebene Bedeutung beizumessen. Gerade weil die richtige Beurteilung dieser Invasion schwierig ist, sollte man vorsichtig zu Werke gehen, nicht nur wegen der richtigen und praktisch wichtigen Bewertung des Einzelfalles, sondern auch, weil unsere Auffassung der Zottenausbreitung in den Venen in ihrer ursächlichen Beziehung zum Chorionepitheliom davon abhängt. Zunächst steht fest, daß eine ganze Reihe von intravenösen Blasenmolen ohne Epithelwucherung einhergehen. Sodann ist es fraglich, ob sie häufiger als andere mehr oberflächlich haftende Blasenmolen zum Chorionepithelioma malignum führen. Und wenn dieses der Fall ist, so werden wir die bessere und länger dauernde Ernährung in den Gefäßen zu berücksichtigen haben.

Die Zotten als solche destruieren nicht und sie verlassen nicht die Gefäßbahn, sondern die Wucherung des Chorionepithels zerstört die Gefäßwand und dann kann eine intramuskuläre Lage der Zotten vorgetäuscht werden. — Deshalb habe ich in früherer Arbeit (1924) hervorgehoben, daß ein histiotypes Wachstum des Chorionepithelioma malignum extravasal nicht vorkommt, sondern höchstens intravasal. Nach Zerstörung der Gefäßwände schreitet die maligne epitheliale Neubildung in der Uteruswand ohne eigenes Stroma, zytotyp fort.

Des weiteren scheint es mir einwandfrei nachgewiesen, daß nicht Blasenzotten in die Venen dringen. So wie wir sie bei vollzogener Tatsache erblicken, kann die intravenöse Ausbreitung nicht von vornherein erfolgen, dazu sind die Blasenzotten viel zu dick, die Venen zu eng. Dünne Zotten von fast normalem Umfange dringen in die Venen ein und in ihnen vor und werden nachträglich blasig, dehnen die Gefäßwände und können sie auch ohne Epithelwucherung allein durch Druck zur Atrophie und unter Mithilfe des Epithels zur Usur bringen. Daraus eine „maligne" Wucherung zu entnehmen, ist nicht statthaft.

Der Name „destruierende Blasenmole" erweckt falsche Vorstellungen. Die Mola hydatidosa intravenosa (accreta, increta) kann mit Chorionepithelioma malignum einhergehen, aber an sich ist sie nicht „destruens" und nicht maligne.

Embolie und Metastase bei Blasenmole.

Die intravenöse Blasenmole hat mit der Embolie von Zotten bei Blasenmole nahe Beziehung; diese hat zur Voraussetzung ein Vordringen in den uterinen Venen. Die Lostrennung von Zottenteilen innerhalb der Gefäße läßt mechanische Gewalt voraussetzen, die am nächsten in Kontraktionen der Uterusmuskulatur zu suchen ist und an Knickstellen der intramuskulär verschlungenen Gefäßbahn einen günstigen Angriffspunkt finden mag. Auch hier wird man nicht voraussetzen dürfen, daß umfangreiche Blasenzotten verschleppt werden, sondern die der Norm genäherten dünneren Vorläufer. In den Embolien bzw. Metastasen finden sich solche dünne Zotten. Auch in den Metastasen muß in vorsichtiger Abwägung der histologischen Befunde und der klinischen Erfahrungen von Fall zu Fall entschieden werden, ob die begleitende Wucherung des Chorionepithels gefährlichen Charakter hat oder nicht. Wir werden die Frage im Abschnitte Chorionepitheliom besprechen und können nur voraufschicken, daß Embolie der Blasenzotten an sich ebensowenig maligne sein muß, wie die intravenöse Ausbreitung der Blasenzotten. Dagegen wird sie praktisch viel häufiger als bösartig zu gelten haben — aus Erfahrung, der die theoretische Erklärung zu folgen hat.

Die Pathogenese der Blasenmole.

Die Blasenmole, früher als tierischer Parasit gedeutet, galt bei VELPEAU, J. MÜLLER, MECKEL u. a. als Zottenödem. HEINRICH MÜLLER (nicht JOHANNES MÜLLER, der oft falsch zitierte) hatte aber schon angenommen, daß eine primäre Veränderung der epithelialen Teile des befruchteten Eies vorläge. — VIRCHOW rechnete sie zu den Myxomen, und zwar nicht, wie man zuweilen lesen muß, nur zur Hyperplasie von Schleimgewebe, sondern ganz ausdrücklich zu den echten Geschwülsten (die krankhaften Geschwülste Bd. 1, S. 405). VIRCHOW gibt eine kurze Übersicht der über das Wesen und Entstehung der Blasenmole damals herrschenden, weit auseinandergehenden Meinungen.

Der Arbeit von ESSEN-MÖLLER entnehme ich die historische Einteilung von DUCHAMP (1880) der früheren Ansichten über die Entstehung der Blasenmole:

„a) Théorie vasculaire (RUYSCH, ALBINUS, HFLLER, WRISBERG, GREGORINI u. a.).
 b) Théorie lymphatique (SOEMMERING, VALLISNIERI, BIDLOO u. a.).
 c) Hydropsie des villosités (VELPEAN, MECKEL, HEGAR, STOLTZ, ROBIN u. a.).
 d) Théorie du myxôme (HEINR. MULLER, VIRCHOW, CORNIL, RANVIER und DUCHAMP selber)".

VIRCHOWs Auffassung fand zwar allgemeine Zustimmung, aber auch Widerspruch (ORTH). LANGHANS, ORTH u. a. (später v. FRANQUÉ, TODYO) vermißten Schleimfärbung.

Einzelne Autoren dachten, die Blasenmole dem Ödem der Plazenta zuzuschreiben, doch machte schon ORTH auf die Unahnlichkeit aufmerksam. — Auch neuerdings (HAUCK 1914, ALLEN 1928) wird partielle Blasenmole von Ödem herrührend als möglich angesehen, doch muß ich aus der Kenntnis von Fällen selbst hochgradigen Ödems ORTH darin beistimmen, daß solches nicht zur Blasenmole führt, auch nicht bei Albuminurie, noch bei Nephritis der Mutter, Leiden, die man ätiologisch bei Blasenmole angibt. Die Abbildungen von ALLEN sind nicht geeignet, seine Deutung zu rechtfertigen.

Seit MARCHANDs Arbeiten ist die hydropische Quellung des Zottenstroma als regressive Veränderung allgemein anerkannt und die geringe Wucherung des Stroma wird als nebensächlich betrachtet. Das „Myxom" im Sinne der Geschwulstbildung ist abgetan. Neben MARCHAND nennt ESSEN-MÖLLER als erste Vertreter der gleichen Ansicht SÉGALL, DURANTE, NATTAU-LARRIER und BRINDEAU. — ESSEN-MÖLLER selber ist geneigt, seine Erfahrung an den oben genannten Einzelfällen von Bindegewebswucherung dahin zu verallgemeinern, daß diese den regressiven Erscheinungen voraufgehen, doch sind gerade seine beiden Falle hierzu nicht geeignet, denn sie betreffen keine Frühfälle. Auch kennen wir frühe Stufen der Blasenmole, in denen die Quellung der jungen Zotten bis zur Blasenbildung ohne jede Stromawucherung einleuchtet. — Nur braucht man nicht daraus einen grundsätzlichen Gegensatz zu entnehmen. Das Epithel wuchert auch in sehr verschiedenen Graden und wird dann erst zurückgebildet. Die ungewohnlichen Verhältnisse der Ernahrung mögen von Fall zu Fall verschieden sein und auch die reaktive Wucherungsfähigkeit des Bindegewebes, die ja auch im spateren Leben sehr verschieden ist. Vom Standpunkte der Konstitution konnte man von Bindegewebsmenschen verschiedener Grade sprechen.

Noch weniger scheinen mir die Chaletzky-Neumann-Hofbauer-Zellen geeignet eine Hyperplasie des Stroma zu beweisen, wie Hinselmann befürwortet, da sie bei allen möglichen degenerativen Zuständen in Plazenten vorkommen.

Zu pathogenetischen Betrachtungen — dieser Satz ist zu verallgemeinern — eignet sich kein Gewebe mit Erscheinungen von Rückbildung. Kurz es mag der abnorme Stoffwechsel gelegentlich im Anfange das Bindegewebe zur Vermehrung anreizen, bevor es zur Rückbildung kommt, im allgemeinen setzt diese schon im Anfange ein. — Keineswegs ist die Sachlage so, daß eine besondere Neigung zur Stromawucherung den Anlaß zur Blasenmolenbildung gibt.

Nachdem die führende (aktive) Rolle des Bindegewebes erledigt war, trat an ihre Stelle die des Epithels. Hierzu trug wesentlich die Erkenntnis bei, daß zuweilen das Chorionepithel selbständig weiterwuchert und zur malignen Neubildung ausartet. Wie so häufig, wird auch hier der Folgezustand, wenn er stark in die Augen fällt, an die Spitze der Vorgänge gestellt und als ihre Ursache bezeichnet. Nach dem Bindegewebe (Virchow) das Epithel (Marchand). — Endlich die abnormen Ernährungsverhältnisse, die durch Gefäßmangel, Störungen im Kreislauf örtlich oder ausgedehnt die normale Entwicklung der Zotten unterbrechen, ihre Ernährung stören und teils zu Wucherung namentlich des Epithels hauptsächlich aber zu rückschrittlichen Veränderungen führen.

Diese neuere Anschauung knüpft sich nicht an einen einzelnen Entdeckernamen, sondern hat sich mit der oben erwähnten Kenntnis der Gefäßstörung allmählich eingebürgert. Schon Hewitt, Chaletzky, Langhans, Marchand, Durante, Michel haben „primaren" Tod des Embryo und Überernährung der Zotten als Ursache der Epithelwucherung angesehen. Auch Gottschalk, wenn wir von seiner Auffassung einer Stauung in den zentralen Zottengefäßen absehen, führt aus, daß das Zottenepithel, wo es reichlich vom Blut umspült sei, übermäßig ernährt werde; es speichere die Nährstoffe auf, die es sonst dem Fetus abzuliefern habe, und die Ansammlung chemisch toxischer Stoffe sei die Grundlage der bösartigen Epithelwucherung. — Der großen Einschätzung der Kreislaufstörungen kommt zustatten, daß sie je nach zeitlichem Auftreten und örtlicher Ausdehnung alle Grade zerstreuter, umschriebener und auch ganzer Blasenmolenbildung Rechnung tragen kann. Ich nenne die örtlichen Hindernisse wie: Stenose der Vena umbilicalis (Maslowsky, Essen-Möller), zystische Geschwulst am Nabelstrang (Hahn), Obliteration der Gefäße eines blasigen Quadranten der Plazenta (Kehrer), variköse Erweiterung der Gefäße am Stiel einer einzelnen stark hydropischen Zotte (Krüger), andererseits die allgemeine Verödung der Zottengefäße, die man als obliterierende Endokapillaritis (Durante) betrachtet oder als Endothelwucherung zugleich mit Wucherung des Bindegewebes ansieht. Der fast völlige oder gänzliche Mangel an Gefäßen wird von vielen Autoren auch als primärer Defekt bezeichnet.

Andere Autoren wie Essen-Möller, Clivio, Frankl wendeten ein, daß Gefäße trotz blasiger Zotten zu finden seien, jedoch haben sie nicht nachgewiesen, daß ein ungestörter Kreislauf bestehe. Bruchstücke von Gefäßen werden von vielen Autoren, wie oben gesagt, zugegeben. — Vor allem wird bei diesen Betrachtungen das Alter der Blasenmolen zu berücksichtigen sein und die Unterscheidung der örtlichen und allgemeinen Blasenbildung. Es ist zweifellos, daß eine bessere Kenntnis jüngerer Blasenmolen — Todyos oben erwähnter Fall hat Lücken gerade in diesem Punkte der Beschreibung — erst in vielen Fällen zum besseren Verständnis, und zwar dahin führen wird, daß die Zeit in der die Störung im Kreislauf einsetzt, von großer Bedeutung für die Struktur der Blasenmole sein muß. Doch sind wir nicht imstande, daraus bestimmte

Typen vorauszusagen, wie es vor allen D'ERCHIA [1] glaubt; er unterscheidet
die „epitheliale Blasenmole“, die schon auf grundlegende Veränderungen im
Blastomerenstadium und der Entwicklung der Keimblätter zurückgehen, von
den später durch Entzündung, Intoxikation und anderes hervorgerufenen
teilweisen Gefäßveränderungen in den „bindegewebig-epithelialen“ Blasenmolen. Diese Unterscheidung trifft nur die Gefäße, nicht das Epithel; es ist
jedoch grundsätzlich richtig, den Zeitpunkt der Störung zu berücksichtigen,
aber auch den Zeitpunkt, in dem wir die Blasenmole zur Beobachtung zufällig
erhalten. Was nützt uns die Betrachtung eines Augenblickbildes für die Beurteilung der Entstehungsgeschichte? Im Einzelfalle wenig oder gar nichts.
Lehrreich ist in dieser Hinsicht die Vergleichung der histologischen Bilder im
gleichen Falle zu verschiedenen Zeiten, wie im Falle KAUFFMANN; hier wurde
3 Monate nach der letzten Menstruation durch Ausräumung eine Blasenmole
gefunden, mit Gefäßresten, mäßig gut erhaltenem Stroma und durchwegs
doppeltem Epithelbesatze der Zotten, sowie üppige Einzelzellhaufen und Zellsäulen: Nach weiteren $5^1/_2$ Monaten sind die Blasenzotten bis in das Parametrium vorgedrungen. Die Blasen haben in den äußeren Schichten einen
geringen Stromarest und fast nur synzytiale Bekleidung in Form eines gewucherten Balkenwerkes.

Ein einziger derartiger Fall wirft alle Bemühungen über den Haufen, späte
Stufen der Blasenmole für die Pathogenese zu verwerten.

Ziehen wir dazu die genannten individuell verschiedenen Arten der Reak-
tion des Gewebes und gar die verschiedene Ernährung seitens des mütterlichen
Blutes in Betracht, so können wir grundsätzlich abgeschreckt werden, die
Bewertung einzelner histologischer Funde zu verallgemeinern.

HINSELMANN glaubt den Unterschied zwischen den Blasen und den Stielen
damit erklären zu können, daß er die Blasen als neue Sprossen ansieht mit
anderen Ernährungsverhältnissen. Diese Ansicht übersieht, soweit ich sie
verstehe, daß die Stiele nichts anderes darbieten, wie die Zwischenglieder in
der Kette von Blasen. — Immerhin ist der Tatsache Rechnung zu tragen,
daß die dünner erhaltenen „Stiele“ Gefäßreste enthalten — vermutlich jedoch
nur deshalb, weil sie von der blasigen Degeneration verschont bleiben.

Kein Zweifel, die Gefäße fehlen nicht selbstverständlich von vornherein,
sondern es geht ganz klar aus der Betrachtung junger Blasenmolen hervor,
daß die Gefäße während der Erweichung des Bindegewebes mit diesem zugleich
zurückgebildet werden — und das ist der schwierigste Punkt in der pathogenetischen Betrachtung. Man muß deshalb das Augenmerk auf die noch besser
erhaltenen Zotten namentlich in jungen Blasenmolen richten. — Wie dem auch
sei, die Kreislaufstörung mag früher oder später eintreten und bedingt sein,
wie sie wolle, jedenfalls erklart sie am besten die progressiven und regressiven
Veränderungen durch die abgeänderten Verhaltnisse der Ernährung.

Eines scheint sicher: Man kann mit allgemeinen und umschriebenen Kreislaufstörungen zu jeder Zeit der Entwicklung rechnen
und daraus sehr wohl die Verschiedenheiten in dem Grade und der
Ausbreitung der Blasenmole ableiten, zumal wenn erst ein größeres
vergleichbares Material namentlich jüngerer Fälle vorliegen wird. Auch mag
die verschieden starke Wucherung des Chorionepithels hiermit bis zu einem

---

[1] D'ERCHIA (1916) unterscheidet einerseits Blasenmolen mit Epithelwucherung mit
wenig indifferentem Bindegewebe oder vollig fehlendem Bindegewebe und fehlenden Gefaßen, die „Mola epiteliale“, andererseits „Mola connetivoepiteliale“ mit Bindegewebe
und thrombosierten Gefaßen. — Diese Unterscheidung kann nicht durchgefuhrt werden,
weil das Fehlen des Bindegewebes stets eine Folge der Verflussigung ist. Auch hangt die
Epithelwucherung nicht davon ab.

gewissen Grade zusammenhängen, aber sicher nicht ausschlaggebend, da jugendliche Blasenmolen ohne Chorionepithelwucherung vorkommen und umgekehrt.

Freilich die Ursachen für die Gefäßdefekte sind unerforscht und man darf sich nicht dabei beruhigen, daß sie teils von vornherein bestehen, teils später entstehen. In beiden Fällen fehlt nur das Verständnis für die Ursachen, die sehr verschiedenartig sein können.

Die Art der Stoffwechselstörung, die sich an den Gefäßdefekt anschließt, ist gänzlich unerforscht. Mikrochemische und chemische Untersuchungen werden vielleicht später Auskunft geben. Die umschreibenden Erklärungen sind sehr einfach; wir haben sie bereits erwähnt; das Zottenepithel nimmt aus dem mütterlichen Gewebe und Blute Nahrungsstoffe und gibt sie zum Teil an das Stroma weiter. Beide speichern sie, weil die Abgabe an den Kreislauf des Fetus fehlt und so entsteht allgemein gesagt die Ernährungsstörung, teils Proliferation, teils als toxische Folge der Überernährung die Rückbildung.

Die Rolle, die im einzelnen das Epithel und das Stroma spielen, ist deshalb schwer zu beurteilen, weil die Befunde selbst bei jungen Blasenmolen recht verschieden sind. — NIJHOFF ist der Meinung, daß der Trophoblast, dessen Wucherungsenergie bei normalen Eiern andauere, bis die Gefäßbildung in den Zotten ihr Einhalt tue, beim Ausbleiben des normalen Gefäßanschlusses ungehemmt weiterwuchere.

Eine ursächliche Bedeutung, die dem Epithel zukommen soll (in primärer Veränderung FRASSI) erscheint ausgeschlossen, da sie in jugendlichen Stadien der Blasenmole fehlen kann. Danach erscheint sie schon als Folge der Überernährung.

Gegen die Bedeutung der behinderten Abfuhr der Nährstoffe (MARCHAND, GOTTSCHALK u. a.) hat H. ALBRECHT eingewendet, daß die Zurückhaltung von Eiern mit totem Embryo keine Blasenmole ergebe. Freilich einzelne Blasenzotten finden sich gerade in retinierten Eiern häufiger als bei frischen Aborteiern. Man muß außerdem die Retention der Eier genauer kennen, wenn man Vergleiche anstellen will. Es kommt sicher im Sinne der Entstehung von Blasenzotten durch Überernährung darauf an, ob die Plazenten absterbender Eier längere Zeit frischer Zufuhr mütterlichen Blutes ausgesetzt sind oder ob sie völlig vom Mutterboden abgelöst im Uterus liegen bleiben. — H. ALBRECHT stimmt hinsichtlich der quellenden Wirkung abgelagerter Nährstoffe und osmotischer Wasseranziehung auf die Zotten mit den genannten Autoren überein, aber er sucht die primäre Störung in der Funktion des Chorionepithels. Seine Bezeichnung „choriogene" Erkrankung ist richtiger in „chorioepitheliale Störung" zu übersetzen, denn es fehlt in dieser Theorie der ätiologische Faktor. Die Entstehung der Störung in der Epithelfunktion ist hier unbekannt. Der histogenetische Gegensatz zwischen „choriogener" und „embryogener" Störung trifft nicht das pathogenetische Wesen. Eine funktionelle Störung im Chorionepithel ist schwierig anzunehmen, die zu außerordentlich verschiedenen Zeiten der Gravidität und nachher zu Chorionepithelioma mit uud ohne Blasenmole führen kann, die auch teilweise umschriebene und allgemeine Blasenmolenbildung mit und ohne besondere selbständige Epithelwucherung im Gefolge hat.

Aus allen genannten Erwägungen, die auf die Entstehung der Blasenmole aus voraufgegangenen Einzelstörungen hinzielen, ist trotz mancher Einwände wohl die Störung im Kreislaufe der Zotten am besten begründet, wenn wir davon absehen, daß die Ursachen für den Gefäßmangel nicht erforscht sind. Die Stoffwechselstörungen machen die wesentlich regressiven, also auch die progressiven Veränderungen begreiflich.

Es bleibt offen, ob die gleiche Wirkung der Blasenmolenbildung nicht zu sehr verschiedenen Zeiten und schon diesetwegen aus sehr verschiedenen Ursachen eintreten kann, davon bald die Rede sein wird. Es bleibt aber ebenso fraglich, ob wir in der Entstehungsgeschichte der Blasenmole den Angriffspunkt der Störung stets an demselben Punkte des Gewebes suchen müssen. Zeitlich verschiedene Störungen können auch wesensverschieden sein, können bald hier bald dort (Epithel Stroma) angreifen und doch die gleiche Wirkung hervorrufen. Das Choriongewebe scheint nicht viele Antworten bereitzuhalten auf Ernährungsstörungen.

Die Kette im funktionellen Getriebe kann an irgendeinem Gliede gestört sein, um in gleicher Weise mit Betriebsstockung zu antworten. — Ein scheuer Blick in die Zukunft der Forschung, die uns die Störung in der Zellfunktion selber erhellen soll und das unbedenkliche Eingeständnis, wie wenig wir wissen, um uns nach einer oder anderen Seite mit vorurteiligen Umschreibungen festzulegen.

Bisher war unsere Betrachtung wesentlich formaler Art. Die Störung selber, die Ursachen, ihr Eingreifen in den Ablauf der Entwicklung kennen wir noch weniger. Die als „Theorien" bezeichneten Vermutungen über die Art und den Ort der „Störungen" greifen nach allen Strohhalmen. Die „Störung" wird zu verschiedenen Zeiten gesucht: in der Eizelle vor oder nach der Befruchtung, im Chorion, im Embryo oder in der Mutter. — Danach spricht man von „ovulogenen" oder „choriogenen" Störungen und meint Störungen, die schon im Ei ansetzen, oder erst im Chorion.

Die Blasenmole ist stets „choriogen", da sie aus dem Chorion entsteht, wie auch die normale Plazenta. Welche Art von Störungen die Eizelle, das Ei, das Chorion in falsche Entwicklungsbahn bringen und auf welchem Wege sie wirken ist unbekannt.

Wenn der Embryo geschädigt ist ab ovo oder später und abstirbt, so ist seine Abwesenheit oder seine funktionelle Ausschaltung wahrscheinlich schuld an der Blasenmolenbildung, die Störung ist „anembryogen". Die den Embryo treffende Störung ist noch weniger embryogen, sie ist schon im Ei vorhanden oder sie kommt von außen in den Embryo. Es können die „Störungen" im Sinne von Schädigung endogene Anomalien und exogener Art sein.

Die Entstehung der oben genannten nachweisbaren Veränderungen der Blasenzotten (Gefäße, Bindegewebe, Epithel) wird auf sehr ungleiche Bedingungen zurückgeführt. Nach einer ältesten Theorie, die immer wieder aufgetaucht ist, stirbt der Fetus ab und die Plazenta allein verfällt der Erkrankung; sie wächst nach alter Auffassung allein weiter. — Die Annahme, es liege die Störung im Ei, wird bereits ARISTOTELES, RUYSCH und anderen zugeschrieben, als deren neuen Vertreter VIRCHOW namentlich HEWITT hervorhebt. Jedoch bringt VIRCHOW selber Gegengründe an, die von späteren Bearbeitern der Frage übernommen werden. Er sagt unter anderem, daß zurückbleibende Plazenten nach Abstoßung des Fetus gewöhnlich nicht weiterwachsen, und er ist der Ansicht, daß das vermeintliche aktive Wachstum der Blasenzotten besondere, nämlich äußere Ursachen benötige. Zur Begründung führt er aus, daß die Zotten zurückgehaltener Plazenten sich nicht verändern, keine Blasenmole bilden, bei Abdominalgravidität sogar 25 Jahre lang. Endlich sagt er, die partielle Blasenmole bei gut ausgebildeten Kindern spreche auch gegen die Störung im Ei von Haus aus. — In gleicher Zeit beruft sich STORCH auf PANUMs Untersuchung an Aborteiern mit Mißbildungen, nach deren Tod das Ei allein fortwachsen könne; die Ursache findet PANUM teils in Endometritis, andererseits auch in den Hämatomen des Chorion, die wir unter dem Namen der BREUSschen Hamatommole kennen und die, wie gesagt (S. 678), zuweilen als Begleiter der Blasenmole vorkommen. — Die Theorien und Hypothesen, die von jeher teils von einer Erkrankung des Eies, teils der Mutter ausgehen und hier und da auch verbunden auftreten, zerfallen wieder jede in mehrere Unterarten.

Auch im Sperma wird eine Anomalie vorausgesetzt von Moench.

Einige Autoren wie Kaltenbach, Kreuzmann, Matwejew und Sykow, Schaller und Pfoerringer suchen die Schädigung der Eizelle bereits in einer Erkrankung des Follikels. Außer dieser Möglichkeit betont Marchand, daß verschiedene andere Schädigungen vorauszusetzen seien, je nachdem teilweise oder ganze Blasenmole vorliege; für ihn steht die Epithelschädigung des Chorion im Vordergrunde.

Tod des Embryo, auch von Langhans und Chaletzky vorausgesetzt, führt nicht immer zur Blasenmole und die Ursache seines Absterbens bleibt meist unerörtert. Berry Hart, der die Blasenmole dem Myxödem vergleicht, bezieht dieses auf den Mangel an Thyreoidea des Fetus, aber auch diesen habe ich bei mißbildeten Feten ohne Blasenmole gesehen. Bekanntlich gibt es auch Aplasie der Thyreoidea bei ausgetragenen Kindern ohne Blasenmole. R. Meyer erwähnt (1927) einen Fall von teilweiser Blasenmole mit 22 cm langen mazerierten Fetus mit sehr kleiner Thyreoidea und Mangel an Thymus ohne Ödem.

Kurz über die Ursache, die zum Tode des Embryo führen, ist kaum etwas bekannt.

Auch sonst entbehren die angeschuldigten Erkrankungen im Ei, die zur Blasenmole führen können, ätiologischer Begründung.

Erkrankungen seitens der Mutter, die zu allen Zeiten zur Erklärung der Blasenmole vermutet wurden, sind teils allgemeiner Art, teils örtliche Schäden in dem Uterus.

Für eine Erkrankung der Mutter wird herangezogen das wiederholte Vorkommen von Blasenmole bei derselben Frau (bis 18mal Essen-Möller), sogar bei verschiedenen Gatten derselben Frau, dann die verhältnismäßig häufige Blasenmolenerkrankung bei älteren Frauen, sowie bei örtlichen und allgemeinen Erkrankungen, wie Nephritis, Anämie, Leukorrhöe (Marchand), auch Infektionskrankheiten (Kworostanski, Schmorl). Marchand will also partielle Blasenmole gerne lokalen Ursachen im Uterus, allgemeine Blasenmole jedoch einer Erkrankung des Eies zur Last legen.

Die vorausgesetzten konstitutionellen Ursachen im mütterlichen Organismus sind teils mehr allgemeiner Art, z. B. Unstimmigkeit in der Zusammenwirkung der hormonspendenden Organe (Penkert), teils näher bestimmte hormonale Einflüsse, auf die wir später zurückkommen werden (s. unten Chorionepitheliom).

In der Tat ist das wiederholte Vorkommen der Blasenmole auffällig, aber nicht beweisend. Viel häufiger ist die Beobachtung gemacht worden, daß die Frauen vorher normale Geburten bestanden haben und einige auch hinterher. Auch von den einzelnen allgemeinen Erkrankungen, namentlich der Nephritis, Albuminurie und Toxikosen ist festzustellen, daß Blasenmole nur sehr selten mit ihnen verbunden ist.

Die Einflüsse seitens örtlicher Erkrankungen der Gebärmutter auf das Ei wurden namentlich von Virchow angenommen auf Grund ,,entzündlicher" Verdickung und kleiner dezidualer Polypen in Fällen von Blasenmole. Seine Anschauung des geschwulstartigen Charakters der Blasenmole glaubte er durch die Annahme von entzündlichen Reizen zu stützen. Auch nachdem die progressive Natur der Blasenmole seine Geltung verloren hatte und an seine Stelle der regressive Zustand trat, legte diesen J. Veit die Entzündung zur Last, ebenso Kossmann, zumal dieser das Synzytium für uterines Epithel hielt. —

STEFFEK glaubte sogar bakterielle Entzündung nachweisen zu können. Im Falle TODYOS von junger Blasenmole, wurden auch grampositive Staphylokokken nachgewiesen, aber das leukozytäre Infiltrat beschränkte sich auf die Dezidua, ohne auf das Ei überzugreifen. Außerdem war in TODYOS Fall der Embryo primär mißbildet.

In letzter Zeit hat WOHLWILL eine Reihe von Aborteiern mit Plazentitis gezeigt, ohne daß Blasenmole daraus entstanden wäre. Also auch mit dem Nachweis der Entzündung läßt sich nichts anfangen.

Die Dezidua bei Blasenmole zeigt zwar in der Tat nicht selten Veränderungen, teils entzündlicher, teils regressiver Art, aber sehr viel häufiger und in viel stärkerem Grade findet man solche Veränderungen bei zahlreichen Aborten und in jedem Falle ist die Entscheidung schwierig, ob die genannten Veränderungen zufällige unbedeutende Begleiterscheinung oder Folgezustände der Blasenmole sind. VAN DER HOEVEN, L. SEITZ haben daher diese Erklärung abgelehnt. Die Entzündung kann wohl das Ei toxisch schädigen und in stärkeren Graden töten. — Die leichteren Grade der Entzündung und geringe regressive Erscheinungen sind jedoch so häufig, daß man schon ganz bestimmte Arten toxischer Wirkung zur Erklärung der Blasenmole nachweisen müßte.

Andererseits fehlt jegliche Entzündung bei älteren Blasenmolen (O. FRANKL) und auch in den jüngsten mir bekannten Fällen habe ich sie vermißt.

Wenn überhaupt die Endometritis einen Einfluß in der Entstehungsgeschichte der Blasenmole Einfluß hat, so doch gewiß nur als ein kleines Glied in der Kette unbekannter Ursachen.

Wir schließen diese Erörterung mit dem Geständnis, nichts Wesentliches über die Ätiologie zu wissen.

Chorionepithelioma malignum[1] uteri.

Einleitung.

Das Chorionepithelioma malignum ist histogenetisch eine sekundäre Geschwulst des Uterus, insofern sie nicht von den Geweben des Uterus selber ausgeht, sondern von den Zellen des Eies, dem Chorionepithel. Topographisch kann sie im Uterus primär entstehen, soweit die Geschwulstbildung von den in der Schleimhaut oder Muskulatur gelegenen Chorionzellen ausgeht. Insofern kann man sie auch an anderen Stellen primär genannt werden, an denen embolisierte Chorionzellen erst dort zur Geschwulst wachsen, während diese im Uterus fehlt, ektopisches Chorionepitheliom.

Die Geschwülste kommen natürlich auch bei ungewöhnlichem Eisitz außerhalb der Gebärmutter, nämlich in Tuben, Ovarien, wenn auch selten vor.

---

[1] Die gleiche Geschwulstart ging unter sehr verschiedenen Namen und auch heute noch gibt es Revolutionare der Nomenklatur. Zuerst hieß es: Deciduoma (RUD. MAIER), dann Deciduo-Sarcoma, Sarcoma deciduale und Sarcoma deciduocellulare (SAENGER); Blastoma deciduochorioncellulare (SCHMORL); Sarcoma deciduochorioncellulare (GOTTSCHALK); Placentoma, Placentoma malin (BRIQUEL); Carcinoma syncytiale (KOSSMANN); Syncytioma malignum, Chorioma malignum; Epithelioma ectoplacentare (DURANTE); Syncytioma ectodermale, Choriocarcinom (C. RUGE); Sarcoma choriocellulare (HARTMANN und TOUPET); Exochorioma malignum; Karzinom der Plazenta (HUGUENIN); serotinales Epitheliom, maligne Blasenmole. Mit wenigen Ausnahmen besonders in der auslandischen Literatur, hat sich jetzt der Name Chorionepithelioma malignum (MARCHAND) eingeburgert. — Chorionepithelioma „mit Stromabildung" nennt WOLFE „Chorioadenoma" (!).

Eine als gleichartig angesehene Geschwulstbildung ist in Teratomen namentlich in denen des Hoden bekannt.

Bei Tieren ist die Geschwulstart unbekannt, vermutlich weil das Chorionepithel an den meisten tierischen Eiern nicht die physiologische Durchschlags-
kraft hat. Denn beim Menschen stellt sich zunächst äußerlich betrachtet in
der Geschwulst die schrankenlose Wucherung des Chorionepithels nicht anders
dar als ein stärkerer Grad der physiologischen ebenfalls gewebelösenden „destruierenden" Einnistung des Eies in die Uteruswand.

In der allgemein anerkannten Herkunft der Geschwulst aus den Zellen
des Eies liegt das Anerkenntnis eines persönlich fremden Geschwulstmaterials.
In dieser Hinsicht ist das Chorionepitheliom einzigartig abgesehen von experimenteller Übertragung von Geschwülsten. — Während indes bei dieser die
Verwendung des Stromas des Wirtes möglich ist, findet das embryonale Chorionepithel in dem erwachsenen Organismus der Mutter kein anzupassendes Stroma
und wächst zytotyp.

Nur das embryonale Bindegewebe des Chorion ist geeignet zur Grundlage:
es wächst jedoch nur mit dem Chorionepithel innerhalb der Blutgefäße und liefert
keine eigenen Gefäße, weder embryonale noch nimmt es mütterliche Gefäße
auf. Es wird ebensowenig wie das Chorionepithel von seiten des mütterlichen
Körpers „organisiert". Die Ernährung der Geschwulst erfolgt außerhalb der
mütterlichen Blutgefäße durch Austritt des Blutes in die Chorionepithelmassen.
Diese sind tatsächlich nur Zellmassen, so daß man streng genommen nicht von
Geschwulstgewebe reden kann. Das Chorionepitheliom wächst nicht histotyp.

Hierin folgt die Geschwulst dem normalen Verhalten bei der Einbettung
des Eies. Wenn sich auch das Zottenstroma des Chorion in die Epithelmassen
einsenkt und beim weiteren Wachstum der Plazenta die Zotten mit eigenen
Gefäßen vermehren, so bleibt dennoch die eigentliche Nahrungsquelle des
Chorionepithels das mütterliche Blut.

So wie das normale Chorionepithel an der Oberfläche des Eibettes in Form
der Zellmassen ohne Stroma sich ausbreitet, so kann auch in der Geschwulst
eine größere Zellmasse der Gebärmutterwand angelagert sein unter ausschließ-
licher Ernährung durch freies mütterliches Blut. Und wie die Chorionepithelien
bei normaler Plazentation von Fall zu Fall in verschieden starkem Grade das
mütterliche Gewebe auflösen und in dünneren oder stärkeren Zügen sich in der
Uteruswand selber unter der Plazentarstelle ausbreiten, so wirkt in gleicher,
nur in stärkerem Grade die Geschwulst. Im wesentlichen erscheint das Chorionepithelioma malignum als eine an umschriebenen Stellen des Eies einsetzende
pathologisch gesteigerte Fortsetzung oder Wiederbelebung des Trophoblast-
schalenstadiums. Der Verlauf hängt jedoch nicht allein von der verlängerten
Wucherungsfähigkeit des Epithels, sondern auch von dem verschiedenen Verhalten der Mutter ab.

Auch funktionell zeigt das Chorionepitheliom nur quantitativ gesteigerte
Einwirkung auf den mütterlichen Körper.

Der Unterschied ist also, soweit sich die Sachlage übersehen läßt — denn
wir kennen nicht etwaige grundlegende biologische Zellveränderungen des
Chorionepithelioms — ein gradweiser im Vergleich mit normaler Plazentation.
Ebensowenig sind uns die Voraussetzungen bekannt, unter denen örtliche
und allgemeine Veränderung im mütterlichen Körper die Widerstände gegen
das Ei einbüßen.

Es ist deshalb in der pathogenetischen Betrachtung nötig, nicht nur eine
besondere Abänderung im Leben des Chorionepithels zu bedenken, sondern
insbesondere auch der abgeänderten Reaktion des mütterlichen Gewebes Rechnung zu tragen.

Geschichtliches.

Als die älteste Beobachtung unserer Geschwulstart wird eine Schilderung von NETZEL (1872) angesehen; ihr folgten die wenig beachteten Arbeiten von RUD. MAIER über das „Deziduom" (1876), CHIARI (1878), HOFMEIER (1885), H. MEYER (1888), bis SAENGER endlich (1888) als erster das Krankheitsbild ausführlicher beschrieb und zunächst mit Sarcoma deciduale, sodann als Sarcoma deciduocellulare benannte, weil er die Geschwulst in ihrer hauptsächlichen Form für dezidualzellig ansah und nur in einer zweiten Form die Beteiligung chorialer Zellen annahm, und zwar nach Blasenmole. Ferner glaubte er, daß sich zuweilen eine sarkomatöse Erkrankung der Chorionzotten anschlösse, die er mit „Sarcoma chorion-deciduocellulare" benannte. — Die Bezeichnung „Deciduom" von RUDOLF MAIER lehnte SÄNGER ab, weil man darunter die deziduale Schleimhaut einschließlich der Drüsen verstand, während er die seiner Meinung nach (sarkomatöse) stromazellige Wucherung schärfer mit deziduozellulare gekennzeichnet glaubte.

SÄNGER vermengte seine histogenetische Einteilung, die von der jeweiligen Beteiligung der Chorionzellen ausging, mit formalen grobmorphologischen Unterscheidungen. So bedeuteten ihm die destruierende Blasenmole VOLK-MANNs und die „destruierenden Plazentarpolypen" (als solche waren Fälle von PESTALOZZA, ZAHN, v. KAHLDEN, H. MEYER beschrieben) eine besondere Form, die „interstitielle destruierende" Geschwulstart. —

Unter den „deziduazelligen" Tumoren unterschied SÄNGER ferner nach der äußeren Form das diffuse ulzerös zerfallende, aber mehr oberflächliche und das knollige, intramuskuläre deziduale Sarkom, sowie eine gemischte Form. — Die Koagulationsnekrose, die Neigung zur Durchblutung des Gewebes hat SÄNGER gut beschrieben, dagegen die chorionepithelialen Zellmassen zu sehr unter dem Eindrucke der dezidualen Genese. — Vor allem war es SÄNGERs Verdienst, den Zusammenhang der Geschwülste mit der Schwangerschaft für alle Fälle zu behaupten. — SAENGERs Arbeit bedeutete einen nicht zu verkennenden Fortschritt und noch mehr einen großen Ansporn. HEGAR und KALTENBACH deuteten ältere Fälle in seinem Sinne um und andere Autoren (PFEIFFER, LÖHLEIN, NOVÉ-JOSSERAND und LACROIX) nahmen seine Deutung auf.

Eine neue Auslegung erfuhr unsere Geschwulst durch GOTTSCHALK (1893), der sie vom Stroma und vom Epithel der Chorionzotten ableitete und mit WALDEYER als „Sarkom der Chorionzotten" benannte. —

Somit war GOTTSCHALK der erste, der die fetale Herkunft des Tumors erkannte, und in seinen späteren Prioritätsstreitigkeiten legte er besonderen Wert darauf, daß die Bezeichnung „Sarkom" von WALDEYER herrühre, während er selber sich für die chorioepitheliale Natur des Tumors eingesetzt hätte [1]. — L. FRAENKEL hat als erster die chorioepitheliale Genese richtig gedeutet und dieses in seiner Arbeit über „Das von dem Epithel der Chorionzotten ausgehende Karzinom des Uterus" (1895) zum Ausdruck gebracht, ohne jedoch diese Ansicht auf die „Deziduome" zu verallgemeinern.

In der Folgezeit hat sich die chorioepitheliale Genese in erster Linie durch die Arbeiten von MARCHAND durchgesetzt und die Meinungsverschiedenheiten im einzelnen versteht man nur aus der anfänglich noch herrschenden Unsicherheit über die Herkunft des normalen Chorionepithels in seinen verschiedenen Erscheinungsformen der Langhanszellen und des Synzytium. Die bereits 1885

---

[1] Nach POZZI sollen TOUPET und HARTMANN sowie BEACH (1895) auch die ovuläre Herkunft der Geschwulst angenommen haben.

ausgesprochene Ansicht Kastschenkos, daß beide Epithelformen vom fetalen Ektoderm stammten, die (1889) von Minot erfolgreich verteidigt wurde, ist von Aschoff und Apfelstedt (1896) anerkannt worden und Marchand selber ist ihr (1898) beigetreten, während er vordem noch annahm, daß die Langhans-schen Einzelzellen fetalen und die Synzytien mütterlichen Ursprunges seien [1].

Es ist im besonderen Marchands Verdienst, nicht nur eine einwandfreie Schilderung der epithelialen „karzinomatösen" Geschwulst gegeben zu haben, sondern diese Deutung auch auf die sämtlichen bis dahin als „Deziduome" und ähnlich benannten Geschwülste ausgedehnt zu haben. Damit war das Deziduoma endgültig beseitigt, wenn man von einigen Nachzüglern absieht, die keine Geltung mehr haben [2]. In den auf Marchand folgenden Arbeiten (Resinelli, E. Fraenkel, Langhans, Bandler u. a.) wurde seine Ansicht als richtig anerkannt und 1896 konnte ihr C. Ruge schon unter Beibringung von 39 Fällen aus der Literatur unbedingt beitreten.

Einige Schwierigkeiten machte zunächst noch die Herkunft des Synzytium, bis seine Entstehung aus dem Epithel der in den Venen gelegenen Zotten festgestellt wurde von Gebhard, Marchand. Ferner konnte Neumann den Zusammenhang beider Formen der Geschwustzellen mit den beiden Epithelschichten des Zottenbelages zeigen — eine heute ganz einfache Tatsache.

Des weiteren waren die intramuralen Chorionepithelien für J. Veit, Bulius u. a. noch „deziduale Sarkomzellen".

Diese Streitfragen wurden bereits 1900 von Aschoff in einem sehr klaren Referate in den „Ergebnissen der Pathologie" (1898) dargestellt. Der Ansicht Marchands, der die Einzelheiten der Geschwulst genau beschrieb und sie in Parallele mit der normalen Plazentation stellte, schlossen sich außer den obengenannten bald andere Untersucher an Gebhard, Aschoff, Neumann, v. Franqué, Eiermann, A. Pick, L. Pick, Schmorl, Kelly und Teacher), die beiden letztgenannten im Widerspruch zu den meisten englischen Autoren, ferner Segall, Pestalozza, Lindfors und Vestberg, Nikiforoff, Ulesko-Straganova u. a.). Von Pestalozza stammt ein zusammenfassender Bericht (1909). — Bald folgte man allgemein der Marchandschen Anschauung, die späterhin noch durch die kritisch zusammenfassenden Bearbeitungen seines Schülers Risel (1903 und 1907) an Boden gewann, so daß sich schließlich auch J. Veit dazu bekehrte.

In England hat Marchands Lehre erst unter dem Einflusse von Kelly und Teacher Anhänger gefunden (Mac Kenna, Haultain, Buist, Bruce and Inglis, Halliday Croom, Ferguson, Griffith and Williamson, Hicks und zahlreiche andere), so daß man wohl behaupten kann, daß sie in den Grundzügen heute ziemlich unbestrittene Gültigkeit in aller Welt besitzt.

Einzelheiten, wie die ektopischen Chorionepitheliome (Dunger, s. auch Risel 1914), die Embolie der Zotten und der Chorionzellen (Schmorl, Pick, Lubarsch u. a.) sind von besonderem Interesse. Über die Entstehung der Chorionepitheliome aus den intramuralen Chorionzellen herrscht noch keine

---

[1] Kossmann verteidigte noch länger die Herkunft des Synzytium vom Uterusepithel; freilich nach Studien am Kaninchen und auch die spatere gleiche Stellungnahme von Strahl für den Menschen ist durch voraufgegangene Studien an Menschen hemmend beeinflußt. Eine ansehnliche Reihe in neuerer Zeit bekannt gewordener junger Eier laßt keinen Zweifel mehr zu an der chorialen Herkunft auch des Synzytiums.

[2] Das Deziduom wurde noch verteidigt von Eden (1907) und Fellner und ebenso wird die deziduochoriale Genese noch befürwortet (Roncali 1912). Leider kehrt auch der Name „Deziduom" besonders in der ausländischen Literatur noch haufig wieder bei Autoren, die im übrigen auf dem Boden der Lehre Marchands stehen. Schließlich wird noch das Chorionepitheliom von Stafianskis (1913) auf Grund der älteren Anschauung seines Lehrers Nagel als Uteruskarzinom angesehen.

Klarheit, aber im übrigen ist MARCHANDs Lehre vom Chorionepitheliom unberührt geblieben, auch von der Annahme BOSTROEMs seiner Entstehung aus mütterlichen Gewebszellen (1927), darauf wir zurückkommen werden.

Chorionepitheliom im Anschluß an Blasenmole, Aborte, Geburten.

Der Anschluß des malignen Chorionepithelioms, den wir oben erwähnten, wird erwiesen nicht nur am Plazentarsitze durch unmittelbaren Anschluß an die Blasenzotten (RISEL stellte schon 1903 aus der Literatur 16 Fälle zusammen, sondern auch an den Metastasen embolisierter Zotten. Auch mir ist der Nachweis dieses Zusammenhanges wiederholt gelungen. — Aber auch die Häufigkeit, mit der Chorionepitheliom nach nicht mehr nachweisbarer aber kürzere oder längere Zeit voraufgegangener Blasenmole folgt, läßt deutlich den genetischen Zusammenhang erkennen. Die an Chorionepitheliom erkrankten Frauen hatte zuvor Blasenmolen gehabt in $39\,^0/_0$ bei LADINSKI, in $33-40\,^0/_0$ bei KEHRER, in $50\,^0/_0$ bei EIERMANN, in $36\,^0/_0$ bei TEACHER, in $41{,}5\,^0/_0$ bei BRIQUEL, in $44\,^0/_0$ bei HITSCHMANN und CRISTOFOLETTI, in $43{,}6\,^0/_0$ bei SUNDE, in $41{,}86\,^0/_0$ bei ALFIERI; bei FINDLEY waren es $47{,}1\,^0/_0$, bei FORD $50\,^0/_0$. Von meinen Fallen hatten $62\,^0/_0$ Blasenmole vorher gehabt.

Wie viele Frauen mit angeblich nach gewöhnlichen Aborten oder Geburten entstandenen Chorionepitheliomen etwa unbemerkt gebliebene zerstreute Blasenzotten hatten, ist fraglich. Jedenfalls kann man die Zahl der voraufgegangenen Blasenmolen mit $40-50\,^0/_0$ nicht zu hoch schätzen.

Dagegen wird die Zahl der voraufgegangenen normalen Schwangerschaften wahrscheinlich zu hoch geschätzt, zumal in Fallen mit langer Ruhezeit nach Geburten. Es können inzwischen aufgetretene Aborte leicht übersehen worden sein. Deshalb sind die folgenden bereits von HINSELMANN zusammengestellten Zahlen anderer Autoren nicht völlig verläßlich.

   37 Fallen nach Blasenmole, 49 nach ausgetragener Schwangerschaft, 59 nach Abort (TEACHER),
203 Fallen nach Blasenmole, 99 nach ausgetragener Schwangerschaft, 135 nach Abort (POLOSSON et VIOLET),
116 Fallen nach Blasenmole, 51 nach ausgetragener Schwangerschaft, 73 nach Abort (HITSCHMANN und CRISTOFOLETTI),
   77 Fallen nach Blasenmole, 36 nach ausgetragener Schwangerschaft, 20 nach Abort (PIERCE).

Dazu kommen 38 Fälle von SUNDE mit $43{,}6\,^0/_0$ nach Blasenmole, $29{,}3\,^0/_0$ nach Abort, $22{,}1\,^0/_0$ nach normaler Gravidität und $5\,^0/_0$ nach Extrauteringraviditat.

Von Chorionepitheliomen, die an normale Geburten anschlossen, sind Beobachtungen von KRÖMER, MENGE, TÓTH, R. MEYER, SUNDE und im Verlaufe der Schwangerschaft selber entstandene Tumoren. WALTHARD, GUSTAFFSON, SUNDE und HILL zu nennen. Im letztgenannten Falle war die Plazenta normal, der Fetus 5 Monate alt und trotzdem war der Uterus bis an die Serosa von vielen kleinen Herden von Chorionepitheliom durchsetzt.

Die Zeit, in der Chorionepitheliom in der Schwangerschaft auftritt, ist sehr verschieden. Frühzeitiges Auftreten erfolgt wohl meist im Zusammenhange mit Blasenmole, in einem eigenen Falle schon im 2. Monate.

Lange Wartezeit ist an sich sehr wohl möglich — POLANO stellt 35 Fälle zusammen — aber die Angaben über eine Wartezeit von 21 und 22 Jahren (VINEBERG, OUTERBRIDGE) lassen doch wohl die Möglichkeit eines übersehenen neuerlichen Abortes zu.

Auch ALFIERI (1915), der 44 Fälle mit langer Wartezeit zusammengestellt hat, gibt diese Möglichkeit zu. Aus diesem Materiale entnimmt er 41,86% nach voraufgegangener Blasenmole, ferner eine hohe Sterblichkeit (73%), die ich nach eigener Erfahrung gar nicht für hoch halte, und ein hohes Durchschnittsalter der Kranken, 62,5% waren 45 Jahre alt und darüber. In POLANOS Zusammenfassung von 35 Fällen war 16mal Blasenmole voraufgegangen, 10mal Abort, 7mal normale Entbindung. Auch er fand eine vergleichsweise hohe Sterblichkeit. — Beide genannten Autoren nehmen ebenso wie schon früher MARCHAND an, daß die Chorionepithelien längere Zeit ruhig liegen bleiben können, ehe sie unter veränderten allgemeinkörperlichen Bedingungen, namentlich mit zunehmendem Alter befähigt werden zu wuchern.

Eine zweite Quelle der irrtümlichen Deutung einer langen Wartezeit ist auch zu beachten, namlich die irrige Diagnose „Chorionepitheliom" in Fallen von Sarkom, wie in einem Falle von MARZIANI, in dem 10 Jahre nach einer Geburt in der Menopause ein sehr großer papillärer, an Kapillaren reicher Tumor, wie ich annehme, ein Sarkom entfernt wurde. — NOWAK hat selber in einem Falle von 17jähriger Wartezeit seine Diagnose berichtigt.

Anatomie des Chorionepithelioms.

Die oben erwähnte Einteilung der „Deziduome" nach ihrer Form von. SAENGER entspricht den tatsächlichen Verhältnissen beim Chorionepitheliom Die Tumoren sind selten oberflächlich ausgebreitet mit flachen Defekten der Wand, nicht ganz selten polypos und oft knotig, teils intramural, teils über die Oberflache ragend.

Von der polypösen Form nahm H. W. FREUND an, sie könnten auf dem Boden gewöhnlicher Plazentarpolypen entstehen. Diese Ansicht ist nicht histologisch gestützt und hat wenig Wahrscheinlichkeit für sich, da der einfache Plazentarpolyp stets zu Rückbildung des Epithels neigt. Auch bedarf es zur Erklärung der polypösen Form des Chorionepithelioms keiner anderen Einflüsse als der durch die Lage bedingten mechanischen Verhältnisse. So eignet sich besonders die Tubenecke der Uterushöhle zur polypösen Vortreibung. Ein solcher Tumor in Abb. 39 dargestellt, enthält z. B. gar keine Zotten und selbst die Anwesenheit von einzelnen Zotten würde nicht die Ansicht beweisen, daß ein gewöhnlicher Plazentarpolyp zugrunde gelegen habe.

Gewöhnliche Plazentarpolypen können dagegen wie in Abb. 40 gezeigt werden soll, makroskopisch Chorionepitheliom vortauschen und gelegentlich auch wohl mikroskopisch, wenn die noch von frischem Blute umgebenen Haftzotten die gewöhnliche Einwucherung des Chorionepithels in die Uteruswand bewahren. Die Plazentarpolypen sind aber oft sehr derb.

Die flächenhafte Ausbreitung (SAENGER) ist wie gesagt selten, einzelne Fälle haben C. RUGE, R. MEYER beschrieben. In meinem Falle ist die oberflächliche Lage auffallig, weil der Tumor schon etwa 6 Monate bestanden hatte.

Die knotige Form, manchmal scharf oder unregelmäßig, sogar zackig gegen die umgebende Muskulatur abgesetzt, überragt oft die innere Oberfläche und ist dann außen unregelmäßig, zerfallen, schwammig weich, morsch, brüchig von blaß- oder dunkelrötlicher (Abb. 39, 40 und 41) oder bei älteren Knoten von bräunlicher Farbe; sehr leicht zu Blutungen geneigt, die durch dunkelrote Farbe als „Hamatome" im Tumor leicht auffallen. Nekrosen bedingen mehr gelbe Farbe und käsiges Aussehen (Abb. 41).

Die Ähnlichkeit mit alten Hämatomen, blutiger Infarzierung des Gewebes ist sehr bezeichnend, denn der größte Teil der Knoten besteht aus geronnenem

und gerinnendem Blute, darin nur wenig Gewebe und geringe Chorionepithelmassen erhalten zu sein pflegen. Diese gehen schnell zugrunde und nur in den
peripheren Schichten gegen das noch erhaltene Gewebe der Umgebung sind
größere Tumormassen zu finden, die nur in einzelnen Fällen als eine zusammenhängende Lage makroskopisch auffallen. Ausnahmsweise kann sie durch mar-
kiges Aussehen (Abb. 44) ein Karzinom vortäuschen; hier war das Tumorgewebe
in großer Ausdehnung der Peripherie in 5—6 mm dicker Lage erhalten.

Der Lage nach ist das Corpus uteri
bevorzugt, besonders der obere Teil; dieses
entspricht dem häufigsten Sitze der Plazenta. Der Tumor kann aber (Abb. 45)
nicht nur auf die Zervix übergreifen (NETZEL,
CHIARI, LUCKER), sondern hier ausschließlich sitzen; tiefer Sitz der Plazenta ermöglicht dieses.

Tiefgreifende Knoten können, ausnahmsweise selbst bei gut erhaltener innerer Oberfläche, die äußeren zermorschten Schichten

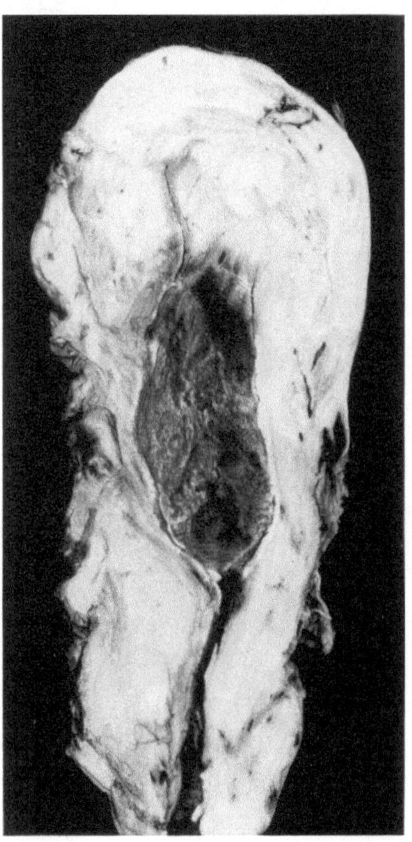

Abb. 39. Polyposes Chorionepitheliom ohne
Zotten mit schmaler Basis in der Tubenecke
festhaftend mit massenhafter zerstorender
Epithelwucherung tief eingedrungen. Vgl.
Abb. 54. (Lichtbild ⁴/₅ naturl. Große.)
(Fall 14 meiner Arbeit 1927.)

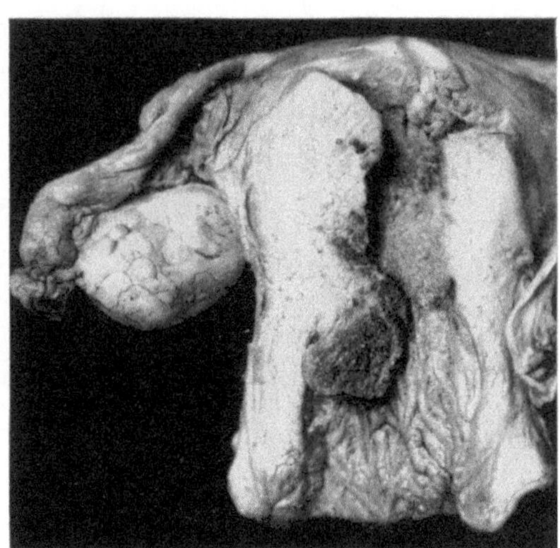

Abb. 40. Ein harmloser „Plazentarpolyp" mit vielen
nekrotischen Zotten, die sehr fest in der Uteruswand
haften, mit Blutfibrin durchsetzt, nach Abort von
3 Monaten. Der Knoten ragte in den Zervikalkanal
hinein und wurde klinisch fur ein Chorionepitheliom
gehalten. Histologisch fand sich keine Spur von
Epithelwucherung. (Lichtbild ⁴/₅ naturl. Große.)

der Uteruswand durchsetzen und sie sogar durchbrechen mit Blutung in die
Bauchhöhle [HÖRMANN, GARKISCH, DORAN, SBROZZI, BUTOMO u. a., s. auch
RISEL (1907)], auch mit tödlicher Verblutung (NÄGELSBACH). Einriß des
Scheidengewölbes mit Verblutungstod (LUKER). In unseren Abb. 43 und 44
ist die Wand des Korpus durchbrochen. — Seltener ist die Ausbreitung in die
Parametrien nach breiter Durchbrechung der Seitenwand (GOTTSCHALK, SOLOWIJ,
H. SCHMITT, ADACHI, in letztem Falle mit Übergriff auf das Ovarium). Außer
den von der inneren Oberfläche ausgehenden Knoten ist auch auf Metastasen

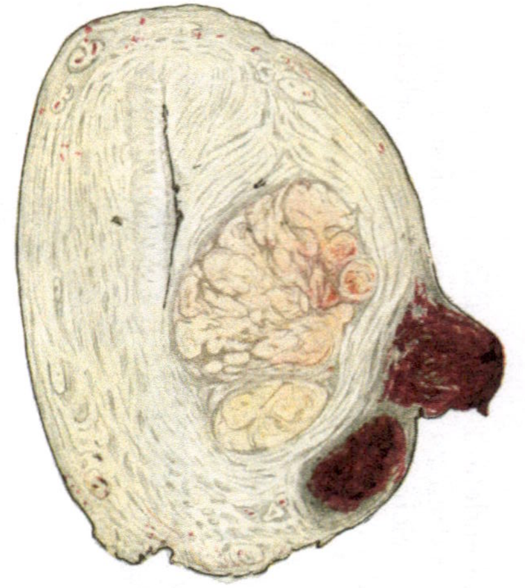

Abb. 41. Typisches Chorionepithelioma malignum uteri. Sagittalschnitt durch die rechte Seite. Der Tumor ragt teilweise polypos vor und dringt zugleich mit breiter Masse in die Wand tief ein. (³/₆ naturl. Große.)

Abb. 42. Von demselben Falle wie Abb. 41. Ein ebenfalls sagittaler medianer Schnitt zeigt, wie der Polyp die innere Schicht der vorderen Uteruswand mit sich zieht, und mit einem freien Ende in die Uterushohle nach oben ragt. Oberflachlich ein kleiner Knoten selbstandig an der Hinterwand. Kleine Metastasen in der Gefaßschicht der Vorderwand. Die Schleimhaut im unteren Teile der Uterushohle ist dezidual gewulstet.

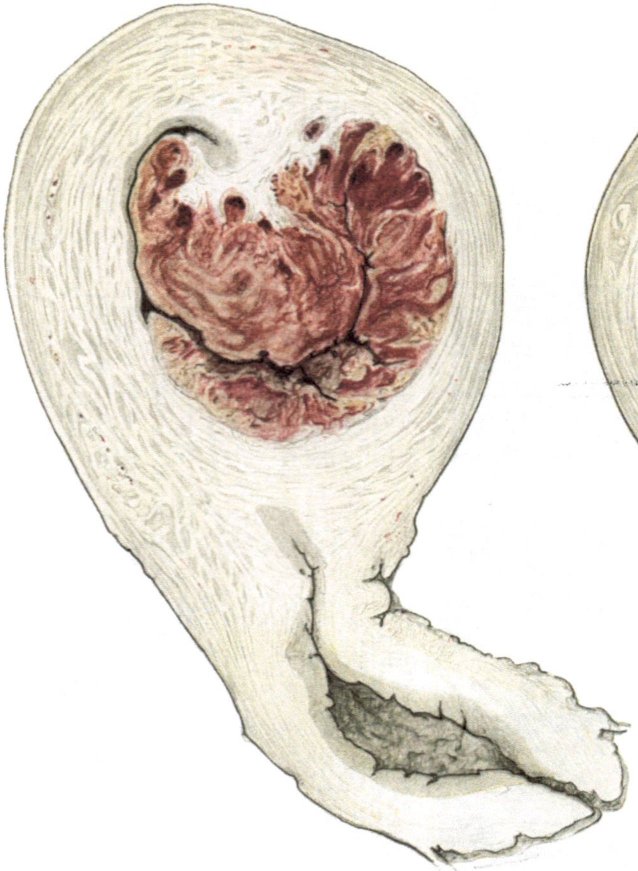

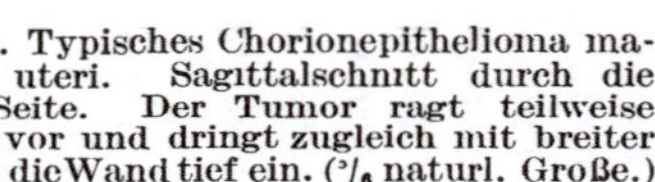

Abb. 43. Der Knoten in der rechten Wand des Corpus (in Abb. 41) setzt sich seitlich fort, hier morsch und nekrotisch (gelblich). Subseros zwei frische Knoten.

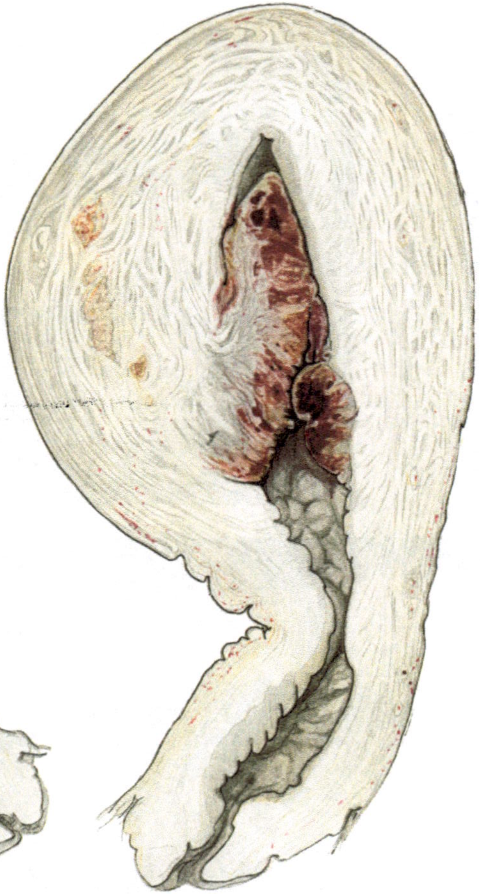

Abb. 41.

Abb. 42.

und primär ektopischen Knoten in der Uteruswand zu rechnen, von denen wir später berichten werden.

Die innerhalb der Gefäßlichtungen fortgesetzte Ausbreitung der Geschwulst kann man zuweilen makroskopisch erkennen, ASCHOFF, FRANKL aber nur mikroskopisch von einfachen Thromben unterscheiden.

Der Uterus antwortet selten auf die Tumorbildung mit Hypertrophie der Wand (CHIARI); man muß mit anderen Ursachen der Hypertrophie rechnen.

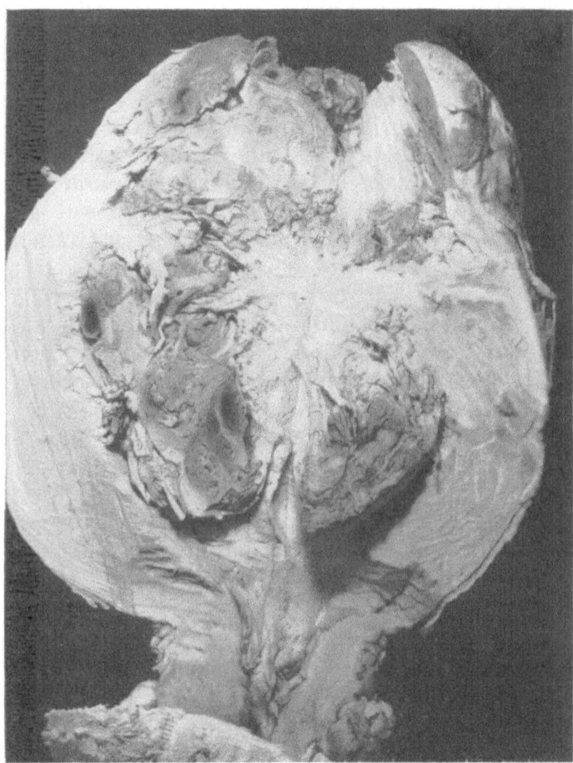

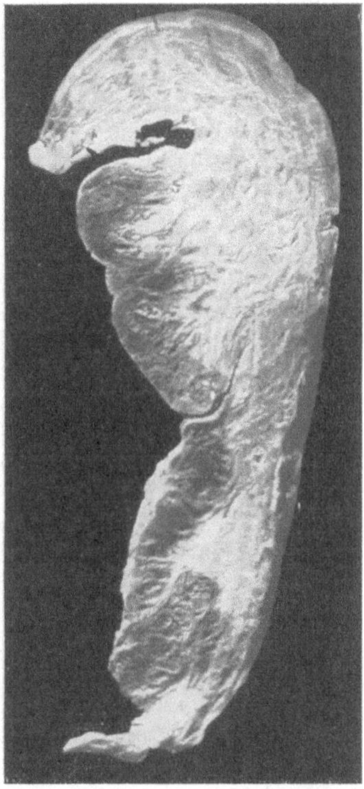

Abb. 44. Großer Uterus von vorn sagittal aufgeschnitten. Es soll eine Perforation des Fundus durch Versuch der Ausschabung vorausgegangen sein. Starke Verwachsungen bestehen an der außen zottigen Hinterwand. Apfelgroßer Tumor überragt im Scheitel 5—6 cm die Ansatze der Tube. Serosa durchbrochen. Der Tumor ragt auch in die erweiterte Hohle des Uterus und durchsetzt unregelmaßig die Wand nach allen Seiten. Die meisten Teile waren blutrot: doch ist eine 5—6 mm starke, dicke, frische Zone (links im Bilde) weißlich markig, etwas brockelig, vollig „karzinomahnlich" (Lichtbild $^3/_5$ naturl. Große.) (Fall 16 meiner Arbeit 1927.)

Abb. 45. Sagittalschnitt durch die Hinterwand des Uterus. Das Chorionepitheliom setzt sich vom Fundus bis unten in die Zervix im wesentlichen in den inneren Wandschichten ohne Unterbrechung fort. (Lichtbild $^4/_5$ naturl. Große.)

Der Form nach wird durch größere Knoten der Uterus verändert. Geringere Grade allgemeiner Vergroßerung und Verdickung des Uterus habe auch ich bemerkt. — Die Vergrößerung kann mit der überstandenen Gravidität im Zusammenhange stehen oder etwa hormonal bedingt sein.

Myome sind seltene und zufällige Begleiterscheinungen; Adenomyosis (GEMELL nennt „Adenomyom") noch seltener, wenn man von den mikroskopisch häufigen geringeren Graden absieht, die auch die normale Einwucherung der Chorionepithelzellen in die Muskulatur oft begleiten.

Histologie des Chorionepithelioma malignum.

Es sei wiederholt vorweggenommen, daß die maligne Wucherung des Chorionepithels in morphologischer Betrachtung in allen histologischen Einzelheiten sich an die der normalen Plazentation anschließt und in erster Linie das Stadium der Prophoblastschale fortsetzt oder wieder von Neuem aufnimmt. LANGHANSsche Einzelzellen in Haufen mit Synzytien an der Oberfläche und intramurale Zellen als ausschwärmende Vorläufer sind die drei Erscheinungsformen, unter denen wir die Chorionepithelien bei der normalen Plazentation kennen lernten und eben dieselben Zellen treffen wir beim Chorionepithelioma malignum wieder. Die Zellmassen zeigen oft Atypien der Zellen, insofern nicht immer typische LANGHANS-Zellen vorhanden, sondern zuweilen mehr oder weniger große Mengen von Zellen größer sind und verhältnismäßig große chromatinreiche Kerne haben. Aber auch diese kommen schon im normalen Chorionepithel vor. Die Synzytien treten zuweilen mehr massenhaft auf und die choriale zerstreute Einwucherung an der Peripherie des Tumors wechselt an Menge, meist ist sie jedoch geringer als bei den einigermaßen stärkeren Graden der normalen „Invasion".

Auch das mütterliche Gewebe antwortet auf die maligne Wucherung teils mit stärkerer, meist mit schwächerer fibrinoider Gerinnung und in diesen Fällen mit stärkerer Auflösung. Die Zellmassen des Chorionepithels bemächtigen sich in mehr aufdringlichem Grade der Gefäße und führen so zu stärkeren Blutungen.

Kurz, es ist eine in den Einzelheiten histologisch und funktionell mächtigere Form, aber nicht sichtbar qualitativ andere Art der gewöhnlichen Plazentation. Es fehlt nur die Beteiligung des Zottenstromas. Bei vorhandenen Blasenzotten folgen diese der Epithelwucherung innerhalb der mütterlichen Gefäßlichtungen, aber nicht darüber hinaus in das mütterliche Gewebe. Wir nannten daher schon oben das Wachstum des Chorionepithelioma malignum zytotyp und stellen nochmals dieses in völlige Übereinstimmung mit der überschüssigen Zellwucherung im Beginne der Einbettung normaler Eier.

Den Aufbau der Geschwulst in seinem von Fall zu Fall und auch im gleichen Fall örtlich verschiedenen Graden hat schon MARCHAND eingehend und treffend beschrieben und er hat je nach der quantitativen Zusammensetzung aus überwiegend einzelzelligen, synzytialen oder intramuralen Chorionepithelien von typischen und atypischen Formen der Geschwülste gesprochen aber nicht, wie oft unrichtig wiedergegeben worden ist, von atypischen Zellformen.

Die Unterscheidung MARCHANDs will als typische Form der Geschwulst solche Fälle hervorheben, deren quantitative Zusammensetzung aus den 3 genannten Zellformen mehr der normalen Plazentation angenähert ist, während unter den atypischen Formen der Geschwulst die Zusammensetzung zugunsten einer der 3 Zellformen von der Norm abweicht. Eine ausschließlich aus nur einer Zellform aufgebauten Geschwulst kommt nicht vor, wenn man sich nicht durch Untersuchung von nur einzelnen kleinen Stellen täuschen läßt. Die Zusammensetzung wechselt wie gesagt von Ort zu Ort und selbstverständlich auch mit der Zeit, mit dem Alter der Geschwulst. Das Augenblicksbild zur Zeit der Entnahme der Geschwulst erlaubt nicht grundsätzliche Einteilung in Typen. Immerhin sind die Unterschiede im Aufbau so groß, daß wir auch anderen Bedingungen als denen des Ortes und der Zeit Rechnung tragen müssen, nämlich den individuell verschiedenen allgemeinen Bedingungen, von denen die jeweiligen gegenseitige Beziehungen des mütterlichen und embryonalen Gewebes, ihren „Reaktion" aufeinander voranstehen sollten. — Alle Beziehungen sind gegenseitige und die Art der Reaktion kann verschieden ausfallen etwa bei näherer oder entfernterer Verwandtschaft. So wie es Blutgruppen gibt, muß es auch Gewebsgruppen der Personen geben. Außerdem aber hängt, wie schon angedeutet, die Weise der Antwort ab von dem wechselnden Verhalten des mütterlichen Körpers und vielleicht auch von allmählicher qualitativer Änderung des chorioepithelialen Zellcharakters, der unter dem Einflusse des Mutterblutes erfolgen könnte. Jedenfalls beweisen schon die oben erwähnten Fälle des späten Chorionepitheliom ebenso die Spätrezidive die wechselnde Art der Reaktion auf Gegenseitigkeit.

Wir schließen: typische und atypische Formen in der quantitativen Zusammensetzung der Geschwülste aus den 3 verschiedenen Zellformen sind nicht

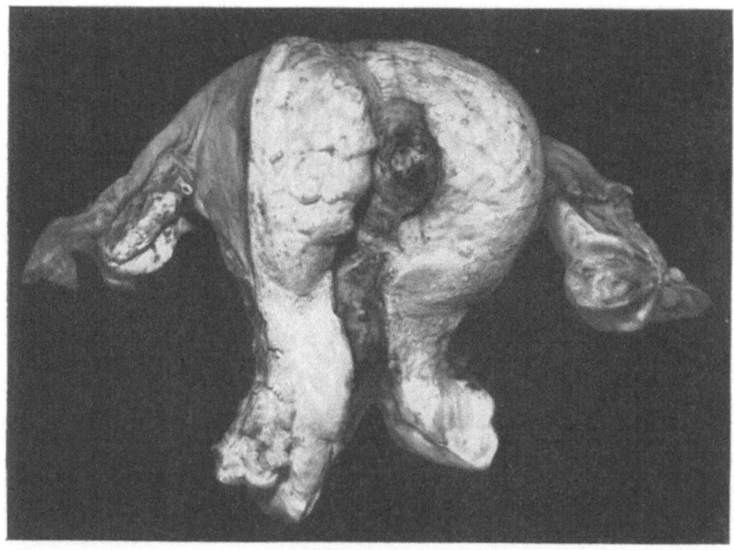

Abb. 46. Uterus einer 51jahrigen Frau (Prof. Warnekros, Dresden). Nach wiederholten Auskratzungen mit Blasenzotten im 3. Monate wurde der Uterus auf die histologische Diagnose Chorionepitheliom etwa 15 Wochen nach Beginn der Schwangerschaft exstirpiert. Corpus uteri mäßig vergrößert, enthalt nahe der rechten Tubenecke einen maßig in die Hohle vorspringenden haselnußgroßen Knoten. Auf dem Schnitte fanden sich noch einzelne weißliche Bläschen unter der Oberfläche in rot durchbluteten Massen. Vergleiche den histologischen Befund in Abb. 47 und 48. (Fall 1 meiner Arbeit 1927.) (Lichtbild etwa $^2/_3$ naturl. Große.)

von grundsätzlicher Bedeutung in der Folge, sondern in der Bedingung allgemeiner, also vorläufig unübersehbarer Art.

Und deshalb die Mahnung, die Augenblicksbilder wohl zu beachten aber nicht zu überschätzen.

Aus meiner früheren Mitteilung einen Fall (Abb. 46—48) hier anzubringen, halte ich aus diesen Gründen für angebracht, weil die Gelegenheit im gleichen Falle zu verschiedenen Zeiten histologische Untersuchung anstellen zu können selten geboten wird.

In einem solchen Falle (Abb. 47) waren in 8 Tagen Abstand 2 Ausschabungen vorgenommen. An gut erhaltene Zotten schloß sich eine Menge von Chorionepithelien an (Trophoblastschale), die bei der zweiten, besseren Ausraumung noch reichlicher war (Abb. 48). Einzelne Zotten standen auch jetzt noch mit der Zellwucherung im Zusammenhang; zum Teil waren die Zotten blasig, aber enthielten noch stellenweise Reste von Gefäßen.

Die Abb. 47 könnte fast ebensogut aus einem normalen jungen Ei stammen. Hier überwiegen noch die polygonalen Langhans-Zellen im Mosaik, und diese sind gegen die

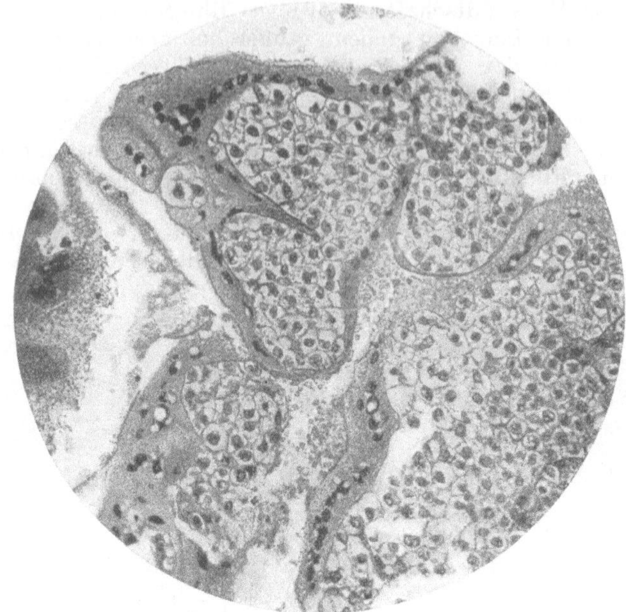

Abb. 47.

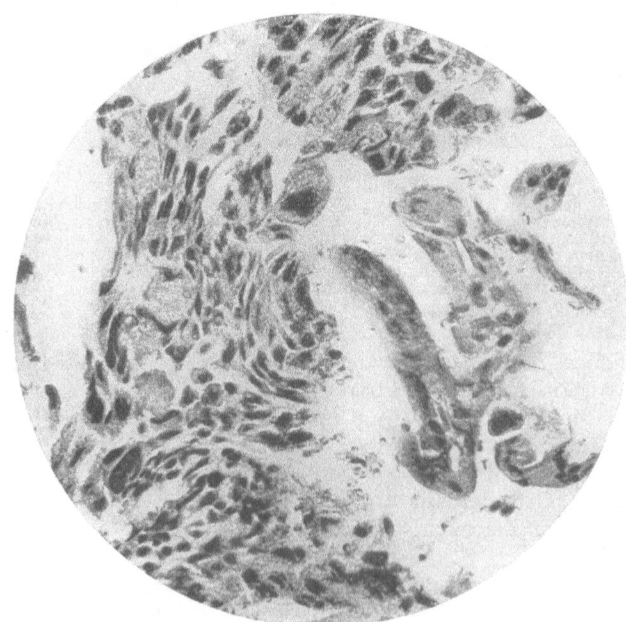

Abb. 48.

Abb. 47 und 48. Von demselben Falle wie Abb. 46. Beschreibung im Texte.
(Lichtbilder mittelstarker Vergroßerung.)

durchbluteten Zwischenräume mit synzytialer Mantelschicht umgeben. 20 Tage nach der völligen Ausräumung wurde wegen Blutungen wieder ausgeschabt und Chorionepithelien in mittlerer Menge in der Schleimhaut und Muskulatur gefunden. Die Zellmasse war jetzt weniger zusammenhängend, streifig zersprengt. Die von Blut umgebenen Einzelzellen haben größeren Zelleib (Abb. 48), größeren dunklen Kern. Die Synzytien sind vermehrt, haben unregelmäßige Formen, liegen auch vereinzelt abgetrennt von der Zellmasse und zeigen nicht mehr die regelmäßige Kernstellung, sondern große Unregelmäßigkeiten. Im exstirpierten Uterus fanden sich, wie schon makroskopisch bemerkt (Abb. 46), zum Teil blasige Zotten in mäßiger Tiefe der Uteruswand und anschließend große Epithelmassen, mit noch starkerer Abweichung der Einzelzellen vom Typus der LANGHANS-Zellen, namentlich in der Größe und Form der Zellen und Kerne abweichend und mit großen chromatinreichen Kernen. Sie liegen gemischt mit Synzytien, zu denen die allerlei Übergangsformen zeigen.

Die quantitative Zusammensetzung der Tumoren aus den verschiedenen Zellformen wird uns noch besonders beschäftigen; ebenso die Art ihrer Ausbreitung.

Die Einzelzellen.

Der Name Einzelzellen ist eingebürgert aber mißverständlich dahin, daß die Zellen vereinzelt, nämlich zerstreut liegen. Das ist jedoch nicht der Sinn des Namens, sondern er soll im Gegensatze zu den Synzytien bedeuten, daß die Zellen nicht verschmolzen sind, sondern getrenntes Zellplasma haben, jeder Kern seinen eigenen Zelleib. Besser sollten sie einkernige Zellen heißen.

Der Typus der „Einzelzellen", wie sie durch LANGHANS im Überzug der jungen Zotten, in den Zellsaulen und Zellinseln bekannt geworden sind, ist nicht immer und nicht überall gewahrt. — Als Beispiel gebe ich die Abb. 49 bis 52 von einem Chorionepitheliom mit unscharfen Grenzen gegen die Umgebung. Die Zusammensetzung aus typischen Einzelzellen und Synzytien gemischt wechselt; die Einzelzellen überwiegen namentlich in den Partien, die deutlich in Gefäßen vorgedrungen sind und hier zeigen sie dünne synzytiale Häutchen als Begrenzung gegen schmale Spalten. An anderen Stellen überwiegen Synzytien und wo die Einzelzellen aus den Gefäßen in das mütterliche Gewebe vordringen, verändern sie ihre typische Erscheinung mehr oder weniger stark. Unter Aufzehrung des Muskelgewebes wachsen die „Einzelzellen" zu größeren Massen und werden wesentlich größer, ebenso ihre Kerne und viele werden mehrkernig, synzytiumartig. — Es ist dies im Grunde nicht anders, als wenn die LANGHANS-Zellen der normalen Plazenta in die Muskulatur geraten und unter veränderten Bedingungen ihr Aussehen gründlich verändern.

Wir finden also nicht selten den Typus der LANGHANS-Zellen gut gewahrt, so wie wir sie bei normaler Plazenta namentlich in den Zellsäulen und Zellinseln kennen gelernt haben. Ebenso wie hier verändern die LANGHANS-Zellen ihre Form und Größe, je mehr sie dem mütterlichen Gewebe anliegen und in ihm liegen. Diese sind auch bei normaler Plazentation „atypisch", wenn man die Zellen der Zellinseln und Inseln als Typus hinstellen wollte. Im Chorionepitheliom ist es nicht wesentlich anders. Die Zellen unterscheiden sich auch hier je nach ihrer Umgebung, in der sie aufwachsen. — Die typischen Zellen sind dicht gelagert, rundlich, polyedrisch, in stark wechselnder Größe, oft ohne jede Zwischensubstanz in durchaus epithelialer Anordnung mit hellem Zelleib und rundlichem Kern, in freilich nicht ganz typischer Zuordnung von Synzytium und sie gleichen zuweilen völlig den Trophoblastzellen. Sie enthalten Glykogen, die Zellmembran ist deutlich und fallt besonders auf, je größer und heller die blasigen Zelleiber werden. In der Nahe der Kerne sieht man wenig feinkörnige Substanz, von der aus feine Faden zur Zellmembran verlaufen.

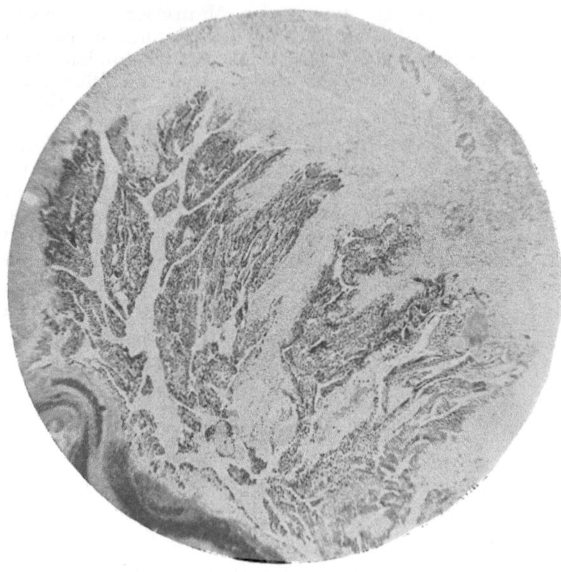

Abb. 49. (Von Fall 15 meiner Arbeit 1927.) 51jahrige Frau 7 Monate nach Beginn der Schwangerschaft, 6 Monate nach Abgang von Blut mit anschließender Ausschabung wurde der verdickte Uterus
exstirpiert. Dauerheilung 16 Jahre. Die Neubildung ist flachenhaft ausgedehnt, aber reicht nur
mäßig tief, mit zackigen Grenzen zur Muskulatur. (Lichtbild schwacher Vergroßerung.)

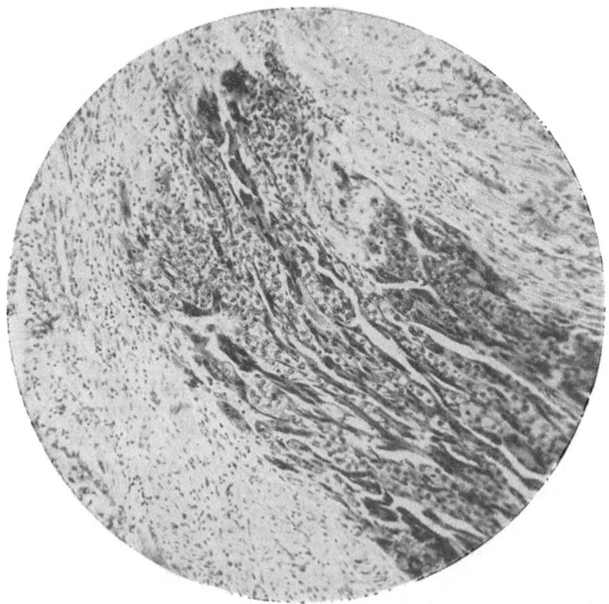

Abb. 50 gehort zu Abb. 49. (Lichtbild mittlerer Vergroßerung.)

Die bläschenförmigen Kerne haben rundliche oder ovale Form, ein oder
zwei rundliche Kernkörperchen, deutliche Membran und Chromatinnetz. Die
Zahl der Mitosen ist meist auffällig groß.

Die Größe der einzelnen Zellen ist zuweilen recht verschieden, und ebenso die Größe ihrer Kerne. Sie wechselt in denselben Haufen oft sehr stark, wie schon oben erwähnt wurde.

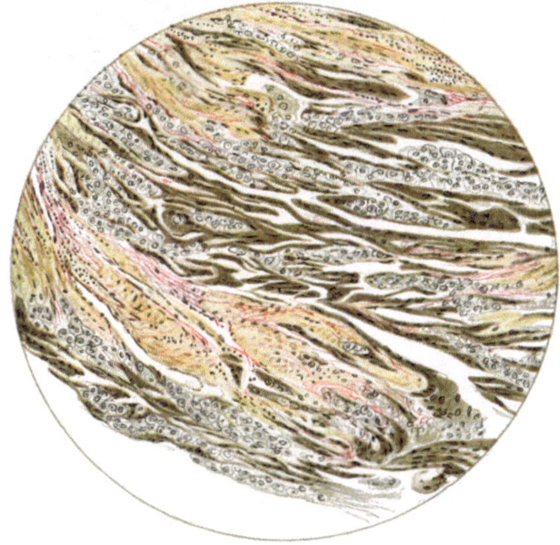

Abb. 51 gehort zu Abb. 49. Eisenhamatoxylin-Saurefuchsin (WEIGERT).
(Leitz Obj. 3, Ok. 0, Tub. 14.)

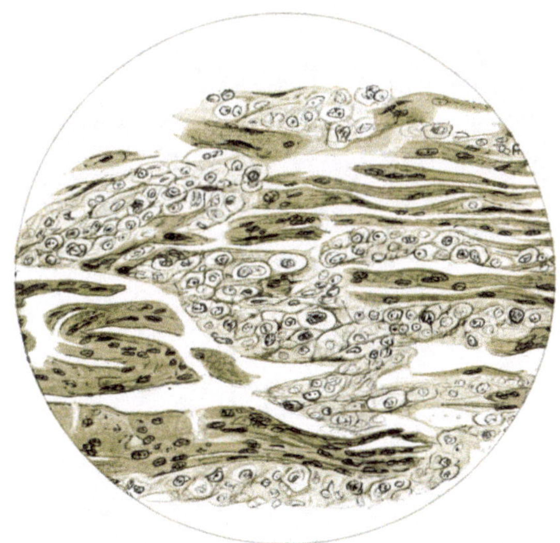

Abb. 52 ebenso wie Abb. 51. (Leitz Obj. 5, Ok. 0, Tub. 14.)

Nach IWANOW messen die Kerne der LANGHANS-Zellen der normalen jungen Plazenta $0,75 \times 0,5 \mu$ bis zu $1,25 \times 1 \mu$, dagegen bei Blasenmole $0.88 \times 0,5 \mu$ bis $2,15 \times 0,88 \mu$ und beim Tiefenwachstum des Chorionepithelioma malignum erreichen die Kerne $3,75 \times 22 \mu$ Durchmesser zugleich mit Atypien des Zelleibes und des Kernes.

Die „Atypien" der größeren Zellen und Kernen sind zunächst als Hypertrophie anzusehen ähnlich wie bei normaler Plazentation.

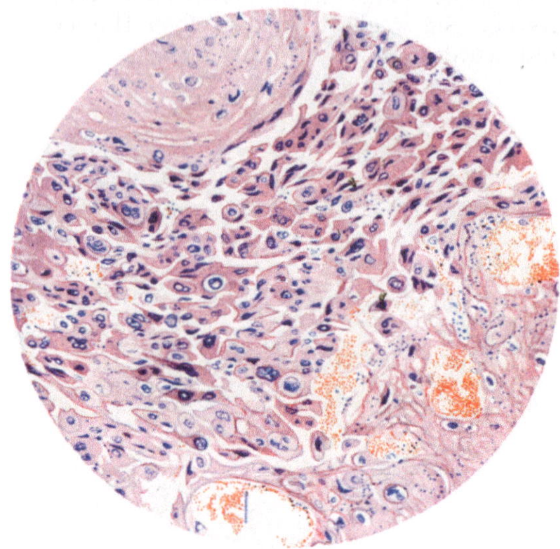

Abb. 53. Chorionepithelioma malignum uteri bei 53jähriger Frau unmittelbar nach Abgang einer
Blasenmole durch Exstirpation gewonnen. Einzelzellen locker gelagert mit Übergängen zu mehr-
kernigen Synzytien. Umgebende Dezidua links oben und rechts unten in Koagulationsnekrose.
Blutaustritt aus erweiterten Kapillaren. (Leitz Obj. 3, Ok. 1, Tub. 14.)

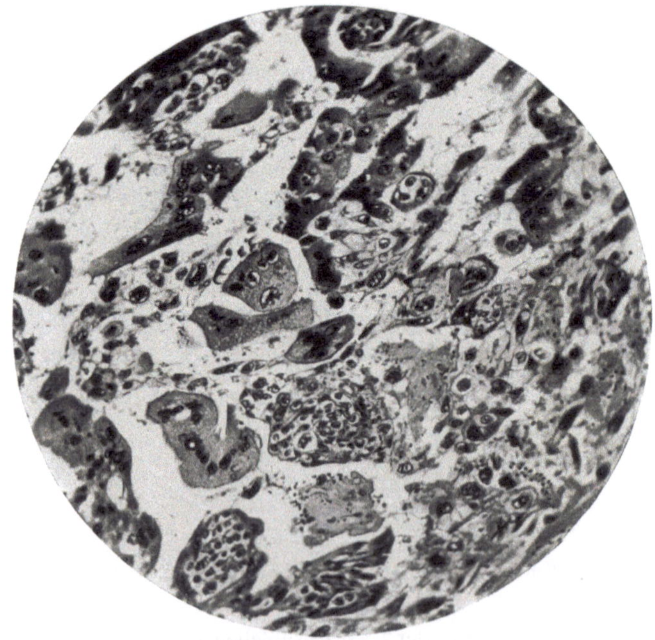

Abb. 54. (Aus Fall 14 meiner Arbeit 1927.) Aus einem Schabsel aus dem Uterus einer 28jährigen
Frau, 6 Wochen nach Frühgeburt von 7 Monaten mit „normaler" Plazenta. Uterusexstirpation.
Polyposes Chorionepitheliom (vgl. Abb. 39). Tod an Lungenmetastasen nach 2 Monaten. Keine
Zotten, nur Zellmassen von typischen Einzelzellen mit Synzytium umhüllt (unten im Bilde). Über-
gänge von diesen zu atypischen Einzelzellen und Synzytien. (Lichtbild mittelstarker Vergrößerung.)

Das Plasma wird dunkler, kompakter, die Kerne haben unregelmäßige Form und Größe und färben sich besonders stark. Auch vielkernige Klumpen und Übergänge zu synzytialen Massen treten auf (Abb. 53). Dabei wird die typische dichte Anordnung aufgegeben und die Zellen sind mehr locker gelagert. Solche Stellen erinnern stark an die Zellen der intramuralen Invasion, die ebenfalls mit der typischen Form Hand in Hand gehen kann (Abb. 54). Die Zellmassen liegen meist dicht gedrängt und scheinbar in willkürlicher quantitativer Mischung mit dem synzytialen Balkenwerk und kleineren plasmodialen Strängen und Klumpen, wovon wir gleich hören werden.

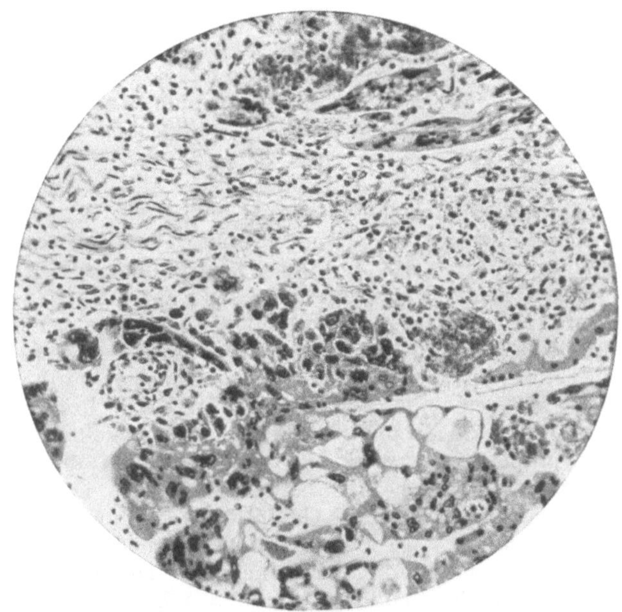

Abb. 55. (Von Fall 18 meiner Arbeit 1927.) 23jahrige Frau, 9 Monate nach Fruhabort gestorben unter starkem Zerfall der Uteruswand mit Peritonitis. Der Tumor dringt teils zackig in den Gefäßen vor, teils außerhalb der Gefaße, unter starker Auflosung des mutterlichen Gewebes ohne fibrinoide Gerinnung (vgl. Abb. 62). Maßiger Grad lymphozytarer Infiltration ausgebreitet. — Meist atypische große Einzelzellen mit chromatinreichen und unregelmaßig geformten Kernen. — Große Mengen von synzytialen Massen zum Teil stark vakuolisiert. (Lichtbild mittelstarker Vergroßerung.)

Diese Atypien der Zellen finden sich in der Mehrzahl der Fälle. In anderen Fällen ist das Erhaltenbleiben von LANGHANS-Zellen in ihrer typischen Form sehr auffällig und solches findet sich selbst bei vorgeschrittenen großen Tumoren, die schon einen erheblichen Teil der Uteruswand zerstört haben.

Eine theoretische Ausdeutung dieser nicht von vornherein gegebenen und auch nur quantitativen Abweichungen der Zellen unter äußeren Bedingungen erlauben keine Ausdeutung etwa im Sinne v. HANSEMANNs als Anaplasie.

Das Synzytium.

Es wurde bereits erwahnt, daß auch das Synzytium dem bei der normalen Plazentation gleicht, daß jedoch sehr erhebliche Mengenunterschiede von Fall zu Fall auffallen. Die typischen LANGHANS-Zellen in Haufen haben zuweilen einen dünnen sogar unscheinbaren synzytialen Belag zu der Oberflache, wo diese flüssiger Nahrung ausgesetzt ist. Das Mengenverhältnis zwischen Einzelzellen und Synzytium ist sehr wechselnd; kleine Haufen von Einzelzellen sind von mächtigen synzytialen Balkenwerk umgeben, oder größere Haufen der LANG-HANS-Zellen lassen Spalten frei, deren endothelartig feine synzytiale Auskleidung mit wenigen flachen Kernen leicht übersehen werden kann.

Das Synzytium liegt im allgemeinen oberflächlich — es bildet jedoch nicht durch eigene Macht Oberflächen, sondern wo solche vorhanden sind, wächst das Chorionepithel in synzytialer Form. Es ist des öfteren eingewendet worden, dieses treffe nicht immer und überall zu, doch ist die genannte Erscheinung von einer solchen Regelmäßigkeit, daß man scheinbare Ausnahmen auf Möglichkeiten der Täuschungen sehr viel aufmerksamer zu prüfen hat, als es oft geschieht. Derartige Täuschungen mögen zuweilen schwierig zu vermeiden sein, aber oft könnte man ihnen leicht entgehen. — Es können z. B. Zellmassen innerhalb von Gefäßen von Blut umspült synzytial wuchern und sich der Gefäßwand anlegen, deren Endothel verdecken oder zerstören und schon wird durch Unsichtbarwerden der Gefäßlichtung die synzytiale Masse rings vom festen Gewebe umschlossen erscheinen — auf dem Schnitte! Fragen von der immerhin grundsätzlichen Bedeutung, wie unsere Frage, unter welchen Bedingungen ein und dieselbe Zellart in verschiedenen Formen auftritt, vertragen keine Beurteilung durch Betrachtung von einzelnen Schnitten. — Zuweilen erscheinen Synzytien von Einzelzellen umgeben, wie TEMESVARY einwendet. Auch das ist leicht aufzuklären; so bestand vordem eine zentrale Lichtung, etwa große Vakuolen oder gar ein Blutgefäß von chorialer Zellwucherung umgeben, die nach Einschmelzung des Endothels synzytial wird. Die Lichtung wird erdrückt oder sie schwindet künstlich im fixierten Präparate. — Schon C. RUGE u. a. haben das Bild gekannt, in dem man, umgekehrt wie in der Regel, einen zentralen Komplex von Synzytien umgeben von einem Kranze von LANGHANS-Zellen trifft; in solchem Falle, der zunächst befremdlich scheint, handelt es sich um Auskleidung eines Gefäßraumes mit wandständigen Langhanszellen und im Zentrum, also an der ursprünglichen Gefäßlichtung locker gefügte Synzytialmassen um geringe Blutmengen. Die künstliche Loslösung der Einzelzellmassen von der Gefäßwand und das Zusammenscharen der von Synzytium bekleideten Lichtung ruft solche Täuschung hervor. — Bei wandständiger chorialer Bekleidung der Gefäßräume geht das anfänglich deckende Synzytium leicht zugrunde. Umgekehrt sieht man auch lediglich nekrotische Massen umgeben von synzytialen Elementen. —

Die Möglichkeiten der Täuschung, denen wir im fixierten Material ausgesetzt sind, können überhaupt nicht hoch genug eingeschätzt werden.

Das Synzytium bildet, wo es freie Räume mit frischer flüssiger Nahrung findet, große vielkernige Protoplasmamassen (Plasmodien), dicke oder ganz dünne Bänder, Ranken, Netze mit Vakuolen, darin Blutkörperchen, Leukozyten, Zellresten oder geronnener Masse, oder scheinbar leer. In einigen Fällen geht die Vakuolenbildung soweit, daß man größere Hohlräume von dünnen Septen, netzartig oder großschaumig abgetrennt sieht.

Das synzytiale Protoplasma zuweilen stellenweise mit Bürstenbesatz birgt Kerne in äußerst wechselnder Menge, bald dicht gelagert, bald weiter getrennt in scheinbar willkürlicher Anordnung. Mitosen sind selten nachgewiesen, aber Abschnürung von Kernstücken ist oft zu sehen. Die Kerne des Synzytium sind von wechselnder, zuweilen bizarrer Form. Zackige Kerne (Granatsplitterform) bedeutet Rückbildung. Ein großer Teil der Kerne zeigt Chromatolyse.

Die Infiltration der Uteruswand durch Einzelzellen.

Wenn wir bei der Einbettung normaler Eier die großen gewebelösenden Massen des Frühstadium als Trophoblastschale und die mehr zerstreute Form der Durchsetzung der Uteruswand mit chorialen Zellen unterschieden, so geschah dieses unter Betonung, daß diese beiden Arten der Eroberung mütterlichen

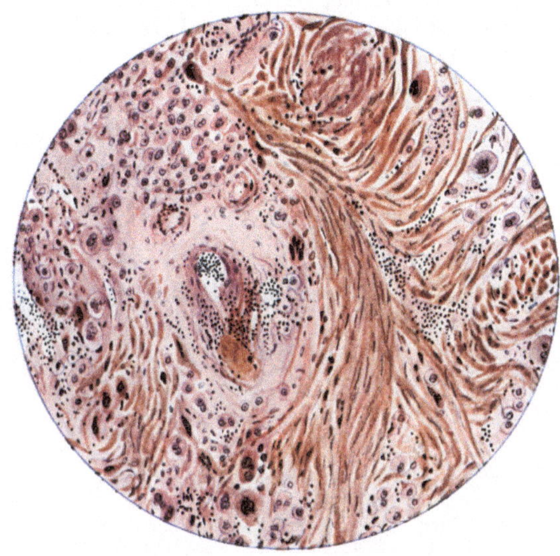

Abb. 56. Diffuses Vordringen der Chorionzellen an der Peripherie eines ausgedehnten Chorionepithelioma destruens der ganzen Hinterwand einer 35jährigen Frau, 2 Monate nach Abort ohne Blasenmole. Lymphozytäre Infiltration mittleren Grades, teils perivasal, teils zwischen den Muskelbundeln. Die Muskelbundel sind aufgelockert, auseinandergedrängt, zum Teil (links oben) ersetzt durch gehaufte Massen von LANGHANSschen Einzelzellen, die zu einzelnen größeren Zellen mit dunkleren Kernen allmahlich uberleiten. Maßiger Grad fibrinoider Entartung des mutterlichen Gewebes. (Leitz 3, Ok. 4, Tub. 10.)

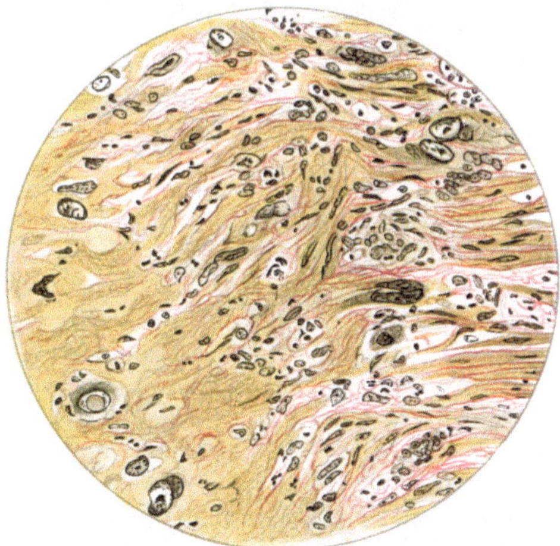

Abb. 57. (Aus meiner Arbeit 1924.) 40jahrige Frau, 3 Monate nach Blasenmole Uterusexstirpation. Dauerheilung 27 Jahre. Es waren die blasigen Zotten tief in den Gefaßen vorgedrungen, zuruckgelassen, und ihr stark gewuchertes Epithel hatte die Gefaßwandung durchbrochen und das umgebende Gewebe zerstort. An der außeren Grenze der perivasalen Herde der Neubildung dringen atypische Einzelzellen in die Muskulatur vor. Schon unter dem Einflusse einiger Zellen reagiert das Muskelgewebe mit starker Aufquellung der Myofibrillen und Schwund der Kerne (rechts im Bilde.)

Gewebes in zwar zeitlich nicht scharf abzugrenzenden Stadien vor sich gehe
und daß ihnen eine allmähliche Abnahme der auflösenden Kraft oder Zunahme
der mütterlichen Abwehrkräfte oder beides zugrunde liegt.

Wenn wir beim Chorionepitheliom die gleiche morphologische Unterscheidung
vornehmen von restloser Einschmelzung des mütterlichen Gewebes durch die
oben beschriebenen großen chorialen Zellmassen und von zerstreuter Durchsetzung des mütterlichen Gewebes, so bedeutet diese zweifache Erscheinung
natürlich ebenfalls eine stärkere oder schwächere Aktion und Kontraaktion
oder Reaktion aufeinander.

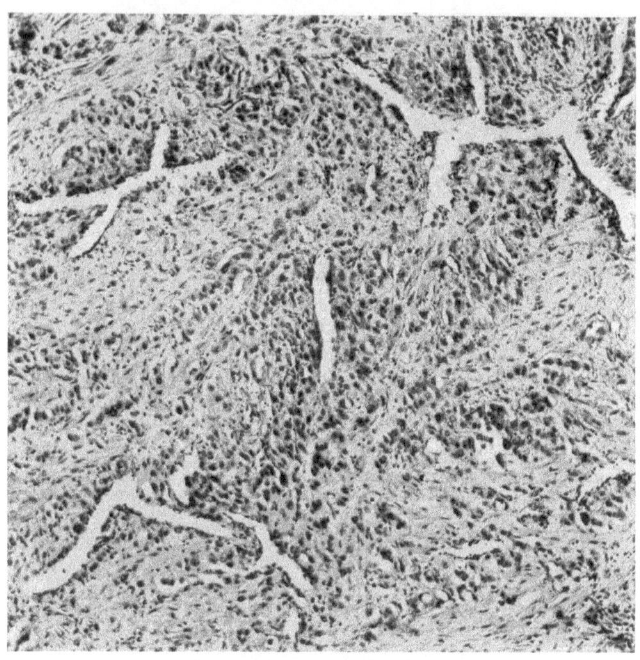

Abb. 58. Durch Ausschabung aus dem Uterus eines 17jährigen Mädchens gewonnene Schleimhaut
und Muskulatur mit äußerst starker Ausbreitung des Chorionepithels (Lichtbild mittlerer Vergrößerung). Für gutartig erklärt. Aschheim-Zondeksche Schwangerschaftsprobe blieb negativ.

Es ist jedoch nicht nachweisbar, daß die wechselnde Form der Erscheinung
zeitgebunden sei beim Chorionepitheliom, vielmehr wechselt sie von Fall zu
Fall und hat Marchand den Anlaß gegeben, einen ungewöhnlich starken Grad
der zerstreuten Durchsetzung als besondere atypische Form des Chorionepithelioms aufzustellen. Es muß voraufgeschickt werden, daß eine ausschließlich
zerstreute Form der intramuralen Ausbreitung recht zweifelhaft ist, wie wir
noch sehen werden und daß sie vorgetäuscht werden kann, nicht nur durch
vorherige Ausräumung, Ausschabung, sondern auch bei Zerfall des oberflächlich
durch Massenwirkung zerstörten Uterusgewebes. Da die Frage, ob das Chorionepithelioma malignum aus dem Zellmaterial der gewöhnlichen choriozellularen
Invasion hervorgehen könne, sich zum Teil auf die eben genannten Befunde
überwiegend oder scheinbar ausschließlich zerstreuten Durchsetzung der Wand
beruft, so müssen wir schon hier auf eine sorgfältige Beachtung der oberflächlichen Wanddefekte hinweisen. Nur bei gut erhaltener Oberfläche darf man
der Beurteilung näher treten und gerade dann gilt es außerdem zu entscheiden,

ob die zerstreute Wucherung auch wirklich bösartig ist, eine Entscheidung, die nur durch den Nachweis stärkerer Grade von Zerstörung und Metastasierung gelingen kann.

Diese Forderung ist um so wichtiger, als bei normalem Ei die chorioepitheliale Infiltration der Uteruswand von Fall zu Fall sehr große Unterschiede der Menge und Ausbreitung zeigt, wohl gemerkt, nur an der Stelle unter der Plazenta selber. (Abb. 58—59.)

Zunächst nur morphologisch betrachtet, kann in vielen Fällen die zerstreute Ausbreitung völlig fehlen, oder in geringen Graden an der äußeren Peripherie der geschlossenen Zellmassen in der Tiefe das Uterusgewebe angreifen.

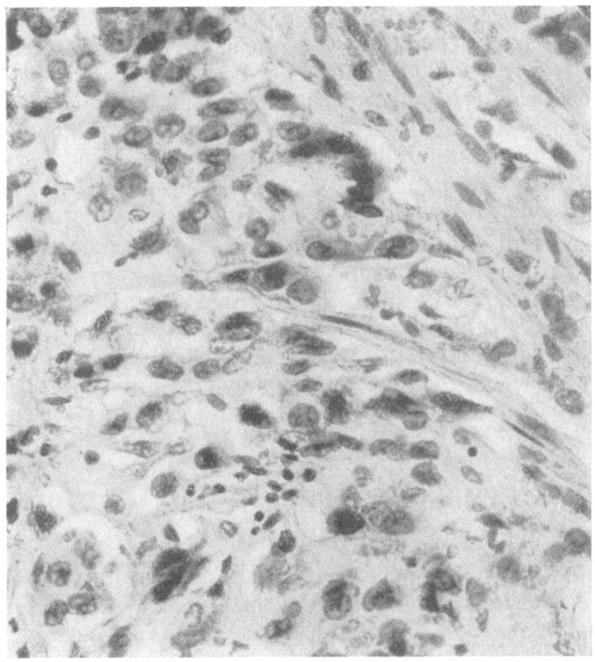

Abb. 59. Von demselben Fall wie Abb. 58. Die Chorionepithelien in der Muskulatur, deren Bundel und Fasern sie weit auseinanderdrangen. Das junge Madchen ist nach der Auskratzung gesund geblieben.

Besonders dort, wo geschlossene Zellmassen innerhalb von Blutgefäßen gelegen deren Wand durchsetzen, zerstreuen sich die neugebildeten Zellen in harmlos erscheinenden Einzelbahnen. Erst unter weiterer Vermehrung wird das zwischen diesen gelegene Uterusgewebe mehr und mehr aufgelöst und so entsteht aus der anfanglich zerstreuten die geschlossene Form.

Diese sekundär geschlossene Form kann moglicherweise von der inneren Oberflache des Uterus oder auch von anfänglich in der Tiefe gelegenen Zellen ausgehen: solches könnte man aus isolierten Knoten in der Tiefe schließen (RISEL. R. MEYER, FRANKL u. a.). — Die Deutung bleibt indes insofern zweifelhaft, als es nicht einfach sein wird zu entscheiden, ob das Ausgangsmaterial der tiefen Knoten intramural zerstreute Einzelzellen oder intravasal verschleppte Zellen waren. Beide Arten scheinen gelegentlich nachweisbar.

Die intramuralen Zellen bei der Form zerstreuter Ausbreitung sind morphologisch beim Chorionepitheliom kaum abweichend von den bei normaler

Schwangerschaft (Abb. 58 und 59). Die Größe und Form der Zellen wechselt hier wie dort bedeutend. Neben einkernigen finden sich mehrkernige Riesenzellen. Die Glykogenbildung fehlt meist. Die Ähnlichkeit mit den Langhanszellen schwindet mehr und mehr. Ihr Protoplasma ist weniger homogen als das der Synzytien. Die intramuralen Riesenzellen haben mehr fädiges und körniges Plasma, kleine oder gar keine Vakuolen; die Kerne haben mehr wechselnden Chromatingehalt.

Auch die Frage des Ursprunges der zerstreuten Zellen taucht wieder auf ebenso wie bei der normalen Einbettung des Eies. Wie weit sich aus den geschlossenen Tumormassen von der inneren Oberfläche des Uterus her die Synzytien an der intramuralen Infiltration beteiligen, ist meist sehr schwer festzustellen. Zuweilen erscheint es, als ob das Synzytium sich wieder aufsplittere und in Gestalt von Einzelzellen vordringe; das kann aber auf Täuschung beruhen, da alle in die Tiefe dringenden Zellen eine bessere Färbbarkeit haben als ihre Mutterzellen, die LANGHANS-Zellen. Ferner hatte ich den Eindruck, als ob zuweilen das Synzytium noch gar nicht fertig ausgebildet sei, während es schon an die Gefäßwand gerät; in diesem Falle schien es wirklich einzudringen. Das wären also Mittelgebilde zwischen LANGHANS-Zellen und Synzytien, zwischen denen man auch sonst zuweilen deutliche Übergangsstufen findet.

In noch stärkerem Grade wechselnd als bei normaler Schwangerschaft reagiert das mütterliche Gewebe und oft erscheint es nur eine Frage der Zeit, ob die Gerinnung des Gewebes in Auflösung übergeht. Die Gerinnung erscheint geringfügig in Abb. 56 und stark in Abb. 57. Jedenfalls bestehen im Grunde hierfür weniger örtliche als vielmehr allgemeine Unterschiede der mütterlichen Konstitution, oder wie oben angedeutet, eine von Fall zu Fall konstitutionell verschiedene Einstellung von mütterlichem und fetalem Gewebe aufeinander.

Typische und atypische Formen des Chorionepithelioma malignum.

Wir haben die verschiedenen Erscheinungsformen bereits kennen gelernt, unter denen die Chorionepithelien in der malignen Wucherung auftreten und vergleichend auf die normale Plazentation hingewiesen. Weniger als bei irgendeiner anderen Geschwulst weichen die Zellen von denen des normalen Grundgewebes ab und dasselbe kann man von der Anordnung zu Zellverbänden im Tumor sagen, abgesehen vom fehlenden Zottenstroma, das ja auch nur einen Teil des normalen Chorionepithels begleitet.

Im folgenden wenden wir uns dem Zellverbande des Chorionepithelioms zu, der durch verschiedene Beteiligung in der Menge der drei Erscheinungsformen der Epithelien zur Einteilung in typische und atypische Formen (MARCHAND) geführt hat. Wir weisen zurück auf oben Gesagtes (S. 722). — Es handelt sich nur um eine formale Einteilung der Geschwülste, deren mehr oder weniger typische oder atypische Zusammensetzung aus den verschiedenen Zellformen keine theoretische Aussage über das Wesen der Geschwulstzellen beansprucht, sei es Anaplasie oder sonstige biologische Zellveränderung. — Die Ursachen werden bei dieser formalen Einteilung nicht berührt, sondern können unabhängig zur Besprechung kommen.

Wenn wir zuvor wiederholen, daß die Abgrenzung der drei Erscheinungsformen des Chorionepithels denen der Norm entsprechen und daß sie ineinander übergehen und daß nur ausgiebige Untersuchung vieler Stellen des Tumors ein Urteil über das wechselnde Mengenverhältnis der Zellformen erlaubt, so

erscheint von vornherein gegenüber den Angaben in der Literatur einige Zurückhaltung geboten in der Beurteilung namentlich gegenüber den Angaben über
die ausschließliche Beteiligung nur einer einzigen Zellform. Abgesehen hiervon
ist aber MARCHANDs Einteilung auch heute völlig berechtigt, denn ohne Frage
überwiegt zuweilen die eine Form der Einzelzellen oder die andere des Synzytium sehr beträchtlich an Menge und wenn wir den der typischen Zusammensetzung bei normaler Plazentation angenäherten Aufbau der Geschwulst mit
MARCHAND als typische Form bezeichnen, so sind die erstgenannten
Fälle atypische Formen. Übergangsfälle zwischen typischen und atypischen
(ASCHOFF, RISEL u. a.) schränken die Einteilung nicht ein. Wo gäbe es keine
Übergänge!

Die „typische" Form des Chorionepithelioms ähnelt, wie gesagt, nach
MARCHAND, dem sich die meisten Autoren anschließen, mehr den jüngeren
Stadien der Plazentation, also der Trophoblastschale. Der Vergleich ist entschieden richtig, insofern die neugebildeten Epithelmassen ohne Zottenstroma
nur aus Einzelzellen und Synzytium zusammengesetzt sind. Gelegentlich
sieht man sogar noch den unmittelbaren Anschluß der Einzelzellen der Geschwulst an die LANGHANS-Zellen der Zotten und ebenso den Zusammenhang
des Synzytium in der Geschwulst mit dem der Zotten (NEUMANN, GEBHARD,
MARCHAND) ein Befund, den man ganz besonders oft und deutlich erheben kann
bei intravasaler Ausbreitung der Blasenzotten mit maligner Epithelwucherung
und ebenso in den Metastasen mit Zotten.

Der Bezeichnung als typische Form der Zusammensetzung der Geschwulstmassen tut es keinen Abbruch, ob sich intramurale Zellen als dritte Form mehr
oder weniger beteiligen.

Ein anderes ist es um die atypische Form der Zusammensetzung; hier
gibt es nicht nur sehr verschiedene Grade, sondern ihre Einschätzung ist nicht
leicht objektiv durchführbar. — Ein Überwiegen der Einzelzellen über die
Norm ist sehr schwer abgrenzbar und man hat besonders die Lage der Ge-
schwulsthaufen zu berücksichtigen. Intramurale Lage verhindert Ausbildung
von Synzytium, soweit nicht Spalten und freie Räume mit flüssiger Nahrung,
innen oder äußere Oberflächen zur Verfügung stehen. Das Übersehen feiner
Synzytialbeläge läßt sich immerhin vermeiden.

Rein synzytiale Fälle oder rein zelligen Bau (L. FRÄNKEL, H. W. FREUND,
KOSSMANN, NEUMANN, KREBS, FLEISCHMANN) wollen MARCHAND und RISEL
v. RECKLINGHAUSEN nicht zugeben.

Am meisten strittig ist diejenige Form atypischer Zusammensetzung, die
nach MARCHAND im besonderen Überwiegen der intramuralen zerstreuten Zellwucherung bestehen soll. Zunächst ist diese dritte Form MARCHANDs wenig
beachtet worden, indem viele Autoren nur das Überwiegen der LANGHANS-Zellen
oder der Synzytien als Atypien verstanden haben, sodann ist verkannt worden,
daß die intramuralen Zellen als solche von den physiologischen Zellen bei der
normalen Plazentation in ihrem Wesen durchaus nicht mehr abweichen, als
die freien Zellhaufen, so daß keine Veranlassung vorliegt von Anaplasie zu
reden. Endlich wird bestritten, daß die dritte Atypie „Chorionepitheliom",
ein malignes Blastom sei, wie wir noch sehen werden.

MARCHANDs Einteilung nach formalen Gesichtspunkten habe ich a. a. O.
folgenden Ausdruck gegeben:

„I. Als typische Form gelten die Falle mit geschlossener Zellmasse, in der
die Synzytien und die (LANGHANSschen) Einzelzellen ungefähr dem Mengenverhältnis der normalen frühen Implantationszeit des ersten und zweiten Monats
entsprechen.

II. Atypisch sind die Fälle, bei denen

a) zugunsten der Synzytien oder

b) der (LANGHANSschen) Einzelzellen das typische Mengenverhaltnis innerhalb der geschlossenen Zellmasse wesentlich verschoben ist.

c) Atypisch sind auch die seltenen Fälle, in denen die intramural zerstreuten Zellen im Vordergrunde des Bildes stehen zuungunsten der geschlossenen Zellmassen." —

Das Überwiegen der Synzytien wurde außer von MARCHAND auch von H. W. FREUND, HOPKINS, HEIMANN, MILLER u. a. beobachtet. — Wie gesagt, wird der ausschließlich synzytiale Aufbau beanstandet. So ist der Fall von H. W. FREUND schon nicht rein synzytial, vielmehr fand v. RECKLINGHAUSEN darin die intramuralen Chorionzellen. Übrigens ergibt sich aus FREUNDs Abb. 4 keineswegs, daß es sich um Synzytien handelt, vielmehr ersieht man daraus eine auffallend gleichmäßige Verteilung und gleichmäßig große Kerne, die gar nicht in Synzytien vorkommen.

MARCHAND glaubt, daß in den angeblich rein synzytialen Fällen die chorialen Wanderzellen verschmelzen und auch mehrkernig werden. In gleicher Weise deutet RISEL den analogen Fall von KREBS (1900) um. Mit Recht weist er die Behauptung von KREBS zurück, daß kein Zusammenhang zwischen dem Tumor und der „LANGHANS-Schicht" bestehe. — Neuerdings wird jedoch wieder von HEIMANN das Chorionepitheliom in zwei Fällen „nur oder wenigstens fast nur aus synzytialen Elementen" zusammengesetzt gefunden. Eine besondere beachtenswerte Angabe macht HOPKINS, der in dem Primärtumor nur vereinzelte synzytiale Elemente, dagegen in den Metastasen nur wenige LANGHANS-Zellen gesehen hat.

Man findet zwar in jugendlichen Stadien und in Metastasen von typischen Primärtumoren bei reichlicher frischer Blutung bedeutende Mengen synzytialer Massen, aber doch nicht ausschließlich.

Viel häufiger scheint mir die zweite Art vorzukommen, starkes Überwiegen der einkernigen Zellen, der sog. „Einzelzellen", wie sie in den Beobachtungen von RISEL, HITSCHMANN, BUIST vorliegen. Nochmals sei an die leicht übersehbaren feinsten Synzytialbedeckungen der Zellhaufen erinnert. Außerdem kommt es gar leicht zur Rückbildung der Synzytien, davon weiter unten zu berichten ist.

Gänzlich ohne Synzytien treten die freiliegenden Zellhaufen nicht von vornherein auf.

Ob man den einzelnen Tumor zu den typischen oder atypischen rechnen soll, ist vielleicht nicht so wichtig, daß man ihre Einreihung erzwingen soll, vielmehr muß man nach Berücksichtigung vieler verschiedener Tumorstellen und bei sichergestelltem Überwiegen einer der beiden Zellarten örtliche Ursachen und Altersverschiedenheiten der Tumoren berücksichtigen. Am deutlichsten sprechen hierfür die bekannten Unterschiede zwischen Primärtumor und Metastasen. In einem Falle mit stark überwiegender Zellschicht und Zurückstehen der Synzytien fand ich in den Vaginalmetastasen eine ganz typische Zusammensetzung, ein Beweis, daß örtliche Bedingungen und zeitliche Veränderungen zu Werke sind. Ebenso berichtet neuerdings PAUL über einen großen retroperitonealen Tumor, der ausschließlich aus LANGHANS-Zellen bestanden haben soll, während Knoten im Gehirn, in der Leber, Milz, Lunge typisch aus LANGHANS-Zellen und Synzytien zusammengesetzt waren. Alle derartigen örtlich bedingten Abweichungen können an der morphologischen Einteilung MARCHANDs nicht rütteln.

Schließlich die dritte Form der Atypien mit Überwiegen der intramural zerstreuten Zellen. Wenn MARCHAND dieser Form vielleicht größeren Nachdruck gegeben hat, als die Häufigkeit der Fälle rechtfertigt, so wohl deshalb, weil er die früher als Sarkome gedeuteten Fälle richtigstellen wollte. Auch STEINHAUS ist in dieser Richtung·MARCHAND nachdrücklich gefolgt.

Wir haben schon oben eine starke Einschränkung bei der Deutung dieser Atypie gefordert, namentlich der Beachtung empfohlen, ob etwa geschlossene Zellmassen an der inneren Oberfläche bereits abgestoßen oder ausgeräumt worden sind. — Auch hat man bei der Deutung von scheinbar ausschließlich intramuraler Zellwucherung den Beweis der Malignität zu erbringen. So meint auch POSO, daß manche Fälle als Chorionepitheliome beschrieben worden sind, bei denen von der Epithelwucherung einer Mole nur das Eibett selbst infiltriert gewesen sei. Ein Übergang zwischen dieser harmlosen Infiltration zum malignen Chorionepitheliom sei nicht vorhanden. — Insbesondere glaubt POSO, daß die intramuskuläre choriale Infiltration manchmal fälschlich für Chorionepitheliom gehalten worden sei. — Man muß dem Autor darin beipflichten, daß solche Irrtümer unterlaufen — besonders bei Tubargravidität und interstitieller Gravidität —, ohne seine Schlußfolgerung zu unterschreiben, daß der Grundsatz der Einteilung MARCHANDs erschüttert sei. Fehldeutungen können diese nicht beeinflussen.

Posos Bemängelung der einzelnen Fälle ist dagegen richtig angebracht und ich selber fand unter 28 Fallen bei Berücksichtigung sekundärer Veränderungen (Rückbildung des Synzytiums) und der großen Synzytialmengen bei frischen Fällen in frischem Blute sowie unter Hinzuziehung der Metastasen 27mal das Bild des Chorionepithelioms ziemlich typisch. Die Abb. 56 und 57 stellen die Ausnahme dar.

Gegenüber den geringen Atypien der beiden ersten Formen (Überwiegen der einkernigen Zellmassen, oder Synzytien) in meinen zumeist typischen Fällen kann ich nur in 2 Fällen von einer hervorragend starken intramural zerstreuten Infiltration sprechen und von diesen beiden Fällen ist mir einer (in der Gesamtzahl nicht eingerechnet) von zweifelhafter Malignität (R. MEYER, 1909). In diesem Falle (SIPPEL) war die chorioepitheliale Infiltration der Infiltration sehr bedeutend, doch hatte sie nirgends zu Nekrose und Blutung geführt. Womit sollte man in solchen Fällen die Diagnose rechtfertigen? Namentlich wenn man berücksichtigt, daß die schweren Fälle von malignen Tumoren die zerstreute Infiltration nur in geringem Maße zeigen. — Wir müssen die Beurteilung solcher Fälle hintanstellen, bis sie in größerer Zahl bekannt sein werden. Vorläufig verfüge ich nur über einen Fall (s. Abb. 57), in dem bei tief intravasal vorgetragenen Blasenzotten an einer Stelle die Gefäßwand breit durchbrochen war und das Chorionepithel die Umgebung zerstört hatte. In diesem Falle war im übrigen eine sehr lebhafte zerstreute chorioepitheliale Infiltration der Uteruswand in großer Ausdehnung nachweisbar, ohne daß ich sie an sich als destruierend bezeichnen könnte. Keinesfalls genügt es, aus dem Befunde einer destruierenden Wucherung des Chorionepithels sei es im Anschluß an Blasenmole oder ohne diesen den Schluß zu ziehen, daß auch die gesamte übrige zerstreute Infiltration maligne sei. Es müßte der schwierige Nachweis erbracht werden, daß die zerstreute Infiltration überall oder doch an vielen Stellen mit den wirklich destruierenden Stellen so innig zusammenhängt, um in ihnen den Ausgangspunkt der diffusen Infiltration zu rechtfertigen. Zu dieser Vorsicht mahnen Fälle von zerstreuter Infiltration, die ganz gefährlich aussehen und schon nach Auskratzung heilen (s. Abb. 58 und 59).

Die Beurteilung solcher Funde kann nur aus dem Verlaufe zahlreicher Falle von zerstreuter Infiltration gewonnen werden. Insbesondere muß ich auf meine des öfteren wiederholte Bemerkung zurückkommen, daß die Chorionepithelien über die gewöhnliche Dauer von 2—3 Wochen sich nur lebensfähig erhalten, wenn Chorionzotten, normale oder blasige der Uteruswand anhaften bleiben. Von ihnen geht ein Reiz aus, der die zerstreut infiltrierten Chorionzellen überleben läßt, nach der Ausstoßung oder Ausräumung des übrigen Eies. — Daraus folgt, daß man die Bewertung der Infiltration von den Zotten abhängig machen muß. Das heißt: die ungünstige Bewertung ist dann erlaubt, wenn bestimmt keine Zotten mehr vorhanden sind etwa 3 Wochen nach Entfernung des Eies. Dieses ist, wie sich versteht, theoretisch sehr einfach, aber praktisch nicht immer möglich. — Wenn die Gravidität einige Zeit vorüber ist und keine Zotten mehr vorhanden sind, so ist eine gutartige Infiltration der Uteruswand mit Chorionepithel ausgeschlossen. — Nur die maligne epitheliale Neubildung wächst (autonom) unabhängig weiter.

Kurz: mit dem alleinigen Nachweise einer besonders hochgradigen, chorioepithelialen Infiltration in zerstreuter Form ist nicht der Beweis der Malignität zu erbringen außer durch den klinischen Ausgang. So hat schon v. FRANQUÉ darauf hingewiesen, daß die als atypische Form des Chorionepithelioms beschriebenen Fälle eine auffallend hohe Beteiligung an den Heilungsziffern zeigen.

Die dritte atypische Form MARCHANDS kann nur in der Beschränkung auf teilweises Überwiegen der zerstreuten Infiltration über stärker zerstörende Herde aufrecht erhalten werden. Ohne diese sind Fälle mit ausschließlich diffuser Infiltration mit der größten Vorsicht zu bewerten. Nochmals sei es gesagt: als ausschließlich kann die zerstreute Infiltration nur gelten, wenn andere Herde von Tumorgewebe nicht bestehen noch zuvor bestanden haben.

Die örtliche Ausbreitung des Chorionepithelioma destruens in der Gebärmutterwand und die Reaktion des mütterlichen Gewebes, Gewebslösung, Gewebsgerinnung.

Einzelne Fälle zeigen besondere Anordnung des Zellverbandes, also keine grundsätzlichen Abweichungen, die eine Abänderung der formalen Einteilung MARCHANDS oder Zusätze rechtfertigen. So finde ich die Einteilung von POSO in 1. lakunäre (das ist MARCHANDS typische Form), 2. villöse (das ist die ,,destruierende Blasenmole), 3. alveoläre, 4. irreguläre Form nicht brauchbar. — ,,Lakunär" ist kein nennenswertes morphologisches Merkmal der ,,typischen" Chorionepitheliome. Die Chorionepitheliome, die sich an intravasale Blasenmole anschließen, lassen sich nicht abgrenzen von den Fällen, die von oberflächlich anhaftender Blasenmole ausgehen. Auch diese tauchen, soviel ich erfahren habe, in die Venen ein, mehr oder weniger tief. Der Anschluß an Blasenmole, ob an mehr oder weniger tief vorgetragener Blasenmole, gibt dem Baue des Chorionepithelioma selber kein Gepräge; vielmehr ist dieses von Fall zu Fall verschieden, sobald die epitheliale destruierende Wucherung im Uterusgewebe vordringt.

Der Anschluß an Blasenmole, oder gewöhnliche Plazenten nach Abort oder Geburt ist genetisch bedeutsam, gibt jedoch dem Chorionepitheliom kein bestimmendes Gepräge. Die villöse Form ist deshalb bei der morphologischen Einteilung der epithelialen Wucherung nach der Art ihrer Ausbreitung und nach Beteiligung der verschiedenen Zellformen hinderlich. Von den ,,alveolären" Formen (als solche sind Fälle von VESTBERG, FLEISCHMANN beschrieben), ist nur zu sagen, daß sie offenbar eine nur stellenweise und vorübergehende Erscheinungsform darstellen, die auf intravasaler Ausbreitung beruht.

Der Einteilung von Poso liegt kein einheitliches Prinzip zugrunde. Schon diesetwegen ist sie nicht erfreulich. — Außerdem ließe sich die Einteilung nach topographischen Gesichtspunkten vermehren, z. B. die perivasale Ausbreitung würde noch wichtiger sein, als die intravasale, da bei ihr besondere biologische Gründe vorauszusetzen sind.

„Die alveoläre" Form bestand in dem Falle von FLEISCHMANN nur in der Scheidenmetastase und ich habe a. a. O. eigene Fälle erwähnt, in denen einmal in der Metastase, einmal im Korpus und einmal in der zervikalen Aus-

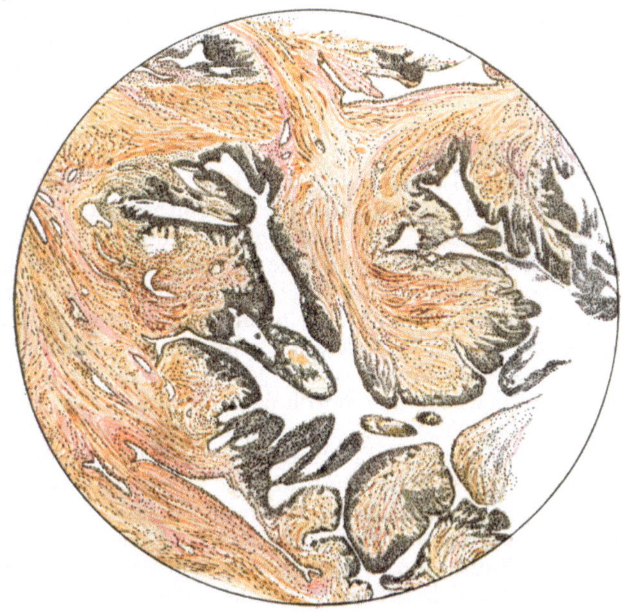

Abb. 60. (Aus Fall 13 meiner Arbeit 1927.) 33jahrige Frau, 13 Monate nach Blasenmole Auftreten einer Vaginalmetastase. Exstirpatio uteri. Chorionepithelioma malignum peripher in Gefäßen der Muskulatur vordringend. Uberall schmale Tumorzone von unregelmäßig geformten Einzelzellen, die an der Oberflache von einer Lage Synzytien bekleidet sind (s. Text). (Leitz 1, Ok. 1, Tub. 15.)

breitung des Chorionepithelioms die „alveoläre" Form auffiel und ich habe sie als Folge der intravasalen Ausbreitung erkannt. Nach Verlust des Endothels wird diese schwierig zu erkennen. Natürlich wird die „Alveole" nur vorgetäuscht auf Schnitten; in Wirklichkeit ist es eine strangförmige Ausbreitung in Gefäßen; kontinuierliche oder embolische Art der Ausbreitung, von denen wir noch reden werden.

In diesen vermeintlichen „Alveolen" erscheint gelegentlich durch zentrale Rückbildung ein Kranz von Chorionepithelien; auch kein Anlaß zur Aufstellung weiterer Formen. Die Kenntnis solcher Gebilde ist nur nötig, um die Verwechslung mit Karzinom zu vermeiden, die bei Untergang der Synzytien unterlaufen kann. Diese verschwinden, wenn die intravasalen Zellmassen der Gefäßwand angelagert sind und wenn sie durchbrochen wird.

Chorioepitheliale Gefäßthrombose mit und ohne Blutgerinnsel gemischt gibt besonders unter Rückbildung allerhand Bilder, die keinen Anlaß zur Aufstellung besonderer Typen geben sollten.

Schließlich gebe ich in Abb. 60 einen Fall wieder, in dem die überall in gleicher Form wiederkehrende Ausbreitung der Neubildung ungewöhnlich erscheint. Sie durchsetzt in Form schmaler Bänder als Auskleidung offener Kanäle von verwickeltem Verlaufe in der Muskulatur. In dieser werden die Spalträume in einer Weise ausgespart, daß papillenartige Vorsprünge entstehen, die an Karzinom erinnern, zumal die Bildung von Synzytien wenig ausgeprägt, sondern an den meisten Stellen ganz unscheinbar in Gestalt flachen endothelartigen Oberflächenbelages erscheint. Die Langhanszellen sind zum großen Teile ziemlich typisch und Übergänge zu Synzytien finden sich als große Zellen mit unförmigen dunklen Kernen und undurchsichtigen Zelleibern. Diese liegen hauptsächlich am Rande von Hämatomen und nehmen Blutfarbstoff in großer Menge auf. Die histologischen Einzelheiten sind auch im übrigen belanglos und nur die eigenartige gezackte Ausbreitung der Neubildung in der Peripherie der Geschwulst ist noch auffällig. Sie erklart sich aus dem Vordringen in Blut- und Lymphgefäßen, in diesen an so vielen Stellen, daß sich hieraus die eigentümliche Form verstehen läßt. In der Vagina und Niere sind die Metastasen ganz ähnlich gebaut, dagegen neigen die im Gehirn, Leber und Lunge unter Blutungen zu Nekrose. Die Lateinzellwucherungen in den Ovarien dieses Falles unterstützen die Diagnose auf Chorionepitheliom, andernfalls könnte die ungewöhnliche Anordnung des Tumorgewebes und seine mangelhafte synzytiale Beteiligung Meinungsverschiedenheiten über die Deutung hervorrufen. Jedenfalls weist dieser Fall auf die Möglichkeit einer Verwechslung mit Karzinom. (Ich habe den Fall als Nr. 13 in meiner Arbeit 1927 bereits angeführt.)

Im ganzen betrachtet beschränken sich die ungewöhnlichen Formen, auf die Art der Geschwulstausbreitung, die keineswegs die Mannigfaltigkeit anderer Tumoren erreicht und weder in morphologischer noch in funktioneller Betrachtung besondere Notwendigkeit zu Gruppierungen geben.

Auch die perivaskuläre Ausbreitung, die sich gelegentlich in den Lymphgefäßen und namentlich in den Gefaßwänden zuweilen besonders ausgeprägt findet, ist nicht geeignet zur Aufstellung neuer Formen und noch weniger zu histogenetischen Betrachtungen, davon spater die Rede sein wird.

Die Art der Ausbreitung hängt weniger von dem verschiedenen Zellbestande selber ab, sondern dieser richtet sich vielmehr nach den Ausbreitungsmöglichkeiten, die das mütterliche Gewebe dem Tumor bietet. Die Reaktion des mütterlichen Organismus und der Gebärmutter selber sind maßgeblich und letzten Endes ist es die Einstellung aufeinander, die im Einzelfalle die verschiedenen Formen des Tumors regelt.

Formal betrachtet dringt die Geschwulst intravasal und extravasal im Uterus vor, fast ausnahmslos auf beiden Wegen zugleich und höchstens anfanglich nur auf einem der beiden Wege. Doch zeigt sich eine bemerkenswerte Verschiedenheit der Fälle in der stärkeren Bevorzugung einer Art der Ausbreitung.

Die intravasale Ausbreitung findet sich zum Teil in unmittelbarem Zusammenhange mit der inneren Oberfläche des Uterus. Die chorioepitheliale Wucherung kann vom Ei her, namentlich bei Blasenmole unmittelbar in die zum Brutraum hin geöffneten Gefäße eindringen. Ganz deutlich geschieht dieses besonders bei Blasenmolen, deren Zotten selber in die Gefäßlichtungen eintauchen und zuweilen in den Gefaßen in die Tiefe der Uteruswand vordringen.

Gegenüber diesem primären Vordringen des Chorioepithelioms in die Gefäßlichtungen, das sein physiologisches Vorbild auch bei einfacher Einbettung des Eies findet, ist die Möglichkeit einer Durchsetzung der Gefäßwände mit Chorionepithelien von außen her im Auge zu behalten und auch dieses haben wir bei normaler Gravidität kennen gelernt. Auch auf diesem Wege, sekundär in die Gefäße gelangt, kann das Chorionepitheliom sich teilweise intravasal

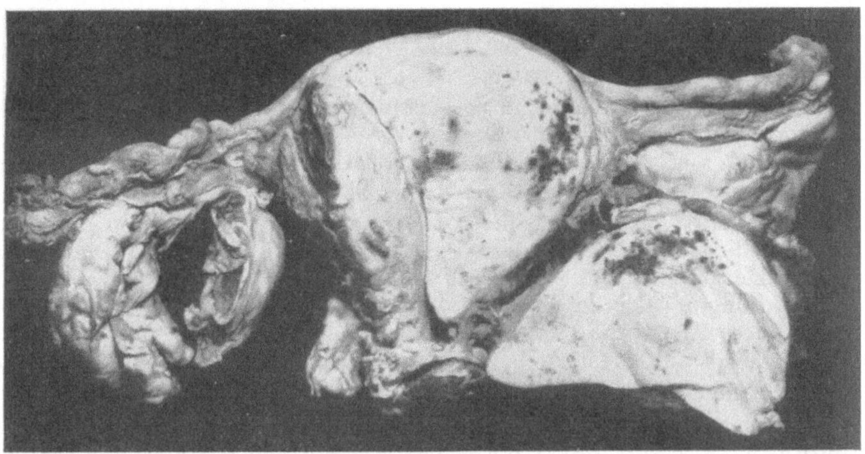

Abb. 61. (Fall 14 meiner Arbeit 1927.) Durch einen frontalen Schnitt ist die Neubildung mit Uterus-wand abgetragen und umgeklappt (rechts unten). Die dunklen rundlichen Flecke in der Schnittflache sind die peripheren intravasalen Auslaufer des Chorionepithelioma. (Lichtbild $^2/_3$ naturl. Große.)

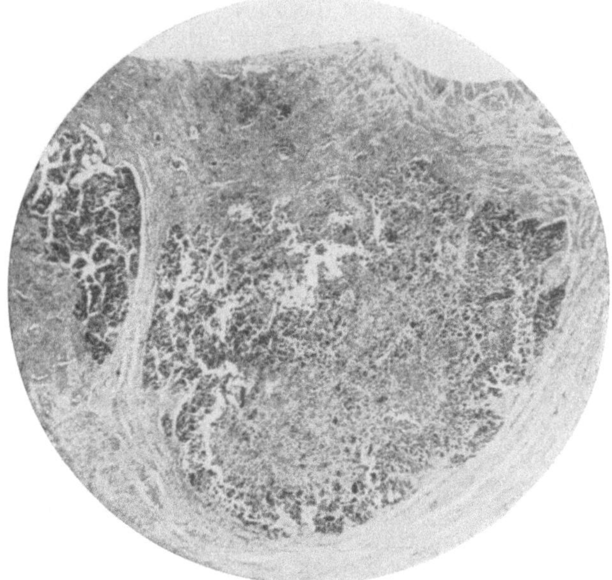

Abb. 62. (Von Fall 18 meiner Arbeit 1927.) (Man vgl. Abb. 55.) Intravasale Knoten haben die Muskulatur verdrangt und dann die Gefaßwande durchbrochen. Restlose Auflosung der Muskulatur ohne Koagulation (s. Text). (Lichtbild bei schwacher Vergroßerung.)

ausbreiten. — Umgekehrt hält sich das intravasale Wachstum nicht dauernd ausschließlich an die Gefäßbahnen, sondern setzt sich durch die Gefäßwände in das mütterliche Gewebe fort.

Das extravasale Wachstum kann außerdem unmittelbar von der inneren Oberfläche der Uteruswand ausgehen und so ergibt sich in vorgeschrittenen Fällen nicht mehr die Möglichkeit der Unterscheidung, welcher der beiden Wege, oder ob nur einer von beiden zunächst eingeschlagen worden war. Eine Frage von untergeordneter Bedeutung gegenüber der Betrachtung, wie sich im weiteren Verlaufe die einzelnen Fälle in der Art ihrer Ausbreitung wesentlich voneinander unterscheiden.

Die intravasale Ausbreitung erkennt man in Abb. 61 (rechts) schon makroskopisch an den rundlichen dunklen Flecken in allen Schichten der Uteruswand; es sind hier die peripheren Ausläufer der Geschwulst quer und schräg durchschnitten.

Die intravasal liegenden Teile des Chorionepithelioms können die Gefäßwand schnell durchbrechen oder sie wachsen bei genügender Blutnahrung auch innerhalb der Gefäßlichtung zu größeren Knoten an. Hierbei kommt es zur Verdrängung der umgebenden Muskulatur in Schichten. So wenigstens deute ich diese Erscheinung, die in Abb. 62 dargestellt ist. — Die Neubildung dehnt das Gefäß aus, zerstört dabei die Wand und durchbricht sie schließlich, so daß sie von vornherein im Gewebe zu liegen scheint.

Die auf beiden genannten Wegen erfolgende Ausbreitung zeigt nun verschiedene Grade der Zerstörung des mütterlichen Gewebes, die sich ähnlich wie bei der normalen Plazentation als zwei Arten, nämlich 1. Lösung, 2. Gerinnung (Koagulation) des Gewebes benennen lassen, ohne eine wesentliche Verschiedenheit darin zu erblicken, sondern nur eine gradweise mit Übergängen, zuweilen nebeneinander. — Im histiolytischen (histiotrophischen) Stadium der normalen Einbettung löst das Chorionepithel (Trophoblast) das Gewebe restlos auf; es verflüssigt glatt das mütterliche Gewebe und verdaut es. Später im hämotrophischen Stadium läßt die Histiolyse nach, das mütterliche Gewebe reagiert mit Gerinnung, fibrinoide Koagulation (Ausbildung des NITABUCHschen Streifens) und nur die vereinzelt vordringenden Chorionepithelien im mütterlichen Gewebe führen ein unabhängiges Leben, während sie in der Gerinnungszone mit zugrunde gehen.

Die gleichen Unterschiede, nur unabhängig von zeitlichen Stadien, bietet das Grenzgebiet zwischen mütterlichem und fetalem Gewebe beim Chorionepitheliom. Das heißt, in einigen Fällen ist die Koagulation stärker als in anderen, und zwar ganz besonders stark in Fällen mit anhaftender Blasenmole. Gerade diese bereiten der Beurteilung der Malignitat große Schwierigkeiten, wie ich in früherer Arbeit beschrieben habe (1927, Fall 2 und Fall 3). Das Grenzgebiet besteht in solchen Fällen aus einer nach außen zu unregelmäßig begrenzten mehr oder weniger dicken Schicht koagulierten Gewebes, in dem die Chorionepithelien zugrunde gehen. Nur an den tiefst vorgedrungenen Partien der Neubildung fehlt die „Abwehrreaktion"; die koagulierte Zone wird unregelmäßig durchbrochen. Schon makroskopisch erscheint auf Durchschnitten die Wand an der Oberfläche zackig ausgefranst und ausgebuchtet Die innere Oberfläche der Uteruswand wird ersetzt durch mächtige Lager geronnener Massen mit tiefen Buchten und Zacken bis zu 1 cm Tiefe, so daß schon mit bloßem Auge die fibrinoide Nekrose an gelblich zackigem Aussehen erkennbar ist. Mikroskopisch ist kein oder kaum Gewebe in der geronnenen Schicht kenntlich. — An den tiefsten Stellen münden mikroskopisch nachweisbar mütterliche Gefäße an die Oberfläche. In diese Buchten tauchen stellenweise Zotten, haften an den Gefäßwänden und hier dringen die Chorionepithelzellen in das mütterliche Gewebe. — In die koagulierte Zone ist dort, wo sie am tiefsten einschneidet, die ganze Dezidua einbegriffen, während an anderen Stellen die

Decidua spongiosa erhalten ist. — In solchen Fällen ist es, wie gesagt, nicht leicht oder auch nicht möglich, die Malignität festzustellen.

Das koagulierte Gewebe setzt sich zweifellos aus mütterlichen und chorialen Zellen zusammen, deren Überreste in den tieferen Stellen an Übergängen zu gut erhaltenen Chorionepithelien im mütterlichen Gewebe einwandfrei kenntlich sind.

Das Vordringen des Chorionepithelioma malignum ohne starke Gerinnung des mütterlichen Gewebes, soweit es nicht in den Gefäßen erfolgt, bedeutet Auflösung des Gewebes. Der Vergleich mit dem ersten Stadium der normalen Implantation beruht auf dem Fehlen der Gerinnung, dagegen ist bei normalem Ei eine Verflüssigung des Gewebes nachweisbar, die vielleicht von austretender Lymphe unterstützt wird. Eine so hochgradige Verflüssigung der Gewebe

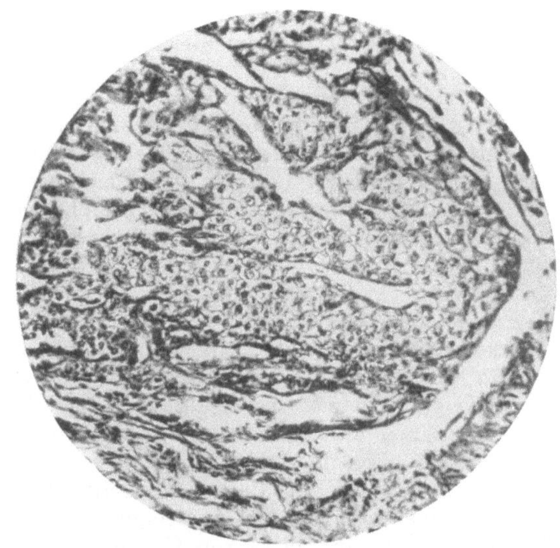

Abb. 63. (Aus Fall 16 meiner Arbeit 1927.) Pr. 811. Chorionepithelioma malignum. 4½ Monate nach Abort exstirpierter Uterus (Abb. 44) ist von der Wucherung bereits durchbrochen. Dünne, synzytiale Lagen bekleiden Spalträume zwischen den typischen LANGHANS-Zellen. (Weitere Schilderung s. im Text.) (Lichtbild mittlerer Vergrößerung.)

besteht nicht beim Chorionepitheliom, sondern die Vernichtung des mütterlichen Gewebes vollzieht sich unauffällig, fast spurlos und dieses bedeutet schnelle Auflösung. Selbst die widerstandsfähigen Fibrillen sind nur in Spuren im Grenzgebiete zwischen den Chorionepithelien nachweisbar.

Diese Fälle von Chorionepitheliom traf ich ohne voraufgegangene Blasenmole und ich muß es dahingestellt sein lassen, ob hier ein regelmäßiger Zusammenhang besteht als Gegensatz zu der starken Gerinnung des Gewebes bei Blasenmole mit Epithelwucherung. Es wäre ein solcher Gegensatz wohl verständlich zu machen, aber vorläufig wird es nötig sein, festzustellen, ob er in der Regel besteht. In der Erklärung für den genannten Unterschied ist einbegriffen die Frage, ob er begründet ist in der verschieden starken Angriffskraft des Chorionepithels selber oder ob die Abwehrkräfte der Mutter verschiedene sind von Fall zu Fall. Letzthin ist die Reaktion beider Gewebe aufeinander bei verschiedenen Personen gradweise verschieden. In den Fällen mit stärkeren Graden der Vernichtung mütterlichen Gewebes zeigt das Chorionepitheliom keinen bestimmten Aufbau, sondern in einem Falle (Abb. 62) sind

Atypien der Einzelzellen, und besonders ihrer Kerne, sowie Neigung zum Zerfall auffällig, während im anderen Falle (Abb. 63) Marchands typische Zusammensetzung in sehr dicker Schicht der Neubildung voransteht. In dieser finden sich nur wenige Reste von mütterlichen Fibrillen in der äußersten Lage der Neubildung. Das mütterliche Gewebe schmilzt restlos, zuerst die Kerne, dann die Muskelfibrillen und schließlich die kollagenen Fibrillen. Eine Gerinnung fehlt in der jüngst ergriffenen Zone fast gänzlich. — Die Ausbreitung der Chorionepithelien in zerstreuter Form fehlt in solchen Fällen so gut wie ganz. Die Tumormasse dringt in geschlossenen Haufen vor, während in den Fällen mit zerstreutem Vordringen der Chorionepithelzellen die Gerinnung regelmäßig nachweisbar ist.

Das zerstreute Ausschwarmen von Einzelzellen findet sich in der Mehrzahl der Fälle, und zwar besonders dort, wo die Chorionepithelien aus den Gefäßlichtungen in die Wand durchbrechen, und seltener bei den Tumoren mit geschlossenen Massen, wenn sie auch in solchen Fallen stellenweise in geringer Menge vorkommen.

Die zerstreuten Ausläufer bleiben natürlich nicht dauernd dünne Garben, sondern sie wachsen in die Dicke und vereinigen sich unter Aufzehrung des zwischenliegenden mütterlichen Gewebes. Zunachst werden die Muskelfasern auseinandergedrängt, allmählich unter Vermehrung der Geschwulstzellen werden einzelne Muskelbündel ganz abgetrennt, bis man schließlich fast nur noch Geschwulst sieht. Die Muskelfasern quellen zuerst auf, erscheinen weniger scharf voneinander abgegrenzt, die Farbbarkeit der Kerne geht allmahlich verloren, und schließlich verbleibt eine unkenntliche Masse von Schollen. Fibrinoide Streifen durchsetzen die Geschwulstzellen, und es entsteht ein unentwirrbares Gemenge. — Das Bindegewebsgerüst, die kollagenen und die elastischen Fasern bleiben länger erhalten, auch wenn das Gewebe ringsum fibrinoid gequollen und nekrotisch ist. Die Gefaßwande werden ebenso wie die Muskulatur der Durchsetzung mit Tumorzellen und schließlich der Nekrose preisgegeben.

Die von Stelle zu Stelle verschiedene Art der Ausbreitung des Chorionepithelioms im selben Falle läßt die Art der mütterlichen Reaktion nicht allein vom allgemeinen Körperzustande abhängig erscheinen. — Andererseits ist, wie gesagt, nicht nachweisbar, daß etwa die Chorionepithelzellen selber von Fall zu Fall derart verschiedene Grade der Zerstörungskraft in sich tragen, denn der Aufbau der Geschwulst ist wechselnd bei gleicher Art der Ausbreitung, und bei den verschiedenen Bildern der chorioepithelialen Zusammensetzung laßt sich stets der Einfluß der Umgebung nachweisen. So müssen wohl allgemeine Bedingungen in der gegenseitigen Beeinflussung von mütterlichem Organismus und Chorionepithel verantwortlich sein für das gegenseitige Verhalten, aber auch örtliche Verschiedenheiten in der Uteruswand.

Die Koagulation fehlt auffallenderweise unter meinen Fallen bei jugendlichen Patientinnen im Anschluß an vorgeschrittene und ausgetragene Gravidität mit scheinbar normalen Plazenten. Dieses mag mit allgemeiner Umstellung des Körpers in der Schwangerschaft und mit Schwachung der Uteruswand zusammenhängen.

Unter den Erscheinungen der Reaktion des mütterlichen Gewebes kann man die verschiedenen Grade des Unterganges, Gerinnung und Lösung des Gewebes als mehr passive betrachten, wenigstens im Endergebnisse, während das Auftreten von Lymphozyten vergleichsweise mehr eine aktive Leistung ist.

Einige Autoren (Glaserfeld, Risel) beschreiben die lymphozytäre Infiltration als Besonderheit; sie wird wohl leicht übersehen, weil sie meist gering oder nur stellenweise vorhanden ist, aber sie fehlt nur selten ringsum. Stärkere Anhäufung von Lymphozyten erklärt sich aus Infektion; besonders

stark fand ich sie in Metastasen und namentlich bei aufgebrochenen Vaginalmetastasen; hier auch Granulationsgewebe. — Die lymphozytäre Infiltration
hält sich meist nur in dem umgebenden mütterlichen Gewebe in dünner Lage
zerstreut. Durchsetzung der Tumormassen mit Lymphozyten kann man außer
bei infektiöser Entzündung kaum als Abwehr, sicher nicht als erfolgreiche Abwehr betrachten. Im allgemeinen überrennt die chorioepitheliale Neubildung
die lymphozytär infiltrierte Gewebszone und vernichtet die Lymphozyten
zugleich.

Leukozytäre Infiltration ist selten und wohl immer durch hinzutretende
bakterielle Infektion bedingt.

Solche liegt einzelnen Fällen zugrunde, die zu Thrombophlebitis und tödlicher Sepsis in einem meiner Fälle führte, in einem anderen unter Verwachsung
mit dem Rektum und Perforation in dieses zur Pyometra und tödlicher Peritonitis.

Rückbildung und Heilung.

Erscheinungen von Rückbildung des Chorionepithelioms sind in allen Fällen
nachweisbar, und zwar schon sehr frühzeitig. Unsere Art von Tumor ist durch
eigenes Stroma nicht ernährt, ist also auf fremdes Gewebe angewiesen und
wenn dieses sich durch die eben beschriebene Gerinnung der völligen Auflösung
entzieht und das Chorionepitheliom in das Verderben zieht, allein auf mütterliches Blut. Diese Quelle kann sogar auch versiegen, wenn das Chorionepithel
nicht in den Gefäßen liegt und wenn es nicht in der Lage ist, neue Gefäßbahnen
anzugreifen.

Überall, wo das Blut nicht mehr frisch ist und gerinnt, geht die Neubildung
zugrunde. Andererseits gerinnt das Blut überall, wo das Chorionepithel derart
leidet, daß es nicht mehr die Gerinnung des Blutes hemmt. Diese normale
Eigenschaft scheint es im Tumor bald einzubüßen, wenn es übersättigt ist.
Es erscheint wenigstens so aus der Tatsache, daß mit Blutfarbstoff stark ge-
sättigte Chorionzellen zu Anomalien der Kerne und Zerfall neigen. So finden
wir lebensfrische Tumorzellen nur an der neuesten Zone in der Peripherie der
mit geronnenem Blute durchsetzten Knoten.

Blutgerinnung und Gewebegerinnung, jene in starkerem, diese in geringerem
Grade, sind also die Hauptfeinde des Chorionepithelioms.

Die allgemeineren Ursachen für die Rückbildung lassen sich vorlaufig nicht
aufklaren. — v. VELITS meint, die puerperale Rückbildung des Uterus, die
auch die gutartige intramuskulare Infiltration mit Chorionepithelien zur Rückbildung bringe, könne auch die maligne Wucherung zum Schwinden bringen.
Diese Erklarung kann also nur für Falle von Puerperium gelten und wird daher
nur selten in Betracht kommen. Die meisten Fälle von Chorionepitheliom
lassen es gar nicht bis zur puerperalen Rückbildung des Uterus kommen. —
Es erscheint zum mindetsen fraglich, ob diese primar ist, oder ob nicht das
Chorionepitheliom zunachst zugrunde geht.

Jauchiger Zerfall des Primartumors im Uterus, namentlich nach Durchbruch in das Rektum, kann zwar den Tumor vernichten, aber hierbei (ein Fall
R. MEYERs) kommt es nicht zur Heilung, sondern zu tödlicher Peritonitis.

Örtliche Rückbildung fand M. B. SCHMIDT 4 Monate nach Ausräumung
eines kleinen Chorionepithelioms aus dem Uterus: er konnte in den Venen der
Uteruswand nach Ausraumung eines kleinen malignen Chorionepithelioms
in den Venen der Uteruswand gelegene Blasenmolenreste in bindegewebiger
Organisation, Granulationsbildung mit Zerstörung des Chorionepithelioms
nachweisen. Man wird jedoch eher an Ersatz des untergehenden Chorionepithelioms etwa infolge von Entzundung denken mussen. — So schildert auch

Risel ähnliche Veränderungen in den Lungenmetastasen; durch schollige Umwandlung des Zellplasmas und unter Absterben der Kerne entsteht aus den Zellsträngen ein Netzwerk fibrinoider Streifen und schließlich von homogen geronnener Masse. Durch Granulationsgewebe werden diese teilweise organisiert.

Völlige Ausheilung.

Spontanheilung der Tumoren zu beweisen hat gewisse Schwierigkeiten in der Eigenart des Chorionepithelioms, namentlich in der schwierigen Beurteilung der Bösartigkeit aus den histologischen Befunden. Immerhin ist die Zahl der angeblich geheilten Fälle groß genug, um einem Teile Glauben schenken zu dürfen, namentlich in Rücksicht auf die beschriebene örtliche Hinfälligkeit des Tumors.

Als geheilte Fälle gelten die von Marchand-Everke, v. Franqué, Kolomenkin, Schmit, Kolisko, Schlagenhaufer, Pick, Ahlfeld, Aschoff, Bürger, Fleischmann, Hörmann, Graefe, Littauer, Risel, Noble, Menge, Blumreich, Kaufmann, Langhans, Dunger, Rosenstein, Hitschmann und Cristofoletti, Labhardt, Meyer-Ruegg, Polosson und Violet, Hicks, M. B. Schmidt, O. v. Kuttner. Eine Zusammenstellung bis 1907 s. bei H. Albrecht. — Zum Teil hatten die Tumoren schon auf die Umgebung übergegriffen, ein Teil war unvollkommen operiert worden. Auch Rückbildung von Metastasen der Vagina und — wie besonders hervorzuheben ist — auch der Lungen sind oft genug beobachtet worden, um als Tatsache in Rechnung gestellt zu werden; ich erwähne: v. Franqué, Chroback, Ladinsky, Zagorjanski-Kissel, Risel, Schmorl, Jaworsky, Kworostansky, Lönnberg und Mannheimer, Langhans, Dunger, Teacher, Labhardt, Michel, Frankl, Fleischmann, Hörmann, Edge und Swayne. Risel und ebenso Zagorjanski-Kissel haben die Rückbildung in den Metastasen ausführlich beschrieben.

Es haben sich naturgemäß viele Bedenken erhoben, namentlich weil man Bösartigkeit und Heilung ungern in einem Atem nennt. Der Zweifel richtet sich namentlich gegen die vermeintliche Bösartigkeit. Auf Gutartigkeit „geheilter" Fälle schließen Schlagenhaufer, Pick, Rosenstein und für einige Fälle auch Alfieri; gegen diese Meinung haben jedoch Schauta, Schmit, Hitschmann und Cristofoletti, H. Albrecht Verwahrung eingelegt.

Es kommt uns natürlich nur auf die grundsätzliche Anerkennung der spontanen Heilung an, während der einzelne Fall, wie gesagt, nicht mehr nachzuprüfen ist.

Unter den geheilten Fällen befinden sich auch einzelne für inoperabel und hoffnungslos gehaltene (Polosson, Bastianelli) und rezidivierende echte Chorionepitheliome (Everke-Marchand, Miles). — Diese Tatsachen sprechen entschieden für die spontane Heilung primärer Tumoren ebenso wie ja auch die ektopischen Chorionepitheliome in einer Reihe von Fällen die Heilung eines Uterustumors voraussetzen lassen.

Was den Primärtumoren recht ist, muß den Metastasen billig sein; nach dieser Richtung ist die einwandfreie Untersuchung ausschlaggebend (Marchand, Aschoff, Risel, Zagorjanski-Kissel).

Die Art der Rückbildung und ihre Ursachen haben die Autoren oft erörtert. Völlige Ausheilung, soweit sie nicht vorgetäuscht wurde, kann sehr wohl durch Ausräumung und ebenso durch spontane Ausstoßung besonders bei schmaler Basis des Tumors zustande kommen (Schmorl, Schlagenhaufer, Grein, Blumreich, v. Franqué, Risel), durch Erdrückung der Metastasen infolge Blutung (Schauta, Schmit), durch Rückbildung infolge Ernährungsstörung, in Ermangelung eigener Gefäße (HITSCHMANN-CRISTOFOLETTI), durch Mobilmachung von Schutzstoffen in der Umgebung (FLEISCHMANN) oder auch durch Wiederkehr des vorher durch Auflockerung eingebüßten, also mechanischen Gewebswiderstandes (ZAGORJANSKI-KISSEL).

Für die Metastasen, namentlich für die nach außen durchbrechenden, kommt eher als im Uterus die Infektion und Heilung durch Eiterung in Betracht. Auch intravasale Ausbreitung der Neubildung kann durch Thrombophlebitis zur Rückbildung kommen, wie wir noch bei den Metastasen besprechen werden. — Exstirpation der Ovarien wird von HEROLD in einem nicht genügend klargestellten Falle von Metastase im Parametrium als Grund zur Heilung angesehen; die Meinung geht von der unbegründeten Annahme aus, daß die Luteinzysten die Wucherung des Chorionepithels unterhalten (s. w. u.). Auch die Lungenmetastasen sollen heilen können (ZAGORJANSKI-KISSEL, RISEL). Rückbildung in Metastasen sind von RISEL, KREWER ausführlich beschrieben.

Rückbildung durch Bestrahlung wird berichtet, sogar von Metastasen in Lungen und Nieren (NAUJOKS). — OBERNDORFER beschreibt „elektive Verkalkung der Synzytien eines Chorionepithelioms nach Radiumbestrahlung". Die Patientin starb nach Operation an Metastasen in Lungen und Gehirn. — Ein örtliches Rezidiv an der Uretermündung hatte in der Tiefe die typische Verfassung des Chorionepithelioms, aber die dem Radium zunächst gelegenen Stellen waren nekrotisch mit zierlichen Kalkgittern, die in der Tiefe noch Struktur des Gewebes erkennen lassen. Die Langhanszellen sterben leichter ab, lösen sich völlig auf, die Synzytien leben länger, beladen sich stark mit Kalksalzen, die in der Gitterform lange erhalten bleiben. — OBERNDORFER folgert aus der höheren Widerstandsfähigkeit der Synzytien, daß sie kein Degenerationsprodukt der Langhanszellen seien.

Nach alledem wird die spontane und künstlich geförderte Rückbildung nicht zu bezweifeln sein. Hieran ändert auch nichts die oft erwogene Möglichkeit einer Täuschung über den destruierenden Charakter der Epithelwucherung sowohl im Uterus als auch in den Metastasen, namentlich solchen, die mit Blasenzotten verbunden waren. — Die Metastasen hält ALFIERI zum Teil für gutartig, so bei PICK, SCHMIT, POTEN und VASSMER, HEINRICIUS, SCHICKELE, vielleicht auch LABHARDT. — Doch gibt ALFIERI in einer ganzen Reihe von Fällen die Möglichkeit der Heilung zu. — Zweifellos wird die von Blasenzotten ausgehende Infiltration der Umgebung der Venen mit Chorionepithelien leichter als bösartig angesehen, als es im Einzelfalle zu beweisen möglich ist. — Wir haben dieses namentlich bei Besprechung der oft irrtümlich für „destruierend" gehaltenen intravenös ausgebreiteten Blasenmole besprochen.

Auch die zerstreute Infiltration der Uteruswand mit Chorionepithelzellen ist mit besonderer Vorsicht zu beurteilen. Mit Recht machte v. FRANQUÉ den Einwand, daß solche Fälle in auffallender Anzahl unter den geheilten Fällen zu finden sind. In mehreren Fällen (MENGE, BLUMREICH, v. FRANQUÉ, RISEL, KRÖMER, GRAEFE) glaubt ALFIERI an Verwechselung mit gutartiger Infiltration des Endometrium mit Chorionepithelzellen.

Die nur auf Untersuchung von kürettiertem Material gegründete Diagnose der malignen Wucherung kann wohl nur ausnahmsweise in Fällen von Heilung als beweisend gelten. Die Annahme einer Ausheilung von „Metastasen" gründet sich zuweilen auf den klinischen Befund, Lungenembolie, Schwellung im Parametrium, die auch anderweitig bedingt sein können. In den Fällen von Heilung angeblicher parametraner Metastasen (KOLOMENKIN, v. FRANQUÉ, SANDBERG) glaubt ALFIERI eine entzündliche Anschwellung annehmen zu müssen. Auch die Lungenembolie, soweit sie nur klinisch nachgewiesen ist in den Fällen von

Edge, Swayne, Zagorjanski-Kissel, Michel, v. Franqué, Pestalozza, Lönnberg-Mannheimer, Ladinski könnten auch durch gutartige Zellembolie zustande gekommen sein.

Kurz zusammengefaßt laßt sich trotz aller Bedenken gegen die Fälle im einzelnen nicht bezweifeln, daß völlige Rückbildung des Primärtumors möglich sei. Dafür spricht unter anderem auch die Eigenart des Chorionepithelioms in manchen Fällen nicht an der Plazentarstelle, sondern „ektopisch" aufzutreten, wie wir noch besprechen werden.

Unter den genannten örtlichen Ursachen der Rückbildung wird in Zukunft die allgemeine Konstitution der Frau ein gewichtiges Wort zu reden haben, wenn wir ihr erst greifbare chemisch-biologische Unterlagen geben können.

Einstweilen beschließe diesen Abschnitt ein Hinweis auf die Tatsache, daß die lange Ruhezeit nach Schwangerschaft bis zum Entstehen eines Primärtumors, wie denn auch die lange Ruhezeit von Metastasen oder Resten eines operierten Uterustumors bis zur Entwicklung eines sekundären Tumors den Einfluß der mütterlichen Abwehrkrafte deutlich macht. Wir können daraus nicht die Sicherheit, wohl aber die Erwartung entnehmen, daß der mütterliche Organismus nicht nur das Chorionepitheliom lange in Schach halten, sondern auch gelegentlich völlig austilgen könne.

Metastasen.

Die nahe Beziehung des Chorionepithels zu den Blutgefaßen bei normaler Einbettung des Eies, sowie die zum Teil noch an der Grenze des Physiologischen stehende, zum Teil auch pathologische Ausdehnung der normalen Plazentarzotten in die mütterlichen Venen, ferner die ebenfalls oben erwahnte Embolie von Chorionzellen und Chorionzotten bei normaler Schwangerschaft lassen die Metastasierung der chorionepithelialen Tumoren auf dem Blutwege als selbstverständlich erscheinen; so selbstverständlich, daß sogar Metastasen in Lymphknoten von Krömer u. a. auf dem Blutwege entstanden betrachtet werden. Damit hängt auch die Haufigkeit der „retrograden" Embolie zusammen, die den Metastasen in der Scheide, Vulva u. a. zugrunde liegt, wie Pestalozza (1891), L. Pick (1897) und viele andere erkannt haben. Die Metastasierung des Chorionepithelioms steht als Todesursache weit voraus vor der örtlichen zum Tode führenden Ausbreitung.

Die Embolie von Chorionzotten bedeutet noch keine Metastasierung und selbst das Anhaften der Zotten an den Gefäßwänden und zerstreute Infiltration mit Chorionepithel ist kein sicherer Beweis für abnormes destruierendes Verhalten. Hier entscheidet ebenso wie im Uterus selber nur das Vordringen des Epithels in geschlossenen Massen, so daß bei frischer Embolie die Beurteilung kaum möglich ist.

Unter den nächstliegenden (regionären) Metastasen ist besonders der Uterus selber zu nennen, in dessen Wand in der Tiefe unter der Plazentarstelle und auch entfernt von ihr Knoten abgesondert vom Primärtumor nicht selten gefunden werden. Bei Plazentarsitz im unteren Uterusabschnitte kann auch der Primärtumor unten, die Metastase oben im Korpus liegen, wie Granzow für einen Fall annimmt, weil die ganze Zervikalwand zerstört war, während im Korpus der Knoten intramural saß. — Metastasen im Collum uteri s. bei Dunger, E. Fränkel, Spencer, Winkler, Kolomenkin, Burdzinsky, Madlener, Krömer, Viana, Lomer, Huguier et Lorrain, Guérard, Füth, Veit, Mühsam, Alfieri, R. Meyer.

In meinem Falle (Abb. 64) sah man in der ganzen rechten Halfte des Uterus bis in die Portio in allen Schichten zahllose, große, erweiterte Gefaße mit roten und zum Teil eitrig gelbgrünlichen Massen gefüllt, als längliche Streifen bis $1^{1}/_{2}$ cm Länge in den äußeren Schichten. Große Knoten kirsch- und pflaumengroß, zum Teil erweicht, mit Eiter gemischt, treiben dicht gehäuft das Parametrium, das Ligamentum latum, den medialen Teil der Tube der linken Seite knollig auf. Der Tumor ist am Ligamentum latum durchgebrochen, schmierig bräunliche Massen sind aufgelagert.

Die sämtlichen Metastasen erleiden Rückbildung in starkerem Grade durch die begleitende Thrombophlebitis. — Den Fall habe ich bereits anderenorts genauer geschildert.

Örtliche Metastasen zunächst dem Uterus werden gefunden im Lig. latum (GARKISCH, HANNES, R. MEYER) und Parametrium (GOLDBERG, SCHMORL, R. MEYER), im Ovarium (SOLOWIJ, KRZYSZKOWSKI, SCHOTTLÄNDER), in den Tuben (RESINELLI, NEUMANN), im Becken (BROOKE).

In der Vagina fallen sie meist frühzeitig varizenähnlich als blaue Knoten auf, die nach Arrosion der Oberfläche bräunlich blutende Geschwüre bilden. Sie sind häufig beschrieben worden (NEUMANN, PICK, BURDCZINSKI, HEINRICIUS, SCHICKELE, STANKIEWICZ, POTEN und VASSMER, ENGSTRÖM, SUNDE, H. KAUFFMANN, BERTINO, BRENNER, CATURANI, LEHMANN). Das vaginale Chorionepitheliom wurde während der Schwangerschaft bemerkt von WALTHARD, DAVIS und HARRIS, KELLY und WORKMANN bei normaler Schwangerschaft (nach ALFIERI). Seltener sind sie in der Vulva (COHN, HÖRMANN, R. MEYER), Urethra (HOLZAPFEL, SELLHEIM, 2 eigene Fälle) und am Perineum (R. MEYER). Durch die Spermatikalvenen und die Vena cava gelangen sie in den großen Kreislauf, Lungen, Gehirn, Leber. Seltener in Nieren, Milz, Herz, Darm, Haut, Unterhaut, Muskulatur. Kürzlich zeigte mir Herr Kollege HADI (Stambul) Metastasen in Nebennieren, Hypophyse, Thyreoidea neben anderen Metastasen in den Lungen, Leber, Nieren. — Jedenfalls gehören zu den Ausnahmen Metastasen in der Thyreoidea (KREBS), Arteria pulmonalis (LISSAUER), in den retroperitonealen Lymphknoten, die auf dem Blutwege erklärt werden (Risel u. a.). Ebenso in den Mediastinaldrüsen (MALCOLM-HEBB). Die metastatischen Tumoren sind meist nicht sehr groß, BRASCHE fand neben kirschgroßen Knoten zahlreiche kleinste tuberkelähnliche Knötchen in den Lungen, das gleiche beschreibt NEPRJACHIN.

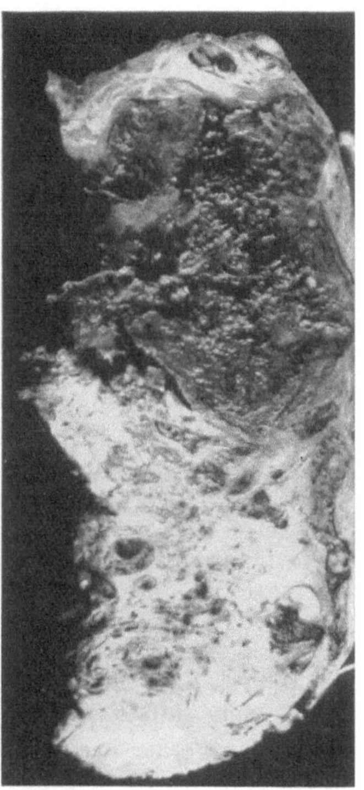

Abb. 64. Langsschnitt durch die rechte Seitenwand des Uterus, der im Korpus von dem ganseeigroßen Chorionepitheliom fast ganz eingenommen ist bis auf eine schmale Schicht äußerer Muskulatur. Embolien, Metastasen und Thrombophlebitis bis zur Portio. (Lichtbild etwa $^{2}/_{3}$ naturl. Größe.)

Der Bau der Metastasen ist nicht wesentlich verschieden von dem des Primärtumors, es sei denn, daß die Bedingungen für die Ernahrung andere sind, namentlich die Zufuhr frischen Blutes. Die Metastasen sind zuweilen in viel stärkerem Maße von Blut umspült, als der Primartumor. So konnen die Metastasen in der Zusammensetzung bald mehr typisch und bald mehr atypisch erscheinen als der Primärtumor. — Deshalb möchte ich auch der Frage keine Bedeutung zulegen, ob die embolischen Chorionepithelmassen in den Gefaßen stets typische Zellen enthalten (PESTALOZZA) oder auch atypische (MARZIANI). Da sich schon in den Uterusgefaßen atypische Zellformen finden, so können diese natürlich ebenfalls fortgeschleppt werden in andere Organe. Besteht

aber der frische Embolus häufiger aus typischen Zellen, so können diese späterhin atypisch werden. — Den Zellveränderungen im einzelnen örtlich nach-
zuspüren möge nicht vernachlässigt werden und so ist auch RISELs Meinung
erwähnenswert, daß das abweichende Aussehen in den Metastasen mit der Entstehung aus den „isolierten“, von außen in die Gefäße „eingewanderten“ chorioepithelialen Zellen zu erklären sei.

Die Hauptsache ist, daß die embolisierten Chorionepithelien lebensfrisch
sein müssen, um ihr Zerstörungswerk fortsetzen zu können. Die geringeren
oder stärkeren Abweichungen vom Typus der Langhanszellen oder vom Bau
des Primärtumors werden wir stets als Funktion des Ortes betrachten, die
ihrerseits auch mit der gesamten Konstitution zusammenhängt. — Unter den
äußeren Einflüssen verändern die Chorionepithelien ihr Aussehen und so auch
ihre Zusammensetzung in den Haufen genau wie in den Primärtumoren, so daß
wir diesen Bedingungen mehr Wichtigkeit beizumessen haben als dem Augen-
blicksbilde bei der Entstehung der Metastasen. Ohne lebensfrisches Material
kommen diese nicht zuwege.

Es seien noch kurz einige histologische Beobachtungen erwähnt, die zu den
Abweichungen im Bau der Metastasen gerechnet werden, ohne daß hierfür
gewichtige Gründe vorliegen. So bestehen in einem Falle von RISEL die Lungenmetastasen aus sehr eigentümlich angeordneten breiten Strängen von hellen,
einzelnen, dicht nebeneinander liegenden, einkernigen Zellen, die am Rande
von einem ganz schmalen Saum tief dunkel gefärbter, lang ausgezogener Zellelemente umschlossen werden. Übergänge zwischen beiden Zellarten lassen
dem Autor die Identität zweifellos erscheinen. In diesem Falle kam es zu der
bereits oben erwähnten Rückbildung und Organisation durch Granulationsgewebe. — In FLEISCHMANNs oben erwähntem Falle zeichnete sich das histologische Bild der Vaginalmetastase dadurch aus, daß die Chorionzellen vielfach die Gefäßwandung völlig ersetzten, ohne das Endothel zu durchbrechen.
Dieser Fall kam zur Heilung, obgleich der ebenfalls von stark destruierenden
Geschwulstmassen besetzte Uterus nicht entfernt wurde. — Das Zottenstroma
in den Metastasen haben wir bereits erwähnt, doch ist grade in diesen Fällen
der Beweis des destruktiven Charakters besonders wichtig. — Zottenembolie
findet sich auffallend häufig bei retrogradem Transport.

Die Frage der Ausheilung von Metastasen, die hier mehrfach gestreift wurde,
hängt von der richtigen Beurteilung ihres Charakters ab.

Ektopisches Chorionepitheliom.

Als „ektopische“ (DUNGAR) bezeichnet man den zuerst von SCHMORL
beschriebenen Befund eines Chorionepithelioms ohne unmittelbaren Zusammenhang mit der Plazentarstelle und ohne Primärtumor an dieser. Streng genommen sollte von einem ektopischen Chorionepitheliom nur dann gesprochen
werden, wenn aus verschleppten gutartigen Plazentarteilen, Chorionepithelien mit oder ohne Zotten ein destruierender Tumor entstünde, ein kaum zu
erbringender Nachweis. Wenn an der Plazentarstelle selber bereits der bösartige
Charakter einiger Zellen bestanden und grade diese Zellen embolisiert werden,
so kann daraus genau betrachtet eine ganz gewöhnliche Metastase entstehen.
Es braucht auch nicht einmal zufällig der ganze, etwa in einem Blutgefäße
liegende und dort besonders wucherungsfähig gewordene Zellhaufen durch
Embolie von der Plazentarstelle des Uterus entfernt werden. Es ist vielmehr

möglich, daß ein kleines Chorionepitheliom des Uterus, nachdem es bereits auf embolischem Wege Metastasen gesetzt hat, selber zugrunde geht, etwa durch Rückbildung oder Ausstoßung, während die Metastase unter der Gunst des Ortes weiter gedeiht.

Diese Fragestellung bringt also die Erwägung mit sich, ob ursprünglich gutartige Embolie an fremder Stelle „ektopisch" zum Primärtumor führen kann; sie ist namentlich früher lebhaft erörtert worden. Während SCHMORL und mit ihm SCHLAGENHAUFER, KOSSMANN, NEUMANN daran dachten, daß der Primärtumor ausgestoßen sei, so sind PICK, MARCHAND, RISEL und zahlreiche andere Autoren unter Berufung auf die häufige chorioepitheliale Verschleppung bei normaler Gravidität für die Annahme eingetreten, daß die maligne chorioepitheliale Wucherung erst ektopisch entstanden sei; SCHMORL selbst hat sich dieser Meinung nicht verschlossen. Er und DUNGER halten jedoch daran fest, daß auch die embolisierten Zotten von einer stellenweise pathologischen Plazenta herstammen können, weil SCHMORL bei seinen Untersuchungen an den so sehr häufigen embolisierten Plazentarzellen in den Lungenarterien zwar epitheliale Wucherungen nachweisen konnte, nicht aber bei ganz gesunder Plazenta. Die choriale Embolie in den Lungen führt öfters zu starker Gegenwehr bis zu fester Narbenbildung (DUNGER).

Der Primärtumor kann verkannt werden oder er kann zwar fehlen, aber, wie gesagt, nur rückgebildet oder ausgestoßen sein; hierfür bietet die Literatur sprechende Beispiele. KREWER fand in einer Uterusnarbe kleine chorioepitheliale Herde, und HAMMERSCHLAG sah 7 Wochen nach Ausstoßung eines Blasenmole im ausgekratzten Uterusgewebe wahrscheinlich atypisches Chorionepitheliom, während nach einem weiteren Vierteljahr die erneute Auskratzung nichts Verdächtiges ergab. Die Patientin ging dann nach $2^1/_4$ Jahren an ektopischem Chorionepitheliom des Ligamentum latum zugrunde. — Ich selbst habe in einem Falle 8 Tage nach Blasenmole mit nachfolgender Ausräumung mehrere Vaginalmetastasen mit sicher destruktiver Wucherung gesehen, während im Uterus, der sofort exstirpiert wurde, makroskopisch gar nichts zu finden war und mikroskopisch nur an einer ganz kleinen vertieften Stelle unbedeutende Reste von Zotten, von denen nur zerstreutes chorioepitheliales Einwachsen in die Uteruswand ausging.

Die Schwierigkeit der Deutung mag im Einzelfalle unüberwindlich sein, und besonderer Beachtung müssen die drei Punkte empfohlen werden, einerseits die Möglichkeit irrtümlicher Deutung, und ebenso die Möglichkeit einer frühzeitigen Metastasierung von kleinsten Primärtumoren und endlich die Möglichkeit von Rückbildung nicht nur solcher kleiner, sondern auch größerer Primärtumoren.

An sich besteht kein theoretischer Einwand gegen die Möglichkeit, daß erst am neuen Platze der Ansiedlung aus embolisierten Stellen unter besonderen Bedingungen der Ernährung und der gegenseitigen Beeinflussung der Gewebe eine destruierende Wucherung entstehe. Besonders die Ausbildung ektopischer Tumoren wahrend der Schwangerschaft spricht dafür; schon RISEL hat in diesem Zusammenhange auf verhaltnismäßig häufigen Anschluß an normale Geburten und an Aborte bei ektopischen Tumoren und besonders bei tödlich verlaufenen, also sicheren Fallen aufmerksam gemacht. So konnte z. B. WALTHARD in einem Falle von lebend ausgetragener Schwangerschaft bei normalem Uterus mit normaler Plazenta Metastasen in der Scheide, Leber, Lunge, Niere und Gehirn nachweisen.

Nicht sehr oft ist Blasenmole vorausgegangen: PICK, LANDAU, SCHMIT, v. GUÉRARD, SCHICKELE, TÓTH, MARCHAND-RISEL, HAMMERSCHLAG, KERMAUNER, GLASERFELD, SUNDE, R. MEYER.

Ebenso wie bei den Metastasen von primären Uterustumoren herrschen in der Literatur Zweifel über die Deutung des ektopischen Chorionepithelioms. So hat PICK den ersten Fall von SCHMORL beanstandet und auch in seinem eigenen Falle von embolisierten Blasenzotten in der Vagina die lebhafte Epithelwucherung für gutartig gehalten, weil es zur Heilung kam. Aber auch histologisch ist die Deutung embolisierter Blasenzotten nicht immer einwandfrei. Es werden namentlich Scheidenmetastasen teils diesetwegen, teils auch wegen der nicht seltenen Ausheilung für gutartig gehalten (VEIT, HÖRMANN, HITSCHMANN, R. MEYER, LIEBE, ASCHHEIM u. a.).

Andererseits hat NEUMANN den im allgemeinen gewiß berechtigten Einwand erhoben, daß die Heilung nicht beweisend sei. Solche geheilten Fälle sind auch von anderen Autoren bekannt gegeben, wie: SCHLAGENHAUFER, H. SCHMIDT (2 Fälle), ZAGORJANSKI-KISSEL, MOLTRECHT, R. MEYER.

Auf Grund besonders der oben erwähnten Fälle von ektopischem Chorionepitheliom bei gesunder Plazenta kann man, ohne die Kritik an den einzelnen Fällen zu unterlassen, doch mit der Möglichkeit rechnen, daß ein Teil der ektopischen Chorionepitheliome erst am fremden Orte aus anfänglich harmlosen Zellmaterial hervorgehen. Dieser theoretischen Erörterung entgeht man im allgemeinen durch Bezeichnung mit „ektopischem Chorionepitheliom" in allen Fällen, in denen zur Zeit seiner Auffindung kein Primärtumor an der Plazentarstelle nachweisbar oder nachgewiesen ist.

Wenn auch nicht alle in der Literatur angeführten Fälle sicher ektopisch entstanden sind, so bleibt doch ein großer Teil von ihnen genügend sichergestellt.

Aus der Literatur ersieht man, daß das ektopische Chorionepitheliom topographisch die gleichen Stellen befallt, wie die übrigen Metastasen. Im Uterus selber können Chorionepitheliome ektopisch genannt werden, wenn sie in der Wand getrennt vom Plazentarsitz entstehen. Es ist natürlich der Nachweis nicht leicht zu erbringen, da die Zotten sehr tief in die Gefäße des Uterus hineinreichen und bei Ausstoßung des Eies zurückbleiben können. Auch die Möglichkeit vorausgegangener intramuraler Gravidität erschwert den Nachweis. Als ektopisch in der Zervix oder in der Wand des Korpus gelten Fälle von SCHMORL, HOLZAPFEL, FIEDLER, ALFIERI, H. SCHMIT, KLEINHANS, PESTALOZZA, FRANKL, v. ROSTHORN, FINDLEY-SANDBERG, WEST, CUZZI, STROHAUER, R. MEYER. — NAGI fand nach Auskratzung eines Chorionepithelioms am später exstirpierten Uterus angeblich ganz unabhängig vom Primartumor eine verschleppte Zotte in einem Gefäß der Uteruswand ebenfalls mit maligner Chorionepithelwucherung. Er hält beide für unabhängig entstandene primäre Tumoren, wofür der Beweis aussteht.

Im Collum uteri: STERNBERG, ALFIERI, CUZZI, HUGUIER et LORRAIN. An der Portio: v. GUÉRARD, SCHIMMEL, VITRAC und BRANDOIS, R. MEYER, 2 Fälle. In der Umgebung des Uterus sind ebenfalls einige Fälle von ektopischem Chorionepitheliom bekannt und ebenso in den Adnexen. Es sind dies, kurz aufgezählt:

Im parazervikalen Gewebe: BAUEREISEN.

Im Ligamentum: MOSCHCOWITZ, HAMMERSCHLAG, ENGELHORN, BARAK, LECÈNE.

Im BECKEN: R. T. FRANK.

Im paravaginalen Gewebe: SUNDE, 2 Fälle.

In den Tuben: MARCHAND-AHLFELD, THORN, ROSNER, GEBHARD, ROSSIER, NIOSI (doppelseitig), LÖFQUIST, DAVIDSOHN, USCHAKOW, HOFMEIER, VIETING, KLEINHANS, RISEL, VEIT, SCHON, PHILIPPS, JEANNERET, ROSSIER, BARY, HUGIER und LORRAIN.

Im Ovarium: KLEINHANS, IWASE, ASSMUTH, SEITZ, MILLER, FAIRBAIRN, RISEL, MÖLLER und ALS NILSEN, VARÓ, WEHLE, HALLIDEY (s. a. DÖDERLEIN

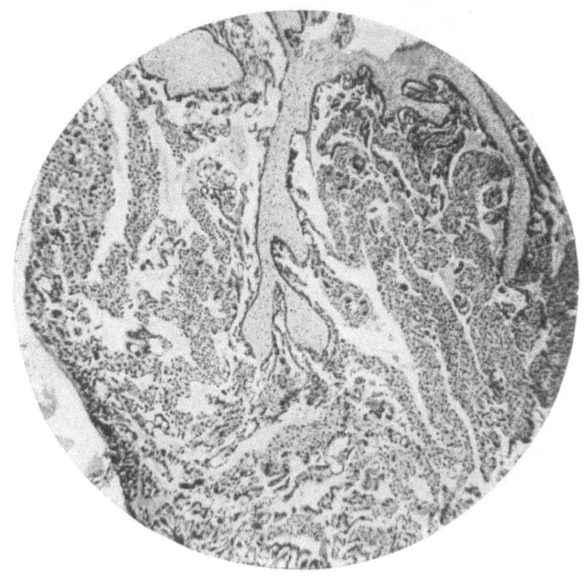

Abb. 65. (Von Fall 8 meiner Arbeit 1927.) (St. 5989.) Aus einem ektopischen Chorionepithelioma malignum der Vagina. Primärtumor fehlt. Tod an Sepsis. In dem kleinen Knoten finden sich eine Menge sowohl blasiger als auch nichtblasiger Zottenteile, diese mit gut erhaltenem Stroma. Sehr große Menge destruierender Epithelwucherung schließt sich an die Mehrzahl der Zotten an. Nur einzelne haben einfachen Epithelüberzug. (Lichtbild schwacher Vergroßerung.)

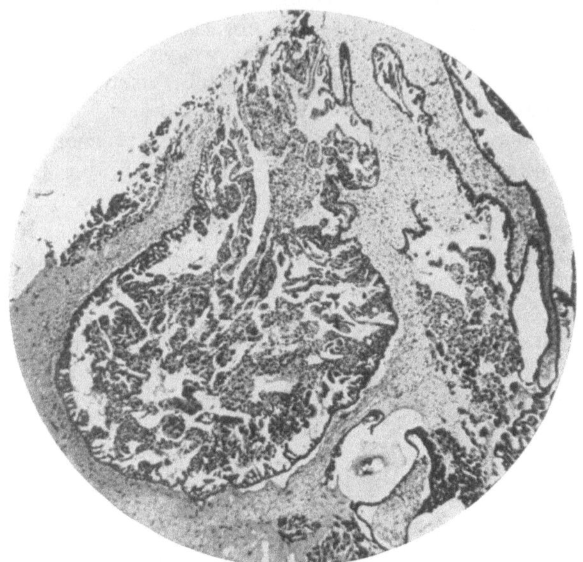

Abb. 66. Von demselben Fall wie Abb. 65. Eine andere Stelle mit sehr lebhafter Epithelwucherung (links). Einige Zotten rechts mit gewohnlichem Epithelüberzug. (Lichtbild mittelschwacher Vergroßerung.)

1907). — Ein Fall von KLOTZ wird als Epithelioma ectodermale (PICK), also als teratomatös aufgefaßt, weil keine Gravidität vorangegangen sein soll, während ihm Risel als ektopisches Chorionepitheliom $1^1/_2$ Jahre nach Gravidität zur Anerkennung verhilft. — Forgue und Massabuan beschreiben Ovarialtumoren mit chorionepitheliomartigen Massen.

Im Labium vulvae: Halliday.

Im Orificium urethrae: R. Meyer.

Am häufigsten wird die Vagina als Sitz angegeben (Schmorl, Schlagenhaufer, Schmit, Wehle, Lindfors und Vestberg, Hübl, Landau und Pick, Holzapfel, Peters, Marchand und Risel, Hübl, Walthard, Vassmer, Wehle, Engström, Schmauch, Zagorjanski-Kissel, Hammerschlag, Hicks, Poremsky, Busse, Davis und Harris, Risel, Moltrecht, Schickele, Burger, A. W. Fischer, Fleischmann, Burdzinskij, Duplay, Walthard, Glaserfeld, Kermauner, Kelly und Workmann, Marie, Tóth, Polano, Heinricius, Sunde.

In einem von mir beschriebenen Falle war besonders auffällig die Embolie großer Mengen von Zotten (Abb. 65), in einem auch aus den durchgebrochenen infizierten vaginalen Knoten, zum Teil mit mächtiger Epithelwucherung 3 Wochen nach Ausstoßung einer Blasenmole. Dagegen ergab die Ausschabung des Uterus außer einzelnen nekrotisierenden Riesenzellen nichts von Belang. Auch bei der nach weiteren 3 Wochen erfolgten Obduktion wurde im Uterus nichts gefunden. Metritis und Parametritis thrombophlebitica hatten zum Tode durch Sepsis geführt und es bleibt in diesem wie in ähnlichen Fallen nur zu erwägen, ob der Primärtumor an der Plazentarstelle etwa durch Entzündung vernichtet worden war.

Ebenso wie bei gewöhnlicher Metastasierung findet sich das ektopische Chorionepitheliom auch in den weiter abliegenden Organen.

In der Leber: B. Fischer, Gurewitsch, Christeller und Oppenheimer, Zolka (bei diesem zugleich in der Lunge).

Im Magen wird von Koritschoner ein Chorionepitheliom ohne Primärtumor mit 22jähriger Latenzzeit angegeben wegen der Verbreitung auf dem Blutwege und des einheitlichen Baues der Metastasen. Die Geschwulst war zum Teil „adenomatös‟, ist also nicht hierher gehörig.

In der Lunge: Askanazy, 14 Monate nach Geburt; ferner Borris, Aulhorn.

Im Gehirn: Marchand, Br. Wolff, Sunde; an der Dura mater und Lunge: B. Fischer; in Gehirn und Lunge: Eichhorn.

Im Rückenmark: Auerbach.

Ferner wird über Fälle berichtet, in denen mehrere Organe Sitz von ektopischen Tumoren ohne Primärtumor an der Plazentarstelle waren, z. B. Gehirn, Lunge, Leber und Niere. Solche Fälle sind wiederholt beschrieben: Marchand, Risel, Busse, Schmorl und Dunger, Davis und Harris, Walthard, Eichhorn, Paltauf, Ridge, Bertino, Nolasco, Zolka, Alfieri, Sunde, Kedrierski (Rückenmark und Lunge).

Histologische Diagnose.

Fast alle Autoren, Marchand voran, haben die Schwierigkeit der histologischen Diagnose hervorgehoben und sie findet sich tatsächlich in einer ganzen Reihe von einzelnen Fällen. Bestehen selbst am herausgenommenen Uterus Meinungsverschiedenheiten über die Bewertung der Epithelwucherung, so ist sie noch schwieriger an oft unzulänglichem Ergebnis der Ausschabung. Wir wissen nicht, was unter der Oberfläche sich abspielt, wann diese auch unbedenkliche Infiltration mit nekrotisierendem Chorionepithel oder gar keines zeigt.

Finden wir andererseits genügende Mengen Chorionepithel, so bietet die Abgrenzung von der gutartigen Einwucherung nicht selten erhebliche Schwierigkeit.

Die Bewertung muß eine andere sein, wenn wir Blasenzotten finden, als bei reinen Epithelmassen und es ist keine bestimmte Aussage möglich, ob trotz fehlenden Befundes von Blasenzotten solche nicht tiefer in den Venen haften oder kurz vorher ausgestoßen waren.

Marchand hat bereits gezeigt, daß von den Epithelwucherungen bei Blasenmole bis zum malignen Chorionepitheliom alle Übergangsstufen im mikroskopischen Bilde vorhanden sind, ohne daß es gelingt, irgendeine Grenze nachzuweisen, und dieser Standpunkt wird auch heute noch allgemein geteilt: Das Stroma der Zotten ist nicht ohne weiteres maßgeblich, namentlich gilt dieses für die

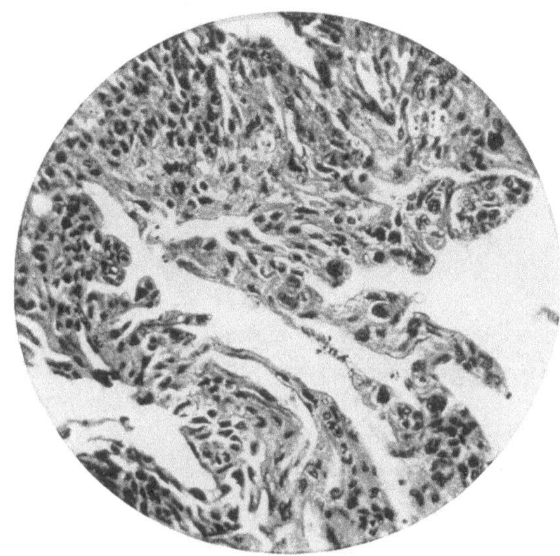

Abb. 67. (Von Fall 13 meiner Arbeit 1927.) Chorionepitheliome 13 Monate nach Blasenmole, Tod an zottenfreien Metastasen. An der Peripherie der Neubildung unter dem Einflusse von Blut dunkler f a r b - b a r e und zum Zerfall neigende große Zellen mit unförmigen dunklen Kernen und undurchsichtigen Zellplasma, mit Übergangen zu mehrkernigen Zellen und Syncytien. (Lichtbild starkerer Vergroßerung.)

Neumannschen Zellen, die er für synzytiale Wanderzellen hielt; ebenso anfänglich Schmorl. — Gegen die Bedeutung der Neumannschen Zellen haben sich bereits viele Autoren ausgesprochen, wie Marchand, Aschoff, Pick, Gottschalk, Langhans, Voigt, Kworostansky, Poten und Vassmer, Breitung, O. Frankl, Essen-Möller. Andererseits fehlen beim sicher destruierenden Chorionepitheliom in noch vorhandenen Blasenzotten die Neumannschen Zellen vollstandig, wie schon Risel festgestellt hat und wie auch aus meinen eigenen Fallen hervorgeht.

Die Schwierigkeit der Diagnose wird durch den Nachweis von Blasenzotten erhoht, weil diese ebenso wie die zurückbleibenden einfachen Zotten bei Abort aber noch in stärkerem Grade erfahrungsgemäß das gleichzeitige Überleben von Chorionepithel begünstigen, auch das Überleben der intramural gelegenen Chorionzellen. — Die Blasenzotten haften wie gesagt nur leicht an der Oberfläche, von der sie sich durch Zunahme ihres Inhaltes leicht lockern und sind daher, wenn sie haften bleiben, verdachtig auf intravenöse Lage. Hier aber bleibt ihr gewuchertes Epithel besser ernährt, auch wenn es gutartig ist, und andererseits ist bei langem Überleben die Möglichkeit einer Ausartung gegeben. Das läßt sich natürlich nicht im gegebenen Falle entscheiden.

Die Diagnose kann bisher nur am Chorionepithel der Blasenmole selber gestellt werden und auch das nur aus der Massenhaftigkeit und dem guten Er-

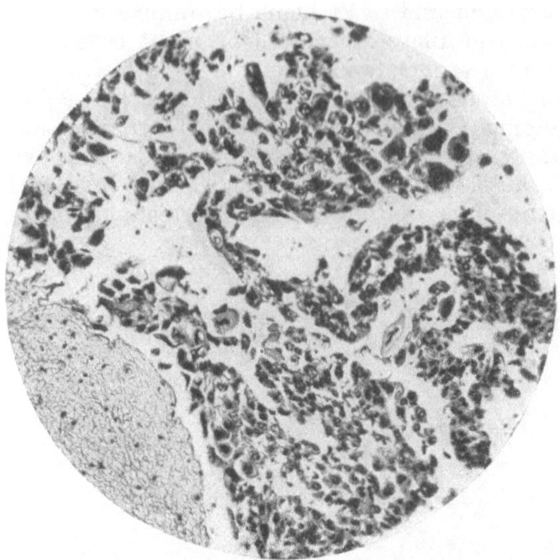

Abb. 68. Pr. 5140. Dr. Monden.   Wiederholte Auskratzungen des Uterus ergaben Blasenmole.
Anfangs mit starker Wucherung des Chorionepitheluberzuges der Zotten (rechts). Das Epithel erscheint (im Vergleiche mit Abb. 67) im Beginne der Ruckbildung. (Lichtbild starkerer Vergrößerung.)

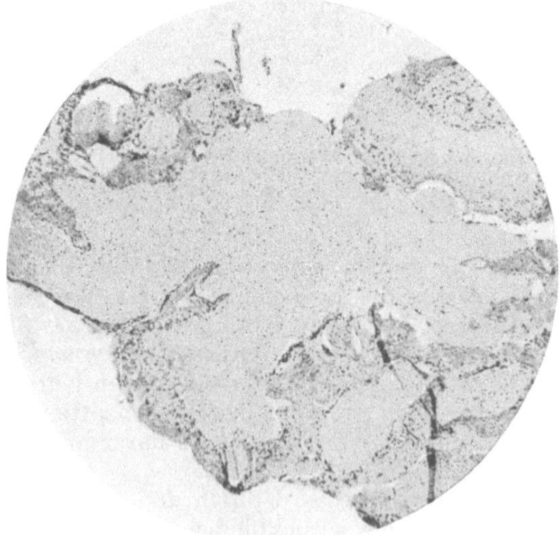

Abb. 69. Von demselben Falle wie Abb. 66. Aus einer spateren Auskratzung. Blasenzotten mit
vorgeschrittener Nekrose des dicken Mantels von Chorionepithelzellen.

haltungszustande und, wo der Nachweis gelingt, an der Zerstörung des mütterlichen Gewebes. Diese Zeichen sind, wie es sich von selbst versteht, höchst
unzulänglich, insofern sie auf Beurteilung der Menge beruht; kein objektiver
Maßstab und daher nur bei genügender Erfahrung ausreichend. Diagnostik
treiben heißt Erfahrung sammeln und verwerten. Deshalb bedeutet es für

die Allgemeinheit nicht viel, wenn der Einzelne genügende Erfahrung hat und andere behaupten, sie könnten gutartige und bösartige Blasenmole voneinander nicht unterscheiden (z. B. LÉVY-SOLAL und DUPONT, BRIQUEL, PROUST und BENDER). — In der Verallgemeinerung würde das falsch sein und hoffnungslos. Eine ganze Reihe von Blasenmolen kann man ohne weiteres als gutartig erkennen, wenn die Wucherung des Chorionepithels fehlt oder verhältnismäßig sehr gering ist, oder wenn sie überall deutliche Zeichen der Rückbildung zeigt, wie in einem Falle (Dr. MONDEN, Abb. 68), in dem eine Kürettage blasige Zotten zutage förderte, an die sich eine große Menge von Chorionepithel anschließt. Solche Massen fanden sich auch ohne Zotten im Blutgerinnsel. Nur auf Grund der beginnenden Rückbildung der Epithelien, die man im Vergleich mit der frischen Wucherung in Abb. 68 ersieht, habe ich eine günstige Prognose gestellt. In späterer Ausschabung (Abb. 69) durch Herrn Kollegen MONDEN fanden sich Zotten mit Epithelwucherung in starker Rückbildung. Die Frau ist dauernd gesund geblieben und der Urin ist frei (s. weiter unten).

Im Vergleiche mit dem in Abb. 67 dargestellten Chorionepitheliom, das ich aus der Probeexzision eines Vaginalknotens zu diagnostizieren Gelegenheit hatte, erkennt man in den beiden Bildern 68 und 69 leicht die Rückbildung.

Je stärker bei der Blasenmole die Vakuolisation des Synzytiums ist, mit wabiger, schaumiger Struktur, desto geringer ist die Bedeutung prognostisch einzuschätzen. — Dunkler, undurchsichtiger Leib der Langhanszellen und große unregelmäßig geformte chromatinreiche Kerne sind in größerer Anzahl und Anhäufung höchst verdächtig. Auch große Mengen lebensfrischer Synzytien sind bedenklich. Innige Durchmischung der gleichzeitig stark gewucherten Langhanszellen und Synzytien an denselben Zotten und Chromatinreichtum der Kerne (DURANTE, PICK und besonders VOIGT) ist auch kein sicheres Unterscheidungsmerkmal und ebenso wird GOTTSCHALKs Meinung, daß auffallende Chromatinanhäufung in den Kernen des Synzytiums und rankenförmige Wucherung des verdickten, wenn auch einschichtigen synzytialen Balkenwerkes ein verwendbares Kennzeichen sei, von RISEL bestritten. Der Mangel an Epithelwucherung oder der Nachweis von Rückbildung hat natürlich keinen Wert, wenn sich die Untersuchung auf einzelne Stellen beschränkt. Diese Unterlassungssünde wird leider weit und breit begangen. Wenn man größere Teile von Blasenmolen erhält, so kann man auf die Untersuchung der großen Blasen ohne weiteres verzichten und muß sich die makroskopisch kleinen Zotten heraussuchen, namentlich auf Stellen fahnden, wo sie mit Dezidua in Verbindung stehen, denn an der äußeren Peripherie ist die Wucherung am frischesten und der Nachweis der Destruktion des mütterlichen Gewebes ist der wichtigste. Bei ausgedehnter Zerstörung bleibt oft nur ein Rest von Fibrillen.

Kurz, ein völlig sicheres, allgemeingültiges Merkmal zur Unterscheidung der gutartigen und bösartigen Blasenmole ist zur Zeit nicht bekannt.

Vor allen Dingen ist die Bewertung der Epithelmassen eine andere bei jungen Plazenten als bei älteren, aber auch dieses nur in gewissen Grenzen; auffallend starke Epithelwucherung wird um so verdächtiger, je länger die Schwangerschaft bestanden hat.

Man kann nicht nur die gutartige Blasenmole in den meisten Fällen leicht erkennen, sondern in einer ganzen Reihe von Fällen auch die bösartigen diagnostizieren.

Es würde falsch sein, zu verzichten, nur weil es in manchen Fällen nicht gelingt, eine sichere Entscheidung zu treffen. Völlig abzulehnen ist der theoretische Einwand, die Gut- und Bösartigkeit hänge nicht vom Chorionepithel allein ab, sondern von dem Verhältnis zwischen Mutter und Frucht. Mit solcher Theorie kann man jede Diagnostik ablehnen, auch jede klinische.

Eine Krankheit an ihren Symptomen zu erkennen, bedeutet nicht die Symptome als das Wesen der Krankheit zu bezeichnen. Das veränderte Lebensverhältnis der Teile zueinander, in diesem Falle der mütterlichen und fetalen Gewebe, äußert sich in Veränderungen, die günstigen Falles bedeutend genug sind, um diagnostisch verwendet werden zu können. Im mütterlichen Gewebe die Einschmelzung, im fetalen die ungewöhnliche Massenhaftigkeit lebensfrischen Zellmateriales. Die einzelnen Zeichen mögen versagen, die Abwägung aller Anzeichen bleibt Sache der Erfahrung.

Wenn keine Blasenmole vorhanden ist, die auszuschließen durch Ausschabung, wie gesagt, nicht immer möglich ist, so ist eine selbständige Wucherung größerer Massen von Chorionepithel bei vorgeschrittener Gravidität etwa vom 3. Monate ab immer höchst bedenklich. In den zwei ersten Monaten hat man mit der kompakten Trophoblastschale zu rechnen. Dieses hervorzuheben nötigt mich, die Kenntnis von Fehldeutungen anderer Untersucher in Fällen, die durch Anwesenheit jugendlicher Zotten leicht als junge Eier hätten erkannt werden können. In einem solchen Falle hatte die Angabe, es sei vor 5 Monaten eine Schwangerschaft normal abgelaufen, die Schlußfolgerung auf Chorionepitheliom veranlaßt, obgleich jugendliche Zotten unverkennbar waren. Die Vorgeschichte ist also mit Vorsicht zu verwerten. Auch die Möglichkeit mehrerer aufeinanderfolgender Aborte ist in Erwägung zu ziehen, wenn man das Alter der augenblicklichen Schwangerschaft abschätzt. Das Aussehen jugendlicher Zotten haben wir oben beschrieben.

Nochmals muß ich hervorheben, daß das längere Verweilen von festhaftenden Zotten nach gewöhnlichen Aborten und Geburten das Überleben der „zerstreuten" Infiltration in der Schleimhaut und in der Muskulatur begünstigt, so daß beim Nachweis von festhaftenden Zotten die Anwesenheit von Chorionepithel an sich nicht genügt zur Diagnose einer malignen Wucherung. Diese kann dann nur durch den Nachweis der Destruktion oder ganz erhebliche Mengen von lebensfrischem Epithel erbracht werden. Ohne Anwesenheit von Zotten ist das selbständige Überleben von Chorionepithel von 3 Wochen ab nach Ablauf eines Abortes oder einer Schwangerschaft unter allen Umständen bedenklich. — Diese von mir schon früher gemachte Aussage darf nicht umgekehrt werden. Dieses ist von J. Veit geschehen und seine irrige Auslegung ist von Hitschmann und Cristofoletti, O. Frankl, Scheyer übernommen worden.

Ich habe niemals behauptet, daß die Anwesenheit von Zotten die Diagnose des Chorionepithelioms malignum ausschließe. Ganz im Gegenteil! Wenn die Zotten fehlen und es sind trotzdem noch frische Chorionepithelien in der Uteruswand, „dann mögen sie geartet sein, wie immer sie wollen, dann sind sie bedenklich. Vorher aber genugen die großen einzelligen epithelialen und epitheloiden Elemente wechselnder Form mit großen klumpigen klecksigen Kernen und die mehrkernigen Riesenzellen keineswegs zur Diagnose auf maligne Neubildung, auch wenn sie in Reihen und breiteren Strängen auftreten und die Gefäßwand ersetzen und durchbrechen". Solange also Zotten vorhanden sind, ist größte Vorsicht die Platze; nicht als ob die Anwesenheit von Zotten oder Dezidua unter allen Umständen am Diagnose auf maligne Neubildung unmöglich machte. Die erheblichen ausgesprochenen Fälle lassen sich immer erkennen, aber solange Plazentarreste vorhanden sind, genügt der Nachweis hamorrhagischen und nekrotischen Gewebes, kleinzelliger Infiltration, Langhanszellen innerhalb der Schleimhaut keineswegs, weil diese im Bilde der Plazentarretention ebenfalls vorkommen".

Die Schwierigkeit der Diagnose ist schon von Marchand, Aschoff, Risel hervorgehoben worden, namentlich weil kein durchgreifender histologischer Unterschied zwischen gutartiger und bösartiger Wucherung vorhanden sei. Die Mehrzahl der Autoren hat dieses Urteil unterschrieben. Es ist dieses berechtigt, wenn man das Aussehen der Zellen allein berücksichtigt, die Gleichartigkeit im einzelnen, auch in der Art des Vordringens in das mütterliche

Gewebe. Es bleibt dann nur die erfahrungsgemäße Abschätzung der Menge der Wucherung, besonders des gut erhaltenen Chorionepithels.

Das einzelne Zeichen als solches mag nicht genügen und doch kann es die Ausdehnung erlauben, es zu benutzen.

Die Ansichten der Untersucher gehen bei Bewertung der einzelnen Zeichen weit auseinander, weil es kein einziges Merkmal gibt, das nicht bei normaler Plazentation oder gar bei gutartiger Blasenmole stellenweise vorkäme.

So will v. VELITS die günstigere Prognose aus einer herabgesetzten Vitalität der Langhanszellen ablesen. Doch dieses Zeichen kann nur verwertet werden, wenn man den Tumor in allen Teilen derart verändert fände. Noch ein anderes Zeichen sollte nach v. VELITS die gute Prognose ermöglichen, nämlich ausgedehnte Nekrobiose; diese sei bei fortgeschrittenem Stadium schon makroskopisch wahrnehmbar und mikroskopisch verrate sich die verminderte Lebensfähigkeit durch spärliche oder fehlende Mitosen in den Langhanszellen und in der gesteigerten Zahl von chorialen „Wanderzellen", die er mit Unrecht als Zerfallsprodukte des Synzytiums ansieht (RISEL). Nekrobiose gehört außerdem so regelmäßig zum typischen Bilde des malignen Chorionepithelioms, wie schon HÖRMANN erwidert hat, daß hieraus kein Schluß gezogen werden darf. — Auch unregelmäßig gezacktes Aussehen, sehr starker Chromatinreichtum der Kerne und wechselvolle Gestalt der synzytialen „Wanderzellen", sowie fast völliges Fehlen der Langhanszellen sind nicht maßgeblich, wie v. VELITS glaubte, denn auch solche Fälle (BUTZ, KREBS) führen zum Tode (RISEL).

SCHAUTA und SCHMIT glaubten, daß ein Blutkoagulum die Scheidenmetastasen ihrer Fälle behindert habe, weiter zu wachsen. RISEL hat demgegenüber auf die Häufigkeit der Blutkoagula hingewiesen.

Im allgemeinen sprechen Blutungen eher für Bösartigkeit, namentlich wenn keine zottigen Plazentarreste nachweisbar sind, aber das ist an sich keine histologische Bewertung.

Die Auflösung der Synzytien in Einzelzellen, von BRENNER als Anaplasie aufgefaßt, soll nur bei pathologischer bösartiger Wucherung vorkommen. Man kann von der Deutung absehen, denn eine „Auflösung" dieser Art ist nicht nachweisbar. Wie oben erklart, ist am Orte der Anlagerung von Synzytien an mütterliches Gewebe ein weiteres Vordringen in dieses bemerkbar, so daß man wohl eine weitere Wucherung von Synzytium in Form von Einzelzellen ausgehend annehmen darf. Aber eine Aufteilung der Synzytien in Einzelzellen ist nicht nachgewiesen, vielmehr ist in freiliegenden, nicht im Gewebe des Uterus eingeschlossenen Massen von Chorionepithel das Nebeneinander von Langhanszellen, Synzytien und morphologischen Übergangsbildern, die formale Verschiedenheit auf Rechnung der Lage des Epithels zur Nahrungsquelle zu setzen. Der Befund von zahlreichen Zellen, die zwischen Synzytien und Langhanszellen Übergangsformen darstellen, ist trotzdem bei der Diagnose zu berücksichtigen.

Die chorialen Einzelzellen in der Uteruswand wird man im Schabsel meist nur in kleineren Stücken finden.

Selbst im exstirpierten Uterus können die „Einzelzellen" nur durch Massenhaftigkeit und Destruktion als bösartig erkannt werden, aber nicht, wie Poso meint, in jedem Falle. — Auch unregelmäßig gezacktes Aussehen, sehr starker Chromatinreichtum der Kerne und wechselvolle Gestalt der synzytialen „Wanderzellen". sowie fast völliges Fehlen der Langhanszellen sind nicht unbedingt maßgeblich, wie v. VELITS glaubte, denn auch solche Fälle (BUTZ, KREBS) führen zum Tode (RISEL).

„Es unterscheiden sich ausgesprochene Chorionepitheliome meist auch von den stärksten demonstrierten Graden der einfachen Invasion durch viel massenhafteren Einbruch in breiteren Zügen, durch die Beteiligung kleiner Langhanszellen oder gar echter synzytialer Massen (s. o.). Die großen epitheloiden Zellen sind bei der malignen Neubildung zum Teil durch Mitosen, zum Teil wenigstens durch lebensfrischeres Aussehen, insbesondere durch schärfer umschriebene Kerne und gleichmäßigere Chromatinverteilung kenntlich. Schließlich beachte man massenhafte leukozytäre Infiltration, Nekrosen und Thrombosen" (R. Meyer).

Auf Grund der zweifellosen Spontanheilung von Chorionepitheliomen wird selbst die Heilung nach Ausschabung zu einem sehr zweifelhaften Maßstabe der Beurteilung. In solchen Fällen haben v. Franqué, Littauer, Graefe, Thaler, Tschamer angenommen, der bösartige Tumor sei völlig ausgekratzt worden. Dieses ist wohl denkbar, doch muß die Diagnose unzweifelhaft sein. — Schließlich müssen wir nochmals eingestehen, daß es keine völlig verläßlichen Merkmale für die histologische Diagnose aus kleinen Teilen gibt, dürfen aber wiederholen, daß der Geübte aus der Massenhaftigkeit lebensfrischer Chorionepithelien vom 3. Monate der Schwangerschaft ab, besonders wenn Blasenzotten fehlen, und bei auffällig starkem Abweichen vieler Zellen vom Typus der Langhanszellen die Diagnose oft stellen kann.

Namentlich ist der Nachweis von Resten des zerstörten Gewebes wertvoll.

Angesichts dieser Schwierigkeiten ist es erforderlich, die histologischen Diagnosen nachzuprüfen mit der Schwangerschaftsdiagnose, als die sich die Einspritzung von Urin auf infantile Mäuse nach Aschheim-Zondek am besten bewährt hat. Das positive Ergebnis, die Entwicklung von Corpora lutea in den Ovarien der jugendlichen Tiere, das auf Wirkung des „Prolan" zurückgeführt wird (s. S. 667), bedeutet praktisch genommen fast immer die Anwesenheit lebenden Chorionepithels. Freilich muß die Nachwirkung einer entfernten Blasenmole oder eines operierten Chorionepithelioms abgewartet werden. — Der negative Ausfall der Probe ist nur ein Zeichen der Ruhe. Kleine Reste der Wucherung könnten später wieder aufleben. — Deshalb muß die Probe öfters wiederholt werden. In einer Reihe nachuntersuchter Fälle von gutartiger Blasenmole hat sich die Reaktion bei uns bewährt, insofern sie nach Wochen, selten nach Monaten negativ ausfiel, während bei Anwesenheit eines Chorionepithelioms und in einem Falle längere Zeit nach Uterusexstirpation die Reaktion sehr stark vorhanden war. Titrierung, Verdünnung des Urins ergibt in solchen Fällen einen so ungewöhnlich hohen Gehalt an „Prolan", daß hieraus mit Sicherheit die Diagnose auf Malignität entnommen wurde.

Mitteilungen hierüber liegen vor von Aschheim, W. Stoeckel, Roessler, Fels, Otto. — Wir werden im nächsten Abschnitt auf diese Funktion des Chorionepithelioms zurückkommen.

Es wird größerer Erfahrung bedürfen, um die Urinprobe ausschlaggebend zu gestalten. Vorläufig ist die histologische Diagnose des Chorionepithelioma uteri unersetzlich — wenn auch nur in der Hand einzelner erfahrener Untersucher.

Funktioneller Einfluß der chorionepithelialen Wucherung auf den mütterlichen Körper.

Die funktionelle Einwirkung der normalen Plazentation scheint zum wesentlichen Teile von dem Chorionepithel auszugehen, denn wir sehen das gleiche zum Teil verstärkt nicht nur bei der Blasenmole, sondern auch ohne Anwesenheit von Fetus noch Zottenstroma beim reinen Chorionepithelioma malignum. Die Reaktion des mütterlichen Körpers auf die pathologische Wucherung des Chorionepithels stellt sich dar als Bildung von intra- und extrauteriner Dezidua, Funktion der Mamma, als Serumreaktion, in Luteinzellenwucherung der Ovarien und in der Ausschüttung von „Prolan", dem Hormon des Hypophysenvorderlappen.

Bildung von Dezidua.

Die ektopische Dezidua, so an der Serosa des Uterus (DUNGER, JAFFÉ, SEITZ, WALLART) ist nicht oft beobachtet worden. Auch an den Ovarien scheint sie gelegentlich vorzukommen in Gestalt von Flecken und warzigen Vorsprüngen an der Oberfläche, wie bei normaler Schwangerschaft, wenigstens scheint mir der Befund solcher Knötchen, die von POTEN und VASSMER als Durchbruch von Luteinzellen aufgefaßt wurde, von DUNGER, JAFFÉ, SEITZ richtig gedeutet, weil solche Verwechslung auch sonst vorkommt. Auch spricht die Beschreibung von POTEN und VASSMER von rundlichen und spindligen und großen epitheloiden Zellen, Leukozyten und Neubildung von Kapillaren gut für Bildung von Dezidua im Granulationsgewebe, das wir auch sonst an der Oberfläche der Ovarien so häufig dezidual reagieren sehen.

Deziduabildung im Uterus selber kommt bemerkenswerterweise auch beim ektopischen Chorionepitheliom vor (SCHMORL, FIEDLER, HOLZAPFEL, MARCHAND-RISEL, BUSSE, DUNGER, PESTALOZZA, GLASERFELD, GARKISCH) und wird von SCHMORL der intrauterinen Dezidua bei Extrauteringravidität gleichgestellt.

In einzelnen Fallen, oder auch in vielen kann der Erwägung anheimfallen, ob die Dezidua die erste Zeit der normalen Implantation des Eies überstanden und sie bei Ausbildung einer Blasenmole oder eines Chorionepithelioms überdauert hat. Derartige „Persistenz" der Dezidua, das Ausbleiben der Rückbildung ist bei Aborten namentlich mit Zurückhaltung von Zotten oder Plazentarpolypen örtlich beschränkt und auch bei zurückbleibenden Resten der Blasenmole, auch bei dieser ohne nennenswerten Bestand des Chorionepithels ist örtlich gut erhaltene Dezidua gar nicht selten. Das gleiche findet sich auch örtlich beschränkt im Bereiche des Chorionepithelioms (PESTALOZZA, FLEISCHMANN, RISEL, DUNGER, STERNBERG, BUSSE, R. MEYER). In dem Falle von PESTALOZZA bestand sogar eine vollkommene Decidua parietalis.

Wenn das Chorionepitheliom schon frühzeitig auftritt wie in einem meiner Fälle im Anschluß an junge Blasenmole, so ist die gute Erhaltung von Dezidua auch außerhalb des Eisitzes an der übrigen Wand nicht weiter auffällig. Dagegen wird die neue Ausbildung von Dezidua im Uterus erwiesen, als Wirkung seitens eines Chorionepitheliomes, wenn dieses erst längere Zeit nach Schwangerschaft zur Ausbildung kommt. So schildert ALFIERI einen derartigen Fall bei einer bereits 2 Jahre in der Menopause befindlichen Frau 9 Jahre nach der letzten Geburt und GENTILI berichtet von einer angeblich seit 7 Jahren unberührten Witwe, daß der Uterus wie in der Schwangerschaft dicke Muskelfasern und eine deziduale Schleimhaut mit Kompakta und Spongiosa hatte mit erweiterten Blutgefäßen.

Bei der häufig vorgeschrittenen Tumorbildung unter Zerstörung der Schleimhaut wird man natürlich keine Dezidua erwarten.

Funktion der Mamma.

Als hormonale Wirkung ist Laktation zu betrachten. FISCHERs Fall von ektopischem Chorionepitheliom der Dura mater und der Lunge ergab bei der Obduktion eine Mamma lactans. Bei Lebzeiten bestand Kolostrumbildung. Der Fall ist um so mehr beweisend, als keine vorgeschrittene Gravidität bestand, sondern ein Jahr zuvor ein Abort im zweiten Monat vorausgegangen war.

Serumreaktion.

Als weiteres Zeichen des hormonalen Einflusses des Chorionepithelioms auf den mütterlichen Körper ist die positive ABDERHALDENsche Reaktion anzusehen, die von WILLIAMSON, PALTAUF festgestellt wurde. Sympathikusstörung mit Speichelfluß bestand und verschwand mit einer Blasenmole in einem Falle TENINIs.

Die Einwirkung auf die Hypophyse und das Prolan in der Plazenta.

Als Erster hat BERBLINGER (1920) in 2 Fallen von Chorionepitheliom die Hypophyse auf Schwangerschaftsveränderung untersucht. In einem Falle fand er 2 Monate nach Entfernung eines Vaginalknotens bei der Obduktion ein Rezidiv in der Vagina, in beiden Lungen und in Lymphknoten. Trotzdem waren die Schwangerschaftszellen in der Hypophyse zwar noch reichlich, aber doch in weit vorgeschrittener Rückbildung. Immerhin muß auch hier ein, wenn auch nicht bedeutender, Einfluß des Chorionepithelioms angenommen werden, da ein früher Abort etwa 10 Monate dem Tode voraufgegangen war. In einem anderen Falle fand BERBLINGER bei Blasenmolenabort im 4. Monate der Schwangerschaft 3 Monate nach Exstirpation des Uterus Metastasen des Chorionepithelioms in den Lungen und im Gehirn neben Schwangerschaftszellen sehr zahlreiche eosine Zellen, aber keine Abnahme der basophilen Zellen. Also auch hier keine typischen Veränderungen.

GENTILIs obenerwähnter Fall mit Dezidua im Uterus ist deshalb bemerkenswert, weil die nach der Operation eines Chorionepithelioma uteri gestorbene Frau schon seit 2 Jahren in der Menopause war und angeblich seit 7 Jahren unberührt. Bei ausgedehnten Metastasen in den Organen (Vagina, Meningen, Lungen, Leber) sowie Geschwulstthromben in der großen Bauchvene wurden im Vorderlappen der Hypophyse auffallend reiche Mengen von Schwangerschaftszellen gefunden, wenige basophile und azidophile Zellen. Außer Blutstauung bestand Häufung von Kolloid und Lipoid. — Die gleichzeitig in diesem Falle bestehenden Störungen in den Nieren sind häufig, nach KRÖMER in $53^0/_0$ der Fälle, und können als sekundär gelten.

DE SNOO fand in einem Falle von Chorionepitheliom der Tube, der durch Metastasen zum Tode führte, die Hauptzellen in der vergrößerten Hypophyse vermehrt, die eosinophilen Zellen reichlich, doch nicht so erheblich wie bei normaler Schwangerschaft.

Da auch in einem von mir beobachteten Todesfalle an Metastasen durch Chorionepitheliom nach dem Urteile BERBLINGERs die Hauptzellen vermehrt und hypertrophisch und in der Anordnung der Schwangerschaft entsprechend sind, jedoch nicht auf dem Höhenstande, wie bei normaler Schwangerschaft, so wird man mit allgemeinem Urteile zurückhaltend sein müssen, bis zahlreiche Befunde vorliegen werden. Der Einfluß läßt sich nicht leugnen, zumal in den genannten Fällen die Tumoren oder Metastasen spät aufgetreten sind, oder der Tod spät erfolgte, so in meinem Falle etwa 2 Jahre nach der Exstirpation des Uterus.

Die Frage der Schwangerschaftsveränderungen in der Hypophyse steht im Zusammenhange mit der Entscheidung, ob das bei Blasenmole und Chorionepitheliom in reicher Menge ausgeschüttete „Prolan" von der Hypophyse geliefert wird oder vom Chorionepithel. — Das „Prolan", als welches das Hormon des Hypophysenvorderlappens bezeichnet wird (s. S. 666), tritt bei diesen Erkrankungen in sehr großer Menge auf, wie sich im Urin der Kranken nachweisen läßt (Aschheim, Roessler, R. Meyer, Fels, Otto).

Außerdem ist das „Prolan" in der Blasenmole (Aschheim) und im Chorionepitheliom ohne Zotten (Roessler) selber in reicher Menge durch Transplantation auf Mäuse nachgewiesen worden. Dagegen wirkten Transplantate der Hypophyse selber in unserem Falle (Roessler) nicht auf die Mäuseovarien. Man könnte hieraus und aus den beigebrachten Befunden in den Hypophysen auf den Schluß kommen, daß die Chorionepithelien selber die Bildungsstätte des „Prolans" sei, wie dieses auch von einigen Autoren angenommen wird. Es ist jedoch keine sichere Entscheidung bisher zu treffen. Namentlich ist die geringe Wirkung, die mit der Hypophyse selber auf die Mäuseovarien erzielt wird, nicht ausschlaggebend, da etwaige vermehrte Erzeugung von Prolan in ihr ohne weiteres an die Blutbahn abgegeben und in dem Chorionepithel gespeichert werden könnte.

Eine vermehrte Produktion in dem Hypophysenvorderlappen selber scheint auch aus der Einwirkung auf das Ovarium hervorzugehen in einem besonderen Falle von Luteinzellenwucherung, von der nunmehr zu sprechen ist.

Vermehrte Luteinzellbildung im Ovarium.

Die abnorme Luteinzellbildung wird im Kapitel Ovarium von Miller histologisch behandelt werden und berührt uns hier nur im funktionellen Zusammenhange mit der Blasenmole und dem Chorionepitheliom [1].

Statistiken über die Haufigkeit des Zusammentreffens der lutinären Überproduktion mit unseren Erkrankungen [(E. Runge (1903), Patellani (1905), Pestalozza (1909)] ergeben zwar keine brauchbaren Vergleichswerte, aber doch die Sicherheit einer häufigen, wenn auch nicht regelmäßigen Zusammen-

---

[1] Es sei nur kurz erwähnt, daß die lutinöse Wucherung zuerst von Schaller und Pförringer (1899) und von W. Stoeckel (1901) ausfuhrlich beschrieben worden ist und daß die Ergebnisse ihrer Untersuchungen, abgesehen von der verschiedenen histogenetischen Deutung, oftmals bestatigt worden sind. Wahrend namlich Schaller und Pforringer die Zysten als Corpus luteum-Zysten deuteten und teilweise karzinomatöse Wucherung annahmen, hat W. Stoeckel dieses bestritten und die Zellwucherung der Thekazellen in Corpus luteum-Zysten zugeschrieben.

Ausfuhrliche Schilderung aus neuerer Zeit stammen von R. Schroder, Lahm, Aschheim, von denen die Beteiligung der Granulosazellen der Follikel an der Wucherung in den Vordergrund gerückt werden. Auch ich habe (1927) das gleiche in einem eigenen Falle gesehen, nur mußte ich einwenden, daß der Nachweis der Granulosabeteiligung nicht wesentlich uber das anfangliche Proliferationsstadium hinausgehe und daß die meisten Luteinherde und Zysten aus der Theka hervorgehen. Das gleiche gilt für die Praparate von Aschheim und eigene neuere. Neuere italienische Autoren (Gaifami, Vozza) betonen ebenfalls die Herkunft von Thekazellen und geben zu, daß das Corpus luteum graviditatis außerdem erhalten bleibt. Das gleiche fand ich in den meisten Fallen.

Risel hat 1907 die Literatur gesammelt und berichtet, daß der Befund der ovariellen Zysten bereits Gregorini bekannt war.

gehörigkeit. Während die lutinöse Wucherung in einer Reihe von Fällen fehlt — dafür ich als besondere Gründe die kurze Zeit des Bestehens chorialer Epithelwucherung und bei älteren Personen das Fehlen von Ovarialparenchym ansehe, so ist bisher eine auffällige Luteinzellwucherung ohne Blasenmole nach Chorionepitheliom und überhaupt ohne Schwangerschaft nur in einem Falle (G. A. WAGNER) bekannt, der uns deshalb besonders angeht [1].

Die von WAGNER angenommene Abhängigkeit der sehr bedeutenden Luteinzellwucherung in seinem Falle mit einer vermehrten Absonderung der vergrößerten Hypophyse stützt sich hauptsächlich auf die von ZONDEK und ASCHHEIM mit Transplantation der Hypophyse und Injektion von Extrakten aus ihr bei Mäusen erzielten Luteinwucherung, die ASCHHEIM mit der bei Blasenmole und Chorionepitheliom verglichen hat. Auch bei den Mäusen bestand keine Schwangerschaft. So ist also durch den Fall von WAGNER im Anschluß an diese Experimente sehr wahrscheinlich gemacht, daß es keiner unmittelbaren Wirkung der normalen oder pathologischen Gravidität bedarf zu der starken Luteinwucherung, die wir sonst nur hierbei antreffen. Daraus ergibt sich wiederum die Fragestellung, ob die abnorme Chorionepithelwucherung selber mit eigenem Hormon das Ovarium zur abnormen Luteinwucherung anreizt oder ob dieses auf dem Umwege über besondere Schwangerschaftsveränderungen der Hypophyse zuwege gebracht wird.

Die praktische Verwertung der „Prolan"-Reaktion bei der Diagnose auf Chorionepitheliom haben wir oben (S. 760) erwähnt. — Der Fall WAGNER bekundet die Möglichkeit von Irrtümern, die jedoch praktisch nicht von Bedeutung sind.

Histogenese des Chorionepithelioms.

Nach der oben geschilderten Zusammensetzung der Tumoren aus Zellen, die in allen ihren Erscheinungsformen den normalen Chorionepithelzellen in den drei ineinander übergehenden Formen der Langhanszellen, Synzytien und intramuralen Zellen in jedem Punkte gleichen, möchte es überflüssig erscheinen, von einer histogenetischen Frage zu sprechen. Die Antwort ergibt sich von selber, besonders wenn man berücksichtigt, daß zeitlich unmittelbarer und mittelbarer Anschluß der Neubildung nicht nur an Blasenmole, sondern auch an morphologisch normale Plazenta nicht bestritten wird und daß auch örtlich unmittelbarer Übergang der Tumorzellen in die Epithelien der normalen und blasigen Plazentarzotten oft genug nachgewiesen ist.

Demnach ist ein Zweifel an dem Entstehen des „Chorionepithelioms" aus dem Chorionepithel nicht gut denkbar. Es könnte höchstens die Frage erörtert werden, woher das normale Chorionepithel selber stamme und diese Frage hat, wie oben besprochen, nicht nur die Histologen, sondern insbesondere

---

[1] Der bereits oben erwähnte Fall von WAGNER lautet: Eine 34jahrige Frau, die vor 6 Jahren einmal geboren hatte, vermißte seit 4 Monaten die Menses. In den Brüsten war reichlich Kolostrum. Die bläulich geschwollene Vagina und der vergrößerte weiche Uterus und ein Adnextumor fuhrten wegen Annahme einer Graviditas extrauterina zur Operation, bei der sich große zystische lutinöse Tumoren beider Ovarien genau so fanden wie bei Blasenmole und Chorionepitheliom. Eine Schwangerschaft bestand nicht. Nach der Operation bestand unter starker Spannung der Mammae die Milchsekretion wie nach einer Geburt und die Frau hatte heftige Schweiße wie im Wochenbette. In der Schleimhaut des Uterus wurde Dezidua gefunden, ebenso auf der Serosa; die Uteruswand zeigt die für Schwangerschaft typische Auflockerung, und das verdickte Vaginalepithel hat eine starke verhornte Schicht. Als Ursache aller genannter fur Schwangerschaft bezeichnender Veränderungen fehlt weiter nichts als die Schwangerschaft, dagegen wurde auf Grund von Rontgenbildern und von klinischen Erscheinungen des Zentralnervensystems und der Augenuntersuchung ein gutartiger Hypophysentumor angenommen.

auch die Pathologen im Zusammenhange mit der Erforschung des Chorionepithelioms bewegt.

Von den „historisch" gewordenen, d. h. überwundenen Ansichten erklärt sich die der dezidualen Herkunft des Chorionepithelioms (Deciduoma malignum) am einfachsten aus der damals ungenauen Kenntnis der Plazentation, insbesondere auch aus der Verwechslung von „Deziduazellen" mit Langhanszellen, die im gerinnenden Gewebe auch heute noch Manchem unterläuft, und aus der Verkennung der intramuralen Chorionzellen. Früher fand man sogar Schwierigkeit darin, Langhanszellen von Stromazellen der Zotten zu unterscheiden. So hat C. RUGE WALDEYERs Deutung als Zottensarkom dahin aufgeklärt, daß dieser durch die oberflächliche synzytiale Bekleidung von LANGHANSschen Zellhaufen verleitet wurde, diese für sarkomatöse Stromazellen von Zotten zu halten.

Weniger einschneidend für die Frage war die ursprüngliche Ansicht von LANGHANS, daß die Zellschicht dem fetalen Mesoderm entstamme; v. D. HOEVEN, v. FRANQUÉ hatten sich LANGHANS angeschlossen.

WINKLER, WALDEYER, TAFANI und ROMITI hatten das Endothel der mütterlichen Blutgefäße für die Geburtsstätte des Synzytium angesehen und fanden Anhänger in H. W. FREUND, MÜNZER und namentlich in PFANNENSTIEL. Die Verdrängung des Endothels durch das eindringende fetale Synzytium kann in der Tat schwierig festzustellen sein, aber es ist die angenommene Umwandlung des Endothels leicht auf Trugbilder zurückzuführen, die zum Teil durch Degenerationsformen der beiden verschiedenen Arten von Zellen erzeugt werden. Zum Teil wird auch durch die unrichtige Beurteilung des topographischen Verhaltens beider Zellarten zueinander aus Einzelschnitten ein Übergang angenommen. Am leichtesten ist es nachzuweisen, wenn die Chorionepithelien von außen her gegen das Endothel der mütterlichen Gefäße vordringen, dagegen kann es Schwierigkeiten bereiten, wenn die Chorionepithelien vom Eibette aus in die hier einmündenden Gefäßlichtungen eindringen und das Endothel ersetzen.

Die Herkunft des Synzytium aus dem uterinen Drüsenepithel (JASSINSKY, anfänglich auch von LANGHANS, MARCHAND angenommen), wurde auch, nachdem LANGHANS und MARCHAND schon diese Ansicht aufgegeben hatten, noch von KOSSMANN und von STRAHL verteidigt. Ihre Untersuchungen betrafen jedoch kein menschliches Material und bei der Untersuchung eines jungen menschlichen Eies von STRAHL und BENEKE wird diese Ansicht nicht mehr als zweifellos aufrecht erhalten. Auch ZIEGLER (1902) sah das Chorionepitheliom als gemischter Herkunft an, teils von mütterlichem und teils fetalem Gewebe und nannte es Karzinom der Plazenta resp. der Dezidua und des Chorion.

MARCHAND hatte, wie oben geschildert, zuerst die Langhanszellen für fetal, die Synzytien für mütterlich gehalten, hat sich aber später nach eigenen Untersuchungen der Ansicht angeschlossen, daß beide Zellformen gemeinsam ektoblastischen Ursprungs seien, wie schon vorher KASTSCHENKO, MINOT, KUPFER, Graf SPEE begründet hatten. Danach war für MARCHAND selber die Frage auch für das Chorionepitheliom entschieden und es ist hauptsächlich seinen Arbeiten zuzuschreiben, daß die größte Zahl der Arbeiter auf diesem Gebiete sich die gleiche Ansicht zu eigen machten. Nur L. FRÄNKEL hatte schon kurz vorher die gleiche Ansicht von der Zusammengehörigkeit der beiden Zellformen in der Geschwulst vertreten. MARCHAND hat zugegeben, daß auch anderes Epithel, besonders auch das Uterusepithel, synzytial werden könne, wie PELS-LEUSDEN, GEBHARD (im Karzinom), L. FRÄNKEL festgestellt haben; aber das stört die Betrachtung des Chorionepithelioms als rein fetales Erzeugnis heutzutage nicht im geringsten, wie selbst J. VEIT schließlich zugegeben hat.

Nachdem die Ansicht Allgemeingut geworden war, daß Langhanszellen und Synzytium gemeinsam fetaler Herkunft seien, bedurfte es zur Feststellung, daß auch das Chorionepitheliom mit den beiden gleichartigen Zellformen als Geschwulst aus fetalem Materiale stamme, kaum noch des Nachweises, daß unmittelbarer Zusammenhang der beiden Zellformen der Geschwulst mit den Synzytien und Langhanszellen der Zotten besteht. Marchand selber hat diesen Beweis erbracht, ebenso Risel, Segall, Neumann, Gebhard, Smyly, van der Hoeven, Merttens u. a. — Heute erscheint es uns ein Kinderspiel, den Übergang namentlich von den einkernigen Zellen der Zellsäulen in die des Tumors zu zeigen und auch der synzytiale Überzug der Zotten und Zellsäulen geht, wie es leicht nachzuweisen ist, in das Synzytium der Geschwulst über. Das gleiche wurde an den Metastasen zuerst von Risel gezeigt und ist uns heute als häufiger Befund geläufig.

Einige Zweifel haben sich geregt, ob auch die intramuralen Chorionepithelien den Ausgang zur Geschwulstbildung geben können. Die Annahme einer solchen erscheint besonders berechtigt, wenn die Plazenta selber normal war und wenn die Geschwulst nur in Form intramuraler Knoten auftritt. Ein triftiger Beweis ist hierin nicht gegeben. Ein intramularer Tumor kann ebenso wie ein anderes ektopisches Chorionepitheliom aus verschleppten Zellen mit oder ohne Zotten hervorgehen. Schmorl, Lubarsch, Michaelis, Kassjanow, Poten und besonders Veit haben die Verschleppung von Plazentarteilen in die Uteruswand betont. Man wird diese Entstehung von Chorionepitheliomen mitten in der Uteruswand ohne weiteres als möglich zugeben, ohne Veits Ansicht beizutreten, daß die choriale Zelleinwanderung nicht auch zur Tumorbildung führen könne. Das eine schließt das andere nicht aus. Vielleicht sind intravasal verschleppte Teile besser ernährt und deshalb wucherungsfähiger als die intramuralen Chorionzellen, in deren Umgebung sich leicht Gerinnung des Gewebes einstellt. Aber dieses ist die physiologische Norm und bei pathologischer Wucherung reagiert das Uterusgewebe anders.

Die verschiedene Zusammensetzung der Tumoren je nach der Menge der Synzytien und Einzelzellen, die Marchand zur Einteilung in typische und atypische Formen der Geschwulst benutzt hat, hat mit der Herkunft der ersten Geschwulstzellen keine unbedingt nötige Beziehung. Keinesfalls kann man aus dem wechselnden Verhalten auf die Entstehung der Geschwulst aus Aborten oder verschleppten Zotten (Reeb) oder Blasenmole schließen.

An sich ist die Frage berechtigt, aus welchen örtlich verschieden gelegenen Zellen die Tumoren herstammen können und aus welchen sie öfter oder seltener entstehen, so besonders die oben erwähnte Möglichkeit der Entstehung intramuraler Geschwulstknoten aus den zerstreuten intramuralen Chorionzellen. Dagegen verbietet der überall ersichtliche Übergang der verschiedenen Zellformen ineinander, aus der fertigen Geschwulst histologisch ersehen zu wollen, von welchem Zellmaterial sie ausgegangen sei. Vielmehr muß nachdrücklich darauf bestanden werden, daß die Geschwülste ihre verschiedene Zusammensetzung anderen Einflüssen in späterer Zeit verdanken, wie oben besprochen worden ist. Danach entstehen die Synzytien während der Kernvermehrung unter dem Einflusse der mehr flüssigen Nahrung und deshalb liegen sie oberflächlich. Ebenso scheint nach Befunden von Zellgrenzen und Mitosen im Synzytium die Anschauung berechtigt, daß eine nachträgliche Aufteilung in Einzelzellen möglich sei. Dieses entspricht ja allgemeiner entwicklungsgeschichtlicher Erfahrung. Insbesondere steht nichts im Wege, die Aufteilung der Synzytien bei Anlagerung an das mütterliche Gewebe und Eindringen der fetalen Zellen anzunehmen, besonders in den mütterlichen Blutgefäßen. Die Synzytien umgeben die fetalen Zellmassen und kommen infolgedessen zunächst mit dem mütterlichen Gewebe in Berührung. Wenn jetzt von hier aus fetale Einzelzellen eindringen, dann sind diese entweder zum Teil aus dem Synzytium durch Teilung des Plasmas bei der Kernvermehrung hervorgegangen oder das Synzytium ist zugrunde gegangen, denn stets verschwindet es, sobald die Zellmassen in die Wand vordringen. Mir scheint sowohl bei der normalen Plazentation als auch beim Chorionepitheliom eine Aufteilung der Synzytien bei dem Vordringen der Chorionepithelien in das Uterusgewebe ersichtlich, nicht durch einfache Abgrenzung der vorhandenen Kerne mit getrenntem Zellplasma (BURDZINSKY), sondern nur unter lebhafter Kernvermehrung, also Neubildung von Zellen, nicht Aufteilung.

Die Ansichten über die Aufteilung der Synzytien haben verschiedene Meinungen hervorgerufen, namentlich auch beim Vordringen der Einwucherung der Epithelien in die Uteruswand. Man sollte meinen, daß die weitgehende Ähnlichkeit im Verhalten der Chorionepithelien bei normaler Plazentation und pathologischer Wucherung auch in der eben genannten Frage nicht die Annahme grundsätzlicher Unterschiede erlaube, doch räumt STEINHAUS den Synzytien die Fähigkeit ein, bei der pathologischen Wucherung in die Uteruswand unter Aufteilung in Zellen einzudringen, dagegen bei normaler Einbettung des Eies nicht. Diese Ansicht ist, wenn auch nicht richtig, so doch verständlich, weil die Zellenneubildung aus Synzytien bei normaler Gravidität oft in viel geringerem Grade erfolgt in den Fällen, in denen die choriale Invasion in die Wand des Uterus gering ist. In denjenigen Fällen, in denen die chorialen Zellen in größeren Massen in die Uteruswand vordringen, ist auch bei normaler Plazentation die Neubildung von Zellen aus Synzytien ersichtlich. Zwischen der normalen und pathologischen Zellwucherung ist überhaupt keine klare Scheidung nach einzelnen Merkmalen möglich.

Schon LANGHANS stellte in Abrede, daß bei der normalen Plazentation aus dem Synzytium wieder Einzelzellen hervorgehen könnten, und beim Chorionepitheliom neigt er zu der Ansicht, daß die Übergangsbilder auf Degeneration der Synzytien beruhen.

Nach NEUMANN, KLEINHANS, POTEN und VASSMER u. a. entstehen die intramuskulären Chorionzellen aus den Langhanszellen, dagegen nach KREBS, BUTZ, L. FRÄNKEL aus den Synzytien. Zu dieser Ansicht neigte auch MARCHAND, doch nahm er in dieser Hinsicht keine scharfe Trennung zwischen den beiden Zellarten vor.

BRENNER leitet die intramuralen Zellen sowohl von Synzytien wie von Langhanszellen ab und SANDBERGER hält den Übergang der Synzytien und Langhanszellen ineinander sowohl bei normaler Plazentation als auch beim Chorionepitheliom für gegeben. — Die Ansichten der Autoren über die Entstehung der verschiedenen Zellformen sind begreiflicherweise verschieden, weil man den Übergang der Zellen ineinander nicht sehen kann, aber man kann ihn aus den typischen, topographischen Beziehungen erschließen.

Aus diesen gar nicht so wichtigen Einzelfragen ragt die Frage der Entstehung der Geschwulst hervor und diese kann heute als endgültig dahin gelöst betrachtet werden, daß das Chorionepitheliom seinen Namen mit Recht trägt. Es entsteht aus dem Chorionepithel des Eies und dieses Ursprungsmaterial der Geschwulst kann mit den Zotten im unmittelbaren Zusammenhange gestanden haben oder schon in der Uteruswand gelegen haben innerhalb und außerhalb der Gefäße. Die wechselnde Form der fertigen Geschwulstzellen ist unabhängig von ihrer örtlichen Herkunft und nur abhängig von den Bedingungen der Umgebung.

Endlich müssen wir auf den alten Einwand zurückkommen, das Chorionepithel könne nicht fetal sein, weil es das mütterliche Gewebe zerstöre. Dieses

Zurückgreifen auf frühere Zeit erscheint als Anachronismus unserer Schilderung, wird jedoch durch eine neuere Arbeit von Bostroem (1927) herausgefordert [1].

Einleitend zu der Auffassung von Bostroem sei daran erinnert, daß es schon früheren Autoren, wie Veit und Kossmann, als bedenkliche Annahme erschien, daß genetisch embryonale Zellen also körperfremdes Material sich des mütterlichen Gewebes bemächtigen und es zerstören sollten. Dazu erschien ihnen mütterliches Gewebe in irgendeiner Abartung besser geeignet, aber diese theoretische Meinung entsprang besonders bei Kossmann seiner histogenetischen Auffassung des Chorionepithels als mütterliches Gewebe und das gleiche scheint mir für Bostroems Einwand zu gelten, das Chorionepitheliom würde in der allgemein anerkannten Herkunft aus fetalem Zellmaterial die einzige Geschwulst mit körperfremden Zellen sein. Ich habe auch anderen Orts dagegen geltend gemacht, daß man auch die teratomatösen Geschwülste als körperfremd betrachten könne. Ferner ergeben die Experimente der Übertragung körperfremder Geschwülste und die Erzeugung solcher aus embryonalem Zellmaterial (Askanazy u. a.) genügende Beispiele für die Möglichkeit, gegen deren Anerkennung die genannten Autoren Einwand erhoben.

Auch Bostroem stand, wie mir scheint, noch unter dem Einflusse von der Ansicht Strahls, der die Chorionepithelien bei Tieren, namentlich beim Kaninchen, dem mütterlichen Gewebe zuschrieb.

Seit den Arbeiten von Kossmann, Strahl und vielen Anderen hat sich auf vergleichend entwicklungsgeschichtlichem Gebiete manches verändert und es ist namentlich Grossers Verdienst, die verschiedenen Arten der Plazentation in eine Reihe gebracht zu haben, in deren Anfange die Eier dem Uterusepithel nur anliegen, des weiteren dieses zerstören, andere Eier auch das Bindegewebe angreifen und schließlich auch das Endothel der Gefäße. Er teilt daher mit Robinson die Plazenten ein in Placenta apposita und conjuncta, die erstgenannten in Placenta epithelio-chorialis und syndesmo-chorialis, die Placenta conjuncta in die endothelio-choriale und hämo-choriale Form. Damit ist klar zum Verständnis gebracht, daß in der Zerstörung mütterlichen Gewebes durch die Eier nur Verschiedenheiten im Grade bestehen, der am stärksten unter anderen beim Menschen ist.

Die Bedenken von Kossmann, Veit und Bostroem sind damit beseitigt und zugleich entfällt damit der Grund, sich gegen die zertörende Fähigkeit der pathologisch gesteigerten Wucherung des Chorionepithels zu sperren.

Die Abstammung des Chorionepithels der menschlichen Plazenta vom Eigenmaterial der Eier ist heute, nachdem eine ansehnliche Reihe junger Stadien der Implantation bekannt sind, nicht mehr fraglich. Grossers Zusammen-

---

[1] Auf Wunsch von Lubarsch unterziehe ich mich der Aufgabe, die Auffassung Bostroems ausführlich zu besprechen. Obgleich sie keinen Anklang gefunden hat und von jedem Kenner der normalen Plazentation und des Chorionepithelioms ohne weiteres abgelehnt wird, erscheint eine Besprechung dennoch ratsam, damit nicht der Anschein erweckt werde, Marchands Lehre sei so leicht anfechtbar, wie es für den in diesen Fragen Unbewanderten erscheinen konnte. Insbesondere sollte die von Bostroem gegebene Auffassung des Chorionepithelioms den Auftakt zu einer Reihe weiterer Angriffe auf die geltende Auffassung der Geschwulste im Allgemeinen abgeben. Von den in Aussicht gestellten Arbeiten ist nur eine weitere erschienen, die hier nur gestreift werden soll. Das Chorionepitheliom erschien ihm seine Auffassung von der Entstehung aller Geschwulste aus uberall vorhandenen mesenchymalen indifferenten Zellen am besten zu beweisen. Der Tod hat den trefflichen Mann und aufrechten Streiter entwaffnet. Es ist mir schmerzlich, meine Einwande gegen seine Lehre nicht ihm selber vorfuhren zu konnen und es ist kein Trost, für die Lehre Marchands einzutreten, der den Angriff Bostroems erlebt hat und ihn abzuwehren leider nicht mehr imstande war. Die Art des Denkens der beiden Forscher, auf die wir stolz sind, war so verschieden, daß es ohnehin nicht hatte zu einer Verstandigung kommen konnen. Bostroem ging von der Idee aus, Marchand von der Beobachtung.

stellung der bekannten Fälle und auch die seitdem veröffentlichten Fälle lassen keinen Spielraum für Verschiedenheit der Meinungen.

Bei Tieren ist der epitheliale Trophoblast schon vor der Einbettung bekannt. — Es kann nur eine Frage der Zeit sein, auch beim menschlichen Ei das Frühstadium vor und kurz nach der Einbettung zu finden und dann wird von der ersten Teilung des Eies bis zur völligen Einnistung die Entstehung des Trophoblasten aus eigenem Materiale des Eies eine lückenlose Reihe bestehen. Aber auch das vorliegende Material an jungen Eiern sollte überzeugen, daß eine andere Herkunft des Chorionepithels als aus dem Ei selber nicht in Frage kommen kann. Die Einbettung des Eies in die Gewebe der Mutter bedeutet eine Einverleibung eines fremden Individuums, oder eine Eroberung fremden Nährbodens durch das Ei, wenn man es von einer der beiden Seiten betrachten will. Die gegenseitige Durchsetzung kann man einen Kampf nennen, Aktion und Reaktion, kann sie als Abwehr und Altruismus auffassen. Wir sehen nur die Reihe der Bilder, schließen auf den Vorgang und können das Ergebnis nicht anders deuten als ein Ineinandergreifen zweier lebender Organismen, dabei es Verluste von Zellen auf beiden Seiten gibt. Die „Zerstörung" ist nicht einseitig zuungunsten der Mutter. Aber der Kampf endigt mit Ausstoßung der Frucht. — Es muß eine Verschiebung des Kräfteverhältnisses hinzukommen, um zum Ausgange zuungunsten der Mutter zu führen. In diesem Falle ist die „Zerstörung" auch nicht einseitig. Der Tod zerstört die Krankheit. Im übrigen ist die körpereigene Zelle in ihrer Abartung zur Geschwulstzelle nicht rätselhafter, noch verständlicher als die körperfremde, und wenn man mit BOSTROEM die Allmacht der embryonalen Zelle anruft, dann ist das Chorionepithel gewiß nicht schlechter gestellt. — Im ganzen sollte Gefühlsbewertung der Zellfähigkeiten außer Spiel bleiben. „Zerstörung" ist ein biologisch-chemischer Vorgang auf Gegenseitigkeit. Ferner habe ich bereits gegen BOSTROEM folgendes geltend gemacht:

„Wollte jemand mit BOSTROEM darauf bestehen, daß das Chorionepithel der Mutter körpereigenes Gewebe sei, so müßte er daran Anstoß nehmen, daß es einerseits bei der normalen Plazentation sich mit dem nicht nur fremden, sondern überdies embryonalen Stroma in normale Verbindung setze, und daß es andererseits als Geschwulst keine Verbindung mit dem Stroma der Mutter eingehen kann. Das würde die einzige Geschwulst sein, die nicht das Stroma des eigenen Körpers benutzt. — BOSTROEMs Einwand kehrt sich also gegen seine eigene Ansicht.

Wenn die embryonale Zugehörigkeit des Chorionepithels nicht bereits an vielen jungen Eiern klargestellt wäre, so würde man sie wohl aus ihrer Unfähigkeit zur Herstellung eines Gewebeverbandes mit dem mütterlichen Gefäßbindegewebe entnehmen können".

Betrachten wir nun die Darlegungen von BOSTROEM im einzelnen.

BOSTROEM hält das ganze Lehrgebäude des Chorionepithelioms für hypothetisch und stützt sich auf MARCHAND, daß alle Betrachtungen über die Natur dieser Geschwülste hypothetisch seien, so lange nicht die Genese des Epithelüberzuges des Chorions wirklich bewiesen sei. — Bekanntlich hat MARCHAND seine Auffassung dahin abschließend ausgesprochen, daß der Zottenüberzug in seinen beiden Schichten vom fetalen Ektoderm stamme. Ferner hat MARCHAND niemals daran gezweifelt, daß das Zellmaterial der Chorionepitheliome mit dem des Zottenüberzuges gleiche Herkunft habe und endlich hat für MARCHAND die Geschwulstbildung aus dem epithelialen Zellmaterial des Eies selber nicht nur von vornherein als selbstverständlich gegolten, sondern er hat nachdrücklich den Zusammenhang mit dem Zottenepithel festgestellt. Aus allen Erörterungen MARCHANDs über die Herkunft des Chorionepithelioms teils unmittelbar

aus dem Zottenepithel, teils aus den intramural zerstreuten chorialen Epithelzellen ist überhaupt gar kein Zweifel über seine Ansicht möglich und Bostroem
stellt sehr zu Unrecht Marchands Aussage über den hypothetischen Charakter
der Tumorgenese als Grundlage an den Anfang seiner eigenen hypothetischen
Betrachtungen. Bostroem hat Marchands „klassische Beschreibung" der
histologischen Bilder als solche anerkannt, weicht jedoch in seiner Erklärung
der Vorgänge so weit von der Marchands ab, daß man sie als eine Umkehr
bezeichnen kann, ein Beispiel dafür, daß man nach Aufstellung einer Reihe aus
histologischen Ähnlichkeiten die Deutung des zeitlichen Ablaufes der Vorgänge
von beiden Enden der Reihe aus versuchen kann.

Zum Verständnis seiner Anschauung muß man wissen, daß diese sich nicht
auf das Chorionepitheliom allein beschränkt, sondern die Entstehung aller
Gewebsneubildung umfaßt. Er hat die „Überzeugung" gewonnen, daß die
überall vorhandenen indifferenten Gefäßwandzellen den Mutterboden für alle
formativen Prozesse des erwachsenen Körpers abgeben. Diese „Überzeugung"
gründet sich — wie sogleich gesagt sein muß — nicht auf beigebrachte Tatsachen. Vielmehr sind nur theoretische Voraussetzungen maßgeblich, an deren
Spitze die Annahme steht, daß die fertigen Gewebe keiner Neubildung von
Zellen fähig seien, weil sie „ausgereift" seien. Diese für ausgereifte Zellen
oft ausgesprochene und bei schärferer Umschreibung des Begriffes der Ausreifung annehmbare Voraussetzung beschränkt jedoch Bostroem nicht auf die
ausgereiften Zellen der fertigen Gewebe, sondern er glaubt, daß im fertigen Gewebe überhaupt nur ausgereifte Zellen bestehen. — Deshalb kann die Regeneration nicht in dem fertigen Gewebe, z. B. der Epidermis selber entstehen,
sondern von eingewanderten mesenchymalen Zellen, die „offensichtlich" aus
dem Bindegewebe nachdringen [1].

In Bostroems Annahme — denn das Nachdringen der Zellen ist nicht „offensichtlich", sondern wird hineingedeutet, ist nämlich „ein Teil des mesenchymalen Gewebes in der Form von Blutkapillaren für die Dauer des ganzen Lebens
als ein omnipotentes Keimgewebe erhalten geblieben, das zu hochbedeutsamen
Leistungen im Haushalte des Organismus befähigt ist und als Muttergewebe
für alle formativen Zellbildungen gelten darf". Die Funktion des Ortes bedingt es, daß die gleichen omnipotenten Zellen an jeder Stelle des Körpers
und in allen seinen Organen verschiedene Tumoren hervorbringen. In dieser
Auffassung wird die in der Entwicklung bedeutsame „Funktion des Ortes"
dahin erweitert, daß auch das fertige Organ auf das omnipotente mesenchymale
Keimgewebe formgestaltend und funktionell wandelnd einwirkt!

Mit diesen allgemeinen Anschauungen geht Bostroem an die Beurteilung
des Chorionepithelioms und seine zum großen Teile wörtlich wiederzugebenden
Deutungen beginnen mit „also", aus der „Überzeugung", daß das indifferente Keimgewebe für „alle formativen Prozesse des erwachsenen
Körpers" den Ursprung abgebe. Daraus ersieht man schon, daß auch das

---

[1] Bostroem bestreitet die Berechtigung, von „Ektoderm" zu reden; die Epidermis
sei mesodermal. Das Epithel erscheint ihm gewissermaßen als unselbstandige Beigabe,
eine Art Absonderung aus dem Mesoderm an die Oberflache ohne Fahigkeit zur Regeneration.
Und die Mitosen im wachsenden Epithel bei scharfer Abgrenzung zur Unterlage? Der
Name „Ektoderm" tut natürlich nichts zur Sache, da das Epithel und das Mesenchym
ursprunglich auf gemeinsame Zellen zurückgehen. Wenn man mit Bostroem auch das
Epithel in die Bezeichnung Mesoderm einbeziehen will, kann man die Sachlage auch umkehren und das Bindegewebe mit zum „Ektoderm" rechnen. Die Unterscheidung, die in
den Namen Ektoderm und Mesoderm ausgedrückt wird, hat mit der ursprünglichen Entstehung nichts zu tun, sondern bezeichnet die spatere Differenzierung der Zellen zu verschieden funktionierenden Geweben, und ihre Abtrennung voneinander gilt wohl unbestritten
als Ausdruck oder Folge der Differenzierung (Beneke u. a.).

Chorionepitheliom dem erwachsenen Körper zugerechnet wird und deshalb aus dem „Keimgewebe" entstehen soll, als das er mit anderen Autoren die „Gefäßwandzellen" bezeichnet. „Also" das Chorionepitheliom entsteht aus den Gefäßwandzellen.

„Die synzytialen Massen des Chorionepithelioms kommen also vorzugsweise durch einen Vorgang des Zusammenfließens und der Verschmelzung zustande. Zu ähnlichen mehr dem Zellcharakter entsprechenden Bildungen kommt es aber innerhalb des Bindegewebes durch Auswachsen und Vergrößerung einer Keimgewebszelle. Jedenfalls sind es aber immer völlig indifferente Gebilde, die als Zwischenstufen zwischen Zelle und Gewebe bezeichnet werden können. Die Kerne der Synzytien entsprechen zunächst in Form und Größe denen des Keimgewebes. Durch wiederholte Teilung der Kerne, ohne nachfolgende Teilung des auch an Umfang zunehmenden Protoplasmas, die nur die Bedeutung der Oberflächenvermehrung des Kernapparates hat, nimmt die Zahl der meist gleich großen Kerne immer mehr zu. Sie liegen in der Regel in bestimmten Abstanden, so daß jeder Kern offenbar auch zu einem bestimmten Bezirk des Protoplasmas gehört; man wird daher wohl auch das Vorhandensein gewisser Zellgrenzen annehmen durfen, obgleich solche gewöhnlich nicht zu erkennen sind."

Danach entstehen, wofür Belege nicht beigebracht werden, die Synzytien durch Verschmelzung der Gefäßwandzellen und wachsen durch Kernteilung ohne Teilung des Protoplasmas, in dem aber trotzdem Zellgrenzen um die Kerne vermutet werden.

Die Anhäufung von Kernen im Synzytium zu Gruppen, sowie das Auftreten größerer Synzytialmassen ist „krankhaft". Unter „krankhaft" ist, da die Neubildung im ganzen pathologisch ist, ein besonderer Grad von Abartung zu verstehen, Degeneration.

Der Vergleich mit anderen „Krebsen" darf nicht mißverstanden werden. Nur für das Chorionepitheliom ist die Aufteilung von Synzytien in Einzelzellen typisch, beruflich.

Der Vorgang der Aufteilung wird folgendermaßen geschildert:

In dem homogenen oder leicht granulierten dunkel getönten Protoplasma der Synzytien bildet sich um einen Kern, dessen Kerngerüst heller geworden und dessen Kernkörperchen auffallend deutlich hervortreten, ein ständig an Umfang zunehmender heller Hof, in dem kleinste Vakuolen auftreten und der sich dann gegen das umgebende Protoplasma scharf membranartig begrenzt und schließlich absetzt. Geschieht das an mehreren nebeneinander gelegenen Kernen, so kann man sehen, wie um und zwischen einer jeden dermaßen selbstandig gewordenen Zelle zunächst noch ein schmaler Protoplasmasaum sich findet, nach dessen Verschwinden die Zellen dann frei werden. Hin und wieder scheint auch eine wahre amitotische Teilung dieser hellen, noch im Verbande der Synzytien gelegenen Zellen vorzukommen.

Von größter Bedeutung erscheint mir aber die Tatsache, daß sich diese aus den indifferenten Synzytien geborenen, membranös begrenzten hellen Zellen auch insofern als echte Zellen erweisen, als sie es sind, die sich durch mitotische Teilung vermehren.

Der Befund ist: Enge nachbarliche Beziehung von Einzelzellen und Synzytien zueinander, die man umgekehrt wie Bostroem dahin auslegen kann: freie einkernige Zellen vermehren sich mitotisch, liegen zum großen Teil mit scharfer Zellbegrenzung dicht aneinander und gehen unter Verlust der Grenzen in Synzytien über. Richtiger, wir sehen: freie Zellen, Synzytien und Mittelgebilde, und schließen: aus demselben Zellmaterial entstehen Einzelzellen und Synzytien, weil wir mittlere Bildungen sehen. Wir nehmen an: es sind für gleiche Anlagezellen verschiedene Bedingungen gegeben, die sie stellenweise zu Einzelzellen, an anderen Stellen zu Synzytien werden lassen und wieder an anderen zu Mitteldingen. Dann sind die Bedingungen örtlich verschieden zu deuten und wir haben unser oberstes Augenmerk auf die örtliche Lagebeziehung der beiden Zellformen zu richten.

Nach Bostroem ist die amitotische Teilung der Einzelzelle beschränkt, einmalig, und zwar aus der Beobachtung, daß diese Zellen „sehr bald" starker gebläht werden und ihre Kerne zerbröckeln und aus der Hypothese: „denn die durch Teilung entstandene reife Zelle verliert mit der sofortigen Übernahme der Funktion, hier der Glykogenspeicherung oder vielleicht noch anderen uns bisher völlig unbekannten Funktionen, ihre Teilungs- und damit Vermehrungsfähigkeit".

Diese Hypothese besagt: einmalige Zellteilung bedingt sofortige Zellreifung und deshalb Verlust der Teilungsfähigkeit; die sofortige Reifung wird aus der „Funktion" entnommen, Glykogenspeicherung, eine traurige Funktion auch untergehender Zellen. Die von der Nahrungsquelle, dem Blute, mehr entfernten Zellen inmitten der Haufen leiden Mangel, deshalb gehen sie zugrunde, wie in allen Geschwülsten. — Hören wir weiter:

„Dagegen ist unzweideutig festzustellen, daß sich aus dem Protoplasma des betreffenden Synzytiums immer wieder neue Zellen freimachen, die sich dann mitotisch teilen. So kann es vorkommen, daß sich zwei oder mehr Kernteilungsfiguren ziemlich dicht nebeneinander, aber immer in fast unmittelbarer Nähe eines Synzytiums finden."

„Immer" ist zwar nicht ganz, aber annähernd richtig und bedeutet, daß die dem Synzytium anliegenden Einzelzellen der Nahrungsquelle zunächst liegen. Das gleiche, was wir beim Karzinom als zentralen oder axialen Zerfall der Stränge bezeichnet haben (Abb. 318). Bei diesen erfolgt die Ernährung vom Stroma aus, beim Chorionepitheliom vom Blute unmittelbar. — Auch die größeren Karzinomzellen speichern Glykogen, und es bleibt eine periphere Schicht unreifer teilungsfähiger Karzinomzellen mit Mitosen. Funktionell betrachtet ist das nicht nur ein Vergleich, sondern eine Gleichstellung mit dem Wachstum des Chorionepithelioms.

Auf einer unzweifelhaft irrigen Deutung der Bilder beruht Bostroems Aussage über die Zellsäulen:

„Diese Zellsäulen kommen stets zwischen zwei nebeneinander verlaufenden Blutgefäßen zustande, indem sich die, aus dem synzytialen Außenbelag dieser Blutgefäße freiwerdenden hellen Geschwulstzellen von beiden Seiten vorschieben und schließlich den ganzen Raum zwischen den beiden kapillaren Blutgefäßen ausfüllen. Es werden daher die ältesten Geschwulstzellen im Zentrum der so entstandenen Zellsäulen liegen" usw.

Hier liegt ein schwerer Fehler in der Beobachtung und ein ebenso schwerer in der Deutung. Die an sich unwahrscheinliche Annahme der zwei nebeneinander verlaufenden Blutgefäße ist das geringste. Schwerer wiegt der Mangel, daß gar nicht der Versuch gemacht wird, die ursprünglich zwischen den angeblichen Gefäßen liegenden Gewebe wenigstens in Resten innerhalb der „Zellsäulen" zu zeigen. Ganz unverständlich ist es, daß Bostroem die ältesten Geschwulstzellen im Inneren dieser Zellsäulen sucht, wenn er im gleichen Satze als Ausgangspunkt der Zellsäulen den synzytialen Außenbesatz der mütterlichen Gefäße bezeichnet. Die Schuld an dieser Mißdeutung liegt an der Verkennung der Synzytien als „Endothel" mütterlicher Gefäße. Der in Bostroems Abb. 1 gegebene Befund ist an sich sehr einfach und kaum mißzuverstehen; denn seine „Zellsäule" liegt nicht zwischen zwei Kapillaren, sondern in einem Blutraume und hat oberflächlich einen synzytialen Belag, der, wie wir oben als nicht seltenen Befund beschrieben haben, endothelartig dünn ist, aber nur stellenweise endothelähnlich erscheint. — Die obenerwähnte Vorstellung Bostroems verleitet ihn, die zwischen Massen von Langhanszellen (im Schnitte) erscheinenden, Erythrozyten enthaltenden Spalten auch dann als Kapillare zu bezeichnen, wenn ein deutliches Synzytium die Zellhaufen gegen die Spalten abgrenzt und nicht endothelähnlich ist. Die Theorie ihrer Entstehung läßt Bostroem die Synzytien verkennen und sie als Endothel bezeichnen.

Der Bürstenbesatz der Synzytien „beweist für Bostroem keineswegs ihre Epithelnatur, weil er an allen mesodermalen Deckzellen vorkommen kann und auch gar nicht selten vorkommt". Da die Deckzellen Epithel genannt werden, so scheint Bostroem ihnen diesen Charakter nur deshalb abzusprechen, weil er „Mesoderm" für bindegewebig hält, während man an ihm Mesenchym und Mesothel unterscheidet. — Folgerichtig würde es auch kein Zottenepithel geben. — Weiter:

„Die Entstehung der sog. Geschwulstthromben, d. h. oft umfangreicher, besonders langer, größtenteils freier Geschwulstmassen im Lumen dementsprechend erweiterter, aber sonst meist unveranderter, Kapillaren soll durch eine aktive Invasion der Geschwulstzellen in und durch die Gefäßwand und durch eine Vermehrung und durch ein Weiterwachsen der Geschwulstzellen im Lumen der Kapillaren erfolgen. Da aber ein solcher Geschwulstthrombus stets nicht nur aus den eigentlichen hellen Geschwulstzellen, sondern auch aus Synzytien und aus, die letzteren ja erst produzierenden Blutkapillaren zusammengesetzt ist, so ist, da die letzteren unmöglich erst sekundar in dem Gewebe des Geschwulstthrombus entstanden sein können, schon a priori die Folgerung eine notwendige, daß nicht die Geschwulstzellen, sondern junge Blutgefäßsprossen durch die Gefaßwand hindurch in das Lumen derselben gewachsen sein müssen, und daß sich hier unter fortgesetzter Vermehrung der Kapillaren, aus dem diesen, wenn man so sagen kann, anhaftenden Keimgewebe die Komponenten des Geschwulstthrombus entwickelt haben, zuerst die Synzytien und aus diesen die eigentlichen hellen Geschwulstzellen. Stufenschnitte ergeben, daß auch diese, aus vollem Geschwulstgewebe bestehenden Thromben, stets an einer meist nicht sehr umfangreichen Stelle mit der Gefaßwand fest verbunden sind und daß an dieser Stelle die Quelle für das Gewebe des Geschwulstthrombus liegt, hier die Sprossen der Blutkapillaren mit der Matrix für das Keimgewebe in das Gefäßlumen hineingewachsen sind. Die oft recht bedeutende Länge dieser Geschwulstthromben deutet auf außerordentlich günstige Wachstumsbedingungen hin. Meist handelt es sich bei einer solchen intravaskulären Geschwulstthrombenbildung um kapillare Blutgefäße. Gelegentlich finden sich solche aber auch in Venen, deren Wand dann auf der einen Seite oder auch an der ganzen Peripherie von Geschwulstzellen infiltriert ist. Da in der Venenwand bekanntlich stets ziemlich zahlreiche Vasa vasorum vorhanden sind, die, wie Goldmann festgestellt hat, bis an die Intima heranreichen, so ist eine geschwulstmäßige Wucherung des Keimgewebes gerade in der Venenwand, sowie eine Sprossung der Vasa vasorum in das Lumen und die weitere Entwicklung des Geschwulstgewebes in diesem durchaus verständlich."

Die Voraussetzung in dieser Deutung Bostroems ist, daß die intravenösen Geschwulstthromben Blutkapillare enthalten. Wir haben zwar bei der Besprechung der Rückbildungserscheinungen erfahren, daß untergehende Geschwulstmassen organisiert werden können, aber Bostroem spricht nicht von diesen seltenen Befunden, sondern er behauptet, daß die intravenösen Geschwulstmassen stets Kapillare enthalten. Diese Meinung entspringt der einleitenden Theorie oder Hypothese, daß die Synzytien nur aus Gefäßwandzellen hervorgehen, und deshalb erscheinen ihm alle mit Synzytium bekleideten Spalten als Kapillare. Da es sich aber nicht nur um Spalten, sondern auch um größere Räume von ganz unregelmäßigen Formen handelt, sowohl in intravenösen als auch in freien Geschwulstmassen, so sollten wir lieber den Ausdruck „Bekleidung" von Spalten mit Synzytium vermeiden, um nicht in den Fehler zu verfallen, die mit mütterlichem Blut gefüllten Zwischenräume in den Geschwulstmassen als mütterliche Blutgefaße anzusehen. Nur aus Bostroems Voraussetzung, das Synzytium entstehe aus Gefaßwandzellen, versteht man seine Meinung, es könnten zuerst kapillare Gefaße in die Lichtung der Venen frei hineinwachsen, ein niemals beobachteter Vorgang und aus ihnen könnten die Synzytien entstehen, und diese würden dann die Einzelzellhaufen bilden, die den intravenösen Thrombus ausmachen.

Besondere Mühe hat Bostroem der Deutung der „atypischen" Form des Chorionepithelioms zugewendet und er leitet diese folgendermaßen ein:

„Bei der von Marchand deshalb als „atypisch" bezeichneten Form des Chorionepithelioms, weil hier „das Chorionepithel uberall ganz oder wenigstens großtenteils seine eigentumliche normale Anordnung aufgegeben oder verloren hat", bildet das Keimgewebe keine zusammenhangenden synzytialen Bander und verastelten Kernprotoplasmamassen, sondern einzelne Zellen, die aber unverkennbar den ersteren gleichwertig sind. Die Angabe, daß Zellen vom Charakter der LANGHANSschen Zellen bei der atypischen Form nur sehr selten vorkommen, ist ebenso unrichtig, wie die, daß typische Formen nur aus LANGHANSschen Zellen oder nur aus synzytialen Massen bestehen sollen."

Die letzten Worte deuten auf ein Mißverständnis. Die „typischen" Formen MARCHANDs sollen nicht „nur aus LANGHANSschen Zellen oder nur aus synzytialen Massen bestehen", sondern aus beiden Zellformen in einer Mischung, die den Bildern bei der normalen Plazentation ähneln. Die Abweichung hiervon, das sehr auffällige Überhandnehmen einer der beiden Zellformen, das Zurücktreten der anderen ist „atypisch". — Hiervon abgesehen müssen wir uns der Deutung BOSTROEMs zuwenden, die sich mit der von MARCHAND beschriebenen besonderen, dritten Atypie beschäftigt, bei der es zu „einer diffusen Infiltration des Uterusgewebes mit Geschwulstzellen kommt" . . . ., „die man nach Form und Aussehen mit den sog. chorialen Wanderzellen in der Decidua basalis zu vergleichen pflegt" (BOSTROEM). — Nach BOSTROEM entstehen diese nicht zusammenhängend, sondern weit voneinander entfernt unabhängig. BOSTROEM macht keinen Versuch, diese Meinung zu rechtfertigen. Seine Fehldeutung beruht auf Beurteilung der Sachlage aus Einzelschnitten und ohne Rücksichtnahme auf die ihm wohlbekannte starke Neigung der Einzelzellen zur Rückbildung. Er geht also von der unbewiesenen Vorausseztung aus, daß die Einzelzellen isoliert hier und dort entstehen und da sie oft „in mehr oder weniger weiter Entfernung von den erweiterten Blutgefäßen, isoliert oder in kleinen Gruppen, auch zwischen den Fasern des Uterusgewebes liegen", und trotzdem BOSTROEM richtig bemerkt, daß „diese Geschwulstzellen ihre Gestalt der Faserrichtung des Uterusgewebes zum Teil anpassen, so daß keulenförmige bis kurzspindelige Zellformen mit entsprechend langgezogenen, aber fast immer unregelmäßig gestalteten hyperchromatischen Kern entstehen", so sieht er zuliebe seiner Deutung der Geschwulstentstehung aus Gefäßwandzellen sich genötigt, „eine genetische Beziehung auch der letzteren (nämlich der intramural zerstreuten Zellen) zu allerfeinsten, noch nicht erweiterten Blutkapillaren sehr wahrscheinlich" zu erachten. — Das Uterusgewebe erscheint nämlich „durchfeuchtet" und man findet darin „gar nicht selten auch rote Blutkörperchen in unmittelbarer Nähe dieser Zellen".

Bald darauf spricht BOSTROEM von „den teils deutlich perivaskulär, teils zwischen den Fasern des Uterusgewebes entstandenen Geschwulstzellen". — Entstanden!

Trotzdem heißt es bald weiter, die Zellen „entwickeln sich ganz zweifellos aus dem indifferenten mesenchymalen Keimgewebe" und es „fehlen jegliche Anhaltspunkte für die Vermehrung dieser einmal gebildeten Zellen durch Teilung, sowie auch für die Möglichkeit ihrer selbständigen Fortbewegung und Wanderung im Gewebe. Dagegen lassen sich direkte Beweise dafür erbringen, daß sie aus dem, dem ausgebildeten Geschwulstgewebe vorgelagerten in Wucherung befindlichen Keimgewebe hervorgehen". An dieser Stelle (S. 317) wird die Schilderung unklar. Es ist bisher immer von den atypischen Zellen gesprochen, die zerstreut und isoliert entstehen, doch tut dieses wenig zur Sache, denn es kommt BOSTROEM darauf an, zu schildern, daß die vorgelagerten zerstreuten Zellen „atypisch" sind, sich nicht vermehren, aber doch mit den typischen Formen der Synzytien zu identifizieren sind. Er nennt sie die „primären Geschwulstzellen", denn sie kommen auch mehr oder weniger zahlreich in den eigentlichen Geschwulstpartien vor, die aus großen hellen typischen Zellen mit bläschenförmigen Kernen (also Langhanszellen) bestehen. Kurz, in der Deutung von BOSTROEM entstehen im typischen Chorionepitheliom die Langhanszellen aus den Synzytien und in den atypischen

Fällen aus den den Synzytien analogen „atypischen" isoliert entstehenden
und isoliert bleibenden Zellen. Die Analogie besteht in der Herkunft aus
Gefäßwandzellen und in der Fähigkeit, das eigentliche Geschwulstgewebe,
Langhanszellen zu liefern. Dieses versucht Bostroem unter Wiedergabe einer
Reihe von Abbildungen einzelner Zellen (Abb. 70 = Bostroems Abb. 2) zu
zeigen. Er beginnt die Reihe mit einer „gewucherten Keimgewebszelle", die sich
jedoch von den Langhanszellen in keiner Weise unterscheidet und stellt daneben
zwei „primäre Geschwulstzellen", die sich von der angeblichen Keimgewebszelle

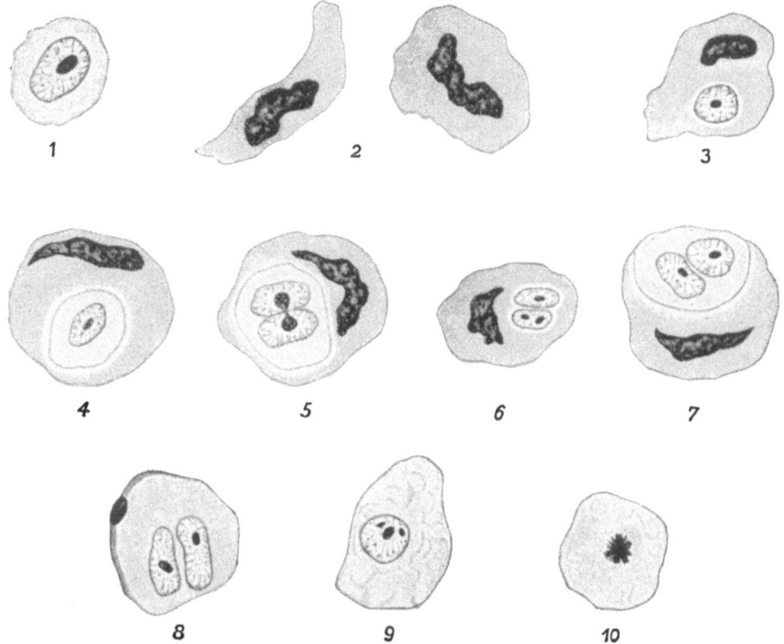

Abb. 70. (Aus Bostroems Arbeit, Abb. 2, mit seiner Deutung): Atypisches Chorionepitheliom des
Uterus. Entwicklungsreihe der endogenen Geschwulstzellenbildung. 1 Gewucherte Keimgewebs-
zelle. — 2 Typen von primären Geschwulstzellen. — 3—8 Verschiedene Stadien der endogenen
Zellbildung; Kernkörperchen-Zerschnurung; amitotische Kernteilung. — 9 Ausdifferenzierte
Geschwulstzelle, 10 mit Mitose. (Bostroem.)

wie Tag und Nacht unterscheiden. Es folgen dann Langhanszellen mit ruhenden, sich teilenden und geteilten Kernen, mit einer in einzelnen Bildern deutlich
angelagerten dunkelkernigen Zelle, die als Mutterzelle der Langhanszelle „primäre
Geschwulstzelle" gedeutet wird. Die „endogene Zellbildung" aus den dunkelkernigen Zellen, ein unerhörter Grad inäqualer Teilung, wird ebensowenig dargestellt, wie deren Entstehung aus den Keimgewebszellen. Es besteht in keinem
der Bilder ein Zusammenhang der hellen Langhanszellkerne und den dunklen
Kernen. Dieses stört Bostroem ebensowenig wie das völlig ungleiche Aussehen der typischen hellen und dunklen atypischen Kerne unmittelbar nach
ihrer angenommenen Teilung. Diese angenommene, höchst ungleiche Teilung
führt nun nach Bostroem dazu, daß die der Mutterzelle im Kerne gleichbleibende
Zelle, der Rest der „primären Geschwulstzelle" nach Abgabe der Langhanszelle zugrunde gehe, während diese sich mitotisch vermehre. — Es ist aus den
genannten Mängeln an beweisenden Tatsachen ohne weiteres klar, daß die
„endogene Zellneubildung" ein theoretisches Erzeugnis ist. Es scheint mir

darüber hinaus nicht einmal wahrscheinlich, daß das, was Bostroem in den zusammenhangslosen Abbildungen an hellen und dunklen Kernen mit einem gemeinsamen Plasmahof umgeben darstellt, eine Zelle darstellt, sondern eng gedrängtes und künstlich gefördertes Zusammenliegen von Nachbarzellen.

In unserer Auffassung der dunkelkernigen Zelle als degenerative Zellformen fallen alle Schleier der geheimnisvollen Deutung.

Mit demselben angewendeten Mittel der Bezeichnung der hellen Zellen, einmal als Langhanszellen und ein anderes Mal als Keimgewebszelle, gelingt es Bostroem leicht, die Bildung der „noch nicht ganz reifen primären Geschwulstzellen" in der Gefäßwand der Arterien zu schildern. Die Keimgewebs-

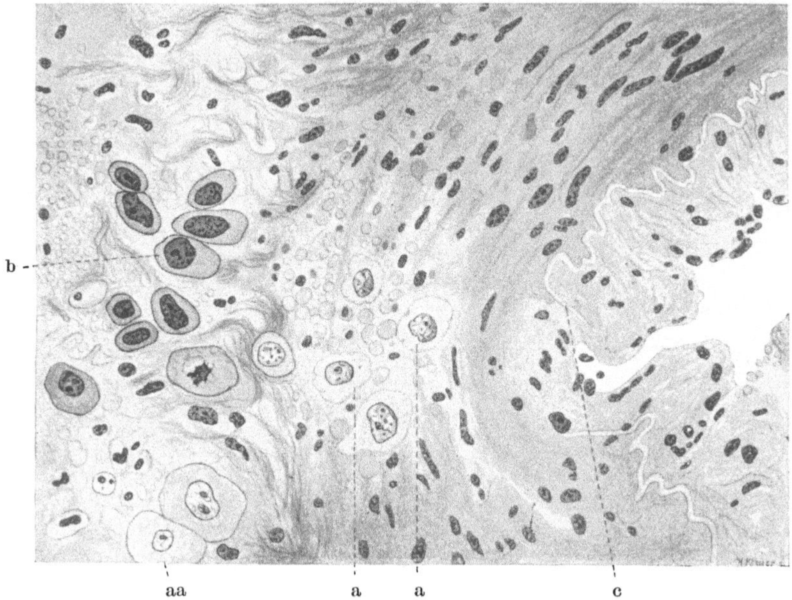

Abb. 71. (Aus Bostroems Arbeit, Abb. 3 mit seiner Deutung): Atypisches Chorionepitheliom des Uterus. Segment aus einer dickwandigen Arterie an der Grenze eines Geschwulstknotens. An der Spitze der Geschwulstzellenbildung, im aufgehellten, von roten Blutkorperchen durchsetzten Bezirk der Media gewucherte Keimgewebszellen (a); in der Adventitia in Ausbildung begriffene (aa) und noch nicht ganz reife (b) primare Geschwulstzellen. Auflösung der Lamina elastica interna (c).

zellen liegen in diesem Falle in der Media und haben diese in Abb. 3 von Bostroem (Abb. 71) gründlich aufgelöst — Bostroems „Überzeugung" in Ehren — seine Abbildung zeigt überzeugend Zerstörung, die sich sogar auf die Elastica interna erstreckt. — Die „noch nicht ganz reifen primären Geschwulstzellen" sind die dunklen, noch nicht ganz atypischen, aber schon im Beginne der Degeneration stehenden Einzelzellen.

Zusammenfassend meint Bostroem, den Unterschied zwischen atypischen und typischen Formen des Chorionepithelioms genetisch erklären zu können, weil, wie er:

„feststellen darf, die ausgebildeten Geschwulstzellen beider Hauptformen, trotz der Mannigfaltigkeit ihrer Gestalt und Form zwar aus dem gleichen Gewebe, dem mesenchymalen Keimgewebe der Uterussubstanz hervorgehen, ihre indifferenten Stadien aber durchaus verschieden sind und auch keine ganz einheitliche Abstammung zeigen. Denn die für die typische Form charakteristischen indifferenten Stadien, die vielkernigen Synzytien bilden sich nur aus dem, der Wand gröberer Blutkapillaren zugehörigen Keimgewebe, wahrend sich die fur die atypische Form eigentümlichen indifferenten Stadien, die isolierten Zellen von kompakter Form und stark färbbaren Kern, an dem eine besondere Struktur nicht zu erkennen ist, vorzugsweise aus dem Keimgewebe entwickeln, das den feinsten mesenchymalen Kapillarschwamm der Uterussubstanz bildet, aber auch perivaskulär entstehen können, isoliert bleiben und keine Tendenz zur Synzytienbildung haben."

Also, die Chorionepitheliome sind verschieden, je nachdem das „Keimgewebe" der Wand gröberer Blutkapillare angehört, oder dem „feinsten mesenchymalen Kapillarschwamm", womit Bostroem die angenommenen, endothellosen, stellenweise bluthaltigen Zwischenräume zwischen den Muskelzellen belegt. Man könnte hier fragen, ob die Keimgewebszellen je nach ihrer Lage perivaskulär oder intramuskulär so verschieden sind, daß daraus der Unterschied zwischen typisch synzytialen und atypisch isolierten primären Geschwulstzellen zu erklären wäre. Aber der Unterschied ist gar nicht durchgreifend, denn die atypischen Formen mit isolierten primären Geschwulstzellen entstehen nach Bostroem nicht nur intramuskulär, sondern auch perivaskulär, ebendort, wo auch seine typischen synzytialen primären Geschwulstzellen entstehen sollen. — Diese Art seiner Betrachtung führt unfehlbar zu Widersprüchen, weil sie den Ursprung der Geschwulst unter theoretischen Voraussetzungen an beliebigen Stellen sucht. Dazu kommt der Fehler, alle intramuralen Chorionzellen als zur Geschwulst gehörig zu halten. — Die besondere atypische Form des Chorionepithelioms soll nicht nur ihre Eigenart in dem intramural zerstreuten (nicht „isolierten") Vordringen der Einzelzellen morphologisch zeigen, sondern sie hat neben der Beobachtung primärer intramuraler Knoten besonders Marchand u. a. zu der Erwägung geführt, ob aus den intramuralen Chorionepithelzellen der gewöhnlichen Schwangerschaft gelegentlich eine Geschwulstbildung erfolge. Aber nicht aus sämtlichen intramuralen Zellen, sondern aus einzelnen oder auch an mehreren Stellen. Es geht deswegen nicht an, mit Bostroem ohne Vorbehalt die „zerstreuten" Zellen in Bausch und Bogen der Geschwulst zuzurechnen.

Es darf nicht unerwähnt bleiben, daß Bostroem auch 2 Fälle von ektopischem Chorionepitheliom anderer Organe zu Hilfe nimmt, eines der Leber, ein anderes im Ovarium. Bekanntlich wird von anderen Autoren (B. Fischer-Wasels) die Ähnlichkeit als beweisend für seinen Fall (Marx) von Lebertumor abgelehnt. — Aus Bostroems Abbildungen kann man die Ähnlichkeit nicht ersehen.

Schließlich glaubt Bostroem für seine Annahme der Genese aus dem mütterlichen Keimgewebe die Berechtigung daraus entnehmen zu können, daß das Geschwulstgewebe zum Zerfalle neige. Anstatt die Ursache dieses Zerfalles in der von uns immer betonten Unzulänglichkeit der Ernährung älterer Stellen zu erblicken, und anstatt die von uns geschilderten Arten der Ausbreitung der Geschwulst an den neugebildeten peripheren Partien zu prüfen, greift Bostroem zu der befremdlichen Annahme, daß das omnipotente indifferente Keimgewebe weiter nichts leisten könne, als auf dem Wege über Synzytien hinfällige kurzlebige ausdifferenzierte Zellen mit einmaliger Teilung zu bilden. Die Synzytien selber zeigen nur amitotische Kernvermehrung und sind deshalb nicht die Geschwulst selber. So bleibt für Bostroem nichts anderes übrig, als die weitere Ausdehnung der Geschwulst als appositionelle unmittelbar anschließende oder weiter entfernte Neubildung der Geschwulst aus weiteren Gefäßwandzellen anzunehmen. Folgerichtig aus seiner theoretischen Annahme heraus leugnet Bostroem die zerstörende Fähigkeit des Chorionepithels bei der normalen Einbettung des Eies, leugnet er die Bedeutung der Embolie für die Metastasenbildung und setzt an deren Stelle die selbstandige Entstehung der Metastasen, die sich „durch Wucherung ortsangesessener Elemente des mesenchymalen Keimgewebes, und zwar genau in der gleichen Weise entwickeln, wie die primären und primär multiplen Geschwulstknoten", nämlich: „an Ort und Stelle aus dem indifferenten Gefäßwandmesenchym".

Die Geschwulstmassen in den Gefäßen sind nach Bostroem keine Embolie, sondern von außen eingedrungen. Finden sich aber freie Embolie in Gefäßen, die Bostroem nicht leugnen kann, so ist von vornherein für ihn eine Metastasenbildung aus den embolisierten Zellen nicht möglich, „weil sie als ausdifferenzierte Zellen das Vermögen, sich zu teilen und zu vermehren, verloren haben". Auch hier wird die Theorie zum Verhängnis.

Die Epithelien in den sekundär befallenen Organen, einerlei, ob entodermal (Lunge) oder mesodermal (Niere) usw. sind nach Bostroem ausgereifte Mesenchymzellen, können also nicht die Geschwulst bilden, sondern diese entsteht „sicher" aus dem indifferenten mesenchymalen Keimgewebe. In der Frage der Metastasierung wird nicht erwähnt, daß wir embolisierte Zotten mit Chorionepitheliom im Zusammenhange finden, und ganz besonders in den „retrograden Embolien" finden, die für Bostroem einen „zweifelhaften Begriff" abgeben, dessen Anwendung „kein gutes Zeichen für die allgemein angenommene Lehre" sei.

Den „Nachweis eines direkten Zusammenhanges der Geschwulstzellen mit dem Epithelbesatz von in Venen hinein verschleppten Chorionzotten" entbehrt nach Bostroem der „notwendig zu fordernden Sicherheit und Beweiskraft, gibt jedenfalls keine befriedigende Erklärung für die bisherige Auffassung von der fetalektodermalen Abstammung und Natur der Zellen des Chorionepithelioms".

Vielleicht hätte Bostroem bei richtiger Einschätzung und eigener Kenntnis der intravenösen Zotten und deren Embolien doch eine andere Ansicht über „die zu fordernde Sicherheit" erhalten, ob auch für die „Beweiskraft?"

Bostroem erklärt nicht, warum das Chorionepitheliom des Uterus zeitlich der primäre Tumor ist und die übrigen, unsere metastatischen Tumoren, später entstehen. Wichtiger als diese Regel erscheinen ihm die Ausnahmen der ektopischen Chorionepitheliome und der Spätrezidive und Spätmetastasen für seine Auffassung. — Es berührt ihn auch kaum die von uns weitläufig geschilderte Übereinstimmung mit den Vorgängen der normalen Plazentation, die seit Marchands Arbeiten ausschlaggebend geworden sind. Die aus diesem Zusammenhange erwachsende Schwierigkeit bei der Abgrenzung der normalen und pathologischen chorioepithelialen Wucherung und Infiltration in der Uteruswand entfällt damit aus der Betrachtung Bostroems. Er versprach, später die Folgerung zu ziehen und die normale Plazentation gleichsinnig zu erklären wie die Tumoren, ein Vorhaben, das auf der alten, durch zahlreiche Befunde neuerer Autoren widerlegten Anschauung von der mütterlichen Herkunft der Synzytien beruhte.

Bostroem hat übersehen, daß eine der allgemeinen Grundlagen seiner Anschauung, nämlich die spezifische „Funktion des Ortes" bei dem Chorionepitheliom, wie auch bei anderen Geschwülsten versagt, wenn es sich um Metastasen handelt oder gar um ektopische Primärtumoren des Chorionepithelioms. Wir diagnostizieren den Primärtumor aus der Erfahrung, daß er von dem befallenen Organe in seiner Struktur nur in gewissen Grenzen abweicht, so daß die Tumoren der verschiedenen Organe sich unterscheiden lassen. Nach Bostroem ist es die Funktion des Ortes, die dem gewucherten Mesenchym der Tumoren die besondere organoide Form des besonderen Ortes aufzwingt. Für die Metastasen kann das natürlich nicht gelten und das ist für uns einer der Hauptgründe, sie als sekundär anzusehen, abgesehen davon, daß sie später entstehen als der Primärtumor. Eine allgemeine Disposition des Körpers zu multiplen Tumoren gleicher Art durch besondere „Reizstoffe" (Bostroem) besteht außer bei Systemerkrankung nicht, denn bei rechtzeitiger Exstirpation des primäen Tumors bleiben die Metastasen aus. Die Annahme endogener Reizstoffe, enterogener Toxine fällt hiermit.

Bostroem hat sich mit Andeutungen und der späteren Hoffnung begnügt, für das Chorionepitheliom aus der Luteinwucherung der Ovarien eine allgemeine Disposition des Mesenchyms zu der bestimmten chorioepithelialen Wucherung zu erweisen. — Wir wissen, daß die Luteinwucherung nicht immer besteht und daß sie nicht zu Anfang vorhanden ist und daß sie ausnahmsweise selbst vorhanden sein kann (Fall Wagner), ohne Chorionepitheliom zu erzeugen.

Insbesondere für die Spätmetastasen nach Exstirpation des Uterus und der Ovarien kommen diese ätiologisch nicht mehr in Frage. Dieses erwähne ich, weil Bostroem die Spätmetastasen als Primärtumoren ausgeben will.

Die Funktion des Ortes ist beim Chorionepitheliom nicht besser geeignet als bei anderen Arten von Tumoren, den bestimmten Aufbau der Metastasen zu erklären, den Aufbau, den wir in Uterusgeschwülsten nicht finden außer im Anschluß an Plazentation. Ist es demnach das Ei, das die Funktion des Ortes abgibt, oder sind es die Chorionepithelien des Eies, die den Tumor bilden?

Die gewebsgleiche Metastasierung der Geschwülste hat für uns nicht die Funktion des Ortes zur Voraussetzung, sondern einen Tumor von bestimmten Bau, einen Primärtumor aus bestimmten Zellen von örtlich verschiedener Art, in unserem Falle von Chorionepithelien des Eies.

Bostroem hat einen Anhänger in Nevinny gefunden; er führt aus, daß bei typischem Chorionepitheliom in 3 Fällen starke Geschwulstmäntel um die Gefäße lagen, und glaubt daraus schließen zu dürfen, daß dies auf „geschwulstartige Umwandlung von benachbarten mütterlichen Gewebselementen zurückzuführen sei“ und nicht auf Wucherung des Chorionepithelioms entlang der Gefäßwände oder in den Lymphräumen. Er glaubt auch aus dem Umstande, daß dieses gerade die jüngsten Patientinnen betrifft, entnehmen zu können, daß bei ihnen ein besonders wachstumsfähiges Gefäßkeimgewebe zur geschwulstartigen Wucherung befähigt sei. Das gleiche nimmt er auch für die Metastasen an. Irgendwelche Beweise für die Umwandlung der einzelnen Zellen werden jedoch nicht erbracht.

Es gibt keine Geschwulstart, bei der nicht in einigen Fällen Gefäßmäntel von Geschwulstzellen gebildet würden — nicht etwa, weil sie alle aus Gefäßwandzellen entstehen, sondern weil sie sich hier gut ausbreiten können, wie wir bei den verschiedenen Geschwülsten der Gebärmutter oben beschrieben haben. — Die besondere Vorliebe der Chorionepithelien, auch die der normalen Plazenta die mütterlichen Gefäße nicht nur zu begleiten, sondern auch ihre Wandung zu zerstören, ist nicht verlockend, sie als mütterliche Zellen zu betrachten.

Wie in der Einleitung zu der Besprechung der Deutung des Chorionepithelioms von Bostroem gesagt worden ist, wollte er in weiteren Arbeiten, von denen nur eine (1928) erschienen ist, das gesamte Geschwulstproblem neugestalten. Ich habe die zweite Arbeit früher kurz, aber kritisch referiert und kann hier nur feststellen, daß sie aus demselben Geiste geboren ist, wie die Arbeit über das Chorionepitheliom. Und trotzdem ist es lebhaft zu bedauern, daß es ihm nicht vergönnt war, sein Werk zu vollenden. Jeder Versuch, eingewurzelte Anschauung über den Haufen zu rennen, ist mit Freuden zu begrüßen. Es verhindert zum mindesten das Genügen an der Überlieferung, es erweckt die eingeschlaferte Sicherheit und deckt Schwächen der Beweisführung auf. Es zeigt uns zum mindesten Wege, unsere Anschauung besser zu begründen und einwandfreier zu lehren. Als Mahnung, nicht zu rasten, ist Boestroms Auffassung des Chorionepithelioms willkommen. Die Beobachtung voran! Die Beschreibung verbessern! Die Theorie hintan!

Marchands Lehre geht im großen ganzen unversehrt hervor, aber weitere Arbeit hat sie so auszugestalten, daß sie unanfechtbar wird. Eine „Beweisführung“ gibt es nicht, „fehlende Beweiskraft“ (Bostroem) ist deshalb kein

Einwand gegen eine Kette von gut beobachteten Bildern, Zuständen, die wir bei keiner anderen Geschwulst so gut aufreihen können wie beim Chorionepitheliom, weil keine andere Geschwulst das physiologische Vorbild in so hohem Grade nachahmt und dieses, weil es sich unmittelbar zeitlich und örtlich an die physiologische Entwicklung anschließt.

Die ganze Kette von Tatsachen: Normaler Zottenepithelbelag, normale intravasale Ausbreitung der Zotten in den Venen der Randdezidua, Verschleppung von Zottenteilstücken mit Epithel in die Lungenvenen, intravenöses Vordringen der Blasenmole mit Epithelwucherung durch den ganzen Uterus, Blasenzottenembolie, prograde und retrograde, mit gutartiger und destruierender Epithelwucherung läßt sich ohne unnötige theoretische Eindeutung abrollen und gibt eine Anschauung im Sinne MARCHANDs, an der sich die Grundzüge nicht ändern werden, wohl aber viele Einzelheiten ausbauen lassen.

Es steht fest: der Ausgang des Chorionepithels vom Eie; das Chorionepitheliom entsteht aus dem Chorionepithel des Eies, aus dem der Zotten und aus den basalen Zellmassen. Wahrscheinlich auch aus intramural zerstreuten Chorionepithelien. Doch können intramurale Tumoren auch aus Chorionepithelien hervorgehen, die mit und ohne Zotten in den Gefäßen vordringen. Diese Einzelheiten sind wenig belangreich neben der Feststellung: Das Chorionepitheliom ist eine embryonalzellige Geschwulst.

Kausale Genese des Chorionepithelioma malignum.

In den kausalgenetischen und ätiologischen Betrachtungen über das maligne Chorionepitheliom greifen die Strömungen der Zeiten ineinander, lassen sich jedoch abgrenzen in die Suche nach örtlichen Bedingungen, wie Endometritis, auch durch Infektion, sogar Parasiten, sodann die „Keimausschaltung" im Sinne von COHNHEIM und RIBBERT, die „Anaplasie" der Chorionepithelien und in neuerer Zeit die Bedingungen der mütterlichen Konstitution und Anomalien des Eies selber, die in der Anlage gegeben sind, oder erst durch die allgemeinen Veränderungen im mütterlichen Organismus, toxische Einflüsse bedingt sind. Daran reihen sich die Abwehrbestrebungen des mütterlichen Organismus, seine Reaktion auf den Angriff des Eies, insbesondere lösende Stoffe in der Dezidua und Fermente. Schließlich die Hormonlehre, die besonders auf den Beziehungen der abnormen Luteinwucherung im Ovarium zu den Erkrankungen des Chorion fußt.

Der häufige Anschluß des Chorionepithelioma malignum an Blasenmole läßt diese als Vorbedingung von besonderer Bedeutung erscheinen, da sie jedoch sehr oft fehlt oder nicht nachweisbar ist, so sah man sich genötigt, beide Erkrankungen auf einen gemeinsamen Grund zurückzuführen, wie sich aus zahlreichen Arbeiten ergibt.

Veränderungen im Ei und im Chorionepithel
in kausalgenetischer Betrachtung.

Als Umschreibung wird oft die Veränderung des Zellcharakters im Chorionepithel gegeben, sei es „Anaplasie" der Zellen ohne ätiologische Erklärung, die von HANSEMANN und nach ihm viele andere aus den Atypien der Zellen entnahmen. Wir haben diese Annahme wiederholt abgelehnt, zunächst weil solche Atypien am Anfange gar nicht bestehen und sodann, wenn sie später als sichtbare Veränderungen der Zellen auftreten, sekundär den Ernährungsbedingungen zur Last fallen, nicht ohne besondere Hinfälligkeit der Chorionzellen überhaupt.

Das Verharren des Chorionepithels auf dem jugendlichen Stadium der Trophoblastschale (HITSCHMANN, PETERS und namentlich O. FRANKL), „abnorme Persistenz" bringt uns nur einen morphologischen Vergleich oder auch einen biologischen, insofern der jugendliche Charakter der Chorionzellen eine stärkere Angriffskraft vielleicht haben könnte. Wodurch dieses Verharren bedingt wird, müßte besonders nachgewiesen werden; es könnten die allgemeinen Bedingungen des gegenseitigen Verhaltens zwischen Mutter und Frucht aus dem Frühstadium unverändert bleiben, sich mit der Zeit zugunsten der Frucht ändern oder aber es könnten auch örtliche Bedingungen einwirken, zumal bei den im Anschluß an gewöhnliche Aborte und Geburten anschließenden Tumoren. Denn sie entstehen nur aus einzelnen Zellen oder Zellhaufen an einer oder wenigen Stellen.

Die Ähnlichkeit mit der Jugendform des Trophoblast besagt jedoch nicht ohne weiteres eine abnorme Persistenz im strengen Sinne, vielmehr ist bei jedem Ei mit einem Verharren der Wucherungskraft der Chorionepithelien an der Grenze zum mütterlichen Gewebe zu rechnen. Während an älteren Eiern das Epithel der Zotten rückgängige Erscheinungen zeigt, Verlust der Langhanszellen, Chromatinschädigung der Kerne im Synzytium, so verbleibt an der Basis des Eies ein angriffsbereiter Vorrat von Langhanszellen, die jederzeit in die Uteruswand neue Schübe zu senden fähig sind, wo das mütterliche Gewebe nicht durch Koagulation abwehrt. Die unter nicht bekannten Bedingungen erfolgende pathologische Wucherung dieser Zellen ist also keine „abnorme Persistenz", sondern kann ein ähnliches Wachstum wie die Trophoblastschale zuwege bringen. Die Chorionepithelien altern zwar und degenerieren, aber sie differenzieren sich nicht in dem Maße wie Körperzellen. Es genügt die Erhaltung der Fähigkeit zur Regeneration, um im Falle der Wucherung das Frühstadium der Plazentation in gewissen Grenzen nachzuahmen. — Die Bedingungen kennen wir nicht.

Es ist zwar oben wiederholt die Rede davon gewesen, daß das Chorionepithel bei der bösartigen Wucherung eine gewisse Jugendlichkeit wahrt, so z. B. in der Form des doppelten Epithelüberzuges bei Blasenmole. Aber die Jugendlichkeit allein macht es nicht, wie gerade die Häufigkeit der gutartigen Blasenmole zeigt. Einen gewissen Grad von Jugendlichkeit müssen wir ohnehin auch bei den in später Zeit der Schwangerschaft oder hinterher an hinterlassenen Resten anerkennen. — Es ist auch sehr fraglich, ob solche Jugendlichkeit bei Zellteilung erst wiedergewonnen wird. Auch in diesem Falle muß die Fähigkeit dazu in den sich teilenden Mutterzellen gewahrt bleiben. Kurz, um die besonderen pathologischen Bedingungen werden wir nicht herumkommen.

Insbesondere bei dem erhaltenen doppelten Epithelbelag der Zotten dürfen wir Ursache und Wirkung nicht verwechseln. Als Folge besonderer Veränderungen der Ernährung, als Folge eines gestörten biologischen Verhältnisses ist der Bestand des doppelten Zottenbelages nicht anders als die oft angeschlossene übermäßige Wucherung beider Epithelschichten der Blasenzotten einleuchtender.

Mit besonderer Jugendlichkeit des Chorionepithels rechnen auch die Versuche, einen Unterschied festzulegen zwischen den in früher Zeit der Schwangerschaft und spater entstehenden. Schon weiter oben habe ich den Versuch von D'ERCHIA zurückgewiesen, der darauf ausgeht, die verschiedenen morphologischen Befunde mit unterscheidbaren Zeiten der Entstehung der Blasenmole zu erklaren. Aus gleichen Gründen scheint mir eine verwandte Ansicht

G. A. Wagners nicht einleuchtend. Sie gründet sich auf das angeblich „destruierende" Vorwachsen der Blasenmole. Wagner entnimmt daraus Entstehung
dieser Molen in verschiedenen Stadien der Implantation des Eies in Anlehnung
an die Einteilung Grossers in ein Stadium des Implantations- und des Re-
sorptionssynzytium. Deshalb muß ich nochmals hervorheben, daß die Blasenmole, also die Zotten selber nicht außerhalb der Gefäße in die Uterusmuskulatur
gelangen. Auch in den Fällen von sicher destruierendem Chorionepitheliom
(M. B. Schmidt, H. R. Schmidt, ebenso wie in meinen eigenen Fällen) wird von
den Blasenzotten nur die venöse Blutbahn innegehalten. Man erkennt sogar
noch das Endothel. Auch liegen die Stadien Grossers viel zu nahe beieinander,
um nennenswerte Unterschiede zu ergeben, und endlich kann ich diese überhaupt nicht als wesentliche Unterschiede in der Art der Synzytien anerkennen.
Nur in den äußeren Bedingungen (Histiotrophe, Hämotrophe) liegt der Unterschied.

Auch der Begriff der „Ausschaltung" (Ribbert) würde, wenn solche überhaupt in Anwendung gebracht werden könnte, nicht auf eine Sinnesänderung
der Zellen als Folge hinauslaufen, sondern höchstens auf ein Erhaltenbleiben
der Jugendlichkeit, zwar nicht im Sinne Ribberts, wohl aber im Anschluß
an die wirklich nachgewiesenen Überbleibsel von Geweben am falschen Orte.
Aber gerade das Hineingeraten am falschen Platz erscheint bei der Plazentation
ausgeschlossen. Überhaupt ist der Begriff der „Ausschaltung" von mir als
unzulänglich abgelehnt worden und in seiner Anwendung auf das Chorionepithel von Marchand, Langhans, Risel, R. Meyer zurückgewiesen. Namentlich Marchand hat unter Hinweis auf das physiologische Vorbild der Zelleinwucherung in die Uteruswand betont, daß die „Ausschaltung" als solche keine
Bedeutung habe; ebenso R. Meyer.

Die „Ausschaltung" wird als Bedingung auch nicht dadurch wahrscheinlicher gemacht, daß durch sie die Ernährung verändert werde (Veit) oder daß
eine besonders frühzeitige Ausschaltung (Schlagenhaufer) stärkere Wucherungsfähigkeit bedinge, weil zu allen Zeiten der Gravidität Chorionepithelien
sowohl auf der inneren Oberfläche des Uterus als in seiner Wand topographisch
ausgeschaltet sind. Eine funktionelle Ausschaltung müßte besondere Bedingung haben und ist überdies nicht nötig anzunehmen, ebensowenig wie die
Annahme einer „abnormen Persistenz", die im Grunde auf das gleiche hinaus-
läuft. — Wenn überhaupt das Chorionepitheliom aus intramural eingeschlossenen
Zellen hervorgeht, so müßten wir doch, da sie zum normalen Bestande der
Schwangerschaft gehören, eine pathologische Bedingung hinzufügen, um ihre
hemmungslose Wucherung zu verstehen. Deshalb genügen auch nicht die folgenden Erklärungen von Marchand u. a.

Nach Marchands Ansicht in dieser Frage haben die normalen Chorionepithelien vermöge chemotaktischer Reibzarkeit die Fähigkeit, in die mütterlichen Gewebe einzuwandern und sie bis zu einem gewissen Grade zu zerstören.
Die normale Entwicklung des Eies beschränkt die Wucherungsfähigkeit; beim
Absterben des Eies oder bei Abtrennung einzelner Zotten (Stillstand der Zotten-
zirkulation) hört diese Regulierung auf, das Epithel wird überernährt und
wuchert jetzt destruktiv, wobei die mechanischen und chemischen Veränderungen der Uteruswand mitwirken mögen. — Auch Pozzi sieht unter Berufung
auf Estéqule die Entstehungsursache für das Chorionepitheliom in der Retention von gewöhnlichen Plazentarresten nach Abort. Nach meinen sehr
zahlreichen Untersuchungen solcher bei uns ganz alltäglicher zurückbleibender
Plazentarreste muß ich das in Abrede stellen; sie degenerieren meist schnell.
Natürlich kann nach Abort Blasenmole oder auch Chorionepitheliom entstehen,
aber die Zellretention als solche erklärt das nicht. Auf das, wie gesagt, von

MARCHAND schon hervorgehobene Vorbild der physiologischen Chorionepithelinvasion habe auch ich besonders hingewiesen, nicht nur — wie durch die ganze
Literatur geht — in pathologischen Uteri, sondern, wie ich in einer weiteren
Mitteilung feststellte, auch in ganz normalen Uteri, die wegen Lungentuberkulose von BUMM exstirpiert worden waren (1909).

Das Chorionepithel als Eindringling in den mütterlichen Organismus hat
vor dessen eigenen Zellen eine schon physiologisch vorhandene Angriffskraft
voraus, die der Uterus gewöhnlich einzudämmen versteht. Wenngleich mit
dem Altern des Eies die Fähigkeit, mütterliches Gewebe zu lösen, im ganzen
abnimmt, so bleibt sie doch in einem Rest der Zellen an der Basis der fetalen
Plazenta erhalten, nicht nur pathologisch, sondern in bestimmten örtlich
beschränkten Grenzen bis zum Ende der Schwangerschaft. Quantitative Unterschiede in der Erhaltung der Stoßkraft oder in der Menge solcher regenerations-
fähiger Zellen mögen von Fall zu Fall vorhanden sein, sehen wir doch den Bestand an intramuralen Zellen und vor allem ihren Erhaltungszustand zu jeder
Zeit der Gravidität vom jüngsten Ei bis in das Wochenbett fallweise (individuell)
verschieden. Daraus ergibt sich jedoch nicht ohne weiteres eine persönlich
verschiedene Fähigkeit des Chorionepithels, sondern wir können höchstens
die schrankenlose Wucherung als Ausdruck einer besonderen, vielleicht nur
quantitativen Veränderung der Zellfunktion ansehen. Dagegen steht nicht
fest, ob diese eine qualitative Veränderung zur Voraussetzung hat. Gerade das
persönlich verschiedene Verhalten in der Menge der Zelleinwucherung bei normaler Schwangerschaft verpflichtet in höherem Maße als bisher in der Genese
des Chorionepithelioms einer Störung des Gleichgewichts in den reaktiven
Beziehungen zwischen den Chorionepithelien und den mütterlichen Geweben
und Säften besondere Bedeutung beizumessen, denen wir uns im folgenden
zuwenden werden.

Auf welcher Seite, Mutter oder Frucht, der Fehler liegt, ist nicht leicht zu
sagen; vielleicht ist es sogar verkehrt, darnach zu fragen. Ein Mangel in der
Anpassungsfähigkeit, der gegenseitigen Einstellung aufeinander kann in einer
Fremdheit zwischen beiden Organismen bedingt sein durch Erbe heterogener
Eigenschaften. Kennen wir doch auch Fälle von „habituellem Abort“, der sich
bei einigen Frauen in früher Zeit der Schwangerschaft, bei anderen in späteren
Monaten regelmäßig einstellt, ohne daß bei Mutter und Kind besondere Ver-
anderungen nachweisbar sind. Und doch sind solche vorzeitig absterbenden
Kinder lebensfähig, wenn man künstliche Frühgeburt einleitet.

Es scheint aber nicht nur aus diesem vielleicht unzutreffenden Vergleiche,
sondern auch aus der allgemeinen Sachlage notwendig, die Bedingungen der
schrankenlosen Epithelwucherung im Epithel allein zu suchen.

Die Abwehrkräfte der Mutter könnten sehr wohl nicht nur im allgemeinen
geändert sein, sondern vielleicht auch örtlich geschwächt. Jedenfalls reagieren
die Frauen sehr verschieden auf die Blasenmole mit starker Wucherung des
Chorionepithels. Daraus mag es entspringen, daß wir dieser Wucherung nicht
immer ansehen können, ob sie dauernd wirkt und mit Destruktion obsiegen
wird. Wir können deshalb aus dem frischen oder regressiven Zustande der
Epithelwucherung nur die Folge ablesen, oder die augenblickliche vorhandene
oder mangelnde Bereitschaft der Mutter zur Abwehr.

Die örtlichen Unterschiede zu bedenken ergibt sich aus den Tatsachen,
daß Zottenembolie mit destruierender Metastasierung zur Ausheilung kommt
und daß Chorionepitheliom ektopisch entsteht, wie es scheint, primär bei
Ausheilung im Uterus selber.

Diese vorläufig theoretische Art der Betrachtung wird in Zukunft die
Bewertung der Befunde begleiten müssen. — Der Nachweis beliebiger

Veränderungen im mütterlichen Organismus genügt nicht, man zeige denn, daß sie regelmäßig zur Blasenmole oder Chorionepitheliom führen. — Der Befund ungewöhnlich starker Wucherung des Chorionepithels ohne nachgewiesene, vielleicht nur vorläufig nicht nachweisbare Veränderungen seitens der Mutter beweist auch nichts für die von der Mutter unabhängige primäre Störung im Chorionepithel oder im Ei.

Die Ursachen seitens der Mutter.

Die vom mütterlichen Körper ausgehenden Bedingungen werden teils örtlich, teils allgemein gesucht und naturgemäß können örtliche Einflüsse des Uterus auch von allgemeinen Veränderungen des gesamten Körpers hervorgerufen werden.

Zu den rein örtlichen Veränderungen zählen die Entzündung der Uterusschleimhaut. Namentlich VEIT hat ihr zugesprochen und den Widerspruch von MARCHAND, ASCHOFF, SCHLAGENHAUFER hervorgerufen.

RISEL fügt dem hinzu, daß die Befunde von metastatischen Tumoren vom Bau des Chorionepithelioms bei gesundem Uterus, ferner die von ganz gleichartigen Wucherungen in Teratomen durch die VEITsche Theorie in keiner Weise zu erklären seien.

Keinesfalls genügt der Nachweis der „entzündlichen" Infiltration zur ätiologischen Beanspruchung. Als nebensächliche Begleiterscheinung, später als Reaktion auf die Zerstörung und Nekrose ist sie genügend anerkannt. — Die Entzündung des Endometriums als Ursache von Aborten ist ebenso bekannt, wie stärkere Grade rundzelliger Infiltration bei normaler Gravidität.

LA TORRES Angaben über Blastomyzeten hat RISEL bereits mit größter Skepsis betrachtet, und ähnliche Mitteilungen von ROSSI DORIA verdienen kein anderes Schicksal.

v. FRANQUÉ hat die parasitäre Ätiologie gänzlich ausgeschlossen. Jedenfalls liegt bisher kein Befund vor, der es rechtfertigte, dieser Frage ernstlich nachzugehen.

Die Widerstandskraft des Uterusgewebes ist herabgesetzt; KWOROSTANSKY macht hierfür „lokale Ernährungsstörungen" verantwortlich, und SCHICKELE, JOKERS „Zirkulationsstörung".

Die Schleimhaut soll fehlen (KWOROSTANSKY). Die postpuerperale Involution des Uterus ist verzögert (HITSCHMANN, PETERS, FRANKL). Alle diese Bedingungen für „Ernährungsstörungen" sind zu alltäglich im Uterus gegeben, um sie für bedeutsam halten zu können. Allgemein führt Entzündung stärkeren Grades oder mangelhafte Einbettung zum frühzeitigen Abort. Das Fehlen der Schleimhaut als solches ist gleichgültig und bedingt höchstens teilweise oder ausgedehnte Placenta increta, wie denn der Nahrungsmangel bei ungünstigem Sitze der Plazenta meist oder doch sehr oft ausgeglichen wird durch Zottenneubildung und Ausbreitung der Zotten auf allen gangbaren Wegen, ohne daß jemals hierbei eine Neigung zur Bildung von Chorionepitheliom bemerkt worden wäre. REEB macht sogar nicht Halt mit der Annahme der örtlich herabgesetzten Widerstände, sondern dehnt deren Einfluß auch auf den Grad der Ausbreitung und die zellulare Zusammensetzung des Tumors aus. Auch vermißte er die seiner Meinung nach sonst reichliche leukozytäre Infiltration der Uteruswand bei Chorionepitheliomen, die durch wiederholte Blutungen zum Tode führten. Der Zusammenhang ist nicht klar, da leukozytäre Infiltration außer bei schwerer Eiterung nicht das Wachstum des Tumor hemmt und noch weniger die Blutung verhindert.

Es versteht sich, daß die Widerstandsfähigkeit des Uterus irgendwie herabgesetzt sein muß, aber in welcher Art, das ist unklar. Die genannten Bedingungen versagen gänzlich. Die örtlichen Bedingungen können von allgemeinen Veränderungen im mütterlichen Körper abhängen. Als solche hat man zunächst nur ganz allgemein Stoffwechselstörungen unbekannter Art genannt. Die vorausgesetzten allgemeinen Störungen (MARCHAND, L. PICK, LANGHANS, RISEL, ASCHOFF, ZAGORJANSKI-KISSEL, R. MEYER, VEIT, WALTHARD, v. FRANQUÉ, SCHMAUCH, FLEISCHMANN) wurden mit „veränderten allgemeinen Ernährungsbedingungen" oder mit „verringertem Widerstande des mütterlichen Organismus" umschrieben, mit Mangel an Widerstand namentlich im Alter (POLANO). Diese allgemeinen Bezeichnungen, dazu auch „Verringerung der normalen Schutzkräfte" gehören, wurden dann auch nur vermutungsweise ersetzt durch mangelhafte Gerinnbarkeit des mütterlichen Blutes (ALBERT, O. SCHMIDT) auf den Mangel an „Synzytiolosin" (SCHMAUCH, J. VEIT, KWOROSTANSKY), neuerdings auch (IWANOW), auf Hämoglobinarmut (KWOROSTANSKY), Infektion, Anämie (SCHMORL).

Bestimmte Störungen, wie Herz- und Nierenkrankheiten (KWOROSTANSKY) sind natürlich geeignet, den Widerstand herabzusetzen, aber zahllose Schwangere mit solchen Leiden haben kein Chorionepitheliom und die beim Chorionepitheliom gefundenen Erkrankungen der Niere, nach KRÖMER 53%, sind oft gewiß Folgen der Erkrankung, in höherem Maße durch Intoxikation, als bei normalem Ei.

O. FRANKL versuchte der Frage des verminderten Widerstandes experimentell näherzutreten. Das Serum gravider Frauen löst fetale Zellen auf, dagegen hat FRANKL in 3 Fällen von Chorionepitheliom diese Eigenschaft vermißt. Ebensowenig wurden die Krebszellen gelöst. — Danach wären die biochemischen Qualitäten des Blutes und der Gewebssäfte Förderer der destruierenden Geschwulstbildung. — Es wird festzustellen sein, ob diese Veränderung des Serums von vornherein besteht, oder erst durch das Chorionepitheliom hervorgerufen wird. O. FRANKL nimmt theoretisch an, daß die Heilung einzelner Fälle mit der Wiederkehr der normalen Schutzkräfte zu erklären sei. Danach würde die Veränderung des Serums in solchen Fällen eine vorübergehende gewesen sein. Wodurch sie bedingt gewesen war, ist nicht abzuschätzen.

Wie verhält sich die allgemeine Azidose (B. FISCHER-WASELS) beim Chorionepitheliom?

Hormonale Störung liegt nach der heutigen Vorstellung der Theorie zugrunde, daß die Blasenmole und das Chorionepitheliom durch die lutinöse Wucherung im Ovarium hervorgerufen werde. Diese Ansicht ist zwar jetzt widerlegt, muß jedoch aus historischem Interesse kurz dargestellt werden.

Die Auffassung von BORN-FRÄNKEL, daß die Einbettung und weitere Entwicklung des Eies durch die innere Sekretion des Corpus luteum beeinflußt werde, führte RUNGE dazu, anzunehmen, daß die höhere Luteinproduktion die Blasenmole und Tumorbildung der Chorionzellen zur Folge haben könne. Ihm folgten L. PICK, JAFFÉ. L. FRÄNKEL selber kam dagegen allmählich zu der Ansicht, daß das Ei zwar vom Hause aus gesund gewesen sei, aber während der Einbettung oder später erkranke, weil das Corpus luteum, das der Insertion und Weiterbildung des Eies vorstehe, durch den Zystendruck geschädigt werde. Der wesentliche Unterschied beider Anschauungen wurde schon von PICK dahin festgelegt, daß er und seine Parteigänger ein Zuviel von Luteinsubstanz, L. FRÄNKEL dagegen ein Zuwenig für die Entartung des Eies maßgeblich machten. Der Ansicht PICKs sind einige Autoren willig gefolgt (BAMBERG, KREBS, B. FISCHER, HAAS). — BIRNBAUM neigte zwar PICKs Auffassung zu, aber nicht unbedingt, da die Überproduktion von Lutein nicht ohne weiteres Blasenmole hervorrufe, wie die Zwillingsschwangerschaften mit Blasenmole nur des einen Eies zeigen. — Auch die Angabe von Herold, daß in einem Falle nach Blasenmole ein Chorionepitheliom im Uterus mit parametranen Metastasen nach Exstirpation der lutinös zystischen Ovarien sich zurückgebildet habe, kann nicht die Theorie stützen, da auch trotz Verbleiben der Ovarien das Chorionepitheliom ausheilen kann. Umgekehrt bringt die Entfernung der Blasenmole oder des Chorionepithelioms die Luteinzysten zur Rückbildung (Ruge, Fränkel, Santi, Gouilloud, Essen-Möller, Matthes).

Zu der Theorie von Pick und Fränkel steht in der Umkehr die Anschauung Dungers, daß die Luteinzystenbildung eine Folge der chorionepithelialen Neubildung sei; er bezieht sich dabei auf den Einfluß der normalen Gravidität auf das Corpus luteum. Gegen die Picksche und Fränkelsche Theorie führt Dunger den bekannten Umstand ins Feld, daß die Chorionepitheliome zuweilen erst lange Zeit nach Geburten und Aborten zur Ausbildung gelangen. Auch Gottschalk hielt die Luteinzystenbildung für sekundär, nämlich eine Folge der Stauung in den Ovarialgefäßen, die ihrerseits durch Kreislaufstörungen im Uterus bei der Blasenmolenbildung bedingt seien.

Da die Luteinzellenwucherung, wie schon von Dunger hervorgehoben wurde, nach einer Zusammenstellung der Kasuistik nur in 39 unter 63 Fällen beobachtet wurde, da sie bei starken Graden von Chorionepitheliom sehr gering sein kann (Wallart, Seitz), so fand die Theorie bald Gegner in Pfannenstiel, Böshagen, Hammerschlag, Risel, Essen-Möller, Pinto, Bürger, Santi, R. Meyer u. a.

Es war natürlich, daß man in der Folge die Luteinwucherung als einen Erfolg der Blasenmole und des Chorionepitheliom ansprach, nicht nur der Blasenmole, wie Küstner annahm, weil auch das ohne Blasenmole entstehende Chorionepitheliom die gleiche Wirkung hervorruft.

Für die Abhängigkeit der Luteinwucherung von der Blasenmole und Chorionepithelioma ist auch entscheidend die oben erwähnte Tatsache, daß die Ovarialzysten sich klinisch nachweisbar zurückbilden, wenn das erkrankte Ei oder der Uterus entfernt werden. Die vom Ovarium unabhängige Entstehung der Erkrankung des Eies ist außerdem, wie ebenfalls besprochen wurde, aus dem häufigen Fehlen der Luteinwucherung zu entnehmen. Namentlich in frühen Stadien der Erkrankung fehlt sie und ebenso bei alten Frauen mit atrophierendem Ovarium (R. Meyer).

Bei abgestorbener, im Uterus zurückgehaltener Blasenmole fehlt die Luteinwucherung ebenfalls; vielleicht hat sie sich auch in diesem Falle schon zurückgebildet.

Das Chorionepitheliom im Hodenteratom bedarf ebenfalls keiner lutinösen Anregung.

Die Luteinzellwucherung wird, wie wir oben gesehen haben, auch experimentell durch „Prolan" hervorgerufen und im mehrfach erwähnten Falle von G. A. Wagner ohne Schwangerschaft nur durch Hyperfunktion einer scheinbar adenomatösen Hypophyse. So kann man diese Frage der kausalen Genese zu den historischen Akten legen und hat nur noch zu entscheiden, ob das pathologisch gewucherte Chorionepithel durch eigene Produktion von „Prolan" oder auf dem Umwege über erhöhte Tätigkeit der Hypophyse die Luteinwucherung hervorruft.

Experimentelle Erzeugung von Blasenmole oder Chorionepitheliom ist bisher nicht gelungen. Selbst die Implantation von Chorionepitheliomgewebe bei Kaninchen subkutan und intraperitoneal (Vassmer) oder intraperitoneal und intrauterin (Schumacher) blieb erfolglos. Eigene Versuche mit Implantation arteigener und körpereigener Plazenta mit Äther und Scharlachöl verliefen ebenfalls nichtssagend; ebensowenig konnte ich mit letztgenannten Mitteln allein am schwangeren Kaninchenuterus Wucherungen erzielen. Injektion von Plazentargewebe bei Ziegen und Kaninchen (A. BIRCH-HIRSCHFELD und GARTEN, KRÜCKMANN und LENGEMANN, LUBARSCH) ergab ebenfalls negative Resultate.

Durch mechanische Einwirkung (Quetschung der Plazenta mit Pinzetten bei Hündinnen) will AICHEL der Blasenmole ähnliche Veränderungen hervorgerufen haben, deren histologische Beschreibung RISEL freilich als zu kurz beanstandet. TODYO setzt einen Fall von jungen Blasenmolenabort 3 Wochen nach Treppensturz in eine wohl etwas zu gewagte Parallele mit AICHELs Experiment. — AICHELs Präparate waren für die Ähnlichkeit mit Blasenmole nicht einmal überzeugend.

Der Abschnitt über die kausale Genese erweckt kein Behagen, aber die Hoffnung auf Klärung wenigstens einzelner biologischer Zusammenhänge, da diese vielseitige und von Fall zu Fall verschieden sein mögen. Die letzten Bedingungen sind völlig verschlossen. Das wechselnde Verhalten bei morphologisch gleichartigen Neubildungen, oft mit tödlichem Ende, zuweilen mit Heilung, selbst nach Embolie und Metastasierung, machen es höchst wahrscheinlich, daß das Reaktionsverhältnis zwischen Mutter und Kind maßgeblich ist. Darin bestärkt uns auch der auffällige Unterschied in der Antwort des uterinen Gewebes mit Koagulation oder Auflösung. Die Bereitschaft des normalen jugendlichen Trophoblasten zur Wucherung liegt ebenso klar zutage wie die wechselnde normale Abwehr der Mutter. Die längere Dauer der Lösungskraft des Chorionepithels oder ihr Wiedererwachen kann durch Störung der gegenseitigen Balance verstanden werden, namentlich bei Chorionepitheliom im Anschluß an gewöhnlichen Abort und ausgetragene Schwangerschaft. Es ist nicht unbedingt nötig, in diesem Falle die Schuld an der Wucherung zurückbleibender Chorionepithelien nur einer besonderen primären Veränderung von ihrer Seite zuzuschreiben. Auch in diesem Falle können veränderte Bedingungen der Ernährung nach Entfernung der Frucht den Anlaß zur pathologischen Wucherung geben. — Sehen wir doch mit sehr großer Wahrscheinlichkeit die Wucherung des Chorionepithels bei Blasenmole durch die Veränderung im Stoffwechsel bedingt an.

Wenn wir die Entstehung der Blasenmole bis zum örtlichen oder allgemeinen Aussetzen des fetalen Kreislaufes zurückverfolgen können — die Ursachen für die Gefäßdefekte, die Anlagefehler kennen wir nicht — so müssen wir doch berücksichtigen, daß zahllose Fälle von Absterben des Embryo und sehr viele Fälle von örtlichen Gefaßdefekten oder Unterbrechungen nicht den gleichen Erfolg haben. Was bedeutet es, daß z. B. ein ganzer Quadrant der sonst normalen Plazenta als Blasenmole erscheint, offensichtlich durch Kreislaufstörung im versorgenden Hauptaste und wenn die gleiche Störung in einem anderen Falle nur zur Atrophie des Quadranten führt?

Und wie läßt es sich erklären, daß in meinen Fallen von Blasenmolen in situ die starke Chorionepithelwucherung namentlich begünstigt durch die frische Blutzufuhr, in einem Falle die Uteruswand stärker angreift als im anderen. Ist es nur eine Frage der Dauer? Warum führen die Blasenmolen zuweilen sehr früh, in anderen spat und sehr spät zum Chorionepitheliom und in vielen Fällen gar nicht? Und wie kommt die lange Ruhezeit des Chorionepithels oder die Wartezeit der Metastasen zustande? In allen diesen Punkten ist die Annahme eines von Fall zu Fall und auch im gleichen Falle zeitlich und örtlich wechselnden Einflusses der Mutter nicht zu umgehen. — Diesen zu erforschen wird die wichtigste Aufgabe sein.

Schrifttum.

ACCONCI, G.: Mola vesicolare destruente e corioepitelioma. Fol. gynaec. (Genova) **21**, H. 2, 253 (1925). — ACZÉL: Über einen Fall von dezidualer Geschwulst. Mschr. Geburtsh. **3**, H. 5, 413 (1896). — ADACHI: An interesting case of syncytioma malignum. Amer. J. Obstetr. **74**, H. 3, 397 (1916). — AHUMADA, J. C., R. P. ESCALIER u. S. MAZZA: Penetrierende Mole und Chorionepitheliom. Bol. Soc. Obstetr. Buenos Aires **1922**, No 1. Ref. Zbl. Gynak. **1924**, Nr 5, 192. — AICHEL, O.: (a) Über die Blasenmole. Eine experimentelle Studie. Sitzgsber. physik.-med. Ges. Erlangen **1901**, H. 33, 25. Ferner Habil.schr. Erlangen 1901. (b) Über die kunstliche Darstellung der Blasenmole beim Tier. Verh. dtsch. Ges. Gynak. **1901**, 516. (c) Über die Blasenmole. Habil.schr. 1901. — ALBERT: (a) Über Chorioepithelioma s. Syncytioma malignum. Gynak. Ges. Dresden, 17. Mai 1900. Zbl. Gynak. **1900**, Nr 49, 1328. (b) Demonstration eines Uterus mit synzytialer Neubildung. Gynak. Ges. Dresden, 17. Okt. 1902. Zbl. Gynak. **1902**, Nr 16, 431. — ALBERTIN et GOUILLIOUD: Zystische Entartung beider Eierstöcke bei Hydatidenmole. Lyon méd. **1908**, No 15/16. — ALBRECHT, H.: Über Chorionepitheliome und verwandte Geschwülste. Ges. Path. Kiel **1908**. Zbl. Path. Erg.-H. 19, 72. — ALBRECHT, HANS: Die Geschwulste des weiblichen Genitaltraktus in ihrer Bedeutung für die allgemeine Geschwulstlehre, insbesondere für die Frage der relativen Malignitat. I. Teil: A. Chorionepitheliom, B. Chorioangiom. Frankf. Z. Path. **1**, H. 3/4, 581 (1907). — ALFIERI: Contributo alla studio del corionepitelioma cervicale e del corionepitelioma con longo periodo di latenza. Fol. gynaec. (Genova) **10**, H. 4, 371 (1915). — ALLEN, EDWARD: Report of two cases of partial hydatidiform degeneration of the placenta late in pregnancy. Amer. J. Obstetr. **15**, 694 (1928). — AMANN: Destruierende Blasenmole. Mschr. Geburtsh. **43**, H. 1, 11 (1916). — AMREICH: Über einen seltenen Verlauf einer destruierenden Blasenmole. Mschr. Geburtsh. **56**, H. 5/6, 249 (1922). — ANSELMINO u. HOFFMANN: Über den Lipasegehalt der Plazenta. Arch. Gynak. **139**, 202 (1929). — APFELSTAEDT u. ASCHOFF: Über bösartige Tumoren der Chorionzotten. Arch. Gynak. **50**, 511 (1896). — ASCHHEIM: (a) Luteinzysten bei Blasenmole. Verh. Ges. Geburtsh. Berlin, 8. Juli 1927. Z. Geburtsh. (b) Über Luteinzystenbildung im Ovarium bei Blasenmole und Chorionepitheliom malignum. Die Entstehung dieser Luteinzysten durch Wirkung des Hypophysenvorderlappeninkrets. Zbl. Gynak. **52**, Nr 10, 602—609 (1928). — ASCHOFF: (a) Chorionepitheliom. Erg. Path. **5**, 106 (1900). (b) Die mikroskopische Diagnose des Chorionepithelioma malignum aus kürettierten Massen. Zbl. Path. **13**, Nr 11, 425 (1902); Berl. klin. Wschr. **1907**, Nr 31; Arch. Gynäk. **50**. — ASKANAZY: (a) Chorio-épithéliome primitif du poumon. Soc. méd. Genève, 16. Jan. 1908. Presse méd. 4. Marz **1908**, No 19, 149. (b) Die Teratome nach ihrem Bau, ihrer Genese und im Vergleich zum experimentellen Teratoid. Verh. dtsch. path. Ges. 11. Tagg Dresden **1907**, 39/83. — ASSMUTH: Über primares Chorionepitheliom des Ovariums. Diss. Tubingen 1908. — AUERBACH, S.: Ein extradurales Chorionepitheliom im Niveau des mittleren Dorsalmarkes. Zbl. Gynäk. **1910**, Nr 24, 1346. — AUGIER et POULIN: Les vrais et les faux chorioépitheliomes. Arch. gén. Chir. **1911**, No 5, 509. — AULHORN, E.: (a) Ein Fall von malignem Chorionepitheliom. Alte und neue Gynäkologie. Festschrift für v. WINCKEL. Munchen 1907. Ref. Zbl. Gynäk. **1907**, Nr 51, 1601. (b) Über primares Chorionepitheliom der Lunge. Arb. path. Inst. Tubingen **6**, H. 2, 539 (1908).

BACON: Fall von Deciduoma malignum. Amer. J. Obstetr. **31**, Nr 5 (1895, Mai). — BALLANTYNE, J. and J. JOUNG: Fatal case of hydatiform mole. Transact. Edinburgh obstetr. Soc. **1913**, 267. — BAMBERG: Inkarzeration zystisch degenerierter Ovarien bei Blasenmole. Mschr. Geburtsh. **20**, H. 3, 359 (1904). — BANDLER: Amer. J. Obstetr., Aug. **1902**, 145. — BANIECKI, HELLMUT: Schwangerschaftshypophyse und Ovarialhormon. Arch. Gynak. **134**, H. 3, 695—702 (1928). — BARAK, A.: Ein intraligamentar gelegenes ektopisches Chorionepitheliom mit sehr langer Latenzzeit. Diss. Gießen 1911. — BARDON, R., BOURSIER et J. DE GROC: Chorio-épitheliome de l'utérus à évolution rapide, secondaire à une môle hydatiforme. Bull. Soc. Obstétr. Paris **14**, No 5, 375—377 (1925). — BARTHÉLEMY: Chorio-épithéliome développé sur un oeuf en rétention. Bull. Soc. Obstétr. Paris **18**, 257—258 (1929). — BASTIANELLI: Diskussion zu Pestalozza s. Pestalozza. 1909. — BAUER, A.: Chorionepithelioma malignum nach Blasenmole und Abort. Dtsch. med. Wschr. **1919**, 1536. — BAUEREISEN: Parazervikal entwickeltes Chorionepitheliom nach Blasenmole. Mitteldtsch. Ges. Geburtsh., 10. Mai 1925. Zbl. Gynäk. **1925**, Nr 32, 1835. — BAZAN, J.: Wiederholt auftretende Blasenmole. Bol. Soc. Obstetr. Buenos Aires **4**, No 17, 604—609 (1925). Ref. Zbl. Gynäk. **51**, Nr 11 (1927). — BAZY: Carcinom placentaire ou chorioépitheliome malin de la trompe. Ann. Gynéc. **11**, 208 (1913). Ref. Rev. Gynéc. **21**, 159 (1913). — BEACH: Du déciduome malin. Thèse de Paris 1894/95; Ann. Surg. **21**, 525 (1895). — BELLA, E. DE: Mola vesicolare destruente et corionepitelioma. Arch. Ostetr. **36**, 143—166 (1929). — BERBLINGER: Zur Frage der genitalen Hypertrophie bei Tumoren der Zirbeldrüse und zum Einfluß embryonalen Geschwulstgewebes auf die Drusen mit innerer Sekretion. Virchows Arch. **227**, Beih., 38 (1920). — BERNOUTZ et GOUPIL: Clin.

méd. sur les malad. des femmes. Paris 1860. — Bertino: Corionepitelioma della vagina per metastasi di mola vesicalare. Festschrift für Mangiagalli. S. 251. Pavia 1906. — Bertolini: Contributo anatomo-pathologico e clinico allo studio del corio-epitelioma. Fol. gynaec. (Genova) 7, H. 1, 53 (1902). — Birnbaum: Blasenmole bei einem Zwillingsei und Luteinzellenverlagerung in einem Blasenmolenovarium. Mschr. Geburtsh. 19, H. 2, 175 (1904). — Blumreich: Synzytiale Wanderzellen und Syncytioma malignum. Z. Geburtsh. 40, 133 (1899). — Boeckel, A. u. A. Franck: Chorioépithéliome métastatique du rein. Strasbourg méd. 89, 376 (1929). — Boit, Ernst: Über Anatomie und Ätiologie der Blasenmole. Diss. 1906. — Boivin: (a) Nouvelles recherches sur l'origine, la nature et le traitement de la môle vésiculaire. Paris 1827. (b) Nouvelles recherches sur l'origine, la nature et le traitement de la môle vésiculaire. Paris 1872 (zit. nach Essen-Möller). — Boivin et Dugès: Traité pratique des maladies de l'utérus. Paris 1833. — Borst, M.: (a) Die Lehre von den Geschwülsten. Wiesbaden 1902. (b) Die Teratome und ihre Stellung zu anderen Geschwulsten. Verh. dtsch. path. Ges. 11. Tagg Dresden 1907, 83. — Bostroem, Eugen: Das Chorionepitheliom. Eine morphologische Studie. Beitr. path. Anat. 76, H. 3, 293—373 (1927). — Brasche, P.: Die Lungenmetastasen bei malignem Chorionepitheliom mit besonderer Berucksichtigung eines eigenartigen Falles. Virchows Arch. 215, H. 1, 106 (1914). — Brault, A.: Des tumeurs. In Cornil et Rouvier: Manuel d'histologie pathol. 3. Aufl., Tome 1, p. 354. Paris 1901. (Nach Risel.) — Breitung: Über Blasenmole und malignes Deziduom. Diss. Leipzig 1900. — Brenner: Ein Fall von beginnendem Chorionepitheliom malignum mit frischer kleiner Metastase in der Scheide. Mschr. Geburtsh. 27, H. 6, 574 (1908). — Brindeau et Nathan Laurier: Chorionepithelioma. Obstétrique. Tome 2, p. 885. Paris 1909. — Briquel: Tumeurs du placenta et tumeurs placentaires (Placentomes malins). Thèse de Nancy. Paris 1902—1903. — Brooke, P. Bland: Hydatiform mole complicated by perforation of the uterine wall and secondary chorionepithelioma of the pelvis. Amer. J. Obstetr. 13, Nr 2, 189 (1927). — Brouha: Bull. Soc. belge Gynéc. 1913, No 10. — Bruce and Inglis: A case of hydatid mole with death six months afterwards from cerebral hemorrhage due to deciduoma malignum. Edinburgh obstetr. Soc., 13. Marz 1901. Lancet, 30. Marz 1901, 937. — Brucke, Herbert: Über die Blasenmole. Inaug.-Diss. Breslau 1919. — Buist, R. C.: Uterus with deciduoma malignum. Edinburgh obstetr. Soc., 13. Marz 1901. Lancet, 30. Marz 1901, 937. — Bulius: Gutartige Wucherungen des Synzytium. Zbl. Gynak. 1897, 693. — Burdzinsky: Beitrag zur Histo- und Pathogenese des Chorionepithelioma malignum. Zbl. Gynäk. 1904, Nr 52, 1607. — Burg, Ete: Ròntgenologische Untersuchungen der Regressivveranderungen des plazentaren Gefäßsystems. Zur Frage des Geburtsbeginnes. Z. Geburtsh. 95, H. 1, 43 (1929). — Burger: (a) Zwei Falle von Chorionepithelioma malignum. Geburtsh.-gynak. Ges. Wien, 16. Juni 1904. Zbl. Gynak. 1905, Nr 12, 375. (b) Blasenmole, Luteinzysten, Chorionepitheliom. Wien. geburtsh.-gynak. Ges., 13. Jan. 1906. Zbl. Gynäk. 1906, 39. — Busse: (a) Über Deciduoma malignum. Greifswald. med. Ver. Münch. med. Wschr. 1902, 1588. (b) Über Chorionepitheliome, die außerhalb der Plazentarstelle entstanden sind. Virchows Arch. 174, 207. — Butomo, W. L.: Intraperitoneale Blutungen beim Chorionepitheliom der Gebarmutter. Zbl. Gynak. 1926, Nr 15, 1034. — Buttenberg: Uterus mit malignem Chorionepitheliom. Med. Ges. Magdeburg, 3. April 1902. Munch. med. Wschr. 1902, Nr 25, 1072. — Butz: Beitrag zur Kenntnis der bosartigen Blasenmole und ihrer Behandlung. Arch. Gynak. 64, H. 1, 176 (1901).

Caffier, P.: Die proteolytischen Fahigkeiten von Ei und Eibett. Zbl. Gynak. 53, Nr 30, 1910 (1929). 21. Tagg dtsch. Ges. Gynak. Leipzig, Mai 1929. — Caturani: Chorionepithelioma uteri mit vaginalen Metastasen. Med. Rec. 85, Nr 12; Amer. J. Obstetr. 69, Nr 435, 502 (1914). — Cazin-Ségond: Des déciduomes malins. Gynéc. 1896, No 1/2, 15 u. 117. — Chaletzky, Eva: Hydatidenmole. Diss. Genf 1891. — Chiari: Über drei Falle von primarem Karzinom im Fundus und Korpus des Uterus. Wien. med. Jber. 1878, 364. — Chrobak: Demonstration eines per vaginam exstirpierten Uterus. Zbl. Gynak. 1896, Nr 50, 1281. Geburtsh.-gynak. Ges. Wien, 3. Nov. 1896. — Cipriani, Francesco: Di un caso di corioepitelioma dell'utero secondario al mola vescicolare con metastasi polmonare e degenerazione macrocistica delle ovaie. Riv. Ostetr. 7, No 5, 207 (1925). — Mc Clellon, B. R.: Trans. amer. Assoc. Obstetr. 28, 161 (1915). — Cock: Ein Fall von Deciduoma malignum. Rev. internat. Méd. Chir. 1897, No 13. Ref. Zbl. Gynak. 1898, Nr 1, 26. — Cohn: Zur Ausbreitung des Chorionepithelioma malignum. Med. Ver. Greifswald, 21. Juli 1911. Ref. Dtsch. med. Wschr. 1912, Nr 3, 143. — Cooke: Chorionepithelioma of the testicles. Bull. Hopkins Hosp. 26, Nr 292, 215 (1915). — Cope and Kettle: A case of chorionepithelioma of the Fallopian tube following extrauterine gestation. Proc. roy. Soc. Med. 1913, Nr 7, 247. — Courant: Diskussion: Fall von Mola hydatidosa. Zbl. Gynak. 1910, Nr 35, 1168. — Couvelaire et Levant: Chorioépithéliome bénin. Bull. Soc. Obstétr. 14, No 5, 355—356 (1925). — Cristeller: Demonstration eines Chorionepithelioms. Path. Ges. Berlin, 22. Jan. 1925. — Cristeller, E. u. P. Oppenheimer: Über ein ektopisches Chorionepitheliom der Leber. Virchows Arch. 257, H. 3, 691 (1925). — Cristofoletti

u. HITSCHMANN: (a) Zur Pathologie und Therapie des malignen Chorionepithelioms. 81. Verslg. dtsch. Naturforsch. Salzburg **1909**.   (b) Zur Pathologie und Klinik des malignen Chorionepitheliom. Wien. klin. Wschr. **1911**, Nr 19. — CULLEN: J. amer. med. Assoc. 48, 1491 (1907). — CUNCO: Chorio-épithéliome de l'utérus. Presse méd. **1914**, No 42, 407. — CURTIS et OUI: Contribution à l'étude de la mole disséquante ou pénétrante. Ann. Gynéc. 10, 321 u. 398 (1917, Juli). — CUZZI, GUISEPPE: Considerazioni su di un caso di corioepitelioma del canale cervicale. Clin. ostetr. 27, H. 12, 569 (1925).

DAELS: Zur Histologie der Blasenmole. Arch. Gynak. 86, H. 1, 97 (1908). — DAVIDSOHN: Über die bösartigen Chorionepitheliome des Eileiters. Berl. klin. Wschr. **1910**, Nr 22. — DAVIS and HARRIS: Syncytioma malignum and ectopic gestation, causing pernicious nausea. Amer. J. Obstetr. 42, 1. — DEVRAIGNE et SÉGNY: (a) A propos de deux môles embryonnées. Soc. Obstétr. Paris 15, No 1, 24 (1926).   (b) Môles vésiculaires et chorio-épithéliomes. Soc. Obstétr. Paris, 8. Febr. 1926. 15, No 2, 199 (1926). (Suite de la discussion.) — v. DIRINGHOFEN, H.: Die Falle von Blasenmole an der Universitats-Frauenklinik in München von 1884—1924. Diss. München 1925. — DÒDERLEIN: (a) Mannskopfgroßes Chorionepitheliom des linken Ovariums. Munch. gynak. Ges., 24. Okt. 1907. Ref. Gynàk. Rdsch. **1908**, 494. (b) Vaginaler und klassischer Kaiserschnitt bei Placenta praevia. DODERLEIN-KRÖNIG, Operative Gynak. 3. Aufl., 1912, S. 920.   (c) Destruierende Blasenmole im Parametrium. Munch. med. Wschr. **1915**, H. 27. — DORAN: Chorionendothelioma of uterus; intraperitoneal hemorrhage, hysterectomy, death. Obstetr. Soc. Lond., 6. Nov. 1907. Brit. med. J., 16. Febr. **1907**. — DUBOIS et DESORMEUX: Zitiert von OUVRY. — DUNGER: Chorionepitheliom und Blasenmole. Beitr. path. Anat. 37, H. 2, 279 (1905). — DUPLAY: Contribution à l'étude du chorioépithéliome primitif du vagin. Thèse de Paris **1905**. — DURANTE: (a) Du déciduome malin ou épithélioma ectoplacentaire. Rev. méd. Suisse rom. **1896**, 614 u. 684. (b) Contribution à l'étude du procès histologique et la pathogénie de la mole hydatiforme. Bull. Soc. Obstétr. Paris **1907**, No 4, 244.

EBNÖTHER, KARL: Ein Beitrag zur Kenntnis der Blasenmole auf Grund von 18 an der Züricher Frauenklinik wahrend der letzten 26 Jahre beobachteten Falle. Diss. Zurich 1918. — EDEN: (a) Remarks on the theory of chorionepithelioma procced by notes of a case. J. Obstetr., Dez. **1907**, 484.   (b) Chorionepitheliom of the uterus with bilat. cysts of the ovary. Brit. med. J. **1914**, Nr 2769, 197. — EDGE: Chorionepithelioma. Lancet, 1. Febr. **1913**, Nr 4666, 320. — EICHHORN: Heterotopes Chorionepitheliom im Gehirn und Lungen. Diss. Rostock 1913. Z. Krebsforschg 13, H. 1, 42 (1913). — EIERMANN: Der gegenwartige Stand der Lehre vom Deciduoma malignum. Grafes Slg Abh. 2, H. 1. Halle 1897. — ENGELHORN: Über einen geheilten Fall von Chorionepitheliom im Ligamentum latum. Mschr. Geburtsh. 67, H. 1/2, 25. — ENGSTRÒM: (a) Zur Kenntnis der destruierenden Blasenmole. Mitt. Klin. Engstròm 10, H. 2 (1912).   (b) Beobachtungen über malignes Chorionepitheliom. Mitt. Klin. Engstròm 10, 175, H. 3 (1913). — D'ERCHIA, FLORENZO: (a) Di alcune osservazioni sulla genesi e struttura della mola vesicolare e del corioepithelioma maligno. Arch. Ostetr. 13, No 6 (1916).   (b) Ancora sulla genesi e struttura della mola vesicolare. Atti Soc. Ostetr. 26, Congr. Roma 1927.   (c) Ancora sulla genesi e struttura della mola vesicolare. 26. Congr. Roma, 18.—21. Dez. 1927. Atti Soc. ital. Ostetr. 26. 464—467 (1928).   (d) Contributo allo studio della placentazione umana. Riv. ital. Ginec, 9, 1—106 (1929). — ESSEN-MOLLER: Studien über die Blasenmole usw. Wiesbaden: J. F. Bergmann 1912. — EWING, J.: Surg. etc. **1910**, 366.

FAIRBAIRN: Primary chorionepithelioma of the ovary. J. Obstetr. 16, Nr 1, 1 (1909, Juli). — FALGOWSKY: Kritische Würdigung eines Falles von Blasenmole bei Zwillingsschwangerschaft mit einem ausgetragenen Kinde. Mschr. Geburtsh. 34, 290 (1911). — FAURE: Démonstration d'un cas de chorio-épithéliome. Bull. Soc. Chir. Paris **1914**, No 18, 637; Semaine méd. **1914**, No 20, 238. — FAVREAU: Diskussion zu BARDON, BOURSIER et de GROC. — FELLNER, O.: Über das Verhalten der Gefaße bei der Eileiterschwangerschaft. Autothrombose. Arch. Gynàk. 74, H. 3, 481 (1905). — FELS, ERICH: Zur Biologie des Chorionepithelioms. Zbl. Gynak. **1929**, Nr 8, 466. — FENINI, GUIDO: Un caso raro di mole vescicolare. Arte ostetr. 38, No 12, 143—146 (1924). Ref. Ber. Gynak. 8, H. 17, 914 (1925). — FERGUSON: Chorionepithelioma of the uterus, intraperitoneal hemorrhage, hysterectomy, death. Trans. obstetr. Soc. Lond. 49 (1907). — FIEDLER: Beitrage zur Kenntnis der synzytialen Tumoren. Diss. Kiel 1900. — FINDLEY: (a) Primary chorioepithelioma malignum outside of the placental site. With report of a case. J. med. Assoc.., 5. Nov. **1904**. (b) The foetal nature of chorion-epithelioma. Amer. med. J., Mai **1905**. — FIRKET, PIERRE: Chorioépithéliome suite de môle hydatique (Pièce anatomique). Rev. franç. Gynéc. 20, No 22, 668 (1925, Nov.). — FISCHER: Chorionepitheliom der Dura mater und der Lunge ohne Primärtumor im Uterus. Gynäk. Rdsch. **1910**, 54. — FISCHER, A. W.: Ektopisches Chorionepitheliom der Vagina mit multiplen Luteinzysten beider Ovarien. Arch. Gynak. 110, H. 2 (1919). — FISCHER, B.: (a) Demonstration: Chorionepitheliom der Dura mater und der Lunge ohne Primartumor im Uterus mit Sekretion von Kolostrum. Ärztl. Ver. Frankfurt a. M., 15. Febr. 1909. Ref. Munch. med. Wschr. **1909**, Nr 20,

1044. (b) Chorionepitheliom und Luteinzysten. Dtsch. med. Wschr. 1905, Nr 4, 142. — FLECKENSTEIN, H.: Das maligne Chorionepitheliom mit langer Latenzzeit. Diss. Würzburg 1917. — FLEISCHMANN: Über eine seltene, vom Typus abweichende Form des Chorionepithelioms mit ungewöhnlichem Verlaufe. Mschr. Geburtsh. 17, H. 4, 415. — FLORIAN, J.: (a) Usporadani castic hladkem svalu cev pupecniho Provazce. Disposition des Particules dans le Muscle lisse des Vaisseaux du cordon ombilical. Publ. de la Fac. Méd. Brno, Républ. Tchécosl 1, 9 (1922/23). (b) Über zwei junge menschliche Embryonen. 36. Verslg anat. Ges. Kiel, Sitzg 20.—23. April 1927. Anat. Anz. 63, Erg.-H., 184—192 (1927). (c) Über das Synzytium im Trophoblast junger menschlicher Embryonen. Verh. anat. Ges. 37. Verslg Frankfurt a. M. 1928. Erg.-H. zu Anat. Anz. 66, 220. — FORD: Hydatiform mole, chorionepithelioma and bilateral corpus luteum-cysts. N. Y. obstetr. Soc., 9. Marz 1915. Amer. J. Dis. Childr. 72, Nr 452, 333. — FORGUE et MASSABUAN: Les tumeurs à formations „chorioépithéliomateuses" des glandes génitales en particulier de l'ovaire. Rev. Gynéc. 11, No 5, 755 (1907). — FORSSNER: Ein Fall von Chorionepitheliom im Uterus mit doppelseitigem Ovarialkystom. Verh. obstetr. gynàk. Sektion Ges. schwed. Ärzte. Hygiea, Dez. 1909. Ref. Frommels Jahresbericht für Geburtshilfe und Gynakologie 1909. S. 112. — FRAENKEL, E.: Maligne Tumoren des Chorionepithels. Slg klin. Vortr. 1897, Nr 180, 881. — FRAENKEL, L.: (a) Der Bau der Corpus-luteum-Zysten. Arch. Gynak. 56, H. 2, 355 (1898). (b) Das Chorionepithelioma malignum (fruher Deciduoma malignum). Sammelref. Dtsch. med. Wschr. Nr 11, 177. (c) Die Funktion des Corpus luteum. Arch. Gynak. 68, H. 2, 438. (d) Das von dem Epithel der Chorionzotten ausgehende Karzinom des Uterus. Arch. Gynak. 48, 1 (1895). (e) Weitere Mitteilungen über die Funktion des Corpus luteum. Geburtsh.-gynak. Ges. Wien, 15. Dez. 1903. Zbl. Gynàk. 1904, Nr 19/20, 621 u. 661. (f) Die Histologie der Blasenmolen und ihre Beziehungen zu den malignen von den Chorionzotten (Dezidua) ausgehenden Uterustumoren. Arch. Gynak. 49, 481 (1895). — FRAENKEL, L. u. COHN: Experimentelle Untersuchungen über den Einfluß des Corpus luteum auf die Insertion des Eies. Anat. Anz. 20, 494 (1901). — FRANK, R. T.: Ektopisches Chorionepitheliom des Beckens. Amer. J. Obstetr. 74, Nr 3, 372 (1916). Ref. Jber. Geburtsh. 1917, 303. — FRANKL, O.: (a) Handbuch der gesamten Frauenheilkunde, herausgegeben von W. LIEPMANN. Bd. 2. Leipzig 1914. Pathologische Anatomie und Histologie der weiblichen Genitalorgane. (b) Beitrag zur Molenfrage. Wien. med. Presse 1903, Nr 22 f. (c) Demonstriert drei junge Eier. Zbl. Gynak. 53, Nr 18, 1127 (1929). — v. FRANQUÉ: (a) Über eine bösartige Geschwulst des Chorion usw. Z. Geburtsh. 34, 199 (1896). (b) Über malignes Chorionepitheliom. Frank. Ges. Geburtsh., 31. Jan. 1903. Ref. Munch. med. Wschr. 1903, Nr 12, 532. (c) Demonstration Chorionepithelioma malignum. Mittelrhein. Ges. Geburtsh., 13. Marz 1909. Mschr. Geburtsh. 30, H. 1, 120 (1909). (d) Zur destruierenden Blasenmole. Verh. dtsch. Ges. Gynàk. Würzburg 1903. — FRATKINE: Un cas de môle hydatiforme. Gynéc. 11, 534 (1897). — FREUND, H. W.: (a) Über bosartige Tumoren der Chorionzotten. Z. Geburtsh. 34, 161 (1896). (b) Synzytium und Deciduoma malignum. Zbl. Gynak. 1898, Nr 26, 683. — FRIEDHEIM, ERNST A. H.: Die Zuchtung von menschlichem Chorionepitheliom in vitro. Ein Beitrag zur Lehre vom Chorionepitheliom. Virchows Arch. 272, H. 1, 717 (1929). — FROMMOLT, G.: Beitrag zur Entstehung der Kotyledonenfurchen der Plazenta. Zbl. Gynak. 1929, 1025—1033. — FUCHS: Chorionepithelioma uteri und Follikelzysten beider Eierstöcke bei Blasenmole. Norddtsch. Ges. Gynak., 4. Febr. 1911. Mschr. Geburtsh. 33, H. 4 (1911). — FUNCK, BRENTANO et G. DURANTE: Un cas de tumeur bénigne du placenta (Angiome placentaire). Gynéc., Nov. 1908, No 6, 506. Jber. Geburtsh. 2, 684 u. 688 (1908).

GAIFAMI: (a) Anatomische Bemerkungen von 5 Fallen von Blasenmole im Uterus mit besonderer Berucksichtigung der Ovarialveränderungen und des Corpus luteum. Rass. Ostetr. 31, No 7—9, 161 (1922). Ref. Zbl. Gynak. 1924, Nr 5, 190. (b) Ann. Ostetr. 30, 141 (1908). — GANS: Blasenmole mit ausgetragenem Kind. Gynak. Rdsch. 1910, 55. — GARKISCH: Über ein intraligamentar entwickeltes Chorionepitheliom. Z. Geburtsh. 60, H. 1, 115 (1907). — GAYLORD, H. R.: Malignant growths of the chorionic epithelioma and their relation to the normal histology of the placenta. Amer. J. Obstetr. 38, 145 (1898). — GEBHARD, C.: Über das sog. Syncytioma malignum. Z. Geburtsh. 37, 504 (1897). — GEMELL, ARTHUR A.: Ein Fall von Chorionepitheliom mit Adenomyom. J. Obstetr. 33, Nr 1 (1926). Ref. Zbl. Gynak. 51, Nr 11 (1927). — GENTILI, ATTILIO: Sulle modeficazioni somatiche della donna affetta da corioepitelioma e sul loro significato. Fol. gynaec. 21, H. 4, 607 bis 632 (1925). — GÉRARD: Contribution à l'étude clinique du déciduome malin ou chorioépithéliome. Thèse de Lyon 1908/09. Ref. Rev. Gynéc. et Chir., 1. Mai 1910. — GERHARDT: Ein Beitrag zur Kenntnis des malignen Chorionepithelioms. Diss. Gießen 1910. — GIERSE: Verh. Ges. Geburtsh. 1847 II. (MECKEL nach GIERSES Tod.) — GIES: Beitrage zur Klinik der Blasenmole. Inaug.-Diss. Heidelberg 1914. — GILL, JOHN J.: Report of a case of choriocarcinoma of the uterus complicating pregnancy. Amer. J. Obstetr. 12, Nr 2, 203—206 (1926). — GLASERFELD: Über das sog. ektopische maligne Chorionepitheliom. Z. Krebsforschg 5, 471. — GLINSKI: Das Chorionepithelioma malignum im Lichte neuerer Forschung. Przegl. lek. (poln.) **1905**, Nr 43. Ref. VIRCHOW-HIRSCH, Jber. **1**, 406 (1905). — GOLDBERG: Über Chorionepitheliom. Gynak. Ges. Dresden, 13. Mai 1909. Zbl. Gynak. **1910**, Nr 4, 103. — GOTTSCHALK: (a) Über das Sarcoma chorio-deciduocellulare (Deciduoma malignum). Berl. klin. Wschr. **1893**, Nr 4/5, 87 u. 116. (b) Über die Blasenmole. Z. Geburtsh. **53**, 516 (1904). Munch. med. Wschr. **1904**, 1942. (c) Das Sarkom der Chorionzotten. Arch. Gynak. **1894**, H. 1, 46. (d) Diskussionsbemerkung zu VEIT über das maligne Chorionepithel. Ges. Geburtsh. Berlin, 24. Jan. 1908 (s. u. VEIT). — GOTTSCHALL, P.: Über einen Fall von Blasenmole und Syncytioma malignum. Diss. Zurich 1901 und Beitr. Geburtsh. **4**, 331. — GRAEFE, M.: Über einen Fall von Chorionepithelioma malignum. Zbl. Gynak. **1902**, Nr 20, 521. — GRAGERT: (a) Beitrag zur Ätiologie der Blasenmole. Nordwestdtsch. Ges. Geburtsh. Tagg Schwerin, 30. April 1927. Zbl. Gynak. **1927**, Nr 37, 2372.   (b) Über Zwillingsschwangerschaft mit Entartung nur eines Eies zur Blasenmole. Ein Beitrag zur Ätiologie der Blasenmole. Mschr. Geburtsh. **78**, H. 1/2, 53—60 (1928). — GREENHILL, J. P.: Ein junges menschliches Ei in situ. Amer. J. Anat. **40**, Nr 2, 315—354 (1927). — GREGORINI: De hydrope uteri et de hydatidibus in utero. Halae 1795 (zitiert nach ESSEN-MOLLER). — GREIN: Ein Fall von Chorionepithelioma malignum nebst einigen Bemerkungen uber Spontanheilung und Therapie bei dieser Erkrankung. Arch. Gynak. **72**, 470 (1904). — GRIFFITH and WILLIAMSON: A case of chorionepithelioma complicated by haematometra. J. Obstetr. Ausg. **1907**. — GROTENFELT, C.: Ein Fall von sog. ektopischem Chorionepitheliom. Finska Lak.sallsk. Hdl. **60**, H. 3, 337 (1918). Ref. Mschr. Geburtsh. **53**, 400 (1920). — GRUGET et BENDER: Un cas de chorionépithéliome après une môle hydatiforme. Rev. mens. Gynec. et Obstétr. et Pédiatr. **1914**, No 5, 325. — GRUSZCZYNSKI: Fall von Chorionepitheliom mit gleichzeitiger Tuberkulose des Uterusparenchyms. Verh. gynäk. Sekt. poln. Naturforsch.-Ver. Krakau, Juli 1911. Jber. Geburtsh. **26**, 212. — GÜNTHER, B.: Über Blasenmole bei Zwillingsschwangerschaft mit einem gesunden Ei. Dtsch. med. Wschr. **49**, Nr 4, 121 (1923). — GUGGISBERG: Normale und pathologische Physiologie der Plazenta. Ber. Gynäk. **9**, 625 (1926). — GUREWITSCH, R.: Ein ektopisches Chorionepitheliom der Leber nach Blasenmole. Diss. Gießen 1911. — GUSTAFSSON: Ein Fall von Chorionepitheliom, entstanden wahrend der Graviditat. **49**, H. 2, 75 (1919).

HAAS, AUGUST: Zur Ätiologie der Blasenmole. Med. Klin. **21**, Nr 22, 811 (1925). Ref. Ges. Gynak. **8**, H. 17, 914 (1925). — HALBAN: Demonstration: Chorionepithelioma uteri et vaginae. Ges. Ärzte Wien, 13. Mai 1910. Ref. Wien. klin. Wschr. **1910**, Nr 21. — HALLAUER: Eimolen. Ges. Geburtsh., 6. Mai 1910. Z. Geburtsh. **67**, 502. Zbl. Gynak. **1911**, Nr 3, 118. — HALLIDAY CROOM: Ätiologie des Deciduoma malignum. Brit. med. J., 26. April 1902. Ref. Zbl. Gynak. **1902**, Nr 30, 809. — HAMM, A. et CH. OBERLING: Chorio-epithéliome infecté de l'utérus; étude clinique et anatomique. Rev. franç. Gynéc. **23**, No 3, 159—166 (1928). Ber. Gynak. **14**, H. 7, 447 (1928). — HAMMERSCHLAG: (a) Klinische und anatomische Beitrage zur Lehre vom Chorionepitheliom. Z. Geburtsh. **52**, 209 (1904). (b) Demonstration: Fall von destruierender Blasenmole. Ges. Geburtsh. Berlin, 13. Jan. 1922. Zbl. Gynak. **1922**, Nr 20, 807. — HANNES: Chorionepithelioma malignum. Gynak. Ges. Breslau, 21. Jan. 1908. Mschr. Geburtsh. **27**, H. 4 (1908). — HARKNESE, R. C.: Blasenmole. Uterusperforation. Brit. med. J., 13. Nov. **1920**. Ref. Zbl. Gynak. **1922**, Nr 21, 874. — HARLITZ, F.: On det saakaldte „Chorionepithelioma malignum" og blaeremole. En oversigt. Norsk Mag. Laegevidensk. **1904**, 1115. — HARTMANN et TOUPET: (a) Sarcoma coriocellulare, zitiert von B. SEGALL. Rev. Gynéc. et Chir., Juli/Aug. **1897**. (b) Ann. Gynéc. **43**, 285 (1895). — HAUCH: Lo Tilfuelde al partiel Mola hydatidosa. Ges. Gynak., 4. Febr. 1914, Ugeskr. Laeg. (dan.) **1914**. 1886. Ref. Jber. Geburtsh. **1914**, 481. — HAULTAIN: (a) Deciduoma malignum? A critical review from a case successfully treated by vaginal hysterectomy. J. Brit. gynec. Soc., Juli/Aug. **1899**, 58, 190. (b) Uterus removed by vaginal hysterectomy showing nodule of Chorionepithelioma. London obstetr. tr. Vol. 45, p. 242. — HEDINGER: Über Wucherung der LEYDIGSCHEN Zwischenzellen bei Chorionepitheliom des Hodens. Z. angew. Anat. **7**, H. 1/2, 55 (1920). — HEIMANN: Klinik und Anatomie des Chorionepithelioms. Gynak. Ges. Breslau, Marz **1911**. Mschr. Geburtsh. **34**, H. 2, 239 (1911). — HEIMANN, FR.: Zur Klinik und Histologie des Chorionepitheliom nebst anatomischen Untersuchungen uber Ovarialveranderungen. Z. Geburtsh. **68**, 301 (1912). — HEINRICIUS: (a) Über Deportation von Chorionvilli und Metastase in der Scheidenwand bei Mola hydatidosa uteri. Arb. Klin. Helsingfors **13** (1912). (b) Über Deportation von Chorionzotten mit Metastasenbildung in der Vaginalwand bei Mola hydatidosa uteri. Finska Lák.sallsk. Hdl., Jan. **1912**. Ref. Gynak. Rdsch. **1913**, Nr 9, 342. — HENKE: Demonstration: Beginnendes Chorionepitheliom. Nordostdtsch. Ges. Gynak., 27. Febr. 1909. Ref. Mschr. Geburtsh. **29**, H. 5, 656. — HEROLD, KARL: Zur Frage der biologischen Beziehungen zwischen Luteinzellenwucherung und Chorionepithelioma malignum. Z. Geburtsh. **89**, H. 3, 561 (1926). — HERZ: Zwei Falle von Blasenmole mit fast vollstandiger Usur der Uteruswand. Wien. med. Wschr. **1900**, Nr 28—32. — HICKS: (a) A case of chorionepithelioma developing in connection with the birth of a living child. J. Obstetr., Sept. **1909**. (b) Two specimens of chorionepithelioma occuring after pregnancy at full term. Lancet, 3. Jan. 1914, Nr 4714, 30. — HILDEBRANDT: Ein Fall von Traubenmole neben einem normal entwickelten Ei. Mschr. Geburtsk. u. Frauenkrkh. 18, 224 (1861). — HILLEBRAND, H.: Beiträge zur Histologie der Stiele der nicht ödematösen Abschnitte) der Blasenmolenzotten. Mschr. Geburtsh. 57, H. 1/2, 67 (1922). — HINSELMANN, H.: (a) Proliferative Vorgänge im Innern von Blasenmolenzotten. Z. Geburtsh. 83, H. 2, 313 (1921). (b) Zur Theorie der Blasenmolen. Arch. Gynäk. 114, H. 1 (1920). Verh. dtsch. Ges. Gynäk. 1920. (c) Über die Natur der CHALETZKY-NEUMANNschen Zellen. Zbl. Gynäk. 1924, Nr 9, 537. (d) Über die Chorionepitheliomfrage (wesentl. klin. Sammelber.) Ber. Gynäk. 9, H. 4, 161. (e) Normales und pathologisches Verhalten der Plazenta und des Fruchtwassers. In HALBAN-SEITZ: Biologie und Pathologie des Weibes. Bd. 6. 1925. — HITSCHMANN: (a) Demonstration eines Chorionepitheliom des Uterus. Geburtsh.-gynak. Ges. Wien, 12. Febr. 1901. Ref. Zbl. Gynäk. 1901, Nr 28, 820. (b) Blasenmole und malignes Chorionepitheliom. In HALBAN-SEITZ: Biologie und Pathologie des Weibes. Bd. 7, Teil 2. Berlin und Wien: Urban u. Schwarzenberg. 1927, S. 333—588 und 15 Taf. — HITSCHMANN u. CRISTOFOLETTI: Zur Pathologie und Klinik des malignen Chorionepitheliom. Wien. klin. Wschr. 1911, Nr 19. — HOEHNE: Über das maligne Chorionepitheliom. Norddtsch. Ges. Gynak., 24. Mai 1924. Zbl. Gynak. 1924, Nr 35, 1913. — HORMANN: (a) Das Chorionepitheliom. Mschr. Geburtsh. 29, H. 2 (1909). (b) Chorionepitheliom des Uterus mit Metastasen an den Labien nsw. Zbl. Gynak. 1914, Nr 32, 1128. (c) Zur Frage der Bösartigkeit und uber Spontanheilungen von Chorionepitheliomen. Beitr. Geburtsh. 8, H. 3, 418 (1904). Zbl. Gynàk. 1905, Nr 15. (d) Ruptur eines Chorionepithelioms mit schwerer intraperitonealer Blutung. Beitr. Geburtsh. 8, H. 3, 404 (1904). — v. D. HOEVEN: (a) Over den orsprong van de mola hydatidosa en het z. g. Deciduoma malignum. Weekblad van het Nederl. Tijdschr. Geneesk. 1900, Nr 8. (b) Über die Ätiologie der Mola hydatidosa und des sog. Deciduom malignum. Arch. Gynak. 62, 316 (1901). (c) Demonstration eines Uterus mit Chorionepithelioma malignum. Niederl. Ges. Gynak., 15. Dez. 1905. Zbl. Gynak. 1906, Nr 28, 803. — HOFBAUER, J.: The function of the HOFBAUER cells of the chorionic villa particullary in relation to acute infection a. syphilis. Amer. J. Obstetr. 10, Nr 1, 1—14 (1925). — HOLZAPFEL: Fall von Chorionepithelioma malignum. Physik. Ver. Kiel. Munch. med. Wschr. 1901, 1550. — HOPKINS: Demonstration eines Chorionepitheliom des Uterus. Proc. N. Y. path. Soc., Mai/Okt. 1911. Zbl. Gynak. 1912, Nr 35, 1172. — HUBL: Primäres Chorionepitheliom in der Vagina. Geburtsh.-gynak. Ges. Wien, 11. Marz 1902. Zbl. Gynak. 1902, Nr 48, 1310. — HUBL, H.: Über das Chorionepitheliom in der Vagina bei sonst gesundem Genitale. Wien 1903. — HUGUENIN: Contribution à l'étude des tumeurs épithéliales du placenta. Ann. Gynéc., II. s. 2, 659. — HUGUIER et LORRAIN: Chorionépithéliome malin de la trompe utérine. Bull. Soc. Anat. Paris, 4. Juli 1913, 343. Ref. Rev. Gynéc. et Chir. 21, No 7, 445 (1913).

IKEDA, KAZUA: Über Ätiologie und Pathogenese der Leukozyteninfiltration in der menschlichen Plazenta. Beitr. path. Anat. 78, 16 (1927). — IVENS, FRANCES: Melanotic sarcoma of the clitoris. J. Obstetr. 34, Nr 1, 91 (1927). — IWANOW, IWAN, J.: Kernstudien an Plazenta, Blasenmole und Chorionepitheliom. Z. Geburtsh. 90, H. 3, 631—637 (1927). — IWASE: Über primäre Chorionepitheliome des Ovariums. Arch. Gynäk. 85, H. 2, 414 (1908).

JAFFÉ: Blasenmole und Eierstock, ein Beitrag zur Pathologie des Corpus luteum. Arch. Gynak. 70, H. 3, 462 (1903). Diss. Leipzig 1903. — v. JAROTZKY u. WALDEYER: Traubenmole in Verbindung mit dem Uterus. Virchows Arch. 44, 88 (1868). — v. JASCHKE: Physiologie und Pathologie der Geburtshilfe im Handbuch der Frauenheilkunde. Bd. 3. — JEANNERET: Contribution à l'étude du chorio-épithéliome malin de la trompe. Rev. méd. Suisse rom. 1912, Nr 5. Ref. Gynéc. 1912, No 8, 497. — JELETT: A case of chorion epithelioma with secondary deposits. Royal Acad. of med. in Ireland Sect. of obstetr., 5. Jan. 1912; Lancet 182, 231. — JOCKERS: Untersuchungen über die Decidua basalis bei manuell gelösten Plazenten. Beitr. Geburtsh. 10, 395. — JOHANSSON, JOHN: Mola hydatidosa destruens et chorionepithelioma uteri cum metastatibus pulmonum. Perforatio spontanea uteri, anaemia acuta. Exitus. Acta gynec. scand. 8, H. 2, 131 (1929). — JONAS: Blasenmolenbildung in der fertigen Plazenta. Dtsch. med. Wschr. 1914, 1799. — JORES: Zur Kenntnis der Regeneration und Neubildung elastischen Gewebes. Beitr. Path. 27, 380 (1900). — JUNG: Vier Uteri mit Chorionepitheliom. Gynak. Rdsch. 1910, 53.

KADLEE, A.: Das Schicksal der fetalen Zellelemente (LANGHANSsche Schicht) in der Gebarmutterwand. Ž. Akuš. (russ.) 38, H. 6, 663—673 (1927). — v. KAHLDEN: Über destruierende Blasenpolypen. Zbl. Path. 2, 1 u. 54 (1891). — KALLINIKOFF: Ein Fall von Mola hydatidosa. Perforatio uteri. Mschr. Geburtsh. 78, H. 3/6 (1928). — KALTENBACH: Lehrbuch der Geburtshilfe. Stuttgart 1893. — KAMANN: Malignes Chorionepitheliom mit Lungenmetastasen. Mschr. Geburtsh. 26, 119 (1907). — KASSJANOW: Über die Embolien der Lunge mit Plazentarriesenzellen. Diss. Petersburg 1896. — KAUFFMANN, H.: (a) Zur destruierenden Blasenmole. Z. Geburtsh. 60, 136. (b) Chorionepithelien des Uterus mit Scheidenmetastase. Ges. Geburtsh., Nov. 1907. Zbl. Gynak. 1907, Nr 19. — KAUFMANN, E.:

Demonstration eines Falles von malignem Chorionepitheliom. Korresp.bl. Schweiz. Ärzte **1900**, Nr 10, 306. — Kedrieski: Ein Fall von Chorionepitheliom nach rechtzeitiger Geburt. Gaz. lek. **1912**, Nr 1, 39. Zbl. Gynäk. **1913**, Nr 16, 586. — Kehrer: Diskussion zu Kaiser und Strobach. Zbl. Gynak. **1912**, Nr 28, 933. — Kehrer, F. A.: Über die Traubenmole. Arch. Gynak. **45**, 478 (1894). — Keller, R.: Contribution à la genèse de la môle hydatiforme. Gynéc. Obstétr. **9**, No 1, 68 (1924). — Kelly and Teacher: A case of deciduoma malignum. J. of Path., Okt. 1898, 358. — Kelly u. Workmann: Ein Fall von Chorionepitheliom. Glasgow med. J., Sept. **1906**. Ref. Zbl. Gynak., **1906**, Nr 29, 967. — Kermauner: (a) Chorionepitheliom der Scheide. Naturhist. Ver. Heidelberg. Münch. med. Wschr. **1905**, 775. (b) Über die Anatomie und Ätiologie der Blasenmole. Sammelber. Mschr. Geburtsh. **16**, 225 (1902). — Kiyonari, Y.: Über den Einfluß der Entfernung der verschiedenen endokrinen Drüsen auf die histologischen Veränderungen des Hypophysenvorderlappens, besonders auf die in denselben beobachteten sog. „spezifischen Zellen". (Fol. endocrin. jap. **4**, 69—70 (1928; Autorreferat.) — Kleinhans: Demonstration der durch Operation gewonnenen Praparate zweier Falle von Chorionepitheliom. Verh. Ges. dtsch. Naturforsch. 74. Verslg Karlsbad **1902** II, H. 2, 260. — Klotz: Ein Fall von primarem Chorionepitheliom des Ovarium als Beitrag zur Frage des Epithelioma chorioectodermale. Beitr. Geburtsh. **17**, H. 3, 369 (1912). — Knaus: (a) Experimentelle Untersuchung zur Physiologie und Pharmakologie der Uterusmuskulatur usw. Arch. f. exper. Path. **124**, 152. (b) Das physiologische Verhalten der Uterusmuskulatur wahrend der Schwangerschaft als Ursache des Geburtseintrittes. Arch. Gynak. **132**, 32. — Konig: Über die atiologischen Beziehungen des Myxoma chorii zu den malignen Erkrankungen des Uterus. Diss. Berlin 1895. — Koerner, J.: Über den Ursprung des Pseudomyxoma peritonei und verwandte pathologische Prozesse. (Heterotope Gewebswucherungen.) Zbl. Gynäk. **50**, Nr 2, 83—89 (1926). — Kolomenkin: Zur Lehre von dem sog. Chorionepithelioma malignum. Mschr. Geburtsh. **12**, H. 6, 744 (1900). — Koritschoner: (a) Über ein Chorionepitheliom mit abnorm langer Latenzzeit. Verh. dtsch. Naturforsch. 85. Verslg Wien **1913** II, 2. Halfte, 198 u. Autorref. Zbl. path. Anat. **1913**, Nr 21, 967. (b) Über ein Chorionepitheliom ohne Primartumor mit abnorm langer Latenzzeit. Beitr. path. Anat. **66**, H. 3, 501 (1920). — Kossmann: (a) Das Carcinoma syncytiale uteri. Mschr. Geburtsh. **2**, H. 2, 100 (1895). (b) Über Carcinoma syncytiale. 69. Verslg dtsch. Naturforsch. Braunschweig **1897**. (c) Studien zur normalen und pathologischen Anatomie der Plazenta. Arch. Gynak. **57**, H. 1, 224 (1899). (d) Zur Geschichte der Blasenmole. Arch. Gynak. **62**, H. 1. — Kouwer: (a) Deciduoma malignum. Geneesk. Bl. (holl.) **7**, Nr 8 (1900). (b) Mola destruens. Nederl. Tijdschr. Verloskde **1909**, 276. — Kraul u. Rippel: Erfahrungen mit der Zondek-Aschheimschen Schwangerschaftsprobe. Zbl. Gynak. **1929**, Nr 1. — Kraus, E. J.: Die Hypophyse. Handbuch der speziellen pathologischen Anatomie und Histologie von Henke u. Lubarsch. Bd. 8. Berlin 1926. — Krebs: (a) Beitrage zur Histologie und zum klinischen Verlauf des Chorionepithelioms. Mschr. Geburtsh. **11**, H. 5, 898 (1900). (b) Chorionepitheliom und Ovarialtumor. Zbl. Gynak. **1903**, Nr 44, 1297. — Kreitmair: Über die Blasenmole und die sog. malignen Deziduome. Mschr. Geburtsh. **9**, 137 (1899). — Kreutzmann: Cystic degeneration of the chorion villi with coincident castic tumor of both ovaries. Amer. J. Obstetr., Juni 1898. — Krewer: Über das „Chorionepitheliom" (Deciduoma malignum autorum). Z. Geburtsh. **48**, H. 1, 66 (1902). — Krieger: Fall von interstitieller destruierender Molenbildung. Beitr. Geburtsh. **1**, 10 (1872). — Kroemer: (a) Gefahren der Blasenmole. Dtsch. med. Wschr. **1917**, Nr 15, 452. (b) Demonstration: Chorionepitheliom, 83. Verslg Naturforsch. Karlsruhe **1911** II, 2. Halfte, 241. (c) Klinische Beobachtungen uber Ätiologie und Therapie des Chorionepitheliom, insbesondere uber die Behandlung der Blasenmole. Dtsch. med. Wschr. **1907**, Nr 31/33, 1246, 1295 u. 1328. — Krosing: Das Chorionepitheliom mit langer Latenzzeit. Arch. Gynak. **88**, 468 (1909). — Kruger, M.: Eine seltene Form der Plazentarzyste. Ein Beitrag zur Lehre von der Blasenmole. Z. Geburtsh. **64**, 315. — Kustner, H.: Die Beziehungen der zystischen Veranderungen der Ovarien zur Blasenmole und zum Chorionepitheliom. Mschr. Geburtsh. **67**, H. 6, 359 (1924). — Kustner, H. u. H. Siedentopf: Untersuchungen über die Biologie und Pharmakologie der Plazenta. Arch. Gynak. **138**, H. 1, 131—147 (1929). — Kuttner, O. v.: Zur spontanen totalen Ruckbildung von Metastasen nach Chorionepitheliom des Uterus. Mschr. Geburtsh. **70**, H. 5/6, 303 (1925).

Labhardt: Operative Dauerheilung eines Chorionepithelioms mit Metastase. Zugleich ein Beitrag zur Behandlung der puerperalen Bakteriamie. Zbl. Gynak. **1909**, Nr 23, 805. — Ladinski: Deciduoma malignum. Amer. J. Obstetr. **45**, 465. — Lahm, W.: (a) Die Blasenmole. Ein kritischer Bericht nach dem heutigen Stand. Ber. Gynak. **4**, H. 1/2, 1 (1924). (b) Blasenmole und Ovarialtumoren. Gynak. Ges. Dresden, Okt. **1923**. — Langhans: Synzytium und Zellschicht. Plazentarreste nach Aborten. Chorionepitheliom. Hydatidenmole. Beitr. Geburtsh. **5**, H. 1, 1 (1901). — Lebret, Julien: Contribution à l'étude des chorio-épithéliomes (Chorioépithéliomes vrai et tumeurs à formations chorioépithéliales). Thèse de Paris, Okt. **1911**. — Lecène: Un cas exceptionel de chorio-épithéliome malin primitif du ligament large. Ann. Gynéc. **38**, 518 (1911). Ref Pathologica (Genova) **4**, 571 (1912). — LEHMANN: Demonstration: Chorionepitheliom mit Scheidenmetastase. Große Ovarialtumoren, entstanden im Laufe von 7 Tagen. Ges. Geburtsh., 18. Mai 1917. Z. Geburtsh. **80**, 698 (1918). — LEISSE: Fall von sehr fester Plazentaradhärenz. Zbl. Gynäk. **1891**, Nr 31, 648. — LÉVY-SOLAL et DUPONT, R.: Des indications de l'hysterectomie précoce apres l'expulsion d'une môle. Gynéc. et Obstétr. **13**, No 1, 46 (1926). — LIEBE, W.: Über Verschleppung von Blasenmolenteilen in die Vagina. Z. Geburtsh. **90**, H. 2, 294—302 (1926). — LINDFORS: Über den weiteren Verlauf und Ausgang meines Falles von „Syncytioma malignum vaginae" nebst Obduktionsbefund. Vorl. Mitt. Zbl. Gynäk. **1901**, Nr 21, 557. — LISSAUER: Ein Fall von Chorionepitheliom mit Metastase der Lungenarterien. Z. Krebsforschg **3**, H. 2, 287 (1905). — LITTAUER: Ein Fall von Blasenmole mit nachfolgenden Wucherungen von der Art des Chorionepithelioms. Ges. Geburtsh. Leipzig, 17. Juni 1912. Zbl. Gynäk. **1912**, Nr 51, 1729. — LOCKYER: The corpus luteum; compound lutein cystoma found in association with vesicular mole and chorionepithelioma. Trans. obstetr. Soc. Lond. **49**, 157 (1905). — LOEB: (a) The parthenogenetic development of ova in the mammalian ovary and the origin of ovarian teratomata and chorioepitheliomata. J. amer. med. Assoc. **56**, Nr 18, 1327 (1911). (b) Über chorioepitheliomartige Gebilde im Ovarium des Meerschweinchens und über ihre wahrscheinliche Entstehung aus pathogenetisch sich entwickelnden Eiern. Z. Krebsforschg **11**, H. 2, 259 (1912). — LÖFQUIST: Chorionepitheliom in der Tube Fallopii nach wiederholter Schwangerschaft in derselben. Nord. chir. Ver. Helsingfors **1909**. Ref. Zbl. Gynak. Nr 44, 1534. — LOHLEIN, H.: (a) Sarcoma deciduocellulare nach vorausgegangenem Myxoma chori. Zbl. Gynak. **1893**, Nr 14, 297. (b) Nachtrag zu dem Fall „Sarcoma deciduocellulare nach vorausgegangener Myxoma chorii" in Nr 14, 1893 im Zentralblatt für Gynakologie. Zbl. Gynak. **1894**, Nr 20, 484. — LONNBERG u. MANNHEIMER: Zur Kasuistik der bösartigen „serotinalen" Uterusgeschwülste. Zbl. Gynak. **1896**, Nr 18, 475. — LOMER: Chorionepitheliom des Uterus mit Metastasen in der Lunge. Geburtsh. Ges. Hamburg, 17. Dez. 1907. Zbl. Gynak. **1908**, Nr 10, 348. — LUBARSCH: (a) Zur Lehre von der Parenchymzellenembolie. Fortschr. Med. **11**, Nr 20/21, 805 u. 845 (1893). (b) Die Metaplasiefrage und ihre Bedeutung fur die Geschwulstlehre. Arb. path.- anat. Abt. hygien. Inst. Posen. Wiesbaden 1901, S. 230. (c) Die allgemeine Pathologie. Bd. 1, Abt. 1. Wiesbaden 1905. — LUKER, S. G.: Chorionepithelioma of the uterus showing a very extensive growth in the uterine wall. Proc. roy. Soc. Med. **16**, Nr 8, 67 (1923).

MACAIGNE: Rev. Gynéc. et Chir. **1897** I. — MAC KENNA: Malignant degeneration of the villi of the chorion Syncytioma malignum. Edinburgh med. J., N. s. **9**, Nr 5, 422 (1901). — MADRUZZA, G.: Sul contenute di solfo nella placenta. Riv. ital. Ginec. **9**, 209 bis 224 (1929). — MADLENER: Ein Fall von Chorionepitheliom. Munch. gynak. Ges., 16. Nov. 1904. Zbl. Gynäk. **1905**, Nr 49, 159. — MAEDA: Zur Kenntnis der Fermente in der Plazenta. Biochem. Z. **1923**, 347. — MAIER, RUD.: Über Geschwulstbildungen mit dem Bau des Dezidualgewebes. Virchows Arch. **67**, 55 (1876). — MAISS: Über destruierende maligne Blasenmole. Zbl. Gynak. **53**, Nr 21, 1329 (1929). 4. Tagg sudostdtsch. Ges. Geburtsh. Prag **1929**. — MALCOLM, HEBB.: Trans. Lond. obstetr. Soc. **38**, 125 (1896). — MANSFELD: Oedema placentae and Mola praevia. Gynak. Rdsch. **1911**, 898. — MARCHAND: (a) Über den Bau der Blasenmole. Z. Geburtsh. **32**, 405 (1895). (b) Über die sog. dezidualen Geschwülste im Anschluß an normale Geburt, Abort und extrauterine Schwangerschaft. Mschr. Geburtsh. **1**, 419 u. 513 (1895). (c) Noch einmal das Chorionepitheliom. Zbl. Gynak. **1898**, Nr 31, 809. (d) Über das maligne Chorionepitheliom. Berl. klin. Wschr. **1898**, Nr 11, 249. (e) Über das maligne Chorionepitheliom nebst Mitteilung von zwei neuen Fällen. Z. Geburtsh. **39**, H. 2, 178 (1898). (f) Beobachtungen an jungen menschlichen Eiern. Anat. Anz. **1903**, H. 67, 215. — MARIE, R.: Chorioépithéliome primitif du vagin. Ann. Gynéc. **2**, 706 (1905). — MARTIN: Über das Vorkommen von Blasen in einzelnen Plazentarzotten auch aus den spateren Schwangerschaftsmonaten bei entsprechend ausgebildeter, sogar lebend geborener Frucht. Mschr. Geburtsk. u. Frauenkrkh. **29**, H. 3, 162 (1867). — MARZIANI, R.: Forme atipiche e classazione dei corionepiteliomi. Fol. gynaec. (Genova) **25**, 1 (1927). — MASSABUAN et ETIENNE: Le cancer primitif de l'ovaire. Rev. Gynéc. et Chir. **20**, 225 et 278 (1913). — MATHIAS: Fruhmetastase eines Chorionepithelioms. Gynak. Ges. Breslau, 16. Nov. 1920. Zbl. Gynak. **1921**, Nr 20, 712. — MATHES: Zwillingsschwangerschaft und Blasenmole aus dem 5. Monat. Wien. klin. Wschr. **1916**, 179. — MATWEJEW u. SYKOW: Blasenmole in der Tuba Fallopii und zystische Degeneration des Ovariums. Chir. Ges. Moskau, 21. März 1901. Wratsch **1901**, Nr 24, 777. Ref. Zbl. Gynak. **1902**, Nr 11, 296. — MAXIMOW: Zur Lehre von der Parenchymzellenembolie der Lungenarterie (experimentelle Plazentarzellenembolie bei Kaninchen). Virchows Arch. **151**, 297 (1898). — MENGE: (a) Über Decidualsarcome uteri. Z. Geburtsh. **30**, 323, H. 2 (1894). (b) Leichenpraparat von malignem Chorionepitheliom. Frank. Ges. Geburtsh., 3. Febr. 1907. Munch. med. Wschr. **1907**, Nr 13, 630. — MEYER, H.: Ein Fall von zerstorender Wucherung zuruckgebliebener myxomatöser Chorionzotten (Epithelioma papillare corporis uteri). Arch.

Gynak. **33**, 53 (1888). — Meyer, N. J.: Hydatiform degeneration in tubal pregnancy. Surg. etc. **28**, 293 (1919). — Meyer, Robert: (a) Über benigne Chorionepithelinvasion in die Schleimhaut und Muskulatur normaler Uteri. Berl. klin. Wschr. **1909**, Nr 25. (b) Zur Kenntnis der benignen chorioepithelialen Zellinvasion in die Wand des Uterus und der Tuben. Z. Geburtsh. **58**, H. 1, 138 (1906). (c) Über Dezidua und Chorionzellen. Z. Geburtsh. **59**, 72 (1907). (d) Über embryonale Gewebsanomalien und ihre pathologische Bedeutung im allgemeinen und solche des mannlichen Genitalapparates im besonderen. Erg. Path. I **15**, 432, 561 u. 649f. (1911). (e) Placenta accreta. Z. Geburtsh. **70**, 333 (1912). (f) Über die Beziehung der Eizellen und des befruchteten Eies zum Follikelapparat sowie des Corpus luteum zur Menstruation. Ein Beitrag zur normalen und pathologischen Anatomie und Physiologie des Ovarium. Ges. Geburtsh. Berlin, 28. Febr. 1913. Arch. Gynak. **100**, H. 1, 1 (1913). (g) Zur Kenntnis der normalen und abnormen Gewebseinschlusse und ihre pathologische Bedeutung. Z. Geburtsh. **71**, 221 (1913). (h) Mola hydatiformis intravascularis (accreta), sog. „destruierende Blasenmole". Zytotypes oder histiotypes Wachstum des Chorionepithelioma malignum. Arch. Gynäk. **122**, 795 (1924). (i) Chorionepithelioma malignum. Arch. Gynak. **122**, H. 3, 795—802 (1924). (k) Beitrage zur Kenntnis der Blasenmole. Arch. Sci. med. **50**, 279—301 (1927). (l) Beitrage zur Pathologie und Klinik des Chorionepithelioma uteri malignum. Z. Geburtsh. **92**, H. 2, 259—326 (1927). — Meyer u. Heim: Zbl. Gynak. **1926**, 2688. — Meyer-Ruegg: Ein besonderer Fall von Chorionepitheliom. Gynec. helvet. **13**, 308 (1913). — Michael: In Beales Arch. of Med. **1**, 320 (nach Virchow).— Michaelis: Zur normalen Anatomie der Chorionzotten. Beitr. Geburtsh. **8**, H. 1, 44 (1904). — Michel, F. (a) Ein Karzinom des Eierstocks mit chorionepitheliomartigen Bildungen. Zbl. Gynak. **1905**, Nr 14, 422. (b) Ein Beitrag zur Klinik des Chorionepitheliom. Zbl. Gynak. **1909**, Nr 30, 1057. — Michel, G. et Lucien: Malformation utérine. Chorioépithéliome. Bull. Soc. Obstétr. **14**, No 4, 326 (1925). — Miles, H. Philipps: A case of chorionepithelioma of the Fallopian tube. J. Obstetr. **20**, Nr 6, 299 (1911, Dez.). — Miller: Über ein primares Chorionepitheliom des Ovariums. Diss. Munchen 1914. — Moench, G. L.: (a) Zur Frage der menschlichen Sterilitat. Zbl. Gynak. **1927**, Nr 43, 2730. (b) A consideration of some of the aspects of sterility. Amer. J. Obstetr. **13**, Nr 3, 334 (1927). — Moller, Poul et Aage Als-Nielsen: Cas de môle hydatideuse ovarienne. Acta gynec. scand. **3**, H. 4, 325 (1925). Ref. Ber. Gynak. **8**, H. 7/8, 426 (1925). — Moltrecht: Über Chorionepithelioma malignum bei gesundem Uterus. Biol. Abt. arztl. Ver. Hamburg. Munch. med. Wschr. **1902**, 2028. — Monod et Chabry: Rev. Gynéc. et Chir. **1897**, Nr 1. — Moschowitz: Ein Fall von Chorionepithelioma des breiten Muttermundes. Proc. N. Y. path. Soc. **1910**, Nr 7/8. Ref. Zbl. Gynak. **1912**, Nr 13, 412. — Moth: Zitiert nach Essen-Moller. — Mucke: Blasenmole mit 23 cm langer Frucht an teilweise normaler Plazenta. Berl. klin. Wschr. **4** (1911). — Mühlenbruch, Ch.: Über die Blasenmole unserer Haustiere. Diss. Gießen 1909. — Mühsam: Demonstration eines Falles von Chorionepitheliom. Ges. Geburtsh. Berlin, 11. Marz 1910. Z. Geburtsh. **67**, 203 (1910). — Muller: Lungenmetastasen eines sog. atypischen Chorionepitheliom. Gynak. Rdsch. **1910**, 54. — Müller, H.: Abhandlung uber den Bau der Molen. Würzburg 1847. — Münzer: Chorionepithelioma malignum, zusammenfassendes Referat. Zbl. Path. **1900**, Nr 6/7, 197.

Nägelsbach: Malignes Chorionepitheliom mit Verblutung in die Bauchhöhle. Munch. med. Wschr. **1922**, Nr 14, 510. — Nagy, Th.: (a) Über maligne Entartung der Epithelien primar verschleppter Chorionzotten. Arch. Gynak. **100**, H. 2, 431 (1913). (b) A rosizindulata chorionepitheliomarol. Orv. Hetil. (ung.) **1913**, Nr 3/4. (c) Über das bosartige Chorionepitheliom. Arch. Gynak. **115**, H. 3, 585 (1922). — Naujoks, H.: Heilung eines Chorionepithelioma malignum durch Röntgenstrahlen. Mschr. Geburtsh. **58**, H. 3/4, 189 (1922). — Neprjachim, G. G.: Zur Frage der multiplen bosartigen Geschwulste und ihrer Kombinationen. Frankf. Z. Path. **34**, H. 3, 562 (1926). — Netzel: Fall af lifmoderkrafta. Sv. Lak.sallsk. Fdl. Hygiea (Stockh.) **34**, 173 (1872). — Neumann, J.: (a) Beitrag zur Kenntnis der Blasenmole und des „malignen Deziduoms". Mschr. Geburtsh. **6**, 17 (1897). (b) Beitrag zur Lehre von der Anwachsung der Plazenta. Mschr. Geburtsh. **4**, 307 (1896). (c) Beitrag zur Lehre vom malignen Deziduom. Mschr. Geburtsh. **3**, 387 (1896). (d) Ein Fall von malignem Deziduom. Wien. klin. Wschr. **1896**, 814. (e) Blasenmole und Deziduom. Zbl. Gynak. **1897**, 1532. (f) Beitrag zur Kenntnis der Blasenmole. Wien. klin. Wschr. **1897**, 81. — Nevermann: Zitiert nach Essen-Moller. — Nevinny, Hans: (a) Über das Chorionepitheliom, mit besonderer Berucksichtigung seiner Beziehungen zu den Gefaßen. Arch. Gynak. **136**, 229—300 (1929). (b) Zur Genese des Chorionepithelioms. Zbl. Gynak. **1929**, 908—910. — Nijhoff, G. C.: (a) Eine Theorie uber das Entstehen der Mola hydatidosa. Nederl. Tijdschr. Geneesk. **68**, H. 2, 12 (1924). Ref. Munch. med. Wschr. **1925**, Nr 2, 72. (b) Schwangerschaft und Chorionepitheliom. Nederl. Tijdschr. Geneesk. **70 II**, Nr 22, 2420—2429 (1926). — Nikiforoff: Über die sog. bösartigen Deziduome. Russ. Arch. Path. klin. Med. u. Bakter. **1**, 257 (1896). — Niosi: (a) Corioepitelioma maligno primitivo bilaterale dell'ovaio non embriomatoso independente di gravidanza e con incipiente formazione di vesicole molari. Comm. al congresso della soc. ital. di ost e ginecol.

Roma, Okt. 1905. (b) Die Mesenterialzysten embryonalen Ursprungs, nebst einigen Bemerkungen zur Entwicklungsgeschichte der Nebennierenbindesubstanz, sowie zur Frage des Chorionepithelioms. Virchows Arch. 190, H. 2, 217 (1908). — Nizza, Mario: Contributo allo studio dell'epitelio amniotico. (Beitrag zum Studium des Amnionepithels.) Pathologica (Genova) 19, No 431, 420—423 (1927). — Noble, Ch. P.: (a) Two cases of deciduoma malignum. Amer. J. Obstetr. 46, Nr 3, 289. (b) Final report on a case of deciduoma malignum Amer. J. Obstetr., Juni 1906. — Nolasco, Jose O.: Chorionepithelioma without primary tumor in the uterus. J. Philippine Islands med. Asscc. 7, Nr 9, 323—330 (1927). — Novak, Emil M. D. (Baltimore): Hydatidifcrm Mole and Chorionepithelioma. 2 clinical and pathologic study. reprinted frcm the J. amer. med. Assoc. 78, 1771—1778 (10. Juni 1922). — Novak, J.: (a) Chorionepitheliom mit langer Latenz. Geburtsh.-gynäk. Ges. Wien, 9. März 1926. Zbl. Gynäk. 1926, Nr 45, 2913. (b) Chorionepitheliom mit langer Latenz. (Berichtigung.) Ges. Geburtsh., 25. Okt. 1927. Zbl. Gynäk. 1928, Nr 34, 2163. (Kein Chorionepitheliom, sondern ein Sarkom myogener Tumor.) — Nové-Josserand et Lacroix: Sur le déciduome malin. Ann. Gynéc. 1894, 100 (März-April). — Nürnberger: Zur Kenntnis der Placenta praevia, speziell der Placenta accreta. Prakt. Erg. Geburtsh. 6, H. 1 (1914).

Oberndorfer: Elektive Verkalkung der Synzytien eines Chorionepitheliom nach Radiumbestrahlung. Fortschr. Röntgenstr. 36, H. 3. — Oehlecker: Chorionepitheliom-Metastasen in der Leber. Munch. med. Wschr. 1916, Nr 16, 572. — v. Oettingen: Die Plazenta. Klin. Wschr., 31. Okt. 1928. — Opitz: Demonstration: Seltener Fall des Chorionepitheliom. 13. Kongr. dtsch. Ges. Gynäk. Straßburg 1909. — Orth: (a) Lehrbuch der speziellen pathologischen Anatomie. Bd. 2, Abt. 1. Berlin 1893. (b) Über Schleim und Schleimgeschwülste mit besonderer Berücksichtigung der Blasenmole. Nachr. Ges. Wiss. Göttingen, Math.-physik. Kl. 1895, H. 2. — Orthner, F.: Akutes Hydramnion und Chorionepitheliom. Zbl. Gynäk. 1925, Nr 17, 925. — Osterloh: Fall von atypischem Chorionepitheliom. Zbl. Gynäk. 1910, Nr 24, 816. — Otto, C.: Über die Zondek- und Aschheimsche Schwangerschaftsreaktion bei Chorionepitheliom. Zbl. Gynäk. 1929, Nr 47a, 3037. — Ouvry: Étude de la môle hydatiforme. Paris 1897.

Pahl, W.: Beiträge zur Kasuistik des malignen Chorionepithelioms. Med. Klin. 23, Nr 30, 1141—1143 (1927). — Palieri, Domenico: Un caso di feto anencefalico con placenta previa e mola vesicolare. Arte ostetr. 39, No 9, 103—110 u. No 10, 115 (1925). — Paltauf: Metastatisches Chorionepitheliom der Leber, des Magens und der Lungen bei einer 61jährigen Frau mit ungewöhnlich langer Latenzzeit. Wien. klin. Wschr. 1913, Nr 18, 729. — Paul, Fritz: Beitrag zur Histogenese des malignen Chorionepithelioms. Virchows Arch. 257, H. 3, 675. — Pels-Leusden: Beitrag zur pathologischen Anatomie der Puerperaleklampsie. Virchows Arch. 142, 1 (1895). — Penkert: (a) Demonstration eines Falles von Chorionepithelioma malignum. Freie Ver.igg mitteldtsch. Gynäk., 21. Jan. 1912. Ref. Zbl. Gynäk. 1912, Nr 11, 329. (b) Zur Frage des ursächlichen Zusammenhanges zwischen Blasenmole und zystischen Ovarialveränderungen. Virchows Arch. 229, 11 (1921). — Péry: Diskussion zu Bardon, Boursier et de Groc. — Pestalozza: (a) Sulla necessita di una correglianza accurata delle donne, che partorrione mola vesicolare. Gazz. ital. Levatr. 1914, No 3, 33. (b) Chorionepitelioma sussequito a mola vesicolare. R. Accad. Roma, 28. Febr. 1909. (c) Sul sarcoma deciduo-cellulare. Atti Soc. Ostetr. 1, 159 (1896). (d) Il corioepitelioma. Relazione al 18 Congr. Ostetr. Roma 1903. Atti Soc. Ostetr. 18 (1903). — Petalis: Über das späte Auftreten von Chorionepitheliomen. Athènes 1911. Gynaec. helvet. 11 (1911). Ref. Zbl. Gyn. 1912, Nr 13, 412. Arch. mens. Obstétr. 1912. — Peters, H.: (a) Zur Lehre vom primaren Chorionepitheliom der Scheide nebst einem Falle von Rezidiv. Nach Exstirpation des Scheidenknotens. Zbl. Gynäk. 1902, Nr 29, 769. (b) Geburtsh.-gynak. Ges. Wien, Nov. 1928. Zbl. Gynäk. 53, Nr 18, 1127 (1929). — Pfannenstiel: Noch ein Wort zur Diskussion uber die Synzytiumfrage. Zbl. Gynäk. 1898, Nr 48, 1314. — Pfeiffer: Über eine eigenartige Geschwulstform des Uterusfundus (Deciduoma malignum). Prag. med. Wschr. 1890, 327. — Pick, A.: Drei Falle von malignen Tumoren des Chorionepithels. Diss. Breslau 1897. — Pick, L.: (a) Von der gut- und bosartig metastasierenden Blasenmole. Berl. klin. Wschr. 1897, Nr 49 u. 50, 1069 u. 1097. (b) Zur Frage der Eierstocksveranderungen bei der Blasenmole. Zbl. Gynäk. 1903, Nr 34, 1033. (c) Zur Kenntnis der Teratome; blasenmolenartige Wucherung in einer Dermoidzyste des Eierstocks. Berl. klin. Wschr. 1902, Nr 51, 1189. (d) Das Epithelioma chorioectodermale, ein Beitrag zur Lehre von den kongenital angelegten Geschwulsten. Berl. klin. Wschr. 1904, Nr 7/8, 158 und 195. (e) Über Metastasenbildung und Histologie der gutartigen Blasenmolen. 69. Verslg dtsch. Naturforsch. 1897 II, 21 u. 111. — La Pierre: Über das Verhalten des Uterus und Zervix bei Kontraktionen und die Bildung des unteren Uterinsegmentes. Diss. Berlin 1879. — Pinto: Sulla Histopathologia dell'ovarite chronica. Arch. Ostetr. 11, No 6/7. — Polano, O.: (a) Über maligne Chorionepitheliome mit langer Latenzzeit. Zbl. Chir. 48 (1913). Munch. med. Wschr. 1913, Nr 50, 2803. (b) Über maligne Chorionepitheliome mit langer Latenzzeit. Z. Geburtsh. 75, H. 1 (1913). (c) Über Chorionepitheliome mit langer Latenzzeit. Bayer. Ges. Geburtsh.

München, 7. Juli 1912. Munch. med. Wschr. **1912**, Nr 35, 1933. Mschr. Geburtsh. **36**, H. 5, 597. (d) Über die Entwicklung und den jetzigen Stand der Lehre von der Blasenmole und dem sog. malignen Deziduom. Slg klin. Vortr., N. F. Febr. **1902**, Nr 329. (e) Über Verschwinden einer Schwangerschaft. Ein Beitrag zur Lehre von der Blasenmole. Z. Geburtsh. **59**, 453. — Polosson et Violet: (a) Étude sur 6 cas de chorio-épithéliomes malins. Lyon chir. **1913**, No 9, 233. Ref. Presse méd. **1913**, No 37, 875. (b) Le chorio-épithéliome malin. Etude clinique. Rev. Gynéc. et Chir. **20**, 455 (1913). (S. a. Ann. Gynéc. Mai **1913**, 258.) — Poremsky: Ein Fall von primarem Chorionepitheliom der Scheide. ŽAkuš. (russ.) **1910**, Nr 1/6, 535. Ref. Zbl. Gynak. **1910**, Nr 51, 1666. — Poso: (a) L'epitelioma coriale dell'utero. Saggio di critica e contributo di osservazione. Arch. Ostetr., III. s. **3**, 629 (1912). (b) Un caso di mola vesicolare infiltrante ed uno di epitelioma coriale dell'utero. Atti Soc. Ostetr. **17**, 215 (1913). (c) Nuova contribuzione alla conoscenza dell'infiltrazione eteromorfa del corion ovulare nella parete dell'utero. Atti Accad. med.-chir. Napoli **67**, 113 (1913). (d) Il corioepitelioma dell'utero. Napoli 1912. (Aurelio Tocco.) — Poten: Die Verschleppung der Chorionzotten. Arch. Gynäk. **66**, H. 3, 590 (1902). — Poten u. Vassmer: Beginnendes Synzytioma mit Metastasen, beobachtet bei Blasenmolenschwangerschaft. Arch. Gynak. **61**, H. 2, 205 (1899). — Proust et Bender: (a) Le chorio-épithéliome malin. Ann. Gynéc. **10**, 2 (1913, Mai). Rev. Gynéc. **20**, 401 (1913). Gynak. Rdsch. **8**, H. 7, 260 (1914). (b) Etude anatomo pathologique et pathogénique sur le chorioépithéliome malin. 7. Congr. nat. Gynéc. et Pédiatr., Marz **1913**. Ref. Ann. Gynéc. **10**, 231 (1913). — Pusinich: Contributo alla studio delle alterazioni ovariche nelle mola e nel corionepitelioma. Fol. gynaec. (Genova) **7**, H. 3, 485 (1912).

Reeb: Beitrag zur Lehre des Chorionepithelioma malignum nebst Bemerkungen über Diagnosenstellung desselben. Arch. Gynak. **71**, H. 2, 379 (1904). — Reehl: Blasenmole, Eierstock und Corpus luteum. Diss. Munchen 1913. — Reinstein-Mogilowa: Über die Beteiligung der Zellschicht des Chorion an der Bildung der Serotina und Reflexa. Virchows Arch. **124**, 522 (1891). — Resinelli: (a) Del Sarcoma deciduo-cellulare. Ann. Ostetr., 4. Nov. 1893. (b) Atti 20. Congr. Soc. Ostetr. Roma 1895. — Revoltella, Giovanni: Sulla istologia della portio in gravidanza ed in puerperio. Nota I. Modificazioni gravidiche. Riv. ital. Ginec. **10**, 597—622 (1929). — Rhenter: Môle hydatiforme jusqu'au voisinage du terme. Bull. Soc. Obstétr. Paris **15**, No 1, 65 (1926). — Ridge: Corionepithelioma in women without any primary lesions. Brit. med. Assoc. Ann. Meeting **1911**, sect. path., 28. Juli. Brit. med. J., 5. Aug. **1911**, 282. — Rielander: Ein Beitrag zur Chemie der Plazenta. Zbl. Gynak. **1907**, 1082. — Ries, E.: Chorioni villi in the uterine wall 18 years after the last pregnancy. Amer. J. Obstetr. **67**, 433 (1913, Marz). — Risel: (a) Sog. primares Chorionepitheliom des Ovarium. Zbl. Path. **1914**, Nr 9, 420. (b) Über das maligne Chorionepitheliom und die analogen Wucherungen in Hodenteratomen. Arb. path. Inst. Leipzig **1903**, Nr 1. (c) Demonstration zweier Fälle von großen doppelseitigen multilokularen Ovarialzystomen vom Bau der Luteinzysten bei Blasenmole. Ges. Geburtsh. Leipzig, 17. April 1905. Zbl. Gynak. **1905**, Nr 45, 1328. (d) Chorionepitheliome, chorionepitheliomartige Wucherungen in Teratomen und chorionepithelahnliche Geschwulste. Erg. Path. II **16**, 927 (1907). (e) Zur Frage des sog. primaren Chorionepithelioms des Ovariums. Verh. dtsch. path. Ges. München **1914**, 336. — Rodecurt (Karlsruhe i. B.): Über ultrafiltrables Kalzium, Kalium und Natrium bei normaler und pathologischer Schwangerschaft. Oberrhein. Ges. Geburtsh. u. Gynäk. **1927**. Zbl. Gynak. **1928**, Nr 14, 804. — Roessler, Helmut: Über die diagnostische Bedeutung des Hypophysenvorderlappenhormons im Urin in Fallen von Blasenmole und Chorionepitheliom. Inaug.-Diss. Berlin 1929 u. Z. Geburtsh. **96**, H. 2, 516. — Roffo, Luigi: Sull'infiltrazione coriale profonda nel miometrio. Fol. gynaéc. (Genova) **27**, 89—116 1930). — Roncali: Beitrag zur Kenntnis des Chorionepithelioms. IR. Tomasii 1911. Nr. 23/25. Ref. Wien. klin. Wschr. **1912**, Nr 2, 100. — Rosenstein: Chorionepithelioma malignum. Gynak. Ges. Breslau, 13. Dez. 1910. Mschr. Geburtsh. **33**, H. 3, 362 (1911). — Rosenzweig, Maxwell: Syncytial endometritis and syncytioma. Amer. J. Obstetr. **13**, Nr 5, 563—575 (1927). — Rosner: Ein Fall von sog. Deziduom. Gynak. Ges. Krakau, 21. Okt. 1896. Mschr. Geburtsh. **6**, 542 (1897). — Rossi, Doria: Über die Einbettung des menschlichen Eies, studiert an einem kleinen Ei der zweiten Woche. Arch. Gynak. **76**, H. 2, 433 (1905). — Rossier: Ein Fall von Chorionepithelioma malignum der Tube infolge Extrauterinschwangerschaft. Arch. Gynak. **97**, H. 3, 367 (1912). — v. Rosthorn: Ein Beitrag zur Lehre von Chorionepitheliom. Beitr. Geburtsh., Festschrift Chrobak, Wien **1903**. — de Rouville et Madon: Considérations sur le chorioépithéliome à propos de quelque faits personnels. Paris méd. **15**, No 25, 553—555 (1925). — Ruge, C.: (a) Über maligne synzytiale Neubildungen, die sog. malignen Deziduome der Gynäkologen. Erg. Path. I/II **1896**, 385. (b) Diskussion zu Kauffmann: Beitrag zur destruierenden Blasenmole. Verh. Ges. Geburtsh. Berlin, 22. Marz 1907. (c) Über das Deciduoma malignum in der Gynäkologie. Z. Geburtsh. **33**, 162 (1895). Ges. Geburtsh. Berlin, 14. Juni 1895. — Runge: (a) Ein neuer Fall von bösartigem Tumor der Chorionzotten. Arch. Gynäk. **51**, 185. (b) Über die Veränderungen des Ovariums bei synzytialen Tumoren und Blasenmole, zugleich ein Beitrag zur Histogenese der Luteinzysten. Arch. Gynäk. **69**, H. 1, 33 (1903). — Runge, H. u. H. Hartmann: Beitrag zur Histologie der menschlichen Plazenta. Arch. Gynäk. **139**, 51 (1929).

Saenger: (a) Zwei außergewöhnliche Fälle von Abortus. Ges. Geburtsh. Leipzig, 16. Juli 1888. Zbl. Gynäk. **1888**, 132. (b) Über Sarcoma uteri deciduo-cellulare und andere deziduale Geschwülste. Arch. Gynäk. **44**, 49 (1893). — Sandberg: A case of syncytioma malignum operated 5 years and 7 months after last pregnancy. Chicago gynec. Soc. amer. J. Obstetr. **50**, 81 (1905, Juli). — Santi: (a) Die Pathologie des Corpus luteum. Mschr. Geburtsh. **20**, H. 1, 76 u. H. 2, 143 (1904). (b) Blasenmole und Neubildungen der Ovarien. La Ginéc., **10**, 304 (1909). — Sbrozzi, Marcello: Un caso di corioepitelioma con perforazione dell'utero. Clin. ostetr. **20**, No 1, 11 (1924). — Schaller u. Pförringer: Zur Kenntnis der vom Corpus luteum ausgehenden Neubildungen. Beitr. Geburtsh. **2**, H. 1, 91 (1899). — Schauta: (a) Ein Fall von Sarcoma deciduo-cellulare. Zbl. Gynäk. **1895**, Nr 9, 248. (b) Blasenmole. Zbl. Gynak. **1897**, Nr 2, 53. — Scheel: Gynäk. Ges. Kopenhagen, zitiert nach Jaschke. — Scherer: Zwei Falle von sog. malignem Deciduom. Arch. Gynäk. **56**, 372 (1898). — Scheyer, H. E.: Zur Frage der Chorionepitheliombildung. Zbl. Gynak. **51**, Nr 5, 284—290 (1927). — Schickele: Die Malignitat der Blasenmole. Zbl. Gynäk. **1906**, Nr 33, 941; Arch. Gynäk. **78**, H. 1, 212 (1906). — Schimmel, H.: Über einen seltenen Fall von Chorionepitheliom. Zbl. Gynäk. **1925**, Nr 44, 2469. — Schlagenhaufer: Über das Vorkommen chorionepitheliom- und traubenmolenartiger Wucherungen in Teratomen. Verh. dtsch. path. Ges. **5**, 209. — Schmaus: Über einen Ovarialtumor mit chorionepitheliomartigen Metastasen im Peritoneum. Beitr. Geburtsh. **10**, 217 (1906). — Schmidt, H. R.: Über gutartige und bösartige destruierende Blasenmolen. Prakt. Erg. Geburtsh. **9**, H. 1, 18 (1922). — Schmidt, Joh.: Zur Kasuistik des Chorionepithelioma malignum. Diss. Straßburg 1902. — Schmidt, M. B.: (a) Placenta praevia accreta und destruierende Blasenmole. Beitr. Path. **63**, 285 (1917). (b) Über Placenta praevia accreta und destruierender Blasenmole. Rückbildungsorgange an letzterer. Beitr. path. Anat. **63**, 185 (1916). — Schmidt, O.: Über einen Fall von Chorionepithelioma malignum. Zbl. Gynak. **1902**, Nr 42, 1100. — Schmit, H.: (a) Zur Kasuistik der chorioepithelialen Scheidentumoren. Zbl. Gynak. **1900**, Nr 47, 1257. (b) Ein neuer Fall von primarem Chorionepitheliom der Scheide. Zbl. Gynak. **1901**, Nr 49, 1350. (c) Über malignes Chorionepitheliom der Scheide bei gesundem Uterus. Wien. klin. Wschr. **1901**, Nr 44, 1077. — Schmorl: (a) Demonstration eines synzytialen Scheidentumors. 69. Verslg dtsch. Naturforsch. **2**, 21 u. 111. Braunschweig 1897. (b) Pathologisch-anatomische Untersuchungen uber Puerperaleklampsie. Leipzig 1893. — Schönig: Über Kalk in der Plazenta. Oberrhein. Ges. Geburtsh. **1927**. Zbl. Gynäk. **1928**, Nr 14, 893. — Schon: Fall von Deciduoma malignum. Ges. Geburtsh. Kopenhagen, 3. Febr. 1909. Ref. Ugeskr. Laeg. (dan.) **1909**, 8868; Jber. Geburtsh. **1909**, 124. — Schröder, R.: (a) Ovarialveränderungen bei Blasenmole. Nordwestdtsch. Ges. Gynak., 24. Mai 1924. Zbl. Gynak. **1924**, Nr 35, 1920. (b) Die Ovarialveranderungen bei Blasenmole. Arch. Gynak. **124**, H. 2, 654. — Schultz-Brauns: Virchows Arch. **273** (1929). — Schultz-Brauns u. L. Schoenholz: Histotopochemische Untersuchungen an der Plazenta mit Hilfe der Schnittveraschung. Arch. Gynak. **136**, H. 3, 503—527 (1929). — Schultze-Rhonhof: Erfahrungen mit der Aschheim-Zondekschen Reaktion, besonders bei Blasenmole und Chorionepitheliom. Zbl. Gynäk. **1930**, Nr 10, 578. — Schumacher: Zur Kenntnis der malignen Chorionepitheliome. Diss. Freiburg 1902. — Schumann, E. A.: Observations upon the pathology and treatment of hydatiform mole. Amer. J. Obstetr. **6**, Nr 4, 386 (1922). — Schwarz: A case of chorionepithelioma uteri with large bilateral lutein cystomata of the ovary. Amer. J. Obstetr. **72**, Nr 454, 645 (1915). — Schwarz, E.: Untersuchungen über die elastischen Fasern des Uterus. Virchows Arch. **220**, 322 (1915). — Schwarzer: Beitrag zur Frage der Malignität des Chorionepithelioma malignum. Arch. Gynak. **112**, 212 (1920). — Schweitzer: Blasenmole. Demonstration. Ges. Geburtsh. Leipzig, 25. Jan. 1909. Zbl. Gynak. **1909**, Nr 23, 820. — Segall: Contribution à l'étude histologique de la môle hydatiforme et du déciduome malin. Rev. Gynéc. **1**, 618 (1897). — Seitz, L.: (a) Die Luteinzellenwucherung in atretischen Follikeln — eine physiologische Erscheinung wahrend der Schwangerschaft. Vorl. Mitt. Zbl. Gynak. **1905**, Nr 9, 257. (b) Zur Frage der Luteinzellenwucherung wahrend der Schwangerschaft. Zbl. Gynak. **1905**, Nr 19, 578. (c) Die Erkrankungen der Eihaute, die Blasenmole (Mola hydatidosa). v. Winckels Handbuch der Geburtshilfe. Bd. 2. Wiesbaden 1904. (d) Die Blasenmole. v. Winckels Handbuch der Geburtshilfe. (e) Störungen der inneren Sekretion in ihrer Beziehung zur Schwangerschaft. Dtsch. gynak. Ges. **15**, 213 (1903). (f) Die Follikelatresie wahrend der Schwangerschaft, insbesondere die Hypertrophie und Hyperplasie der Theca interna-Zellen (Theca lutein-Zellen) und ihre Beziehung zur Corpus luteum-Bildung. Arch. Gynak. **77**, H. 2, 203. (g) Über das primare Chorionepitheliom des Ovariums. Z. Geburtsh. **78**, H. 1, 244 (1915). — Sellheim: (a) Chorionepitheliom am Harnröhrenwulst. Gynak. Rdsch. **1910**, 54. (b) Internat. med. Kongr. Budapest. Jber. Geburtsh. **1909**, 124. — Sfakianakis: Uteruskarzinom (Chorionepitheliom) im Anschluß an Blasenmole. Berlin 1913 (Ebering). — SHORDANIA, J.: Der architektonische Aufbau der Gefaße der menschlichen Nachgeburt und ihre Beziehungen zur Entwicklung der Frucht. Arch. Gynak. **135**, H. 3 (1929). — SIEVERS: Untersuchungen über die chemische Physiologie der Plazenta usw. Z. Biol. **87**, 319 u. **88**, 145. — SIMMONDS: Über einen Fall von Chorionepithelioma malignum. Münch. med. Wschr. **1903**, Nr 3. — SJOVALL, E.: Die Entwicklung der soliden Ovarialteratome im Lichte ihres Baues. Frankf. Z. Path. **7**, H. 1, 10 (1911). — SIREDEY, A., BROCO, P. MONOD et RICHARD: Placentome malin consécutif à une môle hydatiforme, avec perforation spontanée de l'utérus; guérison par une opération chirurgicale, suivie de radiumthérapie. Rev. franç. Gynéc. **2** (1925, Nov.). — SMYLY: Sarcoma deciduo-cellulare or deciduoma malignum. Brit. gynec. J. **1900** XLII, 150. Trans. roy. Acad. Med. Ireland. **18**, 220 (1900). — SNOO, K. DE: Chorionepitheliom der Tube. Hormonbildung vom isolierten Trophoblasten (Menformon). Zbl. Gynäk. **1928**, 2703. — SOLOWIJ u. KRZYSZKOWSKY: Beitrag zur Chorionepitheliom- und Blasenmolenfrage. Ein neuer Fall von einer destruierenden (bösartigen) Blasenmole. Mschr. Geburtsh. **12**, 15 (1900). — SPENCER: A case of deciduoma malignum. Trans. obstetr. Soc. Lond. **38**, 135 (1. April 1896). — SPIRITO, TR.: Mola vesicolare lungamente ritenta a decorso clinico straneo. Arch. Ostetr., II. s. **14**, No 4 (1927). — STEINHAUS, J.: (a) Le chorio-épithéliome. J, Méd. Bruxelles **1908**, No 13. (b) Beitrag zur Kasuistik der malignen Chorionepitheliome. Zbl. path. Anat. **10**, H. 2/3, 55 (1899). — STERNBERG: Chorionepithelioma colli uteri mit dezidualer Umwandlung der Uterusschleimhaut. Geburtsh.-gynäkol. Ges. Wien, 19. Marz 1907. Zbl. Gynak. **1907**, Nr 51, 1511. — STOECKEL: Über die zystische Degeneration der Ovarien bei Blasenmole, zugleich ein Beitrag zur Histogenese der Luteinzellen. Festschrift fur Fritsch. S. 136. Leipzig 1902. — STOFFEL: Untersuchungsergebnisse eines Frühstadiums von Blasenmole, zugleich ein Beitrag zur Ätiologie derselben. Mschr. Geburtsh. **21**, 583 (1905). — STORCH: Falle von sog. partiellem Myxom der Plazenta. Virchows Arch. **72**, 582 (1878. — STROHAUER, H.: Chorionepithelioma malignum intramurale uteri. Dis Berlin 1920. — SUNDE: (a) Über Chorionepithelioma malignum. 12. Verslg norddtsch. chir. Ver. Christiania **1919**. Zbl. Gynak. **1920**, Nr 8, 208. (b) Chorionepithelioma malignum. Klinische und pathologisch-anatomische Untersuchungen mit einem Beitrag zur Frage des Überganges von Blasenmole in Chorionepitheliom. Kristiania: Emil Moestue 1920 (Beih. zum Norsk Mag. Laegevidensk., Mai **1920**). — SWAYNE: Chorionepithelioma. Lancet, 3. Jan. **1914**, Nr 4714, 30. — SZILI: Nach normaler Geburt aufgetretenes Chorionepitheliom. Gynak. Rdsch. **1912**, 917.

TEACHER: Chorionepithelioma. J. Obstetr. **4**, Nr 1 (1903). — TEN BERGHE, B. S.: Merkwaardige cellen in chorionolokken (CHALETZKY, HOFBAUER, NEUMANN). Diss. Utrecht 1922. Nederl. Tijdschr. Verloskde **1923**, 235. — TERASAKI, OSHISUKE: Über die Gitterfasernstrukturen in der menschlichen Plazenta. Z. Geburtsh. **92**, H. 1, 94 (1927). — THALER: Über ein beginnendes Chorionepitheliom. Geburtsh.-gynak. Ges. Wien, 10. Febr. 1920. Zbl. Gynak. **1920**, Nr 17, 439. — THORN: Diskussion zu dem Vortrag von BIERMER: Über Deciduoma malignum. Med. Ges. Magdeburg, 21. Okt. 1897. Munch. med. Wschr. **1897**, Nr 40, 1400. — TODYO: Über ein junges pathologisches menschliches Ei. Arch. Gynak. **98**, H. 2, 391 (1912). — LA TORRE: (a) Intorna all'esistenza dei blastomiceti nel sarcoma puerperale infettante. Note prediminari come contributo all'etiologia dei queste particolari neoplasie. Roma 1901. (b) De la malignité de la môle hydatiforme. Ann. Gynéc. **54**, 290. — TÓTH: Fünf Falle von Chorionepithelioma malignum. Orv. Hetil. (ung.) **1909**, Nr 2/3. Ref. Jber. Geburtsh. **23**, 124 (1909). — TROPEA-MANDALARI: Degenerazione molare iniziale in placenta apparentemente ben conformata. Fol. gynaec. (Genova) **25**, H. 2, 157 (1928). — TSCHAMER: Zur Kasuistik des jungen Chorionepithelioms. Mschr. Geburtsh. **63**, H. 6, 331 (1923).

VANZETTI: Di un caso di tumore maligno dei villi del corion. Ann. Ostetr. **21**, No 9, 723 (1899). — VARÓ, BELA: Primares Chorionepitheliom des Eierstockes. Orv. Hetil. (ung.) **71**, Nr 9, 226—228 (1927). — VASSMER: Beitrag zur Anatomie und Ätiologie der tubaren Eiinsertion nebst Mitteilung eines Falles von vaginaler Chorionepitheliommetastase bei Tubenschwangerschaft. Path.-anat. Arb., Festschrift für Orth, S. 237. Berlin 1903. — VEIT: (a) Über das maligne Chorionepitheliom. Ges. Geburtsh., 24. Jan. 1908. Z. Geburtsh. **62**, 348 (1908); Zbl. Gynäk. **1908**, Nr 29, 121. (b) Über das maligne Chorionepitheliom. Gynak. Rdsch. **1900**, 53. (c) Das maligne Chorionepitheliom. Handbuch für Gynäkologie. 2. Aufl., Bd. 3, 2. Halfte, S. 935. 1908. — v. VELITS: (a) Über histologische Indizien des Chorionepithelioma benignum. Z. Geburtsh. **52**, H. 2, 301 (1904). (b) Weitere Studien über die Spontanheilung des Chorionepithelioms. Z. Geburtsh. **56**, H. 2, 378 (1905). — VIANA: Sopra na caso di sincizioma maligno. Arch. Ostetr. **1905**, Nr 9, 549. — VIETNIG, ERNST: Über das Chorionepitheliom nebst Mitteilung eines neuen Falles bei Tubargravidität. Diss. Wurzburg 1910. — VILLERS: J. Connaissances méd., Jan. **1841**, zitiert nach STORCH. — VIRCHOW: Die krankhaften Geschwülste. Bd. 1. Berlin 1863. — VITRAC et BRANDOIS: Placentome malin; hysterectomie partielle; guérison persistente trois ans après l'intervention. Soc. Méd. et Chir. Bordeaux, 17. Mai 1912. Ref. Presse méd. **1912**, No 67, 689;

Arch. mes. Obstétr. 1912, No 10, 267. — Vogels, Anni: Über Blasenmole bei Zwillingsschwangerschaft mit lebendem Kinde. Diss. Köln 1924. — Vogt, E.: Zwei seltene Fälle von Chorionepitheliom. 90. Verslg Ges. dtsch. Naturforsch. Hamburg. Zbl. Gynäk. 52, Nr 43, 2791 (1928). — Voigt: Über destruierende Blasenmole. Mschr. Geburtsh. 9, H. 1, 63 (1899). — Volkmann: Ein Fall von interstitieller destruierender Neubildung. Virchows Arch. 41, 528 (1867). — Vozza, F.: Sulla struttura e sul significato clinico delle alterazioni ovariche nella mola vesicolare. Ann. Ostetr. 46, No 7, 277 (1924).

Wagner, G. A.: (a) Corpus luteum und Amenorrhöe (Corpus luteum persistens cysticum. Multiple Luteinzysten.) 6. Tagg südostdtsch. Ges. Geburtsh. Prag 1929. Zbl. Gynäk. 1928, Nr 1, 10. (b) Zbl. Gynäk. 53, Nr 21, 1329 (1929). — Waldeyer: Bemerkungen über den Bau der Menschen- und Affenplazenta. Arch. mikrosk. Anat. 35, 1 (1890). — Waldo: Amer. J. Obstetr. 1910, 459. — Waldstein: Über Breussche Molen und retinierte Eier im allgemeinen. Mschr. Geburtsh. 1903, H. 1, 23. — Wallart: (a) Über Veränderungen bei Blasenmole und bei normaler Schwangerschaft. Z. Geburtsh. 53, H. 1, 36 (1904). (b) Beitrag zur Frage der Ovarialveränderungen bei Blasenmole und Chorionepitheliom. Z. Geburtsh. 56, H. 1, 541 (1906). (c) Untersuchungen über die interstitiellen Eierstocksdrüsen beim Menschen. Arch. Gynäk. 81, H. 2, 271 (1907). — Walthard: (a) Zur Ätiologie der Chorionepitheliome ohne Primärtumor. Z. Geburtsh. 59, 443 (1907). (b) Untersuchung einer Plazenta bei malignem Chorionepitheliom in graviditate. Mschr. Geburtsh. 25, H. 1, 132 (1907). — Watanabe: Ausgedehnte partielle Blasenmole mit lebendem Achtmonatskind. Diss. Munchen 1913. — Wegelin: Demonstration einer total adhärenten Plazenta. Verh. dtsch. path. Ges. 13, 295 (1909). — Wehefritz: Kalkuntersuchungen an Plazenten verschiedenen Alters. Arch. Gynak. 127, 106 (1926). — Wehle: Diskussion im Anschluß an den Vortrag von Buschbeck: Über einen Fall von Synzytiom. Gynäk. Ges. Dresden, 2. Febr. 1901. Ref. Zbl. Gynak. 1901, Nr 52, 1429. — Weinzierl, E. (Prag): Zur Histologie der Blasenmole. Arch. Gynak. 132, 323 (1927, Kongreßber.). — Weiss: Ein Vergleich zwischen Neumannschen Zellen in den Blasenmolenzotten und den Hofbauerschen Zellen in den normalen Zotten. Diss. Bonn 1919 (nach Grosser). — von Wenczel: Über das Chorionepitheliom im Anschluß an einen interessanten Fall. Zbl. Gynäk. 1908, Nr 7, 211. — West, G. B.: Med. J. Austral., 20. April 1918. (Nach Cleland and Wigg.) — Whitridge, Williams: Deciduoma malignum. Hopkins Hosp. Rep. 4, Nr 9, 1895. — Wiczynski, Tadeusz: (a) Sur la corrélation entre les lésions des ovaires et la môle hydatiforme ainsi que le chorioépithéliomc. Prace zaklastow Anat. path. Univ. Polsk. 1, H. 2, 169 (1924). (b) Zur Erklärung der Wechselbeziehungen zwischen den Veränderungen in den Ovarien und der Mola hydatidosa sowie dem Chorionepithelioma. Zbl. Gynak. 1924, Nr 45, 2463. — Winkler: Das Deziduom. Z. Geburtsh. 46, H. 2, 147 (1901). — Wislocki, G. B.: On the placentation of primates of the physiologeny of the placenta. Contrib. to Embryol. 20, 51—80 (1929). — Wolfe, Samuel A.: Chorioadenoma and Choricarcinoma of uterus. Amer. J. Obstetr. 17, Nr 6, 826. — Wolff: Über fetale Hormone. Handbuch der Biochemie. Jena 1913. — Wolff, Br.: Über ein heterotopes Chorionepitheliom des Gehirns. Ärztever. Rostock, 9. Nov. 1912. Korresp.bl. Mecklenb. Ärztevereinsbundes 1912, Nr 338. — Wormser Die Degeneration der Uterusschleimhaut nach Geburt. Arch. Gynäk. 69, H. 3, 449 (1903).

Zacharias: Demonstration. Gynak. Ges. Hamburg, 8. Febr. 1910. Zbl. Gynäk. 1910, Nr 21, 704. — Zagorjanski-Kissel: Über das primare Chorionepitheliom außerhalb des Bereiches der Eiansiedlung. Arch. Gynäk. 67, H. 2, 326 (1902). — Zahn: Über einen Fall von Perforation der Uteruswandung durch einen Plazentarpolypen mit nachfolgender Haematocele retrouterina. Virchows Arch. 96, 15 (1894). — Zalka, Edmund de: Ektopisches Chorionepitheliom (Concerning ectopic chorionepithelioma). Amer. J. Path. 4, Nr 1, 59—74 (1928). Zbl. Path. 42, Nr 10, 452 (1928). — Zeiss, Ludwig: Beitrag zur Histologie und Klinik der Blasenmole. Arch. Gynäk. 133, H. 2, 291 (1928). — Ziegler: Lehrbuch der speziellen pathologischen Anatomie. 10. Aufl., Bd. 2. Jena 1902. — Zimmermann: Über ektopisches Chorionepithelioma malignum nach destruierender Blasenmole. Arch. Gynäk. 113, 370 (1920). — Zinn: Metastasen eines Chorionepithelioms. Verslg inn. Med., 16. Marz 1908. — Zweifel: Demonstration eines primaren Karzinoms der Tube mit Ovarialzyste. Zbl. Gynak. 1894, 661.

3. Tube.

Von

Oskar Frankl-Wien.

Mit 23 Abbildungen.

I. Entwicklungsanomalien.

Die auf Störungen der im Fötalleben vor sich gehenden Bildungsvorgänge zurückführenden Anomalien der Tube sind weit seltener zu beobachten als die Entwicklungsanomalien der Gebärmutter. Es kommen hier Defektbildungen, beruhend auf primärer Aplasie, partielles Unterbleiben der physiologischen Gewebsbildung, angeborene Form- und Lageanomalien, sehr selten auch Exzeßbildungen in Betracht.

Vollkommener Mangel beider Tuben bei sonst ganz normal ausgebildeten übrigen inneren Genitalorganen soll nach NAGEL überhaupt nicht vorkommen und ist nach KOSSMANN nur bei gleichzeitigem Defekt der Gebärmutter beobachtet worden. Den von BLOT beschriebenen Fall von vollkommenem Fehlen einer Tube bei normalem Uterus hält KERMAUNER für zweifelhaft. Hingegen fehlt bei Mangel eines Uterushornes fast immer die entsprechende Tube (CHIARI, ROSENBERGER). HASELHORST beschreibt einen Uterus bicornis mit rudimentärem Uterushorn und fast vollkommenem Fehlen der rechten Tube. Ich beobachtete dasselbe. Rudimentäre Bildung der Tube bei rudimentärem Uterushorn erklärte KERMAUNER so, daß der MÜLLERsche Gang zwar angelegt war, aber nicht fähig war, sich das Mesenchym der Umgebung anzupassen, um daraus die Muskelwand zu schaffen. Bei Fehlen des Uterus und der Ovarien wurde Fehlen der Tube mehrfach beschrieben (BOYD, BUSCH u. a.). WINCKEL beschreibt vollkommenes Fehlen der Adnexe bei rudimentär entwickeltem Uterus. BLOT (zit. nach KLOB) beschreibt Fehlen der linken Tube bei normalem Uterus und normaler rechter Tube. Einseitigen partiellen Tubendefekt bei ansonsten normalen inneren Geschlechtsorganen beobachtete TANDLER. Auch HOBBING beschreibt 1917 Fehlen der rechten Tube und des rechten Ovarium bei normalem Uterus.

Hierbei darf nicht vergessen werden, daß nicht sehr selten Tubenanteile, sogar die ganze Tube im extrauterinen Leben abgedreht werden und dann nahezu oder spurlos verschwinden können. Die Untersuchung der Pars interstitialis tubae ist in solchen Fällen ausschlaggebend. Ist sie vollkommen erhalten, so ist von einem totalen kongenitalen Tubendefekt nicht zu sprechen. KERMAUNER hält auch die Fälle von rudimentärer Bildung des abdominalen Tubenendes (SACHS, HAUSER, HERZL) nicht für gesichert. Auch hier kann Torsion eine primäre Mißbildung vortäuschen. NÜRNBERGER beschreibt 2 Fälle von Defektatresie im interstitiellen und isthmischen Teil der Tube. Teilweisen Defekt im Verlauf des Tubenrohres bei normalem Fimbrienende und normalem Uterus beschreiben NATANSON, PANROSE, SPENCER. KRAUL beschreibt ein interessantes Präparat unserer Klinik. Die linke Tube geht 3 cm weit vom uterinen Ende in einen zwirnfadendünnen Strang über. Nach 8 cm Distanz wird die Tube wieder normal, der Fimbrienapparat ist gut entwickelt. Nahe dem Fimbrientrichter liegt ein kleiner Fettkörper. Das defekte Stück ist solid, bindegewebig. Rudimentäre Ausbildung der Tuben bei Pseudohermaphroditismus erwähnte KERMAUNER.

Mangelhafte Anlage der Tube kommt bei Entwicklungsstörungen des Uterus nicht allzu selten vor. Dabei kann die mangelhafte Anlage soweit gehen, daß nur der Fimbrientrichter wahrnehmbar ist, während das Hauptstück der Tube sonst gar nicht angelegt erscheint. Abb. 1 betrifft einen Fall, den ich Dr. CASSIDY in Dublin verdanke. Bei einer 18jährigen Frau lag in einem Leistenbruchsack rechts ein solides, kleines Uterushorn mit Tube und Ovarium, in einem linken Leistenbruchsack ein stark vergrößertes, makroskopisch eher einem Testikel gleichsehendes Ovarium mit zahlreichen Primordialfollikeln und einem wohl ausgebildeten Corpus luteum. Dem Eierstock anliegend fand sich ein Fimbrienbüschel; sonst war von einer Tube nichts nachweisbar. Ein erbsengroßer, runder, strohgelber Körper, aus Fett und spärlichen eingestreuten Bündeln glatter Muskulatur bestehend, könnte vielleicht als Äquivalent der nicht ausgebildeten Tube gelten. Ein Uterushorn war auf dieser Seite nicht nachweisbar. Unser Museum birgt einen Fall von Hypoplasie der rechten Tube mit partieller Atresie und Agenesie des rechten Ovarium bei vollkommen normal entwickeltem Uterus. Eine postfötale entzündliche Entstehung ist in diesem Falle wohl auszuschließen. Mehrfach wurde die Tube bloß als stumpf-, knopf- oder stummelförmiges Anhangsgebilde der Tubenecke des Uterus gefunden (SPENCER), oder aber die ganze Tube stellte einen soliden Strang dar

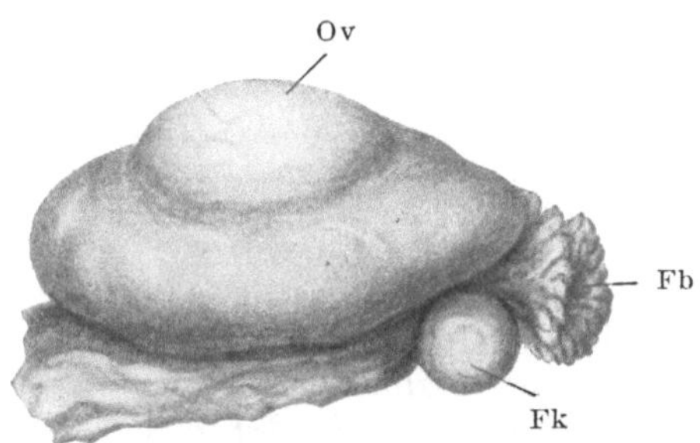

Abb. 1. Mißbildung. Ov Eierstock. Fb Fimbrienbüschel. Fk Fettkörper.

(kongenitale Atresie). Die Anordnung der Muskulatur innerhalb desselben kann mehr oder weniger regelrecht entwickelt sein, oder aber es findet sich überhaupt nur ein solider, bindegewebiger Strang. SACHS beschreibt bei fehlendem Ovarium eine 4 mm dicke, 5 cm lange, solide, strangförmige Tube ohne Fimbrienende. DOLÉRIS beschreibt angeborene Atresie beider Tuben, LÉJARS angeborene Atresie der linken Tube; SACHS beschreibt bei Mangel des Ovarium eine rudimentäre Tube, welche einen 4 mm dicken Wulst darstellt, der sich nach einem Verlauf über 5 cm im subperitonealen Gewebe verliert. Es fehlt ein Lumen, auch ist kein Fibrienende vorhanden, am Uterus ist kein Tubenostium nachweisbar. OGOREK sah an Stelle der Tube einen kurzen Strang, der im breiten, wulstigen Ligament verschwindet, ohne einen Fimbrientrichter zu bilden. Auch diese Tube war total atretisch. Er bezieht die Entstehung dieser Mißbildung auf späte Fötalepochen. THALER beschreibt bei Uterus bicornis mit linksseitigem atretischem Horn eine 15 cm lange linke Tube, die atretisch war, aber das laterale Endstück zeigt in einer Länge von 5 cm wieder normale Entwicklung. Aus der älteren Literatur sei hier der Fall KIRCHGÄSSER erwähnt, wo bei Uterus rudimentarius solidus anstatt der Tube ein bindegewebiger solider Strang gefunden wurde. Hingegen beschreibt SÄNGER angeborene Hypoplasie beider Tuben bei fast normal gebautem Uterus.

So finden sich denn sehr verschiedene Grade der Hypoplasie, wozu vielleicht auch angeborene Kürze und unvollkommene Ausbildung des Fimbrienapparates (POPOFF) gezählt werden darf. Ob Divertikelbildung, das heißt Fortsetzung epithelialer Schläuche in das Gebiet der Tubenmuskulatur, stets auf Entwicklungsanomalien zurückzuführen ist, wie das GÖBEL getan hat, ist heute weniger denn je feststehend. Es ist eher angezeigt, diese Bildungen für die meisten Fälle auf postfötale Prozesse zurückzuführen Immerhin scheint es auf fötaler Fehlbildung beruhende Divertikelbildung der Tube zu geben. SZENES beschreibt eine genau untersuchte Tube mit Divertikel und drei Nebentuben. Es handelt sich hier um tief, allenfalls bis an die Serosa reichende Schleimhauthernien. KERMAUNER meint, daß es zur Divertikelbildung dadurch kommt, daß an solchen Stellen das Wandmesenchym mangelhaft ausgebildet wurde. JAYLE und HALPÉRINE beschreiben einen vom isthmischen Tubenabschnitt abzweigenden Kanal, der in den Eileiterkanal einmündet und blind endet. Der Verschluß am Fimbrienende ist fast immer postfötaler Genese.

Hieran schließen sich angeborene Formanomalien der Tube, die weniger als Entwicklungsstörungen aufzufassen, als vielmehr auf Stehenbleiben auf dem Status der letzten Fötalzeit zu beziehen sind. Dahin gehören die abnorm starken Windungen der Tuben (FREUND), wohl auch die abnormale Länge und spiralige Drehung.

Auch Lageanomalien können gelegentlich auf kongenitale Bildungen zurückgeführt werden. Zur Diagnose ist es notwendig, jedwede entzündliche Alteration, Tumordruck, postfötal erfolgte Verzerrung mit Sicherheit auszuschließen.

Die Tube und das Ovarium machen wie der Testikel, freilich nicht in so weitem Ausmaß, einen Deszensus durch. Bleibt dieser Abstieg aus, so kommt das Ovarium und mit ihm der Eileiter abnorm weit kranial zu liegen. Der oben beschriebene Dubliner Fall läßt daran nicht zweifeln, daß die Lagerung der Tube innerhalb des Bruchsackes auf Grund schwerer, in frühen Fötalepochen erfolgter Entwicklungsstörungen entstanden ist. HEINECK stellte 80 Fälle von Tuboovarialhernie zusammen, wovon 35 Falle Kinder betreffen. Dazu kommen mehrere Fälle aus letzter Zeit, so die Beobachtungen von BARR, RENNY u. a. EUSTACE und MAC NEALY beschreiben einen Fall von strangulierter, nekrotisch gewordener Tube in einem Bruchsack bei einem 6monatlichen Kinde. LÉVY und GUILLAUME beobachteten eine Schenkelhernie mit Tube als Bruchinhalt.

Als echte Exzeßbildungen können nur die Tuba tertia, keineswegs aber die akzessorischen Ostien und nur mit starken Einschränkungen die akzessorischen Tuben angesehen werden. Die Tuba supernumeraria, d. h. eine vollkommen entwickelte Tube neben der vom Tubenwinkel abgehenden normalen Tube derselben Seite wurde nur sehr selten beobachtet, so von PICK, VOIGT, PÉAN, FALK, KEPPLER, DE SINETY, BAB, AGNES. Doch sind diese Fälle zum Teil zweifelhaft. MÖNCH beschreibt ein drittes Ovarium mit dritter Tube und drittem Ligamentum ovarii. NAGEL und WENDELER sahen bei menschlichen Embyonen zwei MÜLLERsche Gänge nebeneinander. KERMAUNER bestreitet das Vorkommen einer Verdopplung des Eileiters.

Akzessorische Tubenostien sind ein häufig zu erhebender Befund. Sie wurden wohl zuerst von RICHARD im Jahre 1851 beschrieben. Unsere Sammlung besitzt 2 Präparate, deren eines drei, deren anderes vier akzessorische Ostien mit wohl entwickelten Fimbrienbüscheln erkennen läßt. ROKITANSKY hat eine Tube mit drei Ostien beschrieben; WALDEYER hat an einer Tube 13 Abdominalöffnungen festgestellt. WALDEYER erklärt die Entstehung der akzessorischen Ostien mit nur teilweise erfolgendem Abschlusse des MÜLLERschen Kanales, so daß eine mehrfache Verbindung mit der Bauchhöhle bestehen bleibt. KERMAUNER erklärt sie als partielle Wanddefekte, eine Auffassung, die naturgemäß eine Einreihung dieser Anomalie unter die Exzeßbildungen ausschließt. ROKITANSKY hält sie für die Folge einer Dehiszenz der an einer umschriebenen Stelle verdünnten Tubenwand. FERRARESI unterscheidet, dem Zeitpunkt der Fimbrienbildung Rechnung tragend, ein präfimbriales und ein fimbriales Stadium. Die Bildung akzessorischer Ostien verlegt er in das erste Stadium.

Die akzessorischen Ostien liegen wohl meist antimesosalpingeal, kommen aber auch an anderen Stellen des abdominalen Tubenendes vor und können Fimbrienbüschel tragen oder solche vermissen lassen. Mitunter sind sie weiter kalibriert als die Hauptöffnung. Sie können mit dem Tubenkanal zusammenhängen, können aber auch bloß mit in der Muskulatur der Tube liegenden Schläuchen in Verbindung stehen, die allerdings ihrerseits mit dem Hauptkanal in Zusammenhang sind. Daß derartige Öffnungen für das Zustandekommen einer Konzeption von Belang sein können, leuchtet ein.

Die akzessorischen Tuben (Nebentuben, Parasalpingen) erweisen sich entweder als der Tube gestielt aufsitzende Zystchen mit wohl erkennbarem Fimbrienbüschel oder als kleine, wenige Millimeter bis einen Zentimeter lange, röhrenförmige Gebilde mit mehr oder weniger gut ausgebildetem Fimbrienkranz. Sie weisen histologisch große Ähnlichkeit mit dem Bau der normalen Tube auf. Sie finden sich wohl meist in der Nähe des abdominalen Endes, können aber auch nahe dem uterinen Ende inserieren. Sie können mit dem Hauptkanal anastomosieren oder blind enden. Ich muß MEYER und FRANQUÉ Recht geben, daß nicht jedes zystische Gebilde an der Tube als Parasalpinx (Hydroparasalpinx) zu bezeichnen ist (Abb. 2). Zweifellos gibt es Zystchen, welche — obwohl gestielt — doch epoophoralen Ursprunges sind. Da-

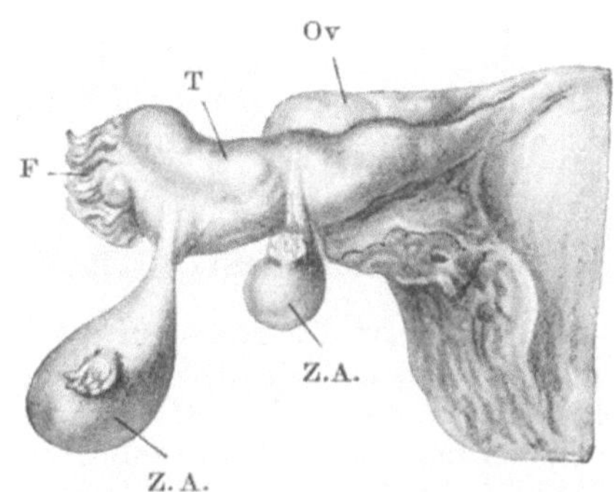

Abb. 2. Tube mit zwei zystischen Anhangen. Ov Eierstock. T Eileiter. F Fimbrienende der Hauptube. Z. A. Zystische Anhänge mit wohl ausgebildeten Fimbrienbuscheln.

hin gehören insbesondere die am Ligament inserierenden Bläschen, gestielt oder ungestielt, welche keinen Fimbrienkranz erkennen lassen. Die Bildung echter Nebentuben erklären KOSSMANN und NAGEL als Folge überzählicher Embryonalanlage, während MEYER, ROSSA, FRANQUÉ auch diese vom Parovarium herleiten. MEYER bezieht die epithelialen Zysten am freien Tubenrand auf Absprengung von Epithel bei der ersten Anlage des MÜLLERschen Ganges. THALER meint, daß die Grundlage für die Bildung von Nebentuben gegeben ist, wenn die Rinnenbildung und Einstülpung des Coelomepithels auch von Nebenzentren aus erfolgt. Schließlich sei hier der schonen Arbeiten von PETERS gedacht, der unter 128 menschlichen Embryonen bei 41 nicht weniger als 91mal abnorme Coelomabsprengungen konstatieren konnte. Er bezieht die Genese akzessorischer Ostien auf Einstülpungen des Coelomepithels, die sekundär mit dem MÜLLERschen Gang in Kommunikation treten. Auch konnte er die Annahme KERMAUNERs, daß die Komunikation durch eine Abirrung des MÜLLERschen Ganges gegen die Oberfläche der Urnierenleiste und nachträgliche Arrosion des Deckepithels zustande komme, durch den Befund an einem Embryo stützen. Aus der Zahl der beschriebenen Parasalpingen seien hervorgehoben die Darstellungen von KOSSMANN, NAGEL, KUBE, KLEINHANS, WENDELER, AMANN, HENNIG (unter 100 Frauenleichen dreimal), BELL, HANDLEY, THALER.

Schwangerschaft in einer akzessorischen Tube sahen FINSTERER, DEMONS et FIEUX, HENROTIN und HERZOG, LOVRICH, EKLER. WALTHARD beschreibt ein junges menschliches Ei im Mesosalpingiolum einer Nebentube.

Hier sei der Fimbrienzysten Erwähnung getan, die, wie ich glaube mit Unrecht, von KOBELT seinerzeit mit den gestielten Hydatiden identifiziert wurden. Die meisten dieser Gebilde dürften, wie ich gleich KÖLLIKER annehme, auf Lymphangiektasien zu beziehen sein. Es sind dies mit den Fimbrien gestielt oder breitbasig in Verbindung stehende Bläschen von Hirsekorn- bis Kirschgröße. GEBHARD bezieht ihre Bildung auf Einstülpungen des Keimepithels, was für manche dieser Gebilde wohl zu Recht bestehen mag. ROKITANSKY, MIHALKOVIKS haben sie für Abkömmlinge des Epoophoron erklärt.

Auch sei hier der endometrioiden Fehlbildung der Tubenschleimhaut gedacht, die von WEBSTER, SCHRIDDE und SCHÖNHOLZ, HÖHNE, SCHWARZ und CROSSEN, SCHINDLER, MEYER, SZAMEK beobachtet wurde. SCHINDLER findet Uterusschleimhaut im Eileiter bis $1^1/_2$ cm weit vom Uterus. MEYER sah prägravide Veränderungen am tubaren Endometrium. Es handelt sich hier um eine Heteroplasie, wie sie ja auch in anderen Teilen der Mukosa von der Vulva bis zum Fimbrienende bekannt ist. MEYER spricht von angeborener ortsungewöhnlicher Gewebsdifferenzierung.

Schließlich sei der wiederholt in der Mesosalpinx gefundenen Nebennierenrindenknötchen Erwähnung getan (TOURRAUX).

II. Zirkulationsstörungen, Form- und Lageanomalien.

Störungen im Blutkreislauf der Tube beobachten wir bei allgemeinen Kreislaufstörungen, insbesondere solchen im Gebiete der Vena cava, bei den verschiedensten akuten Infektionskrankheiten, bei Intoxikationen, Verbrennungen. Auch bei Lage- und Gestaltanomalien sowie Tumoren des Uterus können Stauungen in der Tube die Folge sein. Bei pathologischer Hyperämie kann durch Bersten der Gefäße zur Zeit der Menstruation Blutaustritt in die Tubenhöhle erfolgen. Die Tube ist bei bestehender Stauung blaurot, ihre Wand verdickt, das Lumen mehr oder minder von ausgetretenem Blute dilatiert. Die Wand erweist sich oft von Blutungen durchsetzt, wobei nicht nur zwischen den Muskelbündeln, sondern auch innerhalb der Schleimhaut Hämorrhagien nachweisbar sind. Bei längerer Bestandesdauer der Blutungen kommt es zu sekundären Veränderungen der Muskulatur im Sinne hyaliner Degeneration und scholligen Zerfalles, auch die Mukosa kann unter dem Einflusse der Blutung einer schweren Nekrose anheimfallen (MARTIN, ORTHMANN).

Anzuschließen wären hier die Blutansammlungen im Innern der Tube, wie man sie bei Gynatresien beobachtet. Das vom Uterus her rückgestaute Menstrualblut sammelt sich in der Tube an. Doch spielt hier, wie VEIT richtig bemerkt, auch meist ein entzündliches Moment mit, insoferne der Verschluß des abdominalen Tubenendes nicht auf Entwicklungsstörung, sondern auf sekundärem, durch Entzündung bewirktem Verschluß basiert. Der Inhalt solcher Bluttuben ist meist braun, chokoladefarben, dickflüssig. Im Gefolge von Myomen findet man, wie ich seinerzeit betont habe, nicht selten partielle Hämatometra und im Gefolge derselben Hämatosalpinx. Zu den schwersten Zirkulationsstörungen kommt es durch Strangulation und Torsion der Tube. Strangulation kommt zustande durch entzündliche Stränge, welche quer zur Längsrichtung der Tube verlaufen und die Tube umschnüren, wobei das distale Ende zunächst hyperämisch wird, bei Fortdauer und Intensitätssteigerung schließlich vollkommen abgetrennt werden kann. Dahin gehören die Beobachtungen von ROKITANSKY, KÜSTNER, FREUND, SCHWEITZER, HIRSCH, THORN, OLSHAUSEN, CAWIS, SELLHEIM, PAYR, BEUTHNER, OGOREK, NÜRNBERGER, PULVIRENTI, wahrscheinlich auch der Fall von LAHM. Wenn die Tube als Bruchsackinhalt figuriert, kann es auch zu Strangulationserscheinungen kommen, wie in dem Fall ABELIO, der ein 11monatliches Kind betrifft. Ähnlich verhielt es sich in dem von ESTER und AIMES beschriebenen Falle, ein 5monatliches Kind betreffend. VENETIANER beschreibt Stieldrehung der Adnexe in einer Inguinalhernie bei einem einjährigen Mädchen. Die Literatur zeigt, daß die Tube als Inhalt einer akquirierten Hernie öfter in Schenkelbrüchen, seltener in Leistenbrüchen erscheint. In einem Schenkelbruch wurde die Tube von ECOT gefunden. Das Ovarium war außerhalb des Bruchsackes geblieben. BIALAS beschreibt die Tube als Inhalt einer Hernia abturatoria. Als alleinigen Inhalt eines Leistenbruches wurde die Tube von VOGEL, BILLARD, MONTAGNARD, SCHOELLER, SIROLLI gefunden. WALTER sah eine Hydrosalpinx in einer Leistenhernie. BIRMANN beobachtete eine schwangere Tube in einer Leistenhernie.

Zu Lageveränderungen, zu schweren Zirkulationsstörungen, ja selbst zu Strangulationserscheinungen kann es im Bereiche der Tube auch dann kommen, wenn bei bestehender Inversion des Uterus die Eileiter in den Trichter hineingezogen werden, und der Inversionstrichter, was wiederholt beobachtet wurde, Stenosenerscheinungen darbietet. Daß die Tuben bei Deszensus und Prolaps des Uterus an der Lageveränderung teilnehmen, liegt auf der Hand.

Drehung der Tube bei gleichzeitiger Stieldrehung des veränderten Ovarium oder Parovarium findet sich ungemein häufig. Es seien hier die Beobachtungen von AULHORN, AUVRAY, NORRIS, COHEN, ROST, SCHEID, BECKER, KRAUL, NEUGEBAUER, MURRAY, KÜSTNER, HEIL, CASSIDY, VENETIANER erwähnt. Aber auch bei normalen übrigen Adnexen kann die Tube für sich allein eine Torsion erfahren. Die Drehung der normalen Tube wird als Torsion, die Drehung der vorher krankhaft veränderten Tube wird als Stieldrehung bezeichnet. Isolierte Torsion einer normalen Tube beschreiben AUVRAY, LÉJARS, LORI, HOFMANN, BILLMANN, EUNIKE, MICHEL, HÜSSY, HANSEN, LÄMMLE, HESS, HAIM, STARK, FUCHS, SCHWEITZER, SCHWARZWÄLLER, LAQUIÈRE, GROSSMANN, DARNER, GILLIES, JEFFERSON. TERRUHN erblickt in abnorm langer, infantil geschlängelter Tube die Prädisposition, wobei der langen Mesosalpinx sowie abnormer Länge des Ligamentum ovarii eine besondere Bedeutung zukommt. Neben verschiedenartigen mechanischen Momenten soll der menstruellen Kongestion eine bedeutsame Rolle zufallen. Bei Beeinträchtigung der Blutzirkulation sei im Sinne der hamodynamischen Theorie von PAYR die Möglichkeit einer Torsion gegeben. Volle Befriedigung wird diese Erklärung vorerst kaum gewähren, wie schon der Fall HAIM beweist. Denn die Bänder können normal lang sein und die primäre Stauung ist oft nicht nachweisbar gewesen. Dabei kann die vorher pathologisch veränderte Tube, z. B. eine Hämatosalpinx (MEYER, HERFF, LORY), Pyosalpinx (GRAFF), Tuboovarialzyste, Tubargravidität (MARTIN, POZZI, FREUND, LITTAUER, MANDELSTAMM), Hydrosalpinx (eigene Beobachtung einer gestielten über kindskopfgroßen Wassertube, Fälle von ALFIERI, RÜBSAMEN, TOURNEUX, HORNUNG, DELMAR, NAGEL, PEINE, ROEDER), Sarkom STROGANOFF), Karzinom (WARNECK) oder die vollkommen normal gewesene Tube der Drehung anheimfallen (SCHWEITZER, PIOTROWSKY, MICHEL, RÜDER, HEIL, HOFMANN, HANSEN, BITTMANN). Die Drehung der Tube ist auch bei Kindern beobachtet worden (SEEDORF, 4jähriges Mädchen). Als ätiologisch wichtiges Moment wird dabei Turnen (RÜDER), Stoß gegen eine Türklinke (HEIL) und ähnliche Traumen angegeben, wahrend andere Autoren hämodynamische Momente ins Treffen führen. Ich darf an dieser Stelle vielleicht auf die von mir gegebene Erklarung der Stieldrehung von Ovarialtumoren (Gynäkol. Rundschau 1917) verweisen. Die der Drehung anheimgefallene Partie der Tube ist stets hämorrhagisch infarziert. Es kann hier zur vollkommenen Kontinuitätstrennung kommen.

Daß durch Tumoren in der Nachbarschaft schwere Lageanomalien der Tube hervorgebracht werden können, ist bekannt. Durch Anlagerung an veränderte Ovarien kommt es häufig zu Verlangerung der Tube, die sich im Bogen um den oft mächtigen Ovarialtumor oder Parovarialtumor legt und dabei eine Länge bis zu 60 und 70 cm erreichen kann. In unserem Museum befinden sich mehrere derartige Präparate. Untersucht man die Tube, nachdem man sie freipräpariert hat, mikroskopisch, so merkt man, daß bloß Dehnung ohne weitgehende Veränderungen erfolgt ist. Nicht selten sieht man sogar Hypertrophie der Tubenwandelemente (LEPMANN).

Lymphstauung im Gebiete der Tube findet sich bei größeren Uterusmyomen nicht selten. Die Lymphgefäße können zu weiten Schläuchen dilatiert sein.

Knochenbildung in Form von Einschaltung osteoider Plättchen in die Tubenwand war schon ROKITANSKY bekannt, der verkalkte Körperchen am abdominalen Tubenende gesehen hatte. Ebenso berichtet KLOB über einschlagige Befunde, und vielleicht ist auch der ORTHsche Tubenstein dahin gehörig. In neuerer Zeit befaßten sich MICHAUD und LEHMACHER mit dieser Frage. Auf Grund tuberkulöser Veränderungen kommt es zuerst zu Nekrose und Verkalkung, zu reaktiver Bildung von gefäßhaltigem Granulationsgewebe, Differenzierung von Osteoblasten aus den Fibroblasten dieses Granulationsgewebes. LEHMACHER zitiert die Beobachtungen von EMELIJANOW, POZZI und BENDER, STRONG. Es kommt vermutlich in all diesen Fällen der von LEHMACHER beschriebene Modus in Frage, während Keimversprengung und Knochenbildung aus knorpeliger Anlage meist auszuschließen ist. Phlebolithen in Tubenfimbrien konnte KERMAUNER nachweisen. Ihre Entstehung wird erklärt durch Verkalkung von Thromben.

Die früher sehr selten gewesenen Beobachtungen von Fremdkörpern in der Tube (Häkelnadel, MINAR) sind heute, im Zeitalter der kriminellen Fruchtabtreibung, bei weitem nicht mehr so selten. Die Literatur weist eine Reihe von Fällen auf, wo es zur Sondierung der Tube gekommen ist und sofern kleinere Instrumente (Federkiel, Stricknadeln u. dgl.) zur Anwendung gekommen sind, ist ein Entgleiten derselben in den Uterus und von da in die Tube des öfteren beschrieben worden.

III. Entzündung.

Die entzündlichen Erkrankungen der Tube sind ausnahmslos infektiösen Ursprunges. Die hierbei in Betracht kommenden Mikroorganismen sind verschiedener Art. Am häufigsten erfolgt die Infektion durch Gonokokken, Streptokokken, Tuberkelbazillen, Staphylokokken; seltener sind Entzündungen bedingt durch Bacterium coli, Diplococcus pneumoniae FRAENKEL-WEICHSELBAUM, Typhusbazillen, Spirochaeta pallida, Strahlenpilz, vom Darm herrührende Fäulniskerne, FRIEDLÄNDERs Pneumoniebazillus, Influenzabazillus, Micrococcus tetragenus, Bacillus capsulatus, Bazillus des malignen Ödems, Proteus. Bezüglich der Frequenz der einzelnen Infektionsarten gehen die Meinungen weit auseinander. Zweifellos wurde die Frequenz der Gonorrhöe gegenüber den anderen Tubenentzündungen ehedem stark überschätzt. Sie ist gewiß ungemein häufig, aber man kann doch GOTHs Angabe, daß unter 700 Adnextumoren fast nur gonorrhoische Erkrankungen festzustellen waren, nicht verallgemeinern. HEYNEMANN hält $^2/_3$ seines Salpingitismateriales für gonorrhoisch, $^1/_4$ beruht auf puerperalen Prozessen. PANKOW führt $43^0/_0$ auf Gonorrhöe zurück, $13^0/_0$ auf Streptokokkeninfektion, $22^0/_0$ auf Tuberkulose, während $22^0/_0$ von entzündlichen Erkrankungen der Appendix ihren Ausgang nehmen. Exakte bakteriologische Untersuchungen wurden von SCHOTTMÜLLER und BARFURTH ausgeführt. Unter 89 Fällen fanden sich in 35,4% anaerobe, in 34,2% aerobe Spaltpilze. In 55 Fällen war die Tubenentzündung Folge von Beckeneiterungen, die nach Abortus oder nach Geburt oder Extrauterinschwangerschaft aufgetreten waren. CUMMINGS konnte in 38% seiner Fälle Gonorrhöe, in 43,4% Sepsis post abortum, in 10% Tuberkulose nachweisen. CURTIS macht in 5% den Tuberkelbazillus verantwortlich. In den übrigen Fällen war die Ätiologie unbekannt. Hingegen meint FRANQUÉ, daß 75% seiner Fälle gonorrhoischen Ursprunges seien. Diese Angabe stimmt beiläufig auch mit unserem Material überein, insbesondere dem Material der letzten 10 Jahre, in welcher Zeitspanne die Frequenz der Gonorrhöe bekanntlich wesentlich zugenommen hat. Auch CURTIS macht mindestens in 70% seiner Fälle den Gonokokkus verantwortlich. Höhere Ziffern erhielten WERTHEIM, MENGE, HEYNEMANN. Letztgenannter Autor findet 80% seines Hamburger Salpingitismateriales gonorrhoisch. Immerhin muß reichlich ein Viertel der Salpingitiden auf bakterielle Infektion anderer Art zurückgeführt werden. Wie ich bereits an anderer Stelle betont habe, ist es bezüglich der Tuberkulose zumeist leicht, den nicht immer mit Sicherheit zu erhebenden bakteriologischen Befund durch das histologische Bild zu ergänzen und zu stützen. Bei Infektion durch andere Keime kann uns das histologische Bild — ich betone dies trotz der so wertvollen Arbeiten SCHRIDDES — doch nur mit einiger Wahrscheinlichkeit, aber nicht mit Sicherheit auf Gonorrhöe oder auf das Fehlen einer solchen schließen lassen. Um den Bakteriennachweis steht es in der Eitertube meist recht schlecht. Wir wissen, daß bei längerem Bestande des Prozesses die Mikroorganismen zugrunde gehen, und in einer Serie von 100 Pyolsapingen konnte ich nur 32mal Mikroorganismen nachweisen. v. FRANQUÉ findet den Tubeneiter in 50% seiner Fälle steril. CURTIS konnte Streptokokken viel längere Zeit lebend finden als Gonokokken. Doch kann, wie WAGNER betont, der Gonokokkus im Gewebe sich lebend erhalten, indes er im Eiter längst abgestorben ist.

Die Tube kann auf sehr verschiedene Weise infiziert werden, und entsprechend den mannigfachen Infektionswegen sind auch die Erscheinungsformen der Salpingitis recht verschieden. Die Infektion kann zunächst durch Aufsteigen der Mikroorganismen oder durch passiven Transport derselben von der Vagina durch den Uterus erfolgen. Dieser Modus spielt bei der gonorrhoischen Infektion eine überragende Rolle. Dann kommt der lymphatische und der hämatogene Transport in Frage. Bei der septischen Infektion ist neben der direkten Propagation entlang der Schleimhaut der endolymphatische Transport von hoher Bedeutung. Die hämatogene Infektion erfolgt bei pyämischen Prozessen und ist bei Tuberkulose, Syphilis, Typhus, Influenza, Pneumonie beobachtet worden. Was speziell die streptomykotische Infektion der Tube betrifft, so kann dieselbe gleichzeitig mehrere Wege betreten. Zunächst kommt wohl die Infektion der Lymphwege von der Uterusschleimhaut her in Frage, indem durch die Anastomosen der uterinen und der tubaren Lymphgefäße der Keimtransport in die Tube erfolgt. Daneben kann aber auch nicht nur direkt vom Uteruskavum her, sondern auch vom streptomykotisch infizierten Peritoneum her die Tube, und zwar nicht bloß deren Peritoneum, sondern auch deren Schleimhaut, infiziert werden (BUMM, MENGE, FROMME). Ich konnte mich gelegentlich selbst von diesem gewiß nicht häufigen Geschehnis überzeugen, indem bei schwerer streptomyokotischer Peritonitis nur das abdominale Tubenende Eiter enthielt, indes das Mittelstück und der Isthmus der Tube frei waren. Daß der Streptokokkus auch den Blutweg benützen kann, wurde oben hervorgehoben. Auf die Infektion der Tuben nach Laminariadilatation, ja selbst nach einfacher Sondierung des Uterus haben AMERSBACH, SCHRIDDE, ASCHOFF, WÄTJEN hingewiesen.

Der letztgenannte Autor fand in 16 Fällen einfache Endosalpingitis, in 14 Fällen
lag mittelschwere Entzündung mit Wandlymphangitis, in 6 Fällen schwere
phlegmonöse Entzündung sämtlicher Wandschichten vor.

Der Gonokokkus bleibt innerhalb der Tube nicht immer auf das Epithel
beschränkt. Wie Wertheim nachweisen konnte, wandert er mitunter in die
Tiefe der Muskulatur und kann innerhalb derselben färberisch nachgewiesen
werden.

Die direkte Fortleitung der Entzündung von der erkrankten Appendix
auf die Tube ist gewiß nicht so selten, und ein gut Teil der Fälle von Tubenverschluß ohne vorangegangene Gonorrhöe ist auf eine in der Jugend durch-
gemachte Periappendizitis zurückzuführen. In der Regel wird es sich hier um

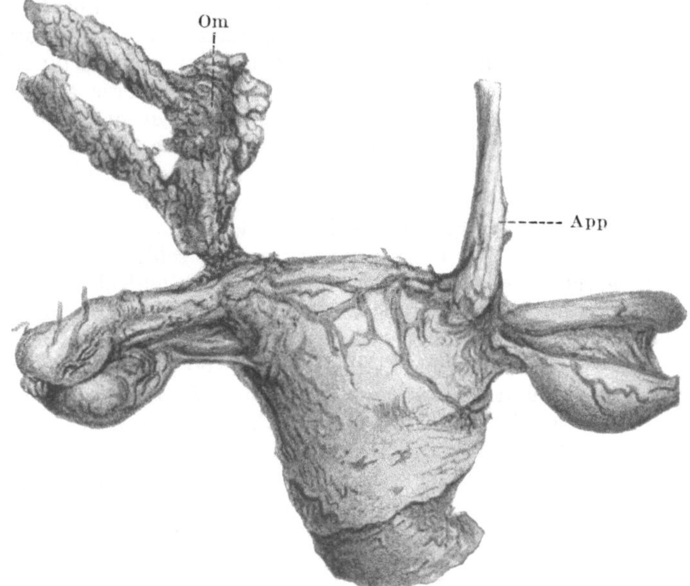

Abb. 3. Uterus mit Perimetritis, von ruckwarts gesehen. Verlotung der Appendix (App) und des
Netzes (Om) mit den Tuben.

vorzugsweise Entzündung des Perisalpingium handeln. Aber es kann auch
ausnahmsweise das abdominale Tubenende lange genug offen bleiben, um eine
Infektion der Tubenschleimhaut zu gestatten, was freilich von Krönig und
Schridde angezweifelt wird. Ich möchte diese Möglichkeit auf Grund reicher
Erfahrung nicht so ganz ablehnen. Die Fortleitung der Entzündung muß nicht
immer durch ein Exsudat erfolgen. Man sieht nicht gar selten Verlötungen
der Appendixspitze mit dem Tubenisthmus (Abb. 3). Ich sah einmal Verlötung
der Spitze des Wurmfortsatzes mit dem Isthmus der linken Tube.

Auch bei appendikulärer Infektion der Tube kann der Keimtransport sich
innerhalb der retroperitonealen Lymphbahnen vollziehen. Andererseits muß
mit der Beeinflussung des Blinddarmes, bzw. des Dickdarmes durch die entzündete Tube gerechnet werden. Eine Pyosalpinx kann mit verschiedenen
Darmpartien verlöten. So beschreibt Payr die Perforation einer Pyosalpinx
ins Coecum, in eine Dünndarmschlinge und ins Colon sigmoideum. Bloß einseitige Pyosalpinx besteht nach Martin in 39%, nach Goth in 14,28%, nach
Desmarest und Cvitanovitsch in 4% der Fälle.

Alle Versuche, die verschiedenen Formen der Salpingitis in Gruppen zu sondern, mußten mißglücken, weil ja so häufig Kombinationen und Übergänge aller Art festzustellen sind. Endo-, Myo- und Perisalpingitis gehen nur zu oft nebeneinander her, die Sonderung in nicht zystische und zystische Formen, welche GEBHARD vorschlägt, trifft keine Wesenunterschiede. Am ehesten zutreffend ist die alte ROKITANSKYsche Sonderung in einfach katarrhalische und eitrige Salpingitis. Die einzige gerechtfertigte Scheidung erfolgt nach der bakteriellen Ätiologie, wobei freilich betont werden muß, daß es nicht immer auf Grund bakteriologischer Untersuchung, noch weniger auf Grund einfachhistologischer Untersuchung möglich sein wird, die strikte Differentialdiagnose zu stellen. Darum müssen gewisse pathologisch-anatomische Erscheinungsformen, welche von verschiedenen Mikroorganismen verursachten Salpingitiden gemeinsam sind, vorerst besprochen werden.

Die akut entzündete Tube ist gerötet, geschwollen, erscheint etwas verlängert, mitunter kolbenartig gestaltet, die Schlängelung kann etwas vermehrt sein. Eröffnet man den Eileiter durch einen longitudinalen Schnitt, so findet man die geschwollenen Falten; sie sind gerötet, von milchig trüber Flüssigkeit oder von Eiter, mitunter auch von trüb-blutiger Flüssigkeit bedeckt. Das Ostium abdominale zeigt die prall gespannten, stark verdickten, den Zugang zur Tube verengenden Fimbrien.

Die chronisch entzündete Tube kann sich sehr verschieden präsentieren. Trotz langer Bestandesdauer der Entzündung, zumal bei nicht gonorrhoischer und nicht streptomykotischer Infektion, kann das abdominale Tubenende offen gefunden

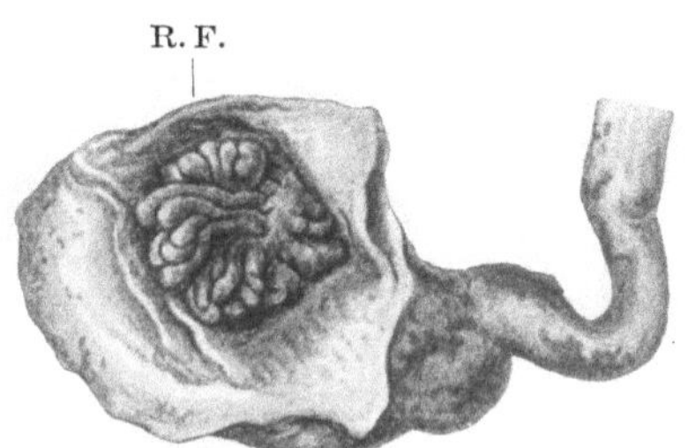

Abb. 4. Mechanik des Tubenverschlusses nach OPITZ. Tube geoffnet. R. F. Retrahiertes Fimbrienbuschel.

werden. Bei Infektion durch diese beiden Erreger ist die Tube ungemein häufig geschlossen zu finden, und zwar gegen den Uterus hin durch Schwellung der Mukosa, durch epitheliale Verklebung vermittels des Exsudates. Der Verschluß des abdominalen Tubenendes vollzieht sich in mehrfacher Weise, die besondere Besprechung erheischt. Es kann nicht bezweifelt werden, daß mitunter die bloße Schwellung und Verklebung der Fimbrien einen Verschluß des abdominalen Tubenendes herbeiführt. In anderen, gewiß häufigeren Fällen, ereignet sich der Verschluß in folgender Weise. Die Fimbrien sind nichts anderes als die direkte Fortsetzung der Tubenfalten über den peritonealen Schlußring der Tube hinaus. Bei entzündlicher Schwellung der Falten wird die Substanz der gleichfalls geschwollenen Fimbrien zur Deckung der vergrößerten Oberfläche, welche bei der Dehnung der Tube entstanden ist, herangezogen, wobei die Fimbrien im Tubenlumen verschwinden. Man sieht dies sehr deutlich an dem verschlossen gewesenen, aufgeschnittenen Tubenende in Abb. 4. OPITZ hat diesen Verschlußmechanismus aufgeklärt und der Befund am Präparat gibt ihm sehr oft recht. Durch die Schwellung werden die Tubenfalten ins Kavum hereingeholt die peritoneale Tubenröhre überragt dann lateralwärts das alsbald miteinander verbackende Fimbrienkonvolut. Doch darf nicht vergessen werden, daß auch, wie ROSTHORN das beschrieben hat, mitunter peritoneale Schwarten sich über das abdominale Tubenende legen (FORGUE und GRYNFELTT), daß das Ovarium sich dem Fibrienende anlegen kann (DORAN), oder daß, wie dies KLEINHANS beschrieben hat, wie auch ich wiederholt gesehen habe, eine Ovarialzyste sich an das Ostium abdominale anlegt und dadurch den Verschluß bedingt. Allerdings kann diese Anlagerung auch erfolgen, nachdem bereits durch den Opitzschen Mechanismus ein Tubenverschluß vorher zustande gekommen ist. Es gibt nicht wenige Fälle, wo die verschiedenen Verschlußmechanismen sich in mannigfacher Weise kombinieren. Spontanöffnung einer verschlossenen Tube konnte Rosenberger durch Relaparotomie feststellen.

Die Tubenwand ist bei längerer Bestandsdauer der Salpingitis verdickt, ihre Konsistenz ist derb, der Peritonealüberzug zeigt Auflagerungen, die von feinen, spinnwebigen Membranen bis zu derben, unzerreißbaren, oft ungemein dicken Schwarten variieren (Abb. 5). Durch derartige peritoneale Adhäsionen wird naturgemäß die Gestalt der Tube in der verschiedensten Weise beeinflußt. Sie kann spiralig gewunden, korkzieherartig gestaltet sein, in dicht nebeneinander liegenden Falten verlaufen, posthornförmig erscheinen, und ist dem Ovarium, besonders der Hinterwand des Uterus, der anderen Tube angelagert, mit dem Beckenperitoneum verwachsen. Verlötungen mit der Appendix, mit dem Netz

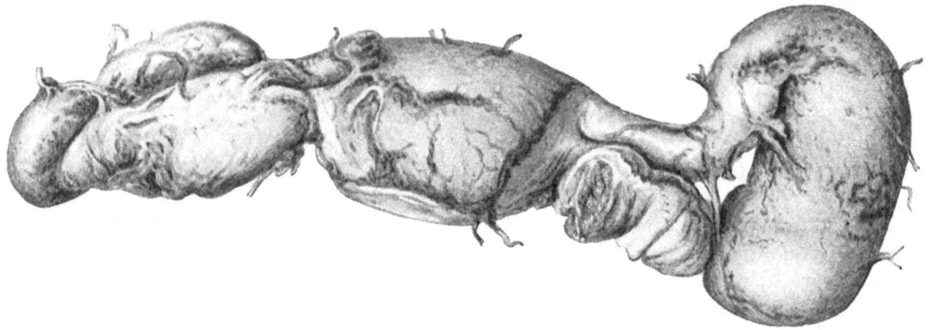

Abb. 5. Pyosalpinx bilateralis, Perisalpingitis adhaesiva.

(Abb. 3) sind nichts seltenes. Auf entzündlichem Wege entstandene Zystchen von Stecknadelkopf- bis Hanfkorngröße finden sich ungemein häufig. Durch schwere entzündliche Prozesse kann die Tube mit dem Ovarium derart verwachsen sein, daß eine makroskopische Sonderung schlechtweg unmöglich geworden ist und man spricht dann von entzündlichen Konglomerattumoren. Dieselben können durch Einlagerung von Zysten und Abszessen ins Ovarium, durch Wandverdickung der Tube und Eiteransammlung in deren Kavum bis zu Mannskopfgröße gelangen. Der Tubeninhalt ist je nach dem Infektionserreger und je nach dem Stadium der Entzündung verschieden geartet. Wir sehen bald dünnflüssigen, bald schleimigen, bald rahmig dicken Eiter, von grüngelber bis schwefelgelber, nach Beimengung von Blut bräunlicher und dunkel mißfärbiger Tonung. Rings um die Eiterherde ist die Tubenwand nicht selten durch Einlagerung von Pseudoxanthomzellen (Pick, Aschoff) schwefelgelb gefärbt. Das Lumen der Tube ist in sehr vielen Fällen für die Sonde nicht passierbar, weil durch die Faltenschwellung und Faltenverwachsung der Weg ungangbar geworden ist. Die Folge des Abschlusses beider Tubenenden ist die häufige Entstehung der Pyosalpinx, der Eitertube, welche von Bleistiftdicke bis zu Kindskopfgröße (unser Museum enthält derartige Präparate) und darüber (Szili) gelangen können. Durch entzündliche Hyperämie kann es zur Gefäßruptur kommen, was die Entstehung einer Hämatosalpinx zur Folge hat. Doch soll gleich hier daran erinnert werden, daß eine Hämatosalpinx nicht nur durch Rückstauung des Blutes vom Uterus her, z. B. bei Atresie oder durch entzündliche Prozesse erzeugt werden kann, sondern, wie neuere Untersuchungen ergeben haben, es kann auch durch Spontanrückgang einer Tubargravidität in seltenen Fällen zur Bildung einer Hämatosalpinx kommen. Es ist allgemein bekannt, daß auch bei Stieltorsion Blutaustritt in die Tube erfolgen kann.

Von besonderer Bedeutung wegen ihrer hohen Frequenz ist die Ansammlung einer wasserhellen Flüssigkeit in der durch den Inhalt gedehnten und wandverdünnten Tube, die sog. Hydrosalpinx, von älteren Autoren als Sactosalpinx serosa bezeichnet. Während bei der Pyosalpinx die Tubenwand ausnahmslos mehr oder weniger verdickt ist, finden wir bei der Hydrosalpinx stets eine Wandverdünnung bis zur Papierdünne und zu vollkommener Transparenz. Die Wassertube zeigt die Gestalt einer Keule, einer Retorte, manchmal die geschwungene Gestalt eines Posthornes, wobei das enge isthmische Ende gegenüber dem ampullären dilatierten Teil absticht. Ich selbst habe ebenso wie Guéniot kindskopfgroße Hydrosalpingen beobachtet. Unter den zahlreichen Hydrosalpingen, welche zu beobachten ich Gelegenheit hatte, fand ich keinen einzigen Fall, in welchem das Peritoneum ganz intakt gewesen wäre. Schon daraus ergibt sich, daß die Entzündung des Perisalpingium, die sich oft genug in Anwesenheit feinster membranöser Auflagerungen oder derberer Fixationen kundgibt und die damit verbundene Hyperämie der Serosa bei der Entstehung der Hydrosalpinx eine Rolle spielt. Dagegen sprechen auch nicht die Versuche von Kehrer, Landau, Doléris, Rosthorn, Woskressensky, Josephson, Rouland, Waldstein u. a., welche durch artefiziellen Tubenverschluß einen Flüssigkeitserguß innerhalb der Tube erzeugen konnten. Denn einmal muß die künstlich erzeugte Hydrosalpinx bei Tieren nicht mit jener des Menschen identisch sein, zum anderen ist daran zu denken, daß bei derartigen Experimenten zweifellos eine Peritonitis mit im Spiele sein kann. Menge bemerkt, daß eine Hydrosalpinx entstehen kann, wenn die Entzündungserreger den Tubenkanal gar nicht passiert haben, sondern wenn durch eine peritoneale Entzündung das Ostium abdominale verschlossen ist. Ein solcher Vorgang ist gewiß möglich, wenngleich in der Regel, wie Franqué mit Recht betont, in der Mehrzahl der Fälle ein katarrhalisches Entzündungsstadium der Tubenmukosa vorangeht. Wenn Lahm für die Entstehung der Hydrosalpinx Differenzierungshemmungen der Tube voraussetzt, so vermag ich ihm hier nicht zu folgen. Die Pyosalpinx geht wohl nur ganz ausnahmsweise der Hydrosalpinx voran, und zwar in Fällen ganz geringfügiger Eiteransammlung. Ist es aber zur typischen Pyosalpinx mit Wandverdickung gekommen, dann ist eine Umwandlung in eine Hydrosalpinx so gut wie ausgeschlossen. Denn daß aus eingedicktem Eiter je eine klare, seröse Flüssigkeit entsteht und daß die verdickte, stets anatomisch veränderte Pyosalpinxwand zu einer lediglich durch Dehnung verdünnten, sonst aber nahezu normalen Tubenwand wird, ist mehr denn unwahrscheinlich. Immerhin glauben an eine solche Möglichkeit Zweifel, Hofmeier, Engström, Heynemann, Wagner. Ich kann mich ihnen nicht anschließen, zumindest nicht bezüglich der echten Hydrosalpingen mit wasserheller Flüssigkeit und durch Dehnung verdünnter Tubenwand. Wohl aber kann sich an eine eitrige Sekretion später eine seröse anschließen (Franqué). Es ist Kleinhans darin beizustimmen, daß die Hydrosalpinx nicht nur gonorrhoischen, sondern auch puerperalen Ursprunges sein kann. Darüber hinaus ist zuzugeben, daß alle Mikroorganismen, welche eine Pyosalpinx erzeugen können, auch eine Hydrosalpinx hervorbringen können. Der infizierende Keim hat das Tubenkavum passiert, ohne die Schleimhaut wesentlich zu affizieren, während das Tubenperitoneum mit lebhafterer Entzündung und Hyperämie reagiert. Es kommt zu Verschluß des abdominalen Endes, indes die reich vaskularisierten Membranen an der Tubenoberfläche das hyperämische Peritoneum zur Bildung

eines Transsudates ins Tubenkavum führen. Dabei darf freilich nicht übersehen
werden, daß auch die Faltenreste mitunter auffallend dilatieıte Gefäße zeigen und
daß das Tubenepithel nicht selten deutliche Sekretionserscheinungen darbietet.
In letzter Zeit hat über meine Anregung JÄGERROOS aus Helsingfors die Hydrosalpinx an einem großen Material bearbeitet und ist zu ganz ähnlichen Schlüssen
gekommen. Er findet den Eiweißgehalt der Flüssigkeit innerhalb weiter Grenzen
schwankend, und zwar von nicht meßbaren Mengen bis zu 6,75%. Der Salz-
gehalt entspricht ungefähr jenem des Blutplasma. Darin finden sich abgestoßene
Epithelien, weiße und rote Blutkörperchen, Detritus. Auch JÄGERROOS vertritt die regelmäßige bakterielle Ursache der Hydrosalpinx. Der Mechanismus
des Tubenverschlusses vollzieht sich auch bei der Hydrosalpinx zumeist im Sinne

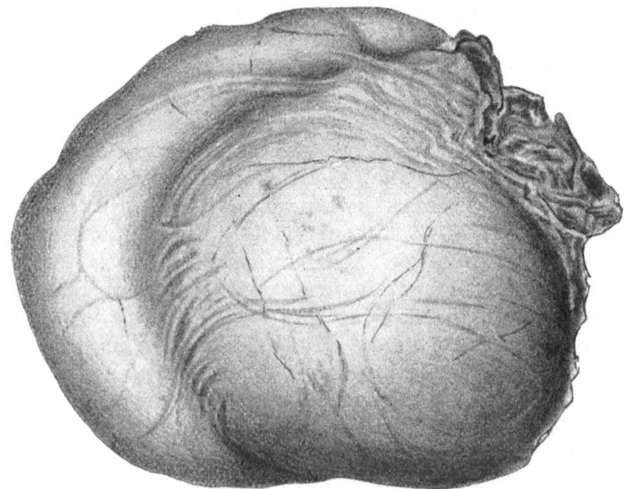

Abb. 6. Tuboovarialcyste.

der von OPITZ vertretenen Auffassung. Das uterine Ende wird durch Schleimhautschwellung verlegt. Der Prozeß beginnt nach JÄGERROOS mit einer Exsudation ins Tubenlumen, aber bald schließt sich daran eine Transsudation. Da
die Hydrosalpinx meist von zarten, fadenförmigen, und nur ungemein selten
von dicken adhäsiven Membranen bedeckt ist, ist die Fixation mit den Organen
der Umgebung eine lose und wird immer weniger intensiv mit dem Grade der
fortschreitenden Dehnung der Tubenwand. Es kann so schließlich zu voller
Befreiung der Tube aus ihren früher bestandenen membranösen Verbindungen
kommen. Dadurch wird die Möglichkeit einer Stieldrehung, die nicht allzu
selten erfolgt, erklärt. SCAGLIONE will auch abakterielle Perisalpingitiden als
Entstehungsursache der Hydrosalpinx heranziehen.

Entleert man eine Hydrosalpinx, so kann man entweder eine rasche Wiederherstellung der Tubenwanddicke feststellen, oder aber — und das gilt besonders
für die weiten Tubensäcke — es bleibt auch nach Entleerung der Hydrosalpinx
ein dünner, schlaffer Sack zurück, was auf Atrophie der Tubenwandmuskulatur
hinweist. Die Tubenfalten können entweder erhalten und bloß an die Wand
angelegt erscheinen, um sich nach Entleerung der Tube wieder aufzurichten
oder aber es ist durch Druck zur kompletten Atrophie der Falten gekommen,
die bis auf niedere Stummel geschwunden sind.

Gerät eine Hydrosalpinx in Kontakt und Verwachsung mit einer dem Ovarium angehörigen zystischen Schwellung (Zyste, Kystom, Abszeß), so kann es nach einiger Zeit zur Obliteration des trennenden Septum kommen, wodurch eine Tuboovarialzyste, ein Tuboovarialabszeß entstehen kann (Abb. 6). Man sieht außen eine Einkerbung als dauerndes Zeichen der ehedem vorhanden gewesenen trennenden Platte; an Stelle derselben erhebt sich innen ein sichelförmiger Vorsprung.

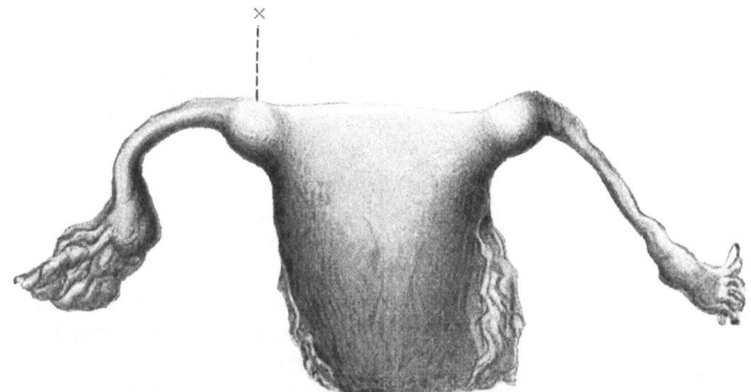

Abb. 7. Salpingitis isthmica nodosa.   × der isthmische Knoten.

Nach NIDEREHE kann das Ostium abdominale tubae von vornherein offen bleiben oder sekundär eröffnet werden. STRÜWER meint, daß es zur Öffnung der Tube in der Weise kommen könne, daß die Fimbrien durch den Inhaltsdruck der Tube in die Ovarialzyste hineingepreßt werden. Ich beobachtete eine Hydrosalpinx, mit dem Corpus luteum eines unwesentlich veränderten

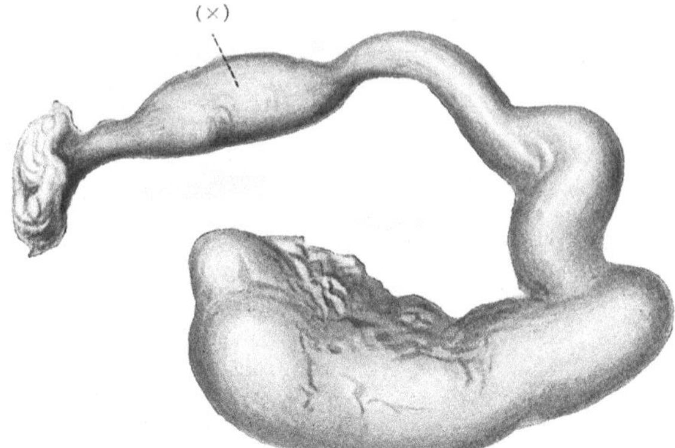

Abb. 8. Salpingitis nodosa mit walzenformiger Anschwellung (×) fernab vom isthmischen Anteil. Der laterale Anteil enthalt Eiter und zeigt dunne Wandanteile.

Eierstockes verbacken (Lab.-Prot. Nr. 7808). Interessant war das pathologisch-anatomische Bild eines Falles, der einerseits eine gravide Tube, andererseits eine Hydrosalpinx zeigte (Lab.-Prot. Nr. 7499).

Schließlich ist von makroskopischen Erscheinungsformen der Tubenentzündung noch der sog. Salpingitis nodosa (Syn. Adenomyosalpingitis, Adenosalpingitis, Epitheliomyosis tubae, Adenomyosis tubae, — die beiden letzten Bezeichnungen entschieden abzulehnen!) Erwahnung zu tun. Sie besteht in einer knotigen, walzenförmigen Verdickung der Tube, die sich auf eine eng begrenzte Partie erstreckt, in der Mehrzahl der Fälle auf den Isthmus beschränkt bleibt, und als Salpingitis nodosa isthmica bezeichnet wird. Man sieht dann (Abb. 7), daß der Uterus an der Tubenecke nicht in sanft abfallender Linie in die Tube übergeht, sondern in Gestalt plumper, nach aufwärts ragender Zipfel, so daß bei flüchtiger Betrachtung eine Verwechslung mit einer Uterusmißbildung oder mit einem Myom des Tubenwinkels droht. Die lokale Verdickung kann auch die Pars interstitialis, resp. die Pars ampullaris (Abb. 8) betreffen. Im Bereiche der knotigen Verdickung ist die Tube auffallend derb, spulrund, ihre Konsistenz ist gegenüber den nicht knotig verdickten Nachbaranteilen der Tube wesentlich härter.

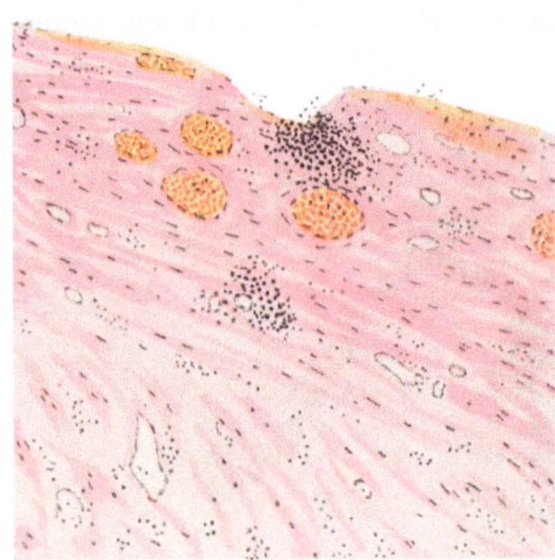

Abb. 9. Perisalpingitis, Myosalpingitis.

Die histologische Untersuchung der entzündeten Tube ergibt ein äußerst vielgestaltiges Bild, das sich nicht nur nach dem infizierenden Keim, sondern auch nach der Virulenz desselben, nach dem Stadium des Krankheitsprozesses und der Eintrittspforte richtet. Immerhin läßt sich für alle Entzündungen ein gemeinsamer Komplex von Merkmalen festlegen, der fallweise nur dem Grad nach verschieden ausgeprägt angetroffen wird, aber nie ganz vermißt wird.

Die frisch entzündete Tube zeigt eine hyperämische Schleimhaut, das Epithel

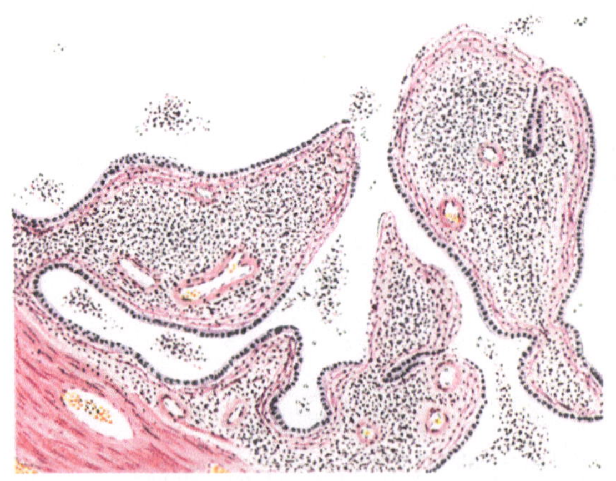

Abb. 10. Pyosalpinx. Faltenschwellung, partielle Epithelverluste.

ist verwaschen, zeigt Neigung zur Abhebung. Die Blut- und Lymphgefäße sind erweitert. Reicht die Entzündung in die Tiefe, so findet man Hyperämie und rundzellige Infiltration der Muskulatur. Ist das Entzündung erregende Agens von außen her an die Tube herangetreten, so findet man das Peritoneum hyperämisch, mit Exsudat bedeckt und es kann schon sehr frühzeitig Membranbildung einsetzen (Abb. 9). In vorgerückteren Stadien der Entzündung findet man die Tubenfalten geschwollen, durch Hyperämie, Ödem, Lymphozyten- und Plasmazellinfiltration bis zur gegenseitigen Berührung aneinander gedrängt. Es kommt zur Exsudatbildung im Tubenlumen, zur stellenweisen Epithel-abhebung, insbesondere dort, wo die Falten einander berühren und mit-einander verkleben (Abb. 10, 11). Dadurch entstehen Bildungen, welche die vorher bestandenen Falteneinheiten nur mehr schwer erkennen lassen. Dort, wo das Epithel erhalten bleibt, resultieren Buchten, Taschen, drüsenartige Räume, so daß die Bezeichnung entzündliche Pseudodrüsen berechtigt erscheint. Die älteren Autoren sprachen von Salpingitis pseudofollicularis. Doch entstehen nicht alle drüsenähnlichen Formationen in der Tube lediglich im Gefolge der Faltenverklebung. Wie MEYER, ich selbst, FRANQUÉ, ULESKO-STROGANOW, HÖHNE und andere Autoren hervorheben, sieht man mitunter proliferative Vorgänge des Epithels, die zu adenomähn-lichen Bildungen führen können, wo-bei es zu partiellem Eindringen der

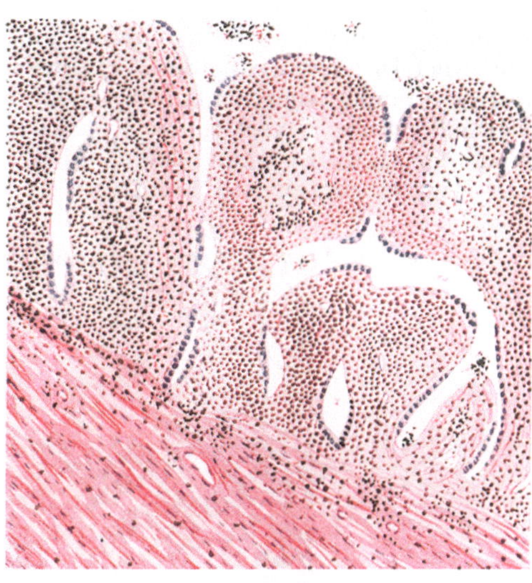

Abb. 11. Pyosalpinx. Verklebung der Falten. Sinusbildung.

Schläuche in das Gebiet der Tubenmuskulatur kommen kann. Derartige Bilder sind nicht ganz leicht von Karzinomen zu unterscheiden. In anderen Fällen wieder, und man sieht solche besonders bei streptomykotischer Infektion, macht sich eine Mehrschichtung des Epithels geltend, wobei jedoch das ver-waschene, unscharfe Aussehen des Epithels und fehlendes Tiefenwachstum die Differentialdiagnose gegenüber einem Tubenkrebs fördert (Abb. 12).

Nach Rückgang der Faltenschwel-lung bleiben die mannigfachen, auch flächenhaft erfolgten Verklebungen der Tubenfalten miteinander bestehen, so daß das zentrale Lumen nicht mehr praktikabel erscheint, daß vielmehr ein wirres System mannigfacher Buch-ten, Taschen und drüsenartiger Räume und Zysten bestehen bleibt. Die Gänge laufen in sehr mannigfacher Richtung und dauernd erhält sich nunmehr das Tubenlabyrinth (Abb. 13). (Salpingitis pseudofollicularis, MARTIN.) Es soll nicht geleugnet werden, daß mitunter

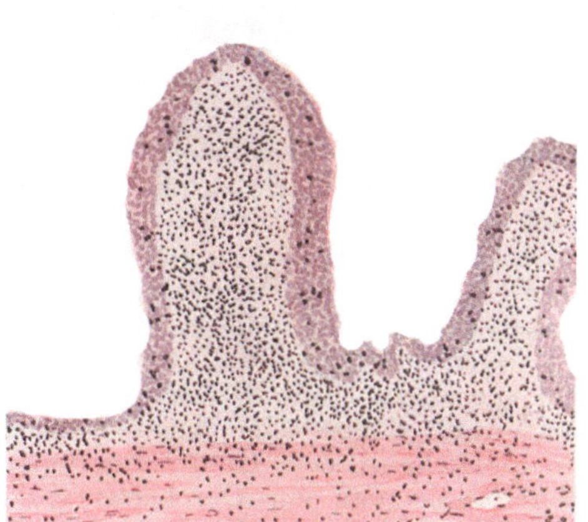

Abb. 12. Pyosalpinx. Epithel mehrschichtig, verwaschen.

in der Tubenmuskulatur kongenitale drüsige Abzweigungen des Epithels ge-funden werden können. In der weitaus überwiegenden Mehrzahl der Fälle ist jedoch die entzündliche Ätiologie der tubaren Pseudodrüsen und in die Mus-kulatur gewachsenen Gänge nachweisbar. Über diese Frage hat sich in letzter

Zeit ein literarischer Disput entsponnen, der durch die Arbeiten von SCHRIDDE
und SCHOENHOLZ, LAHM eingeleitet wurde. SCHOENHOLZ fand zytogenes Gewebe
innerhalb der Tubenschleimhaut bei fehlenden Entzündungserscheinungen
und schloß daraus auf Entwicklungsstörung, wogegen sich NÜRNBERGER, HOEHNE
und KITAI aussprachen. SCHRIDDE und SCHOENHOLZ erklären die als Verwachsungen der Tubenschleimhaut imponierenden Veränderungen als Folgen
abnormer Differenzierung des MÜLLERschen Fadens und sprechen von Epitheliofibrose. Finden sich Schläuche in der Muskulatur, so nennen sie den Prozeß
Epitheliomyose. LAHM findet in solchen Tuben Anklänge an den fötalen Zustand der Tube. Er meint, daß die nicht voll ausdifferenzierte Tubenschleimhaut
am Menstruationsprozeß teilnimmt, es komme zur mensuellen Desquamation

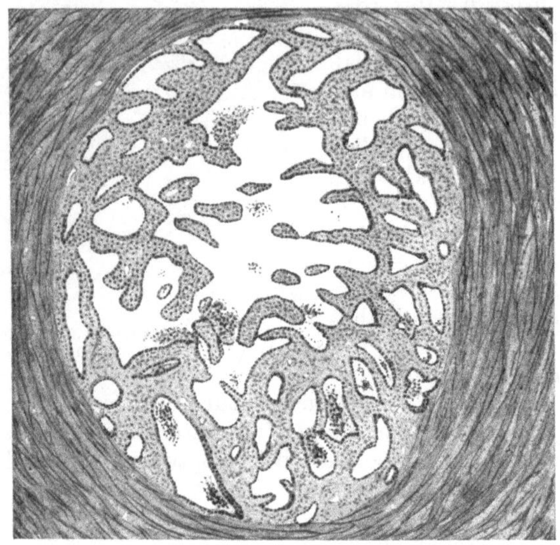

Abb. 13. Tubenlabyrinth.

und dadurch zur Verschmelzung der Tubenfalten. Angeboren sei also nur der
an das fötale Bild erinnernde Zustand der Tube, während die Verwachsungen
nach der Pubertät entstehen. Somit sei die Mehrzahl der Fälle von Salpingitis
pseudofollicularis nicht entzündlicher Genese. Für die Richtigkeit dieser Hypothese fehlen sichere Unterlagen vollkommen. Überdies fällt es auf, daß in
LAHMs Fällen entzündliche Prozesse nachweisbar waren.

Gegen SCHRIDDE und SCHOENHOLZ hat sich besonders KITAI ausgesprochen,
mit speziellem Hinweis darauf, daß man bei Neugeborenen und Föten weder
heterotope Gänge oder Ausstülpungen, noch Aufteilung der Tubenlichtung
in zahlreiche kleinere Hohlräume findet. Hingegen sieht man bei hochgradiger
Heterotopie stets eine Durchsetzung der Muskelbündel mit mehr oder weniger
reichlichem fibrillärem Bindegewebe. Entlang den Gefäßen findet sich entzündliche Infiltration. Weder zytogenes Gewebe, noch eine Muskelmantelbildung
um Drüsen und Zysten, noch Fehlen von Narbenbildung beweisen etwas für die
Annahme einer Mißbildung. Wenn auch kongenitale Veränderungen nicht
auszuschließen sind, so spielen sie doch angesichts der Häufigkeit entzündlich
entstandener heterotoper Epithelwucherungen keine Rolle. Keinesfalls sei
zuzugeben, daß vorhandene entzündliche Erscheinungen etwa Folgen einer Mißbildung seien. Die so selten auffindbaren Divertikel in den Tuben Neugeborener

sind nicht in Parallele zu stellen mit Wucherungen des Epithels bei Erwachsenen, die auf entzündlicher Basis entstanden sind. Diese Äußerungen von KITAI stehen in vollem Einklang mit dem Standpunkt, den ich schriftlich und mündlich seit vielen Jahren vertrete. Ich leugne nicht die kongenitale Genese vereinzelter Krypten in seltenen Fällen, worauf schon KROEMER hingewiesen hat, aber die so zahlreichen Fälle von „Tubenlabyrinth", die wir zu sehen bekommen, sind in der weitaus überwiegenden Mehrzahl der Fälle entzündlichen Ursprunges. Das gleiche betont neuerdings ALBRECHT.

Schreitet der Entzündungsprozeß in die Tiefe, so findet man die Muskulatur von streifigen, meist in der Umgebung der Gefäße liegenden Infiltraten, aus Lymph- und Plasmazellen bestehend, durchsetzt. Bei alten Prozessen tritt die Bindegewebsneubildung in den Vordergrund, wobei die Muskulatur auch an Masse zunehmen kann, in anderen Fällen freilich einer ausgebreiteten Narben-

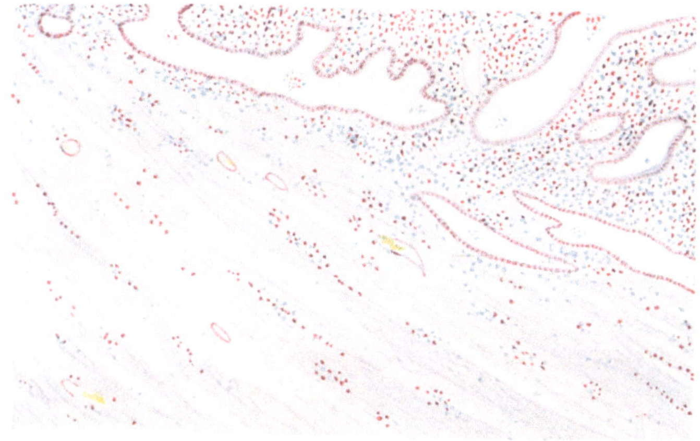

Abb. 14. Gonorrhoische Endo- und Myosalpingitis. Plasmazellfarbung. Zeiß, Obj. Aa.

bildung Platz gemacht hat. Das Peritoneum ist von reichlichen Blutgefäßen durchzogen, von Membranen bedeckt; unter demselben finden sich gleichfalls entzündliche Infiltrate (Abb. 14).

Im Bereiche älterer Blutaustritte findet man mitun'er größere, Luteinzellen nicht unähnliche, fettimprägnierte Zellen (GARDLUND). Ich sah große Lager von solchen Zellen in einer größeren Anzahl von entzündlich veränderten Tuben. Im Gegensatze hierzu sprechen DANIEL und BABÈS von Xanthom der Tube, wobei hirsekorn- bis bohnengroße, gelbe, in das Tubenlumen vorragende Tumoren entstehen, deren große, polyedrische Zellen reichlich Cholesterin enthalten. Auch SCHILLER unterscheidet zwischen Pseudoxanthomzellen, die aus zerfallenen Leukozyten stammendes Fett abtransportieren, und Xanthom infolge Speicherung von Cholesterin in Bindegewebszellen. Durch die Anwesenheit von Pseudoxanthomzellen (ASCHOFF, PICK) können strohgelbe Partien schon makroskopisch erkennbar werden. Diese Zellen sind mit doppelbrechender Substanz gefüllt und funktionieren als dem Abtransport lipoidartiger Zufallsprodukte dienende Elemente.

Auch bei schweren Entzündungen kann das Epithel nicht nur innerhalb der beschriebenen Taschen und Buchten, sondern auch auf der Hohe der Falten auffallend lange erhalten bleiben. Man ist erstaunt, bei langer Dauer der Salpingitis noch ein recht wohl erhaltenes Epithel vorzufinden. Ist indes die Eitertube beiderseits komplett geschlossen, bleiben die Keime genügend lange Zeit

am Leben und sind dieselben von genügend hoher Giftigkeit, so kommt es nicht
selten zu völliger Zerstörung des Epithels. Wir sehen dann an Stelle der
einstigen Schleimhautfalten nur dicht entzündlich infiltrierte Bindegewebs-
stummel ohne Epithel.

Die gonorrhoische Salpingitis wurde von Wertheim, in letzter Zeit von
Schridde einem eifrigen Studium unterzogen. Wertheim nahm den Standpunkt
ein, daß rein pathologisch-anatomisch die gonorrhoische Natur einer Pyosalpinx
oder eines chronischen Tubenkatarrhs nicht zu erkennen sei. Hingegen hat
Zweifel schon vor 30 Jahren darauf hingewiesen, daß der Tubendurchschnitt
bei streptomykotischer Entzündung ganz anders aussieht als nach gonorrhoischer
Infektion. Schridde meint, in jedem Falle die histologische Unterscheidung
zwischen gonorrhoischer und streptomykotischer Eitertube durchführen zu
können. In frischen Fällen besteht nach diesem Autor der Eiter aus Leukozyten,

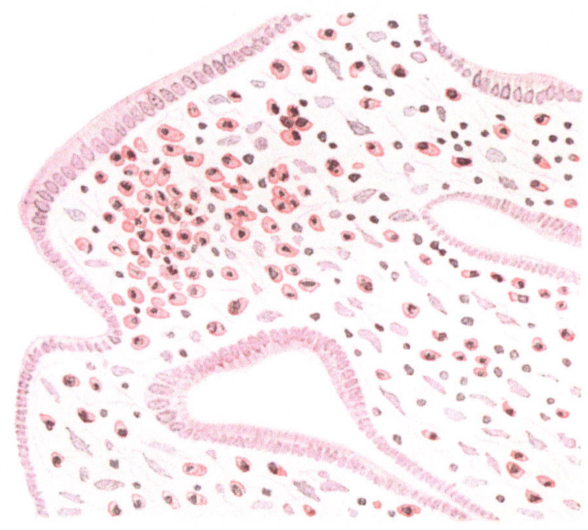

Abb. 15. Dasselbe. Obj. Dd.

spärlichen Lymphozyten und Plasmazellen, wobei auch im Epithel Gonokokken
nachweisbar sind. In etwas späteren Stadien findet man die Tubenfalten geschwollen, hyperämisch, von Lymphozyten und Plasmazellen außerordentlich
dicht durchsetzt; es kommt an der Oberfläche der Falten zu Epithelverlusten,
Verklebungen und Taschenbildung in dem oben geschilderten Sinne. Nicht nur
im Eiter, sondern auch in der Muskulatur der gonorrhoisch erkrankten Tube
finden sich große Mengen Plasmazellen als herdförmige oder streifige Infiltrate
(Abb. 15).

Für die streptomykotische Salpingitis stellt Schridde ein vollkommen
differentes Bild als regelmäßig hin. Es unterscheidet eine Endosalpingitis
purulenta von der Lymphangitis purulenta. Bei der erstgenannten Form enthält die Tube einen an Leukozyten reichen, an Lymphozyten und Plasmazellen
armen Eiter. Die Streptokokken sind wohl im Eiter, aber nicht im Epithel
zu finden Bei dieser Form sind die Lymphgefäße frei. Bei der lymphangitischen
Form sind die Lymphbahnen voll Eiter und enthalten auch Streptokokken.
Von diesen Eiter enthaltenden Lymphgefäßen gehen Wandabszesse aus. Die
Verklebung der Tubenfalten sei bei der streptomykotischen Salpingitis die

Ausnahme, die Tubenfalten bleiben dünn und enthalten nur eine geringe Menge von Plasmazellen.

Diesen Angaben wurde von mehreren Autoren, so von MILLER, WALTHARD, MENGE, WOLFF, PLOEGER, WÄTJEN, WEISHAUPT, SCHROEDER, HEYNEMANN, TESTA widersprochen. Die Autoren betonen, daß auch bei Infektion durch den Tuberkelbazillus, Streptokokkus, Diplokokkus und Staphylokokkus im Eiter Plasmazellen vorkommen können. Dabei können die Tubenfalten verwachsen, was auch ich betonen möchte. Die Tubenwand kann auch bei diesen Infektionen Plasmazellen und Lymphozyten bergen. Wir finden den Weg aus diesen Schwierigkeiten, wenn wir daran denken, daß der Infektionsmodus fallweise verschieden ist, und danach richten sich im wesentlichen die nachweisbaren mikroskopischen Erscheinungen. Ist der infizierende Keim endolymphatisch in das Gebiet der Tube eingedrungen, was sich so oft bei Streptomykosen ereignet, so wird logischerweise das Endosalpingium weniger, zumindest viel später tangiert sein als bei einer entlang der Schleimhaut fortschreitenden Infektion, welche bei der Gonorrhöe die Regel darstellt. MILLER bemerkt, daß bei der streptomykotischen Entzündung der Tube die für die Gonorrhöe so charakteristischen Veränderungen nur deshalb nicht wahrnehmbar werden, weil ein großer Teil der im Wochenbett infizierten Frauen stirbt, ehe es zu den eben beschriebenen anatomischen Alterationen kommt. Ein gut Teil dieser Fälle zeigt aber endolymphatische Propagation. Wo bei direkt aufsteigender Streptomykose das Krankenlager sich auf eine genügend lange Zeit erstreckt, kommen an der Tube die für Gonorrhöe als charakteristisch beschriebenen Veränderungen zustande. WÄTJEN warnt vor einseitiger Hervorhebung der Plasmazellen als differentialdiagnostisches Merkmal. Auch dieser Autor betont, daß unter Umständen eine Streptokokkensalpingitis dieselben Merkmale zeigen könne wie eine gonorrhoische Tubenerkrankung. WÄTJEN und PLOEGER bemerken, der gonorrhoische Eiter sei in seiner Zusammensetzung, insbesondere bezüglich der Plasmazellen, sehr schwankend. Auch HEYNEMANN erklärt, daß die Anwesenheit von Plasmazellen, selbst im Lumen der Tube, nicht ohne weiteres für die Diagnose der gonorrhoischen Salpingitis verwertbar sei. Sowohl bei gonorrhoischer als auch bei streptomykotischer Pyosalpinx findet man im Eiter zahlreiche polynukleare neutrophile Leukozyten. Schließlich findet auch WEISSHAUPT, trotz Anerkennung der Bedeutung des postiven Plasmazellbefundes, daß bei Infektion durch Streptokokken, Staphylokokken, Kolistäbchen und andere Keime bei längerer Bestandesdauer die gleichen Erscheinungen wie bei Gonorrhöe auftreten können.

Obwohl in all diesen Einwänden viel Wahres liegt, ist doch die Feststellung, daß bei der gonorrhoischen Salpingitis ein besonderer Reichtum an Plasmazellen zu beobachten ist, nicht zu unterschätzen. Die gonorrhoische Erkrankung mobilisiert eben eine besondere große Menge von Plasmazellen, wobei freilich zu bemerken ist, daß in gewissen Stadien der gonorrhoischen Erkrankung auch der Reichtum an Plasmazellen wesentlich zurückgegangen sein kann. Daß durch eine Streptokokkenerkrankung dasselbe histologische Bild, insbesondere bezüglich der Faltenveränderungen entstehen kann, wie nach gonorrhoischer Infektion, muß ich auf Grund eines reichen Beobachtungsmateriales gegenüber SCHRIDDE festlegen. Dies gilt jedoch nicht für jene Fälle, wo die Infektion auf dem Lymphwege erfolgt ist, was bei Streptomykosen indes in der großen Mehrzahl der Falle zutrifft. In diesen Fällen — und sie stellen eben die Regel dar — ist das histologische Bild von jenem der gonorrhoisch erkrankten Tube verschieden und im Sinne der SCHRIDDEschen Darstellung leicht und sicher zu differenzieren. Wir können somit sagen, daß die streptomykotische Lymphangitis, die streptomykotische Perisalpingitis und appendikuläre Perisalpingitis histologisch unschwer voneinander differenziert werden können. Bei aufsteigender streptomykotischer chronischer Endosalpingitis kann es indes vorkommen, daß auch der sehr geschulte Histologe ohne bakteriellen Nachweis aus dem Schnitt die Differentialdiagnose gegen gonorrhoische Erkrankung nicht stellen kann. Wie bereits betont, ist die appendikuläre Erkrankung der Tube meist eine vorzugsweise peritoneale. Für die sicher vorkommenden, wenn auch seltenen Fälle von Endosalpingitis ex appendicitide gilt dasselbe, was eben für die aufsteigende streptomykotische Endosalpingitis gesagt wurde.

Anhangsweise mag hier die leukämische Infiltration der Tube erwähnt werden, die zuerst von SCHLAGENHAUFER, vor kurzem von THALER aus unserer Klinik beschrieben wurde. In THALERs Fall bildete eine Streptokokkenangina den Ausgangspunkt einer lymphagisch myeloischen Leukämie. In den Tuben fand sich bei der Obduktion Streptokokken enthaltender Eiter. Die Wand der Eileiter zeigte eine dichte leukämische Infiltration. In den Wandgefäßen, innerhalb der Tubenfalten sowie im Kavum der Tube fanden sich aus Lymphozyten und myeloischen Elementen bestehende leukämische Infiltrate. Die Tube ist in diesem Falle zwiefellos metastatisch erkrankt. Das übrige Genitale erwies sich als normal.

Die Histologie der Hydrosalpinx zeigt gleichfalls kein einheitliches Bild. Sind auch bei höheren Graden der Dehnung die Tubenfalten meist nur als Stummel vorhanden, so kann man doch mitunter Verlötung der Tubenfalten wahrnehmen. Wahrscheinlich sind diese Verwachsungen nicht als Ausdruck der initialen Endosalpingitis anzusehen, sondern als Folge der Aneinanderpressung der Falten durch den Flüssigkeitsdruck, wobei die Falten vielfach flächenhaft aneinander zu liegen kommen. Entzündliche Erscheinungen sind an den Falten nur in sehr geringfügigem Maße zu sehen. Um so sicherer kann man auf Entzündungserscheinungen am Perisalpingium rechnen. Hyperämie, subseröse Infiltrate, Pseudomembranen, die meist sehr gut vaskularisiert sind, werden kaum je vermißt. SITZENFREY beschreibt deutlich wahrnehmbare Sekretionserscheinungen an den Tubenepithelien, was ich auch gelegentlich sehen konnte.

Die Muskulatur ist in der Regel stark atrophisch, nicht selten enthält sie streifige entzündliche Infiltrate. Sind die Schleimhautfalten gut erhalten geblieben, so zeigen sie mitunter überraschend weite Gefäße. Doch gibt es genug Fälle, wo von den Falten nur ganz geringfügige stummelförmige Reste zurückgeblieben sind und auch diese können vollkommen fehlen, so daß der Querschnitt durch den Hydrosalpinxsack von Tubenfalten gar nichts erkennen läßt.

Schließlich wären einige Bemerkungen über das histologische Bild der Salpingitis nodosa anzufügen. Im Bereiche der knotig-walzenförmigen Partie der Tube, sei sie nun im interstitiellen, im isthmischen, oder im ampullären Teil der Tube gelegen, findet man innerhalb der bindegewebsreichen Tubenwand verzweigte, epithelisierte Gänge, zum Teil eng, zum Teil zystisch erweitert, teils einfach, teils ramifiziert, stets aber von typischem einschichtigem Epithel bedeckt, welches dem Tubenepithel vollkommen gleicht (Abb. 16). In der Umgebung dieser Gänge findet sich nicht selten ein entzündliches Infiltrat. Schon das veranlaßt mich, gegenüber LAHM diesen Prozeß von der seinerzeit durch mich genauer beschriebenen und so benannten Adenomyosis uteri streng zu differenzieren. Die Gänge kommunizieren, wie HÖHNE und MARESCH durch Serienschnitte und durch Injektion nachweisen konnten, in der Regel mit dem Tubenkavum. Dieses kann dabei so eng sein, daß es schwer als solches erkennbar bleibt.

Es handelt sich bei der Salpingitis nodosa um Wandabszesse, welche sekundär ins Tubenlumen durchgebrochen und vom Tubenkavum her epithelisiert worden sind (MARESCH, MEYER, HÖHNE), oder um eine ohne Abszeßbildung erfolgte entzündliche Heterotopie des Tubenepithels, welches in die Muskulatur eingedrungen ist. Nicht selten fehlen jedoch die Zeichen der vorangegangenen Entzündung, denn die epithelisierten Gänge überdauern den Entzündungsprozeß. Dann ist nicht immer auszuschließen, ob es sich nicht um präformierte Gänge handelt, die als Tubendivertikel aufzufassen wären (MARESCH). Die ungemein häufige Anwesenheit anderer entzündlicher Stigmata an der Tube spricht dafür, daß auch die nodöse Verdickung mit ihren charakteristischen Wandschläuchen zumeist entzündlichen Ursprunges ist. Mit Recht hat LEDERER auf die häufige Koinzidenz von Salpingitis nodosa und Hydrosalpinx hingewiesen. Gegenüber HEYNEMANN, dem ein solches Zusammentreffen nicht aufgefallen ist, betone ich, daß ich es sehr häufig gesehen habe. Bekanntlich hat seinerzeit RECKLINGHAUSEN diese Herde als mesonephrische Adenomyome gedeutet. Es ist vom entwicklungsgeschichtlichen Standpunkt nicht in Abrede zu stellen, daß an der Tubenecke mesonephrische Tumoren sich etablieren können und MEYER hat den gleichen Standpunkt eingenommen, doch sind derartige

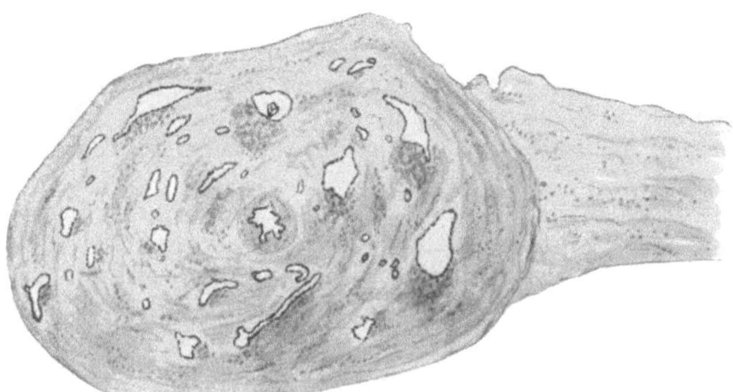

Abb. 16. Salpingitis isthmica nodosa. Lupenvergrößerung.

Vorkommnisse ungemein selten. Wie CHIARI bereits 1887 richtig erkannt hat und seither FRANQUE, KEHRER, WALLART, ALFIERI, MARESCH, ASCHOFF, LUBARSCH, FRANKL, RABINOWITZ, SCHRÖDER, MAHLE und andere Autoren betont haben, ist die Salpingitis nodosa in der weitaus überwiegenden Mehrzahl der Fälle die Erscheinungsform einer Entzündung, und, wie ich glaube annehmen zu können, die Folge einer rezidivierenden, in Nachschüben sich abspielenden Entzündung. Kann das Virus infolge Weghemmung durch eine bereits vorangegangene entzündliche Attacke sich nicht nach der Fläche ausbreiten, so schreitet es in die Tiefe fort, bildet Wandabszesse und die Folge davon ist die Salpingitis nodosa. Sie kommt vorzugsweise im Gefolge von Gonorrhöe und Tuberkulose vor. Bei Puellae publicae ist sie besonders oft zu beobachten. Auch die Tuberkulose ist eine in Nachschüben vor sich gehende Erkrankung, und so mag es denn kommen, daß auch bei der Tuberkulose knotige Verdickungen der Tube nicht selten anzutreffen sind. Daß es daneben echte Tubenwinkeladenomyome gibt, geht aus den Fällen von MEYER, IWANOFF, RICKER, LAHM und einem selbst beobachteten Fall mit Sicherheit hervor. Die drüsigen Elemente gehen dabei bald vom Tubenepithel, bald von der Serosa aus. GARAVEN und MERLE beschreiben Tubenwinkeladenome, welche sie auf den WOLFschen Gang beziehen. Man hüte sich vor Verwechslung mit der Salpingitis nodosa interstitialis, die leicht einen Tumor der Tubenecke vortäuschen kann. Wiederholt beobachtete ich knotige Tubenverdickung entzündlicher Genese in der Tubenmitte.

Die längst abgeschlossen scheinende Frage wurde aufs neue aufgerollt im Zusammenhang mit den oben zitierten Arbeiten von Schridde und Schoenholz, Lahm, Rosenberger sowie mit den Arbeiten, welche sich mit heterotopem Endometrium in der Tube befassen. Besondere Verwirrung scheint mir durch die wahllose Verwendung der Bezeichnung „Adenomyosis" in die ganze Angelegenheit getragen worden zu sein. Es wurde bereits oben erwähnt, daß Schridde und Schoenholz die Bezeichnung Epitheliomyose eingeführt wissen wollen und Störungen in der Entwicklung des Müllerschen Fadens für deren Entstehung verantwortlich machen. Lahm und Rosenberger sahen Deziduabildung rings um die paratubaren Gänge bei frei bleibender Tubenschleimhaut und schlossen daraus auf kongenitale Ätiologie. Mestitz läßt einen Teil der Fälle als entzündlich entstanden gelten. Für die Fälle ohne Entzündungserscheinungen will er die von Halban für die Adenomyosis uteri geltend gemachte Theorie der lymphatischen Verschleppung von Uterusepithelien auch hier in Anwendung bringen. Lahm deutet die Salpingitis nodosa als Anlagemißbildung, indem bei der Entstehung des uterovaginalen Mesenchymblockes Lücken geblieben sind, in welche die Schleimhaut des Corpus uteri und der Tube unter dem Einfluß von bestimmten Reizen hineinwachsen. Die Entzündung sei sekundär. Die verzweigten Kanale seien Schlupfwinkel für allerlei Keime, die daselbst wohl gedeihen. Die an sich bedeutungslose Entwicklungsanomalie gewinne erst durch die aufsteigende Entzündung klinische Bedeutung.

Gegen diese Darlegungen wurde von verschiedener Seite Einspruch erhoben. Kitai berichtet über Fälle, in welchen die Adenomyosis uteri auf die Tubenecke übergegriffen hatte. Im interstitiellen Tubenanteil hat sich auch die Muskulatur an der Hyperplasie beteiligt wie im Uterus, ohne daß das Epithel der Tube beteiligt war. Es gebe aber auch Fälle, in welchen der Anfangsteil des intramuralen Tubenteiles sich an der Adenomyosis beteilige, wobei die knotige Verdickung hervorgerufen sei durch heterotope Wucherung des Tubenepithels mit anschließender Muskelwucherung. Doch sei nicht jede Adenomyosis tubarum „hyperplasiogen". Fehlen von Entzündungserscheinungen spreche noch nicht für Mißbildung. Denn das Bild der Salpingitis nodosa finde sich nicht beim Fötus oder Neugeborenen. Aus der geringeren oder stärkeren Beteiligung der Muskulatur sei kein Schluß auf die Ätiologie zu ziehen. Keinesfalls seien die Entzündungserscheinungen Folge einer Tubenmißbildung. Die zuweilen in Föten vorfindlichen Divertikel seien nicht zu vergleichen mit den unzähligen Wucherungen durch alle Wandschichten hindurch. Die überwiegende Mehrzahl der Fälle von Salpingitis nodosa sei entzündlicher Natur. Bei abgelaufener Entzündung sei Narbenbildung nicht zu erwarten. Rein hyperplasiogene Adenomyosis sei in den Tubenecken möglich, in allen übrigen Teilen unbekannt. Meyer kann die Adenomyosis als kongenitale Anomalie nur dann ansehen, wenn der Nachweis von Endometrium geglückt ist. Im uterinen Anfangsteil der Tube komme eine Adenomyosis bei Bereitschaft des Uteruskörpers zu der gleichen Erkrankung ohne entzündliche Ursache vor. Im weiteren Verlauf der Tube sei Endometrium noch seltener als im interstitiellen Teil; die heterotope Wucherung schließe sich hier an Entzündung an. Unter mehr als 200 Fällen von Adenomyohyperplasie (Adenomyosis) der Tuben hat Meyer bis auf einen Fall niemals Ähnlichkeit der heterotopen Wucherung mit Endometrium feststellen können. Entzündliche Prozesse, namentlich Gonorrhöe und Tuberkulose, sind die Ursachen der Epithelwucherungen.

Fögel konnte an Serienschnitten das Aufbrechen von Tubenwandabszessen ins Tubenlumen einerseits und das Einwachsen des Epithels andererseits in den Hohlraum des Abszesses verfolgen. Albrecht meint, „daß eine Proliferation

fötaler Organreste oder fötal entstandene Epithelheterotopie als Ausgangsmaterial für Adenomyome und Adenomyosis nur in Ausnahmefällen in Betracht
kommt." Lahms Hypothese sei durch keinerlei ontopathologische Untersuchung erweisbar. Gegenüber Schridde und Schoenholz betont Albrecht,
daß die Entstehung einer Tubenadenomyosis auf dem Boden einer Fehlbildung
nur für Ausnahmefälle in Betracht komme. Trotzdem hält er es nicht für
ausgeschlossen, daß bei dem Wechsel der Anschauung, welchen die früher entzündliche Theorie der uterinen Adenomyosis durchgemacht hat, die Bedeutung
der bei der Adenomyosis tubae gleichzeitig bestehenden entzündlichen Veränderungen als auslösendes Moment ebenfalls in den Hintergrund gerückt werde.

Ich glaube, daß die Verwirrung in dieser Frage weit geringer wäre, wenn die
Bezeichnung „Adenomyosis" weniger wahllos gebraucht würde. Ich habe
seinerzeit diese Bezeichnung für die auf nicht entzündlicher Basis entstandene Grenzüberschreitung von Stroma und Drüsen der Uterusschleimhaut
in das Gebiet der Gebärmuttermuskulatur eingeführt. Die zuvor herrschende
Anschauung, daß diese Grenzüberschreitung auf Entzündung beruhe, habe ich
zuerst widerlegt und es haben sich mir Meyer, Ogorek, Kermauner, Lahm,
Schiller, Adler, Kitai, Albrecht u. a. angeschlossen. Meyer weist darauf
hin, daß das zellige Stroma der Uterusmukosa histolytisch auf die Muskulatur,
ihr kollagenes und auf das elastische Gewebe wirkt. Ich selbst habe oft gesehen,
daß zunächst das Stroma ohne Drüsen vordringt, dann erst folgen die Drüsen
nach. Man sieht besonders bei beginnender Adenomyosis Stromazipfel ohne
Drüsen in die Muskulatur vorragen. Es mag wohl sein, daß im Sinne Adlers
bei der Grenzüberschreitung hormonale Einflüsse eine gewisse Rolle spielen.
Eine Entzündung kommt als ätiologischer Faktor hierbei nicht in Betracht,
das ist gewiß. Ich verfüge jetzt über 97 Fälle von schleimhäutiger Adenomyosis
uteri, die das zur Genüge beweisen. Durch die Arbeiten von Webster, Schridde
und Schoenholz, Hoehne, Schwarz und Crossen, Schindler, Meyer, Kitai
steht es heute fest, daß Uterusschleimhaut sich in der Tube finden kann. Das
gilt besonders für den ganzen interstitiellen Teil, weitaus seltener, aber doch
sichergestellt, auch für die Pars isthmica und Pars ampullaris (endometrioide
Fehlbildung). Ich habe in der Pars interstitialis tubae gleichfalls Uterusschleimhaut feststellen können, die bis an die Uteruskante heranreichte. Es
ist nun keine Frage, daß in den seltenen Fällen, wo die Pars interstitialis bis weit
hinaus von Endometrium ausgekleidet ist, sowie in den sehr seltenen Fällen,
in welchen die Pars isthmica oder gar die Pars ampullaris tubae partiell oder in
toto von Gebärmutterschleimhaut ausgekleidet ist, auch das Bild der nicht
entzündlichen, echten Adenomyosis auftreten kann. Mein Schüler Dr. Davis
wird über solche Fälle berichten, wo das in der Pars interstitialis bei gleichzeitiger Adenomyosis uteri der Fall war. Doch findet sich ein solches Vorkommen
überaus selten in der Pars isthmica oder ampullaris tubae. Die Salpingitis
nodosa aber ist ein überaus häufiges Ereignis. Wie schon Albrecht betont,
sind die Gänge und Zysten entweder gar nicht von Bindegewebe umgeben,
oder aber dasselbe gleicht nicht dem zytogenen Gewebe der Uterusmukosa.
Ich finde auch die Epithelien dieser Gänge und Zysten nicht identisch mit dem
Uterusepithel. Überdies fand ich so ungemein häufig Entzündungserscheinungen
im Gebiet der knotigen Verdickungen und so häufig Koinzidenz mit Hydrosalpinx (ebenso wie Lederer), daß ich an der entzündlichen, postfötalen Genese
der Salpingitis nodosa nicht den geringsten Zweifel hege. Ich behalte deshalb
den durchaus zutreffenden Namen Salpingitis nodosa bei. Unter
97 Fallen von schleimhäutiger Adenomyosis uteri fand ich nur einen mit
Salpingitis isthmica nodosa, der sich als sicher entzündlich deklarierte, indes der Uterus weder in seiner Schleimhaut noch in seiner Muskulatur

Entzündungserscheinungen erkennen ließ. Ich lehne daher für die weitaus überwiegende Mehrzahl der Fälle die Bezeichnung Adenomyosis tubae ab und lasse dieselbe ebenso wieMEYER nur für solche seltene Fälle gelten, wo Uterusschleimhaut in der Tube auffindbar ist, welche die regelrechte Grenze überschritten hat. Solche Fälle sind nicht entzündlicher Genese, ebenso wie die uterine schleimhäutige Adenomyosis nicht auf Entzündung beruht. Ich habe einen einschlägigen Fall vor kurzem beschrieben. Hier handelte es sich um echte, nicht entzündliche Adenomyosis tubae bei Anwesenheit einer Endometriuminsel im Tubenkavum.

Verkalkung der Tubenfimbrien beschreibt WAGNER; THIES und STRASSMANN beobachteten Steinbildung in der Tube. Knochenbildung im Eileiter wurde beschrieben von MICHAUD, EMILIANOFF, POZZI und BENDER. Die beiden letztgenannten Autoren beziehen die Verknöcherung auf vorangegangene Verkalkung und diese wieder auf regressive Veränderungen des Bindegewebes. Auch REICHELT sah 2 Fälle von Knochenbildung im Eileiter, beidemale auf Grund entzündlicher Erkrankung. Der zunächst entstandene Kalkherd wird vaskularisiert und mit Markräumen versehen. REGNAULT sah 2 Steine in einer Tube, deren einer erbsengroß, deren anderer kleiner war. Sie bestanden aus Karbonaten und zeigten deutliche Schichtung. Kalkablagerungen sahen WAGNER, MARTIN, KLEINBAUER.

Kommt es zur Ausheilung einer Salpingitis, so wird der Eiter zunächst eingedickt, hernach mehr oder weniger vollkommen resorbiert; es erfolgt Bindegewebsneubildung in der Tubenwand, ja es kann sogar das ganze Tubenlumen von Bindegewebe durchwachsen und so verschlossen werden. Eine anatomische restitutio ad integrum ist bei leichten Entzündungen durchaus möglich, bei bereits ausgebildeter Pyosalpinx undenkbar. Hingegen kann selbst nach schweren Entzündungen die Funktionsfähigkeit der Tube wieder gänzlich befriedigend werden.

IV. Tuberkulose.

Die Tube ist relativ häufig tuberkulös erkrankt. WILLIAMS meint, daß 8%, MENGE nimmt an, daß 10% aller entzündlich erkrankten Eileiter tuberkulös infiziert sind. Andere Autoren finden kleinere Zahlen, so z. B. GEPPERT. Unser eigenes Material zeigt bloß in etwa 5% der entzündlichen Erkrankungen tuberkulöse Ätiologie. Ganz auffallend ist die Häufigkeit der tuberkulösen Tubenerkrankung im Rahmen einer tuberkulösen Genitalerkrankung beim Weibe überhaupt. KRÖNER fand unter 32 Fällen von Genitaltuberkulose die Tube immer miterkrankt, und zwar zumeist beiderseits; das gleiche konnte GREENBERG unter 200 Fällen, KUNDRAT unter 66 Fällen von Tuberkulose der inneren Genitalorgane feststellen. MERLETTI fand unter 172 Fällen nicht weniger als 157mal, das entspricht 91%, die Tuben ergriffen. Von 200 Fällen von Genitaltuberkulose sah GREENBERG in 99% beide Tuben befallen; in 68% waren das Bauchfell, in 72% der Uterus, in 33% die Ovarien, in $3,5\%$ die Zervix, in $0,5\%$ die Vagina befallen. Dagegen stechen die relativ kleinen Zahlen, die ORTHMANN angibt, nämlich 18%, auffallend ab. Auch das Material unserer Klinik zeigt ungefähr in 90% der Fälle von Tuberkulose des inneren Genitales eine tuberkulöse Erkrankung der Tube. Die Tubenerkrankung ist meist beiderseitig (MACLEAN, OSTRZYCKI). Daß die Tube eine entschiedene Tendenz zu tuberkulöser Erkrankung zeigt, läßt sich nicht in Frage stellen. Ich möchte nicht behaupten, daß die Tube mangelhaft vaskularisiert ist, wie dies FROMME und HEYNEMANN betonen. Im Gegenteil, die Tube ist recht gut und von 2 Gefäßgebieten her mit Blut versorgt. Insbesondere das abdominale Ende zeigt normalerweise zahlreiche weite Blutgefäße. Es ist vielmehr offenbar die Gefäßanordnung in der Tube, sowie die Richtung des Blutstromes, die ein Hängenbleiben von mitgeschwemmten Bakterien mit sich bringt, wobei freilich die Schlängelung der Tube (AMANN), sowie die eigenartige Gestalt der Tubenfalten (HEGAR, SIPPEL) mit eine Rolle spielen mag. SCHRÖDER setzt die Tube in Gegensatz zum Uterus insofern sie eine ruhende Schleimhaut hat, der Uterus eine wandelbare.

Die Infektionswege für die Tuberkulose der Tube sind, rein theoretisch betrachtet, von mehrfacher Art. Eine primäre tuberkulöse Erkrankung der Tube ist unmöglich. Zunächst kann der Tuberkelbazillus von der Scheide her durch den Uterus eindringen und die Tube infizieren, ohne daß die tiefer gelegenen Genitalwege dabei selbst erkranken, oder aber nach erfolgter tuberkulöser Erkrankung derselben. Es kann ferner, und darauf hat FRANQUÉ hingewiesen, und hat es durch einschlägige Beobachtungen erhärtet, in der Vulva oder in der Vagina durch Wunden zum Eindringen von Tuberkelbazillen kommen, die auf dem Lymphwege in das Gebiet der Tube gelangen. Schließlich kann von einem tuberkulösen Herd, der in der Lunge oder in den Bronchialdrüsen gelegen ist, das Eindringen von Bazillen in die Blutbahn erfolgen und die Erfahrung zeigt, daß dies der häufigste Infektionsmodus des Eileiters ist. Es kann schließlich vom tuberkulös infizierten Beckenperitoneum her die Einschwemmung tuberkulösen Materiales in die Tube stattfinden.

Wenngleich keiner der bisher beschriebenen Fälle von aszendierender Infektion gänzlich einwandfrei festgestellt ist, so kann andererseits bisher auch kein stringenter Beweis gegen die Möglichkeit eines solchen Ereignisses erbracht werden. So hält BAUEREISEN auch jetzt noch den viel zitierten Fall von SIMMONDS, eine Frau betreffend, die von ihrem tuberkulösen Gatten infiziert worden war, wobei nur eine Endometritis tuberculosa ohne sonstige tuberkulöse Herde festgestellt worden war, für eine sicher primäre Genitaltuberkulose mit aszendierender Bakterienpropagation. JUNG und BENNECKE vertraten die Lehre von der aszendierenden Infektion auf Grund von Tierversuchen, doch wurde ihren Angaben von BAUMGARTEN, BLAU und anderen Autoren widersprochen. Jedenfalls steht fest, daß die aszendierende Infektion sei es durch die Vagina oder durch die paravaginalen Lymphbahnen bestenfalls ein enorm seltenes Ereignis darstellt, das in seiner praktischen Bedeutung vollkommen zurücktritt gegenüber dem bei weitem häufigeren hämatogenen und per continuitatem fortschreitenden Infektionsvorgang, letzterer bei vorangegangener tuberkulöser Infektion des Peritoneums. Zweifellos ist ebenso, wie die Tube vom Peritoneum her infiziert wird, auch die Infektion des Peritoneums von der Tube her zu Recht bestehend (KRÖNER). Die Meinungen bezüglich der überwiegenden Frequenz des einen oder des anderen Vorkommnisses gehen weit auseinander. Die primäre Infektion des Peritoneum und sekundäre Erkrankung der Tube vertreten COHNHEIM, CRUVEILHIER, BIRCH-HIRSCHFELD, SCHLIMPERT, KAFKA; während ROKITANSKY, SIMMONDS, BAUMGARTEN, ALBRECHT, LABHARDT annehmen, daß häufiger die Tube primär, das Peritoneum sekundär erkrankt sei. Diese Möglichkeit wurde von KRÖNIG und SCHLIMPERT vollends bestritten. WEIBEL findet durch Sammelstatistik, daß die weibliche Genitaltuberkulose in 52 bis 68,5 $^0/_0$ mit einer Bauchfelltuberkulose kombiniert ist, indes bei der Bauchfelltuberkulose des Weibes die Genitalien in 31—44 $^0/_0$ der Fälle tuberkulös erkrankt sind. BERTOLINI und KAFKA halten auf Grund eines reichen Obduktionsmateriales die Einschwemmung des tuberkulösen Virus vom Peritoneum her überhaupt für den häufigsten Infektionsmodus der Tube, wobei daran zu erinnern ist, daß die tuberkulöse Infektion des Bauchfells schon im frühen

Kindesalter statthaben kann, daß abgekapselte Herde entstehen, die lange Zeit latent bleiben, und daß die Tube erst in späteren Lebensaltern vom Bauchfell her tuberkulös erkranken kann. WEIBEL hält die Tubentuberkulose durch Einschwemmung sicher für seltener als die hämatogene Infektion. Gegenüber SIMMONDS, der eine Ausscheidung von Tuberkelbazillen aus den Blutgefäßen in das Tubenlumen annahm und dem sich neuestens HUEBSCHMANN anschließt, betont BERBLINGER, daß in der Regel zunächst in der Tubenwand Tuberkel erscheinen. Er glaubt weniger an einen primären tuberkulösen Katarrh, als vielmehr an eine tuberkulöse Schleimhauterkrankung als Folge eines Einbruches von Wandtuberkeln mit Verkäsung. Jedenfalls entstehe die Tubentuberkulose nicht lediglich durch Bazillenausscheidung, sondern es treten zunächst interstitielle Tuberkel auf. Es ist gewiß KRÖNER zuzugeben, daß bei Tubentuberkulose nicht selten das Fimbrienende offen ist, so daß eine Infektion des Peritoneums von der Tube her durchaus möglich ist, indes auch der umgekehrte Weg nicht von der Hand zu weisen ist. Bei experimentell erzeugter Peritonealtuberkulose konnte BAUMGARTEN nie eine Tuberkulose der Tube hervorbringen.

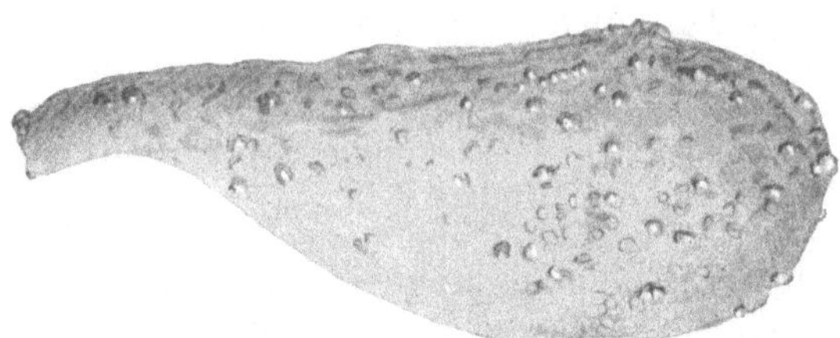

Abb. 17. Tuberkulose Pyosalpinx. Das Perisalpingium mit Knötchen.

Doch ist zu betonen, daß beim Kaninchen doch ganz andere anatomische Verhältnisse vorliegen als beim Weibe. In einer überaus fleißigen, monographischen Arbeit beschreibt HORÁLEK die verschiedenen Phasen und Erscheinungsformen der Tubentuberkulose. Nach seiner Erfahrung schreitet die Tuberkulose zumeist vom Peritoneum entlang dem Tubenlumen fort. Dabei kann das Ostium abdominale offen bleiben. Die Erkrankung schreitet deszendierend fort.

Es wurde wiederholt versucht, verschiedene Erscheinungsformen der Tuberkulose festzulegen. Unter diesen Versuchen verdient am ehesten der von MERLETTI Erwähnung, welcher a) tuberkulöse Perisalpingitis, b) miliare parenchymatöse Salpingitis, mit Tuberkeln in der Mukosa und Muskularis, c) tuberkulöse Endosalpingitis, wobei die Tuberkel in der Mukosa liegen, von einander sondert, sowie die von WILLIAMS getroffene Unterscheidung in a) miliare, b) chronisch diffuse und c) chronisch fibroide Tuberkulose, wozu zu bemerken ist, daß die letztere Form zweifellos Ausheilungsprozesse einbegreift. Ohne an eine Klassifikation denken zu wollen, möchte ich die Auseinanderhaltung dreier Stadien empfehlen, nämlich das Stadium des solitären Tuberkels als Anfangsstadium, der konfluierenden verkäsenden Tuberkulose als vorgeschrittenes Stadium und der fibrös-verkalkenden Form als Heilungsstadium. Dem Bestehen eines dieser drei Stadien entspricht das so ungemein vielgestaltige makroskopische und mikroskopische Bild.

Wenngleich ROSTHORN und HUEBSCHMANN darin beizupflichten ist, daß in sehr vielen Fällen die Tuberkulose makroskopisch nicht erkennbar ist, so gibt es doch recht zahlreiche Fälle, wo auf den ersten Blick die tuberkulöse Erkrankung zu diagnostizieren ist. Dahin gehören insbesondere die Falle, wo die Tuberkulose des Eileiters noch nicht zu lange besteht. Man findet dann auf dem Peritoneum der Tube die charakteristischen gries- und hanfkorngroßen Knötchen, die graugelb gefärbt sind und ringsum einen entzündlichen, geröteten Hof erkennen lassen. Man darf dieselben nicht verwechseln mit Serosazystchen, prall gespannten, ungefähr hanfkorngroßen, mit einer wasserklaren oder schleimigen Flüssigkeit erfüllten Bläschen, die mit Tuberkulose nichts zu tun haben, sondern auf Abschnürung des Serosaendothels beruhen. Abb. 17 zeigt eine in einen Eitersack verwandelte Tube, an deren Oberfläche sich zahlreiche charakteristische Tuberkelknötchen vorfinden. Der Prozeß kann zunächst als Schleimhautkatarrh beginnen, doch wird bei Serienuntersuchung meistens schon in diesem Stadium hie und da ein typischer Schleimhauttuberkel wahrnehmbar sein. Dabei kommt es zu Exsudation in das Tubenlumen. Die tuberkulöse Tube kann von normaler Dicke sein, zumal wenn die Schleimhaut bloß spärliche solitäre Tuberkel birgt. Alsbald wird sie jedoch dicker, indem die Schleimhaut schwillt, die Muskulatur durch Infiltrat, nicht selten durch Tuberkulisation, spater durch Bindegewebsneubildung an Masse zunimmt, insbesondere aber dadurch, daß sich bald innerhalb der Wand, bald innerhalb des Lumens käsiger Eiter ansammelt. Man sieht bei der Tubentuberkulose mitunter Säcke von ganz exorbitanter Größe. So beschreibt Montanelli tuberkulöse Tubensäcke von 600, bzw. 445 g Gewicht. Stehmann fand in einer tuberkulösen Tube 2 Liter Eiter. Die Mitbeteiligung des Peritoneums bringt in zahlreichen Fällen Verlötungen mannigfacher Art und damit im Zusammenhang Knickungen und Windungen der Tube mit sich. Der Eileiter wird dadurch an den Eierstock, an die hintere Gebärmutterfläche, an das Becken- und Darmbauchfell fixiert. Wie Alfieri richtig betont, können die tuberkulösen Eileiter die Hinterfläche des Uterus ringförmig umgreifen. Die Schwarten können von ganz besonderer Dicke sein, können hie und da Tuberkelknötchen aufweisen; doch vermißt man solche in zahlreichen Fällen gänzlich, wodurch die Diagnose der Tuberkulose erschwert wird. Vor Kurzem sah ich eine von fast normalem Peritoneum bedeckte, bloß etwas verdickte Tube, welche an einer Stelle einen haselnußgroßen, kugelrunden, käsigen Eiterherd trug, der von glattem Peritoneum bedeckt war. Die Tubenschleimhaut zeigte gleichfalls ausgebreitete Tuberkulose.

Die tuberkulöse Tube kann ebenso wie die nicht tuberkulöse Eitertube Walzenform (Lab.-Pr. Nr. 9930, 21 835), Retortenform, Posthorngestalt u. dgl. annehmen. Ich beschrieb seinerzeit bilateral symmetrische kugelige Anschwellungen der Tuben in deren Mitte, wobei das Bauchfell vollkommen frei war. Es handelte sich um käsige Massen in der Tubenwand. Auch Wallart beschreibt walzenförmige Tuben mit käsigen Massen im Innern. Wells beobachtete Torsion eines tuberkulös erkrankten Eileiters. Spontanruptur unter dem Bilde einer Tubengravidität sah Ullmann. Daß eine Salpingitis nodosa bei Tuberkulose vorkommt, wurde bereits erwähnt (Chiari, Hegar, Alterthum, Franqué, Kehrer, Stolper, Wallart). Ich beobachtete eine Salpingitis isthmica nodosa tuberculosa mit mächtiger Kalksalzeinlagerung (Lab.-Pr. Nr. 8065). Es handelt sich auch hier wie bei der Gonorrhöe zumeist um isthmische Herde. Horálek findet an seinem Material, daß die Salpingitis nodosa häufiger tuberkulösen als einfach entzündlichen Ursprunges ist. Ich fand bei jüngst erfolgter Durchsicht meines Materials, daß 12 $^0/_0$ der Fälle von Salpingitis isthmica nodosa meines Materials tuberkulöser Natur sind.

Die tuberkulös erkrankte Schleimhaut präsentiert sich in den Anfangsstadien als hyperamisch, mit trüb-schleimigem Sekret bedeckt, verdickt, sulzig. Sichel sah bei beginnender Tuberkulose Knötchen an der Schleimhaut. In weiter vorgeschrittenen Stadien kann man Geschwüre feststellen, die in ihrer Peripherie Knötchen erkennen lassen, und die mit käsigem Eiter bedeckt sind. Es kann nachgerade die ganze Tubenschleimhaut in ein Geschwür verwandelt sein, das von nekrotischen Massen bedeckt ist. Bertolini beschreibt hämorrhagischen Inhalt, eine Beobachtung, die ich gleichfalls gelegentlich machte. Die Schleimhaut ist mitunter schwammig, warzig verdickt und kann makroskopisch solide, mikroskopisch adenomatöse (WOLL) oder grob-papilläre Massen bilden (GAIFAMI, MONTANELLI). Wie ASKANAZY und WOLFF betont haben, kann die Tuberkulose wie in anderen Organen so auch in der Tube tumorartige Bildungen erzeugen, die makroskopisch als Karzinom imponieren. Wie HORÁLEK richtig betont, bleibt die Isthmusschleimhaut verschont. Hier schreitet die Tuberkulose leichter in der Muskulatur als in der Mukosa fort. Wird die Tubenmuskulatur, was nicht selten der Fall ist, von der Tuberkulose ergriffen, so können sich große käsige Herde innerhalb der Tubenwand etablieren. Man findet bei der Tubentuberkulose das abdominale Ende häufig offen und bei leichtem Druck, manchmal auch ohne einen solchen, quellen käsige Massen aus dem Tubenpavillon hervor. Durch Fortpflanzung des Prozesses auf die Nachbarorgane entstehen nicht selten Fisteln. Solche können in den Darm, in die Blase, durch die Bauchdecken führen.

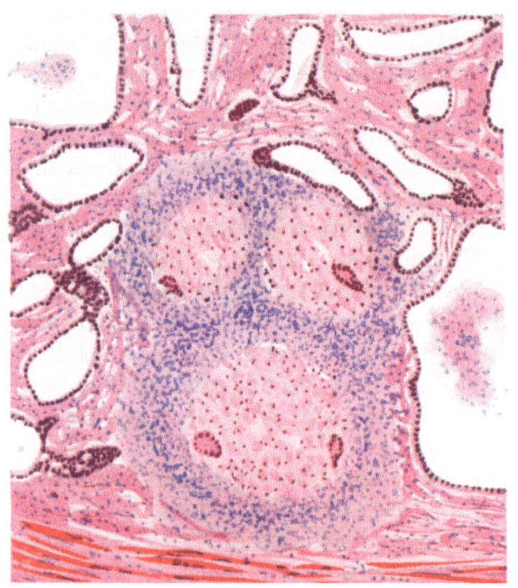

Abb. 18. Tuberculosis tubae. Tuberkel im Bereiche der mannigfache Buchten bildenden Falten und teilweise im Gebiete der Muskulatur.

Die mikroskopische Diagnose der Tubentuberkulose ist fast ausnahmslos ungemein leicht. Die runde Form des Tuberkels, der ihn umgebende Saum, von Lymphozyten und spärlichen Plasmazellen gebildet, innerhalb des Tuberkels die (mit Unrecht so genannten) Epitheloidzellen, zwischen welchen Plasmazellen fehlen, die so oft das Bild vervollständigenden Riesenzellen lassen die tuberkulöse Natur des Prozesses leicht richtig beurteilen. Im Eiter findet man Detritus, nekrotische Gewebspartikel, spärliche Leukozyten, vereinzelte Plasmazellen, manchmal Riesenzellen mit Zerfallserscheinungen. Der Bazillennachweis ist sowohl im Gewebe als auch im Eiter bei älteren Fällen meist unmöglich, in frischen Fallen mitunter leicht zu erbringen. Oft sind Tuberkel nicht bloß innerhalb der Tubenfalten, sondern auch in der Muskulatur (Abbildg. 18) und auf dem Bauchfell mikroskopisch nachweisbar. Konfluieren die Tuberkel, so ist der zirkuläre Lymphozytenring nicht mehr deutlich oder gar nicht ausgeprägt, und nur in der Peripherie des ganzen tuberkulösen Areales sind noch halbmondförmige Lymphozytenhöfe zu erkennen. Die Verkäsung beherrscht alsbald das histologische Bild. Zwischen den käsigen Massen findet man mehr oder weniger reichliche Riesenzellen. Nachgerade kommt es zur Bindegewebswucherung, doch zeigt das junge Bindegewebe Tendenz zu rasch einsetzender hyaliner Degeneration; es besteht ausgesprochene Neigung zu Kalksalzpräzipitation und auf dem Boden der Verkalkung kann auch Verknöcherung eintreten (SCHOTTLÄNDER, eigene Beobachtung). Der tuberkulöse Prozeß macht vor den Epithelien nicht Halt, und es kann das Oberflächen- und Drüsenepithel zugrunde gehen. Andererseits ist daran zu erinnern, daß wie bei der einfachen Salpingitis es auch im Verlaufe der Tuberkulose zur Bildung eines Faltenlabyrinthes kommt, daß epithelisierte Schläuche entstehen, die einerseits der Faltenverklebung ihre Entstehung verdanken, daß andererseits durch Epithelwucherung (FRANQUÉ) adenomatöse Bildungen (WOLL, FRIST) und papilliforme Wucherungen zustande kommen können. Das Epithel wird vielschichtig, polymorph, sieht verwaschen aus, daneben kommt es zum Auftreten von Riesenzellen. Das Epithel kann tief in die Muskulatur eindringen, was HORÁLEK als Abwehrvorgang deutet. Die Differentialdiagnose gegenüber einem Karzinom wird durch die wohl kaum fehlenden Tuberkel, die regressiven Erscheinungen am Epithel (verwaschenes Aussehen, schlechte Färbbarkeit, unscharfe Zellgrenzen, KUNDRAT) gestellt. Doch kann sie gelegentlich namhafte Schwierigkeiten bieten. Immerhin hat es seine Berechtigung, wenn FRANQUÉ behauptet, daß chronische Tuberkulose eine Prädisposition zur Krebsbildung in der Tube abgibt. Denn man mag über die Krebsgenese wie immer denken, das lokale Reizmoment spielt sicher neben anderen Faktoren eine nicht zu unterschätzende Rolle. Wie bereits oben erwähnt, kommen derartige Epithelwucherungen auch bei nicht tuberkulöser Tubenentzündung vor, worauf FRANQUÉ und MEYER aufmerksam gemacht haben. Im übrigen sind derartige Epithelveränderungen an tuberkulösen Tuben schon vor langer Zeit von LANDAU und RHEINSTEIN, MÜNSTER, ORTHMANN beschrieben worden.

V. Syphilis.

Die syphilitische Erkrankung der Tube wurde bisher nur im tertiären, gummösen Stadium beobachtet, und zwar nicht nur an Erwachsenen, sondern auch an Kindern (DÖNHOFF, BALLANTINE und WILLIAMS). Bei einer 40jährigen Frau, welche an universeller gummöser Syphilis litt, fanden BOUCHARD und LÉPINE drei Gummen an den Eileitern. Auch HOFFMANN berichtet über einen ähnlichen Fall.

VI. Aktinomykose.

Die Tube kann auch einer aktinomykotischen Erkrankung anheimfallen, indem — meist vom Darm her — eine Invasion des Strahlenpilzes in die Substanz der Ovarien und im Zusammenhang damit der Tuben erfolgt, die dann in derbe Schwarten eingebettet, von aktinomykotischem Eiter umgeben erscheinen und endlich vollkommen zur Einschmelzung gelangen können. Es erfolgt dabei fast immer fistulöser Durchbruch, meist gegen die Bauchdecken hin. Derartige Fälle wurden von HAMM und KELLER, HÜFFER, ZEMANN, BRANDENSTEIN, GRAINGER STEWART und MUIR, SHATTOCK, LEITH, SCHMIDT, REDTENBACHER, HELWIG, DRAPER und STUDDIFORD beschrieben. Ob die Infektion auch durch die Vagina aufsteigend die Tube erreichen kann, steht vorläufig dahin. In SCHLAGENHAUFERs Fall handelte es sich um metastatische Erkrankung, ausgehend von einer Aktinomykose des Unterkiefers. STEIN beschreibt eine aktinomykotisch erkrankte Tube von 7 cm Länge und 1,6 cm Dicke mit stark verdickter Wand von rotziger Beschaffenheit. Die Außenfläche gerötet, durchblutet, mit feinen Adhäsionen. Im Lumen Eiter.

VII. Tubargravidität.

Unter Tubenschwangerschaft versteht man die Folge einer Einnistung des befruchteten Eies in irgendeinem Abschnitte des Eileiters, eine Erscheinung, die gewiß weit seltener ist als die normale Einbettung innerhalb der Gebarmutter, aber doch wegen ihrer relativen Häufigkeit ein besonderes Interesse in Anspruch nimmt. WEISSWANGE behauptet, daß $3^0/_0$ aller gynäkologischen Erkrankungen sich als Extrauterinschwangerschaft herausstellen. Wichtig ist der Hinweis auf die steigende Frequenz der Tubargravidität in den letzten Jahren, der durch Rubsamen erfolgt ist. Dieser Autor fand, daß im Jahre

$$
\begin{aligned}
1917: &\quad 1{,}8\,^0/_{00} \\
1918: &\quad 3{,}4\,^0/_{00} \\
1919: &\quad 8{,}9\,^0/_{00} \\
1920: &\quad 19{,}3\,^0/_{00}
\end{aligned}
$$

der Schwangerschaften sich als extrauterine erwiesen hatten. Er bringt diesen Anstieg mit der gesteigerten Frequenz der gonorrhoischen Erkrankungen in Zusammenhang.

Das Ei kann sich in der Pars interstitialis tubae, das heißt innerhalb des von Uterusmuskulatur umschlossenen Anteiles der Tube festsetzen, man spricht dann von Graviditas interstitialis sive tubo-uterina. Etabliert sich die Schwangerschaft in der Pars libera der Tube, so spricht man von Graviditas isthmica, ampullaris, infundibularis, tuboabdominalis, Graviditas fimbriae ovaricae.

Anhangsweise sei auf das Vorkommen der ovarialen und abdominalen Schwangerschaft hingewiesen. Werth bemerkte ebenso wie Paltauf, Larsen, Veit, Schäffer und Hopkins, daß gelegentlich Tuboovarialschwangerschaft vorkommt, die durch Einbeziehung des Ovarium (oder einer Ovarialzyste) in den tubaren Fruchtsack zustande kommt. Daß das Ei primär am Ovarium haften kann, ist längst als sichergestellt zu betrachten. Die vielfach angezweifelte primäre Einsiedelung auf dem Bauchfell scheint durch die Beobachtungen von Walker und insbesondere von Reifferscheid, Meyer, Büttner, Fleisch-hauer (Eisitz zwischen den Insertionspunkten der Ligamenta sacrouterina), Koehler (Haftung am Mesosigma), Ray, Seeligmann (Eisitz an der Leber) doch dahin entschieden, daß das Ei, ohne zuerst in der Tube gehaftet zu haben, sich primär am Bauchfell festzusetzen vermag.

Die Ätiologie der Tubenschwangerschaft ist keine einheitliche, vielmehr können verschiedene Ursachen dasselbe Resultat ergeben. Jedes Moment, welches das Ei zu langsamerer Wanderung veranlaßt, die Zeit der Durchwanderung der Strecke vom Ovarium bis in den Uterus verlängert, ohne daß dabei die Reifung des imprägnierten Eies gehemmt wird, kann die Einnistung des Eies in der Tube zur Folge haben. Kann, sage ich, aber muß nicht. Denn einerseits kann es sein, daß trotz verzögerter Durchwanderung der Tube das Ei dennoch erst innerhalb des Uterus zur Einbettung gelangt, andererseits kann das Ei im Verlaufe seiner verzögerten Wanderung absterben, wie dies Mandl und Schmitt im Tierexperiment sahen. Als die tubare Einbettung begünstigende Momente wurden zunächst hervorgehoben die mangelhafte Ausbildung der Tube, infantile Gestaltung, Schlängelung (Freund). Hierbei kann es sich entweder um mangelhafte Ausbildung des Flimmerapparates (Höhne, Freund, Forche) oder aber, was wahrscheinlicher ist, um mangelhafte Ausbildung der Tubenmuskulatur handeln (Grieser); denn es kann heute keinem Zweifel mehr unterliegen, daß für den Eitransport innerhalb der Tube neben dem Flimmerschlag die peristaltische Aktion der Tubenmuskulatur in hervorragendem Maße beteiligt ist. Es kann somit der das Ei bewegende Apparat geschädigt sein, aber es kann auch das Ei selbst infolge Überenergie (Poorten, Mayer) für die intratubare Einbettung verantwortlich werden, indem die Nidationsreife (Meyer), das ist die zur Einbettung des Eies norwendige Arrosionskraft (Haftstadium nach Cova) erreicht ist, ehe das Ei in den Uterus gelangt ist. Auch Mayer legt auf das Wachstumstempo des Eies Gewicht. Sippel denkt an ein Erhaltenbleiben eines Teiles der Corona radiata als verlangsamendes Moment bei der Einwanderung. Hierbei kann auch eine äußere Überwanderung in Frage kommen, während welcher das Ei reichlich Zeit gefunden hat, die

Nidationsreife zu erlangen, um bereits haftfähig in die Tube zu gelangen (GOTT-SCHALK, HOFMEIER, MARTIN, SCHRENCK). Die Störung des Flimmerapparates wird nicht bloß durch mangelhafte Anlage, sondern ganz besonders oft durch vorangegangene Entzündung erklärlich, worauf schon vor langer Zeit MARTIN, HÖHNE, WESENBERG u. a. hingewiesen haben. In neuerer Zeit sprach sich eine Reihe von Autoren dahin aus, daß Mißbildungen als Hauptursache der Tubargravidität anzusehen seien. So hält SCHOENHOLZ maschenartige Verwirkung der Falten, Divertikelbildung, die er als Bildungsanomalien ansieht, für die wesentliche Ursache tubarer Eiansiedlung. MC NALLEY hält angeborene Divertikel für häufiger, als man ehedem dachte, und weist denselben für die Entstehung der Tubengravidität besondere Bedeutung bei. Doch dürfte in diesen Fällen die entzündliche Genese der Divertikel schwer auszuschließen sein. Denselben Standpunkt wie SCHÖNHOLZ nimmt PANKOW ein, da er zu oft Entzündungserscheinungen und Narbenbildung vermißt. Wohl aber könne durch nicht gonorrhoische Entzündung Perisalpingitis, Knickung und Divertikelbildung der Tube entstehen. LAHM sah deziduale Schleimhautwandlung und erklärte deren Entstehung als Folge präexistenter Differenzierungshemmung. Dieser Autor findet in 80% aller Fälle von Tubengravidität pathologische Veränderungen. Doch hält er die Faltenverschmelzung für etwas Erworbenes, nicht durch Entzündung bedingt, sondern als Folge von Epithelabstoßung und Bloßlegung des Schleimhautstromas entstanden. Durch Differenzierungshemmung dazu befähigt, zeige die Tubenmukosa eine menstruelle Reaktion, als deren letzte Folge (nicht entzündliche) Faltenverklebung sich ergeben. Eine originelle, aber schwer zu beweisende Argumentation! Bei abnormaler Anlage, zum Beispiel bei Ausbildung einer Nebentube, kann es zu Schwangerschaft in derselben kommen, wie dies durch die Fälle von WALTHARD, HENROTIN und HERZOG, FINSTERER, EKLER, HOEHNE illustriert wird. KERMAUNER will diese Fälle allerdings nicht als Schwangerschaften in Nebentuben anerkennen. Schon hier werden mechanische Faktoren als unabweisliche Beweismomente in den Vordergrund gerückt. Noch mehr ist dies der Fall bei denjenigen Beobachtungen, wo die Verlagerung des Tubenlumens durch ein Myom erfolgte, wie z. B. in den Fällen von BUBENHOFER, WEIDERER, TAYLOR, FABRICIUS, WAGNER, FRAZIER, SEELIGMANN, KUNCZ oder gar im Falle von OUTERBRIDGE, wo ein Fibrom das Tubenlumen verlegte; DÜHRSSEN, WYDER, BECK, LAHM beschrieben Fälle von Tubenpolyp mit Tubargravidität. Dahin gehört auch die Tubargravidität bei Druck auf die Tube seitens einer Parovarialzyste, wie dies LEHMANN sah, die Gravidität in einer schwer mißbildeten Tube (MARSHALL, DUFF), nach vorangegangener Tubenplastik (WESENBERG), schließlich die Schwangerschaft im Tubenstumpf nach vorher erfolgter Resektion infolge vorangegangener Tubarschwangerschaft (BENZEL, GLITSCH, MORFITS, LESSE, HOFMEIER, VINEBERG, DIENER mit 2 Fällen, JOSEF, BRACHT). SCHWARZWÄLLER sah Tubengravidität 6 Jahre nach doppelseitiger Tubenunterbindung. Doch ist sicher nicht selten Zystenbildung am Ovarium nicht Ursache, sondern Folge der Tubengravidität. BECKMANN konnte in 32% der ektopischen Schwangerschaften zystische Veränderungen am Eierstock nachweisen.

Der wichtigste Faktor für die Entstehung der Tubargravidität liegt nach den heutigen Anschauungen zweifellos in durch Entzündung hervorgebrachten Schleimhautveränderungen, welche oben als Taschen, Buchten, Pseudodrüsen, intramuskuläre und Wanddivertikel beschrieben worden sind. Schon WERTH, desgleichen SIPPEL und OPITZ haben darauf hingewiesen, daß sich das Eichen in diesen Fällen verfangt, seinen Weg gegen den Uterus hin nicht mehr fortsetzen kann; entweder wird es hier befruchtet oder es gelangte bereits als befruchtetes Ei in diese Tasche und erlangt hier die Nidationsreife. Diese durch zahlreiche Autoren vertretene Anschauung gewinnt dadurch eine feste Stütze, daß man an so vielen graviden Tuben die Residuen alter Entzündung oder die Zeichen noch bestehender Entzündung nachweisen kann, wie dies Wiegand in der Hälfte der untersuchten Fälle, Kratzeisen in 90%, Suwelack in 63 von 80 Fällen, Mauthner in 40%, Pritzi durch Plasmazellfärbung in 100%, Höhne unter 61 Fällen fast durchwegs nachweisen konnte. Nachprüfung unseres Materiales bestätigte die Richtigkeit von Höhnes Angabe. Daß hierbei die Gonorrhöe eine bedeutsame Rolle spielt, geht aus zahlreichen Beobachtungen hervor, nicht zuletzt aus der, daß mit dem Anstieg der Gonorrhöefrequenz auch ein deutlicher Anstieg der Frequenz tubarer Schwangerschaften festgestellt wurde (Graefe). Auf die Gonorrhöe als Ursache der Tubargravidität wurde schon 1876 von Hennig hingewiesen. Fosket fand unter 117 Fällen siebzehnmal noch sicher gonorrhoische Residuen. Ostrcil sah vor dem Kriege $0{,}3{-}0{,}64\%$ Extrauteringraviditäten, bezogen auf alle Geburten, während des Krieges 0,2 bis $0{,}3\%$, nach dem Kriege $0{,}54{-}0{,}9\%$. Er berichtet über absolute und relative Frequenzsteigerung und schreibt der gonorrhoischen und septischen Infektion die Hauptrolle zu. Siegel, Pritzi finden Vermehrung der Tubargraviditäten auf das Doppelte, Engelmann gar auf das Dreifache. Babes, Kuncz sehen auch einen Anstieg, wenn auch nicht in so hohem Maße. Schmidthals beschreibt erhebliche Zunahme der Gonorrhöe und Vermehrung der Extrauterinschwangerschaften um $31{,}7\%$. Daß auch andere entzündliche Erkrankungen eine wichtige Rolle spielen können, ist bei der differenten Ätiologie der Salpingitis begreiflich. Bröse, Schottmüller konnten Streptokokken nachweisen, Bertelsmann konnte die Appendizitis als Ursache heranziehen und in einer ansehnlichen Reihe von Fällen repräsentierte die Tuberkulose den verantwortlichen Faktor, wie dies die Fälle von Alexander und Moszkowicz, Schober, Freriks, Bovin, Ferroni, Kröner, Stein, ein eigener Fall (Lab.-Pr. Nr. 26377) u. a. beweisen. Garfunkel findet in 52% seiner Fälle entzündliche Erscheinungen. Puppel findet unter 34 Fällen 28 mal frische oder alte entzündliche Prozesse im kleinen Becken. Schließlich ist hier auf die Angabe Richters zu achten, daß bei Tieren die Tubenschwangerschaft ein überaus seltenes Ereignis darstellt. Wozu Seltheim in der Diskussion betreffend bemerkte, daß hier eben die entzündliche Ursache (Abortus, Gonorrhöe) in Wegfall kommt.

Für die entzündliche Ätiologie sind als indirekt stützende Momente auch die wiederholte Schwangerschaft und die beiderseitige Tubargravidität heranzuziehen. Seit der Neugebauerschen Zusammenstellung von 244 Fällen sind in den letzten Jahren eine große Reihe von Fällen wiederholter Tubargravidität publiziert worden, wobei allerdings zu bemerken ist, daß es nach den Untersuchungen von Dietrich häufiger vorkommt, daß nach Tubenschwangerschaft eine intrauterine Gravidität eintritt als neuerlich eine extrauterine. Nach Gudden werden $25{,}8\%$ der extrauterin schwanger gewesenen Frauen nachher intrauterin und nur in $5{,}7\%$ nochmals extrauterin gravid. Aus der großen Zahl von Beobachtungen wiederholter Tubenschwangerschaft hebe ich bloß jene von Pestalozza, Penkert, Dougal, Duffek, Wassmer, Rabinowitz, Sigwart, Turolt, Auvray, Gudden hervor; auch drei Tubenschwangerschaften bei derselben Frau wurde beobachtet, so von Smynce, Josef. Die Frequenz der wiederholten Tubenschwangerschaft, bezogen auf die gesamte Zahl der Eileiterschwangerschaften beträgt nach Forche 7%, nach Smith $3{,}8\%$, nach Wigand 5%, Kynoch $5{-}6\%$, Gudden $5{,}1\%$, nach Löhnberg $5{,}2\%$, während Finsterer $9{,}7\%$ errechnet. Hasselbach sammelte 17 Fälle von wiederholter Schwangerschaft in derselben Tube.

Doppelseitige, teils gleichzeitig, teils kurz nacheinander einsetzende Tubenschwangerschaft wurde zuerst eingehend von Labhardt, nachher von Preiss,

BURFORD, WENZEL, KRISTINUS, LAURELL, PLAHL, BROSSMANN, CHEVAL, LAUNAY et SÉGUINOT, DAVIDSOHN, FINDLEY, SCHREIBER, MOMIGLIANO, CRAMER, BORDJOSCHKI, SCHWARZWÄLLER beschrieben. Der letztgenannte Autor konnte bis zum Jahre 1927 insgesamt 31 Fälle finden, wozu als 32. der Fall BLAGODAROW kommt. BORELL beobachtete Tubargravidität auf der einen, spontane Rückbildung eines tubaren Eies auf der anderen Seite. Genau den gleichen Befund konnte ich in einem sehr genau untersuchten Falle erheben. Hier sei bemerkt, daß auch isochrone intra- und extrauterine Schwangerschaft öfter beobachtet wurde, so von STOLZ, EHRENDORFER, BICHET et MARCHAL, TUROLT, AUVRAY et DELATER, DUPONCHEL, PAROLI, HOFFMANN, SIPPEL, NOVAK, VINEBERG, STEIN u. a. NEUGEBAUER sammelte bis zum Jahre 1913 nicht weniger als 243 Fälle, wozu STEIN weitere 35 Fälle aus der Literatur und einen eigenen fügt.

Wie aus den grundlegenden Arbeiten von WERTH und FÜTH hervorging, bettet sich das Eichen in der Tube auf Grund derselben Kräfte und Gesetze ein, welche bei intrauteriner Schwangerschaft maßgebend sind. Auch hier ist, wie das Graf SPEE für das Ei in utero vertritt, die arrodierende Kraft des Eies wirksam, der Trophoblast benagt das Gewebe, wo eben das Eichen zu liegen kommt, zerstört das Oberflächenepithel, dringt in das subepitheliale, dünne, offenbar durch Ödem gequollene Bindegewebslager ein (PENKERT), findet aber hier gänzlich andere Verhältnisse vor als in der Uterusmukosa, und darum auch andere Einnistungsbedingungen. Während das Ei im Uterus sich in der Mukosa, im Lager der oberflächlichen, gequollenen Stromazellen, zwischen den Ausführungsgängen der Drüsen einbettet und hier für die ganze Schwangerschaftsdauer verbleibt, indes das Stratum der aktiven Drüsen unterhalb des Eies zu liegen kommt, und nachher die spongiöse Deziduaschicht bildet, der durch das Ei in zwei Teile gespaltene Stromaanteil oberhalb des Eies die Reflexa, unterhalb des Eies die Compacta basalis darstellt, findet das intratubar eingebettete Ei kein geeignetes Material zur Bildung einer Dezidua vor. Hier gibt es keine Drüsenschichte, die geeignet wäre, eine Decidua spongiosa zu bilden, aber auch keine kompakte, gleichmäßig dicke Stromalage, die imstande wäre, sich in eine Decidua compacta umzuwandeln. Damit fehlt die Schutzvorrichtung für die Tubenmuskulatur, die von der Dezidua für den Uterus in so vollkommener Weise hergestellt wird und das Eichen gelangt unter Aufspaltung der Muskelbündel in das Gebiet der Tubenmuskulatur. WERTH unterscheidet die Einbettung innerhalb einer Tubenfalte als kolumnare und die Einbettung zwischen zwei Tubenfalten als interkolumnare Eiimplantation. KERMAUNER ist mit Recht der Anschauung, daß eine kolumnare Einbettung nicht sicher erwiesen ist, und daß durch Stielung eine solche vorgetäuscht werden kann. Wie dem auch sei, jedenfalls ist die interkolumnare Einbettung mit Vordringen des Eies in das Gebiet der Tubenmuskulatur weitaus überwiegend gegenüber der möglicherweise als kolumnare Implantation zu deutenden Eilokalisation. PANKOW will überdies Divertikelimplantation unterschieden wissen. Eine solche eindeutig festzustellen dürfte wohl sehr selten gelingen.

Die Ernährung des in der Tube haftenden Eies erfolgt in derselben Weise wie das intrauterin sitzende Ei ernährt wird. Zunächst erfolgt die Erhaltung des Eies durch Embryotrophe, das heißt, es wird erhalten durch vermittels des Trophoblastes gelöstes mütterliches Material. Alsbald aber kommt es ebenso wie bei der intrauterinen Schwangerschaft zur Arrosion mütterlicher Gefäße, die allerdings nicht im Gebiete der Schleimhaut, sondern intramuskulär oder zwischen Mukosa und Muskulatur gelegen sind, wodurch es zur intervillösen Zirkulation kommt. Das mütterliche Blut umspült den im übrigen genau wie beim Intrauterinei angelegten Trophoblast, bzw. die Chorionzotten. Der Unterschied besteht eben nicht in den fötalen, sondern in den mütterlichen Geweben, bedingt durch die Unterschiede des anatomischen Baues der Uterusschleimhaut einerseits, der Tubenschleimhaut andererseits im nicht graviden Zustand.

Bekanntlich ist auch bei der uterinen Schwangerschaft eine scharfe, lückenlose Abgrenzung der fötalen und maternen Gewebe durch den Nitabuchschen Fibrinstreifen nicht gegeben. Die chorialen Wanderzellen, insgesamt als Elemente der chorialen Invasion bezeichnet, erstrecken sich — fallweise und phasenweise in verschiedener Menge — in die Dezidua und Muskulatur. Die Dezidua stellt gleichwohl eine gute Schutzwehr gegen die vordringenden chorialen Elemente dar; wenn gleich vom Ei konstant neue fötale Elemente ausgesandt werden, gewinnen dieselben doch de norma keine destruktive Kraft, weil sie innerhalb der Dezidua immer wieder in ihrer Kraft erlahmen und partiell zugrunde gehn. Es besteht so während der ganzen Schwangerschaft ein Wettstreit zwischen den proliferierenden fötalen Epithelien und der Schutzkraft der Dezidua. Bei der tubaren Schwangerschaft aber, bei welcher es zu einer Dezidua als kompletter Schutzschichte nicht gekommen ist, werden wir nicht überrascht sein , die fötalen Elemente stets in relativ großer Menge vorzufinden und innerhalb der Tubenmuskulatur destruktive Eigenschaften entfalten zu sehen.

Das ist der wesentliche Faktor bei der Tubargravidität, daß es keine wirkliche Dezidua, weder eine Serotina noch eine Reflexa im Sinne der uterinen Gravidität gibt. Wohl sehen wir mitunter deutliche deziduale Reaktion sowohl in der nächsten Umgebung des Eies als auch innerhalb der Tubenfalten (Abb. 19),

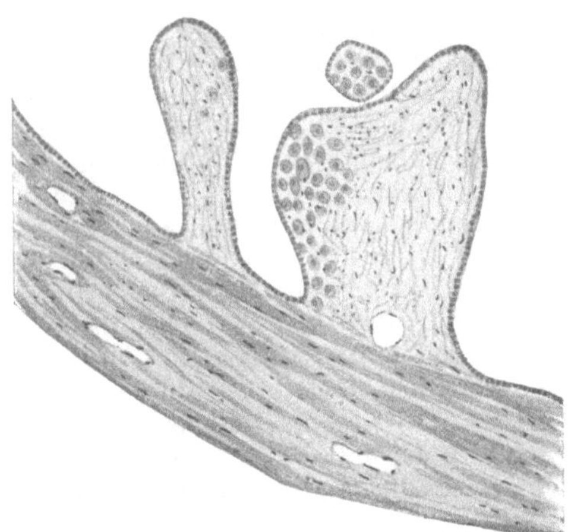

Abb. 19. Tubenfalten bei Tubarabort. Deutliche Deziduazellinseln.

aber derartige deziduale Zellinseln sind nicht gleichzustellen einer typischen aus Kompakta und Spongiosa bestehenden Dezidua, wie wir sie im Uterus als komplette, dicke Deckschichte des Muskels wahrnehmen. Da in der nicht graviden Tube keine sezernierenden Drüsen vorhanden sind, kann keine Spongiosa entstehen. Eine wahre Kompakta aber kommt nicht zustande, weil das Stroma im Endosalpingium gegenüber dem Stroma der Uterusschleimhaut, das im Prämenstruum eine dicke, oberflächliche, zwischen den Ausführungsgängen der Drüsen gelegene Schichte darstellt, vollkommen minderwertig ist. Mit Recht weist LITZENBERG darauf hin, daß von einzelnen Autoren offenkundig Trophoblastzellen mit Deziduazellen verwechselt wurden. Auf Grund eingehender mikroskopischer Studien leugnet auch dieser Autor das Bestehen einer Decidua basalis bei Tubenschwangerschaft. Ebensowenig bestehe eine echte Decidua capsularis.

Sitzt nunmehr das Ei in der Tubenmuskulatur, ganz oder partiell, so wird es von einer kapsularisartigen Schichte gedeckt, die aber mit der rein dezidualen Kapsularis des intrauterinen Eies nicht in Parallele zu stellen ist. Denn beim tubaren Ei besteht diese Deckschichte, sofern sie bei erhaltenem Tubenlumen erkennbar bleibt, aus ödematöser, hyperämischer Schleimhaut plus Muskulatur, welch letztere zumeist total atrophisch wird. Durch diese Verhältnisse wird eine ungestörte Proliferations- und Arrosionskraft des fötalen Trophoblastes bewirkt, es werden nicht nur die Gefäße der Schleimhaut, sondern auch jene der Tubenmuskulatur eröffnet. Wir finden hier ein ausgiebiges Eindringen fötaler Elemente in die mütterlichen Gefäße. Daneben wird die Muskulatur der Tube durch Ödem, Quellung, Blutungen geschädigt. Wo die Spitzen der Trophoblastsäulen das mütterliche Gewebe berühren, kommt es, wie WERTH beschrieben hat, zu Fibrinniederschlägen, ähnlich dem Nitabuchschen Streifen an der Grenze zwischen Trophoblast und Dezidua bei uteriner Gravidität.

Das Tubenlumen gelangt ungemein oft zu vollkommener Obliteration, insbesondere wenn das Ei sich im Isthmus festsetzt, wo das Tubenlumen ohnedies

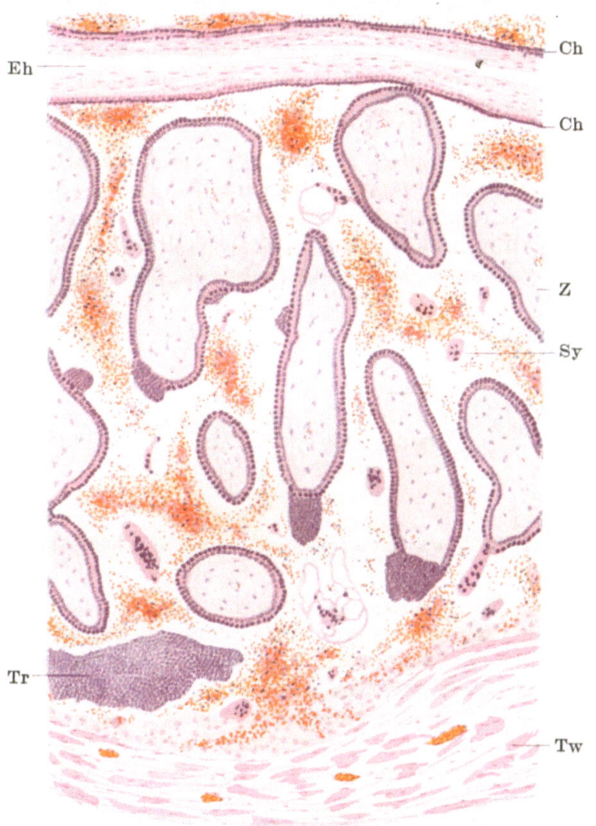

Abb. 20. Tubargraviditat, Ei in situ. Ch Chorionmembran. Eh Eihohle. Z Chorionzotten.
Tr Trophoblast. Sy Synzytium. Tw Tubenwand.

schon besonders eng ist. Es kann das Ei aber auch stark ins Tubenlumen prominieren und es kann dadurch eine zentrale Einbettung vorgetäuscht werden. In anderen Fallen wieder unterminiert das Ei die Tubenkavidität, indem es sich rings um das Tubenlumen eingräbt, so daß eine dissezierende Einbettung resultiert, wie sie von FÜTH, RISEL, MEYER u. a. beschrieben wurde. Bei Implantation im ampullären Teil der Tube bleibt das Lumen zumeist, durchaus nicht immer, erhalten. Es wölbt sich dann das Ei, das von einer bindegewebig-muskularen Deckschichte umschlossen ist, stark ins Lumen vor. Die dünne Deckschichte des Eies kann von Elementen der chorialen Invasion, respektive von Zotten durchsetzt werden, wobei es zur Vereinigung der reflexartigen Hüllschichte und der gegenüberliegenden Oberflache des Tubenepithels kommen kann

(HOFMEIER). Durch Dehnung, aber auch durch Ödem, Hämorrhagien, fibrinoide Degeneration geht die Muskulatur im Bereiche des Eisitzes, zumal der Eibasis, unter lebhafter Mitwirkung der arrodierenden Kräfte der fötalen Elemente, immer mehr zugrunde, wodurch die Bedingungen für den Aufbruch der Eikapsel gegeben werden (Abb. 20).

Das makroskopische Bild der graviden Tube ist recht mannigfaltig und zunächst verschieden je nach dem Sitze des Eies. Während HÖHNE unter 61 Fallen den Eisitz 42mal in der Ampulle, 6mal in der Tubenmitte, 13mal im Isthmus fand, kann FOSKETT an der Hand von 117 Fällen einmal über interstitiellen, 64mal über isthmischen, 52mal über ampullären Eisitz berichten. Dagegen behauptet WIEGAND, daß der Eisitz am häufigsten im Isthmus, dann in der Ampulle, am seltensten in der Pars interstitialis gefunden wird. Nach meiner Erfahrung ist der häufigste Eisitz in der Pars ampullaris, etwa in der Nähe der Tubenmitte, gelegen.

Die nicht geborstene gravide Tube zeigt an der Stelle des Eisitzes eine kugelige Anschwellung von verschiedener Größe. Diese Partie, mitunter die ganze Tube, ist tiefrot gefärbt, die Stelle der Eiinsertion ist weich, elastisch, nicht selten blutig durchschimmernd. Entwickelt sich die Anschwellung ins Ligamentum latum hinein, so spricht man von intraligamentärer Gravidität

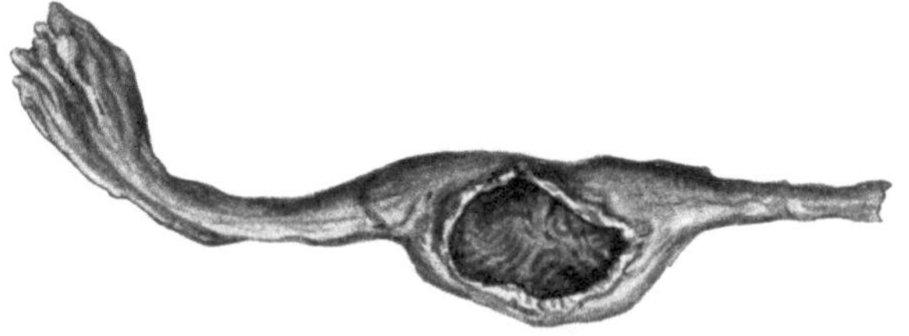

Abb. 21. Tubarruptur. Unverhaltnismaßig großes Loch.

(GILLES und ROUX, JELLINGHAUS). Viel häufiger präsentiert sich die Tube im Stadium der äußeren oder inneren Aufsprengung. Wir sprechen von Ruptur (äußerer Kapselaufbruch), wenn ein Riß an der peritonealen Oberfläche der Tube nachweisbar ist (Abb. 21). Dieser Riß ist nicht selten überraschend groß in Anbetracht der kurzen Schwangerschaftsdauer. Er zeigt fetzige durchblutete Ränder; die eingeführte Sonde dringt vom Riß aus nicht ins Tubenlumen, sondern in das Gebiet des Eibettes. Wie ich an zwei Fällen von isthmischer Gravidität nachgewiesen habe, kann dieses Bett in den oberflächlichsten Schichten der Muskulatur, respektive zwischen Tubenmuskulatur und Peritoneum liegen, so daß der Riß nur das Peritoneum zu betreffen scheint. (Lab.-Prot. Nr. 6852, 12580). Eine derartige „subseröse" Eiimplantation hindert nicht das Zustandekommen einer recht schweren Blutung, weil auch dieses Eibett sehr gut vaskularisiert ist und weil bei der Ruptur weit kalibrierte Gefäße eröffnet werden.

In anderen Fällen erblickt man an der Oberfläche der Tube keinen Riß, wohl aber geht das abdominale Tubenende in ein kugeliges oder diffuses Hämatom über, das bei längerer Bestandesdauer an der Oberfläche bindegewebig verändert, ja von einer derb-fibrösen Hüllschicht umschlossen sein kann. Das Hämatom verbindet die Tube mit dem Ovarium, mit dem Beckenbauchfell und bildet mit den darüber liegenden Därmen ein Dach über dem Beckeneingang. Hebt man die Tube in Verbindung mit dem Koagulum aus dem Becken heraus, so ist es auch am exstirpierten Präparat manchmal nicht leicht zu sagen, wo das Tubenostium liegt, wo die Tube endet und wo die das Hämatom deckende Hämatokelenmembran beginnt. Denn durch die hämorrhagische Infarzierung der Tubenwand und die gleiche Färbung und Konsistenz der die Blutgerinnsel umgebenden neugebildeten Membran wird die Unterscheidung mit freiem Auge sehr erschwert. Die mikroskopische Untersuchung bringt allerdings meist volle Klarheit. Ein sagittal durch die Hämatokele geführter Schnitt ermöglicht die Auslösung der im Innern liegenden, meist lockeren Koagula aus der derberen, bindegewebig-blutigen Schale, und man sieht dann mitunter sehr schön den Tubenpavillon und das Fimbrienbüschel im Innern des Hämatokelensackes. Es kann aber auch, wie WERTH bemerkt hat, der Tubenpavillon oberhalb der Hämatokele zu liegen kommen, und man bezeichnet dann das Blutgebilde als paratubares Hämatom.

Die Entstehung der Hämatokele ist folgendermaßen zu erklären. Während bei der Tubarruptur das aus den eröffneten Tubenwandgefäßen und wohl auch aus dem intervillösen Raume strömende Blut in die freie Bauchhöhle sich ergießt und an der Rupturstelle selbst nicht gerinnt, weil das Blut sich hier rasch in die weite Bauchbeckenhöhle ergießt, fließt beim inneren Kapselaufbruch, beim sog. Tubarabort, aus der dem Tubenkavum zugekehrten Rißstelle das Blut in das Tubenlumen, somit in einen relativ engen Hohlraum. Gleichzeitig wird das Ei aus seinem Bett in toto oder unter Zertrümmerung des Zottenbaumes und der Eiblase ins Tubenlumen geboren, um mit dem ergossenen Blute gegen das abdominale Tubenende, den weiteren Teil der Tube passierend, ausgestoßen zu werden. Innerhalb der Tube ist das Blut in ausgiebigem Kontakt mit der Schleimhaut und gerinnt dabei. Auch spielen die sich stets beim Tubarabort einstellenden Kontraktionen als blutstillendes Moment eine Rolle, wozu der Faktor kommt, daß die zirkulären Muskelfasern nicht durchbrochen, daher aktionsfähig geblieben sind, was bei der Tubarruptur nicht der Fall ist. So gerinnt denn das Blut in der Tube mehr oder minder vollkommen und erscheint in koaguliertem Zustande am Ostium abdominale. Das hinterher nachsickernde Blut wölbt das vorangegangene, am Tubenostium haftende Blutgerinnsel vor, dadurch entsteht die deutlich nachweisbare Schichtung innerhalb der Hämatokele. Daneben strömt freilich auch eine gewisse Menge ungeronnenen Blutes aus, die um so größer ist, je weiter das Lumen der eröffneten Gefäße ist. Innerhalb der Hämatokele kann sich das gesamte, ungeborstene Ei befinden, so zwar, daß die Eihöhle im Zentrum der Hämatokele zu liegen kommt. Häufiger ist bei der Ausstoßung des Eies aus seinem Bett, oder während der Passage des lateralen Tubenanteiles, das Ei zertrümmert worden und man findet dann die auseinander gerissenen Anteile des Eies im Koagulum, nicht selten fernab von der Tube, im Douglas oder an anderen Stellen des Peritoneums, frei oder in Blutmassen eingebettet.

Durch Eindringen von Keimen kann es zur Vereiterung einer Hämatokele kommen. SCHNEIDER sah Vereiterung durch Paratyphuserreger. Die Bildung eines dissezierenden Hämatoms der Tubenwand im Sinne von MC DONALD, ZIMMERMANN kommt selten vor.

Die Haufigkeit des Tubarabortes, verglichen mit der Frequenz der Tubarruptur, war Gegenstand vielfacher Nachforschungen. FEHLING nahm die Frequenz des Abortus im Vergleich zur Ruptur wie 8 : 1 an. Nach KÜSTNER kommen auf 16 Tubarrupturen 75 Tubaraborte, nach LINDENTHAL auf 18 Rupturen 91 Aborte, was ungefähr dem Verhältnis 1 : 4 entsprechen würde (SCHOTTLÄNDER). Hingegen berechnet WIEGAND 79 Rupturen auf 95 Aborte, also 4 : 5. Nach HADA BENZO stellt sich das Verhältnis der Abortus zu den Rupturen wie 1,8 : 1,0. FOSKETT sah 49 Rupturen auf 68 Aborte. SUWELACK findet gegenüber 53 Aborten 27 Rupturen. Man sieht also, daß die Zahlen innerhalb sehr weiter Grenzen schwanken. Zweifellos ist HÖHNE im Recht, wenn er bei Gravidität im Gebiete des Isthmus die Ruptur, bei Gravidität in der Pars ampullaris den Tubarabort für das häufigere Ereignis erklärt. Hat sich das Ei in der Ampulle so entwickelt, daß es in das Tubenkavum prominiert, ein Zustand, den WERTH als Folge kolumnarer Einbettung gedeutet hat, der aber auch durch Entwicklung des interkolumnar gelagerten Eies ins Tubenlumen verständlich ist, so kommt es wohl viel öfter zum innern als zum äußeren Kapselaufbruch. Mit Sicherheit ist indes dieser Ausgang nicht vorauszusagen. Denn es hängt die Stelle, wo der Aufbruch erfolgt, von mehreren Umständen ab, nicht bloß von der Topik des Eies. Es führt diese Frage zur Besprechung des frühzeitigen Endes der Schwangerschaft nach tubarer Nidation überhaupt, und es soll hierauf in Kürze eingegangen werden.

Es ist bekannt, daß tubare Schwangerschaften bis ans normale Ende ausgetragen werden können, daß die Tube in seltenen Ausnahmefällen die Fähigkeit zu derartiger Wandhypertrophie besitzen kann, daß das Ei usque ad terminum ausgetragen wird. In der Regel aber besitzt die Tube die Fähigkeit zu derartiger Gewebshypertrophie nicht, insbesondere ist die Anbildung der Muskulatur ganz ungenügend. Gerade unter dem Einflusse des wachsenden Eies, in der Nachbarschaft der Chorionzotten, sehen wir eine Auflockerung und Atrophie der muskulären Elemente eintreten. Es scheint hier wohl das Fehlen einer Dezidua, wie wir sie im Uterus sehen, schwer ins Gewicht zu fallen. Dazu kommt dann das Moment der mechanischen Dehnung seitens des wachsenden Eies und die mitunter sehr stark ausgeprägte Wucherungstendenz des fötalen Ektoblastes. VEIT und seine Schüler FROMME, KIUTSI, TANIGUCHI meinen, daß das Eindringen von Zotten in die tubaren Gefäße, FELLNER meint, daß die Verstopfung der tubaren Venen durch fötale Zellen (Autothrombose) die Ruptur der Tube herbeiführt. Doch konnten andere Beobachter, darunter auch ich, diese Gefäßverlegung nur ganz ausnahmsweise nachweisen. Andere Autoren haben Tubenkontraktionen, Tubentorsionen, Traumen mit zur Erklärung der Ruptur herangezogen. KRATZEISEN glaubt, daß die Dehnung keine Rolle spielt, daß vielmehr die Usur von besonderer Bedeutung ist. Hingegen glaubt RAVENSTEIN gerade der Dehnung die Hauptrolle bei Entstehung der Ruptur zuschreiben zu sollen. Ich glaube, daß die mangelhafte Gewebsanbildung, der gesteigerte Inhaltsdruck, vereint mit der arrodierenden Tätigkeit der fötalen Zellen den Kapselaufbruch herbeiführen, und es kommt für das Entstehen des inneren oder äußeren Aufbruches neben dem grob anatomischen Sitz des Eies vor allem als bestimmender Faktor in Betracht, nach welcher Richtung die fötalen Elemente eine besondere Proliferations- und Arrosionstendenz entfalten. Was speziell die äußere Ruptur anlangt, so möchte ich dabei die passive Dehnung der Tube nicht vernachlässigen, aber doch weniger betonen als die Arrosion des mütterlichen Gewebes im Verein mit der Erweichung, Degeneration und Durchblutung der Muskulatur. Das Loch kann sekundär eine mächtige Erweiterung erfahren (Abb. 21), die nicht so sehr durch den Durchtritt des Eies, das sich ja beim Durchschlüpfen sicher verschmächtigt, als vielmehr auf die Retraktion der Rißränder zu beziehen ist. Sind die Ringfasern durchtrennt, so wird deren Kontraktion eine Erweiterung des Loches zur Folge haben, und damit im Zusammenhang wird auch die Blutung ins Peritoneum verstärkt werden.

Sitzt das Loch in der Tube zwischen den Blättern der Mesosalpinx, so kommt es zu einem intraligamentären Hämatom (PAUSOT). Die Blutung stammt aus den Gefäßen des Eibettes, aber auch aus dem intervillösen Blut. Sie kann auch in sehr frühen Schwangerschaftsstadien sehr schwer und rasch tödlich sein. Ich konnte mehrmals sekundäre Ruptur der schon recht derb gewordenen Hämatokelenmembran im Gefolge von Arrosion durch fötale Elemente konstatieren (Spätruptur). Sekundärruptur der Tube nach vorher bereits erfolgtem Tubarabort kann bei inkompletter Ausstoßung des Eies erfolgen, und ich habe mehrere Fälle dieser Art selbst beobachtet. Sie wurden seinerzeit von PANKOW eingehend beschrieben, waren aber schon vorher von WERTH, SCHAUTA, CHROBAK, KRÖNIG, MANDL und SCHMIT, SÄNGER, BOZEMANN, BRAUN erwähnt worden. In letzter Zeit sind sie von verschiedenen Autoren, darunter HADA BENZO, ZIMMERMANN, KRAUL beobachtet worden. Ich sah eine Sekundärruptur der bindegewebigen Hüllschicht einer Hämatokele mit sehr schwerer Blutung. Es kann auch gleichzeitig zu innerem und äußerem Kapselaufbruch, also gleichzeitig zu Tubarabort und Ruptur kommen, und in seltenen Fällen durch Arrosion der Tubenwand an mehreren Stellen zu gleichzeitiger multipler Tubarruptur. Eröffnet man eine Tube nach erfolgtem Tubarabort, so sieht man ein molenförmiges, durchblutetes, pilzförmiges Gebilde von einer Stelle der Schleimhautoberfläche ins Tubenkavum hineinragen. Dieses Gebilde kann sich bis an das Fimbrienende erstrecken, ist aber meist doch nicht so lang. Diese ,,Blutmole" enthält Zotten mit wohl erhaltenem Epithel, bei Schwangerschaft in frühen Stadien reichliche Trophoblastmassen. Liegt der Tubarabort längere Zeit zurück, so findet man weniger oder gar keine fötalen Elemente, und der Pilz besteht bloß aus durchblutetem Bindegewebe.

Die Frucht bei tubarer Gravidität unterscheidet sich in nichts vom intrauterin wachsenden Fötus. Ebenso wie im Uterus ist auch in der Tube Mehrlingsschwangerschaft wiederholt beobachtet worden, so von AMANN, STERNBERG, NEUGEBAUER, BRAHM, FETZER, AREY; DIAMANT sah sogar Drillinge in einer Tube. Das Ei zeigt wie bei der uterinen Gravidität zuweilen ausgesprochene Blasenmolenbildung (RUMPEL, WEISHAUPT), woran sich auch die Bildung eines Chorioepithelioms schließen kann (ROSSIER, COPE).

Der Uterus reagiert auf das Vorhandensein eines lebenden Eies, welches seinerseits das Vorhandensein eines funktionierenden Corpus luteum gewährleistet, mit Entwicklung einer Dezidua. Dieselbe ist dick, sukkulent, in Spongiosa und Kompakta teilbar, füllt das ganze Uteruskavum aus und legt sich in Längsfalten. Mit dem Einsetzen des Fruchttodes wird die Dezidua zum größten Teil ausgestoßen, was sich unter Abgang von Blut vollzieht. Bezüglich der Deziduabildung in der Tube wurde bereits erwähnt, daß dieselbe sich nur in dezidualer Umwandlung einzelner bindegewebiger Elemente äußert, indes eine wahre Dezidua, vergleichbar mit der uterinen, in der Tube nie wahrnehmbar ist. Die dezidualen Inseln liegen hauptsächlich auf den Kämmen der Schleimhautfalten, aber auch im intermuskulären Gewebe und rings um Gefäße, auch in den Gefäßwänden selbst. Aber es kommt, wie bereits vor langer Zeit MANDL und SCHMIT betont haben, nicht jeder Tube die Fähigkeit zu, Deziduazellen zu bilden. LANGES fand sie unter 20 Fällen nur 2mal, KERMAUNER unter 41 Fällen nur 6mal, KRATZEISEN in 13 % seiner Fälle. MEYER wies darauf hin, daß man Deziduazellen, einzeln oder in Inseln, auch in der nicht schwangeren Tube (MANDL, NOVAK und DARNER), im Netz (PROCHOWNIK, LANGE, PENKERT, TAUSSIG, OUTERBRIDGE), an der Appendix, in Parovarialzysten, am Peritoneum (TRANKU-RAINER), am Ovarium (FRANKL), und zwar bei uteriner oder extrauteriner Schwangerschaft.

Der Ausgang einer Tubargravidität ist abgesehen von dem Eintreten eines inneren oder äußeren Aufbruches noch nach anderer Richtung hin denkbar. Zunächst kann eine junge Tubarschwangerschaft spontan spurlos verschwinden. In dem oben erwähnten, etwa vor 10 Jahren beobachteten eigenen Falle beobachtete ich auf der einen Seite eine ungeborstene gravide Tube, in der Tube der anderen Seite eine spärliches Blut enthaltende intramuskulär gelegene Höhle mit wenigen fötalen Elementen. Es war hier offenbar symptomlos zum Eitod und zur Resorption gekommen, ein Vorgang, auf welchen in letzter Zeit SCHIFFMANN hingewiesen hat. FINK betont, daß eine Eileiterschwangerschaft im Wege trockener Resorption des unzerstörten Eies nach vorangegangener Blutmolenbildung, oder aber im Wege der Verflüssigung mit Bildung einer Hämatosalpinx, seltener unter zystischer Entartung oder Verkalkung spontan schwinden kann. Dahin gehört auch Borells Beobachtung einer beiderseitigen Tubargravidität mit spontaner Rückbildung auf der einen Seite. Einen ganz ähnlichen Fall sah Reichel. Im übrigen hat schon Martin darauf hingewiesen, daß das extrauterine Ei in den ersten Stadien zugrunde gehen und resorbiert werden kann.

Nicht selten findet man in der Tube ein Ei, das nach dem Typus des Breus-schen subchorialen Hämatoms, das heißt unter buckelförmiger Vorwölbung des Amnion und der Chorionmembran infolge von Gerinnung des Blutes in den erweiterten intervillösen Sinus, obliteriert ist. Solche Beobachtungen wurden von Fehling, Ferroni, Weibel, Schauta, Wertheim, Fleischmann u. a. Autoren gemacht.

Die in die Bauchhöhle ausgestoßene Frucht und Plazenta kann daselbst, insbesondere wenn es sich um Frühstadien der Schwangerschaft handelt, spurlos verschwinden. Stand die Gravidität aber bereits in vorgeschrittenen Stadien, so kann sich verschiedenes ereignen. Entweder die Plazenta ist in situ geblieben und nur die Frucht ist ausgestoßen worden. Dieselbe kann sich dann innerhalb der Bauchhöhle, entweder frei oder eingekapselt in entzündliche Membranen, weiter entwickeln. In anderen Fällen ist die Plazenta von ihrem primären Mutterboden abgelöst und die Frucht stirbt ab, weil sie keine genügende Ernährung mehr findet. Die Frucht wird dann mit ihren Hüllen oder ohne diese eingekapselt. Bei länger dauernder Retention kann es zur Eintrocknung des Fötalleibes und Ablagerung von Kalksalzen in denselben kommen, ein Vorgang, den man als Lithopädionbildung bezeichnet. Lagern sich auch innerhalb der Fruchthülle Kalksalze ab, so spricht man von Lithokelyphos. Ist sowohl die Frucht als auch die Fruchtkapsel von Kalksalzen imprägniert, so spricht man von Lithokelyphopädion. Der sekundäre Fruchtsack kann mit den Eingeweiden verwachsen und durch Eindringen von Entzündungserregern kann es zur Vereiterung und Durchbruch in die benachbarten Hohlorgane kommen. Crosglik beschreibt 30jährige Retention mit schließlichem Durchbruch in die Blase. Dieser Autor konnte 24 einschlägige Fälle sammeln. Auvray beobachtete Krebsbildung um ein 30 Jahre getragenes Lithopädion. Bockenheimer berichtet über eine nicht verkalkte Tubenschwangerschaft, bei der Durchbruch in den Mastdarm erfolgte. Aber auch innerhalb der Tube selbst kann es zu Litho-pädionbildung kommen, indem das Ei retiniert bleibt; es kommt weder zur Ruptur noch zum Abort, und es erfolgt Kalksalzinkrustation des Eies. Auvray beobachtete Krebsbildung rings um ein 30 Jahre getragenes Lithopädion.

Die Tube erweist sich in einer — allerdings nicht sehr großen Anzahl — von Fällen als besonders dehnbar und ihre Muskulatur hat die Fähigkeit zu weitgehender Hyperplasie und Hypertrophie. Dann kann sich die Frucht innerhalb der Tube bis ans Schwangerschaftsende entwickeln. Häufiger allerdings erfolgt die Entwicklung der Frucht usque ad terminum bei aus der Tube ausgestoßenem Ei, sei es innerhalb der Eihäute oder sekundär inkapsuliert. Die Plazenta muß dabei nicht allen Kontakt mit der Tube aufrecht erhalten haben. Denn wir wissen, daß der Mutterkuchen die Fähigkeit hat, sich sekundär am Peritoneum zu implantieren, wodurch die Ernährung der Frucht gesichert wird. Zur Bildung einer echten Dezidua kommt es hierbei an der sekundären Haftstelle nicht, obgleich Inseln ektopischer Dezidua vorkommen. Die Zahl der bisher publizierten Fälle von sekundärer Abdominalgravidität mit reifem, lebendem Kinde ist bereits sehr ansehnlich. Rosenblatt konnte 295 Fälle aus der Literatur sammeln. Freilich finden sich häufig mißbildete Früchte, worauf Hoehne, Olow, Sittner, Mall (bis zu 59 °/₀ der Fälle!), Dorland hingewiesen haben. Lichtenstein befaßte sich in letzter Zeit mit dieser Frage und gab der Meinung Ausdruck, daß bei basiotroper Entwicklung der Plazenta, das heißt bei Eiansiedlung in der unteren Hälfte der Tubenwand die besten Chancen für die Persistenz der Schwangerschaft gegeben sind, während die antimesosalpingeale Plazentation zum Abortus disponiert. Akrotrope Plazentation ist für das Weiterbestehen der Schwangerschaft ungünstig. Hisgen konnte diese Beobachtungen bestätigen. Höhne beschreibt ähnlich wie Werth, Bumm, Scipiades, Stoeckel, Pfeiffer, Beckmann, Levy du Pan eine echte intraligamentär-parametrane Tubenschwangerschaft im 1. Monat mit lebender Frucht und schließt daran den Bericht über 4 Fälle von weit vorgeschrittener Schwangerschaft, in welchen das Ei sich in der unteren, d. i. der mesosalpingealen Wand eingenistet hatte. Ebenso wie Meyer gibt er aber zu, daß dies nicht unbedingt der Fall sein muß. Neben der Stelle des Eisitzes wird die frühere oder spätere Ruptur auch durch die aggressiven Kräfte des fötalen Ektoblastes und die Resistenz der Tube bestimmt. Mehrere Beobachter ausgetragener Tubengraviditäten (Burgkhardt, Hisgen, Rosenblatt) konnten basiotrope Plazentation feststellen.

Tubarruptur ins Ligamentum latum hinein konnte ich in einem Falle (Lab.-Prot. Nr. 8167) deutlich feststellen.

Auch die reife Frucht kann viele Jahre retiniert bleiben, wie dies der Fall Létoux beweist, wo eine voll entwickelte Frucht nach 33 Jahren operativ entfernt wurde. Durch entzündliche Veränderungen des Fruchtsackes kann es zur Vereiterung, Verjauchung auch der ganz ausgetragenen Frucht samt Eihüllen kommen (Kleemann).

Von interstitieller Schwangerschaft spricht man, wenn sich das Ei innerhalb jenes Teiles der Tube, welcher bereits von Uterusmuskulatur umschlossen ist, einbettet. Es kann sich hierbei das Ei kranialwärts gegen den Fundus hin oder gegen die Seitenkante, gegen die vordere oder hintere Uterusfläche hin entwickeln. Veit spricht von 3 Möglichkeiten, und zwar von der tubointerstitiellen, der tubouterinen und der rein interstitiellen Schwangerschaft. Glaesmer hält drei andere Möglichkeiten für gegeben. 1. Entwicklung des Fruchtsackes in die Fundusmuskulatur hinein, 2. in die Seitenwandmuskulatur, 3. nach dem isthmischen Teil der Tube hin.

Als schon makroskopisch erkennbare Zeichen der interstitiellen Gravidität gelten die Steilstellung des schwangeren Fundusanteiles, der laterale Abgang des runden Mutterbandes vom Fruchthalter und das vom Fruchtsack scharf abgrenzbare uterine Tubenende (Ruge, Simon). Aber wie bereits Werth, nachher Glaesmer betont haben, ist keines dieser Zeichen absolut verläßlich. Hingegen kann wohl von der mikroskopischen Untersuchung in jedem Falle volle Klärung erwartet werden. Glaesmer hält das breitbasige Aufsitzen des Fruchtsackes am Uterus für ein ganz konstantes Zeichen. Hierin kann ich dem Autor auf Grund dreier eigener Beobachtungen vollkommen beipflichten. Der Ansatz des runden Bandes ist nicht immer als verläßliches Zeichen zu werten. So sah Thies in seinem Falle von Graviditas tubointerstitialis das runde Band direkt über und etwas lateral vor der Eibettstelle verlaufen. Schweitzer betont das Auseinanderweichen des Tubenansatzes vom uterinen Ansatz des Ligamentum ovarii.

Wie Werth und Ulesko-Stroganowa betont haben, und wie neuerdings Litzenberg auf Grund eines genau untersuchten Präparats beweist, besitzt der interstitielle Eisack ebensowenig eine echte Dezidua wie sonst der tubare Eisack. Das Ei zerwühlt die Muskulatur, lockert sie auf und es kommt zu tiefem Eindringen der chorioektodermalen Elemente in die Muskulatur, weil eben der Damm einer gut entwickelten Dezidua fehlt. Hierdurch kann die Wand des Fruchtsackes außerordentlich verdünnt und die Ruptur angebahnt werden. Doch sind auch hier Ausnahmen möglich. Denn es kann, wie bereits betont wurde, im interstitiellen Teil der Tube echtes Endometrium vorkommen. Kommt es in einem solchen Falle zu interstitieller Eiansiedlung, so wird eine typische Dezidua zur Entwicklung gelangen. In allen anderen Fällen besteht keine echte Dezidua, und Litzenberg weist wohl mit Recht darauf hin, daß die sogenannten „deziduaartigen" Zellen nichts als Trophoblastzellen sind.

Das Ei kann im Laufe seines Wachstums stark in den Uterus vordringen oder aber sich in der Richtung gegen den Isthmus entwickeln, um dann einer gewöhnlichen Tubargravidität ähnlich zu werden. Behält das Ei seinen interstitiellen Eisitz bei, so kommt es in seltenen Fallen sogar zur Entwicklung des Kindes ad terminum. Heyn sah eine Berstung des interstitiellen Eisackes im 9. Lunarmonat. Häufiger allerdings erfolgt die Ruptur. In einem von Fabricius operierten Falle konnte ich eine Breussche Mole bei interstitieller Gravidität beobachten. Boxer sah beiderseitige interstitielle Schwangerschaft. Bile beobachtete eine interstitielle Gravidität bei Salpingitis nodosa, was freilich weniger dafür spricht, daß Entwicklungsstörung als Ätiologie zu gelten habe, wie das der Autor meint, sondern viel eher für entzündliche Genese Anhaltspunkte gibt.

Im Uterus erfolgt die Bildung einer typischen Dezidua (Litzenberg). Mc Jlroy beschreibt einen Fall von ausgetragener interstitieller Gravidität.

Eiansiedlung am Fimbrienende beschreiben Walthard, Desmond et Fieux, Lovrich, Hoehne, Viannay, Acconci (bei tuberkulöser Schleimhauterkrankung der Tube!).

Als Graviditas tuboovarica bezeichnet man eine Lokalisation der Eikapsel gleichzeitig im Gebiete der Tube und des Ovarium, wobei durch primäre entzündliche Verwachsung zwischen Tube und Ovarium oder durch primäre Bildung einer Tuboovarialzyste mit nachfolgender Implantation des Eies zwischen tubarem und ovarialem Gewebe eine Fruchtkapsel sowohl vom tubaren als auch vom ovariellen Gewebe beigestellt wird. Derartige Fälle wurden beschrieben von Paltauf, Larsen, Lindfors-Hellmann, Engelking, Hopkins; Schwangerschaft auf der Fimbria ovarica, bzw. auf der Plica infundibulo ovarica sahen Werth, Zweifel, Leopold, Voigt, Alexander und Moszkowicz.

Auf die Ovarial- und Abdominalschwangerschaft näher einzugehen muß ich mir versagen und verweise auf meine Ausführungen in meiner „Pathologischen Anatomie und Histologie der weiblichen Genitalorgane".

VIII. Zysten und gutartige Tumoren.

Zysten von Hanfkorn- und Kleinerbsengröße, an der Serosa der Tuben gelegen, sind ein ungemein häufiges Ereignis. Durch Einschnürung des Peritonealendothels entstanden, geben sie dem Unerfahrenen nicht selten Anlaß zu Verwechslungen mit Tuberkelknötchen. Das Fehlen des käsig-gelben Inhaltes, das Fehlen einer zirkulären Reaktionszone, das Vorhandensein eines wasserklaren Inhaltes sichern die Diagnose dieser vollkommen harmlosen Zystchen. Fabricius und Kleinhans nehmen an, daß das durch entzündlichen Reiz zur Einstülpung gelangte Serosaendothel kubische Gestalt annehmen kann, ähnlich wie dies an Lymphendothelien (z. B. innerhalb der Sinus in Lymphdrüsen) vorkommt. Schiffmann und Steiner stellen die Zystchen als Entwicklungsstadium der soliden Plattenepithelknötchen hin, die an den Tuben sehr oft wahrnehmbar sind. Sie supponieren besondere Potenzen bestimmter Peritonealpartien, schließen aber Entzündung als Ursache aus. DIETRICH nimmt entzündliche Einstülpung und Wucherung des Serosaepithels an.

Größere Zysten der Tube werden sehr selten beobachtet. MEYER sah in einem Falle mehrere Zysten der Tube und erklärte deren Entstehung durch Epithelabschnürung in frühen Entwicklungsetappen des MÜLLERschen Ganges. Größere Zysten wurden von BOLDT und STOLZ beschrieben. Die Fimbrienzysten sind nach meiner Meinung auf Lymphangiektasien zurückzuführen.

Polypen in der Tube stellen keinen häufigen Befund dar; sie waren schon ROKITANSKY wohl bekannt. BRESLAU, LEOPOLD, WYDER, LAHM fanden solche bei Tubargravidität. Wenngleich die Tubenschleimhaut keine Drüsen enthält, können doch adenomatöse Polypen vorkommen, wobei an Endometrium innerhalb der Tube als Ausgangsmaterial gedacht werden muß. ZWEIFEL beschreibt ein polypöses Adenom, das erdbeerartig, gestielt im Innern der Tube lag, schwammig weich war und Drüsen mit hohem einschichtigem Epithel aufwies. HENNIG, HOFFMANN, LEWERS beschreiben einschlägige Fälle. SCHIFFMANN beschreibt unter der Bezeichnung „exophytische Adenomyosis“ ein adenomatös-zystisches Gebilde; MEYER sah ein endometrioides Adenofibrom mit angiofibromatöser Beimengung, ein polypös-walzenförmiges Gebilde der Tube darstellend.

Mit adenomatösen Polypen dürfen die so häufigen, auf entzündlicher Basis beruhenden diffusen adenomartigen Verdickungen der Schleimhaut, welche FRANQUÉ genau beschrieben hat, nicht verwechselt werden.

Papillome der Tube wurden öfter beschrieben, doch ist es mehr als zweifelhaft, ob die geschilderten Bildungen noch als gutartige Papillome und nicht bereits als papilläre Karzinome anzusprechen sind. MÜLLER hält die Papillome für Übergangsformen zwischen der auf entzündlicher Basis entstandenen papillären, invertierenden Wucherung des Schleimepithels und papillärem Karzinom der Tube. Ich neige der Meinung zu, daß es sich in den beschriebenen Fällen bereits um Krebse handelt (EBERTH und KALTENBACH, ALBAN DORAN, DOLÉRIS, BLAND SUTTON).

Fibrome, Myofibrome, Lipome, Adenomyome der Tube finden sich öfter geschildert; man muß sich hierbei stets vor Verwechslungen mit Tumoren der Tubenecke des Uterus, Tumoren des runden oder breiten Bandes hüten. Die Tumoren sind meist nicht groß, in seltenen Fällen sind sie gestielt. Interessant ist der Fall von OUTERBRIDGE, ein Fibrom im Tubenkavum, das von Tubenepithel bedeckt war. Im Innern desselben war eine Knorpelinsel, wodurch sich der Tumor als heterologe Bildung kennzeichnet. SÄNGER und BARTH berichteten im Jahre 1895 über 5 Fälle von Myom, FROMME und HEYNEMANN sammelten 18, AUVRAY (Arch. mens. d'Obstetr. 1912) zählt 32, SCHÄFER zählte 1923 bereits 38 Fälle. Dazu kommt neuerdings der Fall HOCHLOFF. Einzelne der Tumoren waren von ansehnlicher Größe. Gewiß sind nicht alle beschriebenen Fälle von Myom der Tube, sondern mitunter den Nachbargebilden angehörig. OTTOW beschrieb 1918 ein kastaniengroßes Myom zwischen mittleren und ampullarem Teil der Tube, DIETRICH 1920 ein taubeneigroßes Myom zwischen innerem und mittlerem Tubendrittel. PAPE beschrieb vor kurzem ein gestieltes, dattelgroßes Fibrolipom der Tube. LEFORT und DURAND, PARONA beschrieben Lipome des Eileiters. Der Fall SAMPOERNOS stellt ein kirschgroßes Gebilde dar, das ebenso wie der von LEFORT und DURAND beschriebene Tumor subserös gelagert war. Die Fälle von PAPE und von PARONA stellten submukös-polypöse Lipome dar. FRANZ sah Kombination eines Lipoms mit Lymphangiom.

Bezüglich der Adenofibrome und Adenomyome muß darauf hingewiesen werden, daß Verwechslung mit der Salpingitis isthmica nodosa nur zu

leicht geschehen kann. Andererseits darf man das Vorkommen echter drüsenhaltiger Tumoren von fibromuskulärem Bau nicht ganz leugnen. Scharfe Abgrenzung des Tumors vom umgebenden Tubengewebe ist unbedingte Voraussetzung
der Diagnose Adenomyom. SANTI führt seinen Fall auf „embryonale Extraflexionen der Tubenschleimhaut" zurück. IWANOW beschreibt ein Zystadenofibromyoma papilliferum, wobei das Tubenlumen von der Geschwulst unregelmäßig umgeben ist. In beiden Fällen war kein Zeichen einer vorangegangenen
Entzündung nachweisbar. BONDY beschrieb 1914 ein intrakanalikuläres Adenofibrom der Tube; ich selbst habe ein weniger als nußgroßes Adenofibrom der
Tube gesehen.

Lymphangiome der Tube wurde von HOEHNE, DIENST, KERMAUNER,
FRANZ, LEIGHTON-FRANKL, DIETRICH, STRONG, SILVA, ASCHHEIM, SCHIFFMANN,
beschrieben. Sie sind linsen- bis kirschengroß, innerhalb der Muskulatur gelegen, wohl abgegrenzt, am Durchschnitt grauweiß. Sie bestehen aus dicht
aneinandergedrängten Lymphgefäßen, deren Epithel einschichtig oder unregelmäßig gewuchert erscheint. In der Peripherie der Tumoren sind Lymphozytenhaufen wahrnehmbar. MÜLLER beschreibt ein karzinomatöses Lymphendotheliom,
das aber eher den Karzinomen als den Lymphangiomen anzureihen ist.

Teratoide Bildungen kommen in der Tube recht selten vor. Mit gelbem,
talgartigem Brei gefüllte Höhlen in der Wand der Tube oder im Tubenlumen
sind meist Folgen tuberkulöser Prozesse und es müssen solche zunächst auf
Grund mikroskopischer Untersuchung ausgeschlossen werden. Nur wenige Fälle
können als echte Tubenteratome angesprochen werden. STARK fand ein doppelseitiges Tubendermoid mit Talg, Haaren, Knochen. Ähnliches sahen SCHOUW
MAN, JACOBS, NOTO, POZZI, MÜGLICH, PROCHOWNIK, POTHÉRAT, ROBERTS,
SNEGIREFF, NEUMANN, DELAMOY, ORTHMANN, OSTRCIL. Die Fälle der beiden
letztgenannten Autoren sind besonders interessant, weil sich in diesen Tumoren
auch Bestandteile des Zentralnervensystems finden. Hierher gehört auch der oben
zitierte Fall von OUTERBRIDGE sowie das von AMANN beschriebene Präparat eines
Adenokarzinosarkoms der Tube mit Knochen- und Knorpelanlagen. In NEU
MANNs Fall wurde die Teratomhöhle durch das Tubenlumen gebildet.

IX. Maligne Tumoren.

Sarkome der Tube wurden bisher nur in geringer Zahl beschrieben und nicht
jeder Fall hält einer scharfen Kritik stand. DODD zählt 1924 nur 12 Falle.
Es werden Sarkome der Tubenschleimhaut und der Tubenmuskulatur geschildert.
Die ersteren erweisen sich als pilzartige, in anderen Fällen als papilliforme
Wucherungen von grauer bis grauroter Farbe, wobei Blutungen in das Tumorgewebe die Farbe mannigfach verändern können. Es handelte sich in den
meisten Fällen um rundzellige oder spindelzellige Sarkome mit gelegentlicher
Einlagerung von Riesenzellen (KAHLDEN, SCHEFFZEK). JANVRIN beschreibt
ein Wandsarkom mit embryonalen Schleimzellen. Auch JACOBS sah ein
myxomatöses Sarkom. GOSSETs Fall ist wahrscheinlich als perivaskulär
wachsendes Sarkom aufzufassen. Von mehreren Autoren wird auf das relativ
langsame Wachstum der Tubensarkome hingewiesen. FRANQUÉ beschreibt ein
Karzinosarkom der Tube. Hierher gehört auch in gewissem Sinne der oben
erwähnte Fall AMANNs und der von KERMAUNER und LAMÉRIS beschriebene
Fall von Uterusendotheliom mit Metastasierung in die Tube.

Das Karzinom der Tube wird zweckmäßig in ein primäres und sekundäres
gesondert. Im Jahre 1886 von ORTHMANN zum erstenmal genau beschrieben,

ist heute das primäre Tubenkarzinom als ein wohl bekanntes und vielfach geschildertes Neoplasma zu bezeichnen. Die ältere Literatur bis zum Jahre 1903 wurde von PEHAM lückenlos zusammengestellt. STANA zählte 1922 bereits 147 Fälle, nachdem RUGE 1917 schon 150 Fälle aus der Literatur kannte. WECHSLER zählt bis 1926 bereits 196 Fälle, SCHLAAK bis 1926 sogar 200 Fälle. Seither wurde wieder eine große Reihe von Einzelbeobachtungen mitgeteilt, ohne an dem schon vor Jahren beschriebenen Gesamtbild des Tubenkarzinoms etwas Wesentliches zu ändern. Ich selbst habe in 20jähriger Tätigkeit insgesamt 12 Fälle von primärem Tubenkrebs gesehen. Dazu kommt ein Fall von Krebsbildung im Tubenstumpf nach vaginaler Exstirpation des Uterus. In vier Fällen war der Eileiterkrebs beiderseitig.

Der mit freiem Auge zu erhebende Befund ist folgender. Im Beginne der Krebsbildung sieht man im Tubenkavum schlanke Papillen, mitunter erweisen sich einzelne Tubenfalten als besonders erhaben, von warzigen Wucherungen

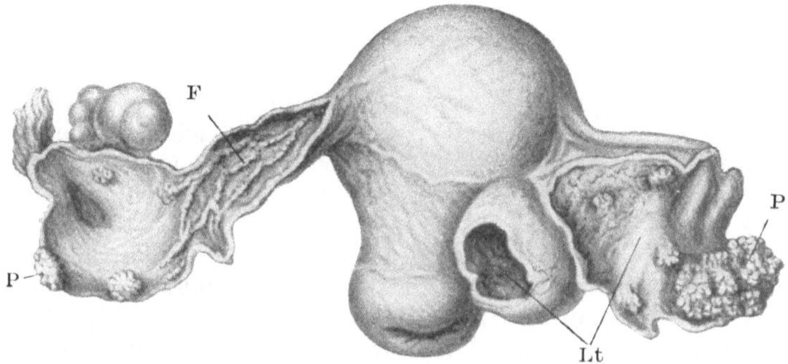

Abb. 22. Doppelseitiges, primäres, wenig vorgeschrittenes Tubenkarzinom.   Lt Höhle der linken Tube.   P Karzinomatöse Proliferationen in beiden Tuben.   F Karzinomatös veränderte Falten in der rechten Tube.

bedeckt, verbreitert und verästelt. Das Bild kann dem Zottenbaum eines jungen Chorion sehr ähnlich werden (Abb. 22). Die papillären Exkreszenzen können sich zu höckerigen, knotigen Konglomeraten verbacken, die bis zu Faust- und Kindskopfgröße (AMANN) erreichen können. Eine der von mir beschriebenen Tuben war kinderfaustgroß, eine andere mannskopfgroß. Die Geschwulstmassen sind weich, zellreich und bindegewebsarm, dem Gehirn eines Kindes nicht unähnlich-enke-phaloid-, schmutzig weiß bis graurot, bei Vorhandensein von Nekrosen gelb, rot oder braun gefärbt. Die Tumormassen ragen als breitbasig oder dünngestielte Polypen in die Tubenhöhle. LATZKO machte auf das Vorkommen einer bernsteingelben Flüssigkeit aufmerksam, die sich im Tubenlumen findet und auch als Ausfluß erscheint, aber nicht regelmäßig nachweisbar ist. Die Tube ist entweder knotig angeschwollen oder häufiger wurstförmig aufgetrieben. STEINWEG, KEHRER, WARNECK, ROSTHORN, STROGANOFF, ZANGEMEISTER sahen Torsion der karzinomatös erkrankten Tube. Keulen- oder Retortenform wurde oft beschrieben; auch ich habe sie des öfteren feststellen können. Der Prozeß beginnt meist in der Ampulle, seltener im Isthmus (STRASSMANN, THALER). Soferne die Tumormassen die Tubenwand nicht durchbrochen haben, ist das Perisalpingium glatt, die Tubenwand ist durch Dehnung verdünnt, reich vaskularisiert. Diese reiche Gefäßversorgung macht es verständlich, daß der Tumor ernährt wird, denn die dünne Wand der Tube könnte die Existenz des voluminösen Neoplasmas nicht verständlich machen. Allerdings sieht man oft genug Nekrosen innerhalb der Geschwülste.

Durchwachsen aber die Tumormassen die Eileiterwand, so erscheinen Proliferationen von feinpapillärem bis grobknotigem Bau an der Oberfläche und führen von hier aus zur Verbreitung des Tumors über die Becken-Bauchhöhle. Solche Fälle wurden oft beschrieben, so von FISCHEL, FONYO, auch wir verfügen über einschlägige Beobachtungen. Das abdominale Tubenende ist entweder geschlossen oder es quellen die papilliformen Massen aus dem offenen Ostium hervor (BÜLTEMANN, BECK). Das primär verschlossen gewesene Tubenostium kann von Geschwulstmassen durchbrochen werden. Nicht selten entwickelt sich das Tubenkarzinom im Innern einer Hydrosalpinx, wie dies ORTHMANN, MAIS, WEINBRENNER, THALER, MOENCH BRETSCHNEIDER, STANCA u. a. beschrieben haben. Da die Saktosalpinx durch Vereinigung mit einer Ovarialzyste oft zu Tuboovarialzysten führt, ist es zu begreifen, daß mitunter Krebsbildung auch innerhalb von Tuboovarialzysten einsetzt (ORTHMANN, FABRICIUS, BOXER, LATZKO). Es kann hierbei die Krebsbildung im tubaren Teil beginnen und gegen den ovariellen Anteil fortschreiten (EDGE, PFANNENSTIEL, BOXER) oder das Karzinom beginnt im Innern des ovariellen Anteiles und breitet sich gegen den tubaren Anteil hin aus (PATEL). GURD, OSTERLOH sahen Krebsbildung in einer Pyosalpinx.

Seit der Zusammenstellung von STOLZ über 10 doppelseitige Tubenkarzinome ist noch eine große Anzahl solcher Fälle dazugekommen; ich nenne bloß die Fälle von NÜRNBERGER, LEWITZKY, RUGE, HÖRRMANN, SCHÄFER, BÜTTNER, aus unserer Klinik KALMANN, der bereits 40 Fälle fand. Auch ich sah viermal doppelseitige Krebsbildung.

Die mikroskopische Untersuchung des primären Tubenkrebses zeigt in der überwiegenden Mehrzahl der Fälle papillare Gebilde, aus einem zarten Bindegewebsgerüst bestehend, darüber ein mitunter einschichtiges, meist vielschichtiges Epithel von atypischer Form und verschieden weit gediehener Ausreifung. Die Tendenz der Krebselemente, in die Tiefe der Tubenwand einzudringen, ist zunächst nicht sehr auffallend, weil ja die leichte Dehnbarkeit der Tubenwand ein Wachstum in das Tubenlumen leicht zugibt.

Immerhin können auch in frühen Stadien bei genügend gründlicher Durchmusterung Partien mit sehr ausgesprochenem Tiefenwachstum gefunden werden. Die Epithelmassen an der Oberfläche der papilloiden Gebilde wuchern rasch und bringen das Stromagerüst immer mehr zum Schwinden, allmählich verwischen sich die Grenzen zwischen den Papillenästchen, so daß solide Zellherde zustande kommen. Nun dringen die Zellmassen energisch in die Tubenwand, substituieren die Muskulatur, um hier in Gestalt alveolärer Herde zu erscheinen. Es kann ein plexiformes, an der Peripherie des Herdes wohl auch endolymphatisches Wachstum einsetzen, wobei die Krebszellen zumeist niedere Reife beibehalten, in seltenen Fällen allerdings auch zu hoher Reife gelangen und bis zur Plattenepithelkrebsbildung ausreifen (ORTHMANN). KURCZ sah ein Tubenkarzinom mit riesenzellähnlichen Gebilden. Auch in der Tubenwand kann das Stroma eine nahezu vollständige Verdrängung erfahren, wodurch ein medullarer Charakter der Geschwulst zutage tritt. Im allgemeinen, wenngleich sicher nicht ausnahmslos, trifft die Annahme KEHRERS und SCHWEITZERS zu, daß das papilläre Karzinom das Frühstadium, das alveoläre das Spätstadium des Eileiterkrebses darstellt. Hingegen liegt bisher kein Beweis für die von DORAN, FEARNE, MÜLLER vertretene Anschauung vor, daß sich das Tubenkarzinom auf dem Boden eines gutartigen Papilloms entwickelt. Ebensowenig ist der Beweis dafür erbracht, daß das Papillom ein Zwischenstadium zwischen chronisch produktiver Endomyosalpingitis und primärem papillärem Karzinom der Tube ist, wie dies von MÜLLER behauptet wurde. Dieser Autor geht noch weiter: Er meint, die vorangegangene Entzündung habe zuerst zu einem Papillom geführt, das dann in ein Karzinom übergeht. Zu derartigen Konklusionen fehlt denn doch noch ein gutes Stück sicherer Erkenntnis über die allgemeine Karzinomgenese.

Andererseits steht es heute durch mehrfache Beobachtungen, denen ich eigene anreihen kann, vollkommen fest, daß das Tubenkarzinom als exquisit drüsiger Krebs auftreten kann. Solche Fälle wurden von QUÉNU und LONGUET, SALIN, FONYO, ECKARDT beschrieben. In letzter Zeit kommen dazu die Fälle von FLEISCHMANN, der ein Carcinoma tubulare sah, das ihn an den Bau maligner papillärglandulärer Kystome erinnert, und die von THALER und AMREICH an unserer Klinik beobachteten Fälle. Das Tubenepithel ist zweifellos imstande, drüsige karzinomatöse Wucherungen entstehen zu lassen (Abb. 23).

Das Stützgerüst der papilliformen Karzinome zeigt stets dichte entzündliche Infiltration. Es kann auch ödematös, hyalin degeneriert und bis auf geringe Reste obliteriert sein. Psammokarzinome wurden öfter beschrieben, so von BOXER. HASELHORST sah ein primäres, schleimbildendes Karzinom der Tube, wobei ein Krebs des Magendarmtraktus auszuschließen war. Der Tubentumor war also sicher primär. Es fand sich in Zystenräumen muzikarminpositiver Schleim.

Wie bereits oben erwähnt, sehen wir bei gonorrhoischer und tuberkulöser Endosalpingitis nicht selten die von FRANQUÉ genauer beschriebenen Epithelveränderungen, welche von krebsartigen Wucherungen nicht immer leicht zu unterscheiden sind. Es kann indes nicht behauptet werden, daß Übergänge zwischen entzündlicher Mehrschichtung und Karzinom bestehen, insbesondere aber daß die entzündliche Mehrschichtung des Epithels eine Prädisposition für Krebsbildung in sich schließt.

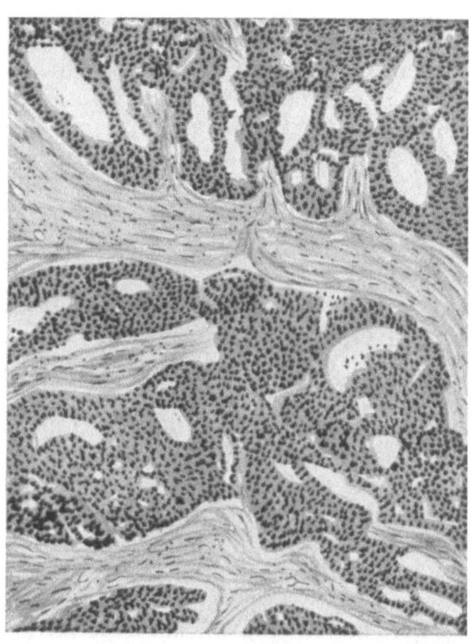

Abb. 23. Primares Carcinoma tubae. Primar drusiges, sekundar solides und plexiform wucherndes Karzinom.

Es mag hier daran erinnert werden, daß eine große Reihe von Autoren die vorangegangene Entzündung als ätiologisch wichtigen Faktor für die Krebsbildung in der Tube postuliert. Es wird somit für das spezielle Gebiet der Tube eine Feststellung bezüglich der Krebsätiologie unternommen, die zu treffen bisher auf keinem anderen Gebiete möglich war. Das ist kaum statthaft. Damit soll die Rolle, welche die Entzündung als die Krebsbildung favorisierender Faktor spielt, nicht ganz geleugnet werden. Für die „entzündliche Ätiologie" des Tubenkarzinoms setzen sich SÄNGER und BARTH, FRANQUÉ, THEILHABER und EDELBERG, ORTHMANN, LEWITZKY, BRETSCHNEIDER, ELORIS ein. Doch fehlt es nicht an Widerspruch, so seitens PEHAM, STOLZ, ZANGEMEISTER, KEHRER, SCHWEITZER, AMREICH, ECKHART. Es ist im Einzelfalle kaum je zu sagen, ob die entzündlichen Veränderungen nicht zeitliche Folge des Karzinoms waren. BÜTTNER betont die Seltenheit des Tubenkarzinoms bei chronischer Gonorrhöe. Und ZWEIFEL fügt hinzu, daß Fälle mit offenem Ostium abdominale gegen vorangegangene gonorrhoische Salpingitis sprechen. DIETRICH weist auf die Doppelseitigkeit der Entzündung, die häufige Einseitigkeit des Karzinoms hin. Kombination des Eileiterkrebses mit Tuberkulose ist kein häufiger Befund. WECHSLER stellte bis 1926 bloß 6 Fälle aus der Literatur zusammen (Franqué, Lipschütz, Blumreich, Stübler, Benneke, Schmidlechner). Ich beobachtete ein Tubenkarzinom bei gleichzeitiger tuberkulöser Perimetritis. Zeichen einer tuberkulösen Erkrankung der Tubenschleimhaut waren nicht zu erheben (Lab.-Prot. Nr. 6579).

Das Tubenkarzinom besitzt hochgradige Malignität, und zwar wegen der geringen Dicke der Tubenwand und wegen der leichten Ausbreitungsmöglichkeit nach verschiedenen Richtungen hin. Das Tubenlumen selbst bietet einen bequemen Ausbreitungsweg. So wie es reichlich bekannt ist, daß bei Uteruskarzinom Krebspartikel durch das uterine Tubenende in die Eileiterhöhle eindringen (Franqué, Sitzenfrey, Vogt, Jägerroos, Werner, Sampson, Lahm, Schiller, Cordua), und hier zur Implantation gelangen können, wodurch ein sekundäres Tubenkarzinom entsteht, kann auch der umgekehrte Vorgang eintreten (Kittler). Wir sehen häufiges Übergreifen auf den Uterus, kontinuierlich und diskontinuierlich, auch unter Vermittlung der Lymph- und Blutbahnen, wie dies aus den Beobachtungen von Falk, Doran, Franqué, Ruge, Schottländer-Kermauner hervorgeht. Das Karzinom kann, wie Baisch, Kundrat, Ruge betonen, durch das offene Tubenlumen ins Uteruskavum eindringen. Thaler sah lose Krebsbröckel in der Uterushöhle liegen. Es können aber auch Tumorpartikel durch das abdominale Ende der Tube austreten und zur Implantation auf der Serosa führen. Hierdurch kann auch das Ovarium erkranken (Sänger, Kundrat, Amann, Franqué, Boxer, Weinbrenner, Ruge, Amreich). Ruge findet den Uterus in $12-13^0/_0$ aller Fälle krebsig miterkrankt. Es kann aber auch auf dem Lymphwege zur krebsigen Erkrankung des Uterus und Eierstockes kommen, wie dies Ruge, Thaler, Latzkos gesehen haben. Ich beobachtete Anlagerung der krebskranken Tube an die Hinterwand des Uterus und Eindringen des Karzinoms in das Myometrium bei freibleibender Mukosa. Die Lymphdrüsen sind in verschiedenen Etappen ergriffen, in vorgeschrittenen Fällen fast ausnahmslos. Duret und Rosthorn fanden krebsige Erkrankung der Inguinaldrüsen. Der Darm ist oft auf dem Wege per implantationem erkrankt. Bemerkenswert ist der von Thaler in unserer Klinik erhobene Befund lymphatischer Metastasen in der Appendix. Die Herde waren kranzartig rings um die lymphoide Schichte der Appendix gelagert. Baisch, Schwejkart, Raabe sahen lymphogen entstandene Metastasen in den Bauchdecken. Hörrmann beschreibt Durchbruch eines Tubenkarzinoms in den Dünndarm. Das Peritoneum parietale ist sehr häufig von Implantationsherden bedeckt. Metastasen in der Leber beobachtete Mantel, Westermark, Quensel. Vaginalmetastasen wurden von Peham, Doran, Zangemeister, Spencer, Rektalmetastasen von Peham, Cullen, Lungenmetastasen von Lipschütz beobachtet. Ruge denkt auch an hämatogenen Transport von Krebszellen.

Die sekundäre Erkrankung der Tube bezieht ihr Material aus verschiedenen Quellen. Die häufigste Abgabestation ist der Uterus oder das Ovarium. Es kommt, wie bereits bemerkt wurde, bei Korpuskarzinom nicht selten vor, daß sich die Krebsmassen kontinuierlich auf die Tubenschleimhaut ausbreiten, aber auch auf lymphatischem Wege kann sich die Propagation vollziehen. Derartige Beobachtungen wurden u. a. schon von Kiwisch, später von Schottländer-Kermauner, Kundrat, D'Erchia, Taussig, Cullen und mir gemacht. Sitzenfreys Fall ist dadurch bemerkenswert, daß er beweist, daß durch Kontraktionen des Uterus Krebspartikel in das Tubenlumen gepreßt werden können.

Sekundäres Tubenkarzinom wurde beobachtet nach Karzinom der Pleura (Chiari), der Mamma (Kantorowicz), der Gallenblase (Wakasugi, Chiari), der Niere (Kehrer). Auch bei Kollumkrebs kann es zu lymphatischer Erkrankung der Tube kommen, wie SCHOTTLAENDER und KERMAUNER, TAUSSIG, CULLEN, WERNER beschrieben haben.

Vom Ovarium her kann direktes Übergreifen karzinomatöser Tumoren auf die Tube leicht erfolgen und SÄNGER, LANDERER, ORTHMANN, WINTER, GEBHARD haben einschlägige Fälle gesehen. Als nahezu regelmäßigen Befund sehen wir lymphatische Mestastasen in der Tube bei metastatischem Eierstockskrebs auftreten, wobei der primäre Herd im Magen, im Darm, in der Leber, in der Gallenblase sitzen kann. Ich habe den metastatischen Ovarialkarzinomen in einer Spezialarbeit besondere Aufmerksamkeit zugewendet und hierbei der lymphatischen Herde in der Tube besonders gedacht. Die von solchen Herden durchsetzte Tube zeichnet sich durch knorpelartige Härte aus, die, wie ich glaube, durch Lymphstauung bedingt ist. Die lymphatisch in die Tube geschwemmten Krebspartikel zeigen die den primären Krebsherden im Magendarmtrakt eigenen schleimigen Veränderungen des Zellprotoplasmas (Siegelringzellen) mitunter sehr deutlich ausgeprägt.

Chorionepitheliome der Tube wurden nicht bloß als sekundäre Tumoren nach primärem Chorioepitheliom des Uterus, sondern auch als orthotopische, primäre Tumoren mehrfach beschrieben; wo das Ei inseriert war, wo chorioepitheliale Elemente im mütterlichen Gewebe liegen geblieben sind, kann es zur Bildung eines Chorioepithelioms kommen, sofern der mütterliche Organismus die ihm de norma innewohnende Fähigkeit, diese Elemente aufzulösen, verloren hat. In meinem Lehrbuch der pathologischen Anatomie und Histologie der weiblichen Genitalorgane konnte ich im Jahre 1914 von 18 bis dahin bekannt gewordenen Fällen sprechen. DIETRICH spricht bereits von 22 einschlägigen Beobachtungen. Seither wurde der Fall HARTZ bekannt, ein primäres Chorioepitheliom der Tube nach geplatzter Tubargravidität betreffend und aus unserer Klinik wurde ein überaus interessanter Fall von THALER beschrieben. Es war ein Chorioepitheliom der Tube, welches dem verlängerten Eileiter an seinem abdominalen Ende knotig aufsaß. Die Frau war durch Verblutung aus einer Douglasmetastase zugrunde gegangen. In letzter Zeit beschreibt KLEIN einen ähnlichen Fall. Es fanden sich auch in der Lunge und Leber Metastasen. Der Uterus war frei. DE SNOO sah ein Chorioepitheliom der Tube bei normalem Uterus. Der Tumor setzte Metastasen in die Lunge, in die Bauchnarbe, in die Leber, die Nieren, ins Gehirn. Daß die Chorioepitheliome des Eileiters meist zum Tode führen, hat seinen Grund darin, daß eine Frühdiagnose unmöglich ist. Die Tumoren können sehr groß werden. So berichtet ROSSIER über einen mannskopfgroßen Tumor. Auch operative Abtragung der Tube schützt nicht sicher gegen das Auftreten eines Chorioepithelioms, wie der Fall DAVIDSOHN beweist, wo in dem Stumpf nach Abtragung der graviden Tube sich ein Chorioepitheliom entwickelte. Im Falle LÖFQUIST kam es durch Zufall zur relativen Frühdiagnose. Eine Frau wurde im Jahre 1906 wegen Tubargravidität operiert, die Tube ausgeräumt, aber zurückgelassen. Zwei Jahre später erfolgte Schwangerschaft in derselben Tube. Bei Exstirpation desselben wurde das noch nicht weit vorgeschrittene Neoplasma entdeckt.

X. Parasiten.

Im Beckenbindegewebe oder im Peritoneum gelegene Echinokokkusblasen können nicht bloß durch Verlötung mit der Tube Beziehungen gewinnen, sondern auch durch das abdominale Ende ins Tubenlumen eindringen. DASZKIEWICZ beschrieb einen kindskopfgroßen Tumor, aus Echinokokkusblasen bestehend, im Douglas gelegen. In der blasig aufgetriebenen Tube fanden sich mehrere Echinokokkuszysten. Ähnlich verhielt es sich in den Fällen von KROPH, ABRAMITSCHEW, DOLÉRIS, VAUTRIN, GROSS und KESZLY, THOMSON-KLISITSCH, NÜRNBERGER, HOLZBACH.

MARRO und TSCHAMER berichten über das Vorhandensein von Oxyuris in der Tube. Die Würmer können entweder unter Perforation der Darmwand oder von der Vulva her in die Tube gelangen.

Den seltenen Befund einer Ascaris lumbricoides in der Tube konnte NACKEN erheben. In der von Eiter gefüllten Tube steckte ein 25 cm langer, abgestorbener Wurm. Das Ileum war perforiert und wahrscheinlich wanderte von da aus der Wurm ein. HOFSTÖTTER fand im verschlossenen Eileiter einen 15 cm langen Spulwurm. Derselbe hat die Appendix durchbohrt und ist offenbar von hier in die Tube eingewandert, deren Öffnung nachher verklebte.

Schrifttum.

Entwicklungsanomalien.

AGNES: Supernumerary Fallopian tubes. Boston med. surg. Journ. 1900. — ALBERT: Demonstration von akzessorischen Tubenostien an beiden Tuben. Zentralbl. f. Gynäkol. 1899. — ALFIERI: Fol. gynaecol. Vol. 1. — AMANN: Beitrag zur Morphogenese der MULLERschen Gange und uber akzessorische Tubenostien. Leipzig 1892. — ANSPACH: Americ. journ. of obstetr. a. gynaecol. 1912. — BAB: Über Duplicitas tubae Fallopii. Arch. f. Gynakol. Bd. 77. 1906. — BARR: Rechtsseitige Inguinalhernie des Ovarium und der Tube. Journ. Americ. med. Assoc. 1914. — BELL: A cyst in connect with the right Fallopian tube. Journ. of obstetr. a. gynaecol. of the Brit. Empire. 1904. -- BREITER: Tube mit akzessorischem Ostium abdominale. Ginecologia. 1904. — DEMONS et FIEUX: Schwangerschaft in einer akzessorischen Tube. Ann. de gynécol. 1902. — DÓDERLEIN: Die Krankheiten der Tube. In KÜSTNERs Handbuch. Jena 1910. — DOLÉRIS: Atrésie congenitale d.s deux trompes. Ann. de gynécol. 1907. — EKLER, R.: Graviditat in einer Nebentube. Arch. f. Gynakol. Bd. 113. 1920. — ENDERS: Zum Bau des Epoophoron und der Nebentuben. Inaug.-Diss. München 1902. — EUSTACE und MAC NEALY: Fall von strangulierter Tuboovarialhernie. Journ. of the Americ. med. assoc. 1914. — FABRICIUS: Über Zysten an der Tube. Arch. f. Gynakol. Bd. 50. — FALK: Über überzahlige Eileiter und Eierstöcke. Berl. klin. Wochenschr. 1891. — FERRARESI: Beitrag zur Pathologie des Fimbrienapparates. Riv. ital. di ginecol. Vol. 4. 1926. — FINSTERER: Graviditat in einer akzessorischen Tube. Gynakol. Rundschau 1909. — FRANKE: Die MORGAGNIschen Hydatiden. Berlin: Karger 1918. — FRANKL: Über Mißbildungen der Gebarmutter und Tumoren der Uterusligamente. VOLKMANNs Samml. 1903. — FRANKL: Das runde Mutterband. Denkschi. d. kais. Akad. d. Wissenschaften. Wien 1902. — FRANQUÉ: In MENGE-OPITZ, Hardbuch der Frauenheilkunde. Wiesbaden 1913. — FRANQUÉ: Über Urnierenreste im Ovarium Zeitschr. f. Geburtsh. u. Gynàkol. Bd. 39. — FEHLING: Lehrb. d. Frauenkrankh. 3. Aufl. — FREUND: Über normale Tubenentwicklung. Münch. med. Wochenschr. 1904 und Samml. klin. Vortr. Nr. 323. — FROMME und HEYNEMANN: Erkrankungen der Tube. VEITs Hⁿndb. Wiesbaden 1910. — GAIFAMI: Nota anatomica sulle trombe di Fallopio nel feto. Pathologica, 1919. GRAFF: Arch. Bd. 93. — HANDLEY: Hydrosalpinx of an accessory Fall. tube. Journ. of obstetr. a. gynecol. of the Brit. Empire. 1903. — HANDLEY: On the origin of accessory Fall. tubes. Ebenda. — HASELHORST: Uterus bicornis mit rudimentarem Uterushorn rechts und fast völligem Fehlen der rechten Tube. Zentralbl. f. Gynäkol. 1924. p. 1091. — HÄUSER: Einseitiger Defekt des Ovariums mit rudimentärer Tube. Arch. f. Gynakol. Bd. 94, S. 856. 1911. — HEINECK: Tuboovarialhernien. Surg., gynaecol. and obstetr. Vol. 15. — HEYNEMANN: Die Entzündungen der Adnexe und des Beckenperitoneums. HALBAN-SEITZ: Biologie und Pathologie des Weibes. Bd. 5. 1. Teil. — HOBBING: Über doppelseitigen und einseitigen Defekt der Tuben und Eierstöcke. Inaug.-Diss. Erlangen 1817. — HOEHNE, O.: Hypoplasie der Tuben usw. Zeitschr. f. Geburtsh. u. Gynäkol. Bd. 63, S. 107. 1909. Verhandl. d. dtsch. Ges. f. Gynàkol. Dresden 1907. S. 767. Zentralbl. f. Gynäkol. 1923. Nr. 1. — HOLZBACH: Dic Hemmungsbildungen der MÜLLERschen Gänge. HEGARs Beitr. 1909. — JAYLE und HALPÉRINE: Blind endigende akzessorische Nebentuben. Rev. franç. de gynécol. d'obstetr. 1922. — KAKUSKIN, N.: Zystoide und adenoide Einschlüsse im Tubenwinkel des Uterus in einem Falle von kongenitalem einseitigem Fehlen der Tube und des Ovariums. Ucenye zapiski Saratovskopo posudarst vennopo universiteta. Vol. 4, Lief. 1, med. Fak., S. 1—31. (Russisch.) — KERMAUNER: Die Mißbildungen der weiblichen Geschlechtsorgane. Jena: Fischer 1909. — KERMAUNER: Über

Mißbildungen mit Störungen des Körperverschlusses. Arch. f. Gynäkol. Bd. 78. — Kermauner: Fehlbildungen der weiblichen Geschlechtsorgane. Halban-Seitz: Handb. Biologie und Pathologie des Weibes. Bd. 3. — Kermauner, Fr.: Verschmelzung der Müllerschen Gänge. Zeitschr. f. Geburtsh. u. Gynäkol. Bd. 72, S. 724. 1912. Diskussion Wien. gynakol. Ges. 10. Jan. 1928. Ref. Zentralbl. f. Gynäkol. 1928, H. 3. — Kitai: Über den entzündlichen Ursprung der Atresie und der gutartigen Epithelwucherung in den Tuben. Arch. f. Gynäkol. Bd. 128. — Kossmann: Über akzessorische Tuben und Tubenostien. Zeitschr. f. Geburtsh. u. Gynäkol. Bd. 29. — Kossmann: Zur Pathologie der Urnierenreste des Weibes, Mißbildungen und Lageanomalien. In Martin: Krankheiten der Eileiter. 1895. — Kraul: Zur Anatomie und Entwicklungsgeschichte der isolierten und teilweisen Fehlbildungen des Eileiters. Zentralbl. f. Gynäkol. 1926. — Küstner: Lehrbuch der Gynäkologie. Jena 1910. — Lahm, W.: Schleimhautdurchwanderung durch die Tube. (Staatl. Frauenklinik Dresden.) Zentralbl. f. allg. Pathol. u. pathol. Anat. Bd. 36, Nr. 2/3, S. 49—52, 8, 722. — Landau und Rheinstein: Beitrag zur pathologischen Anatomie der Tuben. Arch. f. Gynakol. Bd. 39. — Léjars: Atrésie congen. de la trompe gauche. Ann. de gynécol. 1907 und Soc. d'obstétr. 1909. — Léry et Guillaume: Tube als Bruchinhalt. Bull. et mém. de la soc. anat. de Paris 1920. — Macnaughton-Jones: Accessory Fallopian tubes. Journ. of obstetr. a. gynecol. of the Brit. Empire. 1904. — Menge: Bildungsfehler der weiblichen Genitalien. Veits Handb. Bd. 4. — Meyer: Drei Falle von epithelialen Zysten am freien Rande der Tube. Zentralbl. f. Gynäkol. 1906. — Meyer: Zur Kenntnis der kranialen und kaudalen Reste des Wolfschen Ganges. Ebenda. 1907. — Meyer: Über Endometrium in der Tube, sowie über die hieraus entstehenden wirklichen und vermeintlichen Folgen. Zentralbl. f. Gynakol. 1927. — Nagel: Arch. f. mikroskop. Anat. Bd. 34. — Natanson: Zur Anatomie und Entwicklungsgeschichte des Uterus unicornis. Mon. Bd. 20. — Nürnberger: Zur Kenntnis der kongenitalen Tubenanomalien. Zentralbl. f. Gynäkol. 1925. S. 158. — Orthmann: Fotale Peritonitis und Mißbildung. Monatsschr. f. Geburtsh. u. Gynakol. Bd. 25, S. 302. 1907. — Paltauf: Zur Kenntnis des Uterus bicornis. Med. Jahrb. d. Ges. d. Ärzte 1885. — Penrose: Congenital deformity of the Fall. tube. Americ. journ. of obstetr. a. gynaecol. 1895. — Peters: Akzessorische Tube. Dtsch. Ges. f. Gynäkol. Leipzig. — Peters: Über Heterotopien des Coelomepithels an der Urnierenleiste menschlicher Embryonen. Zeitschr. f. d. ges. Anat., Abt. 1: Zeitschr. f. Anat. u. Entwicklungsgesch. Bd. 86. 1928. — Peters: Demonstration von Nebentuben und Anhängern am Ligament. Wien. gynakol. Ges. 10. Jan. 1928. Ref. Zentralbl. f. Gynäkol. 1928. Nr. 3. — Popoff: Anomalien der Entwicklung und des Baues der abdominalen Tubenenden. Monatsschr. f. Geburtsh. u. Gynäkol. Bd. 5. — Pulvirenti: La Rassegna d'obstétr. e. gynecol. 1909. — Renny: Tube als Inhalt einer Femoralhernie. Lancet 1916. — Richard: Pavillons multiples de la tube. Gaz. med. de Paris 1851. — Richard: Anatomie des trompes de l'utérus chez la femme. Thèse de Paris 1851. — Ries: Spontaneous amputation of both Fallopian tubes. Americ. journ. of obstetr. a. gynecol. Vol. 16. — Rokitansky: Lehrb. d. pathol. Anat. Wien 1861. — Rokitansky: Über akzessorische Tubarostien und über Tubaranhänge. Allg. Wien. med. Zeitung 1859. — Rossa: Die gestielten Anhänge des Ligamentum latum. Berlin: Karger 1899. — Rosthorn: Über Erkrankungen der Eileiter. Wien. klin. Wochenschr. 1891. — Sachs: Monatsschrift f. Geburtsh. u. Gynäkol. Bd. 33. — Sänger: Konzeption durch ein akzessorisches Tubenostium. Monatsschr. f. Geburtsh. u. Gynäkol. Bd. 1. — Schickele: Einige Mißbildungen der Tube. Hegars Beitr. Bd. 11. — Schindler: Uterusschleimhaut in der Tube. Zentralbl. f. Gynakol. 1925. — Schindler: Zur Frage der Adenomyosis der weiblichen Genitalorgane, besonders des Eierstockes, zugleich über die endometrioide Fehlbildung der Tubenschleimhaut. Frankfurt. Zeitschr. f. Pathol. Bd. 32. 1925. — Schirmer: Med. Klinik 1907. — Schoenholz: Arch. f. Gynäkol. Bd. 120, S. 44. 1923. Kongreßbericht. — Schotiländer: Monatsschr. f. Geburtsh. u. Gynakol. Bd. 25. — Spencer: Brit. med. journ. 1911. — Stolz: Beitrag zu den zystischen Bildungen an der Tube. Monatsschr. f. Geburtsh. u. Gynakol. Bd. 10. — Szamek: Über Endometrium in der Tube. Zentralbl. f. Gynakol. 1928. — Szenes: Torsion einer Nebentube und angeborene Tubendivertikel. Wien. gynakol. Ges. 10. Jan. 1928. Ref. Zentralbl. f. Gynakol. 1923, Nr. 3. — Téderat und A. Rives: Tubo-ovarielle Zysten. Prov. méd. 1913. Nr. 19. — Thaler: Zur Morphologie der akzessorischen Tuben. Monatsschr. f. Geburtsh. u. Gynakol. Bd. 52. — Thaler: Atresie der 7. Tube. Zentralbl. f. Gynakol. 1914. — Thaler: Zur Morphologie akzessorischer Tuben. Zentralbl. f. Gynakol. 1920. — Tourraux: Rindenkern der Nebenniere in einer Mesosalpinx. Bull. et mém. de la soc. anat. de Paris. 1923. — Treub: Kongenitale Mißbildung. Ref. Zentralbl. f. Gynakol. 1904. — Unterberger: Hydrosalpinx von seltener Große. Monatsschr. f. Geburtsh. u. Gynakol. Bd. 38, S. 361. 1913. — Veit, J·: Die Erkrankungen der Tube. Symptome, Diagnose, Prognose und Therapie. Handbuch d. Gynakol. von J. Veit. 1. Aufl. 1899. 3, 2. Halfte. S. 753. 1899. 2. Aufl. 1910. Bd. 5, S. 211. Wiesbaden: J. F. Bergmann 1910. — Wathjen, J.: Beitrag zur Histologie des Pyovariums. Beitr. z. Geburtsh. Bd. 16, S. 288. 1911. — Wathjen, J.: Über die Histologie der eitrigen

Salpingitis und ihre Beziehung zur Frage der Ätiologie. Beitr. z. pathol. Anat. u. z. allg. Pathol. Bd. 59, S. 418. 1916. — WALLART, J.: Beitrag zur sog. Salpingitis isthmica nodosa. Zeitschr. f. Geburtsh. u. Gynakol. Bd. 66, S. 130. 1910. — WALLER, ADOLF: Über das Platzen eitriger Adnextumoren. Inaug.-Diss. München 1921. — WALTHARD: Graviditat im Mesosalpingiolum einer Nebentube. Zeitschr. f. Geburtsh. u. Gynäkol. Bd. 69. — WEISHAUPT, E.: Zusammenhang von Ätiologie und Histologie der Salpingitis. Arch. f. Gyn. Bd. 101, S. 65. 1914. — WETHERHILL: Supernumerary oviducts. Americ. journ. of obstetr. Vol. 34. — WINCKEL: Über Entstehung, Entwicklung und Benennung der Bildungshemmungen der weiblichen Sexualorgane. VOLKMANNs Samml. Nr. 251/252. — WOLFF, ALFRED: Laßt sich aus der zytologischen Untersuchung des Tubeneiters die Diagnose gonorrhoische Salpingitis stellen? Zentralbl. f. Gynakol. 1912. Nr. 49, S. 1641. — ZURHELLE, ERICH: Spontandurchbruch vereiterter Tuben in die Blase. Zeitschr. f. gynàkol. Urol. Bd. 2, S. 305. 1911.

Zirkulationsstörungen, Form- und Lageanomalien.

ABELIO: Strangulated Fall. tube. Journ. of the Americ. med. assoc. 1916. — ALFIERI: Contributo allo studio della torsione del peduncolo nelle raccolte tubariche. Fol. gynaecol. 1908. — AULHORN: Über spontane Torsion normaler Adnexe in der Schwangerschaft. Zentralbl. f. Geburtsh. 1910. S. 538. — AUVRAY, M.: Un cas de torsion spontanée de la trompe et de l'ovaire normaux. Arch. meus. d'obstetr. et de gynécol. 1912. Nr. 7. — BECKER, H.: Gestieltes parametranes Hamatom nach Torsion der Adnexe. Zentralbl. f. Gynakol. 1922. S. 2019. — BENTHIN: Stieldrehung der Adnexe. Nordostdtsch. Ges. f. Gynàkol. 28. Jan. 1928. Ref. Zentralbl. f. Gynàkol. 1929, S. 300. — BERGERET, M. und MLLE. POMMAY: Hydrosalpinx mit Stieldrehung. Bull. et mém. de la soc. anat. de Paris. Juli 1921. — BEUTHNER, BERNHARD: Über Spontandrehung von Adnexen. (Allerheiligen-Hosp. Breslau.) Monatsschr. f. Geburtsh. u. Gynàkol. Bd. 71, H. 5/6, S. 272—282 u. Diss. Breslau 1925, S. 495 u. Abb. — BIALAS: Eileiterbrüche. Inaug.-Diss. Breslau 1921. — BITTMANN: Spontantorsion der Tube in der Graviditat. Casopis lékaruv. 1921. — CASSIDY: Torsion of the left broad ligament and fallopian tube in a child. Lancet. 1911. p. 98. — COHEN: Drehung der Adnexe vor der Pubertat. Journ. of the Americ. med. assoc. Vol. 80. 1923. — COHEN: Erklarung der Achsendrehung innerer Organe. Münch. med. Wochenschr. 1922. Nr. 34. — COHEN: Nouveau cas de torsion spontanée de la trompe saine. Arch. mens. d'obst. et de gynecol. Juli 1913. p. 97. — DARNER: Torsion of the Normal Fall. tube. Americ. journ. of obstetr. a. gynecol. 1926. p. 305. — DELMAR: Torquierte Sactosalpinx. Ugeskrift for laeger. Vol. 83. 1921. — EBELL, WOLFGANs: Über Tubentorsion. Inaug.-Diss. Freiburg i. Br. 1925. S. 295. — ECOT: Eileiter als einziger Bruchinhalt. Bull. et mém. de la soc. anat. de Paris. 1922. — ESTOR und AIMES: Akute Drehung der linken Adnexe in einem Leistenbruch bei einem 5 Monate altem Kinde. Bull. et mém. de la soc. anat. de Paris 1921. — EUNIKE: K. W.: Isolierte torquierte, normale rechte Tube. Zentralbl. f. Gynàkol. 1922. S. 1484. — FLACK, G.: Hamatometra und doppelseitige Hamatosalpinx usw. Monatsschrift f. Geburtsh. u. Gynàkol. Bd. 13, S. 419. 1901. — FLEISCHER: Tubentorsion. Zentralbl. f. Gynakol. 1924. S. 549. — FRANKL: Pathologische Anatomie und Histologie der weiblichen Geschlechtsorgane. Leipzig: F. C. W. Vogel 1914. — FROMME und HEYNEMANN: VEITs Handb. Bd. 5. — FUCHS, H.: Stielgedrehte Hamatosalpinx. Dem. nordostdtsch. Ges. f. Gynakol. in Monatsschr. f. Geburtsh. u. Gynàkol. Bd. 37, S. 220. 1913. — FULD, S.: Hamatosalpinx bei Gynatresie. Arch. f. Gynàkol. Bd. 34, S. 191. 1889. — GELLER: Tubendrehung bei Dermoidzyste. Zentralbl. f. Gynakol. 1921. — GILLIES: Torsion der Tube. Brit. med. journ. Nr. 3396. — GRAFF, E. v.: Atresie und Torsion einer Tube. Arch. f. Gynakol. Bd. 93, S. 142. 1911. — GROSSMANN, H.: Ein Beitrag zur Mechanik der Tubenstieldrehung. Zentralbl. f. Gynàkol. 1925. S. 1001. — HAIM: Über Tubentorsion. Zentralbl. f. Gynàkol. 1925. — HANSON: Tubentorsion mit Hamatombildung und ihre Ätiologie. Zentralbl. f. Gynakol. 1922. — HEIL: Fall von Stieldrehung der Tube bei virginellem Genitaltraktus. Zentralbl. f. Gynakol. 1921. — HENNIG: Tubennekrose. Zentralbl. f. Gynäkol. 1893. — HERFF: Stieltorsion einer Hamatosalpinx. Dtsch. Ges. f. Gynàkol. Bd. 6. — HESS, E.: Stieldrehung normaler Adnexe. Inaug.-Diss. Göttingen 1922. Ref.: Zentralbl. f. Gynakol. 1925. S. 895. — HIRSCH: Über einen Fall von Spontanabtrennung der rechten Adnexe. Gynakol. Ges. Breslau 1923. Ref.: Zentralbl. f. Gynàkol. 1924. S. 549. — HOFFMANN: Isolierte Stieldrehung der Tube im 8. Schwangerschaftsmonat. Zentralbl. f. Gynàkol. 1921. — HOLZBACH: Zeitschr. f. Geburtsh. u. Gynakol. Bd. 61. — HORNUNG, R.: Isolierte Stieldrehung einer Saktosalpinx. Gynakol. Ges. Leipzig. Ref.: Zentralbl. f. Gynàkol. 1925. S. 2076. — HÜSSY: Torsion der sonst normalen Tube. Gynakol. Ges. d. dtsch. Schweiz. Ref.: Zentralbl. f. Gynàkol. 1922. S. 1927. — JEFFERSON: Torsion der Tube. Brit. med. journ. Nr. 3393. — KERMAUNER: Phlebolithen in den Tubenfimbrien. Monatsschr. f. Geburtsh. u. Gynàkol. Bd. 24. — KLEIN: Isolierte Stieltorsion einer Saktosalpinx. Monatsschr. f. Geburtsh. u. Gynàkol. Bd. 35, S. 655.

1911. — Klob: Pathologie der weiblichen Sexualorgane. Wien 1864. — Köhler: Torsion normaler Adnexe bei Enteroptose. Wien. klin. Wochenschr. 1927. — Kraul, L.: Dreimalige Achsendrehung des rechten Ovars. Geburtsh.-gynäkol. Ges. Wien 1922. Ref.: Zentralbl. f. Gynäkol. 1922. S. 1787. — Küstner: Beitrag zur Frage der Spontanamputation der Adnexe. Zentralbl. f. Gynakol. 1927. — Lámmle, K.: Ein weiterer Beitrag zur Frage der Eileiterdrehung. Zentralbl. f. Gynäkol. 1923. S. 436. — Lahm: Über Kontinuitätstrennung der Tube. Zentralbl. f. Gynäkol. 1921. — Laquière: Fall von angeborener Achsendrehung der Tube. Bull. et mém. de la soc. anat. de Paris. 1923. — Lehmacher: Zur Kenntnis der Knochenbildung in den Tubae uterinae. Arch. f. Gynäkol. Bd. 105. — Lepmann: Über die Verlängerung der Tube bei Ovarial- und Parovarialzysten. Zeitschr. f. Heilk. 1901. — Löffler, Albert: Über Stieldrehung der Eileiter. Inaug.-Diss. München 1925. S. 15. — Lory: Zwei Falle von Hámatosalpinx mit Stieldrehung. Bull. et mém. de la soc. ant. de Paris 1920. — Mandelstamm: Zwei Fälle von isolierter Stieldrehung gravider Tuben. Zentralbl. f. Gynäkol. 1928. — Martin: Krankheiten der Eileiter. 1895. — Meyer: Operative Behandlung der infolge von Gynatresien auftretenden Hämatosalpinx. Dtsch. med. Wochenschr. 1893. — Meyer, R.: Hámatosalpinx bei atretischem doppelten Genitalkanal. Zeitschr. f. Geburtsh. u. Gynäkol. Bd. 36. — Michaud: Fall von Knochenbildung in den Tuben. Hegars Beitr. 1908. — Michel: Isolierte torquierte normale Tube. Zentralblatt f. Gynakol. 1922. — Michou, Louis: Trois cas de volvulus de la trompe de Fallope. Soc. nat. d. méd. et des sciences méd. 4. 2. 1925. Lyon. méd. Tome 136, Nr. 27, p. 7—11. — Minar: Zit. n. Frommels Jahresber. 1889. — Möhring: Tubenstieldrehung und Tubentorsion. Die med. Welt. 1929. Nr. 11. — Nagel: Stielgedrehte Hydrosalpinx. Zentralbl. f. Gynakol. 1919. — Montagnard: Les hernies de la trompe utérine. Thèse Lyon. 1910. — Mouchotte, J. und A. Perilliat: Stielgedrehte große Hydrosalpinx. Rev. franç. de gynécol. et d'obstétr. November 1921. — Murray, H. L.: Ein Fall von Strangulation bei normaler Tube und Ovar. Journ. of obstetr. a. gynecol. of the Brit. Empire. Vol. 30, Nr. 2. Ref.: Zentralbl. f. Gynäkol. 1924. S. 392. — Nagel: Hydrosalpinx mit Stieltorsion. Monatsschr. f. Geburtsh. u. Gynäkol. Bd. 48, S. 227. 1918. — Neugebauer, F.: Ein Beitrag zur Stieldrehung gesunder Adnexe im Kindesalter. Zentralbl. f. Gynäkol. 1922. S. 1961. — Nicholson: Doppelte Stieldrehung des Eileiters. Rev. española de obstetr. y gin. 1927. — Noble: Spontaneous amputation of tube and ovary. Americ. journ. of obstetr. a. gynecol. Vol. 42. — Nürnberger: Unvollkommene Spontanamputation der Tube. Zentralbl. f. Gynakol. 1921. — Ogorek: Ein merkwürdiger Fall von Spontanabtrennung der Tube und Verlagerung der Adnexe. Arch. f. Gynakol. Bd. 103. — Ogorek: Spontanabtrennung der weiblichen Adnexe. Arch. f. Gynàkol. Bd. 102. — Oishi, Sadao: Beitrag zur Pathologie der Tubarapoplexie. 15 ann. scient. sess. Sapporo. 11. bis 13. 7. 1925. Transact. of the Japan. pathol. soc. Tokyo. Vol. 15. p. 211. — Orth: Lehrb. d. pathol. Anat. 1893. — Peine: Über Stieltorsion entzündeter Eileiter. Zentralbl. f. Gynäkol. 1920. — Piotrowsky: Fall von totaler Abschnürung eines normalen Ovarium und der Tube. Gynakol. Rundschau 1917. — Pozzi und Bender: Ossification de la trompe. Rev. de gynécol. 1912. — Rauscher: Hamatosalpinx bei Gynatresien. Inaug.-Diss. Leipzig 1903. Zeitschr. f. Geburtsh. u. Gynakol. Bd. 49, S. 417. 1903. — Roeder: Stielgedrehte Hydrosalpinx. Journ. of the Americ. med. assoc. 1921. — Rokitansky: Lehrb. d. pathol. Anat. 1861. — Rosenbaum, Norbert: Zur Spontanabtrennung der Adnexe. Inaug.-Diss. Breslau. 1924 (1925). S. 23. — Rost, W.: Torsion des Ovarialstieles als Ursache der Gangran eines normalen Ovarium unter dem Anschein einer akuten Appendizitis. Arch. of pediatr. Vol. 40, Nr. 11, p. 787. 1923. — Rübsamen: Stieldrehung einer Hydrosalpinx. Zentralbl. f. Gynakol. 1919. — Ruder: Tuboovarialhamatom mit Stieldrehung. Zentrabl. f. Gynakol. 1915. — Ruder: Stieldrehung der Tube. Ebenda 1921. — Sänger: Dtsch. Ges. f. Gynakol. Bd. 5. — Scheid, F.: Weiterer Beitrag zur Stieldrehung der Adnexe im kindlichen Alter. Zentralbl. f. Gynàkol. 1922. S. 1485. — Schreiner: Ein Beitrag zur Frage der Tubenstieldrehung. Zentralbl. f. Gynakol. 1928. — Schwartz, J.: Beitrag zum Vorkommen der Eileiterdrehung. Zentralbl. f. Gynakol. 1922. S. 1959. — Schwarzwaller, G.: 2 Falle isolierter Stieldrehung der Tube. Zentralbl. f. Gynakol. 1924. S. 2287. — Schweitzer: Isolierte Torsion der normalen Tube. Zentralbl. f. Gynakol. 1918. — Seedorf: Fall von torquiertem Adnextumor bei einer 4jahr. Patiencin. Ugeskrift f. Laeger. 1915. — Sirolli: Tube in einer eingeklemmten Leistenhernie. Rass. d'ostetr. e ginceol. Vol. 34. — Smith and Butler: Tubentosrion. Americ. journ. of obstetr. a. gynecol. 1921. — Sobotta: Über Tubenperistaltik. Physik. med. Ges. Wurzburg 1916. — Steinbuchel: Wien. klin. Wochenschr. 1905. — Strong: Knochenbildung im Eileiter. Arch. f. Gynakol. Bd. 101. — Terruhn: Zur Genese der Hamatosalpinx unter besonderer Berücksichtigung der Torsion. Zeitschr. f. Geburtsh. u. Gynàkol. Bd. 92. H. 2. — Veit: Über Hamatosalpinx bei Gynatresien. Berl. klin. Wochenschr. 1896. — Venetianer: Stieldrehung des Ovariums und der Tube in einer Inguinalhernie bei einem einjahrigen Madchen. Gyógyászat 1925.

Entzündung.

Adler: Hypertrophische und hyperplastische Zustände des Uteruskörpers, Metropathien und Verwandtes. Halban-Seitz: Biologie und Pathologie des Weibes. Bd. 4. — Albrecht: Pathologische Anatomie und Klinik des Adenomyoms und der Adenomyosis. Halban-Seitz: Biologie und Pathologie des Weibes. Bd. 4. — Alfieri: Contributo allo studio delle nodosita intramedialis ed isthmici della trom bauterina. Folia gynecol. Vol. 7. 1912. — Alfieri: Due nuove casi di idrosalpinge con torsione del peduncolo. Boll. de la soc. med. di Pavia 1908. — Alfieri: Contributo allo studio delle nodosità intramurali de isthmici della tromba uterina. Fol. gynaecol. Vol. 7. — Amann: Mon. 15. Kongr. d. dtsch. Ges. f. Gynäkol. 1901. — Amersbach: Über die Histologie der Salpingitis gonorrhoica. Beitr. z. pathol. Anat. u. z. allg. Pathol. Bd. 45 und Monatsschr. f. Geburtsh. u. Gynäkol. Bd. 32. — D'Anna: Su di un caso do piosalpinge da batterio coli. La Clin. chir. Nr. 9. — Anspach, M. Brooke: Die Torsion von Tubensäcken mit besonderer Berucksichtigung der Pyosalpinx. Americ. journ. of obstetr. a. gynecol. Oktober 1912. — Artusi: Über die kausale Genese der adenomyomatösen Wucherungen des weiblichen Genitalapparates. Arch. f. Gynäkol. Bd. 123. H. 1. — Aschoff: Med. Klinik 1911. — Babès et Coulluri: Étude sur la nature de la salpingite nodulaire. Malformation nodulaire. La Gynec. 1928. — Babès: Nouvelle étude sur la nature de la salpingite nodulaire. La Gynèc. 1927. — Barret, Lash und Pilot: Eine Untersuchung uber chemische Infektionen der Cervix uteri und der Fallopischen Tuben. Americ. journ. of obstetr. a. gynecol. Bd. 9. 1925. — Bidwell: Gonorrhoeal Salpingitis in a child aged six years. Brit. journ. of childr. dis. 1904. Bland Sutton: Acute salpingitis a caused by an inflamed appendix. Brit. med. journ. 1905. — Boldt: Interstitial salpingitis. Americ. journ. of obstetr. a. gynaecol. 1888. — Bröse: Demonstration einer Pyosalpinx. Ref.: Zentralbl. f. Gynakol. 1906. — Brunet: Zeitschr. f. Geburtsh. u. Gynakol. Bd. 53. — Bulius: Verhandl. d. dtsch. Ges. f. Gynakol. Bd. 10. — Bumm, E.: Der Mikroorganismus der gonorrhoischen Schleimhauterkrankungen. Wiesbaden 1887. — Bumm, E.: Über Gonorrhöe und ihre Behandlung. Dtsch. Klinik. Bd. 9, 17. Vorl. S. 412. 1904. — v. Burg: Zur Frage der Adenomyosis interna. Zeitschr. f. Geburtsh. u. Gynakol. Bd. 90. — Chiari: Zur pathologischen Anatomie des Eileiterkatarrhs. Prag. Zeitschr. f. Heilkde. 1887. — Cordua: Zur Frage der Schleimhautveranderungen am Tubenwinkel. Zentralbl. f. Gynakol. 1928. — Cummings: 200 Falle entzündlicher Adnextumoren. Americ. journ. of obstetr. a. gynecol. 1914. — Curtis: Bakteriologie und Pathologie der Tuben. Surg., gynecol. a. obstetr. Vol. 33. — Daniel und Babès: Das Xanthom der Tube (Salpingitis xanthomatosa). Presse méd. 1923. — Desmarest et Cvitanovitsch: Zur Frage der einseitigen Salpingitis. Rev. mens. et obstétr. Tome 15. 1927. — Dirmoser: Über eitrige Adnexerkrankungen infolge von Typhus abdominalis. Zentralbl. f. Gynakol. 1904. Doléris und Roulland: L'hydrosalpinx expérimental. Cpt. rend de la soc. d'obst. Paris 1907. — Domaschewitz: Experimentelle Erzeugung der Hydrosalpinx. Ref.: Zentralbl. f. Gynäkol. 1893. — Duls: Xanthomzellenbildung in der Uterusschleimhaut bei Funduskarzinom. Zentralbl. f. allg. Pathol. u. pathol. Anat. Bd. 34, Nr. 6. 1923. — Edelberg: Beitr. z. Kasuistik des Hydrops tubo-ovarialis profluens. Gynakol. Rundschau 1912. — Fabricius: Ruptur einer Pyosalpinx bei einer Schwangeren. Wien. klin. Wochenschr. 1897. — Fabricius: Über die Beziehungen der Appendix zu Erkrankungen des Genitalapparates. Med. Klinik 1914. — Fabricius: Perforation einer Pyosalpinx. Zentralbl. f. Gynakol. 1917. — Findley: Intermittent hydrosalpinx. Americ. journ. of obstétr. a. gynecol. 1906. — Fögel: Zur pathologischen Anatomie der Salpingitiden. Monatsschr. f. Geburtsh. u. Gynäkol. Bd. 77. 1927. — Forgue und Grynfeltt: Pathologisch-anatomische Untersuchungen über den Verschluß des abdominalen Tubenostium bei Salpingitis. Bull. et mém. de la soc. anat. de Paris. 1923. — Forssner: Die Ausbreitung der Urniere, mit besonderer Rücksicht auf die Genese der v. Recklinghausenschen Geschwülste. Acta gynecol. scandinav. Vol. 1, Fasc. 1, p. 61. 1921. — Forssner: Zur Behandlung der entzündlichen Adnexerkrankungen. Arch. f. Gynakol. Bd. 83, S. 447. 1907. — Forssner: Fall von torquierter Pyosalpinx. Hygiea 1917. — Frankl: Demonstration. Gynäkol. Ges. Wien 1908. — Frankl: Pathologische Anatomie und Histologie der weiblichen Genitalorgane. Leipzig: F. C. W. Vogel 1914. — Frankl: Zur Pathologie der Salpingitis. Zentralbl. f. Gynäkol. 1915. — Frankl: Zur Kenntnis der Salpingitis nodosa. Gynakol. Ges. Wien. Ref.: Zentralbl. f. Gynakol. 1917. — Frankl, O.: Zur Kenntnis der Adenomyosis uteri. Zentralbl. f. Gynakol. 1913. Nr. 24, S. 907/908. — Frankl, O.: Über tumorartige Hyperplasien im Uterus. Gynäkol. Rundschau. 1914. S. 623. — Frankl, O.: Zur Kenntnis der Adenomyosis uteri. Zentralbl. f. Gynäkol. 1919. S. 489. — Frankl, O.: Über Endometrioma ovarii. Monatsschr. f. Geburtsh. u. Gynäkol. Bd. 62, S. 93/94. 1923. — Frankl, O.: Zur Klinik und pathologischen Anatomie der Adenomyosis. Zentralbl. f. Gynakol. 1923. Nr. 7, S. 241. — Frankl, O.: Adenomyosis uteri. Americ. journ. of obstetr. a. gynecol. Vol. 10, p. 5. 1915. — Frankl, O.: Tubenstumpfgranulom. Zentralbl. f. Gynakol. 1921. — Frankl, O.: Salpingitis isthmica nodosa und Adenomyosis tubae. Arch. f. Gynakol. Bd. 135, H. 3. 1929.

Franqué: Salpingitis nodosa isthmica und Adenomyoma tubae. Zeitschrift f. Geburtsh. u. Gynäkol. Bd. 42 — Franqué: Erkrankungen der Eileiter. In Menge-Opitz Handb. d. Frauenkrankh. 1913. — Fromme: Ein weiterer Beitrag zur Lehre von den Gynatresien. Zeitschr. f. Geburtsh. u. Gynäkol. Bd. 54. — Fromme und Heynemann: Die Erkrankungen der Tube (Ätiologie und pathologische Anatomie). In Veits Handb. Bd. 5. — Funke: Dtsch. med. Wochenschr. 1903. — Gaifami: Sul piocele intertubarico e sulla genesi del piosalpinge confluente. Boll. d. R. accad. med. di Roma, Anno 48, 1922. — Gaifami: Postumi genitali di Peritonite fetale. Atti d. soc. Ital. d. Ost. e Gin. 1923. — Gaifami: Sactosalpinge bilaterale, confluente. Ginecologia, Bd. 7. 1910. — Garaven und Merle: Das diffuse Adenom der Gebärmutterhörner. Rev. franç. gynécol. et obstetr. Tome 21. — Gassot: Zustand der Tuben beim Puerperalfieber. Korrespbl. f. Schweizer Ärzte 1916. — Geipel: Demonstration von doppeltbrechendem Fett (Cholesterinester-Verfettung in alten Eitertuben. Zentralbl. f. Gynäkol. 1921. — Geist und Goldberger: Studie über den intramuralen Teil gesunder und erkrankter Tuben mit Bezug auf die Sterilitätsfrage. Surg., gynecol. a. obstetr. 1925. — Gelpi: Hydrosalpinx mit Koliinfektion. Americ. journ. of obstetr. a. gynecol. Vol. 12, Nr. 6. — Gogoberidse: Über die Komplikation der Fibromyome des Uterus mit Adnexerkrankungen und deren gegenseitige Beziehungen. Ref.: Zentralbl. f. Gynäkol. 1911. Nr. 8, S. 329. — Goth: Arch. Bd. 92. — Gottschalk: Adenom des Tubenisthmus. Zeitschr. f. Geburtsh. u. Gynakol. Bd. 42 und Zentralbl. f. Gynäkol. 1900. — Grekow: Wien. klin. Wochenschr. 1911. — Guéniot: Kindskopfgroße Hydrosalpinx. Bull. de la soc. d'obstétr. et de gynécol. de Paris 1925. — Hager: Über eine Mischinfektion der Tube und peritoneale Sepsis. Monatsschr. f. Geburtsh. u. Gynakol. Bd. 13. — Heynemann: Zur Ätiologie der Pyosalpinx. Zeitschr. f. Geburtsh. u. Gynakol. Bd. 70. — Halban, J.: Hysteradenosis metastatica. Die lymphogene Genese der sog. Adenofibromatosis heterotopica. Arch. f. Gynakol. Bd. 72, S. 2. 1925. — Halban, J.: Hysteradenosis metastatica. Wien. klin. Wochenschr. 1924. S. 47. Zentralbl. f. Gynakol. 1925. Nr. 7, S. 12. — Hermstein und Neustadt: Über den intramuralen Tubenteil. Zeitschr. f. Geburtsh. u. Gynakol. Bd. 88. — Heynemann, Th.: Zur Behandlung und zur Diagnose der Pyosalpinx. Prakt. Ergebn. d. Geburtsh. u. Gynakol. Bd. 3, S. 376. 1911. — Hoehne: Zur Frage der Entstehung der intramuskularen Abzweigungen des Tubenlumens. Arch. Bd. 74. — Hoehne: Zeitschr. f. Geburtsh. u. Gynakol. Bd. 63, S. 106. 1908. — Hohne: Sitzungsber. d. nordwestdtsch. Ges. f. Gynakol. Zentralbl. f. Gynakol. 1924. Nr. 6, S. 233. — Horálek: Salpingitis isthmica nodosa und die posttuberkulösen Adnexveranderungen. Prag: J. Topic 1928. — Jägerroos: Die Hydrosalpinx. Arch. f. Gynäkol. Bd. 114. — Jaegerroos. B. H.: Bakteriologische und klinische Untersuchungen der Douglasabszesse. Finska lakaresallkapets handlinger Bd. 57, S. 1269 u. 1479. 1915. Ref.: Monatsschrift f. Geburtsh. u. Gynàkol. Bd. 53, S. 385. 1920. — Jayle et Cohn: Des nodosilés des comes uterines. Rev. de gyn. et de chirurg. abdom. 1901. — Joachimovits: Plasmazellinfiltrate bei gonorrhoischer Salpingitis. Zentralbl. f. Gynakol. 1929. Nr. 7. — Jung: Tubenwinkeladenomyom. Monatsschr. f. Geburtsh. u. Gynakol. Bd. 16. — Jenther: Wratsch 1911. — Josephson: Experimentelle Herstellung einer Hydrosalpinx. Nordisk med. arkiv. Bd. 24. — Kakuschkin: Zysten- und Drüseneinschlusse des Tubenwinkels der Gebarmutter in einem Fall von kongenitalem einseitigen Mangel der Tube und des Ovariums. Arch. f. Gynakol. Bd. 133, H. 2. — Kehrer: Versuche zur Kastration und Erzeugung von Hydrosalpinx. Beitr. z. klin. u. exper. Geburtskunde. 1887. — Kehrer: Pathologisch-anatomischer Beitrag zur sog. Salpingitis isthmica nodosa. Hegars Beitr. Bd. 5. — Kehrer: Pathologisch-anatomischer Beitrag zur sog. Salpingitis isthmica nodosa. Beitr. z. Geburtsh. u. Gynakol. Bd. 5, H. 1. 1901. — Kermauner: Diskussion geburtsh.-gynakol. Ges. Wien. Zentralbl. f. Gynakol. 1925. Nr. 72, S. 663. — Kitai: Beitrag zur Anatomie und Genese der endometranen Adenomyosis (A. uteri interna). Arch. f. Gynakol. Bd. 124, S. 1. 1925. — Kitai: Über den entzündlichen Ursprung der Atresie und der heterotopen Epithelwucherung in den Tuben. Arch. f. Gyn. Bd. 128, H. 3. — Kleinhans: Beitrag zur Lehre von den Adenomyomen des weiblichen Genitaltraktes. Zeitschr. f. Geburtsh. u. Gynakol. Bd. 52, S. 226. 1904. — Kleinhans: Die Erkrankungen der Tube. Ätiologie und pathologische Anatomie, im Handbuche der Gynakol. von J. Veit. 1. Aufl., Bd. 3, 2. Halfte, S. 643. Wiesbaden: J. F. Bergmann 1899. — Koblanck: Über entzündliche Erkrankung der Eileiter. Die dtsch Klinik im Eing. d. 20. Jahrh. 1904. — Koch: Typhusbazillen in der Tube. Monatsschr. f. Geburtsh. u. Gynakol. 1902. — Kossmann: Die Abstammung der Druseneinschlusse in den Adenomyomen des Uterus und der Tuben. Arch. f. Gynakol. Bd. 54, S. 359. 1897. — Kossmann: Zeitschr. f. Geburtsh. u. Gynakol. Bd. 37. Arch. f. Gynakol. Bd. 54. Monatsschr. f. Geburtsh. u. Gynakol. Bd. 1. — Kraus: Nachweis von Gonokokken in den tiefen Schichten der Tubenwand. Monatsschr. f. Geburtsh. u. Gynäkol. Bd. 16. — Kroemer: Über den Bau der menschlichen Tube. Med. Verein Greifswald 1911. — Lahm: Tubenwinkeladenome. Zentralbl. f. Gynakol. 1914. — Lahm: Adenomyosis der Tube. Zentralbl. f. Gynakol. 1921. — Lahm: Die kongenitale Ätiologie der Salpingitis isthm nod. Zentralbl. f. Gynakol. 1921. — Lahm: Neues zur Salpingitis isthm. nod. Zentralbl. f.

Gynakol. 1921. — Lahm: Die Adenomyosis des Genitalapparates. Gynäkol.Ges. zu Dresden
17. März 1921. — Lahm: Die pathologisch-anatomischen Grundlagen der Frauenkrankheiten.
Dresden 1922. — Lahm: Zur Adenomyosis des weiblichen Genitalapparates. Zeitschr. f. Geburtsh. u. Gynäkol. Bd. 85, S. 2. 1923.— Lahm: Zur Adenomyosis des weiblichen Genitalapparates. Zentralbl. f. Gynakol. 1923. Nr. 9, S. 379. — Lahm: Zur Adenomyosis des weiblichen
Genitalapparates. Zeitschr. f. Geburtsh. u. Gynakol. Bd. 85, S. 292. 1922. Die pathologisch-anatomischen Grundlagen der Frauenkrankheiten. Dresden u. Leipzig: Theodor
Steinkopf 1923. S. 260. — Lahm: Schleimhautdurchwanderung durch die Tube. Zentralbl.
f. allg. Pathol. und pathol. Anat. Bd. 36. 1925. — Lahm: Die Differenzierungshemmung
der Tubenschleimhaut und ihre Bedeutung für die Tubenpathologie. Zentralbl. f. Gynäkol.
1927. S. 697. Monatsschrift f. Geburtsh. u. Gynakol. Bd. 76, H. 3. — Lahm: Zur Frage
der Tubenmenstruation auf dem Boden einer endometroiden Fehlbildung ihrer Schleimhaut.
Arch. f. Gynäkol. Bd. 130. — Landau: Über Tubensäcke. Arch. f. Gynäkol. Bd. 40. —
Landau und Pick: Arch. f. Gynäkol. Bd. 64. — Lang: Stieltorquierte Pyosalpinx. Inaug.-
Diss. München 1921. — Lauche: Über die heterotopen Wucherungen vom Bau der Uterus-
schleimhaut. Ein kritischer Sammelbericht. Monatsschr. f. Geburtsh. u. Gynakol. Bd. 68,
S. 2/3. 1925. Zentralbl. f. allg. Pathol. u. pathol. Anat. Bd. 35, S. 23. 1925. — Lauche:
Über die Entstehung der heterotopen Wucherungen vom Bau der Uterusschleimhaut.
Zentralbl. f. allg. Pathol. u. pathol. Anat. Bd. 35, S. 23. 1925. — Lauche: Die Bedeutung
der heterotopen Epithelwucherungen vom Bau der Uterusschleimhaut für die Gynäkologie
und ihre neue Erklarung durch Autoimplantation von Endometrium bei Menstruation in die
Bauchhohle (Sampson). Dtsch. med. Wochenschr. 1924. S. 19. — Lauche: Die extragenitalen heterotopen Epithelwucherungen vom Bau der Uterusschleimhaut. Virchows Arch.
Bd. 243. 1923. — Lederer: Über die Beziehungen der Tubovarialzysten zur Salpingitis
isthmica nodosa. Monatsschr. f. Geburtsh. u. Gynakol. Bd. 64, S. 45. 1923. — Leopold:
Fall von akuter Salpingitis in der Schwangerschaft ohne Unterbrechung derselben. Zentralbl.
f. Gynakol. 1905. — Leppert: Anatomische Untersuchungen über das Verhalten des
intramuralen Anteiles der Tube bei chronisch-entzündlichen Adnexerkrankungen. Zeitschr.
f. Geburtsh. u. Gynäkol. Bd. 93, H. 2. — Llewellyn and Benton Block: Hydrops tubae
profluens. Journ. of the Americ. med. assoc. Vol. 66, Nr. 14. 1916. — Lorrain et Blot:
Uterusmyom und Hamatosalpinx. Bull. et mém. de la soc. anat. de Paris. Juli 1921. —
Lübke: Häufigkeit, Ursache, Prognose und Therapie der rupturierten Adnextumoren. Inaug.-
Diss. Hamburg 1924. — Mahle: Salpingitis nodosa. Surg., gynecol. a. obstetr. Vol. 33. —
Mainzer: Zur Ätiologie und Therapie der Gynatresien. Arch. f. Gynäkol. Bd. 57. — Maiss:
Linke Adnexe mit peritubarer Pyocele bei Gonorrhöe. Zentralbl. f. Gynakol. 1906. —
Maresch, K.: Zur Kenntnis der sog. Tubenwinkeladenome. Verhandl. d. dtsch. pathol. Ges.
Bd. 11, S. 117. 1908. — Maresch: Über Salpingitis nodosa. Berlin: Karger 1908. — Martin:
Tubenkrankheiten. Real-Enzyklopädie der gesamten Heilkunde. — Martin: Über Tuben-
erkrankung. Zeitschr. f. Geburtsh. u. Gynakol. 1881. — Mathes: Zur Kasuistik und Genese
der Hämatosalpinx. Zeitschr. f. Heilk. Bd. 21. — Menge: Der Bakteriengehalt der kranken
Eileiter, in Menge-Krónig: Bakteriologie des weiblichen Genitalkanales. Leipzig 1897. —
Menge: Mittelrhein. Ges. f. Gyn. 1912. — Mestitz: Ursprung und Ausbreitungsweg des
heterotopen Uterusepithels. Arch. f. Gynäkol. Bd. 130, H. 4. — Mestilz: Heteroplasie
der Tubenschleimhaut. Arch. f. Gynäkol. Bd. 131. — Meyer, Robert: Über embryonale
Gewebseinschlusse in den weiblichen Genitalien und ihre Bedeutung für die Pathologie
dieser Organe. Ergebn. d. allg. Pathol. u. pathol. Anat. Bd. 9, H. 2. 1905. — Meyer,
Robert: Über adenomatöse Schleimhautwucherungen in der Uterus- und Tubenwand.
Virchows Arch. Bd. 172. — Meyer, Robert: In Veits Handb. Bd. 1. — Meyer, Robert:
Die subserosen Epithelknotchen an Tuben, Ligamentum latum, Hoden und Neben-
hoden. Virchows Arch. Bd. 171, S. 443. 1903. — Meyer, Robert: Adenomyo-
matöse Schleimhautwucherungen in Uterus- und Tubenwand. Arch. f. pathol. Anat.
Bd. 172, S. 394. 1903. Zentralbl. f. Gynäkol. 1906. S. 528. — Meyer, Robert: Über
adenomatose Schleimhautwucherungen in der Uterus- und Tubenwand usw. Virchows
Arch. B.d 172, S. 394. — Meyer, Robert: Zur Frage der Urnierengenese von Adenomyomen.
Zentralbl. f. Gynakol. 1923. S. 15. — Meyer, Robert: Ältere und neuere Gesichtspunkte
über die Adenomyohyperplasia uteri (Adenomyosis) und die extragenitale Fibroadenomatosis. Zentralbl. f. Gynäkol. 1925. — Meyer, Robert und J. Kitai: Beiträge zu der Lehre
von der Adenomyosis der weiblichen Geschlechtsorgane. Monatsschr. f. Geburtsh. u.
Gynäkol. Bd. 70, S. 5/6. 1925. Zentralbl. f. allg. Pathol. u. pathol. Anat. Bd. 36, Erg.-H.
1921. — Meyer, Robert und J. Kitai: Bemerkungen über endometrane Adenomyosis
uteri in anatomischer Beziehung und insbesondere über die histologische Wirkung der heterotopen Zellwucherung, mit kurzer Bemerkung zur Theorie von Sampson. Zentralbl. f.
Gynäkol. 1924. S. 45. — Meyer, Robert: Kritische Bemerkungen zu Halbans Hysteroadenosis metastatica. Zentralbl. f. Gynakol. 1925. S. 38. — Meyer, Robert: Beitrage
zur Lehre von der Adenomyosis uteri und der Adenofibrosis peritonealis. Zeitschr. f.
hilfe u. Gynakol. Bd. 89, S. 2. 1925. — Meyer, Robert: Ältere und neuere Gesichtspunkte

über die Adenomyohyperplasie uteri (Adenomyosis) und über die extragenitale Fibroadenomatosis. Zentralbl. f. Gynäkol. 1925. S. 22. — MEYER, ROBERT: Über den Stand der Frage der Adenomyositis und des Adenomyoms im allgemeinen und insbesondere über Adenomyositis seroepithelialis und Adenomyometritis sarcomatosa. Zentralbl. f. Gynäkol. 1919. S. 36. — MEYER, ROBERT: Die subserösen Epithelknötchen an Tuben, Ligamentum latum, Hoden und Nebenhoden. VIRCHOWS Arch. Bd. 171, S. 443. — MEYER: Endometrium in der Tube. Zentralbl. f. Gynäkol. 1927. Nr. 24. — MICHAUD: Fall von Knochenbildung in den Tuben. HEGARS Beitr. Bd. 12. — MILLER: Über differentialdiagnostische Bedeutung der Plasmazellen bei eitrigen Adnexentzündungen. Arch. f. Gynäkol. Bd. 88. — MILLER: Über die histologische Differentialdiagnose der gonorrhoischen Salpingitis.-Monatsschr. f. Geburtsh. u. Gynäkol. Bd. 36. — MOSSÉ et MOUIOUGUET: Salpingitis mit retrozökalem Abszeß. Bull. et mém. de la soc. anat. de Paris. Juli 1921. — MUELLER: Die Beziehungen zwischen Appendicitis chronica und den Erkrankungen der Ovarien und Tuben. Zeitschr. f. arztl. Fortbildung. 1913. — MÜLLER: Chronische Entzündung und Karzinom der Tube. V. Kongr. dtsch. Naturf. u. Ärzte 1914. — NEU: Über entzündliche Schleimhautwucherung mit Mehrschichtung in der Tube. Zeitschr. f. Geburtsh. u. Gynäkol. Bd. 62. — NIDEREHE: Über Genese, pathologische Anatomie und Klinik der Tubo-Ovarialzysten. Arch. f. Gynäkol. Bd. 123, 1925. — NOVAK: Die Bedeutung von Uterusschleimhaut in der Tube, mit Beschreibung des Ursprunges aberrierenden Endometriums. Americ. Journ. of obstetr. a. gynecol. Vol. 12. 1926. — OPITZ: Beitrag zur Mechanik des Tubenverschlusses. Zeitschr. f. Geburtsh. u. Gynäkol. Bd 52. — OPITZ: Über Adenomyome und Myome der Tuben und des Uterus usw. Zeitschr. f. Geburtsh. u. Gynäkol. Bd. 42, S. 617ff. mit Diskussion und Zentralbl. f. Gynäkol. 1900. S. 411. — Sitzg. d. mittelrhein. Ges. f. Geburtsh. u. Gynakol. Diskussion. Monatsschr. f. Geburtsh. u. Gynäkol. Bd. 20. 1904. — OPITZ: Adenomyom Laparotomienarbe. Verhandl. d. dtsch. Ges. f. Geburtsh. u. Gynäkol. 1911. — ORTHMANN: Über die Entstehungsweise der Saktosalpingen. VIRCHOWS Arch. f. pathol. Anat. u. Physiol. Bd. 155. — ORTHMANN: Beitr. z. normalen Histologie und Pathologie der Tube. VIRCHOWS Arch. Bd. 108. — PANKOW: 82. Vers. dtsch. Naturf. 1910. — PAYR: Pyosalpinx mit Darmkomplikationen. Münch. med. Wochenschr. 1918. — PETRI: Zur Kenntnis der xanthomatosen Gewebsumwandlung. Zentralbl. f. allg. Pathol. u. pathol. Anat. Bd. 34, Nr. 1. 1923. — PFANNENSTIEL: Die Erkrankungen des Eierstockes. Handb. d. Gynäkol. von J. VEIT. 2. Aufl., Bd. 4, 1. Hälfte, S. 61. Wiesbaden: J. F. Bergmann 1908. — PFORTE: Über entzündliche Schleimhautsenkungen in der Gebärmutterwand. Inaug.-Diss. Berlin 1903. — PICK: Über besondere Strukturen in alten Eitertuben. Berl. klin. Wochenschr. 1908. — PICK: Über die Anhäufung doppeltbrechender fettähnlicher Substanzen bei chronischer Eileitervereiterung. Münch. med. Wochenschr. 1908. — PLOEGER: Zur Histologie entzündlicher Tubenerkrankungen mit besonderer Berücksichtigung der Gonorrhöe. Arch. f. Gynakol. Bd. 95. — POMPE VAN MEERDERVOORT: Über Entstehung der Hydrosalpinx. Ref. in FROMMELS Jahresber. 1900. — PREISER: Beitrag zur Lehre von den Tuboovarialzysten. Inaug.-Diss. Berlin 1901 und Arch. f. Gynakol. Bd. 34. — RABINOVITZ: Die Pathogenese der Adenomyosalpingitis. Americ. journ. of obstetr. a. gynecol. 1913. — RABINOWITZ: Die Pathogenese der Adenomyosalpingitis (Salpingitis nodosa). Americ. journ. of obstetr. a. gynecol. Oktober 1913. Ref.: Zentralbl. f. Gynäkol. 1914. Nr. 13, S. 502. — RASPINI (Florenz): Über die Adenomyositis des Uterus und Rektum. Ref.: Zentralbl. f. Gynakol. 1914. S. 248. — RECKLINGHAUSEN: Die Adenomyome und Zystadenomyome der Uterus- und Tubenwandung. Berlin 1896. — REGNAULT: Tubensteine. Rev. mens. gynécol. et d'obstétr. Tome 9. 1924. — REICHELT: Über Knochenbildung in den Eileitern. Arch. f. Gynäkol. Bd. 134, H. 3. — RIES: Zit. nach FALGOWSKI. Gynäkol. Rundschau 1913. S. 251. — RIES: Nodular forms of tubal disease. Journ. of exp. med. 1897. — RIES, EMIL: Der Mechanismus des Tubenverschlusses. Americ. journ. of obstetr. a. gynecol. Bd. 60, p. 2. 1909. Ref.: Zentralbl. f. Gynakol. 1911. Nr. 36, S. 1294. — ROSENBERGER: Die pathologisch-anatomische Diagnose der Salpingitis isthmica nodosa. Arch. f. Gynäkol. Bd. 114. — ROSENBERGER: Spontanöffnung einer geschlossenen Tube, durch Relaparotomie festgestellt. Zentralbl. f. Gynäkol. 1924. — RUSSKI: Über hypertrophische Myosalpingitis. Wratsch 1904. — SANTI: Betrachtungen uber die Adenomyome der Tube. Zeitschr. f. Geburtsh. u. Gynakol. Bd. 71, S. 619. 1912. — SARNEINZKY: Hamatosalpinx sine gravidate. Medizinskaja Myssl. Vol. 3, Nr. 3, p. 59—62. (Russisch.) — SCAGLIONE: Die Hydrosalpinx. Riv. ital. di ginecol. 1924. — SCHAFFER: Die Plasmazellen. Jena: Fischer 1910. — SCHAFFER: Über Bau und Funktion des Eileiterepithels beim Menschen und bei Saugetieren. Monatsschr. f. Geburtsh. u. Gynakol. Bd. 28. — SCHÄFFER: Über Genese, Diagnose und Therapie der Pyo-Tuboovarialzysten. Arch. f. Gynakol. Bd. 74. SCHAUTA: Verhandl. d. dtsch. Ges. f. Gynakol. Bd. 5. — SCHAUTA: Über die Diagnose der Frühstadien chronischer Salpingitis. Arch. f. Gynakol. Bd. 33. — SCHENK: Der Pneumobazillus FRIEDLANDER im Tubeneiter. HEGARS Beitr. Bd. 1. — SCHICKELE: Über die Herkunft der Zysten der weiblichen Adnexe und der Adenomyome des lateralen Tubenabschnittes. VIRCHOWS Arch. 1902. — SCHIFFMANN: Exophytische Adenomyose des Uterus und der Tuben. Arch. f. Gynäkol. Bd. 192. H. 1. — SCHILLER: Über Xanthomzellen des Uterus. Arch. f. Gynäkol. Bd. 130, H. 2. — SCHINDLER: Uterusschleimhaut in der Tube. Zentralbl. f. Gynakol. 1925. — SCHINDLER: Zur Frage der Adenomyosis der weiblichen Geschlechtsorgane, besonders des Eierstockes, zugleich uber die endometrioide Fehlbildung der Tubenschleimhaut. Frankfurt. Zeitschr. f. Pathol. Bd. 32, 1925. — SCHOENHOLZ: Über angeborene Tubenanomalien. Zeitschr. f. Geburtsh. u. Gynakol. Bd. 89. 1924. Arch. f. Gynäkol. Bd. 120. 1923. — SCHOTTMÜLLER und BARFURTH: Zur Ätiologie der eitrigen Adnexerkrankungen. BRAUERs Beitr. z. Klinik d. Infektionskrankh. Bd. 2. 1913. — SCHRIDDE: Die eitrigen Entzündungen des Eileiters. Jena 1910. — SCHRIDDE: Die histologische Diagnose der Salpingitis gonorrhoica. Mittelrhein. Ges. f. Geburtsh: u. Gynäkol. 10. März 1912. — SCHRIDDE: Studien und Fragen zur Entzundungslehre. Jena 1910. — SCHRIDDE und SCHÓNHOLZ: Epitheliofibrose und Epitheliomyose der Eileiter. Frankfurt. Zeitschr. f. Pathol. 1924. S. 338. — SCHONHOLZ: Über angeborene Tubenanomalien. Zeitschr. f. Geburtsh. u. Gynakol. Bd. 87. — SCHRODER: Die Gonorrhoe Lehrb. d. Gynakol. Leipzig: Vogel 1922. S. 187—247. — SCHWARZ und MC NALLEY: Diffuse Adenomyoma of the Uterus. Americ. journ. of obstetr. a. gynecol 1922. — SÉGOND: L'appendicite et les maladies des annexes. Paris 1909. — SITZENFREY: Beiderseitige Hydrosalpinx. Gynàkol. Rundschau 1908. SPIRITO: Sul contenuto in lipoide morfologicamente dimostrabili della tuba umana. Arch. di ostetr. e Gin. Anno 17. 1923. — STEIN: Über adenomatöse Wucherungen der Tubenschleimhaut bei chronischer Tuberkulose und Gonorrhöe der Tuben. Monatsschr. f. Geburtsh. u. Gynakol. Bd. 17. — STEIN: Über adenomatöse Wucherungen der Tubenschleimhaut bei chronischer Tuberkulose und Gonorrhoe der Tube. Monatsschr. f. Geburtsh. u. Gynàkol. Bd. 17, Erg.-H. p. 1111. — STRASSMANN: Konkrement der Tube. Zentralbl. f. Gynàkol. 1903. — STRASSMANN: Praparate von besonders großen Pyosalpingen. Ebenda. — STRUWER: Mechanik des Tubenverschlusses. Zeitschr. f. Geburtsh. u. Gynakol. Bd. 85. — SZAMEK: Über Endometrium in der Tube. Zentralbl. f. Gynàkol. 1928, Nr. 13. — SZILLI: Gynakol. Rundschau 1911. S. 896. — TESTA: Die Plasmazellen bei den Salpingitiden. Arch. di obstetr. e gin. 1924. — THALER: Tonsillarabszesse, akute Leukamie, leukamische Infiltration der Eileiter. Zentralbl. f. Gynäkol. 1920. — THIES: Steinbildung bei chronischer Salpingitis. Arb. a. d. pathol. Inst. Tübingen. Bd. 8. — ULESKO-STROGANOWA: Journ. akusch. 1909. — VAUTRIN: FROMMELs Jahresber. 1912. S. 216. — WAGNER: Fall von Salpingitis isthmica nodosa. Inaug.-Diss. Breslau 1915. — WAGNER: Über Verkalkung in den Fimbrien der Tube. Arch. f. Gynakol. Bd. 74. — WAGNER: Gonorrhöe des weiblichen Geschlechtsapparates. HALBAN-SEITZ: Biologie und Pathologie des Weibes. Bd. 5, 1. T. — WÄTJEN: Über die Histologie der eitrigen Salpingitis. Beitr. z. pathol. Anat. u. z. allg. Pathol. Bd. 59. — WALDSTEIN: Monatsschr. f. Geburtsh. u. Gynakol. Bd. 11. — WALLACH: Beitrag zur sog. Salpingitis isthmica nodosa. Zeitschr. f. Geburtsh. u. Gynakol. Bd. 66, 1910. — WALLART: Salpingitis isthmica nodosa. Zeitschr. f. Geburtsh. u. Gynakol. Bd. 73. — WALTHARD: Mittelrhein. Ges. f. Gynàkol. 10. Marz 1912. — WEBSTER: Die ektopische Schwangerschaft. Berlin 1896. — WEISHAUPT: Zur Lehre von der Endometritis und der Bedeutung der Plasmazellen bei pathologischen Gewebsreaktionen (Entzündungen). Zeitschr. f. Geburtsh. u. Gynakol. Bd. 62. 1908. — WEISHAUPT: Zusammenhang von Ätiologie und Histologie der Salpingitis. Arch. f. Gynàkol. Bd. 101. — WERTHEIM: Arch. f. Gynäkol. Bd. 42. Wien. klin. Wochenschr. 1890. Zentralbl. f. Gynakol. 1892. VOLKMANNs Samml. klin. Vortr. Nr. 100. Gynakol. Ges. Wien. 16. Januar 1895. — WOLFF: Zentralbl. f. Gynakol. 1912 — WOSKERESSENSKY: Experimentelle Untersuchungen uber Pyo- und Hydrosalpinx. Zentralbl. f. Gynàkol. 1891. — YAMASAKI: Über Adenomyoma uteri. Zeitschr. f. Geburtsh. u. Gynakol. Bd. 66. 1910. — ZWEIFEL: Arch. f. Gynakol. Bd. 39. — ZWEIFEL: Dtsch. med. Wochenschr. 1922. Nr. 23.

Tuberkulose.

AHLFELDER: Klinische und anatomische Beiträge zur Genitaltuberkulose. Monatsschr. f. Geburtsh. u. Gynäkol. Bd. 16. — ALBRECHT: Dtsch. Ges. f. Gynàkol. München. — ALFIERI: Tbc. Pyosalpinx. Folia gynaecol. Vol. 12. — ALTERTHUM: Tuberkulose der Tuben und des Beckenbauchfells. HEGARs Beitr. 1898. — AMANN: Zur Frage der weiblichen Genitaltuberkulose. Monatsschr. f. Geburtsh. u. Gynakol. Bd. 16. Münch. gynäkol. Ges. 25. Januar 1907. — ASCHOFF: Lehrb. d. pathol. Anat. — BARTEL: Wien. klin. Wochenschr. 1911. — BASSO: Arb. a. d. Geb. pathol. Anat. u. Bakteriol. a. d. pathol. Inst. Tübingen 1905. — BAUEREISEN: Die Ausbreitungswege der Genitaltuberkulose. Arch. f. Gynäkol. Bd. 96. — BAUMGARTEN: Experimente über die Ausbreitung der weiblichen Genitaltuberkulose. Berl. klin. Wochenschr. 1904, 1905, 1907. VIRCHOWs Arch. Bd. 97. — BAUMGARTEN: Experimentelles über aszendierende Urogenitaltuberkulose. Verhandl. d. dtsch. pathol. Ges. Meran 1905. — BAUMGARTEN: Zur Kritik der aszendierenden Tuberkulose im weiblichen Genitaltraktus. Berl. klin. Wochenschrift 1907. — BERBLINGER: Referat über weibliche Genitaltuberkulose. Tagg. d. dtsch.

path. Ges. Wien 1929. — Bertolini: Anatomisch-pathologische Beiträge zur weiblichen Genitaltuberkulose. Zentralbl. f. Gynäkol. 1921. — Birch-Hirschfeld: Beitr. z. pathol. Anat. u. z. allg. Pathol. 1891. — Blau: Über die Entstehung und Verbreitung der Tuberkulose im weiblichen Genitaltraktus. Berlin: Karger 1909. — Bollinger: Münch. med. Wochenschr. 1890. — Chiari, Braun und Späth: Klinik d. Gynäkol. u. Geburtsh. — Cova: Piosalpinge tubercolare. La Ginecol. 1906. — Cova: Pathologica. Vol. 1. 1909. — Csiky: Operierter Fall von primärer Tubentuberkulose. Zentralbl. f. Gynäkol. 1901. — Engelhorn: Experimenteller Beitrag zur Frage der aszendierenden weiblichen Genitaltuberkulose. Arch. f. Gynäkol. Bd. 92. — d'Erchia: Sopra ottantaquattro casi di tubercolosi genitale. Atti d. Soc. Ital. di ostetr. e gin. 1921. — Everke: Eine Ovarialzyste mit primärer Tubentuberkulose. Monatsschr. f. Geburtsh. u. Gynäkol. 1898. — Frankl: Demonstration. Gynäkol. Rundschau 1914. S. 189. — Frankl: Pathologische, Anatomie und Histologie der weiblichen Genitalorgane. Leipzig: F. C. W. Vogel 1914. — Franqué: Zur Tuberkulose der weiblichen Genitalien. Zeitschr. f. Geburtsh. u. Gynäkol. Bd. 37. — Franqué: Über das gleichzeitige Vorkommen von Karzinom und Tuberkulose an den weiblichen Genitalien. Zeitschr. f. Geburtsh. u. Gynäkol. Bd. 69. — Franqué: Beitrag zur Lehre von der Bauchfell- und Genitaltuberkulose. Festschr. d. Würzburger Frauenklinik 1903. — Friedrichs: Genitaltuberkulose. Americ. journ. of obstetr. a. gynecol. July 1927. — Frist: Über Tubentuberkulose mit adenomähnlicher Wucherung der Tubenschleimhaut. Arch. f. Gynakol. Bd. 114. — Fromme und Heynemann: Erkrankungen der Tube. In Veits Handb. Bd. 5. — Gaifami: La tubercolosi papillare della tromba di fallopio. Pathologica, Anno 4, 1912. — Geppert: Tuberkulöses Empyem der Tube. Zentralbl. f. Gynakol. 1927. — Ghon: Genese der Genitaltuberkulose der Frau. Wien. med. Wochenschrift. 1922. — Ghon: Genese der Genitaltuberkulose der Frau. Vortrag Franzensbad 1922. — Glimm: Beitrag zur Ätiologie der Tubentuberkulose. Inaug.-Diss. Greifswald 1899. — Greenberg: Tuberkulöse Salpingitis. Johns Hopkins hosp. reports. Vol. 21. — Greenberg: Tbc. tubae. Bull. of Johns Hopkins hosp. Vol. 32. — Greinemann: Fall von Tubentuberkulose. Inaug.-Diss. Leipzig 1919 (1925). S. 141. — Häfner: Tubendermoid. Zentralbl. f Gynakol. 1921. — Hartmann: Über die Eingangspforte und Ausbreitungsweise der Tube im weiblichen Genitalsystem. Arch. f. Gynakol. Bd. 106. — Hartz: Monatsschr. f. Geburtsh. u. Gynäkol. Bd. 16. — Hegar: Die Entstehung, Diagnose und chirurgische Behandlung der Genitaltuberkulose des Weibes. 1886. — Henkel: Fall von Meningitis tuberculosa im Anschluß an Tubentuberkulose. Zentralbl. f. Gynakol. 1903. — Henrich: Fall von Uterus- und Tubentuberkulose in Verbindung mit Myom. Monatsschr. f. Geburtsh. u. Gynäkol. 1908. — Horálek: Salpingitis isthmica nodosa und die posttuberkulösen Adnexveranderungen. Prag: J. Topič. 1928. — Horizontow: Zentralbl. f. Gynakol. 1911. — Huebschmann: Pathologische Anatomie der Tuberkulose. Berlin: Julius Springer 1928. — Hüttner: Doppelseitige Tubentuberkulose. Zentralbl. f. Gynakol. 1909. Jung und Benecke: Experimentelle Untersuchungen über den Infektionsweg bei der weiblichen Genitaltuberkulose. Arch. f. Gynakol. Bd. 80. — Kafka: Beitr. z. Frage über die Genese der Tubentuberkulose. Arch. f. Gynakol. Bd. 113. — Kafka: Die Genese der weiblichen Genitaltuberkulose. In: Die extragenitale Tuberkulose. 1925. H. 4. — Keller: Histologische Untersuchungen über den Infektionsweg bei der weiblichen Adnextuberkulose. Arch. f. Gynäkol. Bd. 98. — Knauer: Beitr. z. pathologischen Anatomie der Tubentuberkulose. Arch. f. Gynakol. Bd. 57. — Knauer: Tubentuberkulose. Zentralbl. f. Gynäkol. 1901. — Kraus: Tuberkulose der Appendix und der rechtsseitigen Adnexe. Monatsschr. f. Geburtsh. u. Gynäkol. Bd. 15. — Kröner: Beitr. z. Genitaltuberkulose. Arch. f. Gynäkol. Bd. 105. — Kronig: Verhandl. d. dtsch. Ges. f. Gynäkol. in München. 1911. Monatsschr. f. Gynäkol. u. Geburtsh. 1911. — Kundrat: Zur Tuberkulose der Tube und der Uterusmukosa. Arch. f. Gynäkol. 1902. — Kundrat: Über Genitaltuberkulose des Weibes. Arch. f. Gynäkol. Bd. 114. — Labhardt: Beitrag zur Genital- und Peritonealtuberkulose. Zeitschr. f. Geburtsh. u. Gynäkol. Bd. 70. — Lindquist: Zentralbl. f. Gynakol. 1916. — Loiacono: Beitrag zur Tuberkulose der weiblichen Adnexe. Arch. f. Gynakol. Bd. 93. — Macnaughton-Jones: Hämatosalpinx with primary tuberculosis of the Fallopian tube. Brit. gynecol. journ. 1899 u. 1905. — Maclean: Tuberkulose der Fallopischen Tuben. Journ. of obstetr. a gynecol. of the Brit. Empire. Bd. 33. 1926. — Martin: Krankheiten der Eileiter. Leipzig 1895. — Martin, A.: Pathologie und Therapie der Frauenkrankheiten. 1885. Monatsschr. f. Gynäkol. u. Geburtsh. Internat. Gynakol.-Kongr. Rom 1902. — Mayer, A.: Gynäkol. Rundschau. 1911. — Menge: Küstners: Lehrb. d. Gynäkol. 1917. Verhandl. d. dtsch. Ges. f. Gynakol. in Munchen. 1911. — Menge: Bakterien des weiblichen Genitalkanales. Leipzig 1897. — Meyer, R.: Verhandl. d. dtsch. Ges. f. Gynakol. in Munchen. 1911. — Montanelli: Über die kalten Abszesse der Tube. Ginecol. Vol. 9. — Opitz. Tube mit primarer Schleimhauttuberkulose. Zentralbl. f. Gynakol. 1899. — Orth: Lehrb. d. spez. pathol. Anat. 1889. — Orthmann: Beitrag zur Kenntnis der primären Eileitertuberkulose. Festschr. f. Martin 1895. — Ostrzycki: Fall von beiderseitiger Tuberkulose der Eileiter und Tuberkulose der linksseitigen Eierstockszyste. Gin.

Polska. 1927. — PANKOW: Monatsschr. f. Gynäkol. u. Geburtsh. Bd. 32. Würzburger Abhandl. a. d. Gesamtgeb. d. prakt. Med. N. F. 1/2. — PESTALOZZA: Ital. Gynakol.-Kongr. Triest 1921. Jahresber. f. d. ges. Geburtsh. u. Gynakol. 1921. — POTVIN et CHEVAL: Journ. belge de gyn. 1915. Nr. 5. — PROCHOWNIK: Frühzeitige Eileitertuberkulose. Zentralbl. f. Gynäkol. 1902. — RIECK: Tubentuberkulose. Münch. med. Wochenschr. 1902. — ROSTHORN: Tuberkulose der weiblichen Geschlechtsorgane und des Bauchfells. Lehrb. v. KÜSTNER 1908. — SCHLIMPERT: Verhandl. d. dtsch. Ges. f. Gynäkol. in München. 1911. Arch. f. Gynakol. Bd. 90 u. 94. — SCHMAUS: Grundriß der pathol. Anat. 1910. — SCHOBER: Ektopische Schwangerschaft mit primarer Tuberkulose der Tube. Zentralbl. f. Gynäkol. 1899. — SCHOTTLÄNDER: Monatsschr. f. Geburtsh. u. Gynäkol. Bd. 5 u. 21. — SCHROEDER: Doppelseitige tuberkulöse Hydrosalpinx. Zentralblatt f. Gynäkol. 1901. — SCHRÖDER, R.: Monatsschr. f. Geburtsh. u. Gynakol. 1921. Lehrb. d. Gynäkol. 1922. — SCHÜTTE: Zeitschr. f. Geburtsh. u. Gynakol. Bd. 60. — SCIPIADES: Tuben- und Peritonealtuberkulose bei einer Gebarenden. Zentralbl. f. Gynakol. 1907. — SICHEL: Fall von beginnender Tubentuberkulose. Zentralbl. f. Gynäkol. 1924. S. 548. — SIMMONDS: Über Tuberkulose des weiblichen Genitalapparates. Arch. f. Gynäkol. Bd. 88. — SIPPEL: Dtsch. med. Wochenschr. 1911. — SPIRITO: Infezione tubercolare di un fibro-mioma uterino e nodosità intramurali ed istmiche delle tube. Arch. Ital. di ostetr. e Gin. Anno 17. 1923. — STEIN: Über adenomatöse Wucherungen der Tubenschleimhaut bei chronischer Tuberkulose und Gonorrhöe der Tube. Monatsschr. f. Geburtsh. u. Gynakol. 1903. — STRASSMANN: Tuberkulose der Eileiter. Zentralbl. f. Gynakol. 1903. — TARGETT: Tuberculous pyosalpinx. Transact. of the London obst. soc. 1899, 1900, 1904. — TAYLOR: Die Tuberkulose der Adnexe. Journ. of the Americ. med. assoc. 1915. — THALER: Arch. f. Gynakol. Bd. 93. Zentralbl. f. Gynakol. 1922. — ULLMANN: Seltene Ursache einer Tubenruptur unter dem Bilde einer geplatzten Extrauteringravidität. Zentralbl. f. Gynäkol. 1927. VEIT: Über Tuberkulose der weiblichen Sexualorgane und des Peritoneums. Monatsschr. f. Geburtsh. u. Gynäkol. Bd. 16. — WEICHSELBAUM und BARTEL: Wien. klin. Wochenschr. 1905. — WEIBEL: Tuberkulose des weiblichen Genitalapparates. HALBAN-SEITZ: Biol. u. Pathol. des Weibes. Jg. 1. Bd. 5. — WELLS: Volvulus des Eileiters. Journ. of the Americ. med. assoc. Vol. 83. 1925. — WOLFF: Adenomahnliche Wucherungen der Tubenschleimhaut bei der Tuberkulose. Monatsschr. f. Geburtsh. u. Gynakol. Bd. 6. — ZAPPI-RECORDATI: Tuberculosi della tromba. Arch. ital. di gin. 1920.

Syphilis.

BOUCHARD: et LÉPINE Gaz. méd. de Paris 1866. — DÖNHOFF: Inaug.-Diss. Kiel 1888. — HOFFMANN: Endometritis gummosa. Zeitschr. f. Geburtsh. u. Gynäkol. Bd. 69. — LAFFONT: Inaug.-Diss. Paris 1908. — MATZENAUER: Syphilis. In HALBAN-SEITZ: Biol. u. Pathol. des Weibes. Jg. 1, Bd. 5.

Aktinomykose.

BONDY: Zentralbl. f. Gynakol. 1910. — BRANDENSTEIN: Dtsch. med. Wochenschr. 1920. S. 603. — BRICKNER: Pelvic Actinomycosis. Ann. of surg. Vol. 81. 1925. — CHERRY: Peritoneale Aktinomykosis. Americ. journ. of obstetr. a. gynecol. Vol. 13, Nr. 2. — DRAPER and STUDDIFORD: Bericht über einen Fall von Aktinomykose der Tuben und Ovarien. Americ. journ. of obstetr. a. gynecol. Vol. 11. 1926. — GRAINGER STEWART und MUIR: Ref. Monatsschr. f. Geburtsh. u. Gynäkol. 1895. — HAMM und KELLER: Beitrag zur Kenntnis der Aktinomykose der weiblichen Geschlechtsorgane. HEGARS Beitr. Bd. 14. — HEDINGER: Med. Ges. Basel. 23. Jan. 1913. Ref.: Dtsch. med. Wochenschr. 1913. S. 488. HELWIG: Aktinomykose von Ovarium und Tube. Surg., gynecol. a. obstetr. 1925. — HENRIOT: De l'actinomycose des organes génitaux. Thèse de Lyon 1902. — HORÁLEK: Aktinomykose des Genitales. Cas. lek. cesk. Ref. Zentralbl. f. Gynäkol. 1926. — HÜFFER: Über Aktinomykose der weiblichen Genitalien, speziell des Uterus. Monatsschr. f. Geburtsh. u. Gynäkol. Bd. 58. — LEITH: Lancet. 1909. S. 844. — NÜRNBERGER: Aktinomykose, Echinokokkus, Bilharziosis. HALBAN-SEITZ: Biol. u. Pathol. des Weibes. Jg. 1, Bd. 5. — REDTENBACHER: Wien. klin. Wochenschr. 1893. S. 738. — ROSENSTEIN: Arb. a. d. pathol. Inst. Tübingen. 1904. — SCHLAGENHAUFER: Beitrag zur pathologischen Anatomie der Aktinomykose beim Menschen. VICRHOWs Arch. Bd. 184. — SCHMIDT, TH.: Aktinomykose der Tube. Zentralbl. f. Gynäkol. 1924. S. 26. — SHATTOCK: Zit. nach ILLICH. — STANKIEWICZ: Przeglad chir. i. gin. Bd. 2. — STEIN: Aktinomykosis des Ovariums und der FALLOPIschen Tube. Monatsschr. f. Geburtsh. u. Gynakol. Bd. 78. 1928. — WAGNER: Actinomycosis of the uterine appendages. Surg., gyn. a. obst. 1910. — ZEMANN: Über Aktinomykose des Bauchfells und der Baucheingeweide. Med. Jahrb. 1883.

Tubargravidität[1]).

Acconci: Über die Einbettung des Eies auf der Fimbria ovarica bei Tubentuberkulose. Folia gynaecol. 1922. — Adjaroff: Fall von Extrauterinschwangerschaft mit ausgetragener Frucht. Wien. klin. Wochenschr. 1909. — Alban Doran: Transact. obst. soc. London. Vol. 40. — Alexander und Moskowicz: Graviditas extrauterina infundibuloovarica bei Tuberkulose der Tube und des Bauchfelles mit Mißbildung des Embryo. Monatsschr. f. Geburtsh. u. Gynäkol. Bd. 12. — Alterthum: Zeitschr. f. Geburtsh. u. Gynakol. Bd. 50. — Amann: Münch. gynàkol. Ges. 19. Dezember 1907. — Arcy: Zwillingsschwangerschaft in der Tube. Surg., gynecol. a. obstetr. Vol. 36. — Arx: Interstitielle Gravidität. Gynaecol. Helvet. 1905. — Aschoff: Untersuchung über die tubare Eieinbettung. Arch. f. Gynakol. Bd. 60. — Aschoff: Zentralbl. f. allg. Pathol. u. pathol. Anat. 1901. Beitr. z. pathol. Anat. u. z. allg. Pathol. Bd. 25. — Auvray: Ektopische Schwangerschaft im Stumpf eines unvollstandig exstirpierten Eileiters. Gynécol. et obstétr. rev. mens. Tome 8. 1923. — Auvray: Krebsentwicklung um ein 30 Jahre getragenes Lithopàdion. Gynécol. et obstétr. Rev. mens. Tome 9. 1924. — Batisweiler: Über frühzeitige tubo-ovariale Schwangerschaft. Monatsschr. f. Geburtsh. u. Gynàkol. Bd. 73, H. 1/2. — Bainbridge: Lithopàdion. Journ. of obstetr. a. gynaecol. of the Brit. Empire. 1912. — Baldwin: Two unusual cases of ectopic preagnancy, one a triplet. Journ. of the Americ. med. assoc. Vol. 6. — Bandler: Einige Beobachtungen über Extrauteringraviditat mit Besprechung des bisher jungsten tubaren Eies. Americ. journ. of obstetr. a. gynaecol. 1912. — Barrio: Contribution à l'étude de la grossesse gémellaire intra et extrautérine. Bull. de la soc. d'obstétr. et de gynécol. 1912. — Beaucamp: Inaug.-Diss. Stuttgart 1884. — Beckmann: Über Extrauteringravidität der letzten Monate. Journ. akusch. 1914. Zeitschr. f. Geburtsh. u. Gynakol. Bd. 38. Wien. med. Wochenschr. Bd. 75, Nr. 22. — Beckmann: Hat der Sitz der Plazenta bei Tubargraviditat einen Einfluß auf die Behandlung? Monatsschr. f. Geburtsh. u. Gynakol. Bd. 67. 1927. — Beckmann: Intraligamentarer Aufbruch einer Tubargraviditat. Zentralbl. f. Gynakol. 1917. S. 1006. — Benzel: Eiimplantation auf dem Stumpf einer wegen Tubargraviditat früher exstirpierten Tube. Hegars Beitr. Bd. 17. — Bergner: Fall von ausgetragener Extrauterinschwangerschaft. Verhandl. d. geburtsh.-gynàkol. Sekt. d. schwed. Ärzteges. 27. Nov. 1925. Ref. Zentralbl. f. Gynakol. 1928, H. 34. — Bermann: Tuboabdominale Extrauterinschwangerschaft im 9. Monat. Bol. y de la soc. de obstetr. gynecol. de Buenos Aires. 1923. — Bichet et Marchal: Grossesse gémellaire intra- et extrautérine combiné. Rev. méd. de l'Est. 1910. Bile: Klinischer und pathol.-anat. Beitrag zur Kenntnis der interstitiellen Graviditat. Rass. d'ostetr. e ginceol. Vol. 32. 1923. — Blagodarow: Fall gleichzeitiger doppelseitiger Tubengravidität. Zeitschr. f. Gynàkol. 1929. — Bland Sutton: Extrauterine pregnancy. Lancet 1897. — Bockenheimer: Fall von Extrauteringravidität nach dem Mastdarm durchgebrochen. Berl. klin. Wochenschr. 1910. — Bonnaire et Brac: A propos d'un cas de grossesse interstitielle. Bull. de la soc. d'obstétr. et de gynécol. Paris 1910. — Bordjoschki: Gleichzeitige doppelseitige tubare Schwangerschaft. Zentralbl. f. Gynakol. 1925. — Borell: Gleichzeitige Schwangerschaft beider Tuben. Zentralbl. f. Gynakol. 1921/22. — Bovier: Abdominalschwangerschaften von 7 Monaten, 11 Monaten lang nach dem Tode des Fötus. Zentralbl. f. Gynakol. 1914. — Bovin: Schwangerschaft in einer tuberkulösen Tube. Ref. Monatsschr. f. Geburtsh. u. Gynakol. Bd. 41. — Boxer: Gynakol. Ges. Wien, 11. Juni 1907. Bozeman: Americ. journ. of obstetr. a. gynecol. Vol. 13. — Bracht: Wiederholte Schwangerschaft im gleichen Eileiter. Zentralbl. f. Gynàkol. 1917. — Braham: Zwillingstubenschwangerschaft mit Tubarabort eines Zwillings. Brit. med. Journ. 1914. — Braun: Zur Ätiologie, Diagnostik und Therapie der Extrauteringraviditat. Arch. f. Gynakol. Bd. 66. — Braxton-Hicks: Transact. obstetr. soc. London Vol. 9. — Breisky: Zur Kasuistik der vorgeschrittenen Extrauterinschwangerschaft. Wien. med. Wochenschr. 1887. — Broer: Fünf Falle von seltener Extrauteringraviditat. Monatsschr. f. Geburtsh. u. Gynakol. 1919. — Brossmann: Fall von beiderseitiger Eileiterschwangerschaft. Zentralbl. f. Gynàkol. 1920. — Brown: Ausgetragene Bauchhohlenschwangerschaft. Americ. journ. of obstetr. a. gynecol. 1924. — Brugnatelli: Ausgetragene Extrauterinschwangerschaften. Folia gynaccol. 1922. — Brugnatelli: Primare Abdominalschwangerschaft. Zentralbl. f. Gynakol. 1922. — Burckhardt: Ausgetragene Tuboovarialschwangerschaft. Zentralbl. f. Gynakol. 1923. — Brunner: Korrespbl. f. Schweizer Ärzte 1911. — Bubenhofer: Über Myoma uteri mit Extrauteringraviditat. Gynäkol. Rundschau 1909. — Buché: Über den invertierten Ausstoßungsmodus der Decidua uterina bei Tubargravidität. Zentralblatt f. Gynakol. 1909. — Bürke: Inaug.-Diss. Straßburg 1902. — Bulius: Dtsch. Ges. f. Gynakol. Bd. 10. — Bumm: Monatsschr. f. Geburtsh. u. Gynakol. Bd. 34. — Burford:

---

[1]) Aus der viele Tausende von Publikationen umfassenden Literatur wurde nur eine kleine Anzahl herausgehoben. Bezüglich alterer Literatur vergleiche man die vorzugliche Zusammenstellung von Werth in Winckels Handbuch der Geburtshilfe. Bd. 2, 2. Teil.

Gleichzeitige Extrauteringravidität in beiden Tuben. Brit. journ. of surg. 1906. — BUSALLA: Arch. f. Gynakol. Bd. 83. — BUSSE: Monatsschr. f. Geburtsh. u. Gynàkol. Bd. 16. — CAMPIONE: Arch. di ost. e. in. 1908. — CATURANI: Anatomische Studie einer sehr jungen Tubenschwangerschaft. Americ. journ. of obstetr. a. gynecol. 1914. — CHAPUT: Rev. de gynécol. 1913. — CHEVAL: Grossesse extrautérine simultané de deux trompes. Soc. Belge de gynecol. Tome 66. — CHIARI: Beitrag zur Lehre von der Graviditas tubarica. Zeitschr. f. Heilk. 1887. — COLLIN: Graviditas ovaria. Hospitalsditende. 1915. Ibid. 1917. Nr. 1. — COOKE: Pennsylv. med. Bull. 1909. — COPE: Chorioepitheliom in der Tube. Roy. Soc. of med. 1913. — ČRAMER: Gleichzeitige doppelseitige Tubargravidität. Inaug.-Diss. München 1922. — CROUSSE: Grossesses ectopiques. Bull. de la soc. Belge de gynécol. Tome 24. — CUMMA: Zentralbl. f. Gynäkol. 1901. — CURTIS: Probleme über Infektionen der Zervix, des Corpus uteri und der Tuben. Journ. of the Americ. med. assoc. Vol. 80. 1913. — CURTIS: Interstitielle Schwangerschaft. Surg., gynecol. a. obstetr. 1918. — CZYZEWICZ: Arch. f. Gynäkol. Bd. 97. — DANIEL: Interstitielle Schwangerschaft. Surg., gynecol. a. obstetr. Vol. 34. — DAVIDSOHN: Über gleichzeitige Schwangerschaften in beiden Eileitern. Münch. med. Wochenschr. 1912. — DAVIDSOHN: A case of concurrent extra- and intrauterine pregnancy. Lancet 1910. — DEHLER: Fall von ausgetragener Extrauteringravidität mit lebendem Kinde. Monatsschr. f. Geburtsh. u. Gynäkol. Bd. 68. — DELLA PORTA: Ausge- tragene Extrauterinschwangerschaft mit lebendem Kinde. Riv. ital. di ginecol. 1923. — DIAMANT: Drillinge in einer graviden Tube. Zentralbl. f. Gynäkol. 1914. — DIEMER: Über Tubenstumpfgravidität. Monatsschr. f. Geburtsh. u. Gynakol. 1922. — DIETRICH: Zur Therapie der Tubargravidität. Zentralbl. f. Gynàkol. 1921. — MC DONALD: Die Vorgange bei der Tubenschwangerschaft. Americ. journ. of obstetr. a. gynecol. 1923. — DORLAND: Jüngste Tubenschwangerschaft. Americ. journ. of obstetr. a. gynecol. 1922. — DOUGLASS: Interstitielle Schwangerschaft. Journ. Americ. of the med. assoc. 1920. — DÖDER- LEIN: Gynäkol. Gesellsch. München 1911. — DÖDERLEIN und HERZOG: Surg. gynecol. a. obstetr. Vol. 16. — DOUGAL: Zweimalige Extrauterinschwangerschaften bei derselben Patientin. Journ. of obstetr. a gynecol. of the Brit. Empire. 1914. — DUDLEY: Extrauterin pregnancy eleven months. Americ. gynecol. assoc. 1910. — DUHRSSEN: Arch. f. Gynakol. Bd. 54. — DUFF: Bemerkungen über einen Fall von Extrauterin- gravidität in einer rudimentären Tube. Lancet 1914. — DUFFEK: Fall von wieder- holter Tubenschwangerschaft. Gynàkol. Ges. Wien 1912. — DURANTE: De la trompe gravide dans un cas de grossesse pseudodiverticulaire non trompe. Bull de la soc. d'obstétr. et de gynécol. 1911. — EBELRIN: Zentralbl. f. Gynàkol. 1908. — ECKHARD: Zur Frage der interstitiellen Gravidität. Zentralbl. f. Gynàkol. 1921. — EDGE: Brit. gynecol. journ. 1905. — EHRENDORFER: Zur Kenntnis der gleichzeitigen Extra- und Intrauteringravidität. Wien. klin. Wochenschr. 1910. — EKLER: Gravidität in einer Nebentube. Arch. f. Gynäkol. Bd. 113. — ENGELMANN: Extrauteringravidität. Med. Klinik. 1923. — ENGSRTÖM: Fall von interstitieller Tubenschwangerschaft. Zentralbl. f. Gynäkol. 1896. — ERLACH: Zentral- blatt f. Gynakol. 1899. — D'ERCHIA: Gravidanza intra- ed extrauterina. Gazz. Ital. della Levatrici. 1917. — D'ERCHIA: Ovaro-salpingite bilaterale e Gravidanza tubarica destra. Ginecologia. Vol. 2. 1905. — ESSEN: Über Extrauteringravidität, glücklicher Aus- gang für Mutter und Kind. Therap. d. Gegenw. 1914. — ESSEN-MÖLLER: Bull. de la soc. d'obstétr. et de gynécol. 1911. — FALK: Inaug.-Diss. Berlin 1887. — FEHLING: Die Be- deutung der Tubarruptur und des Tubarabortes. Zeitschr. f. Geburtsh. u. Gynakol. Bd. 83. — FELLNER: Über das Verhalten der Gefäße bei Eileiterschwangerschaft. Arch. f. Gynàkol. Bd. 74. — FELSENREICH: Wien. med. Wochenschr. 1891. — FERRONI: Due gravidanze extrauterine associate a tuberculosi salpingea. Ann. d'ost. 1910. — FETZER: Tubar- gravidität mit Gemini. Zentralbl. f. Gynäkol. 1928. — FINDLEY: Bilateral tubal pregnancy. Americ. journ. of obstetr. a. gynecol. 1910. — FINK: Intratubare Untergangsformen der Eileiterschwangerschaft. Monatsschr. f. Geburtsh. u. Gynäkol. Bd. 58. — FORCHE: Extrauteringravidität. Inaug.-Diss. Kiel 1914. — FOSKETT: Studie über 117 Fälle ektopischer Schwangerschaft. Americ. journ. of obstetr. a. gynecol. 1916. — FINSTERER: Gravidität in einer akzessorischen Tube. Gynàkol. Rundschau 1909. — FINZI: Sulla gravidanza tubarica bilaterale. Pavia 1906. — FLEISCHHAUER: Primäre Abdominal- schwangerschaft. Zentralbl. f. Gynäkol. 1917. — FORNATI: Ann. di ostetr. e ginecol. 1907. — FOSKETT: Americ. journ. of obstetr. a. gynecol. 1916. — FRÄNKEL: Plazentarpolypen der Tube. Arch. f. Gynàkol. Bd. 55. — FRÄNKEL: Arch. f. Gynàkol. Bd. 47. Monatsschr. f. Geburtsh. u. Gynàkol. Bd. 9. — FRANK: Zentralbl. f. Gynakol. 1895. — FRANKL: Patho- logische Anatomie und Histologie der weiblichen Genitalorgane. Leipzig: Vogel 1914. — FRANKL: Tubargravidität mit subserösem Eisitz. Zentralbl. f. Gynäkol. 1920. Diskussion Zentralbl. f. Gynäkol. 1917. — FRANQUÉ: Zur dezidualen Reaktion des mütterlichen Bindegewebes und der Gefaße bei Tubargravidität. Zentralbl. f. Gynakol. 1907. — FRANQUÉ: Tuberkulöse Tuboovarialzyste. Dtsch. med. Wochenschr. 1915. — FRANQUÉ: und GARKISCH: Beitrag zur ektopischen Schwangerschaft. Zeitschr. f. Heilk. 1905. — FRANZ: HEGARs Beitr. Bd. 6. — FRANZE: Wien. klin. Wochenschr. 1904. — FRERICKS:

Zentralbl. f. Gynäkol. 1897. — FREUND: Bauchhöhlenschwangerschaft nach Tubarabort. Zentralbl. f. Gynäkol. 1919. — FROMME: Zeitschr. f. Geburtsh. u. Gynäkol. Bd. 59. VEITS Handb. Bd. 3. — FROMME: Geplatzte interstitielle Gravidität. Verein mitteldtsch. Gynäkol. 16. Januar 1910. — FÜTH: Über das Vordringen des Chorion laeve in die Tubenschleimhaut. Arch. f. Gynäkol. Bd. 72. — FÜTH: HEGARS Beitr. Bd. 6· — FÜTH: Über Einbettung des Eies in der Tube. Arch. f. Gynäkol. Bd. 63. — FÜTH: Zentralbl. f. Gyn. 1898, 1901. Monatsschr. f. Geburtsh. u. Gynäkol. Bd. 8. — GALABIN: Brit. med. journ. 1903. — GARFUNKEL: Die Extrauteringravidität nach dem Material der Abteilung des städt. Krankenhauses in Rostow am Don. Monatsschr. f. Geburtsh. u. Gynäkol. Bd. 77, H. 3/4. — GEBHARD: Münch. med. Wochenschr. 1895. — GENTSCH: Zwei Fälle von Extrauteringravidität mit ausgetragenem, lebendem Kinde. Zentralbl. f. Gynäkol. 1924. — GERSCHUN: Zwei Fälle von wiederholter Extrauterinschwangerschaft. Zentralbl. f. Gynäkol. 1910. — GILLES und POUX: Intraligamentäre ektopische Schwangerschaft. Rév. prat. d'obstétr. 1909. — GITELSON: Med. Obosrenije 1910. — GLAESMER: Interstitielle Tubargraviditat. Arch. f. Gynakol. Bd. 93. — GLITSCH: Tubenstumpfgravidität. Arch. f. Gynakol. Bd. 60. — GOOD and RICHARDS: Ovarian pregnancy. Surg., gynecol. a. obstetr. Vol. 36, Nr. 2. — GOTTSCHALK: Zentralbl. f. Gynakol. 1898. Zeitschr. f. Geburtsh. u. Gynakol. Bd. 47. — GRAEFE: Über die Zunahme der Eileiterschwangerschaften in den letzten 2 Jahren und ihre mutmaßlichen Ursachen. Zentralbl. f. Gynakol. 1924. — GRIESER: Zur Ätiologie der Tubargraviditat. Zentralbl. f. Gynàkol. 1921. — GRÓNÉ: Zentralbl. f. Gynakol. 1909. — GROSGLIK: Extrauterinschwangerschaft mit Retention der Frucht durch 30 Jahre und Durchbruch in die Harnblase. Przeglad chir. Bd. 5. — GROSSER: Ovulation und Implantation und die Funktion der Tube beim Menschen. Arch. f. Gynakol. Bd. 110. — GRUBER und KRATZEISEN: Die Bauchhöhlenblutung bei der Tubenschwangerschaft. Münch. med. Wochenschr. 1923. — GUDDEN: Wiederholte Extrauteringraviditat. Zentralbl. f. Gynakol. 1921. — HADA BENZO: Über die Extrauteringraviditat. Monatsschr. f. Geburtsh. u. Gynàkol. Bd. 41. — HAIM: Zur Kasuistik der gleichzeitigen Extra- und Intrauteringraviditat. Prag. med. Wochenschr. — HAIM: Ausgetragene Extrauteringravidität. Ebenda. — HAMMACHER: Arch. f. Gynakol. Bd. 92. — HAMMER: Über Lithopadionbildung im Eileiter. Prag. med. Wochenschr. 1888. — HANNES: Zeitschr. f. Geburtsh. u. Gynakol. Bd. 72. — HARRIGAN: Interstitielle Schwangerschaft. Americ. journ. of obstetr. a. gynecol. 1916. — HASSELBACH: Über wiederholte Schwangerschaft in derselben Tube. Acta obst. et gynecol. scandinav. Vol. 6. 1927. — HEINSIUS: Über die Beziehungen zwischen kindlichen und mütterlichen Elementen bei ektopischer Gravidität. Monatsschr. f. Geburtsh. u. Gynakol. Bd. 20. — HEINSIUS: Zeitschr. f. Geburtsh. u. Gynakol. Bd. 46. — HÉNAULT: La grossesse extra-utérine précoce. Bruxelles 1912. — HENKEL: Stielgedrehte Tubargravidität. Ges. f. Gynäkol. Leipzig 1910. — HENKEL: Interstitielle Graviditat. Münch. med. Wochenschr. 1907. — HENRICH: Zahl der Schwangerschaften vor und nach einer Extrauteringraviditat. Diss. Jena 1921. — HENROTIN und HERZOG: Schwangerschaft in einer Nebentube. Rev. de gyn. 1898. — HERZFELD: Wien. klin. Wochenschr. 1891/92. — HEYN: Fall von ausgetragener rupturierter interstitieller Schwangerschaft usw. Monatsschr. f. Geburtsh. u. Gynakol. Bd. 67, 1924. — HIRSCH: Über wiederholte Tubenschwangerschaft. Der Frauenarzt 1912. — HISGEN: Ausgetragene Extrauteringravidität. Zentralbl. f. Gynakol. 1921. — HITSCHMANN: Tubargraviditat bei gleichzeitig bestehender akuter eitriger Entzündung der Tube. Zeitschr. f. Geburtsh. u. Gynakol. Bd. 53. — HOEHNE: Vorlaufige Mitteilung über das bisherige Ergebnis einer systematischen Untersuchung der Flimmerung im Gebiet des weiblichen Genitalapparates. Zentralbl. f. Gynakol. 1908 und Dtsch. Ges. f. Gynakol. 1911. — HOEHNE: Intramuskulare Abzweigungen des Tubenlumens. Dtsch. Ges. f. Gynakol. 1907. — HOEHNE: Die Ätiologie der Graviditat extrauterina. Arch. f. Gynäkol. Bd. 107 und Jahreskurse für ärztl. Fortbildung 1913. — HOEHNE: Über echte intraligamentare und parametrane Tubenschwangerschaft. Zentralbl. f. Gynakol. 1923. — HOEHNE: Über die weiter und weitest vorgeschrittene Tubenschwangerschaft. Zentralbl. f. Gynakol. 1923. — HOEHNE: Graviditas fimbriae ovaricae. Zentralbl. f. Gynakol. 1923. — HOEHNE: Die ektopische Schwangerschaft. In HALBAN-SEITZ Biologie und Pathologie des Weibes. — HOFFMANN: Gleichzeitige Extra- und Intrauteringraviditat. Zentralbl. f. Gynakol. 1917. — HORRMANN: Zentralbl. f. Gynakol. 1907. — HORRMANN: Über einen Fall von Tubenusur. Diss. München 1926. — HOFMEIER: Anatomische und klinische Beitrage zur Lehre von der ektopischen Schwangerschaft. Würzburg 1894. — HOFMEIER: Placenta praevia in der Tube. Festschr. d. phys.-med. Ges. Wurzburg 1899. — HOFMEIER: Zentralbl. f. Gynakol. 1900. — HOFMEIER: Tubenstumpfgraviditat. Berl. klin. Wochenschr. 1905. Münch. med. Wochenschr. 1904. — HOFMEIER-MATTIG: Inaug.-Diss. Wurzburg 1899. — HOLST: Geplatze interstitielle Graviditat. Zentralbl. f. Gynakol. 1914. — HOPKINS: Proc. of the New York pathol. soc. Vol. 12. — HORNEMANN: Zentralbl. f. Gynakol. 1908. — Mc JLROY: Fall von ausgetragener interstitieller Schwangerschaft. Journ. of obstetr. a. gynecol. of the Brit. Empire. Vol. 34. — JAGERROOS: Zur Kenntnis der Veranderungen der Eileiterschwangerschaft wahrend der Menstruation. Zeitschr. f. Geburtsh. u. Gynakol Bd. 72. —

JASCHKE: Ovarialgravidität mit wohlerhaltenem Embryo. Zeitschr. f. Geburtsh. u. Gynäkol. Bd. 78, H. 1. — JELLINGHAUS: Echte intraligamentäre Tubenschwangerschaften von 8 Monaten. Bull. of the Lying. In Hosp. 1912. — JIRÁSEK: Statistik der Extrauterin-graviditat in den Jahren 1905—1925 in der Prager 1. geburtsh.-gynäkol. Klinik. Casopis lékaruv ceskych. 1926, Nr. 37. — JOSEF: Fall von dreimaliger Tubargraviditat. Berl. klin. Wochenschr. 1921. — KANNEGIESER: Zentralbl. f. Gynakol. 1906. — KASTANAEW: Zur Frage der interstitiellen Graviditat. Journ. akusch. 1914. — KELLER: Über den jetzigen Stand der Lehre von der Tubenschwangerschaft. GRAEFEs Abhandl. Bd. 5. — KERMAUNER: Bei-trag zur Anatomie der Tubenschwangerschaft. Berlin 1904. — KIUKI: Über die Ursache der Ruptur gravider Tuben. Arch. f. Gynakol. Bd. 95. — KLEEMANN: Ausgetretene, verjauchte Tubargraviditat. Gynakol. Ges. Breslau 1912. — KLEIN: Zeitschr. f. Ge-burtsh. u. Gynakol. Bd. 20. — KOBER: Zentralbl. f. Gynakol. 1901. — KÖHLER: Gynäkol. Ges. Wien 1913. — KÖHLER: Primäre Abdominalgraviditat. Monatsschr. f. Geburtsh. u. Gynäkol. Bd. 48. — KOK: Zur Ätiologie der Tubargraviditat. Zentralbl. f. Gynäkol. 1927. S. 937. — KÖRBEL: Ausgetragene Tuboabdominalschwangerschaft bei osteomalazischem Becken. Wien. med. Wochenschr. 1912. — KOSMINSKI: Monatsschr. f. Geburtsh. u. Gynakol. Bd. 6. — KOSSMANN: Zeitschr. f. Geburtsh. u. Gynakol. Bd. 27. — KOUWER und VAN TUSSENBROEK: Ann. de gynecol. 1899. — KRASSNOPOLSKY: Ausgetragene Tubargraviditat mit lebender Frucht. Journ. akusch. 1913. — KRATZEISEN: Zur Pathologie der Tubar-graviditat. Arch. f. Gynakol. Bd. 116. — KRAUL: Zwei Falle von Spatruptur nach Tubar-abort. Zentralbl. f. Gynakol. 1924. S. 763. — KREISCH: Monatsschr. f. Geburtsh. u. Gynakol. Bd. 9. — KRISTINUS: Gleichzeitige Graviditat beider Tuben. Wien. klin. Wochen-schrift 1902. — KROEMER: Zur Kenntnis der Lithopadien. Munch. med. Wochenschr. 1900. — KRÖNER: Arch. f. Gynakol. Bd. 60 u. 68. — KRÖNIG: Zentralbl. f. Gynäkol. 1901. — KÜCHENMEISTER: Arch. f. Gynakol. Bd. 17. — KÜHNE: Beitrag zur Anatomie der Tubenschwangerschaft. Marburg 1899. — KUSTNER: Über Extrauteringravidität. VOLKMANNs Samml. klin. Vortr. Bd. 244/245. — KUHN: Zur Ätiologie der Tubargraviditat. Inaug.-Diss. Bonn. 1910. — KUNER: Ausgetragene Tuboovarialschwangerschaft. Orvosi hetilap. 1919. — KUNCZ: Extrauterinschwangerschaft. Orvosi Hetilap. 1924. — KUNCZ: Ausgetragene Tuboovarialschwangerschaft. Monatsschr. f. Geburtsh. u. Gynäkol. Bd. 49. — KUNCZ: Über Extrauteringraviditat. Zentralbl. f. Gynakol. 1925. — KUPFERBERG: Gynakol. Rundschau 1912. — KYNOCH: Journ. of obstetr. a. gynecol. of the Brit. Empire. 1900. — LABHARDT: Gleichzeitige doppelseitige Tubarschwangerschaft. HEGARs Beitr. Bd. 14. — LAHM: Zur Ätiologie der Tubargraviditat. Zentralbl. f. Gynakol. 1927. — LANDAU und RHEINSTEIN: Arch. f. Gynäkol. Bd. 39. — LANGES: Monatsschr. f. Geburtsh. u. Gynakol. Bd. 15. — LAHM: Das mechanische Hindernis als Ursache der Tubargraviditat. Zentralbl. f. Gynakol. 1920. — LAHM: Weitere Beobachtungen zur Differenzierungshemmung der Tubenschleimhaut, ein Beitrag zur Pathogenese der Tubargraviditat und der Sterilitat. Dtsch. med. Wochenschr. 1927, Nr. 45. — LAHM: Über die Anheftung des menschlichen Eies im Eileiter. Virchows Arch. Bd. 269. 1928. — LAUNAY und SÉGUINOT: Gleichzeitige bilaterale Tubargraviditat. Rev. de chirurg. 1911. — LAURELL: Mitt. a. d. Klinik ENGSTRÖM. Bd. 7. — LEHMANN: Beitrag zur Pathologie der Eileiterschwangerschaft. Zentralbl. f. Gynakol. 1920. — DERSELBE: Tubouteringraviditat. Arch. f. Gynakol. Bd. 89. Zeitschr. f. Geburtsh. u. Gynakol. Bd. 65. Zentralbl. f. Gynakol. 1909. — LÉJARS: Die Reste des Tubarabortes und ihre Diagnose. Sem. méd. 1910. — LEOPOLD: Arch. f. Gynakol. Bd. 19, 58, 59. Monatsschrift f. Geburtsh. u. Gynakol. Bd. 8. Zentralbl. f. Gynakol. 1904. — LEQUEUX: Obstétr. 1911. — LESNIOWSKI: Przeglad lek chir. Bd. 2. — LESSE: Interstitielle Graviditat nach Tubarruptur. Gynäkol. Ges. Berlin. 1905. — LETOUX: Extrauterin-graviditat bis zur Reife entwickelt. Operation 33 Jahre nachher. Soc. anat. Nantes 1911. — LEVY-DU PAN: Die intraligamentäre Schwangerschaft. Schweiz. med. Wochenschr. 1923. — LICHTENSTEIN: Basiotrope Plazentation. Zentralbl. f. Gynäkol. 1920. — LICHTENSTEIN: Akrotope Plazentation bei Tubargraviditat. Zentralbl. f. Gynakol. 1922. — LINCOLN DE ARANJO: Fall von extrauteriner Schwangerschaft in Verbindung mit einer intrauterinen. Rev. franç. de. gynécol. et d'obstétr. 1925, Nr. 8. — LINDENTHAL: Monatsschr. f. Geburtsh. u. Gynakol. Bd. 1. Zentralbl. f. Gynakol. 1902. — LINDFORS und HELLMANN: Hygiea 1910. — LITTAUER: 2 Fälle von Graviditas interstitialis. Zentralbl. f. Gynakol. 1925. — LITZENBERG: Mikroskopische Studien über Tubargraviditat. Americ. journ. of obstetr. a. gynecol. Vol. 1, Nr. 3. 1920. — LITZENBERG: Nicht rupturierte, interstitielle Schwangerschaft. Americ. journ. of obstetr. a. gynecol. Vol. 9. 1925. — LÖHNBERG: Zur Klinik der Tubargraviditat. Zeitschrift f. Geburtsh. u. Gynäkol. Bd. 84. — LOMNITZ: Fall von ausgetragener Extrauterinschwangerschaft. Inaug.-Diss. Breslau 1903. — LOREN-TOWICZ: Gaz. lekarska. 1908. — LOVRICH: Orvosi hetilap 1907. — LUDWIG: Wien. klin. Wochenschr. 1896. — LUKINS: Gleichzeitige intra- und extrauterine Schwangerschaft. Internat. surg. of journ. Vol. 34. 1921. — LUMPE: Monatsschr. f. Geburtsk. Bd. 15. — MAENNEL: Zentralbl. f. Gynäkol. 1907. Zeitschr. f. Geburtsh. u. Gynakol. Bd. 60. — MAINZER: Interstitielle Graviditat. Zentralbl. f. Gynakol. 1903. — MALINOWSKY: Journ.

akusch. 1910. — MALL: The cause of tubal pregnancy on the Fate of the Inclosed Ovum. Surg. gynecol. a. obstetr. Vol. 21. — MANDL: Über den feineren Bau der Eileiter. Monatsschr. f. Geburtsh. u. Gynäkol. Bd. 11. — MANDL und SCHMIT: Beitrag zur Ätiologie und pathologische Anatomie der Eileiterschwangerschaft. Arch. f. Gynäkol. Bd. 56. — MAMUROWSKY: Zentralbl. f. Gynäkol. 1896. — MARSHALL: Tubenschwangerschaft in einer schlecht entwickelten Tube. Journ. of obstetr. a. gynecol. of the Brit. Empire. 1914. — MARTIN: Die Schwangerschaft außerhalb des Uterus. Berl. klin. Wochenschr. 1893. — MARTIN: Zur Kenntnis der Tubenschwangerschaft. Monatsschr. f. Geburtsh. u. Gynäkol. 1897.— MARTIN: Monatsschr. f. Geburtsh. u. Gynäkol. Bd. 5. Dtsch. Klinik 1901. — MARTIN und ORTHMANN: In MARTIN, Krankheiten der Eileiter. Leipzig 1895. — MARTINI: Inaug.-Diss. Leipzig 1913. — MARTIUS: Interstitielle Gravidität. Dtsch. Ges. f. Gynakol. 1923. — MAUTHNER: Ätiologie der Tubenschwangerschaft. Zentralbl. f. Gynakol. 1922. — MEYER FELIX: The Etiology of Ectopic Gestation. Australian med. Journ. 1912. — MEYER, ROB.: Zentralbl. f. Gynakol. 1906, 1907, 1921. Zeitschr. f. Geburtsh. u. Gynakol. Bd. 74. — MEYER, Primäre Abdominalgraviditat. Zentralbl.f. Gynakol. 1925.—MAYER: Einbettung und Durchbruch von Tubarplazenten. Zeitschr. f. Geburtsh. u. Gynakol. Bd.85. — MICHIN: Monatsschr. f. Geburtsh. u. Gynäkol. Bd. 22. — MICHOLITSCH: Zur Ätiologie der Tubenschwangerschaft. Zeitschr. f. Geburtsh. u. Gynakol. 1903. — MICHOLITSCH: Zwei befruchtete Eier in einem Eileiter. Zentralbl. f. Gynakol. 1927. Nr. 38. — MOMIGLIANO: Beiderseitige Tubargraviditat. Clin. ostetr. 1924. — MORFITS: Tubenstumpfgraviditat. Medical News 1900. — MÜNCH: Die Zunahme der Extrauteringraviditat. Inaug.-Diss. Erlangen 1925. — MURATOFF: Ann. de gynaecol. 1890. — MURET: Avortement tubaire et rupture de la trompe gravide. Rev. de Gynecol. 1898. — MUSSELMANN: Interstitial pregnancy with well preserved fetal Cavty. Americ. journ. of obstetr. a. gynecol. Vol. 13, Nr. 1. 1927. — NAIRN: Lancet 1913. — Mc NALLEY: The association of congenital diverticula of the fallopian tube with tubal pregnancy. Americ. Journ. of obstetr. 1926. Sept. — NÉLATON: Gaz. des hóp civ. et milit. 1851. — NEUGEBAUER: Gynakol. Rundschau 1913. — NEUMANN: Zentralbl. f. Gynäkol. 1902. — NOVAK and DARNER: Die Beziehungen uteriner und tubarer Veranderungen bei Eileiterschwangerschaft. Americ. journ. of obstetr. a. gynecol. Vol. 9. 1925.—NOVAK: Kombinierte intrauterine und extrauterine Schwangerschaft. Surg. gynecol. a. obstetr. 1926. — NOVY: Casop. lekarski 1905. — OLSHAUSEN: Dtsch. med. Wochenschr. 1890. Arch. f. Gynakol. Bd. 1. — OPITZ: Über die Ursachen der Ansiedelung des Eies im Eileiter. Zeitschr. f. Geburtsh. u. Gynakol. Bd. 48. — ORTMANN: Zwei Falle von sehr frühzeitiger Unterbrechung einer Eileiterschwangerschaft. Dtsch. med. Wochenschr. 1899. — ORTMANN: Zeitschr. f. Geburtsh. u. Gynakol. Bd. 20, 29. — OSTRCIL: Neuere Erkenntnisse bei Extrauteringravidität. Casopis lékaruv ceskych. 1924. — OTT: Beitrag zur Kenntnis der ektopischen Formen der Schwangerschaft. Leipzig 1895. — OUTERBRIDGE: Americ. journ. of obstetr. a. gynecol. 1912, 1914. — PALMA, D.: Interstitielle Graviditat. Surg., gynecol. a. obstetr. Vol. 33. — PALTAUF: Arch. f. Gynakol. Bd. 30. Festschr. f. CHROBAK 1903. — PANKOW: Naturforschertag 1912. — PANKOW: Tubenschwangerschaft und Tubenentzündung. 19. Vers. d. dtsch. Ges. f. Gynakol. Wien, Sitzg. v. 3.—6. 6. 1925. Arch. f. Gynakol. Bd. 125, H. 3. Kongreßber., Teil 2, S. 490—494 u. 499—504. — PAROLI: Über die Kombination von intra- und extrauteriner Schwangerschaft. Rass. d'ostetr. e ginecol. Vol. 32. 1923. — PASKIEWICZ: Zentralbl. f. Gynakol. 1912. — PATEL: Lyon méd. 1901. — PENKERT: Wiederholte Tubenschwangerschaft bei einer Frau innerhalb von 7 Monaten. Ärzteverein Halle 1911. — PENKERT: Ein junges menschliches Eileiterei. Anat. Hefte Bd. 43. — PERAZZI: Contribution allo studio della rottura della tromba gravida. Arch. ital di ginecol. 1912. — PESTALOZZA: Sulla gravidanza tubarica recidivante. Ann. di ostetr. e ginecol. 1901. — PETERSEN: Beitr. z. pathologischen Anatomie der graviden Tube. Berlin 1902. — PETERSEN: Wiederholte Tubenschwangerschaft auf derselben Seite. Acta obstetr. et gynecol. scandinav. Vol. 5, Fasc. 2. — PFAFF: Interstitielle Schwangerschaft. Americ. journ. of obstetr. 1919. — PFANNENSTIEL: WINCKELs Handb. Bd. 1. VEITs Handb. Bd. 4. — PFEIFFER: Intraligamentare Tubenschwangerschaft. Monatsschr. f. Geburtsh. u. Gynakol. Bd. 65, 1924. — PLAHL: Gleichzeitige Schwangerschaft beider Tuben. Gynakol. Rundschau 1913. — POLAK und DELTON: Americ. Journ. of obstetr. a. gynecol. 1922. — POORTEN: Zur Ätiologie der ektopischen Schwangerschaft. Zentralbl. f. Gynakol. 1922. — PRAWOSSUDKO: Journ. akusch. Bd. 24. — PRITZI: Zur Frage über die Ursachen der Eileiterschwangerschaft. Zentralbl. f. Gynakol. 1927. — PROCHOWNIK: Arch. f. Gynäkol. Bd. 49. — PUPPEL: Zur Ätiologie und Klinik der Tubargraviditat. Zentralbl. f. Gynakol. 1928. — PUPPEL: Monatsschr. f. Geburtsh. u. Gynakol. Bd. 29. — PUTZAR: Inaug.-Diss. Greifswald 1911. — RAVENSTEIN: Über die Ätiologie der Tubenruptur. Monatsschrift f. Geburtsh. u. Gynakol. Bd. 44. — REIFFERSCHEID: Primare Abdominalschwangerschaft. Zeitschr. f. Anat. u. Entwicklungsgesch. Bd. 63. — REIN: Zentralbl. f. Gynakol. 1892. — RICHTER: Gynakol. Ges. Dresden 1911. Arch. f. Gynakol. Bd. 96. — RICHTER: Vergleichendes zur Kenntnis der Tubenerkrankungen. Ref. Zentralbl. f. Gynakol. 1928. — RISEL: Dtsch. pathol. Ges. 1903. — ROBINSON: Beitrag zum Entstehungsmechanismus

und zur Pathologie der ektopischen Schwangerschaft. Americ. journ. of obstetr. a. gynecol.
Vol. 12. 1926. — RÒNNHOLM: Finska Lakar. Handl. 1909. — ROSENBERGER: Orvosi hetil.
1907. — ROSENBLATT: Fall von ubertragener Eileiterschwangerschaft. Zentralblatt f.
Gynakol. 1923. — ROSENFELD: Monatsschr. f. Geburtsh. u. Gynakol. 1901. — ROSNER:
Przeglad lekarska. 1910. — ROSSIER: Chorioepithelioma malignum der Tube infolge
Extrauterinschwangerschaft. Arch. f. Gynakol. Bd. 97. — ROSTHORN: Interstitielle
Graviditat. Dtsch. Ges. f. Gynakol. Bd. 10. — ROTTER: Gynakol. Rundschau 1912. —
ROXAS and VILLARAMA: Primary ectopic intraligamentous pregnancy with e living baby.
Journ. of Philippine Islands, med. assoc. 1924, Nr. 2. — RUBIN: Ganz junges Ei in einer
schwangeren Tube. Proc. of the New York pathol. soc. (U. S. A.) Vol. 12. — RÜBSAMEN:
Zur Klinik und Therapie der Extrauteringravidität. Zentralbl. f. Gynakol. 1920. — RUMPEL:
Blasenmole bei Tubenschwangerschaft. Jahrb. d. Hamburger Staatskrankenanst. 1899/1900.
SÄNGER: Dtsch. Ges. f. Gynakol. 1893. Zentralbl. f. Gynàkol. 1894. — SAMPSON: Einfluß
der Tubenschwangerschaft auf den Uterus. Surg., gynecol. a. obstetr. 1917. — SCHAMBACHER:
Zeitschr. f. Geburtsh. u. Gynàkol. Bd. 40 u. 68. Zentralbl. f. Gynakol. 1903. — SCHAUTA:
Beitrag zur Kasuistik, Prognose und Therapie der Extrauterinschwangerschaft. Prag. med.
Wochenschr. 1891. — SCHAUTA: Zentralbl. f. Gynakol. 1901. Gynakol. Rundschau 1911. —
SCHIFFMANN: Gleichzeitige Schwangerschaft beider Tuben. Zentralbl. f. Gynakol. 1921. —
SCHIFFMANN: Über Spontanheilung junger Tubargraviditaten. Arch. f. Gynakol. Bd. 113. —
SCHMIDTHALS: Über den Einfluß der Zunahme der Gonorrhoe infolge des Krieges auf die
Extrauterinschwangerschaften. Inaug.-Diss. Greifswald 1922. — SCHNEIDER: Vereiterung
einer Hamatokele nach Extrauteringraviditat durch Paratyphusinfektion. Zentralbl. f.
Gynakol. 1925. — SCHNEIDER: Sichergestellte primare Abdominalschwangerschaft. Monats-
schrift f. Geburtsh. u. Gynakol. Bd. 65. — SCHMORL: Interstitielle Graviditat. Zentralbl. f.
Gynàkol. 1906. — SCHOBER: Zentralbl. f. Gynakol. 1899. — SCHONHOLZ: Anatomische
Untersuchungen zur Ursache der Tubenschwangerschaft. Verhandl. d. dtsch. Ges. f.
Gynakol. Heidelberg 1923. — SCHONHOLZ: Primare Bauchhohlenschwangerschaft. Zeitschr.
f. Geburtsh. u. Gynakol. Bd. 89. — SCHÒNHOLZ: Untersuchungen über die Ursache der
Eileiterschwangerschaft. Arch. f. Gynakol. Bd. 127. — SCHREIBER: Gleichzeitige Schwanger-
schaft beider Tuben. Zentralbl. f. Gynakol. 1924. — SCHRÖDER und RAU: Zentralbl. f.
Gynakol. 1920. — SCHWARZWALLER: Gleichzeitige doppelseitige tubare Schwangerschaft.
Zentralbl. f. Gynakol. 1927. — SCHWARZWÁLLER: Tubargravidität 6 Jahre nach doppelseitiger Tubenunterbindung bei äußerer Überwanderung des Eies. Zentralbl. f. Gynakol.
1928. — SCHWEITZER: Interstitielle Tubargraviditat. Zentralbl. f. Gynakol. 1924. p. 2093. —
SCIPIADES: Diagnostisches Zeichen zur Aufklarung der ausgetragenen Graviditas ectopica
intraligamentaria. Zentralbl. f. Gynàkol. 1911. — SCOTT: Americ. journ. of obstetr. a.
gynecol. 1911. — SEEDORF: Geborstene Ovarialgraviditat. Monatsschr. f. Geburtsh. u.
Gynakol. Bd. 42. — SEELIGMANN: Primäre Abdominalschwangerschaft. Zentralbl. f. Gynàkol.
1923. — SEELIGMANN: Tubargravidität. Zentralblatt f. Gynakol. 1914. — SEREBRENIKOWA:
Arch. f. Gynakol. Bd. 98. — SHELTON-HORSLEY: Med. Rec. 1913. — SIEFART: Interstitielle Graviditat. Zentralbl. f. Gynakol. 1913. — SIGWART: Wiederholte Extrauteringraviditat der gleichen Seite. Zentralbl. f. Gynakol. 1922. — SINGER: Extrauterinschwangerschaft. Gyógászat. 1924. — SIMON: Inaug.-Diss. Berlin 1885. — SINGER: Zentralbl.
f. Gynakol. 1913. — SIPPEL: Dtsch. med. Wochenschr. 1892. — SITTNER: Arch. f. Gynakol.
Bd. 64. Zentralbl. f. Gynàkol. 1903. — SKUTSCH: Die Entstehung der Hamatozele. Berlin
1905. — SKUTSCH: Arch. f. Gynakol. Bd. 77. — SMITH: Journ. of obstetr. a. dis. of Women
a. childr. 1911. — SMYME: Zweimalige Tubenschwangerschaft. Journ. of obstetr. a. gynecol.
of the Brit. Empire. 1914. — SOLOMONS: Abdominalschwangerschaft. Surg., gynecol. a.
obstetr. 1916. — SOURASKY: Fall von gleichzeitiger abdominaler und tubarer Schwangerschaft. Lancet, Vol. 211. 1926. — STARK: Brit. med. journ. 1907. — STEIN: Interstitielle
Graviditat. Inaug.-Diss. Halle 1918. — STEIN: Coexisting extrauterine and intrauterine
pregnancy, with the report a case and a study of 35 cases published since 1913. Americ.
journ. of obstetr. a. gynecol. Vol. 15. 1928. — STEINHÄUSER: Über tubare Plazentarpolypen.
Inaug.-Diss. Breslau 1923. — STEPHAN: Gynakol. Rundschau 1913. — STOECKEL: Med.
Ges. Kiel 1916. — STOECKEL: Fall von Extrauteringraviditat mit ausgetragener Frucht.
Zentralbl. f. Gynàkol. 1917. — STOLZ: Zwillingsschwangerschaft mit uteriner und tubarer
Entwicklung der Früchte. Gynakol. Rundschau 1910. — STONE: Interstitielle Schwanger-
schaft. Americ. Journ. of obstetr. a. gynecol. 1917. — STROPENI: Gleichzeitige uterine und
extrauterine Schwangerschaft. Ann. di ostetr. e ginecol. Bd. 43. 1921. — SUWELACK: Die
Extrauteringraviditäten in der Würzburger Univ.-Frauenklinik 1914—1921. Inaug.-Diss.
Würzburg 1921. — TANIGUCHI: Die Herkunft des Blutes bei der Ruptur. Arch. f. Gynakol.
Bd. 102. — TAUSSIG: Tubo-abdominal pregnancy. Surg., gynecol. a. obstetr. 1906. —
TAUSSIG: Ectopic Decidua Formation. Surg., gynecol. a. obstetr. 1906. — THIES: Graviditas
tubointerstitielle. Zentralbl. f. Gynakol. 1914. — TRANKU-RAINER: Die deziduale Reaktion
in den Tuben bei ein- oder beiderseitiger Tubarschwangerschaft. Zeitschr. f. Geburtsh. u.
Gynàkol. Bd. 86. — TRÖSCHER: Über Bau und Funktion des Tubenepithel beim Menschen.

Monatsschr. f. Geburtsh. u. Gynakol. Bd. 45. — Turolt: Einige seltenere Fälle von Tubargravidität. Zentralbl. f. Gynäkol. 1929. S. 186. — Ulesko-Stroganowa: Die anatomischen Veränderungen des Eibettes bei der interstitiellen Schwangerschaft. Monatsschrift f. Geburtsh. u. Gynäkol. Bd. 12 u. 15. — Unterberger: Gleichzeitige Schwangerschaft beider Tuben. Monatsschr. f. Geburtsh. u. Gynakol. Bd. 38. — Vaudescal: Interstitielle Schwangerschaft. Arch. mens. d'obstétr. et de gynécol. 1919. — Veit: Die Eileiterschwangerschaft. Stuttgart 1884. — Veit: Die Extrauteringravidität. In Döderleins Handb. Bd. 2. — Velits: Über die ektopische Schwangerschaft. Monatsschr. f. Geburtsh. u. Gynakol. Bd. 34. — Viannay: Graviditas fimbriae ovaricae. Prov. méd. 1907. — Vineberg: Tubenstumpfgravidität. Americ. journ. of obstetr. a. gynecol. 1908. — Vineberg: Early interstitial pregnancy. Americ. journ. of obstetr. a. gynecol. 1915. — Voigt: Über die Entstehung der intervillären Räume bei Tubargravidität. Zentralbl. f. Gynakol. 1903. — Voigt: Arch. f. Gynäkol. Bd. 28 u. 41. — Waehneldt: Primare Abdominalgravidität. Zentralbl. f. Gynäkol. 1926. — Wageli: Interstitielle Schwangerschaft. Rev. de gynécol. 1915. — Wagner: Übertragene Extrauteringravidität. Gynakol. Rundschau 1911. — Wagner: Interstitielle Graviditat. Zentralbl. f. Gynakol. 1905. — Walker: Primare Abdominalschwangerschaft. Arch. f. Gynakol. Bd. 11. — Wallart: Schwangerschaftsveränderungen der Tube. Monatsschr. f. Geburtsh. u. Gynakol. Bd. 36. — Wallgren: Zur mikroskopischen Anatomie der Tubenschwangerschaft beim Menschen. Arb. a. d. Klinik Heinricius 1905. — Walthard: Über ein junges Ei im Mesosalpingiolum einer Nebentube. Zeitschr. f. Geburtsh. u. Gynakol. Bd. 69. — Webster: Die ektopische Schwangerschaft. Berlin 1896. — Weibel: Gynakol. Ges. Wien 1908. — Weinbrenner: Interstitielle Graviditat. Zeitschr. f. Geburtsh. u. Gynakol. Bd. 51. — Weishaupt: Demonstration einer Tubenblasenmole. Zentralbl. f. Gynakol. 1916. — Weiss: Zentralbl. f. Gynäkol. 1908 u. 1909. — Weisswange: Münch. med. Wochenschrift. 1909. — Wenzel: Doppelseitige Extrauteringraviditat. Zentralbl. f. Gynakol. 1911. — Werner: Über einen Fall von ausgetragener Extrauteringraviditat. Zeitschr. f. Geburtsh. u. Gynakol. Bd. 76. — Werth: Die Extrauterinschwangerschaft. In Winckels Handbuch. Bd. 2. — Werth: Beitrag zur Anatomie und operativer Behandlung der Extrauterinschwangerschaft. Stuttgart 1887. — Wesenberg: Zentralbl. f. Gynakol. 1911. — Wiegand: Statistisches uber Extrauteringraviditat. Monatsschr. f. Geburtsh. u. Gynakol. Bd. 52. — Williams: Abdominal pregnancy developing as the result of a uteroperitoneal fistula following Cesarean Section. Americ. journ. of obstetr. a. gynecol. Nov. 1926. — Wimmer: Interstitielle Gravidität. Zentralbl. f. Gynakol. 1903. — Windisch: Interstitielle Graviditat. Ungar. Ärzteverein. 11. Marz 1908. — Winiwarter: Zeitschr. f. Geburtsh. u. Gynakol. Bd. 68. — Witthauer: Zentralbl. f. Gynakol. 1903. — Wolff: Experimentelle Untersuchung über die Entstehung extrauteriner Schwangerschaft. Studien z. Pathol. d. Entwickl. Bd. 2. — Wolff: Geplatztes Ovarialhamatom mit Hamatokelenbildung. Zentralbl. f. Gynakol. 1921. — Wormser: Gravidatis interstitielle. Zentralbl. f. Gynäkol. 1920. — Wsadtschik: Wratsch 1909. — Wyder: Beitrag zur Lehre von der Extrauteringraviditat. Arch. f. Gynakol. Bd. 28. — Zahn: Die interstitielle Graviditat. Inaug.-Diss. Berlin 1914. — Zangemeister: Intrauterine Graviditat nach beiderseitig operierter Tubargraviditat. Zentralbl. f. Gynakol. 1928. — Zedel: Zeitschr. f. Geburtsh. u. Gynakol. Bd. 26. — Zimmermann: Tubarabort mit Tubenruptur. Zentralbl. f. Gynakol. 1919. — Zimmermann: Zur Frage der Deziduabildung in der graviden Tube. Monatsschr. f. Geburtsh. u. Gynakol. Bd. 72. — Zimmermann: Graviditas interstitialis. Zentralbl. f. Gynakol. 1925. — Zimmermann: Dissezierendes Hamatom der Tubenwand bei junger rupturierter Tubargraviditat. Zentralbl. f. Gynakol. 1926. — Zweifel: Arch. f. Gynakol. Bd. 41. Verhandl. d. dtsch. Ges. f. Gynakol. 1891. — Zweifel: Klinische Gynakologie 1892.

Zysten und gutartige Tumoren.

Alejeff, A. E. und P. W. Mauenkoff: Zur Frage der Dermoide der Tubae Fallopii. Geburtshilfl.-gynakol. Klin., Univ., Kasan, Prof. W. G. Grusdeff. Kasanski Medizinski Journal. Jg. 21, Nr. 7, S. 835—843 (russisch). — Aschheim: Tubenlymphangiome. 19. Vers. d. dtsch. Ges. f. Gynakol., Wien, Sitzung vom 3. Juni 1925. Arch. f. Gynakol. Bd. 125, H. 3, Kongreßbericht, Teil 2, S. 676—677. — Auvray: Arch. mens. d'obst. Tome 1. — Auvray: Fibromyome der Tube. Arch. mens. d'obst. et de gyn. 1912. Jan. — Ballantyne u. Williams: The histology and pathology of the Fall. tubes. Brit. med. journ. — Beck, Leopold Breslau, Wyder siehe bei Duhrssen, S. 307 ff. — Bell: Tubenzyste. Obstetr. soc. London 1904. — Berger: Fibromyom des Eileiters. Inaug.-Diss. Halle 1898. — Bland-Sutton: Surg. diseases of the ovaries and Fall. tubes. Zit. n. Sanger und Barth. — Boldt: An unusual large hydatid of Morgagni. Americ. journ. of obstetr. a. gynecol. 1906. — Bondy: Tumor in der Fimbria ovarica. Berl. klin. Wochenschr. 1914. — Breslau: Monatsschrift für Geburtskunde Bd. 21. — Bukojemski: Zur Pathologie der Tube.

Wratsch 1908. — CAMERON: Fibroids and Fibro-Myomatous Tumours in unusual sites. Brit. med. Journ. 1907. — CHIFOLIAN et MERKLEN: Adénome dans une trompe. La gynecol. 1899. — DELAMOY: Beitrag zum Studium der tubaren Embryome und Mischgeschwülste. Gynécol. et obstétr. rev. mens. 1923. — DICKSON: Concerning the nature of small cysts frequently found in the peritoneum covering the Fall. tubes. Americ. journ. of obstetr. a. gynecol. 1903. — DIENST: Eine seltene Tubengeschwulst. Monatsschr. f. Geburtsh. u. Gynakol. Bd. 21. — DIENST: Breslauer gyn. Ges. 1905. — DIETRICH: Myom der Tube. Naturforscher-vers. Nauheim 1920. — DIETRICH: Die Neubildungen der Eileiter. HALBAN-SEITZ, Biologie und Pathologie des Weibes. Bd. 5, Teil 1. — DOLÉRIS: Tumeur végétante de la muqueuse tubaire. Nouv. Arch. d'Obstetr. 1891. — ALBAN DORAN: Papilloma of the Fall. tube. Transact. London obstetr. soc. 1880, 1886, 1888. — DUHRSSEN: Beschreibung eines Tubenpolypen. Arch. f. Gynakol. Bd. 54. — DUHRSSEN: Über operative Behandlung bei Tubargraviditat usw. und Beschreibung eines Tubenpolypen. Arch. f. Gynàkol. Bd. 54, S. 302. 1897. — EBERTH und KALTENBACH: Das Papillom der Tube. Zeitschr. f. Geburtsh. u. Gynakol. Bd. 16. — EMELJA-NOFF: Fall von Osteoma tubae. Wratsch 1911. — FABRICIUS: Über Zysten der Tuben. Arch. f. Gynakol. Bd. 50. — FABRICIUS: Über Myome und Fibromyome des Uterus und deren Ein-fluß auf die Umgebung. Beitr. z. klin. Med. 1895. — FORMIGGINI: Un caso di fibromioma della tuba. Il nuovo Raccoglitore medico. 1904. — FRÄNKEL: Arch. f. Gynakol. Bd. 55. — FRANKL: Gynakol. Ges. Wien. 17. Marz 1908 und 28. November 1911. — FRANZ: Lymph-angiom der Tube. Arch. f. Gynakol. Bd. 90. — FROMME und HEYNEMANN: In VEITS Handb. Bd. 5. — HERDE: Ein seltener Fall von Tubenfibrom mit Stieldrehung. Korresp.-Blatt f. Schweiz. Ärzte. 1918. Nr. 21. — HOCHLOFF: Fibromyon der Tube. Zentralbl. f. Gynàkcl. 1929, H. 18. — HOEHNE: Lymphangiom der Tube. Dtsch. Ges. f. Gynàkol. 1901. — HOFFMANN: Tubenpolyp. Americ. journ. med. assoc. 1915. — IWANOW: Journ. akusch. 1908. — IWANOW: Cystadenofibromyoma papilliferum der Tube. Russ. Journ. f. Geburtsh. u. Gynakol. Ref.: Zentralbl. f. Gynakol. 1909. S. 745. — JACOBS: Un cas de kyste dermoïde de l'oviducte. Rev. internat. de med. 1898. Bull. de la soc. Belge de gynécol. 1899. — JACOBS: Fibrom der Tube. Progr. méd. belge. Juni 1909. — JACOBS: Papillome primitif de la trombe. Bull. de la soc. belge d'opht. 1913. p. 247. — KASPER: Die Fibrome und Fibromyome der Eileiter. Inaug.-Diss. München 1923. — KER-MAUNER: Lymphangiom der Tube. Arch. f. Gynakol. Bd. 83. — KLEINHANS: In VEITS Handb. Bd. 3. Zeitschr. f. Geburtsh. u. Gynakologie. Bd. 52. — LAHM: Die kongenitale Ätiologie der Salpingitis isthmica nodosa. Zentralbl. f. Gynakol. 1921. S. 131. — LAHM: Das mechanische Hindernis als Ursache der Tubargraviditat, ein Beitrag zur Frage der Tubenpolypen. Zentralbl. f. Gynakol. 1920. S. 1280. — LE BEC: Fibrome de la trompe. Demonstr. in Soc. de chir. Paris. Ref.: Progr. méd. 1912. p. 482. — LEFORT und DURAND: Lipom des Eileiters. Ref.: Zentralbl. f. Gynakol. 1920. — LEHMACHER: Zur Kenntnis der Knochenbildung in den Tubae uterinae. Arch. f. Gynakol. Bd. 105, S. 280. 1916. — LEIGHTON: Americ. journ. of obstetr. a. gynecol. 1912. — LEOPOLD: Arch. f. Gynàkol. Bd. 10. — LEWERS: Transact. of the obstetr. soc. London. Vol. 29. — MACREZ: Des tumeurs papillaires de la trompe. La gynécol. 1899. — MAHLE: Adenom der Tube. Surg., gynecol. a. obstetr. 1921. — MEYER: Tubenzysten. Zentralbl. f. Gynakol. 1906. — MEYER, R.: Drei Falle epithelialer Zysten am freien Rand der Tube. Zentralbl. f. Gynakol. 1906. S. 528. — MICHAUD: Ein Fall von Knochenbildung in den Tuben. HEGARS Beitr. Bd. 12, S. 294. 1908. — MONPROFIT et PILLIET: Adénome dans une trompe enflammée. Bull. de la soc. ant. 1893. — MUGLICH: Fall von rechtsseitigem Tubendermoid. Demon-stration. Ref.: Monatsschr. f. Geburtsh. u. Gynakol. Bd. 35, S. 105. 1912. — MÜLLER: Tumoren der Tube. Naturforscherkongr. 1914. — NEUMANN: Teratom der Tube. Arch. f. Gynàkol. Bd. 130, H. 4. — NOTO: Un caso di ciste dermoide della tromba. Arch. ital. di ginecol. 1900. — OPITZ: Über Adenomyome und Adenome der Tube. Ges. f. Geburtsh. u. Gynàkol. Berlin 1900. — ORTHMANN: Tubenembryom. Zentralbl. f. Gynàkol. 1915. Zeitschr. f. Geburtsh. u. Gynakol. Bd. 29, 48 und 53. — OSTRCIL: Embryom der Tube. Festschr. f. Prof. THORMEYER 1913. — OTTOW: Beitrag zur Kenntnis der Fibro-myome der Tube. Zentralbl. f. Gynakol. 1918. — OUTERBRIDGE: Polypöses Chondrofibrom der Tuba fall. bei gleichzeitiger Tubargraviditat. Americ. journ. of obstetr. a. gynecol. 1914. — PAPE: Fibrolipom der Tube. Zentralbl. f. Gynakol. 1922. — PARONA: Ein Fall von Lipom am rechten Ovar und Tube. Ann. di ostetr. e ginecol. 1891. Nr. 2. Ref.: Zentralbl. f. Gynakol. 1891. S. 1046. — PETERS: Über Heteropien des Coelomepithels an der Urnierenleiste menschlicher Embryonen. Zeitschr. f. d. ges. Anat., Abt. 1: Zeitschr. f. Anat. u. Entwicklungsgesch. Bd. 86. 1928. — POSCHARRISKY: Über heteroplastische Knochenbildung. Beitr. z. pathol. Anat. u. z. allg. Pathol. Bd. 38. 1905. — POTHÉRAT: Double kyste der moide des trompes utérines. Presse méd. 1907. — PROCHOWNIK: Dermoid der Tuben. Münch. med. Wochenschr. 1905. — QUÉNE et LONGUET: Des tumeurs des trompes. Rev. de chirurg. 1901. — RITCHIE: Dermoid cyst developed in the Fall. tube. Transact. of the obstetr. soc. of London 1866. — ROBERTS: Fibromyoma of the rihgt Fall. tube. Lancet 1903. — ROBERTS: A case of ectopic gestation with a dermoid tumor of the extremity of the left tube. Ebenda. — Rudolph: Beitrag zu den Fibromyomen der Tube. Arch. f. Gynakol. Bd. 56. — Sänger und Barth: Neubildungen der Eileiter. In Martin: Krankh. d. Eileiter. Leipzig 1895. — Sampoerno: Ein Lipom des Eileiters. Zentralbl. f. Gynäkol. 1929. — Santi: Betrachtungen über Adenomyome der Tube. Zeitschr. f. Geburtsh. u. Gynakol. Bd. 71. — Schäfer: Myom der Tube. Zentralbl. f. Gynàkol. 1923. — Schäfer: Zwei seltene Tubentumoren: Myom und Karzinom. Zentralbl. f. Gynäkol. 1923. S. 357. — Schiffmann: Ein Lymphangiom der Tube. Zentralbl. f. Gynàkol. 1929. — Schiffmann und Steiner: Knötchen und Zystchen an der Tube. Zentralbl. f. Gynäkol. 1926. — Schiffmann: Exophytische Adenomyose des Uterus und der Tuben. Arch. f. Gynàkol. Bd. 192, H. 1. — Schiller: Zyste am freien Rand der Tube. Monatsschr. f. Geburtsh. u. Gynakol. Bd. 38, S. 369. 1913. — Schouwman: Embryoma tubae. Nederlandsch. Tijdschr. v. verlosk. en gynakol. 1890. — Sencert: A propos d'un cas de papillome de la trompe. Bull. de la soc. d'obstétr. et de gynécol. 1912. p. 398. — Seyberth: Ein Beitrag zur Kasuistik der Hamatosalpinx bilateralis mit beiderseitigen Tubenwinkeladenomyomen. Med. Klinik. 1911. S. 999. — Silva: Sul linfangioma della salpinge. Ann. di ostetr. e ginecol. 1928. — Snegireff: Contribution à l'étude des kystes dermoides. Ann. de gynécol. 1905. — Stark: Tubendermoid. Journ. of obstetr. a. gynecol. of the Brit. Empire. 1912. — Steiner, H.: Beitrag zur Kenntnis der Serosazysten der Tube. Arch. f. Gynakol. Bd. 127. — Stolz: Beitrag zu den zystischen Bildungen der Tube. Monatsschr. f. Geburtsh. u. Gynakol. Bd. 10. — Stolz: Die Fibromyome der Tube. Monatsschr. f. Geburtsh. u. Gynakol. Bd. 17. — Strong: Lymphangiom der Tube. Americ. journ. of obstetr. a. gynecol. Vol. 9. 1924 and Vol. 10. 1925. — Strong: Über Knochenbildung im Eileiter. Arch. f. Gynakol. Bd. 51, S. 389. 1913. — Sutton: A case of Myoma of the Fall. tubae. Med. Press and Circ. London 1892. — Taylor: Myoma of the Fall. tube. Brit. gynecol. journ. 1896. — Ulesko-Stroganova: Dermoidzyste in der Wand der Tube. Arch. f. Gynakol. Bd. 123. — Walla: Kystoma multiloculare papilliferum et Papilloma tubae. Zentralbl. f. Gynakol. 1902. — Wolff, B. Über adenomahnliche Wucherungen an der Schleimhaut. Tubenschleimhaut bei Tubentuberkulose. Monatsschr. f. Geburtsh. u. Gynàkol. Bd. 6. — Wolff, P.: Über einen Fall von polypösem Adenom der Tube. Inaug.-Diss. München 1918. — Wyder: Arch. f. Gynakol. Bd. 28. — Zweifel: Fall von polypösem Adenom der Tube. Zeitschr. f. Geburtsh. u. Gynàkol. Bd. 109.

Maligne Tumoren.

Aichel: Doppelseitige Carcinoma tubae. Zentralbl. f. Gynakol. 1912. — Albrecht: Doppelseitiges primares Tubenkarzinom. Bayrische Ges. f. Geburtsh. u. Gynakol. Ref.: Monatsschr. f. Geburtsh. u. Gynakol. Bd. 58, S. 88. — Amann: Demonstration. Gynakol. Ges. München 1910. Naturforschertag 1909. — Amann: Kindskopfgroßes primares Karzinom der Tube. Munch. gynakol. Ges. Ref.: Zentralbl. f. Gynakol. 1911. S. 526. — Amann: Demonstration von drei Praparaten von primaren Tubenkarzinomen. Bayr. Ges. f. Geburtsh. u. Gynakol. Ref.: Zentralbl. f. Gynakol. 1912. S. 1223. — Amreich: Fall von primarem Tubenkarzinom. Zentralbl. f. Gynakol. 1922. — Andrews: Primary Carcinoma of the Fall. tube. Transact. obstetr. soc. London 1903. — Andrews: Doppelseitiges Karzinom der Tube. Journ. of obstetr. a. gynecol. of the Brit. Empire. Vol. 27. 1916. — Anufrief: Zur Kasuistik des primaren Tubenkarzinoms. Monatsschr. f. Geburtsh. u. Gynakol. 1904. — Anufriff: Monatsschr. f. Geburtsh. u. Gynakol. 1907. — Baisch: Dtsch. Ges. f. Gynakol. 1909. — Baisch: Tubenkarzinom mit spaterer sog. Impfmetastase in den Bauchdecken. Verhandl. d. dtsch. Ges. f. Gynakol. 1909. S. 491. — Barbourand, Watson: Peritheliome of the fallopian tube. Journ. of obstetr. a. gynecol. of the Brit. Empire. Vol. 30, p. 115. Ref.: Fr. Jahrb. f. Geburtsh. u. Gynakol. 1911. S. 121. — Barrett: Primary spuamonscelled carcinoma arising in a tuberculous fallop. tube. Journ. of obstetr. a. gynecol. of the Brit. Empire. Vol. 27. Ref.: Jahrb. f. Geburtsh. u. Gynakol. 1916. S. 76. — Beck: Primares Tubenkarzinom. Zentralbl. f. Gynakol. 1924. — Beckmann: Fall von doppelseitigem Tubenkarzinom bei Gebarmutterhohlenkrebs (russisch). Ref.: Frommels Jahrb. f. Geburtsh. u. Gynakol. 1912. S. 280. — Benthin: Beitrag zur Kenntnis des Tubenkarzinoms. Arch. f. Gynakol. Bd. 87. — Bertino: Carcinoma primitive della tuba. La ginecol. 1906. — Bland-Sutton: Transact. obstetr. soc. of London. 1904. p. 311. — Blumreich: Zentralbl. f. Gynakol. 1917. S. 592. — Boldt: Med. Rec. 1897. — Bower, J. O. and J. H. Clark: Primary bilateral carcinoma of the fallopian tubes. Recognition of early metastasis essential to succesful treatment: Report of a case. Arch. of surg. Vol. 11, Nr. 4, p. 586—597. — Boxer: Beitrag zur Kenntnis des Tubenkarzinoms. Monatsschr. f. Geburtsh. u. Gynakol. Bd. 30. — Brennecke: Fall von primarem doppelseitigem Tubenkarzinom. Monatsschr. f. Geburtsh. u. Gynakol. Bd. 10. — Bretschneider: Tubenkarzinom. Zentralbl. f. Gynakol. 1921. — Briggs: Transact. obstetr. soc. London 1906. — Bubnoff: Inaug.-Diss. München 1912. — Buttner: Doppelseitiges primares Tubenkarzinom mit gleichzeitiger Tuberkulose der Tuben. Zentralbl. f. Gynakol. 1927. S. 2361. — César:

Primäres Tubenkarzinom. Soc. quat. de Paris. Ref.: FROMMELS Jahrb. f. Geburtsh. u. Gynakol. 1914. — CHIARI: Naturforschertag 1909. — CHIARI: Zur Kenntnis der sekundaren Neubildungen der Tuben. 81. Vers. d. Ges. dtsch. Naturf. u. Ärzte. Ref.: Zentralbl. f. Gynakol. 1909. S. 1457. — CHIARI: Sekundare Sarkomatose beider Tuben durch peritoneale Implantation. Dtsch. med. Wochenschr. 1913. S. 1662. — COULAND: Fibromyom, Epitheliom der Tuben und gutartiger Tumor der Niere usw. Bull. et mém. de la soc. anat. de Paris. Ref.: Zentralbl. f. Gynakol. 1920. S. 1424. — CULLEN: Cancer of the uterus. London 1909. — CULLEN: Tubenkarzinom. Bull. of Johns Hopkins hosp. 1905. — CULLEN: Cancer of the Uterus. London 1909. — CULLINGWORTH: Primary Carcinoma of the Fall. tube. Transact obstetr. soc. London 1894. — DANDELSKI: Primares Tubenkarzinom. Inaug.-Diss. Wurzburg 1907 (Tabellen über 91 Falle). — DANEL: Essai sur les tumeurs malignes primitives de l'oviduct. Thèse de Paris. 1899. p. 47 et 107. — DANEL: Primary Carcinoma of the Fall. tubae. Brit. med. journ. 1908. — DAVIDSOHN: Über die bosartigen Chorionepitheliome des Eileiters. Berlin. klin. Wochenschr. 1910. S. 1013. — DELAUNAY: Cancer primitif de la trompe. Paris chirurgical 1909. — DIETRICH: Die Neubildungen der Eileiter. HALBAN-SEITZ: Biologie und Pathologie des Weibes. Bd. 5, Teil 1. — DODD: Sarkom der Tube. Surg., gynecol. a. obstetr. 1924. — DORAN: Primary cancer of the Fall. tube. Transact. pathol. soc. London. Vol. 39, 40. — DORAN: A table over fifty complete cases of primary cancer of the Fall. tube. Journ. of obstetr. a. gynecol. Brit. Empire 1904. — DORAN, A.: Primary cancer of the fallopian tube. Journ. of obstetr. a. gynecol. of the Brit. Empire. Vol. 17, p. 1. 1910 (Literatur und Tabelle). — DRUTMANN: Über einen Fall von primarem Tubenkarzinom mit Übergreifen auf die Uterusschleimhaut. Inaug.-Diss. München 1913. — EBERTH und KALTENBACH: Über Papillome der Tube. Zeitschr. f. Geburtsh. u. Gynakol. Bd. 16. — ECKARDT: Fall von primarem Tubenkarzinom. Arch. f. Gynàkol. Bd. 53. — EINSLE: Ein Fall von vorgeschrittenem Tubenkarzinom mit besonderer Berucksichtigung der Frage der primaren Doppelseitigkeit. Inaug.-Diss. Munchen 1913. — EVERKE: Primares Tubenkarzinom. Monatsschr. f. Geburtsh. u. Gynakol. Bd. 28. — FABRICIUS: Beitrage zur Kasuistik der Tubenkarzinome. Wien. klin. Wochenschr. 1899. — FABRICIUS: Gynakol. Ges. Wien 1909. — FALK: Fall von Tubenkarzinom. Berl. klin. Wochenschr. 1896. — FALK: Über primare epitheliale Neubildungen des Eileiters. Berlin 1899. — FISCHEL: Fall von primarem papillarem Krebs der Muttertrompeten. Prag. Zeitschr. f. Heilk. Bd. 16. — FLEISCHMANN: Zentralbl. f. Gynakol. 1916. — FLEISCHMANN: Carcinoma tubae. Wien. klin. Wochenschr. 1916. S. 632. — FLORIS: Fall von primarem Eileiterkarzinom. Zentralbl. f. Gynakol. 1924. — FONYO: Über das primare Tubenkarzinom. Zentralbl. f. Gynakol. 1913. — FRANKL: Beitrage zur Pathologie und Klinik des Ovarialkarzinoms. Arch. f. Gynakol. 1920. — FRANKL: Über Beziehungen des Magendarmkrebses zum weiblichen Genitale. Med. Klinik 1922. — FRANKL: Einige Bemerkungen über Granulome. Zentralbl. f. Gynakol. 1921. — FRANKL: Pathologische Anatomie und Histologie der weiblichen Geschlechtsorgane. LIEPMANNS Handbuch. 1914. II, S. 181. — FRANKL: Zur Pathologie und Klinik des Tubenkarzinoms. Zeitschr. f. Geburtsh. u. Gynakol. Bd. 96. (Vortrag Wien. gynakol. Ges. 8. Mai 1928. Ref. Zentralbl. f. Gynakol. 1929. — FRANQUÉ: Dtsch. Ges. f. Gynakol. 1911. — FRANQUÉ: Über maligne Erkrankung der Tube und Metastasenbildung im Uterus. Zentralbl. f. Gynakol. 1901. — FRANQUÉ: Zur Kenntnis der Lymphgefaße des Uterus und des Uteruskarzinoms. Dtsch. Ges. f. Gynakol. 1905. — FRANQUÉ: Carcino-Sarco-Er.dothelioma tubae. Zeitschr. f. Geburtsh. u. Gynakol. Bd. 47 — FRANQUÉ: Zeitschr. f. Geburtsh. u. Gynakol. Bd. 69. — v. FRANQUÉ: Über das gleichzeitige Vorkommen von Karzinom und Tuberkulose in den weiblichen Genitalien, insbesondere den Tuben und Uterus. Zeitschr. f. Geburtsh. u. Gynakol. Bd. 69, S. 409. 1911. — FRIEDENHEIM: Beitrag zur Lehre vom Tubenkarzinom. Berl. klin. Wochenschr. 1899. — FROMME und HEYNEMANN: In VEITS Handb. Bd. 5. — GARKISCH: Über ein intraligamentàr entwickeltes Chorionepitheliom. Zeitschr. f. Geburtsh. u. Gynàkol. Bd. 60, S. 115. 1906. — GAWRONSKI: Carcinoma tubae secundarium. Gin. polska. Bd. 4. 1925. — GEBHARD: Demonstration eines karzinomatös degenerierten Papilloma ovarii mit Metastasen in Tube und Zervix. Zeitschr. f. Geburtsh. u. Gynakol. Bd. 22. 1891. — GEMMEL: Primary cancer of the Fall. tube. Journ. of obstetr. a. gynecol. of the Brit. Empire 1908. — GERSTENBERGER: Zentralbl. f. Gynakol. 1917. S. 591. — GLENDINING: Journ. of obstetr. a. gynecol. of the Brit. Empire. Vol. 17, p. 24. 1910. — GOSSET: Sur un cas de tumeur primitive de la trompe. Ann. de gynecol. 1909. — GOTTSCHALK: Zentralbl. f. Gynakol. 1886. — GRAEFE: Zentralbl. f. Gynakol. 1902. — GRISI: Sarkom der Tube. Ann. di ostetr. e ginecol. 1923. — GURD: Primaremaligue Neubildung der Tube. Canad. med. assoc. journ. Vol. 3. 1923. Ref.: FROMMELS Jahrb. f. Geburtsh. u. Gynàkol. 1913. — HARTMANN: Carcinoma placentaire on chorionepitheliome malin de la trompe. Soc. de chir. 5 février. Presse méd. 1913. p. 127. Ref.: FROMMELS Jahrb. f. Geburtsh. u. Gynakol. 1913. S. 179. — HARTMANN: Multiple Rezidivierung bei einem Falle von primarem Tubenkarzinom und Heilung durch Operation. Diss. Halle. Ref.: Zentralbl. f. Gynakol. 1920. S. 958. — HARTZ: Chorio-Epithelioma of the Fall. tube. Surg., gynecol. a. obstetr. 1916. —

HASELHORST: Ein primäres, schleimbildendes Karzinom der Tube. Geburtsh.-gynäkol. Ges. Hamburg 26. April 1928. Ref. Zentralbl. f. Gynäkol. 1928, S. 2826; Arch. f. Gynäkol. Bd. 134, H. 3. — HEIL: Primäres Tubenkarzinom. Zentralbl. f. Gynàkol. 1926. — HILLE-BRAND: Fall von primärem Tubenkarzinom. Monatsschr. f. Geburtsh. u. Gynàkol. Bd. 57. 1922. — HINZ: Ein Fall von Chorionepitheliom nach Tubargravidität. Zentralbl. f. Geburtsh. Bd. 52, S. 97. 1904. — HÖRRMANN: Doppelseitiges Tubenkarzinom. Münch. gynäkol. Ges. 1913. — HOFBAUER: Über primäres Tubenkarzinom. Arch. f. Gynàkol. Bd. 55, S. 316. 1898. HOFMEIER: Doppelseitiges Tubenkarzinom. Münch. med. Wochenschr. 1906. — HUGIER et LORRAIN: Chorionepitheliomes de la trompe et de l'uterus. Soc. anat. Paris. Presse méd. 1913. Ref.: FROMMELs Jahrb. f. Geburtsh. u. Gynakol. 1913. S. 179. — HURDON: A case of primary adeno-carcinoma of the Fall. tube. Johns Hopkins Hosp. Bull. 1901. — JACOBS: Myxosarkom der Tube. Progres méd. Belge 1905. — JAKOBS, C.: Sarkom der Tuben. Bull. de la soc. de gynècol. et obstétr. belge. 24 avril 1897. — JANVRIN: Myxosarcoma of the Fall. tube. New York med. journ. 1889. — JEANNERET: Beitrag zum Chorionepitheliom der Tube. Rev. méd. de la Suisse romande. 1912. Ref.: FROMMELs Jahrb. f. Geburtsh. u. Gynakol. 1912. S. 281. — JONES: Three cases of Myeloma (Sarcoma) of the Fall. tube. Americ. journ. of obstetr. a. gynecol. 1893. — KAHLDEN: Über primares Sarkom der Tube. Beitr. z. pathol. Anat. u. z. allg. Pathol. Bd. 21. — KALMANN: Fall von doppelseitigem primarem Tubenkarzinom. Wien. med. Wochenschr. 1922. — KANTOROWICZ: Zit. nach KEHRER. — KEHRER: Zur Kenntnis des primaren Tubenkarzinoms. Monatsschr. f. Geburtsh. u. Gynakol. Bd. 27. — KEHRER: Sekundares Tubenkarzinom. Zentralbl. f. Gynàkol. 1919. — KEITLER: Zentralbl. f. Gynakol. 1905. — KERMAUNER und LAMÉRIS: Zur Frage der erweiterten Radikaloperation des Gebarmutterkrebses. HEGARs Beitr. Bd. 5. — KITTLER: Primares Tubenkarzinom mit Impfmetastase auf dem Endometrium. Zentralbl. f. Gynàkol. 1927. — KIWISCH: Klin. Vortr. Prag 1851. — KLEIN: Über das Chorionepithelioma malignum der Tube nach Extrauteringraviditat. Arch. f. Gynakol. Bd. 129. — KLEINHANS: Demonstration zweier Falle von Chorionepitheliom. Zentralbl. f. Gynakol. 1902. Nr. 43, S. 1148. — KLEMP: Der primare Krebs der Eileiter. Inaug.-Diss. Breslau 1923. — KLEIN: Über das Chorionepitheliom der Tube nach Extrauteringraviditat. Arch. f. Gynakol. Bd. 129. — KNAUER: Zentralbl. f. Gynàkol. 1895 u. 1901. — KNIERIM: Rundzellensarkom der Tube. Diss. München 1905. Ref.: Zentralbl. f. Gynakol. 1906. S. 561. — KNOOP: Tubenkarzinom (niederlandisch). Ref.: FROMMELs Jahrb. f. Geburtsh. u. Gvnakol. 1917. S. 64 — KOBLANCK: Epitheliale Neubildungen der Eileiter. Ergebn. d. allg. Pathol. u. pathol. Anat. 1900—1901. — KOSSMANN: In MARTINs Handbuch der Krankheiten der weiblichen Geschlechtsorgane. S. 69. — KRAUS: Über karzinomahnliche Wucherungen in der Tube. Gynakol. Rundschau 1913. — KRÓMER: Monatsschr. f. Geburtsh. u. Gynakol. 1905. — KRUKENBERG: Über das Fibrosarcoma mucocellulare ovarii (carcinomatodes). Arch. f. Gynakol. Bd. 50, S. 287. 1896. — KUSTNER, H.: Primares Tubenkarzinom. Monatsschrift f. Geburtsh. u. Gynàkol. Bd. 59, S. 297. 1922. — KUBINYI: Primarer Eileiterkrebs. Orvosi Hetilap. Ref.: FROMMELs Jahrb. f. Geburtsh. u. Gynakol. 1912. S. 282. — KUNDRAT: Zwei Falle von primarem Tubenkarzinom. Arch. f. Gynàkol. Bd. 80. — KURTZ: Fall von einseitigem primarem Tubenkarzinom. Zeitschr. f. Geburtsh. u. Gynakol. Bd. 90. — KWOROSTANSKY: Endotheliom des Ovariums und der Tube. Arch. f. Gynakol. Bd. 85, S. 366. 1908. — LANDERER: Zeitschr. f. Geburtsh. u. Gynakol. Bd. 31. — LANDAU und RHEINSTEIN: Primäres Karzinom der Tube. Arch. f. Gynakol. Bd. 39. — LATZKO: Linksseitiges Tubenkarzinom, rechts karzinomatose Tuboovarialzyste. Geb.-gynakol. Ges. Wien. Ref.: Zentralbl. f. Gynakol. 1916. S. 599. — LECÈNE: Epithélioma primitif de la trompe. Ann. de gynécol. 1909. — LEGG: A case of malign. papilloma of the Fall. tube. Journ. of obstetr. a. gynecol. of the Brit. Empire. Vol. 17. — LEHMACHER: Zur Kenntnis der Knochenbildung in den Tubae uterinae. Arch. f. Gynakol. Bd. 105. — LEWITZKY: Über primares Tubenkarzinom. Ref.: Monatsschr. f. Geburtsh. u. Gynakol. Bd. 41, S. 349. 1915. — LIPSCHITZ: Fall von primarem Tubenkarzinom auf dem Boden einer Tuberkulose. Monatsschr. f. Geburtsh. u. Gynakol. Bd. 39. — LOFQUIST: Chorionepitheliom in der Tube nach wiederholter Schwangerschaft in derselben. Nordd. Chir.-Verein. August 1909. Ref.: Zentralbl. f. Gynakol. 1909. S. 1534. — LORRAIN: Epithélioma la de trompe utérine. Bull. et mém. de la soc. anat. de Paris 1909. — MACREZ: Des tumeurs papillaires de la trompe. Thèse de Paris 1900. p. 187 (Zusammenstellung von 33 Fallen). — MAISS: Sekundares Tubenkarzinom bei primärem Korpuskarzinom. Gynakol. Ges. Breslau. Ref.: Zentralbl. f. Gynakol. 1911. S. 1187. — MANTEL: Ein Fall von primarem Tubenkarzinom mit Metastasenbildung in der Leber. Inaug.-Diss. Erlangen 1916. — MEYER, LEOPOLD: Demonstration eines Falles von Carcinoma tubae. Ges. f. Gynakol. u. Obst. — MEYER, ROBERT: Heterotope Epithelwucherungen und Karzinom. Zeitschr. f. Geburtsh. u. Gynakol. Bd. 62. 1908. — MISCHNOFF: Primares Tubenkarzinom. Medizina. Petersburg 1891. — MOENCH: Zur Pathologie des Karzinoms. Zeitschr. f. Geburtsh. u. Gynakol. Bd. 80. — LOMER: Zentralbl. f. Gynakol. 1896. — MAISS: Gynakol. Ges. Breslau 1911. — MONTGOMERY: Primary carcin. of the fallopian tub. Journ. of the Americ. med. assoc. Oct. 1911. — MONPROFIT et PILLIET: Adénome dans une trompe enflammée. Bull. et mém. de la soc. anat. de Prais. Juillet 1893. Nr. 19, p. 505. — Müller: 5. Kongr. tschech. Naturf. 1914. — Munster: Doppelseitiges Karzinom der Tube. Dtsch. med. Wochenschr. 1900. — Neugebauer: Wratsch gynakol. Ges. 1911. — Nikiforoff: Über die sog. bösartigen Deziduome. Russ. Arch. f. Pathol. usw. 1896. S. 257; zit. nach Risel. — Norris: Primary Carcinoma of the Fall. tube. Surg., gynecol. a. obstetr. 1909. — Novak: Ovarian metastasis with cancer of the uterine body. Is transhebal implantation on important factor? Americ. journ. of obstetr. a. gynecol. Vol. 14, Nr. 7. — Novy: Fall von primarem Tubenkarzinom. Monatsschr. f. Geburtsh. u. Gynakol. 1900. — Nürnberger: Zentralbl. f. Gynakol. 1914. — Orthmann: Ein primares Karzinoma tubae usw. Zentralbl. f. Gynakol. 1886. S. 212. — Orthmann: Über Carcinoma tubae. Zentralbl. f. Gynakol. Bd. 15, S. 212. 1888. — Orthmann: Zur Kenntnis der malignen Tubenneubildungen. Zentralbl. f. Gynakol. Bd. 58, S. 376. 1906. — Orthmann: Fall von Plattenepithelkarzinom der Tube. Verhandl. d. dtsch. Ges. f. Gynakol. 1907. S. 735. — Orzechowski: Fall von primàrem Tubenkarzinom. Diss. Breslau 1927. — Osterloh: Zentralbl. f. Gynakol. 1896. — Peham: Das primare Tubenkarzinom. Zeitschr. f. Heilk. Bd. 24. 1903. — Penkert: Zentralbl. f. Gynakol. 1909. — Philips, Miles: Ein Fall von Chorionepitheliom der Tube. Journ. of obstetr. a. gynecol. of the Brit. Empire. Dec. 1911. S. 299. Ref.: Frommels Jahrb. f. Geburtsh. u. Gynakol. 1911. S. 173. — Pompe van Merdervoort: Zentralbl. f. Gynakol. 1905. — Quénu et Longuet: Rev. de chirurg. 1901. — Raabe: Hegars Beitr. Bd. 15. — Reichel: Zeitschr. f. Geburtsh. u. Gynakol. Bd. 31. — Ries, E.: Ein Papillom der Tube. Zentralbl. f. Gynakol. 1897. S. 1499. — Risel: Zur Kennntis des primaren Chorioepithelioms der Tube. Zeitschr. f. Geburtsh. u. Gynakol. 1905. — Roberts: A second case of primaire carcinoma of the Fall. tube. Transact. obstetr. soc. London 1898. — Rossier: Ein Fall von Chorionepithelioma malignum der Tube infolge Tubargravidität. Arch. f. Gynakol. Bd. 97, S. 367. 1912. — Rosthorn: Über primares medullares Karzinom der Tube. Dtsch. Ges. f. Gynakol. 1895, 1897. — Ruge: Drei Falle von Tubenkarzinom. Zeitschr. f. Geburtsh. u. Gynàkol. Bd. 79. — Ruge: Arch. f. Gynakol. Bd. 106. — Sanger: Sarcoma tubarum papillare. Sanger und Barth in Martins Handb. Bd. 2, S. 286. — Sänger und Barth: Neubildungen der Eileiter. In Martins Krankheiten der Eileiter. Leipzig 1895. — Salin: Fall von Carcinoma tubae. Gyn. R. 1911. S. 743. — Schafer: Karzinom der Tube. Zentralbl. f. Gynakol. 1923. — Schäfer: Ein Beitrag zur Kasuistik des primaren Tubenkarzinoms. Inaug.-Diss. Leipzig 1901. — Schauenstein: Wien. klin. Wochenschr. 1908. — Scheffzek: Tubensarkom. Gynakol. Ges. Breslau 1911. — Schiffmann, Josef und Leo Szamek: Ein hypernephroides Sarkom im kleinen Becken. Arch. f. Gynakol. Bd. 127, H. 1, S. 194—207. — Schilainer: Sekundare Sarkomatose der Tuben durch Implantation. Straßb. med. Zentralbl. Jg. 10, S. 173. 1913. — Schiller: Fall von freiliegenden Krebspartikeln in der Tube bei primarem Karzinom des Corpus uteri. Monatsschrift f. Geburtsh. u. Gynakol. Bd. 59. — Schlaak, August: Über primares Tubenkarzinom. Stadtisches Krankenhaus Nürnberg. Monatsschr. f. Geburtsh. u. Gynakol. Bd. 71, H. 5/6, S. 294—303. — Schmidtlechner: Bericht uber einen Fall von primarem Eileiterkrebs. Orvosi Hetilap. 1912. Frommels Jahrb. f. Geburtsh. u. Gynakol. 1912. — Schottlànder, J.: Geburtsh.-gynakol. Ges. in Wien. Sitzung vom 10. Marz 1914. Ref.: Zentralbl. f. Gynakol. 1915. S. 171. — Schroder: Zwei Falle von primarem Tubenkarzinom. Nordostdeutsche Ges. f. Gynakol. Ref.: Monatsschr. f. Geburtsh. u. Gynakol. Bd. 59, S. 345. 1922. — Schweitzer: Zentralbl. f. Gynakol. 1921. S. 972ff. — Schweykart: Ein Fall von primàrem Tubenkarzinom mit Metastasenbildung in den Bauchdecken. Inaug.-Diss. Munchen 1916. — Senger: Über ein primares Sarkom der Tuben. Zentralbl. f. Gynakol. 1886. — Sitzenfrey: Über die Verschleppung von Krebskeimen durch die freie Tube. Gyn. R. 1908. Frommels Jahrb. f. Geburtsh. u. Gynakol. 1908. S. 168. — Snegirew, W.: Uterusblutungen. Moskau 1895. Zit. nach Risel. — Smyly: Dublin journ. of med. science. 1893. — de Snoo: Chorionepitheliom der Tube. Zentralbl. f. Gynakol. 1928. — Spencer: Three cases of primary cancer of the Fall. tube. Journ. of obstetr. a. gynecol. of the Brit. Empire. 1910. — Stanca: Zur Kasuistik des primaren Tubenkarzinoms. Zentralbl. f. Gynàkol. 1922. — Steinweg: Primares Tubenkarzinom mit vielfachen Torsionen der Tube. Zentralbl. f. Gynakol. 1924. S. 549. — Stolz: Zur Kenntnis des primàren Tubenkrebses. Arch. f. Gynakol. Bd. 66, S. 365. 1902. — Strassmann: Zentralbl. f. Gynakol. 1915. — Strong: Knochenneubildung im Eileiter. Arch. f. Gynakol. Bd. 101. — Stubler: Primàres Tubenkarzinom und Tubentuberkulose. Monatsschr. f. Geburtsh. u. Gynakol. Bd. 62. — Tate: Journ. of obstetr. a. gynecol. of the Brit. Empire. Vol. 17. — Taussig: Metastatic carc. of the tube and ovary in cancer of the cervix. Surg., gynecol. a. obstetr. 1907. — Thaler: Primàres Carcinoma tubae bei Uterus myomatosus. Zentralbl. f. Gynakol. 1916. — Thaler: Primares Chorioepitheliom des rechten Eileiters. Zentralbl. f. Gynakol. 1919. — Thaler: Tubenkarzinom. Zentralbl. f. Gynakol. 1920. — Thaler: Primares beiderseitiges Tubenkarzinom. Geburtsh.-gynakol. Ges. Wien. Ref.: Zentralbl. f. Gynakol. 1922. S.1354. — Thaler: Tubenkarzinome.

Geburtsh.-gynäkol. Ges. Wien. Ref.: Wien. klin, Wochenschr. 1916. S. 1122. — Theilhaber und Edelberg: Arch. f. Gynäkol. Bd. 96. — Uschakoff:Primäres Chorioepitheliom der Tube. Med. obosr., zit. n. Frommels Jahresbericht 1907. — Vassmer: Beitrag zur Anatomie und Ätiologie der tubaren Eiinsertion nebst Mitteilung eines Falles von vaginaler Chorionepitheliommetastase bei Tubenschwangerschaft. Festschrift für Orth. Berlin 1903. S. 237. — Vest: Eine klinische Studie über primäres Karzinom der Tube. Bull. of Johns Hopkins hosp. Oct. 1916. Ref.: Frommels Jahrb. f. Geburtsh. u. Gynäkol. 1916. — Vieting: Über das Chorionepitheliom nebst Mitteilung eines neuen Falles bei Tubargravidität. Inaug.-Diss. Würzburg 1910. — Vogt: Über die Verschleppung von Geschwulstmaterial aus der Uteruskörperhöhle durch die Tuben. 88. Vers. d. Ges. dtsch. Naturf. u. Ärzte. Innsbruck 1924. — Wakasugi: Zur Kenntnis der sekundären Neubildungen der Tuben. Beitr. z. pathol. Anat. u. z. allg. Pathol. Bd. 47, S. 483. 1910. — Warneck: Trois cas des tumeurs des trompes. Arch. de tocol. 1895. — Weinbrenner: Fr. Verein. mitteldtsch. Gynakol. 7. Mai 1911. — Weinbrenner: Primares Peritheliom der Tube. Med. Ges. Magdeburg. Münch. med. Wochenschr. 1911. S. 924. — Weinbrenner: Primares Tubenkarzinom. Ref.: Zentralbl. f. Gynakol. 1911. S. 981. — Werner: Über gleichzeitiges Vorkommen von Karzinom im Uterus und in den Adnexen. Arch. f. Gynakol. Bd. 51, S. 725. 1914. — Westermark und Quensel: Doppelseitiges Tubenkarzinom. Nordd. med. Arch. 1892. — Wiesinger: 3 Falle von primärem Karzinom der Tube. Gynakol. Rundschau 1912. — Wiener: Munch. gynakol. Ges. 1911. — Winter: Gynakol. Ges. Berlin, 24. Juni 1887. — Witthauer: Primares Tubenkarzinom. Monatsschr. f. Geburtsh. u. Gynakol. Bd. 12. — Wynter: Primary carcinoma of the right Fall. tube. Pathol. soc. London 1891. — Zangemeister: Über primares Tubenkarzinom. Bruns' Beitr. z. klin. Chirurg. Bd. 66, S. 96. 1902. — Zweifel: Primäres Karzinom einer Tube mit Ovarialzyste. Zentralbl. f. Gynakol. 1894. Fr. Verein. mitteldtsch. Gynakol. 1911. — Zweifel, E.: Arch. f. Gynäkol. Bd. 109, S. 774ff. 1918. — Zweifel, E.: Die bösartigen Geschwülste der Tuben. Ergebn. d. Chirurg. u. Orthop. Bd. 20.

Parasiten.

Abramitschew: Journ. akusch. 1912. — Benoit: Kyste hydatique des trompes. Ann. de gynecol. Vol. 45. 1896. — Bizzozero: Penetrazione di un ascaris nella tromba. Morgagni. Neapel 1867. — Daskiewicz: Fall von Echinokokkus im hinteren Douglas und in der Tube. Przeglad lekarski 1910. Journ. akusch. 1910. — Doléris: Echinokokkus der Tube. Gynécologie. 1896. — Eden: A case of primary hydatid disease. Americ. journ. of obstetr. a. gynecol. 1904. — Frontgous: Des kystes hydatiques de la trompe. Inaug.-Diss. Bordeaux 1908. — Gross und Keszly: Echinokokkus der Tube. Zentralbl. f. Gynakol. 1923. — Gross und Keszly: Echinokokkus des Ovariums und der Tube. Orvosi Hetilap. 1923. — Hofstotter: Ein weiterer Fall von Ascaris lumbricoides in einem Eileiter. Wien. klin. Wschr. 1927. — Holzbach: Echinokokkus der Tube. Oberrhein. Ges. f. Geburtsh. u. Gynakol. 26. Nov. 1927. Ref.: Zentralbl. f. Gynakol. 1928. — Klisitsch: Echinokokkus. Russki Wratsch. 1905. — Kroph: Echinokokkus des weiblichen Genitales. Zentralbl. f. Gynakol. 1912. — Marro: Salpinge contenente uova di oxyuris. Gion. della R. accad. Torine 1901. — Nacken: Ascaris lumbr. in der Tube. Zentralbl. f. Gynakol. 1920. — Nurnberger: Aktinomykose, Echinokokkus, Bilharziosis. — Halban-Seitz: Biologie und Pathologie des Weibes. Bd. 5, Teil 1. — Thomson: Tubenechinokokkus. Zentralbl. f. Gynakol. 1924. — Tschamer: Über das Vorkommen lebender Oxyuris vermic. in der weiblichen Tube. Zentralbl. f. Gynakol. 1919.

Namenverzeichnis.

Die *kursiv* gedruckten Ziffern weisen auf die Schrifttumverzeichnisse hin.

ABBE 575.
ABBOTT 300.
ABDERHALDEN 659.
ABEL 101, 163, 429, 495, 500, 512, 513, 568, *602*, *619*, *624*.
— CARL *614*.
ABEL-LANDAU 509.
ABELIO *854*.
ABELL *586*.
ABELLO 807.
ABERCROMBIE 501.
— G. F. *624*.
ABOTT, C. R. *586*.
ABRAMITSCHEW 852, *875*.
ABREINER 131.
ACCONCI, G. *788*, 844, *863*.
ACHUCARRO 357.
ACHUCARRO-RANKE *605*.
ACZÉL *788*.
ADACHI 131, 669, 719, *788*.
ADAIR 163, 164, 567.
ADDIS 295, 599.
ADELHEIM, R. *614*.
ADJAROFF *863*.
ADLER 87, 88, 92, 94, 96, 102, 103, 108, 115, 141, 143, 144, 305, *552*, *554*, *556*, 565, *586*, 825, *856*.
— L. 115, *552*, *560*, 563.
ADREANI 352, 374.
— P. *602*.
AETIUS 672.
AGNES 804, *852*.
AHLEFELDER 504.
AHLFELD 14, 130, 375, 367, 376, 391, 392, 398, *550*, 563, *602*, 746.
AHLFELDER *614*, *860*.
AHLSTROM 178, 181, 243.
— E. 568.
— ERIK 575.
AHREINER *560*.
AHUMADA, J. C. *586*, *788*.
AICHEL 418, 787, *788*, *871*.
AIGNER, H. 567.
AIMES 807, *854*.
ALBAN DORAN 845, *863*, *870*.
ALBANO 64, 65, *544*.
ALBERT 150, 215, *563*, *575*, 785, *788*, *852*.
ALBERTIN *788*.
ALBERTINI 191, 395, *570*.
ALBINUS 707.

ALBRECHT 115, 122, 123, 143, 147, 214, 290, 298, 309, 312, 315, 367, 371, 391, 392, 403, 405, 479, 502, 504, *586*, *603*, 819, 824, 825, 827, *856*, *860*, *871*.
— E. 348.
— H. 143, 236, 251, 325, 326, 374, 349, 352, 353, 398, *563*, *610*, 710, 746, *788*.
— MARGARETE *614*.
ALEJEFF, A. E. *869*.
ALEXANDRE 834, 844, *863*.
ALFIERI 496, *602*, *614*, 717, 718, 746, 747, 748, 749, 752, 754, 761, *788*, 807. 823, 829, *852*, *854*, *856*, *860*.
— E. *586*.
D'ALLAINES 429, *618*.
ALLAN 226.
ALLEN 86, 665, 666, 707.
— E. *552*.
— EDWARD *586*, *788*.
— G. S. *575*.
— G. STARRY *610*.
ALS NIELSEN 753.
ALS-NIELSEN, AAGE *796*.
ALTERTHUM 177, 187, 191, *570*, 829, *863*.
ALY *558*.
AMANN 115, 165, 181, 190, 205, 215, 222, 224, 288, 298, 317, 373, 375, 388, 389, 404, 410, 429, 457. 495, 500, 506, 507, 508. 509, 512, 513, 520, *568*, *575*, *602*, *609*, *614*, 700, 705, *788*, 805, 827, 841, 846, 847, 850, *856*, *860*, *863*, *817*.
AMANN, J. A. *586*.
AMATI 666.
AMERSBACH 809, *856*.
AMMON, v. 8.
AMOS 298, 321, *586*.
AMREICH 478, *617*, 700, 701, *788*, 849, 850, *871*.
ANCEL 632.
ANDERSON 415, 416.
ANDERSON-EDMANNSSON *610*.
ANDREW 301.
ANDREWS 300, *871*.
— HENRY RUSSELL *586*.

ANDREWS R. *610*.
ANITSCHKOW 230, *575*.
D'ANNA *856*.
ANSCHUTZ, W. *586*.
ANSELMINO 663.
ANSELMO *788*.
ANSPACH 222, *575*, *852*.
— M. BROOKE *856*.
ANUFRIEF *871*.
APFELSTEDT 716, *788*.
APOLANT 447.
ARCHAMBAULT 278, *575*.
ARCHIM *575*.
ARCY *863*.
ARENDT *586*.
— s. LOHLEIN-ARENDT.
AREY 841.
ARISTOTELES 711.
ARNAL 138, *563*.
ARNSPERGER *586*.
ARON 162, *567*.
ARTUSI 255, 294, 311, *586*, *856*.
ARX 246, 323, *863*.
— v. *575*, *586*, *602*.
ARZT *533*, *586*.
ASCHER 410, *575*, *610*.
ASCHHEIM 91, 92, 101, 102, 103, 178, 266, 311, 337, *552*, *568*, *574*, *586*, *615*, 628, 665, 666, 667, 668, 670, 671, 752, 760, 763, 764, *788*, 846, *869*.
— S. *558*.
ASCHHEIM-TILLMANN 181.
ASCHHEIM-ZONDEK 671, 760.
ASCHNER 18, 19, 52, 78, 98, 108, 131, 235, *533*, *538*, *560*, 668.
— BERNHARD 575.
ASCHOFF 2, 10, 12, 58, 60, 94, 112, 122, 123, 127, 128, 131, 132, 148, 156, 160, 164, 188, 199, 203, 229, 230, 250, 251, 320, 372, 429, 434, 437, 478, 481, 484, 491, 504, 560, *575*, *586*, *602*, 652, 657, 660, 663, 716, 721, 746, 755, 758, 784, 785, *788*, 809, 812, 819, 823, *856*, *860*, *863*.
ASCHOFF-PANKOW 131.
ASHTON 432.
ASHWELL 57, *544*.

ASKANAZY 76, 193, 195, 186, 264, 410, 494, 754, 768, 788, 830.
— M. 553, 615.
ASLANIAN 368, 602.
ASSERETO 131, 132, 560.
ASSMUTH 753, 788.
ASTRUC 192.
ATABEKOFF 110.
— O. N. 558.
AUBRY 375, 602.
AUERBACH 754.
— S. 788.
AUGIER 414, 416, 610, 788.
AULHORN 754, 807, 854.
— E. 788.
AUVRAY 807, 834, 835, 842, 845, 863, 869.
— M. 854.
AVERETT, L. 538.
AVONI 586.
AYERS 432.
— DANIEL ROE 615.
AZZOLA 412—415.
— F. 610.

BAB 17, 19, 804, 852.
— H. 538.
BABÈS 117, 118, 189, 211, 250, 387, 388, 415, 514, 560, 574, 610, 819, 834, 856.
— A. 570, 615.
— A. A. 602.
— A. jun. 615.
BABESIU 326, 586.
BABLET 242, 575.
BABO 586.
BACHMETEW 242.
BACKHAUS 400.
BACON 788.
BACKER 375, 413, 414, 432, 610.
— J. 602.
BAER 289, 575.
— W. 18, 41, 538, 586.
BAUMER 155.
BAILEY 586.
BAILLIE 537.
BAINBRIDGE 863.
BAISCH 434, 850, 871.
BAJARDIN 390.
BALABAN, R. 575.
BALARD 81.
BALASSANIAN 288, 586.
BALBERINI 615.
BALDOWSKY 187, 570.
BALDWIN 863.
BALDY 68, 542, 602.
BALFOUR-MARSHALL 538.
BALLANTYNE 294, 544, 587, 700, 831, 869.
— F. 788.
BALLERIN 495.
BALLERINI 630, 663.

BALLIN 404, 405, 433, 602.
— LUDWIG 587.
— MAX 587, 602.
BALLING 547.
BALLOWITZ 538.
BALTZER 300, 367, 392, 406, 587.
— H. 587, 602, 610.
BAMBERG 674, 785, 788.
BAMBERGER 61.
BAMIECKI 113.
BANDL 71, 550.
BANDLER 716, 788, 863.
BANIECKI 558, 665, 788.
BANTOCK 602.
BARABOU 587.
BARAK 752, 788.
BARBARIO 139.
BARBER 223, 575.
BARBERIO 562.
BARBOUR 284, 433, 587.
— A. H. 609.
BARBOURAND, WATSON 871.
BARBOUTH 576.
BARDELEBEN 544.
— v. 52.
BARDON 225, 788, 790, 797.
— G. 576.
BARFURTH 809, 860.
BARKER 301, 587.
BARLOW 396.
BARNES 398, 576.
BARNOW 76.
BARR 804, 852.
BARRÉ 192, 572.
BARRET 856, 871.
BARRIO 863.
BARROWS 224, 235, 576.
BARSOTTI 223, 576.
BARTEL 106, 116, 233, 235, 860, 862.
— J. 553.
BARTH 8, 845, 849, 869, 871, 874.
— H. 200, 574.
BARTHELEMY 197.
BARTHÉLEMY 572, 788.
BARTHOLIN 56.
BARTHOLINI 498, 499, 542.
BARY 752.
BASS 504, 615.
BASSANI 615.
BASSO 244, 351, 372.
— G. B. 576, 602.
BASTIANELLI 746, 788, 863.
BANDELOQUE 44.
BAUER 219, 576.
— A. 788.
BAUEREISEN 72, 185, 247, 321, 323, 326, 327, 333, 550, 576, 587, 601, 602, 752, 788, 827, 860.
BAUMGARTEN 199, 385, 827, 828, 860.
— v. 570, 616.
BAUMGARTEN, v.-BASSO 186.

BAUMM 66, 112.
BAYER 41, 77, 538, 560.
— N. 602.
— W. 357, 358.
BAYLE 200, 213.
BAYSO 244.
BAZAN 672, 788.
BAZY 288, 576, 587, 788.
BEACH 715, 788.
BEAUCAMP 863.
BEAUCHEF 413, 611.
BECHER 230.
BECK 156, 602, 833, 848, 869, 871.
— HANS 563.
BECKER 72, 229, 288, 550, 587, 807, 854.
— C. 587.
— E. 576.
— L. 277.
BECKEY 80.
— K. 563.
BECKH 576.
BECKHAUS 609.
BECKMANN 64, 76, 157, 369, 375, 376, 398, 414, 544, 563, 602, 611, 833, 843, 863, 871.
— J. 41, 538.
— M. 560.
— W. 538, 544, 611.
— W. G. 611.
BECQUEREL 563.
BEER 298.
— GEORG 587.
BEERMANN 602.
BEESTEN, v. 358, 602.
BÉGOUIN 351.
— P. 602.
BEHREND 568.
BEHRENS 227, 576.
BEIGEL 102, 103, 553.
BEISHEIM 375, 602.
BEITZKE 587.
BELL 415, 602, 805, 852, 869.
— s. BLAIR B.
— W. B. 576.
BELLA, DE 189, 570, 700, 788.
BELLINI 91.
BENCKISER 470, 490, 508, 615.
BENDA 227, 239, 582.
BENDER 365, 389, 569, 576, 757, 792, 798, 808, 826, 855.
BENDER s. JEYLE et B.
BENECKE 56, 73, 137, 144, 861.
BENEKE 172, 408, 550, 562, 602, 611, 765, 770.
BENISCHEK, W. L. 611.
BENISULER 415.
BENNECKE 185, 186, 187, 827.
BENNEKE 544, 570, 571, 850.
BENNET 162, 192, 567, 572.
BENOIT 875.
BENTHIN 22, 109, 155, 156, 181, 233, 405, 509, 513,

514, 516, *539*, *553*, *558*, *569*, *611*, *615*, *854*, *871*.
BENTHIN, W. *576*.
BENTON BLOCK *858*.
BENZEL 223, 246, 412, *576*, 833, *863*.
BÉRARD 372, 389, 393, *607*.
BERBERICH 84, *553*.
BERBLINGER 39, 186, 187, 188, *539*, 570, 762, *788*, 828, *861*.
BERCH *563*.
BEREITTER 351, 352.
BEREITTER, A. *602*.
BERGER *869*.
BERGERET, M. *854*.
BERGH 82.
BERGHE, TEN 645, 685, 688, 689.
— B. S. *800*.
BERGNER *863*.
BERKA 178, 413, 414, 415, *611*.
BERKA, F. *569*.
BERKELEY, COMYNS *587*.
BERMANN *863*.
BERNARD 51, *577*.
— CLAUDE 631.
BERNARDBEIG 223.
BERNARDO, DI 333, 334.
— AMALO LUCIO *601*.
BERNHEIM 78, 80.
BERNOUTZ *788*.
BERNUTZ 38, 192, *544*, 674.
BERSCH, ERICH *615*.
BERTEL *563*.
BERTELSMANN 221, *576*, 834.
BERTINO 749, 754, *789*, *871*.
BERTKAU 432, 447, *615*.
BERTLICH *539*.
BERTOLINI *789*, 827, 829, *861*.
BERTOLONI 187, 188.
— G. *570*.
BERTONINI 186.
BERTRAUND 98.
BESSE *553*.
BEST *539*.
BETTINGER, J. *611*.
BEUTHNER 806.
— BERNHARD *854*.
— OSKAR *574*.
BEYEA *615*.
BEYER 72, *550*.
BIABL 296.
BIALAS 807, *854*.
BICHAT 157.
BICHET 835, *863*.
BIDLOV 707.
BIDDER 227, 245, *576*.
BIDWELL *856*.
BIEDL 667.
BIEHL, MAX *587*.
BIELSCHOWSKY 5.
BIELSCHOWSKY-MARESCH 127.
BIENENFELD 663, 664.
BIER 407.

BIERFREUND 500.
BIERMER *800*.
BIGELOW 215.
BILE 844, *863*.
BILLARD 807.
BILLIG 196, *572*.
BILLMANN 807.
BILLROTH 209, 475, *604*.
BINGOLD 155, 159.
— K. *563*.
BIRCH *538*.
BIRCH-HIRSCHFELD 60, 61, 74, 140, 154, 175, 219, 372, 492, *552*, *602*, 827, *861*.
— — A. 787.
BIRKLEIN 407.
— H. *611*.
BIRMANN 807.
BIRNBAUM 62, 63, 70, 80, 97, *544*, *550*, *576*, *615*, 674, 785, *789*.
BISCHOFF 8, 85, *563*.
BITTMANN 807, *854*.
BITTORF 77.
BIZZOZERO *875*.
BJORKENHEINI 177.
BLACKMANN *587*.
BLAGODAROW 835, *863*.
BLAIR-BELL 34, 52, 62, 63, 97, 103, 295, *539*, *549*, *553*, *611*.
BLANC 50, 64, *539*.
— et WIES 64.
BLAND 242.
— BR. *576*.
BLAND-SUTTON *576*, *587*, 845, *856*, *863*, *869*, *871*.
BLANDIN 192.
BLAU 492, 495, *570*, *615*, 827, *861*.
BLAVET DI BRIGA 468, 484.
— — C. *615*.
BLIND 72, *550*.
BLOT 187, 802, *858*.
BLOTEVOGEL *553*.
BLUHM *611*, *587*.
BLUM *553*.
BLUMENTHAL, BRUNO *587*.
BLUMER *587*.
BLUMREICH 746, 747, *789*, 850, *871*.
BOCK *82*, 336.
— A. *553*.
BOCKENHEIMER 842, *863*.
BOCKS *602*.
BOCKSTAELE, VAN 18, *539*.
BOECKEL, A. *789*.
BOEHM 77.
BOEHM, E. *553*.
BÖHM 58, 60, 107, *559*.
BOHM, ST. *544*.
BOESEL *587*.
BOSHAGEN 786.
BOGUSCH 71.
BOIJE 142.
BOIJE, K. *558*.

BOIT 672, 674.
— ERNST *789*.
BOIVIN 162, 192, 197, 244, *542*, *567*, *576*, 672, 674, 700, *789*.
— R. *572*.
BOKELMANN 288, *587*.
BOKS *601*.
BOLDT 244, 336, *576*, *601*, *602*, 845, *856*, *869*, *871*.
BOLJE 107.
BOLL 248.
BOLLINGER *861*.
BOMMER 372, 374, 375, *602*, *611*.
BONAMY *576*.
BONARD 112.
BOND *587*.
BONDI 69, 177, 353, 475, *550*, *569*, 632.
— J. *602*.
BONDY 846, *862*, *869*.
BONFILS 244.
BONG, P. *615*.
BONNAIRE *863*.
BONNER 432, *615*.
BONNEVILLE, DE 469.
— H. E. DE *615*.
BONNEY 475, *615*.
— VICTOR *587*.
BORDJOSCHKI 835, *863*.
BORELL 835, 842, *863*.
BORREMANN *576*.
BORREMANNS 221.
BORRIS 754.
BORRMANN 367, 372, 391, 475, 496, *602*, *615*.
— R. *602*.
BORN-FRANKEL 785.
BORST 177, 214, 229, 244, 328, 349, 366, 372, 374, 395, 398, 414, 427, 429, 460, 479, 490, 514, 520, *576*, *587*, *602*, *611*, *615*.
— M. *789*.
BORTKIEWITSCH *587*.
BOSSI 53.
BOSTOCK 244, *576*, 646, 717, 768, 769, 770, 771, 772, 773, 774, 775, 776, 777, 778, 779, *789*.
BOTTARO 188.
BOUCHARD 831, *862*.
BOUCHET, P. *587*.
BOUIN 632.
BOULARD 52.
BOULLY 162, 164, *567*.
BOUNEY, V. *587*.
BOURSIER *788*, *790*, 797.
BOUVET 639.
BOUYSSET *580*.
BOVIER 134, *560*, *863*.
BOVIN 834, *863*.
BOWER, S. O. *871*.
BOXER 844, 848, 849, 850, *863*, *871*.

BOYD 66, *544*, 802.
BOYDEN 82, *556*.
BOZEMAN *863*.
BOZEMANN 841.
BRAC *863*.
BRACHT 833, *863*.
BRACK, W. 76, *553*.
BRADY, LEO 292, *587*.
BRAETZ 375, *609*.
BRAHIE *587*.
BRAHAM *863*.
BRAHM 841.
BRAKEMANN 49, 110, 154, 292, 372, 387, 406, *587*, *611*.
— O. *558*, *563*.
BRANDENSTEIN 831, *862*.
BRANDES, TH. *539*, *570*, *615*.
BRANDESS 18, 43, 187.
BRANDOIS 752, *800*.
BRANDT 141.
BRANT *576*.
BRASCHE 749, *789*.
BRAULT, A. *789*.
BRAUN 60, 71, 97, 99, 352, *533*, *534*, *556*, *562*, *576*, *602*, 841, *861*, *863*.
— C. 162, *567*.
— H. *611*.
— M. *615*.
— -v. FERNWALD *544*, *550*.
BRAUN s. RICHTER-BRAUN.
— v., R. 243.
BRAXTON-HICKS *863*.
BRECHET 8.
BREHMENTHAL 38, *539*.
BREISKY 50, 56, 368, 428, *542*, *544*, *576*, *602*, *863*.
BREITER *852*.
BREITUNG 755, *789*.
BRENNECKE 115, 117, 120, 432, *870*.
BRENNEKE *563*.
BRENNER 118, 749, 759, 767, *789*.
BRENTANO *791*.
BRESCHET 51, 53, *544*.
BRESLAU 845.
— LEOPOLD *869*.
BRETSCHNEIDER 848, 849, *871*.
BREUS 45, 73, 250, 323, *542*, *550*, *563*, *576*, *587*.
BRICKNER *576*, *862*.
BRIDE *610*, *611*, *613*.
— JOHN WEBSTER *611*.
— J. W. *614*.
BRIDEUX *563*.
BRIDOUX 115.
BRIGGS 244, *602*, *871*.
BRINCK 155.
BRINDEAU 192, *572*, 707, *789*.
BRINK *563*.
BRIQUEL 672, 713, 717, 757, *789*.
BRITZE *575*.
BROCKMAN *614*.
BROCO *800*.

BROER *863*.
BROESE *575*.
BRÖSE 452, *542*, 834, *856*.
— C. *563*.
BROHL 76, 479, *615*.
BROMAN, IVAR 19, 55.
BROOKE 749.
— BLAND 700.
— P. BLAND *789*.
BROSSMANN 835, *863*.
BROTHERS 50, 68, *542*, *550*.
BROUHA *789*.
BROUN *575*.
BROWN 367, *863*, 602.
BROWN-MILLER 223.
BRUCE 716, *789*.
BRUCKE 672, *789*.
BRUGGEMANN 301.
— A. *587*.
BRUHL 155.
BRUNING 187, 417, *538*.
BRUNINGS 407, *611*.
BRUTT 157.
— H. *563*.
BRUGNATELLI *575*, *863*.
BRUNET 434, 491, 492, 497, *575*, *587*, *615*, *856*.
BRUNET-MACKENRODT 490.
BRUNN, M. v. *587*.
BRUNNER 64, 73, *863*.
— C. *549*.
— K. *550*.
BRYANT *572*.
BRYK *542*.
BUBENHOFER 833, *863*.
BUBNOFF *871*.
BUCHÉ *863*.
BUCCO *575*.
BUCURA 41, 42, *539*.
BUDIN 50, *539*.
BULTEMANN 848.
BUERGER *615*.
BURGER 56, 432, *544*, 746, 786, *789*.
BURKE *863*.
BUETTNER *564*, *615*.
BUTTNER 108, 115, 141, 144, 475, 509, *558*, 832, 848, 849, *871*.
BUFFON 8.
BUHL 156.
BUIST 716, 736.
— R. C. *789*.
BUKOJEMSKI *869*.
BUKOJEMSKY 106.
— F. W. *558*.
BULIUS 248, 520, *542*, *563*, *575*, 716, *789*, *856*, *863*.
BULLARD *542*.
BULLERINI 498.
BULLIARD 498, *615*.
BULLOCH 77, *553*.
BUMKE 287, 322, *532*, *587*, *615*.
BUMM 70, 107, 115, 142, 144, 155, 156, 160, 352, 432,

503, *542*, *558*, *563*, *564*, *615*, 635, 701, 783, 809, 843, *856*, *863*.
BUNGART 298, *587*, *593*.
BURCKHARD, G. *615*.
BURCKHARDT *863*.
— O. *323*.
BURDZINSKI 749.
BURDZINSKIJ 754.
BURDZINSKY 748, 767, *789*.
BUREN KNOTT, VAN 602.
BURFORD 835, *863*.
BURG *789*.
— v. *856*.
BURGER 754.
BURGGRAWE 23.
BURGHEIM, F. 479, *615*.
BURGHARDT 843.
BURKHARD 496.
BURKHARDT *587*.
BURLANDO 236, *585*.
BURTY *576*.
BUSALLA *864*.
BUSCH 8, 64, 802.
— W. H. *539*.
BUSCHBECK *801*.
BUSCHKE 144.
BUSSE 353, 372, 393, *602*, 754, 761, *789*, *864*.
BUSSER 300, *587*.
BUTLER *855*.
BUTOMO 83, 91, *553*, 719.
— W. L. *789*.
BUTTENBERG *789*.
BUTTERMANN 153.
BUTZ 759, 767, *789*.
BUZZONI, R. *542*.
BYLICKI 64.
BYÖRKENHEIM *569*.
BYSTROUMOFF-ECKERT 415, *611*.

CACKOVIC, v. 216.
— M. v. *576*.
CAFFIER 158, 309, 637.
— P. *587*, *789*.
CAGNETTO 136, *560*.
CALLENDER 349.
CALLMANN *545*.
CALMAN *576*.
CALMANN *564*.
CALZAVARA, DOMENICO *587*.
CAMERER 427, 452, 457, *619*.
CAMERON *870*.
CAMINER 80, 81, *553*.
CAMPBELL *545*.
CAMPE, v. 221.
CAMPIONE *864*.
CAPPELANI 194, 373, 572.
— S. *603*.
CARAVAN *576*.
— J. *587*.
CARLINI 99.
— P. *553*.
CARLOWITZ, v. 512.

Carlowitz, W. v. *615*.
Carranza 195.
— F. 572.
Carty, Mc. *587*.
Carus 14, 16, 26, *539*.
Caruso *587*, *615*.
Casas dos Santos, Las *539*.
Casler 379.
— de Witt B. *587*, *603*.
Casoni 75.
Cassabois 216, *576*.
Cassan 14, 26, *539*.
Cassidy 803, 807, *854*.
Castano, Carlos *576*.
Castrén 451.
Caturani 794, *789*, *864*.
Cawis 806.
Cazin-Ségond *789*.
Cellan *539*.
César *871*.
Cesaris Demel 327, *576*, *603*.
Chabry 700, *796*.
Chajutin, D. M. *615*.
Chaletzky 688, 689, 708, 712, *789*, *800*.
— Eva 678, 679, 682, 685.
Chalier 134, *560*, *587*.
Chambardel s. Dubreuil.
Chambrelent 192.
Champy 498, *615*.
Chaput *864*.
Charlaine 188.
Charpy *547*.
Chase 192, 197.
— J. C. 572.
Chaton 189, *570*.
Chaupart 63, *549*.
Chaussier 23.
Chauvin 209, 499, *615*.
Chavannaz 241, 242, 414, 416, *576*, *611*.
Chereau 100.
Cherry *862*.
Chestakoff 245, *576*.
Cheval 835, *862*, *864*.
Chevassu 297.
— M. *587*.
Chiari 23, 109, 136, 155, 250, 260, 302, 407, 408, 417, *535*, *558*, *562*, *576*, *587*, *611*, *615*, 715, 719, 721, *789*, 802, 823, 829, 850, *856*, *861*, *864*, *872*.
Chiarleoni *545*.
Chifolian *870*.
Christeller 200, 574, 754.
Christides *553*.
Christophe 72, *550*.
Christopher, F. *588*.
Chroback 372, 746.
Chrobak 9, 10, 12, 13, 22, 25, 37, 41, *539*, *592*, *603*, *789*, *841*, *867*.
Chrzanowski, v. *576*.
Churchill 100.
Cigheri 497, *615*.

Cioja *577*.
Cipinski 35.
Cipriani, Francesco *789*.
Clairmont 498, *615*.
Claisse 229, 236, 248, *577*.
Clarc *552*.
Clark, J. H. *871*.
Clarke 72, 175, 433, 436, *539*, 602.
— H. H. 576.
— J. *615*.
Cleland *801*.
Clemente 233, 249, 373.
— G. *603*.
— Giuseppe *577*.
Clivio 708.
Cloquet 40, *539*.
Clunet 478.
Cluvet *615*.
Cock *789*.
Cocq 71.
Coe 128, *615*.
Cohen 229, *545*, *588*, 807, 854.
Cohn 136, 243, 308, 325, *577*, 749, *789*, *791*, *857*.
— F. *588*.
— Franz *615*.
Cohnheim 102, 185, 229, 250, 418, 419, 508, 780, 827.
Cohnstein 103, *545*.
Cole, P. B. *588*.
Coleman 376, *603*.
Collin *864*.
Collins 72.
Colloca *588*.
Colomiate 492.
Colomiatti *611*.
Colpe 142.
Combert 45.
Combris 223, *577*.
Campbell, O. *558*.
Comte 294, *595*.
— Henri *588*.
Constantin 352.
Constantini 278, 375, 376, *603*.
Cooke *789*, *864*.
Cookson *577*.
Cope *789*, 841, *864*.
Cordua, R. *588*, *615*.
Cordua 850, *856*.
Cordes 77, 214, 236, *577*.
Corner 64, 83, 86, 91, 99, *545*, *549*.
Corner, G. W. *553*.
Cornil 93, 148, 162, 507, 514, *564*, *577*, *588*, *616*, 707, *789*.
Corret *577*.
Corson 226.
Corson, C. C. 575.
Coseaden, J. A. *557*.
Costa, Ant. *603*.
Cottet *581*, *606*.
Couland *872*.

Coulluri *856*, *789*.
Courant *588*.
Courty 162, *545*, *564*, *567*, 572.
Courvoisier 67.
Couvelaire 109, 155, *534*, *564*, *616*, *789*.
Cova 131, 189, 190, *560*, *570*, *588*, *609*, 832, *861*.
Cowper *542*.
Cox 415.
Cox, D. M. *611*.
Cragin 432.
— E. B. *616*.
Cramer 835, *864*.
Cranford *550*.
Cranwell 62, 63, *543*, *545*, *549*.
Crawford 72.
Creery, M. *577*.
Cristeller *789*.
Cristofoletti 717, 746, 758, *789*, *793*.
Cron, Roland 572, *588*.
Croom, Halliday 716.
— s. Halliday C.
Crosglik *842*.
Crossen 312, 550, 806, 825.
Crousse *589*, *864*.
Cruse 31.
Cruveilhier 8, 51, 106, 155, 245, 506, *539*, *545*, *558*, 827.
Csiky *861*.
Cuizza Tito *577*.
Culbertson, C. *545*.
— Carey *567*.
Cullen 115, 250, 258, 277, 284, 285, 288, 290, 294, *296*, 297, 298, 300, 317, 321, 322, 326, 336, 452, 484, *577*, *588*, *601*, *603*, *605*, *790*, 850, 851, *872*.
Cullingworth *577*, *603*, *872*.
Cullum, Mc 64.
Cumma *864*.
Cummings 809, *856*.
Cunco *790*.
Cuppic *577*.
Curatolo 500.
Curschmann 77, 108.
— H. *553*, *558*.
Curtis *609*, 700, *790*, 809, *856*, *864*.
— Q. *611*.
Curty 193.
Cushing 428, *616*.
Cushman, B. Z. *568*.
Cusmano 187.
Cusso 31.
Cuzzi 752.
— Guiseppe *790*.
Cvitanovitsch 810, *856*.
Czerwenka 77.
Czemelobka 155.
Czempin *559*.
Czyzewicz *864*.

DAËLS 142, 227, *577*, *603*, 685, *790*.
DAHLET *603*.
DALCHÉ 106, *558*, *572*.
DAMBRIN 223, *577*, *588*.
DAMISCH 109.
DAMLIN 223.
DANDELSKI *872*.
DANEGGER, ALOIS *577*.
DANEL *872*.
DANFORTH 298.
— C. *588*.
DANIEL 185, 187, 189, 248, *539*, *570*, *577*, 819, *856*, *864*.
DANISCH, F. *558*.
DANNREUTHER 23, *539*.
DANTIN *545*.
DARNER 807, 841, *854*, *867*.
DARRÉ, H. *572*.
DASZKIEWICZ 851, *875*.
DAVIDOWSKY 311.
— J. W. *588*.
DAVIDSOHN 247, *577*, 752, *790*, 835, 851, *864*, *872*.
DAVIES 353, 361, *603*.
— J. L. *539*.
DAVIS *588*, 749, 754, *790*, 825.
DAY *545*.
DEALE *603*.
DEAVEN *603*.
DEAVER 248, 351.
DECIO 120.
DEFONTAINE *549*.
DEHLER, H. *616*, *864*.
DEICHMANN 189.
— W. *570*.
DELAGE *577*.
DELAGENIÈRE 413, 416, *611*.
DELAMOY 846, *870*.
DELATER 835.
DE LA TORRE *549*.
DELAUNAY *872*.
DELAUNY, P. *572*.
DELFOUR 76.
DELFOURD *553*.
DELLAPIANE, G. *588*.
DELLA PORTA *864*.
DELMAR 807, *854*.
DELPORTE 642.
DELTON *867*.
DEMONS 805, *852*.
DENEUX *550*.
DENGLER, R. *616*.
DENNÉ *577*.
DEPAGE 365.
DEPAUL 51, *545*.
DEPAYE *603*.
DEPRÈS 192.
DEREK, H. *553*.
DERMAN, G. L. *577*.
DEROCQUE 255, 294, *595*.
— ANDRÉ *588*.
DERVILLE 185.
DÉSAULT 63, *549*.
DESMAREST 440, 810, *856*.

DESMART *616*.
DESMOND 844.
DESORMEAUX 100.
DESORMEUX *790*.
DESPEYROUX 192, *572*.
DESPRÉS *572*.
DESSINOWA-SSUSCEWSKAJA 81, 107, *553*, *559*.
DEUTSCH 108, 353, 361, *603*.
— G. *559*.
DEUTSCHMANN 42, 62, 63, 97, *549*.
— K. *539*, *553*.
DEVAUX *577*.
DEVIE *603*.
DEVRAIGNE 674, *790*.
DEYMEL, PAUL M. *570*.
DEYWEL 187.
DIAMANT-BERGER 440, *616*.
DIAMANT 841, *864*.
DICHTL 234.
— PETER *577*.
DICKSON 248, *870*.
DICKSON, T. G. *577*.
DIECKMANN 84.
— H. *553*.
DIEDERICH 63, *549*.
DIEMER *864*.
DIENER 833.
DIENST 97, 418, 846, *870*.
DIERKS 84.
— K. *553*.
DIESING, FR. *539*.
DIESTERWEG 250, 319, *588*.
DIETERLEIN *543*.
DIETERLEN 47.
DIETRICH 77, 298, 440, 492, *588*, *616*, 834, 845, *846*, 849, 851, *864*, *870*, *872*.
DIRINGHOFEN, H. v. *790*.
DIRKS 81.
DILLMANN 326, *588*.
DIND 144.
DIRMOSER *856*.
DITTEL, v. *550*.
DITTRICH 137, 496, *562*.
DJAKONOW 324.
— W. *588*.
DJORUP *537*.
DOBBERT 157, *588*.
DOBBERTIN *577*, *603*.
DOBROWOLSKI 411.
DOCA 133, *577*, *616*.
DODD *872*.
DODERLEIN 115, 136, 137, 140, 141, 142, 155, 176, 185, 191, 351, 352, 191, 481, 497, 500, 551, 561, *564*, *568*. *569*, *577*, *588*, *616*, 657, 753, *790*, *852*, *864*.
— GUSTAV *570*.
DODERLEIN-HORNUNG 299.
DODERLEIN-KRONIG *790*.
DOHNHOFF 831, *862*.

DOHRN 44, 130, *543*, *564*, 666.
DOISY 665, 666.
DOLÉRIS 56, 101, 141 s. auch MOULONGUET-DOLÉRIS. 192, 239, 376, *545*, *564*, *572*, *577*, *603*, 803, 813, 845, *852*, *856*, *870*, *875*.
DOMASCHEWIZ *856*.
DONALD *588*, *609*.
DONGEN, VAN *577*.
— J. A. VAN *588*, *590*.
DORAN *534*, *577*, *603*, *609*, *616*, 719, *790*, 811, 848, 850, *872*.
DORIA, ROSSI 142.
DORLAND 843, *864*.
DORSETT 336.
DOUAY 498, *615*.
DOUGAL 834, *864*.
— D. *588*.
DOUGLAS 34, 496.
DOUGLASS *864*.
— M. *588*.
DRAPER 831, *862*.
DRESSLER 369, 375, 384, *603*.
DREYER 194, 197, *572*.
DRIESSEN 86, 91, 96, 113, 115, 141, 148, *553*, *564*.
DRONHARD 300.
DROUCHARD *587*.
DRUELLE 192.
DRUTMANN *872*.
DUBOIS *790*.
DUBREUIL 335, 336, *545*.
— G. *601*.
DUBREUIL-CHAMBARDEL, L. *539*.
DUBS, IRMGARD *561*, *616*.
DUCHAMP 707.
DUCHINOFF 413, 417, *611*.
DUDLEY *864*.
DUERCK *577*, *578*.
DÜRCK 219, 220.
DUHRSSEN *577*, 833, *864*, *869*, *870*.
DUFF 833, *864*.
DUFFEK 160, 161, *564*, 834, *864*.
DUGÉS 44, 162, 192, 197, 245, *542*, *567*, *572*, *576*, 672, *789*.
DUHLET, E. *577*.
DUJARIER 216, *577*.
DULS *856*.
DUMONTPELLIER 137, *562*.
DUNCAN 195, 236, *577*, *603*.
— H. A. *572*.
DUNCKER 56.
DUNGER 700, 716, 746, 748, 750, 751, 754, 761, 786, *790*.
DUNKHASE, O. *577*.
DUPARQUE 162, 192, 195, *550*, *572*.
DUPLAY 754, *790*.

DUPONCHEL 835.
DUPONT 757, *795*.
DURAND 845, *870*.
DURANTE 412, 413, 414, *611*,
     612, 679, 682, 707, 708,
     713, 757, *790*, *791*, *864*.
DURET 369, 398, *577*, *609*, 850.
DURVEUX 192.
DUSE *616*.
DUSTIN 478, *616*.
DUVERGEY 244, *577*.
DUVERNEY *542*.
DWORZAK 407.
— HANS *611*, *616*.
DYBOWSKI 495, *616*.
DYROFF, R. *616*.

EBELER 5€, 77, 78, *545*.
EBELL, W. *854*.
EBELRIN *864*.
EBERLE 452.
— C. *616*.
EBERLIN *577*.
EBERT 243, *577*.
EBERTH 845, *870*, *872*.
EBERTH-GUSSEROW 427.
EBNOTHER, KARL *790*.
ECKARDT 849, *872*.
ECKART 452.
ECKERT s. BYSTROUMOFF-
     ECKERT.
ECKHARD *864*.
— s. KAUFMANN-E.
ECKHARDT 432, 476, 500, *616*.
ECKLER 351, *603*.
ECKSTEIN 77, 78, 376, *603*.
ECOT 807, *854*.
EDELBERG 849, *856*, *875*.
EDELMANN *404*.
— H. *601*, *611*, *616*.
EDEN 210, *616*, 716, *790*, *875*.
EDGE 746, 748, *790*, 848, *864*.
EDMANSSON 415.
EDWARDS 300, *588*.
EGLI 224.
— FR. *577*.
EHNMARK, ERNST *601*.
EHRENDORFER 223, *577*, *588*,
     835, *864*.
EHRENFEST 192, 193, 194,
     195, 196, *553*, *572*.
EHRHARDT 667.
EHRLICH 353, *603*.
— S. L. *577*.
EHRMANN 132, *561*.
EICHHORN 754, *790*.
EICKE *553*.
EIERMANN *600*, 716, 717, *790*.
EINSLE *872*.
EIPPER *588*.
EISENBERG 475.
EISENBREY *616*.
EISENMANN 36.
EISENSTEIN 103, *554*, *616*.
EISLER 80.

EISLER. M. J. *553*.
EISMAYER 17.
— G. *539*.
EKLER 805, 833, *852*, *864*.
ELISCHER 475, 490, 500, *616*.
ELKIN *611*.
ELLERBROEK 115, *564*.
— M. *577*.
ELLIS 407.
— A. G. *611*.
ELORIS 849.
ELSNER 224, *577*.
EMANUEL 150, 186, 189, 367,
     376, 405, 470, 475, 476,
     490, 508, 509, *588*, *594*,
     603, *616*.
EMELJANOFF 808, 826, *870*.
EMMET 162, *568*, *603*.
EMRYS *541*.
ENCKE 151.
ENDERLEN 353, *603*.
ENDERS *852*.
ENGEL 16, 23, 41, *539*.
— v. *553*.
ENGELHARD 155, *588*.
— J. L. B. *609*.
ENGELHORN 178, 432, 467,
     569, *616*, *752*, *790*, *861*.
ENGELKING 844.
ENGELMANN 87, 88, 92, 627,
     834, *864*.
— G. J. *555*.
ENGERT *577*.
ENGSTROEM *567*.
ENGSTROM 72, *550*, 749, 754,
     790, 813, *864*.
ENKE *564*.
ENNICKE *539*.
EPPINGER 373, *603*.
D'ERCHIA 50, 67, 433, 448,
     475, 481, 485, 526, *543*,
     616, 637, 691, 709, 850,
     861, *864*.
— FLORENDO *790*.
ERCOLANI 645.
ERIKSON 82.
— ST. E. *556*.
ERLACH *864*.
ERNST 21, 177, 246, 317, 321,
     492.
— O. *588*.
— P. *577*.
— v. *569*, *574*.
EROSS *559*.
ESCALIER, R. P. *788*.
ESSEN *864*.
ESSEN-MOLLER 41, 115, 236,
     564, *577*, 672, 673, 674,
     681, 682, 685, 688, 691,
     692, 693, 695, 699, 700,
     701, 703, 706, 707, 708,
     712, 755, 786, *789*, *790*,
     792, *796*, *864*.
ESSER 67.
— M. *543*, *569*, *577*.
ESTÉQULE *782*.

ESTER 807.
ESTOR *854*.
ETIENNE *795*.
EUFINGER 80.
— H. *553*.
EUNICKE 63, *549*, 807.
— K. W. *854*.
Eustace 804, *852*.
EVANS 361, 385, *545*, *603*, 667.
EVELT *603*.
EVERETT 244, *578*.
EVERKE *861*, *872*.
EVERLING 189.
— K. *570*.
EWING, J. *790*.

FABER 229, *578*.
FABER-JOHNSON 236.
FABRICIUS 211, 216, 248, 281.
     498, *578*, *588*, *616*, 833,
     844, 848, *852*, *856*, *870*,
     872.
FAFIUS 375, *603*.
FAHR 139.
FAIRBAIRN 241, *578*, 753, *790*.
FALGOWSKI 674.
FALGOWSKY *790*, 859.
FALK 192, 197, 333, 334, *534*,
     539, *572*, *601*, *616*, *622*,
     804, 850, *852*, *864*, *872*.
FALKENBERG *578*.
FALKNER *588*.
FARKAS, E. *572*.
FARLAND *609*.
FARRAR 64, *549*.
FARRE, A. *539*.
FASSBENDER 155, *156*.
— H. *564*.
FAURE 429, *790*.
— S. L. *616*.
FAVREAU *790*.
FEARNE 848.
FEHLING 60, 131, 352, *545*,
     550, *553*, *578*, *603*, 839,
     842, *852*, *864*.
FEIST 189.
FELDBAUSCH 485.
FELIX 10, 13, 14, 15, 16, 17,
     36, *539*.
— W. *588*.
FELLANDER 375, 376.
FELLÁNDER, J. *603*.
FELLENBERG 66.
FELLNER 503, 716, *790*, 840,
     864.
— OTTFRIED *588*.
— O. *616*.
FELS 416, *600*, 665, 667, 760,
     763.
— E. 99, *553*, *588*, *790*.
FELSENREICH *864*.
FENINI, GUIDO *790*.
FEMET 185
FEODOROFF *572*.
FERENCZI 41.

FERF 609.
FERGUSON 63, 244, 549, 578, 716, 790.
FERNWALD 71.
— v. 60.
FERRACIU, DOMENICO 589.
FERRARI 498, 616.
FERRARESI 805, 852.
FERRE 66, 545.
FERRIER 589.
FERRONI 48, 191, 396, 543, 578, 589, 609, 834, 842, 864.
FETZER 841, 864.
FEUCHTWANGER 410, 414, 417, 578, 611.
FEVRE, LE 151.
FEYERABEND 57, 545.
FIEDLER 752, 761, 790.
FIEUX 805, 844, 852.
FINDLEY 60, 368, 539, 545, 717, 790, 835, 856, 864.
FINDLEY-PALMER 572.
FINDLEY-SANDBERG 752.
FINDLY 131.
FINGERHUT 557.
FINK 841, 864.
FINKEL 101.
FINN 131, 561, 564.
FINSTERER 589, 805, 833, 834, 852, 864.
FINZI 864.
FIRKET, P. 790.
FISCHEL 44, 47, 152, 162, 163, 543, 568, 589, 848, 872.
FISCHER 77, 108, 326, 372, 475, 495, 609, 762, 790.
— A. W. 754, 790.
— B. 39, 136, 191, 352, 539, 562, 570, 601, 754, 785, 790.
— W. 478, 484, 485, 616.
FISCHER-WASELS 481, 536.
— — B. 343, 777, 785.
FISCHZEK, F. 589.
FITZ-GERALD 452, 457, 616.
FLACK, G. 854.
FLAISCHLEN 470, 490, 495, 502, 508, 513, 603, 616.
FLATAU 57, 216, 372, 373, 578, 603, 611.
FLECK 543.
FLECKENSTEIN, H. 790.
FLEISCHHAUER 832, 864.
FLEISCHMANN 66, 107, 108, 133, s. auch SCHLOSS-FLEISCHMANN, 216, 233, 236, 367, 545, 539, 578, 603, 616, 735, 738, 739, 746, 747, 750, 754, 761, 785, 791, 842, 849, 872.
FLEISCHER 854.
FLEMMING 485.
FLESCH 603.
FLETSCHER 336.
FLETSCHER, SHAW 578.

FLETSCHER, WNE. SHAW 589.
FLORENCE 395.
— R. SABIN 609.
FLORENZE 475.
FLORIAN 640, 641, 652.
— J. 791.
FLORIS 75, 552, 872.
FÖDERL 300.
— V. 589.
FÖGEL 824, 856.
FOERSTER 8, 539.
FÖRSTER 175, 193, 195, 229, 427, 535, 572.
— A. 578.
FOGELSON, S. J. 590.
FOLLIN 101.
FONAREFF 76.
FONYO 848, 849, 872.
FORBE 64.
FORBES, J. G. 545.
FORCHE 832, 834, 864.
FORD 717, 791.
FORGUE 75, 288, 559, 589, 754, 791, 811, 856.
FORMIGGINI 870.
FORNATI 864.
FORNERO 55, 91, 92, 545, 553, 632.
FORRE 8.
FORSELL 651.
FORSSNER 115, 297, 405, 543, 550, 589, 611, 791, 856.
FORST, W. 616.
FORT, LE 9, 37, 41, 539.
FOSKETT 834, 838, 839, 864.
FOTHERGILL 131, 244, 561.
— W. E. 578.
FOULDS 255.
— G. S. 592.
— s. auch JUDD-FOULDS.
FOURCAULT 192.
FOURNEUX 223, 521.
FOURNIER 192, 193, 194, 572.
FRAAS 298.
FRACHTMANN, K. 589.
FRACY 66.
FRAENKEL 25, 78, 189, 190.
— E. 106, 137, 159, 160, 220, 563, 564, 570, 578, 617, 716, 791.
— L. 77, 78, 85, 553, 561, 578, 700, 715, 791.
FRAENKEL-WEICHSELBAUM 808.
FRANKEL 106, 107, 139, 198, 244, 247, 390, 467, 500, 539, 559, 603, 786, 864, 870.
— E. 155, 156, 244, 559, 562, 589, 748.
— F. 158.
— L. 100, 136, 214, 667, 679, 682, 688, 735, 765, 767, 785.
FRAIPONT 72, 242, 578.
— H. 550.

FRAIPONT, M. 550.
FRANCESA 545.
FRANCESE 66.
FRANCESCHINI 194.
FRANCK 80.
— A. 789.
FRANK 107, 432, 433, 467, 495, 543, 559, 564, 589, 665, 864.
— FR. 616,
— M. 109, 559.
— R. T. 752, 791.
FRANKL 10, 12, 15, 16, 36, 60, 69, 73, 94, 98, 106, 110, 122, 123, 131, 132, 141, 143, 144, 177, 187, 191, 194, 203, 206, 211, 215, 216, 222, 223, 248, 251, 288, 294, 306, 319, 329, 351, 352, 353, 354, 367, 372, 374, 395, 396, 405, 420, 421, 429, 432, 433, 434, 445, 461, 478, 507, 521, 533, 534, 539, 553, 564, 572, 578, 589, 617, 674, 682, 685, 708, 721, 733, 746, 752, 784, 823, 841, 852, 854, 856, 861, 864, 870, 872.
— O. 83, 91, 99, 108, 111, 115, 120, 143, 172, 186, 192, 219, 244, 251, 258, 277, 305, 317, 349, 559, 578, 589, 603, 609, 614, 617, 672, 673, 674, 685, 688, 713, 755, 758, 785, 791, 856.
FRANQUÉ, v. 22, 26, 58, 101, 102, 103, 130, 151, 152, 157, 160, 177, 182, 185, 186, 189, 191, 216, 243, 244, 250, 251, 277, 284, 287, 298, 317, 319, 320, 322, 351, 352, 353, 358, 361, 365, 367, 368, 369, 372, 374, 375, 376, 384, 389, 391, 392, 405, 407, 408, 412, 415, 416, 417, 491, 497, 498, 504, 513, 534, 539, 550, 564, 569, 570, 578, 589, 596, 603, 611, 617, 674, 679, 682, 685, 700, 702, 703, 705, 707, 716, 746, 747, 748, 760, 765, 784, 785, 791, 805, 809, 813, 817, 823, 827, 829, 830, 831, 845, 846, 849, 850, 852, 857, 861, 864, 872.
FRANZ 578, 845, 846, 869, 870.
FRASS, E. 589.
FRASSI 710.
FRATKIN 603.
FRATTINE 791.
FRAZIER 833.

FREDERICO PARKER jr. *581.*
FRENCH *545.*
FRERICHS 433, 834, *864.*
FREUND 74, 143, 233, 288,
290, *552, 578, 589, 603,*
804, 806, 807, 832, *865.*
— H. 53, 58, 71, 230, *545,*
550, 578, 589.
— H. W. 233, 244, 288, *550,*
578, 718, 735, 736, 765,
791.
— M. B. 37, 38, *539.*
— R. 17, 22, 71, 288, 290,
539, 550, 559, 564, 589,
603.
— W. A. 61, 71, 75, 245, 266,
314, 502, *550, 578, 617.*
FREY 103, 141, 211, 227, *578.*
— E. 74, 81, *550.*
— J. *564, 578.*
FRICKE 372, *604.*
FRIEDENHEIM *872.*
FRIEDHEIM 640, 659.
— ERNST G. H. *791.*
FRIEDLANDER 163, 186, 482,
617.
— v. 177, *569.*
FRIEDREICH 140.
FRIEDRICH 82, 216, *553, 578.*
FRIEDRICHS *861.*
FRIES 288, *589.*
FRIST 830, *861.*
FRITSCH 60, 203, 209, 216, *544,*
545, 578.
FROBOESE 91, 92, 139, *553,*
563, 627, 628, 630, 645,
660, 663.
FRÖHLICH 39.
— A. *539.*
FROESCHMANN *589.*
FRÖSCHMANN 386, *604.*
FROMME 155, *543, 564,* 809,
826, 840, 845, *852, 854,*
857, 861, 865, 870, 872.
FROMMEL 136, *578, 855.*
FROMMOLT 293, 650.
— G. *791.*
FRONTGOUS *875.*
FRONTICELLI, ENRICO *572.*
FRORIEP 62.
FRUHINSHOLZ *545.*
FUCHS 353, *791,* 807.
— DORA *572.*
— H. *854.*
FUERST *617.*
FÜRST, L. 428, *539.*
— LIVIUS 8, 9, 22, 31.
FÜRSTENBERG, A. *578.*
FUTH 287, 294, 320, *589,*
748, 835, 837, *865.*
FUJAMI *578.*
FUKUSHIMA 317.
— KAHORU *589.*
FULD, S. *854.*
FULLERTON 66.
FUNCK *791.*

FUNK *617.*
FUNKE 243, *589, 857.*
FUNKE-TILP *597.*
FUSS 512.

GABRIELIAN, G. G. *617.*
GADE 115.
GAEBELEIN 412, 413, 414.
— M. *611.*
GAERTNER 353, 405.
GARTNER, R. *604.*
GAIFAMI 53, 54, 181, 203, 210,
432, 441, 478, 480, 502,
545, 569, 574, 630, 673,
678, 763, *791,* 830, *852,*
857, 861.
— P. *589, 617.*
GAL 352, 361, 374, *604.*
GALABIN *604,* 672, *865.*
GALENUS 213.
GALLARD *568.*
GALLART 162, 163.
GALLAVARDIN *603.*
GAMMELTOFT 246.
— S. A. *577.*
GAMPER 416.
— A. *611.*
GANGHOFER 432, *604.*
GANS *791.*
GARAVEN 823, *857.*
GARBRECHT 498.
— A. *617.*
GARDLUND 819.
GARDNER 115, *564.*
GARFUNKEL 834, *865.*
GARKISCH 189, 213, 216, 221,
222, 325, 351, 352, 466,
491, *617,* 719, 749, 761,
791, 864, 872.
— A. *571, 578, 611.*
GARLING, K. *554.*
GARTEN 787.
GARTNER 43, 406, 436, 500,
507, 530, *582, 538, 543.*
GASSER, E. *558.*
GASSOT *857.*
GATENBY, J. BR. *554.*
GAUCHER 192.
GAUDEIR 76.
GAUJOUX *577.*
GAUTHIER *611.*
GAUTIER 98.
GAWRONSKI *872.*
GAWRONSKY, v. *578.*
GAYLORD, H. R. *791.*
GAYMANN 412, *611.*
GEBHARD 26, 27, 60, 73, 76,
77, 92, 101, 102, 103, 113,
140, 149, 150, 157, 176,
209, 214, 216, 225, 227,
242, 250, 349, 369, 372,
404, 405, 406, 414, 415,
429, 432, 433, 440, 441,
447, 448, 452, 459, 465,
466, 470, 476, 481, 490,

495, 504, 507, 508, 509,
512, 514, 519, 520, 529,
545, 554, 564, 604, 609,
617, 716, 735, 752, 765,
766, 806, 811, 851, *865,*
872.
GEBHARD C. *561, 611, 791.*
GEBHARDT 37, 60, 100.
GEBHART 176.
GEHRICH 69.
GEINITZ 68.
— R. *543.*
GEIPEL 154, *535, 564, 589,*
617, 857.
— s. GOLDBERG-GEIPEL.
GEISLER 371, 372, 412, 414.
— WERNER *604.*
— W. 693.
GEISSLER 375, 384, *611.*
GEIST 89, 351, 361, 372, *590.*
857.
— S. H. *604.*
GELLER 74, 209, 298, 309,
513, *550, 590, 854.*
— FR. CHR. *569, 574.*
— R. 181.
GELLHORN 192, 193, 194, 195,
196, 470, 475, 476, 490,
572, 617.
GELPI *857.*
GEMELL 721.
GEMMEL 25, *617.*
— ARTHUR *791.*
GENGENBACH 76, *554.*
GENTILI 761, 762.
— ATTILIO *791.*
GENTSCH *865.*
GEOFFROY, ST. HILAIRE *554.*
GEORGES 521, *623.*
GEORGIODIS 389, *604.*
GEPPERT 111, *559,* 826, *861.*
GÉRARD *791.*
GERAUDEL 367, 389, *604.*
GERHARDT *791.*
GERICH 185,
— O. *543, 571.*
GERLING 81.
GERMAN, WILLIAM J. *590.*
GERNEZ 64, *549.*
GERSCHUN 74, *552, 865.*
GERSTENBERG *578.*
GERSTENBERGER *872.*
GESSNER 118, 349, 352, 353,
367, 369, 372, 374, 375,
376, 388, 390, 391, 398,
404, 412, 440, 447, 512,
513, *609, 611, 617, 623.*
GHON 156, 159, 160, 186, 187,
385, 388, *571, 604, 861.*
GIANNETASIO 244.
GIERKE, v. 91, 277, 319, *590.*
GIERSE 673, *791.*
GIES 672, *791.*
GIESECKE 77, 78.
GIESON, VAN 227, 228, 346,
357, 472, 644.

GIFT *578*.
GILL, JOHN *791*.
GILLES 838, *865*.
GILLIES 807, *854*.
GIRARDI, L. *590*.
GIRODE 49, 411, 418, *604*.
GIRODES *611*.
GIROUX 192.
GITELSON *865*.
GLÄSER 372, 376, *604*.
GLAESMER 843, *865*.
GLANNETTASIO *578*.
GLASERFELD 744, 751, 754, 761, *791*.
GLENDINING *872*.
GLIMM 666, *861*.
GLINSKA, SOPHIE *578*.
GLINSKI *791*.
GLITSCH 833, *865*.
GLOCKNER 186, 189, 190, *533*, *571*.
GLOECKNER 469, *615*, *617*.
GLÖCKNER 432, *578*.
GLYNN 214, 415, 582.
— E. *611*.
GOADINO *545*.
GODARD 41, *543*.
GODART *604*.
GODDARD 300, 301.
GOEBEL *590*.
GÖBEL 804.
GOENNER 155.
— A. *564*.
GOERTLER, K. 637.
GÖTTE 81.
GOFFE 97.
GOGOBERIDSE *857*.
GOLDBERG *533*, *617*, 749, *791*.
GOLDBERG-GEIPEL 500.
GOLDBERGER *857*.
GOLDENSTEIN, E. *604*.
GOLDMANN 663, 773.
GOLDNER 80.
— M. *553*.
GOLDSCHMIED *590*.
GOLDSTEIN 389, *561*.
— s. PARHON-G.
GOLDSTINE, M. O. *590*.
— M. T. *590*.
GOLDSTROM 155.
GOMBERT *530*.
— K. *543*, *590*.
GOMOLL *539*.
GONIN, B. *604*.
GONNET 222, *578*.
GONTERMANN 41.
GOOD *865*.
GOODALL 660.
GOODMANN 82.
GOODSIR 646.
GORISONTOW 326.
— N. J. *590*.
GOSSELIN 162, 192, *568*, *572*.
GOSSET 846, *872*.
GOSSMANN 287, 322, *590*.
GOTH 808, 810, *857*.

GOTTLIEB, KURT *561*.
GOTTSCHALK 64, 136, 142, 163, 225, 227, 229, 323, 495, 507, *545*, *568*, *578*, *590*, *604*, *617*, 674, 676, 685, 689, 691, 700, 701, 708, 710, 713, 715, 719, 755, 757, 786, *792*, 833, *857*, *865*, *872*.
GOTTSCHALL, P. 702, *792*.
— PAULINE 700.
GOULLIONI *578*.
GOULLIOUD 298, *590*, *604*, 786, 788.
GOUPIL 38, *544*, 674, *788*.
GOW 385, *604*.
GRABICH, H. *578*.
GRAD 519, *623*.
— H. *617*.
GRAEBKE 234, 236.
— H. *578*.
GRAEFE 77, 187, 746, 747, 760, 834, *865*, *872*.
— G. *571*.
— M. *590*, *792*.
GRAFE *610*.
GRAEFENBERG *559*.
GRAFENBERG 85, 157, 412, *564*, *572*, 637.
— E. *554*, *611*.
GRÄFF 652.
GRAEKE, H. *611*.
GRAETZER 15, *539*.
GRAF 69.
— R. *545*.
GRAFENBERG 672.
GRAFF 57, 73, 78, 138, *545*, *556*, *563*, 807, 852.
— E. *545*, *550*.
— v. 224, 235, *578*, *616*, *617*.
— E. v. *854*.
GRAGERT *792*.
GRAINGER, STEWART 831, *862*.
GRALEY 236.
GRAMMATICATI 500.
GRANZOW 748.
GRAPE *610*.
GRAVES 335.
— W. P. *590*, 601.
GREEN 300, 301.
GREENBERG 826, *861*.
GREENHILL, J. P. *590*, *792*.
GREGORINI 673, 707, 763, *792*.
GREIN 746, *792*.
GREINEMANN *861*.
GREKOW *857*.
GRENSER 62, 361, *545*, *604*.
GRENZER 375.
GREY, GEORGE *588*.
GRIEGER 412, 413, 415, *611*.
GRIESER 832, *865*.
GRIFFITH 290, 375, *545*, 716, *792*.
GRISI *872*.
GROC, DE *790*, *797*.
— J. DE *788*.

GRÖNÉ *865*.
GROOS 296.
GROSGLIK *865*.
GROSS 322, 852, *875*.
— FITZ *590*.
GROSSEN 599.
GROSSER 550, 628, 636, 637, 639, 640, 641, 642, 644, 645, 647, 648, 650, 768, 782, *801*, *865*.
GROSSLER 626.
GROSSMANN 807.
— H. *854*.
GROTENFELT, C. *792*.
GROUVEN 194.
GRUBER *539*, *865*.
GRÚNBAUM 278, 279. *590*.
— D. *579*.
GRUNEBAUM 77.
GRUGET *792*.
GRUSDEFF. W. G. *869*.
GRUSZCZYNSKI *792*.
GRYNFELTT 811, *856*.
GSCHEIDLEN 685.
GUDDEN 834, *865*.
GUDIM-LEWKOWITSCH 324, *590*.
GUEISSAR 216, *579*.
GUÉNIOT 813, *857*.
GUNTHER *604*, 674.
— B. *792*.
GUÉRARD *539*, 748.
— v. 35, 751, 752.
GUÉRIN 140, 192, *564*, *572*.
GUERSANT 432.
GUGGISBERG 242, *579*, 662, 663, *792*.
GUIBÉ 244, 300, 301, 365, *579*.
— MAURICE *590*.
GUILLAUME 804, *853*.
GUILLON 504.
GUIST 537.
GUISTI, GUILIO *590*.
GULEKE *590*.
GUMPRICH, B. 80.
GUNDLACH-MÓLLEN 51.
GUNNETT *540*.
GUNSETT *579*.
GURD 848, *872*.
GUREWITSCH 754.
— R. *792*.
GURLT 352, 432.
GURWITSCH 475.
GUSNAR 468, 502.
GUSSAKOW 75, *552*.
GUSSEROW 22, 130, 152, 213, 216, 236, 349, 353, 368, 375, 391, 432, 433, *540*, 502, *564*, *574*, *604*, *617*.
— s. auch EBERTH-G.
GUSSMANN 144.
GUSSNER, V. KURT *617*.
GUSTAFFSON 717.
GUSTAFSSON *792*.
GUTFELD 495, 504, *617*.
GUYON COURTY 215.

Haag 246, *579, 604.*
HAARBLEICHER 288.
— E. B. M. *590.*
HAAS 785.
— AUGUST *792.*
HAASE 82.
— K. *554.*
HACKE 76.
HACKELING *604.*
HADA BENZO 839, 841, *865.*
HADI 749.
HADLEY, J. A. *597.*
HAFNER 72, *550, 861.*
HÄGGSTRÒM 492.
— P. *617.*
HAENDLY *617.*
HÄNDLY 477, 478, 481.
HAEUBER 309.
— A. *590,599.*
HÄUSER 802, *852.*
HAEUSERMANN *590.*
HAGER *857.*
HAGIWARA 144, 160, *564.*
HAHN 74, *552,* 708.
HAIM 807, *854, 865.*
HALBAN 18, 56, 57, 59, 68,
72, 77, 79, 85, 86, 98, 100,
102, 107, 108, 111, 203,
211, 216, 243, 251, 252,
258, 274, 297, 310, 311,
313, 321, 333, 354, *540,*
543, 548, 550, 554, 557,
559, 579, 590, 601, 604,
625, 665, 666, 670, 792,
824.
— J. *857.*
HALBAN-MESTITZ 284.
HALBAN-SEITZ *793, 852, 860,*
862. 875.
HALLAUER 486, 488, 489, 673,
678, 681, *792.*
HALLER 76.
HALLIDAY, CROOM 502, *617,*
753, 754, *792.*
HALPÉRINE 804, *852.*
HALTER 317, 367, 368, 392,
533.
— GUSTAV *590, 601, 617.*
HAMBURG 386.
HAMM 155, 200, *564, 792,* 831,
862.
HAMMACHER *865.*
HAMMER *865.*
— E. *588, 590.*
HAMMERSCHLAG 242, 243, *579,*
700, 751, 752, 754, 786,
792.
HANDL 93.
HANDLEY 805, *852.*
HANGSETH 30, *540.*
HANNES 77, *610,* 749, *792, 865.*
HANSEMANN, V. 236, 326, 358,
361, 371, 372, 398, 427,
430, 432, 434, 481, 490,
504, 512, 513, 514, 516,
579,604,610,618, 729, 780.

HANSEN 80, 372, *554,610,* 807.
HANSON *854.*
HANSSEN *545.*
HARBITZ, FR. *618.*
HARDY *604.*
HARKNESE, R. C. *792.*
HARLITZ, F. *792.*
HARODA 664.
HARRIGAN *564, 865.*
HARRIS 76, *554,* 749, 754, *790.*
HART 58, 310, 433, *545, 579.*
— BERRY 712.
— C. *590.*
HARTER 17, *540.*
HARTJE 96, 115, *564.*
HARTMANN 72, 81, 205, 429,
543, 652, 653, 713, 715,
792, 861, 872.
— E. *554.*
— H. *535, 554, 559, 564, 618,*
799.
— K. *550.*
HARTOCH, W. *554.*
— WERNER 561.
HARTUNG *590.*
HARTZ 251, *579, 590, 861, 872.*
HASELHORST *590,* 802, 849,
852, 873.
HASHIZUME, K. *618.*
HASSELBACH 834, *865.*
HAUBER *604.*
HAUCK 707, *792.*
HAULTAIN 118, 185, 189, 215,
571, 579, 604, 716, *792.*
HAUPTMANN 80.
— A. *554.*
HAUSCHTING, W. *590.*
HAUSER 250, 490, 509, *590,*
618.
HAUSMANN 100, 101, 141, 156.
HAUSSMANN, D. *564.*
HAVE *559.*
HAVESTADT, A. *590.*
HAYDEN 376.
HAYNES, L. W. *545.*
HAYTHORN *611.*
HEALY 224, 352, *579.*
HEANY 298, 299.
— M. SPRAAT *590.*
HECHT 367, 389, *604.*
HEDDÀUS 413, 414, *612.*
HEDINGER *590, 792, 862.*
HEDRÉN 222, 223.
— G. *579.*
HEESCH 189.
— O. 571, *590.*
HEER 250.
— O. *590.*
HEERDEN, VAN 295, 312.
— A. P. VAN *590.*
HEGAR 101, 115, 147, 185, 234,
349, 369, 372, 398, 502,
504, 512, *540, 564, 604,*
*612,*707, 715, 827,829, *861.*
— K. 40, 53, *545,* 561, *565,*
579.

HEIDENHAIN 488.
HEIDENHEIN *579.*
HEIDLER 213.
— H. 574, *618.*
HEIL 51, 56, 159, 244, *545,*
565, 579, 807, *854, 873.*
HEIM 290, *565, 590,* 796.
— K. 285, 288, 309, *591.*
HEIMANN 225, 227, *579,* 736,
792.
— FRITZ 186, *579, 591.*
HEINE 320.
— S. *591.*
HEINEBERG 288.
— A. *591.*
HEINECK 73, *550,* 804, *852.*
HEINEMANN *534,* 535.
— C. *618.*
HEINRICH 367, 392, *604.*
HEINRICIUS 64, 434, *545, 579,*
747, 749, 754, *792, 869.*
HEINSIUS 216, 244, *865.*
HEINZ 645.
HEINZER 353, 368, 372, *604.*
— ALOIS *612.*
HEIST 361.
HEITZMANN 60, 192, 195, 211,
426, *545, 572, 614, 618.*
HELLENDAL 475, 495.
HELLENDALL 71, 72.
— H. *550.*
HELLER *612,* 707.
— JOS. *591.*
HELLMANN 66, 353, *866.*
HELLMUT 68.
HELWIG 200, 831, *862.*
— FERDINAND C. *574.*
HÉNAUTL *865.*
HENDERSON 41.
HENGGE 44, 177, 520, *543,*
569, 579, 591.
— H. *618.*
HENKE 319, 512, 521, *590,*
591, 598, *792.*
HENKEL 60, 66, 94, 108, 115,
134, 135, 155, 216, 260,
288, 323, 405, 411, 479,
490, *545, 554, 559, 565,*
579, 591, 604, 618, 704,
861, 865.
HENNEBERG 652.
HENNICKE 353, 390, *579.*
— H. *604.*
HENNIG 67, *545,* 805, 834,
845, *854.*
HÉNOCQUE 244, *579.*
HENRICH *861, 865.*
HENRIOT *862.*
HENROTIN 805, 833, *865.*
HENRY 79.
— J. R. *554.*
HENSCHEL, H. *579.*
HENTSCHEL *579.*
HEPPNER 25, 26, 27.
HERBY, L. *591.*
HERD 294.

HERD, S. BL. *591*.
HERDE *870*.
HERFF, VAN 287, 322, 353, 375, 384, *532*, *591*, *604*, *612*, 807, *854*.
HERFORTH 51.
— H. 561.
HERLITZKA 243, *579*, *604*.
HERMANN 189, *557*.
HERMSTEIN 80, 82, *587*.
— A. *554*, *591*.
HERMONT 672.
HEROLD 194, 747, 786.
— K. 572.
— KARL *792*.
HERRENBERGER, R. *554*.
HERRENSCHMIDT 353.
— A. *604*.
HERRGOTT 674.
HERRMANN 17, 106, 116.
— E. *540*, *553*, *559*, *579*, *618*.
— H. *618*.
HERSCHAN, OTTO *579*.
HERSHAM, A. A. *558*.
HERSHMANN 76.
HERTEL 223, 224, 351, 352, 387, *604*.
HERTERICH *540*.
HERTOGHE 98, 108.
HERTZ 227, *579*.
HERXHEIMER 109, 209, *559*, *618*.
HERZ 226, 700, *792*.
HERZENBERG 300.
— R. *591*.
HERZFELD *72*, 367, 390, *865*.
HERZL 802.
HERZOG 76, *554*, *577*, *588*, 805, 833, *864*, *865*.
— G. *612*.
— MARTHA 48, 317, 319, *591*.
HESCHL 137.
HESS 514, 515, 516, *618*, 807.
— E. *854*.
HESSE 495, *591*.
HEUNICKE 355, 367.
HEWITT 64, 236, *549*, 708, 711.
— GRAILLY *579*.
HEYMANN 197, 230, *545*.
— F. 58, *561*.
HEYN 81, 82, *554*, 844, *865*.
HEYNEMANN 56, 108, 155, *565*, *559*, 808, 809, 813, 821, 823, 826, 845, *852*, *854*, *857*, *861*, *870*, *872*.
HICKEL 296, 300, 301, *591*, *596*.
HICKS 716, 746, 754, *792*.
HIERONYMI *554*.
HIESS *565*.
HILDEBRANDT *550*, 674, *792*.
HILFERDING 77.
HILFERDING-KONIGSBERG 77.
HILGENBERG 664.
HILGENRAINER *549*.
HILGENREINER 64.

HILL 717.
HILLE 229.
— KARL *579*.
HILLEBRAND 691, *793*, *873*.
HILLEJAHN 406, 411, 413, 414, 416, *538*, *613*, *624*.
HILLMANN 375, *545*, *604*, 607.
HIMMELHEBER 115, *565*.
HINNIG 691.
HINSELMANN 46, 182, 183, 194, 195, *543*, *569*, 572, *618*, 644, 672, 681, 685, 688, 689, 691, 708, 709, 717, *793*.
HINTERSTOISSER 288.
— H. *591*.
HINTZ, A. *604*.
HINTZE 179, 180, 181, 512, 520.
— OTTO *569*, *618*.
HINZ *823*.
HIPPOKRATES 85, 672.
HIRAM, N.-VINEBERG *591*.
HIRIGOYEN 192.
HIRSCH 77, 78, 205, 806, *854*, *865*.
— G. 81, 504, *554*.
— GEORG 571, *618*.
— H. 66, *545*.
— M. *554*.
— MAX 105.
— O. *540*.
HIRSCH-HOFFMANN 512, 520, *568*, *618*.
HIRSCHBERG 83, 333, 335, 513, *601*, *618*, *620*, *623*.
— A. *554*.
HIRSCHMANN *604*.
HISGEN 843, *865*.
HISLOP 74, 75, *552*.
HITSCHMANN 87, 88, 92, 94, 96, 102, 103, 115, 141, 143, 144, 176, 467, 470, 476, 508, 509, 520, *554*, *556*, *565*, *569*, *618*, 659, 717, 736, 746, 752, 758, 781, 784, *790*, *793*, *865*.
HITSCHMANN-CRISTOFOLETTI 747.
HOBBING 802, *852*.
HOCHE 414, *612*.
HOCHLOFF 845, *870*.
HOCHSTETTER 21.
HODGE *546*.
HOCHSTENBACH 157.
HOECHSTENBACH *565*.
HOECK 180, 456, 512.
— W. 41, 113, *540*, *551*.
— WERNER 561, *619*.
HOEHL 47, 177, *543*, 631, 633, 635.
HOHL, ERWIN *569*.
HOLDER *544*.
HOEHNE 216, 229, *579*, *601*, *618*, *793*, 818, 825, 843, 844, 846, *852*, *857*, *865*, *870*.

HÖHNE 312, 502, *532*, *591*, *604*, 806, 817, 822, 832, 833, 834, 838, 839.
HÖNIGSBERG *540*.
HÖRMANN 66, 76, 77, 95, 102, *546*, *554*, 719, 746, 749, 752, 759, *793*.
HOERMANN, J. *565*.
— K. *579*.
HÖRNER 32.
HÖRNLE *604*.
HOESLI 248, 278, 279, 326, *579*, *591*.
HOEVELS 372.
— K. *604*.
HOEVEN, VAN DER 94, 96, 414, *565*, *568*, *604*, *612*, 674, 675, 713, 765, 766, *793*.
HOFACKER 77, *554*.
HOFBAUER 87, 111, 137, 412, 413, 414, 415, 475, *554*, *561*, *569*, *612*, *618*, 631, 632, 633, 636, 644, 645, 663, 664, 685, 688, 689, *793*, 800, *873*.
HOFE, VOM *565*.
HOFER 476.
— H. *618*.
HOFERT 452, *618*.
HOFF *556*.
HOFFMANN 195, 196, 244, 245, 279, 432, *572*, 663, *788*, 831, 835, 845, *854*, *862*, *865*, *870*.
— G. 77, 78, *554*.
— P. *618*.
— R. ST. *579*.
HOFFSTATTER, R. *554*.
HOFMAN 182.
HOFMANN 807.
HOFMEIER 134, 136, 163, 186, 214, 216, 244, 351, 404, 429, 432, 447, 465, 468, 470, 475, 476, 490, 491, 495, 499, 500, 509, 513, *546*, *565*, *568*, *571*, *579*, *618*, 691, 715, 752, 813, 833, 837, *865*, *873*.
HOFMEIER-MATTIG *865*.
HOFMULLER 236.
HOFSTÄTTER 78, 852, *875*.
HOHL 57, *546*.
HOHLFELD 372.
— A. *604*.
HOLGER 478.
— RUD. *618*.
HOLLANDER 35, *540*.
HOLLER 81, *554*.
HOLLINGER 131, 222, 501, *585*.
HOLLMANN, W. *591*.
HOLLOR *554*.
HOLLOS 103.
HOLMES 155.
HOLMES-BAYARD *579*.
HOLST, V. 9, *579*, *865*.

D'HOLTMANN, DE VILLIERS et THÉRES 569.
HOLZAPFEL 481, 618, 749, 752, 754, 761, 793.
HOLZBACH 15, 17, 24, 71, 351, 540, 543, 591, 852, 854, 875.
HOLZSCHUH 162, 165.
— J. 568.
HOMANS 579.
HOOPER 376, 604.
HOPF 81.
HOPKINS 736, 793, 832, 844, 865.
HORÁLEK 188, 591, 828, 829, 830, 831, 857, 861, 862.
HORN, O. 550.
HORNEMANN 865.
HORNUNG 81, 154, 659, 807.
— B. 565.
— R. 854.
— s. auch DODERLEIN-HORNUNG.
HÖRRMANN 848, 850, 865, 873.
HORST, VON DER 300.
— VAN DER 587.
HORWITZ 245, 579.
HORWOOD 200, 574.
HOSAKA 80.
— F. 554.
HOURMAN 492, 496.
HOURMANN 618.
HUDSON 64, 549.
HÜBL 754, 793.
HUEBSCHMANN 185, 186, 189, 191, 828, 861.
HUBSCHMANN 571.
HUECK 661.
HÜFFER 200, 831, 862.
— E. 574.
HUEGEL 604.
HUEPER, WILLIAM C. 618.
HUETER 51, 60, 111, 132, 561.
— C. 565, 591.
— V. 546.
HÜSSY 807, 854.
HÜTTNER 861.
HUFSCHMIDT 222.
— AD. 579.
HUGGINS 449, 507, 521, 618.
HUGUENIN 112, 281, 282, 352, 579, 591, 628, 632, 700, 713, 793.
HUGUIER 134, 748, 752, 793, 873.
HUIZINGA 610.
HULISCH 357, 605.
HUNTER 375.
HUNTINGTON 546.
HUNZIKER 176, 178, 181, 203, 209, 412, 415, 468, 513.
— H. 569, 574, 612.
HUNTER 213, 214, 605.
HURDON 610, 873.
HUTCHINSON 349.
HYENNE 229, 372, 373, 581, 605, 606.

IHL 67, 550.
IHM 242, 243, 579.
IKEDA 652.
— KAZUA 793.
IMCHANITZKY-RIES 98.
— — M. 554.
IMHÄUSER 351, 352.
— KURT 605.
IMMERWAHR 142.
INGLIS 716, 789.
IRAETA, D. 591.
IRRERA 605.
ISBISTER, J. L. D. 591.
ISBRUCK, FR. 561.
ISBRUCK, F. 601.
ISEKI 505.
— HISAHI 618.
ISRAEL 30, 507, 540.
ISSBRUCH 118, 119, 343.
IVENS 48, 192, 317, 572.
— FR. 543.
— FRANCES 591, 793.
IWANOFF 251, 320, 327, 591, 605, 823.
IWANOW 727, 785, 793, 846, 870.
IWASE 94, 565, 579, 753, 793.

JABOULAY 239, 498, 580, 618.
JACOBS 298, 846, 870, 873.
— FR. 591.
— s. auch SCHICKELÉ-JACOBS.
JACOBSON 106, 236, 580.
— v. 407, 408, 417, 612.
JACOBY 82.
JACQUIN 564.
— F. 605.
— P. 605.
JACUBASCH 368, 398, 605.
JACUBOWITZ 406.
JÄGERROOS 312, 591, 814, 850, 857, 865.
JAFFÉ 74, 84, 553, 612, 761, 785, 793.
JAKOBS, FR. 580.
JAKUBOWITZ 284, 285, 612.
— O. 591.
JAMAIN, J. 580.
JANNEY, J. C. 591.
JANSEN 580.
JANSSEN 224.
JANVRIN 385, 605, 846, 873.
JAQUET 136, 551.
JAROTZKY 700.
— v. 793.
JASCHKE 57, 58, 223, 306, 546, 799, 866.
— v. 580, 591, 793.
JASSINSKY 646, 765.
JAWORSKI, v. 58, 77, 78, 195, 197, 546, 746.
— J. v. 572.
JAYLE 569, 804, 852, 857.
— F. 591.

JEANNENEY 189.
— G. 571.
JEANNERET 752, 873.
JEANNERT 793.
JEANNIN 24, 540.
JEFFERSON 807, 854.
JEFFREYS 375, 605.
JELETT 793.
JELLINGHAUS 838, 866.
JEMTEL, LE 71, 73, 550.
JENSEN, J. 546.
JENTHER 857.
JENTTER 62.
— H. 546.
JERCHEL 330.
JESSETT 605.
JESSUP 290, 413, 414, 416, 591.
— D. S. 612.
JEYLE et BENDER 182.
JIRÁSEK 866.
JOACHIMOVICZ 282, 307, 632.
JOACHIMOVITS 857.
JOB 157.
JOCH 107.
JOCKERS 784, 793.
JOHANNOWSKY 368, 398, 605.
JOHANSSON 700, 701, 793.
JOHNSON 214, 580.
— s. FABER-J.
JOHNSTON 245, 387, 580, 605.
JOHNSTONE, R. W. 592.
JOLLY 72, 417, 546, 550, 580.
JONAS 793.
JONES 64, 546, 605, 873.
— C. L. 539.
— W. C. 546.
JONG, DE 248, 580.
— R. 612.
JOPSON 64, 549.
JORES 226, 580, 793.
JOSCHINAGA, T. 601.
JOSEF 833, 834, 866.
JOSEPHSON 502, 540, 580, 813, 857.
JOSSELIN DE JONG 191, 251, 284, 288, 290, 294, 295, 296, 312, 320, 336, 407, 543, 592, 599, 601, 605, 612, 618.
JOTTEN 155.
JOULIN 162, 568.
JOUNG 700.
— J. 788.
JOUON 375, 605.
JUDA 76, 77.
JUDD 255.
— E. S. 592.
— s. STARR-JUDD.
JUDD-FOULDS 298.
JUNG 144, 185, 186, 187, 571, 581, 793, 827, 857, 861.
— M. 540.
— s. auch MARTIN-JUNG.
JUNKER 545.

KAARSBERG 182.
KABLÉ 368, *605*.
KABOTH 57.
— G. *547*.
KADLEE, A. *793*.
KÄSTNER, H. 58.
KAFKA 186, 187, *571*, 827, *861*.
KAHLDEN, V. 92, 106, 353, 368, 369, 372, 376, 389, 404, 412, *559*, *592*, *605*, 715, *793*, 846, *873*.
KAHLDEN, V.-LOEBELL 398.
KAHLER *554*.
KAISER *794*.
KAJY 108, 131, *559*.
KAKUSCHKIN, N. *592, 852, 857*.
KALLINIKOFF *793*.
KALMANN 848, *873*.
KALTENBACH 375, 502, *565*, *605*, 712, 715, *793*, 845, *870, 872*.
KAMANN 187, 191, 353, *571*, *793*.
KAMNIKER 156, 159, 242.
— H. *565, 580*.
KAMPERMANN 432, *618*.
KANDLE 76.
KANNEGIESER *866*.
KANTHER, H. *592*.
KANTOROWICZ *535*, *618*, 850, *873*.
KAPLAN 142.
— A. L. *565*.
KARAKI 106.
KARGER, S. *577*.
KASCHEWAROWA *565*.
KASPER *612, 870*.
KASSJANOW 766, *793*.
KASTANAEW *866*.
KASTSCHENKO 646, 691, 716, 765.
KATHE *605*.
KATZ 353, 361, 391, *543, 592*, *605, 618*.
KAUFFMANN 325, 407, *592*, *612*, 702, 705, 709, *798*.
— H. 682, 700, 749, *793*.
KAUFMANN 10, 12, 51, 66, 102, 110, 148, 163, 176, 187, 188, 190, 191, 209, 251, 327, 333, 334, 335, 396, 406, 412, 414, 432, 447, 460, 465, 470, 475, 478, 491, 495, 497, 498, 500, 508, 509, 512, 520, *535, 574*, *605, 612, 614*, *618*, 674, 679, 681, 746.
— B. 186.
— C. *554, 559*.
— CARL 82, 110, 113.
— E. 70, 296, 333, 379, 385, 429, *569, 571*, *580, 601*, *616, 618, 793*.
— ECKHARD 468.
— Karl 561, *619*.
KAY 375, *605*.

KEDRIESKI 754, *793*.
KEENE 94, 292, *555*.
— FLOYD E. *592*.
KEHRER 9, 12, 14, 27, 29, 35, 71, 130, 150, 155, 185, 193, 234, 250, 407, 410, 412 bis 418, 457, *543, 565, 573*, *580, 592, 612, 619*, 674, 675, 708, 717, *794*, 813, 823, 829, 847, 848, 849, 850, *857, 873*.
KEIBEL *539, 540*, 641, 646.
KEIFFER 239, *580*.
KEITHER *592*.
KEITLER 209, 210, 353, 441, 452, 457, 475, 507, 508, 509, 574, *605, 612, 616*, *619, 873*.
KELLER 93, 94, 96, 115, 131, 200, 374, 389, 404, 447, *554, 565, 605*, 831, *861*, *862, 866*.
— A. *592*.
— C. *619*.
— G. *562*.
— R. *560, 562*, 691, *794*.
KELLOG, F. S. *592*.
KELLY 336, *601, 605*, 716, 749, 754, *794*.
KENGYEL, B. *580*.
KENNEDY 71, *551*.
KEPLER 56, 804.
KERMAUNER 10, 13, 15, 16, 18, 20, 22, 25, 38, 40, 43, 50, 57, 233, 314, 396, 429, 431, 432, 433, 434, 441, 445, 452, 459, 460, 469, 473, 475, 476, 480, 481, 484, 485, 490, 491, 492, 494, 495, 496, 497, 499, 500, 501, 503, 504, 508, 512, 521, *526, 529*, *534, 544, 580, 592, 610*, *619, 623*, 650, 673, 751, 754, *794*, 802, 803, 804, 805, 808, 825, 833, 835, 841, 846, 851, *852, 853*, *854, 857, 866, 870, 873*.
— s. auch SCHOTTLANDER.
KERN, M. *554*.
KERR 72.
KERSCH 80.
KESSLER 662.
KESZLY 852, *875*.
KETTLE *789*.
KEZMARSKY 398.
KHAN *577*.
KIEFER 513.
KIEHNE *605*.
KING 85, 255.
— L. J. *554*.
KIPARKY 42.
KIPARSKY, R. *540*.
KIRCHGASSER 803.
KIRCHGESSNER *610*.
KIRSCHNER, FR. *592*.

KITAI 133, 252, 262, 267, 268, 269, 270, 271, 273, 279, 280, 281, 282, 284, 285, 287, 309, 310, *592, 595*, 818, 819, 824, 825, *853*, *857, 858*.
KITAIN 498, *534, 619*.
KITTLER 850, *873*.
— EGON *619*.
KIUKI *866*.
KIUTSI 840.
KIWISCH 51, 57, 58, 66, 69, 70, 130, 136, 140, 193, 496, 503, *537, 546, 624*, 850, *873*.
KIYONARI 668.
— Y. *794*.
KJAERGAARDS 80, 143, 565.
KLAATSCH *504*.
KLAFTEN 244.
— E. *580*.
KLAGES 298, 300, *580*.
— R. *592*.
KLAUS 98.
— K. *554*.
KLEBS 8, 9, 22, 23, 31, 34, 35, 36, 134, 136, 175, 202, 229, 315, 404, 490, 506, *546*.
KLEE 396, *610, 612*.
KLEEMANN 425, *614*, 843, *866*.
KLEFF 71.
— G. *559*.
KLEIN 44, 323, 349, 353, 389, *532, 543, 605*, 851, *854*, *866, 873*.
— G. 404, *592, 619*.
KLEINBAUER 826.
KLEINHANS 239, 276, 287, 290, *533, 534, 580, 592, 619*, 752, 753, 767, *794*, 805, 811, 813, 844, *857, 870*, *873*.
KLEINSCHMIDT 368, 373, 374, 410, *605, 612*.
KLEINWÄCHTER 136, 225, 229, *580*, 672.
KLEMPERER 107.
— G. *555*.
KLEMP *873*.
KLIEN 507, 509, *605, 619*.
KLINGER 452, 454, *619*.
KLINK 192, *573*.
KLISITSCH *875*.
KLOB 22, 52, 53, 54, 55, 57, 60, 61, 62, 66, 67, 68, 72, 99, 100, 111, 131, 134, 137, 140, 152, 156, 162, 163, 175, 200, 205, 213, 432, 433, 479, 491, 492, 497, 500, 506, *535, 537, 546*, *551, 563, 580, 605, 614*, 802, 808, *855*.
KLOPPER *533, 619*.
KLOSS 537.
— J. G. H. *624*.

KLOTZ 163, 211, *565*, *574*, 753, *794*.
KNAUER 72, 85, 219, 323, *551*, *580*, *592*, *861*, *873*.
KNAUS 77, 452, 457, *619*, *794*.
— H. *558*, *559*.
KNAUSS 427.
KNERINGER 35, *540*.
KNIERIEM *605*.
KNIERIM *873*.
KNIPPER, TH. *580*.
KNOLL 216.
KNOOP *534*, *873*.
KNORR 219, *580*.
KNOWSLEY 512.
— THORNTON *619*.
KNOX 407, 408, 409, *614*.
KNOX-KELLY *612*.
KOBB 216.
KOBELT 8, 806.
KOBER *866*.
KOBLANCK 26, *592*, *857*, *873*.
KOBLANCK-GEBHARD 26.
KOCH 413, 414, 415, *605*, *857*.
— C. *592*.
— R. *612*.
KOCHER 76.
KOCKS 57.
KOEBERLE 245, 323.
KOEHLER *554*, 832.
KOHLER 78, 157, 300, *855*, *866*.
— R. 157, *592*, *612*.
KOLLIKER 52, 142, 218, 229, *546*, 645, 657, 806.
KONIG 700, *794*.
KONIGSBERGER 58, *546*.
KÖRBEL *866*.
KOERNER, J. *794*.
KOSTLIN *580*.
KOTSCHAU 375, *605*.
KOFRANEK 73.
— J. *551*.
KOHLBRUGGE 120, *561*.
KOHLMANN *619*.
KOHLSCHUTTER *544*.
KOHN, A. 17.
— EUGEN *565*.
KOK *866*.
KOLB, K. *580*.
KOLDE 368, *605*.
KOLESSNIKOW *611*.
KOLISKO *546*, 746.
KOLLMANN 103.
KOLOMENKIN 746, 747, 748, *794*.
KOMOCKI, WITOLD *592*.
KON 106.
KONJETZNY *586*.
KONRAD *619*.
KONRICH *580*.
KONSCHEGG 118, 119, 120.
KONSCHEGG, TH. *561*.
KORITSCHONER 754, *794*.
KORMANN *551*.
KORNER, J. *592*.

KOLSOWSKI *592*.
KOSMINSKI *866*.
KOSSMANN 250, 304., 319, *592*, 672, 712, 713, 716, 735, 751, 765, 768, *794*, 802, 805, *853*, *857*, *866*, *873*.
KOTTLORS 664.
KOUTASSO *612*.
KOUWER 700, *794*, *866*.
KOVACS 187.
— FRANZ *561*.
KRASEMANN 76.
— E. *555*.
KRASSNOPOLSKY *866*.
KRATZEISEN 834, 840, 841, *866*, 865.
KRAUL 99, 433, 434, 445, 461, 666, *794*, 802, 807, 841, *853*, *866*.
— L. *558*, *617*, *855*.
KRAUS 80, 108, *619*, *857*, *861*, *873*.
— EMIL *571*.
— E. J. *794*.
KRAUSE 56, *546*.
KREBS 735, 736, 749, 759, 767, 785, *794*.
KREIS, J. *540*.
KREISCH *866*.
KREITMAIR 674.
KREITMAR *794*.
KRETSCHMER, H. L. *580*.
KREUSEL 74, *552*.
KREUTZMANN *794*.
KREUZER 342.
— CHARLOTTE *601*.
KREUZMANN 712.
KREWER 747, 751, *794*.
KREWET 25.
KRIEGER 14, 15, 26, *540*, 700, *794*.
KRIESCHE 220.
KRISCHE 358, 367, 390, *580*, *605*.
KRISTINUS 835, *866*.
KRIUKOW 64, *549*.
KRIWSKY *619*.
KROEGER, C. *580*.
KRÓGER 216.
KROEMER 185, *571*, *592*, *610*, *619*, *794*, 819, *857*, *866*.
KRÓMER 491, 497, 500, 678, 717, 747, 748, 762, 785, *873*.
KRONER 826, 827, 828, 834, *861*, *866*.
KRÓNIG 52, 155, 186, 187, 497, *565*, *566*, *571*, 810, 827, 841, *861*, *866*.
KROSING *794*.
KROMPECHER 133, 177, 179, 181, 431, 434, 435, 442, 445, 465, 509, *561*, *565*, *569*, *574*, *619*.
KRONKE 147, *565*.
KROPH 852, *875*.

KRÜCKMANN 787.
KRÜGER 407, 408, *580*, 708, *794*.
— E. 409.
— EMILIE *612*.
KRUG 64, *549*.
KRUKENBERG 189, 243, 352, 353, 393, 429, 432, 452, 513, *571*, *619*, *873*.
KRULL 213, *580*.
KRUMBEIN 228, 229, 371.
— C. *580*, *605*.
KRYMOW 64, *549*.
KRZYSZKOWSKI 413, 414, *612*, 700, 702, 749, *800*.
KUBE 805.
KUBINY 405.
KUBINIY *612*, *873*.
KUDOH, TAHEKI *592*.
KUCHENMEISTER *866*.
KUHL 475, *619*.
KÜHN 369, *605*.
KUHNE *866*.
KUEHNER, H. G. *592*.
KUSTER *580*, *615*, *619*.
KUESTNER *565*.
KUSTNER 32, 52, 53, 57, 58, 59, 60, 61, 62, 71, 109, 111, 156, 209, 224, 353, *533*, *546*, *575*, *580*, *605*, *619*, 786, 806, 807, *853*, *855*, *866*.
— H. *538*, *546*, *559*, 662, *794*, *873*.
— O. *560*, *580*.
KUHN *866*.
— J. *561*.
KULIGA *543*.
KUNCZ 361, 375, 382, 392, *605*, 833, 834, *866*.
KUNDRAT 87, 88, 92, 187, 188, 189, 190, 191, *368*, 434, 492, 496, 497, *555*, *571*, *592*, *605*, *619*, 627, 826, 831, 850, *861*, *873*.
KUNER *866*.
KUNERT 413, 415, *605*, *612*.
KUNIKE 376, *605*.
KUNITZ 375, 412.
— E. *612*.
KUNZE 500, *619*.
KUPFER 646, 765.
KUPFERBERG *866*.
KURCZ 848.
KURZ 353, 368, 391, 398.
KURTZ *873*.
KUSSMAUL 8, 9, 10, 14, 15, 17, 22, 23, 24, 30, 31, 32, 33, 34, 36, 37, 39, 42, 76, *540*.
— A. *555*.
KUTASSOW 407, 408, 414, 415, *612*.
KUTTNER, O. v. 746, *794*.
KWOROSTANSKY 110, 221, 417, *612*, 746, 755, 784, 785, *873*.

KYDRYGROBOFF *610.*
KYNOCH 834, *866.*

LABADIE-LAGRAVE 63, *549.*
LABHARDT 86, 110, 113, 187, 276, *555, 559, 580, 593,* 746, 747, *794,* 827, 834, *861, 866.*
LACROIX 715, *797.*
LADINSKI 717, 746, 748, *794.*
LADINSKI-BOLDT *619.*
LADWIG, A. *565.*
LAMMLE 807.
— K. *855.*
LAENNEC 74.
LÄNSIMAKI 142, 144, *565.*
LAEWEN 412, 415, 416.
LAWEN, A. *612.*
LAFFONT 177, *569, 862.*
LAFFORT 195.
LAGNEAU 192, *573.*
LAGRAVE s. LABADIE, L.
LAHM 95, 100, 146, 154, 219, 266, 290, 309, 312, 389, 407, 409, 479, 481, 526, *555, 580, 593, 612, 672,* 685, 688, *593, 605, 619,* 763, *794,* 806, 818, 822, 823, 824, 825, 833, 845, 850, *853, 855, 857, 858, 866, 870.*
LAINZ s. LOUROS-L. *540.*
LALLEMENT 64, *549.*
LAMADIER 64, *549.*
LAMBE 371.
LAMÉRIS 491, 495, 497, *610, 619, 873.*
LAMERS 244, *565, 580, 605.*
LANDAU 163, 218, 222, 248, 287, 325, 500, 512, 520, *540, 546, 568, 580, 605, 619, 624,* 751, 754, 813, 831, *853, 858, 866, 873.*
— s. ABEL-L.
— L. 136, 243, 245, 317, *593.*
— U. *614.*
LANDERER 32, 507, 851, *873.*
LANDEVER *593.*
LANG *858.*
LANGE 112, 841.
LANGENBECK *606.*
LANGERHANS *580, 606.*
LANGES 72, *551,* 841, *866.*
LANGHANS 148, 645, 678, 682, 707, 708, 712, 716, 725, 746, 755, 765, 767, 782, 785, *794, 606.*
LANGNER *606.*
LANGREUTER, G. *546.*
LANGSTADT 72, *551.*
LANTUÉJOUL 194, *573.*
LANZ 81.
— W. *555.*
LAQUEUR 665.
LAQUIÈRE 807, *855.*

LARCHER 73.
LAROYENNE *580.*
LARSEN 832, 844.
LASERSTEIN 676.
LASH *856.*
LASNITZKI 663.
LATOUR 69, *546.*
LATTERI 63, *549.*
LATTEUX, P. *580.*
LATZKO 56, 108, 186, 243, *581, 593,* 847, 848, 850, *873.*
LAUBENBURG 154, *565.*
LAUCHE 228, 229, 251, 252, 253, 254, 255, 272, 288, 290, 296, 298, 299, 300, 301, 308, 311, 312, 325, *581, 593, 606, 858.*
LAUNAY 835, *866.*
LAURAN, H. DARNER u. D. *556.*
LAURELL 835, *866.*
LAURENT 64, *549, 606.*
LAURIER, NATHAN 789.
LAUWERS *581.*
LAWSON-TAIT 78.
LAZARUS-BARLOW *610.*
LAZICH 645.
LE BEC *870.*
LEBERT 163, 349, 407, 433, 457, 479, *537, 612, 619, 624.*
LEBRAM 72, *551.*
LEBRET, JULIEN *794.*
LECÈNE 102, 244, *581, 593,* 752, *794, 873.*
LECORCHE 563.
LEDERER 72, *551,* 823, 825, *858.*
LEDOMSKY 71, *551.*
LEE 54, *546.*
— TH. S. *624.*
LEFORT 845, *870.*
LEGERLOTZ 298.
— FRITZ *593.*
LEGG *873.*
LEGUEU 62, *546, 549, 581, 593.*
LEHMACHER 808, *855, 870, 873.*
LEHMANN 75, 158, 476, *552, 565,* 749, *794,* 833, *866.*
LEHNDORFF 108.
LEHNERT 244, *581.*
LEIDENIUS 404, 450.
— LAIMI *619.*
LEIGHTON *870.*
LEIGHTON-FRANKL 846.
LEINER 76.
LEINER, J. H. *555.*
LEISEWITZ, TH. *593.*
LEISSE *795.*
LEITH 831, *862.*
— MURRAY H. *612.*
LÉJARS 152, *565,* 803, 807, *853, 866.*

LEMAIRE s. auch SIREYDEY et LEMAIRE.
LEMELAND 412, *612.*
LEMON 298, 299, 500, *619.*
— WILLIS S. *593.*
LENGEMANN 787.
LENGEN, v. *535.*
LENNANDER 223, *581.*
LENORMANT 187, *534, 619.*
LENZ 76, *555.*
LEOPOLD 63, 92, 112, 361, 375, 500, 503, *549, 555, 581, 606, 619,* 844, 845, *858, 866, 870.*
LEPAGE 102, *555.*
LÉPINE 831, *862.*
LEPMANN 808, *855.*
LEPPERT *858.*
LEQUEUX *866.*
LERCHENTHAL 369, 376, 385, 404, *606.*
LÉRY *853.*
LESSE 833, *866.*
LESSING 494, *533.*
— Q. *619.*
LESSNIOWSKI *866.*
LÉTOUX 843, *866.*
LETULLE 389.
LEUKART 8.
LEVANT 789.
LÉVY 804.
LEVY, FR. 13.
LEVY DU PAN 843, *866.*
LÉVY-SOLAL 757, *759.*
LEWERS 244, *581,* 845, *870.*
LEWINSTEIN 136.
LEWIS 351, *546, 606.*
LEWISOHN 484, *620.*
LEWITH *555.*
LEWITZKY 848, 849, *873.*
LEWY 71, 484, *565.*
LEWY-HIRSCH 211.
LEY 210, 407, *612.*
— GORDON *581.*
— G. *612, 616.*
LEYDEN *546.*
— H. *581.*
LEYDEN, v. D. 92.
— E. v. D. 93, 102, *555.*
LHEZ 223, *581.*
LICHTENSTEIN 67, 72, 196, *540,* 843, *866.*
LICHTENSTERN 278, 279, *593.*
LIEBE 752.
— W. *795.*
LIEBER *581.*
LIEBMANN 67, 432, 507, *581.*
LIEGNER 441, 484, 490, 495, 512, *573.*
— B. *620.*
LIEPMANN 58, 158, *565.*
— W. *791.*
LIEVEN 110.
— FR. *559.*
LIHOTZKI *616.*
LIMBOCK 476, 507, 509.

LIMBROECK *620.*
LINCOLN DE ARANJO *866.*
LINDAU 300, 301.
— G. H. *593.*
LINDE, TE 93.
— R. W. TE *556.*
LINDEMANN 82, *555.*
LINDEN 309, 314.
— H. *593, 596.*
LINDENBERG 235.
— FR. *581.*
LINDENHEIM 239, *581.*
LINDENTHAL *593,* 839, *866.*
LINDFORS 716, 754, *795, 866.*
LINDFORS-HELLMANN 844.
LINDNER, K. 93, *555.*
LINDQUIST 22, *540, 620, 861.*
LINGEN 245.
— v. *581.*
LINT, DE 64, *546.*
LINZENMEIER *573.*
LIPSCHITZ 850, *873.*
LISFRANC 162, 205, *568, 581.*
LISSAUER 749, *795.*
LITTAUER 495, 503, *620,* 746, 760, *795, 807, 866.*
LITTLER 412, 413, 414, 415, 416, *613.*
— MEREDITH *612.*
LITTLEWOOD, H. *593.*
LITZENBERG 836, 843, 844, *866.*
LLEWELLYN *858.*
LOBSTEIN *612.*
LOCHRANE 266, 290.
— C. D. *593.*
LOCKSTADT, V. 250, 278, 279, 321, 326, 327, *593, 606.*
LOCKYER 288, 294, 414, *593, 609, 612, 795.*
LOEB 668, *795.*
— L. 89, *555.*
LOBELL *606.*
LOFFLER, ABERT *855.*
LOEFQUIST *565, 752, 795,* 851, *873.*
LOHLEIN 102, 103, 151, 470, 495, 507, *555, 581, 593,* 715.
— H. *795.*
LOHLEIN-ARENDT 100.
LÖHNBERG 834, *866.*
LONNBERG 746, *795.*
LONNBERG-MANNHEIMER 748.
LOESCHKE 72.
— H. *550, 555.*
LÖVQUIST 94, 96, 102, 115, *543.*
LOEVY 197, *573.*
LOEWE 665.
LÖWE 223, *581.*
LOHMANN *565.*
LOIACONO *861.*
LOMBARDI, ROBERTO *593.*
LOMER 156, *565, 581,* 748, *795, 873.*

LOMNITZ *866.*
LONG 667.
LONGUET 849, *870, 874.*
LORAIN 498.
LORD 76, 700.
LORENTOWICZ 94, *565, 866.*
LORENZ 440, 498, *565, 620.*
LORENTZ, v. 131, *561.*
LOREY 227, *581.*
LORI 807.
LORNER 666.
LORRAIN 187, 748, 752, *793, 858, 873.*
LORY 807, *855.*
LOTT *581.*
LOUBAT 336.
— E. *601.*
LOUROS 35.
LOUROS-LAINZ *540.*
LOUWERS 248.
LOVRICH 805, 844, *866.*
LOWE 69.
— G. *546.*
LUBARSCH 91, 195, 229, 243, 244, 245, 249, 250, 251, 327, 349, 372, 396, 405, 417, 431, 467, 468, 475, 476, 477, 476, 481, 484, 504, 512, 520, *535, 536, 581, 593, 606, 620,* 659, 716, 766, 768, 787, *795,* 823.
LUCIEN 76, *553, 796.*
LUCKER 719.
LUDINGTON NELSON 64.
— — A. *549.*
LUDWIG *866.*
— E. *593.*
LUBKE *858.*
LÜHMANN *606.*
LUTHY 543, *593.*
LUGI 660.
LUKER, S. G. *795.*
— S. GORDON *581.*
LUKINS *866.*
LUMPE *866.*
LUND 408, 417, *612.*
LUORCHE 136.
LUPPINGER 25.
LUSCHKE 246.
LUYS *581.*
LYLE, G. *555.*
— W. G. *557.*
LYTHI 44, 70, *540.*

MABUCHI 652, 653.
MACAIGNE 700, *795.*
MC CANN 192.
MAC CARTY 298.
— — W. C. *594.*
MACLEAN 826, *861.*
MAC CLELLON, B. R. *789.*
MAC CULLUM *546.*
MACK 512.

MC DONALD 155, 224, 839, *864.*
MAC ILLROY 197, *573.*
MAC ILROY 844, *865.*
MAC KENNA 716, *795.*
MACKENRODT 57, 242, 248, *546, 581,* s. BRUNET-M.
MACKENZIE 193, *573.*
MAC LENNAN 353, *606.*
MC MALLEY *599.*
MAC NALLEY 833, *860, 867.*
MACNAUGHTON-JONES *853, 861.*
MAC NEALY *852,* 804.
MACREZ *870, 873.*
MACZEWSKI, STANISLAW *593.*
MADBUER 188.
MADLENER 151, 152, *565,* 748, *795.*
MADON *798.*
MADRUZZA 664.
— G. *795.*
MAEDA 662, 663, *795.*
MÄKINEN 228.
— U. *581.*
MAENNEL *866.*
MAGNANINI 63, *549.*
MAHLE 298, 299, *593, 594,* 823, *858, 870.*
MAHNERT 667.
MAIER 101, *564, 565,* 672, 713, 715, *795.*
MAINZER *858, 866.*
MAIS 848.
MAISS 700, 701, *795, 858, 873.*
MAKAS *540.*
MAKKAS 30, 62, 63, *549.*
MALAMSED, A. *555.*
MALAPERT 413, 414, *612.*
MALCOLM-HEBB 749, *795.*
MALINOWSKY 353, *606, 866.*
MALL *539, 867.*
MALLEBREIN 74, *552.*
MALLORY 5, 213, 226, 227, 357, 358, 396, 411, *581, 606,* 652.
— F. B. *581.*
MALLORY-OGATA 222.
MALOFF 284.
MALOMUD 82.
— F. *555.*
MALY 186.
MAMUROWSKY *867.*
MANABEAU *613.*
MANDELBAUM 467.
MANDELSTAMM 807, *855.*
MANDL 195, 219, *581,* 651, 832, 841, *867.*
— L. *573, 594.*
MANGIOGALLI *789.*
MANGOLD *551.*
MANN, W. 411, *538.*
MANNHEIMER 746, *795.*
MANSFELD 66, *540, 795.*
— O. P. *620.*
MANTEL 850, *873.*

MANTELLI *594.*
MANTON *581.*
MANU AF HEURLIN 178, 435,
470, 479, 491, 504, 509,
514, *569, 620.*
MAPES 76.
MARCHAL 835, *863.*
MARCHAND 198, 199, 415, 418,
573, 574, 627, 630, 644,
657, 672, 676, 678, 679,
681, 682, 684, 685, 691,
700, 704, 707, 708, 710,
712, 713, 715, 716, 717,
718, 722, 732, 734, 735,
736, 737, 738, 744, 746,
751, 754, 755, 758, 765,
766, 767, 768, 769, 770,
773, 774, 777, 778, 779,
782, 783, 784, 785, *795.*
— F. *565.*
MARCHAND-AHLFELD 752.
MARCHAND-EVERKE 746.
MARCHAND-RISEL 751, 761.
MARCOTTY *555.*
MAREK 223, *581, 606.*
MARESCH 250, *551, 594,* 822,
823, *858.*
— s. BIELSCHOWSKY-MARESCH.
MARET 63, *549.*
MARIE 754.
— R. *795.*
MARIEN *593.*
MARK 299, 300, 312.
— HANS *594.*
MARLETTI 81.
MARRO 852, *875.*
MARSH 376, *606.*
MARSHALL 833, *867.*
— s. BALFOUR-M.
MARTIN 110, 239, 503, *546,*
573, 606, 673, *795,* 806,
807, 810, 817, 826, 833,
842, *853, 855, 858, 861,*
867, 871.
— A. 62, 192, *581, 861.*
— ED. 58, 59, 60.
MARTIN-JUNG 214.
— J.-F. *590.*
MARTINI *867.*
MARTINOLLI, A. *540.*
MARTIUS *867.*
MARTZLOFF, H. *561.*
MARX 158, 159, *565,* 777.
— A. M. *566.*
MARZIANI 718, 749.
— R. *795.*
MASCHKA 63, *549.*
MASLAY 229.
MASLOWSKY 428, *620,* 708.
MASSABUAN 288, 414, 415, *559,*
589, 613, 754, *791, 795.*
MASSIN 106.
— W. N. *566.*
MASSON 429.
— JAMES C. *581.*
— P. *620.*

MASTNY 360, 367, 372, 393,
606.
MATHES *795, 858.*
MATHIAS 301, *795.*
— E. *594.*
MATLAKOWSKY *581.*
MATOCKY 134.
MATTHES 52, 786.
MATTMÜLLER 432, *620.*
MATWEJEW 712, *795.*
MATZDORFF 504, *620.*
MATZENAUER *862.*
MAUCLAIRE *581, 606.*
MAUDACH, v. 44, 48, 72, *543,*
551, 594.
MAUENKOFF, P. W. *869.*
MAUNY 242, *581.*
MAUREL 500, *620.*
MAURICEAU 155.
MAUTHNER 834, *867.*
— E. *566.*
MAVRIANOPOL, C. *574.*
MAVRIANOPOL-PALADINI 197.
MAXIMOW 395, *795.*
MAYER 31, 62, *540, 551, 606,*
832, *867.*
— A. 52, 71, 78, 80, 224, 288,
540, 546, 555, 566, 581,
594, 662, *861.*
— AUG. 66.
— C. 163, *547.*
— CARL *566.*
— D. A. 39.
MAYRHOFER 137, 155.
MAZET *581.*
MAZZA, S. 788.
MECKEL 8, 44, 55, 156, *538,*
543, 547, 707, *791.*
MEER, A. v. *540.*
MEERDERVOORT, POMPE VAN
620.
MEICHON *581.*
MEIER 131.
— A. *567.*
— L. 132, *559, 561.*
— R. 101.
MEIGS 290, 495, *620.*
— J. V. *594.*
MEINECKE *606.*
MEINERT 69, *547.*
MEISSEL 156.
MEISSNER 8, 51, 58, *540, 547.*
MEIXNER 151, *566.*
MELCIEUL 674.
MELICHER 81, *554.*
MÉLIER 140, *566.*
MELNIKOW-RASWEDENKOW,
N. F. *594.*
MENDE *547.*
MENETRIER 484.
MENGE 9, 22, 24, 26, 27, 28,
29, 30, 31, 32, 35, 36,
37, 38, 39, 41, 42, 58,
67, 142, 151, 152, 155,
177, 185, 187, 309, 312,
369, 373, 457, *543, 566,*

569, 581, 594, 606, 620,
717, 746, 747, *795,* 809,
813, 821, 826, *853, 858,*
861.
MENGE-KRÖNIG *858.*
MÉNIÈRE 375, *606.*
MERCADÉ 74, *552, 594.*
MEREDITH, W. A. *547.*
MERGELSBERG *620.*
MÉRIEL *581, 594.*
MERKEL 156, 189, 407, 408,
409, 414, 417, *612.*
MERKLEN *870.*
MERLE *576, 587,* 823, *857.*
MERLETTI 826, 828.
MERMEL *606.*
MERRIMAN 65.
MERTTENS 150, 766.
MESLAY 373, *581, 606.*
MESTITZ 258, 288, 290, 293,
297, *594,* 824, *858.*
— s. auch HALBAN-MESTITZ.
MESTRE 109, 110, *555, 559.*
METTE, W. *594.*
METTENHEIMER 35, *540.*
METZGER, HERMANN *581, 620.*
MEURER *620.*
MEYENBURG, v. 314, 320.
— H. v. *594.*
MEYER 151, 181, *555,* 796,
805, 806, 807, 817, 822,
823, 824, 825, 826, 831,
832, 837, 841, 843, 845,
853, 855, 859, 867, 870.
— A. 233.
— AUG. 433.
— E. 106.
— ERICH 507, 509, *620.*
— FELIX *867.*
— H. 102, 149, 209, *569, 575,*
701, 715, *795.*
— J. G. V. *594.*
— LEOPOLD *873.*
— N. J. *795.*
— P. *573.*
— R. 13, 16, 17, 18, 35, 36,
41, 44, 48, 49, 67, 68, 85,
86, 94, 96, 99, 100, 112,
115, 117, 118, 122, 133,
134, 139, 163, 165, 166,
177, 181, 195, 214, 215,
216, 218, 219, 225, 226,
227, 229, 230, 236, 237,
241, 242, 243, 244, 245,
246, 249, 250, 251, 252,
266, 267, 268, 269, 274,
282, 285, 288, 290, 291,
292, 294, 296, 297, 298,
299, 300, 303, 310, 314,
316, 317, 319, 320, 322,
326, 327, 343, 344, 345,
346, 349, 353, 355, 358,
361, 365, 371, 372, 375,
376, 395, 398, 401, 405,
406, 407, 408, 412, 414,
415, 422, 425, 426, 429,

432, 441, 452, 504, *512*, 521, *532*, *540*, *541*, *543*, *547*, *555*, *559*, *561*, *566*, *568*, *573*, *575*, *581*, *594*, *595*, *596*, *601*, *606*, *610*, *614*, 632, 640, 650, 656, 667, 672, 673, 674, 675, 676, 678, 685, 695, 700, 701, 712, 717, 718, 733, 737, 745, 748, 749, 751, 752, 754, 760, 761, 763, 785, 786.
MEYER, ROBERT *612*, *620*, 625, *795*, *858*, *859*, *861*, *867*, *870*, *873*.
MEYER-RUEGG 58, 69, 71, 92, 93, 95, 187, *547*, *551*, *555*, *571*, *746*, *796*.
— — H. *543*.
MEYER-WIRZ 479, *620*.
MEYERHOFER *547*.
MIBAYASHI 506.
MICHAEL 674, *796*.
MICHAELIS 185, 188, *571*, 766, *796*.
MICHALKOWICS 155.
MICHALKOVIKS 806.
MICHAUD 808, 826, *855*, *859*, *870*.
MICHEL 414, *582*, *612*, 708, 746, 748, 807, *855*.
— F. *796*.
— G. *796*.
MICHIN *595*, *867*.
MICHOLITSCH 39, 66, *867*.
— TH. *541*, *547*, *561*.
MICHON 294, 298.
— L. *590*.
— LOUIS *588*, *595*.
MICHOU 244.
— LOUIS *855*.
MIELECKI *620*.
MIELUKI 495.
MIGINIAC *547*.
MIHAYASHI, R. *620*.
MIKULICZ, V.-RADECKI 636, 650.
MILES 746.
— H. PHILIPPS *796*.
MILION 375.
MILLER 79, 85, 351, 457, 479, *606*, *607*, *620*, 736, 753, 763, *796*, 821, *859*.
— J. W. *555*.
— A. J. *607*.
— s. auch BROWN-MILLER.
— RICHARD V. *561*.
MILLNER 492, 495.
MILLON *608*.
MINAR 808, *855*.
MINICH 375, 413, 414, *610*.
— K. *602*.
MINKOWSKI 358, *606*.
MINOT 716, 765.
MINTROP 233, 500, 502, *541*, *582*, *620*.

MINTZ 300, 301, *595*.
MISCHIK 55.
MISCHNOFF *873*.
MITRA 200.
— S. *574*.
MITTELMANN 115, *566*.
MOCQUOT, P. *604*.
MOGLICH 500.
MOHNLE 425, 512, *614*, *620*.
MÒHRING *855*.
MÒLLER *541*, *582*, 753, *796*.
MOENCH 326, 447, 466, 477, 481, 485, 492, 502, *566*, *620*, 712, 848, *873*.
— G. L. *541*, *582*, *796*.
MONCH 143, 804.
MÓNCKEBERG 412, 467, 497.
— J. G. *613*, *621*.
MORICKE 92, 177.
MORIKE *568*.
MOGLIA 469.
— GIOVANNI *620*.
MOLL 843.
MOLLAFF *595*.
MOLTRECHT 752, 754, *796*.
MOLTZER *595*.
MOMIGLIANO 277, 278, 314, 835, *867*.
— E. *595*.
MONAT 290.
MONCHOTTE *573*.
MONCHY, DE 157, 353.
— M. M. DE *566*.
MONDEN 757.
MONDINI 31.
MONKAYE 204.
MONOD 498, *621*, 700, *796*.
— P. *800*.
MONOPROFIT *870*, *873*.
MONSA, P. *571*.
MONTAGNARD 807, *855*.
MONTANELLI 498, *621*, 829, 830, *861*.
MONTANIER 192.
MONTGOMERY 100, 405, *606*, *873*.
MOQUOT 353.
MORALLER 24, 192, 193, 365, 367, 369, 373, *573*, *606*, 631, 633, 635.
MORESTIN 375, *606*.
MORETTI 233, 249.
MORFITS 833.
MORGAGNI 37, 39, 40, 56, 58, 100, 101, 140, 156, 213, *541*.
MORGENROTH 369, *606*.
MORFITS *867*.
MORICHAU 413, 414.
MORICHAU-BEAUCHANT *612*.
MORISANI 195, 197, *573*.
MOROSOWSKI 432, 495.
— K. *621*.
MORPURGO 372, *606*, 675, 692, 695.

MORRIS 192, *573*.
MORROW 63, *549*.
MORSE *595*.
MOSCHCOWITZ 752, *796*.
MOSZKOWICZ 84, 508, *555*,*582*, 834, 844, *863*.
MOSSÉ *859*.
MOTH 700, *796*.
MOTILOFF 24, 30, 62, 64, *541*, *549*.
MOTTA, G. *582*.
MOUAT, B. T. *595*.
MOUCHOTTE 197.
— J. *855*.
MOUCHY *606*.
MOUKAYE, F. *543*.
— K. *621*.
MOULONGUET 187, 239, *582*, *859*.
MOULONGUET-DOLÉRIS 118, 119, *561*.
MOUSSONS 192.
MRACEK 192, 193.
— FR. *573*.
MUCKE 674, *796*.
MUEGLICH *621*.
MUGLICH 846, *870*.
MUHLBECK, O. *554*.
MÚHLBOCK, OTTO 82.
MUHLEN, FR. VON ZUR *582*.
MUHLENBRUCH 699, 700, *796*.
MUHSAM 748, *796*.
MUELLER, P. *555*.
MULLER 8, 214, 369, 419, 440, 503, 507, 509, *530*, *532*, *541*, *547*, *548*, *549*, *551*, *582*, *591*, *796*, 845, 846, 848, *859*, *870*, *874*.
— B. 88.
— FR. *582*.
— H. 707, *796*.
— JOH. 10, 213, 292, 293, *595*, 707.
— M. 71.
— P. 41, 82, 128, 243, *566*, *595*.
— VIT. *621*.
— W. 369, 412, 414, 441, *582*.
MULLERHEIM 106, 208.
MUNCH *867*.
MUNSTER 831, *874*.
MÚNZBERGER 163.
— L. *568*.
MUNZER 76, *555*, 765, *796*.
MUIR 831, *862*.
MULON, C. *555*.
MUNDÉ *606*, *613*, *614*.
MUNDIN 192.
MUNDT *582*.
MURATI 669.
MURATOFF *573*, *867*.
MURATOW 197.
MURET *621*, *867*.
MURETTI, GUILLO *582*.
MURPHEY 396.
— D. *610*.

MURRAY 214, 241, 244, 245, 412, 413, 414, 415, 416, *552, 582, 613,* 807, *855.*
— H. L. 75, *582.*
MUSSELMANN *867.*

NABOTHEIERN 526.
NACKEN 852, *875.*
NADAL 289, 414, 416, *595, 611.*
NAGELER 301.
NÀGELSBACH 719, *796.*
NAGEL 9, 10, 11, 15, 17, 24, 25, 26, 67, *543, 595, 606,* 716, 802, 804, 805, 807, *853, 855.*
NAGY 177, 195, 197, *569.*
— TH. *573, 796.*
NAIRN *867.*
NASI 63, *549.*
NASSAUER 504, *621.*
NATANSON 24, 47, 177, *541, 543,* 802, *853.*
— K. *569.*
NATTAU-LARRIER 707.
NAUJOKS 74.
— H. *796.*
NEBEL 136.
NEBESKY 404, 405, *595.*
— O. *606.*
NEDELSKY 56, *547.*
NEHRKORN 49, 411, 415, 418, *606, 613.*
NEISSER 192, 197, *573.*
NÉLATON *867.*
NENEZ 197.
NEPRJACHIN 749.
— G. *796.*
NESTMANN, F. *582.*
NETZEL 715, 719, *796.*
NEU *859.*
— MAXIM *595.*
NEUENDORF-VIEK, FRIEDA *566.*
NEUENDORFF 147.
NEUGEBAUER 74, 299, *552, 566, 595, 597,* 807, *834, 835, 841, 855, 867, 874.*
NEUHAUSER 200.
NEUMANN 162, 164, 192, 193, *555, 568, 573, 582, 595,* 644, 682, 684, 685, 688, 689, 702, 716, 735, 749, 751, 752, 766, 767, *800,* 846, *867, 870.*
— H. O. 49, 118, 336, 337, 406, *544, 533, 613, 619, 621, 623.*
— HANS OTTO *561, 601.*
— J. *573,* 679, 700, *796.*
NEUMEISTER, O. *596.*
NEURATH 76. *555.*
NEUSTADT *857.*
— B. *591.*
NEUWEILER 288, 298.
— W. *596.*

NEUWIRTH 185, 186, 187.
— K. *571.*
NEVERMANN 700, *796.*
NEVINNY 779.
— HANS *796.*
NEWAN-DORLAND *610.*
NEWMAN 77.
NICHOLSON 415, 416, *855.*
— G. W. *596, 613.*
NIDEREHE 85, *555,* 815, *859.*
NIEBERDING *551.*
NIEBERGALL 404, *606.*
NIEDENTAL 667.
NIEDERMEYER 82, *555.*
NIEPOKOJYCKA 187, *571.*
NIGUILLON *621.*
NIJHOFF 367, *606,* 691, 71C.
— G. C. *796.*
NIKIFOROFF 716, *796, 879.*
NIKOLIEFF 75.
— L. *552.*
NILSON, ADA *566.*
NIOSI 752, *796.*
NIXON 244.
— J. W. *582.*
NIZZA 651.
— MARIO *797.*
NOBLE *582,* 746, *797, 855.*
NOEGGERATH 155, *566.*
NOESSKE 484, 485.
NOLASCO 754.
— JOSE O. *797.*
NOLTMANN *566.*
NONAT 162, *568.*
NOORDEN, W. VON *596.*
NORDENFELD 68.
— O. *541.*
NORRIS 94, 292, *555,* 807, *874.*
— CHARLES, C. *592, 596.*
NORTON MASON *547.*
NOTO *582,* 846, *870.*
NOVAK 78, 93, 94, 117, 138, 203, 235, 299, 300, 492, 495, *533, 556, 563,* 718, 835, 841, *859, 867, 874.*
— E. *556, 575.*
— EMIL *561, 596, 621.*
— EMIL M. D. *797.*
— G. *556.*
— J. 216, *797.*
NOVÉ-JOSSERAND 715, *797.*
NOVOGRODSKY, B. *582.*
NOVY *874.*
NOYES 56.
— J. H. *547.*
NÜRNBERGER 87, 126, *556, 561, 596,* 657, *797,* 802, 806, 818, 848, 852, *853, 855, 862, 874, 875.*
NUNDIN *573.*
NUNEZ *573.*
NUSSBAUM 56.
NYLANDER 92.
NYSTROM I 62, 63.
— II 62, 63.

NYSTRÖM *549.*
NYSTROEM, BR. *596.*
NYULASSY 151.

OBATA 434, 452.
— J. *621.*
OBERLING 296, 300, 301, *596.*
— CH. *792.*
OBERNDORFER 405, 499, 500, *613,* 747, *797.*
OBOLENSKAYA 245, *579.*
ODENTHAL, W. *621.*
OEHLECKER 497, *551, 596, 621,* 797.
OELSCHLÄGEL, B. *551.*
OERI 176, 209, 520.
— R. *569, 575.*
OERTEL 2, 4.
OETTINGEN, V. 309, 312, 314, *596,* 797.
OFFERGELD 441, 475, 495, 498, *533, 621.*
OGATA 138, *563.*
— s. auch MALLORY-OGATA.
OGÉ 63, *549.*
OGOREK 372, *606,* 803, 806, 825, *855.*
OISHI, SADAV *855.*
OKEY 82.
— R. *556.*
OKI 450, 526.
— TSUNEMATSU *621.*
OLDHAM 100, 101, 200.
OLIVARES, S. *621.*
OLIVET 18, 41.
— J. *541.*
OLOW 76, 351, *606,* 843.
OLSHAUSEN 49, 62, 63, 66, 67, 70, 115, 215, 216, 222, 245, 351, *544, 547, 549, 551, 561, 563, 582,* 806, *867.*
OLSSEN, K. *547.*
OLSSON 62.
OPITZ 229, 236, 250, 251, 320, 367, 392, 404, 405, 440, 490, 514, *559, 596, 606, 621, 797,* 811, 812, 814, 833, *859, 861, 867, 870.*
OPPENHEIM 162, 192, 193, 194, 195, *573.*
OPPENHEIMER 120, 164, 754.
— P. *789.*
— W. *561.*
ORLOFF 225, 320, *596.*
ORSÓS 467, *621.*
ORTH 10, 52, 54, 60, 68, 73, 75, 86, 101, 102, 103, 121, 132, 133, 134, 140, 153, 163, 164, 193, 198, 201, 202, 205, 206, 214, 220, 250, 350, 406, 407, 408, 410, 414, 415, 430, 434, 440, 441, 490, 495, 498, 500, 504, 507, 508, 518,

521, *566, 573, 582, 583,*
613, 614, 621, 702, 707,
797, 855, 861.
ORTHMANN 15, 25, 67, 185,
500, *541, 551, 582, 596,*
606, 806, 826, 831, 846,
848, 849, 851, *853, 859,*
861, 867, 870, 874.
ORTHNER, F. *797.*
ORZECHOWSKI *874.*
OSCHMANN, BR. *582.*
OSIANDER *538.*
OSLANDER 248.
OSTEN 80, 97.
OSTERLOH *797,* 848, *874.*
OSTRCIL 834, 846, *867, 870.*
OSTRZYCKI 826, *861.*
OTIS 192.
OTT, V. 80, 81, 243, *582, 606,*
867.
OTTO 317, 322, *596,* 760, 763.
— C. *797.*
OTTOW 49, 293, 317, 318, 845,
870.
— B. 73, *541, 551.*
OUI 64, *547,* 700, *790.*
OUTERBRIDGE *596,* 717, 833,
841, 845, 846, *867, 870.*
D'OUTREPONT 34.
OVERLACH 101.
OUVRY *790, 797.*
OZENNE 192, 197, *573, 613.*

PAASCHEN 499, 495.
PAGES IVES *552.*
PAGET 349.
PAHL, W. *797.*
PAJOT *547.*
PALADINI 192, 196.
— ARTURO *573.*
— s. auch MAVRIANOPOL-
PALADINI.
PALIERI DOMENICO *797.*
PALM *596.*
PALMA, D. *867.*
PALMER 298.
— A. C. *596.*
PALTAUF 30, 34, *541, 797,*
832, 754, 762, 844, *853,*
867.
PALTINEANU, M. *615.*
PANKOW 52, 85, 106, 108, 113,
131, 132, 187, 299, 434,
491, 495, 497, *556, 559,*
561, 566, 571, 596, 621,
808, 833, 835, 841, *859,*
862, 867.
PANNING, EMIL *596.*
PANROSE 802.
PANTZER 336, 337, *601, 607.*
PANTZO STELLA *615.*
PANUM 711.
PAOLI, DE *596.*
PAPE 235, *582,* 845, *870.*
PAPPEL 216.

PAPPENHEIM 227.
PARHON et GOLDSTEIN 136,
561.
PARKER 63, *547, 549.*
PARKES 667.
PAROLI 835, *867.*
PARONA 845, *870.*
PASCHEN 192, *621.*
PASKIEWICZ *867.*
PASTEUR 155.
PATEL 848, *867.*
PATELLANI 763.
PATERSON *539, 541.*
PATRICK *547.*
PATTI 195, 196, 197.
— FRANCESCO *573.*
PATTON 22, *541.*
PAUL 736.
— FRITZ *797.*
PAULINCU, V.-BURTA *621.*
PAUSOT 840.
PAVIOT 372, 389, 393, *607.*
PAVLOWSKI 188, 478.
— A. J. *621.*
PAYR 223, *582,* 806, 810, *859.*
PÉAN 376, 804.
PEARCE 278, *575.*
PÉAU 186.
PEHAM 219, 220, 221, 390,
412, 413, 414, 415, *582,*
607, 613, 847, 849, 850,
874.
PEINE 353, 365, 367, 389, *607,*
807, *855.*
PEISER 491.
— E. *621.*
PELS-LEUSDEN 765, *797.*
PELZER *582.*
PENKERT 413, 414, 415, 416,
613, 679, 712, *797,* 834,
835, 841, *867, 874.*
PENROSE *853.*
PEPERE 610.
PERAZZI 189, *571, 867.*
PÉRAIRE 141, *566.*
PERGAMENT *607.*
PÉRIER 51, *561.*
PERILLIAT, A. *855.*
PERL, J. E. *559.*
PERLMANN 108.
PERLSTEIN 414, 415, 416.
— J. *613.*
PERNER 242.
— A. *582.*
PERNICE 413, 414, 415, 416,
613.
PERONDI 63, *549.*
PERRIN *607.*
PERRY 595.
PÉRY *797.*
PESTALOZZA 187, 188, 189,
571, 700, 715, 716, 748,
749, 752, 761, 763, *797,*
834, *862, 867.*
PETALIS *797.*
PETER 214.

PETERS 211, *596, 639, 754,*
781, 784, 805, *853, 870.*
— H. *575,* 638, *797.*
PETERSEN 407, 410, 413, 414,
415, *867.*
— A. J. *613.*
PETERSON 25.
PETIT 429.
PETIT 429, *621.*
PETIT-DUTAILLIS *571.*
PETITPIERRE, E. *596.*
PETTERSON 71, *551.*
PETZOLD *541.*
PEYRON *535.*
PFAFF *867.*
PFANNENSTIEL 14, 16, 27, 29,
64, 115, 142, 251, 281, 287,
407, 412, 413, 414, 415,
443, 470, 475, 476, 495,
496, 499, 508, *541, 549,*
596, 613, 621, 765, *786,*
797, 848, *859, 867.*
PFEIFFER 81, 136, 498, 499,
556, 563, 715, *797,* 843,
867.
— G. *621.*
PFISTER *582.*
PFLEIDERER 18.
— H. *541.*
PFLUGER 85, 117.
PFOERRINGER 712.
PFÖRRINGER 763, *799.*
PFORTE 507, *596, 859.*
PHANEUF 64.
PHILIPP 159, *566, 610,* 666.
PHILIPPS 752.
PHILIPS, MILES *874.*
PHOSPHOR 107, 141.
PIANESE 503.
PICCOLI 227, *582.*
PICHEVIN *607.*
PICK 15, 39, 136, 142, 233, 250,
251, 287, 311, 325, 349,
368, 372, 375, 412, 502,
541, 563, 582, 593, 596,
607, 613, 679, 685, 716,
746, 747, 748, 749, 751,
752, 753, 754, 755, 757,
785, 786, *797,* 804, 812,
819, *858, 859.*
— A. 716, *797.*
— s. auch SUZUKI-PICK.
PIELSTICKER 152, 160, *566.*
PIERCE 717.
— RUCKER *547.*
PIERING 470, 476, 490, *551,*
621.
— s. SCHAUTA-P.
PIERING-ROSTHORN 508.
PIERRE, LA *797.*
PIETRUSKY 233, 502, *582, 621.*
PIETZOLD 412, 413, 414, *613.*
PILLIET 373, *607, 870, 873.*
PILOT *856.*
PINARD 102.
PINCSOHN *534, 596, 621.*

PINKUSS 176, 194, *566*, *569*, *573*.
PINTER 221.
PINTO 786, *797*.
PIOTROWSKY 807, *855*.
PIQUAND 224, 244, 321, 322, 349, 352, 361, 367, 375, 407, *541*, *582*, *607*, *613*.
PIRILAE 193, *573*.
PIRON 68.
PISHACEK *544*, *550*, *596*.
PISCHACEK 71.
PLAHL 835, *867*.
PLATER 156.
PLAUT, ALFRED *597*, *621*.
PLAYFAIR *607*.
PLOEGER 821, *859*.
PLONKIER, M. *613*.
PLONS 407.
PLOSS 76.
POCK 77, *559*.
PODALIRI, P. *573*.
PÖSCH 94, 144, *556*, *559*, *566*.
POHARECKY *607*, *610*.
POIRIER *547*.
POLAK *876*.
POLAND 298.
POLANO 76, 83, 84, 106, 111, 178, 181, 191, 225, 299, 326, 398, *556*, *559*, *582*, *597*, *601*, *607*, 637, 651. 706, 717, 718, 754, 785, *797*.
POLFYN *541*.
POLITZER 21, 22, 310.
POLL 32.
POLLACK 407.
— E. *582*.
POLLAK 221, 222, *613*.
POLOSSON 249, 717, 746, *798*.
— E. *562*, *585*.
POLSTER 255, 288, 296, 297, 298, 300.
— K. O. *597*.
POMMAY, MLLE. *854*.
POMPE VAN MEERDERVOORT *859*, *874*.
PONFICK, E. *604*.
PONTEAU 156.
POOR 83.
— FR. *556*.
POORTEN 832, *867*.
POP 479.
— A. *621*.
POPOFF 804, *853*.
PORCELLI-PITONE 384, *613*.
POREMSKY 754, *798*.
PORTES 110, *559*.
— BERNARD *573*.
POSCHARRISKY *870*.
POSCHMANN 352, 353, 369, *607*.
POSO 700, 737, 738, 739, 759, *798*.
POSSHARISKY *582*, *610*.

POTAL *549*.
POTEN 659, 702, 747, 749, 755, 761, 766, 767, *798*.
POTH *582*.
POTHÉRAT 846, *870*.
POTOCKI 110, *559*.
POTOSCHNIG 50, *544*.
POTVIN *862*.
POUCHER 336, *582*.
POUL *796*.
POULIN *788*.
POUX *865*.
POWER 71, *551*.
POZZI 60, 115, 140, 152, 248, 428, 433, *566*, *580*, *582*, *621*, 715, 782, 807, 808, 826, 846, *855*.
PRAHL 472.
PRATT 298, 299.
— J. P. *556*, *597*.
PRAWOSSUDKO *867*.
PREISER *859*.
PREISS 834.
PREISSECKER 407, 408, 526.
— E. *613*, *622*.
PRENTERS, W. *559*.
PRENTISS *573*.
PRIBRAM 317, 318.
— E. *597*.
PRIESEL, A. *597*.
PRIESTER 71.
PRITZI 834, *867*.
PROCHOWNIK 77, 372, 385, *547*, *556*, *582*, *607*, *613*, 841, 846, *862*, *867*, *870*.
PROECH 69.
PRONAI 485, 490, *622*.
PROUST 757, *798*.
PRUSKA 155.
PRZEKOWSKI 484, *581*.
PUCCIONI 227, *582*.
PUCK *572*.
PUECH 24, 41, 70, 414, 415, *613*.
PULFER *556*, *559*, *561*.
PULSCH 407.
— MINNA *613*.
PULVIRENTI 806, *853*.
PUPPEL 491, 492, 495, *583*, *622*, 834, *867*.
PURVES, ROBERT *597*.
PUSINICH *798*.
PUTZAR *867*.

QUAAS 215, *583*.
QUÈNE *870*.
QUENSEL 850, *875*.
QUENU *607*, 849, *874*.
QUISLING 77, *547*.

RAAB 351, 352, *607*.
RAABE 850, *874*.

RAAFLAUB 53.
— W. *547*.
RABENAU, V. 215, *583*.
RABINOWITZ 233, *583*, *597*, 823, 834, *859*.
RABL 404.
RABL-RÜCKHARD *607*.
RABUTEAU 82.
RACIBORSKI *547*.
RADEMACHER *583*, *610*.
RADEWANSKA 56.
RADSCHDORFF, O. *597*.
RADWANSKY *547*.
RAETH, K. *554*.
RAFAELLI 76.
RAIS *546*.
RANDERATH 18, 41.
RANKE 357, *607*.
RANVIER 707.
RASPINI 287, *597*, *859*.
RASUMOW 192, *573*.
RATCLIFF 41.
RATHKE 8.
RATTHAUS, ERICH *566*.
RAU *868*.
RAUSCHENBERGER 157.
— F. W. *566*.
RAUSCHER *544*, *855*.
RAVAGLI, A. *573*.
RAVENSTEIN 840, *867*.
RAY 832.
RAYMOND *607*.
RÉCAMIER 115.
RECH 662.
RECHTENBACHER 200.
RECKLINGHAUSEN, V. 111, 250, 251, 252, 254, 258, 259, 264, 266, 272, 277, 278, 279, 281, 284, 287, 296, 297, 301, 302, 304, 307, 311, 317, 318, 319, 321, 322, 323, 324, 326, 394, 440, 506, *595*, *596*, *597*, 735, 736, 823, *859*.
RECLUS 56, *547*.
REDTENBACHER 831, *862*.
REEB 223, *583*, *613*, *622*, 766, 784, *798*.
REEHL *798*.
REEL 352, 503.
— PHILIPP T. *583*, *622*.
REGNAULT 826, *859*.
REGNIER, E. *613*.
REICH 227, *583*.
REICHEL 495, *533*, *622*, 842 *874*.
REICHELT 826, *859*.
REICHERT 85.
REID, CHARLES *588*.
REIFFERSCHEID 57, 208, *547*, *575*, *597*, 832, *867*.
REIN 413, 414, *613*, *867*.
REINECKE 132, 242, 398, *559*, *562*.
— K. *583*.

REINISCH 288.
REINL 80.
REINSTEIN-MOGILOWA 798.
REISS, M. 566.
REITER 81, 554.
REITHER 498, 622.
REMMELT 672.
RÉMY 547.
RENAUD 205, 543.
RENAUL 192.
RENISCH, H. 597.
RENNY 804, 853.
RENSCH, W. 541.
RESCH 500.
RESINELLI 187, 716, 749, 798.
REUNERT 607.
REUSCH 17, 21, 34, 64, 547, 556.
REUTER 343, 346, 347, 348, 601, 613.
REVOLTELLA 630.
— GIOVANNI 798.
RHEIN 432.
— K. 613, 622.
RHEINSTEIN 367, 372, 540, 546, 607, 831, 853, 866, 873.
RHEUTER 673, 798.
RHOMBERG 583.
RIBBERT 214, 230, 243, 320, 349, 358, 363, 415, 429, 434, 469, 475, 504, 583, 607, 613, 780, 782.
RIBEIRO 64, 549.
RICCI 66.
RICHARD 800, 804, 853.
RICHARDS 865.
RICHARDSON 583.
RICHELOT 188.
RICHTER 138, 157, 834, 867.
RICHTER-BRAUN 415.
RICHTER, E. 613.
— GEORG 566.
— H. 628, 645, 647.
— J. 563.
RICKER 230, 250, 320, 361, 368, 372, 373, 583, 597, 607, 823.
RICORD 134, 192, 573.
RIDGE 754, 798.
RIEBALD 80.
RIEBELIN, H. 547.
RIEBELING 541.
RIECK 432, 862.
— A. 597.
— H. 622.
RIEDEL 153.
RIEDER 44, 544.
RIEDERER 376, 404, 405, 411, 607.
RIEDMEIER, G. 547.
RIEFFEL 52, 547.
RIELÄNDER 798.

RIES 137, 294, 597, 798, 853, 859, 874.
— E. 622.
— J. 98; s. auch IMCHANITZ-KY-RIES; 554.
RIESEL 685.
RIGBY 54, 547.
RILLE 192, 193, 194, 195, 573.
RIMANN 610.
— H. 597.
RINDFLEISCH, V. 214, 328, 603, 614.
RIO, DEL 357.
RIOTTE 130.
RIPPEL 666, 794.
RISCH 157, 566.
RISEL 679, 702, 716, 717, 719, 733, 735, 736, 744, 746, 747, 750, 751, 752, 753, 754, 755, 757, 758, 759, 761, 763, 766, 782, 784, 785, 786, 787, 789, 798, 837, 867, 874.
RISSMANN 23, 111.
— P. 559.
RITCHIE 870.
RITSCHEL 551.
RITSCHL 73.
RITTER 367, 368, 372, 373, 390, 405, 601, 607.
— H. 607.
RITTMANN 82, 556.
RIVE, TH. 583.
RIVES, A. 853.
RIVETT, L. C. 597.
ROBB 610.
ROBERTS 846, 870, 874.
ROBERTSON 412, 415.
— A. R. 613.
ROBIN 707.
— J. 597.
ROBINSON 63, 547, 549, 768, 867.
— M. B. 597.
ROBLIN 583.
ROCHE 248, 583.
ROCCO, W. R. 622.
RODE 115, 195.
RODECURT 798.
RODLER-ZIPKIN 372, 607.
ROEDER 807, 855.
RÖHRIG 223, 583.
ROEMER 622.
RÖMER 533, 534.
RÖNNHOLM 868.
ROESGER 225, 229, 583.
RÖSSLE 74, 77, 187, 224, 366, 431, 432, 440, 450, 480, 481, 541, 544, 556, 559, 566, 583, 613, 622.
ROESSLER 667, 760, 763.
— HELMUT 798.
ROFFO 657.
— LUIGI 798.

ROKITANSKY 8, 9, 14, 16, 24, 25, 26, 31, 32, 33, 34, 36, 37, 51, 52, 53, 54, 55, 57, 58, 60, 62, 73, 74, 99, 100, 105, 106, 107, 111, 151, 156, 163, 175, 187, 200, 213, 222, 223, 244, 349, 433, 436, 479, 541, 583, 607, 804, 806, 808, 811, 827, 845, 853, 855.
ROLLY 326, 597.
ROMEIS 479.
ROMITI 646, 765.
RONA 98, 663.
— A. 556.
RONCALI 716, 798.
ROSE 547.
ROSENBACH 155.
ROSENBAUM, NORBERT 855.
ROSENBERG 64, 549.
ROSENBERGER 39, 60, 547, 597, 802, 812, 824, 859, 868.
ROSENBLATT 842, 843, 868.
ROSENBURG 83, 84.
— A. 556.
ROSENFELD 868.
ROSENHAUPT 541.
ROSENMANN 97, 99, 556.
ROSENSTEIN 200, 242, 288, 290, 404, 432, 574, 583, 597, 607, 700, 746, 798, 862.
ROSENTHAL 17, 30, 34, 56, 155, 323, 504, 597, 622.
— S. 541.
ROSENZWEIG, MAXWELL 798.
ROSER 162, 164, 568.
ROSINSKI, M. 597.
ROSNER 233, 583, 752, 798, 868.
ROSSA 805, 853.
ROSSI, DORIA 784, 798.
ROSSIER 752, 798, 841, 851, 868, 874.
ROST 807.
— W. 855.
ROSTAINE 192.
ROSTHORN, V. 9, 10, 12, 13, 22, 25, 37, 41, 69, 177, 187, 292, 320, 321, 375, 434, 470, 490, 539, 569, 583, 597, 607, 622, 752, 798, 811, 813, 828, 847, 850, 853, 862, 868, 874.
— s. TIERING-R.
ROTHSCHILD 108.
ROTHWEILER 372, 607.
ROTTER 868.
ROTTHAUS 157.
ROUFFART 63, 549.
ROULLAND 413, 414, 611, 813, 856.
ROUTH, AMAND 607.
ROUVIER 789.
ROUVILLE, DE 233, 249, 798.

Roux 62, 63, 209, 499, *549*, *615*, 838.
Roxas *868*.
Rubin *868*.
Rucker 81.
— M. P. *556*.
Rudolph *871*.
Rübsamen 807, 832, *855*, *868*.
Rückhard 404.
Rüder 807, *855*.
Rühl *613*.
Ruge 433, 435, 436, 452, 454, 465, 466, 489, 500, 506, 508, 509, *547*, 786, 843, 847, 848, 850, *874*.
— C. 25, 29, 32, 42, 43, 54, 65, 66, 71, 79, 92, 96, 100, 102, 115, 141, 150, 155, 162, 163, 164, 176, 181, 183, 201, 209, 211, 214, 243, 250, 251, 319, 355, 356, 360, 372, 376, 409, 427, 428, 429, 440, 459, 485, 490, 507, 509, 512, 514, 519, 520, 521, *529*, *555*, 568, *569*, *575*, *583*, *597*, *607*, *622*, 653, 685, 702, 713, 716, 718, 730, 765, *798*.
— C. II 68, 79, 316, 317, *547*, *551*, *556*, *597*.
Ruge-Veit 162, 163.
Ruis 62.
Rullé, P. *597*.
Rumpel 841, *868*.
Rumpf 211.
Runge 82, 197, 229, *556*, *583*, 662, 785, *798*.
— E. *573*, 763.
— H. 139, *562*, *799*.
Russel 56, 294, 295.
— A. *547*.
— Wm. W. *597*, *601*.
Russki *859*.
Ruppert *547*.
Ruysch 56, 135, 200, 672, 674, 707, 711.
Ryss 452.
— Sarah *622*.

Sabourin 80.
Sachs 156, 248, *583*, 802, 803, *853*.
— M. 160.
Sachser 700.
Sackenreiter 142, 155, 156, *566*.
Sadger 266.
Sadler *541*.
Saenger *622*, 713, 715, 718, *799*.
Sanger 25, 32, 142, 155, 452, *566*, *583*, *595*, *607*, 661, 803, 841, 845, 849, 850,

851, *853*, *855*, *868*, *869*, *871*, *874*.
Sänger, A. *598*.
— Hans *583*.
Säxinger 244, *548*.
Sage 130, 150.
— E. C. *566*.
— Earl C. *607*.
Sahler 73.
— J. *551*.
Saias *573*.
Saito 95, *556*.
Sakuray 230.
Salas 193.
Salberg 429.
Salin *583*, 849, *874*.
Saltikow *613*, *622*.
Saltykow 405, 442.
Samb *583*.
Sames 229, *583*.
Sampoerno 845, *871*.
Sampson 99, 225, 251, 252, 255, 258, 280, 284, 285, 292, 294, 295, 296, 297, 298, 308, 309, 310, 311, 312, 313, 496, *538*, *583*, *593*, *595*, *597*, *622*, 850, *858*, *868*.
Samson 31, *541*.
Sandberg 747, 767, *799*.
Santi 243, 304, 475, *583*, *598*, *622*, 786, *799*, 846, *859*, *871*.
Sappey 233, 249.
Sarneinzky *859*.
Sarnoff, J. *541*.
Sarwey 213, 351.
Sato *613*.
Saul, Seides M. D. *622*.
Saurenhaus 500, *622*.
Sauvé 160, *566*.
Saviard *537*.
Saviotti 101.
Saxtorph 51, 54.
Saylor, Edward L. *598*.
Sbrozzi 719.
— Marcello *799*.
Scaglione 83, *556*, *583*, 814, *859*.
Scanzoni 39, 51, 52, 57, 68, 74, 130, 137, 142, 152, 162, 193, 205, 375, *541*, *548*, *552*, *562*, *607*.
Schafer 156, 409, 845, 848, *871*, *874*.
— P. 66, *548*.
Schaeffer *541*, *548*, *607*.
Schäffer 51, *556*, *563*, *583*, *598*, 652, 832, *859*.
— R. 75, 76, 77, 82, 83, 85, 88, 100, 101, 102, 103, 113, 137.
Schamig 66, 353, 375, *548*, *607*.
Schaffer *859*.
Schallehn 216, *583*.

Schaller 404, 405, *607*, 712, 763, *799*.
Schambacher *868*.
Schamoni 351, 361, 432.
Schamoni, H. *607*, *622*.
Schaper 247, 308, *535*, *583*.
Scharfe, E. *607*.
Schatz 74, 75, *552*, *575*.
Schaudinn 192.
Schauenstein 181, 440, 475, 490, 491, 508, 509, 512, 521, 522, *570*, *622*, *874*.
Schauta 58, 72, 75, 115, 215, 216, 250, 434, *545*, *548*, *583*, *598*, *622*, 746, 759, *799*, 841, 842, *859*, *868*.
— F. *552*.
Schauta-Piering 470, 495.
Scheel *799*.
Scheer, van der 78.
Scheffey 76.
Scheffrey *556*.
Scheffzek 846, *874*.
Scheib 434, 490, 491, 494, 497, 498, 499, 513, *622*.
— A. *598*.
Scheid 807.
— F. *855*.
Scheidler 155, *566*.
Schenk 242, *534*, *583*, 672, *859*.
Scherer *799*.
Scheu 216.
— H. *583*.
Scheyer 457, *622*, 758.
— H. E. *799*.
— Hans Egon *562*.
Schibkow 156.
— A. *566*.
Schick *566*, 636.
Schickelé 71, 78, 79, 94, 96, 108, 115, 131, 233, 250, 251, 298, 387, *544*, *560*, *562*, *583*, *590*, *598*, *607*, 632, 656, 747, 749, 751, 754, 784, *799*, *853*, *859*.
— -Jacobs 321.
Schickerle *556*.
Schidkowski 452, 454.
Schidowski *622*.
Schiff, E. *556*.
Schiffmann 58, 67, 118, 119, 191, 216, 300, 312, *548*, *551*, *562*, *571*, *583*, 841, 844, 845, 846, 859, *868*, *871*.
— J. *575*, *598*, *622*, *874*.
Schilainer *874*.
Schild *583*.
Schiller 178, 294, 481, 521, 526, *563*, 819, 825, 850, *860*, *871*, *874*.
— W. 486, 489, 524, 525, 526, 560, 570, *583*, *598*, *622*.
Schilling 77.
Schimmel 752.

Schimmel, H. *799*.
Schindler 62, 269, 276, 288,
  289, 291, 292, 294, 295,
  297, 312, 434, 491, *548*,
  806, 825, *853*, *860*.
— Br. *598*.
Schirmer *853*.
Schirokauer 412, *584*, *613*.
Schlaak 847.
— August *874*.
Schlagenhauer 385.
Schlagenhaufer 153, 358,
  746, 751, 752, 754, 782,
  784, *799*, 822, 831, *862*.
— F. *566*, *584*, *607*.
Schlank 72, *551*.
Schleussner *613*.
Schlimpert 82, 187, 351, *556*,
  607, 827, *862*.
Schlkowsky 411, 418.
— B. C. *613*.
Schloffer *598*.
Schloss 108.
— W. *556*, *560*.
Schloss-Fleischmann 116.
Schlutius *541*.
Schmal 115, *584*.
Schmauch 754, 785.
Schmaus *799*, *862*.
Schmechel 422.
— Arthur *614*.
Schmelz 533.
Schmid 213, 312.
— E. 495, 497, 498, *615*, *616*,
  617, *618*, *619*, *620*, *622*,
  624.
— H. H. 213, *598*.
Schmidbauer, F. *541*.
Schmidlechner 850.
Schmidt 651, 831.
— E. 504.
— Erwin *622*.
— H. 752.
— H. B. *556*.
— H. H. *584*, *607*.
— H. R. 186, *571*, *574*, 685,
  700, 701, 782, *799*.
— Joh. *799*.
— M. B. 685, 700, 701, 702,
  745, 746, 782, *799*.
— O. 785, *799*.
— P. 589, *596*.
— Th. *862*.
Schmidthals 834, *868*.
Schmidtlechner *874*.
Schmidtmann 224, 351.
— P. *584*.
Schmit 468, 484, *622*, 746,
  747, 751, 754, 759, 841,
  867.
— H. 752, *799*.
Schmitt 832.
— H. 719.
— W. 471, *622*.
— W. J. *548*.
Schmittmann *607*.

Schmorl 139, 161, 191, 199,
  221, 246, 247, 319, 393,
  405, *563*, *584*, *598*, *607*,
  659, 674, 682, 685, 712,
  713, 716, 746, 749, 750,
  751, 752, 754, 755, 761,
  766, 785, *799*, *868*.
Schmotkin 80.
Schnapka 65.
— J. *548*.
Schneider 107, 177, 233, *544*,
  570, 839, *868*.
— E. *581*.
— G. F. *559*, *560*.
— H. *598*.
Schnitzler 136, *562*.
Schober 834, *862*, *868*.
Schoeller 807.
Schönheimer 102.
Schoenholz 503, *622*, 664,
  799, 818, 824, 825, 833,
  853, *860*.
Schönholz 256, *538*, *598*, 806,
  868.
Schönig 663, 664, *799*.
Schoinski 407, 408, *613*.
Schon 752, *799*.
Schorler 213, 215, *584*.
Schottlaender *556*, *566*,
  622.
Schottländer 44, 45, 94, 96,
  102, 115, 163, 185, 191,
  224, 250, 351, 352, 389,
  396, 429, 431, 432, 433,
  434, 441, 445, 452, 457,
  460, 469, 473, 475, 476,
  480, 481, 484, 485, 490,
  491, 492, 494, 495, 496,
  497, 499, 500, 501, 503,
  504, 508, 512, 514, 516,
  520, 521, *526*, *529*, *534*,
  541, *544*, 568, *598*, *607*,
  623, 749, 830, 839, 851,
  853, *862*.
— J. *874*.
— s. auch Kermauner.
Schottmüller 155, 156, 161,
  566, 809, 834, *860*.
Schou, Jens *584*.
Schouman 846, *871*.
Schrader 82.
Schramm *608*.
Schreher 353, *608*.
Schreiber 835, *868*.
Schreiner *855*.
Schrenck 833.
Schridde 176, 256, 312, 466,
  467, 471, 508, 509, *598*,
  806, 809, 810, 818, 820,
  821, 824, 825, *860*.
Schröder 80, 83, 85, 88, 89,
  91, 118, 122, 126, 148,
  216, 248, 250, 251, 406,
  411, 413, 414, 432, *538*,
  560, *566*, *598*, *608*, *624*,

674, 676, 821, 823, 827,
  860, *862*, *868*, *874*.
Schröder, C. 58, 60, 97, 100,
  102, 134, 141, 143, 148,
  152, 163, 353, 428, 502,
  548, *613*.
— H. 73, 74, *551*.
— K. 319.
— J. *551*.
— P. 497, *623*.
— R. 75, 76, 79, 80, 81—85,
  92, 93, 94, 107, 108, 113,
  115, 117, 118, 143, 144,
  148, 416, 552, 557, *562*,
  566, *613*, *623*, 636, 763,
  799, *862*.
— -Hofmeier *584*.
— -van der Kolk 646.
Schubert 45, 156.
— M. E. *598*.
— R. *567*.
— von 51, 667.
Schuller 136, *541*.
— J. *563*.
Schutte *862*.
Schütz 219.
Schütze 242, 243, 277, 278,
  575, *584*, *598*.
Schugt 71, 72, 396, *544*.
— P. *551*, *610*.
Schulte 223.
— Fr. *584*.
Schultes 368.
Schultz 425, 479.
— A. *614*.
— Th. 58, *548*.
Schultz-Brauns 664, *799*.
Schultz-Rhonhoff *799*.
Schultze 61, 155, *608*.
— B. S. 52, 57, 60, 223, *548*,
  584.
— Gunter 82, *557*.
— W. H. 156, 160, *560*, *567*.
Schultze-Ronhoff 667.
Schulz 661.
Schumacher 786.
Schumann, E. A. *799*.
Schur-Wiesel *560*.
Schwab 327, *567*.
Schwalbe, E. *594*.
Schwartz 62, 63, 192, 322,
  549, *573*.
— J. *855*.
Schwarz 193, 226, 312, 501,
  508, *567*, *799*, 806, 825,
  860.
— E. 454, 485, *584*, *598*,
  623.
— O. H. *598*, *599*.
Schwarzer *799*.
Schwarzwäller 807, 833,
  835, *868*.
— G. *855*..
Schweighauser *548*.
Schwejkart 850, *874*.

SCHWEITZER 77, 78, 678, *799*, 806, 807, 843, 848, 849, *855, 868, 874*.
— B. *557*.
SCHWEIZ *623*.
SCHWERIN 22.
SCHWERMANN 77, *557*.
SCIBELLI, MARIO *599*.
SCIPIADES, E. *541, 548*.
SCIPLADES 58, 843, *862, 868*.
SCOTT *868*.
SEALONE 229.
SEBENING, W. 84, *557*.
SEDGWICK MIMOT, A. 646.
SEEDORF 807, *855, 868*.
SEEGER 376, 387, 407, *608, 614*.
SEELIG 434, 491, 494, 495.
— M. G. *599*.
SEELIGMANN 832, 833, *868*.
SEGALIN 274, *599*.
SÉGALL 679, 682, 707, 716, 766, *792, 799*.
SÉGNY 674, *790*.
SÉGOND *860*.
SÉGUINOT 835, *866*.
SEHRT 108, 405, *557, 560, 608*.
SEITZ 60, 71, 78, 86, 97, 108, 130, 187, 233, 234, *251, 500, 537, 540, 550, 551, 560, 571*, 625, 665, 667, 682, 753, 761, 786.
— A. 86, 143, 237, 446, *557, 562, 567, 584, 599, 623*.
— L. 85, 100, *584*, 662, 666, 667, 668, 671, 713, *799*.
SEKIBA 92, 93, 94, 95, 144, *557, 567, 599*.
SELBACH, M. *608*.
SELBERG *623*.
SELIG, A. *623*.
SELIGA 323.
— M. *599*.
SELIGMANN 155, 490, *567*.
SELL *610*.
SELLHEIM 52, 58, 61, *548, 571*, 633, 749, *799*, 806, 834.
SEMB 221, 222, 296, *584, 599*.
SEMELINK *599*.
SEMMELINK 216, 284, 294, 320, *584*.
SEMMELWEIS 155, *567*.
SENAR 192, 193.
SENCAR *574*.
SENCERT *871*.
SENEZ *584*.
SENGER *874*.
SEQUIRA 77, *553*.
SEREBRENIKOWA *868*.
SEYBERT 244.
SEYBERTH *584, 871*.
SEYDEL 407, 408, 409, 413, 414, 415, 417, 418, 419, *614*.

SEYERLEIN *542*.
SEYFERT 300, 312, *548*.
— W. *598, 622*.
SEYLER 219, *584*.
SFAKIANAKIS *799*.
SFAMENI 81.
SGAMBATI 62, 63, *549*.
SHARLIT 82, *557*.
SHATTOCK 831, *862*.
SHAW 131, 133, 243, 291, 295, 336, *557, 562, 584, 608, 610*.
— W. *614*.
— WM. FL. *599*.
SHELTON-HORSLEY *868*.
SHILLITOE 192, *573*.
SHOEMAKER *538, 599, 624*.
SHORDANIA, J. *799*.
SIBLEY 432.
SICHOFF *544*.
SICHEL 829, *862*.
SIDAINE 81.
SIEBER 216, *584*.
SIEBERS *548*.
SIEBKE 502.
— H. *623*.
SIEBOLD, V. *548*.
SIEBOURG 35.
SIEDAMGROTZKY 411.
— K. *614*.
SIEDENTOPF 662.
— H. *794*.
SIEFART *868*.
SIEGEL 77, *557*, 834.
SIEGMUND *557*, 667.
SIEVERS 664, *800*.
SIGISMUND-LÖWENHARDT 85.
SIGMUND 192.
SIGNORELLI, E. *623*.
SIGWART *552, 564*, 834, *868*.
SILBERBERG *610*.
— M. *608*.
SILBERSTEIN 66.
SILVA 156, *567*, 846, *871*.
SIMMONDS 106, 185, 186, 187, 188, 191, 386, *560, 571, 800, 827, 828, 862*.
SIMON 41, 843, *868*.
SIMONS 53.
SIMPSON 100, 101, 136, 155, 375, 376, 432, *548, 563, 608*.
SIMS 57.
SINCLAIR *623*.
SINÉTY, DE 115, 131, 132, *538, 562, 567, 599, 624*, 804.
SINGER 80, 223, 247, *557, 868*.
A. *584*.
— S. *584*.
SIPPEL 58, 185, 234, 248, 499, *557, 571, 584, 608*, 737, 827, 832, 833, 835, *862, 868*.
SIREDEY 429.
— A. *800*.

SIREYDEY et LEMAIRE 118.
— -TRAMILLON 81.
SIROLLI 807, *855*.
SITTNER 843, *868*.
SITZENFREY 176, 177, 178, 181, 219, 230, 241, 242, 243, 244, 277, 288, 290, 294, 320, 408, 475, 491, 492, 509, 514, 520, *534, 567, 570, 584, 599, 614, 623*, 822, 850, *860, 874*.
SIVERY 92.
SJÖVALL, E. *800*.
SKLARZ *599*.
SKORDANIA 652, 653.
SKUTSCH *584, 868*.
SKUTUL 192, *574*.
SLAVIANSKY 152, *567, 574*.
SMITH 115, 132, 223, 243, 335, 407, 452, *584, 608, 623*, 667, 834, *855, 868*.
— L. W. *562*.
— TAYLOR *568*.
— THOMAS *614*.
— TYLOR 66, 162.
— VAN S. G. *601*.
SMYLY 766, *800, 874*.
SMYME *868*.
SMYNCE 834.
SNEGIREFF 846, *871, 874*.
SNOO, DE 284, 294, 317, *592*, 762, *800, 874*.
SNYDER 83.
— F. F. *557*.
SOBOTTA *855*.
SODEN 64, *548*.
SOEMMERING 707.
SOKOLOFF 76.
SOLI 81.
SOLOMONS *868*.
SOLOWIJ 700, 702, 719, 749, *800*.
SOMMER 51, *548*.
SONES, J. *557*.
SOREL 64, *549*.
SOULIGOUX 375, *608*.
SOURASKY *868*.
SOURTY 140.
SPAEHTH 77.
SPATH *562, 861*.
SPAHN *584*.
SPEE, Graf *557*, 646, 765, 835.
SPEISER 114.
— MAX *562*.
SPENCER 55, 300, 405, 429, 432, 452, 498, *608*, 748, *800*, 802, 803, 850, *853, 874*.
— H. 405, *548, 614, 623*.
— H. R. 212, *575*.
— HUGH B. *588*.
SPERANSKY 242.
— -BACHMETEW *584*.
SPERBER 396.
— W. *610*.

SPERLING 62, *548.*
SPIEGEL, W. 155.
SPIEGELBERG 367, 375, 391,
    392, 411, 413, *608, 614,
    623.*
SPIEGLER, R. *557.*
SPINELLI 432, *623.*
SPIRITO *599, 608,* 674, *800,
    860, 862.*
SPITZEL 73, *551.*
SPRINGER 407.
— A. *614.*
SPROAT, HEANY *599.*
SPRUCK, H. W. *567.*
SPULER 413, 414, 415, *614.*
SSAMGIN 467.
STACDE, C. *544.*
STADE 321, 411, *599. 614.*
STADLER 18.
STAMMLER 144, *567,* 657.
STAFIANSKI 716.
STALLMANN 353, 372, 391, *608.*
STANA 847.
STANCA 848, *874.*
— CONSTANTIN *599.*
STANKIEWICZ 749, *862.*
STARK 807, 846, *868, 871.*
STARR-JUDD 292.
STARRY 407, 409.
— A. *610, 614.*
STAUDE 49, 71, *551.*
STECHLIN, E. *599.*
STEFFECK 49, 73, *547, 551,*
    713.
STEFFEN *599.*
STEHMANN 829.
ST. HILAIRE, GEOFFROY 8, 85.
STEICHELE 312, *599.*
STEIN 189, 216, 467, 504, *532,
    584, 585, 599, 623,* 831,
    834, 835, *860, 862, 868.*
STEINACH 667.
STEINBACH 224, *623.*
STEINBERG *584.*
STEINBÜCHEL 216, *584, 599,
    855.*
STEINER *548, 844, 871.*
— H. 300, 326, *599, 623.*
STEINHARDT 351, 352, 361,
    375, *608.*
STEINHAUS 398, *612,* 737, 767,
    800.
STEINHÄUSER *868.*
STEINSCHNEIDER 142, *567.*
STEINWEG 847, *874.*
STEMMELEN, H. *584, 599.*
STEMSHORN 84, *557.*
STEPHAN 66, 112, *548, 560,
    868.*
STERN 225, 230, *584.*
STERNBERG 17, 21, 31, 300,
    310, 312, 369, 393, *542,
    599, 608,* 752, 761, *800,*
    841.
STEVENS 288, *599.*
STEWART HENRY *599.*

STEWART HENRY, M. H. *593.*
STEWENS *584.*
STICKEL 77, 78, 81, 98, *557,
    567.*
STIEDA 468, 484, *623.*
STIEVE 2, 79, 84, 87, 99, *557,*
    627, 628, 630, 631, 632,
    633, 635, 637, 661.
STIGLBAUER, R. *542.*
STILLING *599.*
STOECKEL 73, 75, 234, 307,
    469, *551, 599,* 672, 678,
    692, 693, 760, 763, *800,*
    843, *868.*
— s. auch VEIT-STOECKEL.
STOCKLIN 372.
STOEHR *544.*
STÖHR 45.
STOLER, PH. *542.*
STOELTNER 76.
STOERCK 244.
STOERK *599.*
STOFFEL *800.*
STOLLBERG 41.
STOLPER 81, 185, *557, 571,*
    829.
STOLTZ 707.
STOLZ 396, *542, 610,* 835, 845,
    849, 853, 868, 871, 874.
STONE 429, *623, 868.*
STONES 495.
STORCH 673, 711, *800.*
STRACHAU, G. J. 504, *571, 623.*
STRAHL 765, 768.
STRASSER, V. 366, 405, *608.*
STRASSMANN 70, 76, 130, 355,
    551, 584, 826, 847, *860,
    862, 874.*
— E. 234.
— H. *567.*
STRATZ 241, 298, 490, 513,
    584, 599.
—- C. H. *623.*
STRAUCH, V. *584.*
STRAUSS 229, 250, *599.*
— S. *584.*
STRENG 71, *551.*
STROBACH *794.*
STROGANOFF 213, *575,* 807,
    847.
STROHAUER 752, *800.*
STRONG 808, 846, *855, 871,
    874.*
— J. W. *623.*
— L. W. *599.*
STROPENI *868.*
STRUWER 815, *860.*
STRUNK 365, *608.*
STÜBEL 664.
STÜBLER 45, 47, 309, *544, 599,*
    850, *874.*
STUDDIFORD *584,* 831, *862.*
STUMPF 376, *608.*
STURMDORF 97, *557.*
SUNDE 672, 717, 749, 751, 752,
    754, *800.*

SURMONT 429.
— J. *618.*
SUTTON *871.*
— B. A. *600.*
— J.-BLAND *584.*
SUWALKI, W. *542.*
SUWELACK 834, 839, *868.*
SUZUKI *596.*
— S. *600.*
SUZUKI-PICK 296.
SVOBODA *610.*
SWAYNE 353, 746, 748, *800.*
— WALTER C. *608.*
SWENEY 178.
SWIECICKI, V. *584.*
SYKOW 712, *795.*
SYROMJATNIKOFF 152.
SZAMEK 130, 151, 806, *853,
    860, 874.*
— LEO *562, 600.*
SZASZ *614.*
SZATHMÁRY 672, 702.
SZENES *592, 600, 853.*
SZILI 297, *600, 800, 812, 860.*
SZYMANOWICZ, J. *557.*

TAFANI 646, 765.
TAIT, LAWSON 78; s. LAWSON-
    TAIT.
TAKAHASHI 432, *623.*
TALIERCIO 186, *571.*
TAMAGURA *557.*
TANDLER 56, 57, 59, *548,* 802.
TANGL 45, *542, 544.*
TANIGUCHI 840, *868.*
TANUR, M. *542.*
TARGETT *608,* 862.
TATE *874.*
TAUFFER 52.
TAUSSIG 210, 841, 850, 851,
    868, 874.
TAYLOR 833, *862, 871.*
TEACHER 716, 717, 746, *794,
    800.*
TÉDENAT 46, *544.*
TÉDERAT *853.*
TEGNÉR 672.
TELLER 112.
TEMESVARY 100, 730.
TENINI 762.
TERASAKI 112, 128, 282, 308,
    560, 562, 600, 630, 644,
    800.
TERHALA, L. *558.*
TERHOLM 97.
TERILLON 349, 353, 375, 376,
    608.
TERMEER 77, *558.*
TERRUHN 92, *558,* 636, 807,
    855.
TESTA 821, *860.*
TEUTSCHLAENDER *570.*
THALER 72, 76, 111, 155, 224,
    407, *551, 558, 560, 584,*
    760, *800,* 803, 805, 822,

847, 848, 849, 850, 851, 853, 860, 862, 874.
THALHEIM 576.
THEILHABER 96, 113, 115, 131, 140, 222, 236, 501, 558, 562, 563, 567, 584, 849, 875.
THEODOROFF 192.
THEOHARIDE 197, 574.
THERÈSE 182.
THIBIÈRGE 192, 574.
THIEDE 413—416, 614.
THIELE 585.
THIERSCH 8, 15, 16, 428, 506, 542.
THIES 495, 843, 860, 868.
THIESS 623, 826.
THILO 14, 26, 542, 623.
THIODOROFF 608.
THOMA 216, 585.
THOMAE 25, 27, 30, 542.
THOMAS 614.
THOMPSON 182, 570.
THOMS 76, 558.
THOMSON 70, 191, 327, 571, 600, 875.
THOMSON-KLISITSCH 852.
THOREL 222, 223, 585.
THORMEYER 870.
THORN 64, 66, 115, 136, 244, 548, 567, 585, 600, 752, 800, 806.
THORNTON 608, 623.
THUME 55, 548.
THUMIN 44, 544, 600.
TIEDEMANN 37, 38, 55, 542, 548.
TIENNERS 585.
TIETMEYER 600.
TIETZE 118, 600.
TILLAUX 585.
TILLMANN s. auch ASCHHEIM-TILLMANN.
TILLMANNS, J. 570, 623.
TILP 294, 589.
TIMES 585.
TITTEL 75, 552.
TIXIER 249.
— L. 562, 585.
TOBLER 298, 300, 600.
TODYO 246, 585, 674, 678, 679, 684, 691, 707, 708, 713, 787, 800.
TOMOGAWA 84.
TONGEREN, VAN 68.
— F. G. V. 544.
TOPORES 216, 577.
TORGLER 248, 585.
TORRE, DE LA 63, 784, 800.
TOTH 585.
TÓTH 717, 751, 754, 800.
TOUPET 713, 715, 792.
TOURNEUX 188, 571, 623, 807.
TOURRAUX 806, 853.
TRACY 351, 548, 585, 608.
TRAJAN, M. 542.

TRAMILLON s. SIREYDEY et TRAMILLON.
TRANCU-RAINER 247, 585, 841, 868.
TRAPAT 542.
TRAUGOTT 155, 567.
TRAUTZ, HERBERT F. 600.
TREEB 608.
TREUB 853.
TREVIRANUS 8.
TRIDONDANI 229, 585.
TRIFAUD, L. 558.
TRINKLER 542.
TROESCHER 567.
TROSCHER 868.
TROPEA-MANDALARI 800.
TROPP 542.
TRUFFI 197, 574.
TSCHAMER 760, 800, 852, 875.
TSCHAUSSOW 52, 548.
TSCHICHERIN 181.
TSCHIRISCHIN, W. 570.
TSCHIRDEWAHN 600.
TSUJI, T. 623.
TUSSENBROEK, VAN 866.
TURNER 32, 645.
TUROLT 834, 835, 869.
TYSON 538.

ULESKO-STROGANOWA 229, 290, 353, 360, 372, 396, 585, 608, 610, 716, 817, 843, 860, 869, 871.
ULLMANN 608, 829, 862.
UNGER 226, 585.
UNGERMANN 322, 600.
UNTERBERGER 66, 111, 132, 222, 542, 549, 562, 585, 600, 853, 869.
— jun. 548.
UPSHUR 244, 585.
URBAN 222, 585.
USCHAKOFF 752, 875.
UTHOFF 136, 562.
UTER 143, 221, 233, 428, 500, 512, 567, 585, 623.

VAERTING 80, 558.
VAGEDES 544.
VALLISNIERI 707.
VANVERTS 609.
VANZETTI 800.
VARÓ 753, 800.
VASSMER 44, 248, 298, 513, 544, 585, 600, 623, 702, 747, 749, 754, 755, 761, 767, 786, 798, 800, 875.
VAUDESCAL 869.
VAUGHAN, J. W. 602.
VAUTRIN 222, 318, 548, 585, 600, 852, 860.
VAVALDO, F. R. 600.
VEDELER 567.
— A. 142.

VEIT 31, 56, 108, 143, 150, 162, 163, 185, 187, 209, 224, 251, 353, 372, 375, 396, 428, 433, 435, 436, 452, 454, 459, 506, 507, 508, 548, 552, 560, 563, 608, 610, 622, 659, 700, 748, 752, 766, 768, 782, 784, 785, 792, 800, 832, 840, 843, 855, 862, 869.
— G. 349, 375.
— J. 67, 75, 496, 544, 567, 568, 623, 655, 704, 705, 712, 716, 758, 765, 785, 853.
— L. 427.
— s. auch RUGE-VEIT.
— -STOECKEL 75, 213, 230, 251, 276, 292, 294, 298, 315, 349, 389, 400.
VELDE, VAN DE 50, 80, 544.
VELITS, V. 585, 745, 759, 800, 869.
VELPEAU 51, 52, 53, 192, 548, 547, 707.
VENETIANER 807, 855.
VENNECKEL 51.
VENNEHAL 544.
VENUS 600.
VERBECH 66.
VERDALLE 570.
VERNEUIL 52.
VEROCAY 200, 574.
VERRELEY 192.
VERSÉ 298, 299, 300, 358, 585, 600, 608.
VERTES 353, 585, 608.
VEST 875.
VESTBERG 716, 738, 754.
VIANA 242, 585, 608, 748, 800.
VIANNAY 844, 869.
VIDAL 51.
VIETING 752, 875.
VIETNIG, ERNST 800.
VIGI 352, 353, 367, 608.
VIGNARD 375, 605, 608.
VIGNOLI 135, 562.
VILLARAMA 868.
VILLEMAR 188.
VILLEMUR 571.
VILLERS 673, 800.
VILLIERS, DE 182.
VINEBERG 717, 833, 835, 869.
VIOLET 717, 746, 798.
VIRCHOW 51, 52, 53, 56, 57, 58, 59, 62, 66, 85, 86, 92, 97, 100, 107, 130, 131, 134, 135, 140, 149, 150, 156, 161, 163, 198, 200, 205, 211, 213, 214, 215, 216, 228, 229, 236, 244, 245, 353, 368, 372, 375, 414, 421, 428, 447, 506, 507, 542, 548, 563, 567, 568, 574, 585, 608, 623, 646, 672, 673, 674, 676, 678,

682, 684, 692, 707, 708, 711, 712, *796*, *800*.
VIRCHOW-HIRSCH *791*.
VISCHER 36, *542*.
VITAL, AZZA *602*.
VITRAC 327, 373, *585*, *608*, *752*, *800*.
VIVILLES 80.
VÖRNER 163, *568*.
VOGEL 187, 189, 213, 244, *571*, 807.
— G. *567*.
— J. 229, *585*.
VOGELS, ANNI 674, *800*.
VOGLER 367, 368, 372, 608, *614*.
VOGT 66, 314, 361, 503, 850, *875*.
— E. 294, *548*, *560*, *600*, 670, *801*.
VOIGT 115, 322, *600*, 700, 701, 702, 755, 757, *801*, 804, 844, *869*.
— E. 662.
— J. *552*.
— M. 323.
VOIGTEL 213.
VOLCKMANN, H. *542*.
VOLK 326, *600*.
VOLKMANN 700, 701, 704, 715, *801*.
VOLLMANN 47.
VONNEGUT 73, *552*.
VORBECK 216, *585*.
VOZZA 763, *801*.
VRIED, DE 75, *552*.

WABZ, K. *600*.
WACHENFELDT, V. *609*.
WADEHN 666.
WAEGELER *600*.
WAGELER 300.
WAEGELI *600*.
WÄGELI *869*.
WAEHNELDT *869*.
WÄTJEN 477, 478, 481, *624*, 809, 821, *853*, *860*.
WAGNER 58, 100, 163, 290, 298, 385, 412, 413, 414, 433, 479, 506, *537*, *538*, *609*, *614*, 636, 779, 809, 813, 826, 833, *860*, *862*, *869*.
— E. *623*, *624*.
— G. A. *600*, 670, 671, 764, 782, 786, *801*.
WAHLGREN 64.
WAKASUGI 850, *875*.
WAKEHAM 81, *558*.
WALDBAUER 98, *556*.
WALDEYER 51, 57, 58, 428, 491, 496, 500, 506, 507, *609*, *624*, 645, 648, 700, 715, 765, *793*, *801*, 804.
WALDO 71, 72, *552*, 700, *801*.

WALDSTEIN *801*, 813, *860*.
WALKER *600*, 832, *869*.
WALKHOFF 408, 417, *614*.
WALLA *871*.
WALLACH *860*.
WALLART 151, 191, 246, 504, *558*, *571*, *585*, *600*, *609*, 761, 786, *801*, 823, 829, *854*, *860*, *869*.
WALLER, ADOLF *854*.
WALLIS *583*.
WALLGREN *549*, *869*.
WALTER 213, *585*, *624*, 807.
WALTHARD 290, 333, 334, 495, *565*, *567*, *600*, *609*, *610*, 717, 749, 751, 754, 785, *801*, 805, 821, 833, 844, *854*, *860*, *869*.
— K. M. 393, 395.
— M. *602*.
WALTHER *585*, *609*.
WALTKE 165, *568*.
WALTON 102.
WALZ 308, 422.
WARD *585*.
WARÉN, E. *567*.
WARNECK 807, 847, *875*.
WARNEKROS 351, 392, *567*, 723.
WARSAT, G. *624*.
WARSTADT *583*.
WARSTAT 475.
WASSILIEFF 395, *610*.
WATANABE *801*.
WATHEN *585*.
WATSON 197, *573*, *610*.
WATTKE *562*.
WEBER 407, 412, 415, *552*, *585*, *614*.
— E. H. 97.
— O. 189.
— OTTO *571*.
WEBSTER 312, 398, *600*, *609*, 806, 825, *860*, *869*.
WECHSLER 847, 849.
WEDELER *567*.
WEETH *549*.
WEDL 245, *585*.
WEGELIN 91, *558*, *801*.
WEGELIUS, W. *609*.
WEGSCHEIDER 197, 198, *574*.
WEHEFRITZ 649, 663, 664, *801*.
WEHLE 753, 754, *801*.
WEHMEYER 236, *585*.
WEHSE 118, *562*.
WEIBEL 45, 108, 186, 499, *544*, *571*, *624*, 827, 828, 842, *862*, *869*.
WEIBL 211.
WEICHSELBAUM *862*.
WEIDENREICH 484.
WEIDERER 833.
WEIGERT 357, 374, 406, 664, 727.

WEIL 72, 211, 375, 404, 484, *552*, *575*, *609*, *624*.
WEIN 66.
WEINBERG 138, 223, *563*, *585*.
WEINBRENNER 126, 353, 440, *562*, *609*, *624*, 848, 850, *869*, *875*.
WEINDLER *624*.
WEINZIERL 157, *560*, *567*, 685, 688, 690, 691, *801*.
WEISHAUPT 91, 211, *567*, *570*, *600*, *609*, 821, 841, *854*, *860*, *869*.
WEISS 685, 688, *801*, *869*.
WEISSWANGE 831, *869*.
WELLS 432, 829, *862*.
WELPONER *549*.
WELTER 137.
WENCZEL, V. *609*, *801*.
WENDELER 804, 805.
WENZEL 835, *869*.
— EMANUEL 365.
WERBOFF 71, *552*.
WERDT, V. 118.
WERMBTER 95, 110, 127, 128, 159, *558*, 634, 635, 661.
— F. *560*, *562*.
WERNER 351, 352, 481, 496, *533*, *535*, *544*, 850, 851, *869*, *875*.
WERTH 41, 63, 101, *542*, *549*, 832, 833, 835, 837, 839, 840, 841, 843, 844, *863*, *869*.
WERTHEIM 142, 144, 149, 151, 155, 177, 221, 223, 495, *570*, *585*, *600*, 809, 810, 820, 842, *860*.
WERTHEIMER *585*, *624*.
WESENBERG 833, *869*.
WEST 349, 752, *801*.
WESTERMARK 850, *875*.
WESTMANN 325, *600*.
WESTPHAL 122, *562*.
WESTPHALEN 88, *558*.
WETHERHILL *854*.
WHEELON *558*, *560*.
WHITE 155, 290, *600*.
WHITEHEAD 97, 192.
WHITEHOUSE 67, 112, 196, 197, 293, 312, *600*.
— BECKWITH *558*, *574*.
WHITRIDGE-WILLIAMS *609*, *801*.
WICHMANN *600*.
WICZYNSKI 73, *552*, *558*, *801*.
WIDAKOVICH, V. 478, *621*.
WIDAL *567*.
WIECHERS *542*.
WIEGAND 834, 838, 839, *869*.
WIELOCH, J. 312, *560*, *601*.
WIENER 223, 244, 414, 415, 416, 467, *585*, *601*, *614*, *875*.
WIES 64.
WIESBADER 667.

WIESE 139, *542, 552, 563.*
WIESEL 74.
— s. SCHUR-WIESEL.
WIESINGER *875.*
WIESSNER 81.
WIGG *801.*
WILDBOLZ *565, 567.*
WILE 192, 193, *574.*
WILHELM 24, *540.*
WILISCHANIN 385, *609.*
WILKENS 224, 500, *624.*
WILKS 149.
WILLEY 229, *585, 610.*
WILLIAMS 92, 109, 190, 222, 294, 351, 372, 374, 375, 376, 387, 393, 398, 428, 441, 452, 500, 507, 509, *542, 560, 571, 587, 601, 609, 624,* 826, 828, 831, *869.*
— R. 352, *585, 609.*
— W. 349.
— WHITRIDGE *585.*
WILLIAMSON 353, 501, *609, 614, 624,* 716, 762, *792.*
WILMS 402, 407, 413, 414, 415, 416, 418, 419, *614.*
WILSON 294.
— TRENTIS 110.
WILTON 74, *552,* 700, 794.
WIMMER *585, 869.*
WINCKEL 51, 54, 60, 73, 102, 103, 155, 194, 213, 388, *552, 574, 609,* 802, *854.*
— F. *549.*
— v. 9, 10, 13, 16, 17, 21, 22, 24, 26, 31, 34, 36, 37, 39, 51, 54, 60, 142, 372, 433, *542, 544, 567, 585,* 788.
WINDISCH *869.*
WINDSHEIMER 50, *544.*
— K. *562.*
WINESTINE, FR. *601.*
WINIWARTER, v. 236, 372, *585, 869.*
WINKLER 375, *614,* 645, 748, 765, *801.*
WINOGRADOW 674.
WINTER 156, 216, 224, 351, 352, 429, 432, 433, 457, 465, 475, 491, 495, 497, 499, 507, *567, 585, 601, 609, 624,* 851, *875.*
WINTZ 41, 80, *542, 557, 558, 584.*
WISLOCKI, G. B. *801.*

WITT 71, 116, *552, 560, 562.*
WITTEK 106.
WITTHAUER *869, 875.*
WITTKOWSKY 150.
WLADIMIROFF 236, *585.*
WOELK, A. *601.*
WOHLWILL 713.
WOLF 141.
WOLFE, SAMUEL A. *801.*
WOLFENBERGER 418, *586.*
WOLFERING, O. *562.*
WOLFF 76, 344, 419, 507, *543, 544, 586,* 647, 713, *801,* 821, 830, *860, 862, 869.*
— A. 144, 243, 288, *567, 571, 586, 601,* 663, *854.*
— B. 754, *871, 801.*
— E. 343, 344, 346.
— F. 68.
— J. *601.*
— P. *871.*
— S. 45, 275, *544.*
WOLFRING 139.
WOLL 830.
WOLTKE 132.
WORKMANN 749, 754, *794.*
WORMSER *801, 869.*
WOSKRESSENSKY 813, *860.*
WSADTSCHIK *869.*
WRIGHT 337, *601.*
WRISBERG 707.
WÜLFING *586, 601.*
WULLSTEIN 300.
WURHAFF 367, *609.*
WYDER 92, 102, 103, 221, 427, 428, *567, 586, 609,* 833, 845, *869, 871.*
WYLIE *586.*
WYNTER *875.*
WYSS 72, *552.*

YAMAGIWA 244, *586.*
YAMASAKI, M. *601, 860.*
YOSHINAGA *609.*
YOUNG *586.*

ZABLOTZKY 470, *624.*
ZACHARIAS 112, 216, 325, *567, 801.*
— E. 560.
— P. *586.*
ZACHER 361, 375, 382, 392.
— P. *605, 608.*
ZACHER-KAPELLANI 353.

ZACHERI 361.
ZACHERL 372, *608.*
ZAEPPRTIZ *558.*
ZAGORJANSKI-KISSEL 746, 747, 748, 752, 754, 785, *801.*
ZAHN 73, 188, *552, 624,* 715, *801, 869.*
ZAKRZEWSKI 342.
— A. *602.*
ZALEWSKY *535, 624.*
ZALKA, EDMUND DE *801.*
ZANGEMEISTER 65, 155, *549, 558, 567, 586,* 847, 849, 850, *869, 875.*
ZAPPI-RECORDASI *862.*
ZAZKIN 155.
ZEDEL *869.*
ZEISS, L. 672.
— LUDWIG *801.*
ZELLER 69, 176, 177, 570.
ZEMANN 831, *862.*
ZEROWSKI 440, 490, *642.*
ZIEGENSPECK *549, 586.*
ZIEGLER 101, 765, *801.*
ZIEHL 22.
ZIELER 326, 372, *609.*
— K. *601.*
ZIETSCHMANN, O. *558.*
ZIBLACUS 177.
ZILLESEN *542.*
ZIMMERMANN *801,* 839, 841, *869.*
— B. *624.*
— R. 570.
ZINN *801.*
ZIPPRITZ 82.
ZIRINSKI 495, *624.*
ZITRONBLATT 300.
— A. *601.*
ZOLKA 754.
ZOMAKION 192, 193, 194, *574.*
ZONDECK 81, 98, *557, 567.*
ZONDEK 664, 665, 666, 667, 670, 671, 764.
— B. *558.*
ZUCKERMANN 155.
ZUELL 223.
— J. *586.*
ZÜLL 214, 223.
ZUNTZ 81, 662.
ZURHELLE, ERICH *854.*
ZWEIFEL 71, 72, 139, 495, *552, 563, 567, 586, 609, 801,* 819, 821, 844, 845, 849, *860, 869, 871.*
— E. *875.*

ABDERHALDENsche Reaktion bei Chorionepitheliom 762.
Abdominalschwangerschaft, primare 832,863, 864, 867, 869; sekundare mit reifem, lebendem Kinde 842.
Abortus:
— Blutung nach 110.
— Endometritis nach 149, 151.
— Gasbrandbazillen s. d.
— Uterusruptur bei 71, 73.
Achselhöhle, Drusen der, im pragraviden Stadium 84.
Achsendrehung, angeborene der Tube 855; des Uterus 62; als Folgeerscheinung der Myome 223.
ADDISONsche Krankheit, Amenorrhöe bei 77.
Adenofibrom, papillöses, des Uterus 423.
Adenofibroma polyposum cervicis vom Charakter der Korpuspolypen 208.
Adenofibrome, karzinosarkomatöse des Uterus 403.
Adenofibrome der Tube 845, 846.
Adenofibrosis 249; in Bauchwandnarben 298; verschiedene Entstehung 299; makro- und mikroskopische Befunde 299; am Nabel 300.
— cervicis interna 273; Ätiologie 274; Zystenbildung 275; entzundliche Entstehung 275.
— endometrioides im Fornix vaginae 291.
— intraperitonealis 279.
Adenokankroide 457.
Adenokarzinosarkom der Tube mit Knochen- und Knorpelanlagen 846.
Adenom des Uterus 421; malignes der Zervix, Mukometra bei 70; Schrifttum 614.
Adenom, polyposes der Tube 845, 871.
Adenoma malignum s. destruens 427, 428, 451; Bezeichnung 535; Beziehungen zum Krebs 428, 429.
Adenomartige Verdickungen der Tubenschleimhaut 845.
Adenomatöse Wucherung des GARTNERschen Ganges in der Cervix uteri einer Erwachsenen 45, 46.
Adenome, myoplastische 252.
Adenomyohyperplasia uteri 249, 251; interna und externa 258.
Adenomyoma psammopapillare (PICK) 326.
Adenomyome 249, 314, 319; der GARTNERschen Gange 322; aus Urnierenresten 324.
— Besonderheiten 326.
— intramurale 322; ihre Seltenheit 322.
— karzinosarkomatose 405.
— krebsige und sarkomatose 326, 327; Verwechslungsmöglichkeiten 326.

Adenomyome:
— regressive Veranderungen 325.
— Schrifttum 586 f.
— tuberkulöse 278, 327.
Adenomyome der Tube 845, 846; Verwechslung mit Salpingitis isthmica nodosa 845.
Adenomyometritis 251, 272, 305; typisch entzündliche Falle 272, 273.
Adenomyometritis tuberculosa 278.
Adenomyosis 249; der Leistengegend und der Vulva 297; Schrifttum 586f.
— Benennung 249.
— cervicis interna 273; externa 276.
— cystica 302; in rudimentarem Horn des Uterus, das andere Horn ohne Anomalie 313, 314.
— Einteilung 255; nach Lage und Ursprungsort 252; reparatorische und hyperplastische Wucherung 253, 254; Heterotopie und Wucherung 253, 254; statistische Angaben 255.
— extraperitoneale Herde 296.
— Herde im Eierstock und in der Darmwand 295.
— intraligamentare Lage 294.
— intraperitonealis 279.
— Lymphknotenherde 296.
— rectocervicalis 288; Lokalisation 288; histologische Befunde 289; Verhalten der elastischen Fasern und Muskulatur 290; Beteiligung der Menstruation 290; Deziduabildung 290; Beteiligung der Schleimhaut des Rektum, der Zervix und der Vagina 290.
— sarcomatosa 388.
— tubae 256, 824, 825, 826, 856, 857; Beziehungen zwischen Entwicklungsstorungen und Entzundungen 256.
— Urnierenhypothese 250.
— uteri:
— — Anatomie: diffuse und umschriebene Formen 258; grobanatomisches Verhalten bei Adenomyosis interna 259, 260; Adenomyosis der Uterushörner und der uterinen Tubenteile (Salpingitis isthmica nodosa [CHIARI]) 260, 261; einseitige umschriebene Adenomyohyperplasie, endometrane Adenomyosis 262; Zystenbildung in der Muskulatur 264; histologische Befunde 265; Schleimhautahnlichkeit 265; Veränderungen der Drusen in Menstruation und Schwangerschaft 266; Ausbreitung der Wucherung 267; polyposes Eindringen in Lymphgefaße 268, 271; Adeno-

angiohyperplasie 269; unregelmäßiges Verhältnis zwischen Gerüst-, Epithel- und Muskelwucherung 271.
Adenomyosis uteri:
— — Eierstockskystomepithel als Grundlage von 285.
— — Karzinom und 276.
— — Pathogenese 302; angeborene Verlagerungen 303; histologische Befunde 304; Rolle der Entzündung 305; Adenomyometritis 305; Verhalten des Stroma 306; Muskelwucherung 307.
— — sarcomatosa 278.
— — sekundare Veränderungen bei 301; Blutungen in den adenomyotischen Herden 302.
— — tuberculosa 278.
— uteri externa s. perimetrica 279, 294.
— — — Entstehung aus angeborenen Verlagerungen 318.
— — — Pathogenese 307; Theorie der Prosoplasie indifferenter Bauchfellepithelien 308; Einpflanzungstheorie von SAMPSON 308; Metastasentheorie von HALBAN 310; mangelhafte Begründung 310; ursachliche Befunde der Entzündung 311; sekundäre Aussaat der Herde 312; zusammenfassende Kritik aller Theorien 312, 313.
— — — Uterusschleimhautahnlichkcit 280; subperitoneale Zysten 281; subseröse Zysten in Verwachsungssträngen 280, 282; grobanatomische und histologische Befunde 284; Bildung von Papillen in subserosen Epithelspaltraumen 285.
— uteri interna 294.
— vesicalis interna (propria) 292; vesicae interna et peritonealis externa 292, 293; vesicae peritonealis externa 292, 293.
Adenosarkome des Uterus 388.
Adnexe:
— Stieldrehung normaler 854, 855; im Kindesalter 855.
— Verlagerung bei Inversio uteri 66.
Adrenalingehalt des Blutes bei Prolapsinversion 66.
Agenesie oder Rückbildung der Urogenitalkanalanlage auf fruhester Stufe 11; doppelseitig 22; einseitig 23.
Aktinomykose der Tuben 831; Schrifttum 862; des Uterus 199; Schrifttum 574.
Allantois 653.
Altersatrophie des Uterus 7, 137, 138.
Altersbestimmung der Eier 649.
Alveolarsarkom (?) 369, 371.
Amenorrhoe 77; trotz funktionierender Ovarien 78; bei Unterernahrung 78.
— Lipoidstoffwechsel bei 82.
— Ovarialstorungen bei 78.
— Schleimhauthypertrophie, ultramensuelle 99.

Amenorrhöe:
— uterogene 78.
— Uterusatrophie bei 78.
— Uterusschleimhaut bei 78.
Amnion 651.
— Funktion des 651.
Amnionepithel 651.
Amnionflüssigkeit 627.
Amnionverwachsungen 13.
Amyloidablagerung in Myomen 241.
Amyloide Entartung des Uterus 140.
Anamie des Uterus 105.
Aneurysma cirsoides uteri 329, 335; s. Arteria uterina.
„Angioblastische" und „angioplastische" Sarkome 394.
Angiofibroma uteri 338, 339.
Angioma uteri 336; Schrifttum 601f.
Angiome:
— Hamangiome s. d.
— Kapillarangiome s. d.
— Lymphangiome s. d.
Angiomyohyperplasia uteri 134, 342.
Angiomyom 340.
Angiosarkom 394, 396, 397; im Mischgewächs 398.
Anteflexio uteri 51, 52; ubermaßige angeborene Anteflexion des Corpus uteri bei Neugeborenem 52, 53; Folgen der Anteflexion 53.
Antepositio uteri 55.
Anteversio corporis cum anteversione cervicis 61.
Anteversio uteri gravidi 53.
Anteversioflexio uteri 1.
Aphthen der Portio vaginalis uteri 162.
Aplasie beider Ovarien 41.
Aplasie des Uterus und der Scheide 22, 23.
Apoplexia utero-placentaris 109, 110.
Appendix:
— Deziduazellen an der 841.
— Metastasen, lymphatische bei Tubenkarzinom 850.
— Verlötung mit den Tuben 810.
Arbor vitae 5.
Arsengehalt des Menstrualblutes 98.
Arteria uterina 6.
— — Aneurysmen der, als Ursache von Blutungen des Uterus 111.
— — Fehlen der 34.
Ascaris lumbricoides in der Tube 852.
Atonie des gebarenden Uterus, Verblutungstod durch 110.
Atresia vaginae, Hamatometra und 68.
Atresie, angeborene des Uterus 67; erworbene bei Erwachsenen 67; der Uterushohle mit Hamatometra als Folgeerscheinung der Myome 223.
Atrophia endometrii 138; histologische Befunde 139; Ödematrophie 139; Verkalkung 139; Amyloidablagerungen 140.
Atrophie:
— Myom- 236; senile Atrophie 236.
— Uterus- 135; s. Altersatrophie.
Autolyse der menschlichen Plazenta 664.

Bacillus emphysematosus 158, 159.
Bakterien im Eiter bei Vereiterung von My-
     omen 244; in nekrotischen Myomen 244.
BARTHOLINsche Drüse, Uteruskarzinommeta-
     stase in der 499.
Basalzellenkrebse (KROMPECHER) 431, 434;
     des Corpus uteri 472.
BASEDOWsche Krankheit, Myom und, durch
     Röntgenkastration geheilt 235.
Bauchfellepithelien, Prosoplasie indifferenter
     308.
Bauchhöhlenblutung bei der Tubenschwan-
     gerschaft 865.
Bauchhöhlenschwangerschaft: ausgetragene
     863; primare 832; nach Tubarabort 865.
Bauchorgane als Ursache von Mißbildungen
     des Uterus 15.
Bauchwandnarben, Adenofibrosis in 298;
     verschiedene Entstehung 299; makro- und
     mikroskopische Befunde 299.
Becken: Chorionepitheliom, ektopisches 752.
Beckenbodenmuskulatur, Uterusprolaps und
     57.
Bilharzia der Cervix uteri 200.
Bindegewebe und Gefaße der Zotten 644.
Bindegewebszellen in Myomen 227.
Bindegewebszellige Sarkome 361; Beziehun-
     gen zu den Blutgefaßen 363.
Blasenkrebs, Uterusmetastase bei 535.
Blasenmole 625, 672; im Zusammenhange mit
     dem Uterus 676; bei Zwillingsschwan-
     gerschaft mit einem gesunden Ei 792;
     bei Zwillingsschwangerschaft mit leben-
     dem Kinde 674; bei Tubenschwanger-
     schaft 841; in der Tube und normales
     Ei im Uterus 674.
— Chorionepitheliom im Anschluß an 717.
— destruierende 700.
— — Chorionepitheliom und, Unterschei-
     dung 703.
— Dezidua bei 713.
— Embolie und Metastase bei 705, 706.
— Epithel der 679.
— experimentelle Erzeugung 786.
— Fetus mit 674, 693.
— Form, äußere 673.
— Geschichtliches 672.
— gutartige und bösartige 757.
— Hamatom- 678.
— Häufigkeit 672.
— intravasale, Chorionepithelioma malignum
     bei 703.
— Lebensalter und 672.
— Luteinzysten bei 788.
— Namengebung 672.
— Ovarialveranderungen, zystische; Be-
     ziehungen 794, 797, 800.
— partielle und totale 673, 674.
— Pathogenese 673, 707.
— Stroma der 682; Hyperplasie des Stroma
     692; Zellarten im Stroma 685f.
— Struktur der 678.
— Uterus bei 676.
— Uterusschleimhaut bei 682.
— Vorkommen und Ablauf der 672.
— wiederholt auftretende 788.

Blasenmole:
— zirkuläre 674.
— Zottengefaße 691.
Blasenmole von Tieren 699.
Blasenmolenteile, Verschleppung von, in die
     Vagina 795.
„Blasenpolypen" 206.
Blasenruptur, Uteruszerreißung und 72.
Blasenwand s. Adenomyosis vesicalis 292.
Blasenwurm, verkalkter an der hinteren
     Uteruswand 75.
Blasenzotten, intravenöse Ausbreitung der
     700.
Blastoma deciducchorioncellulare 713.
Blut, Gerinnbarkeit wahrend der Men-
     struation 80.
Blutansammlungen im Innern der Tube 806.
Blutbild bei Menstruation 81.
Blutdruck, Menstruation und 81.
Blutgefäße des Uterus 6; Embolien s. d.;
     menstruelle Veranderungen 95; Neubil-
     dungen an 329.
Blutgefäßversorgung, uterine, ihr Einfluß auf
     das Wachstum der Myome 234, 235.
Blutkreislauf, uteroplazentarer 636.
Blutungen:
— intraperitoneale beim Chorioepitheliom
     der Gebärmutter 789, 793, 796.
— Myom-, Ursache der 222.
— Nekrosen und, in Sarkomen 368.
— Uterus- 105; Ursachen und Entstehungs-
     weise 106; auf Allgemeinstorungen be-
     ruhende und örtlich bedingte Blutungen
     107, 108, 109.
BREUSsche Mole bei interstitieller Graviditat
     844.
Bronchialkarzinom, Uterusmetastase bei 535.
Brustdrusenkrebs, Uterusmetastase bei 535;
     s. Mamma.

Canalis cervicis 2.
— isthmi 2.
Carcinoma:
— adenomatosum 429, 536; colli 451; cor-
     poris 459; des Ovarium, Menstruatio
     praecox und 76.
— — Schleimhauthyperplasie, drüsige und
     504.
— cervicis, Pyometra bei 69.
— colli uteri et vaginae von 7 monatigem
     Kinde, atypisches Plattenepithelkar-
     zinom mit ausgedehnter Vakuolisation
     der Zellen 480.
— cylindrocellulare 451.
— gelatinosum 457.
— glandulare s. tubulare 451, 453, 461.
— mucocellulare 451.
— psammosum 484.
— solidum colli 442; Plattenepithel an vielen
     Stellen spindelzellig 446, 447.
— syncytiale 713.
— uteri s. Uteruskarzinom.
Cavum uteri 2.
Cervix uteri (s. a. Zervix) 1.
— — Adenofibrosis s. d.

Cervix uteri:
— — Adenom, malignes, Mukometra bei 70.
— — Bilharzia der 200.
— — Carcinoma cervicis s. d.
— — Exzeßbildung, kongenitale 50.
— — Faltenbildungen in der 50.
— — Hydatidenzyste der 75.
— — narbige Verwachsungen der 67.
— — Papillom, gestieltes, mit intrakanalikulären Fibromknötchen 421, 422.
— — partim septa s. infra (supra) bilocularis 34.
— — Plattenepithel in der 181; Unterscheidung von der bösartigen karzinomatösen Plattenepithelneubildung 181.
— — Plattenepithelkarzinom, Kalk im Bindegewebe und Epithel 484.
— — Schleimepithelkrebs der 454.
— — Schleimhautsarkome 382; grob-anatomische Befunde 382.
— — supravaginalis 1, 3.
— — Uterustorsion und 62.
— — Uterusversion und 60, 61.
CHALETZKY-NEUMANNsche Zellen 793.
Chemie der Myome 236.
Chemismus der Plazenta 662.
Cholesteatom 176; der atretischen Gebarmutter 70.
Cholesterin in nekrotischen Myomen 243.
Cholesterinablagerung, Uteruskarzinom und 479.
Cholesterinbildung in Adenomyomen 325.
Cholesterinstoffwechsel, Menstruation und 82.
Cholin im Menstrualblut 98.
Cholingehalt der Plazenta 664.
Chondrofibrom, polypöses der Tube bei gleichzeitiger Tubargraviditat 845, 870.
Chondrome des Uterus 410.
Chondrosarkom des Uterus 410, 411.
Choriokarzinom 713.
Chorion frondosum totale 643.
— laeve 626, 643.
— Vaskularisation des 637.
Chorionepithel 645; Herkunft 645; Vordringen in die Uteruswand 653.
— Eindringling in den mütterlichen Organismus 783.
— zerstörende Fahigkeit des 768; seine embryonale Zugehörigkeit 769.
Chorionepithelien, intramurale, und Geschwulstbildung 766.
Chorionepitheliom, ektopisches 750; des Beckens 752; der Dura mater und der Lunge mit Sekretion von Kolostrum 762, 790; in Gehirn und Lungen 754; intraligamentar gelegenes 752; intraligamentar gelegenes mit sehr langer Latenzzeit 788; der Leber 754; parazervikal entwickeltes 752; nach Blasenmole 788.
Chorionepitheliom, ektopisches im Uterus 752.
Chorionepitheliom der Tube 752, 762, 841, 851.
Chorionepithelioma malignum uteri 625, 713.
— Aborte und 717.

Chorionepithelioma malignum uteri:
— Adenomyosis und 721.
— Anatomie 718.
— Begleiterscheinungen 721.
— Blasenmole und 717.
— embryonalzellige Geschwulst 780.
— Entstehung: Kritik der Ansicht von BOSTROEM 769 ff.; Zellsäulen 772; Entstehung von Synzytien 772; „atypische" Form des Chorionepithelioms 773; genetische Erklärungsweise 776.
— experimentelle Erzeugung 786.
— Funktioneller Einfluß der chorionepithelialen Wucherung auf den mütterlichen Körper 761; Bildung von Dezidua 761; Funktion der Mamma 762; Serumreaktion 762; vermehrte Luteinzellbildung im Ovarium 763; Ausschüttung von „Prolan" 763, 764.
— Geburten und 717.
— Geschichtliches 715.
— Heilung durch Röntgenstrahlen 796.
— Herkunft des 764; fetaler Ursprung 765.
— Histogenese 764.
— Histologie 722; Einzelzellen 725; Syncytium 729; Infiltration der Uteruswand durch Einzelzellen 731.
— Histologische Diagnose 754; Nachprufung mit der Schwangerschaftsdiagnose nach ASCHHEIM-ZONDEK 760.
— intraperitoneale Blutungen bei 789, 793, 796.
— Kausale Genese 780; Veranderungen im Ei und im Chorionepithel in kausalgenetischer Betrachtung 780; Ursachen seitens der Mutter 784.
— Latenz, lange 797.
— MARCHANDs Unterscheidung von typischen und atypischen Formen der Geschwulste 722; Ablehnung der Pososchen Einteilung 737.
— Metastasen 748.
— — spontane totale Ruckbildung 794.
— Myome und 721.
— Nomenklatur 713.
— Örtliche Ausbreitung in der Gebärmutterwand und Reaktion des mütterlichen Gewebes, Gewebslösung, Gewebsgerinnung 738.
— Ruckbildung und Heilung 745; völlige Ausheilung 746.
— Schrifttum 788—801.
— Typische und atypische Formen 734.
— Verkalkung der Synzytien nach Radiumbestrahlung 797.
Chorionplatte 648, 649.
Chorionwucherung, verschiedene Zeitabschnitte der 640, 643.
Chorionzellen:
— Eindringen in die Gefaßwande 656, 658.
— fibrinoide Gerinnung der 648.
Chorionzellenembolie 659.
Chorionzotten, Sarkom der 715.
Coelomepithel, Heterotopien des 805, 853.
Collum uteri 1.
— — Zyste des 275, 276.

Colpitis exfoliativa s. dissecans 100.
Cornu sinistrum rudimentarium uteri deficientis 23.
Corpus luteum:
— — Bildung, Hyperplasie des Endometrium und 117.
— — Menstruation und, Beziehung 78.
— — persistens ohne Schwangerschaft 100.
— — Untersuchungen 85, 86.
Corpus uteri 1.
— — Gumma in der Muskulatur des 197.
— — Muskulatur 6.
— — „Plattenepithel" im 176; makro- und mikroskopische Befunde 177.
— — Schleimhaut 4; Ruckbildung im Alter 7.
— — septum, Cervix simplex 12.
— — septum einer Neugeborenen 35.
— — simplex, Cervix septa 12; Cervix bilocularis s. septa 34.
— — subseptum 12.
— — supra biloculare, infra simplex 34.
— — supra simplex infra septum biloculare 34.
— — Tuberkulose des 189.
Cotyledonen, künstliche Entstehung der 649; s. Kotyledonenfurchen.
Cystadenofibromyoma papilliferum der Tube 846.
Cystadenomyofibrosis cystica colli uteri 275.
Cystadenomyosis 302.

Decidua:
— basalis 627, 629.
— capsularis 627, 629, 630.
— hypertrophica tuberosa (KEHRER) oder hyperplastica (SEITZ) 130.
— marginalis 629.
— menstrualis 100.
— parietalis 627, 629, 630, 643.
Deciduoma 713.
Declinatio uteri 61.
Dehiszenzen 633.
Dementia praecox, Menstruationsstorungen bei 78.
Depressio fundi 64.
Dermoid der Tuben 846.
Dermoidzyste, Tubendrehung bei 854.
Descensus uteri 56.
Dezidua:
— entzündete bei Abort 150.
— Funktion der 631.
— intra- und extrauterine 761.
— Lymphgefäße der 636.
— Polypen der 204.
— starke im nicht graviden Horn 29, 42.
— Tubargravidität s. d.
— Tuberkulose der 191.
Deziduabildung 627; in der graviden Tube 835, 841, 869.
— Adenomyosis rectouterina 290.
— Metritis und 161.
— Portiopolypen 213.
— Schleimhautpolypen 203.
— Zervixpolypen 210.

Deziduaherde, ektopische 633; entzundliche Entstehung 634.
Deziduale Reaktion im Verlaufe der Erosion beim Eintritt von Gravidität 173.
Deziduale Schleimhautquellung 627, 629.
Deziduazellen, Morphologie der 628.
Deziduazellen in der nicht schwangeren Tube 841; im Netz, an der Appendix, in Parovarialzysten, am Peritoneum, am Ovarium: bei uteriner oder extrauteriner Schwangerschaft 841.
Deziduen, Einteilung der 629.
Diaphragma pelvis 2.
Divertikel:
— angeborene der Tube als Ursache der Tubargravidität 833.
— Uterus- s. d.
Divertikelbildung der Tube 804, 853.
Dopa-Oxydase in der Plazenta 663.
Doppelkarzinome des Uterus 474.
Doppelmißbildungen des Genitaltraktus: Mammae bei 17; Hypertrichosis bei 17.
Dottersack 653.
Drillinge in einer Tube 841, 864.
Drillingsfälle mit einer Blasenmole 674.
Drillingsschwangerschaft bei Uterusverdoppelung 41.
Drüsenwucherung, heterotope bei Endometritis 148; bei Zervikalkatarrh 149.
Dysmenorrhoea membranacea 100.
— — Histologie 101.
— — Ursachen der 102; entzundliche und nichtentzundliche Entstehungsweise 103; Auffassung als degenerative Entzundung 105.
Dystrophia adiposo-genitalis, Uterusatrophie und 136.

Echinokokkus der Tube 851, 852; retrozervikaler als Geburtshindernis 75; im Uterus 74; Schrifttum 552f.
Ei:
— Einbettung in der Tube 835; Fehlen einer typischen Dezidua 835; Einbettung auf der Fimbria ovarica bei Tubentuberkulose 844, 863; Eiansiedlung am Fimbrienende 844; Einnistung in Wanddivertikel des Uterus 71; Implantation auf dem Stumpf einer wegen Tubargraviditat früher exstirpierten Tube 833, 863.
Eier:
— Altersbestimmung der 649.
— zwei befruchtete in einem Eileiter 867.
Eikammer, Verschluß der 638.
Eikapsel, Bedeutung der 638.
Eizelle, Primat der 668, 669.
Eierstöcke, angeborener Mangel beider 40, 41; s. Ovarium.
Eierstockskrebs, metastatischer, lymphatische Metastasen in der Tube bei 851.
Eierstockskystomepithel als Grundlage von Adenomyosis uteri 285.
Eierstocksmetastasen bei Uteruskarzinom 495.

Eileiter (s. a. Tube):
— Chorionepitheliome, bösartige 752; s.
      Chorionepitheliom.
— Fehlen und mangelhafte Ausbildung des
      802; rudimentäre Bildung der Tube bei
      rudimentärem Uterushorn 802.
— Gummen an den 831.
— Knochenbildung im 826, 870, 871.
— Nebenöffnungen am 804, 805.
— Spontanruptur unter dem Bilde einer
      Tubengravidität 829.
— Torsion eines tuberkulös erkrankten 829.
— Umschnürungen und Drehungen des 806.
— Uterusschleimhaut im 806, 825, 853.
Eileiterbrüche 854.
Eileiterentzündung 808.
— Anatomie, pathologische 811; histologi-
      sche Untersuchung der entzündeten
      Tube 816; Faltenschwellung, partielle
      Epithelverluste, Verklebung der Falten
      817; entzündliche Pseudodrüsen 817;
      Entstehungsweise, Mißbildung oder Ent-
      zundungsfolge? 817, 818.
— Entstehungsweise und -wege 809.
— Häufigkeit 808.
Eileiterkrebs (s. a. Tubenkarzinom) 846, 847.
— Anatomie: grob-anatomische und mikro-
      skopische Befunde 847, 848.
— Ausbreitung und Metastasen 850.
— Frühstadium und Spatstadium 848.
— Haufigkeitsstatistik 847.
— Kombination mit Tuberkulose 849, 850.
— metastatischer 850.
— Salpingitis und: Beziehung 849.
— sekundarer 850.
Eileiterschwangerschaft (s. a. Tubargravidi-
      tät) 831.
— Ausgange 840, 841, 842; symptomenloses
      Verschwinden 841, 842.
— ausgetragene; basiotrope Plazentation 843.
— Bauchhohlenblutung bei 865.
— beiderseitige mit spontaner Rückbildung
      auf der einen Seite 842.
— Blasenmolenbildung bei 841.
— Chorionepitheliom der Tube infolge 841.
— Drillinge in einer Tube 841.
— Durchbruch in den Mastdarm 842.
— Frucht bei 841.
— Haufigkeit 831, 832.
— interstitielle 843; grob-anatomische Be-
      funde 843.
— — ausgetragene 844; rupturierte 844,
      865.
— — beiderseitige 844.
— — BREUSsche Mole bei 844.
— — Salpingitis nodosa und 844.
— intraligamentar-parametrane, echte 843.
— makroskopisches Bild der graviden Tube
      838; Zerreißung, Blutungen 838; Bil-
      dung der Hamatokele 839.
— Plazentation, akrotrope 843.
— Schrifttum 863.
— Ursachen 832; Haufigkeit entzundlicher
      Veranderungen 833, 834; mechanisches
      Hindernis als Ursache 833.
— Uterus bei 841.

Eileiterschwangerschaft:
— Verjauchung der ausgetragenen Frucht
      843.
— Zwillingsschwangerschaft in der Tube
      841.
Eileitertuberkulose 826.
— Entstehungsweise und -wege 827.
— Formen und Stadien der 828 f.
— Häufigkeit 826.
— Karzinom und, Differentialdiagnose 831.
— makro- und mikroskopische Befunde
      828 f.
Eileiterverschluß, angeborener 803.
Eisengehalt der Plazenta 664.
Eitertube 812.
Eklampsie, Harnstoffgehalt der Plazenta bei
      664.
Ektoderm 770.
Ektopie, inguinale eines rudimentären Uterus-
      hornes 30, 63.
Ektropion, Erosion und 164.
Ektropium, „kongenitales" 174.
Elastische Fasern:
— — Adenomyosis rectouterina 290.
— — Krebsstroma und 473.
„Elastoide Degeneration" eines Myoms 226,
      241, 242.
Elevatio uteri 56.
Elongatio colli 56, 58; mit Prolaps der
      hinteren Scheidenwand 59.
Embolie:
— Chorionzellen- 659.
— Metastase und, bei Blasenmole 706.
Embolien, karzinomatöse der Blutgefaße bei
      Zervixkarzinom 498.
Embryo, Verflussigungshöhlen im Binde-
      gewebe des 21.
Embryome der Tube 870.
Embryonale Gewebsanomalien im Uterus
      43—51; Schrifttum 542 f.
Endokarditis, septische bei Metritis 161.
Endometrioide Fehlbildung der Tuben-
      schleimhaut 806.
Endometritis 140; Schrifttum 563.
— cervicis 148; Ursachen 148; histologische
      Befunde 148.
— decidua 149.
— decidualis tuberosa (VIRCHOW) 130.
— Drüsenwucherung, heterotope 148.
— Epithel bei 146.
— exfoliativa dissecans 100.
— Geschwüre bei 146.
— glandularis (der fruheren Autoren) 146.
— gonorrhoische 141, 142; histologische
      Befunde 144, 145.
— gummosa 195, 862.
— Haufigkeit 147.
— Heilungsvorgange 147, 148.
— kruppöse 151.
— makro- und mikroskopische Befunde 143.
— Menstruation und 141.
— phlegmonosa 157.
— placentaris gummosa 198; Verwechslung
      mit Tuberkulose 199.
— Plasmazellen bei 141.
— post abortum 149, 151.

Endometritis:
— puerperale, Heilungsvorgänge 161.
— septica 158, 159, 160.
— syphilitica 196; unsichere und mehrdeutige Befunde 196, 197; Fehlen der Spirochäten 197.
— tuberculosa 185, 186, 187.
— — Häufigkeit 187.
— — Lebensalter und 187.
— — miliare Tuberkulose des Endometrium 189.
— Ursachen der 141, 142.
Endometrium 3, 4, 5.
— Atrophie des 138; histologische Befunde 139; Ödematrophie 139; Verkalkung 139; Amyloidablagerungen 140.
— graviditatis 627.
— Hyperplasie, glandulare 114; Abgrenzung und Benennung 114; Geschichtliches 115; Entstehungsweise und Ursachen der Hyperplasie 116; Einfluß der Eierstöcke 116; Beziehungen zwischen Eierstocksgewachsen, besonders Granulosazellgeschwülsten und Hyperplasie des Endometrium 118; ursachliche Bedeutung von Entzundungen 120; grob-anatomische Befunde bei der Hyperplasie 120; histologische Befunde 122; Aufhören der Schleimhautdreiteilung 122; Epithelwucherungen 123; Beschaffenheit des Epithels 126; Plattenepithelknötchen 127; Ödem, Blutungen und Thromben der Schleimhaut 127, 128.
— Hypertrophie des 130.
— Ödem des 105.
Endometrium in der Tube 859, 860.
Endo-Myometritis, puerperale 154; Erreger 155; anatomische Befunde 156; Ausbreitung 156.
Endothel in Mischgeschwülsten 415.
Endothelgenese 395.
Endothelzellen der Zottengefäße 689.
Endotheliom:
— Allgemeines 394.
— malignes 394; Kritik der als Uterusendotheliome beschriebenen Falle 395; diagnostische Schwierigkeiten 397.
— Schrifttum 609f.
Entwicklungsanomalien, gewebliche der Gebärmutter 43—51.
Entwicklungsanomalien der Tube 802; Schrifttum 852—854.
Entzündung in der Ätiologie der Hyperplasie des Endometrium 120; s. Metritis; s. Endometritis; s. Myometritis.
Epidermisierung 176; bei Erosionsheilung 169; der Zervikalpolypen 209; Karzinomähnlichkeit 209.
Epithel:
— Eierstockskystomepithel s. d.
— Erosion s. d.
— GARTNERscher Gang s. d.
— Schleimhautpolypen der Gebarmutter 202.
— Uterus- s. d.

Epithel:
— Uterustuberkulose s. d.
Epithelabstoßung im Uterus der Neugeborenen mit fester Aneinanderlegung der Wände 67.
Epithelführende Myome 314, 320.
Epithelheterotopie im Septum beim Neugeborenen 35; kongenitale im Myometrium 47.
Epitheliale Bestandteile in Mischgeschwülsten 415.
Epitheliome, gutartige des Uterus 421.
Epithelmetaplasien 176.
Epithelwucherung, heterotope 249, 251.
Erblichkeit:
— Uteruskarzinom 502.
Ernährung, s. Unterernährung.
Erosion der Portio vaginalis uteri 162; granulierende Erosion 162, 164; Epithelverhaltnisse und Zystenbildung 163; Ausgang in Karzinom 163, 507; verschiedene Arten von Erosion 164; Ursachen 164; grob-anatomische und histologische Befunde 165; Pseudoerosion 165; erstes Heilungsstadium 166, 167; „Erosionsdrusen" 166, 167; Entstehungsweise der Erosion 166; Einschmelzungsvorgange 166, 167; zweites Stadium der Heilung 168, 169; Verdrangung des Schleimepithels durch Plattenepithel an Oberflache und Drüsen 169; Erosionsheilung durch Nachlassen der Entzündung und Plattenepithelwucherung 170; kein metaplastischer Vorgang 171; Langsamkeit völliger Heilung 172; Abschnurung der Drusen 172; „Exazerbationen" und „Rezidive" 172; Ausgänge der Erkrankung 173; „Erosio papillaris" 173; deziduale Reaktion im Verlaufe der Erosion beim Eintritt von Graviditat 173; „angeborene Erosion" 47, 174; Allgemeine Bemerkun über Erosion 174; Schrifttum 567; s. Portio vaginalis.
Erythrozyten s. Zottengefäße 691.
Excavatio recto-uterina 3; vesico-uterina 3.
Exfoliatio mucosae fibrinosa 100; mucosae menstrualis 100.
Extrauterinschwangerschaft 832, 869.
— ausgetragene 843, 865, 868.
— Gonorrhöe als Ursache der 834.
— Intrauteringraviditat, gleichzeitige 835.
— Intrauteringravidität nach 834.
— Myoma uteri mit 833.
— Retention der Frucht durch 30 Jahre und Durchbruch in die Harnblase 842.
— Retention der reifen Frucht, operative Entfernung nach 33 Jahren 843.
— tuboabdominale im 9. Monat 863.
— wiederholte 834.
— Zahl der Schwangerschaften vor und nach einer 865.

Facies intestinalis uteri 2; vesicalis uteri 2.
Faltenbildungen in der Cervix uteri 50.
Familiare Anlagen in der Genese der Mißbildungen des Uterus 18.

Fermente in der Plazenta 662.
Fette und fettspaltende Fermente in der Plazenta 662, 663.
Fibrinoidstreifen, LANGHANSscher 648.
Fibrinorrhöe 151.
Fibroadenomatose des rektouterinen Septum 287.
Fibroangioma uteri 340; villorum chorii 692, 699.
Fibrogene Sarkome in Uteruswand und in Myomen 361.
Fibroglia 3.
Fibroid s. Myom 213.
Fibrolipom der Tubc 845.
Fibroma lymphangiocysticum 342; Altersstatistik 344; Sitz 344; Hohlraume 344; histologischer Bau 345; scheinbar sarkomatöse Abschnitte 346; Deutung als Hamartoblastome 347; Verhalten der Blutgefaße 347, 348; Einreihung in die Gewachsgruppen 348.
Fibroma villorum chorii hydatiforme 692.
Fibrome der Tube 845.
Fibrome der Uteruswand 328; lymphozystische 329; Schrifttum 575f.; s. Myxofibroma.
Fibröse Umwandlung der Myome 236.
Fimbria ovarica s. Graviditas.
Fimbrienzysten 806, 845.
Fissura uteri peritonealis bei vorzeitiger Plazentarlösung 72.
Fisteln:
— Zervix-, s. d.
Fistula:
— cervico-laqueatica 49.
— cervico-vaginalis laqueatica 73.
— stercoracea uteri-intestinalis 70.
Fremdkörper in der Tube 808; im Uterus 74; Schrifttum 552f.
Frucht bei tubarer Graviditat 841.

Gallertige Massen in Myomen 240.
Ganglioma embryonale sympathicum 412.
Ganglion: in der Subserosa des Korpus beim Neugeborenen 49; mit Nervenfasern im Uterus der Neugeborenen 406.
Gangran, Uterus- 157.
GARTNERscher Gang:
— — Adenomyome des 322.
— — Erhaltenbleiben des 43; Verhalten des Epithels 45; Zystenbildung 45.
— — Krebse des 530; Histologie und Topographie 532.
— — Zysten des, Auftreibung der Portio durch 134, 135.
Gasbazillenbefund bei Tympania uteri 158, 159.
Gasbrandbazillen, Sepsis durch, nach kriminellem Abort 161.
Gasstoffwechsel, Menstruation und 81.
Gaszysten im Myom 244.
Gebarmutter (s. a. Uterus):
— Achsendrehung 62; als Folgeerscheinung der Myome 223.
— Adenomyosis s. d.

Gebärmutter:
— Aktinomykose 199.
— Anämie der 105.
— Anatomie, normale 1; Maße, Gestalt, Einzelteile 2, 3; Muskulatur 3; Histologie der Muskulatur 3, 4; Korpus- und Zervixschleimhaut 4, 5; Muskulatur des Uterushalses 6; Histologie der Portio 6; Blut- und Lymphgefäße 6; Nerven 7; Rückbildung der Gebärmutter im Alter 7.
— Anatomie, pathologische 8f.
— Atresie, angeborene 67; erworbene bei Erwachsenen 67.
— Blutungen 105; Ursachen und Entstehungsweise 106; auf Allgemeinstörungen beruhende und örtlich bedingte Blutungen 107, 108, 109.
— Depressio fundi 64.
— Divertikel 70.
— Echinokokkus 74; Schrifttum 552f.
— Eileiterschwangerschaft und 841.
— Entwicklungsfehler 8f.
— Fissuren 72.
— Flexionen, abnorme 51; Geschichtliches 51; Entstehungsweise 51, 52; örtliche und allgemeine Einflusse 52; Trauma 53.
— Fremdkörper 74; Schrifttum 552f.
— Gewebsanomalien, embryonale 43—51; Schrifttum 542f.
— Hamangiome 336.
— Hernia uteri s. d.
— Heterologe Gewebe in der 49.
— Hyperämie der 105; Ursachen und Entstehungsweise 106.
— Hysterozele s. d.
— Invaginatio s. d.
— Inversio uteri 64, 65, 66.
— Kapillarangiome 337.
— Korpuspolypen 200.
— Korpusschleimhaut 4; Knötchen in der, beim Neugeborenen 49.
— Kreislaufstörungen 105—113; Schrifttum 558—560.
— Lage, Haltung und Lichtung, Anomalien der 51—71; Schrifttum 544f.
— Lageabweichungen 55; Ursachen 55.
— Lymphangiome 342.
— Mißbildungen 8—42; Schrifttum 538f.
— — Darstellungen in schematischen Figuren 12.
— — Einteilung; ihre Schwierigkeit; Einteilungsgrundsatze; weitere Einteilungsversuche; Kritik der Einteilungen und Einteilungsgrundsatze 8, 9, 10, 11.
— — Genese 12; mechanische Störungen, Keimvariationen 13; Bedeutung des Ligamentum suspensorium uteri, der Bauchorgane, der fetalen Peritonitis 14, 15; Bedeutung örtlicher und allgemeiner Störungen fur die Entstehung der Uterusmißbildungen 16, 17; Bedeutung der Konstitution, familiarer Anlagen, Einfluß des

Zentralnervensystems 18, 19; Bedeutung der Winkelstellung der Urogenitalfalten und der Streckung des Genitalstrangs 19, 20, 21.

Gebärmutter:
— Mißbildungen:
— — Genitalfalten, Ausbleiben der Verwachsung der 12.
— — Geschichtliches 8.
— — Gewächsbildungen bei 43.
— — Klinik 43.
— — Lageveränderung mißbildeter Uteri 42.
— — Menstruation und Gravidität bei 41.
— — Urogenitalkanalanlage, Agenesie und Rückbildung auf frühester Stufe 11; doppelseitig 22; einseitig 23.
— Myom s. d.
— Ödem der 105; „bullöses Ödem,, 105.
— Rotation der 62.
— Rückbildung im Wochenbett 659; Gefäßveranderungen im Uterus 660; Hyalinablagerung 660; Verödung 660.
— Sarkome, metastatische 393.
— Schleimhautblutungen bei Neugeborenen 112.
— Schleimhauthyperplasie 112.
— Schleimhautpolypen 200; makro- und mikroskopische Befunde 201, 202; Epithelverhaltnisse 202; „pramenstruelle“ und deziduale Umwandlung 203.
— Schleimhautpolypen, sarkomatöse, und polypöse Sarkome der Schleimhaut, Unterscheidung 388.
— Schwangerschaftsveranderungen 627; Schleimhautveränderungen 627; Veranderungen in der Muskelwand 631; angebliche Beteiligung von Adventitia- und Lymphzellen 632; interstitielle Drüse der Uteruswand 632; Gefäßveranderungen 634; mütterliche Gefaße an der Plazentarstelle 635; Verschiebung der Muskelschichten und Muskelbundel gegeneinander in der Schwangerschaft 636.
— Stenose, angeborene 67; erworbene 67.
— Syphilis 192; des graviden Uterus 198.
— — Geschichtliches 192.
— — histologische Anzeichen, Unsicherheit der 198.
— — Primäraffekt. 192; Beteiligung der Portio 192; histologische Befunde 193; Primäraffekt am Collum uteri wahrend der Schwangerschaft 194; Spirochatenbefund 194.
— — Sekundare Syphilis 194.
— — Tertiäre Syphilis 194.
— Torsion der 62.
— Verlagerungen, Blutungen bei 111.
— Verletzungen und Zerreißungen 71—74; Schrifttum 550.
— Version, Abweichungen der 60; Begriffsbestimmung und Namengebung 60.
— Vorfall s. Prolapsus uteri.
Gefaße:
— Bindegewebe und, der Zotten 644.

Gefäße:
— Blutgefaße s. d.
— Gebärmutter s. d.
— mutterliche an der Plazentarstelle 635.
Gefaßsystem, plazentares, Regressivveranderungen des; röntgenologische Untersuchungen 789.
Gefaßveranderungen in der Uteruswand während der Schwangerschaft 634; in Myomen 245; Mediaverkalkung 245.
Gehirn, Chorionepitheliom im 754.
Gehirnmetastasen bei Uteruskarzinom 498.
Geistige Höchstleistung schaffender Frauen in der prägraviden Zeit 80.
Genitalblutungen bei Neugeborenen 112.
Genitalfalten, Ausbleiben der Verwachsung der 12, 24; Septumpersistenz nach Vereinigung der 12, 34.
Genitalmißbildungen, Myome und 43.
Genitalstrang, Streckung des, in der Genese der Genitalmißbildungen 21.
Genitaltuberkulose:
— Häufigkeit 187.
— primäre 186.
— Tubenerkrankung bei 826.
Geschlechtliche Frühreife 76.
Geschlechtsstrang 10.
Geschwulstgewebe, embryonales, Einfluß auf die Drüsen mit innerer Sekretion 762, 788.
Geschwulstmaterial, Verschleppung aus der Uteruskörperhöhle durch die Tuben 875.
Geschwüre:
— phagedanische (?) bei Myometritis 154.
— umschriebene bei Endometritis 146.
Geschwürsbildungen der Portio vaginalis 175.
Gewachse:
— bösartige, Metastasierung und Übergreifen in Myome 247.
— geschlechtliche Fruhreife und 77.
— Inversio uteri bei 64, 65, 66.
Gewachsbildungen bei Uterusmißbildungen 43.
Gewebsanomalien, embryonale im Uterus 43—51; Schrifttum 542f.
Gewebskultur s. Züchtung.
Gitterfasern, intra- und interzelluläre in den Chorionzotten 644; s. Menstruation 94.
Gliomartiges Gewebe in Karzinosarkomen des Uterus 416.
Glykogen in den Amnionepithelzellen 651; im Chorionepithel 647; in der Dezidua 631.
Glykogenablagerung in adenomatösen Karzinomen 469.
Glykogenbefunde in nekrotischen Myomen 243; im Plattenepithelkarzinom des Uterus 449, 450.
Glykogengehalt der Plazenta 662.
Glykogennachweis zur Diagnose des Portiokrebses 526.
Glykogenspeicherung in der prämenstruellen Uterusschleimhaut 91.
Gonorrhöe:
— Eileiterentzundung und 808, 809.
— Endometritis und 142; Endometritis cervicis 148.

Gonorrhöe:
— Myometritis und 151.
— Tubargravidität und 834.
Granuloma angiomatosum uteri 329, 330;
  histologische Befunde 331; Beziehung zu
  Entzündungen 331, 332.
Granulosazelltumoren des Ovarium, Hyperplasie des Endometrium und 118.
Graviditas ampullaris 832.
— extrauterina infundibulo - ovarica bei
  Tubentuberkulose 844, 863.
— fimbriae ovaricae 832, 865, 869.
— infundibularis 832.
— interstitialis s. tubo-uterina 832, 869.
— isthmica 832.
— tuboabdominalis 832.
— tubointerstitialis 843.
— tuboovarica 844.
Gravidität:
— intraligamentare 838.
— intrauterine nach beiderseitig operierter
  Tubargraviditat 869; im Mesosalpingiolum einer Nebentube 805.
Grundumsatz, Menstruation und 81.
Gummata s. Gebarmutter, Syphilis, tertiare.
Gummen an den Eileitern 831.
Gynatresien, Hamatosalpinx bei 806, 855.

Hamangiome des Uterus 336.
Hamatoidinkristalle in der Umgebung nekrotischer Myome 243.
Hamatokele, Entstehung der, bei Tubarrup-
  tur 839; Vereiterung durch Paratyphus-
  erreger 839.
Hamatom:
— dissezierendes der Tubenwand bei junger
  rupturierter Tubargraviditat 839, 869.
— intraligamentáres 840.
— paratubares 839.
Hamatomblasenmolen 678.
Hámatometra 68, 69; cervicalis 69; bei
  Uteruskarzinom 500.
Hamatosalpinx 69, 812, 813; bei Gynatresien
  806, 855.
— stielgedrehte 854.
Hamoglobingehalt des Blutes, Menstruation
  und 80, 81.
Hamophilie, Uterusblutungen und 107.
Haftstiel- und Nabelgefaße 639.
Hamartoblastom, Fibroma lymphangiocysti-
  cum als 347, 348.
Hamartoma haemangiotodes corporis uteri
  342.
Harnröhrenwulst, Chorionepitheliom am 799.
Harnstauung in Vagina und Uterus bei Miß-
  bildungen 67.
Harnstoffgehalt der Plazenta 664.
Harnstoffwechsel, Menstruation und 82.
Hautdrusen, Menstruation und 84.
Hautkrankheiten, Menstruation und 82, 83.
Hernia obturatoria, Tube als Inhalt 807.
Hernia uteri 62.
Hernie der Uterushorner 30, 63.
Herpes der Portio vaginalis uteri 162.

Heterochromosomstudien, Mißbildungen der
  Genitalien und 18.
Heterologe Gewebe im Uterus 49.
Heterologe Gewebe ohne Geschwulstbildung
  im Uterus und in einfachen Geschwülsten
  des Uterus 406; heterologe Geschwülste
  der Bindegewebsreihe 407; Lipome 407,
  417; Chondrome und Osteome 410;
  Myxom, Rhabdomyom 411; Neurome
  411; kompliziertere Tumoren 412; gut-
  artige Mischgewachse 412, 413; Vor-
  kommen der verschiedensten ortsfremden
  Gewebe in Mischgeschwülsten 413, 414,
  415; s. Mischgeschwülste.
Heterotopie: s. Drüsenwucherung; s. Kaiser-
  schnittwunden; s. Schleimhautwucherung.
Hoden, Chorionepitheliom des, Wucherung
  der LEYDIGschen Zwischenzellen 792.
HOFBAUERsche Zellen 644, 645, 685.
Hormon des Hypophysenvorderlappens s.
  Prolan.
Hormone, fetale 801; der Plazenta 664f.
Hornkrebs, primärer 442, 443.
Hyalinablagerung im Puerperium 660.
Hyaline Degeneration der Myome 240; Sitz
  des Hyalins 240.
Hyaline „Degeneration" eines elastinreichen
  Myoms 226, 241, 242.
Hyaline Stromasklerosierung eines Carcinoma
  adenomatosum corporis uteri 482.
Hydatidenzyste, kindskopfgroße der Cervix
  uteri 75.
Hydramnion 651.
— akutes, und Chorionepitheliom 797.
Hydrometra 70; bei Uteruskarzinom 500.
Hydroparasalpinx 805.
Hydrosalpinx 813.
— bakterielle Ursache 814.
— Histologie 822.
— Hydrometra bei 70.
— kindskopfgroße 813.
— Peritoneum bei 813.
— stielgedrehte 854, 855.
— Tubenkarzinom im Innern einer 848.
— Tubenverschluß bei, Mechanismus 814.
Hydrosalpinxflüssigkeit, Eiweißgehalt der
  814.
Hydrozephalus, sexuelle Fruhreife und 77.
Hymen, Atresien des 68.
Hyperamie: Uterus- 105; Ursachen und Ent-
  stehungsweise 106.
Hypernephrom-Knoten an der linken Tuben-
  ecke des Uterus 407.
Hyperplasia deciduae tuberosa 130.
Hyperplasie, glandulare des Endometrium
  114; s. Endometrium; s. Zervixschleim-
  haut.
Hyperthyreoidismus, Myom und 235.
Hypertonie, Myombildung und 234.
Hypertrichosis bei Doppelmißbildungen am
  Genitale 17.
Hypertrophia endometrii in graviditate 130.
Hypertrophia uteri 130f.; Schrifttum 560f.
Hypertrophie:
— Portio vaginalis 134.
— Zervix- 134.

Hypophyse:
— Hormonbildung in der, ohne Schwanger-
    schaft; Fall von G. A. WAGNER 670.
— Myom und 235.
— Schwangerschaftsveranderung der, bei
    Chorionepitheliom 762.
Hypophysenvorderlappen:
— histologische Veranderungen nach Ent-
    fernung verschiedener endokriner Drü-
    sen 794.
— Hormon des 666; s. Prolan.
Hypoplasia ovarii 18.
Hypoplasie der weiblichen Genitalien, Tuber-
    kulose und 187.
Hypothyreosis, Menstruation bei 77.
Hysterozele 62.

Ichthyosis uteri (ZELLER) 176.
Impfmetastasen bei Uteruskarzinom 499.
„Indifferent" und „different", Begriffe 435,
    436.
Indifferent und unreif, Unterscheidung 351,
    402.
Infantilismus, Flexionsabweichungen des
    Uterus und 52.
Infarkt:
— Uterus- s. d.
Infektionskrankheiten, Uterusatrophie bei
    135, 136.
Infektionswege fur die Tuberkulose der Tube
    827.
Insertio funiculi umbilicalis marginalis 652.
— furcata 652.
Invaginatio uteri 66.
Inversio uteri 64; im jugendlichen Alter 66;
    bei Erstgebärenden 65; im Greisen-
    alter bei Spina bifida sacralis 66.
— — chronische 66.
— — Karzinomentwicklung am invertierten
    Fundus 66.
— — „Prolapsinversion" 65, 66.
— — totale, gleichzeitig totale Vaginal-
    inversion 66.
— — Ursachen 64, 65.
Inversio uteri carcinomatosi 501.
Isthmus 1, 2, 4.
Isthmusdrusen 4.
Isthmusschleimhaut 4.

Kaiserschnittnarben, Uteruszerreißungen und
    72.
Kaiserschnittwunden, Heilung von 74; Ein-
    lagerung von Schleimhautinseln 74.
Kaliumstoffwechsel, Menstruation und 82.
Kalk im Bindegewebe und Epithel eines
    Plattenepithelkarzinoms der Zervix 484.
Kalkablagerungen in der Tube 826.
Kalkgehalt der Plazenta 663, 664.
Kalkstoffwechsel, Menstruation und 82.
Kapillarangiome des Uterus 337; histologi-
    sche Befunde 337.
Kapillarhamangiome mit bindegewebiger Bei-
    mischung 339.

Kapillarwande, Verdickung der, als Folge der
    gestorten Involution des puerperalen Ute-
    rus 154, 161.
Karzinoide der Korpusschleimhaut 178.
Karzinom:
— Adenomyosis uteri und 276.
— Einbruch in sarkomatose Polypen 403,
    404, 405.
— Entwicklung am invertierten Fundus 66.
— Leukoplakia uteri und 182.
— primares der Tube 846; primares, schleim-
    bildendes 849; sekundares 846.
— Tuberkulose und, am Uterus 191.
— Uterus- aus embryonalen Gewebsresten
    530; s. Uteruskarzinom.
Karzinomatose „Adenomyome" 326; Ver-
    wechslungsmöglichkeiten 326.
Karzinomzellen, „synzytiale" 481.
Karzinosarkom der Tube 846.
Karzinosarkom des Uterus 403; Vorwiegen
    der „Kompositionsgeschwulst" 403; Ein-
    bruch von Krebsen in sarkomatöse Po-
    lypen 403, 404, 405; Einzelfalle 405,
    406.
Karzinosarkome mit Knorpel, Nerven,
    gliomartigem Gewebe 416.
Keimdrusen, Uterusmißbildungen und 18.
Keimversprengung, Theorie der 418, 419.
Kernstudien an Plazenta, Blasenmole und
    Chorionepitheliom 793.
Knochen:
— fetale, Zuruckhaltung im Uterus 74.
— Knorpel und, im Uterus 411.
Knochenbefunde im Endometrium 139.
Knochenbildung in den Tuben 808, 826, 870,
    871; im Uteruskarzinom 484.
Knochenherd im fetalen Uterus 49.
Knochenmetastasen bei Uteruskarzinom 498.
Knorpel, Karzinosarkom mit 416.
Knorpelbefunde im Uterus 49, 406.
Knötchen in der Korpusschleimhaut beim
    Neugeborenen 49.
Knötchen und Zystchen an der Tube 844,
    871.
Kollisionstumoren 400.
Kolloidtröpfchen in adenomatosen Zervix-
    karzinomen 479.
Kollumkarzinom 441.
— papillomatöses von zervikalem Epithel-
    typus 442, 443.
— solides 442.
Kombinationstumoren 400.
Kompositionstumoren 400.
Kondylome, spitze der Portio vaginalis uteri
    162, 423, 425.
Konstitution:
— Adenomyosis externa und 314.
— Dysmenorrhöe und 105.
— Flexionsabweichungen des Uterus und
    52.
— Myom und 235.
— Uterusmißbildungen und 18.
— Uterusprolaps und 57.
Konstitutionsanomalien:
— Menstruationsstörungen und 78.
— Uterusblutungen und 108.

Konzeption, Myome und 222; Konzeption durch ein akzessorisches Tubenostium 805, 853.
Korpuskarzinom 437; s. Uteruskarzinom.
— Ausbreitung 491.
— Histologie 458.
— Metastase in der BARTHOLINschen Drüse 499.
— multiples 437, 438.
Korpuspolypen, karzinomatöse 440, 473.
Kotyledonen, künstliche Entstehung der 649.
Kotyledonenfurchen der Plazenta 791.
Krebsbildung: um ein 30 Jahre getragenes Lithopadion 842; in einer Pyosalpinx 848; in der Tube 831; im Tubenstumpf nach vaginaler Exstirpation des Uterus 847; innerhalb von Tuboovarialzysten 848.
Krebspartikel, Verschleppung durch die freie Tube 850, 874.
Kriegsamenorrhöe 77; histologische Befunde 138.
Kystome, intraligamentäre 46.

Labium anterius portionis 3; posterius portionis 3.
Lageabweichungen des Uterus 55; Ursachen 55.
Lageveränderung mißbildeter Uteri 42.
Laktationsatrophie des Uterus 136, 137.
Laminariadilatation, Tubeninfektion nach 809.
LANGHANS-Schicht der Zotten 646, 647, 793.
LANGHANS-Zellen, synzytialer Belag der 729.
Lateroflexio uteri 51, 55; angeborene 55.
Lateropositio uteri 55; rechtsseitige 55.
Leber:
— Chorionepitheliom, ektopisches 754.
Lebermetastasen bei Uteruskarzinom 498.
Leiomyoma uteri 213.
Leukämische Einlagerungen in der Muskulatur bei Myometritis 153, 154.
Leukämische Infiltration der Tube 822.
Leukoplakia uteri 176, 181.
— — Erosion der Portio und 173.
— — Karzinom und 182.
— — Ursachen 182; chronische Reize, Röntgenbestrahlung 184.
Leukozyten, fetale und mütterliche 651.
Leukozyteninfiltration in der menschlichen Plazenta 793.
Leukozytenzahl während der Menses 81.
Ligamenta rotunda 22, 24; als Ursache der Bikornität 16.
Ligamentum:
— inguinale (rotundum), Entwicklung des 16.
— rectovesicale 26, 27, 28, 30.
— suspensorium uteri 14; Bedeutung in der Genese von Mißbildungen des Uterus 15.
— vesicorectale mediale 14.
Lipasegehalt der Plazenta 788.
Lipoidablagerung, Uteruskarzinom und 478, 479.

Lipoidbefunde:
— Uterusatrophie und 137.
— Uterusblutungen und 111.
Lipoidstoffwechsel, Menstruation und 82.
Lipome:
— Tuben- 845.
— Uterus- 407, 408, 409, 417.
Lipomyom des Uterus mit Übergang in Sarkom 409.
Lithokelyphopàdion 842.
Lithokelyphos 842.
Lithopadion 863, 866.
— Krebsbildung um ein 30 Jahre getragenes 842.
Lithopàdionbildung 842; in der Tube 842.
Lochiometra 70.
Lungen, Chorionepitheliom in den 754.
Lungenmetastasen bei Tubenkarzinom 850; bei Uteruskarzinom 498, 499.
Luteinbildung, Prolan und 668.
Luteinzellbildung, vermehrte im Ovarium bei Chorionepitheliom 763.
Luteinzellen, Histogenese 800.
Luteinzellenwucherung 764; und Chorionepithelioma malignum, biologische Beziehungen 792.
Luteinzysten bei Blasenmole 788.
Lymphangiektasien in Myomen 245; in Sarkomen 369.
Lymphangiome der Tube 845, 846; des Uterus 342.
Lymphangiozystisches Fibrom des Uterus 342.
Lymphangitis:
— Metrolymphangitis 160.
Lymphatische Sarkome des Uterus 385.
Lymphgefaße der Dezidua 636; des Uterus 6, 7; Neubildungen an 329.
Lymphknotenmetastasen bei Uteruskarzinom 497; Bau der Metastasen in den Lymphknoten 498.
Lymphstauung im Gebiete der Tube 808.
Lymphzysten in Myomen 245.

Magendarmkrebs, Uterusmetastasen bei 534.
Mamma lactans bei ektopischem Chorionepitheliom der Dura mater und der Lunge 762.
Mammae:
— schlecht entwickelte bei Doppelmißbildungen des Genitaltraktus 17.
— Wachstum in der Schwangerschaft 670.
— zyklische Veranderungen bei Menstruation 83, 84.
Margo lateralis dexter et sinister uteri 2.
Mediaverkalkung s. Gefaßveranderungen in Myomen 245.
Mehrlingsschwangerschaft in der Tube 841.
Melanosarkome des Uterus 387, 393.
Menorrhagie 77, 78, 112; ovarielle 113.
Menstrualblut 98.
— Arsengehalt 98.
— Gerinnbarkeit 97.
— gestautes der Hamatometra 69.

Menstrualblut:
— morphologisches und chemisches Verhalten 98, 99.
— Retention des 69.
— rückläufiger Austritt durch die Tuben 99.
Menstruatio praecox 76.
Menstruation 75—105; bei Affen 86; Schrifttum 552—558.
— Adenomyosis rectouterina und 290.
— Allgemeinzustand und 80.
— alternierende zweier zusammengewachsenen Mädchen 85.
— Beginn der Menses 76.
— Blut bei 80, 81.
— Blutbild bei 81,
— Blutdruck und 81.
— Cholesterinstoffwechsel bei 82.
— Corpus luteum und, Beziehung 78.
— Endometritis und 141.
— Gasstoffwechsel bei 81.
— Grundumsatz in der 81.
— Harnstoffwechsel bei 82.
— Hautkrankheiten und 82, 83.
— histologische Veränderungen im Ovarium 76.
— Kaliumstoffwechsel bei 82.
— Kalkstoffwechsel bei 82.
— Leukozytenzahl bei 81.
— Lipoidstoffwechsel bei 82.
— Mamma bei 83, 84.
— prämenstrueller Zustand 86.
— Schwangerschaft und 79, 80.
— Seelenleben und 80.
— Temperatur bei 80; Temperatursteigerung vor den Menses bei Tuberkulösen 80.
— Tuben bei 83.
— Uterusmißbildungen und 41; Menstruation während der Gravidität aus dem nichtgraviden Horn 41, 85.
— Vaginalschleimhaut bei 84; Säuregrad des Scheidensekretes bei 85.
— Wesen der 85.
Menstruationsblutung, Auffassung als pathologische Muskelveränderungen 87.
Menstruationsstörungen:
— Dementia praecox und 78.
— Konstitutionsanomalien und 78.
Menstruationsvorgänge in der Uterusschleimhaut und -muskulatur 87.
Mensuelle Wellenbewegung 80.
Mensueller Zyklus 1, 75.
Mesenchymdefekte 16, 17.
Mesometrium 3.
Metaplasie:
— Epithelmetaplasien s. d.
— Erosionsheilung und 171, 173.
— Unmöglichkeit der, bei den verwickelt gebauten Mischgeschwülsten des Uterus 418.
Metaplasielehre s. Uteruskarzinom, Histogenese 508, 509, 510.
Metastasen:
— Chorionepithelioma malignum uteri 748.
— Eileiterkrebs 850.
— Embolie und, bei Blasenmole 706.

Metastasen:
— lymphatische in der Tube bei metastatischem Eierstockskrebs 851.
— Uteruskarzinom 495; Häufigkeit 495; makroskopische Metastase in der Wand des Uterushorns bei Carcinoma adenomatosum corporis 495; s. Uteruskarzinom, Ausbreitung.
— Uterussarkom 367, 389.
Metastasierung der bösartigen Myome 390, 391; maligner Tumoren in Myome 247.
Metritis 140.
— Ausgänge; Heilung 161.
— chronische 130.
— Deziduabildung bei 161.
— dissecans 152, 157.
— emphysematosa 158; Gasbazillenbefund 158, 159.
— gangraenosa 157.
— gummosa 195.
— puerperale 154; Ursachen 155; Erreger 155; anatomische Befunde 156; Ausbreitung 156.
— — Kapillarwandverdickung als Folge der gestörten Involution des puerperalen Uterus 154, 161.
— syphilitica 196; unsichere und mehrdeutige Befunde 197.
— — thrombophlebitica 160.
— tuberkulöse 185.
Metrolymphangitis 160.
Metropathia chronica 130.
Metrorrhagien des gebärenden Uterus 110.
Miliartuberkulose des Endometrium 189.
Mischgeschwülste der Tube 846.
Mischgeschwülste des Uterus 400; Einteilung einheimischer und ortsfremder Gewebe 400, 401; illegale Gewebsverbindung 401, 402; verschiedene Folgen 402; WILMSsche Theorie 402; gutartige Mischgewächse 412, 413; Vorkommen der verschiedensten ortsfremden Gewebe in Mischgeschwülsten 413, 414, 415; Unmöglichkeit der Metaplasie bei den verwickelt gebauten 418; Bedeutung der illegalen, ortsungehörigen Zellverknüpfung 420; Schrifttum 610f.; s. Heterologe Gewebe.
Mißbildungen:
— Gebärmutter s. d.
— Genital-, Uterustuberkulose bei 187.
— lebensunfähige, Flüssigkeitsansammlungen bei 68.
— Ursache der Tubargravidität 833.
Mola botryoides 672.
— destruens 700.
— hydatidosa 672; intravenosa 706.
— hydatiformis 625, 672.
— — Schrifttum 788—801.
— vesicularis (s. cystica) 672.
Mucosa corporis uteri 3.
Mukometra 70; bei Uteruskarzinom 500.
MÜLLERscher Gang 9, 10, 20, 21, 22.
— — Dystopien des 530; Krebs des 530.
Muskelgewebssarkome 358.

Muskelwandveränderungen der Gebärmutter während der Schwangerschaft 631.
Muskulatur des Uterus 3; Histologie 3, 4; des Collum uteri 6; quergestreifte im Uterus 4, 411; quergestreifte in Mischgewächsen des Uterus 415.
Mutterhalsscheidenfisteln 73.
Muttermund:
— äußerer:
— — angeborene Enge bei hypoplastischer Portio 67.
— — Stenose des, und Stenose durch einen Polypen am inneren Muttermund 69.
— innerer, Stenose des 67.
Muzinfärbung 165.
Myofibrome der Tube 845.
Myogene Sarkome 358.
Myoglia 3.
Myohyperplasia corporis 130.
Myokarzinom 252.
Myolipoma polyposum uteri in Kollision mit Adenomyosis 409.
Myom (s. a. Uterusmyom) 213; im Septum eines Uterus bilocularis 42, 43; bei Mißbildung der Genitalien und fraglichem Geschlechte 233; Schrifttum 575.
— Altersstatistik 213.
— Äußere Erscheinung 214.
— Bindegewebssarkom in 361.
— Blutung bei 111; Ursache der Blutungen 222.
— bösartiges, Metastasierung 390, 391.
— clastinreiches, hyaline „Degeneration" 226, 241, 242.
— epithelführendes 314, 320.
— gleichzeitiges Vorkommen anderer Gewächse 224.
— hämatogene Infektion 244.
— Hamatosalpinx im Gefolge von 806.
— Histologie 225; gekreuzte Faserbündelanordnung 225; Wirbelform 225, 226; Blut- und Lymphgefäße 225; Verhalten der Myofibrillen und der Bindegewebsfasern und -zellen 226, 227; Zusammenziehung der Myommuskulatur 228; rhythmische Struktur der Myome 228, 229.
— intraligamentäres 216, 320.
— intramurales 320.
— intravaskulares 219.
— Inversio uteri bei 64, 65, 66.
— Kapselbildung 214.
— Knollenbildung 218.
— Knorpel- und Knocheneinsprengungen im 410.
— „Konglomerat-Myome" 218.
— kontraktiles 228.
— lymphangiektatisches 245; Lymphstauung 246.
— metastasierendes 220, 221.
— Metastasierung und Übergreifen bosartiger Gewachse in Myome 247.
— nekrotisches, Durchbruch in die Uterushohle 242; spontane Ausstoßung nach Abort 242; im Wochenbett 242.

Myom:
— Ovarien bei, wechselvolles Verhalten 248.
— Pathogenese 229; Ableitung der Myome von unreifen, im Zwischengewebe gelegenen Muskelzellen 230; Unabhängigkeit der Gefäßmuskulatur 232, 233; Beziehung zwischen Eierstock und Uterusmyom 233, 234, 235; Myombildung und Hypertonie 234; Einfluß der uterinen Gefäßversorgung auf das Wachstum der Myome 234, 235; Beziehungen zu Schilddrüse, Hypophyse, Nebennieren 235; Chemie der Myome 236.
— polypöses: im Uteruskavum 216; mit epithelialen Einschlüssen 320; Vereiterung im Puerperium 244.
— Portio- 216.
— regressive Veränderungen 236; fibrose Umwandlung 236; Atrophie 236; senile Atrophie 236; Strahlenwirkung 236, 237; Verfettungen, Verschleimung und Verflüssigung der Myome 239; gallertige Massen in Myomen 240; hyaline Umwandlung, Sitz des Hyalins 240; Amyloidablagerung 241; Nekrose 241; „rote Degeneration" 243; histologische Befunde 243; Glykogenbefunde 243; Entzundung, Vereiterung und Verjauchung 243, 244; Bakterien im Myomeiter 244; Gaszysten 244; Verkalkung 244; Verknöcherung 245; Gefaßveränderungen in Myomen 245; Lymphstauung 246.
— Rundzellensarkome im 365.
— sarkomatöses 326.
— Sarkomyome 358.
— Schnittfläche 217.
— Schwangerschaft und 221, 222; Schwangerschaft und Geburt bei 224.
— Sitz 215.
— Stieldrehung, venöse Stauung 246, 247.
— subseröses 216, 320.
— traubenförmiges 219.
— Tuberkulose in Myomen 248.
— Umwandlung in Sarkom, Ätiologie 374.
— Uteruskarzinom und, gleichzeitiges Vorkommen 223, 502.
— Uterusmißbildungen und 43.
— Uterusschleimhaut bei 221.
— Uterus-Verunstaltungen und -Achsendrehung als Folgeerscheinungen 223.
— verkalktes 410.
— Wachstum 215; bei fehlender Ovarialfunktion 234; postklimakterisches Weiterwachsen 234.
— Zervix- 214, 215, 216.
— zystisches 321.
Myoma:
— gyratum 218, 221.
— malignum 358; Bezeichnung 535.
— partim angiomatosum 340.
— „teleangiectodes" (VIRCHOW) 245.
Myometritis 140, 151.
— chronica 152, 153.
— — Pseudoxanthomzellen in der lymphozytar infiltrierten Muskulatur 151, 152.

Myometritis:
— eitrige und abszedierende Formen 152, 153.
    gonorrhoische 151.
— leukämische Einlagerungen in der Muskulatur 153, 154.
— phagedänische (?) Geschwüre bei 154.
— phlegmonosa 160.
— tuberculosa 185.
Myometrium 3.
— Epithelheterotopie, kongenitale im 47.
Myomvarizen, subseröse, intraperitoneale Ruptur der 223.
Myosarcoma fibroglobicellulare 365.
Myosarkom 398.
Myosis 130.
Myxödem, Uterusblutungen und 108.
Myxofibroma portionis vaginalis uteri 328, 329.
Myxomatöse Erweichung in Sarkomen 411.
Myxometra 70.
Myxosarkom der Tube 846; des Uterus 411.

Nabel, Adenofibrosis am 300.
Nabelgefäße, Haftstiel- und 639.
Nabelmetastase bei Uteruskarzinom 498.
Nabelschnur 652.
Nabelschnurgefäße 652.
Nachgeburt, architektonischer Aufbau der Gefäße und ihre Beziehungen zur Entwicklung der Frucht 800.
Naevus vasculosus uteri 332.
Nebeneileiter 805.
Nebennieren, Myom und 235.
Nebennierenrindenknötchen in der Mesosalpinx 806.
Nebennierenrindentumor des Ovarium als Ursache der sexuellen Fruhreife 76.
Nebentuben, Schwangerschaft in 833.
Nekrose:
·— menstruelle 98, 99.
— Myom- 241, 242; in der Gravidität 242.
—· Portio vaginalis s. d.
— regressive Veranderung in Sarkomen 368.
— Uterus s. d.
Nerven des Uterus 7.
Nervöse Bestandteile in Karzinosarkomen des Uterus 416.
Netz s. Deziduazellen 841.
NEUMANNsche Zellen 685, 688, 689.
Neurome 411.
Nidationsreife 832.
NITABUCHscher Streifen 647, 648, 654.

Ödem:
— Hyperplasia endometrii 127, 128.
— Uterus- 105; „bullöses Ödem" 105.
Ödematöse Aufquellung und Verflüssigung im Uteruskarzinom 480.
Ödematrophie der Schleimhaut des Uterus 139.
Orificium:
— canalis cervicis externum 2; internum 2.
— isthmi externum 2; internum 2.

Orificium:
— uteri externum 2, 3; internum anatomicum 2; internum histologicum 2.
Osteoides Gewebe im fetalen Uterus 406; im Uteruskarzinom 484.
Osteome 410.
Ovarialfunktion, Thyreoidea und 77.
Ovarialhormon im Menstrualblut 98; in der Plazenta 664, 665.
Ovarialkarzinom, Uterusmetastasen 533.
Ovarialkystom:
— Bruchsackinhalt 64.
— Metastasierung eines Plattenepithelkarzinoms der Portio in 496.
Ovarialtumoren:
— Hyperplasie des Endometrium und 118.
— Menstruatio praecox und 76.
Ovarien:
— Degeneration, kleinzystische, Uterusblutungen bei 112.
— Degeneration, zystische als Folge geschlechtlicher Enthaltung 78.
— Deziduazellen s. d.
— Echinokokkus 75.
— „große", konstitutionell bedingte 116.
— histologische Veranderungen bei Menstruation 76.
— Hyperplasie des Endometrium und 166.
— Luteinzellbildung, vermehrte bei Chorionepitheliom 763.
— Psammokarzinom, Metastasen in der Portio 533.
— Sarkom bei Kindern, Menstruatio praecox und 76.
— Uterusmyom und, Beziehung 233; Wachstum der Myome bei fehlender Ovarialfunktion 234; wechselvolles Verhalten der Eierstöcke 248.
— Uterussarkom-Metastasen in, Seltenheit 389.
— Zystenbildung an, und Tubargraviditat 833.
— zystische Veranderungen; Beziehungen zur Blasenmole und zum Chorionepitheliom 794, 797, 800.
Ovula Nabothi 163, 165.
Oxydase in der Plazenta 663.
Oxyuris in der Tube 852.

Papillome der Tube 845.
Papillome des Uterus 421; papillomatöses gestieltes Gebilde der Zervix mit intrakanalikularen Fibromknotchen 421, 422; papillomatoser Tumor des Corpus uteri mit Korpusepithel, zervikalem Schleimepithel und geschichtetem Plattenepithel 422, 423; „organoide" Bildung 423; Portiowucherung nach Art spitzer Kondylome 423, 425; papilloses Adenofibrom 423; Papilloma verrucosum portionis uteri (mit hyperplastischer Drusenwucherung von indifferentem Epithel) 424, 425, 426; Abgrenzung von Krebs 426.
Parametrien, Metastasen in, bei Uteruskarzinom 496, 497.

Parametritis lymphatica 161.
Parametrium 3.
Parasalpinx 805.
Parasiten der Tube 851; Schrifttum 875.
Parovarialzysten s. Deziduazellen 841.
Pemphigus der Portio vaginalis uteri 162.
Perimetritis, tuberkulöse, Tubenkarzinom bei 850.
Perimetrium 3.
Perisalpingitis adhaesiva 812.
Peritoneum:
— Deziduazellen am 841.
— Portiokankroid-Metastasen im 499.
Peritonitis, fetale als Ursache von Mißbildungen des Uterus 15.
Phagedänische (?) Geschwure, Myometritis und 154.
Phlebolithen in den Tubenfimbrien 808.
Phlegmone s. Myometritis phlegmonosa 160.
Physometra 70, 158.
Physomyoma 159.
Placenta:
— accreta 796, 797.
— — Inversio uteri bei 65.
— — Uterusruptur bei 72.
— haemochorialis 639.
— marginata 703.
Plasmazellen 859; bei Endometritis 141, 144; bei Endometritis cervicis 148; bei den Salpingitiden 860; bei Salpingitis gonorrhoica 820.
Plasmazellinfiltrate bei gonorrhoischer Salpingitis 857.
Plasmodien, Entstehung 639, 640.
Plasmodium, Bezeichnung 639; s. Trophoblast.
Plattenepithel im Corpus uteri 176; makro- und mikroskopische Befunde 177; in der Cervix uteri 181; Unterscheidung von der bosartigen karzinomatösen Plattenepithelneubildung 181.
Plattenepithelbaumchen 181.
Plattenepithelkarzinom der Tube 848.
Plattenepithelknötchen 127, 177; in der hyperplastischen Korpusschleimhaut und in Korpuspolypen 178, 520; Unterschiede vom Karzinom 178, 181.
Plattenepithelkrebs des Uterus 436, 437, 443, 444, 445, 448, 449, 451, 470, 471; des Uteruskorpers, Histogenese 508.
— atypischer, mit ausgedehnter Vakuolisation der Zellen 480.
— Ausbreitung in Lymphgefaßen 449, 450.
— Entwicklung auf dem Boden der Erosion 173.
— Glykogenbefunde 449, 450.
— Kalk im Bindegewebe und Epithel eines P. der Zervix 484.
Plattenepitheluberzug der Zervixpolypen 210.
Plazenta:
— Alterserscheinungen der 649.
— Blutkreislauf der 636.
— Chemismus der 662.
— Cholingehalt 664.
— Eisengehalt 664.
— Fermente in der 662.

Plazenta:
— Fette und fettspaltende Fermente in der 662, 663.
— Form der 649.
— Funktion der 662.
— Gewichte und Maße der 626.
— Glykogengehalt 662.
— Harnstoffgehalt 664.
— Histologie 799.
— Kalkgehalt 663, 664; Transportkalk und dystrophische Verkalkung 663.
— Kotyledonen s. d.
— Kotyledonenfurchen der 791.
— Leukozyten in der 651.
— Leukozyteninfiltration in der menschlichen 793.
— Lipasegehalt 788.
— Menschen- und Affen- 801.
— mütterliche 650.
— Ovarialhormon in der 664, 665.
— Oxydasegehalt 663.
— Prolan, das Hormon des Hypophysenvorderlappens in der 666.
— Sauerstoffverbrauch der 662.
— Schwefelgehalt 664.
— Sitz der 649.
— Vitamine in der 670.
Plazentargefaße 652; Gefäßverteilung und ihre Beziehungen zur Entwicklung der Frucht 652; disperser und magistraler Typ 652, 653.
Plazentarlosung, vorzeitige, Fissura uteri bei 72.
Plazentarpolypen der Tube 864, 868.
Plazentarstelle, mütterliche Gefaße an der 635.
Plazentarsyphilis 198.
Plazentation 625, 637; im Stadium der Trophoblastschale 643.
— akrotrope bei Tubargraviditat 843.
— basiotrope bei Tubargraviditat 843.
Plexus cervicalis, Inversio uteri durch mechanische Schadigungen des, bei schweren Geburten 66.
Plexus uterovaginalis 6.
Plicae palmatae 5.
Polypen (s. a. Gebarmutter, Schleimhautpolypen) 200; Schrifttum 574.
— „Blasenpolypen" (Zystopolypen) 206.
— Dezidua- 204.
— fibroepithelialer Polyp in der Tubenecke der Korpushöhle beim Neugeborenen 50.
— Korpus-, „Plattenepithelknötchen" in 178.
— Portio- 211; Formen 211; kanalisierte Polypen 211, 212; Entstehungsweise der Portiopolypen 213; Deziduabildung 213.
— sarkomatöse, Einbruch des Karzinoms in 403, 404, 405.
— Tuben- 845.
— Uterus-, Blutungen bei 111.
— Zervix- 205; s. Zervixpolypen; im Zervikalkanal Neugeborener 49.
Polypose Sarkome der Korpusschleimhaut 379.

Portio cervicis supravaginalis 1; vaginalis cervicis 1.
Portio vaginalis uteri 3.
— Abreißungen der 71.
— Aktinomykose der 200.
— Atrophie der 140.
— Auftreibung der, durch große Zysten des GARTNERschen Ganges 134, 135.
— Erosion 162; granulierende Erosion 162, 164; Epithelverhältnisse und Zystenbildung 163; Ausgang in Karzinom 163; verschiedene Arten von Erosion 164; Ursachen 164; grob-anatomische und histologische Befunde 165; Pseudoerosion 165; erstes Heilungsstadium 166, 167; „Erosionsdrüsen" 166, 167; Entstehungsweise der Erosion 166; Einschmelzungsvorgänge 166, 167; zweites Stadium der Heilung 168, 169; Verdrangung des Schleimepithels durch Plattenepithel an Oberfläche und Drusen 169; Erosionsheilung durch Nachlassen der Entzündung und Plattenepithelwucherung 170; kein metaplastischer Vorgang 171; Langsamkeit völliger Heilung 172; Abschnürung der Drusen 172; „Exazerbationen" und „Rezidive" 172; Ausgänge der Erkrankung 173; „Erosio papillaris" 173; deziduale Reaktion im Verlaufe der Erosion beim Eintritt von Graviditat 173; „angeborene Erosion" 47, 174; Erosion bei Uterusprolaps 59, 60; allgemeine Bemerkung über Erosion 174.
— Histologie 6.
— Hypertrophie der 134; angeborene 41, 51; primäre als Ursache von Uterusprolaps 58.
— hypoplastische, angeborene Enge des äußeren Muttermundes bei 67.
— Kleinheit, angeborene 41.
— Leukoplakia 176, 181—185; Beziehungen zum Krebs 182; Ursachen 182, 184.
— Myxofibrom der 328, 329.
— Nekrose durch Pessare 73.
— papilläre Wucherung nach Art spitzer Kondylome 423, 425.
— Plattenepithelkrebs 444, 445; Metastasierung in Eierstockskystom 496.
— Polypen der 211; Formen 211; kanalisierte Polypen 211, 212; Entstehungsweise der Portiopolypen 213; Deziduabildung 213.
— Primäraffekt, syphilitischer 192, 193; Lymphknotenschwellung 194.
— Syphilis, tertiäre unter dem Bilde von Sarkom 197, 198.
— Tuberkulose und Karzinom kombiniert 191.
— Ulzeration der 162, 175.
Portiokarzinom:
— Ausbreitung 490.
— Diagnose 520; Fehldiagnose 521; Epithelkolben und Zapfen 521; Zellabweichungen 522; Mehrdeutigkeit der Zellatypien 523; unreife Zellformen 523;

Versuch der Diagnosenstellung aus dem Epithel allein 525; Bedeutung der Verhornung und des Glykogennachweises 525, 526; Tiefenwachstum des Epithels 526; Verwechslungsmöglichkeiten 526f.; epithelioides Gerust 529; Zusammenfassung 529, 530.
Portiomyome 216.
— Seltenheit 216.
Portiorisse 74.
Portiosarkom, rundzelliges 365.
Portioschleimhaut, Talgdruse in der 46.
Portiotuberkulose:
— isolierte, Lebensalter und 187.
— primäre 186.
— Seltenheit der 187.
Präkanzeröses Stadium 505.
Pramenstruelle Veränderungen der Uterusschleimhaut 87, 88; Phaseneinteilung 88; histologisches Bild der funktionellen Phase 88; Deziduaahnlichkeit 89; Verhalten des Stroma 90; Epithelzerfall und -abstoßung 91; Glykogenbefunde 91; Umfang der Schleimhautabstoßung 92; Verfettungen und sonstige Epithelveranderungen 93; menstruelle Regeneration 93, 94; Gitterfaserverhalten im Intervall 94; Verhalten der Blutgefäße 95; Störungen der menstruellen Veränderungen durch krankhafte Vorgange 96; chemische Befunde in der Schleimhaut 97; Teilnahme der Schleimhautpolypen an der sog. „pramenstruellen" Umwandlung der Schleimhaut 203.
Primat der Geschlechtsfunktion 666.
Prolan, Hormon des Hypophysenvorderlappens 666; in der Plazenta 666; Motor der Geschlechtsfunktion 667; Tierversuche; Deutung der Tierversuche 667, 668; Mitwirkung des Prolans bei der Luteinbildung 668, 669.
Prolan-Reaktion bei Chorionepitheliom 762, 763, 764.
Prolapsus uteri 56; uteri gravidi 60.
— — „angeborener" 56; Anatomisches 56; Ursachen 56.
— — erworbener 57; Ursachen 57.
— — Folgen 58, 59, 60.
— — Mechanismus des Vorfalles, Beckenbodenmuskulatur 57, 58.
— — Prolapsinversion 65, 66.
— — Pseudoprolaps 56.
Proliferationszysten bei Hyperplasia endometrii 123.
Prosoplasie indifferenter Bauchfellepithelien 308.
Prosoplastisches Epithel auf der Portio und „Leukoplakie" 181.
Psammokarzinome der Tube 849; s. Ovarium.
Psammöse Krebse 484.
Pseudodrüsen, tubare 817.
Pseudohermaphroditismus 22; secundarius (HALBAN) 18.
— Tubenbildung, rudimentare bei 803.
Pseudoxanthomzellen s. Myometritis 151, 152.

Psoriasis uteri 176, 177; Schrifttum 568.
Psyche, Menstruation und 80.
Pubertas praecox 76, 77.
Puerperale Metritis s. Metritis.
Puerperalfieber, Tuben bei 857.
Puerperium:
— Gebärmutter s. d.
— Uterustuberkulose im 187.
Pyometra 69; bei Uteruskarzinom 500; bei Carcinoma cervicis 69.
— Histologie 69.
— intermittierende 69.
Pyosalpinx 812, 813.
— Ausheilung 826.
— Bakteriennachweis 809.
— Darmkomplikationen 810.
— einseitige 810.
— Krebsbildung in einer 848.
— tuberkulöse 828, 829.

Quellung, hydropische des Zottenstroma 678, 707.
Querscheidewände im Zervikalkanal 50.

Rachitis, sexuelle Frühreife und 77.
Randsinus, venöser der Plazenta 636.
Regeneration, menstruelle s. Uterusschleimhaut 93.
Rektalmetastasen bei Tubenkarzinom 850.
Retroflexio uteri 51, 52, 53; anatomischer Befund am Uterus 54; Folgezustande 54; angeborene Retroflexion 54, 55; Retroflexio corporis cum anteversione cervicis 61.
Retroflexio uteri gravidi 55; Uterusprolaps bei 60.
Retropositio uteri 55, 56.
Retroversio corporis cum anteversione cervicis 61.
Retroversio uteri gravidi 61, 62.
Retroversio-Retroflexio uteri 61.
Rhabdomyome des Uterus 411.
Rhythmische Struktur in Sarkomen 371.
Riesenmyome 214.
Riesenzellbildung im Adenomyom 325; in Sarkomen 367.
Riesenzellbildungen, eigenartige in hyalin gequollenen Partien eines muskelzelligen Sarkoms 360.
Riesenzellensarkom des Uterus 367.
ROHRscher Streifen 648.
Röntgenkastration:
— Basedowerkrankung mit Myom des Uterus geheilt durch 235.
— Myombildung nach 234.
Röntgenstrahlen, Uteruskarzinom und 477, 478.
Rotation des Uterus 62.
Rote Degeneration der Myome 243.
Rundzellensarkom der Tube 873.
Rundzelliges Bindegewebssarkom 365.

Sactosalpinx serosa 813.
Salpingitiden, pathologisch-anatomische Erscheinungsformen 811.

Salpingitis:
— Ausheilung 826.
— Eileiterkrebs und, Beziehung 849.
— gonorrhoica 809, 820; histologische Diagnose 809.
— — Plasmazellinfiltrate bei 857.
— — Streptokokkensalpingitis und, histologische Unterschiede 820.
— nodosa 815.
— — Entstehung 823; Bedeutung von Entwicklungsstörungen 824.
— — Graviditas interstitialis bei 844.
— — histologisches Bild 822.
— — Hydrosalpinx und, Koinzidenz 823.
— — isthmica 250, 260, 261, 815, 816, 856, 857; Ätiologie 870.
— — isthmica tuberculosa 829.
— pseudofollicularis 817, 818.
— streptomykotische 820.
— xanthomatosa 819, 856.
Sarcoma:
— deciduale 713.
— deciduocellulare 713, 715, 799.
— fibrofusicellulare 361.
— fibroglobicellulare 365.
— lymphoblasticum 350.
— lymphocyticum 350.
— myocellulare 350.
— — adenomatosum der Zervix 327.
— myofusicellulare 350.
— myoglobicellulare 350.
— polyposum mucosae corporis uteri 379, 380; cervicis uteri 382, 383.
Sarkom (s. a. Uterussarkom) 349; Schrifttum 602f.
— Adenomyosis uteri und 278.
— Chondrosarkom s. d.
— Chorionzotten 715.
— Inversio uteri bei 66.
— metastatisches im Uterus 393.
— myogenes 358.
— Ovarium s. d.
— Tuben- 846, 873, 874.
— vorgetäuscht durch tertiare Syphilis der Portio vaginalis 197, 198.
Sarkomatose, sekundare beider Tuben durch peritoneale Implantation 872, 874.
Sarkomatöse „Adenomyome" 327; Verwechslungsmöglichkeiten 327.
Sarkomyome 358.
Sauerstoffverbrauch der Plazenta 662.
Scheidensekret, Säuregrad des, während der Menstruation 85.
Schenkelhernie, Tube als Bruchinhalt 804, 807.
Schilddrüse, Myom und 235.
Schleimbildung in Uteruskarzinomen 479, 480.
Schleimepithelkrebs des Corpus uteri 468; der Zervix 454.
Schleimgewebe in der Muskulatur eines Corpus uteri 407.
Schleimhautmetastasen im Korpus von Zervixkrebsen 495.
Schleimhautpolypen 200; Schrifttum 574; s. Gebärmutter.

Schleimhautquellung, deziduale 627, 629.
Schleimhautsarkom 374.
Schleimhautveränderungen der Gebärmutter während der Schwangerschaft 627.
Schleimhautverlagerung, typische im Fundus uteri eines neugeborenen Madchens 48.
Schleimhautwucherung, heterotope in einer Perforationsnarbe des Uterus 73.
Schleimige Degeneration der Myome 239.
Schleimkrebs 457.
Schleimstauung in der Uterushöhle 67.
Schwangerschaft:
— Adenomyosis uteri und 266.
— Eiimplantation s. d.
— ektopische 865.
— — zystische Veränderungen am Eierstock bei 833.
— ektopische in Nebentuben 805, 833; in einer tuberkulösen Tube 834; im Stumpf eines unvollstandig exstirpierten Eileiters 863.
— Geburt und, bei Myom 224.
— Hysterozele und 62.
— interstitielle 843.
— intraligamentäre 843.
— intrauterine und extrauterine, gleichzeitige 835.
— Menstruation und 79, 80.
— Myombildung und 222.
— Myomnekrose in der 242.
— Myomvereiterung in der 243.
— Syphilitischer Primaraffekt am Collum uteri wahrend der 194.
— Teleangiektatische Degeneration der Uteruswand 333, 334.
— Uterusatresien während der 68.
— Uterusdivertikel s. d.
— Uterusmißbildungen und 41; Menstruation aus dem nicht graviden Horn 41; Lageveränderung des mißbildeten Uterus in der Gravidität 42.
— Uterussarkommetastasen und 390.
— Uterustorsion bei 62.
— wiederholte in derselben Tube 834.
— Zervixmyom s. d.
Schwangerschaftsreaktion nach ASCHHEIM-ZONDEK bei Chorionepitheliom 760.
Schwangerschaftsveränderungen der Gebarmutter 627; in der Hypophyse bei Chorionepitheliom 762.
Schwefelgehalt der Plazenta 664.
Semiuterus 11.
Sepsis thrombophlebitica bei Metritis 161.
Septum:
— cervicovesicale, Adenomyosis des 291.
— Epithelheterotopie im, beim Neugeborenen 35.
— Quersepten im Zervikalkanal 50.
— rektouterines, Fibroadenomatose des 287.
Septumpersistenz nach Vereinigung der Genitalfalten 12, 34.
Serosazysten der Tube 871.
Sexuelle Frühreife 76.
Siegelringzellen, schleimartige in einem primären Karzinom der Zervix 455.

Spina bifida, Prolapsus uteri und 56; Inversio uteri im Greisenalter bei Spina bifida sacralis 66.
Spindelzellensarkome des Uterus 361; Seltenheit reiner 363; lymphangiektatisch gelapptes 363, 364.
Spirochatenbefund bei syphilitischem Primaraffekt der Portio 194.
Spontanabtrennung der weiblichen Adnexe 855.
Status lymphaticus, Genitalhypoplasie und 17.
Steinbildung in der Tube 826.
Stenose:
— angeborene des Uterus 67.
— klappenförmige des inneren Muttermundes 67.
Stieldrehung normaler Adnexe 854; im Kindesalter 855; der Adnexe in einer Inguinalhernie bei einem einjahrigen Madchen 807; isolierte, gravider Tuben 854, 855; s. Myom.
Strahlenbehandlung:
— regressive Veranderungen in den Uteruskarzinomen durch 477, 478.
Strahlenwirkung auf Myome 237.
Strangulation und Torsion der Tube 806.
Stratum musculare submucosum 3.
— subserosum 3.
— supravasculare 3.
— vasculare 3.
Streptokokkensalpingitis, Salpingitis gonorrhoica und, histologische Unterschiede 820; Grenzen der histologischen Unterscheidung 822.
Stroma der Korpuskarzinome 472.
Struma, Myom und 235.
„Stuckchendiagnose" 427, 512.
Subchorialer Schlußring (WALDEYER) 648.
Sympathikoblastom des Uterus 412.
Synzytiale Krebszellen 481.
Synzytiale Wanderzellen im Zottenstroma 688.
Synzytialer Belag der LANGHANS-Zellen 729.
Synzytien, Aufteilung der 767.
Synzytium 647.
— Bezeichnung 639.
Syphilis der Tube 831; Schrifttum 862; des Uterus 192; des graviden Uterus 198; Schrifttum 572; s. Gebarmutter.

Talgdruse in der Portioschleimhaut 46.
Teleangiektasien, umschriebene der Uteruswand 329, 332.
Teleangiektatische Degeneration der Uteruswand 332; Beziehungen zur Schwangerschaft 333, 334; kavernöse Durchsetzung des Collum uteri 334.
Temperaturmessungen bei Menstruation 80.
Temperatursteigerung vor den Menses bei Tuberkulosen 80.
Teratogenetische Terminationsperiode (SCHWALBE) 9.
Teratoide Bildungen in der Tube 846.

Teratom, karzinomatöses beim Kind mit körperlicher Frühreife und Menstruation 76.

Teratome des Uterus 537; Schrifttum 624.

Thromben bei Hyperplasia endometrii 128.

Thrombopenie, Uterusblutungen und 107.

Thrombophlebitis s. Metritis thrombophlebitica.

Thyreoidea, Ovarialfunktion und 77.

Torsion normaler Adnexe bei Enteroptose 855; der Tube 806, 807; isolierte der normalen Tube 855; der karzinomatös erkrankten Tube 847; des Uterus 62; des graviden Uterushorns eines doppelten Uterus 42.

Traubenmole 672.

Traubige Sarkome des Uterus 385.

Trauma:
— Flexionsabweichungen des Uterus und 53.
— psychisches, Menstruation und 80.
— Uterusdivertikel und 71.

Trophoblast 637, 638, 642.
— Plasmodien des 640.

Trophoblastknoten 647.

Trophoblastschale 640, 642, 643, 649.

Trypsingehalt der pramenstruellen Schleimhaut 98.

Tuba supernumeraria 804.
— tertia 804.

Tubarabort 839.
— Bauchhöhlenschwangerschaft nach 865.
— Haufigkeit 839.
— Spatruptur nach 866.
— Tubarruptur und, gleichzeitig 841; Sekundärruptur der Tube 840, 841.
— Tubenfalten bei; Dezidruazellinseln 836, 841.

Tubargraviditat (s. a. Eileiterschwangerschaft) 831; auf der einen Seite, spontane Rückbildung eines tubaren Eies auf der anderen Seite 835; 6 Jahre nach doppelseitiger Tubenunterbindung bei außerer Überwanderung des Eies 833.
— beiderseitig operierte, intrauterine Graviditat nach 869.
— Eieinbettung in der Eileiterwand 835; Fehlen einer typischen Dezidua 835, 841.
— gleichzeitige doppelseitige 834.
— Gonorrhöe als Ursache der 834.
— Polypen in der Tube bei 845.
— Schrifttum 863.
— Seltenheit bei Tieren 834.
— Tubenentzundung und 833.
— Tuberkel in der spontan ausgestoßenen Uterusdezidua 187.
— wiederholte 834; in derselben Tube 834; dreimalige 834.
— Zystenbildung am Ovarium und 833.

Tubarruptur 838; in das Ligamentum latum hinein 843.
— Entstehung 840.
— gleichzeitige multiple 841.

Tube (s. a. Eileiter):
— Achsendrehung, angeborene 855.
— Adenom, polypöses 845.
— Adenomyosis 824, 825, 826.
— Aktinomykose 831; Schrifttum 862.
— akzessorische 805.
— — Schwangerschaft in 805.
— anatomische Veränderungen bei Menstruation 83.
— appendikuläre Infektion 810.
— Ascaris lumbricoides in der 852.
— Blutansammlungen im Innern der 806.
— Bruchinhalt 804.
— Chorionepitheliom der 762, 851.
— Deziduazellen in der nicht schwangeren 841.
— Divertikelbildung der 804, 853.
— Drehung der 807.
— Echinokokkus 851, 852.
— Ei in der, nach dem Typus des BREUSschen subchorialen Hamatoms 842.
— Entwicklungsanomalien 802; Schrifttum 852—854.
— Entzündung 808; Ursprung 808; Infektionswege 809; histologische Untersuchung der entzündeten Tube 816; Schrifttum 856.
— Exzeßbildungen 804.
— Form- und Lageanomalien 806; Schrifttum 854.
— Fremdkorper 808.
— Geschwulstmaterialverschleppung aus der Uteruskörperhöhle durch die 875.
— gravide, makroskopisches Bild 838.
— Hypoplasie 803.
— Infektion nach Sondierung des Uterus oder nach Laminariadilatation 809.
— Kalkablagerungen 826.
— Knochenbildung in der 808, 870, 871.
— Konglomerattumoren, entzündliche 812.
— Leukamische Infiltration der 822.
— Lymphstauung im Gebiete der 808.
— mangelhafte Anlage der 803.
— mißbildete, Graviditat in 833.
— Oxyuris in der 852.
— Parasiten 851; Schrifttum 875.
— Puerperalfieber und 857.
— rudimentäre Ausbildung bei Pseudohermaphroditismus 803.
— Rundzellensarkom 873.
— Sarkom, primares 873, 874.
— Sarkomatose, sekundare durch peritoneale Implantation 872, 874.
— Serosazysten der 871.
— Spontanamputation, unvollkommene 855.
— Steinbildung in der 826.
— Syphilis 831; Schrifttum 862.
— Torsion der karzinomatös erkrankten 847.
— Tuberkulose 826; Schrifttum 860; s. a. Tubentuberkulose.
— tuberkulöse, Schwangerschaft in 834.
— Tumoren, gutartige 844; Schrifttum 869.
— Tumoren, maligne 846; Schrifttum 871.
— Uteruskarzinomausbreitung auf 496.
— Verkalkung in den Fimbrien der 826.

Tube:
— Verlängerung der, bei Ovarial- und Parovarialzysten 808, 855.
— Xanthom der 819.
— Zirkulationsstörungen 806; Schrifttum 854.
— Zysten 844; Schrifttum 869.
Tubenblasenmole 841.
Tubendefekt:
— einseitiger partieller 802.
— totaler kongenitaler 802.
Tubendermoid 846.
Tubeneiter:
— Bakterien im 809.
— Pneumobazillus FRIEDLÄNDER im 859.
Tubenembryom 870.
Tubenerkrankung, tuberkulöse, Häufigkeit der 826.
Tubenfibrom mit Stieldrehung 870.
Tubenfimbrien, Phlebolithen in 808.
Tubenkarzinom:
— Differentialdiagnose 817.
— doppelseitiges primäres 848; mit gleichzeitiger Tuberkulose der Tuben 871.
— drüsige karzinomatöse Wucherungen 849.
— Durchbruch in den Dünndarm 850.
— Eindringen in das Myometrium bei freibleibender Mukosa 850.
— Entwicklung im Innern einer Hydrosalpinx 848.
— primäres 846, 847; mit vielfachen Torsionen der Tube 847, 874.
— — Impfmetastase auf dem Endometrium 850, 873.
— — Metastasen in den Bauchdecken 850, 871, 874; in der Leber 850; Rektalmetastasen 850; Vaginalmetastasen 850.
— — mikroskopische Befunde 848.
— — schleimbildendes 849.
— riesenzellähnliche Gebilde im 848.
— sekundäres 846; bei primärem Korpuskarzinom 850, 873.
— Seltenheit bei chronischer Gonorrhöe 849.
Tubenkarzinommetastasen im Uterus 534.
Tubenlabyrinth 817, 818, 819.
Tubenlumen, Verlagerung durch Myom bzw. Fibrom 833.
Tubenlymphangiome 846.
Tubenmenstruation, echte 83.
Tubenostien, akzessorische 804, 805.
Tubenostium, abdominales, Verschluß bei Salpingitis 856.
Tubenperistaltik 855.
Tubenplastik, Tubargravidität nach vorangegangener 833.
Tubenpolyp mit Tubargravidität 833.
Tubenpolypen 845; adenomatöse 845.
Tubensarkom 846; langsames Wachstum 846.
Tubenschleimhaut:
— adenomartige Verdickungen der 845.
— Differenzierungshemmung der 866.
— Fehlbildung, endometrioide 806.
Tubenstumpf, Krebsbildung im, nach vaginaler Exstirpation des Uterus 847.
Tubenstumpfgranulom 856.

Tubenstumpfgravidität 833.
Tubenteratome 846.
Tubentorsion 806, 807.
Tubentuberkulose 186, 826, 860; s. a. Eileitertuberkulose.
— Eileiterkrebs und 849, 850.
— Graviditas extrauterina infundibulo-ovarica bei 844, 863; Einbettung des Eies auf der Fimbria ovarica bei 844, 863.
— Häufigkeit 187.
Tubenverdickung, knotige in der Tubenmitte 823.
Tubenverschluß, Zustandekommen des 811; Spontanöffnung einer verschlossenen Tube, durch Relaparotomie festgestellt 812.
Tubenwinkeladenomyome 823, 857.
Tuberkel in der bei Tubargravidität spontan ausgestoßenen Uterusdezidua 187.
Tuberkulose:
— Adenomyosis uteri und 278.
— Amenorrhöe als Frühsymptom der 77.
— Dezidua- 191.
— Infektion eines Myoms mit 248.
— lymphogene des Uterus 186, 188.
— miliare des Endometrium 189.
— primäre der weiblichen Geschlechtsorgane 186.
— Schrifttum 570.
— Tuben- 826; s. Tuben.
— Uterus- s. d.
— Uteruskarzinom und, ursächlicher Zusammenhang 504.
Tuberkulöse „Adenomyome" 278, 327.
Tuboabdominalschwangerschaft:
— ausgetragene bei osteomalazischem Becken 866.
Tuboovarialabszeß 815.
Tuboovarialhämatom mit Stieldrehung 855.
Tuboovarialhernien 804.
Tuboovarialschwangerschaft 832.
— ausgetragene 863, 866.
Tuboovarialzysten 814, 815.
— Krebsbildung innerhalb von 848.
— Salpingitis isthmica nodosa und, Beziehungen 858.
— tuberkulöse 864.
Tumoren:
— gutartige der Tube 844; Schrifttum 869f.
— maligne der Tube 846; Schrifttum 871.
Tunica mucosa cervicis 5; corporis 4.
— muscularis 3.
— serosa corporis uteri 3.
Tympania uteri 70, 158.

Ultramensuelle Schleimhauthypertrophie mit Amenorrhöe 99.
Ulzeration der Portio vaginalis uteri 162, 175.
Unterernährung, Amenorrhöe bei 78.
Urethra: Chorionepitheliom-Metastasen 749.
Urnierengenese von Adenomyomen 858.
Urnierenhypothese s. Adenomyosis.
Urnierenreste, Adenomyome aus 324.
Urogenitalfalten 10.
— Winkelstellung der 19, 20.

Urogenitalkanalanlage, Agenesie oder Rückbildung auf frühester Stufe 11; doppelseitig 22; einseitig 23.
Uterus (s. a. Gebärmutter):
— acollis 37.
— arcuatus 12.
— — planifundalis 36.
— Atonie des gebärenden, Verblutungstod
durch 110.
— atrophicus 39.
— bicornis 9, 12, 18, 28; Untergruppen 29;
ohne Verkümmerungen 30; mit
rudimentarem Uterushorn und fast
vollkommenem Fehlen der rechten
Tube 802.
— — asymmetricus 25.
— — bicollis s. pseudodidelphys 27.
— — cornu rudimentarium 32, 33.
— — duplex mit Lig. recto-vesicale zwischen
den anteflektierten Uterushörnern
26, 27.
— — fetalis 9, 32.
— — Ligamenta rotunda und 16.
— — rudimentarius, Beschaffenheit der
rudimentaren Hörner 32, 33; Verhalten der Adnexe 34; hypoplastische Schleimhaut im mäßig
verkümmerten Horn einer Erwachsenen 34.
— — rudimentarius bilateralis 12, 31;
lateralis 12, 32.
— — seltene Form, vom Neugeborenen 32.
— bicorporeus:
— — partim bicollis (separatus) 12.
— — unicollis 12.
— — unicollis gravidus V mens. 29.
— — unicollis myomatosus 43.
— bilocularis, Myom im Septum 42, 43.
— didelphys 12, 24, 26; doppelseitige und
einseitige Verkümmerung 24, 25; Seltenheit der echten Didelphie 26.
— „Diphtherie" des 151.
— doppelter beim Neugeborenen 28.
— duplex separatus 12, 20, 27; et Vagina
duplex separata 12, 24.
— Durchbohrung bei Abtreibungsversuchen,
nach Geburt und Abort 71; Durchbohrung eines sarkomatös durchsetzten
Fundus uteri 71.
— hypoplasticus 39.
— — membranaceus 39.
— infantilis 39, 40; ohne Ovarien 40, 41;
eigene Beobachtungen 40.
— infra septus 34.
— Karzinoide der Korpusschleimhaut 178.
— Karzinome des, aus embryonalen Gewebsresten 530.
— Korpuspolypen, „Plattenepithelknötchen" in 178.
— Korpusschleimhaut, „Plattenepithelknötchen" in der hyperplastischen 177, 178;
Unterschiede vom Karzinom 178, 181.
— membranaceus 137.
— Mischgeschwülste 400; Schrifttum 610f.
— mißbildeter im Bruchsack 62; Schrifttum
549.

Uterus:
— Nekrose des, und der Adnexe nach
Schmierseifenspülung zwecks Aborteinleitung 139.
— Neubildungen an Blut- und Lymphgefäßen des 329.
— normaler als Bruchsackinhalt 63, 64;
Schrifttum 549.
— obliquus 34, 37, 38.
— — infantilis 12.
— — rudimentarius 12.
— Perforation, instrumentelle 71; Fistelbildung nach 73; Todesfälle 73; Heilung
durch Narbenbildung oder durch Verwachsung mit der Bauchwand 73;
heterotope Schleimhautwucherung in
einer Perforationsnarbe 73.
— planifundus s. incudiformis 12.
— „posthornförmiger" 53.
— pseudodidelphys 12.
— Ruckbildung, frühe 22.
— rudimentarer 22.
— Ruptur:
— — spontane 71; Heilungsmöglichkeit 74.
— — unvollständige 72.
— Sarkom des Korpus mit Miliartuberkeln
191.
— — „schneckenförmiger" 53.
— septus 19.
— — Vagina simplex 12; mit Vagina eines
Neugeborenen, mit ungewohnlicher
Septumstellung in verschiedenen
Hohen 21.
— — Winkelstellung der Urogenitalfalten
und 19, 20.
— septus bilocularis 34.
— simplex:
— — atrophicus 12.
— — fetalis 12, 39.
— — hypoplasticus 12.
— — infantilis 12.
— — rudimentarius 12, 38, 39.
— — virgineus pubescens 12.
— solidus bicornis rudimentarius symmetricus 31.
— subseptus 34.
— suprabicornis 29, 30; asymmetricus 38.
— suprabicorporeus 12.
— suprabilocularis 34.
— Syphilis des 192; Schrifttum 572.
— Teratome des 537; Schrifttum 624.
— Totaldefekt des, und der Vagina 22.
— unicollis, Inversion eines Hornes bei 66.
— unicornis 11, 32; mit rudimentarem
Nebenhorn 25.
— unicorporeus simplex, cervix et vagina
septa asymmetrica 35.
— unilateralis 11; et vagina unilateralis, mit
Fehlen oder Vorhandensein der Tuben
und Ovarien 23, 24.
— virgineus 39.
Uterusatresie s. Atresie.
Uterusatrophie 135; bei Amenorrhoe 78; bei
Infektionskrankheiten 135, 136;
Schrifttum 562.
— Histologie 137.

Uterusatrophie:
— Laktationsatrophie 136, 137.
— postpuerperale 136.
— senile 137, 138.
Uterusblutungen 105; Ursachen und Entstehungsweise 106; auf Allgemeinstörungen beruhende und örtlich bedingte Blutungen 107, 108, 109.
Uterusdivertikel 70; Inhalt 70; Einnistung des Eies in Wanddivertikel des Uterus 71; Ruptur des Divertikels 71; traumatische Entstehung der Divertikel 71; Verbindungsgang zwischen der Divertikelschwangerschaft im Fundus uteri mit der übrigen Korpushöhle 71.
Uterusendotheliom mit Metastasierung in die Tube 846.
Uterusepithel, Abweichungen des fetalen 46.
Uterusgangrän 157.
Uterushöhle:
— Erweiterung der 68; angeborene 67.
— Schleimstauung in der 67.
Uterushörner, Hernie der 30, 63.
Uterusinfarkt, infektiöser hamorrhagischer 109, 110.
Uterusinversion s. Inversio uteri.
Uteruskarzinom 427; Einleitung 427; Adenoma malignum (s. destruens) 427, 428; Benennungen 428; Beziehungen zum Krebs 428; mannigfache Übergange 430; neue Bezeichnungen 430; Carcinoma uteri partim adenomatoides partim cancroidale 431; Carcinoma adenomatosum, solidum, diffusum 431; Geschwulstumbau 431.
— Anatomie 436; Plattenepithelkrebs 436, 437; krebsige Zervixpolypen 437; Krebs des Uteruskörpers 437; verschiedene Formen 437; pseudopapillarer Zerfall 439, 440; „Zuckerguß" (RUGE) 440; geweblicher Bau der Krebse 440; Häufigkeit der drusigen und soliden Formen 441; Kollumkrebs 441; Gegensatz zwischen mikroskopischem Bau und Abstammung 441, 442; Carcinoma solidum colli 442; primarer Hornkrebs 442, 443; verhornende Krebse 443; groß-, klein- und gemischtalveolare Formen 445; unreife Krebsformen 445; Pseudodrüsentypus druch Zerfall 446; Zellatypie 446, 447; diffuse sarkomähnliche Ausbreitung der Karzinome 447; diffuse Ausbreitung der Krebszellen 448; Erkennung der ersten Anfange von Karzinom (prakanzeröses Stadium?) 448, 449; falsche Deutungen 449; Glykogenbefunde 449, 450; feinerer Bau der Krebszellen 450; morphologische Mannigfaltigkeit 451; reine Fälle von destruierendem Adenom und Carcinoma adenomatosum 452; Schleimepithelkrebs der Zervix 454; Schleimnachweis 455; Seltenheit von „Siegelringzellen" 455; Schlauch- und Strangformen 455, 456; Schleimzysten 457; Schleimkrebs 457;

Adenokankroide 457; Bedingungen der abweichenden Typen 458; Histologie des Carcinoma corporis uteri 458; Carcinoma adenomatosum corporis 459; Carcinoma glandulare s. tubulare 461; tubulare und adenomatöse Krebse auf hyperplastischer Schleimhaut 462; multizentrische Entstehung 462; Umwandlung des Zylinderepithels in „epidermoidales" Epithel in adenomatösen Krebsen 465; scheinbare Plattenepithelinseln in adenomatösen Zylinderepithelkrebsen 466, 467; Schleimepithelkrebse 468; Glykogenablagerung 469; Carcinoma adenomatosum vom 6jahrigen Kinde (ungewöhnliche Form) 469; zottige Form des Zylinderepithelkrebses 469; primar solides Korpuskarzinom 470; reine Plattenepithelkrebse 470, 471; Kankroide 471; basalzellige Krebse 472; Gerüst der Korpuskrebse 472; Fehlen elastischer Fasern 473; krebsige Korpuspolypen 473; Doppelkrebse des Uterus 474; Schwierigkeiten in der Beurteilung 475; Doppelkrebs in Korpus und Zervix 475, 476; Beurteilungsgrundsatze 476; regressive Veranderungen in den Uteruskarzinomen, spontan und künstlich erzeugt 477; durch Bestrahlung bedingte Zerfallsvorgange 477; Lipoid- und Cholesterinablagerung 478, 479; Vakuolisation 480; „synzytiale" Krebszellen 481; Riesenzellen 481; Kern- und Plasmazerfall 481; Zerfallsvorgange an den Krebszellen 482; Hyalinablagerung 482; Verflussigung und Verschleimung des Stroma 482; Verkalkung 484; Carcinoma psammosum 484; Knochen- und Osteoidbildung 484; bakterielle Infektion 485.
Uteruskarzinom:
— Ausbreitung: angebliches appositionelles Wachstum 485; zusammenhangende Ausbreitung des Krebses 486; Neigung der reifen Plattenepithelkrebse zur Oberflachenausbreitung 488, 489; Bedingungen der Krebsausbreitung 490; Ausbreitung der Portio- und Zervixkrebse nach der Scheide 490; Ausbreitung im Eileiter und Eierstock 491, 492; langs der Nerven und um kleine Blut- und Lymphgefaße 492, 493; tödliche Blutungen aus dem Krebs 494, 495; Häufigkeit der Metastasen 495; Schleimhaut- und Eierstocksmetastasen 495; Metastasierung in Eierstockskystom 496; sprunghafte Metastasierung auf Eierstock und Eileiter 496; Metastasierung auf dem Blutwege 497, 498; Metastasen innerer Organe 498; Impfmetastasen 499; Struktur der Metastasen 499; regressive Veranderungen in den Metastasen 500; Veranderungen der Nachbarschaft bei Uteruskrebs 500; Hydrometra, Pyometra, Mukometra, Hamatometra 500.

Uteruskarzinom:
— Diagnose 511; „Stückchendiagnose" 512;
Fehlerquellen 512; ortsfremde Wucherung 513; geringe Menge des Stroma
513, 514; Fehlen der „Membrana propria" 513; labyrinthische Drüsennachahmungen 514; Irrtümer 515; menstruelle Abstoßung der aufgelockerten
Schleimhaut 516, 517; Übergänge von
Hyperplasie zu Krebs 517; Unzuver-
lassigkeit des Nachweises wirren Drü-
senbaues und der Epithelmehrschichtig-
keit 518, 519; gutartige „Plattenepithelknötchen" 520.
— Diagnose des Portiokarzinoms 520; Fehldiagnose bei Portiokrebs 521; Epithelkolben und Zapfen 521; Zellabweichungen 522; Mehrdeutigkeit der Zellatypien 523; unreife Zellformen 523;
Versuch der Diagnosenstellung aus dem
Epithel allein 525; Bedeutung der Verhornung und des Glykogennachweises
525, 526; Tiefenwachstum des Plattenepithels 526; Verwechslungsmöglichkeiten 526f.
— Einteilung der Uteruskrebse 433; unreife
und ausgereifte Krebse 434; Basalzellenkrebs 434; Begriffe „indifferent"
und „different" 435, 436.
— Haufigkeit, Altersstatistik 432; Bedeutung des Gebàrens 432, 433.
— Histogenese 506; bindegewebige und epitheliale Krebsgenese 506; Erosionskrebs
507; Entstehung des Plattenepithelkarzinoms des Uteruskörpers 508; Dimorphie 508; Metaplasie 509; Gründe
gegen die Metaplasielehre 510; ortsfremde Epithelarten aus indifferenten
Zellen 511.
— Myom und, gleichzeitiges Vorkommen 223.
— Pathogenese 502; Erblichkeit 502; Krebs
bei Zwillingen 502; Krebs und Myom
502; örtliche Reizungen 502, 503; Bedeutung der Tuberkulose 504; drusige
Hyperplasie der Schleimhaut und Carcinoma adenomatosum 504; Beziehung
der Polypen zu Karzinomen 505; „prakanzeröses Stadium" 505; rasche
Krebsentstehung 506.
— primares, von Nebennierenrinde? 535.
— Schrifttum 614f.
— sekundares 533.
— — Impfmetastase 534.
— — Krebsmetastasen vom Magen und
Darm her 534.
— — Metastase bei Brustdrusenkrebs 535.
— — Metastasierung bei papillarem Ovarial-
karzinom 533.
— — Tubenkarzinommetastasen im Uterus
534.
— — Uterusmetastase bei Bronchialkarzi-
nom 535.
Uterusleistenhernie 24, 30, 63.
Uteruslipome 407, 417; Vorkommen, Sitz,
Gestalt 408; histologische Befunde 408;
Lipomyom mit Übergang in Sarkom 409.

Uterusmißbildungen, Uterusruptur bei 71.
Uterusmuskulatur:
— Menstruationsvorgänge in der 87.
— Schwangerschaft und 631.
Uterusmuskulaturhypertrophie 131; Einfluß
des Eierstockes 131; Entzündungsfolge 133.
Uterusmyom mit Extrauteringravidität 833.
Uterusprolaps s. Prolapsus uteri.
Uterussarkom 349; Schrifttum 602f.; s.
Sarcoma.
— Ätiologie 374; Bedeutung des Alters 374.
— Bezeichnungsgrundsätze 349, 350.
— Bindegewebssarkom 361; spindelzelliges
361; rundzelliges 365; großzellige Rund-
zellsarkome 366; gemischtzellige Sar-
kome und Mischtumoren 366.
— intramural submuköses, im unteren Teile
polypös, durchbohrt mit seinem freien
Ende die Uteruswand 355, 356.
— Metastasen 367, 389; wurmartige („plexi-
forme") Ausbreitung in den Blutge-
faßen 389; seltene Metastasierung in
den Ovarien 389; Metastasierung der
Wand- und Schleimhautsarkome und
der bösartigen Myome 389, 390, 391;
Einfluß der Gravidität auf die Metastasierung 390; regionare Metastasierung
391; Beteiligung der Scheide 389, 391;
Impfmetastase 392; Impfmetastasen in
der Vagina 391, 392; metastatischer
Kollisionstumor 392; metastasierende
Polypen 392; Bau der Metastasen, Über-
einstimmung zwischen Ursprungs- und
Tochtergewachsen 392; metastatische
Sarkome im Uterus 393.
— muskelzelliges, Metastasierung 390, 391;
muskelzellige und in Myomen gelegene
Sarkome 358.
— Rhythmische Strukturen 371.
— Schleimhautsarkom 374; Seltenheit und
Formen 375; mikroskopische Befunde
375; typische und atypische Formen
376; allmahlicher Übergang von
Schleimhautstroma zum Sarkom 376;
Eindringen der typischen Formen in
die Muskulatur 378; Histologie der
polyposen Sarkome 379; atypischer
Bau der Kerne 379, 380; Sarkome der
Zervixschleimhaut 382; grob-anatomi-
sche Befunde 382; regressive Veranderungen der Schleimhautsarkome 384;
diagnostische Schwierigkeiten 384; gewebliche Abstammung 388; Metastasierung 390.
— Schleimhautsarkom, besondere Formen:
Lymphatische Sarkome 385; „Traubige
Sarkome" 385; mikroskopische Befunde 386; „Melanosarkome" 387, 393;
„Adenosarkome" 388.
— Schleimhautsarkome, polypöse, und sarkomatöse Schleimhautpolypen, Unterscheidung 388.
— sekundare regressive Veranderungen 368;
Nekrosen 368; Verschleimung 368;
Blutungen 368; Lymphangiektasien
369.

Uterussarkom:
— Wandsarkome 351; Haufigkeit 351; widerspruchsvolleHaufigkeitsstatistiken 352; Altersstatistik 352; Sitz, Gestalt und Größe 353; grob-anatomisches Verhalten 353, 354; Abweichungen bei Zellatypien und Zerfall 355; Durchbruch nach der Uterushöhle 356, 357; Histologie der Wandsarkome 357; synzytiale und nichtsynzytiale Formen 357; Stroma 357; Fibrillenbefunde 357, 358; gewebliche Herkunft 372; Beziehungen zu Blutgefäßen 373; Metastasierung 389, 390.
— Wandsarkome, besondere Formen 369; alveolarer Bau 369; knollig abgeteiltes Sarkom mit radiarer Anordnung 370, 371.
— Wandsarkome, fibrogene 361.
Uterusschleimhaut:
— -Hypertrophie, ultramensuelle mit Amenorrhöe 99.
— Menstruationsvorgange in der 87; Phaseneinteilung 88; histologisches Bild der funktionellen Phase 88; Deziduaahnlichkeit 89; Verhalten des Stroma 90; Epithelzerfall und -abstoßung 91; Glykogenbefunde 91; Umfang der Schleimhautabstoßung 92; Verfettungen und sonstige Epithelveranderungen 93; menstruelle Regeneration 93, 94; Gitterfaserverhalten im Intervall 94; Verhalten der Blutgefaße 95; Störungen der menstruellen Veranderungen durch krankhafte Vorgange 96; chemische Befunde in der Schleimhaut 97.
— Myom und 221.
Uterusschleimhaut im Eileiter 825.
Uterusstarrheit 60, 61; Ursachen 61.
Uterussteine 47, 74, 244.
Uterustorsion 62.
— Schwangerschaft und 62.
Uterustuberkulose 185; Schrifttum 570.
— akute im Puerperium 187.
— Anatomie 188; geschwurige, warzige, knotige, großknotige, indurierende Form 189; histologische Befunde 190; Verhalten des Epithels 191; Krebs und Tuberkulose am Uterus 191.
— Ausbreitung auf dem Lymphwege 188.
— Entstehungsweise 186.
— Haufigkeit und Ausbreitung 185.
— Lebensalter und 187.
Uterusverdoppelung, Menstruation bei 41.
Uterusverschlusse, histologische Befunde 68.
Uterusversion:
— Anomalien der 60.
— Begriffsbestimmung und Namengebung 60.
Uteruswand:
— Chorionepithel in der 653.
— Fibrome der 328; lymphozystische 329; Schrifttum 575f.
— Teleangiektasien s. d.
Uteruszerreißungen 71; bei Geburten 71, 72.
— Anatomische Befunde 72.

Uteruszerreißungen:
— Blasenruptur und 72.
— Ursachen 71, 72.
Uteruszysten 314; Grundsatzliches über Abgrenzung von Adenomyomen 315; Abgrenzung von Zystomyomen 316; Lage der Uteruszysten 317; Epithelverhaltnisse 318; Auffassung als embryonal entstanden 319; Schrifttum 586f.

Vagina:
— Atresie 68.
— duplex separata 12, 24.
— septa 12, 19.
— Totaldefekt des Uterus und der 22.
— unilateralis 11.
Vaginale Metastasen bei Chorioepithelioma uteri 749; bei Tubenkarzinom 850.
Vaginalinversion, totale, gleichzeitig totale Uterusinversion 66.
Vaginalschleimhaut, Menstruation und 84.
Vakuolisation der Zellen im Uteruskarzinom 480.
Varizen:
— Myom- s. d.
Venen des Uterus 6.
Verblutungstod durch Atonie des gebarenden Uterus 110.
Verbrennungen, Menstruation und 80.
Verfettungen der Myome 239.
Verflussigung der Myome 239.
Verflussigungshöhlen im Bindegewebe des Embryo 21.
Verhornung, Portiokarzinom und 525, 526.
Verkalkung des Endometrium 139; der Myome 244; der Tubenfimbrien 826; in Uteruskarzinomen 480, 484.
Verknöcherung der Myome 245.
Verkummerung, symmetrische des doppelhörnigen Uterus 30; asymmetrische (einseitige) 32.
Verschleimung in Sarkomen 368; s. Schleimige Degeneration.
Version s. Uterusversion.
Vitamine in der Plazenta 670.
Volvulus des Eileiters 829, 862.
Vulva, Adenomyosis 297.

WHARTONsche Sulze 652.
Wochenbett, Inversio uteri im 64; s. Gebarmutter.
WOLFFscher Gang 17.
— — Persistenz des 43.

Xanthom der Tube 819.

Zellkerne der Myomzellen 227.
Zentralnervensystem, Uterusmißbildungen und, Zusammenhang 19.
Zervikalkanal:
— Neugeborener, Polypen im 49.
— Querscheidewande im 50.
Zervikalkatarrh 148, 149.

Zervixatresie 68.
— histologische Befunde 68.
Zervixfisteln, forensische Bedeutung 73;
s. Fistula.
Zervixhypertrophie 134; Ätiologie 135.
Zervixinversion, partielle 66.
Zervixkarzinom:
— Ausbreitung 490, 491; Schleimhautmeta-
stasen im Korpus 495.
— Embolien, karzinomatöse der Blutgefäße
bei 498.
Zervixkarzinome, polypöse 442.
Zervixmyome 215.
— Ausbreitung 214, 215, 216.
— fettige Degeneration in der Schwanger-
schaft 239.
Zervixpolypen, krebsige 437.
Zervixrisse 71.
— angeborene 74.
— Prolapsinversion durch 66.
Zervixschleimhaut 5.
— Drüsen der 5.
— Hyperplasie der 128; hyperplastische
zystenreiche Schleimhaut 129.
— Plattenepithel in der 181; Unterscheidung
von der bösartigen karzinomatosen
Plattenepithelneubildung 181.
— Polypen der 205; Größe und makrosko-
pische Befunde 205; histologische Be-
funde 206; Blutverhältnisse 206; Epi-
thelabweichungen 206; Zervixpolypen
mit Korpusepithel 208; Übergang der
Zervixpolypen in Papillome 208; Epi-
dermisierung der Polypenoberflache
209; Plattenepitheluberzug der Zervix-
polypen 210; Deziduabildung 210.
Zervixtuberkulose 187, 189, 191.
— isolierte 188.
— Lebensalter und 187.
— primare 186.
Zervixvergrößerung, angeborene 50.
Zirbeldrusentumoren, sexuelle Frühreife und
76, 77.
Zirkulationsstörungen der Tube 806.
Zotten:
— Ausbildung der 643.
— Ausbreitung der 703.
— Bau der 698; Fall Essen-Móller 699.

Zotten:
— Bindegewebe und Gefäße der 644.
— Synzytium- und Langhans - Schichten
646, 647.
Zottenembolie 705; bei Blasenmole 705.
Zottenepithel:
— Bau des 647.
— Langhanssches 648.
Zottenform 645.
Zottengefäße, Endothelzellen der 689.
Zottenkrebs 436.
Zottenödem 707.
Zottenstroma, hydropische Quellung des 678,
707; synzytiale Wanderzellen im 688.
Zottentiefenwucherung, Uterusruptur und 72.
Zottenverschleppung 659, 704.
Züchtung von menschlichem Chorionepi-
theliom in vitro 659, 791.
„Zuckerguß" 176; (C. Ruge) 183, 440.
Zusammengewachsene Madchen, Menstrua-
tion bei 85.
Zwillinge, Uteruskarzinom bei 502.
Zwillingsschwangerschaft: bei Uterus-
verdoppelung 41; mit Entartung nur
eines Eies zur Blasenmole 674, 792; in
der Tube 841; mit uteriner und tubarer
Entwicklung der Früchte 835, 868.
Zwillingstubenschwangerschaft mit Tubar-
abort eines Zwillings 863.
Zysten:
— epitheliale am freien Tubenrand 805.
— Gartnerscher Gang s. d.
— Ovula Nabothi 163.
— subperitoneale s. Adenomyosis uteri ex-
terna 281.
— subseröse in Verwachsungssträngen bei
Adenomyosis uteri externa 280, 282.
— Tuben- 844; Schrifttum 869.
— Uterus- 314.
Zystenbildung:
— Adenofibrosis cervicis interna 275.
— Adenomyosis uteri 264.
— Gartnerscher Gang s. d.
Zystenbildung am Ovarium, Tubargraviditat
und 833.
Zystomyome 314, 319.
— Uteruszysten und, Abgrenzung 316.